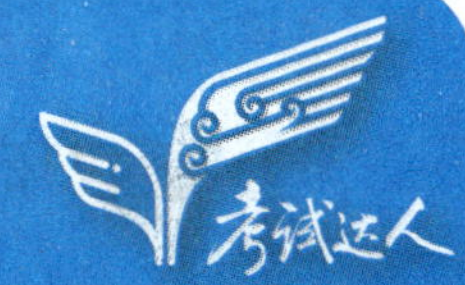

2024

全国护士执业资格考试

轻松过

主　编　罗先武　王　冉

副主编　战明侨　徐国莲　季　诚　焦平利　李习平

编　委（以姓氏笔画为序）

丁郭平　王　冉　王　涛　王　辉　王海涛　邓丽娜　石日盛
田莉梅　白　云　乐凤林　邬远林　江梓豪　江群锋　江燕东
阳　军　苏玉华　李　妍　李　涛　李习平　杨爱萍　肖新丽
张　旭　张文刚　张文宏　陈　娟　陈道芝　罗先文　罗先平
罗先武　罗学良　罗宪芳　季　诚　郑海珊　孟丽霞　胡必梅
战明侨　皇甫俊惠　贺　蓉　徐国莲　徐德颖　栾　兰　郭梦安
崔　海　程　畅　焦平利　鲁卫东　雷海仙　路　兰　谭初花

人民卫生出版社

·北　京·

图书在版编目（CIP）数据

2024全国护士执业资格考试轻松过/罗先武，王冉主编. —北京：人民卫生出版社，2023.10
（考试达人）
ISBN 978-7-117-35389-2

Ⅰ.①2… Ⅱ.①罗…②王… Ⅲ.①护士-资格考试-自学参考资料 Ⅳ.①R192.6

中国国家版本馆CIP数据核字(2023)第192085号

考试达人：
2024全国护士执业资格考试轻松过
Kaoshi Daren：
2024 Quanguo Hushi Zhiye Zige Kaoshi Qingsongguo

主　　编：罗先武　王　冉
出版发行：人民卫生出版社（中继线 010-59780011）
地　　址：北京市朝阳区潘家园南里19号
邮　　编：100021
E - mail：pmph @ pmph. com
购书热线：010-59787592　010-59787584　010-65264830
印　　刷：人卫印务（北京）有限公司
经　　销：新华书店
开　　本：850×1168　1/16　　印张：64.5　　插页：12
字　　数：2632千字
版　　次：2023年10月第1版
印　　次：2023年11月第1次印刷
标准书号：ISBN 978-7-117-35389-2
定　　价：139.00元
打击盗版举报电话：010-59787491　E-mail：WQ @ pmph. com
质量问题联系电话：010-59787234　E-mail：zhiliang @ pmph. com
数字融合服务电话：4001118166　E-mail：zengzhi @ pmph. com

考试达人

写在前面

“打开课本，两眼发呆，最后知道要背的我，眼泪掉下来；老师告诉我，一定要考过。”

“考试不是你想过，想过就能过。”

“……”

一定有不少考生有过这样的困惑吧？对于大多数考生而言，考试复习阶段是挺苦闷的，有太多的内容要掌握，但又不知道如何高效复习。作为二十多年来身经百战磨炼成“达人”的我们也深有感触。

有没有一本富有亲和力的考试书，能使我们在轻松愉快的气氛中学习呢？有没有一本包括很多复习方法的考试书，能像慈爱、严谨的老师，不时给我们指点迷津呢？有没有一本栩栩如生的考试书，能够以鲜活的气息，带领我们摆脱令人乏味、窒息的应试复习模式呢？

这就是我们编写考试达人系列的初衷，用一种与众不同的方式，提供一种更加有效的复习方法，让大家快乐复习，轻松应试，顺利过关。

轻松过

适合基础阶段的复习。只有基础扎实，才能顺利过关。“考点导航”根据最新版考试大纲给大家指出了复习重点，让大家不再迷失方向；“温馨提示”帮助大家找到记忆的小技巧；通过每节末的“考点练习”，大家可以及时检验复习效果；推出的二维码微视频赠送名师授课，可助大家理解重点与难点。“(*)”标注为2024年护士考试大纲改动或新增考点，考生需注意。

冲刺跑

适用于冲刺阶段的复习。临考前我们还在继续为大家加油打气。“冲刺跑”内含“冲刺宝典”与8套“冲刺卷”。“冲刺宝典”是高频考点的大集合，确保重点内容不丢分；其中“考点汇总”是考前强化记忆的法宝级内容。“冲刺卷”适用于冲刺阶段的自测，根据测试结果，强化薄弱章节的复习。

随身记

让复习的知识点成为头脑里的长期记忆。口诀速记、试题巧记、随时随地随身记是其最大的特点。小巧的“随身记”是深受考生喜爱的品种，能轻松放进口袋里，这样就可以利用一切碎片时间来复习记忆。推荐“随身记”与“轻松过”或“冲刺跑”配套使用。

翻开书本的同时，别忘了关注主编新浪微博**“武汉武哥”**，在那里“达人”有增值服务相送——捷径口诀、总结归纳等。记住，复习备考的路上你不是孤军奋战，我们的口号是：“一定过！一次过！一起过！”让我们一起把复习过程变得有趣吧，相信你会跟我们一样珍视护考，爱上复习应考的这段日子！

好了，大家对考试的复杂心绪，从现在开始统统交给“达人”就对了。“达人”用起来，名师请进来，只要找到技巧也就记起来。快来，跟随我们一起开始这段美好的旅程吧！

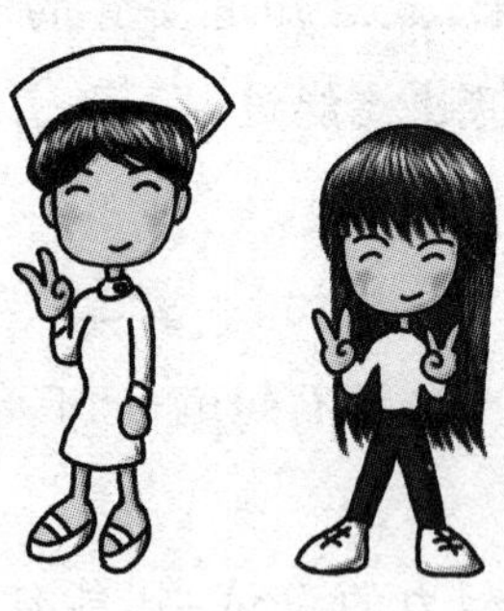

天使姐姐与乐思 MM
二〇二三年秋

Everything will be OK!

获取图书增值服务的步骤说明

1. 扫描封底圆形图标中的二维码，登录图书增值服务激活平台。

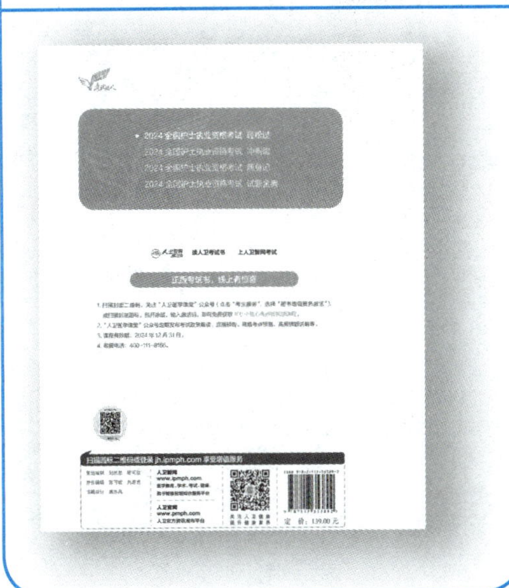

2. 刮开涂层并输入激活码，激活增值服务。

3. 下载“人卫”客户端。

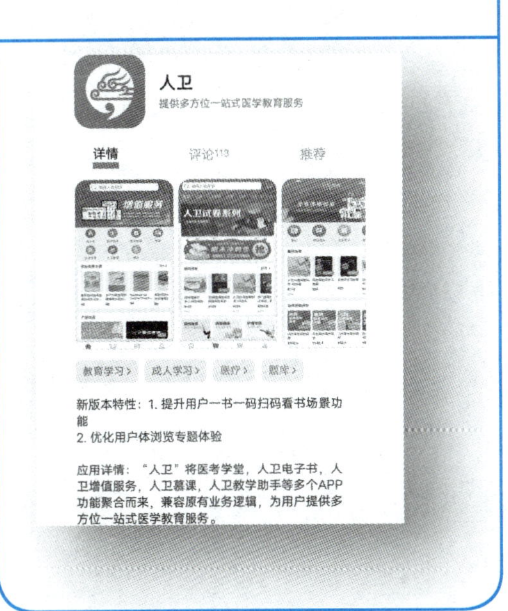

4. 登录客户端，点击“图书增值”。使用“扫码”功能，扫描书中二维码即可快速查看网络视频课程。

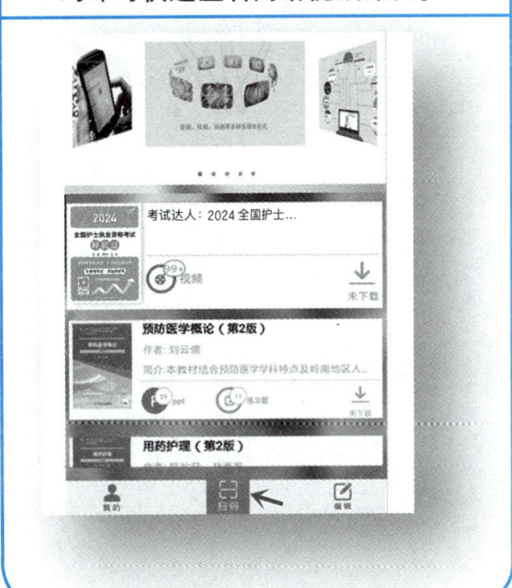

考试达人

“机考”有点难，武哥来指点

自2017年全国护士执业资格考试(以下简称为“护考”)实行人机对话考试(以下简称“机考”)以来，每年的护考分2～3天、4～6个场次进行，每个场次试题量为240道。为了保证考试的公平性，每个场次的试题均不相同，6场考试共需组题960～1 440道。出题量大，但考查的病种有限，这就导致知识点考查更加细化、出题角度更加多样化，给考生的感受是机考后护考试题内容广、难度大、角度新。每年考后考生疯狂吐槽“我们复习如何做饭，结果考试来一个洗洁精为什么不伤手?”表面上看复习与考试不沾边，实际上两者是沾边的，原因是很多考生平时只注重刷题，看重知识点的记忆和答案的背诵，却忽视了知识点的深入理解和灵活应用，考试碰到全新的题目不知道如何下手。面对很有难度的机考，该怎么复习，听听武哥怎么说：

一、深入阅读教材，注重知识点的全面掌握

全面机考以后，考试内容泛化，只抓重点的复习方法已很难通过考试。在一百余天的复习时间里，很多考生心态浮躁、热衷于手机上刷题，没有完整、通篇地阅读教材，导致知识掌握不系统，部分知识点遗漏，考试时碰到平时没复习到的知识点就无法作答。如考生在复习呼吸系统疾病临床表现这一部分的内容时，通常注重记忆疾病最早、最典型的症状，而对呼吸系统疾病的体征关注较少。在近年的护考试题当中，涉及呼吸系统疾病体征方面的试题高达8道(表1)。

表1　呼吸系统疾病异常体征

体格检查	异常结果	提示疾病
视诊	桶状胸	慢性阻塞性肺疾病(COPD)
	反常呼吸	多根多处肋骨骨折
	“三凹征”	急性感染性喉炎
触诊	触觉语颤	增强见于肺炎链球菌肺炎，减弱见于COPD
	皮下气肿	张力性气胸
叩诊	过清音	COPD
	鼓音	气胸
	浊音	脓胸、胸腔积液
听诊	不固定的干、湿啰音	急性支气管炎
	局限的固定的湿啰音	支气管扩张(因局部反复感染引起)
	双肺布满哮鸣音	支气管哮喘
	肺动脉瓣区第二心音亢进	肺源性心脏病(因肺动脉高压引起)
	胸膜摩擦音	胸膜炎

例1：病人，女性，60岁。近1周来出现少尿伴双下肢水肿，口服氢氯噻嗪、氨苯蝶啶，但治疗效果不佳。门诊以“慢性肺源性心脏病”收入院。查体：T 37.9℃，P 120次/min，R 24次/min，BP 110/75mmHg；神志清楚，端坐位，呼吸略促，口唇发绀；颈静脉充盈明显，桶状胸；肺部叩诊过清音，双肺下野可闻及干、湿啰音。护士初步判断该病人存在肺气肿，其主要依据是**【E】**

A. 双肺下野存在干啰音　　B. 双肺下野存在湿啰音　　C. 颈静脉充盈明显
D. 端坐位，口唇发绀　　E. 桶状胸，肺部叩诊过清音

例2：病人，男性，50岁。驾车时因急刹车受伤，造成多根多处肋骨骨折。体格检查时病人易出现【D】

A. 吸气性呼吸困难　B. 潮式呼吸　C. 叹气样呼吸

D. 反常呼吸运动　E. 呼气性呼吸困难

例3：病人，男性，41岁。自发性气胸，入院行体格检查，描述**错误**的是【C】

A. 患侧胸部膨隆　B. 气管向健侧移位　C. 语颤增强

D. 呼吸运动减弱　E. 肋间隙增宽

例4：病人，男性，30岁。胸部损伤后严重呼吸困难，急诊入院。查体：左胸饱满，可闻及骨擦音，听诊呼吸音消失，皮下气肿明显，诊断为肋骨骨折、张力性气胸。此时左侧胸前叩诊可闻及【E】

A. 浊音　B. 清音　C. 实音

D. 湿啰音　E. 鼓音

例5：病人，女性，36岁。上呼吸道感染1周，近2日开始出现咳嗽，伴少量白色黏痰。评估该病人胸部体征的重点是【E】

A. 触觉语颤音　B. 胸膜摩擦音　C. 过清音

D. 胸廓前后径　E. 干、湿啰音

例6：病人，男性，26岁。支气管扩张。1周前受凉后出现咳嗽，咳大量黄色痰，呈臭味，每日量约200ml，无发热、气促、咯血等症状。听诊右下肺可闻及固定的湿啰音。病人出现固定湿啰音的主要原因是【D】

A. 肺淤血　B. 支气管痉挛　C. 肺纤维化

D. 肺部感染　E. 肺水肿

例7：护士对某病人心脏进行评估，发现病人剑突下可见心脏搏动，心浊音界不易叩出，心音遥远，肺动脉瓣区第二心音亢进，三尖瓣区可闻及收缩期杂音。其中最能提示病人存在肺动脉高压的体征是【A】

A. 肺动脉瓣区第二心音亢进　B. 心音遥远　C. 心浊音界不易叩出

D. 剑突下心脏搏动　E. 三尖瓣区可闻及收缩期杂音

例8：病人，男性，75岁。有吸烟史40余年。咳嗽、咳痰20年，活动后气急症状5年。近2年来偶有下肢水肿。查体：桶状胸，两肺呼吸音弱，肺动脉瓣区第二心音亢进。最可能的诊断是【B】

A. COPD急性加重　B. COPD、肺源性心脏病　C. COPD、冠心病

D. COPD、风湿性心脏病　E. COPD、肺炎

上述例子提示考生在第一轮复习过程中必须完整通读《2024全国护士执业资格考试轻松过》，做到边阅读、边做题、边归纳，使知识更加系统化、条理化。

二、深挖知识点背后隐藏的内涵，应对考试新难度

受篇幅的限制，部分考试用书写得过于浅显，知识点背后隐藏的内涵未阐述清楚，导致考生复习时一知半解。这样的话，考生就难以应对具有一定难度的考试题目。如考生在复习急性心肌梗死时，通常只掌握了心律失常是急性心肌梗死病人入院后24小时内死亡的主要原因，对急性心肌梗死病人为何容易发生心律失常、心律失常如何演变、心律失常如何预防和治疗等背后隐藏的知识点未做深入了解，但近年的考试题目对上述隐藏的知识点均有涉及。

急性心肌梗死时，由于心肌严重而持久缺血缺氧，部分参与心传导系统的心肌发生缺血坏死，故急性心肌梗死病人在发病1～2天内，特别是24小时内容易发生室性心律失常。其中最早出现的是室性期前收缩，然后演变为室性心动过速，最后发展为心室颤动，心室颤动是病人死亡的主要原因。因此，急性心肌梗死病人入院后应紧急送往监护室，严密监测心电图变化，同时准备好利多卡因和除颤仪。当病人出现室性期前收缩和室性心动过速时应遵医嘱使用利多卡因，当病人出现心室颤动时应立即非同步直流电除颤。护士应指导病人绝对卧床，避免下床排便，以免加重心肌缺血而诱发心律失常。考生如能深入地掌握上述知识，下面这些题目就是“天上飘来五个字——那都不是事”。

例9：病人，男性，69岁。因持续胸痛伴大汗，以急性心肌梗死收入院。入院后为及时发现病人有无心律失常发生，责任护士应重点关注的时间范围是急性心肌梗死后【B】

A. 12小时内　B. 24小时内　C. 1～3天

D. 4～7天　E. 2周以内

例10:病人,男性,60岁。冠心病、心绞痛6年。今日饱餐后发生心前区剧烈疼痛,服用硝酸甘油3片未缓解。家属发现病人脉搏不规则,已拨打急救电话。在等待救护车期间,为了预防严重心律失常的发生,可以给病人服用的药物是【B】

A. 普萘洛尔　　B. 利多卡因　　C. 地高辛
D. 阿托品　　E. 硝酸甘油

(例11~12题共用题干)

某急性前壁心肌梗死病人,入院后立刻安置于CCU病房,给予吸氧、心电监护,吗啡肌注及其他对症处置。

例11:此时最可能发生的心律失常是【A】

A. 室性期前收缩　　B. 左束支传导阻滞　　C. 心房颤动
D. 室上性心动过速　　E. 房室传导阻滞

例12:如出现心律失常,应给予的是【C】

A. 电复律　　B. 硝酸甘油　　C. 利多卡因　　D. 西地兰　　E. 阿托品

例13:病人,男性,60岁。持续心前区疼痛5小时,确诊为急性心肌梗死收入院。监测中发现病人出现心室颤动,此时责任护士应立即采取的措施是【D】

A. 静脉注射西地兰　　B. 静脉注射利多卡因　　C. 同步直流电除颤
D. 非同步直流电除颤　　E. 静脉注射异丙肾上腺素

例14:急性心肌梗死病人应避免用力排便,其目的是防止【E】

A. 血流加速引起脑栓塞　　B. 腹压加剧导致呕吐　　C. 血压骤升导致脑出血
D. 用力过度引起虚脱　　E. 诱发心律失常导致猝死

三、多练习病例分析题,综合应用所学知识

在一部分病例分析题中,命题者为增加考试难度,通常省掉上一个问题,而直接问下一个问题,考生应仔细分析,明确题中有题,综合应用所学知识解题,让自己所学知识活起来。碰到这种类型的题目,考生应首先根据题干中的信息分析病人出现哪种情况,然后决定下一步应采取的措施。

例15:病人,女性,45岁。6年前开始反复咳嗽、咳痰,伴有咯血。胸部增强CT:双肺下叶支气管柱状扩张。3天前上述症状反复加重,收入院。入院后每天多次咯血,最多时超过500ml。此时病人的饮食措施,正确的是【D】

A. 少食多餐　　B. 进少量流质饮食　　C. 避免冰冷食物
D. 禁食　　E. 宜温凉食物

分析:上述病人每天多次咯血,最多时超过500ml,提示病人为大咯血。针对大咯血的病人,护士应指导病人禁食,防止咯血时引起呕吐窒息。

例16:某足月新生儿,出生后12小时即出现黄疸并进行性加重,伴重度贫血、全身水肿、肝脾大。对该患儿进行健康评估时,应重点收集的资料是【D】

A. 母亲妊娠史　　B. 出生史　　C. 家族史
D. 母婴血型　　E. 预防接种史

分析:上述新生儿出生后12小时即出现黄疸并不断加重,考虑为病理性黄疸。病理性黄疸发生的原因主要有母婴血型不合引起的溶血性黄疸、病原体感染引起的感染性黄疸、胆道闭合引起的阻塞性黄疸。因此进行评估时应重点收集母婴血型、感染史、婴儿粪便颜色等。

例17:某孕妇,31岁。因“妊娠38周,阴道反复无痛性流血”入院。查体:血压85/60mmHg,脉搏110次/min。护士应为孕妇安置【D】

A. 半坐卧位　　B. 截石位　　C. 头高足低位
D. 左侧卧位　　E. 膝胸卧位

分析:妊娠38周反复无痛性阴道流血,考虑为前置胎盘。现孕妇血压85/60mmHg,脉搏110次/min,考虑为前置胎盘剥离,孕妇出现失血性休克,胎儿宫内缺氧,因此,护士应协助孕妇取左侧卧位,增加胎儿血液供应。

例 18：经产妇，32 岁，妊娠 34 周，孕期未建卡产检。因无诱因出现阴道流血 2 小时入院治疗。入院后首选的检查是【B】

A. X 线片　B. B 超　C. 心电图　D. MRI　E. CT

分析：妊娠 34 周女性出现无诱因性阴道流血，初步考虑为前置胎盘，因此入院后首先应进行 B 超检查，禁忌肛门检查和阴道检查。

例 19：王某通过了全国护士执业资格考试，于 2012 年 12 月 16 日经过当地卫生主管部门注册成为一名临床护士。注册到期后，其提出延续注册申请的时间是【B】

A. 2015 年 6 月 15 日前　B. 2017 年 11 月 15 日前　C. 2017 年 12 月 15 日前
D. 2018 年 12 月 15 日前　E. 2019 年 11 月 15 日前

分析：此题同时考查了两个知识点，一个是注册的有效期为 5 年，另一个是提出延续注册申请的时间是注册有效期满前 30 天。王某 2012 年 12 月 16 日注册，其注册的有效期至 2017 年 12 月 16 日，因此其提出延续注册申请的时间是 2017 年 11 月 15 日。

四、反复琢磨历年考题，找出命题方向

尽管下一年不太会重复上一年的考题，但仔细分析真题发现，下一年的考题可以从往年的真题中找到类似的知识点。考生在复习时，一定要深入分析历年的真题，从历年的真题中总结出下一年可能考查的知识面，达到以点带面的效果。实行人机对话考试以后，极大地方便了图片的展示，近几年图片题的数量有所增加。仔细分析往年考查的图片题，不难发现皮肤、黏膜的特征性改变是命题的重点。武哥按照从头到脚的顺序帮助大伙把可能的命题点做一个系统的总结（表 2），希望大家能举一反三，总结出更多类似的知识点。

表 2　不同疾病皮肤、黏膜的特征性改变

部位	特征性改变	提示的问题
头面颈部	熊猫眼（眼眶青紫）	颅前窝骨折
	眼睑水肿	肾性疾病
	二尖瓣面容	二尖瓣狭窄
	蝶形红斑	系统性红斑狼疮
	口周苍白圈	猩红热
	乳突瘀斑	颅中窝骨折
	颈静脉怒张	右心衰竭
口腔黏膜	磨牙对应颊黏膜处灰白色斑	麻疹
	白色乳凝块样物	鹅口疮
上肢	杵状指	支气管扩张、法洛四联症
	匙状甲	缺铁性贫血
	手指发绀	法洛四联症
	皮丘	直径>1cm：青霉素皮试（+），直径>1.5cm：破伤风抗毒素皮试（+），直径>20mm：PPD 试验（++++）
	手指水疱	Ⅱ度烧伤
	“天鹅颈”手	类风湿关节炎
	肝掌	肝硬化
	手臂环形红斑	风湿热
	静脉走向条索状红线	静脉炎
前胸	桶状胸	慢性阻塞性肺疾病
	橘皮样改变	乳腺癌
	蜘蛛痣	肝硬化

续表

部位	特征性改变	提示的问题
后背	皮疹	斑丘疹：麻疹 疱疹：水痘 压之留有手印：猩红热
	皮肤大片硬肿	痈
腹部	腹壁静脉曲张、蛙腹	肝硬化
	Cullen 征、Grey-Turner 征	急性胰腺炎
臀部	皮肤红、肿	压力性损伤淤血红润期
	皮肤水疱	压力性损伤炎性浸润期
	皮肤破溃	压力性损伤溃疡期
下肢	静脉扩张、迂曲	下肢静脉曲张
	下肢片状红疹	丹毒
	下肢凹陷性水肿	右心衰竭
足	痛风石	痛风

例 20：病人男，40 岁。头顶右侧撞伤，右耳后出现如图所示（附文末彩图 1）瘀斑。最可能的诊断是【C】

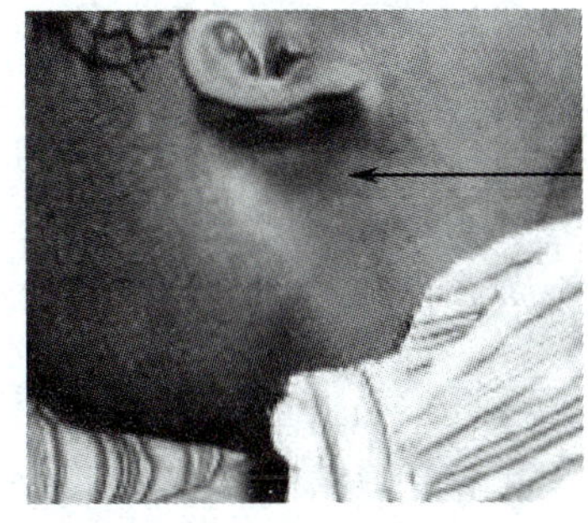

A. 颅顶骨骨折
B. 颅前窝骨折
C. 颅中窝骨折
D. 颅后窝骨折
E. 外耳道损伤

例 21：患儿男，4 岁。发热、呼吸道卡他症状明显，结膜充血，口腔颊黏膜检查如图所示（附文末彩图 2）。该患儿皮疹出现的时间最可能是【C】

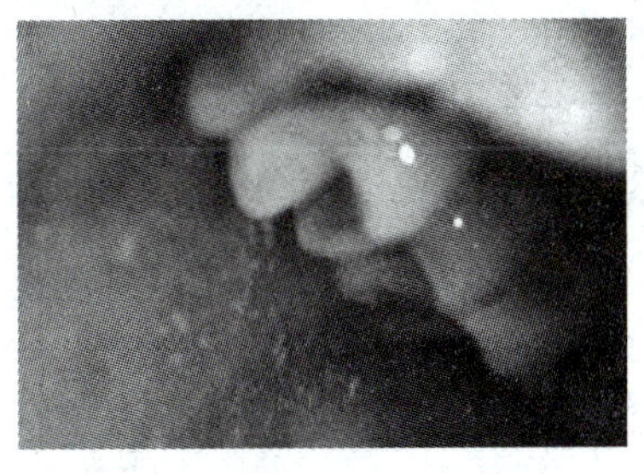

A. 热退后
B. 发热第 2 天
C. 发热第 3～4 天
D. 发热 5 天后
E. 发热第 1 天

分析：该患儿磨牙对应颊黏膜处出现灰白色斑，考虑为麻疹。麻疹患儿通常于发热第 3～4 天于耳后、发际处出现斑丘疹。

例 22：患儿女，6 岁。自幼青紫，手指如图中右侧所示（左侧为正常手指）（附文末彩图 3）。心电图示右心室肥大，X 线胸片示心脏呈“靴形”。该患儿最可能的诊断是【D】

A. 室间隔缺损
B. 肺动脉狭窄
C. 动脉导管未闭
D. 法洛四联症
E. 房间隔缺损

例 23：病人女，35 岁。已婚，育有一子 12 岁。体检发现右乳外上象限可触及一 3.5cm×3.0cm×3.0cm 肿块，如图所示（附文末彩图 4），皮肤表面不光滑，界限不清，活动度尚可，偶有乳头溢液。该病人首先考虑为【D】

A. 乳腺囊性增生病

B. 乳房结核

C. 乳腺纤维腺瘤

D. 乳腺癌

E. Paget 病

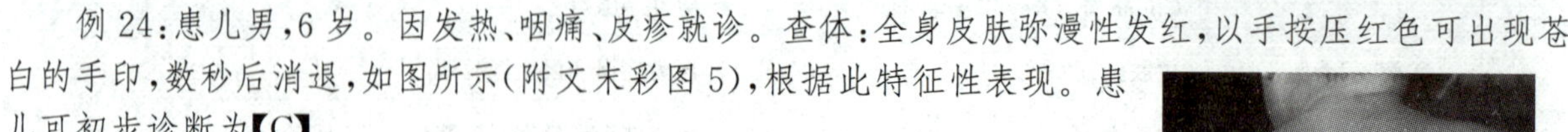

例 24：患儿男，6 岁。因发热、咽痛、皮疹就诊。查体：全身皮肤弥漫性发红，以手按压红色可出现苍白的手印，数秒后消退，如图所示（附文末彩图 5），根据此特征性表现。患儿可初步诊断为【C】

A. 麻疹

B. 风疹

C. 猩红热

D. 幼儿急疹

E. 肠道病毒引起的皮疹

例 25：病人，女性，67 岁。因心力衰竭需绝对卧床休息。当班护士检查病人骶尾部皮肤情况时，出现如图所示（附文末彩图 6）变化。此时护理重点是【B】

A. 紫外线照射

B. 增加翻身次数

C. 表面涂安息香酊

D. 红花煎剂湿敷

E. 敷新鲜鸡蛋皮内膜

分析：上述病人骶尾部皮肤发红，提示为压力性损伤的淤血红润期，因此应加强翻身，减轻局部组织受压，防止压力性损伤发展为炎性浸润期。

五、药物考查比加大，药物护理重点抓

在历年的考试中，有关药物方面的考题约占总题量的 20%，约 40 题。这一部分内容主要考查药物的作用机制、用法和不良反应。一般的考试辅导用书在药物护理这一部分写得过于简单，没有详细阐述，需要考生复习时查阅相关的教材进行补充。在有关药物考查的部分，抗生素、激素、洋地黄、硝普钠、硝酸甘油、吗啡、地西泮、利多卡因等药物为高频考点，下面武哥以硝酸甘油为例（表 3），对相关的知识点进行系统性总结，请考生自行总结其他药物的相关知识点。

表 3　硝酸甘油的药物护理

作用机制	扩张外周静脉，减轻心脏前负荷，降低心肌耗氧；扩张冠状动脉，增加心肌血供
适用范围	心绞痛发作：首选药。硝酸甘油 0.5mg，舌下含服，1～2 分钟起效，30 分钟作用消失。硝酸异山梨酯，舌下含化，2～5 分钟开始起效，持续 2～3 小时 急性心力衰竭、高血压急症：扩张小静脉、降低心脏前负荷
禁忌证	肥厚型心肌病
用药护理	避免突然改变体位出现直立性低血压。静脉用药控制滴速，监测血压 硝酸甘油放在棕色瓶内，药瓶开封后 6 个月更换 1 次 心绞痛发作时，最多可连续含服 3 次，每次间隔 5 分钟
不良反应及处理	直立性低血压。一旦病人眼前发黑、恶心，应立即协助病人平躺

例 26：某护士为冠心病、不稳定型心绞痛病人做出院指导，下列关于再次出现胸痛症状时处理方法的指导，<u>不妥</u>的是【B】

A. 多次含服硝酸甘油胸痛仍不缓解，应立即就医

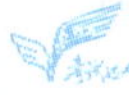

B. 含服1片硝酸甘油后疼痛不缓解，可隔15分钟后再服1片
C. 出现胸痛时应停止活动，就地休息
D. 症状不缓解，可继续间隔含服3次硝酸甘油
E. 随身备硝酸甘油，发生胸痛时立即舌下含服

例27：病人，男性，24岁。以肥厚型梗阻性心肌病入院，在健康教育过程中，护士要特别提示病人**不宜**服用的药物是【E】
A. 美托洛尔
B. 阿司匹林
C. 心得安
D. 黄连素
E. 硝酸甘油

例28：关于急性心肌梗死病人健康教育的内容，**不正确**的是【A】
A. 药物指导：硝酸酯类药物应保存在白色透明瓶内，便于及时用药
B. 疾病知识指导：二级预防的ABCDE原则
C. 心理指导：保持乐观，心理平衡
D. 康复指导：个体化运动处方，适合病人的康复训练
E. 照顾者指导：应教会家属疾病相关知识

由于篇幅有限，考试复习方法不能一一详述，欢迎大家关注主编**新浪微博"武汉武哥"**进行交流探讨。让我们一起快乐复习，轻松应试。

目 录

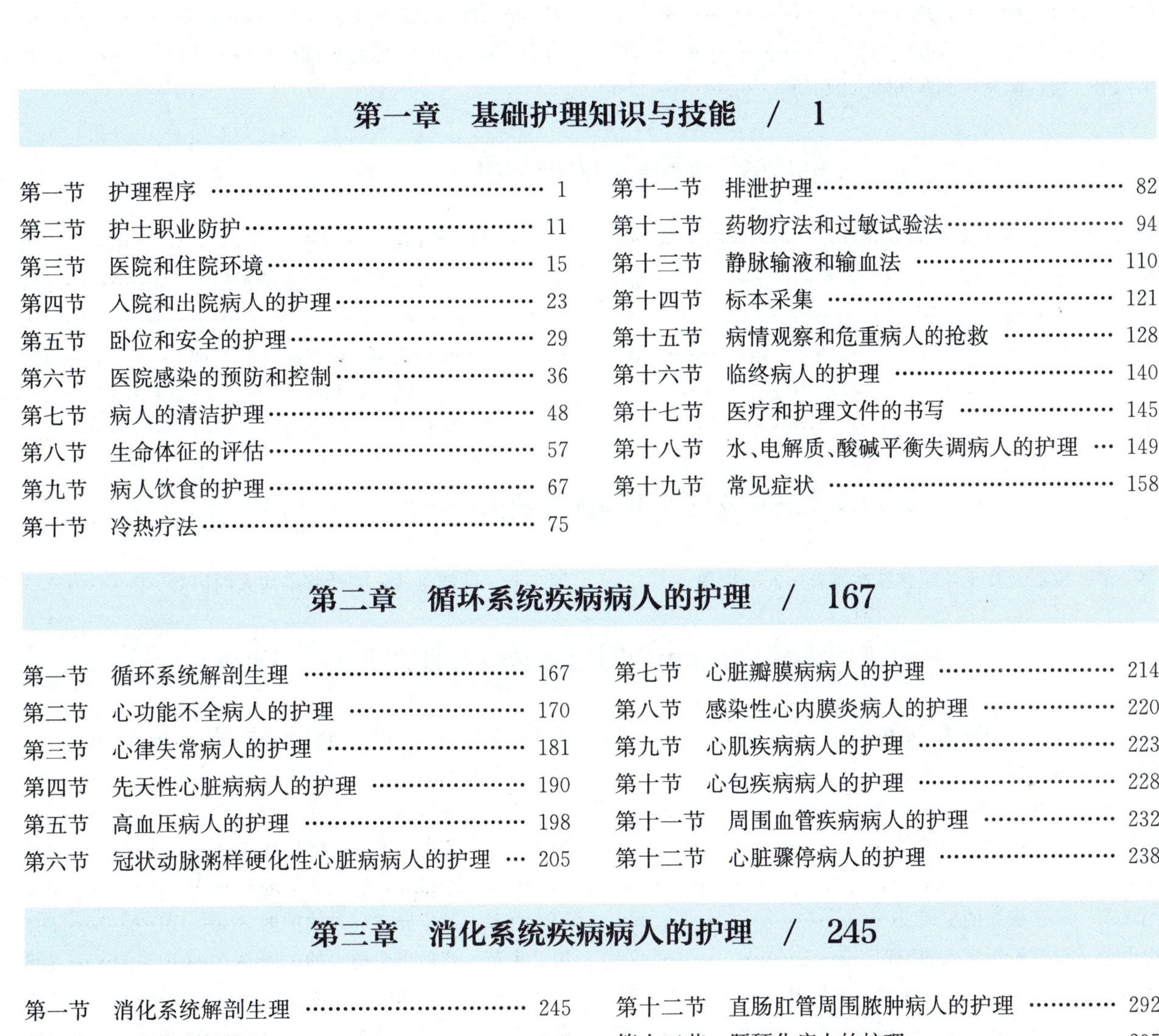

第一章 基础护理知识与技能 / 1

第一节 护理程序 …… 1
第二节 护士职业防护 …… 11
第三节 医院和住院环境 …… 15
第四节 入院和出院病人的护理 …… 23
第五节 卧位和安全的护理 …… 29
第六节 医院感染的预防和控制 …… 36
第七节 病人的清洁护理 …… 48
第八节 生命体征的评估 …… 57
第九节 病人饮食的护理 …… 67
第十节 冷热疗法 …… 75
第十一节 排泄护理 …… 82
第十二节 药物疗法和过敏试验法 …… 94
第十三节 静脉输液和输血法 …… 110
第十四节 标本采集 …… 121
第十五节 病情观察和危重病人的抢救 …… 128
第十六节 临终病人的护理 …… 140
第十七节 医疗和护理文件的书写 …… 145
第十八节 水、电解质、酸碱平衡失调病人的护理 …… 149
第十九节 常见症状 …… 158

第二章 循环系统疾病病人的护理 / 167

第一节 循环系统解剖生理 …… 167
第二节 心功能不全病人的护理 …… 170
第三节 心律失常病人的护理 …… 181
第四节 先天性心脏病病人的护理 …… 190
第五节 高血压病人的护理 …… 198
第六节 冠状动脉粥样硬化性心脏病病人的护理 …… 205
第七节 心脏瓣膜病病人的护理 …… 214
第八节 感染性心内膜炎病人的护理 …… 220
第九节 心肌疾病病人的护理 …… 223
第十节 心包疾病病人的护理 …… 228
第十一节 周围血管疾病病人的护理 …… 232
第十二节 心脏骤停病人的护理 …… 238

第三章 消化系统疾病病人的护理 / 245

第一节 消化系统解剖生理 …… 245
第二节 口炎病人的护理 …… 248
第三节 慢性胃炎病人的护理 …… 251
第四节 消化性溃疡病人的护理 …… 254
第五节 溃疡性结肠炎病人的护理 …… 261
第六节 小儿腹泻的护理 …… 264
第七节 肠梗阻病人的护理 …… 272
第八节 急性阑尾炎病人的护理 …… 277
第九节 腹外疝病人的护理 …… 281
第十节 痔病人的护理 …… 286
第十一节 肛瘘病人的护理 …… 290
第十二节 直肠肛管周围脓肿病人的护理 …… 292
第十三节 肝硬化病人的护理 …… 295
第十四节 细菌性肝脓肿病人的护理 …… 301
第十五节 肝性脑病病人的护理 …… 304
第十六节 胆道感染病人的护理 …… 308
第十七节 胆道蛔虫病病人的护理 …… 313
第十八节 胆石症病人的护理 …… 315
第十九节 急性胰腺炎病人的护理 …… 320
第二十节 上消化道大量出血病人的护理 …… 326
第二十一节 慢性便秘病人的护理 …… 330
第二十二节 急腹症病人的护理 …… 332

第四章 呼吸系统疾病病人的护理 / 338

第一节 呼吸系统解剖生理 …… 338
第二节 急性感染性喉炎病人的护理 …… 341
第三节 急性支气管炎病人的护理 …… 343
第四节 肺炎病人的护理 …… 345
第五节 支气管扩张病人的护理 …… 355
第六节 慢性阻塞性肺疾病病人的护理 …… 360
第七节 支气管哮喘病人的护理 …… 366
第八节 慢性肺源性心脏病病人的护理 …… 372
第九节 血气胸病人的护理 …… 377
第十节 呼吸衰竭病人的护理 …… 383
第十一节 急性呼吸窘迫综合征病人的护理 …… 387

第五章 传染病病人的护理 / 391

第一节 传染病概述 …… 391
第二节 流行性感冒病人的护理 …… 393
第三节 麻疹病人的护理 …… 396
第四节 水痘病人的护理 …… 399
第五节 流行性腮腺炎病人的护理 …… 402
第六节 病毒性肝炎病人的护理 …… 405
第七节 艾滋病病人的护理 …… 410
第八节 流行性乙型脑炎病人的护理 …… 414
第九节 猩红热病人的护理 …… 416
第十节 中毒型细菌性痢疾病人的护理 …… 419
第十一节 流行性脑脊髓膜炎 …… 422
第十二节 结核病病人的护理 …… 424

第六章 皮肤及皮下组织疾病病人的护理 / 433

第一节 皮肤及皮下组织化脓性感染病人的护理 …… 433
第二节 手部急性化脓性感染病人的护理 …… 435

第七章 妊娠、分娩和产褥期疾病病人的护理 / 439

第一节 女性生殖系统解剖生理 …… 439
第二节 妊娠期妇女的护理 …… 445
第三节 分娩期妇女的护理 …… 453
第四节 产褥期妇女的护理 …… 460
第五节 流产病人的护理 …… 466
第六节 早产病人的护理 …… 469
第七节 过期妊娠病人的护理 …… 470
第八节 妊娠期高血压疾病病人的护理 …… 471
第九节 异位妊娠病人的护理 …… 476
第十节 胎盘早剥病人的护理 …… 479
第十一节 前置胎盘病人的护理 …… 481
第十二节 羊水量异常病人的护理 …… 484
第十三节 多胎妊娠和巨大胎儿病人的护理 …… 486
第十四节 胎儿宫内窘迫病人的护理 …… 488
第十五节 胎膜早破病人的护理 …… 491
第十六节 妊娠期合并症病人的护理 …… 493
第十七节 产力异常病人的护理 …… 499
第十八节 产道异常病人的护理 …… 502
第十九节 胎位异常病人的护理 …… 504
第二十节 产后出血病人的护理 …… 506
第二十一节 羊水栓塞病人的护理 …… 509
第二十二节 子宫破裂病人的护理 …… 512
第二十三节 产褥感染病人的护理 …… 514
第二十四节 晚期产后出血病人的护理 …… 516
第二十五节 剖宫产妇女的护理 …… 518

第八章 新生儿和新生儿疾病的护理 / 520

第一节 正常新生儿的护理 …… 520
第二节 早产儿的护理 …… 523
第三节 新生儿窒息的护理 …… 524
第四节 新生儿缺氧缺血性脑病的护理 …… 527
第五节 新生儿颅内出血的护理 …… 529
第六节 新生儿黄疸的护理 …… 531
第七节 新生儿寒冷损伤综合征的护理 …… 534
第八节 新生儿脐炎的护理 …… 537
第九节 新生儿低血糖的护理 …… 539
第十节 新生儿低钙血症的护理 …… 540

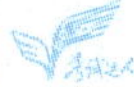

第九章　泌尿生殖系统疾病病人的护理　/　542

第一节　泌尿系统解剖生理 …… 542
第二节　肾小球肾炎病人的护理 …… 544
第三节　肾病综合征病人的护理 …… 549
第四节　慢性肾衰竭病人的护理 …… 554
第五节　急性肾衰竭病人的护理 …… 558
第六节　尿石症病人的护理 …… 562
第七节　泌尿系统损伤病人的护理 …… 566
第八节　尿路感染病人的护理 …… 572
第九节　良性前列腺增生病人的护理 …… 576
第十节　外阴炎病人的护理 …… 581
第十一节　阴道炎病人的护理 …… 583
第十二节　宫颈炎和盆腔炎性疾病病人的护理 …… 589
第十三节　功能失调性子宫出血病人的护理 …… 594
第十四节　痛经病人的护理 …… 598
第十五节　围绝经期综合征病人的护理 …… 600
第十六节　子宫内膜异位症病人的护理 …… 602
第十七节　子宫脱垂病人的护理 …… 605
第十八节　急性乳腺炎病人的护理 …… 608

第十章　精神障碍病人的护理　/　612

第一节　精神障碍症状学 …… 612
第二节　精神分裂症病人的护理 …… 618
第三节　抑郁症病人的护理 …… 625
第四节　焦虑症病人的护理 …… 629
第五节　强迫症病人的护理 …… 631
第六节　癔症病人的护理 …… 635
第七节　睡眠障碍病人的护理 …… 638
第八节　阿尔茨海默病病人的护理 …… 640

第十一章　损伤、中毒病人的护理　/　645

第一节　创伤病人的护理 …… 645
第二节　烧伤病人的护理 …… 649
第三节　咬伤病人的护理 …… 656
第四节　腹部损伤病人的护理 …… 659
第五节　一氧化碳中毒病人的护理 …… 663
第六节　有机磷中毒病人的护理 …… 667
第七节　镇静催眠药中毒病人的护理 …… 670
第八节　酒精中毒病人的护理 …… 672
第九节　中暑病人的护理 …… 675
第十节　淹溺病人的护理 …… 678
第十一节　细菌性食物中毒病人的护理 …… 679
第十二节　小儿气管异物的护理 …… 682
第十三节　破伤风病人的护理 …… 684
第十四节　肋骨骨折病人的护理 …… 688
第十五节　常见四肢骨折病人的护理 …… 691
第十六节　骨盆骨折病人的护理 …… 700
第十七节　颅骨骨折病人的护理 …… 702

第十二章　肌肉骨骼系统和结缔组织疾病病人的护理　/　706

第一节　腰腿痛和颈肩痛病人的护理 …… 706
第二节　骨和关节化脓性感染病人的护理 …… 712
第三节　脊柱与脊髓损伤病人的护理 …… 715
第四节　关节脱位病人的护理 …… 720
第五节　风湿热病人的护理 …… 723
第六节　类风湿关节炎病人的护理 …… 726
第七节　系统性红斑狼疮病人的护理 …… 730
第八节　骨质疏松症病人的护理 …… 735

第十三章　肿瘤病人的护理　/　738

第一节　甲状腺癌病人的护理 …… 738
第二节　食管癌病人的护理 …… 740
第三节　胃癌病人的护理 …… 745
第四节　原发性肝癌病人的护理 …… 750
第五节　胰腺癌病人的护理 …… 754
第六节　大肠癌病人的护理 …… 757
第七节　肾癌病人的护理 …… 763
第八节　膀胱癌病人的护理 …… 765
第九节　子宫颈癌病人的护理 …… 768
第十节　子宫肌瘤病人的护理 …… 772
第十一节　卵巢癌病人的护理 …… 775
第十二节　绒毛膜癌病人的护理 …… 778

第十三节 葡萄胎及侵蚀性葡萄胎病人的护理 …… 781
第十四节 白血病病人的护理 …… 785
第十五节 骨肉瘤病人的护理 …… 791
第十六节 颅内肿瘤病人的护理 …… 793
第十七节 乳腺癌病人的护理 …… 796
第十八节 子宫内膜癌病人的护理 …… 801
第十九节 原发性支气管肺癌病人的护理 …… 803

第十四章 血液、造血器官及免疫疾病病人的护理 / 812

第一节 血液及造血系统解剖生理 …… 812
第二节 缺铁性贫血病人的护理 …… 813
第三节 营养性巨幼细胞贫血病人的护理 …… 817
第四节 再生障碍性贫血病人的护理 …… 819
第五节 血友病病人的护理 …… 822
第六节 特发性血小板减少性紫癜病人的护理 …… 823
第七节 过敏性紫癜病人的护理 …… 827
第八节 弥散性血管内凝血病人的护理 …… 829

第十五章 内分泌、营养及代谢疾病病人的护理 / 831

第一节 内分泌系统解剖生理 …… 831
第二节 单纯性甲状腺肿病人的护理 …… 833
第三节 甲状腺功能亢进症病人的护理 …… 834
第四节 甲状腺功能减退症病人的护理 …… 841
第五节 库欣综合征病人的护理 …… 843
第六节 糖尿病病人的护理 …… 845
第七节 痛风病人的护理 …… 853
第八节 蛋白质-能量营养不良病人的护理 …… 856
第九节 小儿维生素D缺乏性佝偻病的护理 …… 860
第十节 小儿维生素D缺乏性手足搐搦症的护理 …… 863
第十一节 血脂异常和脂蛋白异常血症病人的护理 …… 866

第十六章 神经系统疾病病人的护理 / 869

第一节 神经系统解剖生理 …… 869
第二节 颅内压增高与脑疝病人的护理 …… 870
第三节 头皮损伤病人的护理 …… 876
第四节 脑损伤病人的护理 …… 877
第五节 脑血管疾病病人的护理 …… 882
第六节 三叉神经痛病人的护理 …… 888
第七节 急性炎症性脱髓鞘性多发性神经病病人的护理 …… 890
第八节 帕金森病病人的护理 …… 892
第九节 癫痫病人的护理 …… 894
第十节 化脓性脑膜炎病人的护理 …… 898
第十一节 病毒性脑膜炎病人的护理 …… 902
第十二节 小儿惊厥的护理 …… 904

第十七章 生命发展保健 / 908

第一节 计划生育 …… 908
第二节 孕期保健 …… 914
第三节 生长发育 …… 917
第四节 小儿保健 …… 922
第五节 青春期保健 …… 928
第六节 妇女保健 …… 932
第七节 老年保健 …… 934

第十八章 中医基础知识 / 941

第十九章 法规与护理管理 / 949

第一节 护士执业注册相关的法律法规 …… 949
第二节 与临床护理工作相关的法律法规 …… 953
第三节 医院护理管理的组织原则 …… 962
第四节 临床护理工作组织结构 …… 965
第五节 医院常用的护理质量标准 …… 967
第六节 医院护理质量缺陷及管理 …… 970

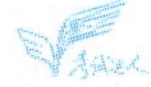

第二十章 护理伦理 / 973

第一节 护士执业中的伦理和行为准则 …… 973
第二节 护士的权利与义务 …… 976
第三节 病人的权利与义务 …… 979

第二十一章 人际沟通 / 983

第一节 概述 …… 983
第二节 护理工作中的人际关系 …… 985
第三节 护理工作中的语言沟通 …… 992
第四节 护理工作中的非语言沟通 …… 998
第五节 护理工作中的礼仪要求 …… 1001

附录 / 1004

附录一 其他常见考点 …… 1004
附录二 图片题专项训练 …… 1013
附录三 视频题专项训练 …… 1026

第一章　基础护理知识与技能

第一节　护理程序

考情分析

年份	主要考点
2019	收集病人资料的主要来源；主观资料和客观资料的判断；收集意识障碍病人资料的方法（观察法）；阑尾炎病人护理诊断和护理目标的正确陈述
2020	客观资料的判断；护理目标的陈述方式（不含宾语）；护理诊断不稳定性的表现；首优问题的判断；制定护理措施的错误做法（仅根据护士的经验）
2021	主观资料的判断；属于客观资料的是；首优问题的判断
2022	主观资料的判断（病人诉头晕）；首优护理问题的判断；PIO 中的"O"是指；护理目标的正确陈述（1 天内教会病人家属为病人翻身）
2023	获取病人面色苍白、口唇发绀等资料的方法（视诊）；属于合作性护理问题（潜在并发症：心肌梗死）；乳腺癌术后的健康护理诊断（睡眠症状改善）

说明：考情分析涉及 2019 年至今收集到的考题，如考情分析中未涉及某一年份的考点，提示当年考试未涉及该节的内容或因试题收集不全所致。

考点导航

一、护理程序的概念

护理程序是以促进和恢复病人的健康为目标所进行的一系列有目的、有计划的护理活动，是一个综合的、动态的、具有决策和反馈功能的过程，对护理对象进行主动、全面的整体护理，使其达到最佳健康状态。**护理程序是一种科学的确认问题、解决问题**的工作方法。

护理程序的理论基础来源于系统论、需要层次论、信息交流论和解决问题论等。**系统论组成了护理程序的框架**（图 1-1-1）。**需要层次论**为评估病人健康状况、**预见病人的需要提供了理论依据**；信息交流论赋予护士与病人交流能力和技巧的知识，从而确保护理程序的最佳运行；解决问题论为确认病人健康问题，寻求解决问题的最佳方案及评价效果奠定了方法论的基础。

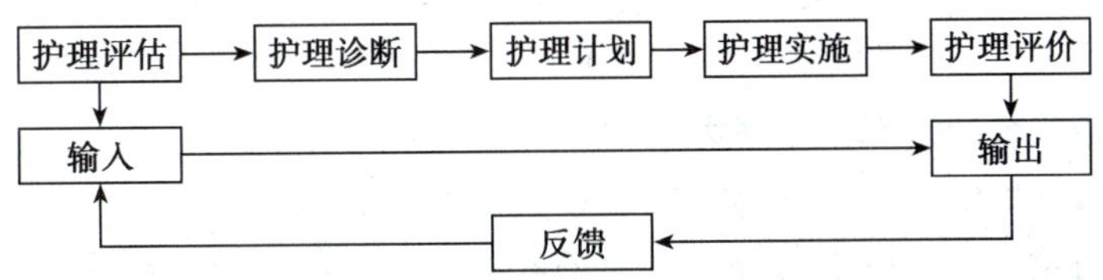

图 1-1-1　护理程序的理论基础（系统论）

温馨提示

系统论是组成护理程序的理论框架。系统包括输入、输出和反馈三个部分，护理评估即为系统的输入，护理评价即为输出，评价的结果反过来又可影响护理评估即为反馈。

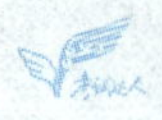

二、护理程序的步骤

护理程序包括护理评估、护理诊断、护理计划、护理实施、护理评价五个步骤。

(一) 护理评估

评估是护理程序的开始，是护士通过与病人交谈、观察、护理体检等方法，有目的、有计划、系统地收集护理对象的资料，为护理活动提供可靠依据的过程。**在护理程序的实施过程中，护士应对病人进行随时评估**，以便及时确定病情进展情况，发现病人住院期间出现的新问题，及时调整护理计划。因此，**评估贯穿于整个护理过程之中**。

温馨提示

尽管护理评估是护理程序的第一步，但是随着病人病情发生变化，护士要随时评估病人的健康状况，因此，评估贯穿于整个护理过程中。

1. 收集资料的目的　①为正确确立护理诊断提供依据。②为制订合理护理计划提供依据。③为评价护理效果提供依据。④积累资料，供护理科研参考。

2. 资料的类型　根据收集资料的方法不同，将所收集的资料分为主观资料和客观资料(表1-1-1)。

表1-1-1　资料的类型及内涵

分型	内涵	举例
主观资料	即病人的主诉，包括病人所感觉的、所经历的及看到的、听到的、想到的内容描述，也包括亲属的代诉	头晕、麻木、乏力、瘙痒、恶心、疼痛等
客观资料	**是护士经观察、体检、借助其他仪器检查或实验室检查等所获得的病人的健康资料**	黄疸、发绀、呼吸困难、颈项强直、心脏杂音、体温39.0℃等

温馨提示

资料分为主客观，主观即为你(病人)所讲，客观即为我(护士)所见。

3. 资料的来源

(1) 直接来源：**健康资料的直接来源是病人本人**(亲：生活中我们讲的冷暖自知，就是说只有病人本人才最了解自己的痛苦哦)。

(2) 间接来源

1) 病人的家属及其他与之关系密切者，如亲属、朋友、同事、邻居、老师、保姆等。

2) 其他卫生保健人员，如与病人有关的医师、营养师、理疗师、心理医师及其他护士等。

3) 目前或既往的健康记录或病历，如儿童预防接种记录、健康体检记录或病历记录等。

4) 医疗、护理的有关文献记录。

4. 资料的内容(表1-1-2)

表1-1-2　资料的内容

分型	具体内容
一般资料	病人姓名、性别、年龄、职业、民族、籍贯、文化程度、婚姻状况、宗教信仰、医疗费的支付形式、家庭住址、电话号码、联系人、本次入院的主要原因、入院方式、医疗诊断、收集资料的时间等
过去健康状况	患病史、住院史、家族史、手术及外伤史、过敏史、婚育史等
生活状况和自理程度	饮食、睡眠与休息、排泄、烟酒嗜好、清洁卫生、自理能力、活动方式等
护理体检	生命体征、身高、体重、意识、瞳孔、皮肤、口腔黏膜、四肢活动度、营养状况，以及心、肺、肝、肾等的主要阳性体征
心理社会状况	性格开朗或抑郁、多语或沉默，情绪有无紧张、恐惧、焦虑心理，对疾病的认识或态度，对康复有无信心，对护理的要求，希望达到的健康状态，以及对病人心理造成影响的其他因素，如与亲友的关系、经济状况、工作环境等

5. 收集资料的方法

(1) 观察：护士利用感官或借助简单诊疗器具收集病人的资料。**观察是一个连续的过程，病人一入院就意味着观察**

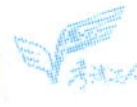

的开始，护士须观察病人的精神状态、营养发育状况、面容与表情、体位、步态、皮肤、黏膜、舌苔、呼吸方式、呼吸节律与频率、四肢活动等。(*)

(2) 护理体检：是护士通过视诊、触诊、叩诊、听诊和嗅诊等方法，按照身体各系统顺序对病人进行全面的体格检查。

(3) **交谈**：护士通过与病人交谈，收集有关病人健康状况的信息，取得确立护理诊断所需的各种资料，同时取得病人的信任（亲：交谈是护士观察病人病情的最佳方法）。

1) 安排合适的环境：交谈环境应安静、舒适，并有适宜的光线、温度。

2) 说明交谈的目的和所需要的时间：在交谈开始前应先向病人说明交谈的目的、交谈所需要的时间，使病人有思想准备。

3) 引导病人抓住交谈的主题(表 1-1-3)。

表 1-1-3　交谈法的注意事项

不同时段	注意事项
交谈前	**针对交谈主题要有准备、有计划地进行**，护士应事先了解病人的资料，**准备交谈提纲，按顺序引导病人交谈**，一般先从主诉、一般资料开始，再引向过去健康状况及心理社会情况等
交谈中	病人叙述时，要注意倾听，**不要随意打断或提出新的话题**，要有意识地引导病人抓住主题，**对病人的陈述或提出的问题，应给予合理的解释和适当的反应**，如点头、微笑等
交谈毕	**交谈完毕，应对所交谈内容作一小结**，并征求病人的意见，向病人致谢

(4) 查阅：包括病人的医疗与护理病历及各种辅助检查结果等。

6. 资料的整理与记录

(1) 资料的整理：将收集的资料进行分类整理，并检查有无遗漏。

(2) 记录

1) 收集的资料要及时记录。

2) **主观资料**的记录应尽量**用病人自己的语言**，并加引号。

3) **客观资料**的记录应**使用医学术语**，用词应准确，应正确反映病人的问题，避免护士的主观判断和结论。

(二) 护理诊断

1. 概念　护理诊断是关于个人、家庭或社区对现存的或潜在的健康问题或生命过程反应的一种临床判断，是护士为达到预期目标(预期结果)选择护理措施的基础，预期目标(预期结果)由护士负责制订。

2. 组成　护理诊断由名称、定义、诊断依据以及相关因素四部分组成。

(1) 名称：是对护理对象健康问题的概括性描述。

1) **现存的**：是指护理对象**目前已经存在的健康问题**，如“皮肤完整性受损：压力性损伤与局部组织长期受压有关”。

2) **危险的**：是对现在未发生，但健康状况和生命过程中可能出现的反应的描述，**若不采取护理措施将会发生问题**，如“有……的危险”。

3) **健康的**：是个人、家庭、社区从特定的健康水平向更高的健康水平发展的护理诊断，陈述方式为“潜在的……增强”“执行……有效”。

温馨提示

现存的护理诊断就是已经出现的健康问题；危险的护理诊断是有危险因素存在，如果不采取措施就会产生的健康问题；健康的护理诊断是有利于促进自身健康的护理问题。

(2) 定义：是对护理诊断名称的一种清晰、正确的描述。

(3) 诊断依据：是做出该护理诊断时的临床判断标准，即诊断该问题时存在的相应的症状、体征和有关的病史。可分为：①**必要依据，即做出某一护理诊断所必须具备的依据**（亲：必要依据也就是必须具备这一依据才能提出某一护理诊断，如只有体温高出正常范围才能提体温过高这一护理诊断）；②主要依据，即做出某一护理诊断通常需具备的依据；③次要依据，是对做出某一护理诊断有支持作用，但每次不一定必须存在的依据。

(4) 相关因素：包括生理方面的、治疗方面的、情境方面的、年龄方面的因素等。

3. 陈述方式　护理诊断的陈述包括三个要素：**问题(P)，即护理诊断的名称；症状和体征(S)；相关因素(E)，多用“与……有关”陈述**。护理诊断的陈述方式有 3 种：三部分陈述(**PSE 公式**)**多用于现存的护理诊断**；两部分陈述(**PE 公式**)**多用于潜在危险的护理诊断**；一部分陈述只有 P，多用于健康的护理诊断(表 1-1-4)。

表 1-1-4 护理诊断的陈述方式

类型	内涵	陈述方式	举例
现存的	护理对象目前已经存在的健康问题	PSE	皮肤完整性受损(P)；压力性损伤(S)与局部组织长期受压有关(E)
危险的	是对现在未发生，但健康状况和生命过程中可能出现的反应的描述，若不采取护理措施将会发生问题	PE	有感染的危险 与营养不良有关
健康的	是个人、家庭、社区从特定的健康水平向更高健康水平发展的护理诊断	P	母乳喂养有效(P)

4. 书写护理诊断时应注意的问题

(1) 护理诊断所列问题应简明、准确、陈述规范，对相关因素的陈述必须详细、具体。

(2) 一个护理诊断针对一个健康问题。

(3) 避免与护理目标、护理措施、医疗诊断相混淆。

(4) 护理诊断必须是以所收集到的资料为诊断依据。

(5) 确定的问题必须是用护理措施能解决的。

(6) 护理诊断不应有易引起法律纠纷的描述。

5. 医护合作性问题 合作性问题是由护士与医生共同合作才能解决的问题，多指因脏器的病理生理改变所致的潜在并发症。但并非所有的并发症都是合作性问题，能通过护理措施干预和处理的问题，属于护理诊断，不能预防或独立处理的并发症，则属于合作性问题。**对于合作性问题，护士应将监测病情作为护理的重点。合作性问题的陈述**以固定的方式进行，**即"潜在的并发症：……"**。

6. 护理诊断与医疗诊断的区别与联系(表 1-1-5)

表 1-1-5 护理诊断与医疗诊断的区别

区别点	护理诊断	医疗诊断
临床研究对象	关于个人、家庭或社区对现存的或潜在的健康问题或生命过程反应的一种临床判断	对个体病理生理改变的一种临床判断
描述内容	个体对健康问题的反应，并随病人的反应变化而变化	在病程中基本保持不变
决策者	护理人员	医疗人员
职责范围	属于护士职责范围	属于医疗职责范围

(三) 护理计划

护理计划是针对护理诊断制订的具体护理措施，是进行护理行动的指南。制订计划的目的是使病人得到个性化的护理，保持护理工作的连续性，促进医护人员的交流，并利于评价。一般分 4 个步骤进行。

1. 设定优先次序 根据所收集的资料确定的多个护理诊断，按轻、重、缓、急设定先后次序，使护理工作能够高效、有序地进行。

(1) 排序原则

1) 优先解决直接危及生命，需立即解决的问题。

2) **按马斯洛人类基本需要层次论**(图 1-1-2)，优先解决低层次需要，再解决高层次需要。

3) 在不违反治疗、护理原则的基础上，可优先解决病人认为重要的问题。

4) 优先解决现存的问题，但不要忽视潜在的问题。

需要层次理论是由美国社会心理学家**马斯洛提出**。马斯洛把人的基本需要分为**生理的需要、安全的需要、爱与归属的需要、尊重的需要和自我实现的需要**。

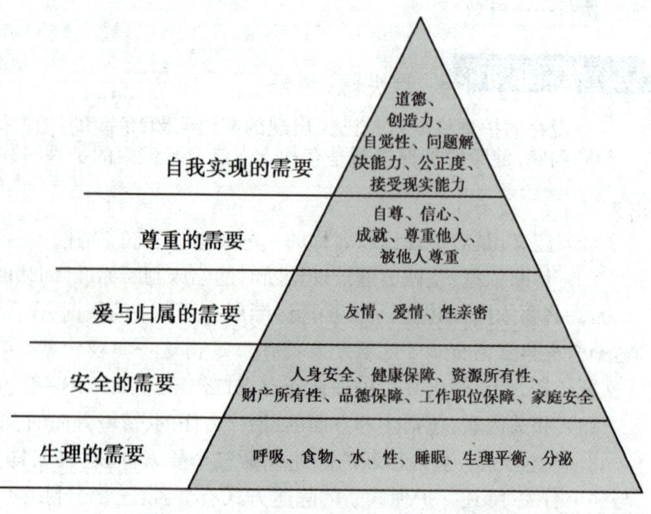

图 1-1-2 马斯洛人类基本需要层次论

(2) 排列顺序

1) **首优问题：直接威胁护理对象的生命，需要立即采取行动的问题**。

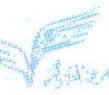

温馨提示

考生在遇到"护士应优先处理下列哪个护理问题"这一类题目时，只需要比较选项中的五个护理问题哪个对病人生命威胁最大，对病人生命威胁最大的问题即为首优问题，应优先处理。

2）中优问题：不直接威胁护理对象的生命，但能造成躯体或精神损害的问题。

3）次优问题：人们应对发展和生活中的变化所产生的问题，在护理过程中，可稍后解决。

考点总结

常见首优问题（主编归纳，严禁转载，违者必究）

1. 清理呼吸道无效：支气管扩张合并大量脓痰、颅脑损伤合并昏迷。
2. 疼痛：心肌梗死、骨质疏松症、肛周脓肿。
3. 体液不足或有体液不足的危险：上消化道大出血、异位妊娠、产后大出血。
4. 体液过多：急性肾小球肾炎、右心衰竭出现水肿。
5. 体温过高：肺炎链球菌肺炎。
6. 有窒息的危险：支气管扩张合并咯血、肺结核咯血，破伤风、子痫、癫痫、维生素D缺乏性手足搐搦症出现抽搐，吸入性烧伤，口底颌下蜂窝织炎出现喉头水肿。

2. 设定预期目标　是指病人在接受护理后，期望其能够达到的健康状态，即最理想的护理效果。

（1）陈述方式：由四个部分组成：主语、谓语、行为标准、条件状语。其中主语指护理对象或其生理功能和机体的一部分，可省略；谓语指护理对象能够完成的行为，此行为必须是能够观察到的；行为标准指护理对象完成此行为的程度，包括时间、距离、速度、次数等；条件状语指护理对象完成此行为必须具备的条件，如在护士的指导下、借助支撑物等。

如**病人**在**不使用药物**的情况下每天能**保持** **7～8小时的睡眠**。
主语
条件状语
谓语
行为标准

（2）目标的分类

1）长期目标：指需较长时间才能实现的目标。

2）**短期目标**：指需较短时间就能实现的目标，**一般少于7天**。

（3）陈述目标的注意事项

1）目标陈述的是护理对象的行为或行为改变。(*)

2）目标陈述应简单明了，切实可行，属于护理工作范围。

3）目标应具有针对性，一个目标针对一个护理诊断。

4）目标应有具体日期，可观察和测量。

5）目标应与医疗工作相协调。

3. 制订护理措施

（1）护理措施的内容包括：护理级别、饮食护理、病情观察、基础护理、手术前后护理、心理护理、功能锻炼、健康教育、医嘱执行、对症护理等。

（2）护理措施的类型（表1-1-6）

表1-1-6　护理措施的类型

类型	内涵	考点巧记
依赖性	**护士遵医嘱**执行的具体措施	**依赖医生的医嘱**
独立性	护士在职责范围内，根据所收集的资料，经过**独立思考、判断所决定的措施**	**护士独立做决定**，如健康教育、病情观察等
协作性	护士**与其他医务人员之间合作完成的护理活动**	护士与其他医务人员协作，如饮食护理、康复护理等

（3）制订护理措施的注意事项

1）应充分利用现有的设备、经济实力和人力资源。

2）应针对护理目标。

3）应符合实际，体现个体化的护理。

4）内容应具体、明确、全面。

5）应保证病人的安全，病人乐于参与。

6）应有科学的理论依据。

7）应与医疗工作相协调。

4. 计划成文 将护理诊断、预期目标、护理措施等按一定格式书写成文，即构成护理计划。

（四）护理实施

实施是为达到预期目标而将计划中的各项措施付诸行动的过程。实施通常发生在护理计划之后，但**对急诊病人或危重病人则应先采取紧急救护措施，再书写完整的计划**。

1. 实施的步骤

（1）准备：包括进一步熟悉和理解计划，分析实施所需要的护理知识和技术，预测可能发生的并发症、应采取的预防措施，科学运用时间、人力、物力。

（2）执行计划：在执行计划时，护理活动应与医疗密切配合，与医疗工作保持协调一致；要取得病人及家属的合作与支持。并在实施中进行健康教育，以满足其学习需要。熟练运用各项护理技术，密切观察实施后病人的生理、心理状态，了解病人的反应及效果，有无新的问题出现，并及时收集相关资料，以便能迅速、正确地处理新出现的健康问题。

（3）记录：在实施中，护士要把各项护理活动的内容、时间、结果及病人的反应，及时进行完整、准确的记录。

2. 实施方法 包括分管护士直接为病人提供护理；与其他医务人员合作完成；指导病人及家属共同参与。

（五）护理评价

评价是将病人的健康状况与预期目标进行有计划的、系统的比较并作出判断的过程。通过评价，可以了解病人是否达到了预期目标。**评价虽然是护理活动的最后一步，但评价始终贯穿于护理活动的全过程之中**。

1. 评价方式 ①护士进行自我评价；②护士长、护理教师、护理专家的检查评定；③护理查房。

2. 评价内容

（1）护理过程的评价：评价护士在进行护理活动中的行为是否符合护理程序的要求。

（2）护理效果的评价：是评价中最重要的方面。最主要的是确定病人健康状况是否达到预期目标。

（3）评价目标实现程度：预期目标实现的程度一般分为：目标完全实现、目标部分实现和目标未实现。

（4）评价步骤

1）收集资料：收集病人各方面的资料进行分析。

2）判断护理效果：将病人的反应与预期目标比较，衡量目标实现情况。

3）分析原因：分析目标未完全实现的原因。

4）修订计划：对已经完全实现的目标及解决的问题，可以停止原来的护理措施；对仍旧存在的护理问题，修正不适当的护理诊断、预期目标或护理措施；对病人新出现的问题，重新完成收集资料、作出护理诊断、制定预期目标及护理措施，进行新的护理活动，使病人达到最佳的健康状态。

护理诊断是随病人的身心变化而变化的，因此护理计划也是动态的，需要随时在对病人评估的基础上，增加新的内容。

温馨提示

关于护理程序各个步骤的主要内容，考生可简单地记忆如下：护理评估→系统收集资料；护理诊断→明确病人的护理问题；护理计划→确定护理目标并制订护理措施；护理实施→执行护理计划；护理评价→评价预期目标是否实现。

三、护理病案的书写

1. 病人入院护理评估单。

2. 护理计划单。

3. 护理记录单 书写时可采用PIO格式进行记录：

P(problem)：病人的**护理问题**。

I(intervention)：针对病人的健康问题所采取的**护理措施**。

O(outcome)：经过护理后的效果。

4. 住院病人护理评估单。

5. 病人出院护理评估单

（1）健康教育：①针对所患疾病制订的标准宣教计划。②与病人一起讨论有益的或有害的卫生习惯。③指导病人主动参与并寻找现存的或潜在的健康问题。④出院指导：针对病人现状，提出在生活习惯、饮食、服药、功能锻炼、定期复查等方面的注意事项。

(2) 护理小结:护理小结是病人住院期间,护士进行护理活动的概括性记录,包括预期目标是否达到、护理问题是否解决、护理措施是否落实、护理效果是否满意等。

考点归纳

英文缩写含义知多少(主编归纳,严禁转载,违者必究)

1. 护理诊断的陈述方式(PSE 公式) P(problem)护理问题,S(signs and symptoms)症状和体征,E(etiology)相关因素。

2. 护理记录单(PIO 格式) P(problem)护理问题,I(intervention)护理措施,O(outcome)效果。

3. 心肺复苏的 CAB C(circulation)胸外心脏按压,A(airway)开放气道,B(breath)人工呼吸。

4. 护理管理中的 PDCA 循环 P(plan)计划,D(do)实施,C(check)检查,A(action)处理。

5. 新生儿 Apgar 评分 A(appearance)皮肤颜色,P(pulse)脉搏,G(grimace)反射,A(activity)肌张力及运动,R(respiration)呼吸。

考点练习

考点:护理程序的概念(A1 型题)

1. 在护理程序中,下列不属于信息输出的是
   A. 确定护理诊断
   B. 制订护理计划
   C. 实施护理措施
   D. 评价病人健康状况的变化
   E. 根据需要确定是否需要调整护理计划和措施

2. 护理程序的理论框架是
   A. 系统论
   B. 信息论
   C. 控制论
   D. 应激理论
   E. 解决问题理论

考点:护理评估(A1、A2 型题)

3. 护士对住院病人的评估应在
   A. 入院时进行
   B. 病人要求时进行
   C. 医嘱要求时进行
   D. 自病人入院时开始到出院时为止
   E. 病人入院时和出院时进行

4. 病人,男性,50 岁。车祸伤入院,意识模糊。护士获取其健康资料的主要方法是
   A. 通过病情观察获得客观资料
   B. 通过与病人家属交谈获取客观资料
   C. 通过与病人交谈获取主观资料
   D. 通过护理查体获得主观资料
   E. 通过文献查阅获取主观资料

5. 病人,女性,40 岁。因夜间阵发性呼吸困难 5 天入院,入院后诊断为二尖瓣狭窄,入院评估时发现病人呈“二尖瓣面容”,收集上述资料的方法属于
   A. 视觉法
   B. 触觉法
   C. 听觉法
   D. 嗅觉法
   E. 味觉法

6. 病人,女性,63 岁。主诉头晕、乏力、全身酸痛、恶心、呕吐入院。入院时病人面色潮红,皮肤干燥,发烫,呼吸急促,体温 39.8℃。属于客观资料的信息是
   A. 恶心
   B. 体温 39.8℃
   C. 全身酸痛
   D. 乏力
   E. 头晕

7. 病人,男性,27 岁。因转移性右下腹疼痛 1 天伴发热、恶心、呕吐,以急性阑尾炎收住院。入院时病人平车推入病房,呈急性病容,右侧肢体屈曲。查体:体温 38.9℃,脉搏 98 次/min;右下腹压痛、反跳痛。实验室检查:白细胞 12×10^9/L。其中属于主观资料的是
   A. 右下腹疼痛
   B. 脉搏 98 次/min
   C. 呕吐
   D. 体温 38.9℃
   E. 白细胞 12×10^9/L

8. 病人,女性。因头痛、头晕入院,护士为其进行评估收到下列资料。其中属于客观资料的是
   A. 头痛
   B. 咽部充血
   C. 头晕
   D. 睡眠不好、多梦
   E. 感到恶心

9. 病人,男性,55 岁,初中文化。因头晕、头痛 2 天在妻子和女儿的陪同下入院。入院后护士收集病人资料的主要来源是
   A. 病人妻子
   B. 病人本人
   C. 接诊医生
   D. 病人女儿
   E. 病历资料

10. 病人，男性，65岁。护士巡视病房时发现其呼出的气体有烂苹果味。护士收集资料的方法属于
A. 触觉法
B. 嗅觉法
C. 听觉法
D. 味觉法
E. 视觉法

11. 病人，男性，50岁。以“急性阑尾炎”收住院。入院观察病人呈急性面容，蜷曲体位。这种收集资料的方法属于
A. 触觉法
B. 嗅觉法
C. 听觉法
D. 味觉法
E. 视觉法

12. 下列哪项病人资料可应用触觉观察法收集
A. 醉酒步态
B. 口唇发绀
C. 肠鸣音亢进
D. 腹肌压痛、反跳痛
E. 呕吐物呈血性

13. 病人，女性，58岁。因发热、咳嗽3天入院，入院后诊断为“慢性支气管炎急性发作”。以下是护士收集到的病人资料，其中属于主观资料的是
A. 体温39.5℃
B. 咳白色痰
C. 急性病容
D. 头痛3小时
E. 呼吸20次/min

14. 通过交谈法收集病人资料时，**错误**的是
A. 让病人畅所欲言，切忌打断话题
B. 告知交谈的目的和交谈所需的时间
C. 耐心地倾听，及时给病人反馈
D. 选择适宜的交谈环境
E. 依交谈提纲收集资料

15. 病人，女性，35岁。因慢性贫血入院。护士收集资料时选用的方法，**错误**的是
A. 与病人家属沟通
B. 与病人直接交谈
C. 查阅实验室检查结果
D. 对病人进行身体评估
E. 护士的主观感觉

16. 对病人进行心理社会评估采用的最主要的方法是
A. 体格检查
B. 交谈和观察
C. 查阅相关资料
D. 心理测试
E. 使用评估工具

17. 与病人交谈的正确方法是
A. 不评论病人所谈到的内容
B. 及时陈述自己的观点和看法
C. 病人提问时应及时做出解答
D. 病人叙述过多时及时转换话题
E. 病人担心预后时，应立即做出保证

18. 对于病人主观资料的记录，正确的是
A. 病人希望得到及时地治疗和护理
B. 家属希望能为病人提供最好的治疗
C. 家属说：“只要有利于病人康复，所有治疗建议我们都愿考虑”
D. 病人说：“伤口疼痛，尤其是咳嗽时更加剧烈”
E. 查体后感到：病人精神状态好，身体逐渐恢复

19. 对于病人主观资料的记录，正确的是
A. 病人希望得到良好的关心和照顾
B. 家属希望能为病人提供良好的治疗药物
C. 家属说：“只要康复，所有治疗建议我们都愿意考虑”
D. 病人说：“记忆力差，阅读书籍常常读了后5行，忘了前5行”
E. 查体后感到病人精神好，疼痛消失

考点：护理诊断(A1、A2、A3/A4型题)

20. 护理诊断的内容是针对
A. 疾病的种类
B. 疾病的病理过程
C. 疾病的病理变化
D. 对健康问题的反应
E. 疾病潜在的病理过程

21. 护理诊断中PSE公式中的S代表的是
A. 护理问题
B. 病人的既往史
C. 症状和体征
D. 护理措施
E. 相关因素

22. 护理诊断中PSE公式中的P代表的是
A. 病人的现病史
B. 病人的既往史
C. 症状和体征
D. 病人的健康问题
E. 相关因素

23. 有危险的护理诊断的书写格式常用
A. PSE公式
B. PE公式
C. PS公式
D. P公式
E. ES公式

24. 病人，女性，45岁。4月10日因胆石症收入院，在院期间饮食、作息、排泄均正常，手术拟于4月18日进行。4月16日值班护士巡视时发现其晚上入睡困难，夜间常醒来，且多次询问护士做手术是不是很痛，手术有无危险。对于该病人目前的情况，正确的护理问题是
A. 睡眠型态紊乱　与生理功能改变有关
B. 睡眠型态紊乱　与即将手术，心理负担过重有关

C. 睡眠型态紊乱 与护士夜间巡视有关
D. 睡眠型态紊乱 与环境的改变有关
E. 睡眠型态紊乱 与入睡困难，夜间常醒有关

25. 患儿，女性，2 岁。肺炎，T 39.1℃，P 98 次/min，R 30 次/min，咳嗽，痰不易咳出，颜面潮红。其中一项护理诊断为体温过高。该护理诊断的必要依据是
A. 皮肤发红、触之有热感
B. 体温高于正常范围
C. 呼吸、心率均加快
D. 痰液不能排出
E. 不能出汗

26. 下列选项**不是**护理诊断的是
A. 真性尿失禁
B. 营养失调
C. 体温过高
D. 体液不足
E. 脑出血

27. 下列属于医护合作性问题的是
A. 便秘 与长期卧床有关
B. 知识缺乏：缺乏高血压的自我护理知识
C. 有皮肤完整性受损的危险 与长期卧床有关
D. 潜在并发症：脑出血
E. 睡眠型态紊乱 与环境陌生有关

28. 根据病人健康问题的轻重缓急，将多个护理诊断按紧迫性的次序进行排序，可依据
A. 一般系统论
B. 基本需要层次论
C. 沟通理论
D. 应激与适应理论
E. 自理模式

29. 病人，男性，65 岁。因患急性呼吸窘迫综合征(ARDS)收入 ICU。病情缓解后，病人对护士说“我见不到孩子、老伴，心里不舒服”。这表明该病人什么需要未得到满足
A. 生理需要
B. 安全需要
C. 爱与归属的需要
D. 尊重的需要
E. 自我实现的需要

30. 病人在手术前要了解手术的有关注意事项，属于
A. 安全的需要
B. 生理的需要
C. 尊重的需要
D. 刺激的需要
E. 自我实现的需要

(31～32 题共用题干)

病人，女性，25 岁。因“转移性右下腹疼痛”入院。护理体检：精神萎靡，身体蜷曲，T 39.5℃，右下腹腹肌紧张，压痛、反跳痛(+)。

31. 在收集的病人资料中，属于主观资料的是
A. 体温 39.5℃
B. 呕吐物中有酸臭味，量约 300ml
C. 腹部脐周阵发性隐痛 3 小时
D. WBC 为 12×10^9/L
E. 痛苦面容，精神状态差

32. 对该病人作出的护理诊断，正确的是
A. 腹痛：感染引起
B. 急性阑尾炎
C. 食欲下降 与呕吐有关
D. 体温过高：T 39.5℃ 与阑尾炎有关
E. 萎靡与疼痛有关

33. 属于健康性护理诊断的是
A. 语言沟通有效
B. 清理呼吸道无效
C. 有窒息的危险
D. 母乳喂养有效
E. 活动无耐力

34. 有关护理诊断原因的陈述，恰当的是
A. 有皮肤完整性受损的危险 与护士不及时给病人翻身有关
B. 知识缺乏：缺乏相关信息来源
C. 有受伤的危险 与护士未加床边护栏有关
D. 社交障碍 与病人缺乏道德有关
E. 生理自理缺陷 与病人文化层次低有关

考点：护理计划(A1、A2 型题)

35. 关于护理诊断排序原则的描述，**错误**的是
A. 优先解决直接危及生命的护理问题
B. 先解决低层次的需要，再解决高层次的需要
C. 必须先解决现存的护理诊断
D. 在不违反治疗、护理原则的基础，可优先解决病人认为重要的问题
E. 在有些情况下，可优先解决潜在的护理问题

36. 病人，男性，35 岁。因颅脑外伤入院。护士评估病人后认为病人存在以下健康问题，应优先解决的是
A. 皮肤完整性受损
B. 有窒息的危险
C. 语言沟通障碍
D. 营养失调
E. 知识缺乏

37. 病人，男性，67 岁。以“慢性阻塞性肺气肿”收住院。护士评估后认为该病人存在下列护理问题，其中属于首优问题的是
A. 清理呼吸道无效
B. 营养不良
C. 知识缺乏
D. 个人应对无效
E. 疼痛

38. 病人，男性，18 岁。因肺炎球菌性肺炎入院。病人咳嗽、咳痰，诉头痛、恶心、食欲差、全身无力。体温 39.5℃，脉搏 112 次/min，呼吸浅快，皮肤口唇发绀。该病人存在的首优问题是

A. 舒适的改变:疼痛
B. 气体交换受损
C. 活动无耐力
D. 体温过高
E. 焦虑

39. 病人,男性,58岁。冠心病病史6年,因心绞痛急诊入院。病人情绪紧张,主诉乏力,食欲减退。医嘱:药物治疗,绝对卧床休息。护士评估病人存在的健康问题,需要首先解决的是
A. 焦虑
B. 生活自理缺陷
C. 疲乏
D. 疼痛
E. 便秘

40. 病人,男性,25岁。4小时前因颅脑外伤入院。入院后病人持续昏迷,意识障碍。目前该病人主要的护理问题是
A. 营养失调:低于机体需要量
B. 皮肤完整性受损
C. 潜在并发症:颅内压增高
D. 清理呼吸道无效
E. 有失用综合征的危险

41. 病人,男性,72岁。因右下肢股骨颈骨折入院,给予患肢持续牵引复位,病人情绪紧张,主诉患肢疼痛。评估病人后,护士应首先解决的健康问题是
A. 生活自理缺陷
B. 焦虑
C. 躯体移动障碍
D. 疼痛
E. 有皮肤完整性受损的危险

42. 病人,男性,60岁。肺气肿20年。因胸闷、憋气、烦躁不安就诊。查体:R 30次/min,鼻翼翕动、发绀。此时病人的主要健康问题是
A. 焦虑
B. 气体交换受损
C. 清理呼吸道无效
D. 低效性呼吸型态
E. 营养失调

43. 病人,男性,24岁。左下肢胫腓骨骨折,需进行功能锻炼。护士为其指定远期目标,正确的是
A. 病人3个月后能独立行走
B. 病人患肢恢复功能能独立行走
C. 2周后护士可帮助病人拄拐杖行走
D. 在护士的帮助下自主行走
E. 3个月后能重返工作岗位

44. 下列护理目标的陈述,正确的是
A. 病人了解糖尿病饮食方面的知识
B. 病人免疫力增强
C. 护士教会病人注射胰岛素的正确方法
D. 病人学会自测血糖
E. 病人的糖尿病彻底治愈

45. 关于护理目标的叙述,正确的是
A. 护理目标的主语只能是病人
B. 护理目标的主语可以是护理对象的生理功能和机体的一部分
C. 一个护理诊断只能有一个护理目标
D. 护理目标制定的越高越好
E. 一个护理目标可针对多个护理诊断

46. 下列护理目标中陈述正确的是
A. 病人能下床行走
B. 护士协助病人行走
C. 病人1周内下床行走
D. 2周内病人能独立下床行走5m
E. 病人体重减轻5kg

47. 病人,男性,65岁。患高血压30年。因情绪激动,呼吸急促,心前区剧烈疼痛入院,入院后诊断为急性心肌梗死。对该病人的护理,属于依赖性护理措施的是
A. 遵医嘱应用止痛药
B. 嘱病人绝对卧床休息
C. 观察吸氧后的病情变化
D. 通知营养科调整病人饮食
E. 稳定病人情绪,进行心理护理

48. 对病人进行健康教育属于
A. 独立性护理措施
B. 非独立性护理措施
C. 协作性护理措施
D. 依赖性护理措施
E. 辅助性护理措施

49. 病人,女性,65岁。胃大部切除术后第3天,体温39.2℃。在护理病人的过程中,属于独立性护理措施的是
A. 给病人温水擦浴
B. 遵医嘱使用退热药
C. 通知营养科为病人准备流质饮食
D. 静脉滴注抗生素
E. 抽血查血常规

考点:护理实施(A1型题)

50. 下列属于护理实施阶段工作内容的是
A. 收集资料
B. 确定护理目标
C. 执行护理措施
D. 提出护理诊断
E. 评价预期目标

考点:护理评价(A1型题)

51. 下列关于护理评价的描述,**错误**的是
A. 护理评价是在护理措施实施后才进行的
B. 护理评价中最重要的内容是预期的目标是否实现
C. 护理目标完全实现时可以停止原来的护理措施
D. 护理目标未实现时应重新进行护理评估
E. 护理评价包括收集资料、判断效果、分析原因、修

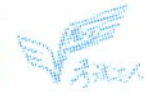

订计划四个步骤

考点：护理病案的书写(A1 型题)

52. 用 PIO 格式进行护理记录时，P 指
   A. 护理问题
   B. 护理评估
   C. 护理措施
   D. 护理评价
   E. 护理目标

53. 在护理记录中，护理结果的英文简称为
   A. P
   B. I
   C. O
   D. E
   E. S

参考答案

序号	1	2	3	4	5	6	7	8	9	10	11	12	13	14	15	16
答案	E	A	D	A	A	B	A	B	B	B	E	D	D	A	E	B
序号	17	18	19	20	21	22	23	24	25	26	27	28	29	30	31	32
答案	C	D	D	D	C	D	B	B	B	E	D	B	C	A	C	D
序号	33	34	35	36	37	38	39	40	41	42	43	44	45	46	47	48
答案	D	B	C	B	A	D	D	D	D	B	A	D	B	D	A	A
序号	49	50	51	52	53											
答案	A	C	A	A	C											

第二节　护士职业防护

考情分析

年份	主要考点
2019	利器盒收集废弃针头时不可超过盒子容量的多少；特殊感染废弃物应放入；护士工作中的物理性危害；倾倒病人呕吐物时应采取的防护措施(戴手套)
2021	戴手套穿刺可使被针刺伤后感染的概率减少(50%)；使用后的一次性手套应丢弃在哪种颜色的垃圾桶；ICU 护士上岗前必须注射的疫苗(乙肝疫苗)；配制化疗药物时抽取的药液不超过注射器容量的(3/4)；护士针刺伤属于(锐器伤)；针刺伤易发生的情形(抽完药后重新套上针帽)；紫外线灯对人体皮肤黏膜造成的损伤属于(物理性损伤)
2022	生物性损伤的判断(细菌)；住院期间最容易发生的机械性损伤(跌倒和坠床)；护士给乙肝病人抽血后的错误处理(用速干洗手液洗手)；医护人员参与新冠肺炎防治应采取的防护级别(视频题，三级防护)；护士工作期间经常搬运病人患上腰椎间盘突出症属于(机械性损伤)；针刺伤的正确处理(禁止伤口局部按压)
2023	换药时病人血液溅入护士眼睛引起的损伤(生物性损伤)；乳腺癌病人的化疗药物喷溅到护士的眼睛，使用的冲洗溶液(生理盐水)；为乙肝病人抽血时发生针刺伤，为预防感染应注射的药物(高效价免疫球蛋白)；针刺伤时的错误处理(立即按压伤口，减少出血)

考点导航

护士主要的工作场所是医院，而医院是病人集中、病原微生物聚集的地方，护士在履行救死扶伤的职责时，潜在的职业危害日渐突出，对护士的身心健康造成不同程度的影响。因此，护士应能辨别职业损伤的危险因素，并采取积极、科学的防范措施，自觉做好职业防护、保障自身职业安全。

一、概　　念

1. 护士职业暴露　是指护士为病人提供护理服务过程中，经常接触感染病人的血液、体液及排泄物等，有感染某种疾病的危险。如接触污染的注射器针头、各种导管，以及受光、热、电子辐射等各种理化损伤因子的影响。

2. 标准防护　是指对可能造成机体损害的职业性有害因素，采取有效措施，避免职业性损害的发生。(*)

3. 护士职业防护　是指在护理工作中采取多种有效措施，保护护士免受职业性有害因素的损害，或将其危害降到最低程度。

二、职业损伤的危险因素

职业损伤的危险因素主要包括生物性因素、化学性因素、物理性因素和心理社会因素。

(一) 生物性因素

主要是指细菌、病毒、支原体等微生物对机体的伤害，常见的是细菌和病毒。细菌以葡萄球菌、链球菌、肺炎球菌和大肠埃希菌等常见，主要通过呼吸道、消化道、血液、皮肤等途径感染护士，以肝炎病毒、艾滋病病毒、冠状病毒等常见，主要通过呼吸道和血液感染护士。其中**最常见、最危险的是艾滋病病毒、乙型肝炎病毒和丙型肝炎病毒**。

(二) 化学性因素

1. 化学消毒剂　在日常护理工作中，经常接触的化学消毒剂(如甲醛、含氯消毒剂、过氧乙酸、戊二醛等)，可通过皮肤、眼及呼吸道等途径对护士造成损伤。轻者可引起皮肤过敏、流泪、恶心、呕吐、气喘等症状，重者可引起眼结膜灼伤、上呼吸道炎症、喉头水肿、肺炎等，甚至造成肝脏和中枢神经系统的损害。

2. 化疗药物　化疗药物不仅会使病人出现毒性反应，对接触化疗药物的护士，在防护不当的情况下也会造成潜在危害。如护士在进行药物的准备、注射及废弃物丢弃过程中，化疗药物均有可能通过皮肤、呼吸道、消化道等途径进入护士体内。长期接触化疗药物的护士更有可能受到伤害，常表现为：**白细胞计数减少、自然流产率增加、肿瘤及脏器损伤**等。

(三) 物理性因素

1. 机械性损伤　常见的机械性损伤包括跌倒、扭伤、撞伤等，特别是**负重伤对护士造成的危害不容忽视**。护士由于职业关系，在护理工作中常常会搬动病人或较重物品，如身体负重过大或用力不合理，易导致不同程度的身体损伤。**负重伤比较常见的是腰椎间盘突出症**。

2. 锐器伤　**锐器伤是最常见的职业损伤因素之一，也是导致血源性传播疾病的最主要因素**。常见原因包括：①准备物品时被误伤；②掰安瓿、抽吸药物时被划伤；③双手回套针帽时被刺伤；④注射、拔针时病人不配合被误伤；⑤注射器、输液器毁形时被刺伤；⑥分离、浸泡、清洗用过的锐器被误伤；⑦整理治疗盘、治疗室台面时被裸露的针头或碎玻璃刺伤；⑧处理医疗污物时导致误伤；⑨手术中传递锐器时被误伤。

3. 放射性损伤　在为病人进行放射性诊断和治疗的过程中，护士如果防护不当，会导致放射性损伤，引发皮肤、眼部，甚至血液系统的功能障碍。如皮肤的炎症、溃疡、癌症，眼部晶状体浑浊等。

4. 温度性损伤　包括热水瓶、热水袋所致烫伤，氧气、乙醇等易燃易爆物品所致烧伤，烤灯、高频电刀所致灼伤等。

5. 噪声　长期处于**高声音强度**的环境中，可引起**听力和神经系统损害**。医院内噪声的主要来源包括：监护仪、呼吸机的机械声、报警声、病人的呻吟声、小孩的哭闹声、电话铃声等。

(四) 心理社会因素

护理工作导致护士出现心理卫生问题的主要原因包括：人力资源不足、危重病人增加使临床护理工作更加繁忙；非常态的人际环境、护患纠纷时面临的潜在暴力损害，面对病人痛苦、死亡等的负性刺激；担心发生差错事故所致的压力；频繁倒班所致身心疲惫等。这些因素不仅影响护士身心健康，而且会影响社会群体对护士职业的选择。

三、护士职业损伤的防护措施

(一) 洗手

1. 在**接触血液、体液、分泌物、排泄物及污染物品后**，无论是否戴手套，必须洗手；摘下手套及接触另一名病人前，必须洗手，以避免微生物转移至其他病人或地方。

2. 常规洗手常使用肥皂或洗手液(肥皂应保持干燥)。在某种特殊情况下，如**感染或传染病流行期间，应使用消毒液洗手**。

知识拓展

护士在哪些情况下应洗手

1. 直接接触每一个病人前后，从同一病人身体的污染部位移动到清洁部位时。
2. **接触病人黏膜、破损皮肤或伤口前后，接触病人血液、体液、分泌物、排泄物、伤口敷料后**。
3. **穿脱隔离衣前后，摘手套后**。
4. **无菌操作，接触清洁、无菌物品之前**。
5. 接触病人周围环境及物品后。
6. 处理药物或配餐前。

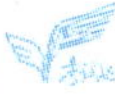

(二) 防护用物的使用

防护用物包括帽子、口罩、防护镜或面罩、隔离衣、鞋套、手套等,用于防止血液或其他传染性物质接触医务人员的身体和衣物。

1. 护理可能产生血液、体液、分泌物及排泄物飞溅或飞沫的病人时,应戴上口罩、防护镜或面罩。

2. 隔离衣污染后,应尽快脱下,立即洗手,避免把微生物带给其他病人或地方。

3. 戴手套(*) ①**护士手部有伤口时应戴手套操作**,加强防护。虽然戴手套不能防止针刺伤,但可以减少病毒进入人体的量从而减少感染的机会。②**操作中,手套破损后应立即更换**,脱手套后须洗手。③接触黏膜或未污染的皮肤时,应戴手套。④**接触血液、体液、分泌物、排泄物及污染物品时,须戴清洁手套**(不需消毒)。⑤诊疗、护理不同病人之间,应更换手套。

(三) 锐器伤的防护

1. 防护措施

(1) 进行有创性操作过程中光线应充足,防止被各种针具、刀片、破裂安瓿等医用锐器刺伤或划伤。

(2) 使用安瓿制剂时,先用砂轮划痕再垫棉球或纱布掰安瓿。

(3) 抽吸药液后单手操作或使用辅助工具套上针帽,经三通装置静脉加药时须去除针头。

(4) 制定完善的手术器械摆放及传递规定。

(5) 手持针头或锐器时勿将针尖或锐器面对他人。

(6) 禁止用手接触使用后的针头、刀片等锐器;禁止直接用手传递锐器。

(7) 禁止将使用后的针头重新套上针帽(除外某项操作,如抽动脉血进行血气分析);禁止用双手分离污染的针头和注射器,禁止用手折弯或弄直针头。

(8) **使用后的锐器须放入耐刺、防渗漏的锐器盒内**。锐器盒标志明显。

(9) 为不合作的病人做治疗、护理时,须有他人协助。

(10) 选用安全器材,如真空采血用品、自动毁形注射器、带保护性针头护套的注射器及安全型静脉留置针等。

(11) 加强护士职业安全教育与健康管理,护士在工作中发生锐器伤后,应立即做好局部的处理。**建立护士健康档案,定期为护士进行体检,并接种疫苗**。建立损伤后登记上报制度,建立锐器伤处理流程,建立受伤护士的监控系统,追踪伤者健康状况,做好心理疏导,有效采取预防补救措施。

2. 紧急处理方法(*)

(1) **发生针刺伤时**,受伤护士要保持镇静,**立即停止操作,脱手套,用手从伤口的近心端向远心端挤压;禁止伤口局部按压**,以免产生虹吸现象,将污染血液吸入血管,增加感染机会。

(2) 用肥皂液彻底清洗伤口,并在流动水下反复冲洗;用生理盐水冲洗黏膜。

(3) **用0.5%碘伏或75%乙醇消毒伤口**,并包扎。

(4) 向主管部门报告并填写锐器伤登记表。

(5) 请专家根据病人血液中含毒素、细菌的多少和受伤者伤口的深度、暴露时间、范围等进行评估,并做相应处理。

(6) 进行血清学检测,必要时建立追踪档案,采取相应措施。

(四) 化疗药物损害的防护

1. 配制化疗药物的环境要求 条件允许应设化疗药物配药间,在专用层流柜内配药。操作台面应覆以一次性防渗透性防护垫。

2. 配制化疗药物的准备要求 ①配制前洗手,戴帽子、口罩、护目镜,穿防渗透隔离衣,戴手套。②轻弹安瓿颈部。垫纱布掰安瓿,避免药粉、药液外溅。

3. 执行化疗药物操作的要求 ①溶解药物时,溶媒沿瓶壁注入瓶底,药粉浸透后再晃动,防止药粉溢出。②药液稀释后抽出气体,以防瓶内压力过高,药液从针眼处溢出。③抽取药液后不要将药液排于空气中。④抽取的药液不超过注射器的3/4。⑤操作后擦洗操作台,洗手、沐浴。⑥静脉给药时戴手套;注射器及输液管接头连接紧密;加药速度不宜过快。

4. 化疗药物外漏和人员暴露时的处理要求(*) ①若化疗药物外漏,应立即标明污染范围,避免他人接触。**药液**溢洒在桌面或地面上,应用**吸水毛巾**或纱布吸附,若是**药粉**,则用**湿纱布**轻轻抹擦,以防药粉污染空气,**再用肥皂水擦拭污染表面**。②药液溅到工作服或口罩上,立即更换;药液溅到皮肤上,用肥皂液和清水清洗**暴露部位的皮肤**;**眼睛暴露时**,用清水或生理盐水冲洗被污染眼睛。③记录接触情况,必要时就医治疗。

5. 污染废弃物的处置要求 ①凡与化疗药物接触过注射器、输液器等,放置在有特别标记的防刺防漏容器中,由专人封闭处理,避免污染空气。②所有污染物,一次性防护衣、帽等焚烧处理;非一次性物品如隔离衣等,与其他物品分开放置,高温处理。③处理48小时内接受过化疗病人的分泌物、血液等时,须穿隔离衣、戴手套;被化疗药物污染的床单单独洗涤。④病人使用过的手池、马桶用清洁剂清洗。⑤混有化疗药物的污水应在医院污水处理系统中专门处理后再排入城市污水系统。

（五）负重伤的防护

1. 加强身体锻炼　做健美操、瑜伽等，可提高肌肉柔韧性，关节的灵活性；加强腰部锻炼，预防椎间盘退变。

2. **保持正确的工作姿势**　①工作间歇，适当变换体位减轻脊柱负荷，抬高或锻炼下肢。②站立时双下肢轮流支撑身体重量。③站立或坐位时腰椎伸直。④弯腰搬重物时伸直腰部，双脚分开，屈髋下蹲，挺身搬起重物。

3. 使用劳动保护用品　①佩戴腰围；②采用辅助器材协助翻身；③穿弹力袜或绑弹力绷带，穿软底鞋。

4. 养成良好生活习惯　①床板、床垫适宜。②避免长时间弯腰，减少弯腰次数。③减少持重物的时间和重量。④合理膳食，均衡营养。

5. 避免过重工作负荷　合理排班，避免高强度、长时间工作。

考点练习

考点：职业损伤的危险因素及防护措施（A1、A2型题）

1. 护士工作中的物理性危害**不包括**
   A. 烫伤
   B. 触电
   C. 辐射
   D. 噪声
   E. 站立
2. 护理职业安全中最常见的职业性有害因素是
   A. 机械性因素
   B. 生物性因素
   C. 物理性因素
   D. 化学性因素
   E. 心理社会因素
3. 护士由于锐器伤感染的疾病主要是
   A. 梅毒
   B. 弓形虫病
   C. 疟疾
   D. 肝炎和艾滋病
   E. 伤寒
4. 为乙肝病人更换伤口敷料时，病人血液溅入护士眼睛，这种损伤属于
   A. 物理性损伤
   B. 机械性损伤
   C. 心理性损伤
   D. 生物性损伤
   E. 化学性损伤
5. 导致护士发生血源性传播疾病最主要的职业因素是
   A. 接触血液标本
   B. 使用或清洗医疗器械
   C. 锐器伤
   D. 为病人检查身体
   E. 与病人共餐
6. 护士在工作中患血源性传染病的最常见的原因是
   A. 针刺伤
   B. 侵袭性操作
   C. 接触被污染体液
   D. 为污染伤口换药
   E. 接触被污染的衣物
7. 长期处于声音强度超过多少的环境中可引起听力和神经系统损害
   A. 25dB
   B. 30dB
   C. 40dB
   D. 45dB
   E. 50dB
8. **不属于**护士职业损伤的是当护士在
   A. 护理临终病人时受到负性刺激
   B. 上班途中被社会车辆撞伤
   C. 工作中感染乙肝病毒
   D. 准备化疗药物时药液溅到皮肤上
   E. 搬运病人过程中扭伤腰部
9. 医务人员应立即洗手的条件是
   A. 接触污染器械前
   B. 接触同一个病人的同一部位时
   C. 脱下污染手套后
   D. 接触病人的血液前
   E. 接触病人的分泌物前
10. 病人，男性，47岁。肺癌术后化疗。护士在给其行PICC置管过程中发现手套破损，此时应
    A. 用无菌纱布覆盖破损处
    B. 用消毒液消毒破损处
    C. 用胶布粘贴破损处
    D. 加戴一副手套
    E. 立即更换手套
11. 关于戴手套的说法，正确的是
    A. 护理不同病人之间可不用更换手套
    B. 操作完成后脱去手套后应洗手
    C. 戴手套能替代洗手
    D. 操作时如手套破损应再戴一副手套
    E. 做任何操作都要戴手套
12. 关于手的消毒，**错误**的是
    A. 接触传染病人后应进行手的消毒
    B. 接触血液、体液和分泌物后应进行手的消毒
    C. 实施侵入性操作前应进行手的消毒
    D. 护理免疫力低下的新生儿前应进行手的消毒
    E. 接触被病原微生物污染的物品后只需清洁洗手
13. 护士一旦发生锐器伤，应首先采取哪项措施来防止病原体经伤口传播
    A. 向医院院感科报告
    B. 消毒伤口

C. 从近心端向远心端挤压受伤部位
D. 用流动水和消毒肥皂液冲洗伤口
E. 检测抗体

14. 护士给某乙肝病人拔针时不小心被沾有该病人血液的针头刺伤，伤口的即刻处理方法<u>不妥</u>的是
A. 按压止血
B. 用肥皂液和流动水冲洗
C. 尽可能挤出损伤处的血液
D. 消毒后包扎伤口
E. 用75%乙醇或0.5%碘伏消毒

15. 为了防止药物外溅，其预防措施<u>不正确</u>的是
A. 抽取瓶装药物时，所抽药液以超过注射器的3/4为宜
B. 稀释瓶装药物时插入双针头
C. 将溶液沿瓶壁缓慢注入瓶底
D. 抽取药液时，用针腔较大的针头
E. 待药粉被溶液浸透后再晃动药瓶

16. 刘护士，在配制化疗药物时，因药瓶压力过大，药物溅到眼睛内，刘护士应立即
A. 用肥皂水清洗眼睛
B. 用高渗盐水清洗眼睛
C. 用低渗盐水清洗眼睛
D. 用弱酸溶液清洗眼睛
E. 用清水清洗眼睛

17. 用利器收集盒收集废弃针头时，<u>不能</u>超过盒子容量的
A. 1/4
B. 1/3
C. 1/2
D. 2/3
E. 3/4

18. 特殊感染废弃物应该放入
A. 红色垃圾袋
B. 黄色垃圾袋
C. 黑色垃圾袋
D. 黑色双层垃圾袋
E. 黄色双层垃圾袋

19. 病人，男性，30岁。因腹痛、腹泻3小时入院，原因待查。接待病人入院时，病人出现了呕吐。责任护士为其倾倒呕吐物时，应采取的预防措施是
A. 穿隔离衣
B. 戴手套
C. 穿防水围裙
D. 戴防护面罩
E. 戴防护镜

20. 防止化学烧伤主要是防止易烧伤人体的化学药品与人体接触，下列措施可能会造成烧伤危险的是
A. 在搬取化学药品和进行操作时，一定要注意防止滑倒
B. 按规定穿好劳动保护用品
C. 废弃的化学药品可以扔进垃圾桶处理
D. 化学药品不乱放，用完放到原来的位置
E. 规范操作，养成良好的操作习惯

参考答案

序号	1	2	3	4	5	6	7	8	9	10	11	12	13	14	15	16
答案	E	B	D	D	C	A	C	B	C	E	B	E	C	A	A	E
序号	17	18	19	20												
答案	E	E	B	C												

第三节　医院和住院环境

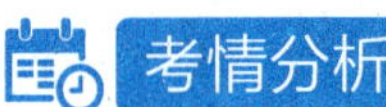

年份	主要考点
2019	气管切开病人病室环境应特别注意(温湿度)；抢救中用完的空安瓿的正确处理方法；消化性溃疡病人就诊时突然上腹剧痛，护士应(安排提前就诊)；可执行口头医嘱的情形；结肠癌病人病房的温湿度
2020	婴儿室的室温；急诊病人就诊过程中的错误做法(陪护人员参与抢救)；铺暂空床的主要目的；铺麻醉床的注意事项；铺床的节力原则
2021	儿科病房的床上用品应布置为哪种颜色；病室内湿度过低可导致(呼吸道黏膜干燥，咽喉痛)；普通病室的温度
2022	老年人、手术室、婴儿室的室内温度；抢救结束后多长时间内补记医嘱；铺床时遵循节力原则的是(调节床到适合的高度)；开窗通风的目的不包括(减少热量散失)；气管切开病人病房环境特别注意(湿度)；输血后血袋保存的时间(24小时)
2023	气管切开的老年病人适宜的病房温度(22～24℃)；温度过高的表现；气管切开的老年病人适宜的病房湿度(70%)；护理工作中的“四防”不包括(防交叉感染)；病床为1 500张的医院等级和护理管理层级(三级、三级)

考点导航

一、概 述

（一）医院的任务

《全国医院工作条例》提出，医院的任务是"**以医疗工作为中心**，在提高医疗质量的基础上，保证教学和科研任务的完成，并不断提高教学质量和科研水平。同时做好扩大预防、指导基层和计划生育的技术工作"。

（二）医院的种类

1. 按分级管理划分 根据原卫生部提出的《医院分级管理办法》，医院按功能与任务的不同，以及技术质量水平和管理水平、设施条件的不同，可划分为一、二、三级。每级又分为甲、乙、丙等，三级医院增设特等，共分为三级十等（表1-3-1）。

表1-3-1 医院等级分类

医院等级	含义	举例
一级医院	直接向一定人口的社区提供医疗卫生服务的基层医院	**农村乡、镇卫生院，城市街道卫生院**等
二级医院	向多个社区提供医疗卫生服务并承担一定教学、科研任务的地区性医院	一般市、县医院，省、直辖市的区级医院和一定规模的厂矿、企事业单位的职工医院
三级医院	向几个地区甚至全国范围提供医疗卫生服务的医院，指导一、二级医院业务工作	国家、省、市直属的市级大医院、医学院的附属医院

温馨提示

城市三级医院的划分方法与行政区域的划分方法是一致的。市（三级医院）→区（二级医院）→街道或社区（一级医院）。

2. 按收治范围划分 分为综合性医院和专科医院。

（1）综合性医院：在各类医院中占较大比例，是指设一定数量的病床、各类临床专科（如内科、外科、儿科、妇产科、眼科、耳鼻喉科、皮肤科等）、医技部门（如药剂、检验、影像等）以及相应人员与设备的医院。

（2）**专科医院：为诊治各类专科疾病设置的医院**，如妇产医院、儿童医院、口腔医院、传染病医院等（如肺结核病人就应去结核病防治医院接受专科治疗）。

3. 按特定任务划分 指有特定任务和服务对象的医院，如军队医院、企业医院等。

4. 按所有制划分 分为全民、集体、个体所有制医院，中外合资医院，股份制医院等。

5. 按经营目的划分 分为非营利性医院和营利性医院。

二、门 诊 部

（一）门诊的护理工作

1. 预检分诊 预检分诊的护士接诊时应热情主动，先简要询问病史，观察病情后，作出初步判断，再给予合理的分诊，**做到先预检分诊，再指导病人挂号**就诊。

温馨提示

在许多考生眼中，病人到达医院后直接挂号就诊。主编问你们：一名女性病人因腹痛就诊，该挂什么科呢？妇科、内科、外科都挂一个，肯定不对啊。事实上，病人到达门诊后应由有经验的分诊护士对其进行初步的询问和检查，对病人病情做出判断后指导病人挂号。口诀：**病人就诊，先去分诊；分诊护士，询问病人；初步判断，指导就诊**。

2. 安排候诊和就诊

（1）开诊前，检查候诊、就诊环境，备齐检查器械及用物等。

（2）开诊后，按挂号先后顺序安排就诊。收集整理初诊、复诊病案和检验报告等。

（3）根据病情测量体温、脉搏、呼吸、血压等，记录于门诊病案上。

（4）随时观察候诊病人的病情，**如遇高热、剧痛、呼吸困难、出血、休克**等病人，应立即采取措施，**安排提前就诊**或送急诊室处理（亲：门诊就医时，通常要排队，但高热、剧痛、呼吸困难、出血、休克等病人病情急，可插队提前就诊哦）。

（5）门诊结束后，回收门诊病案，整理、消毒环境。

 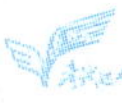

3. 开展健康教育 充分利用候诊时间对病人进行健康教育。

4. 实施治疗 实施需要在门诊进行的治疗，如各种注射、换药、灌肠、导尿、穿刺等。治疗中须严格执行操作规程，以确保治疗及时、安全和有效。

5. 严格消毒隔离 认真做好空气、地面、墙壁、各种用物的清洁、消毒，**对传染病或疑似传染病病人，应分诊到隔离门诊**并做好疫情报告（亲：传染病人应与普通病人分开哦，以免造成传染源扩散。"非典"期间，医院单独设立一个发热门诊，也就是将"非典"病人与普通病人隔离开来，以免传播）。

6. 做好保健门诊的护理工作 护士经过培训后可直接参与健康体检、疾病普查、预防接种、健康教育等保健工作。

（二）急诊的护理工作

1. 预检分诊 病人到达急诊科，应有专人负责出迎。预检护士通过一问、二看、三检查、四分诊的顺序，初步判断疾病的轻重缓急，及时分诊到各专科诊室。遇有危重病人应立即通知值班医生和抢救室护士；**遇有法律纠纷、交通事故、刑事案件等应立即通知医院的保卫部门或公安部门**，并请家属或陪送者留下；**遇有灾害性事件应立即通知护士长和有关科室**。

2. 抢救工作

（1）急救物品准备：急救物品包括一般用物、无菌物品和急救包、急救设备、急救药品和通信设备。急救物品应做到**"五定"，即定数量品种、定点安置、定人保管、定期消毒灭菌及定期检查维修**，使急救物品**完好率达到100%**。

（2）配合抢救

1）实施抢救措施：**医生到达前，护士应根据病情快速作出分析、判断，进行紧急处理**，如测血压、止血、给氧、吸痰、建立静脉通道、进行胸外心脏按压和人工呼吸等。医生到达后，立即汇报抢救情况，积极配合抢救，正确执行医嘱。

2）做好抢救记录：记录内容包括**时间**（病人和医生到达的时间，抢救措施落实的时间）、**执行医嘱的内容和病情的动态变化**。

好礼相送

不同情况下的急救措施（主编归纳，严禁转载）

1. 病人骨折合并大出血，护士应紧急止血。
2. 病人腹内脏器损伤出血出现休克，护士应迅速建立静脉通路。
3. 病人因呼吸系统疾病出现极度呼吸困难，护士应立即给氧。
4. 病人出现窒息，护士应立即清理呼吸道。
5. 病人溺水引起心搏骤停救出后，护士应立即清理呼吸道。
6. 病人出现心跳呼吸骤停，护士应立即进行胸外心脏按压。
7. 发生青霉素过敏性休克，护士应立即报告医生，遵医嘱皮下注射盐酸肾上腺素。

3）严格执行查对制度：**在抢救过程中，如为口头医嘱，护士必须向医生复述一遍，当双方确认无误后方可执行**；抢救完毕，请医生及时补写医嘱与处方（6小时内据实补记）。各种**急救药品的空安瓿要经两人查对，记录后再弃去**。**输液瓶、输血袋等用后要统一放置，以便查对**（亲：急救时的空安瓿不能直接丢弃，要等抢救结束后两人核对无误后方可丢弃，如发现用药错误，还可以及时补救。用过的血袋要统一存放24小时后方可处理）。

3. 留观室 主要收治一些需要进一步观察、治疗的病人。**留观时间一般为3～7天**。留观室的护理工作：①进行入室登记，建立病历，书写病情报告。②要主动巡视病人，密切观察，正确执行医嘱。③做好病人及其家属的管理。

三、病　　区

（一）病区的设置和布局

每个病区设病床30～40张，每间病室设1～6张床。两床之间应设隔帘，有利于治疗、护理及保护病人的隐私；**两床之间的距离不少于1m**。

（二）病区的环境管理

病区是住院病人接受诊疗、护理及康复的场所，良好的住院环境是保证病人生理、心理舒适的重要因素。为病人提供一个安全、舒适、整洁、安静的物理环境和良好的社会环境是护士的重要职责之一。

1. 物理环境

（1）安静：根据世界卫生组织的规定，**白天病区**较理想的声音强度应维持在**35～40dB**。噪声达到50～60dB，病人可感到疲倦不安，影响休息与睡眠。长时间暴露在90dB以上的环境中，可导致疲倦、焦躁、易怒、头痛、头晕、耳鸣、失眠以及血压升高等。当声音强度达到或超过120dB时，可造成听力损害或永久性失聪。为了更好地控制噪声，护理人员在工作中应做到：①四轻：**说话轻、走路轻、操作轻、关门轻**；②病室的门、窗、桌、椅脚应钉上橡皮垫；③推车的轮轴应注润滑油并定期检查；④向病人及家属宣传保持病室安静的重要性，共同创造良好的休养环境。

（2）整洁：保持护理单元的整洁，如有污染及时更换。

（3）温度和湿度：一般病室适宜的**温度为18～22℃**；**婴儿室、手术室、产房、老年人病房等，室温调高至22～24℃为宜**。**室温过高**时，机体散热受到影响，不利于体力的恢复，病人感到**烦躁，呼吸、消化均受干扰**。**室温过低**时，冷的刺激可使**病人肌肉紧张**，易受凉。

病室相对湿度以50%～60%为宜。**湿度过高**时，机体蒸发作用减弱，出汗受到抑制，**病人感觉闷热**，尿液排出增多，加重了肾脏的负担。**湿度过低**时，空气干燥，水分大量蒸发，可致**口干舌燥、咽痛、烦渴**等，对气管切开、呼吸道感染、急性喉炎的病人尤为不利。

温馨提示

湿度、温度过高或过低有什么样的表现，考生如能联系生活实际不难理解。湿度过高好比炎热的夏天突然下了一场暴雨，然后天气放晴，这个时候，人走在街上就会感觉非常闷热；湿度过低好比寒冷的冬天，晚上开了一夜的空调，第二天早上起来人会感觉口干舌燥、咽痛；温度过高好比炎热的夏天，人感觉非常热，食欲下降，全身无力；温度过低好比寒冷的冬天，人穿着单薄走在大街上，这时候人会发抖、哆嗦、肌肉紧张。

（4）通风：病室应定时开窗通风，**每次30分钟左右**。冬季通风时要注意保暖，避免对流风。通风换气可降低室内空气中微生物的密度，降低二氧化碳浓度，提高氧含量，保持空气清新，调节温、湿度，能使人心情愉快、精神振奋，增加舒适感。

（5）光线：室内的光线可影响病人的舒适度（亲：破伤风、子痫、癫痫病人病室光线宜暗，以免引起抽搐）。

（6）装饰：病室装饰应简洁、美观，优美的环境能让人产生愉快、舒适的感觉。色彩会影响人的情绪、行为、健康。如绿色使人安静、舒适；浅蓝色使人心胸开阔、情绪稳定；白色使人感到冷漠、单调，反光强，易刺激眼睛产生疲劳；奶油色给人一种柔和、悦目、宁静感。医院装饰应根据需求选用不同色彩，如儿科病区，墙壁可采用柔和的暖色，配一些可爱的卡通图案，使病儿感到温馨甜蜜，减少惧怕心理；手术室可选择蓝色或绿色；墙壁尽量不选择全白色。病室、走廊可适当摆放鲜花、绿色植物，既美观，又增添生机（收治过敏性疾病病人的病室除外）。

（7）安全：采取有效措施，预防和消除一切不安全的因素。

1）避免各种原因所致躯体损伤：①避免机械性损伤：走廊、浴室、厕所应设置栏杆；病室、浴室、厕所地面应防滑，减少障碍物，并设呼叫系统；对意识不清、烦躁不安、婴幼儿、偏瘫等病人，应使用床挡、约束带等进行保护，以防坠床；对长期卧床初次下床及活动不便的病人应注意搀扶，以防跌倒。②避免温度性损伤：应用冷、热疗时，应按操作要求进行，必要时需守护；注意易燃、易爆物品的安全使用和保管，有防火设施及紧急疏散措施。③避免生物性损伤：有灭蚊、蝇、蟑螂等措施。

2）预防医院内感染：严格执行医院预防、控制感染的各种制度，如病人入院卫生处置制度，消毒隔离制度，无菌技术操作原则，消毒灭菌效果监测制度等。

3）避免医源性损伤：**由于医务人员言语及行为不慎，对病人造成心理、生理上的损伤，称为医源性损伤**。如对病人不尊重，交谈时用词不当，护理时动作粗暴，不按操作规程进行操作，责任心不强等，均可造成病人心理及生理上的损伤。因此，应加强医务人员职业道德教育，尊重、关心病人，交谈时语言要规范，操作时动作要轻、稳，并严格执行操作规程，加强工作责任心，以避免医源性损伤。

2. 社会环境　医院是一个特殊的社会环境，护士有责任帮助病人尽快转变角色，适应环境变化，建立和维持良好的人际关系，促进疾病康复。

（1）建立良好的护患关系：护患关系是一种特殊的人际关系，其中护理人员占主导地位。因此，护理人员应做到：①尊重病人，让病人感到受欢迎和被关心，在实施护理活动中，不论病人的年龄、性别、职位、信仰、文化背景、经济状况及远近亲疏，都应一视同仁；②善于发挥语言的积极作用，帮助病人树立战胜疾病的信心；③操作技术要熟练，动作稳、准、轻、快，减轻病人的心理负担，增加安全感、信任感；④善于控制自己的情绪，以开朗、乐观的情绪感染病人，使其主动配合治疗和护理，争取早日康复。

（2）建立良好的群体关系：同室病人构成一个群体，积极的群体气氛可促进病人尽快适应医院环境，利于疾病康复。护士应：①引导病人互相关心、互相帮助、互相鼓励，协助病友间建立良好的情感交流，消除不良情绪，使病室呈现愉快、和谐的气氛；②引导病人共同遵守医院各项规章制度，积极配合治疗和护理，促进疾病康复；③加强与家属的沟通，取得支持与合作，解除病人的后顾之忧，共同做好病人的身心护理。

（三）铺床法

1. 病人床单位的设备。

2. 铺床方法

（1）备用床

1）目的：**保持病室整洁、美观**，准备接收新病人。

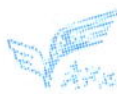

2）操作步骤

①护士备齐用物，按铺床先后顺序放置在护理车上，推至床旁。

②**移开床旁桌，距床约20cm**，移床旁椅至床尾正中，距床尾约15cm，放用物于床旁椅上。

③检查床垫，必要时翻转，将床褥平铺于床垫上。

④将大单平放在床褥上，中线对齐床的横、纵中线，展开大单，正面向上。

⑤铺床头角（直角或斜角）。

⑥同法铺床尾角。

⑦两手将大单中部拉紧，平塞于床垫下。

⑧转至对侧，同法铺好大单。

⑨套被套可用"S"形法或卷筒法，使成被筒。

⑩将枕套套于枕芯上，系好带；将枕头拍松，使四角充实；**枕头平放于床头盖被上，开口背门**。移回床旁桌、椅。整理用物，洗手。

3）注意事项

①病室内如有病人进行治疗、护理或进餐应暂停铺床。

②操作中，动作要轻、稳，以免尘土飞扬。

③**遵循节力原则**：a. **操作前，要备齐物品，按顺序放置**，计划周到，以减少无效动作，避免多次走动；b. 铺床前，能升降的床应将床升至便于铺床的高度，以防腰部过度弯曲；c. 铺床时，身体尽量靠近床边，上身保持直立，**两膝稍弯曲以降低重心，两脚左右或前后分开，以扩大支撑面**；d. 操作中**使用肘部力量**，动作要平稳连续。

（2）暂空床

1）目的：保持病室整洁；**迎接新病人；供暂时离床的病人使用**。

2）操作步骤

①在备用床的基础上，将床头盖被向内反折1/4，再扇形三折于床尾。

②根据病情，加铺橡胶单、中单，将橡胶单和中单的中线与床中线对齐，如需铺在床中部，**上端距床头45～50cm**，床沿的下垂部分一同平塞入床垫下。

③转至对侧，逐层拉紧橡胶单、中单后，平塞于床垫下。

④整理用物，洗手。

（3）麻醉床

1）目的：便于接受、护理**麻醉手术后病人；保护床上用物不被血渍或呕吐物等污染**。

2）用物准备：除铺床用物外，还应准备下列用物：①全身麻醉护理盘。②其他：输液架，必要时备吸痰器、氧气筒和胃肠减压器，按需准备毛毯、热水袋及布套等。

3）操作步骤

①**撤除原有枕套、被套、大单**。

②同备用床铺好一侧大单。

③**根据病情铺同侧橡胶单、中单**，先铺床中部；如需铺在床头，应对齐床中线，上端与床头平齐，下端压在中部橡胶单和中单上，下垂部分平整地塞入床垫下。如铺在床尾，下端与床尾平齐（亲：病人如为头部手术，床头加铺橡胶单、中单，如为下肢手术，下肢加铺橡胶单、中单）。

④转至对侧，同法铺好大单、橡胶单、中单，逐层拉紧平塞于床垫下。

⑤同备用床法套好被套，系好带；盖被两侧边缘向内反折与床沿平齐，上端与床头平齐，尾端向内折与床尾平齐；将**盖被纵向呈扇形三折于床的一侧，开口向门**（亲：如病人有一侧肢体受伤，盖被应放在健侧哦）。

⑥同备用床法套好枕套，**将枕头横立于床头，开口背门**。

⑦移回床旁桌，床旁椅放在盖被折叠的同侧。

⑧将全身麻醉护理盘放置于床旁桌上。

⑨输液架置于床尾，其他用物按需放置。

⑩整理用物，洗手。

4）注意事项

①**铺麻醉床时，应全部换为清洁被单**。

②全身麻醉护理盘及其他用物应根据评估结果，按需准备。

③中单要全部遮住橡胶单，防止橡胶单与病人皮肤直接接触，以保证病人舒适。

（4）卧有病人床的整理

1）目的：使病床平整、舒适，预防压力性损伤，保持病室的整洁、美观。

2）用物：床刷、略带湿的扫床巾。

3）操作步骤

①携用物至床旁，向病人解释，了解需要，取得合作。

②酌情关门窗，移开床旁桌、椅，如病情许可，放平床头及床尾支架，便于彻底清扫，调整床的高度以方便操作。

③松开床尾盖被，协助病人翻身侧卧，背向护士。

④松开近侧各层被单，先扫净中单、橡胶单，分别搭在病人身上，再从床头至床尾扫净大单上的渣屑，注意扫净枕下及病人身下各层的渣屑。最后将大单、橡胶单、中单逐层拉平铺好。

⑤将病人移至近侧（扫净一侧），护士转至对侧同法逐层清扫，并拉平铺好。

⑥协助病人平卧，整理盖被。将棉胎及被套拉平，并叠成被筒，为病人盖好。

⑦取出枕头，扫净、拍松后放回病人头下。

⑧移回床旁桌、椅，酌情支起床上支架。

⑨整理病床单元，保持床单位的整洁、美观、规范。

⑩清理用物，开窗通风。

4）注意事项

①保证病人舒适、安全，为防止交叉感染，采用一床一消毒巾湿扫法，必要时使用床挡，以防止变换体位时病人坠床。

②操作中注意省力原则，两人配合时，动作应注意协调一致。

③操作中应注意观察病人情况，与病人保持适当的沟通，发现病情变化，立即停止操作，采取相应措施。

（5）卧有病人床更换床单法

1）目的：保持床单清洁、平整，使病人舒适，预防压力性损伤，保持病室整洁、美观。

2）适用范围[*]：适用于卧床不起，病情允许翻身侧卧的病人。

3）操作步骤[*]：

①～③同卧有病人床的整理。

④松开近侧各层被单，将中单污染面向内卷入病人身下，扫净橡胶单搭于病人身上。再将大单污染面向内卷入身下，扫净床褥。

⑤铺清洁大单，中缝与床中线对齐，将对侧一半塞于病人身下，近侧的大单展平拉紧，按铺床法铺好近侧大单，放平橡胶单，铺好清洁中单，连同橡胶单一起拉紧塞入床垫下。

⑥协助病人移至近侧，转至对侧松开各层被单，撤出污中单，扫净橡胶单，拉出清洁中单一起搭于病人身上，将污大单污染面向内卷至床尾撤出投入污衣袋，扫净床褥，顺序将清洁大单、橡胶单、中单逐层拉平铺好。

⑦协助病人平卧，铺清洁被套，解开污被套尾端带子，将棉胎从尾端拉出放于清洁被套内，同时撤出污被套，套好清洁被套，叠成被筒，为病人盖好。

⑧一手托起病人头部，另一手迅速取出枕头，取出污枕套，换清洁枕套，放于病人头下。

⑨协助病人取舒适卧位，移回床旁桌、椅，清理用物。

4）注意事项

①保证病人舒适、安全，动作轻稳，减少过多的翻动和暴露病人，以防疲劳及受凉。必要时使用床挡，防止变换体位时病人坠床。

②操作中注意省力原则，两人配合时动作应协调一致。

③操作中注意观察病人情况，与病人保持适当的沟通，发现病情变化，立即停止操作，采取相应措施。

考点练习

考点：医院的任务（A1型题）

1. 医院的中心任务是
   A. 以医疗工作为中心
   B. 以提高医疗护理质量为中心
   C. 以教学和科研任务为中心
   D. 以病人为中心
   E. 以做好扩大预防，指导基层和计划生育的技术工作为中心

考点：医院的种类（A1型题）

2. 属于我国城市医疗卫生网中一级医院的是
   A. 区级中心医院
   B. 卫生学校
   C. 市妇幼保健所
   D. 街道卫生院
   E. 医学院的附属医院

考点：门诊的护理工作（A1、A2型题）

3. 病人，男性，45岁。因右上腹慢性疼痛来医院就诊。对前来就诊的病人，门诊护士首先应
   A. 查阅病历资料
   B. 预检分诊

C. 卫生指导
D. 心理安慰
E. 用药指导

4. 护士在候诊室巡视时，发现一病人精神不振，诉说肝区隐痛，疲乏，食欲差，巩膜黄染。护士应
A. 转急诊室诊治
B. 安排提前就诊
C. 将病人转隔离门诊
D. 给病人测量生命体征
E. 安慰病人，不要着急焦虑

5. 门诊护士应首先安排就诊的病人是
A. 阑尾炎
B. 胃癌
C. 急性胃肠炎
D. 股骨骨折合并休克
E. 白血病

6. 病人，男性，59岁。因消化性溃疡来门诊就诊，就诊时病人突然感上腹部剧烈疼痛。门诊护士应
A. 安排病人提前就诊
B. 给予病人平卧位，等待候诊
C. 请医生加速诊治前面的病人
D. 给予病人吸氧，以缓解症状
E. 安抚病人耐心等候

7. 病人，男性，68岁。被人搀扶步入医院，分诊护士见其面色发绀，口唇呈黑紫色，呼吸困难，家属称其“肺心病发作”。须立即对其进行的处理是
A. 为病人挂号
B. 不作处理，等待医生到来
C. 吸氧，监测血压
D. 叩背
E. 让病人去枕平卧于平车上

8. 病人，男性，78岁。患下肢动脉硬化闭塞住院，护士促使病人适应医院环境的护理措施**不包括**
A. 增加病人的信任感
B. 热情接待并介绍医院规定
C. 关心病人并主动询问其需要
D. 协调处理病友关系
E. 帮助病人解决一切困难

9. 病人，男性，65岁。护士在巡视候诊大厅时发现该病人独自就诊，持续咳嗽，呼吸急促，面色潮红。经询问病人主诉发热2天。护士
A. 立即扶病人坐下
B. 将病人带至发热门诊
C. 详细询问病人病史
D. 向医务科汇报
E. 通知病人家属来院

考点：急诊的护理工作（A1、A2、A3/A4型题）

10. 某急诊护士负责预检分诊工作，某日突然接诊20名食物中毒病人，急诊人手不够，此时首先应
A. 通知护士长和医务部
B. 安排向邻近医院转院
C. 参与抢救
D. 通知卫生行政部门
E. 报告保卫部门

11. 护士可以执行医生口头医嘱的情况，是医生在
A. 抢救病人时
B. 开医嘱过程中
C. 电话告知时
D. 外出会诊时
E. 换药期间

12. 急诊物品要做到“五定”是指
A. 定时更换、定数量品种、定点安置、定人保管、定期消毒灭菌和定期检查维修
B. 定数量品种、定点安置、定人保管、定期消毒灭菌和定期检查维修
C. 定数量品种、定人保管、定期消毒灭菌、定期维修和定期检查
D. 定数量品种、定点安置、定人保管、定期消毒灭菌、定期维修
E. 定数量品种、定点安置、定人保管、定期消毒灭菌、定期检查

13. 抢救时间的记录**不包括**
A. 病人到达的时间
B. 医生到达的时间
C. 抢救措施落实的时间
D. 病情变化的时间
E. 家属到达的时间

14. 病人，男性，55岁。因脑外伤致昏迷。抢救过程中，护士做法**不正确**的是
A. 用完的空安瓿应及时丢弃
B. 抢救后应及时请医生补写医嘱
C. 口头医嘱复述确认后再执行
D. 抢救记录字迹清晰，及时准确
E. 医生未到时可测量生命体征、吸氧、开放静脉通道等

15. 病人，男性，25岁。因车祸致开放性气胸，呼吸极度困难，被紧急送至急诊室。值班护士发现病人心跳呼吸停止，应立即
A. 通知值班医生
B. 向公安部门报告
C. 进行胸外心脏按压和人工呼吸
D. 安慰病人家属，耐心等待医生
E. 给病人建立静脉通路

16. 病人，男性，28岁。因从高空坠落后致骨盆骨折，大量出血，处于休克状态，被送至急诊室。在医生未到达之前，当班护士应立即
A. 询问坠落的原因
B. 通知值班医生
C. 迅速给病人建立静脉通路
D. 给病人注射止痛剂

E. 给病人注射镇静剂

17. 病人，男性，34岁。因车祸而致右下肢开放性骨折，大量出血，被送来急诊。在医生未到之前，接诊护士应立即
A. 详细询问车祸发生的原因
B. 向医院同有关部门报告
C. 给病人注射镇静剂
D. 给病人使用止血药
E. 给病人止血、测量血压，建立静脉通道

18. 病人，男性，45岁。因车祸致伤急诊入院。初步检查拟诊骨盆骨折合并内脏损伤，有休克征象。护士应首先给予
A. 建立静脉通道
B. 准备骨盆兜，行悬吊牵引
C. 准备腹腔手术止血
D. 准备髋部石膏固定
E. 准备骨牵引器材

(19～20题共用题干)

病人，女性，65岁。自感全身不适来医院就诊。门诊护士巡视时发现其面色苍白，出冷汗，呼吸急促，主诉腹部疼痛难忍。

19. 门诊护士应首先采取的措施是
A. 安排该病人提前就诊
B. 安慰病人，仔细观察
C. 为病人测量脉搏血压
D. 让病人就地平卧休息
E. 让医生加快诊治速度

20. 急诊医生处理后，病人留住急诊观察室，下列属于病人客观资料的是
A. 心慌不适
B. 感到恶心
C. 睡眠不佳
D. 腹痛难忍
E. 面色苍白

考点：病区的设置和布局(A1型题)

21. 医院病床之间的距离不得<u>少于</u>
A. 0.4m
B. 0.6m
C. 0.8m
D. 1.0m
E. 1.2m

考点：病区的环境管理(A1、A2型题)

22. 根据WHO的规定，白天病区较理想的声强度应维持在
A. 25～30dB
B. 30～35dB
C. 35～40dB
D. 40～45dB
E. 45～50dB

23. 手术室的室内温度应控制在
A. 16～18℃
B. 18～22℃
C. 22～24℃
D. 24～26℃
E. 26～28℃

24. 病人，男性，31岁。支气管哮喘多年，因意识丧失、呼之不应急诊入院。查体：面色苍白，肺部听诊有大量痰鸣音，立即行气管切开、吸痰、给氧。该病人的病室环境应特别注意的是
A. 安静
B. 通风
C. 绿化
D. 采光
E. 温湿度

25. 病人，男性，72岁。结肠癌术后第2天，适宜的病室温度、湿度为
A. 温度20～22℃，湿度45%～50%
B. 温度22～24℃，湿度50%～60%
C. 温度22～24℃，湿度35%～40%
D. 温度18～22℃，湿度50%～60%
E. 温度18～22℃，湿度35%～40%

26. 病人，男性，48岁。因被锈钉扎伤后诊断为破伤风入院。入院后神志清楚，全身肌肉阵发性痉挛、抽搐。护士为病人准备病室时，<u>不妥</u>的是
A. 保持病室光线充足
B. 维持相对湿度为50%～60%
C. 开关门动作轻
D. 保持室温在18～22℃
E. 门、椅脚钉橡皮垫

27. 某产妇，28岁，顺产一女婴。产后第2天房间紧闭，护士为其开窗通风，护士为其解释通风的原因，<u>不正确</u>的是
A. 保持空气清新
B. 调节温、湿度
C. 提高氧含量
D. 抑制细菌生长
E. 使病人心情愉快

28. 需考虑舒适和安全两个主要因素的环境是
A. 人文环境
B. 社会环境
C. 外环境
D. 治疗性环境
E. 医院的物理环境

考点：铺床法（目的、适用范围）(A1、A2型题)

29. 下列关于铺床法目的的描述，正确的是
A. 备用床用于供新入院病人使用
B. 备用床主要供暂时离床病人使用
C. 暂空床主要是保持病室整洁、美观
D. 麻醉床可保持床铺不受血液和呕吐物污染
E. 麻醉床主要供新入院病人使用

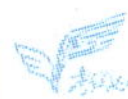

30. 下列关于铺麻醉床的操作方法，**错误**的是
  A. 床上被单全部换为清洁被单
  B. 盖被三折于一侧床边，开口向门
  C. 椅子置于接受病人对侧的床尾
  D. 枕头平放于床头，开口背门
  E. 全身麻醉护理盘放置于床旁桌上
31. 病人，男性，39 岁。因急性胰腺炎急诊手术后直接入住病房，护士为其准备床单位的操作中正确的是
  A. 将备用床改为暂空床
  B. 枕头平放于床头，开口背门
  C. 椅子置于接受病人一侧的床尾
  D. 在床头、床中各铺一橡胶单和中单
  E. 等待病人送至后再做处理
32. 病人，男性，77 岁。因脑出血入院，病人大小便失禁，需加铺橡胶单，其上端距床头约
  A. 35～40cm
  B. 40～44cm
  C. 45～50cm
  D. 50～53cm
  E. 50～55cm

参考答案

序号	1	2	3	4	5	6	7	8	9	10	11	12	13	14	15	16
答案	A	D	B	C	D	A	C	E	B	A	A	B	E	A	C	C
序号	17	18	19	20	21	22	23	24	25	26	27	28	29	30	31	32
答案	E	A	A	E	D	C	C	E	B	A	D	D	D	D	D	C

第四节　入院和出院病人的护理

考情分析

年份	主要考点
2019	住院处办理入院手续的依据(住院证)；大咯血病人入院护理的首要步骤
2020	胰腺癌术后一级护理的要求
2021	严重颅脑损伤病人的护理级别(特级护理)；严重颅脑损伤病人的搬运方法(四人搬运法)；急救物品的“五定”是指；严重烧伤病人的护理级别(特级护理)；两人使用平车法搬运病人时平车头端和床尾呈(钝角)；病人办理住院手续时护士对病人进行入院宣教，护患之间的距离为(个人距离)
2022	阑尾炎病人术后护士巡视病房的间隔时间(1 小时)；腹泻、腹痛病人入院的方式(轮椅)
2023	死亡病人的住院病历首页；术后需绝对卧床休息病人的护理级别(一级护理)；不能活动且体重过重病人的搬运方法(三人搬运法)；腰椎骨折病人的搬运方法(平车四人搬运)；高空坠落致颅脑损伤伴全身多处骨折病人的护理级别及颜色标志(一级护理，粉红色)；呼吸极度衰竭病人入病区后护士首先应采取的措施(做好抢救准备，及时处理医嘱)

考点导航

一、入院病人的护理

(一) 住院处的护理

1. 办理入院手续　病人持医生签发的**住院证**到住院处办理入院手续。住院处接收病人后，应立即电话通知病区做好接收新病人的准备。

2. 进行卫生处置　护士根据病人的病情和身体状况进行卫生处置。**对危、急、重症病人及即将分娩者可酌情免浴**。对有虱、虮者，先行灭虱处理，再进行卫生处置。**对传染病或疑似传染病病人，应送隔离室处置**。贵重物品和病人换下的衣服交家属带回，或按手续暂时存放在住院处。

3. 护送病人入病区　根据病人病情可步行，也可选用轮椅、平车或担架护送。护送过程中要注意安全和保暖，**必要的治疗(如输液、吸氧等)不能中断**；对外伤病人要注意卧位。护送病人入病区后，要与病区值班护士进行交接，内容包括病人的病情、个人卫生情况、物品等。

（二）病人入病区后的初步护理

1. **一般病人的护理**

（1）准备床单位：病区护士接到住院处通知后，应备齐所需用物，**将备用床改为暂空床**，酌情加铺橡胶单和中单。**对传染病人应安置到隔离病室**。

（2）迎接新病人：护士要热情、主动地迎接新病人，将病人安置到指定的床位，为病人介绍同室病友。

（3）通知医生诊察病人，必要时协助诊察。

（4）测量体温、脉搏、呼吸、血压及体重并记录。

（5）介绍与指导：向病人及家属介绍病区环境、作息时间及有关规章制度、床单位及设备的使用方法等。指导常规标本留取的方法、时间、注意事项。

（6）填写有关表格

1）用蓝黑墨水或碳素墨水笔逐页填写住院病历眉栏及各种表格。

2）用红色水笔在体温单40～42℃横线之间相应入院时间栏内，纵行填写入院时间。

3）按顺序排列住院病历：**体温单**、医嘱单、入院记录、病史和体格检查单、病程记录、各种检验检查报告单、护理记录单、住院病历首页、门诊或急诊病历（亲：你每天打开病历夹，首先看到的就是体温单哦）。

4）填写入院登记本、诊断小卡、床头/尾卡。

（7）正确执行各项医嘱，通知配膳室为病人准备膳食。

（8）进行入院护理评估，填写入院护理评估单。

2. **急诊病人的护理**

（1）**通知医生**：接到通知后，护士应**立即通知有关医生做好抢救准备**。

（2）**准备急救药物和急救设备**：如急救车、氧气、吸引器、输液器具等。

（3）安置病人：**将病人安置在**已备好床单位的**危重病室或抢救室**，为病人佩戴腕带标识。

（4）入院护理评估：对不能正确叙述病情和需求的病人，如语言障碍、听力障碍、意识不清、婴幼儿等病人，需暂留配送人员，以便询问病人病史。

（5）**配合救治**：密切观察病人病情变化，积极配合医生进行救治，并做好护理记录。

温馨提示

一般病人入院时护理内容主要是日常性护理工作，不需要准备急救物品；急诊病人入院时主要的护理工作是准备抢救物品配合抢救，无时间做不紧急的事情，如入院指导、健康教育等。

（三）分级护理

临床上一般将护理级别分为四级，即特级护理、一级护理、二级护理、三级护理，见表1-4-1。

表1-4-1　分级护理

护理级别	适用对象	护理内容
特级护理	病情危重，随时可能发生病情变化需要抢救的病人；重症监护病人；各种复杂或者大手术后的病人；严重创伤或**大面积烧伤**的病人；使用呼吸机辅助呼吸，并需严密监护病情者；实施连续性肾脏替代治疗，并需严密监护生命体征的病人	①**安排专人24小时护理**，严密观察病情及生命体征；②制订护理计划，严格执行各项诊疗及护理措施，及时、准确、逐项填写特别护理记录单；③备齐急救药品及用物，以便随时急用；④认真细致地做好基础护理，严防并发症，确保病人安全
一级护理	病情趋向稳定的危重症病人；手术后或治疗期间需严格卧床的病人；生活不能完全自理且病情不稳定的病人，生活部分自理，病情随时可能发生变化的病人等	①**每小时巡视病人1次**，观察病情及生命体征；②制订护理计划，严格执行各项诊疗及护理措施，及时、准确、逐项填写特别护理记录单；③按需准备急救药品及用物；④认真细致地做好基础护理，严防并发症，满足病人身心两方面的需要
二级护理	病情稳定，仍需卧床的病人；生活部分自理的病人	①**每2小时巡视病人**，观察病人病情变化；②根据病人病情测量生命体征；③根据医嘱，正确实施治疗、给药措施；④根据病人病情，正确实施护理措施和安全措施；⑤提供护理相关的健康指导
三级护理	生活完全自理且病情稳定的病人；生活完全自理且处于康复期的病人	①每3小时巡视病人，观察病人病情变化；②根据病人病情测量生命体征；③根据医嘱，正确实施治疗、给药措施；④提供护理相关的健康指导

 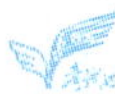

温馨提示

分级护理的适用对象和护理内容较难记忆，考生只要记住特级护理和一级护理的适用对象即可。至于不同护理级别的护理内容，主要体现在巡视时间的不同。

二、出院病人的护理

(一) 出院前的护理

1. 通知病人及家属 医生根据病人康复情况，开具出院医嘱。护士根据出院医嘱，协助病人做好出院准备。

2. 办理出院手续

(1) 护士填写出院通知单，总结住院费用。

(2) 指导病人或家属到出院处办理出院手续。

(3) 病人出院后如需继续服药，护士凭处方领取药物，交给病人。

3. 出院指导 针对病人情况做好出院指导，如饮食、休息、正确用药、功能锻炼、定期复查及心理调节等方面的注意事项。

4. 征求意见 征求病人及家属对医院各项工作的意见和建议，以便改进工作方法。

5. 护送病人出院 病人或家属办完出院手续，护士收到交回的出院证后，可协助病人整理用物，并根据病人情况护送病人出院。

(二) 有关文件的处理

1. 填写出院时间 用红色水笔在**体温单 40～42℃横线**之间相应时间栏内，**纵行填写出院时间**。

2. 注销卡片 **注销各种卡片，如诊断卡、床头(尾)卡、服药卡、饮食卡、治疗卡**等。

3. 整理出院病历 出院病历的排列顺序：**住院病历首页**、出院(或死亡)记录、入院记录、病史和体格检查单、病程记录、各种检查检验报告单、护理记录单、医嘱单、**体温单**。

4. 填写病人出院登记本。

(三) 床单位的处理

1. 撤下病床上污被服，放入污衣袋，送洗衣房处理。

2. **床垫、床褥、棉胎、枕芯用紫外线灯照射消毒或在日光下曝晒 6 小时**。

3. **病床及床旁桌椅用消毒溶液擦拭**；非一次性脸盆、痰杯用消毒溶液浸泡。

4. 病室开窗通风。

5. 铺备用床，准备迎接新病人。

6. **传染病病人**的病室及床单位，需**按传染病终末消毒法处理(先消毒，再清洗，最后再次消毒)**。

三、运送病人法

(一) 轮椅运送法

1. 目的 护送能坐起但不能行走的病人。

2. 操作方法

(1) 协助病人坐轮椅：推轮椅及用物至床旁；**轮椅后背与床尾平齐**，翻起脚踏板，面向床头，固定车闸，如无车闸，护士可站在轮椅后固定轮椅；协助病人坐于轮椅上；病人坐稳后，翻下脚踏板，嘱病人双脚置于踏板上。

(2) 推轮椅：松开车闸，推轮椅送病人至目的地。

(3) 协助病人下轮椅：将轮椅推至床尾，**椅背与床尾平齐**，固定车闸，翻起脚踏板，协助病人下轮椅。

3. 注意事项

(1) 使用前检查轮椅性能，以确保正常使用。

(2) 推轮椅时，嘱病人手扶轮椅扶手，**身体尽量向后靠**，勿向前倾或自行下车；下坡时要减慢速度，以免病人感觉不适或发生意外。

(3) 寒冷季节注意保暖。

(二) 平车运送法

1. 目的 运送不能起床的病人。

2. 操作方法

(1) 挪动法：适用于病情允许，并能在床上配合的病人。

1) 移开床旁桌、椅，松开盖被。

2) 协助病人移至床边。

3）将平车紧靠床边，大轮端靠床头，固定车闸。

4）移动顺序：**按上半身、臀部、下肢的顺序**向平车移动，头部卧于大轮端；**自平车移回床时，顺序相反，先移动下肢，再移上半身**。

（2）单人搬运法：适用于体重较轻或儿科病人，且病情允许的病人。

1）移床旁椅至对侧床尾。

2）推平车至床尾，使平车头端（大轮端）与床尾**呈钝角**，固定好车闸。

3）护士立于床边，屈膝，两脚前后分开，一臂自病人腋下伸至对侧肩部外侧，另一臂伸至病人大腿下。病人双臂交叉于护士颈部。护士将病人抱起，移步转身，轻放于平车中央。

4）整理床单位，运送病人至指定地点。

（3）两人或三人搬运法：适用于病情较轻，但自己不能活动且体重又较重的病人。

1）同单人搬运法1）、2）。

2）护士站在病床边，**将病人两手交叉置于胸腹部**。

3）两人搬运时：**甲一手臂托住病人头、颈、肩部**，另一手臂托住**腰部**；**乙一手臂托住臀部**，另一手臂托住**腘窝处**。

4）三人搬运时：**甲托住病人头、颈、肩和背部，乙托住病人腰和臀部，丙托住病人腘窝和小腿部**。

（4）**四人搬运法：适用于颈、腰椎骨折，或病情较重的病人**（图1-4-1）。

1）移开床旁桌、椅，松开盖被。

2）**平车紧靠床边**，大轮端靠床头，固定车闸。在病人腰、臀下铺帆布兜或中单。

3）甲站在床头，托住病人头、颈、肩部；乙站在床尾，托住病人双腿；丙和丁分别站在病床和平车两侧，紧紧抓住帆布兜或中单四角。四人同时将病人抬起，轻稳放置于平车中央。盖好盖被。

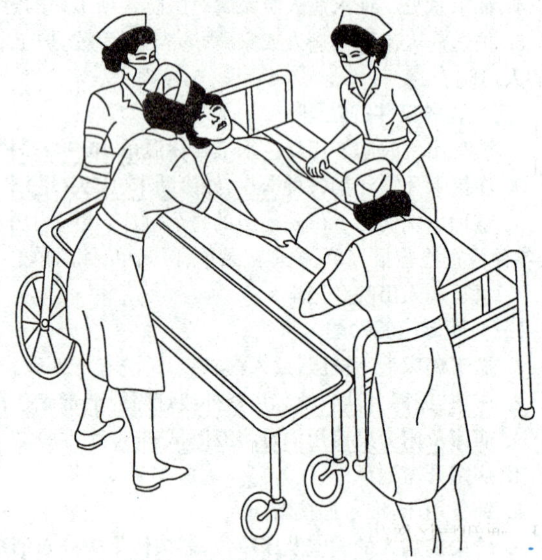

图1-4-1 四人搬运法

3. 注意事项

（1）搬运前要仔细检查平车，以确保病人安全。

（2）搬运时要注意节力，**身体尽量靠近病人，同时两腿分开**，以扩大支撑面。搬运动作要轻、稳，多人搬运时应协调一致，以保证病人的安全、舒适。

（3）运送过程中，注意：①**病人头部应卧于大轮端**，以减轻由于转动过多或颠簸所引起的不适；②**护士站在病人头侧，以利于观察病情**；③**平车上、下坡时，病人的头部应在高处**，以防引起病人不适；④有引流管及输液管时，要固定妥当并保持通畅；⑤运送骨折病人，平车上要垫木板，并将骨折部位固定好；⑥运送过程中要保持车速平稳；⑦**进出门时，应先将门打开，不可用车撞门**，以免震动病人、损坏建筑物；⑧冬季要注意保暖，以免受凉。

考点练习

考点：住院处的护理（A2型题）

1. 病人，女性，60岁。因急性左心衰竭入院，病人呼吸极度困难，大汗淋漓。住院处的护士首先应
   A. 办理住院手续
   B. 收集健康资料
   C. 立即护送病人入病区
   D. 进行卫生处置
   E. 介绍医院的规章制度
2. 病人，女性，27岁。即将分娩，现办理入院手续后入住产科病房。针对该病人的处理措施，不妥的是
   A. 由住院处护士送病人入病室
   B. 盆浴
   C. 病人换下的衣服和贵重物品交家属带回
   D. 与病区值班护士做好病情及物品的交接
   E. 立即通知病区护士做好接受新病人的准备
3. 病人，女性，60岁。因肺心病发生Ⅱ型呼吸衰竭急诊入院，急诊室已给予输液、吸氧，现准备用平车将其送入病房。护送途中护士应注意
   A. 暂停输液，继续吸氧
   B. 暂停吸氧，继续输液
   C. 暂停输液、吸氧
   D. 继续输液、吸氧，避免中断
   E. 暂停护送，缺氧症状好转后再送入病房
4. 年轻男性病人因车祸昏迷送来急诊。初步诊断为颅骨骨折、骨盆骨折。医嘱开放静脉通路，急行X线检查。护士护送病人时，不妥的做法是

A. 选用平车运送
B. 护士站在病人头侧
C. 护送时注意保暖
D. 检查时护士暂时离开影像室
E. 运送期间暂时停止输液

考点：病人入病区后的初步护理(A1、A2 型题)

5. 病区护士接到住院处通知有新病人入院后，首先应
A. 安排床位，将备用床改为暂空床
B. 到门口迎接新病人
C. 向病人做入院指导
D. 填写有关表格
E. 收集病情资料

6. 病人，男性，45 岁。因大量呕血急诊入院，入院时病人面色苍白，出冷汗，发绀，血压 80/50mmHg。对于该病人入院护理的首要步骤是
A. 填写准确有关表格
B. 通知医生，配合抢救
C. 护理体检，收集资料
D. 介绍病区环境
E. 健康宣教

7. 关于危重病人的入院护理，下列可在最后进行的是
A. 测量生命体征
B. 准备抢救用物
C. 报告医生
D. 介绍常规标本的留取方法
E. 配合抢救后做好记录

8. 病人，男性，25 岁。患肺炎入院治疗。病人进入病区后，护士的初步护理工作**不包括**
A. 迎接新病人
B. 通知病区医生
C. 测量生命体征
D. 准备急救物品
E. 建立病人住院病历

9. 病人，女性，22 岁。发热待查收入院。体格检查：T 39.8℃，P 122 次/min，R 28 次/min，BP 108/70mmHg，神志清楚，急性面容。病人诉头痛剧烈。入院护理的首要步骤是
A. 做好入院评估
B. 向病人介绍病室环境
C. 备好急救药品和物品
D. 填写住院病历和有关护理表格
E. 立即通知医生诊治病人，及时执行医嘱

考点：分级护理(A1、A2、A3/A4 型题)

10. 患儿男，6 岁。因火灾造成全身大面积烧伤，护士应提供的护理级别是
A. 特级护理
B. 一级护理
C. 二级护理
D. 三级护理
E. 四级护理

11. 一级护理适用于
A. 肾衰竭
B. 脏器移植手术后
C. 年老体弱
D. 发热
E. 大面积烧伤

12. 下列**不属于**一级护理的是
A. 高热病人
B. 早产儿
C. 呼吸衰竭
D. 休克病人
E. 病情稳定，生活能部分自理的病人

13. 病人，男性，18 岁。因大叶性肺炎入院，咳嗽，咳脓痰，体温 40.5℃。护理人员巡视病人的时间为
A. 24 小时专人护理
B. 每 30 分钟巡视一次
C. 每 1 小时巡视一次
D. 每 2 小时巡视一次
E. 每日巡视 2 次

(14～16 题共用题干)

病人，男性，65 岁。因排脓血黏液便伴腹痛 2 个月入院。入院后诊断为大肠癌，择期行大肠癌根治术，术后回病房。

14. 病房护士应为该病人准备
A. 备用床
B. 暂空床
C. 麻醉床
D. 加铺橡胶单的麻醉床
E. 加铺橡胶单的暂空床

15. 该病人的护理级别为
A. 特级护理
B. 一级护理
C. 二级护理
D. 三级护理
E. 四级护理

16. 护士巡视该病人的时间宜为
A. 24 小时专人护理
B. 每 30 分钟巡视一次
C. 每 1 小时巡视一次
D. 每 2 小时巡视一次
E. 每 4 小时巡视一次

17. 病人，男性，56 岁。Ⅲ度烧伤面积大于 60%。入院后的护理级别是
A. 重症护理
B. 特级护理
C. 一级护理
D. 二级护理
E. 三级护理

18. **不符合**特级护理内容的是
A. 24 小时专人护理

B. 严密观察病情及生命体征变化
C. 做好基础护理，严防并发症
D. 给予卫生保健指导
E. 填写危重病人护理记录单

考点：出院前的护理（A1 型题）

19. 下列关于出院护理的描述，**错误**的是
A. 办理出院手续
B. 进行出院指导
C. 征求病人意见
D. 护送病人出院
E. 铺好暂空床，迎接新病人

考点：有关文件和床单位的处理（A1 型题）

20. 出院病案中排在最后的是
A. 出院记录及死亡记录
B. 病室及死亡检查
C. 体温单
D. 各种检查及检验报告
E. 护理病历

21. 护士为乙型肝炎病人消毒家具、地面和墙面通常选择
A. 紫外线照射
B. 消毒液熏蒸
C. 消毒液擦拭
D. 日光曝晒
E. 消毒液喷洒

考点：轮椅运送法和平车运送法（A1、A4 型题）

22. 关于轮椅运送法的描述，**错误**的是
A. 病人身体尽量向后靠
B. 病人上轮椅时，轮椅后背与床头平齐
C. 病人下轮椅时，椅背与床尾平齐
D. 病人双脚置于踏板上
E. 下坡时应减慢速度，以免引起病人不适

23. 护士采用挪动法协助病人从床上向平车移动的顺序是
A. 上身、臀部、下肢
B. 上身、下肢、臀部
C. 下肢、臀部、上肢
D. 臀部、上身、下肢
E. 臀部、下肢、上身

24. 两人搬运病人的正确方法是
A. 甲托头肩部，乙托臀部
B. 甲托背部，乙托臀、腘窝部
C. 甲托颈、腰部，乙托大腿和小腿
D. 甲托头、背部，乙托臀和小腿
E. 甲托头颈肩、腰部，乙托臀、腘窝部

25. 病人，男性，36 岁。因车祸致下肢瘫痪来诊，初步诊断为颈椎骨折。搬运病人正确的方法是
A. ①
B. ②
C. ③
D. ④
E. ⑤

图顺序

	①	②
③	④	⑤

（26～28 题共用题干）

病人，男性，38 岁。体重 80kg，从高空坠落后导致肝破裂，入院后须立即进行手术治疗。

26. 住院处护理人员首先应
A. 给予卫生处置
B. 通知科室医生
C. 办理住院手续
D. 护送病人入院
E. 收集病情资料

27. 病房护士接到手术通知后首先应
A. 准备床单位，铺麻醉床
B. 测量生命体征
C. 填写住院病历
D. 通知医生
E. 收集病情资料，确立护理问题

28. 护士将该病人移至床上的方法为
A. 挪动法
B. 一人搬运法
C. 二人搬运法
D. 三人搬运法
E. 四人搬运法

参考答案

序号	1	2	3	4	5	6	7	8	9	10	11	12	13	14	15	16
答案	C	B	D	E	A	B	D	D	E	A	A	E	C	D	B	C
序号	17	18	19	20	21	22	23	24	25	26	27	28				
答案	B	D	E	C	C	B	A	E	E	D	A	D				

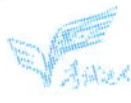

第五节 卧位和安全的护理

考情分析

年份	主要考点
2019	脑出血病人应取的体位(头高足低位);使用约束带时的错误做法(每班次查看约束部位有无血液循环障碍)
2020	中凹卧位的具体做法;呼吸困难病人取半坐卧位改善呼吸的原理
2021	甲亢病人术后取半卧位的主要目的;休克病人应安置的卧位,做膀胱镜检查时的体位;端坐卧位的性质(被迫卧位);宜采取头低足高位的是(胎膜早破);胃癌术后病情平稳后安置的卧位
2022	为身体虚弱病人做直肠镜检查时安置的卧位及其性质(左侧卧位,被迫卧位);矫正胎位不正时应采取的卧位;甲亢病人术后病情稳定后应安置的卧位(图片题);甲亢病人术后取半卧位的目的(减少出血);支气管哮喘发作时的体位;腰麻病人术后取去枕仰卧位的目的
2023	高血压孕妇发生胎盘早剥后应采取的体位(左侧卧位);阑尾炎术后减轻腹壁切口张力的卧位(半坐卧位);阿米巴痢疾病人保留灌肠时的卧位及其性质(右侧卧位,被迫卧位);小儿法洛四联症缺氧发作时的体位(膝胸卧位);协助病人取半卧位时床头支架抬高的角度(30°~50°);中凹卧位适用于(图片题);手术后病人取平卧位,头偏向一侧的目的是(图片题);约束烦躁病人肩膀的主要目的(防止病人坐起)

考点导航

一、卧　　位

(一) 卧位的性质(表 1-5-1)

表 1-5-1 卧位的性质

分类	含义	举例
主动卧位	病人自主采取的卧位	
被动卧位	病人自身**无改变卧位的能力**,躺在被安置的卧位	如**昏迷、极度衰弱、瘫痪**等病人
被迫卧位	病人意识清晰,有改变卧位的能力,**由于疾病、治疗的原因**,被迫采取的卧位	如**支气管哮喘病人发作时,因呼吸困难而采取端坐卧位**

温馨提示

被动卧位主要是病人无变换卧位的能力,而被迫卧位是病人有变换卧位的能力,但由于疾病的需要而被迫采取某种卧位。

(二) 常用的卧位

1. 仰卧位

(1) 去枕仰卧位

1) 要求:病人去枕仰卧,枕头横立于床头,头偏向一侧,两臂放于身体两侧,两腿自然放平。

2) 适用范围:①**昏迷、全身麻醉未清醒的病人、呕吐或呕血的病人**,防止呕吐物流入气管引起窒息;②**椎管麻醉或腰椎穿刺术后6~8小时的病人**,用于**防止颅内压降低所引起的头痛**。穿刺后脑脊液可自穿刺点漏出至脊膜腔外,造成颅内压降低,**牵张颅内静脉窦和脑膜等组织,引起头痛**。

(2) 中凹卧位

1) 要求:病人**头胸抬高10°~20°,下肢抬高20°~30°**。

2) 适用范围:**休克病人**。头胸部抬高,利于保持呼吸道通畅,改善缺氧;下肢抬高,利于静脉回流,增加心排血量,缓解休克症状。

温馨提示

这一部分经常出病例题，考生首先应判断病人处在休克状态，判断休克的主要标准是病人血压低于90/60mmHg。

（3）屈膝仰卧位

1）要求：病人仰卧，两臂放于身体两侧，两膝屈起并稍向外分开。

2）适用范围：①腹部检查的病人，腹肌放松，利于检查；②**导尿或会阴冲洗的病人**，利于暴露操作部位。

2. 侧卧位

（1）要求：病人侧卧，两臂屈肘，一手放于枕旁，另一手放于胸前，**下腿伸直，上腿弯曲**。

（2）适用范围

1）灌肠，肛门检查，配合胃镜、肠镜检查。

2）**臀部肌内注射(下腿弯曲，上腿伸直)**。

3）预防压力性损伤。

温馨提示

一般情况下取侧卧位时，下腿伸直，上腿弯曲，以扩大支撑面，保持身体稳定；而肌内注射时下腿弯曲，上腿伸直，有利于臀部肌肉放松，方便进针。

3. 半坐卧位(*)

（1）要求：**病人仰卧**，先摇床头支架，**使病人上半身与床**呈30°～50°，再摇膝下支架，以防病人身体下滑；放平时，先放平膝下支架，再放床头支架。

（2）适用范围

1）**心肺疾患引起呼吸困难的病人**。原因：①在重力作用下，膈肌下降，胸腔容量加大，肺活量增加；②部分血液滞留在下肢和盆腔，回心血量减少，减轻肺部淤血和心脏负担，改善呼吸困难(亲：实习的时候慢阻肺病人急性感染出现呼吸困难时，你把床头给他摇高，病人感觉好多了吧)。

2）**胸、腹、盆腔手术后或有炎症的病人(膈下脓肿、盆腔脓肿、急性盆腔炎)**。原因：①腹腔渗出液可流入盆腔，**使感染局限化**；②防止感染向上蔓延引起膈下脓肿。

3）**腹部手术后病人**。原因：**减轻腹部切口缝合处的张力**，缓解疼痛，利于伤口愈合(某些人很自恋，躺在床上看肚子，偷笑，身材好好啊。站起来一看，肚子膨出来了，这是为什么呢？主编告诉你：平躺肚子紧，半坐或站立肚子松啊)。

4）某些**面部及颈部手术后病人**。原因：**减少局部出血**。

5）疾病恢复期体质虚弱的病人。

4. 端坐卧位

（1）要求：病人坐位，身体稍前倾，病人可伏于桌上休息。摇起床头支架呈70°～80°，膝下支架呈15°～20°，病人背部也可向后靠。

（2）适用范围：**急性肺水肿、心包积液、支气管哮喘急性发作**时的病人。

5. 俯卧位

（1）要求：病人俯卧，两臂屈肘放于头两侧，两腿伸直。

（2）适用范围

1）腰、背部检查，配合胰、胆管造影等。

2）腰、背、臀部有伤口或脊椎手术后，病人不能平卧或侧卧。

3）胃肠胀气所致腹痛。原因：可使腹腔容积增大，以缓解胃肠胀气。

6. 头低足高位(*)

（1）要求：病人仰卧，**枕头横立于床头**(保护头部)，床尾抬高15°～30°。

（2）适用范围

1）肺部分泌物引流，使痰液易于咳出。

2）十二指肠引流，以利于胆汁引流。

3）**跟骨及胫骨结节牵引时，以利用人体重力作为反牵引力**。

温馨提示

空气栓塞病人除取头低足高位，还须取左侧卧位。咯血病人引起窒息也应取头低足高位。

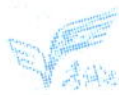

7. 头高足低位[*]

(1) 要求:病人仰卧,枕头横立于床尾,床头抬高 15°~30°。

(2) 适用范围

1) 颈椎骨折病人进行颅骨牵引时,以利用人体重力作为反牵引力。

2) **减轻颅内压,以预防脑水肿**。

3) 开颅手术后病人。

温馨提示

关于骨折病人取头高足低位还是头低足高位,考生可简单地记为哪里骨折哪里高,即上半身骨折头高,下半身骨折足高。

8. 膝胸位

(1) 要求:病人跪于床上,小腿平放,大腿与床面垂直,两腿稍分开,胸部贴于床面,腹部悬空,臀部抬起,两臂屈肘放于头两侧,头转向一侧。

(2) 适用范围

1) 肛门、直肠、**乙状结肠的检查、治疗**。

2) **矫正子宫后倾和胎位不正**(矫正时机:妊娠 30~32 周)。

3) 产后促进子宫复原。

4) **法洛四联症缺氧发作**。

9. 截石位

(1) 要求:病人仰卧在检查台上,两腿分开并放于支腿架上,臀部齐台边,两手放于身体两侧或胸前。注意遮挡及保暖。

(2) 适用范围

1) 会阴、肛门部位的检查、治疗、手术。

2) 产妇分娩时。

考点汇总

其他常考卧位(主编总结,严禁转载,违者必究)

1. 左侧卧位　细菌性痢疾灌肠、结肠造口术后病人。
2. 右侧卧位　阿米巴痢疾灌肠、新生儿哺乳以后。
3. 健侧卧位　产妇会阴侧切术后取健侧卧位,有利于切口的愈合。
4. 患侧卧位　气胸、胸痛病人,结石碎石术后病人,咯血、胸痛病人,颅底骨折等;全肺切除的病人术后取 1/4 患侧卧位,防止纵隔移位。
5. 转运病人时,病人头朝后,防止脑部缺血。
6. 急性胰腺炎　取屈膝侧卧位,可缓解疼痛。
7. 尸体护理　平卧位,头下垫枕头。

(三) 更换卧位的方法

1. 帮助病人翻身侧卧法

(1) 目的

1) 协助不能起床的病人更换卧位。

2) 预防压力性损伤、坠积性肺炎等并发症。

3) 满足检查、治疗、护理的需要。

(2) 操作方法

方法一:一人协助病人翻身侧卧法。适用于体重较轻的病人。

1) 核对病人,向病人解释操作目的、方法及注意事项,以取得病人的合作。

2) 固定床轮。

3) 病人仰卧,**两手放于腹部**,两腿屈曲;各种导管安置妥当。

4) **先将病人双下肢移向护士侧,再移肩、腰、臀部**[*],护士一手扶肩一手扶膝部,轻推病人转向护士对侧。

5) 按卧位要求,分别在背部、胸部、两膝间放置软枕,使其舒适。

6）记录翻身时间及皮肤情况。

方法二：两人协助病人翻身侧卧法。适用于体重较重或病情较重的病人。

1）同方法一 1）～3）。

2）两位护士站在床的同侧，一人托住病人的颈肩部及腰部，另一人托住臀部及腘窝，两人同时抬起病人移向近侧；两护士分别扶住病人肩、腰、臀及膝部，同时轻轻将病人翻转向对侧。

3）按卧位要求，分别在背部、胸部、两膝间放置软枕，使其舒适。

4）记录翻身时间及皮肤情况。

2. 帮助病人移向床头

（1）目的：协助已滑向床尾而自己又不能移动的病人移向床头。

（2）操作方法

方法一：一人协助病人移向床头法。适用于体重较轻的病人（图 1-5-1）。

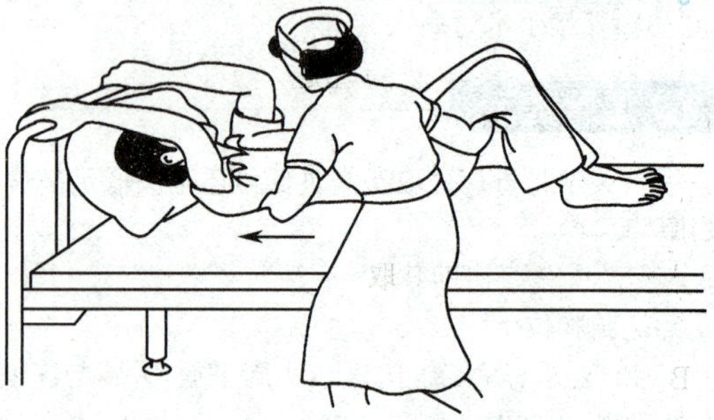

图 1-5-1　护士协助病人移向床头

1）核对病人，向病人解释。

2）放平床头支架，**枕头横立于床头**。

3）病人仰卧屈膝，**双手握住床头栏杆**。

4）护士一手托住病人肩部，一手托住病人臀部，同时**嘱病人两脚蹬床面**，挺身上移至床头。

5）将枕头移回，安置舒适卧位。

方法二：两人协助病人移向床头法。适用于体重较重或病情较重的病人。

1）同方法一 1）～2）。

2）病人仰卧屈膝，两位护士分别站在床的两侧，交叉托住病人的颈肩部及臀部，同时抬起病人移向床头。也可两位护士站在床的同侧，一人托住颈肩、腰部，另一人托住臀部、腘窝部，同法移向床头。

3）移回枕头，安置舒适卧位。

（3）注意事项

1）根据病情及皮肤受压情况，确定翻身间隔时间。

2）协助病人翻身时，**不可拖拉**，防止皮肤擦伤。两人为病人翻身时，动作要协调一致，用力要平稳。

3）**病人身上带有多种导管时**，协助**翻身前应先安置妥当**，翻身后应检查有无脱落、扭曲、移位、受压等，以保持导管通畅。

4）特殊病人：①协助手术后病人翻身前，应检查伤口敷料，**先换药再翻身**；②**颅脑手术后病人**，头部转动过剧可引起脑疝，导致突然死亡，因此**一般只卧于健侧或平卧**；③进行**骨牵引的病人，翻身时不可放松牵引**；④石膏固定、伤口较大的病人，翻身后应注意将患处置于合适位置，以防受压。

5）注意节力原则：翻身时，护士应让病人尽量靠近自己，以达到节力的目的。

二、保护具的应用

（一）目的

1. 保证安全，防止**小儿、高热、谵妄、昏迷、躁动、危重病人**等因意识不清而发生意外。
2. 确保治疗、护理工作顺利进行。

（二）方法

1. **床护栏**　**保护病人，预防坠床。**
2. 约束带　用于躁动或精神科病人，以限制身体或肢体活动。

（1）宽绷带：主要用于固定手腕及踝部。

（2）**肩部约束带**：主要用于**固定肩部，以限制病人坐起**。

（3）膝部约束带：主要用于固定膝部，以限制病人下肢活动。

（4）尼龙搭扣约束带：适用于手腕、上臂、踝部、膝部等的固定。

3. **支被架**　主要用于肢体瘫痪、极度虚弱的病人，可避免盖被压迫肢体所致的不舒适或其他并发症；也可用于**烧伤病人暴露疗法**时保暖。使用时先将支被架罩于所需部位，再盖好盖被（图 1-5-2）。

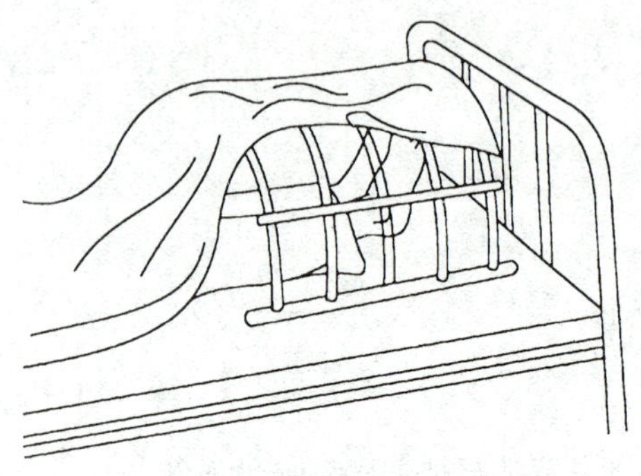

图 1-5-2　支被架

（三）注意事项

1. 严格掌握保护具的应用指征，**向病人及家属解释，以取得其理解。**

2. 制动性保护具**只能短期使用**,须定时松解约束带(一般每2小时松解一次);同时注意**病人肢体应处于功能位**。
3. 使用约束带时,**局部必须垫衬垫**,松紧适宜,并**经常观察局部皮肤颜色**,必要时按摩局部,以促进血液循环。
4. 记录保护具使用的原因、使用时间、观察结果、所采取的护理措施、停止使用的时间。

考点练习

考点:卧位的性质(A3/A4型题)

(1～2题共用题干)

病人,女性,35岁。因支气管哮喘急性发作,呼吸极度困难入院。

1. 入院后护士应协助其取
   A. 端坐位
   B. 仰卧位
   C. 俯卧位
   D. 中凹卧位
   E. 头低足高位
2. 上述卧位属于
   A. 稳定型卧位
   B. 不稳定型卧位
   C. 主动卧位
   D. 被动卧位
   E. 被迫卧位

考点:常用的卧位(A1、A2、A3/A4型题)

3. 病人,男性,45岁。因大量饮酒后出现呕血,护士应协作病人取
   A. 俯卧位
   B. 半卧位
   C. 平卧位,头偏向一侧
   D. 中凹卧位
   E. 头低足高位
4. 病人,男性,45岁。腰麻下胫腓骨切开复位内固定术,术后回病房。应采取的卧位是
   A. 去枕仰卧位
   B. 屈膝仰卧位
   C. 中凹卧位
   D. 半坐卧位
   E. 平卧位
5. 椎管内麻醉后的病人须去枕平卧6小时,其目的是
   A. 预防脑压升高
   B. 预防颅内压降低引起头痛
   C. 预防脑缺血
   D. 预防脑部感染
   E. 有利于脑部血液循环
6. 病人,女性,40岁。上午拟行子宫切除术,术前需留置导尿管。护士在导尿操作中应为病人安置的体位是
   A. 去枕仰卧位
   B. 头高脚低位
   C. 侧卧位
   D. 屈膝仰卧位
   E. 截石位
7. 病人,男性,20岁。因结核性脑膜炎入院治疗。护士进行臀大肌注射链霉素时,最适宜的体位是
   A. 半坐位
   B. 侧卧位,上腿伸直,下腿稍弯曲
   C. 侧卧位,上腿稍弯曲,下腿伸直
   D. 俯卧位
   E. 平卧位
8. 病人,男性,45岁。患胃溃疡5年。现出现腹部不适、恶心,继而呕吐大量鲜血。查体:呼吸急促,脉搏细速,血压70/50mmHg。护士应安置病人取
   A. 平卧位
   B. 侧卧位
   C. 屈膝仰卧位
   D. 中凹卧位
   E. 头低足高位
9. 病人,女性,28岁。停经40天,下腹隐痛2天,加重1天入院。查体:面色苍白,四肢湿冷,体温不升,脉搏126次/min,血压70/50mmhg。此时其最适宜的体位是
   A. 侧卧位
   B. 俯卧位
   C. 中凹卧位
   D. 半坐卧位
   E. 去枕仰卧位
10. 病人,男性,38岁。因车祸后大出血导致休克。入院后测:心率120次/min,血压75/60mmHg。护士需将其头胸和下肢分别抬高
    A. 头胸5°～10°、下肢15°～20°
    B. 头胸10°～20°、下肢20°～30°
    C. 头胸5°～10°、下肢20°～30°
    D. 头胸15°～20°、下肢10°～15°
    E. 头胸20°～25°、下肢20°～25°
11. 病人,女性,55岁。反复咳嗽、咳痰10年余,最近2天因劳累后心悸、气促。入院时有明显发绀,呼吸困难。护士应协助病人取
    A. 半坐卧位
    B. 平卧位
    C. 侧卧位
    D. 头高足低位
    E. 头低足高位
12. 病人,男性,52岁。因肠梗阻入院后行肠切除术,术后护士嘱病人取半坐卧位的目的是
    A. 减少静脉回心血量,减轻心脏负担
    B. 改善局部血液循环
    C. 增加肺活量,改善呼吸困难

D. 减轻腹部缝合处张力
E. 减少局部出血

13. 病人，女性，32岁。甲状腺术后1天，病人生命体征平稳。护士协助病人取半坐卧位的目的是
A. 减轻呼吸困难
B. 减轻局部出血
C. 减轻疼痛
D. 增加脑部供血量
E. 减少回心血量

14. 病人，女性，30岁。产后35天因子宫大量出血入院。查体：子宫大而软，宫口松弛，阴道口和宫口有血块堵塞。医生诊断为子宫内膜炎引起晚期产后出血，给予抗生素治疗。护士应协助该病人取
A. 平卧位
B. 中凹卧位
C. 半坐卧位
D. 头高足低位
E. 左侧卧位

15. 支气管哮喘急性发作时宜取
A. 半坐卧位
B. 去枕仰卧位
C. 头低足高位
D. 头高足低位
E. 端坐位

16. 病人，女性，31岁。妊娠38周，因阴道持续性流液2小时入院。医生诊断为胎膜早破，护士协助其采用的卧位应为
A. 平卧位
B. 头低足高位
C. 头高足低位
D. 截石位
E. 膝胸卧位

17. 病人，男性，30岁。因颈椎骨折行颅骨牵引治疗，护士为其取头高足低位的目的是
A. 有利呼吸
B. 用作反牵引力
C. 预防颅内压降低
D. 减轻头痛
E. 改善颈部血液循环

18. 病人，男性，45岁。因车祸致颈椎骨折，经救治后病情稳定，拟行颅骨牵引治疗。护士应协助病人取
A. 半坐卧位
B. 去枕仰卧位
C. 头低足高位
D. 头高足低位
E. 端坐位

19. 病人，男性，62岁。患慢性支气管炎合并阻塞性肺气肿8年，近3天出现活动后心悸，气促，入院时发绀明显，呼吸困难。护士应为病人安置
A. 中凹位
B. 半坐卧位
C. 俯卧位
D. 头高足低位
E. 去枕仰卧位

20. 病人，男性。患肝硬化合并胃底食管静脉曲张5年，1小时前因呕吐大量鲜血入院。入院查体：脉搏细速，呼吸急促，血压70/50mmHg。护士应为病人安置的卧位是
A. 中凹卧位
B. 半坐卧位
C. 俯卧位
D. 头高足低位
E. 去枕仰卧位

（21～22题共用题干）

病人，男性，52岁，患肝硬化5年，近来胸闷加重，呼吸困难，经心脏彩超检查发现有大量心包积液，立即收入院治疗。

21. 为缓解呼吸困难，病人应采取
A. 平卧位
B. 端坐位
C. 俯卧位
D. 膝胸卧位
E. 头低足高位

22. 让病人处于上述卧位，其性质属于
A. 主动卧位
B. 被动卧位
C. 被迫卧位
D. 稳定型卧位
E. 不稳定型卧位

23. 孕妇，孕30周，臀先露，为矫正胎位，可采取的体位是
A. 膝胸卧位
B. 半卧位
C. 左侧卧位
D. 膀胱截石位
E. 俯卧位

考点：更换卧位的方法（A2型题）

24. 病人，男性，46岁。颅内血肿清除术后第2天，护士需为病人更换卧位。下列操作中**错误**的是
A. 将导管固定妥当后再翻身
B. 让病人卧于患侧
C. 先换药，再翻身
D. 注意节力原则
E. 两人协助病人翻身

考点：保护用具的应用目的（A1型题）

25. 下列**不属于**保护用具使用范围的是
A. 昏迷
B. 高热
C. 谵妄
D. 躁动
E. 老年病人

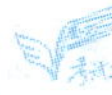

考点：保护用具的应用方法（A1、A2 型题）

26. 用于限制病人坐起的约束方法是
    A. 约束手腕
    B. 约束腰部
    C. 固定肩部
    D. 固定一侧肢体
    E. 固定双膝
27. 病人，男性，58 岁。因肝癌晚期入院，病人出现烦躁不安、躁动。为保证病人安全，最重要的护理措施是
    A. 用牙垫放于上下磨牙之间
    B. 加床挡，用约束带保护病人
    C. 室内光线宜暗
    D. 护理动作要轻
    E. 减少外界刺激
28. 患儿，男，3 岁。双脚不慎被开水烫伤，可考虑为其选用的保护具是
    A. 床护栏
    B. 支被架
    C. 肩部约束带
    D. 膝部约束带
    E. 踝部约束带

考点：使用保护用具的注意事项（A2、A3/A4 型题）

29. 患儿，女，5 岁。双下肢不慎被烧伤，Ⅱ度烧伤，烧伤面积达 15%，入院经评估后需要使用保护具。以下措施中**错误**的是
    A. 使用前要取得病人及家属的理解，做好解释工作
    B. 保护性制动只能短期使用
    C. 将病人的双上肢外展固定于身体两侧
    D. 约束带下应放衬垫，松紧适宜
    E. 经常观察约束部位皮肤的颜色和温度
30. 病人，男性，28 岁。因车祸致全身多处损伤，病人躁动不安。为保证治疗的顺利进行，护士使用约束带固定其手腕。护士应重点观察
    A. 神志是否清醒
    B. 衬垫是否垫好
    C. 卧位是否舒适
    D. 局部皮肤颜色
    E. 约束带是否扎紧

（31～34 题共用题干）

病人，男性，35 岁。因“头部外伤”急诊入院。浅昏迷。CT 提示颅内血肿，脑挫裂伤。在全麻下行颅内血肿清除术。

31. 病人术后返回病房，正确的体位是
    A. 侧卧位
    B. 去枕仰卧位，头偏向一侧
    C. 头高足低位
    D. 头低足高位
    E. 中凹卧位
32. 术后第 2 天，病人应采取的体位是
    A. 头高足低位
    B. 半卧位
    C. 头低足高位
    D. 中凹卧位
    E. 俯卧位
33. 术后第 2 天采取此卧位的目的是
    A. 促进排痰
    B. 利于呼吸
    C. 便于观察瞳孔
    D. 促进引流
    E. 预防脑水肿
34. [假设信息]病人出现躁动，使用约束带时护士需重点观察
    A. 呼吸情况
    B. 血压情况
    C. 约束时间
    D. 末梢血液循环
    E. 伤口渗血情况
35. 病人，男性，40 岁。车祸后发生血气胸，入院后立即给予胸腔闭式引流术。下列护理措施需要提前告知并签署知情同意书的是
    A. 协助病人取半卧位
    B. 给予雾化吸入
    C. 协助病人排痰
    D. 指导病人呼吸锻炼
    E. 为预防拔管约束病人双手
36. 病人，女性，47 岁。以一氧化碳中毒收治入院，病人意识模糊，躁动不安。对于该病人使用的安全措施，**错误**的是
    A. 使用保护具前，取得家属同意与配合
    B. 使用冰帽时在后颈窝及双耳郭处垫海绵
    C. 拉起床护栏，防止坠床
    D. 使用约束带时，每班次查看有无血液循环障碍
    E. 氧气面罩下使用泡沫垫，保护皮肤

参考答案

序号	1	2	3	4	5	6	7	8	9	10	11	12	13	14	15	16
答案	A	E	C	A	B	D	B	D	C	B	A	D	B	C	E	B
序号	17	18	19	20	21	22	23	24	25	26	27	28	29	30	31	32
答案	B	D	B	A	B	C	A	B	E	C	B	B	C	D	B	A
序号	33	34	35	36												
答案	E	D	E	D												

第六节 医院感染的预防和控制

考情分析

年份	主要考点
2019	戴口罩的注意事项；肺结核病人使用过的餐具的消毒方法；肝炎病人使用过的便盆的消毒方法；护士戴无菌手套时应保持无菌的区域（图片题）；半污染区的判断；甲肝病人住院期间阅读过的书籍的消毒方法；阑尾炎病人出院后病室空气消毒的方法；倒取无菌溶液的正确方法
2020	不属于医院感染的情形；不属于化学消毒灭菌的方法（燃烧法）；紫外线消毒的注意事项；治疗室属于（半污染区）；新冠肺炎病人的隔离措施
2021	普通病房空气和物品表面的菌落总数不得超过；胃肠道内镜属于（中度危险物品）；甲肝及伤寒病人应采取的隔离种类（消化道隔离）；H7N9的隔离种类；对手术钳最可靠的消毒灭菌方法（压力蒸汽灭菌法）；纤维胃镜消毒时应选择的消毒溶液（2%戊二醛）；16cm长的无菌持物镊浸泡消毒时，消毒液浸泡的长度至少为（8cm）；18cm长的无菌持物钳（钳端到轴节为9cm）浸泡消毒时，消毒液浸泡的长度至少为（11cm）；手术室浸泡存放无菌持物钳时消毒液的更换时间；紫外线灯消毒时距离地面的高度为；戊二醛属于（灭菌剂）；已开启的无菌溶液的有效期；属于半污染区的是（化验室）
2022	煮沸消毒时可去污防锈的溶液（1%～2%碳酸氢钠）；为了避免肺结核病人交叉感染应采取的隔离种类（单间呼吸道隔离）；猩红热患儿的隔离种类（居家隔离）；紫外消毒物品时照射的距离和时间
2023	破伤风病人应采取的隔离种类及隔离标识颜色（接触性隔离，蓝色）；传染病病区中的潜在污染区（护士站）；煮沸消毒时为提高沸点可在水中加入（碳酸氢钠）；肺炎病人出院后被褥的消毒方法（曝晒）

考点导航

一、医院感染

（一）概念

狭义是指住院病人在入院时不存在，也不处于潜伏期，而在住院期间遭受病原体侵袭而引起的任何诊断明确的感染或疾病，**包括在住院期间的感染和在医院内获得而在院外发生的感染**。

温馨提示

病原体来自医院，不管病人在哪里发病都属于医院感染，病原体不来自于医院，不管是否在医院内发病都不属于医院内感染。

（二）分类

1. 外源性感染（又称交叉感染） 指病原体来自病人体外，通过直接或间接的途径，传播给病人所引起的感染。
2. **内源性感染（又称自身感染）** 指**病原体来自病人自身所引起的感染**，如外阴阴道假丝酵母菌即为自身感染。

（三）医院感染的主要因素

1. 医院感染的管理制度不健全；医务人员对医院内感染的严重性认识不足，未严格执行消毒隔离制度及无菌技术。
2. 环境污染严重，病原体来源广泛。医院是病原体汇集的场所，如卫生设施不足或处理不当，感染机会会增加。
3. 易感人群增多。慢性疾病、恶性肿瘤的病人及老年病人的比例增加，某些治疗方法如化疗等降低病人对感染的防御能力，都可增加医院感染的易感性。(*)
4. 抗生素的广泛应用，导致耐药菌株增加，使内源性感染增加。
5. 介入性诊疗手段的增多，使因器械污染、皮肤黏膜损伤所致感染的机会增多。

二、清洁、消毒和灭菌

（一）概念

1. 清洁 指用物理方法清除物体表面的污垢、尘埃和有机物。
2. **消毒** 指用物理或化学方法**清除或杀灭除芽孢外的所有病原微生物**，使其数量减少达到无害化。

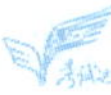

3. **灭菌** 指用物理或化学方法**杀灭所有致病的和非致病的微生物**，以及细菌的芽孢。

（二）消毒、灭菌的方法

1. 物理消毒灭菌法

（1）热力消毒灭菌法：利用热力作用破坏微生物的蛋白质、核酸、细胞壁、细胞膜，导致其死亡，可分为干热法和湿热法。干热法是通过空气传导热力，导热较慢，因此**干热灭菌所需的温度较高，时间较长**；湿热法是通过水、水蒸气及空气传导热力，导热较快，穿透力较强，因此**湿热灭菌所需温度较低，时间较短**。

1）燃烧法：属于干热法。

①**用途**：a. 无保留价值的污染物品，如污染的纸张，以及**破伤风、气性坏疽、铜绿假单胞菌等感染的敷料，被肺结核病人痰液污染的纸张**等；b. 金属器械及搪瓷类物品急用时，**锐利刀剪除外，以免锋刃变钝**。

②方法：a. 金属器械可在火焰上烧灼 20 秒；b. 搪瓷类容器可倒入少量 **95%乙醇**，慢慢转动使之分布均匀，点火燃烧至熄灭。注意**燃烧时不可中途添加乙醇**，同时远离易燃、易爆物品。

2）干烤法：利用特制的烤箱，热力通过空气对流和介质传导进行灭菌，效果可靠。

①用途：用于**油剂、粉剂、玻璃器皿**、金属制品、陶瓷制品等在高温下不变质、不损坏、不蒸发的物品。

②方法：a. 消毒：箱温 120～140℃，时间 10～20 分钟。b. 灭菌：箱温 150℃，时间 2.5 小时；箱温 160℃，时间 2 小时；箱温 170℃，时间 1 小时；箱温 180℃，时间 30 分钟。

3）煮沸消毒法：属于湿热法。

①用途：用于耐湿、耐高温的搪瓷、金属、玻璃、橡胶类等物品的灭菌，不能用于外科手术器械的灭菌。

②方法：先将物品刷洗干净，再将其全部浸没水中，然后加热煮沸，**水沸开始计时**，5～10 分钟可杀灭细菌繁殖体，15 分钟可将多数细菌芽孢杀灭，在水中加入**碳酸氢钠**，配成浓度为 1%～2%的溶液时，**沸点可达 105℃，既可增强杀菌作用，又可去污防锈**。

好礼相送

碳酸氢钠的作用（主编总结，严禁转载，违者必究）

1%～2%的碳酸氢钠可提高沸点，去污防锈；
1%～4%的碳酸氢钠可用于口腔真菌感染；
2%～4%的碳酸氢钠可用于外阴阴道假丝酵母菌病的阴道灌洗；
2%的碳酸氢钠可用于鹅口疮患儿口腔的清洗；
美曲膦酯（敌百虫）农药中毒者禁忌使用 1%～4%的碳酸氢钠洗胃；
急性溶血使用碳酸氢钠碱化尿液。

注意事项：①物品需全部浸没水中，物品盖子打开，轴节打开，空腔导管预先灌水，各种大小及形状相同的容器不能重叠；②**玻璃类物品**需用纱布包裹，并**在冷水或温水中放入**；③**橡胶类物品需用纱布包好，水沸后放入**；④如**中途加入其他物品，需等再次水沸后开始计时**；⑤高原地区气压低，沸点低，需适当延长煮沸时间，**一般海拔每增高 300m，煮沸时间延长 2 分钟**。

4）压力蒸汽灭菌法[*]：属于湿热法。是一种**临床应用最广、效果最为可靠的首选灭菌方法**，是利用高压饱和蒸汽的高热所释放的潜热灭菌（潜热：当 1g 100℃的水蒸气变成 1g 100℃的水时，释放出 2 255J 的热能）。

①用途：用于耐高温、耐高压、耐潮湿的物品，如各种器械、敷料、搪瓷类、玻璃制品、橡胶类、某些药品、溶液、细菌培养基等的灭菌。

②方法：手提式压力蒸汽灭菌器：便于携带、使用方便、效果可靠，适用于基层医疗单位。

使用方法：a. 隔层内加适量水，在消毒桶内放入需灭菌的物品，加盖旋紧，直接通电；b. 打开放气阀排尽锅内冷空气后关闭放气阀；c. **压力达 103～137kPa，温度达 121～126℃，保持 20～30 分钟，可达到灭菌效果**；d. 关闭热源，打开排气阀，待压力降至“0”时，可慢慢打开盖子，取出物品。**切忌突然打开盖子，以防冷空气大量进入**，使蒸汽凝成水滴，导致物品受潮、玻璃类物品因骤然降温而发生爆裂。

卧式压力蒸汽灭菌器：其热源的供给是直接输入蒸汽，且空间较大，可一次灭菌大量物品。

预真空压力蒸汽灭菌器：利用机械抽真空，使灭菌柜内形成负压，饱和蒸汽可迅速穿透物品进行灭菌。工作参数[*]：**压力 184.4～210.7kPa，温度 132℃，时间 4～5 分钟**即可达到灭菌效果。

③注意事项：a. 物品灭菌前需洗净擦干或晾干。b. **灭菌包不宜过大、过紧**：卧式压力蒸汽灭菌器物品包不大于 30cm×30cm×25cm；预真空压力蒸汽灭菌器物品包不大于 30cm×30cm×50cm。c. 灭菌物品放置合理：灭菌包之间要留有空隙，以利于蒸汽进入，**布类物品放在金属、搪瓷物品上面**，以免蒸汽遇冷凝成水滴而使包布潮湿。d. 装物品的容器应有孔，灭菌前将孔打开，灭菌后关上。e. 随时观察压力、温度情况。f. 灭菌物品干燥后方可取出。g. 定期监测灭菌效果。

④灭菌效果监测：a. 物理监测法：将留点温度计的水银柱甩至50℃以下，放入需灭菌包内，待灭菌后检查读数是否达到灭菌温度。b. 化学监测法：利用化学指示卡颜色的改变来进行，一般在121℃经20分钟或132℃经4分钟即可出现颜色或性状的改变。c. **生物监测法：是最可靠的监测方法**，先将热耐受力较强的非致病性嗜热脂肪杆菌芽孢制成检测菌株，经灭菌后再取出培养，若全部菌片均无细菌生长则表示达到灭菌效果。

(2) 光照消毒法(又称辐射消毒)：主要是通过紫外线的杀菌作用，使菌体蛋白发生光解、变性，导致细菌死亡。

1) 日光曝晒法：利用日光的热、干燥、紫外线的作用来杀菌。

①用途：常用于床垫、毛毯、书籍、衣服等的消毒。

②方法：将物品放在阳光下直射，**曝晒6小时**可达到消毒效果，中间要定时翻动。

2) **臭氧灭菌灯消毒法**：利用臭氧强大的氧化作用进行杀菌。

①用途：**主要用于空气**、医院污水、诊疗用水、**物品表面的消毒**。

②方法：使用时应关闭门窗，人员离开房间，**消毒结束后30分钟方可进入**。

(3) 微波消毒灭菌法：常用于食品、餐具的处理，化验单据、票证的消毒，医疗药品、耐热非金属材料及器械的消毒灭菌。不能用于金属物品的消毒。

(4) **过滤除菌**：采用生物洁净技术，通过三级空气过滤器，用合理的气流方式除掉空气中0.5～5μm的尘埃，以达到洁净空气的目的。用于手术室、**烧伤病房**、器官移植病房等。

2. 化学消毒灭菌法　化学消毒灭菌法是利用液体或气体的化学药物渗透到菌体内，使菌体蛋白凝固变性，细菌酶失去活性，导致微生物代谢障碍而死亡；或破坏细胞膜结构，改变其通透性，导致细胞膜破裂、溶解，以达到消毒灭菌的目的。

(1) 化学消毒剂的使用原则

1) 待消毒的物品须先洗净、擦干。

2) 根据不同物品的性能及各种微生物的特性，选择恰当的消毒剂。

3) 严格掌握消毒剂的有效浓度、使用方法及消毒时间。

4) **消毒液中一般不放置纱布、棉花等物**，以免因吸附消毒剂而降低消毒效力。

5) 消毒物品应全部浸没在消毒液内，器械的轴节应打开、套盖应掀开，管腔灌满消毒液。

6) 浸泡消毒后的物品使用前应**先用无菌生理盐水冲洗**，以免残留消毒剂刺激组织；气体消毒后的物品使用前应待气体散发后，以免残留消毒剂刺激组织。

7) 消毒剂应定期检测，调整浓度，进行更换，易挥发的要加盖。

(2) 化学消毒剂的使用方法(表1-6-1)

表1-6-1　化学消毒剂的使用方法

方法	含义	适用范围
浸泡法	物品洗净擦干后完全浸没在消毒液中，在标准浓度和有效时间内可达到消毒灭菌的效果	耐湿、不耐热的物品，如锐利器械、**精密器材(内镜)**
擦拭法	用标准浓度的消毒剂擦拭物品表面以达到消毒的目的	**桌椅、墙壁、地面等**的消毒
喷雾法	用喷雾器将标准浓度的消毒剂均匀地喷洒，在有效时间内达到消毒的目的	空气及墙壁、地面等物品表面的消毒
熏蒸法	将消毒剂加热或加入氧化剂使之汽化，在标准浓度和有效时间内达到消毒的目的	室内空气和不耐湿、不耐高温物品的消毒

1) 熏蒸法用于空气和物品消毒时的做法

①空气消毒：将消毒剂加热或加入氧化剂进行熏蒸，按规定时间关闭门窗，消毒完毕，打开门窗通风换气。常用的消毒剂有：a. **2%过氧乙酸：每立方米8ml**，时间30～120分钟；b. **纯乳酸：每立方米0.12ml**，加等量水，时间30～120分钟；c. **食醋：每立方米5～10ml**，加热水1～2倍，时间30～120分钟。

②物品消毒：常用甲醛消毒箱进行。

2) **环氧乙烷气体密闭消毒灭菌法**：环氧乙烷气体穿透力强，具有高效广谱杀菌作用，为灭菌剂。适用于电子仪器、光学仪器、医疗器械、化纤织物、皮毛、棉、塑料制品、书籍、一次性使用的诊疗用品等的消毒灭菌。

使用方法：环氧乙烷易燃、易爆，对人体有害，消毒灭菌需密闭进行；少量物品可用丁基橡胶袋，大量物品需使用专用的灭菌容器，时间6小时，需专业培训上岗。

(3) 常用的化学消毒剂

1) **过氧乙酸：为灭菌剂**。

①使用方法：a. 一般物品表面：0.1%～0.2%溶液，作用3分钟；b. 空气：0.2%溶液，喷雾作用60分钟或15%溶液

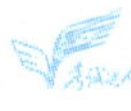

($7ml/m^2$)加热蒸熏，相对湿度 60%～80%，室温下 2 小时；c. 耐腐蚀物品：0.5%溶液，冲洗 10 分钟；d. 食品用工具、设备：0.05%溶液，作用 10 分钟。

②注意事项：a. 对金属及织物有腐蚀性，消毒后应及时冲洗干净；b. 性能不稳定，须加盖保存并现用现配；c. 高温易爆炸，须存放在阴凉通风处；d. 溶液刺激性强，使用时须防止溅入眼中及皮肤、黏膜上。

2）**戊二醛：为灭菌剂**。

①使用方法：常用浸泡法。**2%戊二醛**常用于浸泡不耐热的医疗器械、精密仪器，如**内镜等**，依内镜种类的不同，浸泡消毒时间各异，时间范围 10～45 分钟，灭菌时间≥10 小时。使用中的戊二醛含量应≥1.8%。[*]

②注意事项：a. 对碳钢类制品如手术刀片等有腐蚀性，**使用前应加入 0.5%亚硝酸钠防锈**；b. 加强对浓度的测定，每周过滤一次，配好的消毒液最多可连续使用 14 天；c. 因对皮肤有刺激性，接触时应戴橡胶手套，操作时防止溅入眼内及吸入体内；d. 容易氧化分解，使杀菌力降低，宜现用现配；e. 灭菌后的物品在**使用前应用无菌蒸馏水冲洗**，并用无菌纱布擦干。

3）37%～40%甲醛：为灭菌剂。

①使用方法：常使用熏蒸法，用于物体表面、对湿热敏感、不耐高温和高压的医疗器械的消毒灭菌。消毒时，甲醛用量按消毒为 100g/L、灭菌为 500g/L 进行计算，将物品分开摊放或挂起，**调节温度为 52～56℃，相对湿度为 70%～80%**，加热产生甲醛气体，将消毒箱密闭，时间 3 小时以上。

②注意事项：a. 消毒时，应严格控制环境的温度和湿度，以免影响消毒效果；b. 消毒物品应摊开或挂起，污染面尽量暴露，物品中间应留有空隙，以便甲醛气体能充分与之接触；c. 甲醛箱消毒物品时，不能用自然挥发法；d. 甲醛有致癌作用，消毒后，可用抽气通风或氨水中和法去除残留甲醛气体；e. 甲醛不宜用于空气消毒，以防致癌。

4）含氯消毒剂：高浓度的含氯消毒剂为高效消毒剂，低浓度的含氯消毒剂为中效消毒剂。常用的有液氯、漂白粉、漂白粉精、次氯酸钠及 84 消毒液。

①使用方法：常用于餐具、水、环境、疫源地等的消毒。a. 含有效氯 500mg/L 的消毒液，用于被细菌繁殖体污染的物品，浸泡时物品应浸没，容器应加盖，时间 10 分钟以上，不能浸泡的可进行擦拭；b. 含有效氯 2 000～5 000mg/L 的消毒液，用于被肝炎病毒、结核杆菌、细菌芽孢污染的物品，时间 30 分钟以上。c. 含有效氯 10 000mg/L 的干粉加入排泄物中，搅拌均匀，作用时间>2 小时。

②注意事项：a. 消毒液应保存在密闭容器中，放置阴凉、干燥、避光处，以减少有效氯的丧失；b. 因溶液不稳定，故应现配现用；c. 消毒液有腐蚀性和漂白作用，不适用于金属、有色织物及油漆家具的消毒。

5）过氧化氢

①使用方法：用于丙烯酸树脂制成的外科埋置物、不耐热的塑料制品、餐具、服装、饮水等消毒，及漱口、**外科冲洗伤口**等。可用浸泡法和擦拭法，3%过氧化氢消毒时间为 30 分钟。

②注意事项：a. 存放于阴凉、通风处，并在使用前测定有效含量；b. 稀释液不稳定，应现用现配；c. 对金属有腐蚀，对有色织物有漂白作用；d. 溶液有刺激性，应防止溅入眼中；e. 受有机物影响，消毒被血液或脓液污染的物品，应适当延长消毒时间。

6）碘酊：为中效消毒剂。

①使用方法：2%碘酊用于注射部位、手术、创面周围等的皮肤消毒，擦拭 2 遍以上，作用 1～3 分钟后，用 75%乙醇脱碘。

②注意事项：a. 刺激性强，不能用于黏膜消毒；b. 皮肤对碘过敏者禁用；c. 对金属有腐蚀性，不能浸泡金属器械；d. 保存需加盖。

7）乙醇：为中效消毒剂。

①使用方法：用于皮肤、物品表面、医疗器械的消毒。a. 擦拭法：75%乙醇用于消毒皮肤或物品表面；b. 浸泡法：75%乙醇用于浸泡消毒，时间 30 分钟以上。

②注意事项：a. 乙醇易挥发，应加盖保存，并定期测定有效浓度；b. 乙醇浓度超过 80%，消毒效果会降低；c. **乙醇有刺激性，不宜用于黏膜和创面的消毒**；d. 乙醇易燃，应注意加盖并避火保存。

8）碘伏：为中效消毒剂。

①使用方法：用于手、皮肤和黏膜等的消毒。手及皮肤消毒时浓度为 2～10g/L；黏膜消毒时浓度为 250～500mg/L。外科手消毒：擦拭或刷洗，作用 3～5 分钟；手部消毒：擦拭 2～3 遍，作用≥2 分钟；注射部位皮肤：擦拭 2 遍，时间遵循产品说明；口腔黏膜及创面：1 000～2 000mg/L 擦拭，作用 3～5 分钟；阴道黏膜及创面：500mg/L 冲洗，作用时间遵循产品说明。

②注意事项：a. 应保存在密闭容器中，置于阴凉、避光、防潮处；b. 对二价金属有腐蚀性，故不用于相应金属制品的消毒；c. 碘伏应现用现配，因其稀释后稳定性较差；d. 如待消毒物品上存有大量有机物，应适当增加浓度，延长作用时间。

9）氯己定：为低效消毒剂。

①使用方法：用于外科洗手消毒、手术部位的皮肤消毒和黏膜消毒等。a. 擦拭法：有效含量≥2g/L的氯己定乙醇溶液用于擦拭手术和注射部位皮肤，擦拭2～3遍，作用时间遵循产品说明；b. 冲洗法：有效氯≥2g/L氯己定水溶液用于冲洗阴道、膀胱、伤口黏膜创面，以预防和控制感染。

②注意事项：a. 不可在肥皂和洗衣粉等阴离子表面活性剂前、后使用和混合使用；b. 易受有机物影响，使用前应先进行消毒部位的清洁，带污垢的不能使用。

三、无菌技术

（一）概念

无菌技术是指在医疗护理操作过程中，保持无菌物品不被污染，防止一切微生物侵入或传播给他人的一系列操作技术和管理方法。

（二）原则

1. 环境　环境要宽敞，保持清洁，定期进行消毒。操作前半小时停止清扫及更换床单等工作，减少走动，避免尘土飞扬。

2. 工作人员　着装符合无菌操作要求。操作前要衣帽整洁、修剪指甲、洗手、戴口罩，必要时穿无菌衣，戴无菌手套。

3. 操作

（1）操作者要面向无菌区；身体与无菌区保持一定距离；**手臂保持在腰部水平以上或操作台面以上**；不跨越无菌区；不触及无菌物品；不能面对无菌区谈笑、咳嗽、打喷嚏。

（2）取用无菌物品须使用无菌持物钳（镊）；**无菌物品一经取出，即使未用，也不得放回无菌容器**；无菌物品在空气中不得暴露过久；**无菌物品疑有或已有污染时不可再用，应予以更换或重新灭菌**。**一套无菌物品仅供一位病人使用，以防交叉感染**。

4. 物品管理　无菌物品与非无菌物品须分开放置，且有明显标志；无菌物品须存放在无菌包或无菌容器中。无菌包或无菌容器外须标明物品名称及灭菌日期，存放在清洁、干燥、固定的地方，并按日期先后顺序排放。定期检查无菌物品保存情况，**在未被污染的情况下，有效期7天**，一旦过期或受潮须重新灭菌。

（三）无菌技术基本操作法

1. 无菌持物钳的使用法

（1）无菌持物钳（镊）的存放

1）浸泡存放：将无菌持物钳（镊）浸泡在盛有消毒溶液的无菌广口有盖容器内，**消毒液液面需浸没轴节以上2～3cm或镊子1/2处**。

2）干燥存放：将无菌持物钳（镊）放置在无菌广口有盖的干燥容器中。常用于手术室存放。每个容器内只能放置一把无菌持物钳（镊），以避免使用时互相碰撞造成污染。

（2）无菌持物钳（镊）的使用法

1）开盖：一手打开浸泡容器盖，另一手持持物钳上1/3部分。

2）取出：无菌持物钳前端**不可触及容器口边缘及消毒液液面以上的容器内壁**。

3）使用：**始终保持无菌持物钳前端向下**，不可倒转向上，以免消毒液倒流至钳手柄后再向下反流污染持物钳前端。

4）放回：使用后立即闭合钳端，垂直向下放回容器内，并打开轴节浸泡消毒。

（3）注意事项

1）无菌持物钳**只能用于夹取无菌物品**，**不能夹取油纱布**或进行换药、消毒等操作。

2）取放无菌持物钳（镊）时，手指不可触摸其浸泡部位。

3）**如取远处无菌物品，应将无菌持物钳（镊）放入容器内一同搬移使用**。

4）使用无菌持物钳（镊）后立即放回容器内，以防在空气中暴露过久。

5）无菌持物钳（镊）如被污染或可疑污染时，不可放回容器内，应重新消毒灭菌。

6）无菌持物钳（镊）及其容器应定期消毒。浸泡存放时，一般病房每周更换一次，**使用频率较高的如手术室、门诊换药室、注射室等，应每日更换一次**。干燥存放应每4小时更换一次。

2. 无菌容器的使用法

（1）无菌容器的使用

1）查对：检查无菌物品的名称及有效期。

2）打开盖：手持无菌容器盖的外面打开盖，**手不可触及其盖的内面**。如放置在桌面上，**盖的内面应朝上**。

3）夹取物品：使用无菌持物钳（镊）从无菌容器内取出无菌物品，无菌持物钳及无菌物品均不能触及无菌容器的边缘。

4）盖盖：使用完毕应立即手持无菌容器盖的外面将盖小心盖严。

（2）注意事项

1）移动无菌容器时，应托住容器底部，手不可触及无菌容器内边缘。

2）无菌物品一经从无菌容器中取出，虽未使用，也不可再放回无菌容器内。

3）无菌容器应定期灭菌，初次使用后，有效期不超过 24 小时。(*)

3. 无菌溶液取用法

（1）操作要点(*)

1）检查：**取无菌溶液瓶，核对标签**（名称、剂量、浓度、有效期），检查瓶盖有无松动，瓶壁有无裂痕，倒转瓶体对光查看溶液有无沉淀、混浊、变色、絮状物等。

2）揭开瓶盖，消毒瓶口。

3）倒液：手握住溶液，瓶签朝向掌心，**先倒少量溶液以冲洗瓶口**，再由原处倒出溶液至无菌容器中（图 1-6-1）。

4）盖瓶盖：倒出液体后，如无菌溶液一次未用完，应立即盖好瓶盖，注明开瓶日期及时间并签名，**24 小时内可再使用**。

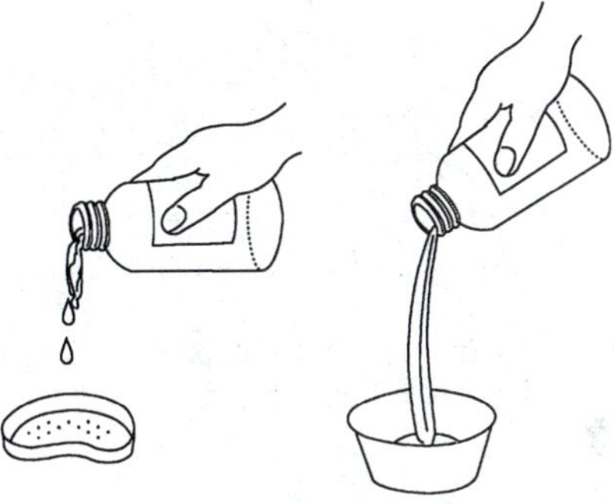

图 1-6-1　倒无菌溶液

（2）注意事项

1）倒溶液时，溶液瓶应与无菌容器保持一定距离，**不可触及无菌容器；也不可将无菌敷料或非无菌物品堵塞瓶口倒液，或伸入无菌瓶内蘸取溶液**。

2）**盖瓶盖时，手不可触及瓶盖内面及瓶口**。(*)

3）无菌溶液一经倒出，虽未使用，也不能倒回瓶内，以免污染瓶内液体。

4. 无菌包的使用法

（1）无菌包的打开法

1）检查：取出无菌包，先查看名称、灭菌日期、化学指示胶带，无菌包是否包紧，有无潮湿。

2）打开包：将无菌包放在清洁、干燥的平面上，解开系带卷放在包布角下，依次揭左、右角，最后打开内角。注意手只能接触包布外面，不可触及包布内面。

3）取物品：①用无菌钳取出所需无菌物品，放在备好的无菌区域内；②如需取包内全部物品，可将无菌包托在手上打开，另一手抓住包布四角外面准确地将包内物品放入无菌区域内。

4）包扎：如包内物品一次未用完，则按原折痕包扎好，注明开包日期及时间并签名，**有效期为 24 小时**。

（2）注意事项：无菌包内无菌物品被污染或被浸湿，则须重新灭菌。

5. 铺无菌盘法（图 1-6-2）

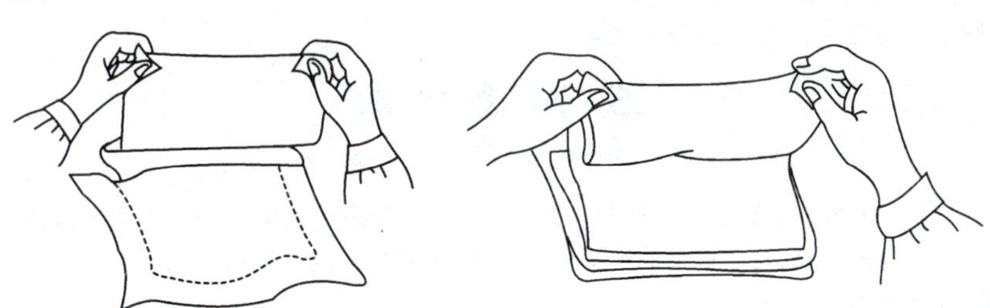

图 1-6-2　铺无菌盘

（1）操作要点(*)

1）按无菌包的使用法打开无菌包，取出无菌治疗巾。

2）双手捏住无菌治疗巾一边的外面两角，双折铺于治疗盘上，将上层**呈扇形折叠至对侧，开口向外**。

3）按需取无菌物品放入无菌区内。

4）手持无菌治疗巾的外面覆盖上层无菌巾，使上、下层边缘对齐，开口侧边缘向上反折，两侧边缘向下折。

5）注明铺无菌盘的名称及时间，**有效期不超过 4 小时**。

（2）注意事项

1）铺盘区域应保持清洁干燥，铺好的无菌盘也应保持干燥，以免潮湿污染。

2）操作中不要跨越无菌区。

3）铺好的无菌盘应尽快使用，**有效期不得超过 4 小时**。

考点汇总

不同情况下的有效期

1. 铺好的无菌盘和一次性口罩有效期为4小时。
2. 开启后的无菌包、一次未用完的无菌溶液有效期为24小时。
3. 无菌物品的有效期为7天。

6. 无菌手套的使用

（1）戴无菌手套法（图1-6-3）

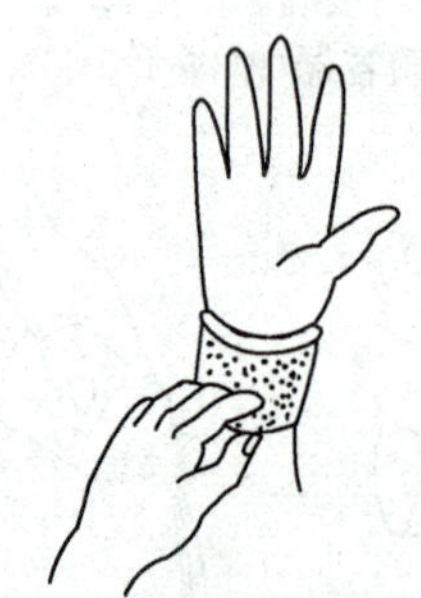

A. 一手捏住一只手套的反折部分，另一手对准五指戴上手套

B. 戴好手套的手指插入另一只手套的反折内面

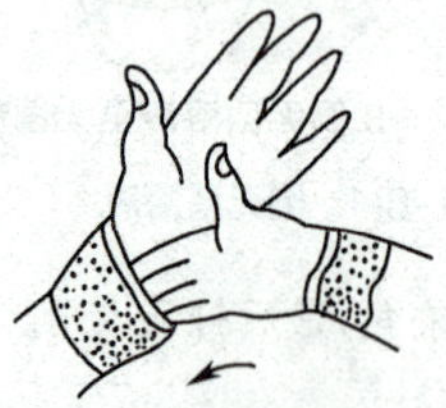

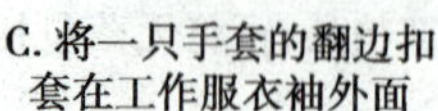

C. 将一只手套的翻边扣套在工作服衣袖外面

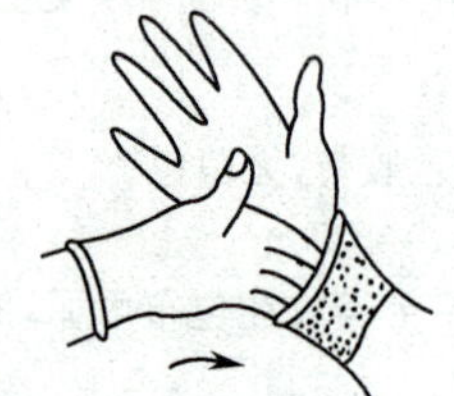

D. 将另一只手套的翻边扣套在工作服衣袖外面

图1-6-3 戴无菌手套的方法

1）核对：手套号码、有效期。

2）打开手套包：按打开无菌包的方法打开手套包，取滑石粉涂抹双手。

3）取手套：一手掀开袋口外层，另一手持手套反折部分（手套内面），取出手套，对准手五指戴上；未戴手套的手掀开另一袋口外层，再将戴好手套的手指插入另一只手套的反折面（手套外面），取出手套，同法戴好。双手推擦使手指与手套贴合。

4）手套戴好后，即可进行操作；未操作时双手置胸前，不可接触工作服，以免污染。

（2）脱手套法

1）操作完毕，一手捏住另一手套的外口，将其翻转脱下。

2）脱下手套的手，伸入另一手套的内口，将其翻转脱下。

3）将手套放入医用垃圾袋内处理。

（3）注意事项

1）手套外面为无菌区，应保持其无菌。**未戴手套的手不可触及手套的外面，已戴手套的手不可接触未戴手套的手及手套的内面。**

2）**发现手套破损或不慎被污染，应立即更换。**

3）不可用力强拉手套边缘或手指部分，以免损坏。

四、隔离技术

（一）概念

隔离是将传染源传播者和高度易感人群安置在指定地点和特殊环境中，暂时避免和周围人群接触，对前者采取传染源隔离，防止传染病病原体向外传播，对后者采取保护性隔离，保护高度易感人群免受感染。

（二）隔离区域的设置和划分

1. 隔离区域的设置　隔离区域应与普通病区分开设置，远离水源、食堂和其他公共场所。传染病区应设有多个出入口，以方便工作人员和病人分通道进出。

2. 隔离区域的划分（表1-6-2）

表1-6-2 隔离区域划分

分区	含义	举例	考点巧记
清洁区	**未被病原微生物污染的区域**	医务人员的更衣室、值班室及配膳室、库房等(*)	主要是医护人员活动的地方
半污染区	**有可能被病原微生物污染的区域**	**医护办公室**、化验室、病区内走廊等	医护人员和病人共同活动的地方
污染区	**病人直接接触或间接接触，被病原微生物污染的区域**	如病室、处置室、污物间等(*)	主要是病人活动的地方

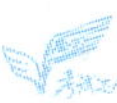

（三）隔离消毒原则

1. 一般消毒隔离

（1）根据隔离种类，病室门口和病床应悬挂隔离标志。门口备有浸消毒液的脚垫、泡手的消毒液、挂隔离衣用的悬挂架或立柜。

（2）工作人员进入隔离区必须戴工作帽、口罩，穿隔离衣。**在穿隔离衣前，须计划周密，备齐所用物品，有计划地集中执行各种护理操作**，以减少穿、脱隔离衣及消毒手的次数；**穿隔离衣后，只能在规定范围内活动**。

（3）病室及空气每日须用紫外线照射消毒一次，或用消毒液喷洒消毒。每日晨间用消毒溶液擦拭病床及床旁桌椅。

（4）**污染物品不得放于清洁区内，任何污染物品必须先经过消毒后再处理**。病人接触过的用物，须经严格消毒后方可递交，如**病人的衣物、信件、票证、书籍等，须经消毒处理后才能交家属带回**。**病人的排泄物、分泌物、呕吐物须按规定消毒处理**。需送出病区处理的物品，应放入专用污物袋，并有明显标志。

（5）病人的**传染性分泌物经三次培养，结果均为阴性**或确已度过隔离期，经医生开出医嘱**方可解除隔离**。

2. 终末消毒处理　终末消毒是对转科、出院或死亡的病人和所在病室、用物及医疗器械进行的消毒处理。

（1）病人的终末消毒处理：病人出院或转科前须沐浴，更换清洁衣服方可离开。个人用物须经消毒处理后才能带出。

（2）病人单位的终末消毒：将被服放入污衣袋，注明隔离用物，**先消毒再清洗**。

（四）隔离种类（表1-6-3）

表1-6-3　隔离种类

隔离种类	适用对象	举例
严密隔离	传染性强或传播途径不明的疾病	**如霍乱、鼠疫**、非典型肺炎
呼吸道隔离	适用于病原体经呼吸道传染的疾病	**如麻疹、白喉、肺结核、百日咳、流脑等**
肠道隔离	适用于病原体通过食物、食具、手及水源并经口传播的疾病	**如伤寒、甲型、戊型肝炎、细菌性痢疾等**
接触隔离	适用于病原体经皮肤或黏膜进入体内的疾病	**如破伤风、炭疽、狂犬病、气性坏疽等**
血液-体液隔离	适用于病原体通过血液和体液等传播的疾病	**如艾滋病、梅毒、乙型、丙型、丁型肝炎等**
昆虫隔离	适用于病原体通过昆虫传播的疾病	**如疟疾、乙型脑炎、流行性出血热、斑疹伤寒、回归热等**
保护性隔离	适用于抵抗力低下或极易感染的病人	如早产儿及严重烧伤、白血病、脏器移植、免疫缺陷等

（五）隔离技术操作法

1. 口罩的使用

（1）目的：保护病人及工作人员，避免相互污染。

（2）方法

1）先洗手，再戴口罩，口罩应遮住口鼻。

2）先洗手，再摘口罩。

3）口罩摘下后，**将污染面向内折叠**，丢入医疗废物容器内。

4）口罩如有潮湿，应立即更换。若接触严密隔离的病人，应每次更换。

2. 手的清洁与消毒

（1）卫生洗手

1）取下手上的饰物及手表，调节合适水流、水温，浸湿双手。

2）取适量皂液涂抹双手。

3）按“七步洗手法”顺序搓洗双手，时间不少于15秒。

4）冲洗双手：从上到下彻底冲洗双手，注意避免溅湿工作服。

5）擦干：烘干双手或用纸巾擦干。

（2）消毒手

1）顺序：传染病区工作人员刷手是用刷了蘸肥皂乳按前臂、腕关节、手背、手掌、指缝及指甲处顺序仔细刷洗，每只手刷30秒，用流动水冲净，再重复一遍，共刷2分钟。

2）注意事项：①刷手范围应超过被污染的范围；②**刷手时，身体应与洗手池保持一定距离**，以免隔离衣污染洗手池边缘或消毒盆；③流动水冲洗时，**腕部应低于肘部，使污水流向指尖**，防止水流入衣袖，并避免弄湿工作服。

3. 穿脱隔离衣

（1）目的：保护工作人员和病人，免受病原体的侵袭；防止病原体的传播，避免交叉感染。

（2）操作方法

1）穿隔离衣

①护士洗手，戴好口罩及帽子，卷袖过肘。

②备齐操作中所需一切用物。

③在宽敞环境，手持衣领取下隔离衣，使清洁面朝自己。

④检查隔离衣无破损、潮湿，型号合适。

⑤将衣领两端向外折齐，露出衣袖内口。

⑥右手持衣领，左手伸入衣袖内；右手将衣领向上拉，使左手露出袖口。

⑦左手持衣领，右手伸入衣袖内；同法穿好右袖。

⑧两手持衣领，由领子中央沿边缘向后将衣领系好。

⑨扎好两袖口，此时手已污染。

⑩自隔离衣一侧衣缝腰带下约5cm处将后身渐向前拉，捏住隔离衣外面边缘；同法捏住另一侧边缘，注意手勿触及隔离衣内面。

⑪双手在背后将隔离衣边缘对齐，向一侧折叠，然后一手按住折叠处，另一手将腰带拉至背后左右交换，再拉回前面打活结。

2）脱隔离衣

①解开两袖口，在肘部将部分衣袖向内塞入工作服袖内（衣袖外侧不可塞入袖内）。

②消毒双手并清洗、擦干，注意隔离衣不要污染洗手设备。

③用清洁的双手解开领口。

④右手伸入左侧衣袖内，拉下袖子过手；用遮盖的左手捏住右侧隔离衣袖外面，将右侧袖子拉下过手；双手在袖筒内解开腰带，在前面打一活结。

⑤双手轮换拉下衣袖，渐从袖筒退至衣肩。

⑥双手握住衣领，将隔离衣边缘对齐折好。

⑦将隔离衣在衣钩上挂好：**如挂在半污染区，隔离衣的清洁面向外**，不得露出污染面；**如挂在污染区，则污染面朝外，不得露出清洁面**。

⑧如隔离衣不再穿用，脱下后将清洁面向外折好，放入污染袋内。

（3）注意事项

1）穿隔离衣前，应将操作中所需一切用物备齐。

2）操作前，应检查隔离衣，以保证无潮湿、无破损，且**长短合适，能完全覆盖工作服**。

3）保持隔离衣内面及领部清洁，**系衣领时衣袖勿触及面部、衣领及工作帽**。

4）**穿隔离衣后，不得进入清洁区**，只能在规定区域内活动。

5）洗手时，隔离衣不得污染洗手设备。

6）隔离衣应**每天更换一次**；如有潮湿或被污染时，立即更换。

7）挂隔离衣时，应注意半污染区和污染区的区别。

4. 避污纸的使用　避污纸为备用的清洁纸片。使用避污纸拿取物品或做简单隔离操作，可保持双手或物品不被污染，以省略消毒程序。**使用避污纸时，应从上面抓取，不可掀页撕取**。用后应放进污物桶内，以便集中焚烧处理。

考点练习

考点：医院感染的概念（A1型题）

1. 关于医院感染的描述，**错误**的是
   A. 狭义医院内感染的主要对象是住院病人
   B. 病人在出院后感染也可能是医院内感染
   C. 入院前处于潜伏期而在医院内发病不属于医院内感染
   D. 在住院期间发生的感染一定是医院内感染
   E. 医院内感染的发病可在住院期间也可在出院后

考点：医院感染的分类、主要影响因素（A1型题）

2. 医院感染的主要影响因素**不包括**
   A. 易感人群增多
   B. 介入性诊疗手段的增多
   C. 一次性医疗用品的广泛应用
   D. 医院里病原体来源广泛
   E. 医务人员对医院内感染的严重性认识不足

考点：清洁、消毒和灭菌的概念，消毒和灭菌的方法（A1、A2型题）

3. 下列**不属于**热力消毒灭菌法的是
   A. 燃烧法
   B. 煮沸法
   C. 干烤法
   D. 压力蒸汽灭菌法

 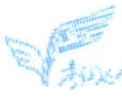

E. 日光曝晒法

4. 不宜采用燃烧法灭菌的物品是
A. 眼科剪
B. 换药碗
C. 气性坏疽病人使用过的敷料
D. 被结核分枝杆菌污染的纸张
E. 镊子筒

5. 病人，女性，59 岁。因间断咳嗽、咳痰 5 年，加重伴咯血 2 个月入院。入院后诊断为浸润型肺结核，给予肌内注射链霉素，口服利福平、异烟肼等治疗。上述病人痰液的最佳处理方法是
A. 消毒灵浸泡
B. 紫外线消毒
C. 痰吐在纸上用火焚烧
D. 甲酚消毒
E. 乙醇消毒

6. 下列关于煮沸消毒法注意事项的描述，**错误**的是
A. 物品需全部浸入水中
B. 空腔导管应预先灌水
C. 玻璃类物品需在水沸腾时放入
D. 如中途加入其他物品须等水再次沸腾后开始计时
E. 橡胶类物品需用纱布包好，水沸腾后放入

7. 煮沸消毒时，海拔每增高 300m，煮沸时间应延长
A. 1 分钟
B. 2 分钟
C. 3 分钟
D. 4 分钟
E. 5 分钟

8. 为了将沸点提高到 105℃，煮沸消毒时可加入
A. 碳酸氢钾
B. 碳酸氢钠
C. 碳酸钙
D. 亚硝酸钠
E. 乳酸钠

9. 病人，女性，60 岁。因慢性支气管炎急性发作入院。现病愈出院，其床垫的消毒可采用
A. 干烤法
B. 日光曝晒法
C. 浸泡消毒法
D. 微波消毒法
E. 压力蒸汽灭菌消毒

10. 预真空压力蒸汽灭菌器的压力及温度分别是
A. 103kPa，121℃
B. 103kPa，126℃
C. 137kPa，128℃
D. 137kPa，130℃
E. 184.4kPa，132℃

11. 某护士用下排气式压力蒸汽灭菌锅进行灭菌，8:35am 锅内压力达到所需要数值，其后一直维持在 103～137kPa 之间，结束灭菌的正确时间是
A. 8:45am
B. 8:50am
C. 9:05am
D. 9:35am
E. 10:00am

12. 下列关于压力蒸汽灭菌注意事项的描述，**错误**的是
A. 物品灭菌前需洗净擦干或晾干
B. 灭菌包不宜过大、过紧
C. 金属物品放在布类物品上面
D. 定期检测灭菌效果
E. 灭菌物品干燥后方可取出

13. 为了达到消毒目的，利用日光曝晒法消毒需要
A. 2 小时
B. 4 小时
C. 6 小时
D. 8 小时
E. 10 小时

14. 某护士使用臭氧灭菌灯对空气进行消毒，消毒结束后间隔多长时间人员方可进入
A. 30 分钟
B. 60 分钟
C. 45 分钟
D. 90 分钟
E. 20 分钟

15. 适用于内镜消毒的化学消毒剂是
A. 甲醛
B. 环氧乙烷
C. 乙醇
D. 碘酊
E. 戊二醛

16. 关于化学消毒剂的使用原则，**错误**的是
A. 待消毒的物品须先洗净、擦干
B. 消毒液中一般不放置棉花、纱布等物
C. 浸泡消毒后的物品，取出后可直接使用
D. 消毒物品应全部浸没在消毒液内，器械的轴节应打开
E. 应定期检测消毒剂浓度

17. 一间 5m×4m×3m 的病房，在使用 2%的过氧乙酸进行空气消毒时，应使用过氧乙酸
A. 240ml
B. 300ml
C. 360ml
D. 480ml
E. 600ml

18. 在乡卫生院工作的护士准备用纯乳酸对换药室进行空气消毒，换药室长、宽、高分别为 4m、5m、3m。需要乳酸的量为
A. 3.6ml
B. 5.8ml
C. 7.2ml

D. 12.8ml
E. 17.4ml

19. 在行纤维胃镜消毒时，宜选择的化学消毒方法是
A. 75%乙醇擦拭
B. 2%戊二醛浸泡
C. 3%过氧化氢浸泡
D. 0.2%过氧乙酸熏蒸
E. 含有效氯0.2%的消毒液浸泡

20. 病人，男性，40岁。急性甲型肝炎，经治疗后康复，拟明天出院。对病人住院期间阅读的个人书籍，正确的消毒方式是
A. 环氧乙烷熏蒸
B. 用氯胺溶液喷雾
C. 用紫外线照射
D. 高压熏蒸灭菌
E. 过氧乙酸熏蒸

21. 下列处理中能达到灭菌的是
A. 将水煮沸(达100℃)后经5～10分钟
B. 床垫、毛毯、衣服、书籍暴晒6小时
C. 用2%碘酊在皮肤上涂擦20秒后用70%乙醇脱碘
D. 用0.2%过氧乙酸溶液浸泡手
E. 2%戊二醛溶液浸泡金属器械及内镜10小时

22. 病人，男性，42岁。主诉咳嗽、咳痰1周，以开放性肺结核收入院。对该病人使用过的餐具应采用
A. 喷雾法消毒
B. 擦拭法消毒
C. 高压蒸汽灭菌法消毒
D. 熏蒸法消毒
E. 浸泡法消毒

考点：无菌技术的概念和原则(A1型题)

23. 下列**不符合**无菌技术操作原则的是
A. 无菌包须有标记和消毒日期
B. 无菌操作时手臂位于腰部水平以上
C. 无菌物品与非无菌物品分别放置
D. 无菌持物钳可夹取所有无菌物品
E. 一份无菌物品仅供一位病人使用

24. 关于无菌技术操作原则的描述，**错误**的是
A. 环境保持清洁，操作前半小时停止清扫
B. 操作者面向无菌区，身体与无菌区保持一定距离
C. 无菌物品一经取出，即使没有使用也不得放回无菌容器
D. 一套无菌物品仅供一位病人使用
E. 无菌物品在未被污染的情况下，有效期为14天

考点：无菌技术的操作方法(A1、A3/A4型题)

25. 无菌持物钳的使用方法，**错误**的是
A. 无菌持物钳的前端不可倒转向上
B. 无菌持物钳的前端不可触及容器口的边缘
C. 无菌持物钳的前端应保持在胸腹部水平
D. 无菌持物钳只能夹取无菌物品
E. 无菌持物钳可直接夹取远处无菌物品

26. 如图所示，护士戴无菌手套时，应保持无菌的区域是

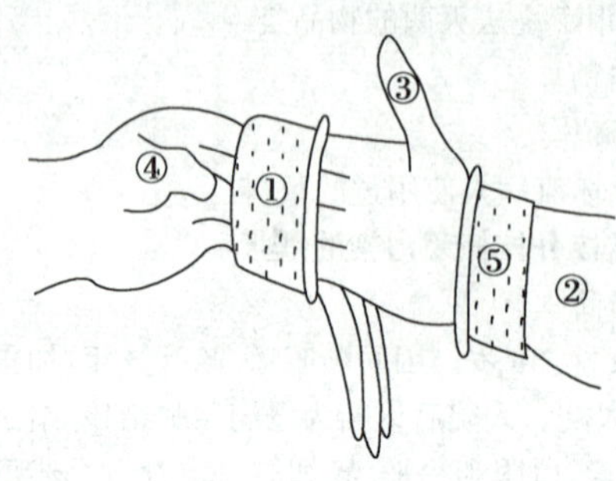

A. ④
B. ②
C. ③
D. ⑤
E. ①

27. 下列关于取无菌溶液的操作**错误**的是
A. 首先核对标签
B. 倒取溶液时先倒少量溶液以冲洗瓶口
C. 倒无菌溶液时，溶液瓶不可触及无菌容器
D. 可将无菌棉签伸入无菌瓶内蘸取溶液
E. 无菌溶液一次未用完，24小时内可再使用

28. 因治疗需要，护士需取300ml无菌生理盐水。护士正确的操作方法是
A. 溶液倒毕，不需注明开瓶日期
B. 用无菌纱布堵于瓶口直接倒取
C. 手持溶液瓶，标签朝下
D. 已倒出的无菌生理盐水，如未污染可倒回瓶内
E. 先旋转倒出少许溶液冲洗瓶口

29. 戴无菌手套的操作方法，**错误**的是
A. 手套外面为无菌区，应保持无菌
B. 戴好手套的手不可接触手套的内面
C. 未戴手套的手可触及手套的外面
D. 发现手套破损应立即更换
E. 不可强拉手套边缘，以免破损

30. 无菌物品在未被污染的情况下有效期为
A. 4小时
B. 24小时
C. 3天
D. 7天
E. 14天

31. 无菌溶液一次未使用完，有效期为
A. 4小时
B. 24小时
C. 3天
D. 7天
E. 14天

(32～34题共用题干)

某护生在临床带教老师的指导下，正在进行无菌技术操作，其任务为铺无菌盘及戴消毒手套。

32. 无菌包打开后，未用完的无菌物品，按原折痕包扎好，注明开包日期及时间，其有效期为

A. 4 小时
B. 8 小时
C. 12 小时
D. 24 小时
E. 48 小时

33. 铺好的无菌盘有效期**不得超过**
A. 4 小时
B. 8 小时
C. 12 小时
D. 24 小时
E. 48 小时

34. 戴无菌手套时，**错误**的一项是
A. 洗手、剪指甲、戴口罩
B. 核对手套号码、灭菌日期及包装
C. 未戴手套的手持手套的反折部分取出手套
D. 戴上手套的手持手套的内面取出手套
E. 戴好手套后，双手置于胸前

考点：隔离技术的概念和隔离区域的设置和划分(A1、A2 型题)

35. 病人，男性，35 岁。患乙型肝炎住感染科。护士告诉病人属于半污染区的是
A. 医生值班室
B. 病室及厕所
C. 病区内走廊
D. 浴室
E. 治疗室

36. 在传染病区中属于污染区的是
A. 走廊
B. 病室
C. 护士站
D. 治疗室
E. 值班室

37. 下列属于半污染区的是
A. 处置室
B. 病人浴室
C. 护士站
D. 配餐间
E. 护士值班室

考点：隔离消毒原则(A1 型题)

38. 关于隔离消毒原则，**错误**的是
A. 穿隔离衣前备齐所用物品
B. 污染物品不得放于清洁区内
C. 病人接触过的用物，须严格消毒后递交
D. 病人的排泄物须按规定消毒处理
E. 病人的传染性分泌物经一次培养为阴性后即可解除隔离

考点：隔离技术操作法(A1、A2 型题)

39. 病人，女性，23 岁。诊断为“甲型肝炎”收住入院。护士护理病人穿过的隔离衣，被视为清洁部位的是
A. 胸前
B. 领口
C. 背部
D. 袖子
E. 腰带以下

40. 关于穿脱隔离衣的操作方法，**错误**的是
A. 隔离衣应完全覆盖工作服
B. 穿隔离衣后不得进入清洁区
C. 隔离衣应每天更换一次
D. 隔离衣挂在半污染区，污染面向外
E. 穿隔离衣前，应备齐一切用物

41. 传染病区护士的隔离衣应
A. 挂在治疗室，污染面向外
B. 挂在值班室，污染面向外
C. 挂在走廊，污染面向外
D. 挂在走廊，清洁面朝外
E. 挂在病房，清洁面向外

42. 病人，男性，50 岁。开放性肺结核。护士在为该病人进行护理操作前，关于戴口罩的注意事项**错误**的是
A. 口罩需紧贴面部
B. 佩戴前必须清洁双手
C. 口罩应完全覆盖口鼻及下巴
D. 口罩有颜色的一面应朝内
E. 系紧固定口罩的带子

参考答案

序号	1	2	3	4	5	6	7	8	9	10	11	12	13	14	15	16
答案	D	C	E	A	C	C	B	B	B	E	C	C	C	A	E	C
序号	17	18	19	20	21	22	23	24	25	26	27	28	29	30	31	32
答案	D	C	B	A	E	E	D	E	E	C	D	E	C	D	B	D
序号	33	34	35	36	37	38	39	40	41	42						
答案	A	D	C	B	C	E	B	D	D	D						

第七节 病人的清洁护理

考情分析

年份	主要考点
2019	口腔护理的错误操作方法；昏迷病人口腔护理时不需准备的用物；用75%乙醇配制50%乙醇时用量的计算；压力性损伤淤血红润期的主要特点；病人取半坐卧位时最容易发生压力性损伤的部位；压力性损伤淤血红润期的护理重点（图片题）
2020	压力性损伤炎性浸润期的表现；压力性损伤炎性浸润期的错误处理（剪去表皮）；长期卧床病人发生压力性损伤的主要原因；床上擦浴主要目的不包括（预防皮肤过敏）；床上洗发时病人出现异常不适时的处理措施
2021	饭后不宜立即洗澡的原因（影响消化）；压力性损伤深度溃疡期的判断（图片题）、压力性损伤深度溃疡期冲洗伤口的溶液（3%过氧化氢）；为肢体外伤的病人穿脱衣服的顺序；护士为病人做口腔护理时采取的人际距离（亲密距离）；压力性损伤浅度溃疡期的判断
2022	口腔真菌感染的判断及漱口溶液的选择；口腔铜绿假单胞菌感染时选择的漱口溶液；头发缠结松解头发时选择的溶液（30%乙醇）；压力性损伤炎性浸润期的判断；压力性损伤坏死溃疡期冲洗伤口的溶液；晚间护理的主要目的是（保持病房整洁、舒适）
2023	卧床病人受压部位皮肤出现紫红色水疱、硬结的压力性损伤分期（炎性浸润期）及处理措施（消毒包扎）；压力性损伤坏死溃疡期首要的护理问题（皮肤完整性受损）；俯卧位压力性损伤的好发部位（图片题）

考点导航

一、口腔护理

特殊病人口腔护理适用于**高热、昏迷、禁食、鼻饲、口腔有疾患、大手术后**及其他生活不能自理的病人。

（一）目的

1. 保持口腔清洁、湿润，使病人舒适，预防口腔感染等并发症。
2. 防止口臭、牙垢，增进食欲，保持口腔正常功能。
3. 观察口腔黏膜、舌苔的变化，以及有无特殊口腔气味，以提供病情观察的动态信息。

（二）用物

1. 治疗盘 治疗碗、漱口溶液浸湿的棉球，弯止血钳1把，镊子1把，压舌板1个，小茶壶或杯子（内盛漱口水），弯盘，**吸水管（昏迷者不需要准备）**，漱口溶液，手电筒，治疗巾，必要时备开口器；液状石蜡、冰硼散、锡类散、西瓜霜、制霉菌素甘油、金霉素甘油等外用药。

2. 常用漱口溶液（表1-7-1）

表1-7-1 常用漱口溶液

漱口溶液	使用情况	适宜pH
0.9%氯化钠溶液	清洁口腔，预防感染	中性
朵贝尔溶液（复方硼酸溶液）	**轻微抑菌，消除口臭**	中性
0.02%呋喃西林溶液	清洁口腔，有广谱抗菌作用	中性
1%～3%过氧化氢溶液	遇有机物时放出新生氧，有抗菌、防臭作用	偏酸性
1%～4%碳酸氢钠溶液	属碱性药剂，用于**真菌感染**	偏酸性
2%～3%硼酸溶液	属酸性防腐剂，可改变细菌的酸碱平衡，起抑菌作用	pH偏碱性
0.1%醋酸溶液	用于**铜绿假单胞菌感染**	偏碱性

（三）口腔护理的操作方法（关键步骤）

1. 备齐用物携至床旁，向病人解释。

 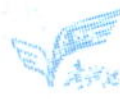

2. 协助病人侧卧或仰卧头偏向右侧，颌下铺治疗巾，弯盘置于口角旁。

3. 湿润口唇与口角，嘱病人张口，观察口腔情况，**取下义齿**。协助病人用漱口水漱口（亲：昏迷病人无法吞咽，不能漱口哦，以免漱口水误入气管）。

4. 用压舌板撑开一侧颊部，弧形擦洗一侧颊部，**由磨牙至切牙**，擦洗左侧外面。同法擦洗右侧外面。

5. 嘱病人张口，依次擦洗左侧上内侧面、左上咬合面、左下内侧、左下咬合面。同法擦右侧，再擦洗上腭及舌面、舌下，勿触及咽部。每擦洗一个部位，更换一个湿棉球。

6. 擦洗完毕，协助病人漱口，擦净口周。

7. 再次观察口腔是否擦洗干净，口腔黏膜如有溃疡，可酌情涂药，口唇干裂可涂液状石蜡或唇膏。

（四）注意事项

1. **擦洗时动作要轻**，以免损伤口腔黏膜，特别是**对凝血功能较差的病人**。

2. **昏迷病人禁忌漱口，需用开口器，应从磨牙处放入**，对牙关紧闭者不可用暴力使其开口。**擦洗时棉球不宜过湿**，以防溶液误吸入呼吸道。**棉球要用止血钳夹紧，每次1个**，防止遗留在口腔，必要时要清点棉球数量。

3. 传染病人用物须按消毒隔离原则处理。

4. **长期应用抗生素者，应观察口腔黏膜有无真菌感染**。

5. 对活动义齿应先取下，待病人漱口后再戴上。**暂时不用的义齿，可浸于冷水杯**中备用，每日更换一次清水。**不可**将义齿**泡在热水或乙醇内**，以免义齿变色、变形和老化。

二、头发护理

（一）床上梳发

1. 目的　对生活不能自理的病人，护士协助梳发。

（1）按摩头皮，促进头皮血液循环。

（2）除去头发污秽，使病人整洁、舒适、美观。

（3）维护病人自尊、自信。

2. 用物　治疗巾、梳子、**30%乙醇**和纸1张（用于包脱落的头发）。

3. 操作方法

（1）备齐用物携至床旁，向病人作好解释，协助病人抬头，将治疗巾铺于枕头上，将头偏向一侧。

（2）将头发从中间分为两股，左手握住一股头发，**由发梢一段段梳至发根**。长发可将头发绕在示指上，以免拉得太紧，使病人感到疼痛，如遇有头发打结时，**可用30%乙醇湿润**后再小心梳顺。

考点汇总

不同浓度乙醇的作用（主编归纳，严禁转载，违者必究）

1. 20%～30%乙醇　急性肺水肿时湿化给氧，从而降低肺泡内泡沫的表面张力。
2. 30%乙醇　湿润、松解头发缠结。
3. 50%乙醇　皮肤按摩。
4. 75%乙醇　**皮内注射**和新生儿头皮静脉、脐部消毒、**预防接种皮肤消毒**，供皮区的消毒（70%）。
5. 95%乙醇　用于燃烧法消毒和静脉炎湿敷等。

（3）同法再梳对侧。

（4）将脱落的头发缠紧包于纸中，取下治疗巾，安置病人。

（二）床上洗发

1. 目的

（1）可按摩头皮，促进头皮血液循环。

（2）除去污秽和脱落的头屑，保持头发清洁，使病人舒适。

（3）维护病人自尊、自信。

（4）预防和灭除虱、虮，防止疾病传播。

2. 操作方法

（1）备齐用物携至床旁，向病人解释以取得合作。

（2）**调节室温，水温略高于体温，以不超过40℃为宜**。根据季节关门窗，必要时使用屏风。按需要给予便盆，放平床头，移开床旁桌、椅。

（3）将橡胶单、大毛巾铺于枕头上，病人仰卧，松开领口，移枕头于肩下，将大毛巾反折，围在病人颈部，并用别针固定。

(4) 放置马蹄形槽、脸盆与扣杯或洗头车。

(5) 梳理头发，用棉球塞双耳，用纱布(或眼罩)遮盖病人双眼或嘱病人闭上双眼。

(6) 洗发：洗发过程中要将头发充分湿透，用指腹揉搓头发，按摩头皮，直至洗净为止，同时防止污水溅入眼、耳内。

(7) 洗毕，将肩下枕头移至头部，用大毛巾轻揉头发、擦干，用热毛巾擦干面部，取下眼部纱布及耳内棉球。

(8) 用梳子梳顺头发、散开，必要时可用电吹风吹干头发。

(9) 安置病人，取舒适卧位，整理床单位。

(10) 清理用物，记录。

3. 注意事项

(1) 洗发过程中，应随时注意观察病情变化，**如发现面色、脉搏、呼吸异常时应立即停止操作**。

(2) 身体极度虚弱的病人不宜床上洗发。

(3) 注意调节水温与室温，注意保暖，及时擦干头发，以免着凉。

(4) 洗发过程中应注意防止污水溅入眼、耳内，并避免沾湿衣服及床单。

(5) 洗发时间不宜过长，以免引起头部充血、疲劳，造成病人不适。

(三) 灭头虱、虮法

1. 常用灭虱药液为**30%含酸百部酊剂**。**配制：百部30g，加50%乙醇100ml，再加入纯乙酸1ml**，盖严，48小时后方可使用。

2. 操作方法

(1) 穿隔离衣，戴手套，将用物携至床旁，向病人解释以取得合作。

(2) 病人若为男性或儿童，应动员剃去头发，女性病人应将头发剪短后再行灭虱。剪下的头发，可用纸包好烧毁，以便彻底灭虱，预防传染病的传播。

(3) 按洗头法做好准备，将头发分为若干小股，用纱布蘸灭虱液，按顺序擦遍头发，并用手反复揉搓头发，**时间为10分钟**，再戴帽子或用治疗巾严密包裹头发。

(4) **24小时后取下帽子，用篦子去除死虱和虮**。

(5) 清洗头发。

(6) 更换床上被服、病人衣裤，按隔离原则进行消毒处理。

3. 注意事项

(1) 操作中应防止灭虱药液沾污面部及眼部。

(2) 用药后，应注意观察病人局部及全身有无反应。

(3) 严格执行消毒隔离制度，以防感染发生。

三、皮肤护理

(一) 淋浴和盆浴

1. 目的

(1) 去除污垢，保持皮肤清洁。

(2) 促进皮肤血液循环，增强其排泄功能，预防皮肤感染及压力性损伤等并发症。

(3) 观察全身皮肤有无异常，为临床诊治提供依据。

(4) 使肌肉放松，保持良好的精神状态。

2. 操作方法

(1) 备齐用物，代为存放贵重物品。送病人进浴室，关闭门窗，向病人交代有关事项。

(2) 调节室温至22℃以上，**水温以皮肤温度为准，浴室不宜闩门**，可在门外挂牌示意，以便发生意外时能及时进入。

(3) 了解病人入浴时间，如时间过久应予询问，以防意外发生。

(4) 整理用物，观察病人沐浴后的情况，需要时记录。

3. 注意事项

(1) **饭后须过1小时才能进行沐浴**，以免影响消化。

(2) 防止病人滑倒、受凉、晕厥、烫伤等意外情况发生。

(3) **盆浴浸泡时间不宜超过10分钟**[*]，衰弱、创伤、患心脏病需卧床的病人，不宜淋浴和盆浴。

(4) 传染病人进行沐浴，应根据病种、病情按隔离原则进行。

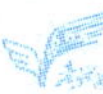

(二) 床上擦浴

1. 目的

(1) 去除污垢,保持皮肤清洁,使病人舒适。

(2) 促进皮肤血液循环,增强其排泄功能,预防皮肤感染及压力性损伤等并发症。

(3) 观察全身皮肤有无异常,提供疾病信息。

(4) 活动肢体,使肌肉放松,防止肌肉挛缩和关节僵硬等并发症。

2. 操作方法

(1) 备齐用物携至床旁,作好解释,以取得合作。

(2) 必要时关闭门窗,用屏风遮挡病人,调节室温在24℃以上。

(3) 如病情许可,放平床头、床尾支架,松开床尾盖被。

(4) 将脸盆放于床头桌上,**按季节和个人习惯调节水温**。

(5) 擦洗方法:先用小毛巾涂浴皂擦洗,再用湿毛巾擦净皂液,然后用清洗后的毛巾再擦洗,最后用浴巾边按摩边擦干。

(6) 擦洗顺序:①为病人洗脸、颈部:将毛巾缠于手上,依次擦洗眼、额、面颊部、鼻翼、人中、耳后、下颌直至颈部。②清洗上肢和胸腹部:为病人**脱下衣服(先脱近侧,后脱远侧;如有外伤则先脱健肢,后脱患肢)**,在擦洗部位下面铺上大毛巾,按顺序擦洗两上肢和胸腹部。协助病人侧卧清洗双手。③擦洗后颈、背、臀部:协助病人侧卧,背部朝向护士,依次擦洗后颈、背部及臀部,并**用50%乙醇按摩背部及受压部位;协助病人穿上清洁衣服(先穿远侧,再穿近侧;先穿患肢,再穿健肢)**。④擦洗双下肢、踝部,清洗双足。⑤擦洗会阴部。

(7) 酌情在骨骼隆突部位用50%乙醇进行按摩,预防压力性损伤的发生。

(8) 整理床单位,更换床单,安置病人,清理用物,开窗通风。

3. 注意事项

(1) 操作过程中,护士应遵循节力原则。

(2) 掌握擦洗的步骤,及时更换温水,腋窝、腹股沟等皮肤皱褶处应擦洗干净。

(3) 动作要轻柔、敏捷,防止受凉。

(4) 注意观察病情变化及全身皮肤情况,**如病人出现寒战、面色苍白等变化,应立即停止擦洗**,给予适当处理。

四、压力性损伤的预防及护理

(一) 概念

压力性损伤是指局部组织长期受压、血液循环障碍,持续缺血、缺氧、营养不良而致的组织溃烂坏死。

(二) 压力性损伤发生的原因

1. **力学因素**

(1) 压力:**垂直压力**是造成压力性损伤的最主要因素。局部组织持续受压,可导致毛细血管血液循环障碍,造成组织缺氧,引起组织损害,导致压力性损伤的发生。

(2) 摩擦力:病人在床上活动或搬运病人时,皮肤受到床单和衣服表面的逆行阻力摩擦,易损伤皮肤角质层。当皮肤被擦伤后,再受到汗渍、尿液、粪便等的浸渍时,更易发生压力性损伤。

(3) 剪切力:剪切力是两层组织相邻表面间的滑行,产生进行性的相对移动所引起的,由摩擦力和压力相加而成。

2. **理化因素刺激** 皮肤经常受潮湿、摩擦、排泄物等理化因素的刺激,使皮肤抵抗力降低。

3. **全身营养不良或水肿** 营养不良是导致压力性损伤的内因。全身营养不良或水肿的病人皮肤组织较薄,抵抗力弱,一旦受压缺血、缺氧更为严重,易导致皮肤破损。常见于长期发热、年老体弱、水肿、瘫痪、昏迷及恶病质等病人。

4. 其他 如受限制的病人,使用石膏绷带、夹板及牵引时,松紧不适,衬垫不当等。

(三) 压力性损伤的好发部位(图1-7-1)

1. **仰卧位** 如**枕骨粗隆处**、**肩胛**、**肘部**、**骶尾部**、**足跟**等,**最常发生于骶尾部**。

2. 侧卧位 如**耳郭**、**肩峰**、肋骨、髋部、**膝关节内外侧**、**内外踝**等处。

3. 俯卧位 如面颊、耳郭、肩峰、**髂前上棘**、肋缘突出部、膝前部、**足尖**等处。

4. 坐位 发生于坐骨结节处。

温馨提示

亲,压力性损伤的好发部位不用记哦,晚上躺在床上,少穿点衣服,取不同卧位,看看身体哪个部位与床单接触最紧密,哪个地方就容易发生压力性损伤,如仰卧时,后脑勺(枕骨粗隆)、肩胛骨、肘部、骶尾部、脚后跟与床接触最紧密,因此最容易发生压力性损伤。

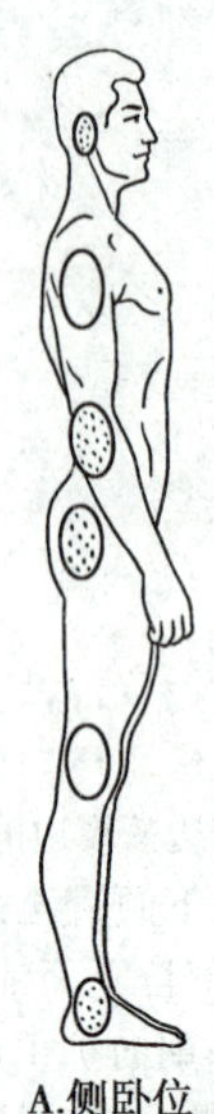
A.侧卧位

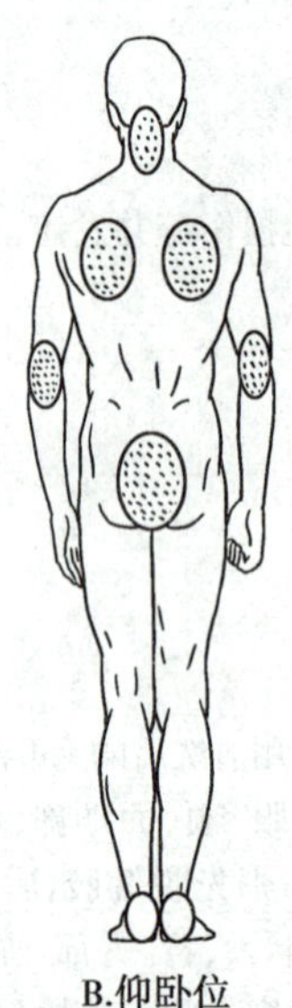
B.仰卧位

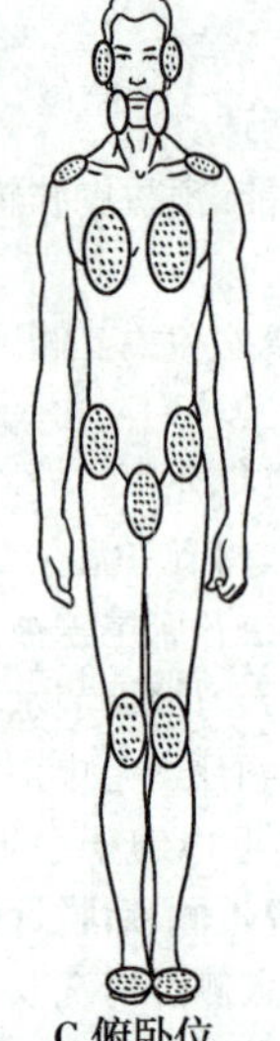
C.俯卧位

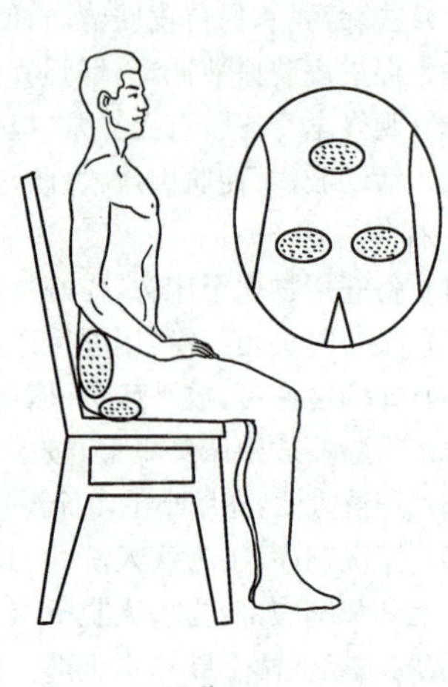
D.坐位

图 1-7-1 不同卧位时压力性损伤的好发部位

(四) 压力性损伤的分期及临床表现

1. **淤血红润期**(Ⅰ期) 受压的局部皮肤出现**红、肿、热、麻木或触痛**,但皮肤表面无破损,为可逆性改变。

2. **炎性浸润期**(Ⅱ期) 红肿部位继续受压,血液循环仍旧得不到改善,静脉回流受阻,受压皮肤表面颜色转为**紫红,皮下产生硬结**,表皮出现**水疱**。水疱极易破溃,显露出潮湿红润的创面,病人感觉疼痛。

3. **浅度溃疡期**(Ⅲ期) **浅层组织感染,脓液流出,溃疡形成**,病人疼痛感加重。

4. **坏死溃疡期**(Ⅳ期) 坏死组织侵入真皮下层和肌肉层,感染可扩展至骨面。**坏死组织发黑,脓性分泌物增多,有臭味**。严重者可引起败血症。

(五) 压力性损伤的预防

1. 避免局部组织长期受压

(1) 鼓励和协助长期卧床的病人经常更换体位:**一般每2小时翻身一次**,翻身间隔时间可根据病情和局部皮肤情况及时调整,必要时每30分钟翻身一次。**翻身时应尽量将病人身体抬起,避免拖、拉、推等动作**,以防擦伤皮肤。

(2) 保护骨隆突处和支持身体空隙处:病人体位安置妥当后,可**在身体空隙处垫软枕或海绵垫**。对易受压部位如足部,必要时可用支被架抬高被毯,以避免局部受压。

(3) 正确使用石膏、夹板、绷带:使用石膏、夹板、绷带固定的病人,衬垫应平整、松紧适度、位置合适,应仔细观察局部皮肤和肢端皮肤颜色的变化情况。

2. 避免局部理化因素的刺激

(1) 保持皮肤干燥,有大小便失禁、出汗、呕吐及分泌物多者,应及时擦洗干净,以保护皮肤免受刺激;被服污染应及时更换;**不可让病人直接卧于橡胶单上**。小儿要勤更换尿布。

(2) 床单、被褥要保持清洁、平整、干燥、无碎屑。

(3) **便器应选择无破损的,使用时抬起病人腰骶部,避免强塞硬拉**。

3. 促进局部血液循环

(1) 手法按摩

1) 全背按摩:协助病人俯卧或侧卧,暴露背部;先用温水进行擦洗,再将少许**50%乙醇**倒入手掌内按摩。由骶尾部开始,沿脊柱旁向上按摩,至肩部后环形向下至尾骨止,如此反复有节奏地按摩数次。再用拇指指腹由骶尾部开始沿脊柱按摩至第7颈椎处(图1-7-2)。

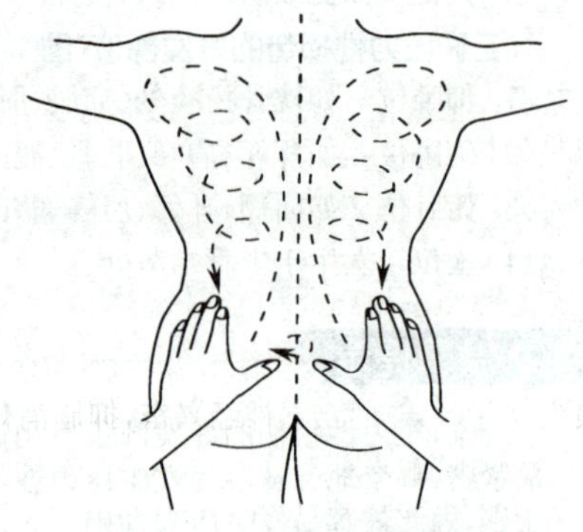
图 1-7-2 全背按摩的手法

2) 局部按摩:蘸少许50%乙醇,以手掌大小鱼际肌紧贴病人皮肤,做压力均匀的环形按摩,压力由轻到重,由重到轻,每次3~5分钟。

(2) 电动按摩器按摩:操作者手持按摩器紧贴皮肤,进行按摩。

4. 改善营养状况 根据病情给予高蛋白、高维生素膳食,以增强机体抵抗力及组织修复能力。适当补充矿物质,如口服硫酸锌,促进慢性溃疡的愈合。

(六) 压力性损伤的护理

1. **淤血红润期** 此期应及时去除病因,积极采取各种预防措施,防止局部

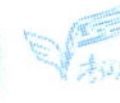

继续受压，**增加翻身次数**，避免摩擦、潮湿等刺激，保持局部清洁、干燥，促进局部血液循环，改善全身营养状况。

2. 炎性浸润期 保护皮肤，避免感染。除继续加强上述措施外，**对未破的小水疱可用无菌纱布包扎**，并减少摩擦，预防感染，促进其自行吸收；**大水疱应先消毒局部皮肤，再用无菌注射器抽出水疱内液体**（不可剪去表皮），表面涂以消毒液，并用无菌敷料包扎。如水疱已破溃，应消毒创面及其周围皮肤，再用无菌敷料包扎。

3. 溃疡期 此时应解除压迫，清洁创面，祛腐生新，促其愈合。根据伤口情况，按外科换药法给予相应处理。常用生理盐水、**3%过氧化氢**等溶液冲洗创面，去除坏死组织，再外敷抗生素，并用无菌敷料包扎。同时也可辅以物理疗法，如红外线灯照射、鸡蛋内膜覆盖、局部氧疗等，以促进创面愈合。

五、晨晚间护理

（一）晨间护理

晨间护理**一般在清晨诊疗工作前完成**。

1. 目的

(1) 使病人清洁舒适，预防压力性损伤及肺炎等并发症。

(2) 保持病室及病床的整洁、舒适、美观。

(3) 观察和了解病情。

(4) 进行心理护理及卫生宣传。

2. 护理内容

(1) 问候病人。

(2) 协助病人排便，留取标本，更换引流瓶，必要时关闭门窗，遮挡病人。

(3) 放平床上支架，协助病人进行口腔护理、洗脸、洗手，帮助病人梳头，协助病人翻身，并检查皮肤受压情况，擦洗并用50%乙醇按摩背部。

(4) 整理床单位，酌情更换床单、被罩、枕套及衣裤。

(5) 注意观察病情，了解病人夜间睡眠情况，并进行心理护理，开展健康教育。

(6) 整理病室，酌情开窗通风，保持病室空气清新。

（二）晚间护理

晚间护理是晚间入睡前为病人提供的护理。

1. 目的

(1) 保持病室安静，病床整洁。

(2) 注意观察病情，了解病人心理需求，做好身心护理。

2. 护理内容

(1) 协助病人排便，进行口腔护理、洗脸、洗手，帮助病人梳头、热水泡脚，为女病人清洁会阴部。

(2) 检查病人皮肤受压情况，擦洗并用50%乙醇按摩背部及骨隆突处，协助病人翻身，安置舒适卧位。

(3) 整理床单位，需要时更换床单、被罩、枕套及衣裤。

(4) 创造良好的睡眠环境，酌情开关门窗，保持病室安静，消除噪声，调节室内光线（关大灯，开地灯），保持病室光线暗淡。

(5) 经常巡视病房，了解病人睡眠情况，注意观察病情，酌情处理。

考点练习

考点：口腔护理的目的、用物（A1、A2型题）

1. 特殊口腔护理的适应证**不包括**
   A. 禁食
   B. 高热
   C. 鼻饲
   D. 昏迷
   E. 腹泻

2. **不属于**口腔护理适用对象的是
   A. 昏迷病人
   B. 禁食病人
   C. 高热病人
   D. 鼻饲病人
   E. 产妇

3. 病人，男性，29岁。因外伤致昏迷，需鼻饲。护士在晨晚间为其进行口腔护理的目的**不包括**
   A. 保持口腔清洁
   B. 清除口腔内一切细菌
   C. 清除口臭、牙垢
   D. 观察口腔黏膜
   E. 预防并发症

4. 病人，男性，72岁。肺性脑病，昏迷，给予呼吸机辅助呼吸。近1周病人高热并发肺部感染，给予大剂量抗生素治疗。今晨护士为其进行口腔护理时发现其口腔黏膜破溃，创面上附着白色膜状物，拭去附着物可见创面

轻微出血。护士为该病人做口腔护理时，最适宜的漱口液是
A. 生理盐水
B. 复方硼酸溶液
C. 1%～4%碳酸氢钠溶液
D. 0.1%醋酸溶液
E. 1%～3%过氧化氢溶液

5. 去除口臭宜选用的漱口液是
A. 生理盐水
B. 复方硼酸溶液
C. 1%～4%碳酸氢钠溶液
D. 2%～3%硼酸溶液
E. 0.1%醋酸溶液

6. 病人，男性，65 岁。因慢性支气管炎入院。细菌培养显示铜绿假单胞菌感染。护士为病人做口腔护理时应选用的漱口液是
A. 生理盐水
B. 复方硼酸溶液
C. 0.02%呋喃西林溶液
D. 1%～4%碳酸氢钠溶液
E. 0.1%醋酸溶液

7. 某病人使用抗生素数周，近日发现口腔黏膜有乳白色分泌物，为其做口腔护理时应选择的漱口液是
A. 2%硼酸
B. 0.02%呋喃西林
C. 4%碳酸氢钠
D. 2%过氧化氢
E. 0.1%醋酸

考点：口腔护理的操作方法和注意事项（A1、A2 型题）

8. 病人，女性，32 岁。患白血病，长期用抗生素。护士在评估口腔的过程中，发现病人口腔黏膜有乳白色分泌物。为该病人做口腔护理时，护士的操作手法<u>错误</u>的是
A. 观察口腔情况，取下义齿
B. 擦洗颊部时由外向内
C. 擦洗舌头时勿触及咽部
D. 口唇干裂可涂液状石蜡
E. 每擦洗一个部位，更换一个棉球

9. 病人，女性，32 岁。患白血病，长期用抗生素。护士在评估口腔的过程中，应特别注意观察
A. 口腔黏膜有无溃疡
B. 口腔有无特殊气味
C. 口腔黏膜有无真菌感染
D. 口腔黏膜有无出血
E. 口唇有无干裂

10. 为昏迷病人进行口腔护理时开口器应从
A. 切牙处放入
B. 尖牙处放入
C. 磨牙处放入
D. 双腭处放入
E. 脸颊处放入

11. 为危重病人做口腔护理，取下的活动性义齿应放入
A. 热水中
B. 清水中
C. 酒精中
D. 生理盐水中
E. 碳酸氢钠溶液中

12. 病人，女性，72 岁。因脑梗死入院治疗，护士为其进行口腔护理前，如何处理其义齿
A. 盛有 30%乙醇的杯子里
B. 盛有 75%乙醇的杯子里
C. 干燥的密封盒内
D. 盛有热水的杯子里
E. 盛有冷水的杯子里

13. 为昏迷病人做口腔护理，<u>错误</u>的是
A. 开口器从磨牙处放入
B. 棉球不可过湿
C. 棉球须夹紧
D. 头偏向一侧
E. 协助病人漱口

14. 为昏迷病人进行口腔护理时，<u>不需要</u>准备的用物是
A. 手电筒
B. 血管钳
C. 开口器
D. 棉签
E. 吸水管

15. 病人，男性，50 岁。因脑出血后昏迷，护士在为其做口腔护理时应特别注意
A. 动作轻柔
B. 禁忌漱口
C. 先取下义齿
D. 夹紧棉球
E. 观察异味

考点：床上梳发、床上洗发（A1、A2 型题）

16. 为卧床病人进行床上洗头时水温应<u>不超过</u>
A. 24℃
B. 32℃
C. 40℃
D. 50℃
E. 60℃

17. 病人，男性，18 岁。因高热多日入院。护士接诊时发现病人的头发已纠结成团，可用下列哪种溶液湿润梳通头发
A. 温水
B. 生理盐水
C. 70%乙醇
D. 百部酊
E. 30%乙醇

18. 病人，男性，25 岁。因下肢骨折卧床治疗 2 周。护士在为其床上洗发过程中，病人突然感到心慌、气促、面

色苍白、出冷汗。护士应立即
A. 请病人深呼吸
B. 给予镇静药
C. 尽快完成洗发
D. 通知医生
E. 停止洗头让病人平卧

考点四：灭头虱、虮法(A1 型题)

19. 关于灭头虱液的成分，正确的一组是
A. 10g 百部，30%乙醇 60ml
B. 20g 百部，40%乙醇 80ml
C. 30g 百部，50%乙醇 100ml
D. 40g 百部，60%乙醇 120ml
E. 50g 百部，30%乙醇 140ml

考点：淋浴和盆浴、床上擦浴(A1 型题)

20. 下列病人<u>不宜</u>进行盆浴的是
A. 小儿
B. 老年病人
C. 传染病病人
D. 妊娠 7 个月以上的孕妇
E. 精神病病人
21. 病人，男性，28 岁。左肱骨干骨折后行切开复位内固定术。术后护士帮助其更换上衣的步骤是
A. 先脱左侧，后穿右侧
B. 先脱左侧，不穿右侧
C. 先脱左侧，后穿左侧
D. 先脱右侧，后穿右侧
E. 先脱右侧，后穿左侧
22. 为卧床病人进行床上擦浴时，**错误**的操作是
A. 依次擦洗眼、额、面颊、鼻翼、人中、耳后、下颌直至颈部
B. 遮挡病人，保护病人隐私
C. 将热水倒入脸盆约 2/3 满
D. 为外伤病人脱衣时先脱患侧后脱健侧
E. 擦浴后骨突处用 50%乙醇做按摩
23. 病人，女性，80 岁。因脑出血后肢体瘫痪，长期卧床。护士为其进行背部皮肤护理，现有 75%乙醇一瓶，需要配制适用于背部按摩浓度的乙醇 50ml，则需要取用 75%乙醇的量为
A. 50ml
B. 38ml
C. 43ml
D. 33ml
E. 30ml

考点：压力性损伤的概念、发生原因、好发部位(A1、A2 型题)

24. 压力性损伤发生的原因<u>不包括</u>
A. 局部组织长期受压
B. 使用石膏绷带衬垫不当
C. 全身营养缺乏
D. 局部皮肤经常受排泄物刺激
E. 肌肉软弱萎缩
25. 病人，男性，78 岁。脑卒中入院治疗，既往有高血压、肺心病。病人右侧肢体偏瘫，咳嗽、呼吸困难，半坐卧位。病人最易出现压力性损伤的部位是
A. 右足跟
B. 骶尾部
C. 右肩胛部
D. 肘部
E. 枕部
26. 病人，女性，60 岁。2 周前因高血压性脑出血导致肢体瘫痪。病人神志清楚，说话口齿不清，大小便失禁。护士协助病人翻身后，在身体空隙处垫软枕，其作用是
A. 促进局部血液循环
B. 降低局部组织所承受的压力
C. 降低空隙处所受压强
D. 减少皮肤的摩擦刺激
E. 防止排泄物对局部的直接刺激
27. 属于仰卧位时压力性损伤的好发部位是
A. 坐骨结节处
B. 髂前上棘
C. 耳郭
D. 肩胛
E. 内外踝
28. 属于俯卧位时压力性损伤的好发部位是
A. 坐骨结节处
B. 髂前上棘
C. 耳郭
D. 肩胛
E. 内外踝

考点：压力性损伤的分期及临床表现(A1、A2 型题)

29. 病人，男性，65 岁。因脑出血后长期卧床，护士为其翻身时发现骶尾部皮肤如图所示(附文末彩图 7)。该病人属于压力性损伤的

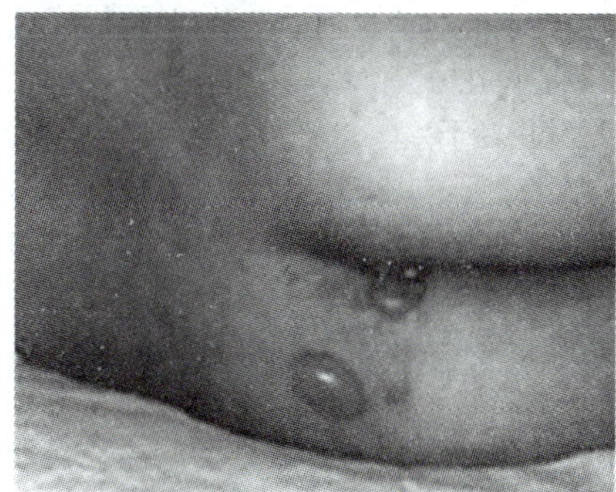

A. 炎性浸润期
B. 淤血红润期
C. 浅度溃疡期
D. 深度溃疡期
E. 局部皮肤感染
30. 下列哪项<u>不属于</u>压力性损伤炎性浸润期的临床表现

A. 皮肤表面出现呈紫红色
B. 皮下产生硬结
C. 表皮有水疱
D. 病人感觉疼痛
E. 浅层组织有脓液流出

31. 病人，女性，60岁。因脑出血入院2周。目前病人意识不清，骶尾部皮肤发红，大小为3cm×3cm，未破损。病人的压力性损伤处于
A. 淤血红润期
B. 炎性浸润期
C. 浅度溃疡期
D. 深度溃疡期
E. 坏死溃疡期

32. 护士对75岁的老年病人进行皮肤状况的评估，下列信息中表明病人皮肤存在潜在问题的是
A. 皮肤表面干枯粗糙
B. 皮肤存在硬结
C. 皮肤色素沉着增多
D. 皮肤弹性减弱
E. 皮肤皱纹增多

考点：压力性损伤的预防及护理(A1、A2、A3/A4 型题)

33. 病人，男性，30岁。身高170cm，体重56kg，双下肢瘫痪。护士于6时40分为其翻身，检查见全身皮肤状况良好。该病人下一次翻身时间是
A. 8时40分
B. 9时40分
C. 10时40分
D. 9时10分
E. 10时10分

34. 关于压力性损伤炎性浸润期的护理措施，错误的是
A. 增加翻身次数
B. 保护皮肤，避免感染
C. 未破的小水疱可用无菌纱布包扎
D. 大水疱直接用注射器抽出水疱内液体
E. 破溃的水疱应消毒创面及其周围皮肤，然后用无菌敷料包扎

(35～36题共用题干)

病人，女性，65岁。因脑出血致肢体偏瘫入院。住院1个月以后，护士发现其骶尾部皮肤发红，并伴有肿、热、麻木，但皮肤未出现破损。

35. 该病人骶尾部的压力性损伤属于哪一期
A. 淤血红润期
B. 炎性浸润期
C. 浅度溃疡期
D. 深度溃疡期
E. 坏死溃疡期

36. 针对该病人的情况，护士应采取的主要护理措施是
A. 增加翻身的次数
B. 保持床铺平整
C. 局部皮肤按摩
D. 改善全身营养状况
E. 无菌纱布包扎

(37～38题共用题干)

病人，男性，27岁。因车祸致右股骨干骨折入院。入院后行股骨干切开复位内固定术。住院期间，护士查房时发现病人骶尾部皮肤呈暗红色。

37. 该病人的皮肤问题属于压力性损伤的哪一期
A. 淤血红润期
B. 炎性浸润期
C. 浅度溃疡期
D. 深度溃疡期
E. 坏死溃疡期

38. 为该病人做按摩时可使用
A. 50%的乙醇
B. 70%的乙醇
C. 90%的乙醇
D. 松节油
E. 温水

39. 病人，女性，67岁。因心力衰竭需绝对卧床休息。当班护士检查病人骶尾部皮肤情况时，出现变化如图所示(附文末彩图8)。此时护理重点是

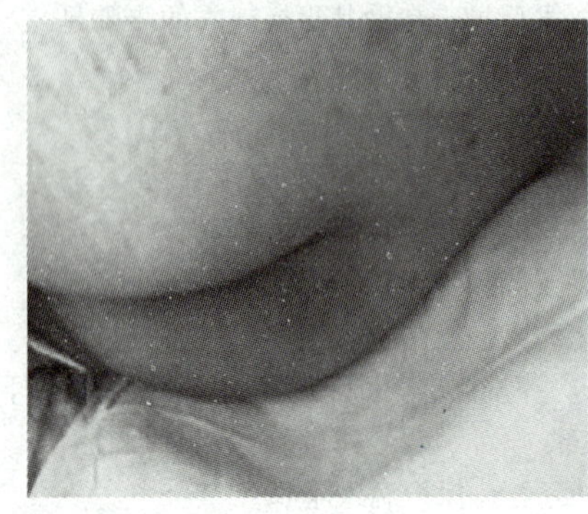

A. 紫外线照射
B. 增加翻身次数
C. 表面涂安息香酊
D. 红花煎剂湿敷
E. 敷新鲜鸡蛋皮内膜

考点：晨间护理及晚间护理(A1、A2 型题)

40. 晚间护理的内容不包括
A. 帮助病人入睡
B. 观察病情
C. 进行生活护理
D. 必要时给病人加盖被
E. 饮食指导

41. 病人，女性，50岁。急性胆囊炎术后第2天，其晨间护理的内容不包括
A. 漱口
B. 洗脸
C. 梳头
D. 检查局部伤口
E. 观察睡眠情况

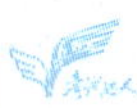

参考答案

序号	1	2	3	4	5	6	7	8	9	10	11	12	13	14	15	16
答案	E	E	B	C	B	E	C	B	C	C	B	E	E	E	B	C
序号	17	18	19	20	21	22	*23	24	25	26	27	28	29	30	31	32
答案	E	E	C	D	D	D	D	E	B	B	D	B	A	E	A	B
序号	33	34	35	36	37	38	39	40	41							
答案	A	D	A	A	B	A	B	E	E							

*23 题解析：皮肤按摩所用的乙醇浓度为 50%。配制 50%乙醇 50ml，需要 75%乙醇(50%×50)÷75%=33ml。

第八节　生命体征的评估

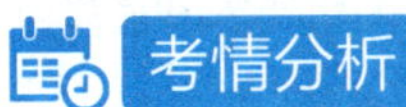

考情分析

年份	主要考点
2019	稽留热的判断；可测量口腔测温的人群是；体温计摔碎后收集的汞滴应装入的容器(玻璃瓶)；被水银污染的地面应使用哪种物质中和(硫黄粉)；脉搏和呼吸的测量方法；血压的生理性变化；血压的测量方法
2020	影响血压的主要因素不包括(呼吸频率)；体温计咬碎后的处理措施；肺炎链球菌肺炎的热型，体温下降期的特点(产热<散热)；物理降温后再次测量体温的间隔时间；血压计袖带下端放置的位置
2021	热型的判断；禁忌测口温的情形；脉搏短绌的测量方法；测肛温时肛表插入肛门的深度(3～4cm)；测血压的"四定"是指；成人直肠温度的正常范围；测量血压的错误步骤(视频题)；为心律失常病人测量脉搏的时间不得少于(1 分钟)
2022	稽留热(图片题)见于哪种疾病；弛张热(图片题)见于哪种疾病；高热持续期的特点(产热和散热维持在较高水平)；高热病人 24 小时测几次体温(6 次)；"三凹征"的含义；酮症酸中毒时的呼吸型态(图片题)；房颤病人脉搏特点的错误描述(脉率大于心率)；脉搏短绌测量的错误步骤(视频题)
2023	心包积液病人出现的异常脉搏(奇脉)；稽留热的判断(图片题)；间歇热的判断(图片题)；高热患儿的饮食指导(半流质饮食)；测量高血压的错误步骤(视频题)

考点导航

一、体温的评估及护理

(一) 体温的评估

1. 体温的产生与生理调节

(1) 体温的产生：体温是人体新陈代谢和骨骼肌运动过程中不断产生热能的结果。

(2) 体温的生理调节：体温是通过大脑与丘脑下部的体温调节中枢的调节和神经体液的作用，使产热和散热保持动态平衡。

(3) 散热方式

1) 辐射：是指热由一个物体表面通过电磁波的形式传到另一个与之不接触的物体表面的散热方式。**在安静状态下及低温环境中，辐射是主要的散热方式。**

2) 对流：是指通过气体或液体的流动来交换热量的一种散热方式。

3) 蒸发：是指由液态变为气态，同时带走大量热量的一种散热方式。**在环境温度等于或高于皮肤温度时，蒸发是主要的散热方式。**如病人高热时用乙醇擦浴，就是利用乙醇的蒸发带走热量，以起到降低体温的作用。

4) 传导：是指机体的热量直接传到另一个同他直接接触且温度较低的物体的一种散热方式。如高热时用冰袋、冰帽等降温，就是利用传导散热。

温馨提示

冬天天气寒冷，利用取暖器取暖即为辐射散热；高热病人利用冰袋降温即为传导散热；夏天天气炎热吹电风扇即为对流散热；高热病人酒精擦浴即为蒸发散热。

2. 正常体温及生理性变化

(1) 正常体温(表1-8-1)

表1-8-1 正常体温

分类	平均值	范围
腋下温度	36.5℃	36.0~37.0℃
口腔温度	37℃	36.3~37.2℃
直肠温度	37.5℃	36.5~37.7℃

(2) 生理性变化

1) 年龄因素：新生儿体温调节中枢发育尚未完善，易受环境温度的影响而发生波动。**儿童基础代谢率高，体温可略高于成人**。**老年人**由于基础代谢率低，故**体温偏低**。

2) 性别因素：女性一般较男性稍高。**女性在月经前期和妊娠早期，体温可轻度升高**，而排卵期较低，这主要与**孕激素分泌**的周期性变化有关。

温馨提示

孕激素可兴奋体温调节中枢，有升高体温作用，因此女性在排卵后体温可升高0.3~0.5℃。

3) 昼夜因素：**一般清晨2~6时体温最低，下午1~6时体温最高**，但变化范围不大，约在0.5~1℃之间。

4) 其他：情绪激动、精神紧张、进食均可使体温略有升高。而安静、睡眠、饥饿等可使体温略有下降。

3. 异常体温

(1) 体温过高：发热程度(以口腔温度为准)：低热：体温37.3~38.0℃；中等度热：体温38.1~39.0℃；高热：体温39.1~41℃；超高热：体温在41℃以上。

(2) 发热的过程(表1-8-2)

表1-8-2 发热过程

分期	特点	表现
体温上升期	产热>散热	病人**畏寒**、无汗、皮肤苍白，时有**寒战**
高热持续期	产热=散热	病人**颜面潮红，皮肤灼热，口唇干燥，呼吸深快**，脉搏加快，尿量减少
退热期	产热<散热	**病人大量出汗，皮肤温度下降**。**体温下降时**，由于大量出汗，体液丢失，年老体弱及患心血管疾病的病人，**易出现虚脱或休克现象**，表现为**血压下降、脉搏细速、四肢湿冷**等

温馨提示

考生如能联系自己发热的经历就不难理解和记忆发热的过程和表现。生活中发热的过程是：畏寒、寒战(全身发抖，需增加盖被)→全身发烫、皮肤潮红→出一身虚汗，烧退。其机制是：体温上升期产热大于散热，导致散热减少，外周血管收缩，血流量减少，病人畏寒、寒战；高热持续期，产热和散热维持在较高水平，导致外周血管扩张，血流量增多，热量增加，病人出现面色潮红，皮肤灼热；退热期，散热大于产热，导致外周血管扩张，大量出汗，带走热量，体温随之下降。

(3) 热型(图1-8-1)

1) **稽留热**：体温持续升高**达39.0~40.0℃左右**，持续数天或数周，**24小时波动范围不超过1℃**。常见于伤寒、大叶性肺炎等。

2) **弛张热：体温在39.0℃以上**，但波动幅度大，**24小时内体温差达1℃以上，最低体温仍超过正常水平**。常见于败血症等。

3) **间歇热：高热与正常体温交替出现**，发热时体温骤升达39℃以上，持续数小时或更长，然后很快下降至正常，经数

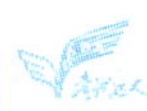

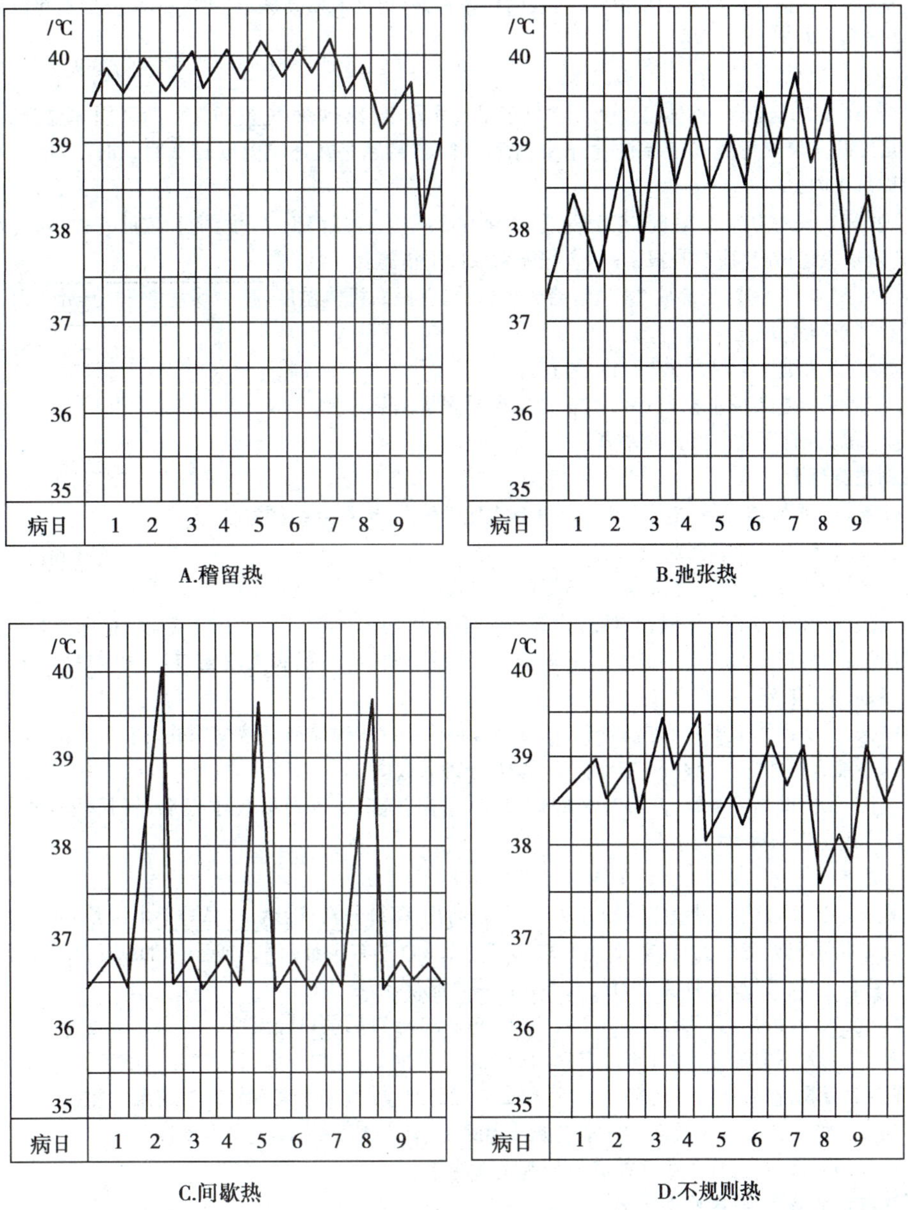

A.稽留热

B.弛张热

C.间歇热

D.不规则热

图 1-8-1　不同热型

小时、数天的间歇后，又再次发作。常见于疟疾等。

4）不规则热：体温在 24 小时内变化不规则，持续时间不定。常见于流行性感冒、肿瘤等。

（4）体温过高病人的护理

1）密切观察：测量体温，对**高热病人应每隔 4 小时测量一次**，待体温恢复正常 3 天后，改为每日 2 次。注意观察发热的临床过程、热型、伴随症状及治疗效果等，如病人的面色、脉搏、呼吸、血压及出汗等症状和体征。**小儿高热易出现惊厥**，如有异常及时报告医生。

2）卧床休息：高热时，病人应卧床休息，减少能量消耗。为病人提供温度适宜、安静舒适、通风良好的室内环境。

3）降温：可采用物理降温或药物降温，较好的降温措施是物理降温。**体温超过 39.0℃，可用冰袋冷敷头部；体温超过 39.5℃时，可用乙醇拭浴、温水拭浴或做大动脉冷敷**。行药物或物理**降温半小时后，应测量体温**，并做好记录及交班。

4）保暖：病人如伴寒战，应及时调节室温，注意保暖。

5）补充营养和水分：给予病人**高热量、高蛋白、高维生素、易消化的流质或半流质饮食**。鼓励病人多饮水，以补充大量消耗的水分，促进代谢产物的排出。对不能进食的病人，遵医嘱给予静脉输液或鼻饲，以补充水分、电解质和营养物质。

6）口腔护理：高热病人由于唾液分泌减少，口腔黏膜干燥，机体抵抗力下降，极易引起口腔炎症及溃疡，因此，护士应在**晨起、餐后、睡前协助病人漱口**，保持口腔清洁，防止口腔感染，如口唇干裂应涂润滑油保护。

7）皮肤清洁：病人在退热期常常大量出汗，应及时擦干汗液，更换衣服及床单、被套。对长期高热卧床的病人，还应注意预防压力性损伤的发生。

（5）体温过低

1）概念：体温在35.0℃以下，称体温过低。常见于早产儿及全身衰竭的危重病人。前者因体温调节中枢尚未发育完善，对外界温度变化不能自行调节；后者则由于末梢循环不良，特别是在环境温度较低时，如保暖措施不当，机体散热大于产热，导致体温下降。

2）临床表现：病人表现为躁动、嗜睡，甚至昏迷，心跳呼吸减慢、血压降低，轻度颤抖、皮肤苍白、四肢冰冷等。

3）护理：若发现上述情况，应及时报告医生，积极采取以下措施：

a. 保暖：给予毛毯或加盖被，足部放热水袋，给热饮料等，以提高机体温度，减少热量散失，但对老人、小儿及昏迷病人，保暖的同时要注意防止烫伤。

b. 提高室温：应设法维持室温在22～24℃为宜。

c. 观察：密切观察病情及生命体征的变化，至少每小时测量体温一次。

d. 配合抢救：积极配合医生作好抢救准备。

（二）体温测量的方法

1. 体温计的种类　水银体温计、电子体温计、可弃式化学体温计、红外线测温仪等。

2. 测量方法（以水银体温计为例）

（1）用物：体温计，消毒液纱布，记录本，笔和带秒针的表。

（2）操作方法：测量前，先清点体温计总数，检查体温计是否完好，水银柱是否在35℃以下。

1）口腔测温法：①将口表水银端斜放于舌下热窝，即舌系带两侧；②**嘱病人紧闭口唇含住口表，用鼻呼吸**，勿用牙咬，不要说话；③**3分钟后取出**。

2）**腋下测温法**：①协助病人解开衣扣，擦干腋窝汗液，将体温计水银端放于腋窝深处，使之紧贴皮肤；②嘱病人屈臂过胸夹紧体温计，不能合作的病人应协助夹紧手臂；③**10分钟后取出**。

3）直肠测温法：①协助病人侧卧、俯卧或屈膝仰卧位，露出臀部；②润滑肛表水银端，**将其轻轻插入肛门3～4cm**；③**3分钟后取出**；④用卫生纸擦净肛门处。

（3）注意事项

1）根据病人病情选择合适的测量体温的方法：①凡**婴幼儿、精神异常、昏迷、口鼻腔手术以及呼吸困难**的病人，**不宜测口腔温度**；②凡消瘦不能夹紧体温计、腋下出汗较多者，以及腋下有炎症、创伤或手术的病人不宜使用腋下测温法；③凡**直肠或肛门手术、腹泻，以及心肌梗死的病人不宜使用直肠测温法**。

2）病人进食、饮水，或进行蒸汽吸入、面颊冷、热敷，应**隔30分钟后测口腔温度**。

3）测口温时，**当病人不慎咬破体温计时，应立即清除玻璃碎屑**，以免损伤唇、舌、口腔、食管及胃肠道的黏膜；**口服牛奶或蛋清以延缓汞的吸收**；在病情允许的情况下，可服大量粗纤维食物（如韭菜等），以加速汞的排出。

4）凡**给婴幼儿、昏迷、危重病人及精神异常者测体温时，应有专人看护**，以免发生意外。

5）如发现体温与病情不相符合，应守在病人身旁重新测量。

（三）水银体温计的清洁、消毒和检查法

1. 水银体温计的清洁、消毒

（1）消毒液：常用的有**70%乙醇**、**1%过氧乙酸**、1%消毒灵等。

（2）方法

1）水银体温计使用后，全部浸泡于消毒容器内，5分钟后取出，用冷开水冲洗后，将体温计的水银柱甩至35℃以下，再放入另一盛有消毒液容器内浸泡，30分钟后取出，用冷开水冲洗，擦干后存放于清洁的容器内备用。

2）口表、腋表、肛表应分别消毒、清洗与存放。

3）**消毒液和冷开水须每日更换**，盛放的容器及离心机应每周消毒一次。

2. 水银体温计的检查方法　将所有体温计的水银柱甩至35℃以下，于同一时间放入已经测试过的40℃以下的温水内，3分钟后取出检查。若体温计读数相差0.2℃以上、玻璃管有裂隙、水银柱自动下降，不可再使用。

二、脉搏的评估及护理

（一）脉搏的评估

1. 脉搏的概念　随着心脏的节律性收缩和舒张，动脉管壁相应地出现扩张和回缩，动脉这种有节律的搏动称为脉搏。

2. 正常脉搏的观察及生理性变化

（1）正常脉搏的观察

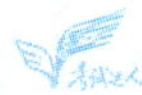

1）脉率：即每分钟脉搏搏动的次数。在安静状态下，**正常成人的脉率为60～100次/min**。

2）脉律：是指脉搏的节律性。

3）脉搏的强弱：脉搏的强弱取决于心排出量、动脉的充盈程度、动脉管壁的弹性和脉压大小。

4）动脉管壁的弹性：管壁光滑、柔软，有一定的弹性。

（2）生理性变化：脉搏可随年龄、性别、情绪、运动等因素而变动。一般同年龄女性脉率比男性稍快。幼儿比成人快，老人稍慢，运动、情绪变化时可暂时增快，休息、睡眠时较慢。

（二）异常脉搏

1. 异常脉搏的观察

（1）频率异常

1）速脉：在安静状态下，**成人脉率超过100次/min**，称为**速脉**。常见于**发热、甲状腺功能亢进、休克**、大出血前期的病人。

2）缓脉：在安静状态下，成人脉率**低于60次/min**，称为**缓脉**。常见于颅内压增高、房室传导阻滞、甲状腺功能减退等病人。

温馨提示

颅内压增高病人生命体征的特点是“两慢一高”，即心率慢、呼吸慢、血压高。产褥期产妇的生命体征是“两慢一高”，即心率慢、呼吸慢、体温高。

（2）节律异常

1）**间歇脉**：在一系列正常均匀的脉搏中，出现一次提前而较弱的搏动，其后有一较正常延长的间歇（即代偿性间歇），亦称过早搏动或期前收缩。多见于**洋地黄中毒的病人**。发生机制是由于窦房结以外的异位起搏点过早地发出冲动，使心脏搏动提早出现。

2）二联律、三联律：每隔一个正常搏动出现一次期前收缩，称**二联律**。每隔两个正常搏动出现一次期前收缩，称**三联律**。

3）**脉搏短绌**：也称为“细脉”，**是指在同一单位时间内，脉率少于心率**。表现为脉搏细速、极不规则，听诊心律完全不规则，心率快慢不一，心音强弱不等。常见于**心房纤维颤动**的病人。发生机制：由于心肌收缩力强弱不等，有些心排出量少的搏动只产生心音，而不能引起周围血管的搏动，造成脉率低于心率，且心律失常越严重，“绌脉”越多，当病情好转时，“绌脉”消失。

（3）脉搏强弱的异常

1）洪脉：当心排出量增加，动脉充盈度和脉压较大时，脉搏强大有力，称洪脉。常见于高热、甲状腺功能亢进的病人。

2）丝脉：又称细脉。当心排出量减少，动脉充盈度降低，脉搏细弱无力，扪之如细丝，称丝脉。常见于心功能不全、大出血、休克等病人。

2. 异常脉搏的护理

（1）观察：观察病人脉搏的频率、节律、强弱及动脉管壁的弹性。

（2）遵医嘱给药，观察药物疗效及不良反应，做好用药指导。

（3）做好心理护理，消除顾虑。

（三）脉搏测量的方法

1. **测量部位**　凡身体浅表靠近骨骼的动脉，均可用以诊脉。常用的是**桡动脉**。

2. 测量脉搏的方法　触诊法，以桡动脉为例。

（1）诊脉前，病人应情绪稳定，测量前30分钟无过度活动，无紧张、恐惧等。

（2）病人取坐位或卧位，手臂舒适，手腕伸展。

（3）护士**将示指、中指、无名指并拢，指端轻按于桡动脉处**，按压的力量大小以能清楚触到搏动为宜。

（4）正常脉搏计数半分钟，并将所测得数值乘2，即为脉率。**如脉搏异常或危重病人等应测1分钟**。若脉搏细弱而触不清时，应用听诊器听心率1分钟代替触诊。

（5）**脉搏短绌的测量**：由**两位护士同时测量，一人听心率，另一人测脉率，由听心率者发出“起”“停”口令，两人同时开始，测1分钟**。记录方法：心率/脉率（图1-8-2）。

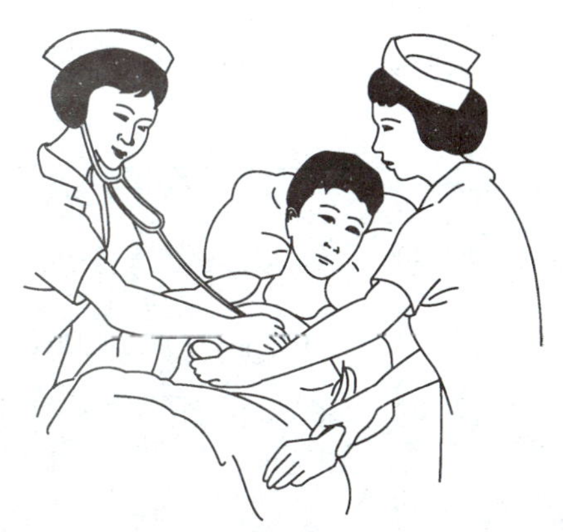

图1-8-2　脉搏短绌的测量

3. 注意事项

（1）诊脉前，病人有剧烈活动或情绪激动时，应休息20～30分钟后再测。

（2）**不可用拇指诊脉**，以防拇指小动脉搏动与病人脉搏相混淆。

（3）为**偏瘫病人测脉搏，应选择健侧肢体**（亲：偏瘫肢体不能测血压、测脉搏、抽血和受压在下）。

三、呼吸的评估及护理

（一）呼吸的评估

正常呼吸的观察及生理性变化

（1）正常呼吸的观察：在安静状态下，**正常成人的呼吸频率为16～20次/min**。

（2）生理性变化：一般年龄越小，呼吸频率越快，老年人稍慢；同年龄的女性较男性呼吸频率稍快；劳动或情绪激动时呼吸增快；休息和睡眠时呼吸频率减慢。

（二）异常呼吸

1. 异常呼吸的观察

（1）频率异常

1）呼吸增快：在安静状态下，成人**呼吸频率超过24次/min，称呼吸增快**。常见于高热、缺氧等病人。发热时体温每升高1℃，呼吸每分钟增加约4次。

2）呼吸缓慢：在安静状态下，成人**呼吸频率少于12次/min，称呼吸缓慢**。常见于呼吸中枢受抑制的疾病，如**颅内压增高**、巴比妥类药物中毒等病人。

（2）节律异常

1）**潮式呼吸**：又称陈-施呼吸。特点表现为**开始呼吸浅慢，以后逐渐加深加快**，达高潮后，又**逐渐变浅变慢**，然后呼吸暂停5～20秒后，再重复出现以上的呼吸，如此周而复始；其呼吸型态呈潮水涨落样，故称潮式呼吸。常见于中枢神经系统的疾病，如脑炎、颅内压增高、酸中毒、巴比妥类药物中毒等病人（图1-8-3）。

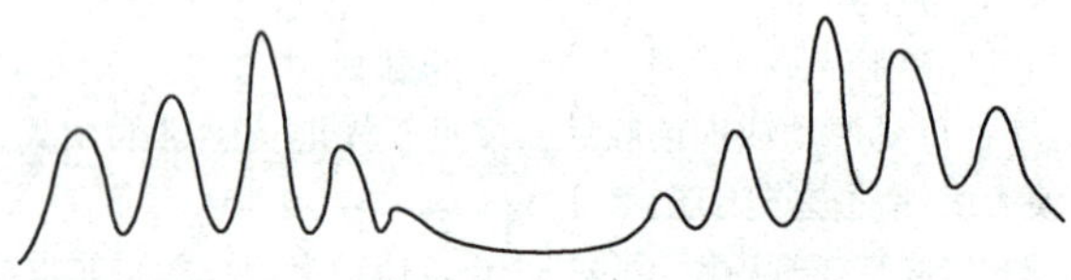

图1-8-3 潮式呼吸

2）**间停呼吸**：又称毕奥呼吸。表现为**呼吸和呼吸暂停现象交替出现**。特点为有规律地呼吸几次后，突然暂停呼吸，间隔时间长短不同，随后又开始呼吸；如此反复交替出现。

（3）深浅度异常

1）深大呼吸：又称库斯莫尔呼吸，是一种**深而规则的大呼吸**。见于尿毒症、糖尿病等引起的**代谢性酸中毒病人**。

温馨提示

代谢性酸中毒时→$PaCO_2$升高→呼吸中枢兴奋→呼吸加深、加快。

2）浮浅性呼吸：是一种浅表而不规则的呼吸，有时呈叹息样。见于濒死病人。

（4）声音异常

1）蝉鸣样呼吸：**吸气时有一种高音调的音响，声音似蝉鸣**，称为蝉鸣样呼吸。发生机制：多由于声带附近阻塞，使空气进入发生困难所致。常见于**喉头水肿、痉挛或喉头有异物**等病人。

2）**鼾声呼吸**：是指呼气时发出粗糙鼾声的呼吸。发生机制：由于**气管或支气管有较多的分泌物蓄积**。多见于**深昏迷病人**。

（5）呼吸困难（表1-8-3）

表1-8-3 呼吸困难的分型

类型	表现	发生原因	所见疾病
吸气性呼吸困难	吸气费力，吸气时间显著长于呼气时间，辅助呼吸肌收缩增强，出现明显**三凹征（胸骨上窝、锁骨上窝、肋间隙或腹上角凹陷）**	**上呼吸道部分梗阻**，气流进入肺部不畅，呼吸肌收缩，肺内负压极度增高所致	**喉头水肿、喉头有异物**
呼气性呼吸困难	**呼气费力，呼气时间显著长于吸气时间**	**下呼吸道部分梗阻**，气体从肺部呼出不畅所致	**支气管哮喘**、肺气肿等
混合性呼吸困难	吸气和呼气均感费力，呼吸的频率加快而表浅		肺部感染

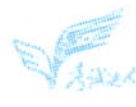

2. 异常呼吸的护理

(1) 观察：密切观察呼吸及相关症状、体征的变化。

(2) 卧床休息：采取舒适体位卧床休息，减少耗氧量。

(3) 保持呼吸道通畅：及时清除呼吸道分泌物，必要时给予吸痰。

(4) 吸氧：酌情给予氧气吸入，必要时可用呼吸机辅助呼吸。

(三) 呼吸测量的方法

1. 操作方法

(1) 护士在测量脉搏后，**手仍按在病人手腕处保持诊脉姿势，以避免紧张**而影响检查结果。

(2) **观察病人胸部或腹部起伏次数，一起一伏为一次，**一般病人观察30秒，将测得数值乘以2，呼吸异常病人观察1分钟。

(3) **危重或呼吸微弱病人**，如不易观察，**可用少许棉花置于病人鼻孔前，观察棉花被吹动的次数**，计数1分钟。

2. 注意事项

(1) 测量呼吸应在安静状态下，如病人情绪激动或有剧烈运动，应休息30分钟再测量。

(2) 在测量呼吸频率时，应同时注意观察呼吸的节律、深浅度、声音及气味等变化。

(3) 因为呼吸可受意识控制，所以测量呼吸时应注意不要让病人察觉。

四、血压的评估及护理

(一) 血压的评估

正常血压的观察及生理性变化

(1) 血压正常值：在安静状态下，正常成人收缩压为90～139mmHg(12～18.5kPa)，舒张压为60～89mmHg(8～11.8kPa)，脉压为30～40mmHg(4～5.3kPa)。

(2) 生理性变化

1) 年龄：新生儿血压最低，**儿童血压比成人低**。

2) 性别：同龄女性血压比男性偏低，但更年期后，女性血压逐渐增高，与男性差别较小。

3) 昼夜和睡眠：一天中，血压凌晨2～3时最低，上午6～10时及下午4～8时各有一个高峰，晚上8时后血压呈缓慢下降趋势。

4) 环境：在**寒冷刺激下，血压可略升高；在高温环境中，血压可略下降**。

5) 部位：一般**右上肢血压高于左上肢，下肢血压比上肢高**。

6) 其他：紧张、恐惧、害怕、兴奋及疼痛等精神状态的改变，均可致血压升高。此外，吸烟、饮酒、盐摄入过多及药物等也会影响血压值。

温馨提示

寒冷刺激下→外周血管收缩→阻力增大→血压升高；高温环境下→外周血管扩张→阻力下降→血压下降。右上肢的肱动脉从主动脉分出，左上肢的肱动脉从锁骨下动脉分出，因此右上肢血压高于左上肢；股动脉比肱动脉粗，因此下肢血压比上肢高。

(二) 异常血压

1. 异常血压的观察

(1) 高血压：成人收缩压≥140mmHg(18.7kPa)和/或舒张压≥90mmHg(12kPa)。

(2) 低血压：成人血压低于90/60mmHg[12/8kPa]。常见于大量失血、休克、急性心力衰竭病人。

(3) 脉压的变化：**脉压增大：见于主动脉瓣关闭不全**、主动脉硬化等病人；**脉压减小**：见于心包积液、缩窄性心包炎、**主动脉瓣狭窄**等病人。

温馨提示

脉压＝收缩压－舒张压，在主动脉瓣关闭不全时，心脏在舒张时有部分血液通过瓣膜反流回左心室，导致舒张压降低，而收缩压基本不变，因此脉压增大。主动脉狭窄时，收缩压下降，导致脉压减少。

2. 异常血压的护理

(1) 发现血压异常时，应保持镇静，给予解释、安慰。

(2) 密切观察血压及其他病情变化。

(3) 病人血压过高，应卧床休息；血压过低，应迅速取平卧位，及时报告医生处理。

(三) 血压测量的方法

1. 血压计的种类 水银血压计、弹簧表式血压计、电子血压计等。

2. 血压测量的方法 测量部位：常用部位有上肢肱动脉、下肢股动脉。

(1) 测量前：①嘱病人至少坐位安静休息5分钟，吸烟、运动、情绪变化者应休息30分钟再测量(*)；②检查血压计是否符合要求。

(2) 备齐用物携至床旁，核对、解释以取得合作。

(3) 病人取坐位或仰卧位，露出上臂，将衣袖卷至肩部，伸直肘部，手掌向上。

(4) 放平血压计，打开盒盖呈90°垂直位置，打开水银槽开关。

(5) 将袖带平整无褶地缠于上臂，**袖带下缘距肘窝2～3cm，松紧以能放入一指为宜**。

(6) 戴好听诊器，在袖带下缘将听诊器胸件紧贴肱动脉搏动最强点(勿塞在袖带内)，护士一手固定胸件，另一手关闭气门，握**住输气球向袖带内打气至肱动脉搏动音消失，再上升20～30mmHg**(2.67～4.00kPa)。

(7) 松开气门，使汞柱缓慢下降，速度为4mmHg/s(0.533kPa/s)，并注视汞柱所指的刻度，当**从听诊器中听到第一声搏动音时**汞柱上所指刻度，即**为收缩压**；随后搏动声逐渐增强，**当搏动音突然变弱**或消失时汞柱所指刻度**为舒张压**。

(8) 整理血压计：测量完毕，驱除袖带内余气，整理袖带放回盒内适当位置，将血压计向右倾斜45°角时关闭水银槽开关，关闭血压计盒盖。

(9) 记录：记录方法为：**收缩压/舒张压**。读血压数值时，应先读收缩压，后读舒张压。变音和消失音之间有差异时，两个读数都应记录。

3. 注意事项

(1) 测量前应检查血压计。如水银不足，可使测量血压偏低。

(2) 需密切观察血压的病人，应做到**"四定"，即定时间、定部位、定体位、定血压计**。

(3) 测血压时，血压计"0"点应与心脏、肱动脉在同一水平位上。**坐位时肱动脉平第四肋软骨，仰卧位时肱动脉平腋中线水平**。

(4) 排除袖带因素干扰：①**袖带过宽**时测得的血压值**偏低**，**袖带过窄**时测得的血压值**偏高**；②**袖带过紧**使血管在袖带未充气前已受压，测得的血压值**偏低**；**过松**则使袖带呈气球状，导致有效测量面积变窄，测得的血压值**偏高**(表1-8-4)。

表1-8-4 不同情况血压测量值

测量情况	测量结果
袖带过松、肢体位置过低、袖带过窄	偏高
水银不足、袖带过紧、肢体位置过高、袖带过宽	偏低

(5) 打气不可过猛、过高，以免水银溢出。

(6) 当发现血压异常或听不清时，应重测血压。注意应先将袖带内的气体驱尽，使汞柱降至"0"点，稍待片刻，再进行测量。

(7) **为偏瘫病人测血压，应选择健侧**。

考点练习

考点：体温的评估(A1型题)

1. 高热病人用温水擦浴为其降温，其散热的机制是
   A. 辐射
   B. 对流
   C. 蒸发
   D. 传导
   E. 传递

2. 影响人体蒸发散热的最主要因素是
   A. 环境湿度过大
   B. 环境温度高
   C. 汗腺发育障碍
   D. 空气对流差
   E. 体温调节中枢功能紊乱

3. 关于体温生理性变化的叙述，**错误**的是
   A. 清晨2～6时体温最低
   B. 下午1～6时体温最高
   C. 昼夜体温变动范围不超过1℃
   D. 儿童基础代谢率高，体温可略高于成人
   E. 女性在月经前期和妊娠早期，体温可轻度降低

考点：异常体温(A1、A2型题)

4. 病人，男性，18岁。3小时前受凉后出现高热，体温达40.5℃，面色潮红，皮肤灼热，无汗，呼吸、脉搏增快。

该病人的临床表现属于发热过程中的哪一期
A. 低热上升期
B. 高热上升期
C. 高热持续期
D. 中度热上升期
E. 过高热持续期

5. 下列关于高热病人的护理措施，**错误**的是
A. 每天测量体温 2 次
B. 冰袋冷敷头部
C. 给予高热量、高蛋白、高维生素流质饮食
D. 鼓励病人多饮水
E. 在晨起、餐后、睡前协助病人漱口

6. 病人，女性，50 岁。因肺炎入院，体温 39.5℃，在退热过程中护士应注意监测病人出现下列哪种情况
A. 低温
B. 虚脱
C. 皮肤潮红
D. 呼吸加快
E. 畏寒

7. 病人，男性，36 岁。因肺炎收入院，持续发热 2 日，每日口腔温度波动范围在 39.3～40.0℃，并伴有脉搏、呼吸明显增快，该病人的热型属于
A. 间歇热
B. 弛张热
C. 波浪热
D. 稽留热
E. 不规则热

考点：体温的测量方法（A2 型题）

8. 病人，男性，25 岁。因中暑体温上升高达 40℃，面色潮红，皮肤灼热，无汗，呼吸脉搏增快，护士为其进行物理降温，请问物理降温后应间隔多长时间测量体温
A. 5 分钟
B. 10 分钟
C. 20 分钟
D. 30 分钟
E. 60 分钟

9. 患儿，男，5 岁。测口温时不慎将体温计咬碎，护士应立即
A. 让病人口服牛奶
B. 催吐
C. 让病人服缓泻剂
D. 清除病人口腔内玻璃碎屑
E. 为病人洗胃

考点：水银体温计的清洁、消毒和检查方法（A2 型题）

10. 病人，男性，20 岁，患肺结核。护士为其测量体温后，应使用哪种方法消毒体温计
A. 煮沸消毒
B. 2%碘酊擦拭
C. 70%乙醇浸泡
D. 0.1%氯己定浸泡
E. 戊二醛浸泡

考点：脉搏的评估、异常脉搏和脉搏的测量方法（A1、A2、A3/A4 型题）

11. 高热病人可出现
A. 缓脉
B. 间歇脉
C. 细脉
D. 洪脉
E. 丝脉

12. 病人，女性，50 岁。因“冠心病，心房颤动”入院。查体：体温 37.0℃，心率 110 次/min，脉率 80 次/min，呼吸 18 次/min。该病人的脉搏为
A. 细脉
B. 速脉
C. 洪脉
D. 丝脉
E. 缓脉

13. 脉搏短绌常见于下列哪种病人
A. 发热
B. 房室传导阻滞
C. 洋地黄中毒
D. 心房颤动
E. 甲状腺功能亢进

14. 间歇脉多见于
A. 发热
B. 房室传导阻滞
C. 洋地黄中毒
D. 休克
E. 大出血

15. 病人，男性，60 岁。因风湿性心脏病入院，住院期间病人曾出现心房颤动。护士为其测量脉搏时，**错误**的方法是
A. 应由两名护士同时测量心率和脉率
B. 测量前使病人安静
C. 病人手臂放于舒适位置
D. 将手指指端按压在桡动脉搏动处
E. 计数 30 秒，将所测的数值乘以 2

16. 测量脉搏的方法，**错误**的是
A. 用示指中指无名指诊脉
B. 病人剧烈活动后休息 30 分钟后再测
C. 异常脉搏需测 1 分钟
D. 脉搏短绌者先测心率，后测脉率
E. 偏瘫病人选择健侧肢体测脉

（17～18 题共用题干）

病人，女性，35 岁。因“风湿性心脏病、心房颤动”入院。主诉心悸、头晕、胸闷、四肢乏力。护士为其把脉时发现脉搏细速、不规则，同一单位时间内心率大于脉率，听诊心率快慢不一，心率完全不规则，心音强弱不等。

17. 此脉象属于
A. 缓脉

B. 间歇脉
C. 脉搏短绌
D. 洪脉
E. 丝脉

18. 该脉搏正确的测量方法是
A. 先测脉率，再测心率
B. 护士测脉率，医生测心率
C. 一人同时测脉率和心率
D. 一人听心率，一人测脉率，同时测一分钟
E. 一人测脉率一人计时

考点：呼吸的评估、异常呼吸和呼吸的测量方法（A1、A2型题）

19. 鼾声呼吸多见于
A. 喉头水肿病人
B. 高热病人
C. 巴比妥类药物中毒
D. 深昏迷病人
E. 颅内压增高病人

20. 呼气性呼吸困难多见于
A. 喉头水肿病人
B. 呼吸中枢衰竭病人
C. 巴比妥类药物中毒病人
D. 深昏迷病人
E. 支气管哮喘病人

21. 测量呼吸时护士的手不离开诊脉部位的目的是
A. 保持病人体位不变
B. 转移病人的注意力
C. 易于计时
D. 对照呼吸与脉搏的频率
E. 观察病人面色

22. 病人，男性，29岁。以脑膜炎收入院。入院后查体：口唇发绀，呼吸呈周期性，由浅慢变为深快，再由深快变为浅慢，经过一段呼吸暂停后，重复上述过程。该病人的呼吸属于
A. 潮式呼吸
B. 间停呼吸
C. 鼾声呼吸
D. 蝉鸣样呼吸
E. 呼吸困难

23. 护士为某外出回病房的女性病人测量脉搏和呼吸，正确的操作是
A. 护士眼睛注视病人腹部，一起一伏为一次呼吸
B. 若呼吸不规则，可以测30秒乘以2
C. 在测量脉搏后，手不离开诊脉部位，观察病人呼吸情况
D. 若脉搏不规则，可以测30秒乘以2
E. 立即为病人进行测量

24. 病人，男性，23岁。安眠药中毒后意识模糊不清，呼吸微弱、浅而慢，不易观察。护士应采取的测量方法是
A. 以1/4的脉率计算
B. 测脉率后观察胸腹起伏次数
C. 听呼吸音响计数
D. 用手感觉呼吸气流通过计数
E. 用少许棉花置于病人鼻孔前观察棉花纤维飘动次数计算呼吸频率

25. 患儿，女，6岁。诊断“喉头异物”入院。查体：面色青紫，呼吸费力，伴明显的三凹征。其呼吸类型属于
A. 深大呼吸
B. 潮式呼吸
C. 吸气性呼吸困难
D. 呼气性呼吸困难
E. 混合性呼吸困难

考点：血压的评估、异常血压和血压的测量方法（A1、A2型题）

26. 病人，男性，47岁。原发性高血压。护士对病人进行高血压相关知识宣教后，病人反馈内容**不正确**的是
A. 动脉血压随年龄增长而逐渐增高
B. 在高温环境中，血压会稍降低
C. 左上肢血压高于右上肢血压
D. 更年期前女性血压低于同龄男性
E. 下肢血压高于上肢血压

27. 脉压增大主要见于
A. 心包积液
B. 主动脉瓣狭窄
C. 缩窄性心包炎
D. 主动脉瓣关闭不全
E. 甲状腺功能减退

28. 当从听诊器中听到第一声搏动时，袖带内压力
A. 等于心脏收缩压
B. 大于心脏收缩压
C. 小于心脏收缩压
D. 等于心脏舒张压
E. 小于心脏舒张压

29. 可使血压测量值偏高的因素是
A. 肢体位置过高
B. 袖带过紧
C. 袖带过宽
D. 袖带过松
E. 水银不足时

30. 病人，女性，25岁。连续3天测得的血压为80/50mmHg，该病人的血压属于
A. 低血压
B. 正常血压
C. 临界低血压
D. 收缩压正常，舒张压降低
E. 收缩压降低，舒张压正常

31. 病人，男性，65岁。以“原发性高血压”入院，病人右侧肢体偏瘫。测量血压操作正确的是
A. 固定专人测量
B. 测量左上肢血压

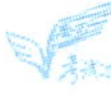

C. 袖带下缘平肘窝
D. 听诊器胸件置于袖带内
E. 充气至水银刻度达 150mmHg

32. 病人，男性，62 岁。因持续头痛就诊。既往高血压病史 10 年，左侧肢体偏瘫 3 年。门诊以重度高血压收入院。为该病人测量血压的方法，正确的是
A. 袖带松紧适宜，以能容纳两指为宜
B. 固定测量左上肢的血压
C. 指导病人固定取坐位测量血压
D. 变音与消失音之间差异大时，应记录消失音
E. 袖带下缘距肘窝 2～3cm 为宜

参考答案

序号	1	2	3	4	5	6	7	8	9	10	11	12	13	14	15	16
答案	C	B	E	C	A	B	D	D	D	C	D	A	D	C	E	D
序号	17	18	19	20	21	22	23	24	25	26	27	28	29	30	31	32
答案	C	D	D	E	B	A	C	E	C	C	D	A	D	A	B	E

第九节　病人饮食的护理

考情分析

年份	主要考点
2019	不能被人体消化吸收的营养素(膳食纤维)；个子矮小、未见乳房发育的青春期少女应补充(锌)；Ⅱ度烧伤病人应进食(高蛋白饮食)；大便潜血试验期内可食用(豆制品)；营养状况的评估；甲状腺功能检查前 14 天内不能食用(海参)；鼻饲要素饮食时的滴速；上胃管病人害怕并拒绝时护士最合适的做法；插胃管时病人出现呛咳、呼吸困难时应考虑为；鼻饲的注意事项
2020	插胃管过程中病人恶心难受时的处理方法；胆囊造影检查当日早晨造影前的饮食类型；隐血试验协助诊断的疾病
2021	下列食物中含钙最高的是(大豆)；食物中钙含量相对高且吸收好的食物(乳类)；不属于医院基本饮食的是(治疗饮食)，灌注鼻饲食物时的错误步骤(视频题)；大便潜血试验前 3 天可以食用(豆制品)；鼻饲液的温度；营养状况的判断(体重 42kg，身高 163cm)
2022	鼻饲的操作步骤错误的是(视频题)；大便隐血试验可以进食(菜花)；胃管插入的长度(发际到剑突)；肌酐试验饮食的判断(禁食蛋白质，可进食绿色蔬菜)
2023	隐血试验期间禁忌摄入的食物(猪肝)；属于治疗饮食的是(高蛋白饮食)；鼻饲时胃管插入的长度(图片题，发际到剑突)；成人低盐饮食每天食盐摄入量；属于医院饮食的是(流质饮食)；两次鼻饲的间隔时间；胆囊造影试验前一天中午的饮食(高脂饮食)

考点导航

一、医院饮食

医院饮食通常分为基本饮食、治疗饮食、试验饮食。

(一) 基本饮食

包括普通饮食、软质饮食、半流质饮食和流质饮食(表 1-9-1)。

(二) 治疗饮食

1. 高热量饮食

(1) 适用范围：用于热能消耗较高的病人，如甲状腺功能亢进、结核、高热、大面积烧伤、产妇等。

(2) 饮食原则：在基本饮食的基础上加餐两次，如为普通饮食可在三餐之间加牛奶、豆浆、鸡蛋、藕粉、蛋糕等；如为半流质或流质饮食，可加浓缩食品如巧克力、奶油等。每日总热量约 3 000kcal。

表1-9-1　基本饮食

类型	适用范围	饮食原则	用法
普通饮食	病情较轻、疾病恢复期，无发热、无消化道疾患的病人	一般易消化、无刺激性的食物均可。对油煎、强烈调味品及易胀气食物应限制	每日3次，蛋白质约70～90g，总热量2 200～2 600kcal
软质饮食	老、幼病人，术后恢复期阶段，以及咀嚼不便、消化不良和低热的病人	要求**以软、烂为主，易于咀嚼消化**，如**软饭、面条，切碎煮烂的菜**、肉等	每日3～4次，蛋白质约60～70g，总热量2 200～2 400kcal(*)
半流质饮食	体弱、手术后病人，以及**发热**、口腔疾患、咀嚼不便、消化不良等病人	少食多餐，食物要求无刺激性，易于咀嚼、吞咽，纤维素含量少，营养丰富，呈半流质状，如粥、面条、蒸鸡蛋、馄饨、肉末、豆腐、碎菜叶等	每日5～6次，蛋白质50～60g，总热量1 500～2 000kcal(*)
流质饮食	病情危重、**高热和各种大手术后的病人**，以及吞咽困难、口腔疾患和急性消化道疾患等病人	食物呈液状，易吞咽、易消化，如乳类、豆浆、稀藕粉、米汤、肉汁、菜汁、果汁等	每日6～7次，每次200～300ml，蛋白质40～50g，总热量800kcal左右(*)

2. **高蛋白饮食**

(1) 适用范围：用于高代谢性疾病如**结核、大面积烧伤、严重贫血、营养不良、大手术后**及癌症晚期等病人。

(2) 饮食原则：在基本饮食基础上，增加富含蛋白质的食物，如肉类、鱼类、蛋类、乳类、豆类等。蛋白质供应按体重计1.5～2g/(kg·d)，但总量不超过120g。总热量2 500～3 000kcal/d(1kcal≈4.184kJ)。

3. 低蛋白饮食

(1) 适用范围：用于限制蛋白质摄入的病人，如**急性肾炎、尿毒症、肝性脑病**等。

(2) 饮食原则：限制蛋白质摄入，**成人蛋白质摄入量每日不超过0.8g/kg**。(*)

4. 低脂肪饮食

(1) 适用范围：用于肝、胆、胰疾病的病人，以及高脂血症、动脉粥样硬化、冠心病、肥胖症和腹泻病人。

(2) 饮食原则：限制动物脂肪的摄入，**成人摄入量低于50g/d，肝、胆、胰疾病病人低于40g/d**。

5. 低盐饮食

(1) 适用范围：用于**急慢性肾炎、心脏病、肝硬化腹水、重度高血压但水肿较轻的病人**。

(2) 饮食原则：限制食盐的摄入，**成人摄入食盐不超过2g/d**(含钠0.8g)。禁食一切腌制食物，如咸菜、咸肉、香肠、火腿、皮蛋等。

6. 无盐低钠饮食

(1) 适用范围：同低盐饮食，但水肿较重的病人。

(2) 饮食原则：无盐饮食：除食物内自然含钠量外，烹调时不放食盐。低钠饮食：除无盐外，还须控制食物中自然存在的含钠量的摄入(低于0.5g/d)，禁用腌制食物。对无盐和低钠者，还应禁用含钠多的食物和药物，如油条、挂面、汽水等食物和碳酸氢钠等药物。

7. 少渣饮食

(1) 适用范围：用于伤寒、痢疾、腹泻、肠炎、食管胃底静脉曲张的病人。

(2) 饮食原则：选择膳食纤维含量少的食物，如蛋类、嫩豆腐等。

8. 高膳食纤维饮食

(1) 适用范围：用于便秘、肥胖、高脂血症及糖尿病等病人。

(2) 饮食原则：选择膳食纤维含量多的食物，如韭菜、芹菜、豆类、粗粮等。

9. 低胆固醇饮食

(1) 适用范围：用于高胆固醇血症、动脉粥样硬化、冠心病等病人。

(2) 饮食原则：**成人胆固醇摄入量低于300mg/d**，禁用或少用含胆固醇高的食物，如动物内脏、脑、蛋黄、鱼子、饱和脂肪等。

10. 要素饮食

(1) 概念：是由人工配制的，含有全部人体生理需要的各种营养成分，不需消化或很少消化即可吸收的无渣饮食。

(2) 适用范围：用于低蛋白血症、严重烧伤、胃肠道瘘、急性胰腺炎、短肠综合征、晚期癌症等病人。

(3) 饮食原则：可口服、鼻饲或造瘘置管滴注，**口服温度一般为37℃左右，鼻饲及经造瘘口注入温度宜为38～40℃**(*)。

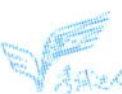

考点汇总

不同疾病的饮食要求见表1-9-2(主编总结，严禁转载，违者必究)。

表1-9-2　不同疾病的饮食要求

系统	疾病	饮食
消化系统:低脂、少渣、少产气	胃炎、胃溃疡	禁食辛辣、油炸、刺激性食物，红烧肉、猪蹄少吃
	肝性脑病	昏迷者禁食蛋白质，清醒后进食植物性蛋白
	上消化道出血	少量呕血:温凉流食;大呕血:禁食
	肝硬化伴腹水	低盐:1.0～2.0g，限水:1 000ml
泌尿系统:低盐、低蛋白	急性肾衰竭	限钾:白菜、萝卜、榨菜、橘子、香蕉、梨、桃、葡萄、西瓜等
	肾病综合征	优质动物蛋白
肿瘤:高热量、高蛋白、高维生素	食管癌	流质或半流质
	胃癌、大肠癌	易消化、少渣
甲亢		高热量、高蛋白、高维生素、少渣
肺结核		高蛋白、高热量、高维生素

(三) 试验饮食

1. 胆囊B超检查饮食

(1) 目的:用于需要进行B超检查有无胆囊、胆管及肝胆管疾病的病人。

(2) 方法

1) 检查**前3日**禁食牛奶、豆制品等发酵产气食物。

2) 检查**前1日晚餐进无脂肪**、低蛋白、高糖类、清淡的饮食，以减少胆汁分泌。

3) 检查当日，禁食早餐，**第一次B超检查后，如果胆囊显影良好，再让病人进食高脂肪餐**。待30～45分钟后第二次B超检查，观察胆囊的收缩情况。

2. 潜血试验饮食

(1) 目的:用于配合大便潜血试验，以**协助诊断消化道有无出血**。

(2) 方法:试验前**3天禁食肉类、动物血、肝脏、含铁剂药物及绿色蔬菜**，以免产生假阳性反应。可食用牛奶、豆制品、冬瓜、白菜、土豆、粉丝等(亲:潜血试验饮食需禁食的食物不需考生记忆，均为暗红色或绿色)。

3. 甲状腺^{131}I试验饮食

(1) 目的:适用于进行甲状腺功能检查的病人，以协助放射性核素^{131}I检查，明确诊断。

(2) 方法:检查或治疗前2周，**禁食含碘量高的食物**，如海带、海蜇、紫菜、淡菜、苔菜、海参、虾、鱼、加碘食盐等。2周后做^{131}I功能测定。

二、饮食护理

(一) 影响饮食的因素

1. 生理因素

(1) 年龄:年龄的不同阶段对营养的需求不同，食物的喜好不同，饮食自理能力也不同。婴幼儿期、青春期、孕期、哺乳期对营养的需求增加，老年人新陈代谢减慢，对营养的需求相对减少。在食物的喜好方面，婴幼儿咀嚼、消化功能尚未完善，而老年人咀嚼、消化功能减退，应给予柔软、易消化的食物。在饮食自理能力方面，婴幼儿、老年人也偏低。

(2) 活动:从事不同的职业，活动量不同，对营养的需求也不同，活动量大的人高于活动量小的人。

(3) 身高和体重:一般体格高大、强壮的人需要更多的营养素。

2. 心理因素　轻松、愉快的心理状态，能促进食欲，利于食物的消化吸收;而焦虑、恐惧、抑郁、烦躁及过度兴奋等不良的情绪，可引起交感神经兴奋，抑制消化功能，使病人食欲缺乏，进食减少。

3. 社会文化因素

(1) 饮食习惯:饮食习惯一般自幼养成，常受到家庭、种族、文化背景、地理位置、宗教信仰、经济状况等的影响。

(2) 营养知识:对营养知识的掌握和理解影响对食物的选择。营养知识缺乏，食物的搭配不合理，可导致不同程度的营养障碍。

4. 病理因素

(1) 疾病：危重病人因自理能力下降导致食物摄入困难；口腔黏膜、牙齿病变可造成咀嚼困难，影响食物摄入；胃肠道疾病可影响食物的消化、吸收；创伤、发热、恶性肿瘤等代谢率增高的疾病需要更多营养素。

(2) 治疗因素：有些药物可刺激食欲，而有些药物可降低食欲，引起恶心、呕吐，从而影响食物的摄入及营养物质的吸收。

(二) 饮食护理措施

1. 促进病人食欲

(1) 祛除干扰性因素：解除疼痛，必要时于餐前30分钟给予止痛剂；高热病人及时降温；疲劳时，帮助病人更换卧位，必要时做背部按摩；餐前暂停非急需的治疗、检查；注重心理护理，以减轻病人抑郁、焦虑等不良情绪。

(2) 尊重病人的饮食习惯：在不违反医疗原则的情况下，尽量照顾病人的口味，提供多样化的食物，并注意烹调方法，做到色、香、味俱全。

(3) 提供良好就餐环境：提供进餐时环境舒适，病室安静、整洁、空气流通，温、湿度适宜，均可提高病人的食欲，增强消化功能。必要时以屏风遮挡，有条件的可在病室餐厅共同进餐，使病人能够分享进餐时的乐趣，轻松愉快地进餐。

2. 协助病人进餐　根据病情，依据饮食医嘱，合理地安排病人进餐。

(1) 进食前

1) 督促并协助病人漱口或做口腔护理，对卧床病人按需要给予便器，用后撤去，协助洗手。

2) 协助病人取舒适卧位，病情允许可协助下床进餐，不能下床可协助病人坐起或用床上小桌，卧床病人取侧卧位，或仰卧位头偏向一侧，给予适当支托。病人允许，可将治疗巾围于胸前，以保持清洁。

3) 护士应衣帽整洁，戴好口罩，洗净双手。根据饮食单上的饮食种类，掌握当日需要禁食、限量及延迟进食等要求，仔细核对，防止差错。

4) 检查探视者带来的食物，符合病人的治疗原则方可食用。

(2) 进食时

1) 护士督促和协助配餐员，及时将热饭菜正确地送给每位病人，并放在病人易取到的位置。对需禁食的病人应告知原因，以取得配合，在床头(尾)上挂标记。

2) 对不能自行进餐者应耐心喂食，每匙量不可过多，以1/3即可；注意速度适中，待第一口完全咽下后再喂第二口；温度适宜，以便于咀嚼和吞咽；顺序依据病人的饮食习惯。病人饮水或进流质饮食，可用饮水管吸吮，注意温度适宜，以防烫伤，使用后冲净备用。

3) 对双目失明或双眼被遮盖的病人，应告知食物名称。如病人自行进餐，可按钟面图放置食物，并告诉病人方位及食物种类，以方便病人顺序取食。

4) 护士应巡视病室，观察病人的进餐情况，鼓励病人进食，检查、督促治疗饮食和试验饮食的落实情况，征求病人意见。

(3) 进食后

1) 清理餐具，协助病人洗手、漱口或做口腔护理，整理床单位。

2) 根据需要做好记录。

3) 对需禁食或限食的病人应做好交班。

三、鼻 饲 法

(一) 概念和目的

1. 概念　将胃管经一侧鼻腔插入胃内，经管灌注流质食物、水分及药物的方法。

2. 目的　供给不能经口进食的病人流质食物、水分及药物。适用于**昏迷、口腔疾患、食管狭窄、食管气管瘘、拒绝进食的病人**，以及**早产儿、病情危重的婴幼儿**和某些手术后或肿瘤病人。

(二) 操作方法

1. 插入胃管的方法

(1) 在评估的基础上，准备用物(**流质饮食200ml**，**温度38～40℃**)。

(2) 备齐用物携至床边，核对，解释，以取得病人合作。

(3) 病人取半坐卧位、坐位或仰卧位，颌下铺治疗巾。

(4) 选择通气侧鼻腔，清洁鼻腔。

(5) 打开鼻饲包，取出胃管，测量插管长度并作标记。测量方法有两种：①**从发际到剑突的距离**；②**从鼻尖至耳垂再**

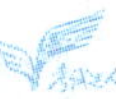

到剑突的距离。成人插入胃内的长度 **45～55cm**。

(6) 润滑胃管前段，沿一侧鼻孔轻轻插入。

1) **当导管插至咽喉部(10～15cm 处)，嘱病人做吞咽动作**，可顺利将导管插入。

2) **如病人出现恶心，应暂停插管，嘱病人做深呼吸或吞咽动作**；如插入不畅，应检查口腔，观察胃管是否盘在口中；**如出现呛咳、呼吸困难、发绀等现象，表示误入气管，应立即拔出**，休息片刻后，重新插入胃管。

(7) 昏迷病人插管时应注意：①在插管前，应**协助病人去枕，将头后仰**；②当胃管**插至咽喉部(10～15cm)处时**，用左手将病人头部托起，**使下颌尽量靠近胸骨柄，可增大咽喉部通道的弧度**，便于胃管顺利通过食管口(亲：上述操作方法可使胃管顺利地进入后面的食管，而不至于滑入前面的气管里去了哦)(图 1-9-1)。

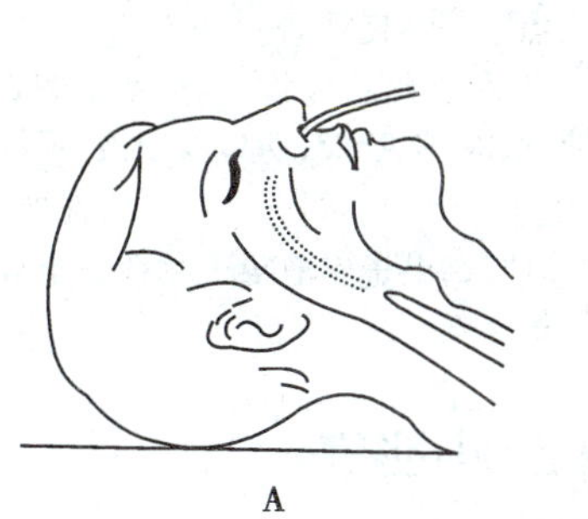
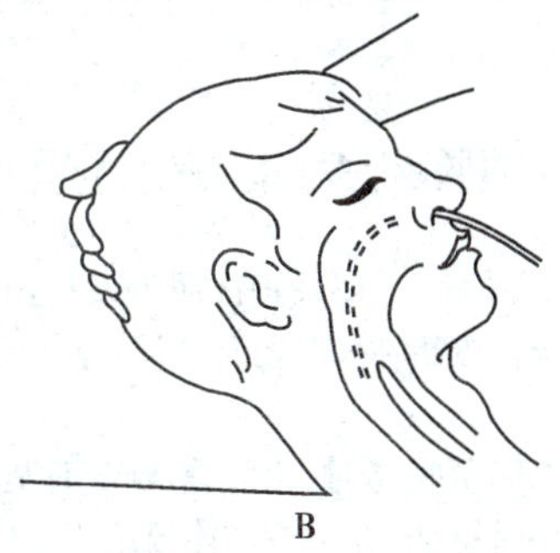

图 1-9-1 为昏迷病人插胃管示意图

(8) 胃管插至所标记处，先**证实胃管在胃内，方法有三种**：

1) 将胃管末端接无菌注射器回抽，**可抽出胃液**。

2) 将导管末端放入盛有水的碗中，**无气泡逸出**。

3) 将听诊器放在病人胃部，用无菌注射器迅速注入 10ml 空气，**听到有气过水声**。

(9) 用胶布固定胃管于鼻翼及面颊部。

(10) 灌注食物及药物，方法是：**先注入少量温开水**，再缓慢注入流质食物或药物，**注入后，再注入适量温开水冲洗胃管**(亲：先注入少量温开水的目的是润滑管道，最后打温开水是将管道内的食物全部冲到胃内，防止食物残留在胃管内变质)。

(11) 将胃管末端反折，用纱布包好，夹紧后用别针固定于病人枕旁。

(12) 安置病人，嘱病人维持原卧位 20～30 分钟，防止呕吐，整理床单位，清理用物，**鼻饲用物应每次更换消毒**。(*)

(13) 洗手，记录插管时间、病人的反应、鼻饲液的种类及每餐饮食量。

2. 拔出胃管的方法

(1) 将弯盘置于病人颌下，用夹子夹紧胃管末端，轻轻揭去固定的胶布。

(2) 用纱布包裹近鼻孔处的胃管，**嘱病人做深呼吸，在病人呼气时拔管**，边拔边擦，到咽喉部时迅速拔出。

(3) 全部拔出后，将胃管放入弯盘内，清洁病人口、鼻及面部。

(4) 协助病人漱口，取舒适卧位。

(5) 洗手，记录拔管时间、病人的反应。

3. 注意事项

(1) 插管前应进行有效沟通，取得病人及家属的理解，使其愿意合作。

(2) 插管时，动作应轻、稳，当胃管通过食管的三个狭窄处，更应轻、慢。

(3) **插管后，必须先证实胃管在胃内，方可灌注食物**。新鲜果汁与奶液分别灌入，防止产生凝块。

(4) **通过鼻饲管给药时，应将药片先研碎、溶解后，再灌入**。

(5) 鼻饲量**每次不应超过 200ml，间隔时间不少于 2 小时**。

(6) 长期鼻饲的病人，应每日进行 2 次口腔护理，**普通胃管每周更换 1 次，硅胶胃管每月更换一次**。方法是：**晚上最后一次鼻饲后，拔出胃管，翌晨再由另一侧鼻孔插入**。

(7) 凡上消化道出血、食管静脉曲张或梗阻，以及鼻腔、食管手术后的病人禁用鼻饲法。

知识拓展

标准体重的计算及营养状况的评估

男性标准体重(kg)＝身高(cm)－105

女性标准体重(kg)＝身高(cm)－105－2.5

标准体重±10%为正常体重，＋(10%～20%)为超重，＋20%以上为肥胖；－(10%～20%)为消瘦，－20%以上为严重消瘦。

体重指数(BMI)的计算公式为：体重(kg)/[身高(m)]^2，判断标准为：过轻：低于 18.5；正常：18.5～23.9；过重：24.0～27.9；肥胖：28～32，非常肥胖：高于 32。

四、出入液量的记录

（一）目的

记录病人24小时出入液量，可为明确诊断、确定治疗方案、制订护理计划提供依据。**适用于休克、大面积烧伤、大手术后，以及心脏病、肾病、肝硬化伴腹水等**病人。

（二）记录的内容和要求

1. **每日摄入量**

（1）内容：包括**每日饮水量、输液量、输血量、食物中的含水量**等。

（2）要求：病人饮水容器应固定，以便准确记录；固体食物应记录其单位数目及所含水量。如馒头一个（50g），含水量25ml等。

2. **每日排出量**

（1）内容：包括**尿量、粪便量，以及其他排出液，如胃肠减压吸出液、胸、腹腔吸出液、痰液、呕吐液、伤口渗出液、胆汁引流液**等。

（2）要求：测量应准确，记录应及时。能自行排尿的病人，记录每次尿量，24小时总计，也可将尿液集中倒在一个容器内，定时测量记录；对尿失禁的病人应采取接尿措施，必要时采取留置导尿，以保证计量准确。

（三）记录方法

1. 出入液量可先记录在出入液量记录单上，**晨7时至晚7时，用蓝笔；晚7时至次晨7时，用红笔**。
2. **晚7时，作12小时的小结；次晨7时，作24小时总结**，并记录在体温单相应栏内。
3. 记录要求准确、及时、具体，字迹清晰。

考点练习

考点：基本饮食、治疗饮食、试验饮食（A1、A2、A3/A4型题）

1. 病人，女性，16岁，个子矮小，未见乳房发育，护士对其进行饮食指导，需要补充下列哪类食物
A. 含钙丰富的食物
B. 含锌丰富的食物
C. 含铁丰富的食物
D. 含维生素B丰富的食物
E. 含硒丰富的食物

2. 病人，男性，45岁。因肝硬化致食管-胃底静脉曲张，护士应指导病人摄入
A. 低脂饮食
B. 低盐饮食
C. 低蛋白饮食
D. 少渣饮食
E. 低胆固醇饮食

3. 病人，男性，23岁。在做饭时，因煤气罐使用不当发生爆炸起火，胸部、双手皮肤深Ⅱ度烧伤。目前病人应进食
A. 半流质饮食
B. 高蛋白饮食
C. 低盐饮食
D. 高纤维饮食
E. 高脂肪饮食

4. 低盐饮食指每日食盐量<u>不超过</u>
A. 2g
B. 4g
C. 6g
D. 8g
E. 10g

5. 病人，男性，50岁。患冠心病3年。护士应指导病人摄入
A. 低盐饮食
B. 少渣饮食
C. 低蛋白饮食
D. 高蛋白饮食
E. 低胆固醇饮食

6. 病人，女性，20岁，重症肝炎。护士应指导病人摄入
A. 无盐饮食
B. 少渣饮食
C. 低脂肪饮食
D. 高蛋白饮食
E. 高膳食纤维饮食

7. 病人，男性，36岁。因食物中毒导致腹泻，每日大便10余次。护士应指导病人摄入
A. 高膳食纤维饮食
B. 高热量饮食
C. 低盐饮食
D. 低蛋白饮食
E. 少渣饮食

8. 病人，女性，22岁。患甲状腺功能亢进，需做吸碘试验，在检查前7～60天需<u>忌食</u>
A. 牛肉
B. 猪肚
C. 肝脏
D. 猪血

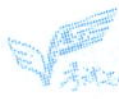

E. 海蜇

9. 要素饮食鼻饲时的温度应保持在

A. 34～36℃

B. 36～38℃

C. 38～40℃

D. 41～42℃

E. 42～44℃

10. 病人，男性，28岁。因流感高热3天，为保证病人足够营养宜选择的饮食是

A. 普通饮食

B. 软质饮食

C. 半流质饮食

D. 流质饮食

E. 鼻饲饮食

11. 病人，男性，60岁。患慢性肺源性心脏病，为减轻其心脏负担，饮食宜采用

A. 高蛋白

B. 低脂肪

C. 低盐

D. 少渣

E. 低胆固醇

12. 病人，男性，26岁。胃溃疡，需做潜血试验，预试验期内**不可进**的食物是

A. 白菜

B. 土豆

C. 豆制品

D. 冬瓜

E. 绿色蔬菜

13. 病人，男性，56岁。需做大便潜血试验，护士指导其在标本采集前3天内，可食用的食物是

A. 肉类

B. 动物肝

C. 绿叶蔬菜

D. 豆制品

E. 动物血

（14～15题共用题干）

病人，女性，27岁。因"怕热、多汗、消瘦半年"入院。入院后诊断为甲状腺功能亢进。

14. 护士应指导病人进食下列哪种饮食

A. 高热量饮食

B. 高脂肪饮食

C. 低蛋白饮食

D. 低盐饮食

E. 高纤维素饮食

15. 病人需做^{131}I试验，护士应嘱咐病人**禁食**

A. 肉类

B. 动物血

C. 绿色蔬菜

D. 动物肝脏

E. 海带

16. 肾病综合征的病人适宜

A. 高热量饮食

B. 正常量的优质蛋白饮食

C. 低胆固醇饮食

D. 低脂肪饮食

E. 低盐饮食

考点：影响饮食的因素、饮食护理措施（A1型题）

17. 下列有关饮食护理的说法，**错误**的是

A. 对禁食或限制饮食的病人，应讲解原因，取得配合

B. 为病人创造清洁、整齐、安静、空气清新、舒适的就餐环境

C. 帮助病人纠正错误的饮食习惯和饮食行为

D. 对食管胃底静脉曲张病人插胃管提供胃肠内营养

E. 按医嘱确定饮食种类，向病人指导可选择的食物和不可选择的食物

18. 下列关于病人饮食护理措施的描述，**错误**的是

A. 尊重病人的饮食习惯

B. 餐前一切治疗及检查应暂停

C. 协助病人取舒适卧位

D. 对需禁食的病人应告知原因

E. 对双目失明的病人应告知食物名称

考点：鼻饲法的概念、目的、操作方法和注意事项（A1、A2、A3/A4型题）

19. 鼻饲的适用对象**不包括**

A. 昏迷病人

B. 口腔疾病病人

C. 早产儿

D. 精神病病人拒绝进食时

E. 偏食者

20. 一般胃管插入的长度为

A. 14～16cm

B. 20～30cm

C. 45～55cm

D. 60～70cm

E. 80～90cm

21. 正确测量胃管插入长度的方法是

A. 从鼻尖至剑突

B. 从眉心至剑突

C. 从眉心至胸骨柄

D. 从前发际至剑突

E. 从前发际至胸骨柄

22. 插胃管时病人出现呛咳、发绀，护士应

A. 立即拔出胃管

B. 嘱病人深呼吸

C. 指导病人做吞咽动作

D. 稍停片刻重新插入

E. 继续插入

23. 病人，男性，30岁。因脑外伤后昏迷入院，护士准备通过鼻饲为其提供营养。护士插胃管时，当插至10～15cm时托起病人头部靠近胸骨柄，这样做的目的是

A. 避免恶心、呕吐
B. 减少病人痛苦
C. 以免损伤食管黏膜
D. 增大咽喉部通道的弧度
E. 使咽部肌肉放松

24. 关于鼻饲的操作方法，**错误**的是
A. 每次鼻饲量不超过200ml
B. 每次灌注前应检查胃管是否通畅
C. 每次鼻饲前注入少量温开水，证实胃管是否在胃内
D. 药品研碎溶解后灌入
E. 拔管应夹紧胃管末端快速拔出

25. 长期鼻饲的病人普通胃管更换时间为
A. 每日1次
B. 隔日1次
C. 每周1次
D. 每周2次
E. 每月1次

26. 病人，女性，65岁。脑出血昏迷，现病情稳定，采用鼻饲胃肠内营养。下列操作**错误**的是
A. 喂食前注入少量温开水判断胃管位置
B. 每次喂食间隔不少于2小时
C. 灌注药物先将药片研碎、溶解
D. 每次鼻饲量不超过200ml
E. 每日进行口腔护理

(27～29题共用题干)

病人，男性，45岁。脑外伤昏迷2周，为其插鼻饲管协助进食，以满足营养需要。

27. 在为病人行鼻饲插管时，为提高插管成功率，应重点采取的措施是
A. 病人取平卧位，利于胃管插入
B. 先稍向上而后平行再向下缓慢轻轻地插入
C. 插管时动作要准确，让胃管快速通过咽部
D. 插入15cm时，托起病人头部使下颌靠近胸骨柄
E. 边插边用注射器抽吸有无胃液，检验胃管是否在胃内

28. 每次为病人注入鼻饲液的量和时间间隔要求分别是
A. ≤200ml；≥2小时
B. ≤200ml；≥4小时
C. ＞200ml；＜4小时
D. ＞200ml；≥4小时
E. ＞200ml；≥2小时

29. 通过鼻饲注入流质饮食后，再注入少量温开水的目的是
A. 使病人温暖舒适
B. 准确记录出入量
C. 防止病人呕吐
D. 冲净胃管，避免鼻饲液积存
E. 保证足够的水分摄入

30. 病人，男性，60岁。短肠综合征术后，腹部有空肠造瘘。给予该病人要素饮食营养支持，适宜的滴速是
A. 10～20滴/min
B. 20～40滴/min
C. 40～60滴/min
D. 60～80滴/min
E. 80～100滴/min

31. 病人，男性，48岁。急性胰腺炎入院。医嘱：留置胃管。护士准备用物到床边，告知病人要立即给其放置胃管，病人表示害怕并拒绝。此时护士最合适的做法是
A. 报告护士长无法执行医嘱
B. 向病人耐心解释并指导如何配合
C. 要求家属做病人思想工作
D. 转告医生病人不配合，并提醒其停止医嘱
E. 接受拒绝，不给予置放胃管

32. 病人，男性，60岁。颌面部骨折术后。保留鼻饲管，给予鼻饲饮食。操作时应注意
A. 每次鼻饲完成后，若鼻饲过程顺畅，则无须用温开水冲管
B. 确认胃管是否在胃内可快速经胃管向胃内注入10ml空气，判断有无气过水声
C. 鼻饲液温度应维持在41～43℃
D. 缓慢注入鼻饲液，每次鼻饲量不宜过多，宜300～500ml
E. 鼻饲管插入长度应为鼻尖至胸骨剑突处

考点：出入液量记录的目的、内容和要求(A1型题)

33. 关于出入液量的记录内容，下列描述正确的是
A. 每日摄入量主要记录饮水量
B. 固体食物只记录单位个数
C. 病人饮水容器固定，并测定容量
D. 每日排出量主要记录粪便量尿量
E. 伤口渗出液需观察不记录

34. 下列属于摄入量的是
A. 进食量
B. 尿量
C. 腹腔抽出液
D. 胃肠减压抽出液
E. 引流的胆汁

35. 下列属于排出量的是
A. 饮水量
B. 鼻饲量
C. 输液量
D. 输血量
E. 呕吐物

考点：出入液量的记录方法(A1型题)

36. 关于24小时出入液量的记录方法，**错误**的是
A. 用蓝笔填写眉栏
B. 晚上7时至次晨7时用红笔
C. 早上7时至晚上7时用红笔
D. 夜班护士总结24小时总出入量
E. 24小时总量应记录在体温单相应栏内

37. 不需记录病人出入量的情况是
A. 心衰伴下肢水肿
B. 大面积烧伤
C. 大叶性肺炎
D. 肝硬化伴腹水
E. 肾功能不全

38. 病人，女性，54 岁。因近半年来进食吞咽困难就诊。身高 160cm，体重 40kg。由此判断病人为
A. 肥胖
B. 超重
C. 消瘦
D. 明显消瘦
E. 正常

39. 某男性，70 岁。身高 168cm，体重 72kg。根据中国体重指数的标准，判断其营养状况是
A. 正常
B. 超重
C. 消瘦
D. 明显消瘦
E. 肥胖

参考答案

序号	1	2	3	4	5	6	7	8	9	10	11	12	13	14	15	16
答案	B	D	B	A	E	C	E	E	C	D	C	E	D	A	E	B
序号	17	18	19	20	21	22	23	24	25	26	27	28	29	30	31	32
答案	D	B	E	C	D	A	D	C	C	A	D	A	D	C	B	B
序号	33	34	35	36	37	38	39									
答案	C	A	E	C	C	D	B									

第十节 冷热疗法

扫二维码
免费看视频

考情分析

年份	主要考点
2019	踝关节扭伤早期应(冷敷)；禁忌使用冰袋的部位(图片题)；乙醇擦浴的时间不宜超过多久；禁忌乙醇擦浴的部位
2020	乙醇擦浴时头部放置冰袋的目的；热水坐浴的禁忌证
2021	扁桃体摘除术后冰袋的放置部位(颈前颌下)；冷疗时能引起一过性冠状动脉收缩的部位(足底)；护士给病人擦背时采用的人际距离(亲密距离)；可以热疗的情形(肩周炎)；使用热水袋的操作步骤中错误的是(视频题)
2022	硫酸镁湿热敷的温度(40℃左右)；乙醇擦浴的浓度；乙醇擦浴时头部放置冰袋的目的；乙醇擦浴全身降温时当体温降至多少应取下头部的冰袋；中暑病人使用冷疗的目的(降温)
2023	乙醇擦浴的浓度和温度；湿热敷更换敷布的间隔时间(3～5min)；热疗超过多长时间会出现继发效应(20min)；乙醇擦浴禁忌的擦拭部位(足底)；坐浴的作用不包括(止血)

考点导航

一、冷 疗 法

(一) 冷疗的作用

1. **控制炎症扩散** 冷可使局部血管收缩，局部血流减少、减慢，**降低细胞新陈代谢和微生物的活力**，限制了炎症的扩散。适用于炎症早期的病人。

2. 减轻疼痛 冷可抑制细胞活动，**降低神经末梢的敏感性而减轻疼痛**。

3. **减轻局部充血或出血** 冷可使毛细血管收缩，血流量减少，从而**减轻局部组织的充血、出血**。常用于局部软组织损伤早期的病人。

4. 降低体温 冷直接与皮肤接触，通过传导、蒸发等物理作用，降低体温。

（二）冷疗的影响因素

1. 冷疗的方式　冷疗的方式有干法和湿法，**同等温度条件下湿法比干法效果好**，所以**干冷法的温度应比湿冷法低**（亲：冬天的时候住在水边，湿度大，感觉更冷就提示湿冷比干冷更冷哦）。

2. 冷疗的部位　一般皮肤较薄的部位对冷更为敏感。冷疗效果还受血液循环情况的影响，如在**颈部、腋下、腹股沟**等体表较大的血管流经处置冷，**冷疗效果更好**。

3. 冷疗面积　**冷疗的效果与用冷面积大小成正比**（亲：冬天冷的时候，一个人穿着比较少走在街上，他通常缩着身子，以减少体表面积，这样子就感觉没那么冷，也就是说面积越大，感觉越冷）。

4. 冷疗时间　**一般用冷时间为15～30分钟**。时间过长会引起继发效应（亲：用冷时间过长会导致继发效应，因此不能说冷疗的效果与用冷时间成正比哦）。

5. 温度差　冷疗的温度与体表皮肤的温度相差越大，机体对冷刺激的反应越强，反之则越弱。

6. 个体差异　**年老病人对冷疗刺激反应比较迟钝；婴幼儿对冷疗耐受性较低**；女性病人对冷较男性敏感等。

（三）冷疗的禁忌证

1. **局部血液循环障碍**　冷疗可使局部血管收缩，继续加重血液循环障碍，导致组织缺血、缺氧而变性坏死，因此对**休克、大面积组织受损、微循环明显障碍的病人，不宜用冷疗**。

2. **慢性炎症或深部有化脓病灶**　冷疗可使局部血流量减少，影响炎症吸收。

3. 对冷过敏。

4. **禁忌用冷的部位**（表1-10-1）。

表1-10-1　禁忌用冷的部位

禁忌用冷部位	原因
枕后、耳郭、阴囊处	用冷易引起冻伤
心前区	用冷可反射性**引起心率减慢、心律不齐**
腹部	用冷易**引起腹泻**
足底	用冷可反射性引起末梢血管收缩，影响散热；还可**引起一过性的冠状动脉收缩**

（四）冷疗的方法

1. 局部用冷法

（1）冰袋或冰囊的应用：多用于降温、止血、镇痛、消炎。

1）操作步骤

①备齐用物，将冰块放入帆布袋内。

②将小冰块装入冰袋或冰囊内约2/3满，扎紧袋口后擦干，然后倒提抖动，检查无漏水装入布套。

③携冰袋至床旁，核对解释后，将冰袋放于需要部位（亲：冰袋不能直接与病人接触哦，要裹毛巾）。**高热病人**降温，可放在**前额、头顶、颈部、腋下、腹股沟**等部位；**扁桃体摘除术后**，冰囊可放在**颈前颌下**。

④用冷时间：不超过30分钟。

⑤用毕整理用物，安置病人，整理床单位。

⑥将冰袋倒空，倒挂晾干后，吹入少许空气，拧紧袋口存放于干燥阴凉处，以免两层橡胶粘连。

⑦洗手，记录冷疗的部位、时间及冷疗的效果和反应。

2）注意事项

①注意观察冷疗部位血液循环情况。

②冷疗过程中，应注意随时观察冰袋有无漏水，冰块是否融化。

③**用冷时间须准确，最长不超过30分钟**，如需再用应间隔60分钟。

④用于降温时，应在冰袋**使用后30分钟测体温**，并记录。

（2）冰帽或冰槽的应用：**用于头部降温**，采用以头部降温为主、体表降温为辅的方法，为防止脑水肿，降低脑细胞的代谢率，减少其耗氧量，提高脑细胞对缺氧的耐受性，从而**减轻脑细胞的损害**。

1）操作步骤

①备齐用物，将冰块放入帆布袋内。

②携冰帽至床旁，核对解释后，将病人头部置于冰帽或冰槽内，后颈部和两耳处垫海绵垫，两耳塞不脱脂棉，防止水流入耳内。将排水管置于水桶中。

③观察病人体温、局部皮肤情况，以及全身反应和病情变化。

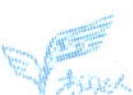

④用毕整理用物，安置病人，整理床单位。

2）注意事项

①观察头部皮肤的变化，**尤其是耳郭部位应注意防止发生青紫、麻木及冻伤**。

②观察体温，为病人测**肛温**，每 30 分钟一次，肛温不得低于 30℃。

③观察病人的心率，防止心房、心室颤动或房室传导阻滞等的发生。

④观察冰帽有无破损、漏水，冰块融化后，应及时更换或添加。

（3）冷湿敷法

1）目的：多用于消炎、消肿、止痛、止血及早期扭伤、挫伤的水肿。

2）操作步骤

①备齐用物携至病人处，核对解释，以取得配合。

②病人取舒适体位，在冷敷部位下面垫橡胶单及治疗巾，局部涂以凡士林，上面盖一层纱布。

③将敷布浸于冰水或冷水中，用长钳拧敷布至不滴水为度，抖开折好，敷于患处。

④及时更换敷布，每 3～5 分钟一次，冷敷时间为 15～20 分钟。

⑤冷敷完毕，用纱布擦净患处，整理用物。

⑥安置病人，整理床单位。

⑦洗手，记录冷敷的部位、时间及冷敷的效果和反应。

3）注意事项

①观察局部皮肤的变化及病人的全身反应。

②敷布浸泡需彻底，拧至不滴水为度，并及时更换敷布。

③冷敷部位如为**开放性伤口，应按无菌原则处理**。

2. **全身用冷法**

（1）乙醇擦浴

1）用物：治疗碗内盛 **25%～35%乙醇** 200～300ml（温度 32～34℃左右），小毛巾或纱布 2 块，大毛巾，冰袋及套，热水袋及套，必要时备便器、清洁衣裤 1 套及屏风。

2）操作方法

①备齐用物携至床旁，核对病人，做好解释。

②将**冰袋放置于头部，以助降温**，并可防止擦浴时全身表皮血管收缩，引起头部充血。将**热水袋放置于足底**，使病人感觉舒适，并促进足底血管扩张，有**利于散热**。

温馨提示

考生应理解为什么温水擦浴时脚底放热水袋、头部放冰袋。脚底放热水袋有利于脚部血管扩张，提高了散热的效果。头部置冰袋是为了防止头部充血。

③擦浴方法：将浸湿并拧至半干的小毛巾缠于手上呈手套式，以离心方向拍拭，每侧 3 分钟，再用大毛巾擦干皮肤。

④擦浴顺序：a. 双侧上肢：先擦拭颈部外侧面、上臂外侧、手背，再擦拭侧胸部、腋窝、上臂内侧、手心；以同法擦拭另一上肢。b. 背部：病人侧卧，从颈部向下擦拭整个背、腰部，穿好上衣。c. 双侧下肢：先擦拭髋部、大腿外侧、足背，再擦拭腹股沟、大腿内侧、踝部；最后擦拭股下、腘窝、足跟；以同法擦拭另一下肢，穿好裤子。

⑤撤去大毛巾及热水袋，盖好被子，取舒适卧位，整理床单位。

⑥**30 分钟后测量体温**，并记录在体温单上，如**体温降至 39℃以下，应取下冰袋**。

3）注意事项

①因全身用冷面积较大，擦浴中应注意观察病人的反应，**如有面色苍白、寒战，或脉搏、呼吸异常时，应立即停止擦浴，并报告医生**。

②在擦至腋窝、肘部、腹股沟、腘窝等血管丰富处，应稍用力擦拭，并将停留时间延长些，以利于散热。

③**一般擦浴时间为 15～20 分钟**，以免病人着凉。

④**禁忌擦拭后颈部、心前区、腹部和足底**。

⑤**新生儿、血液病病人等禁忌使用**（亲：新生儿、血液病病人、小儿传染病出现皮疹时均不能用乙醇擦浴降温哦。新生儿体温中枢发育不完善，耐受不了乙醇擦浴；血液病用乙醇擦浴会导致血管扩张，加重皮下出血；小儿传染病出现皮疹用乙醇擦浴会影响退疹）。

⑥擦浴后 30 分钟测量并记录体温，如**体温降至 39℃以下，应取下冰袋**。

（2）温水擦浴用于高热病人降温。

方法：盆内盛32～34℃的温水2/3满，其余用物、操作方法、注意事项同乙醇擦浴。

二、热 疗 法

（一）热疗的作用

1. **促进炎症的消散和局限** 热疗可使局部血管扩张，血流速度加快，利于组织中毒素的排出；同时促进血液循环，增加血流量，加快新陈代谢，增强白细胞的吞噬功能。炎症早期用热可促进炎性渗出物的吸收和消散；在炎症后期用热，使炎症局限。

2. 缓解疼痛 **热疗能降低痛觉神经的兴奋性**，改善血液循环，减轻炎性水肿，加速致痛物质的排出及渗出物的吸收。

3. **减轻深部组织充血** 热疗可使局部血管扩张，体表血流增加，因而相对减轻深部组织的充血。

温馨提示

考生应将冷疗法和热疗法的作用进行对比。冷疗是减轻局部充血或出血，而热疗是减轻深部组织的充血；冷疗是控制炎症的扩散，而热疗是促进炎症消散。

4. 保暖 热疗可使局部血管扩张，促进血液循环，使病人感到温暖舒适。

（二）热疗的影响因素

1. 用热方式 热疗的方式分为干热法和湿热法。由于水传导热的能力比空气强，效果比干热法更好。

2. 热疗的部位 皮肤较薄及经常不暴露的部位对热更为敏感。另外，热疗效果还受血液循环情况的影响，血液循环良好的部位，热疗效果更好。

3. 热疗面积 **热疗的效果与用热面积大小成正比**。需要注意的是，热疗面积越大，机体的耐受性越差，越易引起全身反应。

4. 热疗时间 一般**用热时间多为10～30分钟**，时间过长会引起继发效应，不但抵消热疗效果，还可导致不良反应，引起烫伤等。

5. 温度差 热疗的温度与体表皮肤的温度相差越大，机体对热刺激的反应越强，反之则越弱。

6. 个体差异 病人机体状况、精神状态、年龄及性别不同，对热疗的耐受力不同，反应也不相同。如**年老病人，因感觉功能减退，对热疗刺激反应比较迟钝；婴幼儿对热疗的耐受性较低**；女性病人对热较男性敏感等。

（三）热疗的禁忌证

热疗的禁忌证（表1-10-2）。

表1-10-2 热疗的禁忌证

热疗的禁忌证	原因
急腹症尚未明确诊断前	热疗能减轻疼痛，可**掩盖病情**
面部危险三角区的感染	因面部危险三角区血管丰富又无静脉瓣，且与颅内海绵窦相通，**热疗可造成颅内感染**和败血症
各种脏器内出血、出血性疾病	热疗可使局部血管扩张，增加脏器的血流量，从而加重出血
软组织损伤早期（48小时）	热疗可促进局部血液循环，**加重皮下出血**、肿胀及疼痛

（四）热疗的方法

1. 干热法

（1）热水袋的使用：保暖、解痉、镇痛、舒适。

1）操作步骤

①备齐用物，检查热水袋无破损，测量水温，**调节温度至60～70℃**。

②将热水袋放平，去塞，一手持热水袋口边缘，另一手灌入热水，边灌边提高热水袋口，以免热水溢出，灌至热水袋容积的1/2～2/3满即可。

③将热水袋慢慢放平，排尽袋内空气，旋紧塞子，擦干热水袋后装入布套中（亲：热水袋不能直接与病人接触，外面裹毛巾或套布套）。

④携热水袋至床旁，核对解释后，将热水袋放置在所需部位。

⑤用热时间：不超过30分钟。

⑥用毕整理用物，安置病人，整理床单位。

⑦将热水袋倒空，倒挂晾干后，吹入少许空气，拧紧袋口存放于干燥阴凉处，以免两层橡胶粘连。

⑧洗手，记录热疗的部位、时间及热疗的效果和反应。

2）注意事项

①对**婴幼儿、老年人、昏迷、末梢循环不良、麻醉未清醒、感觉障碍**等病人，**热水袋的水温**应调至**50℃以下**(*)，以避免直接接触病人的皮肤而引起烫伤。

②热水袋使用过程中，应经常观察局部皮肤的颜色。**如发现皮肤潮红，应立即停止使用，并在局部涂凡士林**，可起保护皮肤的作用。

③热水袋如需持续使用，应及时更换热水。

（2）红外线灯：消炎、解痉、镇痛，促进创面干燥结痂，保护肉芽组织生长，以利伤口愈合。

1）操作步骤

①备齐用物，携至床旁，核对、解释。

②协助病人取舒适体位，暴露治疗部位。

③移动红外线灯头至治疗部位斜上方或侧方，**一般灯距为30～50cm**，以病人感觉温热为宜，如灯头有保护罩，可以垂直照射。

④每次**照射时间为20～30分钟**。

⑤照射完毕，关闭开关。应嘱病人休息15分钟后再离开治疗室，以防感冒。

⑥清理用物，整理床单位。

⑦洗手，记录治疗的部位、时间及治疗的效果和反应。

2）注意事项

①根据治疗部位选择不同功率的灯头，如手、足等小部位用250W为宜，胸腹、腰背部等可用500～1 000W的大灯头。

②照射面颈部、胸部的病人，应注意保护眼睛，可戴有色的眼镜或用湿纱布遮盖。

③照射过程中，应使病人保持舒适体位，嘱病人如有过热、心慌、头晕等，应及时告知医护人员。

④照射过程中，应随时观察病人局部皮肤反应，**如皮肤出现紫红色，应立即停止照射，并涂凡士林以保护皮肤**。

2. 湿热法

（1）热湿敷法：常用于消炎、消肿、解痉、镇痛。

1）操作步骤(*)

①备齐用物携至床旁，向病人解释，以取得合作。

②病人取舒适体位，在热敷部位下面垫橡胶单及治疗巾，局部涂以凡士林，上面盖一层纱布。

③将敷布浸于热水中，水温为50～60℃，用长钳拧敷布至不滴水为度，抖开敷布用手腕掌测试温度，如不烫手即可折好敷于患处。若患处无压力禁忌，上面可放置热水袋，并盖棉垫或用大毛巾包裹，以保持温度。如病人感到烫，可揭开敷布一角以散热。

④及时更换敷布，每3～5分钟一次，以保持适当的温度，热湿敷时间为15～20分钟。

⑤热湿敷完毕，用纱布擦净患处，整理用物。

⑥安置病人，整理床单位。

⑦洗手，记录热湿敷的部位、时间及热湿敷的效果和反应。

2）注意事项

①面部热湿敷的病人，敷后30分钟方能外出，以防受凉感冒。

②热湿敷过程中，应注意观察局部皮肤状况，及时更换敷布。

③**有伤口的部位做热湿敷时，应按无菌操作进行**，敷后伤口按换药法处理。

（2）**热水坐浴**

1）目的：可减轻盆腔、直肠器官的充血，达到消炎、消肿、止痛和促进引流的作用，**常用于会阴、肛门疾病及手术后**等病人。

2）操作步骤

①备齐用物携至床旁，核对病人，做好解释。

②将坐浴盆置于坐浴椅上，倒入坐浴液至浴盆的1/2满为宜，**将水温调至40～45℃**。

③协助病人脱裤至膝部，先用纱布蘸拭，待臀部皮肤适应水温后再坐入盆中。

④随时调节水温，添加热水时要注意安全，以防烫伤。

⑤**坐浴时间为15～20分钟**。

3）注意事项

①坐浴过程中，应注意病人安全，随时观察其面色、脉搏等，如病人主诉头晕、乏力等，应立即停止坐浴。

②对会阴、肛门部有伤口的病人，应准备无菌浴盆及坐浴液，并于坐浴后按换药法处理伤口。

③女病人在**月经期、妊娠末期、产后两周内及阴道出血、盆腔器官有急性炎症时，不宜坐浴**，以免引起感染。

考点练习

考点：冷疗的作用、影响因素（A1、A2型题）

1. 冷疗的目的**不包括**
   A. 控制炎症扩散
   B. 减轻深部组织充血
   C. 减轻疼痛
   D. 减低体温
   E. 减轻局部充血
2. 冷疗控制炎症消散的机制是
   A. 增强白细胞的吞噬功能
   B. 降低微生物的活力
   C. 降低神经的兴奋性
   D. 溶解坏死组织
   E. 增强免疫功能
3. 冷疗减轻疼痛的作用机制是
   A. 降低了神经末梢的敏感性
   B. 降低痛觉神经的兴奋性
   C. 降低细胞的新陈代谢
   D. 降低了细菌活力
   E. 减慢血液速度
4. 关于冷疗影响因素的描述，**错误**的是
   A. 湿冷比干冷效果好
   B. 冷疗的效果与用冷面积成正比
   C. 冷疗的效果与用冷时间成正比
   D. 冷环境用冷，效果会增强
   E. 婴幼儿对冷反应较为强烈
5. 病人，男性，37岁。不慎左踝关节扭伤。为防止皮下出血和血肿，早期应
   A. 冷热交替敷
   B. 局部按摩
   C. 冷湿敷
   D. 热湿敷
   E. 松节油涂擦

考点：冷疗的禁忌证（A1、A2型题）

6. 病人，女性，全身微循环障碍，临床上**禁忌**使用冷疗的理由是
   A. 引起过敏
   B. 引起腹泻
   C. 发生冻伤
   D. 引起心律不齐
   E. 导致组织缺血缺氧而变性坏死
7. 病人，女性，56岁。不明原因持续发热入院，体温39.5℃。如图所示，护士为病人进行物理降温时。**禁忌**使用冰袋的部位是

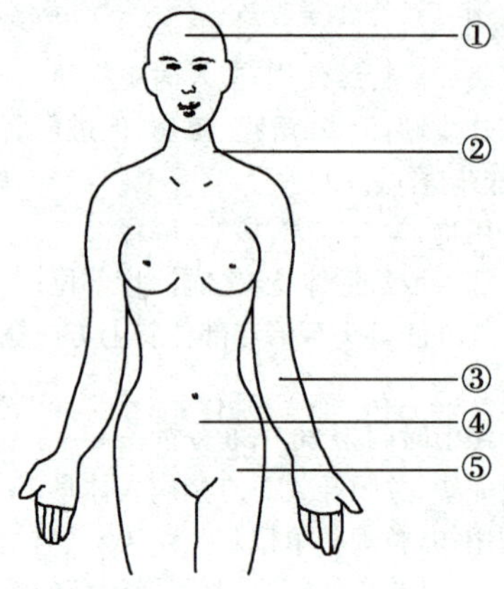

   A. ①
   B. ②
   C. ③
   D. ④
   E. ⑤
8. 禁忌用冷的部位**不包括**
   A. 耳郭
   B. 心前区
   C. 腹部
   D. 足底
   E. 腹股沟
9. 冷疗可引起冠状动脉收缩的部位是
   A. 阴囊
   B. 心前区
   C. 腹部
   D. 足底
   E. 前额

考点：冷疗的方法（A1、A2、A3/A4型题）

10. 病人，男性，腋温39.5℃，使用冰袋为其降温时应将冰袋放在
    A. 腹部
    B. 足底、腹股沟
    C. 背部、腋下
    D. 前额、头顶
    E. 枕后、耳郭
11. 病人，女性，30岁。高热39℃，医嘱给予冰袋物理降温。冰袋正确放置的位置是
    A. 枕部
    B. 足底
    C. 颈前颌下
    D. 前额

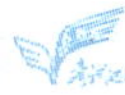

E. 颞部

12. 病人,男性,18 岁。高热 3 天,行温水擦浴时,**禁忌**擦浴的部位是
A. 面部、腹部、足部
B. 胸前区、腹部、足底
C. 面部、背部、腋窝
D. 腘窝、腋窝、腹股沟
E. 肘窝、手心、腹股沟

13. 乙醇擦浴前置冰袋于病人头部的目的是
A. 防止脑水肿
B. 防止心律失常
C. 防止体温继续上升
D. 减轻头部充血
E. 减轻病人不适

14. 病人,女性,13 岁。行扁桃体摘除术,术后应将冰袋置于
A. 前额
B. 颈前颌下
C. 头顶部
D. 胸部
E. 腋窝处

15. 病人,男性,65 岁。脑梗死入院,意识模糊 2 天,身体虚弱,生命体征尚平稳,四肢发凉。护士用热水袋为其保暖,正确的方法是
A. 袋内水温为 60℃
B. 热水袋外裹毛巾
C. 热水袋置于腹部
D. 热水袋水温与室温相同后撤走热水袋
E. 叮嘱家属随时更换袋内热水

(16~18 题共用题干)

病人,女性,27 岁。因产后高热,脸部潮红,呼吸急促,脉搏快速,医嘱用冰袋降温。

16. 冰袋放置部位**不妥**的是
A. 前额
B. 头顶部
C. 腋下
D. 腹股沟
E. 足底

17. 因为上述部位用冷后可反射性引起
A. 血管扩张
B. 皮下出血
C. 末梢血管收缩
D. 一过性冠状动脉收缩
E. 冻伤

18. 当体温降至多少以下时,即可取下冰袋
A. 35℃
B. 36℃
C. 37℃
D. 38℃
E. 39℃

19. 使用冰槽时,为防止冻伤需保护的部位是
A. 前额
B. 颞部
C. 头顶
D. 耳部
E. 面颊

考点:热疗的作用、影响因素(A1 型题)

20. 热疗的目的**不包括**
A. 促进炎症的消散和局限
B. 减轻深部组织充血
C. 缓解疼痛
D. 控制炎症扩散
E. 保暖

21. 关于热疗影响因素的描述,**错误**的是
A. 湿热比干热效果好
B. 热疗的效果与用热面积成正比
C. 热疗的效果与用热时间成正比
D. 冷环境用热,效果会降低
E. 老年人对热反应比较迟钝

考点:热疗的禁忌证(A1、A2 型题)

22. 面部危险三角区感染时**禁用**热疗的目的是
A. 加重病人疼痛
B. 引起局部出血
C. 掩盖病人病情
D. 造成面部烫伤
E. 导致颅内感染

23. 病人,男性,26 岁。突然腹痛,面色苍白,大汗淋漓。护士**不应**采取的措施是
A. 询问病史
B. 通知医生
C. 给热水袋以缓解疼痛
D. 测生命体征
E. 安慰病人

考点:热疗的方法(A1、A2 型题)

24. 老年病人用热水袋水温**不可超过**
A. 30℃
B. 40℃
C. 50℃
D. 60℃
E. 70℃

25. **不宜**热水坐浴的是
A. 痔疮手术后
B. 肛门部充血
C. 外阴部炎症
D. 肛裂感染
E. 急性盆腔炎

26. 在伤口部位进行热敷时应特别注意
A. 在床上铺橡胶单
B. 伤口皮肤周边涂凡士林
C. 保持合适水温

D. 掌握无菌技术
E. 及时更换敷料

27. 病人，女性，50岁。因胆囊切除术后回病房，病人未完全清醒。护士给予热水袋时水温应**不超过**
A. 40℃
B. 50℃
C. 60℃
D. 70℃
E. 80℃

28. 病人，男性，18岁。鼻唇沟处有一疖，表现为红肿热痛。前来就诊时护士告诉其禁用热，其原因是
A. 加重局部疼痛
B. 加重局部功能障碍
C. 掩盖病情
D. 防止出血
E. 防止颅内感染

29. 病人男，55岁。肛门常有瘙痒不适，少量便血。护士指导其温水坐浴的水温是
A. 32～35℃
B. 37～39℃
C. 40～45℃
D. 45～49℃
E. 50～56℃

30. 病人，男性，55岁。因关节疼痛需每日红外线照射一次，在照射过程中观察皮肤出现紫红色。此时护士应该
A. 停止照射，改用热敷
B. 立即停止照射，涂抹凡士林保护皮肤
C. 适当降低温度继续照射
D. 改用小功率灯，继续照射
E. 改用大功率灯，继续照射

31. 病人，女性，28岁。分娩时会阴侧切，分娩后用25%硫酸镁湿热敷。护士在操作过程中应特别注意的是
A. 热敷局部皮肤涂凡士林
B. 保持合适的水温
C. 敷料拧至不滴水为止
D. 严格执行无菌操作
E. 操作完毕后及时更换敷料

参考答案

序号	1	2	3	4	5	6	7	8	9	10	11	12	13	14	15	16
答案	B	B	A	C	C	E	D	E	D	D	D	B	D	B	B	E
序号	17	18	19	20	21	22	23	24	25	26	27	28	29	30	31	
答案	D	E	D	D	C	E	C	C	E	D	B	E	C	B	D	

第十一节　排泄护理

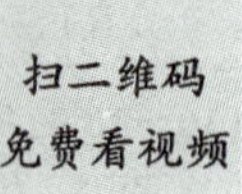

考情分析

年份	主要考点
2019	正常尿液颜色的判断(图片题)；少尿的判断；尿闭的判断；产妇分娩后排尿困难的处理(立即导尿)；伤寒病人灌肠时的溶液量和灌肠筒的高度；肛管排气时肛管插入的长度
2020	直肠癌病人术前留置导尿的目的；留置导尿病人下床活动时的注意事项(集尿袋不可高于耻骨联合处)；尿潴留的判断；尿潴留病人第一次放尿不得超过多少；尿培养标本的收集方法
2021	子宫切除术后病人出现尿潴留时的错误处理(使用利尿剂)；细菌性痢疾灌肠时的体位(左侧卧位)；阿米巴痢疾灌肠时采取的体位(右侧卧位)；伤寒病人灌肠时灌肠筒内液面的高度，灌肠溶液的量；急性溶血时的尿液颜色(酱油色)；膀胱冲洗时液面距离床面的高度；女性病人导尿时导尿管插入的长度(4～6cm)；女性病人导尿时第二次消毒应首先消毒的部位；为高热病人灌肠降温时灌肠溶液的温度(28～32℃)；大量不保留灌肠时液面距肛门的距离；成人大量不保留灌肠时灌肠溶液的量；双腔气囊导尿管留置导尿时气囊内应注入(根据气囊标识注入容量注入液体)；为伤寒病人灌肠时的错误步骤(视频题)
2022	压力性尿失禁的判断；少尿的判断；留置导尿后定期夹闭尿管的目的；小量不保留灌肠保留的时间；女性病人留置导尿时导尿管见尿液流出后再插入的深度(7～10cm)；细菌性痢疾灌肠时的体位
2023	酱油色尿的情况(溶血)；保留灌肠时肛管插入的深度(15～20cm)；为男性病人导尿时应提起阴茎与腹壁呈(60°)；为中暑病人进行降温灌肠的错误措施(液面距肛门30cm)

考点导航

一、排尿的护理

(一) 尿液的评估

1. 正常尿液的观察

(1) 次数和尿量[*]:成人一般白天排尿4～6次,夜间0～2次;每次尿量约200～400ml,24小时排出尿量约1 000～2 000ml。

(2) 颜色和透明度:正常新鲜尿液呈**淡黄色**、澄清、透明,放置后可出现微量絮状沉淀物。

(3) 比重:成人正常情况下**尿比重为1.015～1.025**。

(4) 酸碱度:正常人尿液呈弱酸性,pH 4.5～7.5,平均值为6。

(5) 气味:新鲜尿液有特殊气味,来源于尿内的挥发性酸;当尿液静置一段时间后,会因尿素分解产生氨,而有氨臭味。

2. 异常尿液的观察

(1) 尿量异常(表1-11-1)

表1-11-1　尿量异常

分类	含义	所见疾病
多尿	**24小时尿量超过2 500ml**	糖尿病、尿崩症
少尿	**24小时尿量少于400ml**或每小时尿量少于17ml	心脏、肾脏疾病和发热、休克等
无尿或尿闭	**24小时尿量少于100ml**或12小时内无尿	严重心脏、肾脏疾病

温馨提示

尿量可以反映肾脏的血流灌注,休克、烧伤病人补液是否充足主要看尿量,尿量大于40ml/h,提示补液充足。

(2) 颜色异常(表1-11-2)

表1-11-2　颜色异常

分类	含义	所见疾病
血尿	尿内含一定量的红细胞,红色或洗肉水色为肉眼血尿 **镜下血尿:>3个**/高倍镜	急性肾小球肾炎(血尿+水肿+高血压),尿路结石(血尿+肾绞痛) **泌尿系肿瘤(全程无痛肉眼血尿)**
胆红素尿	尿内含大量的胆红素,呈**深黄色或黄褐色**	**阻塞性黄疸**及肝细胞性黄疸
乳糜尿	尿中含淋巴液,尿液呈**乳白色**	**丝虫病**
血红蛋白尿	大量红细胞在血管内破坏,形成血红蛋白尿,呈**酱油色**	**溶血反应**
脓尿	尿液中含白细胞 **镜下脓尿:>5个**/HP	尿路感染

(3) 透明度异常:尿中含有脓细胞、红细胞、大量上皮细胞、黏液、管型等,新鲜尿液即可出现混浊(*脓尿提示尿路感染,管型尿提示慢性肾衰竭*)。

(4) 比重异常:如果尿比重固定在1.010左右,提示肾功能严重受损。

(5) 气味异常:新鲜尿液即有**氨臭味**,提示**泌尿道感染**;**糖尿病酮症酸中毒**时,因尿中含有丙酮,尿液呈**烂苹果气味**。

(6) 膀胱刺激征:主要表现**尿频、尿急、尿痛**症状。常见于**膀胱及尿道感染**的病人。

(二) 排尿异常的护理

1. 尿潴留

(1) 概念:大量尿液存留在膀胱内不能排出,称为尿潴留。病人膀胱高度膨胀至脐部,膀胱容积可增至3 000～4 000ml。病人主诉**下腹部胀痛,排尿困难**。体检见**耻骨上膨隆,可扪及囊性包块,叩诊呈浊音,有压痛**。

(2) 护理措施:尿潴留原因如属机械性梗阻,应给予对症处理;如属非机械性梗阻,可采用以下护理措施,以解除病人的痛苦。

1）心理护理：给予解释和安慰，消除病人焦虑和紧张情绪。

2）提供排尿的环境：关闭门窗，屏风遮挡，使视觉隐蔽，以保护病人自尊；适当调整治疗护理时间，使病人安心排尿。

3）调整体位和姿势：协助病人取适当体位排尿，病情允许应尽量以习惯姿势排尿，如扶助病人坐起或抬高上身。对需绝对卧床休息或某些手术的病人，事先应有计划地训练其床上排尿，以避免术后不适应排尿姿势的改变而造成尿潴留，增加病人痛苦。

4）诱导排尿：利用条件反射，如听流水声，或用温水冲洗会阴，以诱导排尿。

5）按摩、热敷：按摩、热敷病人下腹部，可解除肌肉紧张，促进排尿。

6）药物或针灸：根据医嘱肌内注射卡巴胆碱。利用针灸治疗，如针刺中极、曲骨、三阴交穴等刺激排尿。

7）健康教育：指导病人养成及时、定时排尿的习惯，教会病人自我放松的正确方法。

8）**经上述措施处理无效时，可根据医嘱采用导尿术。**

温馨提示

前列腺增生病人出现急性尿潴留时，因前列腺急剧充血堵塞尿道内口，必须首选导尿。

2. 尿失禁

（1）概念：排尿失去控制，尿液不自主流出，称为尿失禁。根据原因，尿失禁分类见表 1-11-3。

表 1-11-3 尿失禁分类(*)

类型	含义
持续性尿失禁	尿液持续从膀胱或尿道瘘中流出，**膀胱处于空虚状态**
充溢性尿失禁	尿潴留，**膀胱过度充盈**，造成**尿液从尿道不断溢出**
急迫性尿失禁	**反复低容量不自主排尿**，常伴有**尿频和尿急**；或由于大脑皮质对脊髓排尿中枢的抑制减弱，引起膀胱逼尿肌不自主收缩或反射亢进，使膀胱收缩不受限制
压力性尿失禁	平时尚能控制排尿，但当**腹内压骤然增高（如咳嗽、喷嚏、大笑、举重等）**时，使膀胱内压超过尿道阻力，少量尿液不自主地由尿道口溢出

（2）护理措施

1）心理护理：尿失禁的病人都会产生很大的心理压力，护士应理解、尊重病人，热情地提供必要的帮助，以消除病人紧张、羞涩、焦虑、自卑等情绪。

2）皮肤护理：保持病人会阴部清洁干燥。床上加铺橡胶单和中单或使用尿垫；勤更换床单、尿垫、衣裤等；会阴部经常用温水冲洗；定时按摩受压部位，预防压力性损伤发生。

3）设法接尿：应用接尿装置，但此法不宜长期使用。

4）留置导尿管引流：长期尿失禁病人，必要时用留置导尿管引流，可持续导尿或定时放尿。

5）室内环境：定时打开门窗通风换气，以除去不良气味，保持空气清新。

6）健康教育

①摄入适当液体：在病情允许的情况下，指导病人每日**白天摄入 2 000～3 000ml 液体**，以促进排尿反射，预防泌尿系统感染。入睡前可适当限制饮水量，以减少夜间尿量，以免影响病人休息。

②训练膀胱功能：定时使用便器，开始白天每隔 1～2 小时送一次便器，以训练有意识地排尿。排尿时指导病人用手轻按膀胱，并向尿道方向压迫，使尿液被动排空。以后逐渐延长送便器时间，促进排尿功能的恢复。

③训练肌肉力量：指导病人进行**收缩和放松盆底肌肉的锻炼**，以增强控制排尿的能力。

方法是：病人取坐位、立位或卧位，试做排尿（排便）动作，先慢慢收紧收缩肛门，再收缩阴道和尿道，产生盆底肌上提的感觉，每次收缩维持 10 秒左右，再缓缓放松，连续 10 遍，每日 5～10 次，以病人不感到疲乏为宜。

（三）导尿术

1. 概念　导尿术是在严格无菌操作下，用无菌导尿管经尿道插入膀胱引出尿液的方法。

2. 目的（表 1-11-4）

3. 操作方法

（1）女病人导尿术(*)

1）备好用物携至病床旁边，核对，向病人解释。

2）**关闭门窗，必要时用屏风遮挡病人**（目的是保护病人隐私，维护病人自尊）。

3）能自理的病人，嘱其清洗外阴，不能起床的病人，协助其清洗外阴。

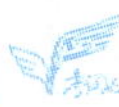

表1-11-4　导尿术目的与应用举例

目的	应用举例
为尿潴留病人放出尿液，以解除痛苦；使尿失禁病人保持会阴清洁干燥	**前列腺增生急性尿潴留首选导尿**
协助临床诊断，如留取无菌尿标本，做细菌培养等；测量膀胱容量、压力及残余尿量；进行膀胱和尿道的造影等	尿路感染导尿**留取中段尿做细菌培养**
治疗膀胱和尿道的疾病，对膀胱肿瘤病人进行化疗等	膀胱癌部分切除术后用**卡介苗进行膀胱内灌注化疗**

4）操作者站在病人右侧，协助病人**脱对侧裤腿，盖于近侧腿上**，并用大毛巾遮盖，对侧用盖被遮盖。**病人取仰卧屈膝位**，两腿自然分开，暴露外阴。铺橡胶单和治疗巾（或一次性尿垫）于臀下。

5）弯盘放于近会阴处，左手戴无菌手套，将已备好的消毒用物置于病人两腿之间，右手持止血钳夹消毒液棉球，进行**初步消毒，其原则由上至下、由外向内**。顺序是：阴阜、两侧大阴唇、两侧小阴唇、尿道口，每个棉球只用一次。消毒完毕，脱去手套，将弯盘及治疗碗移至床尾。

6）打开导尿包，将其放在病人两腿之间，按无菌操作将内层治疗巾打开，戴无菌手套，铺好孔巾，与治疗巾形成无菌区，按操作顺序摆放用物，润滑导尿管前端放好备用。

7）以左手拇、示指分开并固定小阴唇，右手持血管钳夹消毒棉球**再次消毒**，原则是**由上向下**。顺序是：**尿道口、两侧小阴唇、尿道口（由内到外再到内）**，每个棉球只用一次。污染物放于床尾弯盘内。

8）左手固定小阴唇不松开，嘱病人张口呼吸，右手用另一血管钳持导尿管轻轻**插入尿道，见尿流出后再插入5～7cm**。松开左手下移固定导尿管。

9）引流尿液，治疗碗内尿液盛满后，用血管钳及时夹住导尿管末端，将尿液倒入便盆内。

10）如**需留尿培养标本，用无菌标本瓶或试管接取中段尿5ml**，妥善放置。

11）导尿毕，用纱布包裹导尿管，轻轻拔出，脱去手套，撤去洞巾，清理用物。

（2）男病人导尿术(*)

1）同女性导尿术1）～4）。

2）弯盘放于近会阴处，左手戴无菌手套，将已备好的消毒用物置于病人两腿之间，右手持止血钳夹消毒液棉球，进行初步消毒。

3）打开导尿包，将其放在病人两腿之间。

4）左手持无菌纱布包住阴茎，后推包皮，暴露尿道口，右手持止血钳夹消毒液棉球，再次自尿道口螺旋向外消毒尿道口、龟头、冠状沟，污染物放于床尾弯盘内。

5）左手持无菌纱布包住并提起阴茎，**使之与腹壁呈60°（使耻骨前弯消失，以利插管）**。嘱病人张口呼吸，用另一血管钳持导尿管轻轻**插入尿道至导尿管"Y"形处**。

温馨提示

男性尿道有特点，耻骨前下两个弯，耻骨前弯可消失，耻骨下弯不改变。

6）余同女病人导尿术。

4. 注意事项

（1）严格执行无菌操作，预防泌尿系统感染。

（2）操作前要做好解释和沟通，以保护病人自尊；操作时要遮挡环境，以维护病人隐私。

（3）导尿管要选择粗细适宜、光滑的，在插入、拔出导尿管时，动作要轻柔，以免损伤尿道黏膜。

（4）为女病人导尿时，**如导尿管误插入阴道**，应立即拔出，**重新更换无菌导尿管后再插入**。

（5）对膀胱高度膨胀且极度虚弱的病人，**第一次放尿量不可超过1 000ml**。因为大量放尿，可使腹腔内压急剧降低，大量血液滞留于腹腔血管内，导致**血压下降，出现虚脱**，亦可因膀胱内压突然降低，导致**膀胱黏膜急剧充血而引起血尿**（表1-11-5）。

（四）导尿管留置术

1. 概念　指在导尿后，将导尿管保留在膀胱内以引流尿液的方法。

2. 目的

（1）用于**抢救危重、休克病人时**能准确记录尿量、测量尿比重，以**观察病情变化**。

（2）**盆腔内器官手术**前留置导尿管，引流出尿液，以保持膀胱空虚，可**避免术中误伤**。

表1-11-5 不同疾病的放液（气）量

疾病	一次放液（气）量	放液（气）过多的危害
心包积液	不超过200ml	心包腔压力骤降，大量血液流入心脏**引起急性肺水肿**
尿潴留	**不超过1 000ml**	腹内压骤降，**膀胱黏膜充血，引起血尿**；大量血液滞留腹腔血管内，导致**血压下降，产生休克和虚脱**
气胸、胸腔积液	**不超过1 000ml**	纵隔移位
羊水过多	**不超过1 500ml**	血压骤降，发生休克；子宫腔内压力骤降**引起胎盘早剥**
肝硬化伴腹水	每放腹水1 000ml，补充白蛋白8～10g	放液过多，血液流入腹腔，**导致血容量相对不足而出现低压休克**，放液过多还可以诱发肝性脑病

温馨提示

女性病人做子宫切除术前常规留置导尿，是因为："前面膀胱，后面直肠，子宫位于，盆腔中央；手术之前，留置导尿，放空膀胱，避免误伤"。

（3）某些患泌尿系统疾病的病人，手术后留置导尿管，可便于引流及冲洗，还可减轻手术切口的张力，促进伤口的愈合。

（4）对于截瘫、昏迷、会阴部有伤口的病人，留置导尿管可引流尿液，以保持会阴部清洁、干燥，预防压力性损伤。

3. 操作方法

（1）同导尿术。

（2）气囊固定法：使用双腔气囊导尿管时，**插入导尿管后，见尿液流出后再插入7～10cm**。再根据导尿管上注明的气囊容积，向气囊内注入等量0.9%无菌氯化钠注射液，轻拉导尿管有阻力感，可证实导尿管已经固定。

（3）固定后，将导尿管末端与无菌集尿袋相连。将引流管留出足够翻身的长度后，用别针固定在床单上，以防因翻身牵拉不慎将导尿管拉出。

（4）将集尿袋妥善固定于低于膀胱的高度，开放导尿管引流尿液。

（5）安置病人，整理床单位，清理用物。

4. 护理措施

（1）向病人及家属解释留置导尿术的目的、重要性，使其能主动配合护理。

（2）保持引流通畅：引流管应妥善放置，避免受压、扭曲、堵塞。

（3）**防止逆行感染**

1）**保持尿道口清洁**：女病人用消毒液棉球擦拭外阴及尿道口，男病人用消毒液棉球擦拭尿道口、阴茎头及包皮，每日1～2次。

2）集尿袋根据材质不同，适时更换。

3）定期更换导尿管，尿管更换的频率通常根据导尿管材质决定，一般1～4周更换一次。

温馨提示

插到体腔的管道每周更换一次，如鼻胃管、导尿管等，留在体腔外面的管道每天更换一次，如集尿袋、一次性输液器、胸腔闭式引流瓶、负压吸引壶等。

4）病人离床活动时，**引流管和集尿袋**应安置妥当，**不可高于耻骨联合**，以防尿液逆流。

5）如病情允许，应鼓励病人**多饮水**，以达到自然冲洗尿道的目的。

（4）经常观察尿液，每周查一次尿常规。若发现**尿液混浊、沉淀或出现结晶**，应及时**进行膀胱冲洗**。

（5）训练膀胱功能：常采用**间歇性夹管方式来阻断引流**，使膀胱定时充盈、排空，以促进膀胱功能的恢复。一般每3～4小时开放一次。

二、排便的护理

（一）粪便的评估

1. 正常粪便的观察

（1）量与次数：正常成人每日排便1～3次，平均每次的量为100～300g。(*)

（2）性状：正常人粪便为成形软便。

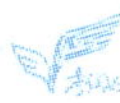

(3) 颜色：正常成人的粪便呈黄褐色或棕黄色，婴儿的粪便呈黄色或金黄色。

(4) 气味：粪便的气味是由于蛋白质食物被细菌分解发酵而产生的，与食物种类有关。

(5) 混合物：正常粪便主要为食物残渣，并含有极少量混匀的黏液。

2. 异常粪便的观察

(1) 次数：成人排便超过每日 3 次，或每周少于 3 次，应视为排便异常。

(2) 性状：当消化不良或急性肠炎时，排便次数可增多，且粪便呈糊状或水样。便秘时，粪便干结、坚硬，呈栗子样。**直肠、肛门狭窄**时，粪便呈**扁条形或带状**。

(3) 颜色：当**上消化道出血**时，粪便呈**柏油样便**；**下消化道出血**时呈**暗红色便**；**胆道完全阻塞时呈陶土色便**；**阿米巴痢疾或肠套叠时**，可呈**果酱样便**；粪便表面有鲜血或排便后有鲜血滴出，多见于肛裂或痔疮出血的病人；**白色"米泔水"样便见于霍乱**、副霍乱。

(4) 气味：消化不良的病人粪便呈酸臭味；上消化道出血的柏油样便呈腥臭味；直肠溃疡或肠癌者，粪便呈腐臭味。

(二) 排便异常的护理

1. 腹泻

(1) 概念：指排便次数增多、粪便稀薄而不成形，甚至呈水样。

(2) 护理措施

1) 祛除病因：停止进食被污染的饮食，对肠道感染的病人可遵医嘱给予抗生素治疗。

2) 卧床休息：可以减少肠蠕动，减少体力消耗，同时注意腹部保暖。

3) 饮食护理：**鼓励病人多饮水**，给予清淡的流质或半流质饮食，**腹泻严重的病人应暂时禁食**。

4) 防治水、电解质紊乱：按医嘱及时给予止泻剂，并补充电解质。

5) **皮肤护理：做好肛周皮肤的清洁，减少刺激**。每次便后用软纸轻擦肛门，用温水清洗，并在肛门周围涂油膏，以保护局部皮肤。

6) 观察病情：应注意观察、记录粪便的性质、颜色及次数，必要时留取标本送检。

7) 心理护理：根据病人情况，给予合理的安慰和解释，消除焦虑不安的情绪，并主动关心、帮助病人，协助作好清洁护理，使其身心舒适。

8) 健康教育：向病人讲解预防和护理腹泻的有关知识，指导病人选择合理的饮食，预防脱水和电解质紊乱，使病人养成良好的饮食、卫生习惯。

2. 大便失禁

(1) 概念：大便失禁是指由于肛门括约肌不受意志控制而不自主地排便。

(2) 护理措施

1) 心理护理：护士应理解、尊重病人，以消除病人紧张、羞涩、焦虑、自卑等情绪。

2) 皮肤护理：保持肛门周围皮肤清洁，床上加铺橡胶单和中单或使用尿垫；每次便后用温水清洗，并在肛门周围涂油膏，以保护局部皮肤，防止发生压力性损伤。

3) 重建排便能力：了解病人排便的时间、规律，适时给予便盆。对排便无规律的病人，可定时给予便盆试行排便，以帮助建立排便反射。

4) 室内环境：定时打开门窗通风换气，以除去不良气味。

5) 健康教育：在病情允许的情况下，指导病人摄入足够的液体；教会病人进行肛门括约肌及盆底肌收缩运动锻炼。

3. 便秘

(1) 概念：便秘是指排便次数减少，无规律性，粪便干燥、坚硬，排便困难。

(2) 护理措施

1) 心理护理：给予解释、指导，以稳定病人情绪，消除其紧张心理。

2) 提供排便环境：提供隐蔽的排便环境，如排便时，用屏风或拉床帘以遮挡病人，并给病人留有足够的排便时间，使病人安心；对危重病人，在病情平稳时，护士可暂时离去，以免给病人带来窘迫感等；避开查房、治疗及进餐时间，以消除紧张情绪，利于排便。

3) 采取适当的姿势：在病情允许的情况下，协助病人排便时取坐位或蹲位。能下床的病人可在床边或到厕所排便，且厕所应装置扶手，以便扶撑，如需在床上排便，可酌情将床头抬高，以助排便。

4) 腹部按摩：便秘的病人排便时，**腹部可按升结肠、横结肠、降结肠的顺序作环行按摩(顺时针方向按摩)**，以刺激肠蠕动，增加腹压，使降结肠的内容物向下移动，促进排便。

5) 遵医嘱给缓泻剂：如番泻叶、果导片等。

6) 采用简易通便剂：使用简易通便剂，以软化粪便，促进排便。

7) 灌肠：如以上方法无效，可遵医嘱灌肠。

8）健康教育：使病人及家属认识到维持正常排便习惯的重要性。①定时排便：帮助病人选择合适时间，养成定时排便的习惯。②饮食护理：建立合理食谱，增加富含膳食纤维和维生素的食物，如摄取粗粮、新鲜水果、蔬菜，多饮水，每日清晨起床后饮一杯温开水。③适当的运动：鼓励病人参加力所能及的体力活动。如散步、打太极拳、做操等；不能下床的病人可在床上做运动。④充足的休息与睡眠：以减轻压力，放松心情，保持消化功能的正常。⑤简易通便剂：**教会病人及家属使用的方法，但不可长期使用**。

（三）灌肠法

1. 大量不保留灌肠

（1）目的

1）软化和清除粪便，解除便秘及肠胀气。

2）清洁肠道，为某些手术、检查或分娩做准备。

3）稀释并清除肠道内有害物质，以减轻中毒。

4）为高热病人降温。

（2）常用灌肠溶液：0.9%氯化钠溶液，0.1%～0.2%肥皂水。

（3）灌肠溶液的量及温度：成人每次用量约为500～1 000ml，小儿用量为200～500ml。溶液温度为39～41℃，降温时温度为28～32℃，**中暑病人可用4℃的0.9%氯化钠溶液**。

（4）操作方法

1）备齐用物携至病人床边，核对病人，做好解释。

2）协助病人**取左侧卧位**，双腿屈膝，臀部移至床边；将橡胶单和治疗巾或一次性尿布垫于臀下，弯盘置臀边。

温馨提示

除阿米巴痢疾病人保留灌肠时取右侧卧位，其余情况灌肠时均取左侧卧位。

3）挂灌肠筒于输液架上，**液面距肛门40～60cm**。

4）戴手套，润滑肛管前端，连接肛管与灌肠筒，排出管内气体，夹紧橡胶管。

5）左手垫手纸分开病人臀部，显露肛门，嘱病人做排便动作，以使肛门括约肌放松，**右手持肛管轻轻插入直肠7～10cm（小儿插入4～7cm）**，固定肛管，松开血管钳，使溶液缓缓流入。

6）观察筒内液面下降情况和病人反应，**如溶液流入受阻，可稍转动或挤压肛管**。**若病人感觉腹胀或有便意，应适当放低灌肠筒**，以减慢流速，并嘱病人张口呼吸。

7）当溶液将流尽时，夹住橡胶管，用卫生纸包住肛管轻轻拔出，放入弯盘内，并擦净肛门。

8）协助病人取舒适卧位，嘱其尽可能**保留5～10分钟**后排便，以使粪便软化。

9）排便后及时协助虚弱病人擦净肛门，取出便盆，撤去橡胶单和治疗巾，安置病人，整理床单位，开窗通风。

10）洗手，在体温单上记录结果。记录的方法是：**灌肠后排便1次记为1/E，灌肠后未排便记为0/E**。

（5）注意事项

1）保护病人自尊，尽可能减少病人的肢体暴露。

2）根据医嘱及评估结果，准确掌握灌肠溶液的温度、浓度、流速、压力和液量。**为伤寒病人灌肠时，溶液量不得超过500ml**，压力要低，即**液面距肛门不得超过30cm**；**肝性脑病病人禁用肥皂液**灌肠，以减少氨的产生和吸收；**充血性心力衰竭和水钠潴留的病人，禁用0.9%氯化钠溶液**灌肠，减少钠的吸收。

3）灌肠过程中注意观察病情，**若病人出现面色苍白、出冷汗、剧烈腹痛、脉速、心慌气急应立即停止灌肠**。

4）**降温灌肠时，应保留30分钟后再排出**，排便后隔30分钟再测量体温并记录。

5）**禁忌证：妊娠、急腹症、严重心血管疾病、消化道出血**等病人。

2. 小量不保留灌肠　常用**于腹部、盆腔手术后，以及保胎孕妇、危重病人、病儿及年老体弱病人**等（适用对象可记为“年老、体弱、孕妇、儿童及腹部手术后”）。

（1）目的：软化粪便，解除便秘。排出肠道积气，以减轻腹胀。

（2）常用溶液

1）**“1、2、3”溶液：即50%硫酸镁30ml、甘油60ml、温开水90ml**。

2）油剂：即甘油50ml加等量温开水。

（3）操作方法

1）备齐用物携至床边，核对病人，做好解释。

2）戴手套，润滑肛管前端，用注洗器吸取灌肠溶液，连接肛管，排气后夹紧。

3）左手垫手纸分开病人臀部，显露肛门，嘱病人做排便动作，以使肛门括约肌放松。右手**持肛管轻轻插入直肠7～**

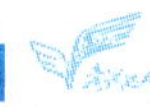

10cm，固定肛管，松开止血钳，缓缓注入溶液。

4）完毕，将肛管末端抬高，使之全部流入，然后反折肛管，轻轻拔出，放于弯盘内，并擦净肛门。

5）协助病人取舒适卧位，嘱其尽可能**保留10～20分钟后排便**。

6）观察大便性状，必要时留取标本送验。

7）安置病人，整理床单位，开窗通风，清理用物。

（4）注意事项

1）每次抽吸灌肠液时，应反折肛管，以防空气进入肠道，造成腹胀。

2）注入灌肠液的速度不可过快，压力宜低，如为小容量灌肠筒，筒内液面距肛门的距离应低于30cm。

3. 清洁灌肠　清洁灌肠是反复多次进行大量不保留灌肠的方法。

（1）目的：彻底清除滞留在结肠内的粪便，为直肠、结肠X线摄片检查和手术前作肠道准备。

（2）常用溶液：0.1%～0.2%肥皂液，0.9%氯化钠溶液。

（3）操作方法：同大量不保留灌肠，第一次用肥皂液灌肠，进行排便，然后用0.9%氯化钠溶液灌肠多次，直至排出的液体清洁无粪块为止。

（4）注意事项：灌肠时压力要低；每次灌肠后让病人休息片刻。禁忌用清水反复灌洗，以防水、电解质紊乱。

4. 保留灌肠　保留灌肠是自肛门灌入药物，保留在直肠或结肠内，通过肠黏膜吸收达到治疗目的。

（1）目的：常用于镇静、催眠、治疗肠道内感染等。

（2）常用溶液：一般**药量不超过200ml，温度为38℃**。

1）镇静、催眠：用10%水合氯醛，剂量遵医嘱。

2）治疗肠道内感染：用2%小檗碱、0.5%～1%新霉素。

（3）操作方法

1）备齐用物携至病人床边，核对病人，做好解释。

2）协助病人排便、排尿，以减轻腹压、清洁肠道，便于药物保留及吸收。

3）根据病情安置不同卧位，如**慢性细菌性痢疾**，病变多在乙状结肠和直肠，采用**左侧卧位**为宜；**阿米巴痢疾**病变多在回盲部，采取**右侧卧位**，以提高治疗效果。

4）协助病人脱裤至膝部，双腿屈膝，臀部移至床边，用小垫枕将臀部抬高10cm。

5）戴手套，润滑肛管前端，用注洗器吸取灌肠溶液，连接肛管，排气后夹紧。

6）左手垫手纸分开病人臀部，显露肛门，嘱病人做排便动作，以使肛门括约肌放松，右手持肛管轻轻**插入直肠15～20cm**，固定肛管，松开止血钳，缓缓注入药液。

7）最后注入5～10ml温开水，完毕，将肛管末端抬高，使之全部流入，然后反折肛管，轻轻拔出，放于弯盘内，并擦净肛门。

8）协助病人取舒适卧位，嘱其**尽可能保留1小时以上**，以使药物充分吸收。

（4）注意事项

1）灌肠前了解目的及病变部位，以便确定适当的卧位和肛管插入的深度。

2）为提高疗效，**保留灌肠在晚间睡眠前灌入为宜**。灌肠前先嘱病人排便、排尿，并选择较细的肛管，插入要深，液量要少，压力要低，以便于有效保留药液，使肠黏膜充分吸收。

3）对肛门、直肠、结肠等手术后及大便失禁的病人，均不宜作保留灌肠。

（四）排气护理

1. 肠胀气病人的护理

（1）概念：指肠道内积聚过量气体而不能排出。病人**腹部膨隆，常伴腹胀、腹痛**等不适症状。

（2）护理措施

1）心理护理：向病人解释出现肠胀气的原因、治疗及护理方法，以缓解病人紧张情绪。

2）调整饮食习惯：指导病人养成细嚼慢咽的好习惯；注意饮食合理，进食易消化的食物，勿食用产气食物或饮料。

3）适当活动：鼓励病人进行适当活动。

4）按摩：可做腹部按摩或进行腹部热敷。

5）必要时进行肛管排气。

2. 肛管排气法

（1）概念：将肛管由肛门插入直肠，**排除肠腔内积气的方法**。

（2）目的：**排出肠腔内积气，以减轻腹胀**。

（3）操作方法

1）备齐用物携至病人床边，核对病人，做好解释。

2）协助病人取左侧卧位，暴露臀部并移至床边。

3）将玻璃瓶系于床边，橡胶管一端插入液面以下，另一端与肛管连接。

4）润滑肛管前端后轻**插入直肠15～18cm**。

5）观察排气情况，如有气体排出，可见瓶中有气泡逸出；如排气不畅，可帮助病人转换体位、按摩腹部，以助气体排出。

6）**保留肛管一般不超过20分钟**，拔管后，清洁肛门，安置病人。

7）整理床单位，开窗通风，清理用物。

8）观察病人反应，洗手，记录。

（4）注意事项：**保留肛管一般不超过20分钟**，因为长时间留置肛管，会降低肛门括约肌的反应，甚至导致括约肌永久性松弛；必要时可间隔2～3小时，再重复插管排气。

温馨提示

为了方便记忆，考生可将大量不保留灌肠、小量不保留灌肠、保留灌肠、肛管排气等的主要不同点进行总结（表1-11-6）。

表1-11-6 不同灌肠方式的比较

	大量不保留灌肠	小量不保留灌肠	保留灌肠	肛管排气
灌肠溶液	0.9%氯化钠溶液（心衰禁用），**0.1%～0.2%肥皂水（肝性脑病禁用）**	**“1、2、3”溶液：50%硫酸镁30ml、甘油60ml、温开水90ml**	10%水合氯醛，2%小檗碱、0.5%～1%新霉素	
灌液量	成人每次约为500～1 000ml，小儿约为200～500ml	**“1、2、3”溶液：180ml 甘油：100ml（含水50ml）**	<200ml	
溶液温度	**39～41℃**，降温时为28～32℃，**中暑为4℃**	**38℃**	**38℃**	
体位	除阿米巴痢疾保留灌肠取右侧卧位外，其余均为左侧卧位			
插入深度	**7～10cm（小儿4～7cm）**	7～10cm	15～20cm	15～18cm
液面距肛门距离	**液面距肛门40～60cm**	低于30cm	低于30cm	
保留时间	**5～10分钟** **降温灌肠：30分钟**	10～20分钟	**1小时以上**	**≤20分钟**

考点练习

考点：尿液的评估（A1、A2型题）

1. 多尿是指
   A. 24小时尿量1 000～2 000ml
   B. 24小时尿量大于2 500ml
   C. 24小时尿量少于400ml
   D. 24小时尿量小于100ml
   E. 24小时尿量小于17ml

2. 病人，女性，36岁。患慢性肾衰竭，近2天来平均尿量为12ml/h，考虑为
   A. 少尿
   B. 无尿
   C. 多尿
   D. 尿潴留
   E. 正常尿量

3. 病人，男性，48岁。肾衰血透10年，昨日起出现明显双下肢水肿，腹痛，尿量减少，收入院治疗。病人入院后24小时尿量为80ml，此时病人的排尿情况是
   A. 尿崩
   B. 尿潴留
   C. 排尿异常
   D. 少尿
   E. 尿闭

4. 病人男，70岁。因肾功能衰竭住院。护士观察其24小时尿量为360ml。该病人的排尿状况是
   A. 正常
   B. 尿量偏少
   C. 无尿
   D. 少尿
   E. 尿潴留

5. 病人，女性，27岁。近日出现尿频、尿急、尿痛，排出的

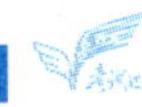

新鲜尿液即有氨臭味，提示可能患
A. 急性肾小球肾炎
B. 肾盂肾炎
C. 肾结石
D. 尿毒症
E. 糖尿病酮症酸中毒

6. 糖尿病酮症酸中毒时尿液呈
A. 烂苹果味
B. 氨臭味
C. 酸味
D. 大蒜味
E. 苦味

7. 尿液呈酱油色见于
A. 阻塞性黄疸
B. 急性溶血
C. 肝细胞性黄疸
D. 肾脏肿瘤
E. 晚期丝虫病

考点：排尿异常的护理(A2 型题)

8. 病人，女性，30 岁。凌晨 1 时顺产分娩一男婴，至上午 9 时主诉有尿意但排尿困难。下列护理措施**不正确**的是
A. 听流水声
B. 屏风遮挡
C. 立即行导尿术
D. 协助其坐起排尿
E. 热敷并按摩下腹部

考点：导尿术、导尿管留置术(A1、A2、A3/A4 型题)

9. 病人，男性，患前列腺增生，饮酒后出现急性尿潴留。护士为该病人导尿的目的是
A. 放出尿液，减轻痛苦
B. 取不受污染的尿标本做细菌培养
C. 测量膀胱容量
D. 检查残余尿
E. 进行膀胱腔内化疗

10. 病人，男性，28 岁。车祸后休克，护士遵医嘱留置导尿管，其目的是
A. 引流尿液，减轻痛苦
B. 保持会阴部清洁干燥
C. 协助诊断
D. 记录尿量，观察病情变化
E. 训练膀胱功能

11. 病人，女性，38 岁。诊断为子宫肌瘤。术晨护士为其留置导尿，插入导尿管看到尿液后应再插入的长度是
A. 1～2cm
B. 3～4cm
C. 4～6cm
D. 7～10cm
E. 18～20cm

12. 病人，女性，29 岁。产钳助产后疑为尿瘘。遵医嘱留置导尿 10 天。护士为病人留置双腔气囊导尿管时，应向气囊内注入
A. 5～10ml 空气
B. 5～10ml 生理盐水
C. 10～30ml 无菌溶液
D. 与导尿管上注明的气囊容积等量的空气
E. 与导尿管上注明的气囊容积等量的无菌溶液

13. 关于女性病人导尿的操作，**错误**的是
A. 病人取仰卧屈膝位
B. 脱下近侧裤腿盖到对侧腿上
C. 初次消毒外阴的顺序为自上而下，由外向内
D. 第二次消毒顺序自上而下，由内向外
E. 导尿管插入尿道 4～6cm，见尿液流出后再插 1～2cm

14. 为男性病人导尿时，提起阴茎与腹壁成 60°，其目的是
A. 使耻骨下弯消失
B. 使耻骨前弯消失
C. 使尿道内口扩张
D. 使尿道膜部扩张
E. 使尿道外口扩张

15. 膀胱肿瘤病人采取导尿术的目的是
A. 放出尿液，减轻痛苦
B. 取不受污染的尿标本做细菌培养
C. 测量膀胱容量
D. 检查残余尿
E. 进行膀胱腔内化疗

16. 尿潴留病人第一次放尿**不应**超过
A. 500ml
B. 800ml
C. 1 000ml
D. 1 200ml
E. 1 500ml

17. 留置导尿的病人，尿管更换的时间为
A. 1 次/d
B. 1 次/2d
C. 1 次/3d
D. 1 次/1 周
E. 1 次/2 周

18. 预防留置导尿病人尿路感染的护理措施，**错误**的是
A. 保持尿道口，每日消毒 1～2 次
B. 每日定时更换集尿袋
C. 每周更换导尿管 1 次
D. 鼓励病人多饮水，勤更换卧位
E. 持续引流尿液

19. 病人，男性，56 岁。因外伤瘫痪导致尿失禁，给予留置导尿。护士巡视时发现病人尿液混浊、色黄。护士应给予的措施是
A. 经常清洗尿道口
B. 进行膀胱冲洗
C. 及时更换导尿管
D. 观察尿量并记录
E. 促进膀胱功能恢复

20. 病人，男性，19岁。尿道损伤后出现排尿困难。护士遵医嘱为其留置导尿。病人表情紧张："会不会很疼呀?"下列回答较妥当的是
A. "放心，一点儿也不疼"
B. "当然会疼，谁让你受伤了呢!"
C. "不太清楚"
D. "为了治病，疼也得忍着!"
E. "会有一些疼痛，我会尽量帮你减轻痛苦"

(21～24题共用题干)

病人，女性，56岁。卵巢癌术后，拔出尿管后7小时未能自行排尿。查体：耻骨上部膨隆，叩诊呈实音，有压痛，考虑尿潴留。

21. 为病人提供的护理措施中，维护其自尊的是
A. 教育其养成良好的排尿习惯
B. 耐心解释并提供隐蔽的排尿环境
C. 调整体位以协助排尿
D. 按摩其下腹部，使尿液排出
E. 温水冲洗会阴以诱导排尿

22. 为病人实施导尿时，第二次消毒的顺序是
A. 自上而下，由外向内
B. 自下而上，由外向内
C. 自下而上，由内向外
D. 自上而下，由内向外
E. 自上而下，由内向外再向内

23. 首次导出尿液不应超过
A. 1 000ml
B. 1 200ml
C. 1 500ml
D. 1 700ml
E. 2 000ml

24. 如果首次导尿过多，将会发生
A. 膀胱挛缩
B. 加重不舒适感
C. 血尿和虚脱
D. 诱发膀胱感染
E. 膀胱反射功能恢复减慢

考点：粪便的评估(A1、A2型题)

25. 病人，男性，患十二指肠溃疡，经对症治疗出血停止，大便隐血阳性，出血期间，病人大便呈
A. 黄褐色便
B. 果酱样便
C. 柏油样便
D. 陶土色便
E. 鲜红色便

26. 阿米巴痢疾或肠套叠时，粪便呈
A. 黄褐色便
B. 果酱样便
C. 柏油样便
D. 陶土色便
E. 鲜红色便

考点：排便异常的护理(A1、A3/A4型题)

27. 关于便秘病人健康教育，错误的是
A. 定时排便
B. 多吃蔬菜
C. 每天摄入液体1 500ml
D. 卧床病人少活动
E. 适当食用油脂类食物

28. 腹泻病人护理时，下列不妥的是
A. 卧床休息，减少体力消耗
B. 少饮水，减少腹泻次数
C. 遵医嘱补液
D. 观察排便情况
E. 做好健康教育

(29～30题共用题干)

病人，女性，62岁。肺癌晚期，骨转移。化疗后食欲极差，腹胀痛，夜间不能入睡。近3天常有少量粪水从肛门排出，有排便冲动，却不能排出大便。

29. 病人最有可能出现的护理问题是
A. 腹泻
B. 粪便嵌塞
C. 肠胀气
D. 便秘
E. 排便失禁

30. 最恰当的护理措施是
A. 指导病人进行排便控制训练
B. 增加静脉输液量，防止水电解质紊乱
C. 可适当减少饮食量，避免腹胀
D. 可给予口服导泻剂通便
E. 可给予小量不保留灌肠，必要时人工取便

考点：灌肠法(A1、A2、A3/A4型题)

31. 病人，男性，52岁。肝性脑病，为病人灌肠时不宜选用肥皂水，其原因是
A. 防止发生腹胀
B. 防止发生酸中毒
C. 防止对肠黏膜的刺激
D. 减少氨的产生与吸收
E. 避免引起腹泻

32. 病人，男性，79岁。因伤寒入院。需做大量不保留灌肠，操作方法如图所示。该操作中，错误的是

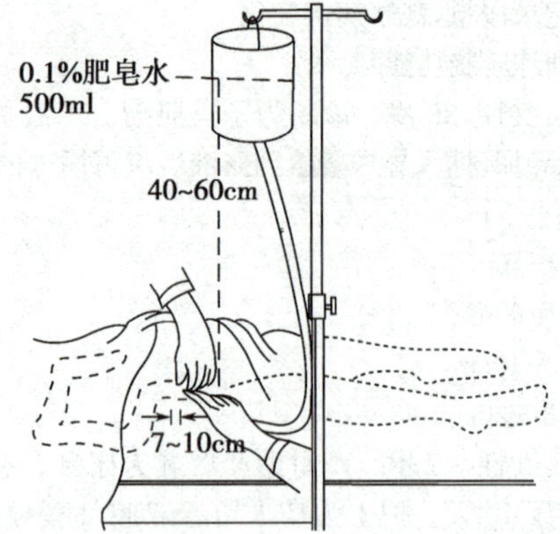

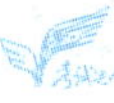

A. 病人体位
B. 肛管插入直肠的深度
C. 灌肠溶液的名称
D. 桶内液面距离肛门的距离
E. 灌肠溶液的用量

33. 病人，女性，36岁。因高热后中暑，体温达40.5℃。护士遵医嘱为其灌肠降温，正确的做法是
A. 选用0.1%～0.2%肥皂水
B. 用4℃的0.9%氯化钠溶液
C. 灌肠液量每次<500ml
D. 灌肠时病人取右侧卧位
E. 灌肠后病人保留1小时排便

34. 保留灌肠的溶液量不宜超过
A. 50ml
B. 100ml
C. 150ml
D. 200ml
E. 500ml

35. 患儿，男，1岁。患小儿肺炎后剧烈哭闹，遵医嘱给予10%水合氯醛行保留灌肠。护士指导患儿家长应保留的时间是
A. 10分钟
B. 20分钟
C. 30分钟
D. 40分钟
E. 60分钟以上

36. 病人，男性，30岁。黏液脓血便伴里急后重2年，诊断为溃疡性结肠炎。近1周腹痛加重伴发热入院治疗。护士遵医嘱为病人保留灌肠治疗。病人应采取的体位是
A. 右侧卧位
B. 左侧卧位
C. 仰卧位
D. 俯卧位
E. 半卧位

37. 病人，男性，50岁。术前医嘱：清洁灌肠，在灌肠过程中出现面色苍白，出冷汗，心慌气促。此时护士应该采取的措施是
A. 边灌肠边通知医生
B. 转移病人注意力
C. 立即停止灌肠并通知医生
D. 边灌肠边指导病人深呼吸
E. 降低灌肠筒高度减轻压力

38. 病人，女性，60岁。患阿米巴痢疾，护士灌肠时为其安置右侧卧位，其主要目的是
A. 方便操作
B. 降低压力
C. 提高效果
D. 减轻痛苦
E. 方便合作

39. 病人，男性，33岁。因伤寒收入院。医嘱给予大量不保留灌肠。护士执行时灌肠液面和肛门的距离最恰当的是
A. 灌肠总量150ml，距离40cm
B. 灌肠总量100ml，距离45cm
C. 灌肠总量450ml，距离27cm
D. 灌肠总量650ml，距离20cm
E. 灌肠总量750ml，距离15cm

40. 行保留灌肠时，护士嘱病人至少保留灌肠液
A. 5分钟
B. 20分钟
C. 30分钟
D. 60分钟
E. 120分钟

（41～45题共用题干）

病人，男性，55岁。因进行性吞咽困难1个月入院，入院后诊断为“食管癌”。术前医生要求护士为病人灌肠以清洁肠道。

41. 护士应为该病人采取的灌肠类型是
A. 大量不保留灌肠
B. 小量不保留灌肠
C. 清洁灌肠
D. 保留灌肠
E. 肛管排气

42. 灌肠筒内液面距离肛门约
A. 10～20cm
B. 20～30cm
C. 30～40cm
D. 40～60cm
E. 60～80cm

43. 肛管插入直肠的深度为
A. 7～10cm
B. 15～20cm
C. 15～18cm
D. 18～20cm
E. 20～25cm

44. 当液体灌入200ml时，病人感觉有便意，护士应
A. 停止灌肠
B. 转动肛管
C. 嘱病人张口深呼吸
D. 放低灌肠筒的高度
E. 协助病人平卧

45. 灌肠过程中，病人出现脉速、出冷汗，剧烈腹痛，护士应
A. 停止灌肠
B. 转动肛管
C. 嘱病人张口深呼吸
D. 降低灌肠筒的高度
E. 协助病人平卧

（46～47题共用题干）

病人，男性，56岁。患胃癌入院，术前遵医嘱行清洁

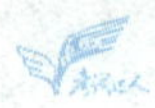

灌肠。

46. 灌肠时，病人应采取的体位是
   A. 仰卧位
   B. 俯卧位
   C. 头高脚低位
   D. 左侧卧位
   E. 右侧卧位

47. 灌肠结束后，护士应嘱病人尽量保留灌肠溶液多久后再排便
   A. 20～30 分钟
   B. 15～20 分钟
   C. 10～15 分钟
   D. 5～10 分钟
   E. 灌肠后立即排便

考点：排气护理(A1、A2 型题)

48. 病人，男性，35 岁。在剖腹探查术后 3 日出现腹部胀痛。体检：腹部膨隆，叩诊呈鼓音。最佳的处理方法是
   A. 清洁灌肠
   B. 保留灌肠
   C. 大量不保留灌肠
   D. 肛管排气
   E. 服药导泻

49. 肛管排气时，肛管保留的时间一般不超过
   A. 5 分钟
   B. 20 分钟
   C. 30 分钟
   D. 60 分钟
   E. 120 分钟

50. 病人男，65 岁。结肠癌术后出现腹胀。为解除肠腔积气，给予肛管排气，肛管插入长度为
   A. 5～8cm
   B. 5～10cm
   C. 10～15cm
   D. 15～18cm
   E. 15～20cm

参考答案

序号	1	2	3	4	5	6	7	8	9	10	11	12	13	14	15	16
答案	B	A	E	D	B	A	B	C	A	D	D	E	B	B	E	C
序号	17	18	19	20	21	22	23	24	25	26	27	28	29	30	31	32
答案	D	E	B	E	B	E	A	C	C	B	D	B	B	E	D	D
序号	33	34	35	36	37	38	39	40	41	42	43	44	45	46	47	48
答案	B	D	E	B	C	C	C	D	C	D	A	D	A	D	D	D
序号	49	50														
答案	B	D														

第十二节 药物疗法和过敏试验法

考情分析

年份	主要考点
2019	每日 4 次的外文缩写；口服磺胺药的正确指导；注射器可以触摸的部位(图片题)；治疗肺炎时应做皮试的抗菌药物；青霉素皮试准备前最重要的是(询问过敏史)；首次执行青霉素 G 肌内注射前必须要做的准备工作(皮试)；1 岁小儿肌内注射的部位；首次注射青霉素后应观察(30 分钟)；血清病型反应的判断；过敏性休克的首要处理；胰岛素的注射部位；皮下注射的操作方法
2020	服后不宜立即大量饮水的药物；口服布洛芬的用药指导；肌内注射容易损伤的神经
2021	过敏性休克的判断；青霉素过敏性休克时首选的处理措施；内服药包装上的标签颜色(蓝色边)；雾化时稀释痰液的药物(α-糜蛋白酶)；口服激素后要注意(漱口)；接种卡介苗的部位和方法(上臂三角肌下缘，ID)
2022	破伤风过敏试验结果阳性时皮丘直径的大小；破伤风皮试液的浓度；破伤风皮试液注入的剂量；苄星青霉素停药后需要重做皮试的情形；破伤风脱敏疗法时需要间隔多久注射一次；卡介苗注射的方法及部位；准备液体药液时药杯内先倒入少量温开水的目的；臀大肌注射定位(髂前上棘与尾骨连线的外上 1/3)；血清病型反应的判断
2023	胰岛素注射时的进针角度；免疫球蛋白的存放方法(冰箱冷藏)；阿托品 0.5mg 皮下注射的正确方法(图片题)

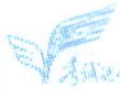

考点导航

一、给药的基本知识

(一) 药物的领取和保管

1. 药物的领取

(1) 病区设药柜,备一定数目的常用药物,由专人负责保管,根据消耗情况定期到药房领取补充。

(2) **剧毒药和麻醉药**,病区也备有固定数目,应**凭医生处方领取补充**。

(3) 病人日常口服药,一般根据医嘱由中心药房负责核对、配药,病区护士负责领取,经再次核对后发药。

2. 药物的保管(表 1-12-1)

表 1-12-1 药物的保管

药物性质	保存方法	举例
容易挥发、潮解、风化	**装密封瓶并盖紧**	乙醇、糖衣片、酵母片等
容易氧化和遇光变质	**装在深色密盖瓶中**	盐酸肾上腺素、维生素 C、氨茶碱
易燃、易爆	单独存放并密闭置于阴凉处	乙醚、乙醇、环氧乙烷等
易被热破坏	**冷藏在 2~10℃的冰箱内**(*)	各种疫苗、抗毒血清、白蛋白、青霉素皮试液等
病人专用的特种药物	注明床号、姓名,单独存放	

(1) **药柜应放在通风、干燥、光线充足但避免阳光直射处**;药柜应由专人负责保管,并保持整洁。

(2) 各种药品按内服、外用、注射、剧毒等分类放置,并按有效期先后顺序排列,先领先用,以免失效。**剧毒药和麻醉药,应加锁保管**,专人负责,班班交接。

(3) 药物应有明显标签。**标签应注明药名、剂量、浓度及有效日期等,要求字迹清晰,标签完好**。(*)

(4) 药品质量应定期检查,如发现药品有混浊、沉淀、变色、潮解、变性、异味等现象,或超过有效期,均不能使用。

(5) 根据药物的不同性质,妥善保存。

(二) 给药原则

1. 根据医嘱给药 护士须严格遵医嘱给药,但也不可盲目执行;**对有疑问的医嘱,应确认无误方可给药**。

2. 严格执行查对制度(*)

(1) 严格执行查对制度,做到"三查八对"。

1) 三查:操作前、操作中、操作后查。

2) 八对:对床号、姓名、药名、浓度、剂量、用法、时间、药品有效期。

(2) 严格检查药物质量,以保证药物不变质,并在有效期内。

3. 正确实施给药

(1) 及时用药,做到准确,即准确的药名、给药浓度、给药剂量、给药方法、给药时间及准确的病人。

(2) 药物备好后,应及时分发使用,以避免放置过久造成药效降低或污染。

(3) 对易引起过敏的药物,给药前应询问病人有无过敏史,按需做药物过敏试验,结果阴性方可使用,并加强观察。

4. 密切观察用药后的疗效及不良反应。

5. 做好用药指导 给药前护士应向病人解释,以取得合作。

(三) 给药的途径

包括口服、吸入、舌下含化、外敷、直肠给药、注射等。除动、静脉注射药液直接进入血液循环外,其他药物吸收顺序依次为:**雾化吸入>舌下含服>直肠给药>肌内注射>皮下注射>口服给药>皮肤外敷**。

(四) 给药的次数和时间安排

临床给药的次数、时间和部位常用外文缩写来描述(表 1-12-2,表 1-12-3)。

温馨提示

考生在记忆外文缩写的中文含义时,可结合英文单词的首字母进行记忆。如 h. s. 中的 s 是 sleep(睡眠)的首字母;i. v. 中的 V 是 vein(静脉)的首字母。

表1-12-2　医院常用给药外文缩写及中文译意

外文缩写	中文译意	外文缩写	中文译意
q. m.	**每晨1次**	q. 2h.	每2小时1次
q. n.	**每晚1次**	q. 3h.	每3小时1次
q. d.	**每日1次**	q. 4h.	每4小时1次
b. i. d.	**每日2次**	q. 6h.	每6小时1次
t. i. d.	**每日3次**	a. m.	上午
q. i. d.	每日4次	p. m.	下午
q. o. d.	**隔日1次**	12n.	中午12点
b. i. w.	每周2次	12mn.	午夜12点
q. h.	每1小时1次	h. s.	**临睡前**
a. c.	饭前	PO	口服
p. c.	饭后	ID	**皮内注射**
St.	立即	H	**皮下注射**
p. r. n.	**需要时(长期)**	IM/i. m.	**肌内注射**
s. o. s.	**必要时(限用1次,12小时内有效)**	IV/i. v.	静脉注射
DC	停止	iv. gtt	静脉滴注

表1-12-3　医院常用的给药时间安排

外文缩写	给药时间安排	外文缩写	给药时间安排
q. d.	8a. m.	q. n.	8p. m.
b. i. d.	8a. m. ,4p. m.	q. 2h.	6a. m. ,8a. m. ,10a. m. ,12n. ,2p. m. ,4p. m. ……
t. i. d.	8a. m. ,12n. ,4p. m.	q. 3h.	6a. m. ,9a. m. ,12n. ,3p. m. ,6p. m. ……
q. i. d.	8a. m. ,12n. ,4p. m. ,8p. m.	q. 4h.	8a. m. ,12n. ,4p. m. ,8p. m. ……
q. m.	6a. m.	q. 6h.	8a. m. ,2p. m. ,8p. m. ,2a. m. ……

二、口服给药法

(一) 方法

1. 备药

(1) 操作前洗手、戴口罩,备齐用物。

(2) 核对服药本及小药卡,无误后按床号顺序将小药卡插入发药盘内,放好药杯。

(3) 根据服药本上的床号、姓名、药名、浓度、剂量、时间,按床号顺序,进行配药。

(4) 认真检查药物质量,根据药物不同剂型采取相应取药方法。**一般先取固体药,再配液体药**。一个病人的药配好后,再配另一病人的药。

1) 固体药:**用药匙取**,药粉或含化药应用纸包好。

2) 液体药:**用量杯量取**。将药液摇匀,左手持量杯,拇指置于所需刻度,举量杯使所需刻度与视线平行;**右手持药瓶,将标签朝手心,缓慢倒入所需药量**,倒毕以湿纱布擦净瓶口。**同时服用几种药液时,应分别倒入不同药杯**。**如更换药液品种,应洗净量杯**。

3) **药液不足1ml、油剂、按滴计算的药液:应用滴管吸取药液**。**药杯内应先倒入少量温开水**,以免药液附着杯壁,影响剂量准确;滴药时应稍倾斜滴管,以保证药量准确,1ml按15滴计算。

2. 发药

(1) 洗手,发药前由两人再根据服药本重新核对一遍,无误后方可发药。

(2) 按规定时间,备好温开水,携带发药车、服药本进病室;按床号顺序,送药至床前。

(3) 核对床号、姓名、腕带、药名、浓度、剂量、方法、时间,做好解释。

(4) 协助病人服用药物,确认病人服下后方可离开。

(5) 对危重病人,护士应喂服;**鼻饲病人应将药物研碎、溶解,再由胃管注入**。

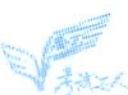

(6) 再次核对。

3. 发药后处理

(1) 服药后，收回药杯，**先浸泡消毒，再冲洗清洁，消毒备用；盛油剂的药杯，应先用纸擦净再消毒**。

(2) 注意观察药物疗效及不良反应。

(二) 注意事项

1. 如病人因特殊检查或手术而禁食，或**病人不在，不能当时服药，应将药物带回保管**，适时再发或进行交班。

> **温馨提示**
>
> 护士在发口服药时应做到送药到手，看服到口，(病人)不在带走。

2. 发药时，**如病人提出疑问，应重新核对**，确认无误，再耐心解释，协助服药。

3. 根据药物性能，指导病人合理用药。

(1) 某些对牙齿有腐蚀作用或使牙齿染色的药物：如酸剂、**铁剂**，服用时应避免与牙齿接触，**用饮水管吸入，服后再漱口**。

(2) **健胃药**[*]：**宜在饭前服**。助消化药及**对胃黏膜有刺激的药物：宜在饭后服用**，使药物与食物充分混合，以减少对胃黏膜的刺激，利于食物的消化。

(3) **止咳糖浆**：对呼吸道黏膜起安抚作用，**服后不宜立即饮水**。如同时服用多种药物，应**最后服用止咳糖浆**。

(4) **磺胺类药物**：服药后指导病人**多饮水**，以防因尿少而析出结晶，堵塞肾小管。

(5) 发汗类药：服药后指导病人多饮水。

(6) **强心苷类药物：服用前应先测脉率、心率，并注意节律变化。如脉率低于60次/min**或节律不齐，**则应停止服用**。

> **温馨提示**
>
> 在使用强心苷类药物时应注意观察心率，成人低于60次/min，婴幼儿低于80次/min应停服。

三、雾化吸入法

(一) 超声雾化吸入法

超声雾化吸入法是应用超声波声能，使药液变成细微的气雾，再由呼吸道吸入，达到治疗效果的给药方法。特点：雾量大小可以调节；雾滴小而均匀，直径在5μm以下，药液随着深而慢的吸气可**到达终末细支气管及肺泡**。

1. 目的(表1-12-4)

表1-12-4 雾化吸入疗法目的

目的	适用疾病
湿化呼吸道，稀释痰液，帮助祛痰，改善通气功能	气管切开术后、痰液黏稠等
预防和控制呼吸道感染，消除炎症，减轻呼吸道黏膜水肿	胸部手术前后、呼吸道感染等
解除支气管痉挛，使气道通畅，改善通气状况	支气管哮喘等病人
治疗肺癌，可间歇吸入抗癌药物以达到治疗效果	肺癌等

2. 常用药物及其作用

(1) **预防和控制呼吸道感染**，如**庆大霉素**等抗生素。

(2) **解除支气管痉挛**，如**氨茶碱、沙丁胺醇**等。

(3) **稀释痰液**，帮助祛痰，如**α-糜蛋白酶、盐酸氨溴索(沐舒坦)**等。

(4) **减轻呼吸道黏膜水肿**，如**地塞米松**等。

3. 操作方法

(1) 护士洗手，戴口罩，核对医嘱。

(2) 检查并连接雾化器各部件。

(3) 水槽内加冷蒸馏水至浸没雾化罐底部的透声膜；将**稀释至30～50ml**的药液放入雾化罐内。

(4) 备齐用物，携至床旁，核对病人，做好解释。

(5) 协助病人取舒适体位，颌下铺治疗巾。

(6) 接通电源，**先开电源开关**，调整定时器，**再开雾量调节开关**，根据需要调节雾量。

(7) 将口含嘴放入病人口中，或将面罩置于口鼻部，指导病人**闭口深呼吸**，以使药液达呼吸道深部，更好发挥药效。

(8) **每次使用时间为15～20分钟**。

(9) 治疗毕，将口含嘴或面罩取下；**先关雾化开关，再关电源开关**，以免损坏雾化器。

(10) 安置病人，整理床单位，清理用物，倒掉水槽内的水并擦干，**雾化罐、口含嘴和螺纹管浸泡消毒1小时**，再清洗擦干备用。

4. 注意事项

(1) 严格执行查对制度及消毒隔离制度。

(2) 使用前，先检查雾化器各部件有无松动、脱落等异常情况。

(3) 水槽和雾化罐切忌加温水或热水；在使用过程中，如发现**水槽内水温超过50℃或水量不足，应先关机，再更换冷蒸馏水；如雾化罐内药液过少**，影响正常雾化，可增加药量，但**不必关机**，只需从盖上小孔向内注入即可。

(4) 水槽底部的晶体换能器和雾化罐底部的透声膜薄而质脆，易破碎，操作和清洗过程中，动作应轻，以免损坏。

(5) 特殊情况**需连续使用雾化器，中间应间歇30分钟**。

(二) 氧气雾化吸入法

氧气雾化吸入法是利用高速氧气气流，使药液形成雾状，随吸气进入呼吸道，以达到治疗效果的方法。

1. 目的

(1) 预防和控制呼吸道感染，消除炎症，减轻水肿。

(2) 解除支气管痉挛，改善通气功能。

(3) 稀释痰液，促进咳嗽，帮助祛痰。

2. 操作方法

(1) 护士洗手，戴口罩，核对医嘱。

(2) 氧气雾化吸入器连接完好，不漏气。抽吸并稀释药液，注入药杯，药量在规定刻度内。

(3) 备齐用物，携至床旁，核对病人，做好解释，以取得合作。

(4) 连接氧气装置与雾化器，**氧气湿化瓶内不放水，调节氧流量达6～8L/min**。

(5) 协助病人取舒适体位，指导病人手持雾化器，**口含嘴放入口中，嘱病人紧闭口唇深吸气，呼气用鼻**，以使药液充分到达支气管及肺部，更好地发挥药效。

(6) 吸入完毕，取下雾化器，关闭氧气开关。

(7) 协助病人清洁口腔，整理床单位，清理用物。

3. 注意事项

(1) 严格执行查对制度及消毒隔离制度。

(2) 使用前，先检查雾化器，以确保各部件完好，无松动。

(3) **氧气湿化瓶内不放水，以防液体进入雾化器内使药液稀释**。

(4) 在氧气雾化吸入过程中，应注意安全用氧，严禁接触烟火及易燃品。

四、注射给药法

(一) 注射原则

1. 严格遵守无菌操作原则

(1) 操作环境整洁，符合无菌技术要求。

(2) 注射前护士应洗手，戴口罩，衣帽整洁。

(3) 无菌注射器的**空筒内面、活塞、乳头及针头的针梗、针尖，均应保持无菌**（亲：无菌注射器能够触摸的地方是活塞柄和针栓）（图1-12-1）。

(4) 消毒注射部位皮肤，并保持无菌。常规消毒法：用棉签蘸碘伏，以注射点为中心，由内向外呈螺旋形涂擦，直径在5cm以上，待干后，方可注射。

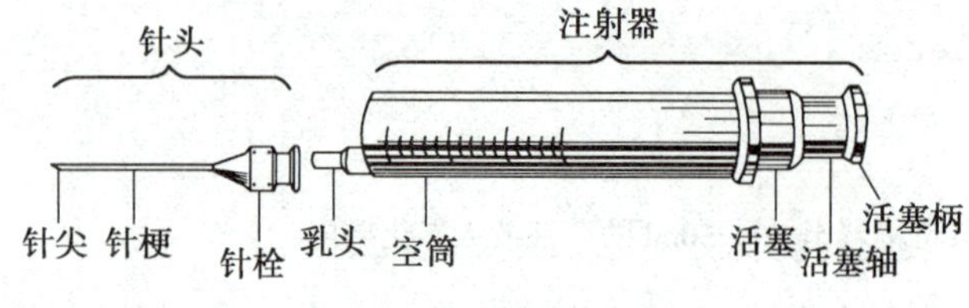

图1-12-1 注射器的构造

2. 严格执行查对制度

(1) 认真执行“三查八对”制度。

(2) 仔细检查药物质量，如发现药液有混浊、沉淀、变色、变质，药物已过有效期，以及安瓿有裂痕等现象，则不可应用。

(3) 如同时注射几种药物，应注意**查对药物有无配伍禁忌，如洋地黄和钙剂不能一同使用**。

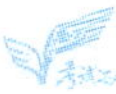

3. 严格执行消毒隔离制度

(1) 注射用物应做到一人一套，包括注射器、针头、棉垫、止血带。

(2) 所有物品按消毒隔离制度处理，一次性物品按规定进行分类处理。

4. 选择合适的注射器和针头　根据药物的剂量、黏稠度、刺激性的强弱、注射部位选择合适的注射器和针头。

5. **选择合适的注射部位**　选择注射部位应防止损伤神经和血管。**局部皮肤应无损伤、炎症、硬结、瘢痕、皮肤病**。长期注射的病人，应经常更换注射部位。

6. 注射药液应现用现配　注射药液应在规定注射时间前临时抽取，以防药液效价降低或被污染。

7. 排尽空气　进针前应排尽注射器内的空气，以防空气进入血管形成栓塞。

8. 掌握合适的进针角度和深度　根据注射法的不同，掌握正确的进针角度和深度，注意不可把针梗全部刺入注射部位(图1-12-2)。

9. 注药前检查回血　进针后注入药物前，应抽动活塞，检查有无回血。**皮下注射、肌内注射如有回血，应拔出针头**，更换部位后重新进针，不可将药液直接注入血管内；**静脉注射必须见回血**后，方可注入药液。

10. 减轻病人疼痛的注射技术

(1) 解除病人思想顾虑，分散注意力。

(2) 注射时做到**"两快一慢"，即进针快、拔针快、推药慢**，且注药速度应均匀。

(3) 注射刺激性强的药液，应选择细长针头，且进针要深。**同时注射多种药物时，应先注射刺激性较弱的药物，再注射刺激性强的药物，以减轻疼痛感**。

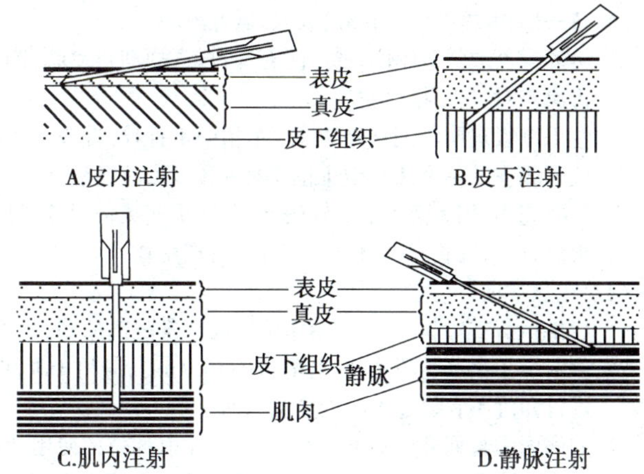

图1-12-2　不同注射法进针的角度和深度

(二) 各种注射法

1. **皮内注射法(ID)**　是将少量无菌药液**注入表皮和真皮之间**的方法。

(1) 目的和注射部位(表1-12-5)

表1-12-5　皮内注射法目的与注射部位

目的	注射部位
用于各种药物过敏试验，以观察是否有过敏反应	**前臂掌侧下段**
用于**预防接种(卡介苗)**	常选择**上臂三角肌下缘**
局部麻醉的先驱步骤	选在需要局部麻醉的部位

(2) 用物：注射盘内放无菌1ml注射器，按医嘱备药液、注射卡；作药物过敏试验，应另**备0.1%盐酸肾上腺素**和2ml注射器。

(3) 操作方法

1) 护士洗手，戴口罩，核对医嘱。

2) 按医嘱查对药物，抽取药液，排气，放无菌盘备用。

3) 备齐用物，携至床旁，核对病人。

4) 选择注射部位，用**75%乙醇棉签消毒**皮肤待干，再次查对，检查排尽空气。

5) 左手绷紧皮肤，右手持注射器，并用示指固定针栓，使针头斜面向上，**与皮肤呈5°刺入皮内**。

6) 待针头斜面完全进入皮内后，将注射器放平，注入0.1ml药液。

7) 注射完毕，迅速拔出针头，**勿用棉签按压**。

8) 再次查对，交代注意事项，**嘱病人切勿揉擦局部**，不要离开病室，20分钟后观察结果。

(4) 注意事项

1) 严格执行查对制度、无菌操作原则。

2) **做药物过敏试验前，应详细询问用药史、过敏史**，备0.1%盐酸肾上腺素；**如对所注射的药物有过敏史，则不能做皮试**。

3) **消毒皮肤忌用含碘消毒剂**，以免影响结果判断。

4) **拔针后切勿按揉局部**，以免影响结果的观察。

5) 如需做对照试验，应用另一注射器和针头，在另一前臂的相同部位，注入0.9%氯化钠溶液0.1ml，20分钟后，观察对照反应。

2. **皮下注射法(H)**　皮下注射法是将少量无菌药液**注入皮下组织**的方法。

(1) 目的

1) 不能或不宜口服给药，需在一定时间内达到药效时采用。

2) 预防接种(麻疹减毒活疫苗、乙脑减毒活疫苗)。

3) 局部麻醉用药。

(2) 部位：常用的有**上臂三角肌下缘(疫苗接种)**、**腹部(胰岛素)**、背部、大腿前侧及外侧。

(3) 操作方法

1) 护士洗手，戴口罩，核对医嘱，查对药物。

2) 备齐用物，携至床旁，核对病人，做好解释。

3) 协助病人取舒适体位，选择注射部位，常规消毒皮肤，待干。

4) 再次查对，检查排尽空气。

5) 左手绷紧皮肤，右手持注射器，示指固定针栓，针头斜面向上，并**与皮肤呈30°～40°，迅速刺入针梗的1/2～2/3**。

6) 放开绷皮的左手，**抽吸无回血**，即可缓慢推注药液。

7) 注射完毕，用无菌干棉签轻按针刺处，快速拔针后按压片刻。

8) 再次查对，安置病人，整理床单位，清理用物。

(4) 注意事项

1) 严格执行查对制度、无菌操作原则及消毒隔离原则。

2) **注射少于1ml的药液(胰岛素，4U＝0.1ml)，应用1ml注射器**，以保证注入剂量准确。

3) **进针角度不宜超过45°**，以免刺入肌层。

4) 如病人需长期进行皮下注射，应建立注射部位的使用计划。

3. **肌内注射法(IM/i.m.)**　是将无菌药液**注入肌肉组织**的方法。

(1) 目的：用于不宜或不能口服、皮下注射、静脉注射，且要求迅速产生疗效者。

(2) 部位：应选择肌肉丰厚，且离大神经、大血管较远的部位，其中**最常用的是臀大肌**，其次为臀中肌、臀小肌、股外侧肌、上臂三角肌。

1) **臀大肌注射定位法**：包括**十字法和连线法**。①**十字法**：先从**臀裂顶点**向左侧或右侧划一水平线，再从**髂嵴最高点作一垂直平分线**，将一侧臀部分为4个象限，其**外上象限并避开内角，即为注射部位**。②**连线法：取髂前上棘和尾骨连线的外上1/3处**，即为注射部位(图1-12-3)。

2) 臀中肌、臀小肌注射定位法：①以示指尖和中指尖分别置于髂前上棘和髂嵴下缘处，使示指、中指与髂嵴构成一个三角形，其示指和中指构成的内角，即为注射部位；②髂前上棘外侧三横指处为注射部位(以病人自己的手指宽度为标准)(图1-12-4)。

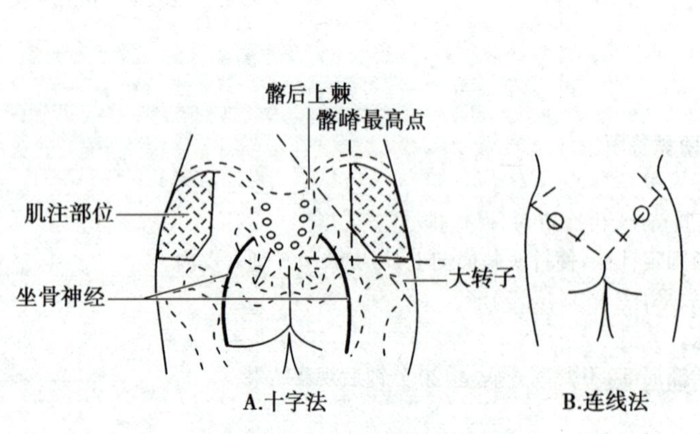

图1-12-3　臀大肌注射的定位法

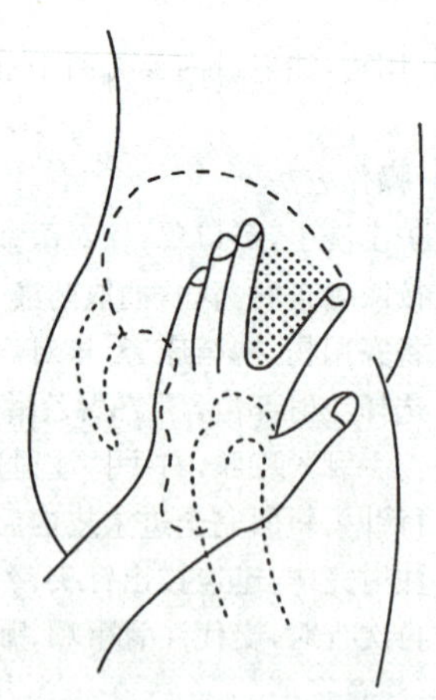

图1-12-4　臀中肌、臀小肌注射的定位法

3) 股外侧肌注射定位法：在**大腿中段外侧**，取**膝关节上10cm、髋关节下10cm处**，约7.5cm宽的范围为注射部位。

4) 上臂三角肌注射定位法：为上臂外侧，自**肩峰下2～3横指处**。

(3) 体位

1) 侧卧位：要求**上腿伸直并放松，下腿稍弯曲**。

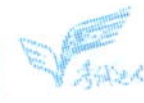

2）俯卧位：要求足尖相对，足跟分开，并将头偏向一侧。

3）仰卧位：臀中肌、臀小肌注射时采用。

4）坐位：坐椅应稍高，以便于操作，常用于门诊、急诊病人。

（4）操作方法

1）护士洗手，戴口罩，核对医嘱，查对药物。

2）备齐用物，携至床旁，核对病人，做好解释。

3）协助病人取合适体位，选择注射部位，准确定位，常规消毒皮肤，待干。

4）再次查对，检查排尽空气。

5）用左手拇指和示指绷紧皮肤，右手持针，以中指固定针栓，如握毛笔姿势，**针头与注射部位呈90°，迅速刺入肌肉内，深度约为针梗的2/3**。

6）松开绷皮肤的左手，抽吸无回血，即可缓慢推注药液。

7）注射完毕，用无菌干棉签轻按进针处，快速拔针后按压片刻。

8）再次查对，安置病人，整理床单位，清理用物。

（5）注意事项

1）严格执行查对制度、无菌操作原则及消毒隔离制度。

2）**2岁以下婴幼儿不宜选用臀大肌注射**，因臀大肌尚未发育好，注射时有损伤坐骨神经的危险，**最好选择臀中肌、臀小肌注射**。

3）需长期进行肌内注射的病人，注射部位应交替使用，以避免硬结的发生。

4. 静脉注射法（IV/i. v.）是自静脉注入无菌药液的方法。

（1）目的

1）药物不宜口服、皮下或肌内注射，或需迅速产生药效时可采用。

2）由静脉注入药物，用于诊断性检查。

3）用于输液或输血。

4）用于静脉营养治疗。

（2）部位：常用的有肘部的贵要静脉、肘正中静脉、头静脉，腕部、手背、足背、踝部等处的浅静脉。

（3）操作方法

1）护士洗手，戴口罩，核对医嘱，查对药物。

2）备齐用物，携至床旁，核对病人，做好解释。

3）协助病人取舒适体位，选择粗、直、弹性好、易于固定的静脉。

4）在穿刺部位的肢体下垫小垫枕，**在穿刺部位的上方约6cm处扎紧止血带**，注意止血带的末端应向上。

5）以选定的穿刺点为中心，进行常规消毒，待干。

6）嘱病人握拳，以使静脉充盈。

7）再次查对，检查排尽空气。

8）用左手拇指绷紧静脉下端皮肤，右手持注射器，示指固定针栓，使**针头斜面向上，并与皮肤呈15°～30°角**，由静脉上方或侧方刺入皮下，再沿静脉方向潜行刺入静脉。

9）见回血后，证实针头已刺入静脉，可顺静脉方向再进针少许。

10）松开止血带，嘱病人松拳，固定好针头，缓慢注入药液。

11）在推注药液的过程中，应缓慢试抽回血，以检查针头是否在静脉内。

12）注射完毕，用无菌干棉签轻按穿刺点上方处，快速拔针后按压至不出血。

13）再次查对，安置病人，整理床单位，清理用物。

（4）注意事项

1）严格执行查对制度、无菌操作原则。

2）**需长期静脉给药者，应有计划地由远心端到近心端选择静脉进行注射**。

3）静脉推注药液的速度，应根据病人的年龄、病情和药液的性质严格掌握。

4）对组织有强烈刺激的药物，注射前应先抽吸少量0.9%氯化钠溶液，进行静脉穿刺，成功后，注入少量0.9%氯化钠溶液，证实针头确在静脉内，再更换抽有药液的注射器缓慢注液，以防药液外溢，造成组织坏死。

（5）静脉注射失败的常见原因

1）针头**未完全刺入静脉，针尖斜面一半在静脉内，一半在静脉外，抽吸有回血**，注药时部分药液溢出至皮下，使**局部皮肤隆起，病人有疼痛感**。

2）针头刺入较深，针尖斜面一半穿破对侧静脉壁，抽吸可有回血，注药时部分药液溢出至深层组织，病人有疼痛感，如只推注少量药液，局部不一定隆起。

3）针头刺入过深，针尖穿透对侧静脉壁，抽吸无回血。

4）针头刺入过浅，或因松解止血带，致针头未刺入静脉，抽吸无回血。

温馨提示

为了方便记忆，考生可将不同类型注射法进行总结、比较（表1-12-6）。

表1-12-6 不同类型注射法比较

注射法	注射部位	进针角度	注意事项
皮内注射(ID)	药敏：前臂掌侧下段 **卡介苗接种：上臂三角肌下缘**	5°	①做过敏试验须备0.1%盐酸肾上腺素；②**忌用碘酊消毒**；③**拔针后勿用棉签按压**
皮下注射(H)	预防接种：上臂三角肌下缘 **胰岛素注射：腹部**	30°～40°	①少于1ml的药液，用1ml注射器抽吸；②进针角度不宜超过45°
肌内注射(IM)	臀大肌，**2岁以下小儿选臀中、臀小肌**等	90°	**2岁以下婴幼儿不宜进行臀大肌注射**
静脉注射(IV)	**长期注射者首选外周静脉**	15°～30°	注射强烈刺激的药物，注射前先注入少量0.9%氯化钠溶液，证实针头在血管内

5. 股静脉注射法

（1）目的：常在抢救危重病人时，用于注入药物、加压输液和输血、采集血标本等。

（2）定位方法：在股三角区，髂前上棘和耻骨结节连线的中点与股动脉相交，**股动脉内侧0.5cm处，即为股静脉**。

（3）操作方法

1）护士洗手，戴口罩，核对医嘱，查对药物。

2）备齐用物，携至床旁，核对病人，做好解释。

3）协助病人取仰卧位，下肢伸直略外展外旋，常规消毒局部皮肤，待干。

4）再次查对，检查排尽空气。

5）操作者常规消毒左手示指和中指或戴无菌手套，然后在股三角区按定位法扪及股动脉搏动最明显处，并加以固定。

6）操作者右手持注射器，**针头与皮肤呈90°或45°角，在股动脉内侧0.5cm处刺入**；抽动活塞，见暗红色血液，则提示针头已达股静脉。

7）固定针头，根据需要缓慢推注药物。

8）注射完毕，快速拔针后局部**用无菌纱布加压止血至不出血为止**(*)，以防止出血或形成血肿。

9）再次查对，安置病人，整理床单位，清理用物，洗手，记录。

（4）注意事项：股静脉穿刺时，**如抽出鲜红色血液，则提示针头刺入股动脉，应立即拔出针头，用无菌纱布紧压穿刺处5～10分钟**，直至无出血。

五、药物过敏试验法

（一）青霉素过敏试验法

青霉素易引起过敏反应，在**使用各种青霉素制剂前都应先作过敏试验，试验结果阴性者方可用药**。

1. 青霉素过敏反应的原因　过敏反应系抗原与抗体在致敏细胞上相互作用引起。青霉素属于半抗原物质，本身不具有抗原性，进入机体后，其降解产物与组织蛋白结合形成全抗原，**刺激机体产生特异性抗体IgE**。IgE固定在某些组织的肥大细胞上和血液中的白细胞表面，使机体呈致敏状态。当机体再次接受类似的抗原刺激后，即与特异性抗体IgE结合，发生抗原抗体反应，导致细胞破裂，释放组胺、缓激肽、慢反应物质、5-羟色胺等血管活性物质。这些物质分别作用于效应器官，使平滑肌痉挛、微血管扩张、毛细血管通透性增高、腺体分泌增多，出现一系列过敏反应。

2. 青霉素过敏反应的预防

（1）**使用青霉素前必须做皮肤过敏试验**，试验前应详细**询问病人的用药史、过敏史、家族史**；**病人如有青霉素过敏史，应禁止做过敏试验**；病人已进行青霉素治疗，**如停药3天后再用，或用药中更换药物批号，均应重新做过敏试验**，结果阴性方可使用。

（2）青霉素皮试液应现用现配，因青霉素皮试液极不稳定，特别是在常温下易产生降解产物，导致过敏反应。

（3）青霉素过敏试验和注射前均应做好急救的准备工作，**备好盐酸肾上腺素**和注射器等。

(4) 护士应严格执行“三查八对”制度。

(5) 严密观察病人,**首次注射后应观察30分钟**,以免发生迟缓性过敏反应。

(6) **皮试结果阳性者禁止使用青霉素**,及时报告医生,在体温单、医嘱单、病历、床头卡、门诊病历上醒目地注明,并告知病人及其家属。

3. 青霉素过敏试验的方法

(1) 皮内试验液(皮试液)的配制(*)

1) 青霉素皮试液的标准:**每毫升含青霉素500U**。

2) 青霉素皮试液的具体配制方法:以一瓶80万U青霉素为例,加入0.9%氯化钠溶液4ml,则每毫升含20万U。

取上液0.1ml,加0.9%氯化钠溶液至1ml,则每毫升含2万U。

取上液0.1ml,加0.9%氯化钠溶液至1ml,则每毫升含2 000U。

取上液0.25ml,加0.9%氯化钠溶液至1ml,则每毫升含500U,即成青霉素皮试液。

3) 注意事项:配制青霉素皮试液须用0.9%氯化钠溶液进行稀释;每次配制皮试液时,均应将溶液混匀;配制方法应正确,剂量应准确。

(2) **试验方法**:对无过敏史的病人,按皮内注射的方法在**前臂掌侧下段注射青霉素皮试液0.1ml(含青霉素50U)**,20分钟后观察、判断,并正确记录皮试结果。

(3) 试验结果的判断:①阴性:皮丘大小无改变,周围不红肿,无红晕,无自觉症状,无不适表现;②阳性:**局部出现皮丘隆起、红晕硬块,直径大于1cm或周围有伪足、局部有痒感**,严重时可出现过敏性休克。

4. 青霉素过敏反应的临床表现 青霉素过敏反应的临床表现多种多样,**其中最严重的是过敏性休克**。

(1) 过敏性休克:过敏性休克可发生在做青霉素过敏试验过程中,或注射青霉素后,一般在数秒或数分钟内呈闪电式发生,也有的在半小时后出现,极少数病人发生在连续用药的过程中。

1) **呼吸道阻塞**症状:由于喉头水肿、肺水肿,病人感觉**胸闷,出现气急、发绀**,喉头堵塞伴濒危感。

2) **循环衰竭**症状:由于周围血管扩张,导致有效循环血量不足,病人**面色苍白、出冷汗、脉细弱、血压下降**等。

3) 中枢神经系统症状:由于脑组织缺氧,病人出现头晕、眼花、面部及四肢麻木、意识丧失、抽搐、大小便失禁等。

4) 皮肤过敏症状:病人出现瘙痒、荨麻疹及其他皮疹。

(2) **血清病型反应**:一般于**用药后7~12天发生**,临床表现和血清病相似,病人有**发热、皮肤瘙痒、荨麻疹、腹痛、关节肿痛、全身淋巴结肿大**等。

(3) 各器官或组织的过敏反应

1) 皮肤过敏反应:表现为皮肤瘙痒、皮疹(荨麻疹)、皮炎,严重者可发生剥脱性皮炎。

2) 呼吸道过敏反应:可引起哮喘或诱发原有的哮喘发作。

3) 消化系统过敏反应:可引起过敏性紫癜,主要症状是腹痛和便血。

上述症状既可单独出现,也可同时存在,**常最早出现的是呼吸道症状或皮肤瘙痒**,故必须注意倾听病人的主诉。

5. 青霉素过敏性休克的处理(*)

(1) 立即停药,就地抢救,使病人平卧,注意保暖,同时报告医生。

(2) **首选盐酸肾上腺素注射**。按医嘱**立即皮下注射0.1%盐酸肾上腺素**,成人剂量为0.5~1ml,病儿酌减。如症状不缓解,可每隔15分钟皮下或深部肌内注射0.5ml,直至脱离危险期。此药可收缩血管、增加外周阻力、兴奋心肌、增加心排出量、松弛支气管平滑肌,**是抢救过敏性休克的首选药物**。

(3) 立即给予氧气吸入,以纠正缺氧,改善呼吸;如呼吸受抑制,应立即进行人工呼吸,按医嘱应用呼吸兴奋剂,可肌内注射尼可刹米或洛贝林等;如出现喉头水肿影响呼吸,应立即配合医生准备气管插管或施行气管切开术。

(4) 根据医嘱给药。

1) 给予地塞米松5~10mg静脉注射,或用氢化可的松琥珀酸钠200mg加入5%~10%葡萄糖溶液500ml静脉滴注,此药为抗过敏药物,可迅速缓解症状。

2) 根据病情给予升压药物,如多巴胺、间羟胺等。

3) 给予纠正酸中毒和抗组胺类药物。

(5) 病人出现心跳呼吸骤停,应立即进行心肺复苏,抢救病人。

(6) 密切观察病人体温、脉搏、呼吸、血压、尿量及其他病情变化,做好病情动态的详细护理记录。注意病人未脱离危险期,不宜搬动。

(二) 其他药物过敏试验法(表1-12-7)

1. 链霉素过敏试验法

(1) 链霉素皮试液的配制

1) 链霉素皮试液的标准:**每毫升含链霉素2 500U**。

表1-12-7　各种皮试液剂量的比较

分类	皮试液的标准/1ml	注射剂量/0.1ml
青霉素	200～500U	20～50U
链霉素	2 500U	250U
破伤风	150IU	15IU
普鲁卡因	2.5mg	0.25mg
细胞色素c	0.75mg	0.075mg

2）链霉素皮试液的具体配制方法：以1瓶链霉素（1g，100万U）为例，加0.9％氯化钠溶液3.5ml溶解为4ml，则每毫升含25万U。

取上液0.1ml，加0.9％氯化钠溶液至1ml，则每毫升含2.5万U。

取上液0.1ml，加0.9％氯化钠溶液至1ml，则每毫升含2 500U，即成链霉素皮试液。

（2）试验方法：对无过敏史的病人，按皮内注射的方法在前臂掌侧下段注射链霉素皮试液0.1ml（含链霉素250U），20分钟后进行观察，试验结果的判断方法同青霉素过敏试验，并正确记录皮试结果。

（3）过敏反应的临床表现

1）链霉素过敏反应的临床表现同青霉素过敏反应。

2）常伴有毒性反应，表现为全身麻木、肌肉无力、抽搐、眩晕、耳鸣、耳聋等。

（4）过敏反应的处理：链霉素过敏反应的处理方法与青霉素大致相同，同时，**可静脉缓慢推注10％葡萄糖酸钙或5％氯化钙，以使钙离子与链霉素络合而减轻中毒症状。**

考点汇总

葡萄糖酸钙的应用（主编总结，严禁转载，违者必究）

1. 每输入库血1 000ml，遵医嘱给予10％葡萄糖酸钙10ml。
2. 发生链霉素过敏时，遵医嘱静脉缓慢推注10％葡萄糖酸钙10ml。
3. 高钾血症时可静脉推注10％葡萄糖酸钙以拮抗高钾对心肌的抑制。
4. 甲状旁腺误切引起抽搐时可遵医嘱静脉推注10％葡萄糖酸钙。
5. 维生素D缺乏性手足搐搦症可在镇静的同时给予钙剂。
6. 硫酸镁中毒出现膝反射消失时可静脉缓慢推注10％葡萄糖酸钙。
7. 小儿腹泻引起低钙抽搐可缓慢推注10％葡萄糖酸钙。

2. 破伤风抗毒素过敏试验法　**曾用过破伤风抗毒素间隔超过1周者，如再使用，应重做过敏试验。**

（1）皮试液的配制

1）破伤风抗毒素皮试液的标准：**每毫升含破伤风抗毒素150U。**

2）破伤风抗毒素皮试液的具体配制方法：以一支破伤风抗毒素（1ml，1 500U）为例，取出0.1ml药液，加0.9％氯化钠溶液稀释到1ml，则每毫升含150U，即成破伤风抗毒素皮试液。

（2）试验方法：按皮内注射的方法在前臂掌侧下段注射TAT皮试液0.1ml（含破伤风抗毒素15U），20分钟后进行观察、判断，并正确记录皮试结果。

（3）试验结果的判断及处理：①阴性：局部无红肿，全身无反应；②**阳性**：局部皮丘红肿、硬结，**直径大于1.5cm，红晕直径超过4cm，有时出现伪足、有痒感。**

当试验结果不能肯定时，应做对照试验；如试验结果确定为阴性，将余液0.9ml肌内注射；如试验结果证实为**阳性**，通常采用**脱敏注射法**。

（4）脱敏注射法：**分4次，小剂量并逐渐增加，每隔20分钟肌内注射一次**，每次注射后均应密切观察（表1-12-8）。

在脱敏注射过程中，如发现病人有全身反应，如面色苍白、气促、发绀、荨麻疹等，或过敏性休克时，应立即停止注射，并通知医生，迅速处理。**如反应轻微，可待反应消退后，酌情将每次注射的剂量减少，同时增加注射次数**，以顺利注入所需的全部药液。

3. 普鲁卡因过敏试验法　**首次使用普鲁卡因前，应做药物过敏试验。**

（1）皮试液的配制：普鲁卡因皮试液的标准：以0.25％普鲁卡因为标准，**即每毫升含普鲁卡因2.5mg。**

（2）试验方法：按皮内注射的方法在前臂掌侧下段注射普鲁卡因皮试液0.1ml，20分钟后进行观察、判断，并正确记录皮试结果。

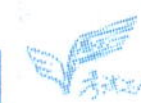

表 1-12-8　破伤风抗毒素脱敏注射法

次数	TAT/ml	加 0.9%氯化钠溶液/ml	注射法
1	0.1	0.9	肌内注射
2	0.2	0.8	肌内注射
3	0.3	0.7	肌内注射
4	余量	稀释至 1ml	肌内注射

(3) 试验结果的判断及过敏反应的处理与青霉素过敏反应相同。

4. 细胞色素 c 过敏试验法

(1) 皮试液的配制：细胞色素 c 皮试液的标准：**每毫升含细胞色素 c 0.75mg**。

(2) 试验方法

1) 皮内试验：按皮内注射的方法在前臂掌侧下段注射细胞色素 c 皮试液 0.1ml(含细胞色素 c 0.075mg)，20 分钟后进行观察、判断，并正确记录皮试结果。

2) 划痕试验：取细胞色素 c 原液(每毫升含 7.5mg)，在前臂掌侧下段皮肤上滴 1 滴，并用无菌针头在表皮划痕两道，长约 0.5cm，深度以微量渗血为宜；20 分钟后观察、判断，并正确记录试验结果。

(3) 试验结果判断：局部发红，直径大于 1cm，有丘疹者为阳性。

5. 碘过敏试验法　临床上常用碘化物造影剂作肾脏、膀胱、胆囊、支气管、心血管、脑血管造影，**在造影前 1～2 天应先做过敏试验，结果阴性者，方可做碘造影检查**。

(1) 试验方法

1) 口服法：口服 5%～10%碘化钾 5ml，每天 3 次，共 3 天，然后观察、判断，并正确记录试验结果。

2) 皮内注射法：按皮内注射的方法在前臂掌侧下段注射碘造影剂 0.1ml，20 分钟后进行观察，判断，并正确记录试验结果。

3) 静脉注射法：按静脉注射的方法，在静脉内缓慢推注碘造影剂 1ml(30%泛影葡胺)，5～10 分钟后观察、判断，并正确记录试验结果。

(2) 注意事项

1) **在静脉注射造影剂前，应先进行皮内试验，结果阴性，再做静脉注射试验**，结果也为阴性，方可进行碘剂造影。

2) 少数病人虽然过敏试验阴性，但注射碘造影剂时仍可发生过敏反应，因此造影时必须备急救药品，过敏反应的处理同青霉素过敏。

(3) 试验结果的判断

1) 口服法：阴性——无任何症状；阳性——出现口麻、眩晕、心慌、流泪、恶心、呕吐、荨麻疹等症状。

2) 皮内注射法——阴性：局部无反应；阳性——局部有红肿、硬块，直径超过 1cm。

3) 静脉注射法：阴性——无任何症状；阳性——出现血压、脉搏、呼吸、面色等改变。

考点练习

考点：药物的领取、保管和给药原则(A1 型题)

1. 剧毒药的瓶签颜色是
   A. 红色
   B. 蓝色
   C. 黑色
   D. 黄色
   E. 绿色
2. 关于药物保管原则的描述，**错误**的是
   A. 药柜应放在干燥、阳光直射的地方
   B. 按有效期先后顺序排放
   C. 剧毒药、麻醉药应加锁保管
   D. 药瓶应有明显的标签
   E. 药品应定期检查
3. 对易风化潮解的药物应放在
   A. 有色瓶内
   B. 阴凉干燥处
   C. 密封瓶内
   D. 避光纸盒内
   E. 冰箱内
4. 下列药物应放置在 2～10℃冰箱内的是
   A. 糖衣片
   B. 氨茶碱
   C. 乙醇
   D. 白蛋白
   E. 盐酸肾上腺素

考点：给药的途径、熟练掌握次数和时间(A1、A2 型题)

5. 病人，女性，80 岁。因带状疱疹就诊，医嘱口服抗病毒药物，每日 4 次。医嘱缩写正确的是

A. b. i. d.
B. q. d.
C. t. i. d.
D. q. i. d.
E. q. o. d.

6. 下列外文缩写的中文译意，**错误**的是
A. q. o. d.，隔日1次
B. q. d.，每日1次
C. h. s.，每晚1次
D. q. i. d.，每日4次
E. b. i. w.，每周2次

7. 病人，女性，35岁。患子宫肌瘤，术前1日晚病人睡眠不佳，医嘱地西泮5mg肌内注射，s. o. s.。此医嘱属于
A. 长期医嘱
B. 临时备用医嘱
C. 长期备用医嘱
D. 口头医嘱
E. 临时医嘱

考点：口服给药的方法（A1型题）

8. 关于取药、配药的方法，**错误**的是
A. 取固体药用药匙
B. 先配固体，再配水剂
C. 药液不足1ml用滴管吸取
D. 两种药液可同置一药杯内
E. 油剂药液应倒入少量温开水于杯中

考点：口服给药的注意事项（A1、A2型题）

9. 服用下列哪种药物需使用吸管
A. 止咳糖浆
B. 磺胺类
C. 氨茶碱
D. 硫酸亚铁
E. 胃蛋白酶

10. 病人，女性，50岁。因患呼吸系统疾病，需同时服用几种药物，最后服用的药物是
A. 咳必清
B. 罗红霉素
C. 维生素B_1
D. 止咳糖浆
E. 乙酰半胱氨酸胶囊

11. 病人，女性，25岁。泌尿系感染，医嘱口服磺胺类药抗感染。护士嘱其服药后多饮水，目的是
A. 减少刺激
B. 增强药物疗效
C. 增加尿量，避免结晶
D. 避免损害肾脏
E. 增加吸收

12. 病人，女性，65岁。因慢性充血性心力衰竭入院。护士在执行医嘱地高辛0.25mg，q. d. 时应特别注意
A. 嘱病人多饮水
B. 将药物研碎
C. 给药前测量脉率、心率
D. 待病人服下后离开
E. 叮嘱病人按时服药

13. 下列关于药物服用的方法，**错误**的是
A. 对牙齿有腐蚀或染色的药物可用引水管吸入，服后漱口
B. 服止咳糖浆后不宜立即饮水
C. 磺胺类药物服后指导病人多饮水
D. 对胃黏膜有刺激的药物宜在饭前服
E. 发汗类药物服后嘱病人多饮水

14. 病人，女性，60岁。患慢性心功能不全，服用地高辛，0.25mg，q. d.。护士发药前应首先测量
A. 血压
B. 心率
C. 呼吸
D. 瞳孔
E. 体温

15. 病人，女性，64岁。患有多种慢性病，同时服用下列几种药物，宜饭前服用的药物是
A. 红霉素
B. 布洛芬
C. 健胃消食片
D. 氨茶碱
E. 阿司匹林

16. 病人，男性，29岁。因高热、畏寒、咳嗽、流涕而住院治疗。医生开出以下口服药，护士在指导用药时嘱咐病人宜最后服用的是
A. 止咳糖浆
B. 利巴韦林
C. 维C银翘片
D. 对乙酰氨基酚
E. 阿莫西林胶囊

考点：超声雾化吸入法和氧气雾化吸入法（A1、A3/A4型题）

17. 氧气雾化吸入时，下列操作方法**错误**的是
A. 核对病人，做好解释
B. 抽吸并稀释药液
C. 湿化瓶内加入蒸馏水
D. 嘱病人紧闭口唇深吸气，呼气用鼻
E. 氧流量为6～8L/min

18. 病人，女性，35岁。因支气管哮喘需做雾化吸入，医嘱要求使用氨茶碱，其目的是
A. 消除炎症
B. 减轻黏膜水肿
C. 解除支气管痉挛
D. 保持呼吸道湿润
E. 稀释痰液

19. 病人，女性，35岁。车祸后并发血气胸，进行手术治疗后医嘱常规进行沐舒坦（盐酸氨溴索）雾化吸入。用该药的目的是
A. 解痉

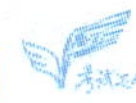

B. 平喘
C. 镇痛
D. 抑制腺体分泌
E. 稀释痰液，促进排出

（20～21 题共用题干）

病人，男性，70 岁。有慢性支气管炎病史，最近咳嗽加剧，痰液黏稠，伴呼吸困难，入院后给予超声雾化吸入。

20. 超声雾化吸入治疗的目的**不包括**
A. 消除炎症
B. 解除支气管痉挛
C. 稀释痰液
D. 帮助祛痰
E. 保持口腔清洁

21. 为该病人做雾化治疗时的首选药物是
A. 庆大霉素
B. 沙丁胺醇
C. 地塞米松
D. α-糜蛋白酶
E. 氨茶碱

22. 指导病人做超声雾化吸入时，下列**错误**的是
A. 协助病人取舒适体位
B. 先开电源开关，再开雾量调节开关
C. 嘱病人张口呼吸
D. 吸入时间为 15～20 分钟
E. 治疗完毕，先关雾化开关，再关电源开关

考点：注射原则（A1、A2 型题）

23. 护士早班为 A 床病人配制了青霉素皮试液 1ml，并为其进行了皮内注射 0.1ml。临下班时，护士发现医生新开了为 B 床病人做青霉素皮试的医嘱，护士更换了注射器针头，使用早班配制好的青霉素皮试液为 B 床病人进行了皮内注射。关于护士的做法，正确的叙述是
A. 可及时完成医嘱
B. 护士更换了针头，是不违反操作原则的
C. 可节省护士的工作时间
D. 护士违反了“一人一针一管”的操作原则
E. 护士的行为符合“现配现用”的操作原则

24. 同时注射几种药液时，下列说法**错误**的是
A. 注射应慢
B. 解除思想顾虑
C. 减轻疼痛
D. 先注射刺激性强的药物
E. 分散注意力

考点：掌握注射前的准备（A1 型题）

25. 自安瓿内吸取药液的方法，**错误**的是
A. 仔细查对
B. 将安瓿尖端药液弹至体部
C. 用砂轮在颈部划一锯痕，折断安瓿
D. 将针头斜面向下放入安瓿内的液面下吸药
E. 吸药时手不能握住活塞

考点：各种注射法（A1、A2、A3/A4 型题）

26. 图片显示的是无菌注射器和针头的构造，护士可用手触摸的部位是

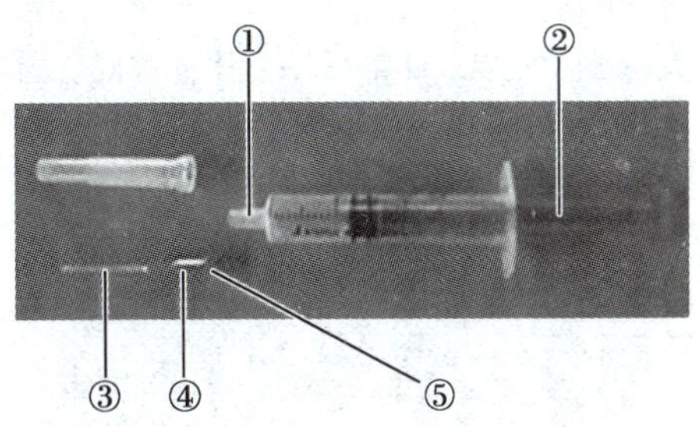

A. ①
B. ②
C. ③
D. ④
E. ⑤

27. 皮内注射的方法，正确的是
A. 药物过敏试验取前臂掌侧下端
B. 用碘酊消毒皮肤
C. 与皮肤呈 10°角刺入
D. 推药液至真皮下
E. 拔针后用干棉签按压

28. 皮下注射法的外文缩写是
A. iv. gtt
B. IH
C. ID
D. IM
E. IV

29. 关于皮下注射的操作方法，**错误**的是
A. 药量少于 1ml 时需用 1ml 注射器抽吸
B. 注射部位常规消毒
C. 持针时，右手示指固定针栓
D. 针头和皮肤呈 50°刺入
E. 进针深度为针梗的 1/2～2/3

（30～31 题共用题干）

某新生儿出生后 6 小时，进行预防接种。

30. 接种卡介苗的正确方法是
A. 前臂掌侧下段 ID
B. 三角肌下缘 ID
C. 三角肌下缘 H
D. 上臂三角肌 H
E. 臀大肌 IM

31. 接种乙肝疫苗的正确方法是
A. 前臂掌侧下段 ID
B. 三角肌下缘 ID
C. 三角肌下缘 H
D. 上臂三角肌 IM
E. 臀大肌 IM

32. 2 岁以下婴幼儿肌内注射的最佳部位是
A. 股外侧肌

B. 臀大肌
C. 臀中肌、臀小肌
D. 上臂三角肌
E. 后背

33. 病人，女性，20岁。身高155cm，体重60kg。因高热不退就诊。查体：体温39.8℃。医嘱：氨基比林2ml i.m.，St.。护士应选择合适的注射器是

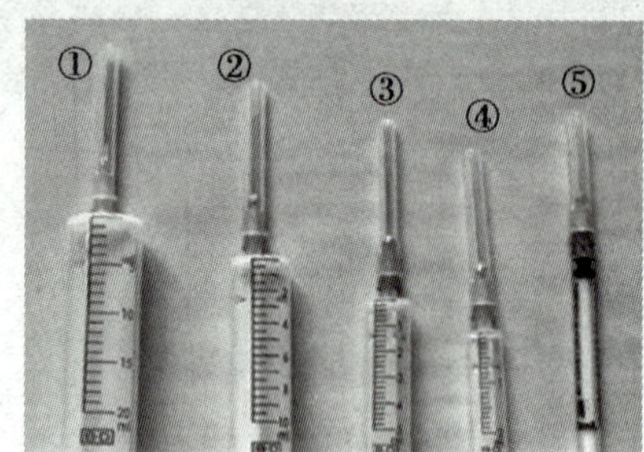

A. ⑤
B. ②
C. ③
D. ④
E. ①

34. 病人，男性，60岁，因心绞痛发作入院。护士给予静脉注射，下列操作方法<u>**错误**</u>的是
A. 在穿刺部位的肢体下垫小枕
B. 穿刺部位上方约6cm处扎止血带
C. 皮肤消毒范围直径在5cm以上
D. 针头斜面向下
E. 针头和皮肤呈20°进针

35. 病人，女性，35岁。在静脉注射过程中，诉注射部位疼痛，护士检查见注射部位局部肿胀，抽吸有回血，应考虑为
A. 针头阻塞
B. 针头滑出血管外
C. 针头斜面部分在血管内
D. 针头斜面穿透对侧血管壁
E. 静脉痉挛

36. 护士遵医嘱为病人行10%葡萄糖酸钙10ml缓慢静脉推注，推注约5ml后护士发现推注稍有阻力，局部略肿胀，抽无回血。发生上述情况的可能原因是
A. 静脉痉挛
B. 针刺入过深，穿破对侧血管壁
C. 针头斜面一半在血管外
D. 针头斜面紧贴血管内壁
E. 针头刺入皮下

(37～39题共用题干)

病人，男性，68岁。2型糖尿病8年。胰岛素6U治疗。餐前30分钟，H，t.i.d.。

37. "H"译成中文的正确含义是
A. 皮内
B. 皮下
C. 肌内注射
D. 静脉注射
E. 静脉滴注

38. 每日给药次数
A. 每日1次
B. 每日2次
C. 每日3次
D. 每日4次
E. 每晚1次

39. 合适的注射部位是
A. 腹部
B. 臀小肌
C. 臀中肌
D. 臀大肌
E. 前臂大肌

考点：青霉素过敏试验法(A1、A2、A3/A4型题)

40. 在青霉素治疗过程中，下列哪种情况需重做皮试
A. 肌内注射改静脉滴注
B. 肌内注射每天1次改每天2次
C. 病人因故未注射药物
D. 青霉素批号更改
E. 病人病情加重

(41～42题共用题干)

病人，男性，65岁。因"直肠癌"拟行手术治疗，医嘱"青霉素皮内试验"，护士配制好青霉素皮试液后给病人注射。

41. 注射的剂量应是
A. 1 500U
B. 200U
C. 150U
D. 50U
E. 15U

*42. 注射前应询问病人的情况<u>**不包括**</u>
A. 既往是否使用过青霉素
B. 最后一次使用青霉素的时间
C. 有无其他药物或食物过敏
D. 是否对海鲜、花粉等过敏
E. 家属有无青霉素过敏

43. 青霉素皮试结果：局部皮肤红肿，直径1.2cm，无自觉症状。下列处理正确的是
A. 可以注射青霉素
B. 可以注射青霉素，但需减少剂量
C. 暂停该药，下次使用重新试验
D. 禁用青霉素，及时报告医生
E. 在对侧肢体做对照试验

44. 病人，男性，22岁。大叶性肺炎，注射青霉素后第10天出现皮肤瘙痒，腹痛。体检：T 37.8℃，膝关节肿痛，全身淋巴结肿大。病人可能发生了
A. 皮肤过敏反应
B. 消化道过敏反应
C. 血清病型反应
D. 过敏性休克
E. 呼吸道过敏反应

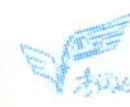

（45～46 题共用题干）

病人，男性，20 岁。因患大叶性肺炎需青霉素治疗。皮试 5 分钟后病人出现胸闷、气急、皮肤瘙痒、面色苍白、脉搏细弱、血压下降、烦躁不安。

45. 请问病人发生了何种反应
A. 青霉素毒性反应
B. 血清病型反应
C. 呼吸道过敏反应
D. 过敏性休克
E. 皮肤组织过敏反应

46. 针对上述情况，护士首先采取的急救措施是
A. 立即平卧，皮下注射盐酸肾上腺素
B. 立即皮下注射异丙肾上腺素
C. 立即静脉注射地塞米松
D. 立即注射呼吸兴奋药
E. 立即注射升压药

47. 病人，男性，38 岁。因肺部感染来院，医嘱行青霉素皮试，皮试 3 分钟后病人突然出现呼吸困难，脉搏细弱，面色苍白，意识丧失。护士应立即采取的措施是
A. 通知家属
B. 报告医生
C. 行心肺复苏术
D. 将病人送入抢救室
E. 皮下注射盐酸肾上腺素

考点：其他药物过敏试验法（A1、A2 型题）

48. 抢救链霉素过敏反应的药物是
A. 盐酸肾上腺素
B. 阿托品
C. 葡萄糖
D. 葡萄糖酸钙
E. 异丙肾上腺素

49. 使用破伤风抗毒素，停药后超过多久须重做皮试
A. 1 天
B. 3 天
C. 5 天
D. 7 天
E. 14 天

50. 病人，男性，46 岁。在田间作业时不慎被锈钉刺伤，医嘱 TAT 肌内注射，St.。病人行 TAT 过敏试验，结果阳性。正确的做法是
A. 分四次注射，剂量逐渐递减
B. 分四次注射，剂量逐渐递增
C. 分五次注射，剂量逐渐递减
D. 分五次注射，剂量逐渐递增
E. 分四等份，分次注射

*51. 病人需注射破伤风抗毒素，皮肤试验结果阳性，须用脱敏注射法。第一次注射剂量为
A. 15U
B. 50U
C. 100U
D. 150U
E. 200U

52. 病人，女性，17 岁。行破伤风抗毒素过敏试验。20 分钟后结果显示局部皮丘红肿，硬结大于 1.5cm，红晕大于 4cm，自述有痒感。应采取的处理措施是
A. 将抗毒素分成四等份，分次注射
B. 在对侧前臂作对照试验后再注射
C. 将抗毒素稀释，分 2 次注射
D. 待病人痒感消失后再全量注射
E. 将抗毒素分 4 次逐渐增加剂量注射

53. 病人，男性，50 岁。在建筑工地干活时被一铁钉扎伤，医嘱予以破伤风肌内注射，护士在给病人做皮试。下列说法<u>不正确</u>的是
A. 当皮丘直径大于 1.5cm 时，红晕超过 4cm 可以判断为结果阳性
B. 试验结果为阳性时，可做破伤风脱敏注射
C. 破伤风皮试液的浓度是 1 500U/ml
D. 试验结果为阴性时，余液 0.9ml 与皮试剩余剂量做肌内注射
E. 当皮丘周围有伪足，痒感时可以判断为阳性

54. 碘化物造影须做过敏试验，应在何时进行
A. 造影前 1～2 小时
B. 造影前 6～12 小时
C. 造影前 12～24 小时
D. 造影前 24～48 小时
E. 造影前 48～72 小时

参考答案

序号	1	2	3	4	5	6	7	8	9	10	11	12	13	14	15	16
答案	C	A	C	D	D	C	B	D	D	D	C	C	D	B	C	A
序号	17	18	19	20	21	22	23	24	25	26	27	28	29	30	31	32
答案	C	C	E	E	D	C	D	D	C	D	A	B	D	B	D	C
序号	33	34	35	36	37	38	39	40	41	*42	43	44	45	46	47	48
答案	D	D	C	E	B	C	A	D	D	E	D	C	D	A	E	D
序号	49	50	*51	52	53	54										
答案	D	B	D	E	C	D										

*42 题解析：青霉素皮试前应询问病人的家族史。家族史通常指与病人有血缘关系的家属，选项 E 描述不准确。故 42 题选 E。

*51 题解析：脱敏注射时第一次注入药液 0.1ml(1 500U/ml)，即为 150U。

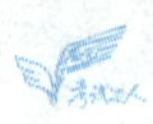

第十三节　静脉输液和输血法

考情分析

年份	主要考点
2019	颈外静脉套管内出现回血时的处理方法；茂非滴管内液面过低时的处理方法(图片题)；急性肺水肿的判断；发生急性肺水肿应安置的体位；溶血反应发生的原因、表现和处理
2020	起利尿脱水作用的溶液(25%山梨醇)；针头阻塞的判断及处理；婴儿静脉输液时合适的穿刺部位；静脉穿刺时常用的消毒液(碘伏)；血液病病人宜输入的血液制品(新鲜血)；输血时过敏反应发生的原因、表现及处理；溶血反应的首要处理措施及预防措施
2021	输液时间的计算(一患者从上午 8 点 20 开始输液 2 000ml，滴系数为 15，滴速为 50 滴/min，请问预计输液结束的时间)；急性肺水肿的判断和处理；静脉注射前扎止血带的部位是(穿刺点上方 6cm)； 静脉炎的判断；发热反应的判断和错误处理(增加患肢活动)；过敏反应的判断；发生溶血反应时首要的处理措施
2022	输液反应急性肺水肿的判断；发生急性肺水肿时的给氧流量；发生急性肺水肿时病人安置的体位；输液速度的计算；休克病人出现哪些情况可以适当减慢输血速度(收缩压大于 100mmHg)；大量输血后出现脉率下降、抽搐，应输入(钙剂)；输血后出现荨麻疹考虑为(过敏反应)；输血前后应输入的溶液；枸橼酸钠中毒反应的判断及处理
2023	输入液体量的计算；属于胶体溶液的是(白蛋白)；输血前后应输入的液体；急性肺水肿的判断；发生急性肺水肿后的首要处理措施(停止输液，立即通知医生)；静脉输液的错误步骤(视频题)；孕妇胎盘剥离后发生休克时输血的主要目的是(补充血容量)；溶血反应的判断；溶血发生酱油色尿的原因(血红蛋白入血)；发生溶血反应后热敷的部位(肾脏)

考点导航

一、静脉输液法

(一) 目的(表 1-13-1)

表 1-13-1　静脉输液的目的

目的	适用疾病
补充水分和电解质，预防和纠正水、电解质、酸碱失衡	脱水、酸碱平衡失调等病人
补充营养，供给热能	慢性消耗性疾病、不能经口进食者
输入药物，控制感染、治疗疾病	各种中毒、严重感染等
补充血容量，改善微循环，维持血压	抢救严重烧伤、大出血、休克等病人
输入脱水剂，降低颅内压，利尿消肿	**颅内压增高**

(二) 常用溶液和作用(表 1-13-2)

表 1-13-2　常用溶液和作用

溶液	作用
晶体溶液	葡萄糖溶液：**5%葡萄糖溶液及 10%葡萄糖溶液，可供给水分和热能** 等渗电解质溶液：供给水分、电解质，有 0.9%氯化钠、5%葡萄糖氯化钠、复方氯化钠等溶液 碱性溶液：纠正酸中毒，调节酸碱平衡，常用的有 1.4%和 5%碳酸氢钠 高渗溶液：**利尿脱水，常用 20%甘露醇**、25%山梨醇、25%～50%葡萄糖等溶液
胶体溶液	右旋糖酐：①**中分子右旋糖酐：提高血浆胶体渗透压，扩充血容量**；②**低分子右旋糖酐：降低血液黏稠度，改善微循环** 血浆代用品：增加血浆渗透压及循环血量，常用羟乙基淀粉(706)、明胶多肽注射液、聚乙烯吡咯酮等溶液。在急性大出血时可与全血共用 血液制品：提高胶体渗透压，增加循环血量，补充蛋白质和抗体，减轻组织水肿 水解蛋白注射液：补充蛋白质，纠正低蛋白血症，促进组织修复，提高机体免疫力，常用的有 5%白蛋白和血浆蛋白
静脉营养液	供给病人热能，维持正氮平衡，补充多种维生素及矿物质。常用复方氨基酸、脂肪乳剂等

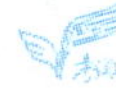

（三）常用静脉输液法

1. 周围静脉输液法

（1）操作方法

1）密闭式输液法[*]

①根据医嘱，核对病人，向病人解释，选择合适的静脉，调节输液架高度，嘱病人排便、排尿。

②护士洗手、戴口罩，根据医嘱填写输液卡、备药。认真核对药物的名称、浓度、剂量和有效期，检查瓶盖有无松动、瓶身有无破裂现象，对光线检查药液的质量，观察有无浑浊、沉淀、絮状物等。去除铝盖中心部分，套上瓶套，常规消毒瓶口，按医嘱加入所需药物后应再将药液检查一次。将填好的输液卡倒贴在输液瓶上。

③检查输液器是否在有效期内，外包装无破损；打开输液器，关闭调节器，将输液器针头插入瓶塞至针头根部，整理。再次查对，并请两人核对。

④备齐用物携至床旁，再次核对病人，做好解释。

⑤倒挂输液瓶于输液架上，进行第一次排气。

⑥协助病人取舒适体位，选好输液部位，垫小垫枕，扎止血带，选择静脉，确定穿刺点，松开止血带。

⑦碘伏消毒穿刺部位皮肤，范围直径≥5cm，备输液贴。**在穿刺点上方6～8cm处扎止血带**，嘱病人握拳，使静脉充盈。

⑧再次查对，进行二次消毒。取下头皮针针帽，打开调节器，排尽空气，关闭调节器，检查无气泡。

⑨进行静脉穿刺，见回血再将针头平行进入少许，固定针柄，“三松”（松开止血带和调节器，嘱病人松拳）。如输液通畅，即可用输液贴固定。

⑩**调节滴速：一般成人40～60滴/min，儿童20～40滴/min**。

⑪协助病人取舒适卧位，再次查对，交代注意事项。

⑫整理床单位，清理消毒用物。

⑬洗手，记录输液时间、滴速，护士签全名。

⑭在输液过程中应定时巡视，随时观察病人反应及输液情况。

⑮如需连续输液，应及时更换输液瓶。

⑯输液完毕，关闭调节器，除去输液贴，用无菌干棉签或棉球轻按压穿刺点上方，迅速拔出针头，按压片刻至不出血。

2）静脉留置针输液法：适用于需长期静脉输液及静脉穿刺困难的病人。

（2）注意事项

1）严格执行无菌操作，预防并发症；严格执行查对制度，防止发生差错。

2）对需要**长期输液的病人应注意保护静脉，合理使用，一般先从四肢远端小静脉开始**。

3）根据病情、用药原则、药物性质，有计划地安排药物输液的顺序。

4）输液前必须排尽输液管及针头内的空气以预防空气栓塞。

5）进针后，应确保针头在静脉内再输入药液，以免造成组织损害。如需输入对血管刺激性大的药物，宜充分稀释，并待穿刺成功后再加药，输完应再输入一定量的0.9%氯化钠溶液，以保护静脉。

6）输液过程中，应加强巡视。

7）保持输液器及药液的无菌状态，**连续输液超过24小时应每日更换输液器**。

8）**防止交叉感染，应做到“一人一巾一带”**，即每人一块治疗巾（或小垫）和一条止血带。

9）**留置针一般可保留3～5天，最多不超过7天**，并注意保护相应肢体，**一旦发现针管内有回血，应立即用肝素液冲洗**，以免堵塞管腔。

2. 颈外静脉插管输液法

（1）目的

1）需要长期输液，而周围静脉不易穿刺的病人。

2）周围循环衰竭的危重病人，用以测量中心静脉压。

3）长期静脉内滴注高浓度的、刺激性强的药物。

（2）穿刺部位：在**下颌角与锁骨上缘中点连线的上1/3处**。

（3）操作方法

1）按密闭式输液法核对、检查、准备，插好输液器并排尽空气。

2）协助病人取去枕平卧位，将头部转向对侧，肩下垫小枕，以使颈部伸直，充分暴露穿刺点，选择穿刺点并定位。

3）按常规消毒局部皮肤，打开无菌穿刺包，戴无菌手套，铺好洞巾。

4）用1%普鲁卡因在预定穿刺处作局部麻醉，用10ml注射器抽吸0.9%氯化钠溶液，以平针头连接硅胶管，并排尽空气备用。

5）穿刺前用刀片尖端刺破穿刺部位皮肤，以减少进针阻力。

6）助手以手指按压颈静脉三角处，以阻断血流使静脉充盈。操作者**手持穿刺针与皮肤呈45°角进针，进入皮肤后改为25°角**，沿颈外静脉方向刺入，见回血后，立即用左手拇指按住针栓孔，右手持备好的硅胶管快速由针孔插入约10cm，插管同时助手持注射器，一边抽回血一边缓慢注入0.9%氯化钠溶液。确定硅胶管确实在血管内，可退出穿刺针，撤去洞巾，接上输液器及肝素帽，输入液体。

7）用无菌透明敷贴覆盖穿刺点，固定针栓及肝素帽；调节合适滴速。

8）输液完毕，同静脉留置针输液法进行封管，并妥善固定。

9）再次输液时，先要检查导管是否在静脉内，再常规消毒肝素帽，接上输液器即可。

10）停止输液需拔管时，应接上注射器，边抽吸，边拔管，以防残留血块及空气进入静脉。拔管后穿刺点应加压数分钟，最后用70%乙醇消毒穿刺点，覆盖无菌纱布。

（4）注意事项

1）置管后，**如发现硅胶管内有回血，应立即用肝素液冲洗**，以免堵塞管腔。

2）**每天更换敷料**，并用碘伏消毒穿刺点及周围皮肤。

3）拔管时，应注意动作轻柔，以免硅胶管折断。

3. 头皮静脉输液法　用于婴幼儿，小儿头皮静脉极为丰富，分支甚多，互相沟通交错成网，且静脉**浅表易见，不易滑动易于固定**，尤其在冬天选用头皮静脉，患儿不易着凉，故目前患儿多采用头皮静脉穿刺法。常用的头皮静脉有：**额静脉、颞浅静脉、耳后静脉、枕静脉等**（图1-13-1）。

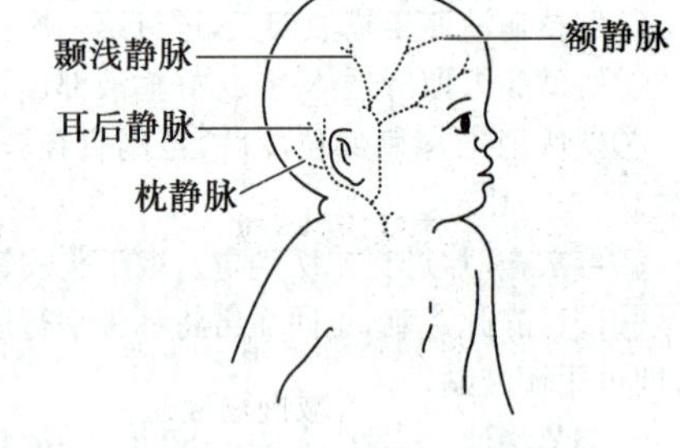

图1-13-1　小儿头皮静脉

（四）输液速度的调节

1. 调节输液速度的原则（表1-13-3）

表1-13-3　调节输液速度的原则

原则	举例
根据病人年龄、病情、**药物性质**进行调节，**一般成人40～60滴/min，儿童20～40滴/min**	**化疗药物滴速<40滴/min** **钾：补钾出现疼痛时，应减慢滴速**
年老、体弱、婴幼儿、有心肺疾患的病人输入速度宜慢	**心力衰竭**、全肺切除术后：**20～30滴/min** **小儿肺炎：控制补液量和补液速度**
严重脱水、心肺功能良好的病人输液速度可适当加快	**脱水、休克、大面积烧伤补液原则：先快后慢、先晶后胶、先盐后糖、见尿补钾**
一般溶液输入速度可稍快；而**高渗盐水、含钾药物、升压药物等输入速度宜慢**	**甘露醇：快速滴注** **心血管活性药（硝普钠）：慢滴，监测血压**

温馨提示

关于滴速的考点，考生可进行全面的总结：一般成人每分钟40～60滴，儿童每分钟20～40滴；膀胱冲洗时滴速为60～80滴/min；急性心力衰竭、肺癌病人术后滴速为20～30滴/min；化脓性骨髓炎开窗引流时滴速为50～60滴/min。

2. 输液速度的计算

（1）已知输入液体的总量和预计输完所用的时间，求每分钟滴数。

每分钟滴数＝液体的总量（ml）×点滴系数（滴/ml）/输液所用时间（min）

（2）已知输入液体的总量和每分钟滴数，求输完液体所用的时间。

输液所用时间（h）＝[液体的总量（ml）×点滴系数（滴/ml）]/[每分钟滴数（滴/min）×60（min）]

（五）常见输液故障和处理

1. 溶液不滴（表1-13-4）。

2. 茂菲滴管内液面过高。

3. 茂菲滴管内液面过低。

4. **茂菲滴管内液面自行下降**　输液过程中，如茂菲滴管内液面自行下降，应检查**滴管上端输液管与茂菲滴管有无漏气或裂隙**，必要时更换输液器。

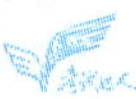

表 1-13-4　溶液不滴原因、表现及处理方法

原因	表现	处理
针头滑出静脉外	液体注入皮下组织，表现为局部肿胀、疼痛	拔针、更换针头，另选静脉重新穿刺
针头斜面紧贴静脉壁	液体滴入不畅或不滴	调整针头位置或适当变换肢体位置
针头阻塞	药液不滴，**轻轻挤压输液管有阻力，且无回血**	**更换针头，重新穿刺**
压力过低	因输液瓶位置过低、病人肢体过高或周围循环不良所致	适当抬高输液架高度，升高输液瓶，加大压力，或放低病人肢体
静脉痉挛	病人穿刺侧肢体长时间暴露在冷环境中，或输入药液温度过低，导致静脉痉挛	局部热敷、按摩，使静脉扩张，促进血液循环

（六）常见输液反应及护理

1. 发热反应

（1）临床表现：多发生于输液后数分钟至 1 小时，主要表现为**发冷、寒战及发热**，轻症病人体温在 38℃左右，可于停止输液数小时内恢复正常体温；严重病人寒战后，体温可高达 40℃以上，伴有恶心、呕吐、头痛、脉速等全身不适症状。

（2）原因：**发热反应是常见的输液反应，常因输入致热物质所致**。

（3）护理措施

1）预防：严格执行查对制度和无菌操作原则。

2）反应轻的病人可减慢输液速度或停止输液，严重的病人应立即停止输液。

3）密切观察病情及体温变化。

4）对症处理：如有寒战应注意保暖，可适当增加盖被或给热水袋；对高热的病人应给予物理降温。

5）遵医嘱给予抗过敏药物或激素治疗。

6）保留剩余药液及输液器，以便进行检测，查找原因。

2. **循环负荷过重（急性肺水肿）**

（1）临床表现：在输液过程中，病人**突然出现呼吸困难**，感到胸闷、气促，咳嗽、**咳粉红色泡沫样痰**，严重时痰液可由口鼻涌出，**肺部可闻及湿啰音**，心率快、心律不齐。

（2）原因：由于**输液速度过快**，在短时间内输入液体量过多，导致循环血量急剧增加，心脏负荷过重。

（3）护理措施

1）预防：输液时应严格控制输液速度及输液量，对心肺功能不良的病人、年老体弱的病人和婴幼儿更应慎重。

2）发现肺水肿症状，应立即停止输液，通知医生进行紧急处理。

3）如病情允许，协助病人**取端坐位，两腿下垂**，以减少下肢静脉血回流，减轻心脏负担。

4）给予**高流量吸氧，一般氧流量 6～8L/min**，使肺泡内压力增高，从而减少肺泡内毛细血管渗出液的产生；同时，可将**湿化瓶内放入 20%～30%乙醇**，再进行氧气吸入，因为乙醇可以**减低肺泡内泡沫的表面张力**，使泡沫破裂消散，以此改善肺部气体交换，减轻缺氧症状。

5）遵医嘱给予扩血管药、平喘药、强心剂、利尿剂等。

6）必要时进行四肢轮流结扎。

7）作好心理护理：支持安慰病人，以缓解其紧张情绪，使病人有安全感和信任感。

3. 静脉炎

（1）临床表现：沿静脉**走向出现条索状红线**，局部组织出现发红、肿胀、灼热、疼痛，可伴有畏寒、发热等全身症状。

（2）原因：由于**长期输入高浓度、刺激性较强的药液**，静脉内放置刺激性强的留置管，引起局部静脉壁的化学性炎症反应；也可因输液过程中无菌操作不严，引起局部静脉感染。

（3）护理措施

1）严格执行无菌操作原则，以防感染；对血管壁有刺激性的药物，输液前应充分稀释，并减慢输液速度，防止药物溢出静脉外；静脉使用应有计划，经常更换输液部位。

2）立即停止局部输液，**抬高患肢并制动**，可在局部用 95%乙醇或 **50%硫酸镁进行热湿敷**。

3）用**中药如意金黄散外敷**。

4）**超短波理疗**。

5）如同时合并感染，可遵医嘱给予抗生素治疗。

4. 空气栓塞

（1）临床表现：输液过程中，病人感觉胸部异常不适或胸骨后疼痛，随即出现呼吸困难、严重发绀，伴濒死感，**心前区听诊可闻及响亮的、持续的“水泡声”**。

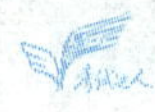

(2) 原因：由于输液前管内空气未排尽，输液导管连接不紧密或有裂隙；连续输液过程中，未及时添加药液或添加后未及时排尽空气。

空气进入静脉，可随血流先进入右心房，再进入右心室。如空气量少，则随着心脏的收缩被右心室压入肺动脉，并分散到肺小动脉内，最后经毛细血管吸收，因而损害较小；如空气量大，则空气在**右心室内阻塞肺动脉入口**，使血液不能进入肺内进行气体交换，引起机体严重缺氧，甚至导致病人死亡。

(3) 护理措施

1）预防：输液前，必须认真检查输液器的质量，并将输液管内的空气排尽；输液过程中，应加强巡视，以便及时更换输液瓶或添加药液，发现药液输完及时拔针。

2）发生空气栓塞，应立即停止输液，通知医生进行抢救，立即使病人**取左侧卧位和头低足高位**。因为头低足高位在吸气时可增加胸腔内压力，而减少空气进入静脉；左侧卧位可使肺动脉的位置低于右心室，使气泡向上飘移至右心室尖部，以**避开肺动脉入口**(图 1-13-2)。

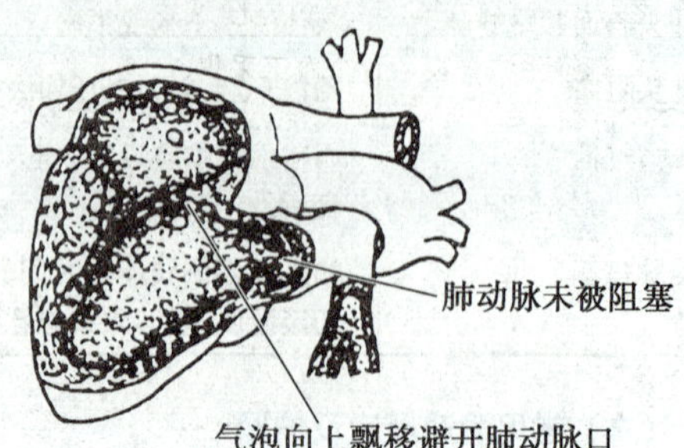

图 1-13-2 空气栓塞取左侧卧位和头低脚高位使气泡避开肺动脉入口

3）给予高流量氧气吸入。

4）密切观察病情，发现异常及时处理。

二、静脉输血法

（一）目的(表 1-13-5)

表 1-13-5 静脉输血的目的

目的	适用疾病
补充血容量，增加有效循环血量，增加心排血量，提高血压，促进血液循环	失血、失液导致的血容量减少或休克
补充血红蛋白，促进携氧功能，纠正贫血	严重贫血
补充抗体，增加机体免疫力	严重感染
补充血浆蛋白，纠正低蛋白血症，维持血浆胶体渗透压，减少组织渗出和水肿	低蛋白血症
补充各种凝血因子和血小板，利于止血，可预防及控制出血	凝血功能障碍

（二）血液制品的种类

1. 全血

(1) **新鲜血**：基本保留了血液中原有的所有成分。**主要适用于血液病病人**，可补充各种血细胞、凝血因子和血小板。

(2) **库存血**：指**保存在 2～6℃冰箱内，有效期 2～3 周的血液**。库存血仅保留了血液中的血细胞及血浆蛋白，且时间越长，血液成分变化越大，即酸性增加，钾离子浓度升高，因此**大量输注库存血，可导致酸中毒和高钾血症**。主要适用于各种原因引起的大出血。

(3) 自体输血：自体输血不需做血型鉴定及交叉配血试验，还可节省血源、防止输血反应。方法有：

1）术中失血回输：利用血液回收装置，对手术过程中出血量较多的病人，如脾切除、宫外孕等手术，将腹腔内的血液经收集、抗凝、过滤、洗涤后，再经静脉回输给病人。

2）术前预存自体血：对身体一般情况较好，符合自身输血条件的病人，在手术前 3～5 周开始[*]，定期反复采集血液保存，待手术需要时再回输。如进行体外循环的病人。

2. 成分血　是指将血液中的各种成分加以分离提纯，加工成各种高浓度的血液制品，再根据病人治疗需要，有针对性地输入有关血液成分(表 1-13-6)。

表 1-13-6 成分血类型及适用情况

成分	类型	含义	适用情况
红细胞	浓缩红细胞	新鲜全血分离血浆后剩余的部分，仍含有少量血浆	血容量正常而需补充红细胞的贫血病人
	洗涤红细胞	红细胞经 0.9%氯化钠溶液数次洗涤后，再加入适量 0.9%氯化钠溶液而成	免疫性溶血性贫血、脏器移植术后、需反复输血者
	红细胞悬液	全血经离心提取血浆后的红细胞加入等量红细胞保养液制成	战地急救和中、小手术病人
白细胞浓缩悬液		新鲜全血经离心后所取的白膜层白细胞。须**保存于 4℃环境，48 小时内有效**	**粒细胞缺乏合并严重感染**的病人

续表

成分	类型	含义	适用情况
血小板浓缩悬液		新鲜全血经离心后所得。要求**保存于20～24℃环境，24小时内有效**	血小板减少或功能障碍所致的出血病人
血浆	新鲜冰冻血浆	全血于采集6～8小时内离心分离出血浆后，保存在－18℃以下的环境中，保质期1年。输注前须在37℃水浴中融化，并于24小时内输入	血容量及血浆蛋白较低的病人
	冰冻血浆	是新鲜冰冻血浆保存超过1年后继续保存，或新鲜冰冻血浆分离出冷沉淀层，或超过保质期5天以内的全血分离出血浆后保存在－18℃以下的环境下，保质期4年	
其他血液制品	白蛋白制剂	从血浆中提纯而得，能提高机体血浆蛋白及胶体渗透压。2～6℃环境下保存，有效期为5年	由各种原因引起的低蛋白血症的病人，如外伤、肝硬化、肾病及烧伤等
	免疫球蛋白制剂	特异性免疫球蛋白是用相应抗原免疫后，从含有高效价的特异性抗体的血浆中提纯制备的，如抗牛痘、抗风疹、抗破伤风、抗狂犬病、抗乙型肝炎和抗Rh免疫球蛋白等	用于免疫抗体缺乏的病人，预防和治疗病毒、细菌感染性疾病等
	凝血因子制剂	如冷沉淀凝血因子、因子Ⅷ浓缩剂、因子Ⅸ浓缩剂、凝血酶原复合物、纤维蛋白原、肝素辅因子AT-Ⅲ等	各种原因引起的凝血因子缺乏的出血性疾病

（三）静脉输血法

1. 输血前准备

(1)病人知情同意：对需输血治疗的病人，应向病人及家属说明输血的目的及不良反应。**同意输血后，填写“输血治疗同意书”并签字后方可实施输血治疗**。

(2) 备血：根据医嘱抽取血标本2ml，与已填写的输血申请单一并送交血库，做血型鉴定和交叉配血试验。

(3) 取血[*]：根据医嘱凭取血单取血，同时应与血库人员共同进行查对血液制品的有效期、血液制品的质量、输血装置是否完好，病人的床号、姓名、性别、住院号、血袋(瓶)号、血型、交叉配血试验结果，血制品的种类及剂量。查对准确无误，护士在交叉配血单上签全名，方可取回使用。

(4) 取血后：血制品**从血库取出后勿剧烈振荡**，以免红细胞大量破坏而引起溶血；**血制品不能加温**，以免血浆蛋白凝固变性而导致输血反应；**取回的血制品在室温下放置15～20分钟后再输入**，一般应在4小时内输完。

(5) 输血前：血制品取回病区后，在输血前应与另一护士再次核对，无误后方可输入。

2. 直接输血法

(1) 概念：将供血者血液抽出后，立即输给病人的方法称为直接输血法。

(2) 用物：在静脉注射的基础上，加数副50ml注射器(根据输血量准备)，3.8%枸橼酸钠溶液**(每50ml血液中加3.8%枸橼酸钠溶液5ml)**。

(3) 操作方法

1) 护士洗手，戴口罩，备齐用物携至床前。

2) 根据医嘱，认真核对病人的床号、供血者及病人的姓名、血型、交叉配血试验的结果。

3) 协助供血者和病人分别取仰卧位，并露出一侧手臂。选择粗大静脉(多选肘正中静脉)，将血压计袖带在供血者上臂缠好，充好气并维持压力在100mmHg左右，以阻断静脉血通过。

4) 常规消毒穿刺部位皮肤，按静脉穿刺法抽取供血者的静脉血，立即按静脉注射法直接输给病人。操作时需要三人合作，**一人抽血，一人传递，另一人输血**，如此连续进行。**在连续抽血时，不必拔出针头，只需更换注射器**，并在更换时放松血压计袖带，用手指压住静脉前端，以减少出血。

5) 输血过程中，应注意从供血者静脉内抽血不可过急过快，向病人静脉内推注也不可过快。

6) 输血结束，拔出针头，用无菌纱布覆盖针眼压迫片刻至不出血为止。

7) 安置病人及供血者，整理床单位，清理用物，洗手并记录。

3. 间接输血法　将抽出的供血者的血液，按静脉输液法输给病人的方法称为间接输血法。

(1) 用物：同密闭式静脉输液法，但以输血器代替输液器(输血器的茂菲滴管内有滤网)，按医嘱备血液制品，0.9%氯化钠溶液。

(2) 操作方法

1) 护士洗手，戴口罩，根据医嘱备齐用物，做好准备，仔细查对。

2) 携物至病人床旁，核对病人，做好解释，以取得病人合作。

3）协助病人取舒适体位，按密闭式输液法进行静脉穿刺，**先输入少量0.9%氯化钠溶液**。

4）两位护士再仔细进行“三查八对”，认真核对血液。

5）打开贮血袋外封口，取出贮血袋，将血液轻轻摇匀，确定0.9%氯化钠溶液滴入通畅后，将贮血袋挂于输液架上。

6）用止血钳夹住塑料管根部，常规消毒套有橡胶管的部分，拔出输血管插瓶针头，插入已消毒的橡胶管处的中点，注意用力要适当，以防刺出管外，然后松开止血钳。

7）调节输血速度，**开始宜慢，应少于20滴/min**；然后观察10～15分钟，如无不良反应，再根据病情需要调节滴速，成人一般40～60滴/min，老人及儿童酌减。

8）**血液输完后，再继续输入少量0.9%氯化钠溶液**，使输血管内的血液全部输完，拔针。

4. 注意事项

(1) 采集血标本须根据医嘱及输血申请单。

(2) 护士应以高度的责任心，严格执行查对制度和无菌技术操作，**输血时必须经两人查对方可输入**。

(3) 库存血输入前必须认真检查其质量。如血细胞呈暗紫色，血浆变红，血浆与血细胞的界限不清，有明显血凝块，提示血液可能溶血，不可再使用。

(4) **输血前、后及输两袋血液之间，应输入少量0.9%氯化钠溶液**。

(5) **血制品中不能随意加入其他药物**。

(6) 输血过程中，应加强巡视，注意倾听病人的主诉，观察有无输血反应。

(7) **冷藏血制品不能加温**，以免血浆蛋白凝固变性而引起不良反应。

(8) **输完的血袋送回输血科保留24小时**，以备病人发生输血反应时检查分析原因。

(四) 常见输血反应及护理

1. 发热反应

(1) 临床表现：多发生在输血过程中或输血后1～2小时内；开始病人有发冷、寒战，继而体温升高，可达38～41℃以上，持续时间由30分钟至数小时不等；可伴有皮肤潮红、头痛、恶心、呕吐等全身症状，一般不伴有血压下降。轻者持续1～2小时后缓解，缓解后体温逐渐降至正常。

(2) 原因

1）主要与致热原有关，如血制品、保养液或输血器等被致热原污染，导致致热原进入血液，输血后即可发生发热反应。

2）输血过程中，操作者违反无菌原则，造成污染而引起发热反应。

3）多次输血后，病人血液中产生白细胞抗体和血小板抗体，当再次输血可发生抗原抗体反应，从而引起发热反应。

(3) 护理措施

1）预防：去除致热原，严格管理血液制品及输血器；严格执行无菌操作原则，以防污染。

2）出现发热反应时，症状轻的病人可减慢输血速度或暂停输血，一般症状可自行缓解；症状较严重的病人应立即停止输血。

3）对症处理：病人如有寒战，应注意保暖，给热饮料，或加盖被；如出现高热，应给予物理降温。

4）严密观察病情，监测生命体征的变化。

5）遵医嘱给予解热镇痛药、抗过敏药物或肾上腺皮质激素等。

6）保留余血及输血器等，以便查明原因。

2. **过敏反应**

(1) 临床表现：大多数病人的过敏反应发生在输血后期或即将结束时，其表现轻重不一，一般症状出现越早，反应越严重；轻者表现为**皮肤瘙痒、荨麻疹**，可在局部或全身出现，也可出现血管神经性水肿，表现为**眼睑、口唇水肿**；严重者可因喉头水肿、支气管痉挛而导致呼吸困难，两肺可闻及哮鸣音，甚至发生过敏性休克。

(2) 原因

1）病人为过敏体质。

2）所输入的血液中含有致敏物质。

3）因多次输血的病人，体内已产生过敏性抗体，当再次输血时，此抗体和抗原发生相互作用而导致过敏反应发生。

(3) 护理措施

1）预防：①加强对供血者的选择、管理及教育。如不选用有过敏史的供血者；**供血者在献血前4小时内，不宜进食富含蛋白质和脂肪的食物**，可饮糖水或少量清淡饮食；且不宜服用易致敏的药物，以免血中含有致敏物质。②对有过敏史的病人，可在输血前给予口服抗过敏药物，以预防过敏反应的发生。

2）发生过敏反应，轻者可减慢滴速，重者应立即停止输血，及时通知医生。

3）对症处理：如有呼吸困难，应给予氧气吸入；如有喉头水肿并伴严重呼吸困难，应配合气管插管或进行气管切开；

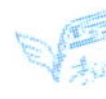

如出现循环衰竭，应立即进行抗休克治疗。

4）严密观察病情及生命体征变化。

5）遵医嘱给药，可皮下注射 0.1%盐酸肾上腺素 0.5～1ml，或给予异丙嗪、苯海拉明、地塞米松等抗过敏药物。

6）保留余血及输血器等，以便查明原因。

3. **溶血反应** **是输血中最严重的一种反应**。由于所输入血的红细胞和病人的红细胞发生异常破坏，而使机体发生一系列临床症状。

（1）临床表现及发生机制：通常**输入 10～15ml 血后，病人即可出现症状**。按其临床表现可分为三个阶段（表 1-13-7）。

表 1-13-7　溶血反应三个阶段

阶段	病理改变	临床表现
开始阶段	病人血浆中的凝集素与所输血中红细胞的凝集原发生凝集反应，**红细胞凝集成团，阻塞部分小血管**，造成组织缺血缺氧	**头胀痛、四肢麻木、胸闷、腰背部剧烈疼痛**
中间阶段	凝集的红细胞溶解，**大量血红蛋白散布到血浆中**	黄疸和**血红蛋白尿**（酱油色），伴寒战、高热、呼吸急促、血压下降
最后阶段	大量血红蛋白从血浆进入肾小管，遇酸性物质形成**结晶体，阻塞肾小管**。同时由于抗原抗体相互作用，使肾小管内皮细胞缺血、缺氧，坏死脱落，进一步阻塞肾小管	出现**急性肾衰竭症状**，表现为少尿、无尿，严重者可致死亡

（2）原因：包括**输入异型血**、输入变质血和 Rh 血型不合所致溶血。

（3）护理措施

1）预防：加强责任心，认真做好血型鉴定、交叉配血试验；严格查对，认真履行操作规程，做好输血前的核对工作，以避免发生差错；严格执行血液采集、保存的要求，以防血液变质。

2）发现症状，**立即停止输血**，并通知医生，进行紧急处理；**保留余血，并采集病人血标本，重新做血型鉴定及交叉配血试验**。

3）维持静脉通道，以备急救时静脉给药。

4）**保护肾脏**：可行双侧腰部封闭，或**用热水袋在双侧肾区进行热敷**，以解除肾血管痉挛，保护肾脏。

5）**碱化尿液**：遵医嘱口服或**静脉注射碳酸氢钠溶液，使尿液碱化**，增加血红蛋白的溶解度，以减少结晶，防止阻塞肾小管。

6）密切观察并记录病人生命体征及尿量的变化，一旦出现尿少、尿闭，应按急性肾衰竭处理；如出现休克症状，立即配合医生进行抗休克抢救。

7）做好心理护理，关心安慰病人，以缓解病人的焦虑及恐惧。

4. 大量输血后反应　大量输血是指 24 小时内紧急输血量大于或相当于病人的血液总量。

（1）肺水肿（心脏负荷过重）：其临床表现、原因及护理措施与静脉输液反应相同。

（2）出血倾向

1）临床表现：在输血过程中或输血后，病人皮肤、黏膜出现瘀点、瘀斑。

2）原因：由于长期反复输入库存血或短时间大量输入库存血所引起。

3）护理措施：①预防：如大量输库存血，应间隔输入新鲜血液、血小板浓缩悬液或凝血因子，以防发生出血；②密切观察病人出血倾向，注意皮肤、黏膜及伤口处有无出血，同时注意观察病人生命体征、意识状态的改变。

（3）**枸橼酸钠中毒反应**

1）临床表现：病人出现**手足抽搐**、出血倾向、心率缓慢、血压下降，甚至心脏骤停等。

2）原因：当大量输入库存血时，进入体内的**枸橼酸钠**也过量，如病人肝功能不全，枸橼酸钠未完全氧化，即可**与血中游离钙结合，使血钙下降**，导致凝血功能障碍、毛细血管张力降低、血管收缩不良、心肌收缩无力等。

3）护理措施：①预防：**每输入库存血超过 1 000ml 时，可遵医嘱给予 10%葡萄糖酸钙或氯化钙 10ml 静脉注射**，以补充钙离子，减少低血钙的发生；②严密观察病情变化及病人输血后的反应。

温馨提示

在下列情况下需使用葡萄糖酸钙：链霉素过敏、输库存血、高血钾引起心肌抑制、甲状旁腺误切引起抽搐、维生素 D 缺乏性手足搐搦症、小儿腹泻引起抽搐、硫酸镁中毒。

（4）**酸中毒和高钾血症：大量输入库存血，可导致酸中毒和高钾血症**。

5. 其他反应　空气栓塞；输血传染的疾病：如病毒性肝炎、艾滋病、疟疾、梅毒等；细菌污染反应。

考点练习

考点：静脉输液的目的（A1型题）

1. 对大出血合并休克的病人进行静脉输液，其主要目的是
   A. 补充营养，供给热能
   B. 输入药物，治疗疾病
   C. 纠正水和电解质失调，维持酸碱平衡
   D. 增加血红蛋白，纠正贫血
   E. 增加血容量，维持血压

考点：常用溶液和作用（A1、A2型题）

2. 病人，女性，36岁。因突发性头晕、头痛伴恶心、呕吐入院，入院后诊断为高血压性脑出血。医嘱要求给予脱水治疗，首选的液体是
   A. 低分子右旋糖酐
   B. 中分子右旋糖酐
   C. 血浆代用品
   D. 浓缩白蛋白
   E. 20%甘露醇
3. 下列液体为胶体溶液的是
   A. 中分子右旋糖酐
   B. 10%葡萄糖
   C. 5%碳酸氢钠
   D. 复方氯化钠
   E. 20%甘露醇
4. 静脉输入20%的甘露醇可达到的作用是
   A. 供给热能
   B. 利尿脱水
   C. 补充电解质
   D. 增加血容量
   E. 维持酸碱平衡
5. 下列哪种药物可降低血液黏稠度，改善微循环
   A. 低分子右旋糖酐
   B. 5%葡萄糖溶液
   C. 升压药
   D. 抗生素
   E. 生理盐水

考点：常用静脉输液法（A1型题）

6. 关于静脉输液注意事项的描述，**错误**的是
   A. 根据病情安排输液顺序
   B. 输液过程中应加强巡视
   C. 注意药物配伍禁忌
   D. 输液前必须排尽输液管及针头内空气
   E. 需24小时连续输液者，应2天更换1次输液器
7. 对于需要静脉输液的成年人，使用头皮针进行静脉穿刺时优先选择的血管是
   A. 贵要静脉
   B. 头静脉
   C. 桡静脉
   D. 手背静脉网
   E. 肘正中静脉
8. 为婴儿进行静脉注射时，最常采用的静脉是
   A. 肘正中静脉
   B. 颞浅静脉
   C. 大隐静脉
   D. 贵要静脉
   E. 手背静脉网
9. 颈外静脉的穿刺点是
   A. 下颌角和锁骨下缘中点连线的上1/3处
   B. 下颌角和锁骨上缘中点连线的上1/3处
   C. 下颌角和锁骨下缘中点连线的上1/2处
   D. 下颌角和锁骨上缘中点连线的上1/2处
   E. 下颌角和锁骨上缘中点连线的上2/3处

考点：输液速度的调节（A2型题）

10. 病人，男性，45岁。输液1 000ml，滴速为50滴/min（点滴系数为15），计划从上午8时30分开始，估计何时输完
    A. 上午11时10分
    B. 中午12时30分
    C. 下午1时30分
    D. 下午2时10分
    E. 下午2时30分
11. 病人，男性，54岁。上午8时开始输液1 000ml，预计下午1时输完（点滴系数为15）。护士应调节滴速为每分钟
    A. 20滴
    B. 30滴
    C. 40滴
    D. 50滴
    E. 60滴

考点：常见输液故障和处理（A1型题）

12. 输液中发现针头已阻塞，正确的处理方法是
    A. 调整针头位置
    B. 更换针头重新穿刺
    C. 用手用力挤压针头端的输液管
    D. 用注射器推注生理盐水
    E. 局部血管热敷

考点：常见输液反应和护理（A1、A2、A3/A4型题）

13. 输液中发热反应的常见原因是
    A. 输入液体过多
    B. 输入速度过快
    C. 输入致热物质
    D. 输液时间过长
    E. 输入高浓度、刺激性强的药物
14. 病人，男性，18岁。连续输液10天后延静脉走向出现如图所示（附文末彩图9）改变，病人诉局部灼热、疼痛，应考虑为

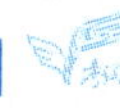

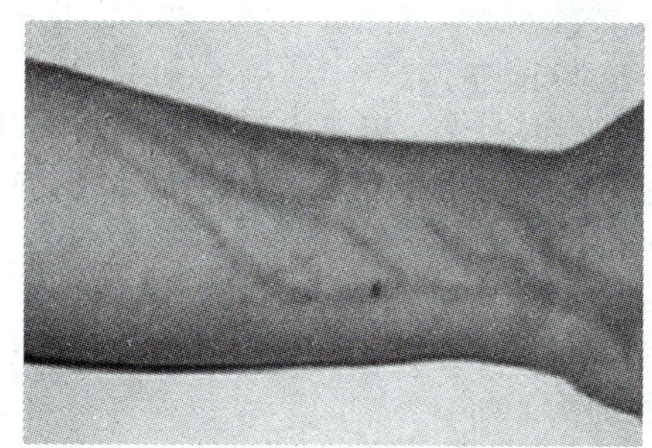

A. 动脉炎
B. 静脉炎
C. 发热反应
D. 空气栓塞
E. 静脉栓塞

15. 病人，女性，35 岁。在输液过程中突然感到胸闷、不适，并出现呼吸困难和严重发绀，心前区听诊可闻及一个响亮持续的“水泡声”。应考虑为
A. 过敏反应
B. 发热反应
C. 肺水肿
D. 空气栓塞
E. 右心衰竭

(16～19 题共用题干)

病人，女性，45 岁。因风湿性心脏病住院治疗。入院后查体心功能Ⅲ级。在一次输液过程中，病人擅自将滴速调至 80 滴/min，输液进行 20 分钟以后，病人出现呼吸困难，咳嗽、咳粉红色泡沫痰。

16. 根据病人的临床表现，护士考虑病人出现了哪种输液反应
A. 急性肺水肿
B. 静脉炎
C. 空气栓塞
D. 发热反应
E. 过敏反应

17. 为了缓解症状，护士可协助病人取
A. 半卧位
B. 中凹卧位
C. 平卧位
D. 端坐位
E. 头高脚低位

18. 护士应首先采取的措施是
A. 立即停止输液
B. 通知医生
C. 给予强心剂、扩血管药
D. 高流量吸氧
E. 四肢轮流结扎

19. 为降低肺泡内泡沫的表面张力，护士可采用
A. 10%～20%的乙醇湿化给氧
B. 20%～30%的乙醇湿化给氧
C. 30%～40%的乙醇湿化给氧
D. 40%～50%的乙醇湿化给氧
E. 50%～60%的乙醇湿化给氧

(20～22 题共用题干)

病人，男性，67 岁。因冠心病入院。在静脉输液的过程中出现了胸闷、呼吸困难、咳嗽、咳粉红色泡沫痰。

20. 该病人发生了
A. 发热反应
B. 急性肺水肿
C. 静脉炎
D. 空气栓塞
E. 过敏反应

21. 此时，护士应为病人采取的卧位是
A. 去枕仰卧位
B. 左侧卧位
C. 端坐位，两腿下垂
D. 休克卧位
E. 头低足高位

22. 给氧时，护士应选择的吸氧流量为
A. 1～2L/min
B. 3～4L/min
C. 5～6L/min
D. 6～8L/min
E. 9～10L/min

23. 病人，女性，36 岁。患风湿性心脏病。在输液过程中，病人出现突发性呼吸困难，听诊心前区有响亮的“水泡音”，病人可能发生空气栓塞，空气栓塞的部位是在
A. 主动脉入口
B. 肺动脉入口
C. 肺静脉入口
D. 上腔动脉入口
E. 下腔动脉入口

考点：静脉输血的目的(A2 型题)

24. 病人，男性，36 岁。患十二指肠溃疡。2 小时前突然呕血，面色苍白，脉搏 120 次/min，血压 70/50mmHg。医嘱输血 400ml，其目的是补充
A. 抗体
B. 血容量
C. 血小板
D. 凝血因子
E. 血红蛋白

考点：血液制品的种类(A1 型题)

25. 血液病病人最宜输入
A. 库存血
B. 新鲜血
C. 血浆
D. 清蛋白
E. 水解蛋白

26. 关于直接输血的描述，**错误**的是
A. 常用于婴幼儿少量输血
B. 此过程由三位护士协作完成
C. 直接输血 150ml 需加 4%枸橼酸钠 5ml

D. 需同时消毒供血者和受血者皮肤
E. 更换注射器时不需拔出针头

27. 需保存在4℃环境下，48小时内有效的血液制品是
A. 白细胞浓缩悬液
B. 血小板浓缩悬液
C. 新鲜血浆
D. 冰冻血浆
E. 白蛋白液

28. 应保存在22℃环境下，24小时内有效的血液制品是
A. 白细胞浓缩悬液
B. 血小板浓缩悬液
C. 新鲜血浆
D. 冰冻血浆
E. 白蛋白液

29. 下列哪种血液制品在使用前应放在37℃温水中融化
A. 新鲜血浆
B. 保存血浆
C. 干燥血浆
D. 冰冻血浆
E. 白蛋白液

考点：静脉输血法（A2型题）

30. 病人，女性，50岁。因患血液病需输血小板浓缩液。下列护理措施中，<u>**不正确**</u>的是
A. 从血库取回后勿剧烈振荡
B. 血液取回后不能加温
C. 从血库取回及早输血
D. 输血前先输生理盐水
E. 两名护士核对无误后方可输入

31. 病人，女性，27岁。因异位妊娠破裂后急需输入400ml血液，每输完200ml血液，再次输入另一袋血之前应滴注
A. 生理盐水
B. 5%葡萄糖
C. 复方氯化钠
D. 平衡液
E. 5%葡萄糖盐水

考点：常见输血反应及护理（A2、A3/A4型题）

32. 病人，男性，25岁。因手术后输血出现皮肤瘙痒、眼睑、口唇水肿。应考虑为
A. 过敏反应
B. 枸橼酸钠中毒反应
C. 细菌污染
D. 溶血反应
E. 发热反应

33. 病人，女性，22岁。输血15分钟后感觉头胀，四肢麻木，腰背酸痛，血压下降。下列处理措施中<u>**错误**</u>的是
A. 热水袋敷腰部
B. 观察血压、尿量
C. 余血送验做血型鉴定和交叉试验
D. 减慢输血速度
E. 立即通知医生

（34～36题共用题干）

病人，女性，30岁。因宫外孕破裂大出血入院。体检：面色苍白，脉搏140次/min，血压60/40mmHg，急需大量输血。

34. 该病人输血的目的是
A. 补充血容量
B. 增加血红蛋白
C. 补充凝血因子
D. 增加清蛋白
E. 增加营养

35. 为防止发生过敏反应，输血前皮下注射抗过敏药物，下列操作方法中<u>**错误**</u>的是
A. 注射部位常规消毒
B. 进针部位选择三角肌
C. 针头与皮肤呈30°～40°进针
D. 抽吸无回血后推药液
E. 注射完毕用干棉签轻压进针处，快速拔针

36. 3天后，病人在输液过程中突然出现咳嗽，呼吸困难、气促、咳粉红色泡沫痰。应考虑为
A. 发热反应
B. 过敏反应
C. 静脉炎
D. 急性肺水肿
E. 空气栓塞

37. 最严重的输血反应是
A. 空气栓塞
B. 过敏反应
C. 溶血反应
D. 循环负荷过重
E. 枸橼酸钠中毒

38. 发生溶血反应时，处理<u>**错误**</u>的是
A. 停止输血
B. 碱化尿液
C. 双侧腰部封闭，或用热水袋热敷
D. 尿闭者增加入水量
E. 视需要用升压药

39. 病人，女性，28岁。因异位妊娠破裂后大量输血。现病人出现手足抽搐、血压下降，可静脉缓慢注射
A. 10%葡萄糖酸钙10ml
B. 4%碳酸氢钠10ml
C. 0.9%氯化钠10ml
D. 盐酸肾上腺素2ml
E. 地塞米松5mg

40. 当输血发生溶血反应时，出现黄疸和血红蛋白尿的机制是
A. 红细胞凝集成团，阻塞部分小血管
B. 凝集的红细胞发生溶解，血红蛋白释放入血浆
C. 血红蛋白凝结成结晶体阻塞肾小管
D. 肾小管内皮缺血、缺氧而坏死

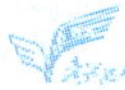

E. 红细胞破坏释放凝血物质而引起 DIC

41. 病人，男性，44 岁。因食入烙饼，食管静脉破裂出血约 1 000ml，输入大量库存血后，出现心率缓慢、手足抽搐，血压下降、伤口渗血。出现以上症状的有关因素是

A. 血钙降低
B. 血钙升高
C. 血钾降低
D. 血钾升高
E. 血钠降低

参考答案

序号	1	2	3	4	5	6	7	8	9	10	11	12	13	14	15	16
答案	E	E	A	B	A	E	D	B	B	C	D	B	C	B	D	A
序号	17	18	19	20	21	22	23	24	25	26	27	28	29	30	31	32
答案	D	A	B	B	C	D	B	B	B	C	A	B	D	C	A	A
序号	33	34	35	36	37	38	39	40	41							
答案	D	A	B	D	C	D	A	B	A							

第十四节　标本采集

扫二维码
免费看视频

考情分析

年份	主要考点
2019	做尿蛋白定量时应加入的防腐剂；静脉采血的错误做法(见回血后立即放松止血带、松拳)
2020	做尿肌酐、肌酸测定时应收集的尿标本；找痰液中癌细胞时选择的固定溶液
2021	阿米巴痢疾病人留取粪便标本的容器(加温便盆)；采集血标本后注入容器的先后顺序
2022	生化标本采集的时间；尿液检查时加入浓盐酸的目的；肝炎病人检查肝功能时选择的试管类型；血气分析标本送检方法错误的是(常温下保存，与其他标本一起送检)；采集咽拭子在饭后 2 小时采集的原因(防止呕吐)；需要采集血清标本的检查(肝功能)；不需要空腹采集的血标本是(T_3、T_4)，做血培养时的抽血量
2023	尿蛋白定量检查加入甲苯的目的(保持尿液化学成分不变)；留取常规痰标本的错误做法(牙膏刷牙后留取痰标本)；尿素氮检查抽取血标本(全血标本，抗凝试管)；抽血查肝功能应选择的试管(红色清洁干燥试管)

考点导航

一、标本采集的原则

(一) 按医嘱采集标本

按医嘱采集各种标本，由医生填写检验申请单，要求目的明确、字迹清楚，签全名。

(二) 做好采集前准备

1. 采集标本前应明确检验项目、检验目的，选择采集的方法，确定采集标本的量，了解注意事项。
2. 根据检验目的，选择适当的标本容器，并在容器外贴上标签。
3. 采集标本前应仔细查对医嘱，核对检验申请单，核对病人。
4. 做好解释，向病人说明检验目的及注意事项，以取得病人配合。

(三) 确保标本质量

1. 要确保标本质量，必须掌握正确的采集方法，及时采集，采集的量要准确。如**做妊娠试验要留晨尿**，因为**晨尿内绒毛膜促性腺激素的含量高**，容易获得阳性检验结果。
2. 标本采集后，应及时送检。

(四) 培养标本的采集

采集细菌培养标本应在病人使用抗生素之前，如已经用药，应在血药浓度最低时采集，并在检验单上注明。采集时

严格执行无菌操作，标本应放入无菌容器内，且容器无裂缝，瓶塞干燥，不可混入防腐剂、消毒剂或药物，培养液应足量，无混浊、变质，以免影响检验结果的准确。

温馨提示

收集培养标本时通常应**在寒战、高热时收集**，以提高阳性率，但细菌性心内膜炎病人为持续性菌血症，不需在高热时采血。收集尿培养标本时应在停抗生素5天后收集。

二、各种标本采集方法

（一）静脉血标本采集法

1. 静脉血标本的种类（表1-14-1）

表1-14-1　静脉血标本的种类

静脉血标本种类	用途
全血标本（抗凝血标本）	主要用于**测定血细胞计数和分类、形态学检查**等
血清标本	多用于**测定肝功能、血清酶、脂类、电解质**等
血培养标本	多用于培养**检测血液中的病原菌**

知识拓展

抽血时试管的选择

1. **干燥管**：用于血生化全套、**肝肾功能**、**甲状腺功能**、肿瘤标志物、hCG、甲胎蛋白、**血糖**、乙肝两对半。早上空腹采血，采血量4ml。抽血后不用颠倒混匀。

2. **枸橼酸钠抗凝管**：用于**红细胞沉降率**的测定。

3. 肝素钠抗凝管：用于血浆、急诊生化、血液流变学试验、免疫学试验，红细胞渗透试验等，一般采血3～5ml，抽血后必须颠倒混匀。

4. **血培养瓶**：用于菌血症、败血症等血流**感染性疾病**。

尽可能在病人**寒战时或开始发热时采血**；在病人接受抗生素治疗前采血；如病人已经应用抗菌药物进行治疗，应在下一次用药之前采血培养。

2. 普通注射器采集静脉血标本

（1）备齐用物。

（2）操作方法(*)

1）双人核对医嘱、检验申请单、标签（或条形码）、标本容器，无误后贴好标签（或条形码）于标本容器外壁上。

2）携用物至床旁，核对姓名、性别、年龄、住院号、诊疗卡、身份证等信息及腕带。向病人说明标本采集目的及配合方法。

3）协助病人取舒适体位，选择合适静脉，垫一次性垫巾（或消毒垫巾）于穿刺部位下，嘱病人握拳，**常规消毒皮肤，直径≥5cm**，待干，在穿刺点上方6～8cm处扎止血带。

4）再次查对。按静脉注射法穿刺，见回血后抽取所需血量。

5）抽血完毕松止血带，嘱病人松拳，迅速拔针，用无菌干棉签按压至不出血为止。

6）同时**抽取不同种类的血标本，先将血液注入血培养瓶，再注入抗凝试管，最后注入干燥试管**。①**血培养标本**：采集所需血量后直接注入血培养瓶，如**有多种血培养瓶，先注入厌氧瓶，再注入需氧瓶**，轻轻颠倒混匀以防血液凝固。②**全血标本**：取下针头，将血液沿管壁缓慢注入盛有抗凝剂的试管内，勿将泡沫注入，**轻轻摇动，使血液和抗凝剂充分混匀**。③**血清标本**：取下针头，将血液沿管壁缓慢注入干燥试管内，勿将泡沫注入，**避免振荡，以防红细胞破裂溶血**。

7）再次查对，安置病人，整理床单位，分类处置用物，洗手，记录。

8）及时送检标本。

3. 真空采血器采集静脉血标本

（1）构造：真空采血器包括采血针、持针器和真空采血管三个部分。真空采血管在生产过程中预置了负压，当采血针穿刺进入血管后，由于采血管内的负压作用，血液自动流入采血管内。

（2）操作方法

1）双人核对医嘱、检验申请单、条形码、真空采血管等，无误后贴条形码于真空采血管外壁上。

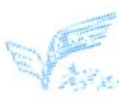

2）备齐用物，携至床旁，核对病人信息及腕带、检验申请单、真空采血管、条形码是否一致。向病人说明标本采集目的及配合方法。

3）协助病人取舒适体位，选择合适静脉，垫一次性垫巾（或消毒垫巾）于穿刺部位下，嘱病人握拳，**常规消毒皮肤2次，直径≥5cm**，待干，在**穿刺部位上方5～7.5cm处扎紧止血带**。

4）再次核对病人身份和标本条形码，**采血前戴手套**。

5）取下真空采血针护针帽，手持采血针，保持针头斜面向上，使采血针与手臂呈30°左右的角度，按静脉注射法行静脉穿刺，穿刺成功后，可在静脉内沿其走向推进一些，保持采血针在静脉内的稳定。见回血，固定针柄，将采血针另一端刺入真空管。

6）**在开始采集第一管血时松开止血带，止血带使用时间不宜超过1分钟**。

7）如需**多管采血，不同采血管的采集顺序**：①**血培养瓶**；②**柠檬酸钠抗凝采血管**；③**血清采血管**（包括含有促凝剂和/或分离胶）；④**肝素抗凝采血管**（含有或不含分离胶）；⑤**EDTA抗凝采血管**（含有或不含分离胶）；⑥**葡萄糖酵解抑制采血管**。

8）采血结束，先拔真空采血管，再迅速拔出采血针，用无菌干棉签按压至不出血。

9）再次核对检验申请单、病人身份和标本条形码，安置病人，整理床单位，分类处置用物，洗手，记录。

10）及时送检标本。

4. 注意事项

（1）病人在采血前不宜改变饮食习惯，24小时内不宜饮酒。

（2）如需要**空腹采血，至少禁食8小时，以12～14小时为宜，宜在上午7:00～9:00采血**。

（3）**成人首选手臂肘前区静脉**，优先顺序依次为肘正中静脉、头静脉及贵要静脉；婴儿常用颈部静脉或股静脉。

（4）不宜选择穿刺部位有炎症、瘢痕、结痂、皮损等的血管；**严禁在输液、输血的针头处或同侧肢体采集血标本**。

（5）如使用注射器采血，在采血前确保注射器内空气已排尽；针头应牢固地安装在注射器上以防出现泡沫；避免过度用力抽拉针栓以免血细胞破裂。

（6）采血不顺利时，切忌在同一处反复穿刺，易导致标本溶血或有小凝块，影响检测结果。

（二）尿标本采集方法

1. 常规尿标本

（1）目的：用于检查尿液的颜色、透明度，有无细胞和管型，测定尿比重，做尿蛋白及尿糖定性等。

（2）用物：一次性尿常规标本容器，必要时备便盆或尿壶。

（3）操作方法

1）护士核对医嘱，备齐用物，贴好标签或条形码。

2）备齐用物，携至床旁，核对病人。

3）嘱病人将**晨起第一次尿液留于标本容器内**。因晨尿浓度较高，未受饮食的影响，故检验结果准确，更具有参考意义。一般情况下，备取2～10ml中段尿即可，或根据具体要求留取。[*]

4）告知病人在留取尿标本时，不可将粪便混入，以免粪便中的微生物使尿液变质。

5）行动不便或生活不能自理的病人，可协助使用便盆或尿壶，以采集尿标本。

6）再次查对，安置病人，整理床单位，清理用物。

7）洗手，记录，将标本连同检验单及时送检。

2. 尿培养标本

（1）目的：采集未被污染的尿液作细菌培养，以了解病情，协助诊断和治疗。

（2）操作方法

1）护士核对医嘱，备齐用物，贴好标签。

2）备齐用物，携至床旁，核对病人，说明留取尿标本的目的及方法。

3）确认病人膀胱充盈，即可留标本；用屏风遮挡。

4）留中段尿法[*]：①协助病人取适宜体位，臀下垫便盆；②戴手套、协助病人清洁、消毒外阴部；③嘱病人自行排尿，**弃去前段尿液，留取中段尿液5～10ml**；④将无菌试管口及塞子再次消毒并盖紧，熄灭酒精灯。盛于无菌容器内送检。

5）导尿术留取法：按导尿术插入导尿管，引出尿液，留取标本。

3. 12小时或24小时尿标本

（1）目的：用于各种定量检查，如钠、钾、氯、肌酐、肌酸、17-羟类固醇、17-酮类固醇、尿糖、尿蛋白定量及尿浓缩查结核杆菌等。

（2）用物：容量为3 000～5 000ml的集尿瓶，按需备防腐剂。

（3）操作方法

1）护士核对医嘱，备齐用物，贴好标签。

2）备齐用物，携至床旁，核对病人。

3）**留12小时尿标本**：嘱病人于**晚7时**排空膀胱，**弃去尿液后**，开始留取尿液，**至次晨7时留取最后一次尿**，将全部尿液盛于集尿瓶。**留24小时尿标本**：嘱病人于**清晨7时排空膀胱**，**弃去尿液后**，开始留取尿液，**至次晨7时留取最后一次尿**，将全部尿液盛于集尿瓶。

4）根据检验要求的不同加入相应防腐剂。

5）再次查对，安置病人，清理用物。

（4）常用防腐剂的作用及用法见表1-14-2。

表1-14-2 常用防腐剂的作用及用法

名称	作用	用法	临床应用	考点巧记
甲醛	**固定尿液中有机成分**，防腐	每100ml尿液中加400mg/L甲醛0.5ml	**艾迪计数**	**“数醛（数钱）”**
浓盐酸	使尿液保持在酸性环境中，**防止尿液中激素被氧化**，防腐	每升尿液中加10ml浓盐酸	**17-羟类固醇、17-酮类固醇**	**“酸类”**
甲苯	形成一薄膜覆盖于尿液表面，**防止细菌污染，以保持尿液的化学成分不变**	在第一次尿液倒入后再加，按每100ml尿液加甲苯0.5ml（甲苯浓度为5～20ml/L）	**尿蛋白定量**、尿糖定量及钾、钠、氯、肌酐、肌酸定量	**“苯蛋（笨蛋）”**

4. 注意事项

（1）女性病人**在月经期不宜留取尿标本**。

（2）昏迷或尿潴留病人可通过导尿留取尿标本。

（3）如会阴分泌物过多，应先清洁，再留标本。

（4）留置导尿的病人留取常规尿标本，可打开集尿袋下方引流口的橡胶塞进行收集。

（5）留取尿培养标本，应严格无菌操作。

（6）留取12小时或24小时尿标本，应根据检验要求加入相应防腐剂。

（三）粪便标本采集方法

1. 粪便常规标本

（1）目的：用于检查粪便的颜色、性状、混合物、细胞等。

（2）操作方法

1）护士核对医嘱，备齐用物，贴好标签。

2）备齐用物，携至床旁，核对病人。

3）用屏风遮挡，嘱病人排尿，以免留粪便标本时混入尿液，影响检验结果。

4）嘱病人将粪便排于清洁便盆内，用检便匙**在粪便中央部分取或取黏液、脓血等异常部分**放入检便盒内。

5）如病人腹泻，应将水样便盛于容器中。

2. 粪便培养标本

（1）目的：用于检查粪便中的致病菌。

（2）用物：无菌培养瓶及棉签、消毒便盆。

（3）操作方法

1）护士核对医嘱，备齐用物，贴好标签，注明科别、病室、床号、姓名、住院号、检验目的、送检日期等。

2）备齐用物，携至床旁，核对病人。

3）用屏风遮挡，嘱病人排尿，以免留粪便标本时混入尿液，影响检验结果。

4）嘱病人将粪便排于消毒便盆内，用无菌棉签在**粪便中央部分或取黏液、脓血等异常部分**，量约2～5g，放入无菌培养瓶内，盖紧瓶塞。

5）如病人无便意，可用无菌长棉签蘸0.9%氯化钠溶液，轻轻插入肛门约4～5cm（幼儿2～3cm），再沿一个方向轻轻旋转，退出后将棉签放入无菌培养瓶中，盖紧瓶塞。

6）再次查对，安置病人，整理床单位，清理用物。

7）洗手，记录粪便的颜色、性状、气味，将标本连同检验单及时送检。

3. 寄生虫及虫卵标本

（1）目的：用于检查粪便中的寄生虫、幼虫、虫卵。

（2）操作方法

1）护士核对医嘱，备齐用物，贴好标签。

2）备齐用物，携至床旁，核对病人。

3）用屏风遮挡，嘱病人排尿，以免留粪便标本时混入尿液，影响检验结果。

4）检查寄生虫：嘱病人将粪便排于清洁便盆内，用检便匙**在粪便不同的部位采集带血或黏液部分**，5～10g，放入检便盒内。如**病人服用驱虫药或做血吸虫孵化检查，应留取全部粪便**。

温馨提示

除了粪寄生虫标本须取不同部位标本，其他类型的粪标本均取中央部分或黏液脓血部分。

5）检查蛲虫：嘱病人在晚上睡觉前或早晨未起床前，将透明胶带贴在肛门周围；取下透明胶带，将粘有虫卵的一面贴在载玻片上，或相互对合。

6）检查阿米巴原虫：**采集标本前，应先将便盆加温，再嘱病人排便，并连同便盆立即送检，以保持阿米巴原虫的活动状态**，因阿米巴原虫在低温环境中可失去活力，而难以查找。

4. 隐血标本

（1）目的：用于检查粪便中肉眼不能察见的微量血液。

（2）操作方法

1）护士查对医嘱，核对病人，做好解释，说明留取粪便标本的目的、方法，以得到病人理解，取得合作。嘱病人在**检查前3天禁食肉类、动物血、肝脏、含铁剂药物及绿色蔬菜**，以避免出现假阳性。

2）**第4天**按常规标本留取粪便，及时送检。

（四）痰标本采集法

1. 常规痰标本

（1）目的：用于检查痰液的一般性状。

（2）用物：痰盒。

（3）操作方法

1）护士核对医嘱，备齐用物，贴好标签。

2）备齐用物，携至床旁，核对病人。

3）嘱病人早晨起来在未进食前，**先用清水漱口**，去除口腔杂质，以清洁口腔。

4）在深呼吸后，**用力咳出气管深处的第一口痰**，留于痰盒中。

5）漱口，必要时做口腔护理。

2. 痰培养标本

（1）目的：用于检查痰液中的致病菌。

（2）用物：无菌容器，漱口溶液。

（3）操作方法

1）护士核对医嘱，备齐用物，贴好标签。

2）备齐用物，携至床旁，核对病人。

3）嘱病人早晨起来，在未进食前，**先用朵贝尔溶液漱口，去除口腔细菌**，再用清水漱口，以清洁口腔。

4）在深呼吸后，用力咳出气管深处的痰液，留于无菌集痰器中。

5）如病人无法咳痰或不能合作，可用吸痰法将痰液留于无菌集痰器中，应注意集痰器开口高的一端接吸引器，开口低的一端接吸痰管。

6）漱口，必要时做口腔护理。

3. 24小时痰标本

（1）目的：用于检查24小时痰液的量和性状，以协助诊断。

（2）用物：痰杯或清洁广口集痰器，容量为500ml。

（3）操作方法

1）护士核对医嘱，备齐用物，贴好标签。

2）备齐用物，携至床旁，核对病人。

3）集痰器中加少量清水；嘱病人晨起未进食前，漱口后，从7时开始，至次日晨7时止，将全部痰液留于容器中。

4. 注意事项

（1）标本采集前，应了解检验的目的，评估病人病情与合作程度。

（2）**如留痰标本查找癌细胞**，应立即送检，或**用10%甲醛溶液**或95%乙醇溶液**固定后送检**。

（3）采集痰培养标本，应严格无菌操作。

（4）采集标本过程中，应嘱病人不可将漱口液、唾液、鼻涕等混入标本。

（5）如病人因伤口疼痛而无法咳嗽，可指导病人用手掌或软枕按压伤口，以减轻伤口张力，从而减轻咳嗽引起的疼痛。

（6）记录24小时痰标本的量时，应减去所加入清水的量。

（五）咽拭子标本采集法

1. 目的　从咽部或扁桃体采集分泌物作细菌培养或病毒分离，以协助临床诊断、治疗、护理。

2. 操作方法

（1）护士核对医嘱，备齐用物，贴好标签。

（2）备齐用物，携至床旁，核对病人。

（3）点燃酒精灯，嘱病人张口发“啊”音，以暴露咽喉部，必要时用压舌板。

（4）取出咽拭子中的无菌长棉签，快速**擦拭两侧腭弓和咽、扁桃体的分泌物**。

（5）用酒精灯消毒管口及塞子，将棉签插入培养管，盖紧。

（6）再次查对，安置病人，清理用物。

（7）洗手，记录，将标本连同检验单及时送检。

3. 注意事项

（1）为防止呕吐，采集咽拭子标本应避免在进食后2小时内进行，同时动作应轻、稳。

（2）**采集真菌培养标本，应在口腔溃疡面上采取分泌物**。

考点练习

考点：标本采集的原则（A1、A2型题）

1. 关于标本采集原则的描述，**错误**的是
   A. 按医嘱采集标本
   B. 做好采集前的准备
   C. 掌握正确的采集方法
   D. 标本采集后及时送检
   E. 采集细菌培养标本应在使用抗生素后

2. 病人，女性，27岁。近日晨起恶心、呕吐，月经停止，疑为早孕，为确诊需采集尿标本，护士指导病人需何时留取尿标本
   A. 饭前半小时
   B. 晨起第一次尿
   C. 12小时尿
   D. 24小时尿
   E. 随时收集尿液

考点：静脉血标本采集法（A1、A2、A3/A4型题）

3. 需收集全血标本的是
   A. 血清酶测定
   B. 肝功能测定
   C. 血钠测定
   D. 血钾测定
   E. 尿素氮测定

4. 术前配血用什么颜色的采血管
   A. 红色
   B. 紫色
   C. 蓝色
   D. 黄色
   E. 绿色

5. 检测血清酶及肝功能应使用的标本类型是
   A. 全血标本
   B. 血培养标本
   C. 血浆标本
   D. 抗凝血标本
   E. 血清标本

6. 病人，男性，30岁。持续高热，医嘱：血培养。该化验的目的是
   A. 测定肝功能
   B. 测定血清酶
   C. 测定非蛋白质含量
   D. 查找血液中的致病菌
   E. 测定电解质

7. 采集血清标本的方法，**错误**的是
   A. 选用干燥试管
   B. 采血后去针头顺管壁将血浆和泡沫注入试管
   C. 避免过度振荡
   D. 取下针头
   E. 立即送验

8. 采集血标本的操作方法，**错误**的是
   A. 严禁在输液的针头处采血
   B. 如需空腹采血，应提前通知病人禁食
   C. 全血标本不可摇动试管以防溶血
   D. 血清标本应注入干燥试管
   E. 血培养标本应在使用抗生素前采集

9. 亚急性心内膜炎血培养标本采血量应为
   A. 1～3ml
   B. 4～6ml
   C. 7～9ml
   D. 10～20ml

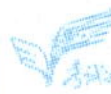

E. 20～30ml

(10～12 题共用题干)

病人，男性，55 岁。1 周来体温持续在 39～40℃，护理查体：面色潮红，呼吸急促，口唇轻度发绀，意识清楚。

10. 该病人发热的热型是
A. 弛张热
B. 回归热
C. 稽留热
D. 间歇热
E. 不规则热

11. 为明确诊断，需查心肌酶、血沉及血培养。应选用的血沉标本容器是
A. 血培养瓶
B. 无菌试管
C. 干燥试管
D. 抗凝试管
E. 石蜡油试管

12. 采集上述血标本后，注入容器的先后顺序是
A. 抗凝试管、干燥试管、血培养瓶
B. 干燥试管、血培养瓶、抗凝试管
C. 干燥试管、抗凝试管、血培养瓶
D. 血培养瓶、干燥试管、抗凝试管
E. 血培养瓶、抗凝试管、干燥试管

13. 病人，女性，35 岁。持续高热，疑为败血症，护士为该病人采集血培养标本时，**错误**的操作是
A. 选择干燥试管
B. 检查容器有无裂缝
C. 检查瓶塞是否干燥
D. 检查培养基是否干燥
E. 采集时严格执行无菌操作

考点：尿标本采集方法(A1、A2 型题)

14. 尿常规标本应留取的尿量为
A. 1～5ml
B. 10～20ml
C. 20～30ml
D. 2～10ml
E. 50～100ml

15. 尿常规检查时，留取尿标本的时间正确的是
A. 饭前半小时
B. 全天尿液
C. 早晨第一次尿
D. 随时收集尿液
E. 饭后半小时

16. 采集 24 小时尿标本时，其正确采集的时间是
A. 早 7:00 到次晨 7:00
B. 早 9:00 到次晨 9:00
C. 早 11:00 到次日 9:00
D. 晚 7:00 到次日晚 7:00
E. 晚 11:00 到次日晚 11:00

17. 病人，女性，28 岁。1 周来出现晨起眼睑水肿，肉眼血尿，疑急性肾小球肾炎，需留 12 小时尿作艾迪计数。应在尿液中加入
A. 甲醛
B. 乙醛
C. 乙酚
D. 稀盐酸
E. 浓盐酸

18. 病人，男性，50 岁。患肾脏疾病，需做尿蛋白定量检查。需在标本中加入
A. 甲醛
B. 乙醛
C. 甲苯
D. 稀盐酸
E. 浓盐酸

19. 24 小时尿标本检查需要加入甲醛作为防腐剂的检查项目是
A. 艾迪计数
B. 17-酮类固醇
C. 尿糖定量
D. 尿蛋白定量
E. 肌酐定量

20. 留 24 小时尿标本时加入甲醛的作用是
A. 固定尿中有机成分
B. 防止尿液中的激素被氧化
C. 防止尿液被污染变质
D. 维持尿液中的化学成分不变
E. 防止尿液改变颜色

考点：粪便标本采集方法(A1、A2 型题)

21. 检查粪便中的寄生虫应
A. 取中间部位的粪便
B. 取边缘部位的粪便
C. 取不同部位的粪便
D. 随意取不同部位的粪便
E. 留取全部粪便

22. 留取粪便培养标本应取
A. 粪便中央部分或取黏液、脓液等异常部分
B. 边缘部位的粪便
C. 不同部位的粪便
D. 随意取不同部位的粪便
E. 留取全部粪便

23. 病人，男性，60 岁。因呕血、黑便 6 天入院。入院后需做潜血试验。护士应嘱病人在检查前 3 天<u>禁食</u>
A. 豆制品
B. 牛奶
C. 芋头
D. 动物血
E. 面包

24. 病人，男性，29 岁。初步诊断为阿米巴痢疾收入院，医嘱：留取粪便做阿米巴原虫检查。护士应为病人准备的标本容器是

A. 无菌容器
B. 清洁容器
C. 干燥容器
D. 装有培养基的容器
E. 加温的清洁容器

考点：痰标本采集法（A2 型题）

25. 病人，男性，32 岁。口腔溃疡 3 天，需采集标本做真菌培养。护士正确的采集方法是
A. 采集病人 24 小时痰液
B. 用无菌长棉签擦拭腭弓分泌物
C. 用无菌长棉签在口腔溃疡面上取分泌物
D. 用无菌长棉签快速擦拭扁桃体分泌物
E. 用无菌长棉签擦拭咽部分泌物

26. 病人，男性，46 岁。为查找癌细胞需留痰标本，固定标本的溶液宜选用
A. 3%来苏儿
B. 5%苯酚
C. 10%甲醛
D. 0.2%漂白粉
E. 0.2%苯扎溴铵

考点：咽拭子标本采集法（A2 型题）

27. 病人，女性，25 岁。患白血病，化疗过程中因口腔溃烂需做咽拭子培养。采集标本部位应选择
A. 口腔溃疡面
B. 两侧腭弓
C. 舌根部
D. 扁桃体
E. 咽部

28. 患儿，男，4 岁。因“急性扁桃体炎”来诊，医嘱要求采集咽拭子标本进行化验。如图所示，咽拭子标本采集的部位是
A. 1
B. 2
C. 3
D. 4
E. 5

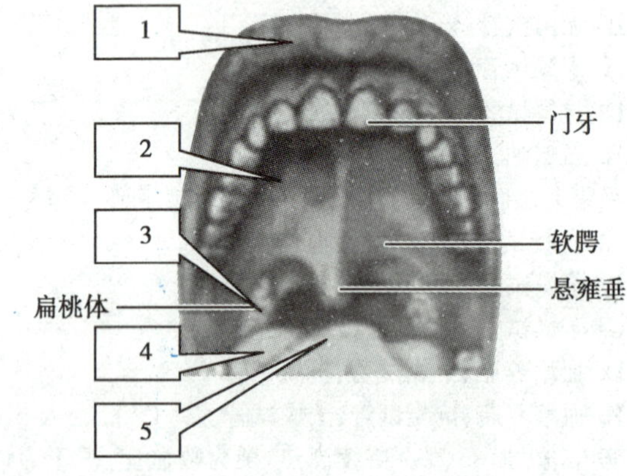

参考答案

序号	1	2	3	4	5	6	7	8	9	10	11	12	13	14	15	16
答案	E	B	E	B	E	D	B	C	D	C	D	E	A	D	C	A
序号	17	18	19	20	21	22	23	24	25	26	27	28				
答案	A	C	A	A	C	A	D	E	C	C	A	C				

第十五节　病情观察和危重病人的抢救

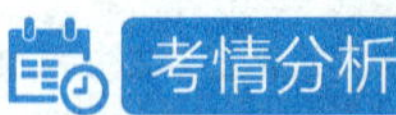

年份	主要考点
2019	意识障碍程度的判断；昏迷病人眼睑不能闭合时的眼部护理；停氧气时首先应做的是；吸氧浓度的计算；病人询问吸氧原因时，护士的正确解释；灭鼠药磷化锌中毒时首选的洗胃液，洗胃时一次灌洗量不得超过；吸痰的正确操作；简易呼吸器辅助呼吸时挤压呼吸气囊的频率
2020	有机磷农药中毒时的瞳孔特征；洗胃过程中不需要重点观察的项目（营养状态）
2021	中毒物质不明时可选择的洗胃溶液；视频中的洗胃操作错误的是（温度超过 50℃）；洗胃应在几小时内进行；双侧瞳孔缩小可排除哪种药物中毒（颠茄类）；瞳孔散大提示（颠茄类药物中毒）；格拉斯哥昏迷量表评分 9 分属于哪种程度的意识障碍（中度）；洗胃过程中出血应立即（停止洗胃）；双侧瞳孔缩小见于（吗啡中毒）；给氧浓度为 29%时的氧流量；安眠药中毒时应选择的洗胃液；双侧瞳孔散大见于（颅内压增高）；乐果中毒时禁忌选择的洗胃溶液（1∶15 000 高锰酸钾）
2022	乐果中毒可以选择的洗胃溶液（2%～4%碳酸氢钠）；敌百虫中毒禁忌的洗胃液；敌敌畏中毒可以选择的洗胃液；中毒物质不明可选择的洗胃液；每次灌入洗胃液的量；慢性阻塞性肺疾病病人吸氧的错误步骤（视频题）；老年人痰液多、出现口唇发绀，应给予的排痰措施（吸痰）

 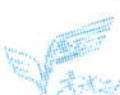

考点导航

一、病情观察和危重病人的支持性护理

(一) 病情观察

1. 一般情况

(1) 面容与表情:观察病人的面部表情有助于了解疾病的性质、病情的轻重缓急和病人的精神状态。如**急性病容**,病人表现为**面色潮红、呼吸急促、兴奋不安、口唇干裂、表情痛苦**等,见于急性热病的病人;**慢性病容**,病人表现为**面色苍白或灰暗、面容憔悴、精神萎靡、双目无神**等,见于肺结核、恶性肿瘤等慢性消耗性疾病的病人。

(2) 饮食与营养:危重病人机体分解代谢增强,能量消耗大,应注意观察病人的食欲是否降低、进食量是否能满足机体需要,以及饮食习惯、进食后反应等;并通过皮肤、毛发、皮下脂肪和肌肉发育情况来综合判断其营养状况。

(3) 姿势与体位:病人的姿势和体位常与疾病有密切关系,多数病人可采取主动体位;极度衰竭或昏迷的病人呈被动体位;急性腹痛病人常双腿蜷曲,以减轻腹部疼痛,呈被迫体位等。

(4) 皮肤与黏膜:应注意评估病人皮肤的颜色、弹性、温度、湿度及完整性,观察有无发绀、黄疸、出血、水肿、皮疹、压力性损伤等情况。

(5) 休息与睡眠:观察病人休息的方式、睡眠的习惯,有无睡眠型态、时间的变化,是否有难以入睡、易醒、失眠、嗜睡等现象。

(6) 呕吐:注意观察呕吐的时间、方式、次数及呕吐物的颜色、量、性质、气味等,必要时留取标本,及时送检。

(7) 排泄物:包括尿液、粪便、痰液、汗液等,应注意观察其性状、颜色、量、次数、气味等。

2. 生命体征

(1) 体温的变化:体温突然升高,多见于急性感染的病人;体温低于35.0℃,见于休克和极度衰竭的病人。

(2) 脉搏的变化:如出现脉率低于60次/min或高于100次/min,以及间歇脉、脉搏短绌、细脉等,均表示病情有变化。

(3) 呼吸的变化:应注意观察病人呼吸的频率、节律、深浅度、声响等的变化,如出现呼吸频率高于40次/min或低于8次/min,以及潮式呼吸、间断呼吸等,均是病情危重的表现。

(4) 血压的变化:收缩压持续低于70mmHg或脉压低于20mmHg,多见于休克病人;如收缩压持续高于180mmHg或舒张压持续高于100mmHg,是重度高血压的表现。

3. 意识状态　意识障碍是指个体对外界环境的刺激缺乏正常反应的精神状态。根据其轻重程度**可分为:嗜睡、意识模糊、昏睡、昏迷**,也可出现谵妄。谵妄是一种以兴奋性增高为主的高级神经中枢的急性失调状态。

知识拓展

意识障碍的分类

1. **嗜睡**　处于睡眠状态,**可被唤醒,醒后尚能正确回答问题,但反应较迟钝,一旦刺激去除,则又迅速入睡**。

2. 意识模糊　**定向障碍、思维和语言也不连贯**,可有错觉、幻觉、躁动、精神错乱等。另有一种以兴奋性增高为主的意识模糊,伴知觉障碍,称为谵妄,表现为定向力丧失,感觉错乱,乱语躁动。

3. **昏睡**　近似于不省人事的意识障碍,处于熟睡状态,不易唤醒,虽**在强烈刺激下(如压迫眶上神经)可被勉强唤醒,但很快再入睡,醒时答话含糊或答非所问**。

4. 昏迷　①**浅昏迷**:不能唤醒,**对强刺激有痛苦表情或躲避反应**,瞳孔对光反射、角膜反射、吞咽、咳嗽及**各种防御反射仍存在**;②**深昏迷**:**对强烈刺激也全无反应**,瞳孔散大,**所有反射均消失**。

4. 瞳孔

(1) 瞳孔的形状及大小

1) 正常瞳孔:在自然光线下,瞳孔直径为2~5mm,圆形,两侧等大等圆,边缘整齐。

2) 异常瞳孔:判断标准:**瞳孔直径小于2mm称为瞳孔缩小;瞳孔直径大于5mm为瞳孔扩大**。常见异常:①**双侧瞳孔缩小**:常见于**有机磷农药**、吗啡、氯丙嗪等**药物中毒**;②**双侧瞳孔扩大**:**常见于颅内压增高**、颅脑损伤、颠茄类药物中毒等;③瞳孔不等大:双侧瞳孔大小不一。

温馨提示

瞳孔先缩小后散大提示小脑幕切迹疝,瞳孔时小时大提示脑干损伤。

（2）瞳孔对光反应：瞳孔经光线照射后，其大小不随光线的刺激而变化，称为对光反应消失，常见于深昏迷或危重病人。

5. 自理能力 通过观察病人的活动能力、活动耐力、有无医疗限制以及对日常生活料理的能力，如进食、如厕、清洁、上下床、穿衣等，可了解病人的自理程度，确定需要帮助的等级。

6. 心理状态 危重病人常见的心理反应包括：紧张、焦虑、悲伤、抑郁、恐惧、猜疑、绝望等。

7. 治疗后反应的观察

（1）药物治疗后反应的观察：护士不仅要遵医嘱准确地完成给药，还应注意观察药物疗效和不良反应。如高热病人在给予药物降温后，应注意观察病人用药后的情况，如有无出汗及虚脱等，且30分钟后测量体温并记录。

（2）特殊治疗后的反应：危重病人经常进行一些特殊的治疗，如吸氧、吸痰、输血、导尿、手术等，使用后均应细致观察。如吸氧后观察缺氧程度的改善；吸痰前后观察病人缺氧的情况；手术后观察血压的变化、伤口的愈合、切口的渗血等情况。

（二）危重病人的支持性护理

1. 密切观察生命体征 根据病情定时测量并记录生命体征变化，有条件可使用监测仪器进行持续监测。

2. 保持呼吸道通畅 指导并协助清醒病人定时做深呼吸、变换体位或轻叩背部法，以促进痰液排出。昏迷病人应将头偏向一侧，并及时用吸引器吸出呼吸道分泌物，以防误吸而导致呼吸困难，甚至窒息。

3. 确保安全 **对谵妄、躁动不安、意识丧失的病人，应合理使用保护具**，以防坠床或自行拔管，确保病人安全。对牙关紧闭或抽搐的病人，可用牙垫或压舌板（裹上数层纱布）放于上、下磨牙之间，以防舌咬伤。

4. 加强临床护理

（1）眼的护理：**对眼睑不能自行闭合的病人**，可涂金霉素眼膏或**覆盖凡士林纱布**。

（2）口腔护理：保持病人口腔清洁，每日做口腔护理2～3次。

（3）皮肤护理：对长期卧床的病人，定时协助病人翻身、擦洗、按摩，保持皮肤清洁干燥，预防发生压力性损伤。

（4）肢体活动：长期卧床的病人，如病情允许，应指导并协助病人做肢体的被动运动或主动运动，每日2～3次，同时进行按摩。

5. 补充营养和水分 对不能经口进食的病人，可采用鼻饲法或给予静脉营养；对各种原因造成体液不足的病人，应注意补充足够的水分。

6. 维持排泄功能 协助病人大小便。如出现尿潴留，可先采取诱导的方法，必要时进行导尿，以减轻病人痛苦；如进行留置导尿，应保持引流通畅，妥善安置引流管和集尿袋，防止泌尿系统感染。如病人便秘，可进行简易通便或灌肠。

7. 保持引流管通畅 危重病人身上常会安置多种引流管，如胃肠减压管、留置导尿管、伤口引流管等，应注意妥善放置，防止扭曲、受压、脱落，以确保引流通畅。

二、抢救室的管理与抢救设备

（一）抢救室的管理

急诊室和病区均应设抢救室，急诊室应设有单独抢救室，病区抢救室应设在靠近护士办公室的单独房间内。要求有专人负责，环境宽敞、整洁、安静、光线充足。一切急救药品、器械等应保持齐全，严格执行“五定”制度，**完好率达到100%**。

（二）抢救室的设备

1. 抢救车 包括急救药品、一般用物和各种无菌急救包。

（1）急救药品

1）**中枢兴奋药：尼可刹米（可拉名）、山梗菜碱（洛贝林）**等。

2）升压药：盐酸肾上腺素、去甲肾上腺素、异丙肾上腺素、间羟胺、多巴胺等。

3）**抗高血压药：硝普钠**、肼屈嗪、硫酸镁注射液等。

4）抗心力衰竭药：毛花苷C（西地兰）、毒毛花苷K等。

5）**抗心律失常药：利多卡因**、维拉帕米、胺碘酮等。

6）血管扩张药：甲磺酸酚妥拉明、硝酸甘油、硝普钠、氨茶碱等。

7）止血药：卡巴克洛、酚磺乙胺（止血敏）、维生素K_1、氨甲苯酸、鱼精蛋白、垂体后叶素等。

8）镇痛镇静药：哌替啶、苯巴比妥钠、氯丙嗪、吗啡等。

9）解毒药：阿托品、碘解磷定、氯解磷定、亚甲蓝、二巯丙醇、硫代硫酸钠等。

10）抗过敏药：异丙嗪、苯海拉明、氯苯那敏、阿司咪唑等。

11）**抗惊厥药：地西泮（安定）**、异戊巴比妥钠、苯巴比妥钠、硫喷妥钠、硫酸镁注射液等。

12）**脱水利尿剂：20%甘露醇**、25%山梨醇、呋塞米、利尿酸钠等。

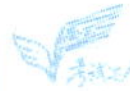

13）碱性药：5%碳酸氢钠、11.2%乳酸钠。

14）激素类药：氢化可的松、地塞米松、可的松等。

15）其他：0.9%氯化钠溶液、各种浓度的葡萄糖、低分子右旋糖酐、10%葡萄糖酸钙、羧甲淀粉、氯化钾、氯化钙等。

（2）一般用物：包括治疗盘、血压计、听诊器、开口器、压舌板、舌钳、各种规格的注射器和输液器、无菌敷料、无菌棉签、无菌治疗巾、无菌橡胶手套、无菌刀和剪、各种型号的引流管及引流瓶、吸氧管、吸痰管，以及手电筒、止血带、绷带、夹板、宽胶布、玻璃接管、喉镜、火柴、酒精灯、应急灯、多头电插销座、输液架等。

（3）各种无菌急救包：包括：静脉切开包、气管插管包、气管切开包、导尿包、开胸包、各种穿刺包等。

2. 急救器械　应备有：吸氧设备（氧气筒给氧或中心给氧系统）、电动吸引器（或中央吸引装置）、电除颤器、心脏起搏器、呼吸机、简易呼吸器、心电图机、心电监护仪、电动洗胃机等。

三、吸　氧　法

（一）缺氧程度的判断和吸氧适应证

1. 缺氧程度的判断　根据缺氧的临床表现及动脉血氧分压（PaO_2）和动脉血氧饱和度（SaO_2），判断缺氧程度（表1-15-1）。

表1-15-1　缺氧程度的判断[*]

程度	呼吸困难	发绀	神志	血氧分压（PaO_2）/kPa	血氧饱和度（SaO_2）
轻度	不明显	轻度	清楚	>6.67	>80%
中度	明显	明显	正常或烦躁不安	4.0~6.67	60%~80%
重度	严重，三凹征明显	显著	昏迷或半昏迷	<4	<60%

2. 吸氧适应证　血气分析检查是用氧的客观指标，动脉血氧分压（PaO_2）正常值为10.6~13.3kPa，**当病人PaO_2低于6.6kPa时，应给予吸氧**。

（二）氧气筒和氧气表的装置

1. 氧气筒

（1）总开关：用来控制氧气的放出，在氧气筒的顶部。使用时，将总开关沿逆时针方向旋转1/4周，即可放出足够的氧气，不用时将其沿顺时针方向旋紧即可。

（2）气门：是氧气自筒中输出的途径，与氧气表相连，在氧气筒顶部的侧面。

2. 氧气表

（1）压力表：表上指针所指的刻度表示筒内氧气的压力，以MPa（kg/cm^2）表示。

（2）减压器：**可以将来自氧气筒内的压力减低至0.2~0.3MPa**。

（3）流量表：流量表内装有浮标，当氧气通过时，将浮标吹起，其上端平面所指的刻度，即表示每分钟氧气的流出量。

（4）湿化瓶：**瓶内装入1/3~1/2的灭菌蒸馏水**，通气管浸入水中，出气管和鼻导管相连。瓶内的水可湿润氧气，以免病人呼吸道黏膜受干燥气体的刺激。

（5）安全阀：当氧气流量过大、压力过高时，其内部活塞即自行上推，使过多的氧气由四周小孔流出，以保证安全。

3. 装表法

（1）吹尘：将氧气筒置于架上。**将总开关逆时针旋转部分打开，使少量氧气从气门处冲出**，随即迅速顺时针旋转关好总开关，以**达清洁该处的目的，防止灰尘吹入氧气表内**。

（2）装表：将氧气表与氧气筒的气门衔接并旋紧，使氧气表直立。

（3）将湿化瓶接好。

（4）检查：**先打开总开关，再打开流量开关**，检查氧气流出是否通畅、各连接部位有无漏气。

（三）吸氧法

1. 鼻导管法

（1）单侧鼻导管法：将鼻导管通过病人一侧鼻孔插入达鼻咽部，以吸入氧气的方法。此法可节省氧气，但因刺激鼻腔黏膜，长时间应用，病人会感觉不适。操作方法如下：

1）备齐用物，将氧气筒推至床旁，妥善放置以便于操作。

2）核对病人，做好解释，以取得合作。

3）检查鼻腔并用湿棉签进行清洁，备胶布。

4）将鼻导管与流量表的橡胶管连接，调节适宜氧流量。

5）测量好长度，将鼻导管头端蘸水，自一侧鼻孔插管至鼻咽部，长度约为**鼻尖至耳垂的2/3**。

6）固定鼻导管，安置病人，嘱病人不要随意调节氧流量。

7）整理床单位，洗手，记录吸氧时间、氧流量并签全名。

8）用氧期间，注意观察疗效。

9）**停用氧气时，先拔出鼻导管，再关闭总开关**，放完余氧，最后关闭流量开关。

（2）双侧鼻导管法：此法病人无不适，适用于长期吸氧的病人。现临床上常用此方法给氧。

操作方法：清洁病人鼻腔，将特制双侧鼻导管与橡胶管连接，调节适宜氧流量，将双侧鼻导管插入双鼻孔内，深约1cm，再用松紧带固定。

2. 鼻塞法　适用于长期吸氧的病人。

操作方法：清洁鼻腔，将鼻塞与橡胶管连接，调节适宜氧流量，将其塞入鼻孔，鼻塞大小以恰能塞住鼻孔为宜。

3. **面罩法**　适用于**张口呼吸及病情较重**的病人。

操作方法：将氧气导管接于面罩上，**调节氧流量为6～8L/min**，将面罩紧贴病人口鼻部，用松紧带固定。

4. **漏斗法**　**适用于婴幼儿或气管切开的病人**。

操作方法：将氧气导管接于漏斗上，调节氧流量，将漏斗置于距离病人口鼻1～3cm处，用绷带固定好，以防移位。

5. **头罩法**　**适用于患儿吸氧**。

操作方法：将患儿头部置于头罩内，注意头罩与颈部保持适当的空隙，将氧气导管接于氧气进气孔上，通过头罩顶部的小孔调节氧流量。

6. **氧气枕法**　**适用于**家庭氧疗、抢救危重病人或**转移病人途中**。

操作方法：将灌满氧气的氧气枕，接上湿化瓶，连接导管，调节氧流量，让病人头枕氧气枕，借重力使氧气流出。新购置的氧气枕首次使用，应先用水反复冲洗、揉搓，直至洁净，以免氧气枕内的粉尘吸入，引起吸入性肺炎，甚至窒息。

7. 氧气管道化装置（中心供氧装置）　医院的氧气可集中由供应站供给，设管道通至各病区、门诊、急诊室等。

8. 注意事项

（1）严格遵守操作规程，注意用氧安全，**做好"四防"，即防震、防火、防热、防油**。①在搬运氧气筒时，避免倾倒，勿撞击，以防爆炸，因氧气筒内的氧气是以14.71MPa灌入的，压力很高；②氧气筒应放在阴凉处，在筒的周围严禁烟火和放置易燃品，**距明火至少5m、暖气至少1m**；③氧气表及螺旋口上勿涂油，也不可用带油的手装卸，以防燃烧。

（2）**使用氧时，应先调节氧流量，再插管应用；停用氧时，应先拔管，再关氧气开关**；中途改变氧流量时，应先将氧气管与吸氧管分开，调节好氧流量后再接上。**以免因开错开关，使大量气体突然冲入呼吸道而损伤肺组织**。

温馨提示

给氧时，护士应做到"先开后停"，即给氧时先调好流量，再插鼻导管；停氧时，先拔鼻导管，再关流量开关。

（3）用氧过程中，应密切观察病人缺氧症状有无改善，定时测量脉搏、血压，观察其精神状态、皮肤颜色及温度、呼吸方式等；还可测定动脉血气分析判断疗效，以便选择适当的用氧浓度。

（4）**氧气筒内氧气不可用尽**，压力表指针降至0.5MPa时，即不可再用，以防灰尘进入，再次充气时发生爆炸。

（5）持续鼻导管给氧的病人，鼻导管应每日更换2次以上，双侧鼻孔交替插管，以减少刺激鼻黏膜，及时清除鼻腔分泌物，以防堵塞鼻导管。鼻塞给氧应每日更换。面罩给氧应4～8小时更换一次。

（6）**对已用空和未用的氧气筒，应分别挂"空"或"满"的标志**，以方便及时调换氧气筒，以免急用时因搬错氧气筒而影响抢救速度。

（四）氧气吸入的浓度及公式换算法

1. 氧气吸入浓度

（1）如氧浓度低于25%，则和空气中氧含量（占20.93%）相似，无治疗价值。

（2）如**氧浓度高于60%，持续时间超过24小时**，则会**发生氧中毒**，表现为**恶心、烦躁不安、面色苍白、干咳、胸痛、进行性呼吸困难**等。

（3）**对缺氧和二氧化碳滞留同时并存者，应给予低流量、低浓度持续吸氧**。原因：慢性缺氧病人因长期二氧化碳分压高，其呼吸主要依靠缺氧刺激颈动脉和主动脉体化学感受器，沿神经上传至呼吸中枢，反射性地引起呼吸；如给予高浓度吸氧，则缺氧反射性刺激呼吸的作用消失，从而导致呼吸抑制，甚至呼吸停止。

2. 吸氧浓度和氧流量的换算法　**吸氧浓度（%）＝21＋4×氧流量（L/min）**。

（五）氧疗的不良反应

见附录一。

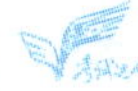

四、吸　痰　法

(一) 目的

将呼吸道分泌物或误吸的呕吐物吸出，以保持呼吸道通畅，预防吸入性肺炎、呼吸困难、发绀，甚至窒息。

(二) 方法

1. 电动吸引器吸痰法

(1) 用物：电动吸引器1台，电插板1个，治疗盘，盖罐2只(盛有无菌0.9%氯化钠溶液)无菌吸痰管数根，弯盘，无菌纱布，无菌止血钳，无菌持物镊，必要时备压舌板、开口器、舌钳，床栏上系一盛有消毒液的试管。

(2) 操作方法

1) 备齐用物，携至床旁，核对病人，做好解释。

2) 连接并检查吸引器各部件，接通电源，打开开关，检查吸引器性能，调节负压。**一般成人吸痰负压为40.0～53.3kPa，小儿应小于40kPa**。

3) 协助病人将头部转向护士，检查口、鼻，**如有活动义齿应取下**。

4) 连接吸痰管，用生理盐水试吸。

5) 护士一手反折吸痰管末端，另一手用无菌镊或止血钳夹住其前端，插入吸痰管，至口咽部(10～15cm)，放松吸痰管末端，进行吸痰，**先吸净口腔咽喉的分泌物后，再吸气管内分泌物**。

温馨提示

> 吸痰时先吸口腔再吸气管，但气管插管或气管切开时，应先吸气管再吸口腔。每根吸痰管只用一次。

6) 吸痰方法：动作应轻柔，左右旋转，向上提拉，吸净痰液；**每次吸痰时间应小于15秒**，以防缺氧。

7) **吸痰导管退出后，用生理盐水抽吸冲洗**，以免被分泌物堵塞。

8) 吸痰毕，关闭吸引器开关，安置病人，整理床单位，清理用物。

9) 观察并记录病人吸痰后的情况，以及吸出液的量、颜色、性质等。

2. 注射器吸痰法　在紧急、无吸引器的情况下，可用50～100ml注射器，连接吸痰导管，抽吸出痰液或呕吐物。

3. 中心吸引装置吸痰法　该装置将吸引管道连接到各病床单位，使用时插上吸痰装置，连接吸痰导管，打开吸引开关，调节合适大小的负压，试吸通畅后即可进行抽吸，使用非常方便。

(三) 注意事项

1. 密切观察病情，观察病人呼吸道是否通畅，以及面色、生命体征的变化等，如发现病人排痰不畅或喉头有痰鸣音，应及时吸痰。

2. 如为昏迷病人，可用压舌板或开口器先将口启开，再进行吸痰；如**为气管插管或气管切开病人，需经气管插管或套管内吸痰，应严格无菌操作**；如经口腔吸痰有困难，可由鼻腔插入吸引。

3. 吸痰管的选择应粗细适宜，不可过粗，特别是为小儿吸痰。

4. 吸痰时负压调节应适宜，**插管过程中，不可打开负压**，且动作应轻柔，以免损伤呼吸道黏膜。

5. 吸痰前后，应增加氧气的吸入，**且每次吸痰时间应小于15秒**，以免因吸痰造成病人缺氧。

6. 严格执行无菌操作，**吸痰所用物品应每天更换1～2次，吸痰导管应每次更换**，并做好口腔护理。

7. **如病人痰液黏稠，可协助病人变换体位，配合叩击、雾化吸入**等方法，使之易于吸出。**切不可增大负压，以防损伤黏膜**。

8. **储液瓶内的吸出液应及时倾倒，一般不应超过瓶的2/3**，以免痰液吸入马达内损坏机器。

五、洗　胃　法

(一) 目的

1. 解毒　清除胃内毒物或刺激物，以避免毒物吸收。**6小时内洗胃效果最好**。

考点汇总

> **考试复习多个"6"(主编总结，严禁转载)**
>
> 日光曝晒消毒时需在太阳下曝晒6小时；洗胃在6小时内进行最有效；断肢再植应力争在6小时内进行；腰麻后去枕平卧6～8小时，清创缝合应争取在6～8小时内进行；产褥期为6周，产后6周可恢复性生活。抢救时未来得及书写的病历应在抢救结束6小时内据实补记。

2. 减轻胃黏膜水肿　幽门梗阻的病人，饭后常有滞留现象，通过洗胃，可将胃内滞留食物洗出，以减少对胃黏膜的刺激，从而减轻胃黏膜水肿及炎症。

（二）方法

1. **口服催吐法**　指病人口服洗胃溶液，再自动呕出的方法。**适用于清醒、能主动配合的病人**。

（1）用物：治疗盘、量杯、压舌板、塑料围裙、水温计、毛巾、水桶 2 只；根据需要准备洗胃溶液，液量为 10 000～20 000ml，温度为 25～38℃。

（2）操作方法

1）备齐用物携至病人床旁，核对病人，解释操作目的及配合方法，以取得合作。

2）协助病人取坐位，围好塑料围裙，污水桶置于病人座位前。

3）嘱病人在短时间内自饮大量灌洗液（300～500ml/次），以引起呕吐；如病人不易吐出时，可用压舌板压其舌根部催吐；如此反复进行，直至吐出的液体澄清无味为止。

4）协助病人漱口、洗脸，必要时更换衣服，嘱病人卧床休息。

5）整理床单位，清理用物。

6）洗手，记录灌洗液名称及液量，洗出液的性质、量、颜色、气味，病人的一般情况，必要时送检标本。

2. 电动吸引器洗胃法　适用于抢救急性中毒。操作方法如下：

1）备齐用物携至病人床旁，核对病人。

2）接通电源，检查电动吸引器的功能，**调节负压，保持在 13.3kPa 左右**，压力不宜过大。

3）连接灌洗管。

4）协助病人取合适体位，铺好橡胶单及治疗巾，取出活动义齿，放好弯盘、污水桶，测量插管长度，润滑胃管前段，插入胃管（由口腔插入 55～60cm），证实胃管在胃内后，用胶布固定。

5）**先开动吸引器，将胃内容物吸出**，必要时留标本送检。

6）待吸尽胃内容物后，关闭吸引器，将储液瓶上的引流管夹闭，开放输液管，使溶液流入胃内，大约进液 300～500ml 时，夹住输液管，开放引流管，开动吸引器，吸出灌洗的液体。**如此反复进行，直到吸出的液体澄清无味为止**。

3. 注射器洗胃法　是将胃管经鼻腔插入胃内，用注射器吸出胃内容物的洗胃方法。适用于幽门梗阻、胃手术前病人的洗胃。

（1）用物：14 号胃管（婴幼儿用硅胶管），另备 50ml 注洗器（或 50～100ml 注射器）。

（2）操作方法

1）备齐用物携至病人床旁，核对病人，解释操作目的及配合方法。

2）病人取坐位或半坐卧位，铺好橡胶单及治疗巾，取出活动义齿，放好弯盘、污水桶，测量插管长度，润滑胃管前段，自鼻腔插入胃管，证实胃管在胃内后，用胶布固定。

3）用注洗器抽尽胃内容物，必要时留取标本送检。

4）**注入洗胃液约 200ml**，再抽吸弃去，如此反复冲洗，直至吸出的液体澄清无味为止。

5）冲洗完毕，反折胃管末端，用纱布包裹拔出，洗手和记录。

6）整理病床单位，协助病人清洁口腔及面部，取舒适卧位，清理用物。

4. 自动洗胃机洗胃法　**先按“手吸”键，吸出胃内容物**，必要时留取标本送检。再按“自动”键，开始对胃进行自动冲洗。待吸出的液体澄清无味后，按“停机”键，机器停止工作。

（三）注意事项

1. **急性中毒**的病人，应先迅速**采用口服催吐法**。

2. 插胃管时，动作应轻、快，并将胃管充分润滑，以免损伤食管黏膜或误入气管。

3. **当中毒物质不明时**，应**先抽出胃内容物送检，以明确毒物性质**；洗胃溶液可先**选用温开水或 0.9%氯化钠溶液**。

4. 若病人误服**强酸或强碱**等腐蚀性药物，则**禁忌洗胃**，以免导致胃穿孔。可遵医嘱给予药物解毒或物理性对抗剂，如豆浆、牛奶、米汤、蛋清水（用生鸡蛋清调水至 200ml）等。

5. 肝硬化伴食管胃底静脉曲张、近期曾有上消化道出血、胃穿孔等病人禁忌洗胃；食管阻塞、消化性溃疡、胃癌等病人不宜洗胃；昏迷病人洗胃应谨慎，可采用去枕平卧位，头偏向一侧，以防窒息。

6. 在洗胃过程中，应密切观察病人病情、洗出液的变化。

7. 洗胃液每次灌入量以 **300～500ml 为宜**，不能超过 500ml，并保持灌入量与抽出量的平衡。如灌入量过多，液体可从口鼻腔涌出，易引起窒息；还可导致**急性胃扩张，使胃内压升高，促进中毒物质进入肠道，反而增加毒物的吸收**；突然的胃扩张还可兴奋迷走神经，反射性地引起心脏骤停。

8. **为幽门梗阻病人洗胃，宜在饭后 4～6 小时或空腹时进行**，并记录胃内潴留量，以便了解梗阻情况，为静脉输液提供参考。

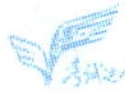

9. 各种药物中毒的灌洗溶液(解毒剂)和禁忌药物见表1-15-2。

表1-15-2　各种药物中毒的灌洗溶液(解毒剂)和禁忌药物

中毒药物	灌洗溶液	禁忌药物
酸性物	镁乳、蛋清水、牛奶	
碱性物	5%醋酸、白醋、蛋清水、牛奶	
氰化物	口服3%过氧化氢溶液后引吐,1∶15 000～1∶20 000高锰酸钾洗胃	
敌敌畏	**2%～4%碳酸氢钠、1%盐水、1∶15 000～1∶20 000高锰酸钾洗胃**	
1605、1059、4049(乐果)	2%～4%碳酸氢钠洗胃	**高锰酸钾**
敌百虫	1%盐水或清水洗胃、1∶15 000～1∶20 000高锰酸钾洗胃	**碱性药物**
DDT、666	温开水或0.9%氯化钠溶液洗胃,50%硫酸镁导泻	油性泻药
巴比妥类(安眠药)	1∶15 000～1∶20 000高锰酸钾洗胃,硫酸钠导泻	硫酸镁
异烟肼(雷米封)	1∶15 000～1∶20 000高锰酸钾洗胃,硫酸钠导泻	
灭鼠药(磷化锌)	1∶15 000～1∶20 000高锰酸钾洗胃,0.5%硫酸铜洗胃,口服0.5%～1%硫酸铜溶液,每次10ml,5～10分钟一次,压舌板刺激舌根引吐	鸡蛋、牛奶、脂肪及油类食物

(1) 蛋清水、牛奶:可黏附于黏膜或创面上起保护性作用。

(2) 高锰酸钾:为氧化剂,能将化学性毒物氧化,改变其性能,从而减轻或去除其毒性;但**1605、1059、4049(乐果)等禁用高锰酸钾洗胃**,因其可氧化成毒性更强的物质。

(3) **敌百虫中毒:禁用碱性药物洗胃**,因敌百虫遇碱性药物可分解出毒性更强的敌敌畏。

(4) **巴比妥类药物中毒**:采用**硫酸钠导泻**,是因为硫酸钠可在肠道内形成高渗透压,从而阻止肠道水分和残留巴比妥类药物的继续吸收,促使其尽早排出体外;且硫酸钠对心血管和神经系统没有抑制作用,不会加重巴比妥类药物的中毒症状。

(5) **磷化锌中毒**:口服硫酸铜催吐,可使其转化为无毒的磷化铜沉淀,而阻止其吸收,并促进其排出体外。但是,磷化锌易溶于油类,应**忌用鸡蛋、牛奶、油类等脂肪类食物**,以免加速磷的溶解,促进其吸收,加重中毒症状。

六、人工呼吸器使用法

(一) 简易呼吸器

在未进行气管插管建立紧急人工气道之前,或呼吸机突然发生故障时使用。简易呼吸器是最简单的借助器械加压的人工呼吸装置,可以辅助病人自主呼吸。常用于各种原因导致的呼吸停止或呼吸衰竭的抢救。

1. 目的　维持和增加机体通气量;纠正威胁生命的低氧血症。

2. 操作方法

(1) 备齐用物,携至床旁,核对病人。

(2) 解开束缚病人的衣领、领带、腰带,清除上呼吸道的分泌物、呕吐物。

(3) 操作者站在病人头侧,使病人头尽量后仰,托起下颌,使气道开放。

(4) 将面罩紧扣病人的口鼻部,使其不漏气。

(5) 挤压呼吸气囊,使空气(或氧气)进入肺内,**一般速率为10次/min,每次挤压能进入500ml左右气体**。

(6) 操作中,应注意观察病人,如病人有自主呼吸,人工呼吸应与之同步,即在病人吸气时,顺势挤压呼吸气囊,达到一定潮气量时,完全放松气囊,使病人自行完成呼气动作。

(二) 人工呼吸机

1. 人工呼吸机的工作原理　利用机械动力建立肺泡与气道通口的压力差。当气道通口的压力超过肺泡压,气体流向肺内,产生吸气动作;当释去气道通口的压力时,肺泡压高于大气压,肺泡气排出体外,达到呼气。

2. 人工呼吸机的类型　人工呼吸机可分为三大类:定压型、定容型、混合型。

(1) **定压型**:此机**送气的压力是一定**的,**通过压力的预定值自动控制吸气**、呼气运动的转换。即呼吸机将一定压力的气体送入肺内,使肺泡扩张而形成吸气;当压力升到预定值后,送气中断,肺弹性回缩而形成呼气。多有同步装置,有无自主呼吸均可应用。但不能保证通气量,故较少使用。

(2) **定容型:此机送气量恒定**。是将预定潮气量的气体送入肺内,使肺泡扩张而形成吸气;停止送气后,利用肺的弹性回缩而形成呼气。此机多无同步装置,常用于无自主呼吸或自主呼吸微弱的病人。

(3) 混合型:属于电控、电动、时间转换型,能提供多种通气方式,以间歇正压方式提供通气,即在通气时以正压将气体送入肺内，压力为零时形成呼气。潮气量较恒定，兼有定压和定容两种类型的特点。

3. 操作方法

(1) 备齐用物，携至床旁，核对病人。

(2) 解开束缚病人的衣领、领带、腰带，清除上呼吸道的分泌物、呕吐物。

(3) 根据病情选择通气方式，调节各预置参数，启动机器，检查呼吸机性能。

(4) 连接呼吸机与病人气道。

(5) 呼吸机工作后，应密切观察呼吸机的运转情况及病情变化。如病人两侧胸壁运动是否对称、呼吸音是否一致，机器与病人的呼吸是否同步等。

(6) 根据病情需要不断调整各参数(表1-15-3)。

表1-15-3 呼吸机主要参数的调节

项目	数值
呼吸频率(R)	**10～16次/min**
每分钟静息通气量(VE)	**8～10L/min**
潮气量(V_T)	10～15ml/kg(600～800ml)
吸/呼时间比(I:E)	**1:1.5～1:3.0**
呼气压力(EPAP)	0.147～1.96kPa(一般<2.94kPa)
呼气末正压(PEEP)	0.49～0.98kPa(渐增)
供氧浓度	30%～40%(一般<60%)

(7) 记录病人的反应、呼吸机的参数、时间、效果等。

(8) 当病人病情好转，符合呼吸机撤离的指征时，可逐步撤离呼吸机，一般使用时间越长，撤离呼吸机的过程也越长。

4. 注意事项

(1) 密切观察病情变化：观察病人的生命体征、尿量、意识状态、原发病情况、心肺功能、是否有自主呼吸及呼吸机是否与之同步等，了解通气量是否合适。①**通气量合适**：吸气时能看到**胸廓起伏，肺部呼吸音清晰**，生命体征较平稳；②**通气量不足**：因二氧化碳潴留，病人**皮肤潮红、多汗、烦躁、血压升高、脉搏加快、表浅静脉充盈消失**；③**通气过度**：病人出现**昏迷、抽搐**等碱中毒的症状。

(2) 观察呼吸机工作情况：检查呼吸机各管路连接是否紧密，有无脱落，有无漏气。

(3) 保持呼吸道通畅：充分湿化吸入的气体，防止呼吸道干燥、分泌物黏稠堵塞；鼓励病人咳嗽、深呼吸，协助危重病人及时翻身、拍背，促进痰液的排出；必要时吸痰。

(4) 定期监测病人血气分析及电解质的变化。

(5) 预防和控制感染：每日更换呼吸机各管道，更换螺纹管、呼吸机接口、雾化器等，并用消毒液浸泡消毒；病室空气用紫外线照射1～2次/d，15～30min/次；病室的地面、病床、床旁桌等，用消毒液擦拭，2次/d。

考点练习

考点：病情观察和危重病人的支持性护理(A1、A2型题)

1. 病人，男性，39岁。近日来咳嗽，食欲减退，四肢乏力。入院时病人面色晦暗，消瘦，结核菌检查结果为阴性，诊断为肺结核。病人呈现的面容属于
   A. 急性病容
   B. 慢性病容
   C. 病危面容
   D. 二尖瓣面容
   E. 贫血面容
2. 患儿，男，8岁。来院时表情痛苦，呼吸急促，面颊潮红，鼻翼扇动。这种面容表情称之为
   A. 甲亢面容
   B. 急性面容
   C. 慢性面容
   D. 脱水面容
   E. 贫血面容
3. 病人，女性，36岁。因车祸后致脑出血入院。入院后呼之不应，无自主运动，对声、光刺激无反应。该病人的意识为
   A. 嗜睡
   B. 意识模糊
   C. 意识淡漠
   D. 昏迷
   E. 定向力障碍

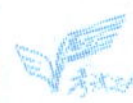

4. 病人，男性，60 岁，肝硬化 10 年。近 2 日嗜睡，今晨测体温时呼之不应，但压迫其眶上神经有痛苦表情，该病人的意识状态是
   A. 深昏迷
   B. 昏睡
   C. 嗜睡
   D. 浅昏迷
   E. 意识模糊
5. 护士发现某病人一直在熟睡，呼之不醒，之后搬动身体将其唤醒。问："现在是什么时候？"答："我不吃饭。"随即又很快入睡。该病人的意识状态属于
   A. 浅昏迷
   B. 谵妄
   C. 深昏迷
   D. 嗜睡
   E. 昏睡
6. 病人双侧瞳孔变化如图所示（附文末彩图 10），见于

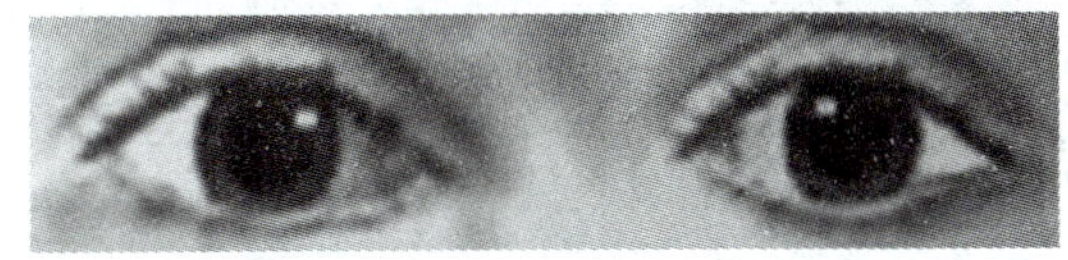

   A. 有机磷农药中毒
   B. 颅内压增高
   C. 枕骨大孔疝
   D. 吗啡中毒
   E. 脑出血合并脑疝
7. 瞳孔散大是指
   A. 小于 2mm
   B. 2～3mm
   C. 3～4mm
   D. 4～5mm
   E. 大于 5mm

考点：抢救室的管理和设备（A1、A2 型题）

8. 脑水肿病人脱水治疗时可选用
   A. 可拉明
   B. 阿托品
   C. 阿拉明
   D. 哌替啶
   E. 20%甘露醇
9. 晚期癌症病人镇痛时可选用
   A. 可拉明
   B. 阿托品
   C. 阿拉明
   D. 哌替啶
   E. 20%甘露醇
10. 病人，男性，68 岁。因脑出血后昏迷，现眼睑不能闭合。护士可采取的措施是
   A. 滴眼药水
   B. 热敷眼部
   C. 干纱布遮盖
   D. 按摩双眼睑
   E. 盖凡士林纱布

考点：缺氧程度的判断和吸氧适应证（A1 型题）

11. 病人，男性，65 岁。肺炎入院。T 38.2℃，P 110 次/min，R 26 次/min，口唇发绀。家属来探视时见病人在吸氧，询问为什么要吸氧。护士的正确回答是
   A. 吸氧后病很快好起来
   B. 因为病人有缺氧表现
   C. 只要是肺炎就得吸氧
   D. 请去问主管医生
   E. 吸氧只有益处，没有坏处

考点：氧气筒和氧气表的装置（A1 型题）

12. 氧气筒的减压器可将来自氧气筒内的压力降低至
   A. 0.1～0.2MPa
   B. 0.2～0.3MPa
   C. 0.3～0.4MPa
   D. 0.4～0.5MPa
   E. 0.5～0.6MPa
13. 装氧气表前打开氧气筒总开关的目的是
   A. 检查筒内是否有氧气
   B. 测试筒内氧气压力
   C. 清洁气门，防止飞尘吹入氧气表内
   D. 估计筒内氧气流量
   E. 了解氧气流出是否通畅

考点：吸氧法（A1、A2 型题）

14. 单侧鼻导管给氧，导管插入的长度为
   A. 鼻尖至耳垂
   B. 鼻尖至耳垂的 1/3
   C. 鼻尖至耳垂的 1/2
   D. 鼻尖至耳垂的 2/3
   E. 鼻尖至耳垂的 3/4
15. 患儿，女，2 岁。因呼吸困难需氧疗，最合适的给氧方法是
   A. 鼻导管法
   B. 鼻塞法
   C. 面罩法
   D. 氧气枕法
   E. 头罩法
16. 患儿，男，3 岁。因高热后惊厥急送医院急诊科。患儿从急诊科去病房的过程中，最佳的吸氧方式是
   A. 鼻导管
   B. 面罩
   C. 头罩
   D. 鼻塞
   E. 氧气枕
17. 采用面罩给氧时，氧流量一般为
   A. 2～4L/min
   B. 4～6L/min
   C. 6～8L/min

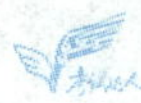

D. 8～10L/min
E. 10～12L/min

18. 关于吸氧的注意事项，**错误**的是
A. 氧气筒应放在阴凉处
B. 用氧时，先调氧流量再插管
C. 停氧时，先关氧气开关再拔管
D. 氧气筒内的氧气不可用尽
E. 鼻导管给氧时，鼻导管应每日更换两次以上

19. 病人，男性，65岁。慢性支气管炎急性发作经吸氧后好转。停用氧气时护士应首先
A. 关流量表
B. 取下湿化瓶
C. 关总开关
D. 拔出鼻导管
E. 拔出鼻导管的玻璃接管

20. 病人，男性，56岁。因肺心病需要吸氧，**错误**的操作是
A. 插管前用湿棉签清洁鼻腔
B. 插管前检查导管是否通畅
C. 先调节好流量再插管
D. 给氧期间不可随意调节氧流量
E. 停用氧气时先关流量开关

21. 患儿，女，1岁。细菌性肺炎入院，目前患儿烦躁不安，呼吸困难。医嘱：吸氧。适宜该患儿吸氧方式为
A. 单侧鼻导管法
B. 面罩法
C. 鼻塞法
D. 漏斗法
E. 头罩法

考点：氧气吸入的浓度及公式换算法(A1、A2型题)

22. 病人，女性，65岁。患肺心病5年，现病人出现呼吸困难同时合并精神症状，应采取的给氧方法是
A. 高流量给氧
B. 高浓度给氧
C. 高压给氧
D. 低流量、低浓度持续性给氧
E. 乙醇湿化给氧

23. 吸氧流量为3L/min，氧浓度为
A. 29%
B. 33%
C. 37%
D. 41%
E. 45%

24. 病人，女性，60岁。确诊为急性呼吸窘迫综合征，给予面罩吸氧。为了使吸入氧浓度能达到53%，需将氧流量调至
A. 10L/min
B. 8L/min
C. 6L/min
D. 4L/min
E. 2L/min

考点：吸痰的目的、方法和注意事项(A1、A3/A4型题)

25. 关于电动吸引器吸痰的操作方法，**错误**的是
A. 成人吸痰负压为40.0～53.3kPa
B. 插管时，护士应反折吸痰管末端
C. 先吸气管内分泌物，再吸口腔内分泌物
D. 导管退出后，应用生理盐水抽吸冲洗
E. 吸痰前，先用生理盐水试吸

26. 每次吸痰的时间**不应超过**
A. 5秒
B. 10秒
C. 15秒
D. 20秒
E. 25秒

27. 吸痰时若痰液黏稠，护士可采取的措施**不包括**
A. 协助病人变换体位
B. 配合叩击
C. 使用超声雾化吸入
D. 滴入化痰药物
E. 增加负压

28. 治疗盘内吸痰用物更换的时间为
A. 每次吸痰后
B. 每日1～2次
C. 每日1次
D. 每周1次
E. 每周2次

29. 下列关于电动吸引器吸痰的操作方法，**错误**的是
A. 操作前先检查吸引器性能
B. 调节负压至40.0～53.3kPa
C. 痰液黏稠可叩拍胸背部
D. 可连续吸引1分钟
E. 治疗盘内吸痰用物每天更换1～2次

(30～32题共用题干)

病人，男性，60岁。因脑血管意外昏迷入院。查体：呼吸道有较多分泌物，肺部听诊呈湿啰音。

30. 护士为该病人吸痰时，**错误**的操作是
A. 调节负压至40.0～53.3kPa
B. 病人头部转向操作者
C. 先插管再启动吸引器
D. 吸管从深部向上提出，左右旋转吸痰
E. 吸痰前采用超声雾化吸入

31. 该病人眼睑不能闭合，眼部护理首选的措施是
A. 按摩双眼睑
B. 热敷眼部
C. 消毒纱布遮掩
D. 滴眼药水
E. 盖凡士林纱布

32. 为该病人吸氧时氧流量为2L/min，其氧浓度是
A. 21%
B. 25%
C. 29%

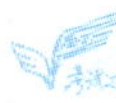

D. 33%

E. 37%

考点：洗胃的目的、方法和注意事项(A2 型题)

33. 病人，女性，35 岁。与家人争吵后服下敌敌畏。洗胃时每次灌入的溶液量为

A. 100～200ml

B. 200～300ml

C. 300～500ml

D. 400～600ml

E. 500～800ml

34. 急诊室接诊一位中毒病人，已意识不清，陪同人员不清楚病人服用哪种中毒物质。护士应选择的洗胃液是

A. 牛奶

B. 生理盐水

C. 2%～4%碳酸氢钠

D. 1∶15 000 高锰酸钾

E. 肥皂水

考点：各种药物中毒的灌洗液和禁忌药物(A1、A2、A3/A4 型题)

35. 下列哪种药物中毒时需忌服牛奶

A. 盐酸

B. 氢氧化钠

C. 磷化锌

D. 来苏水

E. 苯酚

36. 病人张某，急性中毒，但意识清楚合作，可采用的洗胃方法是

A. 口服催吐法

B. 电动吸引洗胃法

C. 漏斗胃管洗胃法

D. 注射器洗胃法

E. 自动洗胃机洗胃法

(37～38 题共用题干)

病人，男性，29 岁，安眠药中毒，处于昏迷状态，须立即进行漏斗法洗胃。

37. 适宜的洗胃液是

A. 1∶15 000～1∶20 000 高锰酸钾

B. 1%盐水

C. 2%～4%碳酸氢钠

D. 5%醋酸

E. 0.1%硫酸铜

38. 每次灌入的洗胃液量为

A. 100～300ml

B. 300～500ml

C. 500～700ml

D. 700～900ml

E. 10 000～20 000ml

39. 病人，男性，因敌百虫中毒急送医院，护士为其洗胃。禁用的洗胃溶液是

A. 2%～4%碳酸氢钠溶液

B. 1∶15 000～1∶20 000 高锰酸钾溶液

C. 5%醋酸

D. 温开水或生理盐水

E. 蛋清水

40. 病人，女性，29 岁。口服安定 100 片，被家人发现时呼之不应，意识昏迷，急诊来院。错误的护理措施是

A. 立即洗胃

B. 不宜催吐

C. 硫酸镁导泻

D. 0.9%生理盐水洗胃

E. 监测生命体征

41. 病人，女性，60 岁。因午饭时食用了发芽的马铃薯导致食物中毒，到急诊就诊后医生要对其进行洗胃。可选用的洗胃液是

A. 5%醋酸

B. 1%～3%鞣酸

C. 高锰酸钾溶液

D. 1%活性炭悬浮液

E. 硫酸镁

42. 病人，女性，26 岁。因与男友发生口角服乐果 10ml，半小时后腹痛、恶心、呕吐来急诊。入院查体：神清，HR 80 次/min，R 16 次/min，BP 110/80mmHg，双侧瞳孔等大等圆，直径约 2.5mm。遵医嘱立即给予洗胃。下列护理措施正确的是

A. 使用 1∶5 000 高锰酸钾溶液作为洗胃液

B. 洗胃液温度 40℃左右为宜

C. 每次洗胃液量以 500～600ml 为宜

D. 洗胃前应先收集胃内容物做毒物鉴定

E. 按照慢进慢出，先出后入的原则洗胃

43. 患儿，男，3 岁。误服灭鼠药物(磷化锌)后，被送至医院急诊。护士立即实施口服洗胃。首选的洗胃溶液是

A. 1%氯化钠

B. 2%～4%碳酸氢钠

C. 3%过氧化氢

D. 5%鞣酸

E. 0.5%硫酸铜

考点：简易呼吸器(A1 型题)

44. 简易呼吸器挤压一次入肺的空气量约为

A. 200～300ml

B. 300～400ml

C. 400～500ml

D. 500～600ml

E. 1 000～1 500ml

考点：人工呼吸机(A1、A2 型题)

45. 人工呼吸机的工作原理是借助机械动力建立

A. 肺泡与气道通口的压力差

B. 肺泡与肺静脉入口的压力差

C. 肺泡与肺动脉入口的压力差

D. 肺动脉与肺静脉入口的压力差
E. 肺静脉与肺动脉入口的压力差

46. 在使用人工呼吸机时，吸/呼比值应为
A. 1∶1～1∶2.0
B. 1∶1.5～1∶2.0
C. 1∶1.5～1∶2.5
D. 1∶1.5～1∶3.0
E. 1∶2.0～1∶3.0

47. 病人，男性，65岁。因患慢性呼吸衰竭后应用呼吸机辅助通气时，若病人通气过度，可出现下列哪种表现
A. 皮肤潮红，多汗
B. 抽搐，昏迷
C. 烦躁，脉率快
D. 血压升高
E. 胸部起伏规律

48. 病人，男性，60岁。心脏呼吸突然骤停后应用呼吸机辅助呼吸。呼吸频率和每分通气量应设为
A. 16～20次/min 10～15L
B. 10～16次/min 8～10L
C. 10～12次/min 6～8L
D. 8～10次/min 6～8L
E. 6～8次/min 4～6L

参考答案

序号	1	2	3	4	5	6	7	8	9	10	11	12	13	14	15	16
答案	B	B	D	D	E	B	E	E	D	E	B	B	C	D	E	E
序号	17	18	19	20	21	22	23	24	25	26	27	28	29	30	31	32
答案	C	C	D	E	E	D	B	B	C	C	E	B	D	C	E	C
序号	33	34	35	36	37	38	39	40	41	42	43	44	45	46	47	48
答案	C	B	C	A	A	B	A	C	D	D	E	D	A	D	B	B

第十六节 临终病人的护理

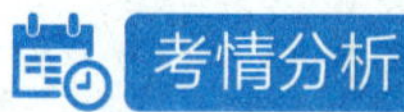

年份	主要考点
2019	脑死亡的判断；临终病人心理反应的判断；尸体护理时的错误做法（放低头部）
2021	仰卧位时尸斑最先出现在哪个部位；临终病人心理反应分期的判断
2022	尸斑开始出现的时间是死亡后（2～4小时）；尸体腐败最早出现在尸体的（右下腹）；死亡发展的过程（濒死期→临床死亡期→生物学死亡期）；临床死亡期的判断；临终病人心理反应的判断
2023	生物学死亡期的主要特点（新陈代谢停止）；脑死亡的标准不包括（心电图平坦）；尸体护理时头部垫软枕的目的；临终病人心理反应分期的判断

考点导航

一、概 述

（一）死亡的概念

1. 死亡是指个体生命活动的永久终止。呼吸停止、心跳停止是**传统判断死亡的标准**。

2. 现代医学表明 当人的心跳停止时，大脑、肾脏、肝脏并没有死亡，只要大脑功能保持完整性，生命活动就有可能再恢复。因此，**目前医学界**逐步开始主张将**脑死亡**作为判断死亡的标准。

3. **脑死亡的判断标准** ①**无感受性和反应性**。②**无运动、无呼吸**。③**无反射**。④**脑电波平坦**。

（二）死亡过程的分期

死亡不是生命的骤然结束，是一个逐渐进展的过程，一般分为三期（表1-16-1）。

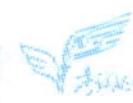

表 1-16-1 死亡过程的分期

分期	表现	复活
濒死期：又称临终状态，**是生命活动的最后阶段**	人体主要器官生理功能趋于衰竭，脑干以上的神经中枢功能处于抑制或丧失状态，死亡即将发生	生命可复苏
临床死亡期：又称躯体死亡期或个体死亡期	**心跳、呼吸停止**，各种反射消失，瞳孔散大，但各种组织细胞仍有短暂而微弱的代谢活动。此期持续时间一般为5～6分钟	仍有复苏可能
生物学死亡期：**死亡过程的最后阶段**	整个中枢神经系统和机体各器官的新陈代谢相继终止，出现不可逆变化相继出现**尸冷（最先发生）、尸斑（死亡后2～4小时）、尸僵（死亡后1～3小时出现）、尸体腐败（死亡后24小时，右下腹出现尸绿）**等	不可能复活

二、临终病人的护理

临终关怀是向临终病人及其家属**提供生理、心理、社会等方面的完整照顾**，以控制病人症状，缓解痛苦，保护自尊，**提高生存质量**，使临终病人平静、安宁、有尊严地度过人生的最后阶段，同时减轻临终病人家属的精神压力。

温馨提示

临终关怀不是全面治疗和延长病人的寿命，而是适度治疗、对症治疗，减轻病人痛苦，提高病人的生活质量。

（一）临终病人的躯体状况和心理反应

1. 临终病人的躯体状况

（1）循环与呼吸：临终病人多有循环和呼吸功能减退。常表现为脉搏快而弱、不规则并逐渐消失，血压下降或测不出；病人呼吸频率逐渐减慢，呼吸表浅，可有潮式呼吸、间断呼吸，出现呼吸困难，多有痰鸣音等。

（2）饮食与排泄：病人常表现为恶心、呕吐、食欲减退、腹胀、便秘及口干、脱水，可出现大小便失禁、尿潴留等。

（3）皮肤与骨骼：病人常表现为皮肤苍白、湿冷、四肢冰凉、发绀、肌张力降低或丧失、肢体软弱无力。

（4）面容及感知觉：濒死病人常表现为**希氏面容**，即**面肌瘦削、面部呈铅灰色、嘴微张、下颌下垂、眼眶凹陷、双眼半睁呆滞**、瞳孔散大。病人视力逐渐减退，视物模糊至丧失。语言逐渐混乱、发声困难。而**听觉通常最后消失**。

（5）神经系统：病人常有意识改变，表现为嗜睡、意识模糊、昏睡、昏迷等。

2. 临终病人的心理反应　临终病人的心理反应过程分为**五个阶段，即否认期、愤怒期、协议期、忧郁期与接受期**。

（1）**否认期**：当病人得知自己病重即将面临死亡时，常常没有思想准备，**其心理反应为“不，不可能，不会是我！一定是搞错了！这不是真的！”**以此来极力否认，拒绝接受事实。

（2）**愤怒期**：当否认无法持续，病人又不理解时，通常会**生气、愤怒、怨恨**、嫉妒，产生“这不公平，为什么是我！”的心理反应。内心的不平衡，使病人**常常迁怒于周围的人，向医护人员、家属、朋友等发泄愤怒**。

（3）**协议期**：当病人愤怒的心理消失后，开始承认和接受临终的事实。病人希望尽可能延长生命，以完成未尽心愿，并期望奇迹出现，常常表示“如果能让我好起来，我一定……”此期**病人变得非常和善、宽容，对病情抱有一线希望，能积极配合治疗**。

（4）**忧郁期**：病情的进一步恶化，使病人认识到协商无法阻止死亡的来临，表现为**情绪低落、消沉、退缩、悲伤、沉默、哭泣等**，甚至有轻生的念头。

（5）接受期：是临终的最后阶段，此时，病人对死亡已有所准备，一切未完事宜均已处理好，因而变得平静、安详。

温馨提示

临终病人的心路历程与学生遭受挫折（如考试不及格）时的心理反应是一样的。考生在复习时可将书本知识生活化。下面是学生得知考试不及格后与老师的对话：

学生：“不可能，我不可能不及格，您卷子改错了吧。”（否认期）

老师：“你自己看试卷吧。”

学生：“没有改错，但是这太不公平了，我复习了一个星期还没考过，我们寝室的×××复习一个晚上居然考过了。”（愤怒期）

老师：“你平时每次都来上课了吗？你应该从自己身上找原因。”

学生：“老师，能不能帮我改了？不及格就拿不成奖学金。”（协议期）

老师：“不可能，做老师要有原则。”

学生：（开始哭泣）“我不知道怎么去面对父母。”（忧郁期）

老师：“不要太悲伤了，没考过，下次还可以再来，只要你好好学习，一定会考过的。”

学生：“那好吧，我下学年会坚持上课，争取考过。”（接受期）

（二）临终病人的护理措施

1. 躯体支持性护理

（1）改善循环和呼吸功能：严密观察生命体征变化以及皮肤颜色、温度等。如病人四肢冰冷，应注意保暖，提高室温，必要时用热水袋；如病人呼吸困难，应立即吸氧，以纠正缺氧状态，并保持呼吸道通畅，必要时吸痰。如病情允许，可采取半坐卧位或抬高头及肩，以扩大胸腔容量，减少回心血量，从而改善呼吸困难；对昏迷的病人，可采取侧卧位或仰卧位头偏向一侧，以利呼吸道分泌物的引流，防止窒息或发生肺部并发症。

（2）促进食欲，增进营养：护士应了解病人的饮食习惯，注意食物的色、香、味，少量多餐，以增进食欲；给予流质、半流质饮食，以利于吞咽；适当喂食、喂水，必要时通过鼻饲或完全胃肠道外营养，以保证营养供给。

（3）促进舒适

1）协助病人漱口，必要时做好口腔护理，每日2～3次，以保持口腔清洁。

2）加强皮肤护理，防止发生压力性损伤。如病人不能活动，应帮助其采取舒适体位，定时翻身，避免局部长期受压；按摩受压部位，以促进血液循环；保持皮肤及床单位的整洁、干燥，如病人大小便失禁，应注意会阴、肛门部的清洁干燥，如大量出汗，应及时擦洗，勤换衣裤。

3）帮助病人保持头发清洁、发型美观。

（4）减轻感、知觉改变的影响

1）提供安静、空气新鲜的环境，保持适宜的光照，以增加安全感。

2）注意眼部的清洁，及时拭去眼部分泌物，**如病人双眼半睁，应定时涂金霉素、红霉素眼膏，并用生理盐水湿纱布覆盖，以防发生角膜溃疡或结膜炎**。

3）**因听觉通常最后消失**，故护理中应注意语言亲切、柔和、清晰，**避免在病人床旁讨论病情，以减少不良刺激**。如病人视力减退，可配合触摸等非语言性交流，使其感到即使在生命的最后一刻，仍不孤独。

（5）对意识障碍的病人应保障安全，必要时使用保护具。

（6）控制疼痛：观察疼痛的部位、性质、程度、持续时间等，协助病人选择最有效的方法以减轻疼痛。

2. 心理护理（表1-16-2）

表1-16-2 心理护理分期与护理措施

分期	护理措施
否认期	**护士应以真诚的态度，保持与病人的坦诚沟通**。既要维护病人的知情权，也不要轻易揭穿其防卫机制，使病人逐步适应。同时坦诚、温和地回答病人的询问，倾听其诉说，维持病人适当的希望
愤怒期	**允许病人发怒、抱怨，给病人机会以宣泄心中的忧虑和恐惧**；并认真倾听病人的心理感受
协议期	护士应主动关心病人，**指导病人更好地配合治疗**，以控制症状，减轻病人的痛苦
忧郁期	**护士应经常陪伴病人，更多地给予同情和照顾，允许病人表达其悲哀的情绪**。精神上给予病人支持，尽量满足病人的合理要求，可以安排亲朋好友会面，让家属陪伴在身旁等
接受期	护士应**尊重病人，不强迫与其交谈，减少外界干扰**，给病人提供一个安静、舒适的环境，继续陪伴病人，加强生活护理，使临终病人平静、安详地离开人间

三、尸体护理

确认病人死亡后，由**医生开具死亡诊断书，护士应尽快进行尸体护理**。

（一）目的

1. 保持尸体整洁，姿势良好，易于辨认。
2. 给家属以安慰，减轻哀痛。

（二）操作方法

1. 评估

（1）病人的诊断、死亡时间、原因、死亡诊断书，是否有传染病。

（2）死者面容，尸体清洁程度，有无伤口或引流管等。

（3）死者的民族、宗教信仰，以及死者家属对死亡的态度。

2. 操作前准备　环境准备：安排单独房间或用屏风遮挡，保持安静、肃穆。

3. 操作步骤

（1）护士洗手，戴口罩，**填写3张尸体识别卡**。

（2）备齐用物，携至床旁，大病房用屏风遮挡。

(3) **劝慰家属暂时离开病房,家属不在应尽快通知**。

(4) 撤去一切治疗用物,以便于进行尸体护理。

(5) 将床放平,尸体仰卧,**头下垫一枕头,以防面部淤血变色**。

(6) 洗脸,闭合口、眼。如眼睑不能闭合,可用毛巾湿敷或按摩后,将眼睑闭合;如不能闭口,可轻揉下颌或用绷带托起,如有义齿将其装上,以维持尸体良好的外观。

(7) **用棉花将口、鼻、耳、阴道、肛门等孔道塞住,以防体液外溢,注意棉花不要外露**。

(8) 脱去衣裤,擦洗上肢、胸腹部、背部、臀部及下肢;有伤口要更换敷料,有引流管应拔出;如有胶布痕迹用松节油擦净。

(9) 将衣裤穿上,梳理头发,撤去大单,将**第一张尸体识别卡系于腕部**。

(10) 将尸体移放于平车的尸单上,用尸单包裹尸体。**第二张尸体识别卡系于尸体腰间的尸单或尸袍上**。送至太平间。将第三张尸体识别卡交给太平间工作人员。

(11) 到太平间,将尸体置于停尸屉内,并将**第三张尸体识别卡系在停尸屉外**。

(12) 填写死亡通知单,按出院病人护理进行床单位、用物的消毒及文件的处理,体温单上填写死亡时间,并按出院手续办理结账。

(13) 清点遗物交给家属。如家属不在,应由两人共同清点,并列出清单,交护士长保存。

(三) 注意事项

1. 病人死亡后,应**由医生开具死亡诊断书,护士尽快进行尸体护理**。
2. 尸体识别卡应正确放置,以便于识别尸体。
3. 如为传染病病人,应用消毒液清洁尸体,孔道应用浸有 **1%氯胺溶液的棉球进行填塞**,包裹尸体应用一次性的尸单或尸袍,并装入不透水的袋子中,外面作传染标志。
4. 护士做尸体护理,态度应严肃、认真,满足家属的合理要求。

考点练习

考点:死亡的概念(A1、A2 型题)

1. 病人,男性,66 岁。车祸撞伤脑部,出血后出现深昏迷,脑干反射消失,脑电波消失,无自主呼吸。该病人目前处于
   A. 临床死亡期
   B. 脑死亡期
   C. 生物学死亡期
   D. 濒死期
   E. 疾病晚期
2. 脑死亡判断标准**不包括**
   A. 心电图呈直线
   B. 不可逆的深度昏迷
   C. 自发呼吸停止
   D. 脑电波消失
   E. 脑干反射消失

考点:死亡过程的分期(A1、A2 型题)

3. 病人,男性,48 岁。肺癌晚期,目前神志模糊,肌张力消失,心音低钝,脉搏细弱,血压下降,间歇呼吸。该病人处于
   A. 濒死期
   B. 临床死亡期
   C. 生物学死亡期
   D. 临终状态
   E. 躯体死亡期
4. 死亡后,尸绿首先出现的部位是
   A. 脐周
   B. 左上腹
   C. 右上腹
   D. 左下腹
   E. 右下腹

考点:临终病人的躯体状况和心理反应(A1、A2 型题)

5. 临终病人通常最早出现的心理反应期是
   A. 协议期
   B. 愤怒期
   C. 否认期
   D. 接受期
   E. 忧郁期
6. 病人,男性,晚期肝癌,治疗效果不佳,肝区剧烈疼痛,腹水伴呼吸困难。病人经常生气、愤怒、抱怨医护人员,并与家属争吵。此心理反应属于
   A. 忧郁期
   B. 愤怒期
   C. 否认期
   D. 接受期
   E. 协议期
7. 一位临终病人向护士叙述:“我得病不怪别人,拜托你们尽力治疗,有什么新疗法,可以在我身上先试验。奇迹总是有的啊!”该病人处在心理反应的
   A. 否认期
   B. 愤怒期
   C. 协议期
   D. 忧郁期
   E. 接受期
8. 病人,男性,65 岁。因尿血来诊,诊断为肾癌。在得知自己的病情后,病人拒绝治疗,继而赴多家医院反复就诊、咨询。其心理状况处于

A. 愤怒期
B. 忧郁期
C. 否认期
D. 协议期
E. 接受期

考点：临终病人的护理措施(A1、A3/A4型题)

9. 临终关怀是以
A. 治疗为主
B. 延长生存时间为主
C. 治愈为主
D. 对症治疗为主
E. 生活照料为主

10. 病人，男性，68岁。肝癌晚期，极度衰弱。此时医护人员应采取的主要措施是
A. 以治愈疾病为主
B. 放弃一些治疗
C. 实施安乐死
D. 以对症治疗为主
E. 尽量延长病人的生存时间

11. 临终病人最后消失的感觉是
A. 听觉
B. 视觉
C. 味觉
D. 触觉
E. 嗅觉

12. 关于临终病人的护理措施，错误的是
A. 要有坦诚诚实的态度
B. 要认真听取病人的主诉
C. 要充分体谅病人的痛苦
D. 要及时制止病人的愤怒表现
E. 要尊重病人的选择

(13～14题共用题干)

病人，女性，68岁，因子宫颈癌转移至肺，入院治疗后效果不佳，疼痛剧烈。病人感到极度痛苦，并试图自杀。

13. 该病人心理反应属于
A. 忧郁期
B. 愤怒期
C. 否认期
D. 接受期
E. 协议期

14. 对该病人的护理，不妥的是
A. 同情病人
B. 尽可能满足病人的需要
C. 允许家属陪伴病人
D. 教会病人控制悲哀的情绪
E. 注意安全，防止自杀

15. 某肝癌晚期病人住院期间情绪激动，常常指责或挑剔家属和医护人员。护士正确的护理措施是
A. 给病人正确的死亡观和人生观教育
B. 让病人尽可能的一个人独处
C. 认真倾听病人的心理感受
D. 诚恳地指出病人的不恰当做法
E. 减少和病人的语言交流

考点：尸体护理的目的(A1型题)

16. 尸体护理在何时进行
A. 心跳停止后
B. 呼吸停止后
C. 医生开具死亡诊断书后
D. 出现尸冷后
E. 出现尸僵前

17. 下列哪项不属于尸体护理的目的
A. 保持尸体整洁
B. 保持尸体姿势良好
C. 使尸体易于辨认
D. 使尸体五官端详
E. 给家属以安慰

考点：尸体护理的操作方法和注意事项(A1型题)

18. 尸体护理时头部垫枕头的主要目的是
A. 安慰家属
B. 保持舒适
C. 防止面部淤血
D. 保持姿势
E. 便于辨认

19. 病人死亡后，护士用消毒液清洁尸体后，应用下列哪种溶液浸湿的棉球填塞尸体孔道
A. 1%过氧乙酸
B. 3%过氧化氢
C. 1%氯胺溶液
D. 75%乙醇
E. 0.5%碘酊

20. 某护士在进行尸体护理时，下列做法错误的是
A. 为逝者装上义齿
B. 取下枕头，放低头部
C. 换上衣裤，系上尸体识别卡
D. 擦洗躯体，必要时填塞孔道
E. 为逝者洗脸，闭合眼睑

参考答案

序号	1	2	3	4	5	6	7	8	9	10	11	12	13	14	15	16
答案	B	A	A	E	C	B	C	C	D	D	A	D	A	D	C	C
序号	17	18	19	20												
答案	D	C	C	B												

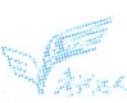

第十七节 医疗和护理文件的书写

考情分析

年份	主要考点
2018	长期备用医嘱的判断
2019	长期医嘱的判断;临时备用医嘱失效的时间;执行医嘱的错误做法(核对后无须签名);入院时间的正确书写方法(图片题)
2021	不属于长期医嘱的是(St.);门诊病历档案的保存时间自病人最后一次就诊之日起不少于(15 年)
2022	物理降温后体温单的绘制(图片题);绘制体温单时脉率、心率如何表示;长期医嘱的判断;医嘱书写错误的是(书写错误时直接涂改)
2023	长期医嘱的判断;体温单大便次数栏 $1\frac{1}{E}$ 的含义

考点导航

一、概　　述

(一) 医疗和护理文件的重要性

1. 提供病人的信息资料　医疗和护理文件记录了病人的病情变化、诊断治疗及护理的全过程,是最原始的文件记录,方便医务人员及时、动态地了解病人的全面信息,是诊断、治疗、护理的重要参考依据。

2. 提供教学及科研的重要资料　完整的医疗和护理文件是医学和护理教学的重要教材,是开展科研工作的重要资料,可供学生进行个案分析、讨论及进行回顾性研究。

3. 提供评价依据　完整的医疗和护理文件可反映医院的医疗护理质量,是医务人员服务质量和技术水平的体现。

4. 提供法律的证明文件　完整的医疗和护理文件具有重要的法律作用。在发生医疗纠纷、进行伤残处理等情况时,在调查处理的过程中,都要将病案记录作为依据加以判断,以明确医院及医护人员有无法律责任。

(二) 医疗和护理文件的书写要求

1. **及时**　医疗和护理记录必须及时,不可提早或拖延,更不能漏记。如因抢救未能及时记录的,应**在抢救结束 6 小时内据实补记**,同时标明抢救完成时间和补记时间。

2. **准确、真实**　医疗和护理记录的内容必须准确、真实,不可主观臆断。

3. **完整**　医疗和护理文件的眉栏、页码、各项记录必须逐项填写完整,避免遗漏,记录者应签全名。

4. **简明扼要**　医疗和护理记录的内容应尽量简明扼要,语句通顺,重点突出,使用医学术语应确切,并使用公认的缩写。

5. **清晰**　书写医疗和护理记录应使用红、蓝墨水钢笔或签字笔,字体清楚、端正,不出格,不跨行,也不得涂改、剪贴或滥用简化字。如有错误,应在相应文字上画双横线,就近书写正确文字并签全名。

(三) 医疗和护理文件的保管要求

1. 保管要求

(1) 医疗护理文件应按规定放置,记录和使用后必须放回原处。

(2) 注意保持医疗护理文件的清洁、整齐、完整,防止破损、污染、拆散、丢失。

(3) 按规定,病人及家属有权复印体温单、医嘱单、护理记录单。

(4) 医疗护理文件应妥善保存。

2. 病历的排列顺序　见本章第四节。

二、护理文件的书写

(一) 体温单(附文末彩图 11)

1. 体温单记录的内容　体温单的记录内容包括体温、脉搏、呼吸、血压,出入院、手术、分娩、转科、死亡的时间,大便、出入液量、体重、特殊治疗、药物过敏等。

2. 体温单上各项目的记录方法(*)

（1）**眉栏用蓝/黑水笔填写**。

1）一般情况：姓名、科别、病室、床号、入院日期（年、月、日）、住院号。

2）日期栏：**每页体温单的第一日应写明年、月、日，其余6天只写日，如中间换年或月份，应填写年、月、日或月、日**。

3）住院日数：自**入院后第一日开始写至出院**。

4）手术日数：用红水笔填写，自手术或分娩后次日为第一日，连续写14天，如14天内进行第二次手术，则第一次手术天数作分母，第二次手术天数作分子填写。

（2）**在40～42℃横线之间：用红水笔在40～42℃横线之间相应时间栏内，纵行填写**入院时间、手术、分娩时间、转入时间、转科、出院时间、死亡时间。所填时间按24小时制记录，且一律用中文书写×时×分。

（3）体温曲线的绘制：绘制体温曲线用蓝笔。

1）体温符号：**口腔温度以蓝"●"表示，腋下温度以蓝"×"表示，直肠温度以蓝"○"表示**。

2）在35～42℃之间，按实际测量数值，绘制体温符号，相邻体温符号之间以蓝线相连。要求符号大小一致，连线平直。

3）物理降温或药物降温后30分钟所测的体温，绘制在降温前体温的相应纵格内，以红"○"表示，并用红色虚线与降温前的体温相连。下一次体温应与降温前体温相连。

4）当体温不升时，可将"不升"二字用红水笔写在35℃线以下。

5）遇拒试、外出时，前后两次体温曲线应断开不连。

6）如体温与前次数值差异较大或与病情不符，应重新测量，无误后在原体温符号上方用蓝、黑色墨水笔写上一小写英文字母"v"（verified，核实）。

（4）**脉搏曲线的绘制**：绘制脉搏曲线用红笔。

1）符号：**脉搏以红"●"表示，心率以红"○"表示，相邻符号用红线相连**。要求符号大小一致，连线平直。

2）当体温与脉搏重叠时，先绘制体温符号，再用红笔在体温外面画红圈表示脉搏。

3）**若有脉搏短绌，需同时绘制心率和脉率**，并**于心率与脉率曲线之间以红笔画直线涂满**。

（5）呼吸记录：①用红水笔以阿拉伯数字表述每分钟呼吸次数。②如每日记录呼吸次数2次以上，应当在相应栏内上下交错记录，第一次呼吸应当记录在上方。③使用呼吸机病人的呼吸以Ⓡ表示，在体温单相应时间内顶格用黑笔画Ⓡ。

（6）**底栏填写**：用蓝黑水笔以阿拉伯数字记录，免写计量单位（体温单前已注明）。

1）大便次数：每24小时填写前一日的大便次数。①**如未解大便记"0"**；②**灌肠后的大便次数用"E"符号**，以分数表示，**如灌肠后大便3次记为$\frac{3}{E}$，两次灌肠后大便3次用$\frac{3}{2E}$表示，1$\frac{2}{E}$表示自行排便1次，灌肠后排便两次**，**$\frac{0}{E}$表示灌肠后无大便**；③**大便失禁记为"*"**；④**"☆"表示人工肛门**。

2）出入液量：单位为"ml"，在相应栏内记录前一日24小时的统计数字。

3）尿量：单位为"ml"，记录前一日24小时的总尿量。

4）血压：单位为"mmHg"。次数按护理常规或医嘱进行，新入院病人应测量血压并记录，住院期间每周至少记录一次。记录方式：收缩压/舒张压。

5）体重：单位为"kg"，新入院病人应测量体重并记录，住院期间每周至少记录一次。如因病情不能测量体重，可记为"卧床"。

6）空格：作为机动用。

7）页码：用蓝墨水或碳素墨水笔逐页填写。

（二）医嘱单

1. 医嘱的内容　包括开写医嘱的日期、时间，病人的床号和姓名，医生和护士签名以及护理常规、护理级别、隔离种类、饮食、卧位、药物治疗、其他治疗、各种检查、化验等。如药物治疗应写明药名、浓度、剂量、用法、时间，手术治疗应写明手术名称、时间、麻醉种类、术前准备等。

2. 医嘱的种类（表1-17-1）

表1-17-1　医嘱的种类

医嘱种类	含义
长期医嘱	医嘱自开写之日起，有效时间在24小时以上，当医生注明停止时间后失效
临时医嘱	医嘱有效时间在24小时以内，一般只执行1次，并应在短时间内执行，有的临时医嘱须立即执行，有的限定执行时间
长期备用医嘱（p.r.n.）	**指有效时间在24小时以上**，需要时使用，医生注明停止时间医嘱方为失效，并需注明间隔时间
临时备用医嘱（s.o.s.）	**仅在12小时内有效**，必要时使用，**只执行1次，过期尚未执行即失效**

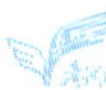

3. 医嘱的处理

(1) 医嘱的处理原则:先急后缓,先临时后长期,先执行后抄写。

(2) 医嘱的处理方法

1) 临时医嘱:护士先将其转抄到各种临时治疗单或治疗卡上,需立即执行的临时医嘱应安排护士马上执行,注明执行时间并签全名。

2) 长期医嘱:护士先将其分别抄至各种长期治疗单或治疗卡上,核对后签全名。

3) 长期备用医嘱:医生直接写在长期医嘱单上。需要时,护士每次执行后在临时医嘱单上记录,注明执行时间并签全名。

4) **临时备用医嘱**:医生直接写在临时医嘱单上,**12 小时内有效**。执行后注明执行时间并签全名。**过期未执行自动失效**,由护士在该医嘱后**用红水笔注明"未用"两字**。

5) 停止医嘱:医生直接在长期医嘱单相应医嘱的停止栏内注明日期、时间、签名。护士在各有关治疗单或治疗卡上注销该医嘱,写明停止日期、时间并签名。

6) 重整医嘱:长期医嘱调整项目较多时,以及病人转科、手术、分娩时,均需要重整医嘱。

4. 注意事项

(1) 护士在处理医嘱的过程中,应认真、细致、及时、准确,字迹整齐、清楚。

(2) 所有医嘱必须有医生签名方为有效。**一般情况下不执行口头医嘱,在手术过程中或抢救时,医生提出口头医嘱,护士必须复诵一遍,双方确认无误,方可执行**。抢救结束后,须由医生及时补写医嘱。

(3) 护士应严格执行医嘱,但不能机械地处理和执行,**如有疑问,应核对清楚,无误方可执行**。

(4) 严格执行查对制度。医嘱须每班小查对,每日查对,每周应进行总查对,查对者在登记本上注明查对时间,并签全名。

(5) 对需下一班执行的临时医嘱,应进行交接班,并在交班记录上注明。

(三) 特别护理记录单

特别护理记录常用于危重、抢救、大手术后、特殊治疗后需严密观察病情变化的病人,利于及时了解病情的动态变化和治疗、护理的效果。

1. 记录内容　记录的内容包括:生命体征、神志、瞳孔、出入液量、用药情况、病情动态变化、各种治疗和护理措施及其效果等。

2. 记录方法

(1) 用蓝墨水笔填写眉栏各项,包括病人的姓名、科别、病室、床号、住院号、页数等。

(2) **上午 7 时至下午 7 时用蓝/黑水笔记录,下午 7 时至次晨 7 时用红色水笔记录**。

(3) 出入液量应每 12 小时和 24 小时作一总结,并记录于体温单上。

(4) 应详细记录病人的病情变化、症状表现、治疗、护理措施及其效果,签全名。

(四) 病室报告

1. 书写要求(*)

(1) 病室报告应于各班交班前书写完成。

(2) 日间用蓝/黑水笔书写,夜间用红水笔书写。要求字迹清楚,不得涂改,写完签全名。

(3) "特殊交班"应书写各班需要交代的相关事项。

(4) 病人动态内容的书写要求各班之间应空一行。

2. 书写顺序

(1) 填写眉栏各项用蓝/黑水笔填写。

(2) 书写交班报告的顺序**按出院、转出、死亡、新入院、转入、手术、分娩、病危、病重等顺序逐项书写**。

3. 交班内容

(1) 病人出院、转出、死亡、新入院、转入、手术、分娩等,应写明床号、姓名、诊断和时间。

(2) 病危、病重等病人,应交代人数、床号、姓名。

(3) 特殊交班情况应简明扼要。

考点练习

考点:医疗和护理文件的重要性(A1 型题)

1. 下列关于医疗文件的重要性的说法,**错误**的是

A. 提供法律的证明文件

B. 临床工作的原始记录

C. 提供医学统计的原始资料

D. 反映医院的医疗护理质量

E. 反映病人的流动情况

考点：医疗和护理文件的书写和保管要求（A1 型题）

2. 关于医疗文件的书写要求，错误的是
A. 可进行主观判断
B. 记录及时准确
C. 内容简明扼要
D. 医学术语确切
E. 记录者签全名

3. 体温单底栏的填写内容是
A. 体温
B. 脉搏
C. 呼吸
D. 住院天数
E. 胃液引流量

考点：体温单和医嘱单的书写（A1、A2 型题）

4. 护士在体温单上绘制肛温的符号为
A. ⊙（蓝色）
B. ○（蓝色）
C. ●（红色）
D. ×（蓝色）
E. ●（蓝色）

5. 病人，女性，35 岁。患子宫肌瘤拟行手术治疗。术前 1 日 8:00am 医生开医嘱地西泮 5mg，p. o.，s. o. s."，此项医嘱的失效时间是
A. 当日 6:00p. m.
B. 当日 8:00p. m.
C. 次日 8:00p. m.
D. 次日 10:00a. m.
E. 至医生停止医嘱为止

6. 术后病人需药物止痛，护士对医嘱"哌替啶 5mg，i. m.，St."有疑问，护士应
A. 凭经验执行
B. 与另一护士核对后执行
C. 征询护士长意见后执行
D. 询问医生，核实医嘱内容
E. 自行执行，及时询问病人药效

7. 病人，男性，52 岁，肺癌晚期。诉胸部疼痛，医嘱为哌替啶 50mg i. m. p. r. n.，该医嘱为
A. 长期医嘱
B. 临时医嘱
C. 长期备用医嘱
D. 临时备用医嘱
E. 口头医嘱

8. 属于长期医嘱的是
A. 地塞米松 5mg i. v. q. d.
B. 奎尼丁 0. 2g p. o. q. 2h. ×5
C. B 超
D. 地西泮 5mg p. o. s. o. s.
E. 速尿 5mg i. m. St.

9. 病人，女性，34 岁。今早主诉昨晚夜间多梦易醒，下午医生开出医嘱：地西泮 5mg，PO，s. o. s.。当晚病人睡眠良好，该病人医嘱未执行。值班护士应在次日上午，在该项医嘱栏内
A. 用红笔写上"失效"
B. 用蓝笔写上"失效"
C. 用红笔写上"未用"
D. 用蓝笔写上"未用"
E. 用红笔写上"作废"

10. 护士处理医嘱时，应首先执行的医嘱是
A. 停止医嘱
B. 临时医嘱
C. 临时备用医嘱
D. 长期备用医嘱
E. 长期医嘱

11. 病人，男性，50 岁。咳嗽、咳痰 1 周，诊断为支气管肺炎。医嘱：莫西沙星 0. 4g/d×3d。该医嘱属于
A. 长期医嘱
B. 长期备用医嘱
C. 临时医嘱
D. 即刻执行医嘱
E. 临时备用医嘱

12. 病人，女性，68 岁。拟于次日行冠状动脉造影术，病人术前焦虑、入睡困难，医生于 7:00p. m. 开出医嘱：艾司唑仑 2mg p. o. s. o. s.。该医嘱的失效时间是
A. 次日 8:00a. m.
B. 当日 12:00p. m.
C. 当日 8:00p. m.
D. 次日 12:00a. m.
E. 次日 7:00a. m.

13. 关于医嘱的执行和处理，以下错误的是
A. 处理医嘱应按先急后缓的原则进行
B. 需下一班执行的临时医嘱要交班
C. 对有疑问的医嘱必须核对清楚后方可执行
D. 医嘱需每班、每日核对，查对后无须签名
E. 医嘱必须经医生签名后方为有效

考点：特别护理记录单和病室报告的书写（A1、A2 型题）

14. 关于特别护理记录单的记录方法，正确的是
A. 眉栏用红笔填写
B. 日间用红钢笔书写
C. 夜间用蓝钢笔书写
D. 护理记录单不列入病案
E. 总结 24 小时出入量后记录于体温单上

15. 护士在书写日间病室交班报告时，首先应写的内容是
A. 5 床，某某，于上午 10 时入院
B. 7 床，某某，于下午 3 时转科
C. 8 床，某某，于上午 9 时手术
D. 13 床，某某，于下午 3 时出院
E. 25 床，某某，告病危

16. 在下列病人中，护士在书写交班报告时首先应写
A. 4 床，病人甲，上午 10 时转呼吸科

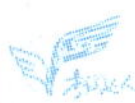

B. 18 床,病人乙,上午 9 时入院
C. 21 床,病人丙,上午 8 时手术
D. 25 床,病人丁,下午行胸腔穿刺术
E. 41 床,病人戊,医嘱特级护理

参考答案

序号	1	2	3	4	5	6	7	8	9	10	11	12	13	14	15	16
答案	E	A	E	B	B	D	C	A	C	B	A	E	D	E	D	A

第十八节　水、电解质、酸碱平衡失调病人的护理

考情分析

年份	主要考点
2019	补液原则的陈述;补液效果观察的依据
2020	静脉补钾时的错误做法(浓度不超过 3%)
2021	高渗性脱水应补充(5%葡萄糖溶液)
2022	血钾的正常值;等渗性脱水的判断;容易发生低渗性脱水的是(长期胃肠减压)

考点导航

一、概　　述

1. 体液组成及分布　体液广泛分布于组织细胞内外,是由水、电解质、低分子有机化合物和蛋白质等组成。人体体液总量因性别、年龄和胖瘦而异,**成年男性体液量约占体重的 60%,女性约占体重 50%**;小儿体液占体重比例较高,**婴幼儿可高达 70%~80%**(图 1-18-1)。

体液分为细胞内液和细胞外液。**细胞外液**约占体重的 20%,分为血浆和组织间液,其中**血浆约占体重的 5%,组织间液**约占体重的 15%。细胞内液大部分分布于骨骼肌内,其中**男性占体重的 40%,女性约占体重的 35%**。

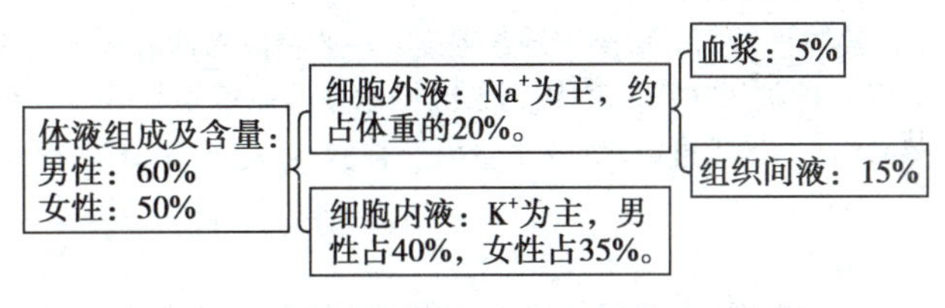

图 1-18-1　体液组成及分布

2. 体液平衡及调节

(1) 水平衡:人体内环境的稳定依赖于体内水分的恒定,正常人每日水入量和出量处于动态平衡,见表 1-18-1。

表 1-18-1　正常人每日水分摄入量和排出量的平衡

摄入量/ml		排出量/ml	
饮水量	1 600	尿	1 500
食物含水	700	皮肤蒸发	500
代谢氧化生成水	200	呼吸蒸发	300
		粪便	200
合计	2 500	合计	2 500

(2) 电解质平衡:维持体液电解质平衡的主要电解质为 Na^+ 和 K^+。

①钠的平衡:**钠是细胞外液最重要的阳离子**,其主要功能是维持细胞外液渗透压及神经肌肉的兴奋性。钠主要来自食盐,通过小肠吸收,经尿液或汗液排出。**正常血清钠浓度为 135~145mmol/L**。

②钾的平衡:**钾是细胞内主要的阳离子**,其主要生理功能是维持细胞的正常代谢、维持细胞内液的渗透压和酸碱平衡、增加神经肌肉的应激性、抑制心肌收缩。**血清中钾的浓度为 3.5~5.5mmol/L**。钾主要来自含钾的食物,经消化道吸

收，80%经肾脏排泄。

3. 酸碱平衡及调节 通常人体液的 H^+ 浓度保持在一定范围内，使动脉血浆 pH 保持在 7.40±0.05。为使血中 H^+ 浓度保持稳定，人体通过体液中的缓冲系统和具有调节作用的脏器(肺和肾)维持酸碱平衡。

(1) 缓冲系统：血浆中重要的缓冲对有 HCO_3^-/H_2CO_3、$HPO_4^{2-}/H_2PO_4^-$ 和 Pr^-/HPr。其中以 HCO_3^-/H_2CO_3 最为重要，其比值决定血浆 pH，当 HCO_3^-/H_2CO_3 保持为 20∶1时，血浆 pH 维持在 7.40。

(2) 脏器调节

1) 肺：通过调节二氧化碳(CO_2)排出量调节酸碱平衡。在缺氧状态下，颈动脉体和主动脉体的周围化学感受器兴奋，促进肺排出 CO_2，从而降低动脉血二氧化碳分压($PaCO_2$)，并调节血浆 H_2CO_3 的浓度。

2) 肾：通过改变排出固定酸及保留碱性物质的量来维持血浆的 HCO_3^- 浓度，使血浆 pH 不变。肾调节酸碱平衡的机制可概括为：①通过 Na^+-H^+ 交换而排 H^+；②通过 HCO_3^- 重吸收而增加碱储备；③通过产生 NH_3 并与 H^+ 结合成 NH_4^+ 后排出而排 H^+；④通过尿的酸化过程而排 H^+。

二、水和钠代谢紊乱

(一) 病因分类及临床表现

1. **等渗性缺水** 是**指水和钠成比例丧失**，为最常见的缺水类型。常见病因包括：①消化液急性丧失，如大量呕吐和肠瘘、肠梗阻等；②体液急性丧失，如急性腹膜炎、大面积烧伤早期等。

2. **低渗性缺水** 系水和钠同时丢失，**失钠多于失水，血清钠低于 135mmol/L**。常见原因包括：①胃肠道消化液持续性丢失；②等渗性体液丢失；③长期使用排钠利尿剂。

3. **高渗性缺水** 系水和钠同时丢失，**失水多于失钠，血清钠高于 150mmol/L**。常见原因包括：①水分摄入不足，如长期禁食，吞咽困难，昏迷而未补充液体；②水分丧失过多，如大面积烧伤、高热大量出汗、血糖未控制致高渗性利尿等。

4. 水中毒 总入水量超过排出量，水中毒较少见。常见原因包括：①肾衰竭排尿能力下降；②机体摄水过多或静脉输液过多；③各种原因引起 ADH 分泌过多。

(二) 临床表现

1. 等渗性缺水 病人出现恶心、呕吐、厌食、口唇干燥、眼窝凹陷、皮肤弹性降低和少尿等症状。当短期内体液丧失达体重的 5%时，可表现为心率加快、脉搏减弱、血压不稳定或降低、肢端湿冷等休克症状，常伴代谢性酸中毒。

2. 低渗性缺水 一般无口渴感，因缺钠出现**疲乏、头晕、软弱无力，恶心呕吐**、表情淡漠、腓肠肌痉挛性疼痛较明显。早期尿量正常或略增多。

3. **高渗性缺水** 取决于缺水程度。一般将高渗性缺水分为 3 度。①**轻度缺水：缺水量占体重 2%～4%**。病人除**口渴**外，无其他临床症状。②**中度缺水：缺水量占体重 4%～6%**。病人极度口渴、烦躁、乏力、皮肤弹性差、眼窝凹陷、尿少、尿比重增高。③**重度缺水**：缺水量大于体重 6%。除上述症状外，可出现躁狂、幻觉、谵妄，甚至昏迷等脑功能障碍的表现。

4. 水中毒

(1) 急性水中毒起病急，以脑水肿最为突出，表现为头痛、呕吐、视物模糊、谵妄、惊厥甚至昏迷，严重者可发生脑疝。

(2) 慢性水中毒多被原发病的症状所掩盖，可出现软弱无力、恶心、呕吐、体重增加、皮肤苍白等症状。

(三) 辅助检查

1. 实验室检查 红细胞计数、血红蛋白和血细胞比容，三种脱水均有不同程度增高；水中毒时均降低。

2. 血清电解质检查 **低渗性缺水血清钠＜135mmol/L，高渗性缺水血清钠＞150mmol/L**。水中毒血钠可降至 120mmol/L 以下。

3. 动脉血气分析 可判别是否同时伴有酸(碱)中毒。

(四) 处理原则

尽早去除病因，再作相应处理。

1. **等渗性缺水** 一般可用**等渗盐水或平衡盐溶液补充血容量**。

2. **低渗性缺水** **轻、中度缺钠病人，一般补充 5%葡萄糖盐溶液；重度缺钠病人静脉滴注适量高渗盐水**。

3. **高渗性缺水** 应鼓励病人饮水及经静脉补充 5%葡萄糖溶液，必要时适量补钠。

4. 水中毒 轻者只需限制水摄入，严重者可静脉输注高渗盐水，以缓解细胞肿胀和低渗状态，酌情使用渗透性利尿剂。

(五) 护理问题

1. 体液不足 与高热、呕吐、腹泻、胃肠减压等导致的大量体液丢失有关。

2. 体液过多 与摄入量超过排出量相关。

3. 有皮肤完整性受损的危险 与水肿和微循环灌注不足有关。

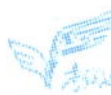

（六）护理措施

1. 维持充足的体液量

（1）去除病因：①停止可导致体液量增加的各种治疗，如应用大量低渗液或清水洗胃、灌肠等；②对易引起 ADH 分泌过多的高危病人，如疼痛、失血、休克、创伤、大手术或急性肾功能不全者，严格按治疗计划补充液体，切忌过量和过速。

（2）实施液体疗法：补液时须严格遵循定量、定性和定时的原则。

1）定量：包括生理需要量、已丧失量和继续丧失量。

2）定性：根据体液平衡失调的类型，选择补充液体的种类。

3）定时：单位时间内的补液量，取决于体液丧失的量、速度及各器官功能状态，应按先快后慢的原则进行分配，即**第一个 8 小时补充总量的 1/2**，剩余 1/2 总量在后 16 小时内均匀输入。

（3）准确记录液体出入量，及时调整补液方案。

（4）疗效观察：护士必须严密观察治疗效果和注意不良反应。

2. 纠正体液量过多　水中毒病人应严格控制水的摄入量，**对重症水中毒者遵医嘱给予高渗溶液（如 3%～5%氯化钠溶液）和利尿剂（如呋塞米等）**；同时注意观察病情的动态变化和尿量。

3. 维持皮肤和黏膜的完整性　加强病情观察，做好预防压力性损伤的护理，养成良好的卫生习惯，清洁口腔；严重口腔黏膜炎症者，每 2 小时进行一次口腔护理，并遵医嘱给予药物治疗。

（七）健康教育

1. 建立适当且安全的活动模式　护士应与病人及家属共同制定活动的时间、量及形式，以免长期卧床致失用性肌萎缩。

2. **高温环境作业者**和出汗较多时，应及时补充水分且宜**饮用含盐饮料**。

3. 有进食困难、呕吐、腹泻和出血等易导致体液失衡者应及早就诊和治疗。

知识拓展

中心静脉压的含义及其与血压的关系

中心静脉压（CVP）代表右心房或胸腔段静脉内压力，其变化反映血容量和心功能改变。**正常值为 5～12cmH_2O**，过低提示血容量不足，过高提示心功能不全（表 1-18-2）。

表 1-18-2　中心静脉压与补液的关系

CVP	BP	原因	处理原则
低	**低**	**血容量严重不足**	**充分补液**
低	**正常**	**血容量不足**	**适当补液**
高	**低**	**心功能不全**	**给强心药，减慢输液**
高	正常	容量血管过度收缩	舒张血管
正常	低	心功能不全或血容量不足	补液试验

三、钾代谢异常

（一）病因

1. **低钾血症**　是指**血清钾＜3.5mmol/L**。常见原因有：

（1）摄入不足，如长期禁食、少食或静脉补充钾盐不足。

（2）体液丧失增加，应用促使排钾的利尿剂等。

（3）**K^+向细胞内转移**，如大量输入高渗葡萄糖和胰岛素、**代谢性碱中毒**等。

2. **高钾血症**　**血清钾＞5.5mmol/L**。常见原因包括：

（1）排钾障碍：多见于肾衰竭，是引起高血钾的常见原因。

（2）体内分布异常：缺氧、**酸中毒**。

（3）摄入过多：静脉补钾过量、过快、过浓等。

（二）临床表现

1. 低钾血症

（1）**肌无力：为最早的临床表现**，一般先出现四肢肌软弱无力。

（2）消化道功能障碍：有恶心、呕吐、腹胀和肠麻痹等症。

（3）心脏功能异常：表现为心动过速、血压下降、心室颤动和心脏停搏。

（4）代谢性碱中毒和反常性酸性尿。

2. 高钾血症　表现为神志淡漠、乏力、四肢软瘫、腹胀和腹泻等；严重者有微循环障碍的表现，如皮肤苍白、湿冷、低血压等；亦可有心动过缓、心律不齐，甚至心搏骤停于舒张期。

（三）辅助检查

1. **低钾血症**

（1）**实验室检查：血清钾<3.5mmol/L**。

（2）心电图：T波降低、QT间期延长和**U波**（图1-18-2）。

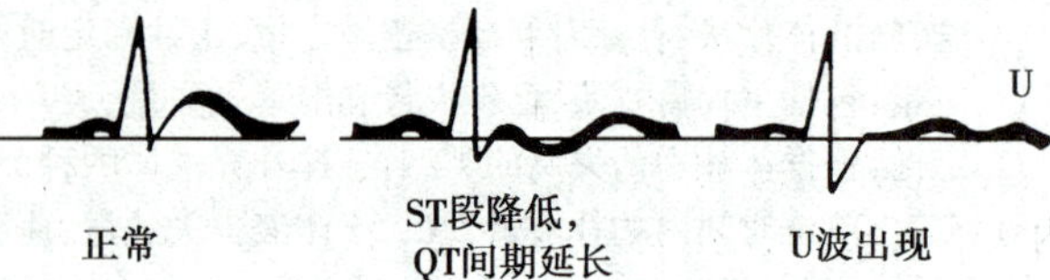

图1-18-2　低钾血症心电图

2. **高钾血症**

（1）**实验室检查：血清钾>5.5mmol/L**。

（2）心电图：**T波高而尖**和QT间期延长、QRS波增宽和PR间期延长（图1-18-3）。

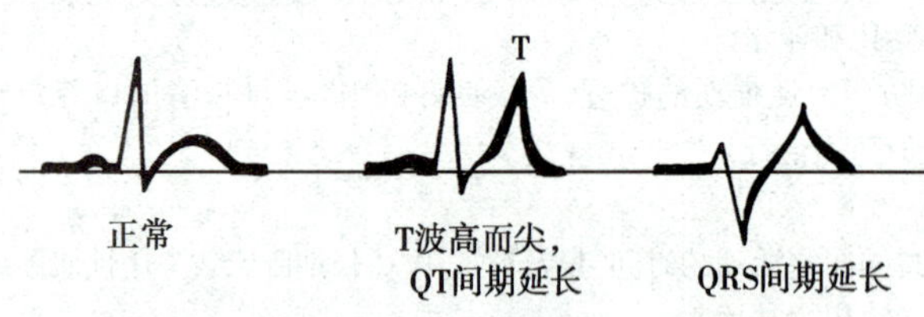

图1-18-3　高钾血症心电图

（四）治疗原则

1. 低钾血症　寻找和去除原因，制订补钾计划。

2. **高钾血症**　积极治疗原发疾病和改善肾功能外，还应采取如下措施：

（1）立即**停止输注或口服含钾药物，避免进食含钾量高的食物**。

（2）**发生心律不齐**时，可用**10%葡萄糖酸钙加入在等量25%葡萄糖溶液内静脉推注**。

（3）促使K^+转移入细胞内：①**输注高渗碱性溶液**：给予5%碳酸氢钠60～100ml静脉注射后再继续静脉滴注100～200ml。②**输注葡萄糖溶液及胰岛素**：给予25%葡萄糖溶液100～200ml，以每5g糖加入胰岛素1U静脉滴注，促进K^+转移入细胞内。

（4）促使K^+排泄：①静脉推注呋塞米40mg；②口服阳离子交换树脂，每次15g，每日4次；③血液透析或腹膜透析。

（五）护理措施

1. 加强对血清钾水平动态变化趋势的监测。

2. 控制病因或诱因的护理。

3. **低钾血症者补钾应遵循的原则**

（1）尽量口服补钾：常选用10%氯化钾溶液或枸橼酸钾口服。

（2）**禁止静脉推注钾**。

（3）见尿补钾：**一般以尿量超过40ml/h方可补钾**。

（4）总量限制：**补钾量为氯化钾3～6g/d**。

（5）控制补钾浓度(*)：**补液中钾浓度不宜超过0.3%，即1 000ml溶液中最多加入10%氯化钾30ml(相当于氯化钾3g)**。

（6）滴速勿快(*)：**补钾速度不宜超过60滴/min**。

温馨提示

补钾"五不宜"。不宜过早（见尿补钾）、不宜过浓（<0.3%）、不宜过快（不超过60滴/min）、不宜过量（不超过6g/d）、不宜静推。

4. 对高钾血症病人，输注5%碳酸氢钠或葡萄糖液加胰岛素，或给予病人口服阳离子交换树脂或保留灌肠，或予以腹膜透析或血液透析。

（六）健康教育

1. 长时间禁食者或近期有呕吐、腹泻者，应注意及时补钾，以防发生低钾血症。

2. 肾功能减退者和长期使用抑制排钾利尿剂的病人，应限制含钾食物和药物的摄入。

四、酸碱平衡失调

（一）病因

1. 代谢性酸中毒　临床上最为常见。主要病因有：

（1）代谢产生的酸性物质过多：任何原因引起的缺氧或组织灌注不足，可使细胞内无氧代谢增加、乳酸增加，产生乳酸性酸中毒，如休克、严重损伤、腹膜炎、高热等。糖尿病或长期不能进食者，体内脂肪分解过多引起酮症酸中毒。

（2）H^+排出减少：肾小管功能障碍或应用肾毒性药物使内生性H^+不能排出体外引起酸中毒。

（3）碱性物质丢失过多：腹泻、肠瘘等造成大量碱性消化液丢失，造成 HCO_3^- 排出过多。

2. 代谢性碱中毒　主要病因有：

（1）胃液丧失过多：是外科病人发生代谢性碱中毒最常见的原因，如长期胃肠减压、严重呕吐等，丢失大量的 H^+、Cl^- 所致。

（2）碱性物质摄入过多：如长期服用碱性药物。

（3）**低钾血症**：钾缺乏时，细胞内 K^+ 向细胞外转移，同时细胞外 H^+ 及 Na^+ 进入细胞内，导致代谢性碱中毒。

（4）利尿剂的使用：使用呋塞米、依他尼酸等利尿剂可抑制近曲肾小管对 Na^+ 和 Cl^- 的重吸收，但并不影响远曲小管内 Na^+ 和 H^+ 的交换。因此，排出的 Cl^- 比 Na^+ 多，重吸收的 Na^+ 和 HCO_3^- 增多，发生低氯性碱中毒。

3. 呼吸性酸中毒　凡能引起肺泡通气不足的疾病均可导致呼吸性酸中毒。

4. **呼吸性碱中毒**　凡引起过度通气的因素均可导致呼吸性碱中毒。常见于癔症、高热、中枢神经系统疾病、疼痛、**呼吸机辅助通气过度**等。

（二）临床表现

1. **代谢性酸中毒**　轻者可无症状。重症病人可出现疲乏、眩晕、嗜睡、感觉迟钝或烦躁不安，甚至神志不清或昏迷。最突出的表现是**呼吸深而快**，呼出气体有酮味。病人面色潮红、心率加快、血压偏低；可出现对称性肌张力减弱、膝反射减弱或消失。病人易发生心律不齐、急性肾功能不全和休克。

2. **代谢性碱中毒**　**轻者常无明显表现，有时可有呼吸变浅、变慢**或精神方面的异常，如谵妄、精神错乱或嗜睡等。可有低钾血症和缺水的表现。严重者可出现昏迷。

3. 呼吸性酸中毒　病人出现胸闷、气促、发绀、呼吸困难、头痛、躁动不安等，重者可出现血压下降、谵妄、昏迷等，严重脑缺氧可致脑水肿、脑疝，甚至呼吸骤停。

4. **呼吸性碱中毒**　病人呼吸急促，可有眩晕、手足和口周麻木及针刺感、**肌震颤**、**手足抽搐**，常伴心率加快。

（三）辅助检查

动脉血气分析：

1. 代谢性酸中毒　血浆 pH<7.35，血浆 HCO_3^- 降低，$PaCO_2$ 一定程度降低或正常。

2. 代谢性碱中毒　血浆 pH 和 HCO_3^- 明显增高，$PaCO_2$ 正常。

3. 呼吸性酸中毒　血浆 pH 降低、$PaCO_2$ 增高，血浆 HCO_3^- 可正常。

4. 呼吸性碱中毒　血浆 pH 增高、$PaCO_2$ 和血浆 HCO_3^- 下降。

（四）治疗原则

1. 代谢性酸中毒　积极处理原发病，逐步纠正代谢性酸中毒。轻度代谢性酸中毒病人经消除病因和补液纠正脱水后即可自行纠正，不必用碱剂治疗。**血浆 HCO_3^- <15mmol/L 者在补液的同时需用碱剂治疗**。**常用碱剂为 5%碳酸氢钠溶液**，首次可补给 100～250ml，以后根据测定结果再决定后续治疗方案。过快纠正酸中毒还可引起大量 K^+ 向细胞内转移，引起低钾血症，故应注意观察并补钾。

2. 代谢性碱中毒　关键在于解除病因，可应用稀释的盐酸溶液或盐酸精氨酸溶液。

3. 呼吸性酸中毒　积极治疗原发疾病和改善通气功能，必要时行气管插管或气管切开术。

4. 呼吸性碱中毒　在治疗原发疾病的同时对症治疗。

（五）护理措施

1. 消除或控制导致酸碱代谢紊乱的危险因素，遵医嘱积极消除或控制原发疾病。

2. 遵医嘱用药并加强病情观察。在纠正酸碱失衡时，应加强对病人生命体征、血电解质和血气分析指标动态变化趋势的监测。

3. 体位　协助病人取适当的体位。

4. 保持呼吸道通畅　训练病人深呼吸及有效咳嗽的方法及技巧。

5. 改善和促进病人神志的恢复。

6. 减少受伤害的危险。

考点练习

考点：概述、水和钠代谢紊乱（A1、A2 型题）

1. 关于成年男性体液分布的描述，正确的是

A. 占体重的比例大于小儿

B. 占体重的比例少于成年女性

C. 占体重的 55%

D. 占体重的 60%

E. 占体重的 75%

2. 正常成人 24 小时液体出入量为

A. 1 000～1 500ml

B. 1 500～2 000ml

C. 2 000～2 500ml
D. 2 500～3 000ml
E. 3 000～3 500ml

3. 细胞内液中的主要阳离子是
A. Ca^{2+}
B. K^{+}
C. Na^{+}
D. Mg^{2+}
E. Fe^{2+}

4. 机体调节酸碱平衡最迅速的途径是
A. 肾脏
B. 肺
C. 血液缓冲系统
D. 皮肤
E. 神经内分泌调节

5. 高渗性脱水的病理特点是
A. 体液以失钠为主
B. 体液以失水为主
C. 体液以失钾为主
D. 体液以失钙为主
E. 体液以失氯为主

6. 关于高渗性脱水的说法，**错误**的是
A. 以丢失水分为主
B. 细胞内脱水严重
C. Na^{+}从细胞外向细胞内流
D. 抗利尿激素增加
E. 尿比重增高

7. 高渗性脱水早期的主要表现是
A. 尿量减少
B. 血压下降
C. 口渴
D. 神志淡漠
E. 烦躁

8. 病人，男性，20岁。因患大叶性肺炎后出现高热、大量出汗。病人诉口渴、口干，尿少。查体：口舌干燥，皮肤弹性差，眼窝凹陷，血清钠浓度为150mmol/L。考虑病人出现了
A. 高渗性脱水
B. 等渗性脱水
C. 低渗性脱水
D. 水中毒
E. 代谢性酸中毒

9. 病人，男性，30岁。因意外被困一山洞内3天，极度口渴，伴烦躁、乏力、皮肤弹性差。该病人最可能的脱水程度和类型为
A. 中度低渗性脱水
B. 轻度等渗性脱水
C. 中度等渗性脱水
D. 轻度高渗性脱水
E. 中度高渗性脱水

10. 对高渗性脱水病人执行输液治疗时，应首先输入
A. 等渗盐水
B. 5%葡萄糖溶液
C. 平衡液
D. 右旋糖酐
E. 林格液

11. 为等渗性脱水病人输液，首选的溶液是
A. 5%葡萄糖溶液
B. 5%葡萄糖氯化钠
C. 平衡盐溶液
D. 低分子右旋糖酐
E. 5%碳酸氢钠

12. 病人，男性，25岁。因高热2日未进饮食，自述口渴尿少色黄。查体：口舌干燥，皮肤弹性差，眼窝凹陷，尿比重1.028，血清钠浓度为156mmol/L。应首先输入的液体是
A. 3%氯化钠溶液
B. 5%碳酸氢钠溶液
C. 5%葡萄糖溶液
D. 5%葡萄糖氯化钠溶液
E. 平衡液

13. 低渗性脱水的临床表现**不包括**
A. 头晕、乏力
B. 脉搏细弱
C. 血压下降
D. 口渴
E. 尿少、比重低

14. 病人，男性，28岁。大面积烧伤后出现尿少、恶心呕吐、脉细速。实验室检查提示：血钠130mmol/L，尿比重为1.008。应考虑病人出现了
A. 高渗性脱水
B. 等渗性脱水
C. 低渗性脱水
D. 代谢性碱中毒
E. 代谢性酸中毒

15. 低渗性脱水早期尿量变化是
A. 减少
B. 增多
C. 先减少后增多
D. 先增多后减少
E. 无明显变化

16. 轻度低渗性脱水补液首选
A. 0.9%生理盐水
B. 5%葡萄糖溶液
C. 5%葡萄糖盐溶液
D. 平衡盐溶液
E. 3%～5%生理盐水

17. 外科最为常见的等渗性脱水原因是
A. 水分摄入不足
B. 水分排出过多

C. 消化液慢性丢失
D. 消化液急性丧失
E. 长期胃肠减压

18. 病人，男性，36 岁。因急性肠梗阻出现频繁呕吐、尿少、血压下降、皮肤弹性差。应考虑病人出现了
A. 高渗性脱水
B. 等渗性脱水
C. 低渗性脱水
D. 代谢性碱中毒
E. 代谢性酸中毒

19. 水中毒病人每日入量应限制在
A. 300～500ml
B. 500～700ml
C. 700～1 000ml
D. 1 000～1 500ml
E. 1 500～2 000ml

20. 水中毒治疗可选择
A. 高渗盐水
B. 低渗盐水
C. 等渗盐水
D. 5%葡萄糖溶液
E. 血浆

21. 给予水中毒病人输注高渗盐水的目的是
A. 增加血容量
B. 补充钠离子
C. 提高渗透压
D. 降低颅内压
E. 纠正低渗和缓解细胞水肿

22. 针对剧烈呕吐和/或腹泻的病人的病情观察，下列哪项指标对有无失水及其严重程度的判断无关
A. 生命体征
B. 尿量
C. 皮肤弹性
D. 肠鸣音
E. 呕吐或腹泻的性质、量及次数

23. 病人，女性，41 岁。高热昏迷 2 天，不能进食和饮水，尿少，尿比重 1.030。给予静脉输液时应先补充下列哪种液体
A. 5%葡萄糖盐水
B. 等渗盐水
C. 右旋糖酐
D. 5%葡萄糖溶液
E. 10%葡萄糖溶液

24. 病人，女性，45 岁。因腹痛伴呕吐 1 天入院。主诉乏力，口渴，尿量少且尿黄色；体检：眼窝凹陷、脉细速、血压 90/60mmHg，尿比重 1.018，血清钠浓度为 142mmol/L。根据上述情况首先补充的液体是
A. 3%氯化钠溶液
B. 5%碳酸氢钠溶液
C. 5%葡萄糖溶液
D. 10%葡萄糖溶液
E. 平衡液

25. 病人，男性，29 岁。慢性肠瘘 1 个多月，感觉疲乏、头晕、软弱无力，测其血清钠为 130mmol/L。补充病人所丢失的液体，首选下列哪种液体
A. 5%葡萄糖
B. 10%葡萄糖
C. 0.9%氯化钠
D. 5%氯化钠
E. 5%碳酸氢钠

26. 治疗重度低渗性脱水的病人，首先应输入的液体是
A. 5%葡萄糖溶液
B. 5%葡萄糖盐水
C. 平衡盐溶液
D. 复方氯化钠溶液
E. 5%氯化钠溶液

27. 某急性肠梗阻病人，大量呕吐后出现皮肤黏膜干燥、皮肤弹性差、尿少、尿比重高，同时有恶心、呕吐，软弱无力。测其血清钠浓度为 146mmol/L。补充病人所丢失的液体，首选下列哪种液体
A. 5%葡萄糖
B. 10%葡萄糖
C. 3%氯化钠
D. 平衡盐溶液
E. 2.5%碳酸氢钠

考点：钾代谢异常(A1、A2 型题)

28. 低钾血症的病因**不包括**
A. 手术长期不能进食
B. 严重腹泻
C. 酸中毒
D. 大量注射葡萄糖，尤其是与胰岛素合用
E. 碱中毒

29. 低钾血症是指血清钾低于
A. 3.5mmol/L
B. 4.0mmol/L
C. 4.5mmol/L
D. 5.0mmol/L
E. 5.5mmol/L

30. 病人，女，严重腹泻，表情淡漠，反应迟钝。主诉全身无力，恶心，心悸。查血钠为 140mmol/L，血钾为 2.8mmol/L。可能的诊断是
A. 高渗性脱水
B. 低渗性脱水
C. 等渗性脱水
D. 低钾血症
E. 高钾血症

31. 成人静脉补钾时，每小时尿量不得少于
A. 10ml
B. 20ml
C. 30ml

D. 40ml
E. 60ml

32. 500ml葡萄糖溶液中最多能加入10%氯化钾多少毫升
A. 15ml
B. 20ml
C. 25ml
D. 30ml
E. 40ml

33. 成人静脉补钾时滴入速度**不得超过**
A. 40滴/min
B. 50滴/min
C. 60滴/min
D. 70滴/min
E. 80滴/min

34. 关于高钾血症的处理措施，**错误**的是
A. 腹膜透析
B. 静脉滴注林格液
C. 静脉推注10%葡萄糖酸钙
D. 10%葡萄糖溶液加胰岛素静脉滴注
E. 静脉滴注5%碳酸氢钠溶液

35. 低钾血症病人最早出现的临床症状表现是
A. 肠麻痹
B. 肌无力
C. 心动过缓
D. 恶心、呕吐
E. 腱反射减退

36. 低钾血症最早的表现是
A. 腹胀
B. 恶心、呕吐
C. 心率加快
D. 肌肉无力
E. 心律失常

37. KCl通过静脉输液的形式输入体内时其输入浓度应低于
A. 10%
B. 5%
C. 1%
D. 0.9%
E. 0.3%

38. 高钾血症病人**禁用**
A. 等渗盐水
B. 10%葡萄糖溶液
C. 平衡盐溶液
D. 5%碳酸氢钠
E. 5%葡萄糖

39. 高钾血症致心律失常可静脉注射
A. 等渗盐水
B. 平衡盐液
C. 10%葡萄糖溶液
D. 10%葡萄糖酸钙溶液
E. 5%碳酸氢钠

40. 高钾血症病人出现心律失常时，应给予
A. 静脉注射10%葡萄糖酸钙溶液20ml
B. 静脉注射5%$NaHCO_3$溶液80ml
C. 静脉注射11.2%乳酸钠溶液50ml
D. 口服阳离子交换树脂
E. 静脉注射25%葡萄糖溶液100ml+胰岛素8U

41. 高钾血症是指病人血清钾大于
A. 3.5mmol/L
B. 4.0mmol/L
C. 4.5mmol/L
D. 5.0mmol/L
E. 5.5mmol/L

考点：酸碱平衡失调（A1、A2型题）

42. 代谢性酸中毒的表现是
A. 呼吸深快，口唇发绀
B. 呼吸深快，口唇樱红
C. 呼吸浅快，口唇发绀
D. 呼吸浅快，口唇樱红
E. 呼吸深慢，口唇樱红

43. 代谢性酸中毒最突出的表现是
A. 心率快
B. 血压下降
C. 呼吸深而快
D. 头痛、头晕
E. 颜面潮红

44. 病人，男性，26岁。因大腿挤压伤合并急性肾衰竭入院。病人诉心悸，头痛，头晕。查体：颜面潮红，口唇樱红。实验室检查：血pH 7.30，血钾6.0mmol/L，血[HCO_3^-]下降，可能的诊断是
A. 代谢性酸中毒
B. 代谢性碱中毒
C. 呼吸性酸中毒
D. 呼吸性碱中毒
E. 低钾血症

45. 代谢性碱中毒病人呼吸的特点是
A. 变快
B. 变深
C. 变深变快
D. 变浅
E. 变浅变慢

46. 呼吸性酸中毒血气分析的特点是
A. pH降低，CO_2CP增高，PCO_2升高
B. pH降低，CO_2CP降低，PCO_2升高
C. pH升高，CO_2CP降低，PCO_2升高
D. pH升高，CO_2CP增高，PCO_2升高
E. pH降低，CO_2CP增高，PCO_2降低

47. 代谢性碱中毒血气分析特点**不包括**
A. 血pH和[HCO_3^-]增高
B. CO_2CP增高
C. BE正值增高

D. 血钾升高
E. 尿呈碱性

48. 某病人,急性腹膜炎。其血气分析结果为:pH 7.32,HCO_3^- 15mmol/L,$PaCO_2$ 40mmHg。该病人出现了何种酸碱失衡
A. 呼吸性酸中毒
B. 呼吸性碱中毒
C. 代谢性酸中毒
D. 代谢性碱中毒
E. 混合性碱中毒

49. 呼吸性酸中毒的主要发病机制是
A. H^+ 排出有障碍
B. H^+ 产生过多
C. CO_2 排出障碍
D. HCO_3^- 排出过多
E. K^+ 排出障碍

50. 给等渗性脱水病人大量补充生理盐水时易致
A. 代谢性酸中毒
B. 代谢性碱中毒
C. 呼吸性酸中毒
D. 呼吸性碱中毒
E. 水中毒

51. 病人,女性,47 岁。行左肺叶切除术后第 1 天,诉胸闷、呼吸短促。血气分析显示 pH 7.21,$PaCO_2$ 52mmHg,CO_2CP 32mmol/L。护理上应特别注意
A. 及早吸氧
B. 补充血容量
C. 补碱性液
D. 按医嘱应用抗生素
E. 保持呼吸道通畅

52. 病人,女性,48 岁。肝癌根治术后合并肺部感染。血气分析:pH 7.25,HCO_3^- 29mmol/L,$PaCO_2$ 52mmHg。考虑为
A. 呼吸性酸中毒
B. 呼吸性碱中毒
C. 代谢性酸中毒
D. 代谢性碱中毒
E. 混合性碱中毒

53. 一溃疡病合并幽门梗阻者,反复呕吐半个月,应考虑合并
A. 代谢性酸中毒
B. 代谢性碱中毒
C. 代谢性酸中毒并呼吸性酸中毒
D. 呼吸性酸中毒
E. 呼吸性碱中毒

54. 病人,女性,45 岁。阵发性脐周痛 2 天,恶心呕吐频繁,量较大,尿较少,无口渴。查体:腹胀不明显,偶见肠型,肠鸣音亢进。血常规:WBC 12×10^9,CO_2CP 30mmol/L。病人出现哪种代谢紊乱
A. 代谢性碱中毒,等渗性脱水
B. 代谢性酸中毒,低渗性脱水
C. 代谢性碱中毒,高渗性脱水
D. 呼吸性碱中毒,等渗性脱水
E. 呼吸性碱中毒,低渗性脱水

55. 当中心静脉压小于 5cmH_2O,常提示的是
A. 血容量过多
B. 左心功能不全
C. 右心功能不全
D. 左心充盈不佳或血容量不足
E. 右心充盈不佳或血容量不足

56. 患儿,男,2 岁。食入不洁食物后出现腹痛,伴恶心、呕吐,腹泻每日十余次,并出现脱水症状,初步诊断为"细菌性食物中毒"。下列有关液体疗法补液原则的描述,**错误**的是
A. 见尿补钾
B. 先盐后糖
C. 先快后慢
D. 先浓后淡
E. 先少后多

57. 患儿,男,2 岁。腹泻伴重度脱水。入院前 10 小时无尿,遵医嘱静脉补液。观察治疗效果最主要的指标是
A. 尿量
B. 体温
C. 呼吸
D. 脉搏
E. 血压

参考答案

序号	1	2	3	4	5	6	7	8	9	10	11	12	13	14	15	16
答案	D	C	B	C	B	C	C	A	E	B	C	C	D	C	B	C
序号	17	18	19	20	21	22	23	24	25	26	27	28	29	30	31	32
答案	D	B	C	A	E	D	D	E	C	E	D	C	A	D	D	A
序号	33	34	35	36	37	38	39	40	41	42	43	44	45	46	47	48
答案	C	B	B	D	E	C	D	A	E	B	C	A	E	A	D	C
序号	49	50	51	52	53	54	55	56	57							
答案	C	A	E	A	B	A	E	E	A							

第十九节 常见症状

考点导航

症状是病人患病后对机体生理功能异常的自身体验和感觉。了解各种症状的发生和演变，对发现疾病、诊断疾病具有重要意义。

一、发　热

机体在致热源作用下或各种原因引起体温调节中枢功能障碍，使体温升高超出正常范围，称为发热。

一般正常人体温为36.0～37.0℃，口腔温度为36.3～37.2℃，腋窝温度为36.0～37.0℃，直肠温度为36.5～37.7℃。正常体温受昼夜、年龄、性别、运动及环境影响稍有波动，但一般波动范围不超过1℃。

（一）病因

1. 感染性发热　是引起发热的最主要因素。

2. 非感染性发热　由病原体以外的原因引起，常见的原因包括物理及化学性损害、变态反应性疾病、血栓及栓塞性疾病、恶性肿瘤、内分泌代谢疾病、自主神经功能紊乱等。

（二）临床表现

1. 发热程度　以口腔温度为标准，发热分为：①**低热：37.3～38.0℃**；②**中等度热：38.1～39.0℃**；③**高热：39.1～41.0℃**；④**超高热：41.0℃以上**。

2. 热型　常见热型有四种（表1-19-1）：

表1-19-1　常见热型

热型	特点	常见疾病
稽留热	体温维持在39～40℃，持续数天或数周，**24小时内体温波动范围不超过1℃**	**大叶性肺炎、伤寒**
弛张热	体温在39℃以上，波动幅度大，**24小时内波动范围超过1℃**，体温最低时仍高于正常水平	**败血症**、重症肺结核及化脓性感染
间歇热	体温骤升**达高峰后持续数小时，又迅速降至正常水平**，间歇期可持续1天至数天，如此反复出现	**疟疾**、急性肾盂肾炎
不规则热	发热无一定规律	结核病、风湿热、癌性发热等(*)

（三）伴随症状

1. 寒战：见于大叶性肺炎、败血症、输血反应等。
2. 口唇单纯疱疹：见于大叶性肺炎、流行性脑脊髓膜炎、流行性感冒等。
3. 淋巴结肿大：见于局灶性化脓性感染、白血病、转移癌等。
4. 肝脾肿大：见于病毒性肝炎、胆道感染、结缔组织病、白血病等。
5. 关节肿痛：见于猩红热、风湿热、结缔组织病、痛风等。
6. 皮疹：见于麻疹、猩红热、水痘、风湿热、结缔组织病等。
7. 昏迷：见于流行性乙型脑炎、流行性脑脊髓膜炎、中毒性菌痢、中暑等。

二、疼　痛

疼痛是人体正常的防御功能，通常因机体组织受损伤刺激而引起。

（一）头痛

头痛是指头颅内外如额、顶、颞及枕部各种性质的疼痛，大多无特异性，但反复发作或持续头痛，可能患某些器质性疾病。

1. 病因

（1）颅脑病变

1）感染：如脑膜炎。

2）血管病变：如蛛网膜下腔出血、脑出血、脑血栓形成、脑栓塞等。

3）颅脑外伤：如脑震荡、颅内血肿、脑外伤后遗症等。

4）其他：如脑肿瘤、偏头痛、腰椎穿刺术后头痛等。

（2）全身性疾病

1）急性感染：如流感、肺炎等。

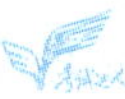

2）心血管疾病：如高血压、心力衰竭等。

3）中毒：如酒精、CO、有机磷等中毒。

2. 临床表现 不同病因引起头痛的表现不同。如蛛网膜下腔出血为急剧、持续性头痛，并有意识障碍；高血压头痛多在额部或整个头部，为经常性的头部紧压感伴搏动性痛；颅内肿瘤所致头痛多为深部痛，呈缓慢进行性发作，咳嗽、打喷嚏、摇头、俯身时头痛加剧；偏头痛为一侧剧烈疼痛，可长期反复发作。

3. 伴随症状

（1）剧烈呕吐：见于颅内压增高，呕吐后头痛减轻者为偏头痛。

（2）发热：见于颅内或全身性感染。

（3）眩晕：见于小脑肿瘤、脑供血不足。

（4）慢性进行性头痛出现精神症状：提示颅内肿瘤。

（5）脑膜刺激征：提示蛛网膜下腔出血。

（二）胸痛

胸痛主要由胸部疾病引起。

1. 病因

（1）胸壁疾病：如皮下蜂窝织炎、肋骨骨折等。

（2）呼吸系统疾病：如自发性气胸、支气管肺癌等。

（3）心血管疾病：如急性心包炎、冠心病、肥厚型心肌病等。

（4）其他：如痛风、食管癌、肝脓肿等。

2. 临床表现 胸壁、肋骨等疾病所致胸痛多限于病变部位、有压痛，当深呼吸、咳嗽或运动时加重；胸壁皮肤的炎症性病变，局部红、肿、热、痛；**自发性气胸有明显胸痛伴气急、发绀**。**心绞痛呈阵发性、压榨样痛，心肌梗死疼痛多在胸骨后和心前区或剑突下，可向左肩和左臂内侧放射，有濒死感；心绞痛发作时间短暂，心肌梗死疼痛持续数小时或更长**。支气管肺癌所致胸痛剧烈、持续，因咳嗽或呼吸而加剧；食管癌疼痛位于胸骨后，呈持续性，吞咽时加重，伴吞咽困难。

3. 伴随症状

（1）咳嗽、咳痰和/或发热：常见于气管、支气管和肺部疾病。

（2）呼吸困难：提示大叶性肺炎、自发性气胸等。

（3）咯血：主要见于支气管肺癌。

（4）大汗、血压下降或休克：多见于心肌梗死。

（三）腹痛

多由腹部脏器疾病引起，也可由腹腔外疾病所致。

1. 病因

（1）急性腹痛

1）腹腔脏器急性炎症：急性胰腺炎、急性阑尾炎等。

2）腹内空腔脏器梗阻：如肠梗阻、胆道蛔虫病、泌尿系统结石等。

3）腹内脏器扭转或破裂：肠扭转、异位妊娠破裂等。

4）胸腔疾病所致牵涉痛：心绞痛、心肌梗死、急性心包炎、肺炎等。

5）全身疾病所致腹痛：糖尿病酮症酸中毒、过敏性紫癜等。

（2）慢性腹痛

1）腹腔脏器慢性炎症：慢性胃炎、胆道感染、溃疡性结肠炎等。

2）脏器牵张：如肝炎、肝脓肿、肝癌等。

3）消化性溃疡和肠梗阻。

2. 临床表现 **急性阑尾炎疼痛位于右下腹，伴恶心、呕吐；胆石症、肝脓肿等疼痛在右上腹；结肠疾病疼痛偏下腹或左下腹；异位妊娠破裂疼痛在下腹部；胃癌疼痛无规律**。

不同疾病疼痛表现各异。肠梗阻为阵发性胀痛或绞痛；**上腹部持续性钝痛或刀割样疼痛呈阵发性加剧，多为急性胰腺炎**，疼痛发作与进食有关；中上腹持续性隐痛多为慢性胃炎或胃、十二指肠溃疡；胆石症或泌尿系统结石常为阵发性绞痛，疼痛剧烈；**阵发性剑突下钻顶样疼痛为胆道蛔虫病**。

3. 伴随症状

（1）发热、寒战：见于急性胆道感染、肝脓肿、腹腔外感染性疾病。

（2）呕吐、反酸：呕吐量大提示胃肠道梗阻，反酸、嗳气提示消化性溃疡。

（3）休克：见于异位妊娠破裂、心肌梗死等。

（4）腹泻：提示肠道溃疡或肿瘤。

（5）血尿：提示泌尿系结石。

三、皮肤黏膜出血

皮肤黏膜出血是由于机体止血或凝血功能障碍引起全身性或局限性皮肤黏膜自发性出血或损伤后难以止血。

(一) 病因

1. 血管壁功能异常　见于过敏性紫癜、严重感染、药物中毒等。

2. 血小板异常

(1) 血小板减少

1) 血小板生成减少：见于再生障碍性贫血、白血病等。

2) 血小板破坏过多：见于特发性血小板减少性紫癜。

3) 血小板消耗过多：见于 DIC。

(2) 血小板增多：继发于慢性粒细胞白血病、感染、创伤等。

3. 凝血功能障碍　见于血友病、重症肝病等。

(二) 临床表现

血液淤积于皮肤或黏膜下，形成红色或暗红色斑，压之不褪色。**出血面积直径不超过 2mm 称为瘀点，直径 3～5mm 称为紫癜，直径大于 5mm 称为瘀斑**。

(三) 伴随症状

1. 紫癜伴广泛性出血　见于血小板减少性紫癜、DIC 等。

2. 贫血和/或发热　见于白血病、再生障碍性贫血等。

3. 轻伤后出血不止　见于血友病。

4. 四肢对称性紫癜伴关节痛、血尿　见于过敏性紫癜。

四、水　　肿

水肿是指人体组织间隙有过多液体积聚使组织肿胀，分为全身性与局部性水肿。当液体在体内组织间隙弥漫性分布时呈全身性水肿。液体积聚在局部组织间隙时呈局部水肿。指压凹陷明显称显性水肿，指压凹陷不明显称隐性水肿。发生于体腔内称积液，如胸腔积液、腹腔积液。

(一) 病因

1. 全身性水肿

(1) 心源性水肿：见于右心衰竭、缩窄性心包炎等。

(2) 肾源性水肿：见于急慢性肾小球肾炎、肾病综合征等。

(3) 肝源性水肿：最常见于肝硬化。

(4) 内分泌代谢疾病：见于甲亢、甲减、库欣综合征等。

(5) 营养不良性水肿：见于长期营养缺乏、蛋白丢失性胃肠病、重度烧伤等所致低蛋白血症。

(6) 妊娠性水肿：妊娠后期出现的水肿多属生理性水肿，分娩后可自行消退，部分妊娠性水肿为病理性。

(7) 功能性水肿：包括肥胖性水肿、老年性水肿、旅行者水肿、久坐者水肿等。

2. 局部性水肿

(1) 炎症性水肿：为最常见的局部水肿，见于蜂窝织炎、疖、痈、化学灼伤等。

(2) 静脉回流障碍性水肿：见于静脉曲张、血栓性静脉炎等。

(二) 临床表现

1. **心源性水肿**　出现于身体低垂部位，非卧床者最早出现于下肢，尤以踝内侧和胫前区明显，而后可上延及全身；**经常卧床者以腰骶部为明显**，严重者发生全身性水肿。颜面一般不出现水肿。**水肿为对称性、凹陷性**。

2. **肾源性水肿**　疾病早期，**晨起眼睑与颜面水肿**，以后发展为全身水肿。

3. 肝源性水肿　表现为腹腔积液，也可先出现踝部水肿，逐渐向上蔓延，但头、面部及上肢常无水肿。

4. 内分泌代谢疾病　甲亢病人出现凹陷性水肿；甲减病人水肿为非凹陷性且不受体位影响；库欣综合征病人可出现面部及下肢轻度水肿。

5. 营养不良性水肿　水肿发生前常有体重减轻，常从足部开始，逐渐蔓延至全身。

(三) 伴随症状

1. 肝大　水肿伴肝大提示为心源性、肝源性与营养不良性，同时有颈静脉怒张者为心源性。

2. 重度蛋白尿　常为肾源性，轻度蛋白尿也可见于心源性。

3. 呼吸困难与发绀　常因心脏病所致。

4. 心跳缓慢、血压偏低　见于甲减。

5. 体重减轻、消瘦　见于营养不良。

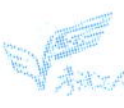

五、咳嗽与咳痰

咳嗽是一种反射性防御动作，咳嗽可清除呼吸道分泌物及气道内异物。咳嗽也可使呼吸道内感染扩散，剧烈咳嗽还可致呼吸道出血，甚至诱发自发性气胸等。如频繁咳嗽影响工作、休息则为病理状态。痰是气管、支气管的分泌物或肺泡内的渗出液，借助咳嗽将其排出，称为咳痰。

(一) 病因

1. 呼吸系统疾病　如咽喉炎、支气管炎、支气管扩张、支气管哮喘；理化因素对呼吸道黏膜的刺激。**呼吸道感染是引起咳嗽、咳痰最常见的原因**。

2. 循环系统疾病　心包炎、二尖瓣狭窄致左心衰竭引起肺水肿。

3. 其他　如麻疹、风湿热、系统性红斑狼疮、恶性肿瘤时的肺浸润。

(二) 临床表现

1. 咳嗽性质　咳嗽无痰或痰量极少为干性咳嗽，常见于急慢性咽喉炎、急性支气管炎初期。咳嗽伴咳痰称为湿性咳嗽，常见于慢性支气管炎、支气管扩张、肺炎等。

2. 咳嗽时间与规律　发作性咳嗽见于百日咳、支气管结核及支气管哮喘等。长期慢性咳嗽多见于慢性支气管炎、支气管扩张及肺结核。夜间咳嗽常见于左心衰竭和肺结核。

3. 痰的性质与量　黏液性痰多见于急性支气管炎、支气管哮喘及大叶性肺炎初期，也可见于慢性支气管炎、肺结核等；浆液性痰见于肺水肿；脓性痰常见于肺炎、支气管扩张；血性痰是因呼吸道黏膜受侵害、损害毛细血管或血液渗入肺泡所致。

恶臭痰提示厌氧菌感染；痰呈白色、黏稠且难以咳出，提示真菌感染；**铁锈色痰为肺炎球菌肺炎**；**粉红色泡沫痰提示肺水肿**。

24 小时痰量少时仅数毫升，多时达数百毫升。急性呼吸道炎症时痰量较少，痰量增多常见于支气管扩张。**感染化脓时痰静置后分层：上层为泡沫，中层为浆液或黏液，下层为坏死物质**。

(三) 伴随症状

1. 发热　多见于急性呼吸道感染、肺结核等。
2. 胸痛　常见于肺炎、支气管肺癌、自发性气胸等。
3. 呼吸困难　见于支气管哮喘、COPD、重症肺炎、肺结核等。
4. 咯血　见于支气管扩张、肺结核、支气管肺癌、二尖瓣狭窄等。
5. 哮鸣音　多见于支气管哮喘、COPD 等。
6. 杵状指(趾)　常见于支气管扩张、支气管肺癌等。

六、呼吸困难

呼吸困难是因通气需要量超过呼吸器官的通气能力，病人主观上自觉呼吸费力，客观上表现呼吸运动用力，呼吸频率、深度和节律异常，严重时张口呼吸、鼻翼翕动、端坐呼吸甚至发绀。

(一) 病因

1. 呼吸系统疾病

(1) 气道阻塞：如 COPD、支气管哮喘、气管-支气管炎症等。

(2) 肺脏疾病：肺炎、肺结核、肺水肿等。

(3) 胸廓疾病：严重胸廓畸形、肋骨骨折等。

(4) 膈运动障碍：大量腹水、腹腔巨大肿瘤等。

2. 循环系统疾病　见于左心衰竭和/或右心衰竭。

3. 中毒　糖尿病酮症酸中毒、药物中毒、有机磷中毒、CO 中毒等。

4. 神经精神性疾病　脑出血、颅内肿瘤、脑膜炎等颅脑疾病引起呼吸中枢功能障碍；焦虑症、癔症等精神因素所致呼吸困难。

(二) 临床表现

1. 肺源性呼吸困难

(1) **吸气性呼吸困难**：表现为**吸气显著困难**，严重者吸气时**胸骨上窝、锁骨上窝和肋间隙明显凹陷，称为“三凹征”**，并伴干咳。

(2) **呼气性呼吸困难**：表现为**呼气费力**、**呼气缓慢**、**呼吸时间延长**，常伴呼气期哮鸣音。

(3) 混合性呼吸困难：表现为吸气与呼气均费力，呼吸频率增快、深度变浅，常伴呼吸音异常。

2. 心源性呼吸困难

(1) **左心衰竭**：表现为**活动时呼吸困难，休息时减轻或消失**；卧位时明显，坐位或立位时减轻，病情较重者被迫取端坐位。急性左心衰竭常出现夜间阵发性呼吸困难，轻者数分钟至数十分钟后症状逐渐减轻、消失，重者端坐呼吸、面色发绀、大汗，咳粉红色泡沫痰。

（2）右心衰竭：严重时呼吸困难，但程度较轻，肝肿大有腹腔积液时呼吸运动受限。

3. 中毒性呼吸困难　因酸性代谢产物增多对呼吸中枢刺激增强，出现**深长、规则的呼吸，可伴鼾声，称为酸中毒深大呼吸**。巴比妥类药物和有机磷中毒时，可抑制呼吸中枢，使呼吸缓慢、变浅，伴呼吸节律改变。

4. 神经精神性呼吸困难　颅内压增高和供血减少刺激呼吸中枢，使呼吸慢而深，常伴呼吸节律改变。癔症病人呼吸快而浅，伴叹息样呼吸，出现手足搐搦症。

（三）伴随症状

1. 哮鸣音　多见于支气管哮喘、自发性气胸等。
2. 发热　多见于肺炎、肺结核、急性心包炎等。
3. 一侧胸痛　见于大叶性肺炎、急性心肌梗死、支气管肺癌等。
4. 咳嗽、咳痰　见于COPD、肺炎、支气管扩张；伴大量泡沫痰见于有机磷中毒；**伴粉红色泡沫痰见于急性左心衰竭**。
5. 意识障碍　见于脑出血、脑膜炎、糖尿病酮症酸中毒等。

七、咯　　血

喉及喉部以下呼吸道和肺组织出血，经口腔咯出称为咯血。大咯血可阻塞呼吸道导致窒息。

（一）病因

1. 支气管疾病　见于支气管扩张、支气管肺癌、支气管炎等。
2. 肺部疾病　见于肺结核、肺炎等。
3. 心血管疾病　见于二尖瓣狭窄、左心衰竭等。
4. 其他　白血病、血小板减少性紫癜、再生障碍性贫血、系统性红斑狼疮等。

（二）临床表现

咯血量差异较大，一般少量出血仅为痰中带血；**每日咯血量100ml以内为小量，100～500ml为中量，500ml以上为大量**。大量咯血见于肺结核、支气管扩张；**支气管肺癌**表现为间断性或持续性**痰中带血**；肺炎可出现痰中带血或血性痰，常伴剧烈咳嗽。

肺结核、支气管扩张咯血多为鲜红色，二尖瓣狭窄咯血多为暗红色，左心衰竭咯血为浆液性粉红色泡沫痰，铁锈色血痰见于肺炎球菌性肺炎。

青壮年间歇反复咯血，或血痰持续数天后逐渐停止，或伴低热，常见于肺结核。

（三）伴随症状

1. 发热、胸痛　多见于肺结核、肺炎、支气管肺癌等。
2. 脓痰　多见于支气管扩张、肺结核继发细菌感染等。
3. 皮肤黏膜出血　见于血液病、风湿病等。
4. 杵状指（趾）　见于支气管扩张、支气管肺癌等。

八、发　　绀

发绀是指血液中**还原血红蛋白增多**，皮肤和黏膜成青紫色改变。发绀多见于皮肤较薄、色素较少和毛细血管较丰富的部位，如**口唇、指(趾)、甲床、鼻尖**等处。

（一）病因

1. 中心性发绀　多由心肺疾病致动脉血氧饱和度降低所致，如法洛四联症、支气管阻塞、肺炎、COPD、ARDS等。
2. 周围性发绀　常见于右心衰竭、缩窄性心包炎、血栓性静脉炎、下肢静脉曲张、重度休克等。

（二）临床表现

1. 中心性发绀　除四肢与颜面外，还累及黏膜与躯干皮肤，且皮肤温暖。
2. 周围性发绀　多出现在肢体末端与下垂部位，且皮肤冷。按摩或加温使皮肤转暖，发绀减轻或消退。

（三）伴随症状

1. 呼吸困难　常见于慢性心功能不全、急性呼吸道梗阻、气胸等。
2. 杵状指（趾）　多见于青紫型先天性心脏病及某些慢性肺部疾病。
3. 意识障碍　多见于某些药物中毒、休克、急性肺部感染或急性心力衰竭等。
4. **蹲踞**　是**法洛四联症的典型表现**，以缓解缺氧症状。

九、心　　悸

心悸是人们对心搏的一种感知。心悸与病人的敏感性、心搏强度、心率以及节律紊乱的严重程度有关。

（一）病因

1. 心脏搏动增强

（1）生理性：健康人剧烈运动或受惊吓、精神过度紧张时，大量吸烟、饮酒、饮浓茶或咖啡后，妊娠、分娩、排泄等，应

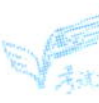

用肾上腺素、麻黄碱、阿托品等药物。

(2) 病理性　高血压性心脏病、二尖瓣关闭不全、主动脉瓣关闭不全等致左心室肥大，出现心悸；甲亢、贫血、发热、低血糖等致心率加快，发生心悸。

2. 心律失常　窦性心动过速、窦性心动过缓均可引起心悸。

3. 心力衰竭。

(二) 临床表现

病人自觉心脏跳动的不适感或心慌感。心悸时心率可快可慢，当心率加快时病人感到心脏跳动不适，心率缓慢时则感到搏动有力。心律失常时感到心慌，或有异位搏动、停搏感。

(三) 伴随症状

1. 心前区疼痛　见于心绞痛、心肌梗死、心包炎等。

2. 发热　见于风湿热、心包炎、感染性心内膜炎等。

3. 呼吸困难　见于急性心梗、心包炎、心力衰竭、重度贫血等。

4. 消瘦及出汗　见于甲亢。

5. 发绀　见于先天性心脏病、右心功能不全。

十、恶心与呕吐

恶心为上腹部不适和紧迫欲吐的感觉，常为呕吐的前兆；呕吐是通过胃的强烈收缩，迫使胃或部分小肠内容物经食管、口腔排出体外。病人可有恶心而无呕吐，或有呕吐而无恶心。

(一) 病因

1. 反射性呕吐

(1) 消化系统疾病：胃炎、消化性溃疡、肠梗阻、急性肝炎、急性阑尾炎、胰腺炎等。

(2) 其他系统疾病：心力衰竭、上尿路结石、青光眼等。

2. 中枢性呕吐

(1) 神经系统疾病：脑膜炎、颅内血肿、脑出血、蛛网膜下腔出血、脑栓塞、脑血栓形成等。

(2) 全身性疾病：糖尿病酮症酸中毒、低血糖、早孕等。

(3) 药物中毒：洋地黄、抗癌药物；有机磷农药、一氧化碳中毒等。

(二) 临床表现

恶心常伴面色苍白、出汗、流涎及心动过缓。无恶心先兆，但胃内容物可突然喷出，呈喷射性呕吐，吐后不感轻松，多见于颅内压升高；肠梗阻时呕吐量较多，可致水电解质酸碱平衡紊乱；育龄妇女晨起呕吐见于早期妊娠；餐后短时间内呕吐，特别是集体发病，多因食物中毒所致；**有机磷农药中毒，呕吐物常呈大蒜味**。

(三) 伴随症状

1. 腹痛、腹泻　多见于急性胃肠炎、食物中毒等。

2. 头痛及喷射性呕吐　常见于颅内压增高或青光眼。

十一、呕血与黑便

呕血和黑便是上消化道出血的症状，当**胃内储积血量达 300ml 时，血液从胃经口呕出称呕血**。若**上消化道出血量超过 50ml，血液进入小肠，血红蛋白中的铁与肠内硫化物作用形成硫化铁，使大便形、色如同柏油，称为黑便**。呕血常伴黑便，黑便不一定伴呕血。

(一) 病因

1. 消化道疾病　消化性溃疡、食管癌、胃癌等。

2. 上消化道邻近器官疾病　胆管结石、胆道蛔虫病、胰腺炎、胰腺癌等。

3. 全身性疾病　血小板减少性紫癜、过敏性紫癜、血友病、DIC、系统性红斑狼疮、呼吸衰竭等。

(二) 临床表现

呕血前常有上腹部不适和恶心，随后呕吐血性胃内容物。出血量多、在胃内停留时间短者血色鲜红，常混凝血块；出血量较少或在胃内停留时间长，呕吐物呈棕褐色或咖啡渣样；呕血后可有黑便排出。

上消化道出血量 1 000ml 以下，病人出现头晕、无力、出汗、心慌；**出血量达 1 000ml 以上，可有呼吸急促、心率加快、脉搏细弱、血压下降等表现**。

(三) 伴随症状

1. 上腹痛　慢性反复发作的上腹痛多为消化性溃疡，中老年人慢性上腹痛且疼痛无规律，并伴厌食、消瘦或贫血，应警惕胃癌。

2. 黄疸　寒战、发热、黄疸伴右上腹绞痛并呕血者，多为胆道疾病；黄疸、发热及全身皮肤黏膜出血者，见于败血症；出血后发热可能与失血致体温调节中枢功能障碍有关。

十二、便 血

便血是指大便带血或从肛门排出鲜红色或暗红色血液。

（一）病因

1. 下消化道疾病　肠结核、急性细菌性痢疾、溃疡性结肠炎、结直肠癌、痔等。

2. 全身性疾病　血小板减少性紫癜、血友病、严重肝病等。

（二）临床表现

主要是粪便带血。便血颜色与出血部位、出血量多少以及血液在肠腔内停留时间长短有关。下消化道出血速度快、量多时呈鲜红色；速度慢、出血量少，血液在肠道内停留时间长则为暗红色。痔出血，血色鲜红，不与粪便混合，仅黏附在粪便表面；急性细菌性痢疾和溃疡性结肠炎，黏液、脓血与粪便混合呈黏液脓血便。消化道出血如无粪便颜色改变，需做隐血试验确定，称为隐血便。

（三）伴随症状

1. 腹痛　慢性反复上腹痛，出血后疼痛减轻，见于消化性溃疡；腹痛时排血便或脓血便，便后腹痛减轻，见于细菌性痢疾或溃疡性结肠炎。

2. 里急后重　感觉排便未净，排便频繁，每次排便量甚少，排便后不感轻松，见于痢疾、直肠癌。

3. 发热　常见于败血症、白血病。

4. 腹部肿块　如结肠癌、肠结核、肠套叠等。

5. 全身出血倾向　见于白血病、过敏性紫癜、血友病等。

十三、腹 泻

腹泻指排便次数增多，粪质稀薄，或带有黏液、脓血、未消化的食物。腹泻分为急性和慢性。急性腹泻起病急骤，慢性腹泻起病缓慢，超过2个月且反复发作。

（一）病因

1. 急性腹泻　见于溃疡性结肠炎急性发作、食用毒蕈中毒、败血症、过敏性紫癜等。

2. 慢性腹泻　肠结核、慢性细菌性痢疾、肝硬化、胆石症、胰腺癌、甲亢、肠道恶性肿瘤、系统性红斑狼疮等。

（二）临床表现

急性腹泻起病急，若因感染或食物中毒所致，病人每日排便数次甚至可达数十次，多呈糊状或水样便，少数为脓血便。腹泻严重时病人口渴、尿量减少、呼吸深快、眼窝凹陷。慢性腹泻者每日排便次数增多，可为稀便，也可带黏液、脓血。长期腹泻可致营养障碍、体重减轻。

（三）伴随症状

1. 发热　见于急性细菌性痢疾、肠结核、溃疡性结肠炎急性发作。

2. 里急后重　如细菌性痢疾、直肠肿瘤等。

3. 明显消瘦　如胃肠道恶性肿瘤、肠结核。

4. 皮疹或皮下出血　见于麻疹、过敏性紫癜。

5. 关节痛或关节肿胀　见于溃疡性结肠炎、系统性红斑狼疮、肠结核等。

十四、便 秘

便秘是指大便次数减少，一般每周少于3次，伴排便困难、粪质干硬。

（一）病因

1. 功能性便秘　食物中纤维素含量少或水分不足，不能对肠道产生有效刺激；精神因素干扰正常排便习惯；腹肌及盆腔肌肉张力低，难以将粪便排出体外；长期卧床致肠蠕动减弱；滥用泻药形成药物依赖造成便秘。

2. 器质性便秘　直肠与肛门病变引起排便疼痛而惧怕排便，如痔、肛裂等；肠梗阻、糖尿病、甲减、脑血管意外等也可致便秘。

（二）临床表现

便秘时上腹饱胀、恶心、嗳气，急性便秘时腹部隐痛或胀痛；排便用力可致肛周疼痛，甚至引起肛裂、痔出血；严重者粪便坚硬如羊粪，排便时下腹痉挛性疼痛及下坠感。长期便秘会有大便带血或便血，病人因精神紧张而恐惧排便。慢性习惯性便秘多见于中老年人。

（三）伴随症状

1. 呕吐、腹胀　如肠梗阻。

2. 腹部包块　见于肠肿瘤、肠结核。

3. 便秘与腹泻交替　见于肠结核、溃疡性结肠炎。

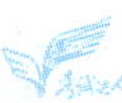

十五、黄　　疸

由于胆红素代谢障碍，致血清中胆红素浓度升高，使皮肤、黏膜和巩膜发黄，称为黄疸。

（一）病因

1. 溶血性黄疸　凡能引起红细胞破坏过多的疾病都可引发，如自身免疫性溶血性贫血、新生儿溶血及不同血型输血后的溶血。

2. 肝细胞性黄疸　各种致肝细胞严重损害的疾病，如病毒性肝炎、肝硬化、肝癌。

3. 胆汁淤积性黄疸　见于病毒性肝炎、胆管结石等。

（二）临床表现

1. **溶血性黄疸**　皮肤、黏膜呈浅柠檬色，急性溶血可有发热、寒战、头痛、腰痛，并有贫血，排**酱油色或浓茶色尿液，称为血红蛋白尿**。

2. 肝细胞性黄疸　皮肤、黏膜浅黄色至深黄色，可伴疲乏、食欲减退、肝区胀痛、腹胀，严重者有出血倾向。

3. **胆汁淤积性黄疸**　皮肤、黏膜呈暗黄色，胆道完全阻塞时呈深黄色，甚至呈黄绿色，并伴皮肤瘙痒、心动过缓、尿色深、**粪便颜色变浅或呈白陶土色**。

（三）伴随症状

1. 发热　见于肝脓肿、病毒性肝炎、大叶性肺炎。

2. 上腹剧痛　见于胆道结石、肝脓肿、胆道蛔虫病、病毒性肝炎、原发性肝癌等。

3. 肝大　见于病毒性肝炎、急性胆道感染、肝癌。

4. 腹腔积液　见于重症肝炎、肝硬化、肝癌等。

十六、血　　尿

血尿包括肉眼血尿和镜下血尿。肉眼血尿是指肉眼见尿液呈洗肉水色或血色，镜下血尿指尿色正常，须经显微镜检查方能确定。

（一）病因

1. 泌尿系统疾病　如急、慢性肾小球肾炎、尿路感染、泌尿系结石、结核、肿瘤等。

2. 尿路邻近器官疾病　宫颈癌、直肠癌、结肠癌、急性阑尾炎等。

3. 全身性疾病　猩红热、系统性红斑狼疮、白血病、再生障碍性贫血、血小板减少性紫癜、感染性心内膜炎等。

（二）临床表现

血尿主要表现为尿液颜色改变，肉眼血尿呈淡红色，出血严重时呈血液状。肾脏出血时，尿与血混合均匀，尿呈暗红色；膀胱或前列腺出血时尿呈色鲜红。**肉眼血尿见于排尿初期，提示出血部位在尿道，终末段血尿提示出血部位在膀胱颈部、三角区或后尿道，全程血尿提示病变在肾脏或输尿管**。

（三）伴随症状

1. 绞痛　见于上尿路结石。

2. 腰痛　见于肾结核、肾盂肾炎。

3. 尿频、尿急、尿痛　见于膀胱炎、尿道炎。

4. 水肿、蛋白尿　见于肾小球肾炎。

十七、惊　　厥

惊厥是指全身或局部骨骼肌不自主的强直性和阵挛性收缩，一般为对称性，伴或不伴意识丧失。

（一）病因

1. 脑部疾病

（1）感染：脑炎、脑膜炎。

（2）外伤：产伤、颅脑外伤。

（3）肿瘤：原发性脑肿瘤、脑转移癌。

（4）血管疾病：脑出血、蛛网膜下腔出血、脑栓塞、脑血栓形成等。

2. 全身性疾病

（1）感染：中毒性菌痢、百日咳、狂犬病、破伤风等。

（2）中毒：内源性中毒，如尿毒症、肝性脑病等；外源性中毒，如酒精、阿托品、有机磷等中毒。

（3）代谢障碍：如低血糖、子痫，其中**血钙降低可致神经肌肉兴奋性增高，出现惊厥或手足搐搦症**。

（4）系统性红斑狼疮。

（二）临床表现

1. 癫痫大发作　表现为病人突然意识模糊或丧失，全身强直、呼吸暂停，继而四肢阵挛性抽搐，呼吸不规则，面色发

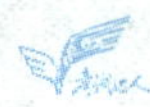
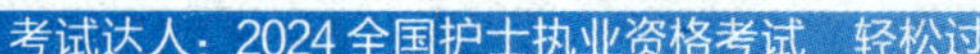

绀，瞳孔散大，对光反射消失，大小便失禁。发作停止后意识恢复。由破伤风引起者为持续性强直性痉挛，伴肌肉剧痛。

2. 低钙惊厥　多见于佝偻病患儿，表现为两眼上翻、四肢抽动，可暂时失去知觉。发作时间持续数秒至数分钟，发作停止后精神如常。

3. 破伤风惊厥　表现为牙关紧闭、张口困难；面肌痉挛时出现蹙眉、呈苦笑面容；颈项肌痉挛时出现角弓反张；光线、声响、轻触等刺激可诱发全身肌群痉挛。

4. **高热惊厥　是小儿惊厥最常见原因**，表现为全身阵挛性发作，突然意识丧失，持续数秒至数分钟，很快清醒。

（三）伴随症状

1. 发热　多见于小儿急性感染、重度失水。

2. 高血压　见于肾炎、子痫等。

3. 脑膜刺激征　见于脑膜炎、脑膜脑炎、蛛网膜下腔出血等。

4. 剧烈头痛　见于高血压、蛛网膜下腔出血、颅脑外伤等。

十八、意识障碍

意识障碍是指人对外界环境及自身状态的识别和觉察能力出现障碍。

（一）病因

1. 感染性因素　见于颅脑感染，如脑炎、脑膜炎，或是全身严重感染，如败血症、肺炎、中毒型菌痢等。

2. 非感染性因素

（1）脑血管疾病：脑栓塞、脑血栓形成、脑出血、蛛网膜下腔出血等。

（2）颅脑损伤：外伤性颅内血肿、颅骨骨折等。

（3）内分泌与代谢障碍：甲减、糖尿病酮症酸中毒、低血糖昏迷、肝性脑病等。

（4）中毒：安眠药、有机磷、CO、酒精中毒等。

（二）临床表现

1. **嗜睡**　病人**处于持续睡眠状态，可被唤醒，能正确回答问题**，反应较迟钝，刺激去除后又入睡。

2. **意识模糊**　病人表现为**对时间、地点、人物的定向力障碍**，可有躁动不安。

3. **昏睡**　病人处于**熟睡状态，不易唤醒，经压迫眼眶、摇动身体等刺激可被唤醒**，但很快又再入睡。**醒时答话含糊或答非所问**。

4. **浅昏迷**　意识大部分丧失，无自主运动，对声、光刺激无反应，**对疼痛刺激有痛苦表情或躲避反应**。**角膜反射、瞳孔对光反射、吞咽反射、咳嗽反射可存在**。

5. **深昏迷**　意识完全丧失，全身肌肉松弛，**对各种刺激全无反应，深、浅反射均消失**，大小便失禁。

（三）伴随症状

1. 发热　见于感染性疾病、脑出血、蛛网膜下腔出血、巴比妥类药物中毒等。

2. 呼吸缓慢、瞳孔缩小　见于吗啡、巴比妥类、有机磷等中毒。

3. 瞳孔散大　见于颠茄类、酒精等中毒及癫痫、低血糖状态等。

4. 高血压　见于脑出血、子痫等。

5. 皮肤黏膜改变　有出血点、瘀斑和紫癜等见于出血性疾病，**口唇樱桃红色提示CO中毒**。

6. 瘫痪　见于脑出血、脑梗死等。

7. **脑膜刺激征**　见于脑膜炎、**蛛网膜下腔出血**等。

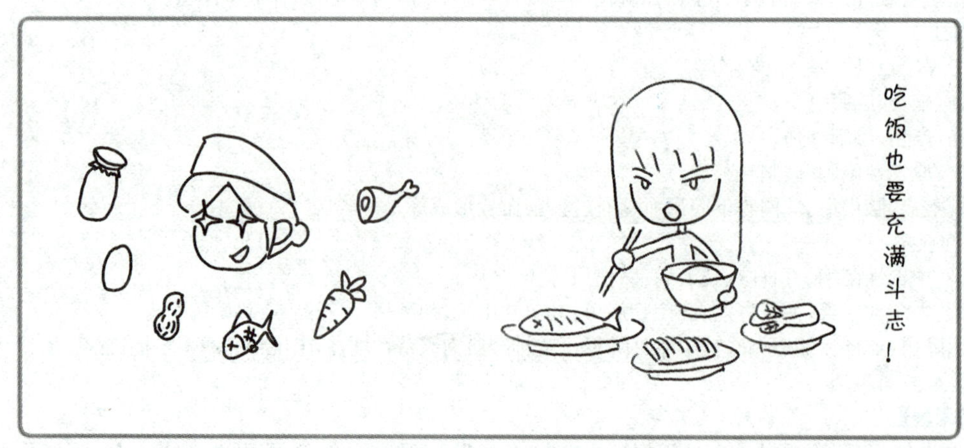

第二章　循环系统疾病病人的护理

第一节　循环系统解剖生理

考情分析

年份	主要考点
2019	心搏出量的定义；连接心房与心室之间的旁路
2021	三尖瓣的位置；心脏舒张时开启的瓣膜
2022	心脏收缩时关闭的瓣膜
2023	正常情况下心包腔内的液体量(15～50ml)

考点导航

循环系统由心脏、血管和调节血液循环的神经-体液组成。其主要功能是为全身各组织器官运输血液，将氧、营养物质输送到组织，同时将组织代谢产生的废物运走，以保证人体新陈代谢的正常进行。维持机体内部理化环境的相对稳定。循环系统还具有内分泌功能。(*)

一、血液循环

血液循环分为体循环和肺循环(图 2-1-1)。

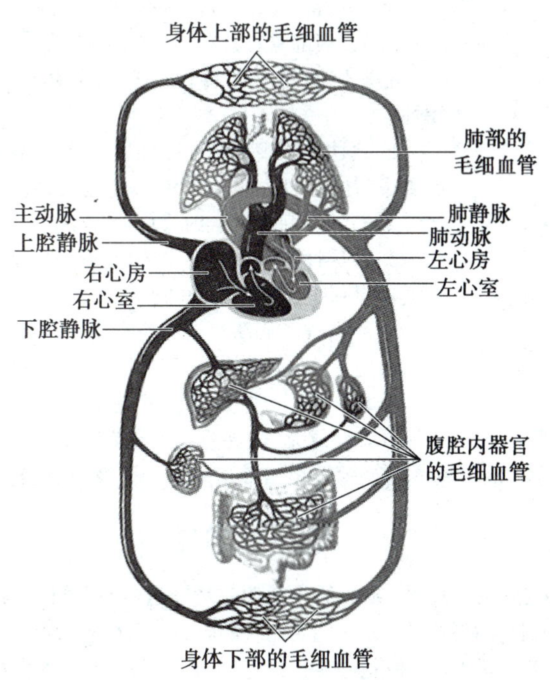

图 2-1-1　血液循环模式图

肺循环：右心室→肺动脉→肺毛细血管网→肺静脉→左心房。

体循环：左心室→主动脉→各级动脉→全身各器官的毛细血管网→各级静脉→上下腔静脉→右心房。

血液循环路线：

上、下腔静脉→右心房→右心室→肺动脉→肺毛细血管网→肺静脉→左心房→左心室→主动脉→全身各器官的毛细血管(肺除外)。

其中，从左心室开始到右心房被称为体循环，从右心室开始到左心房被称为肺循环。

二、心　　脏

心脏是一个由肌肉构成的圆锥形、中空的器官，分四个腔室，即左心房、左心室、右心房、右心室。左、右心房之间，左、右心室之间各有肌性的房间隔和室间隔相隔，彼此互不相通。**左心房、室之间有二尖瓣，右心房、室之间有三尖瓣；左心室与主动脉之间有主动脉瓣，右心室与肺动脉之间有肺动脉瓣**(图 2-1-2)。**心室收缩**时，**肺动脉瓣、主动脉瓣打开**，心室的血液射向动脉；**心室舒张**时，**二尖瓣、三尖瓣打开**，心房的血液流向心室，为下一次心脏收缩做准备。(*)

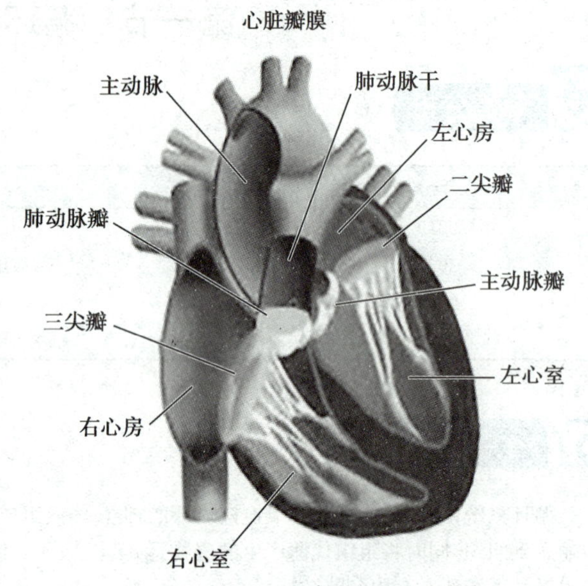

图 2-1-2　心脏瓣膜解剖图

心脏壁分为 3 层，由**外向内依此为心外膜、肌层、心内膜**，心外膜即心包的脏层紧贴于心脏表面，与心包壁层形成**心包腔**，腔内含少量**浆液起润滑作用**。

冠状动脉是营养心脏的血管，起源于主动脉根部，有左、右两支，围绕在心脏的表面并穿透至心肌内。左冠状动脉又分成前降支和回旋支，主要负责左心房、左心室前壁、侧壁及室间隔前 2/3 部位心肌的血液供应；右冠状动脉主要供给右心房、右心室、左心室后壁、室间隔后 1/3 部位的心肌和窦房结、房室交界区等处。

心脏在心脏内传导系统的作用下，进行着有节律的收缩和舒张活动。**心脏传导系统包括窦房结、结间束、房室结、希氏束、左右束支及其分支和浦肯野纤维**，负责心脏正常冲动的形成和传导(亲：正常情况下，心脏的冲动起源于窦房结，传导最慢的是房室束，传导最快的是**浦肯野**纤维)。**正常心脏内兴奋传导的顺序是**：由**窦房结**发出兴奋，**传到心房肌**，再通过**房室交界**传到**房室束及左右束支**，最后经**浦肯野纤维**迅速传至左右**心室肌**。正常人心室除极始于室间隔中部，**自左向右方向除极**；随后左右**心室游离壁从心内膜朝心外膜方向除极**(注意室间隔和心室壁除极方向不同)；左心室基底部与右心室肺动脉圆锥部是心室最后除极的部分(图 2-1-3)。

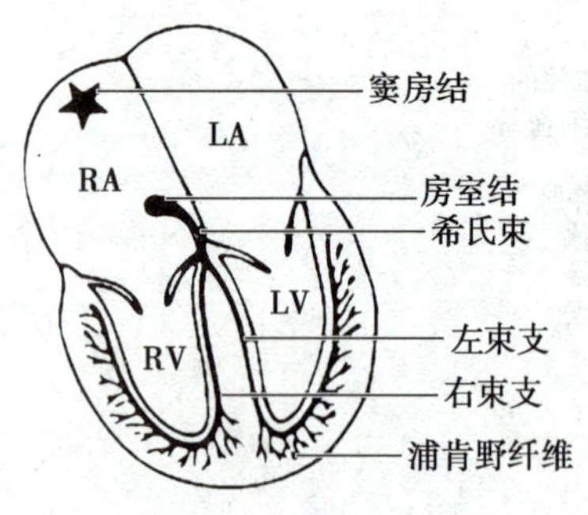

图 2-1-3　心脏的传导系统

心肌细胞的生理特性有自动节律性(自律性)、传导性、兴奋性和收缩性。

1. **自律性**　窦房结自律性最高，约每分钟 100 次，是心跳的正常起搏点。由窦房结控制的心跳节律称为窦性心律。房室交界自律性次之，约每分钟 50 次；浦肯野细胞最低，约每分钟 25 次。

2. **传导性**　兴奋在心内传导具有严格顺序，兴奋在房室交界处传导速度最慢，在心室内传导速度最快。

3. **兴奋性**　心肌兴奋性具有周期性变化，包括有效不应期、相对不应期和超常期。

4. **收缩性**　①"全或无"式收缩。心肌细胞在收缩时，所有心肌细胞同步收缩，即"全或无"式收缩。②不发生强直收缩。心肌有效不应期特别长。在此期内，不论受到任何强大刺激，均不能引起心肌的兴奋和收缩，故不会发生强直收缩。

三、血　　管(*)

循环系统的血管分为动脉、静脉、毛细血管。**动脉的主要功能是输送血液到组织器官**，动脉管壁有肌纤维和弹力纤维，能在各种血管活性物质的作用下收缩和舒张，改变外周血管的阻力，**又称"阻力血管"**；**静脉的主要功能是汇集从毛细血管来的血液，将血液送回心脏**，其容量大，机体的血液约 60%～70%存在于静脉中，**又称"容量血管"**；**毛细血管**位于小动脉与小静脉之间，呈网状分布，其管壁由单层的内皮细胞和基膜组成，**是血液与组织液进行物质交换的场所，又称"功**

 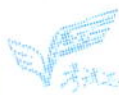

能血管”。

温馨提示

动脉在血管活性物质的作用下收缩、舒张，故又称“阻力血管”；人体的血液大部分在静脉内，故又称“容量血管”；毛细血管的主要功能是进行物质交换，故又称“功能血管”。

四、调节循环系统的神经体液因素(*)

调节循环系统的神经是交感神经和副交感神经。**交感神经兴奋时，心率加快、心肌收缩力增强、外周血管收缩、血管阻力增加、血压升高；副交感神经兴奋时，心率减慢、心肌收缩力减弱、外周血管扩张、血管阻力减小、血压下降**。

调节循环系统的体液因素有肾素-血管紧张素-醛固酮系统，对调节钠钾平衡、血容量和血压起重要作用。

温馨提示

交感神经兴奋时引起的作用皆为正向，副交感神经兴奋时引起的作用则为负向。

考点练习

1. 关于肺循环的途径，正确的是
   A. 右心室—肺动脉—肺毛细血管—肺静脉—左心房
   B. 右心室—肺静脉—肺毛细血管—肺动脉—左心房
   C. 左心室—肺静脉—肺毛细血管—肺动脉—右心房
   D. 左心室—肺动脉—肺毛细血管—肺静脉—右心房
   E. 右心室—肺动脉—奇静脉—肺静脉—左心房
2. 二尖瓣的解剖位置是
   A. 左心房与左心室之间
   B. 右心房与右心室之间
   C. 右心室与肺动脉之间
   D. 左心房与主动脉之间
   E. 左心房与肺静脉之间
3. 正常情况下心室的除极方向
   A. 由心外膜到心内膜
   B. 由心内膜到心外膜
   C. 由左向右
   D. 由心底到心尖
   E. 由心尖到心底
4. 心包腔内含少量浆液，其作用是
   A. 增加负压
   B. 润滑心包腔
   C. 防止心包粘连
   D. 促进血液回流
   E. 有利于心脏舒张
5. 营养心脏自身的血液来自
   A. 肺动脉
   B. 主动脉
   C. 冠状动脉
   D. 颈动脉
   E. 锁骨下动脉
6. 正常情况下，心脏传导系统中具有自律性的是
   A. 结间束
   B. 窦房结
   C. 房室结
   D. 希氏束
   E. 左右束支
7. 心脏正常窦性心律的起搏点是
   A. 心房
   B. 窦房结
   C. 房室结
   D. 希氏束
   E. 左心室
8. 下列<u>不属于</u>心脏传导系统的是
   A. 窦房结
   B. 房室结
   C. 结间束
   D. 冠状窦
   E. 希氏束
9. 护生在心内科实习，带教老师提问心肌细胞动作电位的传导途径。护生正确的回答是
   A. 窦房结→心房肌→房室交界→房室束及左右束支→浦肯野纤维→心室肌
   B. 房室结→房室交界→房室束及左右束支→心房肌→浦肯野纤维→心室肌
   C. 窦房结→房室交界→心房肌→浦肯野纤维→左右束支→心室肌
   D. 窦房结→浦肯野纤维→房室束及左右束支→心房肌→房室交界→心室肌
   E. 窦房结→心房肌→房室交界→房室束及左右束支→房室交界→浦肯野纤维→心室肌
10. <u>不属于</u>心肌细胞生理特性的是
   A. 兴奋性
   B. 自律性
   C. 传导性

D. 收缩性
E. 应激性

11. 关于交感神经兴奋时的作用，**错误**的是
A. 窦性心动过速
B. 外周血管收缩
C. 血压下降
D. 房室传导速度加快
E. 心肌收缩力加强

12. 心输出量主要是指
A. 每分钟心房进入心室的总血量
B. 右心室每一次收缩所泵出的血量
C. 心脏每搏动一次所泵出的血量
D. 每分钟左心室所泵出的血量
E. 每分钟左右心室输出的总血量

13. 临床上常见的连接心房与心室之间的旁路是
A. 分支室纤维
B. 房-希氏束
C. 房室旁路(Kent 束)
D. 结室-希氏束
E. 纤维束

参考答案

序号	1	2	3	4	5	6	7	8	9	10	11	12	13
答案	A	A	B	B	C	B	B	D	A	E	C	D	C

第二节　心功能不全病人的护理

考情分析

年份	主要考点
2019	左心功能不全最后导致的后果；左心室射血分数的正常值；利尿剂治疗心衰的机制；洋地黄中毒的判断和处理；心衰病人使用洋地黄的停药指征；右心衰出现颈静脉怒张的机制；右心衰的饮食要求；左心衰病人咳粉红色泡沫痰时的心理问题(恐惧)；左心衰的判断和处理
2020	心力衰竭发生的基本机制；慢性心功能不全代偿期的代偿方式；心力衰竭最常见的诱因；右心衰竭的体征；属于利尿剂的是(呋塞米)
2021	婴幼儿使用强心苷类药物时心率低于多少应停药；心功能Ⅲ级的判断；视频中不属于左心衰竭评估内容的是(下肢水肿)；COPD 病人近 3 天感冒后出现咳嗽、咳痰、气喘，右下肢凹陷性水肿，考虑为(右心衰竭)，右心衰竭的特征性体征；心力衰竭患者最根本的治疗措施(对因治疗)
2022	双嘧克尿噻的副作用；右心衰竭的判断；洋地黄中毒停药的指征不包括(血压 90/60mmHg)；心衰病人低盐饮食的原因；呋塞米的不良反应；左心衰竭的判断
2023	心力衰竭病人使用洋地黄之前应测量(脉搏)；钙剂服用的时间；左心衰竭的临床表现不包括(肝颈静脉回流征)；慢性心力衰竭病人每日的饮水量(1 000～1 500ml)；心脏病病人干农活后有疲劳感，心功能分级(Ⅱ级)；心力衰竭病人服用洋地黄治疗时的护理措施不包括(视频题，测量血压)；心力衰竭的治疗措施中不能减轻心脏负担的是(应用洋地黄类药物)

考点导航

各种心脏疾病引起心肌收缩力下降，心排出量不能满足机体代谢的需要，出现器官、组织血液灌注不足，以肺循环和/或体循环淤血为主要特征的一种临床综合征。

一、慢性心力衰竭病人的护理

心功能分为四级：

心功能**Ⅰ级**：心脏病病人**日常活动不受限制**，一般活动不引起乏力、呼吸困难等心衰症状。

心功能**Ⅱ级**：心脏病病人表现为体力活动**轻度受限**，休息时无自觉症状，一般活动下**出现心衰症状**。

心功能**Ⅲ级**：心脏病病人表现为体力活动**明显受限**，**低于平时一般活动即可引起心衰症状**。

心功能**Ⅳ级**：心脏病病人不能从事任何体力活动，**休息状态下存在心衰症状，活动后加重**。

温馨提示

考生应能根据病例中提供的信息判断病人心功能的级别。事实上，心功能Ⅰ级(不受限制)、心功能Ⅳ级(完全受限制)是两个极端，不需记忆，考生只需区别心功能Ⅱ级、Ⅲ级。Ⅱ级是日常活动会引起气急、心悸，Ⅲ级是稍微活动会引起气急、心悸。心功能分级可总结为：一不限、二小限、三大限、四全限。

(一) 病因和诱因

1. 病因

(1) 心肌损害：如冠心病心肌缺血、心肌梗死、心肌炎和心肌病；心肌代谢障碍性疾病，以糖尿病、心肌病最常见等。

(2) 心脏负荷过重(表 2-2-1)

表 2-2-1 心脏负荷过重所见疾病

分类	所见疾病	考点巧记
容量负荷(前负荷)过重	**二尖瓣、主动脉瓣关闭不全；房间隔缺损、室间隔缺损**、动脉导管未闭；甲亢、慢性贫血等	**"两不全，两缺损"**
压力负荷(后负荷)过重	**高血压、主动脉瓣狭窄、肺动脉高压、肺动脉瓣狭窄**等	**"两高压，两狭窄"**

知识拓展

导致心脏前后负荷增加的疾病

前负荷增加是指心脏在收缩之前的血容量比正常情况下多。瓣膜关闭不全导致血液反流，心室血容量增多；室间隔缺损、房间隔缺损致右心腔血容量增多→心脏在下次收缩之前血容量增多→心脏前负荷增加。

后负荷增加是指心脏在收缩时克服的阻力增大。高血压时血管阻力大，瓣膜狭窄时流出道狭小→心脏射血时阻力大→心脏后负荷增加。

2. 诱因

(1) **感染：呼吸道感染是最常见和最重要的诱因**。感染性心内膜炎也不少见。

(2) **心律失常**：心房颤动是诱发心力衰竭的重要原因。其他各种类型的快速性心律失常以及严重的缓慢性心律失常亦可诱发心力衰竭。

(3) 生理或心理压力过大：劳累过度、精神紧张、情绪激动等。

(4) 循环血量增加或锐减：输液过多过快、摄入高钠食物、大量失血、严重脱水等。

(5) 治疗不当：洋地黄用量不足或过量，不恰当应用某些抑制心肌收缩力的药物等。

(6) 妊娠和分娩：妊娠和分娩可加重心脏负荷，诱发心力衰竭。

(7) 其他：各种原因引起的水、电解质、酸碱平衡紊乱；合并甲状腺功能亢进、贫血、肺栓塞等。

(二) 临床表现

1. 早期 可无症状或仅出现心动过速、面色苍白、出汗、疲乏和活动耐力降低等。

2. 左心衰竭 主要表现为**肺循环淤血**。

温馨提示

左心衰竭的发生机制：肺静脉的血液向左心回流。左心衰竭时→左心腔压力升高→肺静脉血液回流受阻→肺淤血→气体交换障碍→呼吸困难。

(1) 呼吸困难：左心衰竭病人呼吸困难呈现出"三最"的特征。

1) **最早**：最早出现的是**劳力性呼吸困难**，经休息后缓解。

2) **最典型：最典型的症状是阵发性夜间呼吸困难**，表现为入睡后突然因憋气而惊醒，被迫坐起。

3) **最严重**：严重者可发生**急性肺水肿**，晚期出现**端坐呼吸**。

温馨提示

阵发性夜间呼吸困难的发生机制：睡眠平卧时回心血量增加，肺淤血加重；夜间迷走神经张力增高，小支气管收缩、横膈抬高、肺活量减少等均可引起阵发性夜间呼吸困难。

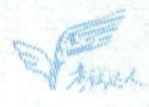

（2）咳嗽、咳痰、咯血：咳嗽、咳痰早期即可出现，多发生在夜间，坐、立位可减轻。痰液特点为白色泡沫样。**如发生急性肺水肿，则咳大量粉红色泡沫痰**，为肺泡和支气管淤血所致。

（3）体征：心率加快、第一心音减弱、心尖区舒张期奔马律，部分病人可出现**交替脉，是左心衰竭的特征性体征**。肺部可闻及湿啰音。

3. **右心衰竭** 主要表现为**体循环静脉淤血**，其症状包括食欲减退、恶心呕吐、水肿、腹胀、少尿、肝区胀痛等（表2-2-2）。

温馨提示

右心衰竭的发生机制：上、下腔静脉的血液向右心回流。右心衰竭时→右心腔压力升高→上、下腔静脉血液回流受阻→体循环淤血→颈静脉怒张、水肿、肝颈静脉回流征阳性、肝大和肝压痛。

表2-2-2 右心衰竭的临床表现

表现	含义
水肿	早期**身体下垂部位和组织疏松部位**出现凹陷性水肿；重者全身水肿，并伴胸腔积液、腹水和阴囊水肿
颈静脉怒张和肝颈静脉回流征阳性（图2-2-1，图2-2-2）	见颈静脉怒张。压迫病人肝脏见颈静脉怒张更明显，称为**肝颈静脉回流征阳性，为右心衰竭的特征性体征**
肝大和肝压痛	肝大和压痛，持续慢性右心衰竭者可发展为心源性肝硬化，此时肝脏压痛不明显，肝颈静脉回流征不明显，伴黄疸和肝功能损害
发绀	由于体循环静脉淤血，血流缓慢，血液中还原血红蛋白增多所致

温馨提示

右心衰竭的表现可记为“一水两大及其他”，一水即水肿，两大即颈静脉增大和肝大，其他即为发绀。

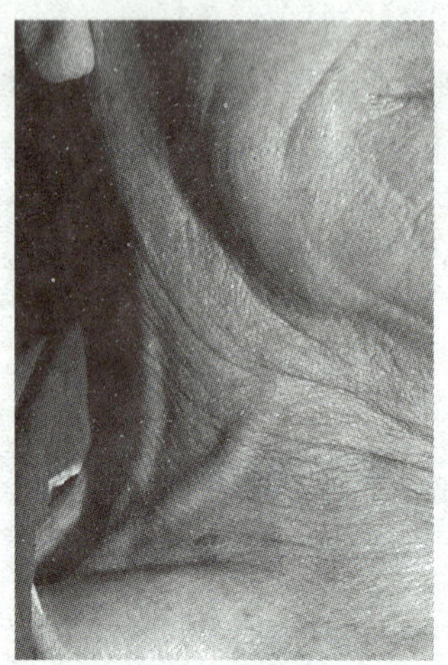

图2-2-1 颈静脉怒张

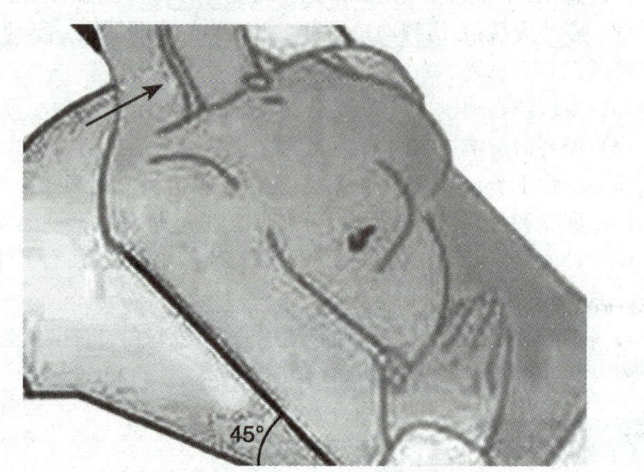

图2-2-2 肝颈静脉回流征

（三）辅助检查

1. 血液检查 **血浆B型利钠肽（BNP）**和氨基末端B型钠钛前体（NT-PYOBNP）测定，是心衰诊断、鉴别诊断、判断心衰严重程度疗效及严重程度的重要指标。

2. X线检查 心影大小及外形可为病因诊断提供依据；有无肺淤血可直接反映心功能状态。

3. 超声心动图 比X线检查更能准确地提供各心腔大小及心瓣膜结构情况，是诊断心力衰竭主要的仪器检查。射血分数（LVEF）可反映心脏收缩功能，正常射血分数＞50％。

4. 有创性血流动力学检查 漂浮导管可测定各部位的压力及血液含氧量，计算心脏指数（CI）及肺小动脉楔压（PCWP），直接反映左室功能，正常CI＞2.5L/（min·m^2），PCWP＜12mmHg。

（四）治疗原则

采取综合治疗措施，包括对各种可致心功能受损的疾病，如冠心病、高血压、糖尿病的早期管理；调节心力衰竭的代

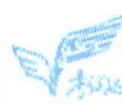

偿机制，减少其负面效应，如拮抗神经体液因子的过度激活，阻止或延缓心室重塑的进展。

心力衰竭的治疗目标：延缓心力衰竭的发生发展；缓解临床症状，提高生活质量；改善长期预后，降低病死率和住院率。

1. 治疗病因、消除诱因。控制高血压；应用药物、介入或手术治疗改善冠心病心肌缺血；心瓣膜病的手术治疗等。**积极控制感染**；纠正贫血；对于心室率较快的心房颤动，及时复律或控制心室率；对甲状腺功能亢进症要注意予以纠正。

2. **减轻心脏负担**

(1) 休息：**限制体力活动**，避免精神紧张，**减轻心脏负荷**。

(2) 饮食：应**低钠饮食**，同时要少食多餐。水肿明显时应限制水摄入量。

(3) 吸氧：给予持续氧气吸入，流量2～4L/min，增加血氧饱和度，改善呼吸困难。

(4) **利尿剂**应用：可**排出体内潴留的体液，减轻心脏前负荷**，改善心功能。常用的利尿剂包括：①**排钾利尿剂**：如**氢氯噻嗪、呋塞米**、丁脲胺等，其作用为阻碍钠、钾、氯化物的重吸收，达到利尿目的。排钾利尿剂**主要不良反应是可引起低血钾**，应补充氯化钾或与保钾利尿剂同用。噻嗪类利尿剂如氢氯噻嗪可抑制尿酸排泄，引起高尿酸血症，大剂量长期应用可影响胆固醇及糖的代谢，应严密监测。②保钾利尿剂：如螺内酯、氨苯蝶啶，其作用为排钠和氯化物，潴留钾。但利尿作用弱，常与排钾利尿剂合用，加强利尿减少排钾。

3. **扩血管药物应用**(*)　不推荐应用，仅对伴有心绞痛或高血压的病人可考虑联合治疗，对存在心脏流出道或瓣膜狭窄的病人禁用。

4. **正性肌力药物应用**　是治疗心力衰竭的主要药物，具有正性肌力和减慢心率作用，在增加心肌收缩力的同时，不增加心肌耗氧量。

(1) **洋地黄类药物**：是临床**最常用的强心药物，具有正性肌力和减慢心率作用**。

1) 应用洋地黄类药物的适应证：充血性心力衰竭，尤其是对伴有心房颤动和心室率增快的心力衰竭有效，对心房颤动、心房扑动和室上性心动过速也均有效。

2) 应用洋地黄类药物的禁忌证：**严重房室传导阻滞、肥厚性梗阻型心肌病、急性心肌梗死24小时内不宜使用**。洋地黄中毒或过量者为绝对禁忌证。

3) 常用洋地黄制剂有(*)：**地高辛**为口服制剂，维持量为0.125mg，1次/d。70岁以上或肾功能损害者宜减量，必要时监测血药浓度。**毛花苷C**为静脉注射制剂，每次0.2～0.4mg。稀释后静脉注射，24小时总量0.8～1.2mg。适用于急性心衰或慢性心衰加重时，尤其适用于心衰伴快速心房颤动者。

4) 洋地黄类药物毒性反应：药物的治疗剂量和中毒剂量接近，易发生中毒。易导致洋地黄中毒的情况主要包括：肾功能不全、低血钾、严重缺氧、急性心肌梗死、急性心肌炎引起的心肌损害、年老等情况。

胃肠道表现：**食欲下降、恶心、呕吐**等。

神经系统表现：**视物模糊、黄视绿视、头晕、头痛**等。

心血管系统表现：是较严重的毒性反应，**常出现各种心律失常，室早二联律最为常见**，常有室上性心动过速伴房室传导阻滞、窦性心动过缓等。

温馨提示

关于洋地黄的毒性反应，不需要考生进行具体地记忆，考生只需知道毒性反应有神经系统表现、胃肠道表现、心血管系统表现即可。考试时运用排除法即能做出选择。

(2) β受体激动剂：多巴酚丁胺、多巴胺，静脉滴注，由小剂量开始，逐渐增加用量。

适用于急性心肌梗死伴心力衰竭的病人；小剂量多巴胺能扩张肾动脉，增加肾血流量和排钠利尿，从而用于充血性心力衰竭的治疗，大剂量多巴胺可维持血压，用于心源性休克的治疗。

(3) 磷酸二酯酶抑制剂：常用的有氨力农、米力农等，具有正性肌力作用和扩张周围血管作用，可缓慢静脉滴注，宜短期使用。

5. β受体拮抗剂　可对抗代偿机制中交感神经兴奋性增强这一效应，从而降低病人死亡率、住院率，提高其运动耐量。常用药物有卡维地洛、美托洛尔等。但β受体拮抗剂确实有负性肌力作用，临床应用应十分慎重。仅小剂量应用于以舒张功能不全为特征的轻、中度心力衰竭的治疗。此类药物患有支气管痉挛性疾病、心动过缓、Ⅱ度以上包括Ⅱ度的房室传导阻滞的病人禁用。

(五) 护理问题

1. **气体交换受损　与左心衰竭致肺循环淤血有关**。

2. **体液过多　与右心衰竭致体循环淤血、水钠潴留**、低蛋白血症有关。

3. 活动无耐力　与心功能不全、心排出量下降有关。

4. 潜在并发症：洋地黄中毒。

（六）护理措施

1. 休息与活动 根据病人心功能分级决定活动量，尽量**保证病人体力和精神休息，以减轻心脏负荷**。督促病人坚持动静结合，循序渐进增加活动量。同时监测活动中有无呼吸困难、胸痛、心悸、疲劳等症状，**如有不适应停止活动，并以此作为限制最大活动量的指征**。

一般心功能**Ⅰ级：不限制一般的体力活动**，但**避免剧烈运动和重体力劳动**。心功能**Ⅱ级：可适当轻体力工作**和家务劳动，强调下午多休息。心功能**Ⅲ级**：日常生活可以自理或在他人协助下自理，**严格限制一般的体力活动**。心功能Ⅳ级：**绝对卧床休息**，生活需要他人照顾。

温馨提示

不同心功能等级如何活动记为：心功能分等级，一正二轻三受限，四级卧床是关键。

2. 病情观察 ①注意观察水肿的消长情况，每日测量体重。②监测病人呼吸困难的程度、发绀情况、肺啰音的变化以及血气分析和血氧饱和度变化，根据缺氧程度调节氧流量和给氧方式，一般给氧流量为2～4L/min，肺心病心衰病人应为1～2L/min持续吸氧。③密切观察体温、咳嗽、咳痰、呼吸音等的变化，预防和及时发现肺部感染。④饮食中需增加粗纤维食物，必要时口服缓泻剂或开塞露置肛，保持大便通畅。注意**不能使用大剂量液体灌肠，以防增加心脏负担**。⑤定期监测血电解质及酸碱平衡情况。⑥观察肢体远端是否出现局部肿胀、发绀等。

3. 输液的护理 **严格控制输液量和速度(20～30滴/min)**，以防诱发急性肺水肿。

4. 饮食护理 给予高蛋白、高维生素的易消化、清淡饮食。少量多餐，避免过饱；限制水、钠摄入，**限制含钠量高的食品如腌制品、海产品、发酵面食、罐头、味精、啤酒、碳酸饮料等。每日食盐摄入量2～3g**。[*]

5. 皮肤、口腔护理 加强病人皮肤护理，预防压力性损伤及皮肤感染的发生。重度水肿病人，帮助病人翻身或改变体位时，要避免拖、拉等增加皮肤摩擦的动作，防止皮肤损伤。**对于阴囊水肿的男病人，可使用阴囊托**，防止阴囊皮肤破溃、感染。加强口腔护理，特别是呼吸困难病人因张口呼吸易发生口干，以防止感染。

6. 用药护理

(1) 使用利尿剂的护理：遵医嘱正确使用利尿剂，并注意有关不良反应的观察和预防。**监测血钾及有无乏力、腹胀、肠鸣音减弱等低钾血症的表现**，同时多补充含钾丰富的食物，如深色蔬菜、瓜果、红枣、菇类、豆类等，必要时遵医嘱补充钾盐。口服补钾宜在饭后或将水剂与果汁同饮，以减轻胃肠道不适；**静脉补钾时每500ml液体中氯化钾含量不宜超过1.5g**。应用保钾利尿剂需注意有无胃肠道反应、嗜睡、乏力、皮疹、高血钾等不良反应。**利尿剂的应用时间选择早晨或日间为宜**，避免夜间排尿过频而影响病人的休息。

(2) 使用洋地黄的护理

1) 严格遵医嘱给药，当**病人脉搏<60次/min**或节律不规则时应**暂停服药**并通知医生(亲：如果是婴幼儿使用洋地黄，当心率小于80次/min应停药)。

2) 注意不与奎尼丁、普罗帕酮(心律平)、维拉帕米(异搏定)、**钙剂**、胺碘酮等药物合用，以免增加药物毒性。

3) 应严密观察病人用药后毒性反应，必要时监测血清地高辛浓度。

4) **洋地黄类药物毒性反应的处理：立即停用洋地黄类药**；停用排钾利尿剂；观察血钾，积极补充钾盐；快速纠正心律失常，如果血钾不低可使用利多卡因或苯妥英钠；对缓慢心律失常，可使用阿托品0.5～1mg治疗或安置临时起搏器。

(3) 使用血管扩张剂的护理：应用**硝酸酯制剂**应注意观察和预防不良反应发生，如**头痛、面红、心动过速、血压下降**等。**硝酸甘油静滴时应严格掌握滴速，监测血压变化**；应用ACEI时需预防直立性低血压、皮炎、蛋白尿、咳嗽、间质性肺炎等不良反应的发生。

（七）健康教育

1. 指导病人自我护理的方法 ①**避免感冒，积极治疗呼吸道感染**；②饮食宜清淡、易消化，少食多餐。限制钠盐，**每日食盐摄入量2～3g**。[*]多食蔬菜、水果，劝其戒烟酒。

2. 帮助病人合理安排活动与休息，制定适当有利于提高心脏储备力的活动，如平地散步、打太极拳、练气功等，**避免耗氧量大的运动如举重、快跑等**，即使心功能恢复，也应尽量从事轻工作，避免重体力劳动和过度疲劳；帮助病人寻求放松的生活方式，避免精神紧张、兴奋，夜间须有足够的睡眠时间，白天保证午睡。

3. 告知病人应严格遵医嘱服药，不得随意增减或撤换药物，帮助病人熟悉所用药物的名称、剂量、用法、服药时间、可能出现的不良反应及预防方式。教会病人自我用药监测，如服洋地黄药物时要学会自测**脉率**，**若脉率小于每分钟60次**，并有厌食、恶心、呕吐，为洋地黄中毒，**应停服**并就诊；服用血管扩张剂者，**改变体位时动作不宜过快，以防止发生直立性低血压**。

4. 指导病人加强病情监测 定时测量体重，观察气急、水肿、咳嗽、夜尿、厌食、饱胀感等症状。若体重增加，即使尚未出现水肿，也应警惕心衰先兆；**若在骶尾部或足踝部部位出现水肿，表明已有心力衰竭**；若气急加重、夜尿增多、有厌食饱胀感，常提示心衰复发；**若气急加重、夜间平卧时咳嗽，是左心功能不全的表现**。

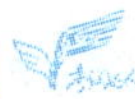

5. 强调病人定期门诊随访的重要性，可根据病情及时调整药物剂量，以及早发现病情变化。平时一旦发生病情变化应立即就医。

6. 育龄妇女应避孕或在医生的指导下控制妊娠与分娩。

二、急性心力衰竭病人的护理

急性心力衰竭是指心肌遭受急性损害或心脏负荷突然增加，使心排出量急剧下降，导致组织灌注不足和淤血的综合征。以急性左心衰竭最常见，**多表现为急性肺水肿**。

（一）病因

心脏解剖或功能的突发异常，如急性广泛前壁心肌梗死、瓣膜穿孔、输液过多过快等。

（二）临床表现

特征性表现为**突发严重呼吸困难**，呼吸频率达 30～50 次/min，咳嗽、咳痰和**咳大量粉红色泡沫痰**、乏力、尿少、血压降低等；病人极度烦躁不安、大汗淋漓、口唇青紫、面色苍白，**被迫采取坐位，两腿下垂**。

查体可见心率和脉率增快，**两肺满布湿啰音**和哮鸣音，心尖部可闻及舒张期奔马律。

温馨提示

考生如能理解急性左心衰竭的病理生理改变，其临床表现就很容易记忆。

知识拓展

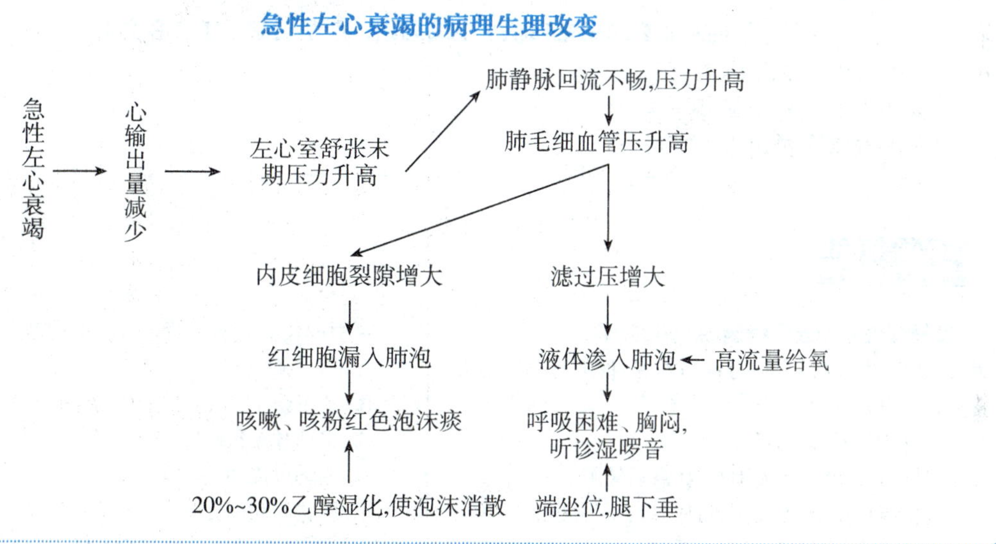

（三）治疗原则

1. 体位　置病人于**两腿下垂坐位或半卧位**，以减少静脉回流。

2. 氧疗[*]　吸入**高流量(6～8L/min)氧气**，适用于有低氧血症的病人，首先应保证有开放的气道，立即给予鼻导管高流量给氧。病情严重者应采用面罩呼吸机持续正压(CPAP)或双水平气道正压(BiPAP)给氧。

3. 救治准备　迅速开放静脉通道，给予心电监护及经皮血氧饱和度监测等。

4. 镇静　吗啡具有镇静作用和扩张静脉及小动脉作用，皮下注射或静推吗啡 3～10mg，可减轻病人烦躁不安，减轻心脏负担。老年病人须酌情减量或肌内注射。伴颅内出血、神志障碍、慢性肺部疾病时禁用。

5. 快速利尿　静脉注射呋塞米 20～40mg，本药兼有扩张静脉作用，可减轻心室前负荷。

6. 血管扩张剂　**硝普钠缓慢静脉滴注，扩张小动脉和小静脉，严密监测血压，因含有氰化物，用药时间不宜连续超过 24 小时**。硝酸甘油静脉滴注，可扩张小静脉，降低回心血量。酚妥拉明静脉滴注，扩张小动脉及毛细血管。

7. 洋地黄类药物　毛花苷 C 0.4mg 稀释后缓慢静脉注射，近期使用过洋地黄药物的病人，应注意洋地黄中毒。**重度二尖瓣狭窄病人禁用，急性心肌梗死 24 小时内一般不宜使用**。

8. 平喘　静脉滴注氨茶碱，可缓解支气管痉挛。

9. 糖皮质激素　地塞米松 10～20mg 或琥珀酸氢化可的松 100mg 静脉滴注，可降低外周阻力，减少回心血量，减少肺毛细血管通透性从而减轻肺水肿。

10. 机械辅助治疗　急危重的病人，在有条件的医院可采用主动脉内球囊反搏治疗。

（四）护理问题

1. 气体交换受损 与肺水肿有关。
2. 恐惧 与呼吸困难有关。
3. 清理呼吸道无效 与肺淤血、呼吸道内大量泡沫痰有关。
4. 潜在并发症：心源性休克、呼吸道感染、下肢静脉血栓形成。

（五）护理措施

1. 保证病人充分休息 协助病人**取端坐位，双腿下垂**，以利于呼吸和减少静脉回心血量，从而减轻心脏负担。
2. 吸氧 给予**高流量吸氧，6～8L/min**。病情特别严重者，应给予加压给氧，必要时机械通气辅助呼吸，采用呼吸末正压通气（PEEP）。采用**20%～30%乙醇湿化吸氧，可使肺泡内泡沫的表面张力降低而破裂**，有利于改善通气。
3. 保持呼吸道通畅 协助病人咳嗽、排痰，以保持呼吸道通畅。
4. 饮食 应摄取高营养、高热量、少盐、易消化清淡饮食。
5. 病情监测 严密观察病人呼吸频率、深度，意识，精神状态，皮肤颜色、温度和血压变化。
6. 心理护理 给予精神安慰及心理支持，减轻焦虑和恐惧，以增加安全感。
7. 用药护理 迅速建立静脉通道，遵医嘱正确使用药物，**控制静脉输液速度，一般为每分钟20～30滴**。用吗啡时应注意病人有无呼吸抑制、心动过缓；用利尿剂要严格记录尿量，注意水、电解质变化和酸碱平衡情况；**用血管扩张剂要注意调节输液速度、监测血压变化**，防止低血压的发生，**用硝普钠应现用现配，避光滴注**；洋地黄制剂静脉使用时要稀释，推注速度宜缓慢，同时观察心电图变化。

好礼相送

急性左心衰竭记忆口诀（主编总结，严禁转载，违者必究）

左心衰，呼吸快；**泡沫痰，粉红色**；
听诊肺，湿啰音；**端坐位，腿下垂**；
快给氧，**高流量**；**酒湿化**，泡沫消。

考点练习

考点：掌握慢性心力衰竭病因（A1、A2型题）

1. 病人，女性，50岁。因心力衰竭入院，诊断为心功能Ⅱ级。病人应表现为
   A. 不能从事任何体力活动
   B. 日常活动后出现呼吸困难，休息后缓解
   C. 轻微活动后出现呼吸困难，休息后不易缓解
   D. 一般活动不引起疲乏，呼吸困难
   E. 休息时即有呼吸困难
2. 某病人6分钟走了500m，出现心悸、气急。考虑该病人心功能等级为
   A. Ⅰ级
   B. Ⅱ级
   C. Ⅲ级
   D. Ⅳ级
   E. Ⅴ级
3. 病人，男性，39岁。有慢性风湿性心脏病病史5年。近日轻度活动后即感心悸、气促。经评估该病人心功能等级为
   A. Ⅰ级
   B. Ⅱ级
   C. Ⅲ级
   D. Ⅳ级
   E. Ⅴ级
4. 可引起左心室前负荷过重的疾病是
   A. 二尖瓣狭窄
   B. 高血压
   C. 主动脉瓣狭窄
   D. 主动脉瓣关闭不全
   E. 甲状腺功能亢进
5. 下列哪种疾病可导致左心室压力负荷增加
   A. 肺动脉瓣狭窄
   B. 肺动脉高压
   C. 主动脉瓣狭窄
   D. 主动脉瓣关闭不全
   E. 甲状腺功能减退
6. 病人，女性，45岁。既往有风湿性心脏病伴二尖瓣狭窄病史。最近因劳累后出现咳嗽、咳痰、胸闷、呼吸困难、尿少等症状。入院后诊断为心力衰竭。心力衰竭最常见的诱因是
   A. 劳累
   B. 循环血量增加
   C. 摄盐过多
   D. 洋地黄应用不当
   E. 感染

考点：慢性心力衰竭的临床表现（A1、A2、A3/A4型题）

7. 病人，女性，50岁。既往高血压病史5年，1个月前出

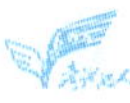

现疲乏症状，近3天出现劳力性呼吸困难，经休息后缓解，病人最可能出现了
A. 慢性左心衰竭
B. 心绞痛
C. 高血压危象
D. 慢性右心衰竭
E. 急性左心衰竭

8. 右心衰竭的临床表现<u>不包括</u>
A. 肝脏压痛
B. 颈静脉怒张
C. 劳力性呼吸困难
D. 发绀
E. 身体下垂部位出现水肿

9. 右心衰竭病人查体时可出现
A. 交替脉
B. 阵发性夜间呼吸困难
C. 颈静脉怒张
D. 肺部湿啰音
E. 心尖区舒张期奔马律

10. 右心功能不全主要临床症状出现的病理生理基础是
A. 肺循环淤血
B. 体循环淤血
C. 心肌损害
D. 心室重构
E. 血流动力学改变

11. 右心衰竭的特征性体征是
A. 水肿
B. 肝大和压痛
C. 肝静脉反流征阳性
D. 肺动脉瓣区第二心音亢进
E. 双肺可闻及哮鸣音

12. 病人，女性，84岁。因“活动后心悸气促十余年，下肢水肿1周”，拟诊断为“冠心病合并慢性全心衰，心功能Ⅲ级”收入院。查体：双侧颈静脉怒张，肝大，肝静脉回流征阳性。导致出现这些体征的机制是
A. 主动脉淤血
B. 颈动脉淤血
C. 体循环淤血
D. 肺静脉淤血
E. 肺动脉淤血

13. 病人，女性，60岁，颈部体征如图所示，此外，该病人尚有双下肢水肿、肝大。根据上述症状，考虑该病人为

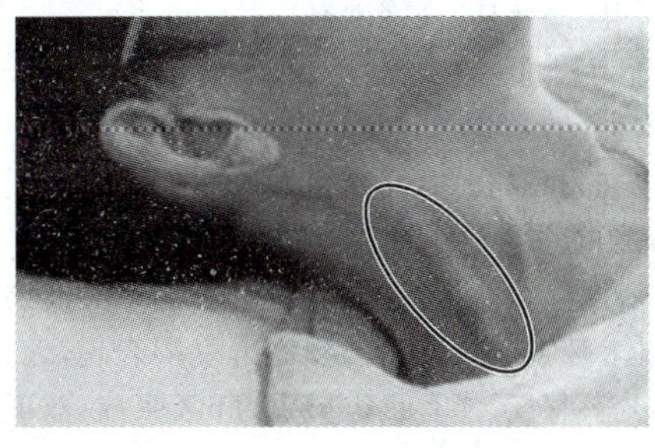

A. 慢性肾功能不全
B. 心包炎
C. 左心衰竭
D. 右心衰竭
E. 肝硬化

14. 病人，男性，68岁。以肺源性心脏病入院治疗。护士对病人进行身体评估发现下列症状，其中提示其右心功能不全的是
A. 口唇发绀
B. 呼吸急促
C. 表情痛苦
D. 肝颈回流征阳性
E. 双肺底可闻及散在湿啰音

15. 慢性左心功能不全病人最主要的临床表现是
A. 咳嗽
B. 心悸
C. 下肢水肿
D. 肝脏肿大
E. 呼吸困难

16. 提示左心衰的临床表现是
A. 奇脉
B. 平脉
C. 水冲脉
D. 脉搏短绌
E. 交替脉

17. 病人，女性，72岁。患扩张型心肌病伴慢性右心衰5年，长期卧床，皮肤护理时，应着重预防压力性损伤发生的部位是
A. 肩胛部
B. 枕部
C. 腰骶部
D. 胫前部
E. 足踝部

18. 病人，男性，70岁。因“慢性咳嗽、咳痰20年，进行性呼吸困难3年，症状加重1周”。拟诊断为“慢性阻塞性肺疾病、冠心病”收入院。提示病人并发右心衰的体征是
A. 半坐卧位
B. 双侧颈静脉充盈
C. 双肺弥漫性湿啰音
D. 眼睑水肿
E. 口唇发绀

(19～20题共用题干)

病人，男性，75岁。冠心病8年。3年前出现劳累后胸闷，气短。2天前因呼吸道感染咳嗽咳痰，痰中带血丝，入睡后因突然憋气而惊醒，被迫坐起时闻及哮鸣音，坐起20分钟后憋气缓解，可继续入睡。

19. 该病人目前的诊断是
A. 慢性右心衰竭
B. 慢性全心衰竭
C. 急性右心衰竭

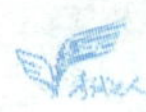

D. 急性左心衰竭
E. 慢性左心衰竭

20. 该病人出现上述临床表现的主要原因是
A. 肺动脉压增高
B. 肺水肿
C. 体循环静脉压增高
D. 心室发生重构
E. 左心室扩大

考点：慢性心力衰竭的辅助检查和治疗要点（A1、A2、A3/A4 型题）

21. 左心室射血分数(LVEF)可反映心脏收缩功能，其正常值是
A. ＞35%
B. ＞45%
C. ＞40%
D. ＞60%
E. ＞50%

22. 利尿剂应用于治疗心衰病人，其主要的药理作用是
A. 降低心脏后负荷
B. 增强心肌收缩力
C. 抑制心室重构
D. 拮抗交感神经兴奋性增强
E. 降低心脏前负荷

23. 病人，男性，60 岁。因慢性心力衰竭入院。入院后遵医嘱服用地高辛，每日 0.125mg。某日病人将医生白衣看成了绿色，提示病人出现了哪种洋地黄中毒反应
A. 胃肠道反应
B. 心律失常
C. 视物模糊
D. 黄视绿视
E. 头晕、头痛

24. 洋地黄中毒最严重的反应是
A. 胃肠道反应
B. 心律失常
C. 视物模糊
D. 黄视绿视
E. 头晕、头痛

25. 使用洋地黄时，当病人心率低于多少应考虑停药
A. 90 次/min
B. 80 次/min
C. 70 次/min
D. 60 次/min
E. 50 次/min

26. 病人，男性，78 岁。因心力衰竭给予地高辛口服治疗中，护士晨间查房时，病人诉没有胃口，视物模糊。查心率 50 次/min，其余未见异常。针对病人的情况首选的治疗药物是
A. 20%甘露醇
B. 青霉素
C. 阿托品
D. 氯化钾
E. 利多卡因

27. 地高辛用于治疗心力衰竭的主要药理作用是
A. 扩张冠状动脉
B. 增强心肌收缩力
C. 减轻心脏前负荷
D. 减少心律失常发生
E. 降低心脏的传导性

28. 病人，男性，55 岁。因慢性心力衰竭入院治疗。住院期间遵医嘱服用地高辛每日 0.125mg。某天病人出现黄视绿视，提示病人出现了
A. 血钾过高
B. 心律失常
C. 洋地黄中毒
D. 血钾过低
E. 血钠过高

29. 为慢性心力衰竭病人进行输液治疗时，输液速度宜控制在
A. 10～20 滴/min
B. 20～30 滴/min
C. 30～40 滴/min
D. 40～50 滴/min
E. 50～60 滴/min

30. 长期服用利尿剂(呋塞米)的心衰病人，护士应当关注的不良反应是
A. 低血压
B. 低血钾
C. 低血钠
D. 脱水
E. 发热

考点：慢性心力衰竭的护理问题、护理措施和健康教育（A1、A2、A3/A4 型题）

31. 减轻心脏负担的主要措施是
A. 卧床休息
B. 预防风湿复发
C. 预防心衰
D. 防止栓塞发生
E. 防寒保暖

32. 病人，女性，60 岁。右心衰竭，现已卧床 3 周，有骶尾部皮肤破溃，双下肢水肿，体质虚弱、消瘦。对病人进行饮食指导应采取哪种饮食
A. 低脂肪、高蛋白、高维生素
B. 低盐、高蛋白、高维生素
C. 高热量、低蛋白、低盐
D. 高脂肪、低蛋白、高维生素
E. 高热量、高蛋白、高维生素

(33～36 题共用题干)

病人，女性，47 岁。患风湿性心脏病二尖瓣狭窄 7 年余。近日上呼吸道感染后出现心力衰竭表现，乏力、稍微活动就心慌、憋气，伴有食欲减退，肝区胀痛，双下肢轻度

水肿，双肺底湿啰音，心率 108 次/min。

33. 该病人心功能为
   A. Ⅰ级
   B. Ⅱ级
   C. Ⅲ级
   D. Ⅳ级
   E. Ⅴ级
34. 该病人首要的护理问题是
   A. 恐惧
   B. 活动无耐力
   C. 体液过多
   D. 气体交换受损
   E. 知识缺乏
35. 护士应如何指导该病人休息
   A. 活动不受限制
   B. 从事轻体力活动
   C. 增加休息时间，严格限制一般体力活动
   D. 卧床休息，限制活动量
   E. 严格卧床休息，采取半卧位
36. 地高辛治疗后，该病人出现食欲明显减退、恶心、呕吐、视物模糊，心率为 50 次/min，心律不齐。应考虑病人出现了
   A. 心力衰竭加重
   B. 颅内压增高
   C. 洋地黄中毒
   D. 心源性休克
   E. 低钾血症

（37～38 题共用题干）

病人，女性，37 岁。风湿性心脏病二尖瓣狭窄间歇发作、全心衰 6 年，每年冬季易加重，平日坚持服用地高辛及利尿剂。1 周来咳嗽，咳黄痰、发热，3 天来心悸气短加重入院。体检：T 38.4℃，R 28 次/min，BP 110/70mmHg，神清，口唇、面颊、甲床发绀，可见颈静脉怒张，心界扩大，心率 120 次/min，律不齐，两肺满布干湿啰音，肝肋下 3 指，双下肢呈凹陷性水肿。

37. 该病人发生心衰的主要诱因是
   A. 心律失常
   B. 心身过劳
   C. 地高辛用量不当
   D. 肺部感染
   E. 利尿剂用量不当
38. 护士发地高辛给病人时，应特别注意观察
   A. 呼吸
   B. 体温
   C. 心率
   D. 尿量
   E. 血压
39. 慢性心功能衰竭病人经保守治疗，病情好转出院。病人做出下列陈述，表明其还<u>没有</u>充分了解出院指导
   A. “如果我睡不好觉，只能坐起来才能睡着，我应当来复诊”
   B. “如果我呼吸越来越短，越来越急，我应当来复诊”
   C. “如果我饮食没有变化，体重越来越重，我应当来复诊”
   D. “如果我把开的药吃完了，病情没什么变化，就来复诊继续吃药”
   E. “如果我咳嗽、发烧，应当先把剩下的抗生素吃掉，然后来复诊”
40. 对心功能不全的病人进行饮食指导，正确的是
   A. 在应用排钠利尿剂时，应限制钠盐的摄入
   B. 以清淡易消化的饮食为主
   C. 服用螺内酯利尿时应鼓励病人多摄入含钾食物，如鲜橙汁、香蕉等
   D. 可适当增加热量的摄入
   E. 重度心力衰竭病人每日的钠盐摄入量应小于 6g

考点：急性心力衰竭的病因、临床表现和治疗要点（A1、A2 型题）

41. 病人，男性，65 岁。因咳嗽、咳痰、尿少、呼吸困难加重入院。医生考虑为急性左心衰竭，其咳痰的性质是
   A. 白色浆液痰
   B. 粉红色泡沫样痰
   C. 铁锈色痰
   D. 脓臭痰
   E. 痰中带血丝
42. 病人，男性，70 岁。反复咳嗽、咳痰十余年，近 3 年来劳累后心悸、气促。入院时口唇发绀明显，呼吸困难，双肺布满哮鸣音。该病人应取
   A. 仰卧位
   B. 侧卧位
   C. 头高足低位
   D. 端坐位
   E. 膝胸位
43. 风湿性心脏病二尖瓣狭窄病人，因发生“急性肺水肿”而急诊，给予乙醇湿化给氧，静脉注射吗啡 5mg，呋塞米 20mg 等治疗。给乙醇湿化吸氧的目的是
   A. 清除呼吸道分泌物
   B. 兴奋呼吸中枢
   C. 扩张支气管
   D. 降低肺泡内泡沫的表面张力
   E. 稀释痰液
44. 病人，男性，55 岁。因心力衰竭使用洋地黄进行治疗。治疗期间的下列医嘱中，护士应对哪项提出质疑和核对
   A. 氯化钾溶液静脉滴注
   B. 生理盐水静脉滴注
   C. 5%葡萄糖溶液静脉滴注
   D. 葡萄糖酸钙溶液静脉滴注
   E. 乳酸钠溶液静脉滴注

考点：急性心力衰竭的护理问题、护理措施和健康教育（A2、A3/A4 型题）

45. 高血压病人睡眠时突感极度胸闷、气急、大汗淋漓，咳嗽、

咳大量粉红色泡沫痰，端坐呼吸，血压200/110mmHg，心率125次/min。下列护理措施中**错误**的是

A. 安慰病人，稳定情绪

B. 置病人于两腿下垂坐位

C. 酒精湿化吸氧6～8L/min

D. 建立静脉通路

E. 静脉滴注给药宜快速

(46～48题共用题干)

病人，女性，45岁。心脏病史8年。因“急性胃肠炎”输液后出现气促、咳嗽、咳白色泡沫痰，查体：心率120次/min，两肺底湿啰音，诊断为左心衰竭，心功能Ⅲ级。

46. 根据心功能情况，病人此时应

A. 自由活动

B. 不限制活动，增加午休时间

C. 增加休息时间，严格限制一般体力活动

D. 卧床休息，限制活动量

E. 严格卧床休息，半卧位

47. 此病人静脉输液时适宜的速度是

A. 10～20滴/min

B. 20～30滴/min

C. 30～40滴/min

D. 40～50滴/min

E. >50滴/min

48. 该病人最适宜的体位是

A. 端坐位

B. 平卧位

C. 侧卧位

D. 俯卧位

E. 头低足高位

(49～50题共用题干)

病人，男性，62岁。高血压10年。夜间睡眠中突然憋醒，大汗淋漓，被迫坐起。喘息，咳粉红色泡沫痰。双肺闻及广泛哮鸣音。给予乙醇湿化吸氧。

49. 采用乙醇湿化吸氧的目的是

A. 湿化气道

B. 净化气道

C. 降低通气阻力

D. 降低肺泡表面张力

E. 降低肺泡内泡沫的表面张力

50. 乙醇溶液的浓度是

A. 20%～30%

B. 30%～40%

C. 40%～50%

D. 50%～60%

E. 60%～80%

(51～53题共用题干)

病人，男性，67岁。因冠心病入院。在静脉输液的过程中出现了胸闷、呼吸困难、咳嗽、咳粉红色泡沫痰。

51. 该病人发生了

A. 发热反应

B. 急性肺水肿

C. 静脉炎

D. 空气栓塞

E. 过敏反应

52. 此时，护士应为病人采取的卧位是

A. 去枕仰卧位

B. 左侧卧位

C. 端坐位，两腿下垂

D. 休克卧位

E. 头低足高位

53. 给氧时，护士应选择的吸氧流量为

A. 1～2L/min

B. 3～4L/min

C. 5～6L/min

D. 6～8L/min

E. 9～10L/min

54. 病人，女性，65岁，心功能不全病史12年。1周前因受凉导致病情复发，昨日夜间如厕后突然胸闷、气促、咳粉红色泡沫痰，病人紧抓护士的手，言语不清的表达着“救命！救命！”。目前该病人最突出的心理问题是

A. 抑郁

B. 恐惧

C. 否认

D. 紧张

E. 焦虑

参考答案

序号	1	2	3	4	5	6	7	8	9	10	11	12	13	14	15	16
答案	B	B	C	D	C	E	A	C	C	B	C	C	D	D	E	E
序号	17	18	19	20	21	22	23	24	25	26	27	28	29	30	31	32
答案	C	B	E	B	E	E	D	B	D	C	B	C	B	B	A	B
序号	33	34	35	36	37	38	39	40	41	42	43	44	45	46	47	48
答案	C	D	C	C	D	C	E	B	B	D	D	D	E	C	B	A
序号	49	50	51	52	53	54										
答案	E	A	B	C	D	B										

第三节　心律失常病人的护理

考情分析

年份	主要考点
2019	胸导联 V_1 的安放位置；室颤时首要的处理措施；胺碘酮最严重的不良反应；发生房颤时重点评估的内容；频发室性期前收缩、短阵室速病人最主要的护理问题
2020	心动过缓见于什么疾病；室性期前收缩的特点；室速病人出现低血钾时的饮食指导；植入永久起搏器后的健康教育
2021	室上性心动过速的首选药(胺碘酮)；病人发生室颤时的处理方法(图片题)；心动过缓的病人不宜屏气用力的原因(防止加重心动过缓)；电除颤时的错误做法(视频题)；病人发生房颤时首选的药物(胺碘酮)
2022	室性心动过速心电图的判断(图片题)；室颤的判断(图片题)；发生室颤时首选的处理方法；室性期前收缩心电图的判断(图片题)；无血流动力学障碍的室性心动过速的首选药(利多卡因)；注射胺碘酮后皮肤发红考虑为(静脉炎)；房颤心电图的特点；Ⅲ度房室传导阻滞的判断及处理(安装心脏起搏器)
2023	心电图 V_2 导联的位置；心房颤动最常见的并发症(图片题)；窦性心动过缓的判断(图片题)；房性期前收缩的判断；心绞痛发作后出现宽大畸形的 QRS 波，有心室夺获，心室率 160 次/min，应考虑为(室性心动过速)

考点导航

在正常情况下，由**窦房结产生冲动**，沿结间束、房室结、希氏束、左右束支及浦肯野纤维网传导最终到达心房与心室而产生一次完整的心动周期。各种原因引起心脏冲动起源或冲动传导的异常均可引起心脏活动的规律发生紊乱，称为心律失常。

心电图是诊断心律失常的首选方法，做心电图时导联电极位置和胸导电极位置见图 2-3-1，图 2-3-2。

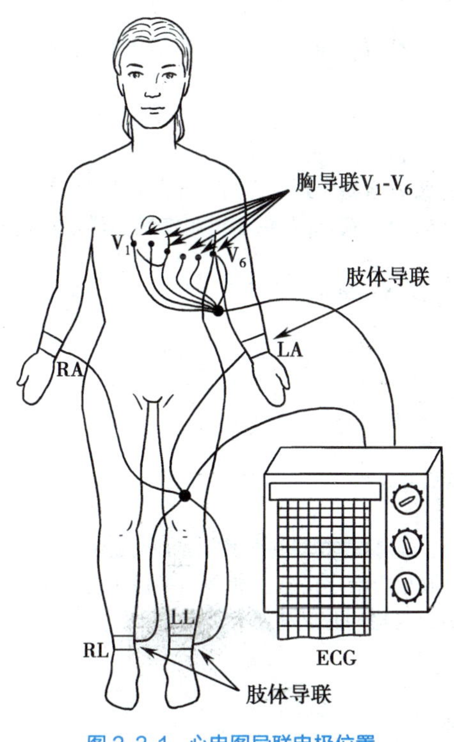

图 2-3-1　心电图导联电极位置

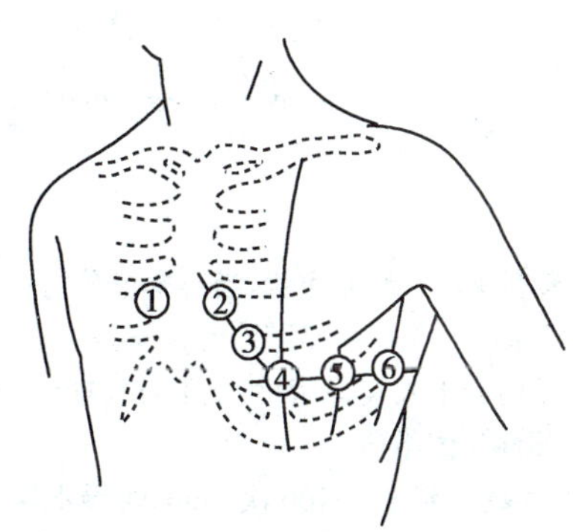

图 2-3-2　心电图胸导电极位置

温馨提示

肢导电极位置
右上肢：红色导联线
左上肢：黄色导联线
左下肢：绿色导联线
右下肢：黑色导联线
记忆方法：右红右黑
红黄绿黑

温馨提示

胸导电极位置
V_1 导联：胸骨右缘第 4 肋间
V_2 导联：胸骨左缘第 4 肋间
V_3 导联：V_2 与 V_4 连线的中点
V_4 导联：左锁骨中线与第 5 肋间交叉处
V_5 导联：左腋前线与 V_4 同一水平处
V_6 导联：左腋中线与 V_4 同一水平处

一、窦性心律失常

心脏的正常起搏点位于窦房结，其冲动产生的频率是 60～100 次/min，产生的心律称为窦性心律。窦性心律心电图特征 P 波在Ⅰ、Ⅱ、aVF 导联直立，aVR 导联倒置，**PR 间期 0.12～0.20 秒**。

（一）窦性心动过速

成人窦性心律>100 次/min，称为窦性心动过速。多数**在 100～150 次/min**，偶有高达 200 次/min。[*]

1. 病因　多属生理现象，健康人常在吸烟，饮茶、咖啡、酒，剧烈运动或情绪激动等情况下发生。在某些疾病时也可发生，如发热、甲亢、贫血、心肌缺血、心力衰竭、休克等。应用肾上腺素、阿托品等药物亦常引起窦性心动过速。

2. 心电图特征　**窦性 P 波规律出现，频率>100 次/min，PP 间期<0.6 秒**（图 2-3-3）。

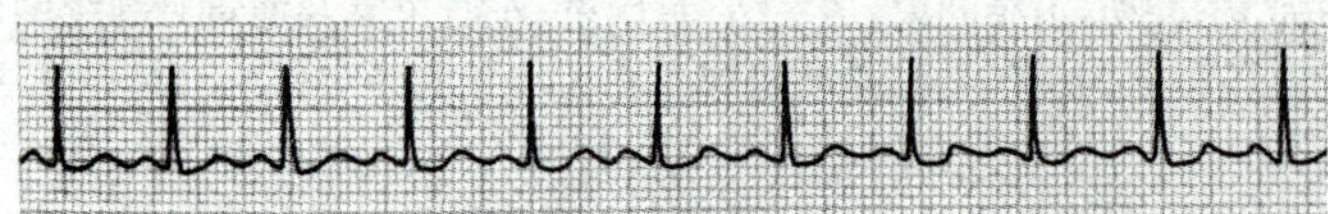

图 2-3-3　窦性心动过速

3. 治疗原则　一般不需特殊治疗。**去除诱发因素和针对原发病作相应处理**。必要时可应用 β 受体拮抗剂如美托洛尔，减慢心率。

（二）窦性心动过缓

成人窦性心律频率**<60 次/min**，称窦性心动过缓。常同时伴发窦性心律不齐。

1. 病因　多见于健康的青年人、运动员、睡眠状态，为迷走神经张力增高所致。亦可见于颅内压增高、器质性心脏病、严重缺氧、甲减、阻塞性黄疸等。服用抗心律失常药物如 β 受体拮抗剂、胺碘酮、钙通道阻滞剂和洋地黄过量等也可发生。

2. 心电图特征　窦性 P 波规律出现，**频率<60 次/min，PP 间期>1 秒**（图 2-3-4）。

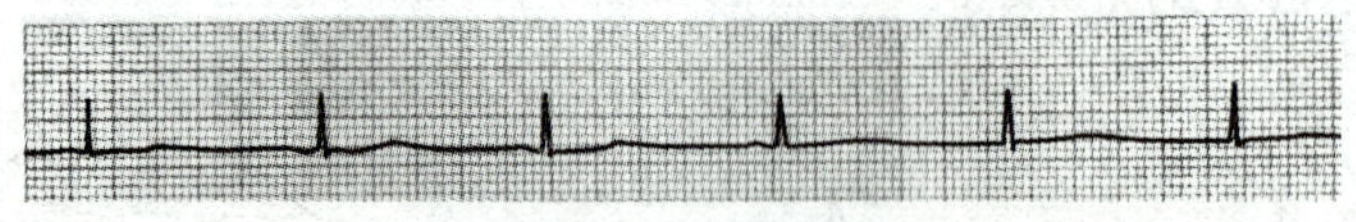

图 2-3-4　窦性心动过缓

3. 临床表现　一般无症状，当心率过分缓慢，出现心排出量不足，可出现胸闷、头晕甚至晕厥等症状。

4. 治疗原则　无症状不需治疗；病理性心动过缓应针对病因采取相应治疗措施。如因心率过缓而出现症状者则可用阿托品、异丙肾上腺素等药物，但不宜长期使用。症状不能缓解者可考虑心脏起搏治疗。

（三）窦性心律不齐

窦性心律频率在 60～100 次/min，快慢不规则。

心电图特征：**窦性 P 波 PP 或 RR 间期长短不一，相差>0.12 秒**。

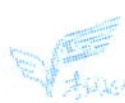

二、期前收缩

期前收缩是窦房结以外的异位起搏点兴奋性增高，过早发出冲动引起的心脏搏动，根据异位起搏点部位的不同，可分为房性、房室交界区性和室性期前收缩。

临床上将偶尔出现期前收缩称偶发性期前收缩，但**期前收缩>5个/min称频发性期前收缩**。如每一个窦性搏动后出现一个期前收缩，称为**二联律**；每两个窦性搏动后出现一个期前收缩，称为**三联律**；每一个窦性搏动后出现两个期前收缩，称为成对期前收缩。

（一）病因

健康人在过度劳累、情绪激动、大量吸烟和饮酒、饮浓茶、进食咖啡因等可引起期前收缩。各种器质性心脏病如冠心病、心肌炎、心肌病、风湿性心脏病等可引起期前收缩。

（二）心电图特征

1. 房性期前收缩　**P波提早出现，其形态与窦性P波不同，PR间期大于0.12秒**，QRS波群形态与正常窦性心律的QRS波群相同，期前收缩后有不完全代偿间歇（图2-3-5）。

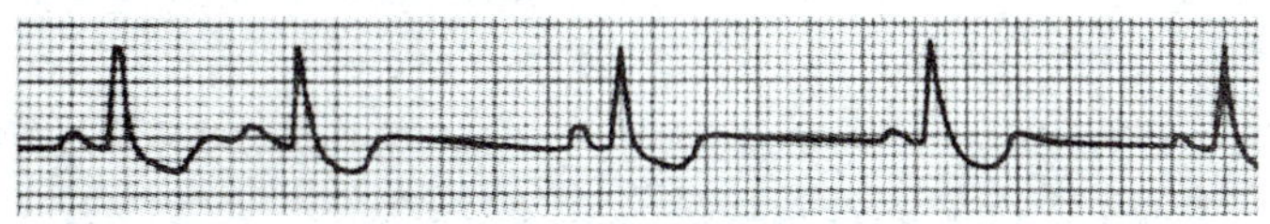

图2-3-5　房性期前收缩

2. 室性期前收缩　**QRS波群提前出现**，形态宽大畸形，**QRS时限>0.12秒**，与前一个P波无相关；T波常与QRS波群的主波方向相反；期前收缩后有完全代偿间歇（图2-3-6）。

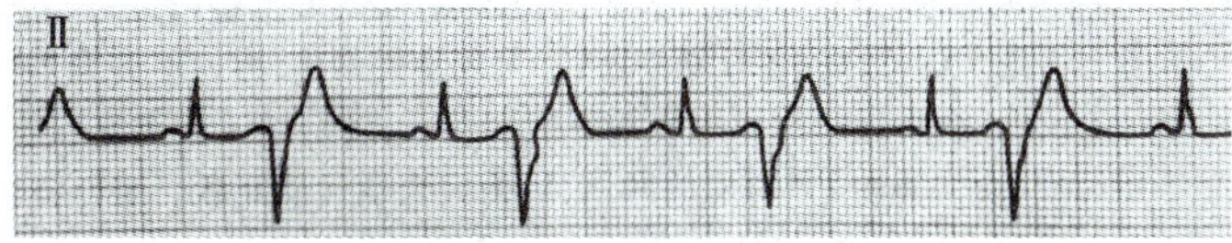

图2-3-6　室性期前收缩二联律

（三）临床表现

偶发期前收缩大多无症状，可有心悸或感到1次心跳加重或有心跳暂停感。频发期前收缩使心排出量降低，引起乏力、头晕、胸闷等。

脉搏检查可有脉搏不齐，有时期前收缩本身的脉搏减弱。听诊呈心律不齐，期前收缩的第一心音常增强，第二心音相对减弱甚至消失。

（四）治疗原则

1. 积极治疗病因，消除诱因。

2. 偶发期前收缩无重要临床意义，无须特殊治疗，亦可用小量镇静剂或β受体阻滞剂如普萘洛尔等。

3. 对症状明显、呈联律的期前收缩需应用抗心律失常药物治疗，如**频发房性、交界区性期前收缩常选用维拉帕米**、β受体拮抗剂等；**室性期前收缩常选用利多卡因**、美西律、胺碘酮等。洋地黄中毒引起的室性期前收缩应立即停用洋地黄，并给予钾盐和苯妥英钠治疗。

三、阵发性心动过速

心脏的异位起搏点连续出现3次或3次以上的期前收缩，称为阵发性心动过速。临床常见阵发性室上性心动过速（简称室上速）和室性心动过速（简称室速）。

（一）阵发性室上性心动过速

（1）病因：通常无器质性心脏病表现，大多由**折返机制**引起。

（2）临床表现：其特征是发作**突然发生，突然终止**，持续时间不等。症状包括心悸、头晕、晕厥、心绞痛等，严重可发生心力衰竭和休克。查体：**心率150～250次/min，心律绝对规整**，第一心音强度一致。

（3）心电图特征：①**心率150～250次/min，节律规整**。②QRS波形态与时限均正常，如发生室内差异性传导或原有束支传导阻滞时，QRS波形异常。③P波为逆行性，常埋藏于QRS波内或位于其终末部分，P波与QRS波保持固定关系。④通常由一个房性期前收缩触发，其下传的PR间期显著延长，随之引起心动过速发作（图2-3-7）。

（4）治疗要点：①刺激迷走神经：包括按摩颈动脉窦、按压眼球、诱导恶心、Valsalva动作（深吸气后屏气，再用力做

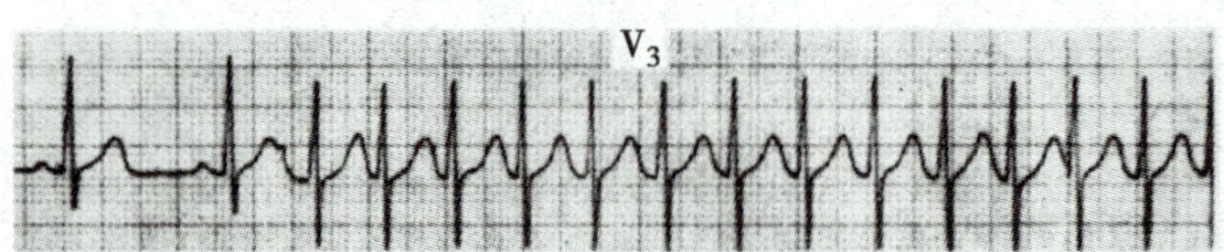

图 2-3-7 阵发性室上性心动过速

呼吸动作)、将面部浸入冰水等。②**腺苷(首选)**、维拉帕米。

(二) 阵发性室性心动过速

(1) 病因:**常发生于器质性心脏病病人,最常见为冠心病,尤其是心肌梗死者**,其次是心肌病、心力衰竭、二尖瓣脱垂、心瓣膜病等。

(2) 临床表现:发作时病人多有晕厥、呼吸困难、低血压,甚至抽搐及心绞痛,听诊心律略不规则,第一心音强弱不一致。

(3) 心电图特征:3个或3个以上的室性期前收缩连续出现;**QRS波群宽大畸形**,时限>0.12秒;T波方向与QRS波群主波方向相反;**心室率通常为100~250次/min**,心律规则或略不规则;P波与QRS波群无固定关系,形成房室分离,偶尔个别或所有心室激动逆传夺获心房,出现逆行P波;**心室夺获或室性融合波对诊断室速有重要意义**(图2-3-8)。

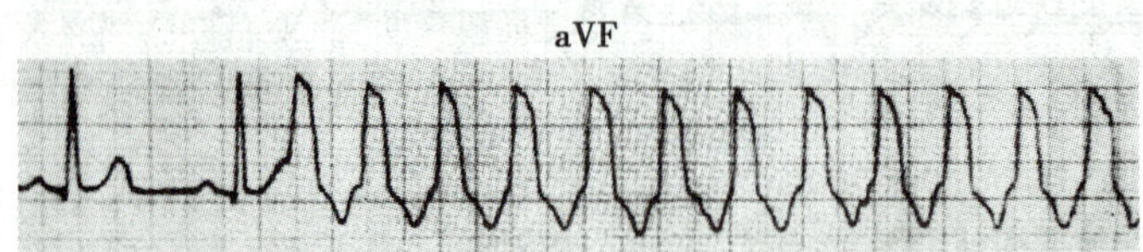

图 2-3-8 阵发性室性心动过速

(4) 治疗要点:室速发作时可选用胺碘酮、利多卡因,药物治疗无效时同步直流电复律,若病人已发生低血压、休克、心绞痛、脑部血流灌注不足等症状应迅速施行电复律。

四、颤 动

当异位搏动的频率超过阵发性心动过速的范围时,形成的心律称为扑动或颤动。颤动可分为心房颤动和心室颤动。

(一) 心房颤动

心房内产生极快的冲动,心房内心肌纤维极不协调地乱颤,心房丧失有效的收缩。

1. 病因 常发生于器质性心脏病病人,如**风湿性心瓣膜病**、冠心病、高血压性心脏病、甲亢、心力衰竭、心肌病、感染性心内膜炎、肺源性心脏病等。

2. 心电图特征 为窦性P波消失,代之以大小、形态及规律不一的**f波,频率350~600次/min**,QRS波群形态正常,R-R间隔完全不规则,心室率极不规则,通常在100~160次/min(图2-3-9)。

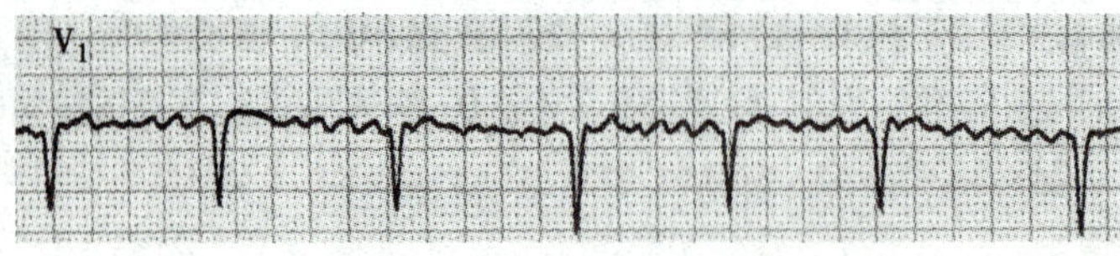

图 2-3-9 心房颤动

3. 临床表现 房颤心室率<150次/min,病人可有心悸、气促、心前区不适等症状,心室率极快者>150次/min,可因心排出量降低而发生晕厥。

持久性房颤,易形成左心房附壁血栓,若脱落可引起**动脉栓塞**。如**脑栓塞**、肢体动脉栓塞、视网膜动脉栓塞。**房颤并发血栓栓塞危害性甚大,尤以脑血栓危害最大**,常可危急生命并严重影响病人的生存质量。

心脏听诊第一心音强弱不一致,心律绝对不规则。脉搏表现为快慢不均,强弱不等。

4. 治疗原则 心房颤动治疗强调长期综合管理,即在治疗原发疾病和诱因的基础上,积极预防血栓栓塞、转复并维持窦性心律及控制心室率,这是房颤治疗的基本原则。**抗凝治疗是房颤治疗的重要内容**。**华法林是房颤抗凝治疗的有效药物**。**急性期应首选同步电复律治疗**。心室率不快,发作时间短暂者无需特殊治疗;如心率快,且发作时间长,可用洋地黄减慢心室率,维拉帕米等药物终止房颤。对持续性房颤病人,如有恢复正常窦性心律指征时,可用同步直流电复律或药物复律。

（二）心室颤动

心室内心肌纤维发生快而微弱的，不协调的乱颤，心室完全丧失射血能力，是**最严重的心律失常**。

1. 病因　常见于急性心肌梗死，洋地黄中毒、严重低血钾、心脏手术、电击伤以及胺碘酮中毒等也可引起。

2. 临床表现　室颤一旦发生，表现为迅速意识丧失、抽搐、发绀，继而呼吸停止，瞳孔散大甚至死亡。**查体心音消失、脉搏触不到，血压测不到**。

3. 心电图特征　QRS 波群与 T 波消失，呈**完全无规则的波浪状曲线**，形状、频率、振幅高低各异**(图 2-3-10)**。

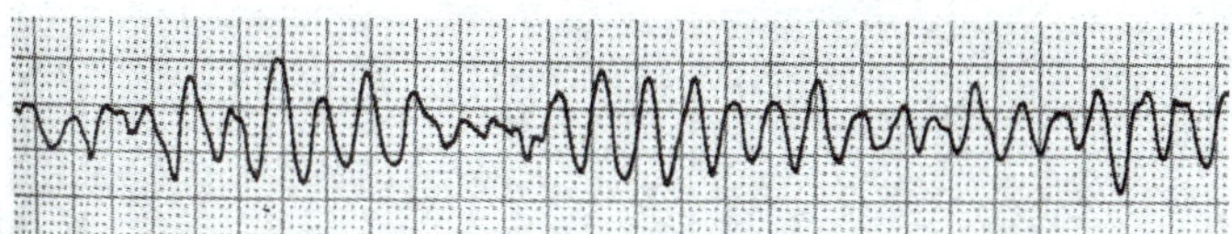

图 2-3-10　室颤

4. 治疗原则　发生**室颤应立即作非同步直流电除颤**，同时进行胸外心脏按压及人工呼吸，并经静脉注射复苏和抗心律失常药物等抢救措施。

五、房室传导阻滞

房室传导阻滞是指冲动从心房传至心室的过程中发生障碍，冲动传导延迟或不能传导，按其阻滞程度分为三度：一度房室传导阻滞、二度房室传导阻滞和三度房室传导阻滞。

（一）病因

多见于器质性心脏病，如急性心肌梗死冠状动脉痉挛、病毒性心肌炎、心肌病、急性风湿热、先天性血管病、原发性高血压病、心脏手术、电解质紊乱、药物中毒等，偶见于迷走神经张力过高者。

（二）临床表现

一度房室传导阻滞病人多无自觉症状。二度房室传导阻滞可引起心悸和心搏脱落感，也可无症状。三度房室传导阻滞的症状取决于心室率的快慢和伴随的病变，症状包括疲倦、乏力、头晕、晕厥、心绞痛、心力衰竭。房室传导阻滞病人因心室率过慢导致脑缺血，可出现暂时性意识丧失、甚至抽搐，称为阿-斯综合征，严重者猝死。

（三）心电图主要特征

1. 一度房室传导阻滞　**PR 间期＞0. 20 秒**，QRS 波群形态与时限多正常(图 2-3-11)。

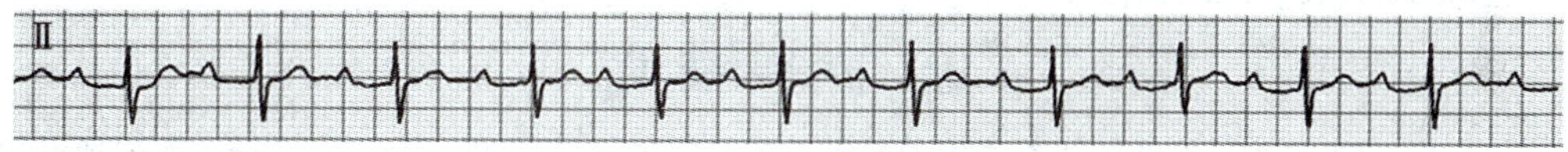

图 2-3-11　一度房室传导阻滞

2. 二度房室传导阻滞　分为Ⅰ型和Ⅱ型。Ⅰ型又称文氏阻滞，是最常见的二度房室传导阻滞。**Ⅰ型的特征为 P-R 间期逐渐延长，直至 1 波后 QRS 波群脱落**，之后 P-R 间期又恢复以前时限，如此周而复始(图 2-3-12)；**Ⅱ型的特征为 P-R 间期固定，部分 P 波后无 QRS 波群**(图 2-3-13)。

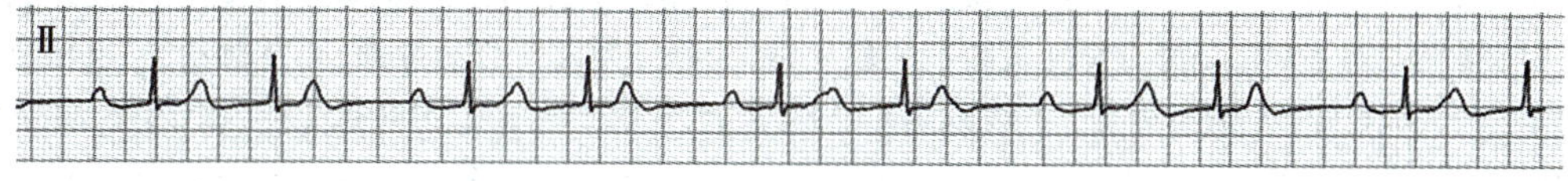

图 2-3-12　二度Ⅰ型房室阻滞

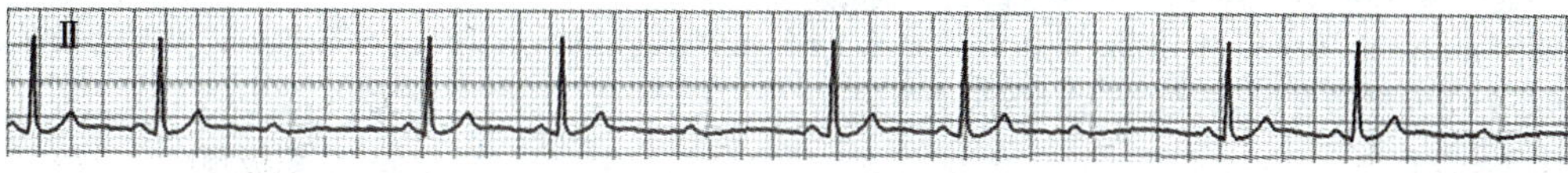

图 2-3-13　二度Ⅱ型房室阻滞

3. 三度房室传导阻滞(完全性房室传导阻滞)　**心房和心室独立活动，P 波与 QRS 波群完全脱离关系，P-P 距离和 R-R 距离各自相等，心房率快于心室率**(图 2-3-14)。

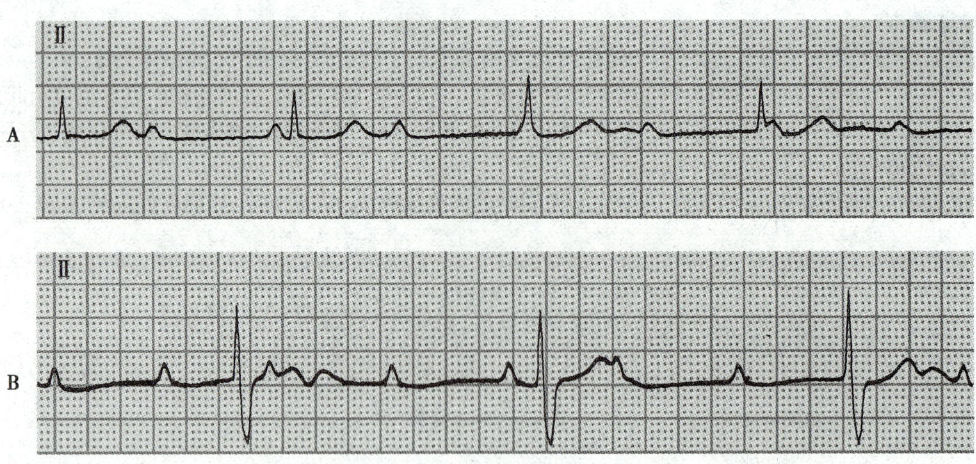

图 2-3-14 三度房室传导阻滞

(四)治疗原则

1. 针对不同病因进行治疗，如为洋地黄中毒引起者应停药。一度及二度Ⅰ型房室传导阻滞，如病人无症状，心室率不慢者，一般不需治疗。

2. 二度Ⅱ型房室传导阻滞和三度房室传导阻滞病人，心室率缓慢，伴有血液动力学障碍，出现阿-斯综合征时，应立即按心搏骤停处理。反复发作者应及时安装人工心脏起搏器。

3. 心室率<40 次/min 或症状明显者，可选用阿托品或异丙肾上腺素提高心室率。在急性心肌梗死时应用异丙肾上腺素应慎重，因其可导致严重室性心律失常。以上药物使用超过数天，往往效果不佳且易发生严重的不良反应，仅适用于无心脏起搏条件的应急情况。

六、护理问题

1. 焦虑　与严重心律失常导致的躯体及心理不适有关。
2. 活动无耐力　与严重心律失常引起的心输出量减少有关。
3. 有受伤的危险　与心律失常导致的晕厥有关。
4. 潜在并发症：心力衰竭、心搏骤停。

七、护理措施

1. 休息与活动　影响心脏排血功能的心律失常病人应绝对卧床休息，协助完成日常生活。血流动力学改变不大者，应注意劳逸结合，避免劳累及感染，可维持正常工作和生活，积极参加体育运动，改善自主神经功能。

2. 心理护理　给予心理支持，消除恐惧心理，增加病人的安全感。

3. 饮食护理　宜选择**低脂、易消化、营养饮食，不宜饱食，少量多餐，避免吸烟、酗酒、刺激性或含咖啡因的饮料或饮食**。

4. 病情观察　密切观察脉搏、呼吸、血压、心率、心律，以及神志、面色等变化。严重心律失常病人应实行心电监护，注意有无引起猝死的危险征兆，如频发性、多源性、成联律、R on T 室性期前收缩，阵发性室上性心动过速，心房颤动，二度Ⅱ型房室传导阻滞等。**随时有猝死危险的心律失常，如阵发性室性心动过速、心室颤动、三度房室传导阻滞等**。如有发现，应立即报告医师进行处理。同时嘱病人卧床、吸氧、开放静脉通道、**准备抗心律失常药物、除颤器、临时起搏器等**。

5. 用药护理　正确、准确使用抗心律失常药物，观察药物不良反应。应用利多卡因须注意静脉注射不可过快、过量，以免导致传导阻滞、低血压、抽搐甚至呼吸抑制和心脏停搏。奎尼丁药物有较强的心脏毒性作用，使用前须测血压、心率，用药期间应经常监测血压、心电图，如有明显血压下降、心率减慢或不规则，心电图示 QT 间期延长时，须暂停给药。胺碘酮心外毒性最严重，可导致肺纤维化(表 2-3-1)。

6. 心脏电复律护理

(1) 心脏电复律适应证：**非同步电复律适用于室颤**、引起血流动力学障碍的持续性室性心动过速。**同步电复律适用于有 R 波存在的各种快速异位心律失常，如心房颤动**、室性阵发性心动过速等。

(2) 心脏电复律禁忌证：病史长、心脏明显扩大，同时伴二度Ⅱ型或三度房室传导阻滞的房颤和房扑病人；洋地黄中毒或低钾血症病人。

表 2-3-1 抗心律失常药分类

分类		机制	代表药	适应证
Ⅰ类	ⅠA	**阻滞快速钠通道**	奎尼丁	房早、室早、房扑、房颤、室上速、室速
			普鲁卡因胺	同上
	ⅠB		美西律	室性心律失常
			苯妥英钠	室速
			利多卡因	**室早、室速、室颤**
	ⅠC		普罗帕酮	室速、室上速
Ⅱ类		**拮抗β肾上腺素能受体**	**美托洛尔**	**减慢心室率**
Ⅲ类		**阻滞钾通道**	**胺碘酮**	**室速、室上速**
Ⅳ类		阻滞慢钙通道	**维拉帕米** 地尔硫䓬	**室上速**

(3) 操作配合：**准备用物如除颤器**、氧气、吸引器、心电血压监护仪、抢救车等。病人仰卧于绝缘床上，连接心电监护仪，建立静脉通路，静脉注射地西泮 0.3～0.5mg/kg。放置电极板，分别置于**胸骨右缘第 2、3 肋间和心尖部**，两个电极板之间距离不小于 10cm，电极板须用生理盐水纱布包裹或均匀涂上导电糊，并紧贴病人皮肤。放电过程中医护人员注意身体的任何部位均不要直接接触铁床及病人，以防电击意外。

(4) 电复律后要严密观察心律、心率、呼吸、血压，每半小时测量并记录 1 次直至平稳，并注意面色、神志、肢体活动情况。

7. 心脏起搏器安置术后护理

(1) **术后心电监护**，注意起搏频率和心率是否一致。

(2) 遵医嘱绝对卧床 1～3 天，取平卧位或半卧位，不要压迫植入侧。**指导病人 6 周内限制体力活动**，植入侧手臂、肩部应避免过度活动，避免剧烈咳嗽等以防电极移位或脱落。

(3) 遵医嘱给予抗生素治疗，同时注意伤口有无渗出和感染。

(4) 作好病人的术后宣教，如如何观察起搏器工作情况和故障、定期复查的必要、日常生活中要随身携带"心脏起搏器卡"等。

心律失常记忆口诀：
房早撇(前有异常 P 波即 P′波)；
室早阔(QRS 波群宽大畸形，代偿完全)；
窦缓二十五(PP 间期大于 25 小格)；
窦速十五格(PP 间期小于 15 小格)；
房扑很规整(F 波形态大小一致，节律规则，以固定比例下传)；
房颤不抡个(F 波形态大小不一致，节律不规则，RR 间期绝对不等)。

考点练习

考点：窦性心律失常(A1 型题)

1. 窦性心动过速的原因**不包括**
   A. 发热
   B. 甲状腺功能亢进
   C. 休克
   D. 贫血
   E. 腹泻
2. 下列因素中，可能引起窦性心动过缓的是
   A. 缺氧
   B. 发热
   C. 失血性贫血
   D. 甲亢
   E. 高钾
3. 窦性心动过速是指心率大于
   A. 80 次/min
   B. 100 次/min
   C. 120 次/min
   D. 160 次/min
   E. 180 次/min
4. 心动过缓是指心率每分钟**少于**
   A. 40 次
   B. 50 次
   C. 60 次
   D. 70 次

E. 80次

考点：期前收缩的临床表现、心电图特征和治疗要点（A1、A2型题）

5. 频发性室性期前收缩是指室性期前收缩发作频率超过
A. 2次/min
B. 5次/min
C. 8次/min
D. 12次/min
E. 15次/min

6. 利多卡因治疗心律失常的主要机制是
A. 阻滞钾通道
B. 拮抗β受体
C. 阻滞钙通道
D. 拮抗α受体
E. 阻滞钠通道

7. 病人，男性，65岁。因急性前壁心肌梗死入院。治疗期间，心电监护显示室性期前收缩，8次/min，呈二联律。应迅速给予
A. 利多卡因静脉推注
B. 普罗帕酮静脉推注
C. 普鲁卡因胺口服
D. 美西律口服
E. 维拉帕米口服

8. 病人，男性，42岁。急性前壁心肌梗死，入住CCU病房，嘱其绝对卧床休息，给予吸氧。心电监护：室性期前收缩。首选的药物是
A. 毛花苷C
B. 硝酸甘油
C. 阿托品
D. 利多卡因
E. 地西泮

9. 关于房性期前收缩的心电图特征，**错误**的是
A. P波提早出现
B. PR间期大于0.12秒
C. QRS波群形态与正常窦性心率的QRS波群相同
D. 期前收缩后有不完全代偿间歇
E. P波形态与窦性P波相同

10. 通过解除紧张情绪能缓解的心律失常是
A. 窦性静止
B. 房性期前收缩
C. 心室颤动
D. 室性期前收缩
E. 三度房室传导阻滞

考点：心房颤动的病因、临床表现、心电图表现和治疗要点（A1型题）

11. 引起心房颤动最常见的病因是
A. 酗酒
B. 剧烈运动
C. 缩窄性心包炎
D. 风湿性心瓣膜病
E. 情绪激动

12. 心房颤动时的心房率为
A. 100～120次/min
B. 120～180次/min
C. 180～300次/min
D. 300～350次/min
E. 350～600次/min

13. 持久性心房颤动最常见的并发症是
A. 室性期前收缩
B. 动脉栓塞
C. 肺部感染
D. 感染性心内膜炎
E. 房室传导阻滞

考点：心室颤动的病因、临床表现、心电图表现和治疗要点（A1、A2型题）

14. 心室颤动最常见的病因是
A. 心肌炎
B. 心脏瓣膜病
C. 急性心肌梗死
D. 低钾血症
E. 休克

15. 下列哪种心律失常最严重
A. 室性期前收缩
B. 房性期前收缩
C. 心房颤动
D. 室性心动过速
E. 心室颤动

16. 夜间值班护士在巡视病房时，发现一病人床旁心电监护上心电图如图所示。值班护士首先应该

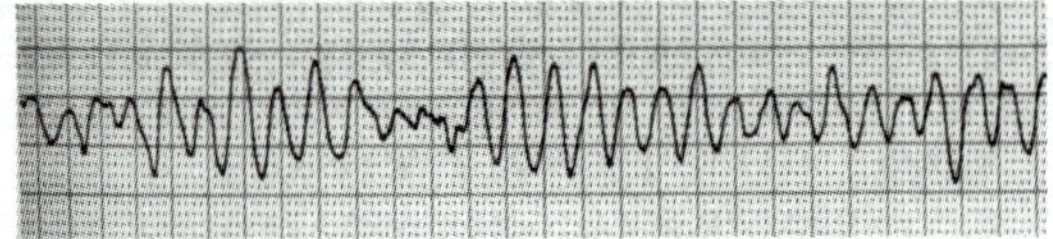

A. 立即给予电除颤
B. 立即行胸外心脏按压
C. 立即通知医生
D. 立即建立静脉通道
E. 立即拍打病人肩部并呼唤，判断有无意识

17. 病人，女性，25岁。发现风湿性心脏病二尖瓣关闭不全2年，突然发生心慌，心率90次/min，脉搏短细，心律绝对不齐。病人可能发生了
A. 血栓栓塞
B. 心房颤动
C. 心力衰竭
D. 心室颤动
E. 高血压

18. QRS波群与T波消失，呈形状、频率、振幅高低各异、完全无规则的波浪曲线，属于
A. 窦性心律失常
B. 房性期前收缩

C. 室性期前收缩
D. 心室颤动
E. 心房颤动

考点：心律失常病人的护理问题和护理措施（A1、A2 型题）

19. 随时有猝死危险的心律失常**不包括**
A. 心室颤动
B. 心室扑动
C. 阵发性室性心动过速
D. 阵发性室上性心动过速
E. 三度房室传导阻滞

20. 最危急的心律失常是
A. 窦性心动过速
B. 心房颤动
C. 室上性心动过速
D. 房室传导阻滞
E. 心室颤动

21. 病人，女性，60 岁。因心律失常入院，入院后给予心电监护。护士在观察心电监护时，出现下列哪种心律失常可导致猝死
A. 心房颤动
B. 阵发性室上性心动过速
C. 室性期前收缩
D. 阵发性室性心动过速
E. 二度房室传导阻滞

22. 预防室性心律失常的最佳方法是
A. 适宜的锻炼
B. 保持情绪稳定
C. 良好的饮食习惯
D. 经常进行健康体检
E. 控制器质性心脏病病情

23. 关于心律失常病人的健康指导，**不妥**的叙述是
A. 注意休息，劳逸结合
B. 防治原发病，避免诱因
C. 定期门诊复查
D. 可选择辛辣食物以促进食欲
E. 遵医嘱使用抗心律失常药物

24. 护士在给病人做心电图时，V_4 导联正确的放置位置是
A. 胸骨左缘第 4 肋间
B. 左腋窝前线第 5 肋间
C. 左锁骨中线第 5 肋间
D. 左腋前线第 4 肋间
E. 左锁骨中线第 4 肋间

25. 护士为急性心肌梗死（AMI）病人描记心电图。胸导联 V_1 的正确安放位置为
A. 左腋前线
B. 胸骨左缘第 4 肋间
C. 胸骨右缘第 4 肋间
D. 左锁骨中线第 5 肋间
E. 胸骨左缘第 2 肋间

26. 病人，男性，68 岁。房颤心律不齐，住院后遵医嘱给予静脉滴注胺碘酮。护士应密切观察用药时的不良反应。最严重的是
A. 胃肠道反应
B. 心动过缓
C. 转氨酶升高
D. 肺间质纤维化
E. 甲状腺功能亢进

27. 病人，女性，30 岁。以“风湿性心脏病二尖瓣狭窄并心功能不全”入院。医生要求护士注意病情观察，及时发现房颤发生。护士对其进行健康评估，应重点评估的是
A. 心脏搏动频率
B. 心脏搏动节律
C. 心音强度
D. 脉率与心率是否一致
E. 心脏杂音性质

28. 某成人的心电图如图所示，其心电图表现是

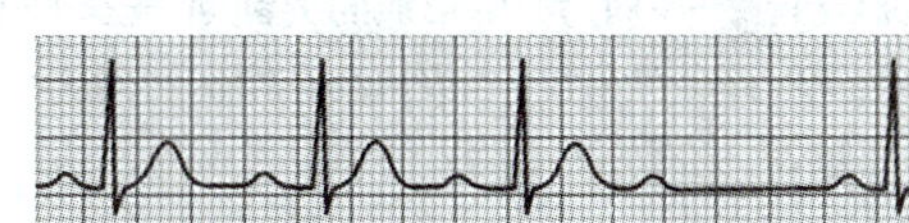

A. 窦性心动过速
B. 房室传导阻滞
C. 正常心电图
D. 房颤
E. 窦性心动过缓

参考答案

序号	1	2	3	4	5	6	7	8	9	10	11	12	13	14	15	16
答案	E	E	B	C	B	E	A	D	E	D	D	E	B	C	E	A
序号	17	18	19	20	21	22	23	24	25	26	27	28				
答案	B	D	D	E	D	E	D	C	C	D	D	B				

第四节 先天性心脏病病人的护理

考情分析

年份	主要考点
2019	室缺患儿术前哭闹不止反映的心理问题；室缺患儿杂音特点；先天性心脏病患儿合并心衰服用地高辛需评估；室缺患儿喂养困难时的护理措施；先天性心脏病患儿手指青紫考虑为(图片题)；避免法洛四联症患儿缺氧发作的措施；针对房缺患儿的错误指导(绝对卧床)
2020	左向右分流型先心病患儿反复呼吸道感染的原因；室间隔缺损患儿心脏杂音的特点；法洛四联症患儿的健康评估不包括(出生窒息史)；左向右分流型先心病的正确护理(预防呼吸道感染)；房间隔缺损的判断；法洛四联症缺氧发作的判断
2021	小儿最常见的先天性心脏病；法洛四联症缺氧发作时应取哪种体位(膝胸位)；应用洋地黄制剂时患儿心率低于多少应报告医生停药；先天性心脏病最具有诊断价值的检查是；决定法洛四联症患儿病情轻重的畸形是(肺动脉狭窄)；右向左分流型先心病的临床表现不包括(周围血管征阳性)
2022	房间隔缺损最常见的并发症；法洛四联症患儿的主要表现(青紫)及心影特征(靴形心)；法洛四联症的判断；法洛四联症患儿出现杵状指的原因(慢性缺氧)；室间隔缺损的诊断方法
2023	法洛四联症患儿晕厥的原因(缺氧发作)及体位(膝胸位)；室间隔缺损的确诊方法(超声心动图)；室间隔缺损出现持续青紫考虑为(艾森门格综合征)

考点导航

一、小儿循环系统解剖生理特点

(一) 心脏

胚胎发育2~8周为心脏形成的关键期，先天性心脏畸形的形成主要在这一期。出生后心脏位置随年龄而变化，2岁前心脏位置较高并呈横位，心尖搏动在第四肋间锁骨中线外，2岁以后，小儿心脏由横位逐渐转成斜位，心尖搏动下移至第五肋间隙，心尖部分主要为左心室。

(二) 心率

新生儿时期，**心率120~140次/min**，**1岁以内110~130次/min**，**2~3岁100~120次/min**，**4~7岁80~100次/min**，**8~14岁70~90次/min**。

> **温馨提示**
>
> 小儿心率的数值遵循一定规律：在8岁之前，年龄增加1岁，心率减慢10次。考生记住了新生儿心率后，其他年龄段的心率就很容易推导出来。如4~7岁的心率，年龄增加了4岁，心率就在新生儿心率的基础上减去40，即为80~100次/min。其他心率以此类推。

(三) 血压

1岁以内的婴儿收缩压60~70mmHg，**2岁以后小儿收缩压可用(年龄×2+80)mmHg公式计算，小儿的舒张压=收缩压×2/3**。

二、先天性心脏病病人的护理

(一) 病因

可分为两类：遗传因素和环境因素。①遗传因素：特别是染色体畸变；②环境因素：**重要的原因有宫内感染**、大剂量放射线接触、药物影响、患有代谢性疾病或能造成宫内缺氧的慢性疾病。

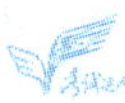

（二）分类（表 2-4-1）

表 2-4-1　小儿先心病类型

分类	病理改变	青紫	常见疾病
左向右分流型（潜伏青紫型）	左、右心之间或主动脉与肺动脉之间具有异常通路 平时不出现青紫	当剧烈哭闹或任何原因使肺动脉或右心压力增高并超过左心时，血液自右向左分流，出现暂时性青紫 当分流量大或病程较长，出现**持续性肺动脉高压，产生右向左分流而呈持久性青紫**，即**称艾森门格综合征**	**房间隔缺损、室间隔缺损和动脉导管未闭**
右向左分流型（青紫型）	因心脏结构异常，静脉血流入右心后不能全部流入肺循环达到氧合，直接进入体循环	持续性青紫	**法洛四联症**
无分流型（无青紫型）	心脏左右两侧或动静脉之间无分流	通常无青紫	**主动脉缩窄肺动脉狭窄**

（三）常见先天性心脏病的特点

1. **房间隔缺损**　**是成人最常见的先天性心脏病之一**，约占小儿先心病发病总数的 7%～15%。

（1）分型：按缺损部位可分为原发孔未闭和继发孔未闭（最常见）。

（2）临床表现：缺损小者可无症状，仅在体检时发现**胸骨左缘第 2～3 肋间有收缩期杂音**，婴儿和儿童期多无症状。缺损大者，由于体循环血量减少而表现为气促、乏力、喂养困难，当哭闹、患肺炎或心力衰竭时，出现暂时性青紫。查体可见**生长发育落后**，心前区隆起，心尖搏动弥散，心浊音界扩大，**胸骨左缘 2～3 肋间可闻见Ⅱ～Ⅲ级收缩期喷射性杂音**，肺动脉瓣区第二心音增强或亢进，并呈固定分裂。常见并发症反复呼吸道感染、充血性心力衰竭等。

（3）辅助检查：心电图检查：**右心房和右心室肥大**。X 线检查：心脏外形呈现轻、中度扩大，以右心房、右心室增大为主，肺动脉段突出，肺野充血，主动脉心影缩小。可见**肺门“舞蹈”征**。**超声心动图检查**：可观察到分流的位置、方向，且能估测分流量的大小。

温馨提示

超声心动图是心肌病、瓣膜病和先天性心脏病确诊首选的检查方法。

（4）治疗要点

1）小型继发孔型房间隔缺损在 4 岁内有 15% 自然闭合率。

2）内科治疗：对症治疗、预防呼吸道感染、防止心力衰竭等并发症。

3）外科治疗：直径＜3mm 者多在 3 个月内自然闭合，＞8mm 者不会自然闭合，一般在 3～5 岁进行介入治疗或手术。反复呼吸道感染、发生心力衰竭和肺动脉高压者应尽早手术治疗。

2. 室间隔缺损　**室间隔缺损为小儿最常见的先天性心脏畸形**。根据缺损的位置分为膜部缺损和肌部缺损两大类。

（1）临床表现：分流量较小，患儿可无明显症状，生长发育不受影响。大、中型缺损，左向右分流多，体循环血流量减少，影响生长发育，患儿多有**乏力、气短、多汗、生长发育缓慢，易患肺部感染**，婴幼儿常出现心力衰竭。当出现肺动脉高压右向左分流时，可出现青紫。查体**胸骨左缘 3～4 肋间可闻 3～5/6 级全收缩期反流性杂音**，肺动脉第二心音（P_2）增强，伴有肺动脉高压者 P_2 亢进。

并发症：易合并**气管炎、支气管肺炎、充血性心力衰竭**、肺水肿和感染性心内膜炎。

（2）辅助检查：心电图：左室轻、中度肥厚。X 线检查：小、中型缺损者心影大致正常或轻度左房、左室增大。大型缺损者，肺纹理明显增粗增多，左室、右室均增大。重度肺动脉高压时，以右心室增大为主，肺动脉段明显凸出，肺野明显充血。**超声心动图检查**：可观察到分流的位置、方向，且能估测分流量的大小。

（3）治疗原则

1）内科治疗：预防并发症，出现症状时强心、利尿、抗感染、扩张血管及对症治疗。

2）外科或介入治疗：中小型室间隔缺损可随访至学龄前期，中、大型室间隔缺损可手术或介入治疗。禁忌证：形成艾森门格综合征。

3. 动脉导管未闭　动脉导管未闭是指出生后动脉导管持续开放，血流**从主动脉经导管分流至肺动脉**，进入左心，并产生病理生理改变。动脉导管未闭一般分为管型、漏斗型和窗型。

（1）临床表现：患儿女多于男，比例为 2∶1～3∶1。临床症状的轻重，取决于导管管径粗细和分流量的大小。动脉导管较细，症状较轻或无症状。导管粗大者，分流量大，表现为气急、咳嗽、乏力、多汗、生长发育落后等。偶见扩大的肺动脉压迫喉返神经而引起声音嘶哑。婴儿期发生心力衰竭。严重肺动脉高压时，产生**差异性发绀，下肢青紫明显**，杵状趾。查体可见**胸骨左缘第2肋间有响亮的连续性机器样杂音**，占据整个收缩期和舒张期，伴震颤，传导广泛。分流量大时心尖部可闻及高流量舒张期杂音。P_2亢进。脉压增大，**周围血管征阳性，可见毛细血管搏动，触到水冲脉；可闻及股动脉枪击音**等。常见并发症感染性动脉炎、呼吸系统感染、充血性心力衰竭、感染性心内膜炎等。

(2) 辅助检查：心电图：左心室肥大、肺动脉压力高时，左右心室肥厚。X线检查：分流量小者可正常；分流量大时左房、左室增大；肺动脉段突出，肺野充血。

(3) 治疗要点

1) 内科治疗：早产儿动脉导管未闭症状明显者，生后1周内用**吲哚美辛(消炎痛)以促进导管关闭**。

2) 介入性心导管术：是近年来动脉导管未闭首选治疗方法。

3) 外科治疗：手术结扎：手术适宜年龄为1～6岁。禁忌证：严重肺动脉高压发生艾森门格综合征。

温馨提示

艾森门格综合征是一组先天性心脏病发展的后果。房、室间隔缺损，动脉导管未闭等先天性心脏病，由于形成肺动脉高压，可由原来的左向右分流，出现右向左分流，皮肤黏膜从无青紫发展至持续性青紫时，即称为艾森门格综合征。

4. 法洛四联症是一种常见的发绀型先天性心脏病。法洛四联症以**肺动脉狭窄、室间隔缺损、主动脉骑跨和右心室肥厚**为主要临床特征。**其中以肺动脉狭窄为重要畸形**。

温馨提示

法洛四联症口诀：肺动脉狭窄，主动脉骑跨，室间隔缺损，右心室肥大。

(1) 临床表现：①**青紫**：为主要表现，其程度和出现早晚与肺动脉狭窄程度有关。多于生后3～6个月逐渐出现青紫，见于毛细血管丰富的部位，**如唇、指(趾)、甲床、球结膜等处**。②**杵状指(趾)**：由于长期缺氧，指、趾端毛细血管扩张增生，局部软组织和骨组织也增生肥大，随后指、趾末端膨大如鼓槌状，称**杵状指**(趾)。③**蹲踞**现象：即患儿活动后，常主动蹲踞片刻，使右向左分流减少，缺氧症状暂时得到缓解。④**缺氧发作**：表现为呼**吸急促、烦躁不安、发绀加重，重者发生晕厥、抽搐、意识丧失**，甚至死亡。发作可持续数分钟或数小时。哭闹、排便、感染、贫血或睡眠苏醒后均可诱发。

查体可见患儿发育落后，有青紫，舌色发暗，杵状指(趾)。心前区略隆起，**胸骨左缘2～4肋间有2～3级收缩期喷射性杂音**，杂音响度与狭窄程度成反比；P_2减弱。**常见并发症脑血栓**、脑脓肿、感染性心内膜炎、红细胞增多症(亲：法洛四联症患儿由于缺氧，红细胞代偿性增多，血液黏稠度增加，患儿易出现脑血管栓塞)。

(2) 辅助检查：血液检查：红细胞计数和血红蛋白量明显增多。心电图：电轴右偏，右心室肥大，X线检查：**心影呈靴形**，两侧肺纹理减少，透亮度增加。**超声心动图**：可见主动脉内径增宽、骑跨室间隔上，室间隔中断，可判断骑跨程度。

(3) 治疗要点

1) 缺氧发作：①**立即予以膝胸体位**；②吸氧、镇静；③吗啡皮下或肌内注射；④β受体拮抗剂普萘洛尔加入10%葡萄糖稀释后缓慢静脉注射；⑤纠正代谢性酸中毒；⑥严重意识丧失，血压不稳定，尽早行气管插管，人工呼吸。

2) 外科治疗：轻症患儿，手术年龄以5～9岁为宜，但临床症状明显者在生后6个月后行根治术。**重症患儿待一般状况改善后(心功能改善)再行根治术**。

5. 护理问题

(1) 心输出量减少　与心肌收缩力无力有关。

(2) 活动无耐力　与氧供失调有关。

(3) 营养失调：低于机体需要量。

(4) 潜在并发症：反复呼吸道感染、心力衰竭，感染性心内膜炎。

(5) 生长发育迟缓　与体循环血量减少影响生长发育有关。

6. 护理措施

(1) 休息：是恢复心脏功能的重要条件。休息可减少组织对氧的需要，减少心脏的负担，使症状缓解。所以应保证患儿的睡眠，**根据病情安排适当活动量，以免加重心脏负荷**。

重症患儿应绝对卧床休息，给予生活照顾，集中护理，并减少不必要的刺激，避免引起情绪激动和哭闹。

(2) 注意观察病情，防止并发症发生。

1) 防止法洛四联症患儿因活动、哭闹、便秘引起**缺氧发作**，一旦发生应将小儿**置于膝胸卧位，给予吸氧**，并与医生配合**给予吗啡及普萘洛尔抢救治疗**。

2) 法洛四联症患儿血液黏稠度高，**发热、出汗、吐泻时，体液量减少，加重血液浓缩易形成血栓**，因此**要注意供给充**

足液体，必要时可静脉输液。

3）观察有无烦躁不安、心率增快、呼吸困难、端坐呼吸、水肿、肝大等心力衰竭的表现，如出现上述表现，立即置患儿于半卧位，给予吸氧。

（3）饮食护理：饮食应是清淡易消化的食物，以少量多餐为宜。注意控制水及钠盐摄入，应根据病情，采用无盐或低盐饮食。心功能不全的患儿需准确记录出入量。注意营养搭配，供给充足能量、蛋白质和维生素，保证营养需要。对**喂养困难的小儿要耐心喂养，可少量多餐，避免呛咳和呼吸困难**。

（4）对症护理

1）患儿出现呼吸困难、青紫等症状时，取半卧位休息，护理人员给予生活护理。患儿烦躁不安，出现三凹征或点头呼吸，指、趾甲及口周青紫，给予氧气吸入，烦躁者遵医嘱给镇静剂。

2）患儿水肿时：①给无盐或少盐易消化饮食；②尿少者，遵医嘱给利尿剂；③每周测量体重2次，严重水肿，每日测体重1次；④每日做皮肤护理2次，动作要轻，毛巾要柔软，如皮肤有破损应及时处理。

3）咳嗽、咯血时，须绝对卧床休息；抬高床头，备好吸痰器、痰瓶，必要时协助患儿排痰；详细记录痰量、性质，送痰培养检查，咳嗽剧烈的，遵医嘱给止咳药物；发生病情变化，立即配合医生抢救；危重病人应设专护，密切观察病情，详细记录。

4）注意大便通畅，防止便秘，多食含纤维素丰富的食物。**患儿超过2天无大便时，遵医嘱给缓泻剂，禁止下地独自排便，防止发生意外**。

（5）药物治疗护理

1）**应用洋地黄药物前数脉搏1分钟，若年长儿HR<60～70次/min，婴幼儿<80～90次/min，暂停用药并通知医生**。

2）口服洋地黄药物时，应按时按量服用，如患儿服药后呕吐，应及时联系医生，决定是否补服。剂量一定要准确，如为地高辛水剂药物，可用1ml针管抽取后，直接口服。

3）应避免与其他药物同时服用，钙剂与洋地黄有协同作用，**用洋地黄类药物时，应避免用钙剂**。

4）用药后，应观察药物的作用，如：心音有力、脉搏减慢、脉搏搏动增强、呼吸平稳，口唇、指甲发绀好转等。

5）用药期间观察洋地黄中毒反应

①**胃肠道反应：食欲减退、恶心、呕吐、腹泻**。

②**神经反应：头晕、嗜睡、黄视、复视**。

③**心血管反应：房室传导阻滞、房性及室性期前收缩、室速、室颤等心律失常**。

（6）预防感染：注意气温变化，按气温改变及时加减衣服，避免受凉引起呼吸系统感染。注意保护性隔离，以免交叉感染。**做小手术时，如拔牙应给予抗生素预防感染，防止感染性心内膜炎发生**。

（7）心理护理：对患儿关心爱护、态度和蔼，建立良好的护患关系，消除患儿的紧张心理。对家长和患儿解释病情和检查、治疗经过，取得他们的理解和配合。

7. 健康教育　指导家长掌握先天性心脏病的日常护理，建立合理的生活制度，合理用药，预防感染和其他并发症。按约定定期复查，**调整心功能到最好状态，使患儿能安全达到手术年龄**。

四种先天性心脏病的比较见表2-4-2。

表2-4-2　四种先天性心脏病的比较

项目	动脉导管未闭	房间隔缺损（成人最常见）	室间隔缺损（小儿最常见）	法洛四联症
分类	左向右分流			右向左分流
主要症状	共同表现： 体循环血流量减少：生长发育落后、气促、乏力 肺循环血流量增多→肺动脉高压→肺部感染 潜伏型青紫：平时不青紫，剧烈哭闹、屏气时暂时青紫 **特殊表现：动脉导管未闭表现为差异性青紫**（下肢明显），**周围血管体征（水冲脉、毛细血管搏动征**等）			**持续青紫** **缺氧发作** **蹲踞** 杵状指
杂音部位胸骨左缘	**2肋间**	2、3肋间	3、4肋间	2、3、4肋间
杂音性质	**机器样连续性**	**收缩期喷射性杂音**	**反流性杂音**	**同房缺**
P_2	亢进			**减弱**
X线	肺门舞蹈征			**心影呈靴形**
超声心动图	左房、左室大	右房、右室大	左、右室大	右室大 靴形心
并发症	肺炎、心衰			**脑血栓** 脑脓肿

考点练习

考点：小儿循环系统解剖生理特点(A1、A2 型题)

1. 先天性心脏畸形的形成主要在
   A. 胚胎发育的 2～8 周
   B. 胚胎发育的 4～10 周
   C. 胚胎发育的 6～12 周
   D. 胚胎发育的 8～12 周
   E. 胚胎发育的 16～20 周
2. 1 岁以内的婴儿收缩压正常为
   A. 50～60mmHg
   B. 60～70mmHg
   C. 70～80mmHg
   D. 80～90mmHg
   E. 90～100mmHg
3. 新生儿的正常心率为
   A. 80～100 次/min
   B. 100～120 次/min
   C. 110～130 次/min
   D. 120～140 次/min
   E. 140～160 次/min
4. 患儿，女性，5 岁，发育正常。护士推算其血压大致为
   A. 60/40mmHg
   B. 70/50mmHg
   C. 80/60mmHg
   D. 90/60mmHg
   E. 90/80mmHg
5. 2～3 岁幼儿的正常心率为
   A. 80～100 次/min
   B. 100～120 次/min
   C. 110～130 次/min
   D. 120～140 次/min
   E. 140～160 次/min

考点：先天性心脏病的病因和分类(A1 型题)

6. 先天性心脏病最重要的病因是
   A. 染色体畸变
   B. 放射性接触
   C. 宫内感染
   D. 药物影响
   E. 母亲患代谢性疾病
7. 某新生儿出生后被诊断为右向左分流型先天性心脏病。护士向其家人阐述该病最明显的外观特征为
   A. 心脏杂音
   B. 发育迟缓
   C. 持续青紫
   D. 心前区隆起
   E. 活动耐力下降
8. 属于青紫型先天性心脏病的是
   A. 法洛四联症
   B. 室间隔缺损
   C. 动脉导管未闭
   D. 房间隔缺损
   E. 主动脉缩窄
9. 成人最常见的先天性心脏病是
   A. 动脉导管未闭
   B. 室间隔缺损
   C. 房间隔缺损
   D. 法洛四联症
   E. 肺动脉狭窄

考点：常见先天性心脏病的临床特点(A1、A2、A3/A4 型题)

10. 某先天性动脉导管未闭患儿反复发生肺部感染，出现艾森门格综合征。符合艾森门格综合征病理改变的是
    A. 肺血流减少
    B. 肺动脉压力异常增高
    C. 水冲脉
    D. 左心室肥大
    E. 左心房肥大
11. 最常见的先天性心脏畸形为
    A. 房间隔缺损
    B. 室间隔缺损
    C. 动脉导管未闭
    D. 法洛四联症
    E. 肺动脉狭窄
12. 先天性心脏病患儿仅出现下半身青紫，首先应考虑为
    A. 房间隔缺损
    B. 室间隔缺损
    C. 动脉导管未闭
    D. 法洛四联症
    E. 肺动脉狭窄
13. 法洛四联症<u>不包括</u>
    A. 房间隔缺损
    B. 室间隔缺损
    C. 主动脉骑跨
    D. 右心室肥厚
    E. 肺动脉狭窄
14. 法洛四联症最重要的畸形是

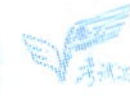

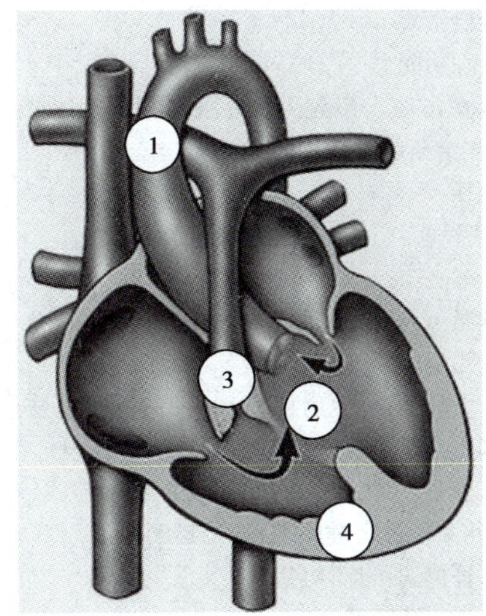

A. ①
B. ②
C. ③
D. ④
E. ③+④

15. 患儿,女,6岁。自幼出现青紫,手指如图中右侧所示(左侧为正常手指)(附文末彩图12)。心电图示右心室肥大,X线胸片示心脏呈"靴形"。此患儿最可能的诊断是

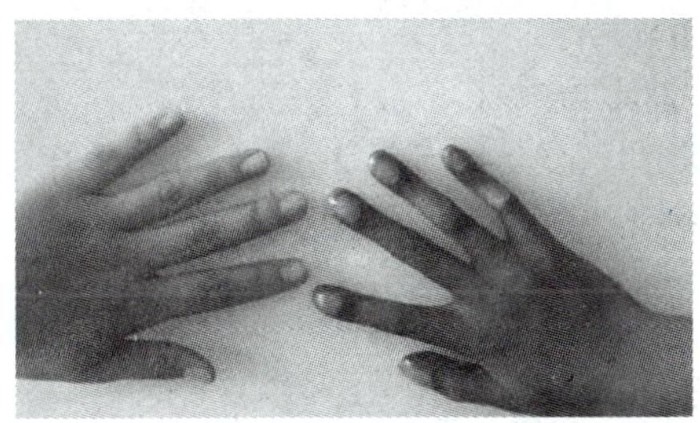

A. 室间隔缺损
B. 肺动脉狭窄
C. 动脉导管未闭
D. 法洛四联症
E. 房间隔缺损

16. 患儿,男,6岁。从小体弱、易疲劳、易感冒。查体:胸骨左缘第2肋间可闻及粗糙连续性机器样杂音,可见毛细血管搏动及股动脉枪击音。应考虑该患儿为
A. 室间隔缺损
B. 房间隔缺损
C. 动脉导管未闭
D. 法洛四联症
E. 肺动脉狭窄

17. 患儿,男,1岁。6个月前诊断为动脉导管未闭。3天前出现发热、咳嗽,近1天来,咳嗽明显、呼吸急促,三凹征,尿少。入院查体:T 38.2℃,P 160次/min,R 35次/min,肝肋下3cm。该患儿可能并发了
A. 支气管炎
B. 支气管肺炎
C. 肾衰竭
D. 心力衰竭
E. 肝衰竭

18. 关于小儿动脉导管未闭的叙述,正确的是
A. 胸骨左缘3、4肋间闻及Ⅲ级收缩期杂音
B. 主要表现为全身青紫
C. 易并发脑血栓
D. 出现水冲脉,指甲床毛细血管搏动
E. X线检查:右心房及右心室增大为主

19. 患儿,男,9岁。自幼发现心脏杂音,易患感冒,诊断为先天性心脏病,肺动脉瓣狭窄,听诊其心脏可发现的是
A. 胸骨左缘第3~4肋间舒张期杂音
B. 心尖区收缩期吹风样杂音
C. 胸骨左缘第2肋间连续性机器样杂音
D. 胸骨左缘第2肋间收缩期杂音,肺动脉瓣第2心音减弱
E. 胸骨左缘第2肋间收缩期杂音,肺动脉瓣第2心音亢进

(20~21题共用题干)

患儿,男,3岁。自生后6个月出现青紫并逐渐加重,生长发育迟缓,杵状指,好蹲踞。

20. 该患儿可能患
A. 房间隔缺损
B. 室间隔缺损
C. 动脉导管未闭
D. 法洛四联症
E. 肺动脉狭窄

21. 上述疾病最容易出现的并发症是
A. 感染性心内膜炎
B. 红细胞增多症
C. 心力衰竭
D. 支气管肺炎
E. 脑栓塞、脑脓肿

(22~23题共用题干)

患儿,男,1岁。出生以来喂养困难,哭闹时青紫明显,现患儿体温38.5℃,咳嗽。体检肺部闻及少量湿啰音,胸骨左缘3~4肋间可闻及3~5级全收缩期杂音。

22. 目前此患儿最可能的原发病为
A. 室间隔缺损
B. 房间隔缺损
C. 动脉导管未闭
D. 法洛四联症
E. 病毒性心肌炎

23. 目前患儿出现的并发症为
A. 支气管炎
B. 小儿肺炎
C. 充血性心力衰竭

D. 肺水肿
E. 亚急性细菌性心内膜炎

24. 某患儿，3岁，出生4个月后出现发绀，剧烈哭闹时有抽搐史，发育比同龄儿童稍差，平时经常感冒。查体：杵状指，嘴唇发绀明显；心前区闻及Ⅲ级收缩期喷射样杂音。X线胸片提示肺血少、右心室增大。最可能的临床诊断是
A. 房间隔缺损
B. 室间隔缺损
C. 动脉导管未闭
D. 法洛四联症
E. 肺动脉狭窄

考点：常见先天性心脏病的辅助检查和治疗要点(A1、A2型题)

25. 法洛四联症X线检查的特征为
A. 肺门舞蹈征
B. 梨形心
C. 靴形心
D. 肺野充血
E. 主动脉心影缩小

26. 法洛四联症患儿缺氧发作时，使用普萘洛尔(心得安)进行治疗的目的是
A. 控制惊厥
B. 减慢心率
C. 减少水钠潴留
D. 抑制呼吸中枢
E. 纠正代谢性酸中毒

考点：常见先天性心脏病的护理问题、护理措施和健康教育(A1、A2、A3/A4型题)

27. 患儿，女，12岁。外院诊断为“先天性心脏病”，今日因“头晕、失眠”就诊。查体：发育正常，营养中等。心脏杂音不传导，第二心音正常，无分裂，余无异常。心电图及超声心动图检查正常。医生诊断杂音为生理性杂音。护士给患儿家长的正确指导是
A. 做好解释，消除顾虑，不适随诊
B. 休学一年，在家休养
C. 建议尽快手术治疗
D. 为明确诊断，应行心导管检查
E. 建议每3个月随访一次

28. 患儿，男，3岁，诊断为法洛四联症。患儿缺氧发作时宜采取的体位是
A. 去枕平卧位
B. 取半坐位
C. 膝胸卧位
D. 患儿头肩抬高15°～30°
E. 侧卧位

29. 室间隔缺损患儿在门诊拔牙时，应特别注意
A. 使用抗生素预防感染
B. 避免受凉
C. 保护性隔离
D. 测血常规
E. 测心功能

30. 患儿，女，6岁。患先天性心脏病，需采用地高辛治疗，护士在给药前应特别监护
A. 血压
B. 呼吸
C. 心率
D. 体温
E. 瞳孔

31. 患儿，女，4岁。生后即发现心脏有杂音，曾患肺炎3次，剧烈活动后气促，有时出现青紫。查体，生长发育落后，胸骨左缘3～4肋间闻及Ⅳ级粗糙收缩期杂音。对患儿家长进行健康教育时，**错误**的是
A. 保证绝对卧床休息
B. 供给充足营养
C. 预防感冒，及时控制肺炎
D. 适时实施手术治疗
E. 做好保护性隔离，防止感染

32. 患儿，女，2岁。出生时青紫，初步判断为法洛四联症，今日家长带小儿就诊，准备手术，下列护理措施中**错误**的是
A. 进一步诊断检查
B. 预防感染
C. 保证睡眠与休息
D. 增加活动量
E. 吸氧

(33～34题共用题干)

患儿，男，2岁。发育迟缓，平日口唇、甲床青紫，活动、哭闹时加重，喜蹲踞。

33. 该患儿为
A. 房间隔缺损
B. 室间隔缺损
C. 动脉导管未闭
D. 法洛四联症
E. 肺动脉狭窄

34. 该患儿突然出现呼吸困难、青紫加重，应首选采取的体位是
A. 平卧位
B. 端坐位
C. 膝胸卧位
D. 头低脚高位
E. 中凹卧位

35. 患儿，男，4岁。自幼青紫，生长发育落后，杵状指(趾)，喜蹲踞，诊断为法洛四联症。10分钟前剧烈活动后，患儿突然发生昏厥，应考虑为
A. 低血糖昏迷
B. 重度贫血
C. 缺氧发作
D. 呼吸衰竭
E. 心力衰竭

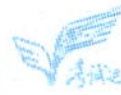

36. 患儿，女，5岁。在门诊诊断为“房间隔缺损”，拟择期手术治疗。门诊护士对家属的健康教育要点，**错误**的是
A. 本病为一种先天性心脏病
B. 经过治疗，大多数情况预后良好
C. 治疗方案以手术为主
D. 术前最重要的是防止皮肤破损
E. 术前注意保暖，避免着凉，感冒

37. 先天性心脏病患儿出院时对家长的健康宣教，**错误**的是
A. 避免患儿长时间剧烈哭闹
B. 积极参加各种体育运动
C. 避免受凉、防止感冒
D. 少量多餐，给予高蛋白、高热量、易消化的饮食
E. 按免疫程序接种疫苗

38. 护理法洛四联症患儿时，给予充足水分的主要目的是
A. 预防形成脑血栓
B. 预防并发肺感染
C. 预防并发亚急性细菌性心内膜炎
D. 预防心力衰竭
E. 预防中枢神经系统感染

39. 患儿，男，6岁。患轻度室间隔缺损，尚未治疗，现因龋齿需要拔牙。医生在拔牙前给予抗生素，其目的是预防
A. 上呼吸道感染
B. 牙龈炎
C. 支气管炎
D. 充血性心力衰竭
E. 感染性心内膜炎

40. 患儿，男，4岁。出生后即出现心脏杂音，近年来活动后气急，口唇轻度青紫。查体：生长发育落后于同龄儿，胸骨左缘第2～3肋间可闻及Ⅱ～Ⅲ级收缩期杂音，肺动脉瓣区第二心音亢进。下列护理措施中**不妥**的是
A. 预防感冒
B. 绝对卧床休息，减少氧耗
C. 及时控制肺部感染
D. 对其父母进行健康教育
E. 适时手术治疗，预后佳

41. 关于先心病儿童的个性心理特征表现，**错误**的叙述是
A. 性格内向
B. 情绪不稳
C. 依赖性增强
D. 明显的恐惧感
E. 记忆力强

42. 患儿，女，3岁。患法洛四联症，择期手术。患儿入院5天来，不让父母离开身边，见到医护人员及陌生人员靠近会躲避，睡眠中常有惊醒。患儿出现上述表现的主要原因是
A. 对黑暗恐惧
B. 分离性焦虑
C. 对死亡恐惧
D. 对手术焦虑
E. 对医源性限制的焦虑

43. 患儿男，1岁。患法洛四联症，由母亲在家照顾。社区护士在进行健康教育时指出，对法洛四联症患儿的护理中，为防止其发生脑血栓等并发症，应特别注意
A. 指导患儿多饮水
B. 低盐饮食
C. 预防感染
D. 避免过劳
E. 必要时哺喂前后吸氧

44. 先天性心脏病患儿发生心力衰竭使用强心苷类药物时，婴幼儿心率应**不低于**
A. 90～100次/min
B. 80～90次/min
C. 100～120次/min
D. 60～70次/min
E. 70～80次/min

（45～46题共用题干）

患儿，男，5岁。生长迟缓，活动后气促。查体：消瘦，胸骨左缘连续性机器样杂音诊断为动脉导管未闭。

45. 目前该患儿主要的治疗方案是
A. 地高辛维持治疗
B. 手术治疗
C. 营养心肌治疗
D. 抗感染治疗
E. 口服消炎痛

46. 该患儿住院期间并发心力衰竭，采取的护理措施**不正确**的是
A. 加快输液速度
B. 密切观察和记录病情变化
C. 遵医嘱给予镇静剂
D. 低流量氧吸入
E. 遵医嘱应用洋地黄类药物

47. 患儿，女，2岁。法洛四联症。为避免患儿缺氧发作，护士对家长进行健康教育，正确的内容是
A. 避免患儿剧烈活动、哭闹、便秘
B. 给予患儿高蛋白饮食
C. 患儿需绝对卧床休息
D. 患儿加强锻炼，增强体质
E. 患儿需大量饮水

48. 患儿，女，12岁。室间隔缺损，于第2天手术，患儿一直哭闹不止，反复询问其母亲自己会不会死。护士对患儿心理评估正确的是
A. 恐惧
B. 愤怒
C. 沮丧
D. 焦虑
E. 抑郁

参考答案

序号	1	2	3	4	5	6	7	8	9	10	11	12	13	14	15	16
答案	A	B	D	D	B	C	C	A	C	B	B	C	A	C	D	C
序号	17	18	19	20	21	22	23	24	25	26	27	28	29	30	31	32
答案	D	D	D	D	E	A	A	D	C	B	A	C	A	C	A	D
序号	33	34	35	36	37	38	39	40	41	42	43	44	45	46	47	48
答案	D	C	C	D	B	A	E	B	E	B	A	B	B	A	A	A

第五节　高血压病人的护理

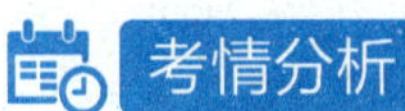

年份	主要考点
2019	经常加班加点工作的外企高管发生高血压的原因（精神应激）；高血压分级标准的依据；与高血压发病有关的饮食因素；高血压分级的判断；高血压危险度分层的判断；高血压病人的降压目标；高血压病人的服药指导；针对高血压病人的错误指导（参加竞技类比赛）；高血压急症时首要的处理措施（立即降压）
2020	高血压病人的性格特点（A型性格）；高血压病人的评估内容不包括（典型体质）；针对高血压病人的错误指导（发作时适当增加活动量）；利尿药的降压原理；高血压病人每日限盐量；高血压急症的判断；针对高血压病人经常漏服药物的健康指导
2021	高血压病人的饮食指导；男性腰围超过多少容易引发高血压（90cm）；2级高血压病人食盐的摄入量；高血压的诊断标准；高血压危象的判断；服用降压药后出现体位性低血压时的处理（平卧位，下肢抬高）
2022	轻度高血压的判断；高血压脑病的判断；高血压急症容易发生（脑出血）；50岁2级高血压病人运动后心率控制在（120次/min）；高血压病人不按规律吃药导致复发，首优的护理问题是（知识缺乏）
2023	2级高血压的判断；利尿剂治疗高血压的机制；BMI的计算及营养状况的判断；高血压病人禁忌摄入的食物（猪肝）；单纯收缩期高血压的判断（图片题）；高血压合并支气管哮喘禁忌使用的药物（普萘洛尔）；普萘洛尔属于哪种类型的降压药；硝普钠用药的注意事项（避光滴注）；高血压病人服用降压药站立后晕倒，休息后好转，考虑为（体位性低血压）

考点导航

高血压是指动脉收缩压和/或舒张压持续升高为主要表现的综合征。高血压按其病因是否明确分为原发性高血压和继发性高血压。绝大多数病人的原发性高血压病因不明，称为原发性高血压。

高血压早期无明显的病理改变。高血压病理生理作用的主要靶器官是心脏和血管，长期高血压引起心脏改变，主要是心室肥厚、扩大，引起的**全身小动脉改变主要是管腔内径缩小、壁腔比值增加，导致心、脑、肾等靶器官缺血**。长期高血压可使微循环毛细血管扭曲变形、稀疏，静脉顺应性减退。研究认为血管内皮功能障碍是高血压最早、最重要的血管损害。

目前我国采用的分类和标准见表2-5-1。

表2-5-1　血压水平的定义和分类

类别	收缩压/mmHg		舒张压/mmHg
正常血压	＜120	和	＜80
正常高值血压	120～139	和/或	80～89
高血压	≥140	和/或	≥90
1级高血压（轻度）	**140～159**	**和/或**	**90～99**
2级高血压（中度）	**160～179**	**和/或**	**100～109**
3级高血压（重度）	**≥180**	**和/或**	**≥110**
单纯收缩期高血压	≥140	和	＜90

注：当收缩压和舒张压分属于不同分级时，以较高的级别作为标准。以上标准适用于任何年龄的成年男性或女性。

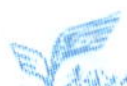

温馨提示

高血压的分级遵循一定的规律：收缩压增加 20mmHg，舒张压增加 10mmHg，考生记住 1 级高血压后，2 级、3 级血压值就很容易推导出来。

一、病　因

可能与遗传、摄入钠盐较多、精神过度紧张、体重超重等有关。原发性高血压主要危险因素有：①年龄男＞55 岁，女＞65 岁；②吸烟；③高胆固醇血症；④糖尿病；⑤家族早发冠心病史，发病年龄男性＜55 岁，女性＜65 岁。次要危险因素有高密度脂蛋白(HDL)下降、低密度脂蛋白(LDL)升高、肥胖、糖耐量异常、缺乏体力活动、高纤维蛋白溶酶原血症等。

二、临床表现

(1) 一般表现：起病缓慢，约有 1/5 的病人可无任何症状，在查体或出现心、脑、肾等并发症就诊时发现。部分病人可表现为头晕、头痛、耳鸣、颈部紧板、眼花、乏力、失眠，有时可有心悸和心前区不适感等症状，紧张或劳累后加重。

(2) 并发症：**脑、心、肾、眼底血管损伤**，并出现相应表现。

1) 脑血管病：包括短暂性脑缺血发作、脑出血、脑血栓、腔隙性脑梗死等。

2) 心力衰竭：左室后负荷加重，心肌肥厚与扩大，可出现心力衰竭。长期高血压有利于动脉粥样硬化的形成而发生冠心病。

3) 肾衰竭：肾小球毛细血管压力增高，引起肾小球的肥大、硬化；引起肾小球通透性增加，造成肾小管损害，最终导致肾衰竭。

4) 视网膜改变：视网膜小动脉早期发生痉挛，后发展出现硬化、视网膜动脉狭窄、渗出、出血、视乳头水肿。

5) **高血压危象**：主要表现为**头痛、烦躁、眩晕、心悸、气急、视物模糊、恶心、呕吐**等症状，同时可伴有动脉痉挛和累及靶器官缺血症状。

6) 高血压脑病：临床表现**以脑部症状和体征为特点**，严重者**头痛、呕吐、意识障碍**、精神错乱、抽搐，**甚至昏迷**。

(3) 心血管风险分层：高血压病人的预后和治疗不仅要考虑血压水平，还要考虑到心血管疾病的**危险因素(吸烟、高脂血症、糖耐量受损或空腹血糖受损、男性大于 55 岁、女性大于 65 岁、早发心血管疾病家族史、肥胖)**、靶器官损害(左心室肥厚、颈动脉内膜增厚或动脉粥样斑块、肾小球滤过率降低、血肌酐轻度升高、微量白蛋白尿)及伴临床疾患情况(心脏疾病、脑血管病、肾脏疾病、外周血管疾病、视网膜病变、糖尿病)，根据这几项因素合并存在时对心血管事件绝对危险的影响，将心血管风险分为低危、中危、高危和很高危 4 个层次(表 2-5-2)。

表 2-5-2　高血压病人心血管风险水平分层

其他危险因素和病史	1 级高血压	2 级高血压	3 级高血压
无	低危	中危	高危
1～2 个其他危险因素	中危	中危	很高危
≥3 个其他危险因素或靶器官损害	高危	高危	很高危
临床并发症或合并糖尿病	**很高危**	**很高危**	**很高危**

三、辅助检查

1. 基本项目　血生化(血钾、空腹血糖、血清总胆固醇、甘油三酯、高密度脂蛋白胆固醇、低密度脂蛋白胆固醇、尿酸和肌酐)；全血细胞计数、血红蛋白和血细胞比容；尿液分析(尿蛋白、尿糖和尿沉渣镜检)；心电图。

2. 推荐项目　24 小时动态血压监测、超声心动图、颈动脉超声、餐后 2 小时血糖、血同型半胱氨酸、尿白蛋白定量、尿蛋白定量、眼底、胸片等。

四、治疗原则

使血压下降、接近或达到正常范围，预防或延缓高血压病人心脑血管病的发生率和死亡率，是原发性高血压治疗的目的。

(一) 改善生活行为

1. 减轻体重，尽量将体重指数控制在＜24kg/m^2。

2. 限制钠盐摄入，**每日食盐量不超过 6g**。

3. 补充钙和钾，每日食用新鲜蔬菜、水果。

4. 减少脂肪摄入，脂肪量应控制在膳食总热量的25%以下。

5. 戒烟、限制饮酒，如饮酒、则应少量：白酒、葡萄酒、啤酒的量分别少于50ml、100ml和300ml。

6. **低、中度等张运动**，可根据年龄和身体状况选择运动方式，**如慢跑、步行**，每周3～5次，每次可进行30～60分钟（亲：高血压病人不能从事剧烈运动，如举重、登山、游泳、打球等，以免引起脑出血哦）。

（二）药物治疗

降压药应遵循的原则是：①小剂量开始；②优先选择长效制剂；③联合用药；④个体化，选择适合病人的降压药物（表2-5-3）。

表2-5-3　常用降压药分类、代表药物、作用机制及主要不良反应

种类	药名	主要作用机制	主要不良反应
利尿剂	氢氯噻嗪	**利钠排水，使细胞外液容量降低**、减轻外周血管阻力	血钾低、血脂高、血糖高、尿酸高（三高一低）
	呋塞米		**低血钾、高尿酸血症**
	氨苯蝶啶		高血钾
β受体阻滞剂	普萘洛尔 **美托洛尔** 比索洛尔 阿替洛尔	**抑制心肌收缩力，减慢心率**，抑制过度激活的交感神经活性	**负性肌力作用、心动过缓** **支气管收缩**。支气管哮喘、COPD、病态窦房结综合征、房室传导阻滞禁用
钙通道阻滞剂（CCB）	**硝苯地平** 硝苯地平控释剂	阻断血管平滑肌钙离子通道，**舒张血管平滑肌**，降低血压	疲劳、**头痛、面部潮红**、心悸、外周水肿
血管紧张素转换酶抑制剂（ACEI）	**卡托普利** 依那普利 贝那普利	**抑制血管紧张素转换酶活性**，阻断肾素血管紧张素系统	**刺激性干咳、味觉异常**、血管神经性水肿、头晕、肾损害、高血钾
血管紧张素Ⅱ受体阻滞剂（ARB）	氯沙坦 缬沙坦 厄贝沙坦	阻断血管紧张素Ⅱ受体发挥降压作用	高血钾、轻微而短暂的头痛、眩晕、心悸、腹泻等
α受体拮抗剂	哌唑嗪	对抗去甲肾上腺素的动静脉收缩作用，使血管扩张	直立性低血压、眩晕、头痛、心悸、出汗

1. 利尿剂　常用**呋塞米**20～40mg，1～2次/d，主要不良反应有**电解质紊乱和高尿酸血症**。

2. β受体阻滞剂　常用阿替洛尔50～200mg，1～2次/d，主要不良反应有心动过缓和支气管收缩，阻塞性支气管疾病病人禁用。

3. 钙通道阻滞剂（CCB）　常用**硝苯地平**5～20mg，3次/d；维拉帕米40～120mg，3次/d。主要不良反应有**颜面潮红、头痛**，长期服用硝苯地平可出现胫前水肿。

4. 血管紧张素转换酶抑制剂（ACEI）　常用**卡托普利**12.5～25mg，2～3次/d，**主要不良反应有干咳、味觉异常、皮疹**等。

5. 血管紧张素Ⅱ受体阻滞剂（ARB）　常用包括：氯沙坦50～100mg，1次/d，缬沙坦80～160mg，1次/d，可以避免ACEI类药物的不良反应。注意需要从小剂量开始，逐渐增量。

温馨提示

常用的高血压分类记忆方法：ABCD记忆法：A：（ACEI）和ARB；B：β受体阻滞剂；C：（CCB）；D：利尿剂。

（三）高血压急症的治疗原则

1. 迅速降血压　在血压严密监测的情况下，静脉给予降压药，根据血压情况及时调整剂量。如果病情许可，及时开始口服降压药治疗。

2. 控制性降压　为防止短时间内血压骤然下降，使机体重要器官的血流灌注明显减少，要采用逐渐降压，在24小时内降压20%～25%，**48小时内血压不低于160/100mmHg**。

3. 选择合适降压药　处理**高血压急症**临床上**一般情况下首选硝普钠**。

1）**硝普钠**：可**扩张动脉和静脉**，降低心脏前后负荷。可适用各种高血压急症，静脉滴注10～25μg/min，但**需密切**

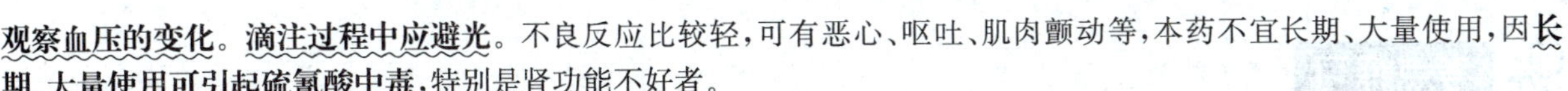

观察血压的变化。**滴注过程中应避光**。不良反应比较轻，可有恶心、呕吐、肌肉颤动等，本药不宜长期、大量使用，因**长期、大量使用可引起硫氰酸中毒**，特别是肾功能不好者。

2）硝酸甘油：可**扩张静脉**，选择性扩张冠状动脉和大动脉。主要用于急性心力衰竭或急性冠脉综合征时高血压急症，起效快。密切观察血压情况下，静脉滴注 5～10μg/min，然后每 5～10 分钟增加滴速至 20～30μg/min。**不良反应有心动过速、面色潮红、头痛、呕吐**等。

3）尼卡地平：本药作用快、持续时间短。在降压的同时还可以改善脑血流量，主要用于高血压危象、急性脑血管病时高血压急症。开始静脉滴注 0.5μg/(kg·min)，逐渐增加剂量至 6μg/(kg·min)。不良反应有心动过速、面色潮红等。

4）地尔硫䓬：本药具有降压、改善冠状动脉血流量和控制快速室上性心律失常的作用，主要用于高血压危象、急性冠脉综合征。密切观察血压情况下，5～15mg/h 静脉滴注。不良反应有面色潮红、头痛等。

5）拉贝洛尔：本药起效快，但持续时间长，主要用于妊娠或肾功能衰竭时高血压急症。开始缓慢静脉注射 50mg，每隔 15 分钟重复注射一次，使用总量不超过 300mg。不良反应有头晕、直立性低血压、房室传导阻滞等。

五、护理问题

1. 疼痛　与高血压脑血管痉挛有关。
2. 活动无耐力　与并发心力衰竭有关。
3. 有受伤的危险　与头晕和视物模糊有关。
4. 知识缺乏(特定)：缺乏复杂性疾病相关知识。
5. 潜在并发症：心力衰竭、脑血管意外、肾衰竭。

六、护理措施

1. 高血压初期**可不限制一般的体力活动，避免重体力活动**，保证足够的睡眠。血压较高、症状较多或有并发症的病人应卧床休息，避免体力和脑力的过度兴奋。

2. **高血压脑血管意外**病人应半卧位，避免活动、稳定情绪、遵医嘱给予镇静剂，血压增高时遵医嘱静脉滴注硝普钠治疗。

3. **发生心力衰竭时给予吸氧** 4～6L/min，有**急性肺水肿**时可给予 20%～30%乙醇湿化吸氧，**6～8L/min**。

4. 用药护理　药物**一般从小剂量开始，可联合用药，以增强疗效**，减少不良反应。某些降压药物可有直立性低血压不良反应，应**指导病人在改变体位时动作要缓慢，当出现头晕、眼花、恶心、眩晕时，应立即平卧**，以增加回心血量，改善脑部血液供应。

5. **限制钠盐摄入<6g/d**，可减少水、钠潴留，减轻心脏负荷。

6. 减轻体重，特别是向心性肥胖病人，**应限制每日摄入总热量**。

7. 运动　运动应选择跑步、游泳等，运动量指标可以为收缩压升高、心率增快，但舒张压不升高，一段时间后，血压下降，心率增加的幅度下降。

8. 避免诱因　①指导病人自己控制情绪，调整生活节奏；②寒冷刺激可使血管收缩，血压升高，冬天外出时注意保暖，室温不宜过低；③保持大便通畅，避免剧烈运动和用力咳嗽，以防发生脑血管意外；④**避免突然改变体位，禁止长时间站立**；⑤**不用过热的水洗澡和蒸汽浴**。

七、健康教育

1. 向病人及家属宣传原发性高血压的病因、诱因、临床表现、治疗方法等有关知识，让病人了解**原发性高血压虽难以彻底治愈，但通过调整生活方式和服用降压药物，可将血压控制在一个合适的水平**，改善预后。

2. 告诉病人宜摄入**低热量、低动物脂肪、低胆固醇**(猪肝含胆固醇高哦)、**少糖、少盐、适量蛋白质食物**，饮食中应有适量的纤维素和丰富的维生素，宜少食多餐，不宜过饱，不饮浓茶、咖啡，避免辛辣刺激性食物。肥胖者控制体重。

3. 指导病人重视综合治疗，要尽量去除高血压的各种危险因素，改善饮食结构，坚持恰当的体育运动，减轻体重。

4. 告知病人建立长期治疗的思想准备，正确用药，**按时服药，遵医嘱调整剂量，不随意增减和中断用药**，并注意观察药物的不良反应。

5. 教会病人及家属正确测量血压的方法并做好记录，监测服药与血压的关系，以作为就诊时调整药物剂量的参考。血压的测量应在静息的情况下进行**(服药 2 小时后可测量血压)**，测量血压前应休息 5～10 分钟，测量前 30 分钟内不要吸烟，避免喝浓茶、咖啡及其他刺激性饮料。

6. 定期到医院复查，教会病人识别并发症的方法，一旦有并发症发生，应立即就诊。

考点练习

考点：原发性高血压的病因、病理改变和临床表现(A1、A2型题)

1. 关于高血压病全身小动脉的病理生理改变，正确的叙述是
   A. 管腔扩张
   B. 侧支循环闭塞
   C. 血管床减少
   D. 管腔内径缩小
   E. 壁腔比值减少
2. 病人，男性，45岁。某外企高管，经常加班加点工作，且因为工作任务重而常常失眠，为促进睡眠会在睡觉前饮少量红酒。最近单位体检时发现血压升高，家人觉得无法理解，因为此人平时饮食较为清淡，体型相对偏瘦，家族中也无高血压病史。针对家属的疑问，以下解释中正确的是
   A. 其血压升高的原因不太清楚
   B. 其血压升高与年龄增长有关
   C. 其血压升高主要与长期的精神应激有关
   D. 其血压升高主要与饮食过于清淡有关
   E. 其血压升高主要与临睡前的饮酒有关
3. 3级高血压是指血压的范围为
   A. 收缩压160～180mmHg，舒张压90～100mmHg
   B. 收缩压160～180mmHg，舒张压100～110mmHg
   C. 收缩压≥180mmHg，舒张压90～100mmHg
   D. 收缩压≥180mmHg，舒张压100～110mmHg
   E. 收缩压≥180mmHg，舒张压≥110mmHg
4. 病人，男性，45岁。体检时护士为其测量血压为166/74mmHg。该病人血压为
   A. 1级高血压
   B. 2级高血压
   C. 3级高血压
   D. 单纯收缩期高血压
   E. 单纯舒张期高血压
5. 高血压可造成哪些靶器官的损伤
   A. 心、肺、肾
   B. 心、肝、肾
   C. 肝、肺、肾
   D. 心、脑、肾
   E. 肺、心、肾
6. 病人，男性，48岁。患高血压5年，血压175/105mmHg，近日出现尿蛋白(+)，应诊断为
   A. 1级高血压
   B. 2级高血压
   C. 3级高血压
   D. 肾小球肾炎
   E. 肾衰竭
7. 病人，女性，50岁。最近血压波动在(160～170)/(90～95)mmHg，诊断为高血压，属于
   A. 舒张期高血压
   B. 收缩期高血压
   C. 1级高血压
   D. 2级高血压
   E. 3级高血压
8. 病人，男性，42岁。近期出现头晕、乏力，连续3天血压(140～150)/(90～96)mmHg。病人的血压属于
   A. 正常值
   B. 正常高值
   C. 1级高血压
   D. 2级高血压
   E. 3级高血压
9. 根据血压水平的定义和分类，某病人血压水平为135/88mmHg。该病人属于
   A. 理想血压
   B. 正常高值
   C. 正常血压
   D. 1级高血压
   E. 临界高血压
10. 病人，男性，65岁。高血压病史5年，糖尿病病史2年，血压波动于140～159/90～99mmHg之间，不伴有其他危险因素，其高血压危险度分层属于
    A. 很高危
    B. 高危
    C. 中危
    D. 低危
    E. 无危险组
11. 病人，男性，42岁。因劳累近2周自感头晕、头疼，连续三次测血压值为21.3/13.3kPa(160/100mmHg)，休息后血压可自行恢复正常。诊断首先考虑
    A. SLE
    B. 原发性高血压
    C. 急进性高血压
    D. 甲亢
    E. 慢性肾炎
12. 病人，男性，30岁。晨7时，测得血压142/82mmHg，此次测得的血压属于
    A. 轻度高血压
    B. 重度高血压
    C. 正常血压
    D. 中度高血压
    E. 正常高值

考点：原发性高血压的辅助检查和治疗要点(A1、A2型题)

13. 主要不良反应为电解质紊乱的药物是
    A. 利尿剂
    B. β受体阻滞剂

C. 钙通道阻滞剂
D. 血管紧张素转换酶抑制剂
E. α_1 受体拮抗剂

14. 主要不良反应为颜面潮红、头痛的药物是
A. 利尿剂
B. β受体阻滞剂
C. 钙通道阻滞剂
D. 血管紧张素转换酶抑制剂
E. α_1 受体拮抗剂

15. 高血压病的治疗药物卡托普利最常见的副作用是
A. 头痛
B. 乏力
C. 心率增快
D. 心率减慢
E. 刺激性干咳

16. 病人，女性，52 岁。诊断为高血压急症，医嘱速尿 20mg，i. v. 。执行后病人出现乏力、腹胀、肠鸣音减弱的症状。该病人可能发生了
A. 高钾血症
B. 低钾血症
C. 高钠血症
D. 低钠血症
E. 低氯血症

17. 病人，男性，45 岁。患高血压 3 年，护士指导病人饮食中钠盐应
A. ＜2g/d
B. ＜4g/d
C. ＜6g/d
D. ＜8g/d
E. ＜10g/d

18. 利尿剂降低血压的主要机制是
A. 减少血容量
B. 拮抗β受体
C. 拮抗α受体
D. 阻滞钙通道
E. 扩张小动脉

19. 病人，女性，50 岁。诊断为高血压 10 年，给予利尿剂和 ACEI 类药物治疗。责任护士向该病人解释 ACEI 治疗高血压的机制为
A. 抑制血管紧张素Ⅱ生成
B. 降低心肌收缩力
C. 抑制水钠重吸收
D. 减慢心率，降低心排血量
E. 扩张外周血管

考点：原发性高血压的护理问题、护理措施和健康教育

（A2、A3/A4 型题）

20. 某原发性高血压病人，吸烟史 20 年，肥胖，目前血压 21.3/12.7kPa（160/95mmHg）。下列健康教育内容中**错误**的是
A. 保持情绪稳定
B. 适量运动
C. 高热量、高维生素饮食
D. 戒烟
E. 不用过热的水洗澡

（21～23 题共用题干）

病人，男性，45 岁。患高血压 2 年。睡眠中突感极度胸闷、气急、大汗，咳嗽、咳痰带血，端坐呼吸，血压 200/110mmHg，心率 110 次/min。

21. 该病人可能发生了
A. 高血压性心脏病
B. 高血压危象
C. 高血压脑病
D. 急性肺水肿
E. 肺梗死

22. 针对该病人的情况，护士可立即采取的有效措施是
A. 安慰病人
B. 安置病人取端坐位
C. 6～8L/min 氧气吸入
D. 观察血压变化
E. 详细作护理记录

23. 针对该病人的护理措施，**错误**的是
A. 静脉滴注给药宜快速
B. 6～8L/min 乙醇湿化吸氧
C. 安慰病人，减轻精神压力
D. 安置病人取端坐位
E. 建立静脉通路

24. 病人，男性，50 岁。患高血压 3 年。最近因血压控制不好，头晕、头痛来医院就诊。护士给其进行健康教育时，讲解原发性高血压最严重的并发症是
A. 脑出血
B. 充血性心力衰竭
C. 肾衰竭
D. 冠心病
E. 糖尿病

25. 病人，女性，56 岁。患高血压 5 年。护士指导病人使用降压药时应注意
A. 1 周测量血压 1 次
B. 最好睡前服用
C. 从小剂量开始
D. 血压正常后及时停药
E. 短期内将血压降至正常

26. 病人患高血压病有 3 年，入院后给予降压药物等治疗在用药护理中指导病人改变体位时动作宜慢，其目的为
A. 避免发生高血压脑病
B. 避免发生高血压危象
C. 避免发生急进型高血压
D. 避免发生体位性低血压
E. 避免血压增高

27. 病人，男性，70 岁。高血压 15 年。受凉后出现剧烈头痛、头晕、呕吐。查血压 200/130mmHg。遵医嘱给予

硝普钠降压。用药护理正确的是

A. 提前配制
B. 肌内注射
C. 静脉推注
D. 快速滴注
E. 避光滴注

28. 需避光使用的药物是

A. 垂体后叶素
B. 尼可刹米
C. 硝普钠
D. 脂肪乳
E. 复方氨基酸

29. 病人，女性，50岁。初诊为高血压，目前血压维持在145/85mmHg。护士在评估中发现病人喜好下列食物，护士应指出，其中最不利于控制高血压的食物是

A. 猪肝
B. 鲫鱼
C. 瘦肉
D. 河虾
E. 竹笋

30. 病人，男性，50岁。患高血压2年，体型肥胖，平常血压维持在165/110mmHg左右。护士对病人进行运动指导时，适合于病人的体育运动是

A. 快跑
B. 散步
C. 打球
D. 登山
E. 游泳

31. 病人，男性，70岁，高血压10年。今在服用降压药物后出现头晕、恶心、乏力。查体：血压110/70mmHg，脉搏106次/min。目前最主要的护理措施是

A. 吸氧
B. 肌注止吐剂
C. 心电监护
D. 加服降压药物
E. 安置头低足高位

32. 病人，男性，68岁。因高血压来诊。医嘱给予降压药口服治疗。为评估降压效果，护士应指导病人自行测量、记录血压。测量血压的最佳时段是

A. 服用降压药前
B. 服用降压药后
C. 两次服用降压药之间
D. 服用降压药半小时后
E. 服用降压药两小时后

33. 病人，男性，71岁。患高血压6年，体重75kg，身高165cm。护士对其进行健康指导，错误的是

A. 坚持适当的体育运动
B. 低盐饮食
C. 吃减肥药
D. 不得随意增减和中断药物
E. 监测血压和服药的关系

34. 病人，女性，56岁。患高血压5年，最高血压为160/100mmHg，无糖尿病、肺部疾病等。其降压目标为

A. <120/80mmHg
B. ≤130/80mmHg
C. <140/90mmHg
D. <150/90mmHg
E. <160/95mmHg

35. 病人，男性，45岁。体检发现血压为(156～165)/(90～100)mmHg，护士指导病人服药时应强调

A. 按需服药
B. 血压高时增加药量
C. 血压正常时及时停药
D. 血压控制不好时及时换药
E. 血压降至理想水平后，继续服用维持量

36. 病人，男性，55岁。因高血压心脏病，心功能Ⅲ级入院，给予降压、抗心衰治疗，病情好转出院。护士的健康教育，不恰当的是

A. 给予低盐易消化饮食
B. 积极锻炼身体，尤其竞技类比赛，可提高健身效果
C. 预防感染，尤其呼吸道感染
D. 保持大便通畅，嘱病人勿用力排便
E. 出现心慌气短，胸闷等症状时随时就诊

37. 病人，男性，43岁。体重100kg，有高血压病史5年，未正规服用降压药物，此次因中耳炎拟行乳突根治术。入院后予硝苯地平、氯沙坦等药物血压将控制在140/100mmHg。因病人手术前一日紧张失眠，手术当日清晨血压升至230/130mmHg，并有头痛、烦躁。护士应立即采取的措施是

A. 立即进行床边心电图检查
B. 嘱病人下床适当活动，放松心情
C. 加快术前准备
D. 立即予乙醇湿化吸氧
E. 遵医嘱立即执行降压治疗

参考答案

序号	1	2	3	4	5	6	7	8	9	10	11	12	13	14	15	16
答案	D	C	E	D	D	B	D	C	B	A	B	A	A	C	E	B
序号	17	18	19	20	21	22	23	24	25	26	27	28	29	30	31	32
答案	C	A	A	C	D	B	A	A	C	D	E	C	A	B	E	E
序号	33	34	35	36	37											
答案	C	C	E	B	E											

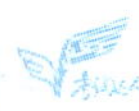

第六节 冠状动脉粥样硬化性心脏病病人的护理

考情分析

年份	主要考点
2019	心绞痛病人的饮食指导；心绞痛病人首要的护理问题；不稳定型心绞痛病人再次胸痛发作时的错误指导（胸痛不缓解，15分钟再服一片）；为稳定冠状动脉粥样硬化斑块可服用的药物（他汀类）；心肌持续缺血多久会发生心肌梗死；心源性休克的判断；急性心肌梗死病人避免用力排便的原因（避免诱发心律失常）；心肌梗死发生室颤时的处理措施；急性心梗病人最易发生的心律失常；心肌梗死病人发生心律失常的时间；冠心病临床诊断的金标准；冠心病二级预防（ABCDE）中“B”是指；心肌梗死病人接受冠状动脉支架植入术后的运动指导
2020	心绞痛的判断；心绞痛发作时的首选药；急性心肌梗死病人要求到厕所大便时的正确做法；心肌梗死病人室颤时的处理；尿激酶治疗急性心肌梗死的机理
2021	硝酸甘油含服后预防体位性低血压的方法（平卧）；急性心肌梗死心电图的特征性改变（病理性Q波）；伴有高血压及支气管哮喘的心绞痛病人禁用的药物；冠状动脉造影术后的病人，沙袋压迫肱动脉穿刺点后重点观察的是（足背动脉搏动）；急性心肌梗死患者最常见的死亡原因；心肌梗死病人禁忌使用的药物
2022	硝酸甘油治疗心绞痛的机制（扩张小静脉）；阿司匹林治疗冠心病的作用机制（抑制血小板聚集、抗凝）；根据心电图表现判断下壁心肌梗死（图片题）；急性心肌梗死的诊断（含服硝酸甘油不能缓解，st段弓背向上抬高）
2023	心肌梗死心电图的特征性改变是（宽而深的Q波）；下壁心肌梗死的判断；指导心绞痛病人避免用力排便的原因（避免诱发心律失常）；肝素最常见的不良反应（出血）

考点导航

冠状动脉粥样硬化性心脏病是冠状动脉粥样硬化后造成管腔狭窄、阻塞和/或冠状动脉功能性痉挛，导致心肌缺血、缺氧引起的心脏病，简称冠心病，又称缺血性心脏病。

一、稳定型心绞痛

稳定型心绞痛是指在**冠状动脉粥样硬化**的基础上，由于心肌负荷增加，发生**冠状动脉供血不足**，导致心肌急剧暂时的缺血、缺氧所引起的临床综合征。

（一）病因

冠状动脉粥样硬化所致的冠脉管腔狭窄和/或部分分支闭塞时，冠状动脉血流量减少，对心肌供血处于相对固定状态。当心脏负荷突然增加时，冠脉不能相应扩张以满足心肌需血量；或是各种原因引起冠状动脉痉挛，不能满足心肌需血量，心肌在缺血、缺氧情况下产生的代谢产物，**刺激心脏内的传入神经末梢**而产生心绞痛。

（二）临床表现

1. 症状 阵发性胸痛或心前区不适是典型的心绞痛特点：

（1）疼痛部位：**胸骨体中段或上段为主，可波及心前区**。可放射至左肩、左臂内侧，甚至可达左手无名指和小指，也可向上放射至颈、咽部和下颏部。部分病人疼痛部位可不典型。

（2）疼痛性质：常为压迫感、发闷、**紧缩感**，也可为烧灼感，偶可伴有濒死感。病人可因疼痛而被迫停止原来的活动，直至症状缓解。

（3）持续时间：多在3～5分钟内，一般不超过15分钟。

（4）缓解方式：**休息或含服硝酸甘油后几分钟内缓解**。

（5）诱发因素：常由于体力劳动或情绪激动、饱餐、寒冷、吸烟、心动过速、休克等情况而诱发。疼痛多发生于劳力或激动的当时，而不是劳累之后。

2. 体征 发作时可有心率增快，暂时血压升高。有时出现第三或第四心音奔马律。也可有心尖部暂时性收缩期杂音，出现交替脉。

（三）辅助检查

1. **心电图检查** **是发现心肌缺血、诊断心绞痛最常用的检查方法**。缓解期可无任何表现。发作期可见ST段压低

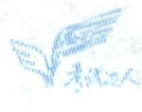

≥0.1mV，T波低平或倒置。

2. 冠状动脉造影　当管腔直径缩小于70%～75%以上时，将严重影响心肌供血。

3. 运动负荷试验　运动中出现典型心绞痛，心电图有ST段水平型或下斜型压低≥0.1mV，持续2分钟即为运动负荷试验阳性。

（四）治疗原则

1. 心绞痛发作期治疗

（1）发作时立刻休息。

（2）应用**硝酸酯类药物：是最有效、作用最快的终止心绞痛发作的药物**。如**舌下含化硝酸甘油**0.3～0.6mg，1～2分钟开始起效，作用持续30分钟左右。或**舌下含化硝酸异山梨酯**5～10mg，2～5分钟起效，作用持续2～3小时。

2. 缓解期治疗　尽量避免已确知的诱发因素及使用药物治疗（表2-6-1）。

（五）护理问题

1. **疼痛**　**与心肌缺血有关**。

2. 活动无耐力　与心肌缺血、缺氧有关。

表2-6-1　心绞痛缓解期治疗药物

主要药物	作用机制及代表药
肠溶阿司匹林	**抑制血小板聚集，饭后服用**，以减少胃肠道症状
氯吡格雷	抑制血小板聚集
β受体拮抗剂	减慢心率、减弱心肌收缩力、减低血压、减少心肌耗氧量分，**降低心绞痛病人死亡率和心肌梗死的危险**。代表药：**普萘洛尔、阿替洛尔、美托洛尔**等
钙通道阻滞剂	**扩张冠状动脉，扩张周围血管，减轻心脏负荷**，缓解心绞痛。代表药：**硝苯地平**、地尔硫䓬等
调血脂药物	降低总胆固醇和低密度脂蛋白胆固醇，延缓斑块进展，使斑块稳定。代表药：他汀类药物，如辛伐他汀

3. 特定知识缺乏：缺乏有关冠心病的知识。

4. 潜在并发症：急性心肌梗死。

（六）护理措施

1. 一般护理　**心绞痛发作时应立即停止活动**，同时**舌下含服硝酸甘油**。缓解期可适当活动，避免剧烈运动，保持情绪稳定。**秋、冬季外出应注意保暖**，以防冠脉收缩，加重心肌缺血。对**吸烟病人应鼓励戒烟**，以免加重心肌缺氧。

2. 病情观察　了解心绞痛发作的诱因，发作时疼痛的部位、性质、持续时间、缓解方式、伴随症状等。发作时应尽可能描记心电图，以明确心肌供血情况。观察症状变化，警惕急性心肌梗死发生。

3. 用药护理　观察药物不良反应，应用硝酸甘油时，**嘱咐病人舌下含服，或嚼碎后含服**，应在舌下保留一些唾液，以利药物迅速溶解而吸收。**含药后应平卧**，以防低血压的发生。服用硝酸酯类药物后常有**头胀、面红、头晕、心悸等血管扩张的表现，一般持续用药数天后可自行好转**。

4. 饮食护理　宜**低热量、低脂肪、低胆固醇、少糖、少盐、适量蛋白质、纤维素和丰富的维生素饮食**，宜少食多餐，不宜过饱，不饮浓茶、咖啡，避免辛辣刺激性食物。

（七）健康教育

1. 告诉病人宜摄入**低热量、低动物脂肪、低胆固醇、少糖、少盐、适量蛋白质食物**，饮食中应有适量的纤维素和丰富的维生素，宜少食多餐，不宜过饱，不饮浓茶、咖啡，避免辛辣刺激性食物。肥胖者控制体重。

2. 教育病人**冬季外出应注意保暖**。告诉病人洗澡不要在饱餐或饥饿时进行，**洗澡水温不要过冷或过热，时间不宜过长**，不要锁门，以防意外。有吸烟习惯的病人应戒烟。

3. 帮助病人合理安排活动和休息，**缓解期可适当活动，但应避免剧烈运动**（如快速登楼、追赶汽车），保持情绪稳定，避免过度劳累。

4. 强调定期复查的重要性，定期检查心电图、血脂、血糖情况，积极治疗高血压、控制血糖和血脂。**如出现不适疼痛加重，用药效果不好，应到医院就诊**。

5. 提高病人服药的依从性，按医嘱服药，**平时随身携带保健药盒（内备硝酸甘油等药物）**以备急用，并注意定期更换。学会自我监测药物的副作用，自测脉率、血压，密切观察心率血压变化，如发现心动过缓应到医院调整药物。

二、急性心肌梗死

急性心肌梗死（AMI）是在冠状动脉硬化的基础上，**冠状动脉血供应急剧减少或中断**，使相应的心肌发生严重持久的缺血导致心肌坏死。

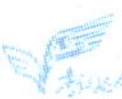

（一）病因

在冠状动脉严重狭窄的基础上，一旦心肌需血量猛增或冠脉血供锐减，使**心肌缺血达 20～30 分钟以上，即可发生急性心肌梗死**。

（二）临床表现

1. 先兆表现　约半数以上病人发病数日或数周前有胸闷、心悸、乏力、恶心、大汗、烦躁、血压波动、心律失常、心绞痛等前驱症状。以新发生的心绞痛，或原有心绞痛发作频繁且程度加重、持续时间长、硝酸甘油效果不好为常见。

2. 主要症状（表 2-6-2）

（1）**疼痛：是最早、最突出的症状**，其性质和部位与心绞痛相似，但程度更剧烈，伴有烦躁、大汗、濒死感。一般无明显的诱因，疼痛可持续数小时或数天，**经休息和含服硝酸甘油无效**。

（2）全身症状：一般在发生疼痛 24～48 小时后，出现发热、心动过速、白细胞增高、血沉增快。一般发热体温在 38℃左右，多在 1 周内恢复正常。可有胃肠道症状如恶心、呕吐、上腹胀痛，重者可有呃逆。

表 2-6-2　心绞痛与心肌梗死的鉴别

区别点	心绞痛	心肌梗死
诱发因素	体力劳动、情绪激动、饱餐、寒冷、吸烟、心动过速等	常无明显诱因
疼痛性质	压迫感、发闷、紧缩感，偶可有濒死感	与心绞痛类似
持续时间	**3～5 分钟内，一般不超过 15 分钟**	**数小时或数天**
缓解方式	**含服硝酸甘油缓解**	**含服硝酸甘油不缓解**

（3）**心源性休克**：疼痛时血压下降，如疼痛缓解时，**收缩压<10.7kPa(80mmHg)**，同时伴有烦躁不安、面色苍白或青紫、**皮肤湿冷、脉搏细速、尿量减少**、反应迟钝，则为休克表现，常于心肌梗死后数小时至 1 周内发生。

（4）**心律失常：是急性心肌梗死病人死亡的主要原因**。多发生于病后 1～2 天内，前 24 小时内发生率最高，**以室性心律失常最多见**，如频发室性期前收缩，成对出现或呈非持续性室性心动过速、多源性室早或 R on T 室早，常为室颤的先兆。**室颤是急性心肌梗死早期病人死亡的主要原因**。下壁心肌梗死易发生房室传导阻滞及窦性心动过缓；前壁心肌梗死易发生室性心律失常。

（5）心力衰竭：约半数病人在起病最初几天，疼痛或休克好转后，出现呼吸困难，咳嗽，发绀、烦躁等左心衰竭的表现，重者可发生急性肺水肿。

好礼相送

急性心肌梗死口诀（主编总结，严禁转载，违者必究）

心肌梗死临床表现口诀：**疼痛**发热过速心，恶心呕吐**失常心**，**低压休克**衰竭心（疼痛为主要症状，心律失常为死亡的主要原因）。

心肌梗死心电图特征口诀：心梗 T 倒（置）ST 变（弓背向上抬高），急性异 Q 要出现。

3. 体征　心率增快或变慢，心尖部可闻舒张期奔马律，心音减低。除早期血压可增高外，几乎所有病人血压下降。有左心衰竭和休克的相应体征。

4. 并发症　栓塞、乳头肌功能不全、心室壁瘤、心脏破裂、心肌梗死后综合征等。

（三）辅助检查

1. **心电图改变**

（1）**特征性改变**：①面向坏死区的导联，出现**宽而深的异常 Q 波**；②在面向坏死区周围损伤区的导联，**出现 ST 段抬高**呈弓背向上；③在面向损伤区周围心肌缺氧区的导联，**出现 T 波倒置**；④在背向心肌梗死的导联则出现 R 波增高、ST 段压低、T 波直立并增高。

（2）动态性演变：起病数小时后 ST 段弓背向上抬高，与直立的 T 波连接成单向曲线；2 天内出现病理性 Q 波；数日后 ST 段恢复至基线水平，T 波低平、倒置或双向；数周后 T 波可倒置，病理性 Q 波永久遗留。

（3）定位诊断：ST 段抬高性心肌梗死定位和范围，可根据其出现特征性改变的导联数来判断（表 2-6-3）。

2. 血心肌坏死标记物增高　是诊断心肌梗死的敏感指标（表 2-6-4）。

3. 发病 24～48 小时后白细胞升高（10～20）×10^9/L，中性粒细胞增多，嗜酸性粒细胞减少；红细胞沉降率增快；C 反应蛋白增高。

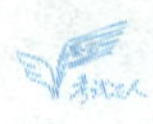

表 2-6-3 ST段抬高性心肌梗死的心电图定位诊断

部位	特征性改变的导联	部位	特征性改变的导联
广泛前壁心肌梗死	V_1、V_2、V_3、V_4、V_5	**高侧壁**	Ⅰ、aVL
前间壁心肌梗死	**V_1、V_2、V_3**	正后壁	V_7、V_8
局限前壁心肌梗死	**V_3、V_4、V_5**	下壁心肌梗死并发右室梗死	**Ⅱ、Ⅲ、aVF伴**右胸导联ST段抬高
下壁	**Ⅱ、Ⅲ、aVF**		

表 2-6-4 血心肌坏死标记物变化时间及意义

指标	开始升高	高峰	恢复正常	临床意义
肌红蛋白	2小时内	12小时内	24～48小时内	敏感性高 特异性低
肌钙蛋白I或T(cTnI或cTnT)	3～4小时内	cTnI 11～24小时 cTnT 24～48小时	cTnI 7～10天 cTnT 10～14天	**特异性很高(首选标志物)**，持续时间长
肌酸激酶同工酶(CK-MB)	4小时内	16～24小时	3～4天	**出现最早、恢复最早的酶**。增高程度能较准确地反映梗死范围，其高峰出现时间是否提前可判断溶栓治疗是否成功

注：血清心肌酶测定，出现肌酸磷酸激酶同工酶、肌酸磷酸激酶、天冬氨酸转氨酶、乳酸脱氢酶升高，其中肌酸磷酸激酶同工酶是出现最早、恢复最早的酶。

（四）治疗原则

强调及早发现，及早住院，并加强住院前的就地处理。治疗原则是尽快恢复心肌的血液灌注(到达医院后30分钟内开始溶栓或90分钟内行PCI)，以挽救濒死的心肌，防止梗死面积扩大和缩小心肌缺血范围，保护和维持心脏功能，及时处理各种并发症，防止猝死。

1. 一般治疗

(1) **休息：急性期卧床休息**，若无并发症，24小时内应鼓励病人床上活动肢体，第3天可床边活动，第4天起逐步增加活动，1周内可达到每日三次步行100～150m。

(2) **监护**：急性期进行**心电图、血压**、呼吸监护，密切观察生命体征变化和心功能变化，防止并发症的发生。

(3) **吸氧**(*)**：改善心肌缺氧**，减轻疼痛。动脉血氧饱和度＞90%的病人不推荐常规吸氧。合并低氧血症(SaO_2＜90%或PaO_2＜60mmHg)时应吸氧。

(4) 抗凝治疗：无禁忌证病人嚼服肠溶阿司匹林150～300mg，连服3天，以后改为75～150mg/d，长期服用。

2. 解除疼痛 **吗啡2～4mg静脉注射或哌替啶50～100mg肌内注射**，注意低血压和呼吸抑制。大多AMI病人可用硝酸甘油，但下壁心肌梗死、可疑右室心肌梗死或明显低血压者不适使用。

3. **再灌注心肌** 应在**发病12小时内，最好在3～6小时内进行**，使冠状动脉再通，再灌注心肌。

(1) 经皮冠状动脉介入治疗(PCI)

1) 直接PCI的适应证：①ST段抬高和新出现左束支传导阻滞；②ST段抬高性心肌梗死并发休克；③非ST段抬高性心肌梗死，但梗死的动脉严重狭窄；④有溶栓禁忌证，又适宜再灌注治疗的病人。

2) 补救PCI：对于溶栓治疗后仍有胸痛，抬高的ST段降低不明显，应实施补救PCI。

3) 溶栓治疗再通后PCI：溶栓治疗再通后，在7～10天行冠状动脉造影，对残留的狭窄血管适宜行PCI，可进行PCI。

(2) 溶栓疗法：对于由于各种原因没有进行介入治疗的病人，在无禁忌证情况下，可尽早行溶栓治疗。

1) 适应证：①两个以上(包括两个)导联ST段抬高或急性心肌梗死伴左束支传导阻滞，发病＜12小时，年龄＜75岁；②ST段抬高明显心肌梗死病人，＞75岁；③ST段抬高性心肌梗死发病已达12～24小时，但仍有胸痛、广泛ST段抬高者。

2) 禁忌证：①既往史中有出血性脑卒中。②既往史有过缺血性脑卒中、脑血管病。③颅内肿瘤。④近1个月有过内脏出血或已知出血倾向。⑤正在使用抗凝药。⑥近1个月有创伤史、＞10分钟的心肺复苏；近3周来有外科手术史；近2周内有在不能压迫部位的大血管穿刺术。⑦未控制高血压＞180/110mmHg。⑧未排除主动脉夹层。

3) **常用溶栓药物：尿激酶**(UK)在30分钟内静脉滴注150万～200万U；**链激酶**(SK)、重组链激酶(rSK)在1小时内静脉滴注150万U，应用链激酶须注意有无过敏反应，如寒战、发热等。重组组织型纤溶酶原激活剂(rt-PA)在90分钟内静脉给药100mg，先静脉注射15mg，继而在30分钟内静脉滴注50mg，随后60分钟内静脉滴注35mg。应用rt-PA前需用肝素5 000u，用rt-PA后需每小时静脉滴注肝素700～1 000U，持续2天。之后3～5天，每12小时皮下注射肝素

 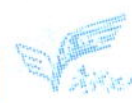

7 500U或使用低分子肝素。

血栓溶解指标：①抬高的ST段2小时内回落50%；②2小时内胸痛消失；③2小时内出现再灌注性心律失常；④血清CK-MB酶峰值提前出现；⑤也可根据冠状动脉造影直接判断溶栓是否成功。

4. 心律失常处理　**室性心律失常**应立即给予**利多卡因**静脉注射；**发生室颤时立即实施非同步电复律**；对房室传导阻滞等缓慢心律失常，可用阿托品、异丙肾上腺素，严重者需安装人工心脏起搏器。

5. 控制休克　补充血容量，应用升压药物及血管扩张剂，纠正酸碱平衡紊乱。

6. 治疗心力衰竭　主要是治疗急性左心衰竭。**急性心肌梗死24小时内禁止使用洋地黄制剂（因洋地黄制剂此时可引起室性心律失常）**。

7. 二级预防　对于已经患有冠心病、心肌梗死病人预防再梗防止发生心血管事件的措施属于二级预防。

二级预防措施有：①应用阿司匹林或氯吡格雷等药物，抗血小板集聚。②应用硝酸酯类药物抗心绞痛治疗。③预防心律失常，减轻心脏负荷。④**控制血压在140/90mmHg以下，合并糖尿病、慢性肾功不全应控制在130/80mmHg以下**。⑤戒烟、控制血脂。⑥控制饮食，治疗糖尿病，糖化血红蛋白应低于7%，体重指数（BMI）应控制在标准体重之内。⑦对病人及家属要普及冠心病相关知识教育，鼓励病人有计划、适当的运动。

好礼相送

冠心病的二级预防（ABCDE方案）

A：抗血小板、抗心绞痛治疗和ACEI。

B：β受体拮抗剂预防心律失常、减轻心脏负荷，控制血压。

C：控制血脂和戒烟。

D：控制饮食和糖尿病治疗。

E：健康教育和运动。

（五）护理问题

1. **疼痛　与心肌坏死有关**。
2. **恐惧　与剧烈疼痛造成的濒死感有关**。
3. 活动无耐力　与心功能下降有关。
4. 有便秘的危险　与长时间卧床和排便习惯改变有关。
5. 潜在并发症：心律失常、心源性休克、猝死、血栓形成。

（六）护理措施

1. 保证身心休息　**急性期12小时卧床休息**，保持病室安静、舒适，减少探视、避免不良刺激。**翻身、进食、洗漱及排便等均由护理人员协助完成**。**若无并发症，24小时内应鼓励病人在床上活动肢体**；第3天可床边活动；第4天起逐步增加活动，一周内可达到每天3次步行100～150m。

2. 改善活动耐力　给病人制订逐渐活动计划，限制最大活动量的指标是病人活动后出现呼吸加快或困难、脉搏过快或活动停止后3分钟未恢复。如活动时出现血压异常、胸痛、眩晕应停止活动。

3. 病情观察　监测心电图、心率、心律、血压、血流动力学的变化。观察尿量、意识改变。观察疼痛性质，遵医嘱及时给予止痛药。

4. 防止便秘护理　向病人强调预防便秘的重要性，提供富含纤维食物，注意饮水，遵医嘱长期服用缓泻剂，保证大便通畅。**必要时应用润肠剂、低压灌肠**等（亲：心力衰竭、心肌梗死、颅内压升高、直肠肛管疾病术后、早期妊娠等禁忌高压灌肠）。

5. 饮食护理　提供**低热量、低脂、低胆固醇饮食，总热量不宜过高**。少量多餐，多食含纤维素和果胶的食物，避免食用刺激性食品。

6. 用药护理　应用**抗凝药物如阿司匹林、肝素，使用过程中应严密观察有无出血倾向**。应用**溶栓治疗时应严密监测出凝血时间和纤溶酶原**，防止出血。

7. 经皮腔内冠状动脉成形术术后护理　停用肝素4小时后，复查全血凝固时间。凝血时间在正常范围之内，拔除动脉鞘管，压迫止血，加压包扎，**病人继续卧床24小时，术肢制动**。**观察足背动脉搏动情况**、鞘管留置部位有无出血、血肿。

8. 溶栓治疗护理　溶栓前需检查血常规、出凝血时间、血型和配血备用。

溶栓治疗中观察病人有无寒战、皮疹、发热等过敏反应。

溶栓治疗后应定时记录心电图、检查心肌酶谱，观察胸痛有无缓解。

9. 预防并发症

（1）预防心律失常护理：急性期要持续心电监护，**发现频发室性期前收缩，成对的、多源性的、呈R on T现象的室性期前收缩或发现房室传导阻滞**时，应及时通知医生处理，遵医嘱应用**利多卡因**等抗心律失常药物，同时要警惕发生室颤、猝死。

电解质紊乱、酸碱失衡也是引起心律失常的重要因素，要监测电解质和酸碱平衡状态，**准备好急救药物和急救设备如除颤器**、起搏器等。

(2) 预防休克护理：遵医嘱给予扩容、纠酸、血管活性药物，避免脑缺血、保护肾功能，安置病人平卧位或头低脚高位。

(3) 预防心力衰竭护理：在起病最初几天甚至在心肌梗死演变期内，急性心肌梗死的病人可以发生心力衰竭，多表现左心衰竭。因此要严密观察病人有无咳嗽、咳痰、呼吸困难、尿少等症状，观察肺部有无湿啰音。避免情绪烦躁、饱餐、用力排便等加重心脏负荷的因素。如发生心力衰竭，即按心力衰竭护理进行护理。

(七) 健康教育

1. 调整生活方式，缓解压力，克服不良情绪，养成良好生活习惯。避免饱餐、寒冷刺激。洗澡时应注意：不在饱餐和饥饿时洗，水温和体温相当，时间不要过长以免疲劳与缺氧，洗澡时卫生间不上锁，必要时有人陪同。

2. 防治危险因素，积极治疗高血压、高血脂、糖尿病、控制体重于正常范围，戒除烟酒等不良嗜好。自觉落实二级预防措施。

3. 了解所服药物作用、不良反应，随带药物和保健卡。按时服药、定期复查、终生随诊。

4. 坚持合理饮食，食用低热量、低脂、低胆固醇，总热量不宜过高的饮食，以维持正常体重为宜。清淡饮食，少量多餐。避免大量刺激性食品。多食含纤维素和果胶的食物。

考点练习

考点：心绞痛的病因和临床表现(A1、A2 型题)

1. 病人，男性，50 岁。因发作性胸痛就诊，入院后诊断为心绞痛。发生心绞痛的主要病因是
   A. 血脂过高
   B. 心力衰竭
   C. 冠脉管腔狭窄或痉挛
   D. 胆固醇浓度过高
   E. 心动过速

2. 心绞痛的常见部位是
   A. 心前区
   B. 胸骨体中上段之后
   C. 剑突下
   D. 左肩
   E. 前胸部

3. 典型心绞痛的特点是
   A. 持续 15 分钟左右
   B. 发作性胸痛
   C. 无明显诱因
   D. 休息后不能缓解
   E. 疼痛剧烈，难以忍受

4. 心绞痛发作的特点**不包括**
   A. 心前区疼痛
   B. 劳累时发生
   C. 含服硝酸甘油后缓解
   D. 疼痛呈压迫性、紧缩性
   E. 持续 30 分钟以上

5. 关于心绞痛疼痛特点的描述，**错误**的是
   A. 阵发性前胸、胸骨后部疼痛
   B. 劳累时或情绪激动时发作
   C. 可放射至心前区与左上肢
   D. 持续时间长，像针刺刀扎样痛
   E. 持续数分钟，为压榨性疼痛

考点：心绞痛的辅助检查和治疗要点(A1、A2 型题)

6. 缓解心绞痛发作最有效、作用最快的药物是
   A. 硝苯地平
   B. 普萘洛尔
   C. 阿司匹林
   D. 硝酸甘油
   E. 阿托品

7. 下列检查为目前冠心病临床诊断的金标准的是
   A. 动态心电图
   B. 超声心动图
   C. CT 冠状动脉成像
   D. 冠状动脉造影
   E. 放射性核素检查

8. 病人，男性，56 岁。主诉活动后心前区疼痛 1 个月余，病人平时活动后既出现心前区压迫样疼痛持续 3～5 分钟或可以缓解。入院后治疗 5 天，医嘱继续服用硝苯地平。该药物属于
   A. 血管紧张素转化酶抑制剂
   B. 利尿剂
   C. 钙通道阻滞剂
   D. β 受体拮抗剂
   E. 硝酸酯类

考点：心绞痛的护理问题、护理措施和健康教育(A1、A2 型题)

9. 适合于心绞痛病人的饮食是
   A. 高热量、高蛋白、高维生素饮食
   B. 高热量、低脂肪、高蛋白饮食
   C. 低热量、高蛋白、高维生素饮食
   D. 低热量、适量蛋白、低脂肪饮食
   E. 低热量、适量蛋白、高脂肪饮食

10. 老年人在做健身操时突发心绞痛，立即含硝酸甘油 2 片(0.6mg)，1 分钟后眼前发黑、恶心、手心发凉。此

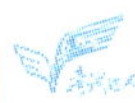

时护士应指导其
A. 活动四肢
B. 喝热开水
C. 躺下平卧
D. 再含一片硝酸甘油
E. 站立不动，待自行恢复

11. 病人，男性，58岁。冠心病，护士在指导病人饮食时，建议多进食
A. 蛋黄
B. 肥肉
C. 鱼肉
D. 动物内脏
E. 鱼子

考点：急性心肌梗死的病因和临床表现（A1、A2型题）

12. 病人，男性，56岁。突感心前区憋闷，有严重窒息感，伴恶心、呕吐及大汗淋漓，休息及含服硝酸甘油不能缓解。应考虑为
A. 急性胰腺炎
B. 急性胆囊炎
C. 心绞痛
D. 急性心肌梗死
E. 心肌炎

13. 病人，男性，45岁。所患疾病如图所示。该病人最早、最突出的症状是

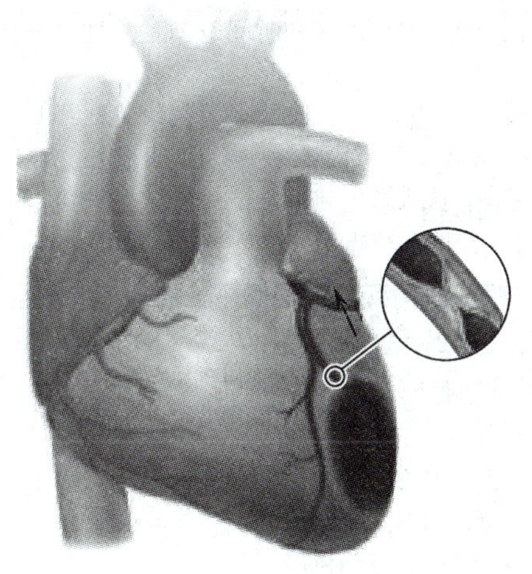

A. 心前区不适
B. 乏力
C. 呼吸困难
D. 血压降低
E. 头晕

14. 病人，男性，50岁。因突发急性心肌梗死入院治疗，住院期间病情极为不稳定，20小时后死亡。其死亡的原因最有可能是
A. 心源性休克
B. 心力衰竭
C. 疼痛
D. 高热
E. 心律失常

15. 病人，男性，59岁，冠心病、心绞痛5年。3小时前发生心前区剧烈疼痛服用硝酸甘油3片未缓解，急诊入院。心电图检查发现ST段弓背上抬，随后相应导联出现病理性Q波，血压85/55mmHg，心率108次/min。律齐。入监护室观察治疗，经用药后疼痛缓解。2小时后心电监测示血压70/50mmHg，心率118次/min。病人烦躁不安，皮肤湿冷，此时最可能发生了
A. 脑出血
B. 室壁瘤破裂
C. 心源性休克
D. 心律失常
E. 心力衰竭

16. 急性心肌梗死病人发病后24小时内主要的死亡原因是
A. 心脏破裂
B. 心律失常
C. 心力衰竭
D. 心源性休克
E. 室壁瘤

17. 病人，男，43岁。踢球时突然感左臂及心前区剧痛，有濒死感，就地休息30分钟未缓解，伴烦躁不安、恶心，出冷汗，急送至急诊科。心电监护提示多导联ST段弓背抬高，T波倒置，可见异常深宽Q波，最可能发生了
A. 稳定型心绞痛
B. 急性心包炎
C. 急性心肌梗死
D. 心脏神经症
E. 急性主动脉夹层动脉瘤

考点：急性心肌梗死的辅助检查和治疗要点（A1、A3/A4型题）

18. 急性心肌梗死病人心电图的特征性表现为
A. 深而宽的Q波
B. ST段压低
C. T波高耸
D. ST段抬高
E. T波倒置

19. 病人，男性，60岁。疑诊断为急性心肌梗死。最有诊断价值的心电图特征是
A. QRS波群增宽
B. 出现小Q波
C. P波高尖
D. T波倒置
E. ST段弓背抬高

20. 病人，男性，68岁，离退休。既往有心绞痛发作史。4小时前因体育锻炼后出现心前区剧烈疼痛，含服硝酸甘油无效，急诊入院。病人入院后应先做的检查是
A. 心脏X线检查
B. 心电图

C. 心肌酶学检查
D. 血压
E. 超声心动图

21. 病人，男性，62岁。心绞痛2年。4小时前出现胸骨中段剧烈疼痛，舌下含服硝酸甘油不能缓解。查体：心率增快，心尖部可闻及舒张期奔马律。心电图ST段抬高。该病人的检查结果最可能出现
A. 血糖减低
B. 白细胞减少
C. 血清心肌酶升高
D. C反应蛋白降低
E. 红细胞沉降率正常

22. 病人，男性，62岁。诊断为急性心肌梗死而收入院治疗。发生室性期前收缩应首选的药物是
A. 阿托品
B. 洋地黄
C. 地塞米松
D. 利多卡因
E. 普鲁卡因胺

23. 病人，男性，88岁。情绪激动后突感剧烈压榨性胸痛、呕吐伴窒息感2小时入院。护士在执行医嘱时应提出质疑和进一步核对的是
A. 毛花苷C缓慢滴注
B. 吗啡静脉注射
C. 绝对卧床休息
D. 给予氧气吸入
E. 密切监护生命体征

24. 急性心肌梗死24小时内应禁用的药物是
A. 呋塞米
B. 利多卡因
C. 尿激酶
D. 洋地黄
E. 硝酸甘油

25. 病人，男性，65岁。因心前区疼痛伴胸闷1小时入院。心电图示：$V_1 \sim V_5$导联出现Q波，且ST段弓背向上抬高，诊断为急性心肌梗死。医嘱要求应用尿激酶治疗，其目的是
A. 疏通心肌微循环
B. 增强心肌收缩力
C. 溶解冠脉内血栓
D. 促进心肌能量代谢
E. 减轻心脏前负荷

（26～27题共用题干）

病人，男性，68岁，离退休。既往有心绞痛发作史。4小时前因体育锻炼后出现心前区剧烈疼痛，含服硝酸甘油无效，急诊入院。

26. 病人入院后应先做下列哪项检查
A. 心脏X线检查
B. 心电图
C. 心肌酶学检查
D. 血压
E. 超声心动图

27. 针对该病人的护理措施，**错误**的是
A. 持续吸氧
B. 给哌替啶止痛
C. 给镇静剂
D. 鼓励病人下床活动
E. 抗凝治疗

（28～29题共用题干）

病人，男，52岁。因“胸骨后压榨性疼痛半日”急诊入院。心电图：急性广泛前壁心肌梗死。

28. 升高最早也是恢复最早的心肌损伤标记物是
A. 门冬氨酸转移酶
B. 乳酸脱氢酶
C. 肌酸磷酸激酶
D. 碱性磷酸酶
E. 谷氨酸转移酶

29. 为减轻病人疼痛，首选的药物是
A. 地西泮
B. 阿司匹林
C. 吗啡
D. 硝酸甘油
E. 硝苯地平

30. 病人，男性，69岁。因持续性胸痛伴大汗，以急性心肌梗死收入院。入院后为及时发现病人有无心律失常，责任护士应重点关注的时间范围是急性心肌梗死后
A. 1～3天
B. 24小时内
C. 4～7天
D. 2周以内
E. 12小时内

考点：急性心肌梗死的护理问题、护理措施和健康教育

（A1、A2、A3/A4型题）

31. 急性心肌梗死病人12小时内
A. 可在床上活动
B. 可上下楼梯
C. 可坐起在床边活动
D. 可如厕进行大小便
E. 绝对卧床，限制探视

32. 病人，女性，70岁，冠心病心绞痛5年。平日心绞痛发作时口含硝酸甘油1～3分钟可止痛，此次心绞痛发生2小时不缓解，服上述药物无效，急送医院。心电图检查发现为急性心肌梗死入监护室，监测血压70/50mmHg，病人烦躁不安，皮肤湿冷、脉搏细速。此时护士考虑病人出现了
A. 心力衰竭
B. 心源性休克
C. 心律失常
D. 心脏破裂
E. 脑供血不全

（33～34 题共用题干）

病人，急性广泛前壁心肌梗死，现血压正常，呼吸平稳，窦性心律 70 次/min，未发现并发症。

33. 该病人 12 小时内的护理措施中正确的是
    A. 室内缓步走动
    B. 由护理人员协助满足病人的各种需要
    C. 酒精湿化给氧
    D. 大小便由护理人员扶至厕所
    E. 高热量、高蛋白饮食
34. 针对该病人的护理措施，**错误**的是
    A. 饮食少量多餐
    B. 尽量避免搬动
    C. 第一周内限制探视
    D. 静脉输液速度宜慢
    E. 如有便秘立即灌肠

（35～37 题共用题干）

病人，男性，68 岁。午餐时进食鲜肉水饺约半斤，不久即感上腹不适，恶心呕吐，胸闷，大汗，心前区压迫样疼痛，来院急诊。

35. 急性心肌梗死临床表现**不包括**
    A. 舌下含化硝酸甘油后疼痛立即消失
    B. 面色苍白，烦躁不安
    C. BP 90/60mmHg
    D. 端坐呼吸，发绀
    E. 心律失常
36. 急性心肌梗死心电图的表现**不包括**
    A. ST 段压低
    B. ST 段弓背向上
    C. T 波倒置
    D. T 波平坦
    E. 病理性 Q 波
37. 针对该病人，急诊护士所采取的护理措施**错误**的是
    A. 立即通知医师
    B. 及时更换汗湿衣服
    C. 安置病人静心休息
    D. 氧气吸入
    E. 心电图监护
38. 病人，男性，55 岁。突发性心前区疼痛伴大汗 3 小时入院，入院后诊断为急性心肌梗死。该病人目前最主要的护理问题是
    A. 生活自理缺陷
    B. 恐惧
    C. 有皮肤完整性受损的危险
    D. 疼痛
    E. 知识缺乏
39. 某急性心肌梗死病人发病 48 小时后，要求到厕所大便，责任护士应该
    A. 嘱家人陪同前往
    B. 用开塞露后，再允许前往
    C. 先给予缓泻剂，再允许前往
    D. 如无便秘史，因允许前往
    E. 制止病人，指导其床上使用便盆
40. 病人，女，44 岁。患心肌梗死住院治疗。首次静脉泵入硝酸甘油时，在 30 分钟内应特别注意的是
    A. 尿量
    B. 中心静脉压
    C. 血氧饱和度
    D. 心率
    E. 血压
41. 某病人接受冠状动脉造影术后回到病房，医嘱沙袋压迫穿刺点 6 小时。为防止局部出血和栓塞护士应重点观察
    A. 呼吸
    B. 心率
    C. 血压
    D. 足背动脉搏动
    E. 肌力
42. 病人，男性，65 岁。急性心肌梗死冠脉支架术后半年，在家休养。心情低落，少与人交流，对周围事物不感兴趣。其最可能的心理问题是
    A. 谵妄
    B. 抑郁
    C. 焦虑
    D. 恐惧
    E. 愤怒
43. 病人，男性，60 岁。心绞痛 6 年。今日饱餐后发生心前区剧烈疼痛，服用硝酸甘油 3 片未缓解。家属发现病人脉搏不规则，已拨打急救电话。在等待救护车期间，为了预防严重心律失常的发生，可以给病人服用的药物是
    A. 普萘洛尔
    B. 利多卡因
    C. 地高辛
    D. 阿托品
    E. 硝酸甘油
44. 病人，女性，70 岁。冠状动脉造影：冠状动脉前降支狭窄 90%。医生判断为稳定冠状动脉粥样硬化斑块。护士应指导病人服用下列哪类药物
    A. β 受体拮抗剂
    B. 他汀类药物
    C. ACEI 类药物
    D. 氯吡格雷
    E. 阿司匹林
45. 某护士为冠心病、不稳定型心绞痛病人做出院指导，下列关于再次出院胸痛症状时处理方法的指导，**不妥**的是
    A. 多次含服硝酸甘油胸痛仍不缓解，应立即就医
    B. 含服 1 片硝酸甘油后疼痛不缓解，可隔 15 分钟后再服一片
    C. 出现胸痛时应停止活动，就地休息

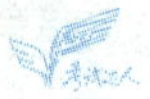

D. 症状不缓解，可继续间隔含服3次硝酸甘油
E. 随身备硝酸甘油，发生胸痛时立即舌下含服

46. 护士对冠心病病人进行健康教育时，关于冠心病二级预防（ABCDE）中“B”的内容，描述正确的是
A. 指适当规律运动和治疗心绞痛
B. 指使用β受体拮抗剂和控制高血压
C. 指抗血小板聚集和抗高血脂治疗
D. 指戒烟和病人教育
E. 指控制饮食和血糖水平

参考答案

序号	1	2	3	4	5	6	7	8	9	10	11	12	13	14	15	16
答案	C	B	B	E	D	D	D	C	D	C	C	D	A	E	C	B
序号	17	18	19	20	21	22	23	24	25	26	27	28	29	30	31	32
答案	C	A	E	B	C	D	A	D	C	B	D	C	C	B	E	B
序号	33	34	35	36	37	38	39	40	41	42	43	44	45	46		
答案	B	E	A	D	B	D	E	E	D	B	B	B	B	B		

第七节　心脏瓣膜病病人的护理

考情分析

年份	主要考点
2019	二尖瓣狭窄病人入院评估的重点（呼吸道感染病史）；重度主动脉狭窄病人压力最先升高的心腔；二尖瓣狭窄病人出现房颤时首要的护理措施；服用华法林的时间；主动脉瓣关闭不全杂音的特点；二尖瓣狭窄病人术前入睡困难、心情烦躁时主要的护理问题（焦虑）
2020	心脏瓣膜病最常见的原因；心瓣膜病最易并发的心律失常；引起风湿性心脏病最常见的微生物；华法林的药理作用
2021	二尖瓣狭窄心尖部可闻及（舒张期隆隆样杂音）；二尖瓣关闭不全的病人心脏听诊时应重点听诊的部位（视频题）；二尖瓣狭窄时压力最先升高的部位（左心房）
2022	风湿性瓣膜病最常累及的瓣膜（二尖瓣）；容易引起晕厥的瓣膜病（主动脉瓣狭窄）；二尖瓣面容的判断（图片题）；二尖瓣听诊区所在的位置（图片题）；主动脉瓣关闭不全的表现（颈动脉搏动明显）
2023	心脏听诊时第二步听诊的瓣膜区是（视频题）；心脏听诊M区可闻及隆隆样杂音应考虑为（二尖瓣狭窄）；风湿性心脏病二尖瓣狭窄赘生物脱落可引起（脑栓塞）；瓣膜病病人出现失语、偏瘫应考虑为（脑栓塞）

考点导航

心脏瓣膜病是由于多种原因引起的单个或多个瓣膜的结构异常和功能异常，导致瓣口狭窄和/或关闭不全。风湿性心瓣膜病与A族乙型溶血性**链球菌反复感染有关，最常受累的是二尖瓣**，其次是主动脉瓣。

好礼相送

链球菌感染的疾病（主编总结，严禁转载，违者必究）

1. 风湿性心瓣膜病　A族乙型溶血性链球菌。
2. 小儿急性肾小球球肾炎　A族乙型溶血性链球菌。
3. 猩红热　A族乙型溶血性链球菌。
4. 风湿热　A族乙型溶血性链球菌。
5. 急性蜂窝织炎　溶血性链球菌。
6. 急性淋巴管炎和淋巴结炎　化脓性链球菌。
7. 亚急性细菌性心内膜炎　草绿色链球菌。

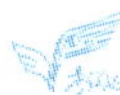

一、临床类型与表现

(一) 二尖瓣狭窄

1. 临床表现

(1) 症状：最常出现的早期症状是**劳力性呼吸困难**，常伴有咳嗽，随着瓣膜口狭窄的加重，可出现阵发性夜间呼吸困难，严重时可导致急性肺水肿，咳嗽、咳粉红色泡沫痰。咯血可表现为血性或血丝痰，严重二尖瓣狭窄可有突然大咯血，可为首发症状，可能与肺静脉曲张出血有关。可常出现以**房颤**为代表的心律失常，可有心悸、乏力，甚至出现食欲减退、腹胀、肝区疼痛、下肢水肿。

温馨提示

二尖瓣狭窄时→左心房流入左心室血液减少→左心房压力升高、心肌肥厚→左心衰竭→肺循环淤血→肺水肿，咳嗽、咳粉红色泡沫痰。

(2) 体征：可出现**面部两颧绀红、口唇轻度发绀**，称“**二尖瓣面容**”。

心尖部可触及舒张期震颤；**心尖部可闻及舒张期隆隆样杂音，是最重要的体征**；肺动脉瓣区第二心音亢进、分裂。

2. 辅助检查

(1) X线：左房增大，后前位左缘变直，右缘双心房影。

(2) 心电图：二尖瓣狭窄重者可有“**二尖瓣型P波**”，P波宽度>0.12秒，并伴有切迹。

(3) **超声心动图：是明确诊断的可靠方法**。

(二) 二尖瓣关闭不全

1. 临床表现

(1) 症状：轻者可无症状，重者出现左心功能不全的表现如疲倦、心悸、劳力性呼吸困难等，后期可出现右心功能不全的表现。

(2) 体征：心脏搏动增强并向左下移位；**心尖部可闻及收缩期粗糙吹风样杂音是最重要体征**，第一心音减弱，肺动脉瓣区第二心音亢进。

2. 辅助检查

(1) X线：左房增大，伴肺淤血。重者左房左室增大，可有间质性肺水肿征。左侧位、右前斜位可见致密、粗的“C”形阴影。

(2) 心电图：急性者常见窦性心动过速。重者可有左房增大左室肥厚，ST-T非特异改变。也可有右心室肥厚征，常出现房颤。

(3) 超声心动图：脉冲式多普勒超声、彩色多普勒血流显像明确诊断的敏感性高。

(三) 主动脉瓣狭窄

1. 临床表现

(1) 症状：**劳力性呼吸困难、心绞痛、晕厥是主动脉瓣狭窄典型的三联征**。心绞痛常由活动引起，休息便缓解。劳力性呼吸困难为晚期肺淤血引起的首发症状，进一步可发生夜间阵发性呼吸困难、端坐呼吸，甚至急性肺水肿。晕厥多数发生于直立、运动中或运动后即刻。

(2) 体征：**主动脉瓣区可闻及**响亮、**粗糙的收缩期吹风样杂音**是主动脉瓣狭窄最重要的体征，可向颈部传导。主动脉瓣区可触及收缩期震颤。

2. 辅助检查

(1) X线：心影正常或左心房、左心室轻度增大，升主动脉根部可见狭窄后扩张。重者可有肺淤血征。

(2) 心电图：重度狭窄者左心房增大、左心室肥厚并有ST-T改变。可有房颤、房室传导阻滞及室性心律失常。

(3) **超声心动图：是明确诊断、判断狭窄程度的重要方法**。

(四) 主动脉瓣关闭不全

1. 临床表现

(1) 症状：轻者可无症状。重者可有心悸，心前区不适、头部强烈的震动感，常有体位性头晕。如反流量大，主动脉舒张压显著降低，可引起冠状动脉灌注不足，出现心绞痛。

(2) 体征：**第二主动脉瓣区可听到舒张早期叹气样杂音**（心脏瓣膜听诊区见图2-7-1，听诊特点见表2-7-1）。颈动脉搏动明显，血压收缩压升高，舒张压降低，脉压增大而产生**周围血管征**，如**毛细血管搏动征、水冲脉、大动脉枪击音**等。

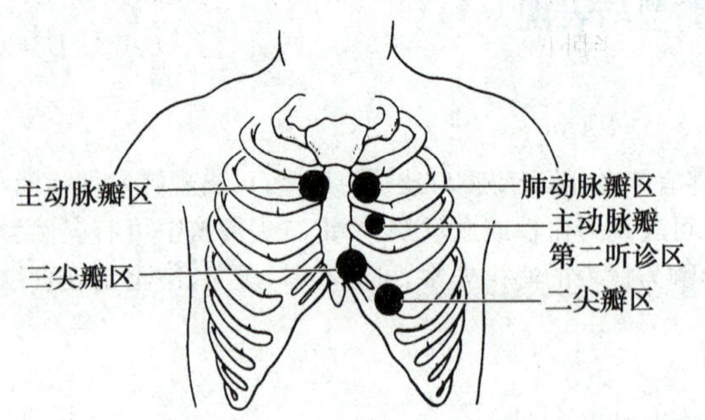

二尖瓣区(M)：位于心尖搏动最强点
肺动脉瓣区(P)：在胸骨左缘第2肋间
主动脉瓣区(A)：位于胸骨右缘第2肋间
主动脉瓣第二听诊区(E)：在胸骨左缘第3肋间
三尖瓣区(T)：在胸骨下端左缘，即胸骨左缘第4、5肋间。

图2-7-1　心脏瓣膜听诊区

表2-7-1　心脏瓣膜病心脏杂音听诊特点

杂音特点	二尖瓣狭窄	二尖瓣关闭不全	主动脉狭窄	主动脉关闭不全
最响部位	**心尖部**	**心尖部**	**胸骨右缘第2肋间**	**胸骨左缘第3肋间**
时相	**舒张期**	**收缩期**	**收缩期**	**舒张期**
性质	**隆隆样**	**粗糙吹风样**	**响亮、粗糙吹风样**	**叹气样**
传导	不传导	左腋下和肩胛区	颈部	心尖部

2. 辅助检查

(1) X线：急性期可有肺淤血或肺水肿征。慢性期左心房、左心室增大，升主动脉继发性扩张。左心衰竭时可有肺淤血征。

(2) 心电图：急性者常见有窦性心动过速和ST-T非特异改变，慢性者可有左心室肥厚。

(3) 超声心动图　M型显示二尖瓣前叶或室间隔舒张期纤细扑动，是可靠诊断征象。

二、并发症

1. **充血性心力衰竭**　**首要的并发症，也是就诊和致死的主要原因**。诱因是感染、风湿活动、心律失常、洋地黄使用不当，劳累和妊娠等。

2. 心律失常　**房颤是风湿性心瓣膜病最常见的心律失常**。

3. **亚急性感染性心内膜炎**　主动脉瓣关闭不全病人发生率较高，常见致病菌为**草绿色链球菌**。常有发热、寒战、皮肤黏膜瘀点、进行性贫血，病程长者可出现脾大、杵状指等全身症状。心内膜赘生物如脱落可引起周围动脉栓塞。

4. **栓塞**　多见于二尖瓣狭窄伴有房颤的病人，血栓脱落引起周围动脉栓塞，以**脑动脉栓塞常见**（亲：风湿性瓣膜病、法洛四联症、感染性心内膜炎等疾病均可形成栓子到达大脑形成脑栓塞）。

三、治疗原则

内科治疗以保持和改善心脏代偿功能、**积极预防及控制风湿活动（预防风心病最关键的措施是积极防治A族乙型溶血性链球菌感染）**及并发症发生为主。**外科手术是治疗本病的根本方法**，如人工心瓣膜置换术等。

四、护理问题

1. 活动无耐力　与心排出量减少有关。
2. 有感染的危险　与肺淤血、风湿活动有关。
3. 特定知识缺乏　与对疾病缺乏正确认识有关。
4. 潜在并发症：心衰、栓塞、心律失常。

五、护理措施

1. 活动与休息　按心功能分级安排适当的活动，防止静脉血栓的形成、增加侧支循环、保持肌肉功能、防止便秘、合并主动脉病变者应限制活动，风湿活动时卧床休息，活动时出现不适，应立即停止活动并给予吸氧3～4L/min。

2. 风湿的预防与护理　风湿活动时应注意休息，病变关节应制动、保暖，并用软垫固定、避免受压和碰撞，可用局部热敷或按摩，增加血液循环，减轻疼痛，必要时遵医嘱使用止痛剂如寒痛乐外敷、口服非甾体抗炎药如阿司匹林等。

 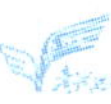

3. 心衰的预防与护理　**预防呼吸道感染及风湿活动(有风湿活动的病人应长期服用苄星青霉素)**、注意休息、保持大便通畅、严格控制入量及静脉输液滴速，如发生心力衰竭置病人半卧位，给予吸氧；给予低热量、易消化饮食，少量多餐，适量补充营养，提高机体抵抗力。

4. 防止栓塞发生

(1) 指导病人避免长时间盘腿或蹲坐、勤换体位、肢体保持功能位，腿部常活动保持肌肉张力，以防发生下肢静脉血栓。

(2) **合并房颤者服阿司匹林，防止附壁血栓形成**。**如有附壁血栓形成者，应避免剧烈运动或体位突然改变，以免附壁血栓脱落**，动脉栓塞。

(3) 观察栓塞发生的表现：**脑栓塞可引起言语不清、肢体活动受限、偏瘫**；四肢动脉栓塞可引起肢体剧烈疼痛、皮肤颜色及温度改变；肾动脉栓塞可引起剧烈腰痛；肺动脉栓塞可引起突然剧烈胸痛和呼吸困难、发绀、咯血、休克等。

5. 亚急性感染性心内膜炎的护理　严格执行无菌操作，预防风湿复发；出现亚急性细菌性心内膜炎时应注意休息，做血培养以查明病原菌；注意观察体温、血红蛋白、新出血点、栓塞等情况。合理饮食，补充营养和铁，提高抗病能力。

六、健康教育

1. 告诉病人及家属此病的病因和病程发展特点，将其治疗长期性和困难讲清楚，同时要给予鼓励，建立信心。

2. 指导病人居住环境要避免潮湿、阴暗，保持室内空气流通，温暖干燥，阳光充足。

3. 教育病人要**注意适当锻炼**，注意保暖，加强营养，合理饮食，提高机体抵抗力，**避免呼吸道感染**。

4. 指导病人避免诱发因素，协助病人作好休息及活动的安排，避免重体力劳动、过度劳累和剧烈运动。**要劝告反复发生扁桃体炎病人，在风湿活动控制后2～4个月可手术摘除扁桃体**。**在拔牙、内镜检查、导尿、分娩、人工流产**等手术前，应告诉医生自己有风湿性心脏病病史，便于**预防性使用抗生素**。

5. 育龄妇女要在医生指导下，根据心功能情况，控制好妊娠与分娩时机。对于病情较重不能妊娠与分娩病人，做好病人及配偶的心理工作，接受现实。

6. 教育病人坚持按医嘱服药，提高病人依从性。同时告诉病人定期门诊复诊，对于防止病情进展也是重要的。

考点练习

考点：二尖瓣狭窄的临床表现和辅助检查(A1、A2 型题)

1. 病人，女性，35 岁。因风湿性心脏病合并二尖瓣狭窄。二尖瓣狭窄最早出现的症状是
   A. 咯血
   B. 水肿
   C. 劳力性呼吸困难
   D. 端坐呼吸
   E. 咳嗽

2. 患儿，女，8 岁。患风湿热 1 年，医生考虑该患儿病变已侵犯到心脏。最有可能受累的瓣膜是
   A. 二尖瓣
   B. 三尖瓣
   C. 肺动脉瓣
   D. 主动脉瓣
   E. 静脉瓣

3. 病人，女性，23 岁。因风湿性心脏病二尖瓣狭窄入院，护士评估其病因时应重点关注
   A. 既往有无外伤史
   B. 既往有无上呼吸道感染
   C. 既往有无泌尿道感染
   D. 既往有无皮肤感染
   E. 既往有无手术史

4. 属于“二尖瓣面容”的是

图顺序

	①	②
③	④	⑤

   A. ①
   B. ②
   C. ③
   D. ④
   E. ⑤

5. 超声心动图呈“城墙样改变”提示患哪种瓣膜病
   A. 肺动脉瓣狭窄
   B. 三尖瓣关闭不全
   C. 二尖瓣关闭不全
   D. 二尖瓣狭窄
   E. 主动脉瓣狭窄

6. 病人，女性，53岁。3年前因反复上呼吸道感染、扁桃体炎，将扁桃体摘除。近2个月来病人出现明显的呼吸困难，在体力劳动后尤其明显，来医院就诊，病人面容如图所示(附文末彩图13)。查体：心尖部可触及舒张期震颤，听诊心率快慢不一、心律不齐。该病人可能发生了

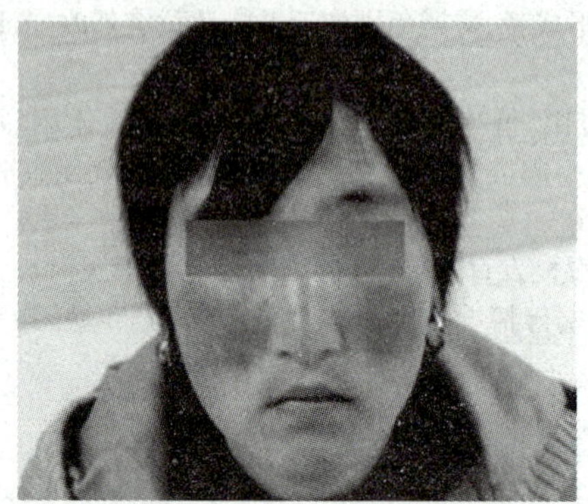

A. 二尖瓣关闭不全
B. 肺动脉瓣狭窄
C. 心包炎
D. 主动脉瓣狭窄
E. 二尖瓣狭窄

考点：二尖瓣关闭不全的临床表现和辅助检查(A1型题)

7. 二尖瓣关闭不全听诊可有
A. 心尖部舒张期隆隆样杂音
B. 心尖区全收缩期粗糙吹风样杂音
C. 胸骨右缘第2肋间响亮、粗糙的收缩期吹风样杂音
D. 胸骨左缘第3、4肋间舒张早期叹气样杂音
E. 胸骨左缘第2肋间连续性机器样杂音

考点：主动脉瓣狭窄的临床表现和辅助检查(A1型题)

8. 重度主动脉狭窄在疾病早期，病人哪个解剖结构的压力会最先升高
A. 左心房
B. 右心房
C. 右心室
D. 肺静脉
E. 左心室

9. 风湿性心脏病病人易发生晕厥的病变基础是
A. 二尖瓣狭窄
B. 二尖瓣关闭不全
C. 主动脉瓣狭窄
D. 主动脉瓣关闭不全
E. 三尖瓣关闭不全

考点：主动脉瓣关闭不全的临床表现和辅助检查(A1型题)

10. 下列哪种瓣膜病可出现水冲脉
A. 二尖瓣狭窄
B. 二尖瓣关闭不全
C. 主动脉瓣狭窄
D. 主动脉瓣关闭不全
E. 三尖瓣关闭不全

11. 周围血管征多见于
A. 二尖瓣狭窄
B. 二尖瓣关闭不全
C. 主动脉瓣狭窄
D. 主动脉瓣关闭不全
E. 三尖瓣关闭不全

12. 确诊二尖瓣关闭不全最可靠的辅助检查是
A. 心电图
B. 胸部X线片
C. 超声心动图
D. 心导管检查
E. CT

13. 主动脉关闭不全杂音听诊位置是

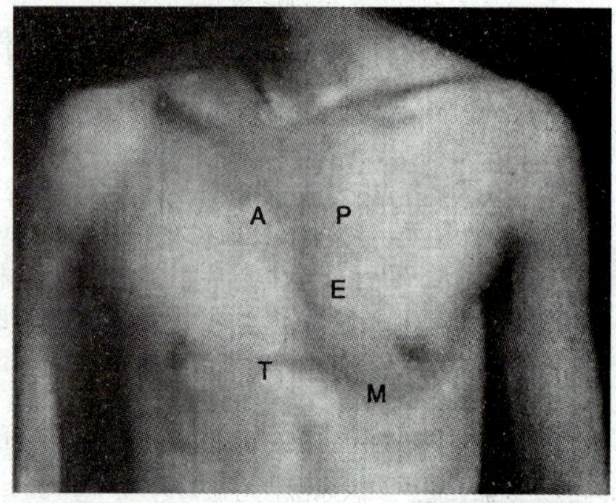

A. A
B. E
C. M
D. T
E. P

考点：心瓣膜病的并发症、治疗要点、护理问题、护理措施和健康教育(A1、A2型题)

14. 风湿性心脏病二尖瓣狭窄病人，最常见的心律失常是
A. 室性早搏
B. 心房颤动
C. 窦性心动过速
D. 房室传导阻滞
E. 室上性心动过速

15. 病人，男性，40岁。风湿性心脏病二尖瓣狭窄。住院期间护士遵医嘱给予病人心电监护。病人最易出现的是
A. 室性期前收缩
B. 二度Ⅱ型房室传导阻滞
C. 预激综合征
D. 室性阵发性心动过速
E. 心房颤动

16. 引起亚急性自体瓣膜炎最常见的致病菌是
A. 草绿色链球菌
B. 肺炎球菌

C. 淋球菌
D. 流感嗜血杆菌
E. 金黄色葡萄球菌

17. 病人，女性，35 岁。患慢性风湿性心瓣膜病、合并二尖瓣狭窄。入院后医生要求护士严密观察心律失常的发生。风湿性心脏病合并二尖瓣狭窄最常见的心律失常是
A. 室性期前收缩
B. 房室传导阻滞
C. 心房颤动
D. 房性期前收缩
E. 心室颤动

18. 病人，女性，31 岁。确诊风湿热 10 余年，近半年来常于劳累或情绪激动后出现心悸、头晕，感头面部动脉搏动感。查体：心尖搏动向左下移位，呈抬举样，瓣膜区可闻及杂音，坐位前倾时明显。经超声心动图检查明确诊断为“主动脉瓣关闭不全。”为防治瓣膜病，医生建议病人择期行瓣膜置换术。病人担心手术的安全性、效果和预后，反复询问，并主诉近日入睡困难、心情烦躁。护理人员需要关注病人的护理问题是
A. 有跌到的危险　与瓣膜病致头晕、心悸有关
B. 焦虑　与担心瓣膜置换术后效果及预后有关
C. 活动无耐力　与瓣膜病导致心功能不全有关
D. 睡眠型态紊乱　与居住环境改变有关
E. 预防性悲哀　与担心不能妊娠有关

19. 病人，女性，45 岁。患风湿性心脏病合并二尖瓣狭窄 5 年，伴心房颤动 2 年。1 天前无明显原因突然出现意识障碍，最可能的原因是
A. 发生室颤
B. 心排血量减少，脑供血不足
C. 心房血栓脱落，脑栓塞
D. 高凝状态，脑血栓形成
E. 发生房颤

20. 病人，女性，70 岁。患风湿性心脏病合并二尖瓣狭窄入院，住院治疗。此次住院治疗效果不佳，病情不稳定而死亡。风湿性心瓣膜病最主要的致死原因是
A. 心律失常
B. 栓塞
C. 亚急性感染性心内膜炎
D. 肺部感染
E. 充血性心力衰竭

21. 病人，女性，43 岁。有风湿性心脏瓣膜病史。病人于户外运动时，突然出现右侧肢体无力，站立不稳，并有口角歪斜。该病人可能是并发了
A. 脑栓塞
B. 短暂性脑缺血发作
C. 颅内肿瘤
D. 蛛网膜下腔出血
E. 颅内动静脉瘤破裂

22. 病人，女性，50 岁。有风湿性心脏病合并二尖瓣狭窄病史。此次因胸闷、咳嗽、咳痰、呼吸困难、尿少入院，入院后出现了心力衰竭。护士告诉病人应低盐饮食，其原因是
A. 提高心肌收缩力
B. 减轻肾脏负担
C. 减轻肺水肿
D. 减少水钠潴留
E. 避免肝脏受损

23. 预防风湿性心瓣膜病的根本措施是
A. 长期服用抗风湿药物
B. 积极防治链球菌感染
C. 防止复发，卧床休息
D. 增加营养，避免过劳
E. 居室要防寒避湿

24. 病人，男性，49 岁。因风湿性心瓣膜病入院。给予抗感染和抗心衰治疗后好转，拟于近日出院。护士在指导中应强调，预防链球菌感染最重要的措施是
A. 坚持锻炼，防止呼吸道感染
B. 减少运动，多休息
C. 坚持限制钠盐饮食
D. 减轻心理压力，增强康复信心
E. 定期复查，必要时作细菌培养

25. 治疗风湿性心脏病二尖瓣狭窄药物中，苄星青霉素的作用是防止
A. 风湿热
B. 心力衰竭
C. 动脉栓塞
D. 心律失常
E. 心绞痛

26. 风湿性心脏病二尖瓣狭窄发生栓塞最常累及的部位是
A. 脑
B. 肾
C. 肠
D. 肺
E. 肝

27. 病人，男性，50 岁。诊断为风湿性心瓣膜病入院。目前该病人主诉活动无耐力，最主要的相关因素是
A. 肺淤血致呼吸困难
B. 体循环淤血致机体水肿
C. 心排血量减少致组织缺血
D. 冠状动脉灌注不足致心肌收缩无力
E. 胃肠道缺血致营养不良

28. 病人，女性，38 岁。20 年前被诊断为“慢性风湿性心脏病、二尖瓣狭窄”，10 天来感头晕、胸闷、心悸、乏力。入院查体：心率 100 次/min，心音等、心律绝对不齐，脉搏短绌。心电图示心房颤动。护士执行口服阿司匹林医嘱时，指导病人应注意的是
A. 进普通饮食
B. 禁止刺激性食物

C. 两餐间服药
D. 餐后服药
E. 餐前服药

29. 病人，女性，60岁。诊断为“风湿性心脏心瓣膜病、二尖瓣狭窄、心房颤动”。遵医嘱给予华法林治疗。其治疗的目的是
A. 抗风湿治疗
B. 预防血栓形成
C. 预防感染
D. 转复律
E. 控制心室率

参考答案

序号	1	2	3	4	5	6	7	8	9	10	11	12	13	14	15	16
答案	C	A	B	C	D	E	B	E	C	D	D	C	B	B	E	A
序号	17	18	19	20	21	22	23	24	25	26	27	28	29			
答案	C	B	C	E	A	D	B	A	A	A	C	D	B			

第八节　感染性心内膜炎病人的护理

考情分析

年份	主要考点
2019	心内膜炎病人有赘生物形成时需绝对卧床休息的原因
2020	感染性心内膜炎首选的抗生素；感染性心内膜炎使用抗生素的原则及疗程；针对感染性心内膜炎病人的错误指导（及时挤压痤疮）
2021	亚急性感染性心内膜炎血培养标本的采血量至少为（10ml）；亚急性感染性心内膜炎的并发症
2022	感染性心内膜炎最常累及（二尖瓣）
2023	急性感染性心内膜炎的主要致病菌（金黄色葡萄球菌）

考点导航

感染性心内膜炎是心内膜表面的微生物感染，伴赘生物形成。赘生物是大小不等、形状不一的血小板和纤维素团块，内有微生物和炎症细胞。**瓣膜是最常受累部位**，间隔缺损部位、腱索或心壁内膜也可发生感染。**急性感染性心内膜炎**特点是：①中毒症状明显；②病情发展迅速，数天或数周引起瓣膜损害；③迁移性感染多见；④病原体主要是**金黄色葡萄球菌**。**亚急性感染性心内膜炎**特点是：①中毒症状轻；②病程长，可数周至数月；③迁移性感染少见；④病原体多见**草绿色链球菌**，其次为肠球菌。

一、病　　因

急性感染性心内膜炎主要由金黄色葡萄球菌引起。**亚急性感染性心内膜炎以草绿色链球菌感染最常见**。

二、临床表现

从短暂性菌血症的发生至症状出现之间的时间多在2周以内，但有不少病人无明确的细菌进入途径可寻。

(一) 症状

1. 发热　**发热是感染性心内膜炎最常见的症状**，常伴有头痛、背痛和肌肉关节痛的症状。亚急性感染性心内膜炎起病隐匿，可伴有全身不适、乏力、食欲减退和体重减轻等症状，可有弛张性低热，一般＜39℃。急性感染性心内膜炎常有急性化脓性感染，有高热、寒战。常可突发心力衰竭。

2. 非特异性症状　脾大、贫血、杵状指(趾)。

(1) 脾大：有15%～50%、病程＞6周的病人可出现。急性感染性心内膜炎少见。

(2) **贫血**：贫血较为常见，尤其多见于亚急性感染性心内膜炎，伴有苍白无力和多汗。多为轻、中度贫血，晚期病人

有重度贫血。**主要由于感染骨髓抑制所致**。

（3）杵状指/趾：部分病人可见。

3. 动脉栓塞　多发生于病程后期，但也有少部分病人为首发症状。赘生物引起动脉栓塞可发生在机体的任何部位，如脑、心脏、脾、肾、肠系膜及四肢。**脑栓塞**的发生率最高。在由左向右分流的先天性心血管病或右心内膜炎时，肺循环栓塞常见。如三尖瓣赘生物脱落引起**肺栓塞，表现为突然咳嗽、呼吸困难、咯血或胸痛等症状**。肺栓塞还可发展为肺坏死、空洞，甚至脓气胸。

（二）体征

1. 心脏杂音　**80%～85%的病人可闻心脏杂音**，是基础心脏病和/或心内膜炎导致瓣膜损害所致。

2. 周围体征　可能是微血管炎或微栓塞所致，多为非特异性，包括：①瘀点，多见病程长者，以锁骨、皮肤、口腔黏膜和睑结膜常见；②指、趾甲下线状出血；③Roth 斑，多见于亚急性感染性心内膜炎，表现为视网膜的卵圆形出血斑，其中心呈白色；④**Osler 结节**，为指和趾垫出现豌豆大的红或紫色痛性结节，**较常见于亚急性感染性心内膜炎**；⑤Janeway 损害，是手掌和足底处直径 1～4mm，无痛性出血红斑，主要见于急性感染性心内膜炎。

（三）并发症

1. 心脏并发症

（1）**心力衰竭：是最常见并发症**，主要由瓣膜关闭不全所致，以**主动脉瓣受损病人最多见**。其次为二尖瓣受损的病人。

（2）心肌脓肿：常见于急性感染性心内膜炎病人，以瓣膜周围特别在主动脉瓣环多见，可导致房室和室内传导阻滞。

（3）急性心肌梗死：多见主动脉瓣感染时，出现冠状动脉细菌性动脉瘤，引起冠状动脉栓塞，发生急性心肌梗死。

（4）化脓性心包炎：主要发生于急性感染性心内膜炎病人。

（5）心肌炎。

2. 细菌性动脉瘤　多见于亚急性感染性心内膜炎病人。受累动脉多为近端主动脉及主动脉窦、脑、内脏和四肢，为可扪及的搏动性肿块。

3. 迁移性脓肿　多见于急性感染性心内膜炎病人，多发生在肝、脾、骨髓和神经系统。

4. 神经系统　包括脑栓塞、脑细菌性动脉瘤、脑出血、中毒性脑病、化脓性脑膜炎、脑脓肿。

5. 肾脏　大多数病人有肾损害：①肾动脉栓塞和肾梗死，多见于急性感染性心内膜炎病人；②局灶性或弥漫性肾小球肾炎，常见于亚急性感染性心内膜炎病人；③肾脓肿，少见。

三、辅助检查

1. 尿常规　显微镜下常有血尿和轻度蛋白尿。肉眼血尿提示肾梗死。红细胞管型和大量蛋白尿提示弥漫性肾小球性肾炎。

2. 血常规　白细胞计数正常或轻度升高，分类计数轻度左移。红细胞沉降率升高。亚急性感染性心内膜炎病人常见正常色素型正常细胞性贫血。

3. 免疫学检查　80%的病人血清出现免疫复合物，25%的病人有高丙种球蛋白血症。亚急性感染性心内膜炎在病程 6 周以上的病人中有 50%类风湿因子阳性。

4. **血培养**　是诊断菌血症和感染性心内膜炎的**最有价值重要方法**。

5. X 线检查　肺部多处小片状浸润阴影，提示脓毒性肺栓塞所致的肺炎。

6. 心电图　心肌梗死心电图表现可见于急性感染性心内膜炎病人。主动脉瓣环或室间隔脓肿的病人可出现房室、室内传导阻滞。

7. **超声心动图**　超声心动图发现赘生物、瓣周并发症等支持心内膜炎的证据，**对明确感染性心内膜炎诊断有重要价值**。经食管超声（TTE）可以检出<5mm 的赘生物，敏感性高达 95%以上。

四、治疗原则

（一）抗微生物药物治疗

是治疗本病最重要的措施。**用药原则为**：①**早期应用**；②**充分用药**，大剂量和长疗程；③**静脉用药为主**。

1. 病原微生物不明时，经验治疗　病原菌尚未培养出时，急性感染性心内膜炎应选用针对金黄色葡萄球菌、链球菌和革兰氏阴性杆菌均有效的广谱抗生素，如采用萘夫西林、氨苄西林和庆大霉素静脉注射或滴注。

2. 培养出病原微生物时的治疗　应根据致病菌对药物的敏感程度选择抗微生物药物。

（二）外科治疗

有严重心脏并发症或抗生素治疗无效的病人，应考虑手术治疗。

五、护理问题

1. 体温过高 与微生物感染引起的心内膜炎有关。

2. 营养失调：低于机体需要量 与长期发热导致机体消耗过多有关。

3. 焦虑 与发热、病情反复、疗程长、出现并发症有关。

4. 潜在并发症：心力衰竭、动脉栓塞。

六、护理措施

1. 一般护理 注意防寒保暖，保持口腔、皮肤清洁，预防呼吸道、皮肤感染。

2. 饮食护理 给予**高热量、高蛋白、高维生素、易消化的半流食或软食**，注意补充蔬菜、水果，变换膳食花样和口味，促进食欲，补充高热引起的机体消耗。

3. 发热护理 观察体温和皮肤黏膜，每4～6小时测量1次，并准确记录。观察病人皮肤情况，检查有无指、趾甲下线状出血、手掌和足底无痛性出血红斑、Osler结节等周围体征。高热病人应卧床休息，给予物理降温如温水擦浴、冰袋等。病人高热、大汗要及时补充水分，必要时注意补充电解质。注意口腔护理，防止感染，增加食欲。

4. **正确采集血标本** 留取血培养标本方法如下：

对于未开始治疗的亚急性感染性心内膜炎病人，应在第一日每间隔1小时采血1次，共3次。如次日未见细菌生长，重复采血3次后，开始抗生素治疗。

已用过抗生素的病人，应停药2～7天后采血。**急性感染性心内膜炎病人应在入院后3小时内，每隔1小时1次共取3个血标本后开始治疗**。

本病的菌血症为持续性，无须在体温升高时采血。**每次取静脉血10～20ml**，作需氧和厌氧培养，至少应培养3周。

5. 病情观察 严密观察体温、心律、血压等生命体征的变化；观察心脏杂音的部位、强度、性质有无变化；注意观察脏器动脉栓塞有关症状。

6. 用药护理 遵医嘱给予抗生素治疗，告诉病人病原菌隐藏在赘生物内和内皮下，**需要坚持大剂量全疗程时间长的抗生素治疗才能杀灭，要严格按时间、剂量准确地用药**，以确保维持有效的血药浓度。**注意保护病人静脉血管，有计划地使用，以保证完成长时间的治疗**。在用药过程中要注意观察用药效果和可能出现的不良反应，如有发生及时报告医生，调整抗生素应用方案。

七、健康教育

1. 提高病人依从性，帮助病人及家属认识本病的病因、发病机制，坚持足够疗程的治疗意义。

2. 向病人介绍就诊注意事项，告诉病人在就诊时应向医生讲明本人有心内膜炎病史，在实施口腔内手术如**拔牙、扁桃体摘除**，上呼吸道手术或操作及生殖、泌尿、消化道侵入性检查或其他外科手术前，应**预防性使用抗生素**。

3. 指导病人预防感染，嘱咐病人**平时要注意防寒、保暖**，保持口腔及皮肤清洁，**不要挤压痤疮、疖、痈等感染病灶**。

4. 帮助病人掌握病情自我观察方法，如自测体温，观察体温变化，观察有无栓塞表现等，定期门诊随诊，有病情变化及时就诊。

5. 争取病人家属支持，教育病人家属要在长时间疾病诊治过程中，注意给病人生活照顾，心理支持，鼓励协助病人积极治疗。

考点练习

考点：感染性心内膜炎的临床表现、辅助检查和护理措施（A1、A2、A3/A4型题）

1. 病人，男性，38岁。感染性心内膜炎。病人住院期间突然出现失语、吞咽困难、瞳孔大小不等，神志模糊。最可能出现的并发症是

A. 脑栓塞
B. 肾栓塞
C. 肺栓塞
D. 脾栓塞
E. 肝栓塞

2. 感染性心内膜炎最重要诊断方法为

A. 心电图
B. 超声心动图
C. X线片
D. 血培养
E. C-反应蛋白

3. 病人，男性，30岁，农民。患病毒性心肌炎经治疗康复后出院。出院医嘱要求病人出院后限制活动6个月。病人认为现无不适现象，询问为何不能下地干农活。护士向病人说明此时合理休息的主要原因是

A. 减少疲劳感
B. 减轻精神压力

C. 减少心肌耗氧量
D. 恢复体力，增强体质
E. 增加战胜疾病的信心

（4～5 题共用题干）

病人，女性，25 岁。患风湿性心脏瓣膜病。不明原因持续发热 1 月余，体温波动在 37.5～38.5℃之间，应用多种抗生素治疗无效，今晨以“感染性心内膜炎”收治入院。

4. 现遵医嘱行血培养检查。抽取血清标本时间的选择，正确的是
A. 第 1 日间隔 1 小时采血，共 3 次，体温升高时采血
B. 第 1 日间隔 1 小时采血，共 3 次，无须体温升高时采血
C. 第 1 日间隔 1 小时采血，共 3 次，寒战时采血
D. 入院 3 小时内采血，间隔 1 小时，共 3 次
E. 已用过抗生素者，停用抗生素后 2～7 天采血，无须体温升高时采血

5. 入院后心脏彩超检查示二尖瓣有一大小约为 10mm×10mm 赘生物。据此，护士最应预防和关注的是
A. 心力衰竭
B. 肺部感染
C. 动脉栓塞
D. 出血
E. 深静脉血栓

6. 亚急性心内膜炎血培养标本采血量应为
A. 1～3ml
B. 4～6ml
C. 7～9ml
D. 10～20ml
E. 16～18ml

7. 病人，女性，45 岁。反复不规则发热 6 个月，半个月前出现左下肢酸痛，行走困难，伴胸闷、心悸，被诊断为“亚急性感染性心内膜炎，二尖瓣脱垂伴关闭不全”，建议手术治疗。病人对手术非常担心，适宜的护理措施是
A. 建议病人转院
B. 告知病人手术已经安排，无法更改
C. 向病人介绍手术成功的例子
D. 告知病人手术很简单
E. 建议病人签字放弃治疗

8. 病人，女性，40 岁。反复不规则发热半年，体温 38～39℃。查体：可见下肢两处皮肤有压痛性瘀斑，BP 130/70mmHg，HR 75 次/min，心脏超声提示有赘生物形成，二尖瓣中度反流，入院后两次血培养结果均为金黄色葡萄球菌（+）。护士嘱该病人绝对卧床休息，最主要的原因是
A. 防止活动中受伤，导致出血
B. 有利于心功能恢复
C. 有利于减轻疼痛
D. 有利于保持体力
E. 防止心脏赘生物脱落造成栓塞

9. 病人，男性，45 岁。因“感染性心内膜炎”入院治疗。住院期间心脏超声提示巨大赘生物。为预防栓塞，责任护士对该病人进行健康教育，<u>不正确</u>的是
A. 卧床休息，适当活动
B. 突发胸痛、气急，考虑肺栓塞可能
C. 出现肢体突然剧烈疼痛，考虑下肢动脉栓塞可能
D. 出现腰痛、血尿，考虑肾栓塞可能
E. 出现失语、吞咽困难，考虑脑血管栓塞

参考答案

序号	1	2	3	4	5	6	7	8	9
答案	A	D	C	E	C	D	C	E	A

第九节　心肌疾病病人的护理

考情分析

年份	主要考点
2019	心肌病合并心衰病人的活动指导；扩张型心肌病诊断的方法；扩张型心肌病病史评估的内容（心肌炎病史）；扩张型心肌病彩超检查结果（心腔扩大）；扩张型心肌病的错误治疗（抗凝）；肥厚型梗阻性心肌病不宜使用的药物；肥厚型心肌病病人担心猝死时的护理措施
2020	β受体拮抗剂的不良反应；扩张型心肌病病人水肿时应限制的食物；扩张型心肌病的健康指导
2021	肥厚型心肌病禁用（地高辛）；扩张型心肌病的好发人群（中年男性）；扩张型心肌病心室壁（变薄）；扩张型心肌病慎用的药物（洋地黄类）；扩张型心肌病心脏结构最基本的改变是；肥厚型心肌病避免的诱因不包括（长时间卧床）
2022	扩张型心肌病的病因不包括（吸烟）；扩张型心肌病主要感染的病原体（柯萨奇病毒 B）；扩张型心肌病 X 线显示心胸比大于（0.5）；肥厚型心肌病禁忌使用的药物（硝酸甘油）；非梗阻型扩张型心肌病确诊的方法
2023	常引起青少年和运动员猝死的心肌病（肥厚型心肌病）；扩张型心肌病的 X 线特点（普大心）

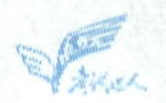

考点导航

心肌疾病是除先天性心血管病、心脏瓣膜病、冠状动脉粥样硬化性心脏病、高血压心脏病、肺源性心脏病和甲状腺功能亢进性心脏病等以外的以心肌病变为主要表现，并伴有心肌功能障碍的一组心肌疾病。

心肌病分为五型即扩张型心肌病、肥厚型心肌病、限制型心肌病和致心律失常型右室心肌病和未定型心肌病。各类型**心肌病病理生理特点为扩张型心肌病，左心室或双心室扩张，有收缩功能障碍**。

肥厚型心肌病，左心室或双心室肥厚，常伴有非对称性室间隔肥厚；限制型心肌病，收缩正常，心壁不厚，单或双心室舒张功能低下及扩张容积减小；致心律失常型右室心肌病，右心室进行性纤维脂肪变。

本章仅阐述扩张型心肌病和肥厚型心肌病两型。

一、扩张型心肌病

扩张型心肌病是一类常见的心肌病，其**主要特征是左心室或双心室扩大伴收缩功能障碍**，伴或不伴有充血性心力衰竭。本病常伴有心律失常、血栓栓塞和猝死，病死率较高，也是导致心力衰竭最常见的病因。

（一）病因

病因目前尚不明确。扩张型心肌病常表现出**家族遗传性发病趋势**。扩张型心肌病的发病与持续病毒感染和自身免疫反应有关，尤其以**柯萨奇病毒B感染**最为密切。心肌损害表现为非特异性心肌细胞肥大、变性，出现不同程度的纤维化。**心腔扩张，室壁多变薄**，纤维瘢痕形成，常伴有附壁血栓。

典型案例

母女查出家族性心肌病，两年内先后成功“换心”

2013年初，24岁的女孩小菲确诊患扩张型心肌病。鉴于此病多为遗传，在专家建议下，小菲母亲接受了检查，查出同样患有此病。母女俩须接受心脏移植，因家庭无力同时承担两人医疗费，母亲把生的希望留给女儿。在女儿成功换心2年后，母亲因操劳过度心力衰竭于2017年7月14日成功接受心脏移植手术。医生提醒，遗传因素在扩张型心肌病的发生发展中起重要作用，如家庭中出现扩张型心肌病病人，除尽快对症治疗外，还要对病人的一级亲属进行相关检查并尽早干预。

（二）临床表现

1. 症状　起病缓慢，**常出现充血性心力衰竭的症状和体征**时方就诊，如极度乏力、心悸、气急甚至端坐呼吸、水肿、肝大等。部分病人可发生栓塞或猝死。部分病毒性心肌炎发展到扩张型心肌病，早期可无充血性心力衰竭表现而仅有左室增大表现。

2. **体征　心脏扩大为主要体征**。常可听到第三或第四心音，心率快时呈奔马律，常合并各种类型的心律失常。

（三）辅助检查

1. X线检查　心影明显增大、心胸比>0.5，肺淤血。

2. 心电图　可见心房颤动、传导阻滞等各种心律失常。可有ST-T改变，低电压，R波减低，少数可见病理性Q波。

3. **超声心动图　是诊断扩张型心肌病最常用的重要检查方法**。本病早期即可有心腔轻度扩大，以左心室扩大显著，后期各心腔均扩大，室壁运动减弱，提示心肌收缩力下降。

4. 心导管检查　早期可正常，有心力衰竭时可见左、右心室舒张末压、左心房压和肺毛细血管楔压增高。心室造影可见心腔扩大，室壁运动减弱，射血分数低下。

（四）治疗原则

目前尚无特殊的治疗方法，针对充血性心力衰竭和各种心律失常，预防栓塞和猝死，提高生活质量和生存率。

1. 病因治疗　寻找病因，给予积极治疗。如控制感染，在病毒感染时密切注意心脏情况，积极抗病毒治疗；限烟戒酒、改变不良生活方式等。

2. 症状治疗

（1）充血性心力衰竭治疗：限制体力活动；低钠饮食；应用洋地黄和利尿剂。常用血管扩张药物、血管紧张素转换酶抑制剂等药物。在病情稳定，射血分数<40%，可选用β受体拮抗剂，注意从小剂量开始。

（2）预防栓塞：对于有血栓形成风险或是有房颤的病人，可给予阿司匹林75～100mg/d，口服。对于有附壁血栓形成或发生栓塞的病人，可进行抗凝治疗。

（3）改善心肌代谢：对于家族性扩张型心肌病，可应用能量代谢药物改善心肌代谢紊乱，常用辅酶Q_{10}每次10mg，3次/d。

（4）预防猝死：**室性心律失常和猝死是扩张型心肌病的常见症状**，预防猝死主要是控制室性心律失常的诱发因素，如纠正心力衰竭、维持电解质平衡、避免某些药物不良反应、积极纠正心律失常等。

3. 外科治疗　内科治疗无效的病例，可考虑进行心脏移植。

二、肥厚型心肌病

肥厚型心肌病是以心室非对称性肥厚为解剖特征，并累及室间隔（**心室肥厚，尤其是室间隔肥厚**），使心室腔变小为特征，以左心室血液充盈受阻、舒张期顺应性下降为基本病态的心肌病。**本病主要死亡原因是心源性猝死，亦为青年和运动员猝死的常见原因**。与扩张型心肌病的对比见表 2-9-1。

表 2-9-1　扩张型心肌病与肥厚型心肌病的对比

不同点	扩张型心肌病	肥厚型心肌病
主要病因	家族遗传性 **柯萨奇病毒B感染**最常见	有明显家族史 常染色体显性遗传
病理改变	**左心室或双心室扩大，以左心室扩大显著**，心肌收缩功能减退	**心室肥厚，尤其是室间隔肥厚**，心腔缩小；左室血液充盈受阻、舒张期顺应性下降
临床表现	**充血性心力衰竭**、心律失常、血栓栓塞和猝死	劳力性呼吸困难（最常见）和乏力 **晕厥（猝死的先兆）**
超声心动图	以左心室扩大显著，室壁运动减弱，心肌收缩力下降	室间隔非对称性肥厚，舒张期室间隔的厚度与后壁之比≥1.3，间隔运动低下
禁忌药物	**洋地黄**（易发生洋地黄中毒）	**洋地黄、硝酸酯类，以免加重左室流出道梗阻**

肥厚型心肌病的**主要病理改变是心肌显著肥厚、心腔缩小，以左心室为多见**，常伴有二尖瓣瓣叶增厚。本病的组织学特征为心肌细胞肥大，形态特异，排列紊乱。

（一）病因

本病为常染色体显性遗传，常有明显家族史。儿茶酚胺代谢异常、细胞内钙调节异常、高血压、高强度运动等均可作为本病发病的促进因子。

（二）临床表现

1. 症状　部分病人可无自觉症状，因猝死、心力衰竭或在体检中发现。绝大多数病人可有劳力性呼吸困难。部分病人可有胸痛、心悸、心律失常；伴有流出道梗阻的病人由于左心室舒张期充盈不足，心排血量减低，可**出现黑朦，在起立或运动时可出现眩晕，甚至神志丧失**等。**室性心律失常、室壁过厚、流出道阶差大，常是引起猝死的主要危险因素**。

2. 体征　可有心脏轻度增大，能听到第四心音，流出道有梗阻的病人可在胸骨左缘第 3～4 肋间听到较粗糙的喷射性收缩期杂音；心尖部也常可听到收缩期杂音。

（三）辅助检查

1. X线检查　心影增大多不明显，如有心力衰竭则有心影增大。

2. 心电图　最常见的表现为左心室肥大，ST-T 改变，胸前导联常出现巨大倒置 T 波。在Ⅰ、aVL 或Ⅱ、Ⅲ、aVF、V_5、V_4 可出现深而不宽的病理性 Q 波，在 V_1 有时可见 R 波增高，R/S 比增大。

3. **超声心动图　是主要诊断手段**。可示室间隔的非对称性肥厚，舒张期室间隔的厚度与后壁之比≥1.3，间隔运动低下。

4. 心导管检查　心室舒张末期压上升。梗阻性肥厚型心肌病在左心室腔与流出道间有收缩压差，心室造影显示左心室变形。

（四）治疗原则

1. 避免诱因　要求病人在日常生活中，避免激烈运动、持重、情绪激动、突然起立或屏气等诱因，减少猝死的发生。**避免使用增强心肌收缩力的药物如洋地黄等**以及减轻心脏负荷的药物，**禁用硝酸酯类药物**，以免加重左室流出道梗阻。

2. 药物治疗　建议应用**β受体拮抗剂（美托洛尔）、钙通道阻滞剂（维拉帕米**、地尔硫䓬）治疗，以减慢心率，降低心肌收缩力，减轻流出道梗阻。

3. 介入治疗　重症梗阻性病人可作介入治疗，但不作为首选治疗方法，必要时可置入双腔起搏器或置入心脏电复律除颤器。

4. 手术治疗　切除最肥厚的部分心肌，缓解机械性梗阻。在任何治疗无效情况下，可考虑心脏移植。

三、护理问题

1. 活动无耐力　与心肌病变使心肌收缩力减弱，心排出量减少有关。

2. 气体交换受损　与心力衰竭有关。

3. 疼痛：胸痛　与肥厚心肌耗氧量增加、冠状动脉供血相对不足有关。

4. 焦虑　与疾病呈慢性经过、治疗效果不明显、病情日益加重有关。

5. 潜在并发症：栓塞、晕厥、猝死、心力衰竭、心律失常。

四、护理措施

（一）疼痛护理

立即停止活动，卧床休息；给予吸氧，氧流量 2～4 L/min；安慰病人，解除紧张情绪，遵医嘱使用钙通道阻滞剂或β受体拮抗剂。**梗阻性肥厚型心肌病病人禁用硝酸酯类药物**。

避免诱因，防止诱发心绞痛，避免劳累、提取重物、突然起立或屏气、情绪激动、饱餐、寒冷刺激等。如出现疼痛或疼痛加重或伴有冷汗、恶心、呕吐时告诉医护人员，及时处理。

（二）心力衰竭护理

因**扩张型心肌病病人对洋地黄耐受性差，为此应用洋地黄时应警惕发生中毒**。**严格控制输液量及滴速，防止诱发急性肺水肿**。

（三）晕厥护理

1. 详细了解病史　了解病人晕厥发作前有无恐惧、紧张、剧痛等诱因，有无头晕、眼花、恶心、呕吐、出汗等先兆表现；了解晕厥发生的时间、体位、历时长短以及缓解方式；发作时是否有心率增快、血压下降、心音低钝或心音消失、抽搐、瘫痪等伴随症状。

2. 避免诱因　嘱病人避免过度疲劳、情绪激动或紧张、突然改变体位等情况，**一旦有头晕、黑矇等先兆时立即平卧**，以免摔伤。

3. 发作时处理　将病人置于通风处，头低脚高位，解松领口，及时清除口、咽中的分泌物，以防窒息。

4. 积极治疗相关疾病，如心率显著缓慢的病人可遵医嘱给予阿托品、异丙肾上腺素等药物或配合人工心脏起搏治疗。

五、健康教育

1. 休息原则　症状明显病人应卧床休息，症状轻的病人可参加轻体力工作，但需避免劳累。肥厚型心肌病活动后常有晕厥、猝死的危险，因此要**切忌跑步、各种球类比赛等激烈体能运动，避免提取重物、突然起立或屏气、情绪激动、饱餐、寒冷刺激等诱因**。有晕厥病史病人要避免独自一人外出活动，以防发生意外。

2. 饮食要求　给予高蛋白、高维生素、清淡饮食，增强机体抵抗力，有心力衰竭的病人要低盐饮食。要注意多食用蔬菜、水果，保持大便通畅，减轻排便负担。

3. 预防感染　保持室内空气新鲜，经常通风换气，阳光充足，防寒保暖。保持口腔、会阴部清洁干净，尽量避免去人多的场所，预防上呼吸道感染。

4. 随诊　坚持遵医嘱服药，帮助病人掌握观察药物疗效和不良反应的知识。定期随诊，症状加重或症状有变化时，要立即就诊，以防病情恶化。

考点练习

考点：心肌病的病理、临床表现、辅助检查和护理措施

（A1、A2、A3/A4 型题）

1. 扩张型心肌病的主要体征是
   A. 听诊心脏杂音
   B. 叩诊心界扩大
   C. 咳粉红色泡沫痰
   D. 心率增快
   E. 出现心律失常

2. 扩张型心肌病病人心脏结构最基本的改变是
   A. 室间隔肥厚
   B. 心室容积变少
   C. 单侧或双侧心腔扩大
   D. 左心室肥厚
   E. 右心室流出道梗阻

3. 肥厚型心肌病是以下哪个部位的肥厚为特征

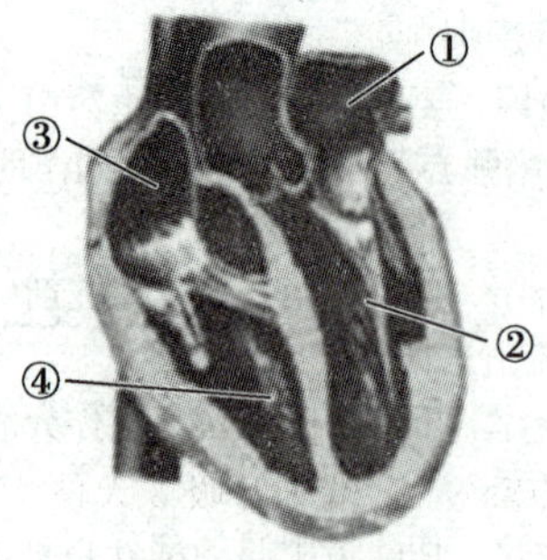

   A. ①
   B. ①+②
   C. ①+③

D. ②+④
E. ③+④

4. 肥厚型心肌病病人猝死的先兆症状是
A. 心悸
B. 晕厥
C. 心前区疼痛
D. 全身乏力
E. 呼吸困难

5. 病人,男性,30 岁。因头晕、胸闷 1 日,以扩张性心肌病收入院。曾有晕厥史。体检:心界扩大,心率 38 次/min。心电图提示三度房室传导阻滞。最恰当的处理是
A. 静脉滴注异丙肾上腺素
B. 注射阿托品
C. 静脉滴注氢化可的松
D. 安装临时性心脏起搏器
E. 安装永久性心脏起搏器

6. 对心肌疾病病人的出院指导,**错误**的是
A. 避免剧烈体育运动
B. 多食蔬菜、水果
C. 避免去人多的场所
D. 进食高蛋白、高维生素、清淡饮食
E. 根据药物疗效调整药物剂量

7. 护士指导梗阻性肥厚型心肌病病人避免屏气的主要目的是
A. 避免心衰
B. 避免出血
C. 防止晕厥
D. 防止栓塞
E. 防止抽搐

8. 病人,女性,41 岁。患有肥厚型心肌病,因胸痛 1 小时急诊入院。该病人首要的护理措施是
A. 预防呼吸道感染
B. 建立静脉通路
C. 给予高热量饮食
D. 给予 1~2L/min 吸氧
E. 绝对卧床

9. 病人,男性,45 岁。患梗阻性肥厚型心肌病,病情稳定。今日来院复查时测血压为 150/90mmHg。护士应指导病人避免使用
A. 氢氯噻嗪
B. 硝酸甘油
C. 阿替洛尔
D. 美托洛尔
E. 硝苯地平

10. 病人,男性,42 岁。患扩张型心肌病 5 年,因天气转冷,出现咳嗽,咳痰,端坐呼吸 3 天住院,不适宜使用的药物是
A. 慢心律(盐酸美西律片)
B. 利尿剂
C. 洋地黄类
D. 酚妥拉明
E. 抗生素

(11~12 题共用题干)

病人,男性,32 岁。因出差劳累,发作性头晕、胸闷半月余,突发晕厥 1 小时,以“晕厥原因待查,梗阻性肥厚型心肌病待查”急诊收入院。有猝死家族史。

11. 入院当晚,病人情绪较为紧张,迟迟无法入睡,多次呼叫值班护士,诉“头晕、胸闷”,但每次床边检查生命体征,除脉搏稍快外,余均正常。其发生上述表现最主要的原因是
A. 床铺不舒服
B. 环境陌生
C. 担心会突发死亡
D. 不习惯熄灯睡觉
E. 不习惯与陌生人同住

12. 对其进行健康指导,**错误**的做法是
A. 解释保持情绪稳定的重要性,必要时遵医嘱使用镇静剂
B. 避免屏气用力
C. 若失眠可独自出去活动,以改善睡眠
D. 如厕、沐浴时,要告知陪同人或同室病友,无须反锁
E. 保持二便通畅

13. 病人,女性,41 岁。患有肥厚型心肌病,因胸痛 1 小时急诊入院。首要的护理措施是
A. 绝对卧床
B. 给予 1~2L/min 吸氧
C. 给予高热量饮食
D. 建立静脉通路
E. 预防呼吸道感染

14. 病人,男性,29 岁。肥厚型心肌病。其母亲在 35 岁时就因为心脏病去世,病人通过查文献得知此病有遗传性,且有猝死的危险,因此认为自己会突然死亡,不愿配合治疗,对生活失去信心。针对此病人,护士首先应该做的是
A. 向病人介绍疾病的治疗进展
B. 将此情况报告主管医生
C. 将此情况报告护士长
D. 全面评估病人的身心状况
E. 与病人建立有效的沟通

15. 病人,男性,74 岁。反复胸闷、气促 8 年余,3 天前感冒后上述症状加重并伴有夜间阵发性呼吸困难,心电图:快速型心房颤动,心尖搏动位于第 6 肋间左锁骨中线外侧 1cm 处,入院诊断为“扩张型心肌病”。为判断该病人的病因,相关病史评估的重点是
A. 病毒性心肌炎病史
B. 糖尿病病史
C. 高血压病史
D. 风湿热病史
E. 系统性红斑狼疮病史

16. 病人,男性,24 岁。以肥厚型梗阻性心肌病入院。在

健康教育过程中，护士要特别提示病人不宜服用的药物是
A. 美托洛尔
B. 阿司匹林
C. 心得安
D. 黄连素
E. 硝酸甘油

参考答案

序号	1	2	3	4	5	6	7	8	9	10	11	12	13	14	15	16
答案	B	C	D	B	E	E	C	E	B	C	C	C	A	E	A	E

第十节 心包疾病病人的护理

考情分析

年份	主要考点
2019	诊断心包积液的可靠方法；发生大量心包积液时的处理措施
2020	急性心包炎的健康指导
2022	我国缩窄性心包炎最主要的病因(结核性)；急性心包炎出现心包积液时最突出的症状(呼吸困难)；急性心包炎主要的病因；心包积液X线特征(烧瓶心)；急性心包炎的典型体征(心包摩擦音)
2023	心包积液病人的脉搏特点；心包穿刺术术中的观察指标不包括(疼痛)

考点导航

心包炎按病因可分为感染性心包炎和非感染性心包炎。非感染性心包炎多由肿瘤、代谢性疾病、自身免疫性疾病、尿毒症等所致。按病情进展可分为急性心包炎、亚急性渗出性缩窄性心包炎、慢性心包积液、粘连性心包炎、慢性缩窄性心包炎等。临床上以急性心包炎和慢性缩窄性心包炎为最常见。

一、急性心包炎

急性心包炎是心包脏层与壁层间的急性炎症，可由细菌、病毒、自身免疫、物理、化学等因素引起。

病理改变是在急性期心包壁层、脏层上有纤维蛋白、白细胞和少量内皮细胞的渗出，无明显液体积聚，此时称为纤维蛋白性心包炎。后如果液体增加，则为渗出性心包炎，液体多为黄而清的，偶可混浊不清、化脓性或呈血性，量可由100ml至2～3L不等，一般积液在数周至数月内吸收，可伴随发生壁层与脏层的粘连、增厚、缩窄。液体也可较短时间内大量积聚引起心脏压塞。

(一) 病因

常见病因为风湿热、结核、细菌感染，近年来病毒感染、肿瘤、尿毒症性和心肌梗死性心包炎发病率显著增多。

(二) 临床表现

1. 症状

(1) **胸痛：心前区疼痛是纤维蛋白性心包炎主要症状**，如急性非特异性心包炎、感染性心包炎。疼痛常位于心前区或胸骨后，可放射到颈部、左肩、左臂及左肩胛骨，疼痛性质呈压榨样或锐痛，也可闷痛，常因咳嗽、深呼吸、变换体位或吞咽而加重。

(2) **呼吸困难：是心包积液时最突出的症状**。严重的呼吸困难病人可呈端坐呼吸，身躯前倾、呼吸浅速、面色苍白、发绀。

(3) 全身症状：可有干咳、声音嘶哑及吞咽困难等症状，常因压迫气管、食管而产生。也可有发冷、发热、乏力、烦躁、心前区或上腹部闷胀等。大量渗液可影响静脉回流，出现体循环淤血表现如颈静脉怒张、肝大、腹水及下肢水肿等。

(4) **心脏压塞**：心包积液快速增加可引起急性心脏压塞，**出现气促、心动过速、血压下降、大汗淋漓、四肢冰凉**，严重者可意识恍惚，发生急性循环衰竭、休克等。如积液积聚较慢，可出现亚急性或慢性心脏压塞，表现为颈静脉怒张、静脉压升高、**奇脉**。

2. 体征

（1）**心包摩擦音：是纤维蛋白性心包炎的典型体征**，多位于心前区，**以胸骨左缘第3、4肋间、坐位时身体前倾、深吸气最为明显**。**心前区听到心包摩擦音就可作出心包炎的诊断**。

（2）心包积液：心浊音界向两侧增大，皆为绝对浊音区；心尖搏动弱，且位于心浊音界的内侧或不能扪及；积液大量时可出现心包积液征（Ewart征），即在左肩胛骨下叩诊浊音和闻及因左肺受压引起的支气管呼吸音。

（3）**心脏压塞**：按心脏压塞程度，脉搏可表现为正常、减弱或**出现奇脉**。**奇脉**是大量积液病人，触诊时桡动脉搏动呈吸气性显著减弱或消失，呼气时又复原的现象。也可通过血压测量来诊断，即吸气时动脉收缩压下降10mmHg或更多。

3. 并发症

（1）复发性心包炎：是急性心包炎最难处理的并发症，在初次发病后数月至数年反复发病并伴严重的胸痛。

（2）缩窄性心包炎：常见于结核性心包炎、化脓性心包炎、创伤性心包炎。

（三）辅助检查

1. 化验检查　由原发病决定，如感染性心包炎常有白细胞计数增加、血沉增快等。

2. X线检查　对渗出性心包炎有一定价值，可见心影向两侧增大，心脏搏动减弱或消失；尤其是**肺部无明显充血而心影显著增大是心包积液的X线表现特征**。但成人液体量少于250ml、儿童少于150ml时，X线难以检出。

3. 心电图

（1）常有窦性心动过速。

（2）ST段抬高，呈弓背向下，见于除aVR导联以外的所有导联，aVR导联中ST段压低。

（3）一至数日后，ST段回到基线，T波低平或倒置，持续数周至数月后T波逐渐恢复正常。

（4）心包积液时有QRS低电压。

（5）包膜下心房肌受损时可有除aVR和V_1导联外P-R段压低。

4. **超声心动图**　**对诊断心包积液迅速可靠**。心脏压塞的特征为：右心房及右心室舒张期塌陷；吸气时室间隔左移，右心室内径增大，左心室内径减小等。

5. **心包穿刺**　抽取的积液作生物学、细胞分类、查瘤细胞的检查等，确定病因；缓解心脏压塞症状；必要时在心包腔内给予抗菌或化疗药物等。

（四）治疗原则

1. 病因治疗　如结核性心包炎给予规范化抗结核治疗，化脓性心包炎应用敏感抗生素治疗等。

2. 非特异性心包炎的治疗　①应用非甾体类抗炎药物治疗；②在非甾体类抗炎药物治疗无效情况下，应用糖皮质激素药物治疗，常用泼尼松40～60mg/d，1～3周，症状严重者可静脉应用甲泼尼龙。须注意当激素减量时，症状常可反复。

3. 复发性心包炎的治疗　应用**秋水仙碱**0.5～1mg/d，至少1年，缓慢减量停药。

4. 心包积液、心脏压塞治疗

（1）结核性或化脓性心包炎要充分、彻底引流，提高治疗效果和减少心包缩窄发生率。

（2）心包积液中、大量，将要发生心脏压塞的病人，行心包穿刺引流。

（3）已发生心脏压塞病人，无论积液量多少都要紧急心包穿刺引流。

（4）由于积液中有较多凝块、纤维条索状物，会影响引流效果或风险大的病人，可行心包开窗引流。

二、缩窄性心包炎

缩窄性心包炎是心脏被纤维化或钙化的心包致密厚实地包围，使心室舒张期充盈受限而引发一系列循环障碍的疾病。

主要病理改变是急性心包炎随着渗液逐渐吸收，心包出现弥漫的或局部的纤维组织增生、增厚粘连、壁层与脏层融合钙化，使心脏及大血管根部受限。心包长期缩窄，心肌可萎缩。如心包显微病理示为透明样变性组织，提示为非特异性，如为结核性肉芽组织或干酪样病变，则提示为结核性。

（一）病因

缩窄性心包炎继发于急性心包炎，**病因以结核性心包炎为最常见**，其次为化脓或创伤性心包炎。

（二）临床表现

1. 症状　常见症状为劳力性呼吸困难、疲乏、食欲缺乏、上腹胀满或疼痛。也可因肺静脉压高而导致症状如咳嗽、活动后气促。

2. 体征　有颈静脉怒张、肝大、腹水、下肢水肿、心率增快，可见Kussmaul征（吸气时周围静脉回流增多而已缩窄的心包使心室失去适应性扩张的能力，致静脉压增高，吸气时颈静脉更明显扩张）。

腹水常较皮下水肿出现得早、明显。

脉搏细弱无力，动脉收缩压降低，脉压变小，有时可有房颤，心尖搏动不明显，心音减低，少数病人在胸骨左缘第3、4

肋间可闻及心包叩击音。

(三) 辅助检查

1. X线检查 心影偏小、正常或轻度增大；左右心缘变直，主动脉弓小而右上纵隔增宽。

2. 心电图 窦性心律，常有心动过速，有时可有房颤。QRS波群低电压、T波低平或倒置。

3. 右心导管检查 右心导管检查的特征性表现：肺毛细血管压力、肺动脉舒张压力、右心室舒张末期压力、右心房压力均升高且都在相同或相近高水平，右心房压力曲线呈"M"或"W"波形，右心室收缩压轻度升高，舒张早期下陷及高原形曲线。

(四) 治疗原则

1. 外科治疗 **应尽早施行心包剥离术**。但通常**在心包感染、结核被控制，即应手术并在术后继续用药1年**。

2. 内科辅助治疗 应用利尿剂和限盐缓解机体液体潴留，水肿症状；对于房颤伴心室率快的病人，可首选地高辛，之后再应用β受体拮抗剂和钙通道阻滞剂。

三、护理问题

1. 疼痛：心前区疼痛 与心包纤维蛋白性炎症有关。
2. 气体交换受损 与肺淤血及肺组织受压有关。
3. 心排出量减少 与大量心包积液妨碍心室舒张充盈有关。
4. 体温过高 与感染有关。
5. 活动无耐力 与心排血量不足有关。
6. 体液过多 与体循环淤血有关。
7. 潜在并发症：心脏压塞。

四、护理措施

(一) 体位与休息

对于呼吸困难病人要根据病情帮助病人**采取半卧位或前倾坐位**，倚靠床桌，保持舒适体位。对于有胸痛的病人，要卧床休息，保持情绪稳定，不要用力咳嗽、深呼吸或突然改变体位，以免使疼痛加重。避免受凉，防止呼吸道感染，以免加重呼吸困难症状。

(二) 病情观察

1. 定时监测和记录生命体征 了解病人心前区疼痛、呼吸困难的变化情况，密切观察心脏压塞的表现。

2. 观察病人呼吸困难的程度，有无呼吸浅快、发绀。观察血气变化，根据缺氧程度调节氧流量，观察吸氧效果。观察血压、心率(律)、面色，如血压明显下降、口唇发绀、面色苍白、心动过速，应及时向医生报告。

3. 对水肿明显和应用利尿剂治疗病人，准确记录出入量，观察水肿部位的皮肤弹性、完整性。观察有无乏力、恶心、呕吐、腹胀、心律不齐等低血钾表现，并定期复查血清钾。

(三) 用药护理

遵医嘱给予非甾体抗炎药，注意有无胃肠道反应、出血等不良反应。遵医嘱给予糖皮质激素、抗生素、抗结核、抗肿瘤等药物治疗。控制输液速度，防止加重心脏负担。

(四) 饮食护理

嘱病人加强营养，给予高热量、高蛋白、高维生素的易消化饮食，限制钠盐摄入，增强机体抵抗力。

(五) 心包穿刺术的护理

1. 术前护理

(1) 向病人讲清手术的意义和需要配合的注意事项，解除病人心理顾虑。

(2) 必要时术前用镇静剂，建立静脉通道，**备静脉用阿托品，以备术中发生迷走反射时使用**。术前需行超声心动图检查，确定积液量和穿刺部位。

(3) 择期操作者可禁食4～6小时。协助病人取坐位或半卧位。

2. 术中护理 ①**术中嘱病人勿剧烈咳嗽或深呼吸**；②**抽液过程中要注意随时夹闭胶管**，防止空气进入心包腔；③**抽液要缓慢，一般第一次抽液量不超过200ml**，抽出液为鲜血时，应立即停止抽液，观察有无心脏压塞征象，准备好抢救物品和药品；④记录抽出液体量、性质，按要求送化验；⑤注意观察病人的反应，如有无面色苍白、头晕、脉搏、血压、心率、心电图的变化。

3. 术后护理 ①病情观察：**穿刺后2小时继续严密观察血压、心电变化**，观察心脏压塞症状是否有所缓解。观察体温波动，警惕感染发生。②观察穿刺处局部：穿刺部位覆盖无菌纱布，用胶布固定，心包引流时做好引流管护理。注意穿刺处有无渗液，渗液较多时应更换无菌纱布。记录心包积液引流量，待**心包引流小于25ml/d可拔管**。

五、健康教育

1. 增强抵抗力 告诉病人注意充分休息，加强营养，给予高热量、高蛋白、高维生素的易消化饮食，限制钠盐摄入。注意防寒保暖，预防呼吸道感染。

2. 坚持药物治疗 指导病人必须坚持足够疗程的药物治疗，不能擅自停药，防止复发。注意药物不良反应，定期随访。

3. 积极治疗 对缩窄性心包炎的病人，讲明行心包剥离术的重要性，解除心理障碍，尽早接受手术治疗。

考点练习

考点：心包疾病的病因、临床表现、辅助检查和护理措施（A1、A2 型题）

1. 我国目前最常见的缩窄性心包炎的病因是
   A. 风湿性
   B. 化脓性
   C. 结核性
   D. 真菌性
   E. 创伤性
2. 病人，男性，30 岁。因急性心包炎后出现心包积液。该病人的表现**不可能**出现
   A. 胸痛
   B. 呼吸困难
   C. 面色苍白、发绀
   D. 动脉血压升高
   E. 颈静脉怒张
3. 听诊时为清楚地听到急性心包炎病人的心包摩擦音，病人应采取的体位是
   A. 端坐位
   B. 坐位且身体后仰
   C. 坐位且身体前倾
   D. 右侧卧位
   E. 左侧卧位
4. 病人，男性，40 岁。1 个月前诊断为急性心包炎，近 2 周呼吸困难严重，心率加快。查体：颈静脉怒张，奇脉，心浊音界向两侧增大，心音遥远。考虑病人可能出现了大量心包积液。为明确诊断，迅速且可靠的检查方法是
   A. 超声心动图
   B. X 线检查
   C. 心电图
   D. 心包穿刺
   E. 心包镜
5. 心包炎病人做出下列哪项表述时，护士应对其加强饮食教育
   A. “医院的饭太淡，我自己带了几个咸鸭蛋”
   B. “我的身体正在恢复，要每天吃点肉和鱼”
   C. “每天饭菜量必须足够，不能饿着”
   D. “我每天都要吃一些新鲜水果”
   E. “要多吃蔬菜，不然会便秘”
6. 护士配合医生进行心包穿刺操作时，正确的是
   A. 术前嘱病人禁食 2～3 小时
   B. 术前准备阿托品
   C. 第一次可抽 350ml 以上
   D. 抽液中禁止夹闭胶管
   E. 术后待心包引流液小于 50ml/d 时可拔管
7. 病人，女性，38 岁。患缩窄性心包炎 1 年，拟择日行心包切除术。夜班护士发现病人失眠，心率 120 次/min，双手颤抖。沟通中病人表示深恐手术发生意外，但又因病情重不敢不行手术。护士采取的措施**不妥**的是
   A. 向病人介绍手术成功的病例
   B. 告诉病人手术没有任何风险
   C. 向病人说明手术目的
   D. 教会病人使用放松技术
   E. 鼓励家属在探视时给予心理支持
8. 病人，男性，60 岁。因“发热 1 周，胸闷、气急、呼吸困难”入院，B 超提示心包积液，医生给予心包穿刺。术后护理**不正确**的是
   A. 穿刺部分覆盖无菌纱布
   B. 密切观察生命体征
   C. 若进行引流需做好引流管的护理
   D. 心电血压监测 q. 2h.
   E. 指导病人立即下床活动
9. 病人，男性，53 岁。诊断为“大量心包积液”入院。治疗给予安置心包引流管。对该病人的护理措施，**错误**的是
   A. 若病人出现血压下降，心率增快，应警惕病人出现心包填塞
   B. 若心包引流液小于 50ml/d，则可以考虑拔出心包引流管
   C. 保持心包引流管通畅，避免折叠
   D. 引流袋要低于心包穿刺点，避免返流
   E. 第一次引流心包积液不宜超过 200ml

参考答案

序号	1	2	3	4	5	6	7	8	9
答案	C	D	C	A	A	B	B	E	B

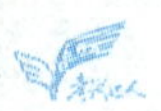

第十一节 周围血管疾病病人的护理

考情分析

年份	主要考点
2019	下肢静脉曲张的高危人群；理发师发生下肢静脉曲张的主要诱因；下肢静脉曲张病人术前焦虑的处理措施；下肢静脉曲张病人术前反复询问手术效果反应的心理问题；下肢静脉曲张病人术后伤口处出血不止时的处理方法；大隐静脉曲张病人穿弹力袜的方法；大隐静脉试验结果的判断；下肢静脉曲张术后护理措施和健康指导；预防下肢静脉曲张的措施；血栓闭塞性脉管炎的主要病因（吸烟）；血栓闭塞性脉管炎分期的判断；血栓闭塞性脉管炎的错误护理（热敷）
2020	提示静脉曲张程度较严重的表现（局部溃疡）；血栓闭塞性脉管炎的判断
2021	血栓闭塞性血管炎病人使用前列腺素 E_1 的主要目的（扩张血管和抑制血小板聚集）；原发性下肢静脉曲张的典型表现；血栓闭塞性脉管炎的主要病因（吸烟）；鼓励下肢静脉曲张病人术后早期活动的主要目的是；血栓闭塞性脉管炎常见的病变部位；下肢静脉曲张易并发溃疡的部位；血栓闭塞性脉管炎分期的判断
2022	下肢静脉曲张的好发部位；下肢静脉曲张手术的指征（深静脉通畅）；硬化剂治疗下肢静脉曲张的原理（纤维性闭塞）；下肢静脉曲张术后病人的正确护理（指导病人早期下床活动）；大隐静脉瓣膜功能试验；下肢静脉曲张晚期并发症（小腿溃疡）；护士预防静脉曲张的主要方法（穿弹力袜）；血栓闭塞性脉管炎的诊断（患肢抬高45°，出现疼痛、苍白）；血栓闭塞性脉管炎的好发部位；血栓闭塞性脉管炎发生发展的危险因素（吸烟）
2023	理发师患下肢静脉曲张的主要病因（长期站立）；下肢静脉曲张的特征性表现（下肢静脉蜿蜒迂曲）；大隐静脉瓣膜功能不全的判断；下肢静脉曲张手术的指征（深静脉通畅试验阳性）；下肢静脉的组成（大隐静脉、小隐静脉、胫前静脉和胫后静脉）；下肢静脉曲张病人术后踮脚的目的（促进下肢静脉血液回流）；下肢静脉曲张术后下肢应抬高的角度（20°～30°）；血栓闭塞性脉管炎的分期（局部缺血期→营养障碍期障碍→组织坏死期）

一、下肢静脉曲张病人的护理

下肢静脉曲张是指下肢浅静脉，因血液回流障碍而引起的以静脉扩张和迂曲为主要表现的一种疾病。

（一）病因

静脉壁软弱、静脉瓣膜缺陷以及浅静脉内压力持续升高是引起浅静脉曲张的主要原因。

1. 先天因素　静脉瓣膜缺陷和静脉壁薄弱，与遗传因素有关。

2. 后天因素　**增加下肢静脉瓣膜承受压力**和循环血量超负荷是造成下肢静脉曲张的后天因素，**如长期站立、重体力活动、妊娠、慢性咳嗽、习惯性便秘**等。

（二）临床表现

以大隐静脉曲张多见，单独的小隐静脉曲张比较少见；左下肢多见。主要表现为**下肢浅静脉曲张、蜿蜒扩张、迂曲**。

1. **早期**　仅在长时间站立后**患肢小腿感觉沉重、酸胀、乏力和疼痛**。

2. 后期　曲张静脉明显隆起和迂曲，可出现踝部轻度肿胀和足靴区皮肤营养不良，皮肤色素沉着、湿疹或溃疡形成。

（三）辅助检查

1. 特殊检查，见图2-11-1下肢静脉瓣膜功能试验。

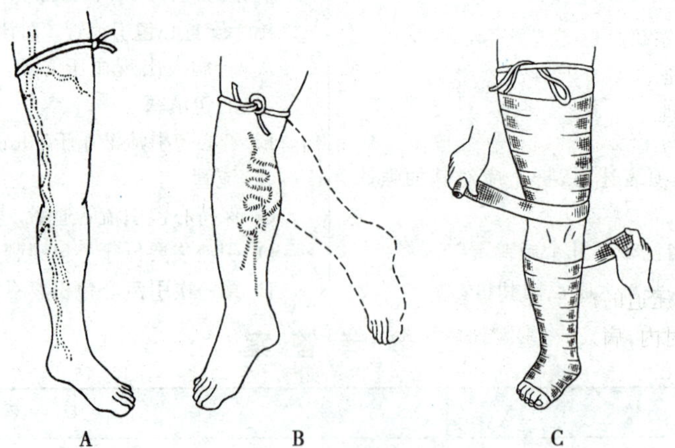

图2-11-1　下肢静脉瓣膜功能试验

A. 大隐静脉瓣膜功能试验；B. 深静脉通畅试验；C. 交通静脉瓣膜功能试验

（1）**大隐静脉瓣膜功能试验**：病人仰卧，抬高下肢排空静脉，在腹股沟下方扎止血带阻断大隐静脉，然后让病人站立，10秒内放开止血带，若**出现自上而下的静脉逆向充盈，提示瓣膜功能不全**。若未放开止血带前，止血带下方的静脉在30秒内已充盈，则表明交通静脉瓣膜关闭不全。

（2）**深静脉通畅试验**：病人取站立位，于腹股沟下方缚止血带压迫大隐静脉，待静脉充盈后，嘱病人连续用力踢腿或作下蹲活动10余次，随着小腿肌泵收缩迫使浅静脉血向深静脉回流而排空。若**在活动后浅静脉曲张更为明显**、张力增高，甚至出现胀痛，**提示深静脉不通畅**。

（3）**交通静脉瓣膜功能试验**：病人仰卧，抬高下肢，在大腿根部扎上止血带，然后从足趾向上至腘窝缠缚第一根弹力绷带，再自止血带处向下，缠绕第二根弹力绷带；让病人站立，一边向下解开第一根弹力绷带，同时向下缚缠第二根弹力绷带，如果在第二根绷带之间的间隙内出现曲张静脉，即意味该处有功能不全的交通静脉。

2. 影像学检查

（1）**下肢静脉造影**：可观察下肢静脉是否通畅，瓣膜功能情况以及病变程度。

（2）血管超声检查：可以观察瓣膜关闭活动及有无逆向血流。

（四）治疗原则

1. 非手术治疗

（1）促进静脉回流：**避免久站、久坐，间歇性抬高患肢，穿弹力袜或用弹力绷带**，适用于大多数病人。

（2）注射硬化剂和压迫疗法：适用于病变范围小且局限者，常用的硬化剂有鱼肝油酸钠、酚甘油液等。将硬化剂注入曲张的静脉后局部加压包扎，利用硬化剂造成的静脉炎症反应使其闭塞。

（3）处理并发症

1）血栓性浅静脉炎：给予抗菌药及局部热敷治疗。

2）湿疹和溃疡：**抬高患肢并给予创面湿敷**。

3）**曲张静脉破裂出血：抬高患肢，局部加压包扎止血**，必要时予以缝扎止血。

2. **手术治疗** 是治疗下肢静脉曲张的根本方法，适用于**深静脉通畅，如大隐静脉或小隐静脉高位结扎和曲张静脉剥脱术，近几年开展的经皮环扎术、旋切刨吸术、腔内激光、射频和电凝等术式均取得良好疗效**。（亲：下肢静脉曲张的手术禁忌证为深静脉阻塞哦）。

（五）护理问题

1. 活动无耐力 与下肢静脉回流障碍有关。

2. 皮肤完整性受损 与皮肤营养障碍、慢性溃疡有关。

3. 潜在并发症：深静脉血栓形成、小腿曲张静脉破裂出血。

（六）护理措施

1. 促进下肢静脉回流，改善活动能力

（1）穿弹力袜或缚扎弹力绷带：指导病人行走时穿弹力袜或使用弹力绷带，促进静脉回流。**穿弹力袜时应抬高患肢**，排空曲张静脉内的血液后再穿。**弹力绷带应自下而上包扎**，包扎不应妨碍关节活动，并注意保持合适的松紧度，以能扪及足背动脉搏动和保持足部正常皮肤温度为宜。手术后弹力绷带一般需维持2周方可拆除。

（2）保持合适体位：采取良好坐姿，**坐时双膝勿交叉过久**，以免压迫腘窝、影响静脉回流；**休息或卧床时抬高患肢30°～40°，以利静脉回流**。

（3）避免引起腹内压和静脉压增高的因素：保持大便通畅、避免长时间站立，肥胖者应有计划地减轻体重。

2. 预防或处理创面感染

（1）观察患肢情况：观察患肢远端皮肤的温度、颜色、是否有肿胀、渗出，局部有无红、肿、压痛等感染征象。

（2）加强下肢皮肤护理：预防下肢创面继发感染，做好皮肤湿疹和溃疡的治疗和换药，促进创面愈合。

3. 并发症的预防和护理

（1）术后早期活动：病人卧床期间指导其作足部伸屈和旋转运动；**应抬高患肢30°；术后24小时鼓励病人下地行走**，促进下肢静脉回流，避免深静脉血栓形成。当下肢深静脉血栓形成，**预防肺栓塞**应注意：

1）非手术治疗者，从发病之日起应严格卧床2周。

2）**严禁按摩患肢**。

3）禁止施行对患肢有压迫的检查。

4）出现栓塞的24小时内，病人应：①限制自身活动；②保持呼吸节律正常；③通知医院，等待医治。

（2）保护患肢：活动时避免外伤引起曲张静脉破裂出血，如发现有局部出血、感染和血栓性静脉炎等并发症时，应及时报告医生处理。

（七）健康教育

1. 指导病人进行适当的体育锻炼，增强血管壁弹性，休息时适当抬高患肢。

2. 非手术治疗病人应坚持长期使用弹力袜或弹力绷带，术后宜继续使用 1～3 个月。

3. 平时应保持良好的坐姿，**避免久站、久坐；坐时避免双膝交叉过久，休息时抬高患肢**。

4. 去除影响下肢静脉回流的因素，避免用过紧的腰带和紧身衣物。

5. **保持大便通畅**，避免肥胖。

二、血栓闭塞性脉管炎病人的护理

血栓闭塞性脉管炎是一种累及血管的炎症性、节段性和周期性发作的慢性闭塞性疾病。**主要侵袭四肢的中、小动脉和静脉，以下肢多见**。好发于男性青壮年。

（一）病因

1. 外来因素　主要有吸烟、寒冷与潮湿的生活环境、慢性损伤和感染。

2. 内在因素　自身免疫功能紊乱、性激素和前列腺素失调及遗传因素。

（二）临床表现（表 2-11-1）

表 2-11-1　血栓闭塞性脉管炎临床表现(*)

分期	病理改变	表现	动脉搏动
局部缺血期	**以感觉和皮肤色泽改变为主**，患肢苍白	肢端发凉、怕冷、小腿酸胀乏力，足趾有麻木感。行走一定距离后出现小腿肌肉抽痛，被迫停下，休息后疼痛可缓解，但再行走后又可发作，这种现象称为**间歇性跛行**	患肢足背、胫后动脉搏动明显减弱
营养障碍期	以疼痛和营养障碍为主，血管痉挛加重，血管壁明显增厚及血栓形成，休息时不能满足局部组织的血液需求	足趾部可**出现持续性疼痛，夜间尤甚**。剧痛使其夜不能寐，迫使其屈膝抱足而坐，或将患肢垂于床沿，以增加血供缓解疼痛。这种现象称之为**静息痛**（休息痛）。此时，足与小腿皮肤苍白、干冷，肌肉萎缩，趾甲增厚	**足背及胫后动脉搏动消失**
组织坏死期	以溃疡和坏疽为主，患肢动脉完全闭塞，发生干性坏疽	坏疽先见于第一趾尖端，可延及其他各趾或更高平面。此后坏死组织自行脱落，在残端留下经久不愈的溃疡创面。继发细菌感染时可转为湿性坏疽，常伴全身感染中毒症状	

（三）辅助检查

1. 特殊检查

（1）测定跛行距离和跛行时间。

（2）测定皮肤温度：若**双侧肢体对应部位皮肤温度相差 2℃以上，提示皮温降低侧肢体动脉血流减少**。

（3）检查患肢远端动脉搏动情况：若搏动减弱或不能扪及常提示血流减少。

（4）**肢体抬高试验**：肢体抬高试验（Buerger 试验）：病人平卧，**患肢抬高 45°，持续 3 分钟，若出现麻木、疼痛、苍白或蜡黄色者为阳性**，提示动脉供血不足。再让病人下肢自然下垂于床缘以下，正常人皮肤色泽可在 10 秒内恢复正常。若超过 45 秒且皮肤色泽不均匀，进一步提示患肢存在动脉供血障碍。

2. 影像学检查

（1）肢体血流图（CTA）：了解肢体血流通畅情况。

（2）超声多普勒检查：可显示动脉的形态、直径和流速、血流波形等；踝肱指数，即踝压（踝部胫前或胫后动脉收缩压）与同侧肱动脉压之比，正常值＞1.0。若比值为 0.5～1，为缺血性疾病；＜0.5，为严重缺血。

（3）动脉造影（DSA）：可以明确动脉阻塞的部位、程度、范围及侧支循环建立的情况。

（四）治疗原则

1. 非手术治疗

（1）一般治疗

1）**严禁吸烟**，以消除烟碱对血管的刺激而引起血管收缩。

2）**防止受冷、受潮和外伤，但不应使用热疗**，以免组织需氧量增加而加重症状。

3）**患肢应进行锻炼，以促进侧支循环建立**。

4）止痛：当患肢出现溃疡、坏疽或继发感染时，疼痛更为严重。一般镇痛药物常难以奏效，**可适当使用吗啡或哌替啶类止痛剂**。

（2）药物治疗：适用于早、中期病人。

1）扩张血管和抑制血小板聚集：根据病情选择用药。

2）预防或控制感染：根据细菌培养及药物敏感试验，选用有效抗菌药。

（3）高压氧疗法：通过高压氧治疗，提高血氧含量，促进肢体的血氧弥散，改善组织的缺氧程度。

（4）创面处理：对干性坏疽创面，应在消毒后包扎创面，预防继发感染。感染创面可给予湿敷和换药。

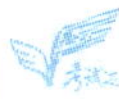

2. 手术治疗

(1) 动脉重建术：①旁路转流术：适用于主干动脉闭塞、但在闭塞的近侧和远侧仍有通畅的动脉通道者；②血栓内膜剥脱术：适用于短段的动脉阻塞者。

(2) 分期动、静脉转流术：适用于动脉广泛闭塞并且无流出道者。

(3) 大网膜移植术：适用于动脉广泛闭塞者。

(4) 腰交感神经切除术：适用于腘动脉远侧狭窄的病人。

(5) 截肢术：肢体远端坏死已有明确界限者，或严重感染引起毒血症者。

(五) 护理问题

1. **疼痛　与患肢缺血、组织坏死有关。**

2. 焦虑　与患肢剧烈疼痛、久治不愈、对治疗失去信心有关。

3. 组织完整性受损　与肢端坏疽、脱落有关。

4. 活动无耐力　与患肢远端供血不足有关。

5. 潜在并发症：术后切口出血和栓塞。

(六) 护理措施

1. 控制或缓解疼痛

(1) 绝对戒烟：告知病人吸烟的危害，消除烟碱对血管的收缩作用。

(2) 肢体保暖：告知病人应**注意肢体保暖，避免受寒冷刺激**，但**应避免用热水袋或热水给患肢直接加温**。

(3) 有效镇痛：对早期轻症病人，可遵医嘱用血管扩张剂、中医中药缓解疼痛。对疼痛剧烈的中、晚期病人常需使用麻醉性镇痛药。

2. 减轻焦虑　医护人员应以极大的同情心关心、体贴病人，给病人以心理支持。

3. 预防或控制感染

(1) 保持足部清洁、干燥：每天用温水洗脚，告诉病人先用手试水温，**勿用足趾试水温，以免烫伤**。

(2) 预防组织损伤：皮肤瘙痒时，可涂止痒药膏，避免用手抓痒，以免皮肤破溃而形成经久不愈的溃疡。

(3) 预防继发感染：病人有皮肤溃疡或组织坏死时应卧床休息，减少损伤部位的耗氧量；保持溃疡部位的清洁、避免受压及刺激；加强创面换药，并遵医嘱应用抗菌药。

(4) 预防术后切口感染：密切观察病人体温和切口情况，若发现伤口红肿、渗出和体温升高，应及早处理，并遵医嘱合理使用抗菌药物。

4. **促进侧支循环，提高活动耐力**

(1) 步行：鼓励病人坚持每天多走路，行走时以出现疼痛时的行走时间和行走距离作为活动量的指标，以不出现疼痛为度。

(2) 指导病人进行 **Buerger 运动**

1) 平卧位：抬高患肢 45°以上，维持 2～3 分钟。

2) 坐位：双足自然下垂 2～5 分钟，作足背屈、跖屈和旋转运动。

3) 患肢平放休息 2 分钟；如此重复练习 5 次，每日数次。

若有以下情况不宜运动：

①腿部发生溃疡及坏死时，运动将增加组织耗氧。

②动脉或静脉血栓形成时，运动可致血栓脱落造成栓塞。

5. 并发症的预防和护理

(1) 体位：**血管造影术后**病人应平卧位，**穿刺点加压包扎 24 小时**，**患肢制动 6～8 小时**，患侧髋关节伸直、避免弯曲，以免降低加压包扎的效果。**静脉手术后抬高患肢 30°，制动 1 周；动脉手术后患肢平放、制动 2 周**。自体血管移植术后愈合较好者，卧床制动时间可适当缩短。病人卧床制动期间应做足部运动，促进局部血液循环。

(2) 术后严密观察

1) 病人血压、脉率。

2) 切口、穿刺点渗血或血肿情况。

3) **肢体远端血运情况，双侧足背动脉搏动、皮肤温度、皮肤颜色及感觉**，并作记录。**若动脉搏动消失、皮肤温度降低、颜色苍白、感觉麻木，提示有动脉栓塞**；若动脉重建术后出现肿胀、皮肤颜色发紫、皮肤温度降低，可能为重建部位的血管发生痉挛或继发性血栓形成。

6. 其他　血管造影术后鼓励病人多喝水，促进造影剂的排泄，必要时可给予补液。记录 24 小时的尿量。

(七) 健康教育

1. 劝告病人坚持戒烟。

2. 体位　**病人睡觉或休息时取头高脚低位**，使血液容易灌流至下肢。告知病人避免长时间维持同一姿势（站或坐）不变，以免影响血循环。坐时应避免将一腿搁在另一腿膝盖上，以防腘动、静脉受压和血流受阻。

3. 保护患肢　切勿赤足行走，避免外伤；注意患肢保暖，避免受寒；鞋子必须合适，不穿高跟鞋；穿棉袜子，勤换袜子，预防真菌感染。

4. **指导病人进行患肢功能锻炼，促进侧支循环建立**，改善局部症状。

5. 合理使用止痛药物。

考点练习

考点：下肢静脉曲张的病因和临床表现（A1、A2、A3/A4型题）

1. 下肢静脉曲张的高危人群**不包括**
   A. 交警
   B. 运动员
   C. 教师
   D. 外科医生
   E. 空姐

（2～3题共用题干）

病人，男性，50岁。因下肢静脉曲张入院。检查时嘱其站立，待下肢静脉曲张充盈后，在大腿上1/3扎止血带，嘱其反复下蹲3～5次，结果显示曲张静脉充盈度明显减轻。

2. 上述检查结果提示
   A. 交通支瓣膜功能不全
   B. 交通支瓣膜功能正常
   C. 大隐静脉瓣膜功能不全
   D. 下肢深静脉通畅
   E. 下肢深静脉瓣膜功能不全
3. 为进一步检查交通静脉瓣膜功能，宜做
   A. 大隐静脉瓣膜功能试验
   B. 深静脉通畅试验
   C. 交通静脉瓣膜功能试验
   D. 步行试验
   E. X线检查
4. 下肢静脉曲张早期的主要症状是
   A. 下肢沉重感
   B. 曲张静脉破裂出血
   C. 肢端坏疽
   D. 血栓性静脉炎
   E. 溃疡形成
5. 病人，女性，32岁，下肢表浅静脉曲张，给予保守治疗。下列会加重病情的行为是
   A. 避免久站
   B. 防止便秘
   C. 戒烟
   D. 适当休息，抬高患肢
   E. 坐位时双膝交叉
6. 病人，女性，27岁。妊娠37周，近日诉左下肢酸胀，疼痛，小腿内侧出现团块状隆起，晨起时消失。该病人左下肢考虑为
   A. 下肢软组织感染
   B. 血栓闭塞性脉管炎
   C. 下肢静脉曲张
   D. 深静脉血栓
   E. 妊娠所致的钙缺乏

考点：下肢静脉曲张的辅助检查和治疗要点（A1型题）

7. 大隐静脉瓣膜功能试验的检查目的是判断
   A. 深静脉是否通畅
   B. 小隐静脉瓣膜功能
   C. 大隐静脉瓣膜功能
   D. 交通静脉瓣膜功能
   E. 交通静脉是否通畅
8. 诊断下肢静脉曲张最可靠的方法是
   A. 下肢静脉压测定
   B. 下肢静脉造影
   C. MRI检查
   D. 多普勒超声检查
   E. 静脉瓣膜功能试验
9. 肢体抬高试验阳性是
   A. 下肢先抬高30°，后下垂，肤色由白变紫
   B. 下肢先抬高30°，后下垂，肤色由黄变白
   C. 下肢先抬高45°，后下垂，肤色由白变红
   D. 下肢先抬高60°，后下垂，肤色由黄变红
   E. 下肢先抬高45°，持续3分钟，出现麻木、疼痛、苍白或蜡黄者
10. 治疗下肢静脉曲张最根本的方法是
    A. 手术治疗
    B. 抬高患肢
    C. 弹力绷带包扎
    D. 注射硬化剂
    E. 穿弹力袜
11. 下肢静脉曲张病人的手术**禁忌证**是
    A. 大隐静脉瓣膜功能不全
    B. 交通静脉瓣膜功能不全
    C. 深静脉阻塞
    D. 下肢水肿
    E. 下肢感染

考点：下肢静脉曲张的护理问题、护理措施和健康教育（A1、A2型题）

12. 病人，男性，49岁。教师，久站后出现小腿酸胀不适。查体：右小腿内侧有少许迂回的静脉团，足靴区色素沉着，诊断为大隐静脉曲张，医生建议穿弹力袜或扎

弹力绷带保守治疗，正确的做法是
A. 选择弹力袜的长短、厚薄应符合病人的腿部情况
B. 弹力袜选择较紧为宜，有利于促进静脉回流
C. 弹力袜或弹力绷带应24小时不间断使用才有效
D. 弹力绷带自上而下包扎，不妨碍关节活动
E. 穿弹力袜时应转为站立后再穿，保证袜子平整

13. 防止大隐静脉曲张术后深静脉血栓形成的主要护理措施是
A. 抬高患肢30°
B. 严格无菌操作
C. 避免腹内压升高
D. 术后早期活动患肢
E. 弹力绷带包扎患肢

14. 针对使用弹力绷带病人的健康教育，**错误**的是
A. 以清晨起床前包扎为宜
B. 从肢体近端开始包扎
C. 松紧度以能将一个手指伸入缠绕的圈内为宜
D. 根据不同疾病手术选择包扎方法
E. 包扎后应观察肢端的皮肤颜色、患肢肿胀程度

15. 病人，男性，43岁。因左下肢静脉曲张行大隐静脉高位结扎剥脱术。术后该病人的患肢应
A. 平放
B. 内收
C. 外展
D. 抬高
E. 垂落床边

16. 病人，女性，63岁。因下肢静脉曲张行大隐静脉高位结扎剥脱术。术后护士指导其使用弹力绷带的正确方法是
A. 包扎前应下垂患肢
B. 手术部位的弹力绷带应缠绕的更紧
C. 两圈弹力绷带之间不能重叠
D. 由近心端向远心端包扎
E. 包扎后应能扪及足背动脉搏动

17. 病人，男性，60岁。农民。右下肢静脉迂曲扩张10余年，2个月前出现足踝部溃烂。在村门诊部换药多次未愈，医生建议手术。病人家庭经济负担重，常叹气，多次询问手术效果，以及是否有其他非手术的治疗方案。目前病人主要的心理问题是
A. 淡漠
B. 抑郁
C. 恐惧
D. 焦虑
E. 悲哀

18. 病人，女性，47岁。右下肢静脉迂曲、扩张，形状似蚯蚓，以原发性下肢静脉曲张收入院。病人主诉右侧小腿表浅的静脉像蚯蚓一样，不能穿裙子，这次入院主要是为了改善形象，可又怕手术效果不好。护士对该病人存在的心理问题最恰当的处理是
A. 转移病人注意力，防止焦虑
B. 该病人心理问题不严重，可以不用处理
C. 对该病人进行有关手术效果的宣教，让其了解术后的情况
D. 让病人家属进行安慰
E. 保持病室安静，让病人充分休息

考点：血栓闭塞性脉管炎的病因（A1型题）

19. 病人，男性，42岁。因左下肢发凉，疼痛反复发作3年入院。护士应重点评估的是
A. 婚姻史
B. 家族史
C. 个人史
D. 吸烟史
E. 手术史

20. 血管闭塞性脉管炎病变主要位于
A. 大、中动脉
B. 大、中静脉
C. 四肢中小动静脉，尤其是上肢血管
D. 四肢中小动静脉，尤其是下肢血管
E. 小动脉静脉

21. 关于血栓闭塞性脉管炎的描述，**错误**的是
A. 是一种周围血管慢性非化脓性病变
B. 主要累及大中动脉
C. 早期以血管痉挛为主
D. 伴行静脉和血管壁的交感神经亦常受累
E. 症状呈周期性加重，最终可造成肢体远端坏疽

考点：血栓闭塞性脉管炎的临床表现（A1、A2型题）

22. 血管闭塞性脉管炎营养障碍期的主要表现为
A. 静息痛
B. 间歇性跛行
C. 肢端发凉、怕冷
D. 游走性浅静脉炎
E. 足趾坏死性溃疡

23. 病人，男性，32岁。较长距离步行后，感下肢疼痛，肌肉抽搐，休息后症状消失，再走一段路后症状又出现。检查：右足背动脉较左侧搏动减弱。应考虑为
A. 静脉血栓形成
B. 血栓性静脉炎
C. 血栓闭塞性脉管炎
D. 雷诺综合征
E. 动静脉瘘

24. 血栓闭塞性脉管炎营养障碍期的表现是
A. 游走性动脉血管炎
B. 反复性动脉血管闭塞
C. 复发性游走性动脉血管炎
D. 患肢动脉搏动消失
E. 复发性游走性静脉炎

考点：血栓闭塞性脉管炎的辅助检查和治疗要点（A1、A2型题）

25. 病人，男性，43岁。间歇性跛行，右侧足背动脉波动减弱，诊断为血栓闭塞性脉管炎。该病人双侧下肢的温

度相差约
A. 1℃以上
B. 2℃以上
C. 3℃以上
D. 4℃以上
E. 5℃以上

26. 关于血管闭塞性脉管炎病人的治疗原则，**错误**的是
A. 止痛
B. 戒烟
C. 热疗
D. 高压氧疗
E. 改善微循环

考点：血栓闭塞性脉管炎的护理问题、护理措施和健康教育(A1、A2、A3/A4 型题)

27. 病人，男性，40 岁。行血栓闭塞性脉管炎术后。为了解反映肢体远端血运情况，护士应观察的体征**不包括**
A. 双侧足背动脉搏动
B. 皮肤温度
C. 皮肤颜色
D. 皮肤出血
E. 皮肤感觉

28. 针对血栓闭塞性脉管炎病人的护理措施，正确的是
A. 可用 50℃的热水泡脚
B. 可以在寒冷环境中暴露肢体
C. 可以将热水袋直接放患肢处取暖
D. 室内温度宜保持在 15℃以上
E. 可将热水袋放于腹部，通过血液循环来给四肢取暖

29. 勃格运动的主要目的是
A. 减轻下肢水肿
B. 提高肌张力
C. 促进侧支循环
D. 使病人舒适
E. 促进静脉回流

30. 血栓闭塞性脉管炎皮肤出现溃疡后，以下护理措施中会加重病情的是
A. 卧床休息，减少损伤部位的耗氧量
B. 局部热敷
C. 保持溃疡部位的清洁，避免受压及刺激
D. 创面加强换药，可选用敏感的抗生素湿敷
E. 按医嘱给予抗感染药物

(31～32 题共用题干)

病人，男性，46 岁。右下肢发冷、小腿抽痛、足趾麻木半年余。1 周前出现右足趾持续性疼痛难忍、夜间尤甚。医生告知其应积极配合治疗，多做勃格运动，否则有截肢危险。现病人坐卧不宁，经常无故地发怒，与家人争吵，对医护人员的服务不满。

31. 此时对其进行心理护理，主要是减轻该病人的
A. 焦虑
B. 紧张
C. 恐惧
D. 绝望
E. 抑郁

32. 护士指导其做勃格运动的主要目的是
A. 减轻下肢水肿
B. 促进病人舒适
C. 减慢肢体坏疽速度
D. 促进侧支循环建立
E. 提高日常活动能力

参考答案

序号	1	2	3	4	5	6	7	8	9	10	11	12	13	14	15	16
答案	B	D	C	A	E	C	C	B	E	A	C	A	D	B	D	E
序号	17	18	19	20	21	22	23	24	25	26	27	28	29	30	31	32
答案	D	C	D	D	B	A	C	D	B	C	D	E	C	B	A	D

第十二节 心脏骤停病人的护理

扫二维码
免费看视频

考情分析

年份	主要考点
2019	心跳呼吸停止时首要的急救措施；胸外心脏按压和人工呼吸的比例
2021	成人胸外心脏按压的深度(5～6cm)；胸外心脏按压的正确部位；判断心跳停止时触摸颈动脉搏动的时间不应少于(10s)；心跳骤停病人在心肺复苏过程中拿到 AED 后应立即(中断胸外心脏按压立即使用)；判断心搏骤停的指标不包括(叹息样呼吸)
2022	护士在院外发现有人心搏骤停时应首先观察(意识)；心搏骤停后应在多长时间内开始抢救；成人心肺复苏时胸外心脏按压与人工呼吸的比例

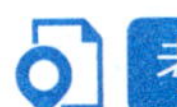

考点导航

心脏骤停是指心脏射血功能突然终止。若不及时处理,会造成脑和全身器官组织的不可逆损害而导致死亡。心脏骤停常是心脏性猝死的直接原因。

一、成人心脏骤停

(一) 病因与病理生理

1. 病因　引起心脏骤停的原因分为心源性和非心源性。

(1) **心源性原因:以冠心病最多见**,约占80%。其他如瓣膜病变、心肌炎、心肌病、三度房室传导阻滞、遗传性QT间期延长、预激综合征、某些先心病等也可引起。

(2) 非心源性原因:电击、雷击、溺水、**严重的电解质酸碱平衡紊乱(高钾血症)**、药物中毒或过敏、麻醉和手术中意外等。

2. 心脏骤停引起的**病理生理改变包括**　①代谢性酸中毒;②细胞内水肿;③高血钾;④心脏骤停后各重要脏器对缺氧的耐受性不同,其中**大脑对缺氧的耐受性只有4～6分钟**。(*)

(二) 临床表现

心脏骤停是临床死亡的标志。心脏骤停发生前可无任何先兆症状。

1. 心音消失,**大动脉搏动消失(成人以颈动脉、股动脉,幼儿以肱动脉为准)**,血压测不出。
2. **突然意识丧失**或伴有全身抽搐。心脏停搏30秒则陷入昏迷状态。
3. 呼吸停止或呈叹息样呼吸,多发生在心脏停搏后20～30秒内。
4. 瞳孔散大,对光反射消失。
5. 皮肤苍白或发绀。
6. 心电图表现　①心室颤动或扑动最为常见;②心电-机械分离;③心室静止,呈无电波的一条直线,或仅见心房波。

(三) 诊断

临床上病人**一旦出现意识丧失,大动脉搏动消失即可诊断为心脏骤停**(亲:心跳呼吸骤停的判断为"一看,二摸"。一看即为判断病人的意识是否丧失;二摸即为摸病人的颈动脉是否有搏动。一旦判断病人为心脏骤停,应立即进行胸外心脏按压)。

> **知识拓展**
>
> **专业人员与非专业人员对心脏骤停的判断**
>
> 对于非专业人员:如发现有人突然神志丧失或晕厥,可轻拍其肩部并大声呼叫,如无反应(无回答、无活动),没有呼吸(可有不正常呼吸,如喘息),就应立即诊断为心脏骤停,呼叫急救中心,启动紧急医疗服务系统。同时立即开始心肺复苏,争取时间获得专业人员的救助和得到自动体外除颤器除颤。
>
> 对于专业的医护人员:检查病人有无反应,无呼吸或仅是喘息(即呼吸不正常),**不能在10秒内明确感觉到脉搏(10秒内可同时检查呼吸和脉搏)即判断为心脏骤停**,立即开始启动紧急医疗服务系统,同时立即开始CPR,尽早电除颤。

(四) 治疗原则

心脏呼吸停止后,血液循环终止,各组织器官缺血、缺氧。由于脑细胞对缺氧十分敏感,**一般在循环停止3分钟开始出现脑水肿,4～6分钟大脑将发生不可逆损害**。一旦确定心脏骤停,应立即就地进行抢救。

心脏骤停病人的处理分为五个基本方面:①开始的评估;②**基础生命支持(BLS)即按C-A-B的顺序操作**;③高级生命支持(ACLS);④心脏骤停后处理;⑤长期治疗。其中BLS的目标是做到紧急提供通气和全身性血液灌注。心肺复苏成功的关键是速度,BLS及时与否直接关系到心脏骤停的病死率和病残率。

(五) 护理措施

病人一旦出现意识丧失、呼吸、大动脉搏动消失,应迅速呼救或通知急救中心,同时立即实施抢救。

1. 判断意识与反应　**判断过程要求在10秒内完成**。判断的内容包括意识状态,有无反应。如果病人对刺激无任何反应即可判定心脏停搏。

2. 摆好复苏体位　**使病人仰卧在坚硬、平坦的地面上**;若在床上,必须抽去枕头,垫木板;如病人俯卧,应同时转动头、躯干和下肢,将其扳成仰卧位,解开衣领、腰带,暴露胸部;**对疑有颈部损伤者应平移并保持头、胸及足趾在同一水平**。

3. **基础生命支持(BLS)**

C—**人工循环(circulation)**：建立人工循环时常采用胸外心脏按压，站立或跪于患者右侧，按压部位为**胸骨中下1/3交界处**。以另一手的掌根部放在按压区，掌根与胸骨长轴重叠，然后将定位之手放下，将掌根重叠于另一手背上，手指脱离胸壁。抢救者肘关节伸直，双肩在病人胸骨上方正中，用身体重力垂直向下施加压力。按压应平稳，有规律地进行，不能间断，不能冲击式地猛压。**按压频率为100～120次/min，成人按压深度至少5～6cm，按压与放松比为1∶1**，同时尽可能减少胸部按压中断的次数和持续时间，**按压中断时间不应大于10秒**，胸部按压在整个心肺复苏中的目标比例为至少60%。每次按压后让胸部完全回弹，按压者不应该在按压间隙倚靠在病人胸部。无论是单人心肺复苏还是双人心肺复苏，**胸外心脏按压与人工呼吸之比均为30∶2**。

知识拓展

胸外心脏按压的定位方法

胸外心脏按压的定位方法有三种(图2-12-1)：①胸骨中下1/3交界处；②剑突上两横指上缘；③两乳头连线中点。

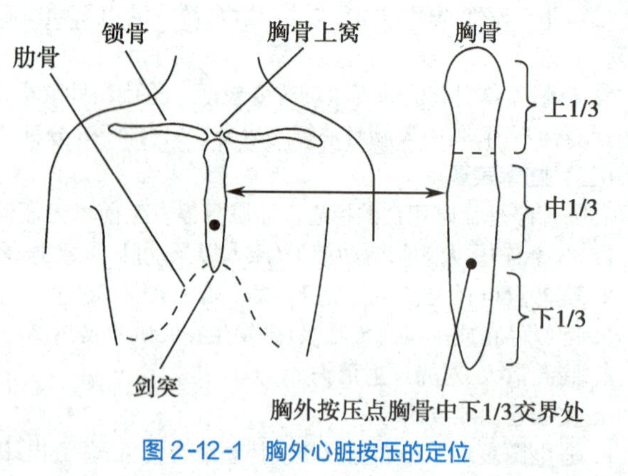

图2-12-1 胸外心脏按压的定位

好礼相送

胸外心脏按压口诀

中下压(胸骨中下1/3交界处)，用力压(胸骨下陷5～6cm)，快快压(100～120次/min以上)，按比压(**胸外心脏按压与人工呼吸比例为30∶2**)

A—**开放气道(airway)**：抢救心跳、呼吸骤停的病人时，应开放气道，清除病人口鼻咽腔异物，检查并取下义齿，简易呼吸器辅助呼吸。打通气道的方法：

(1) **仰头抬颌(颏)法**：即一手小鱼际置于前额，用力向后压，使头部向后仰，另一手的示指与中指置于下颌骨近下颏或下颌角处，抬起下颌(图2-12-2)。

(2) **双下颌上提法**：如有**颈部损伤时**，不能使头部后仰，以免进一步加重颈椎损伤，在这种情况下，**采用托颌法开放气道较安全**，具体方法为用双手置于病人头部两侧下颌角，肘部支撑在病人躺的平面上，用力向前上托起下颌，并使头向后仰(图2-12-3)。

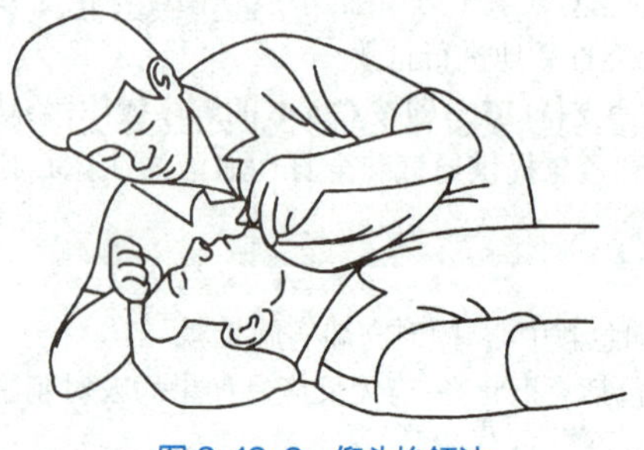
图2-12-2 仰头抬颌法

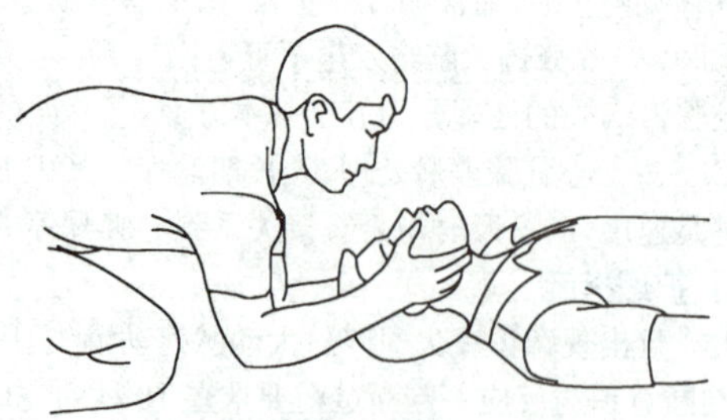
图2-12-3 双下颌上提法

开放气道后，先将耳贴近病人口鼻，头部侧向病人胸部，眼睛观察其胸部有无起伏，面部感觉气道有无气体排出；耳听呼吸道有无气流呼出的声音。若无上述体征，可确定为呼吸停止。**判断及评价时间不得超过10秒**。大多数呼吸或心

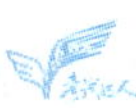

搏骤停病人均无呼吸或呼吸异常，不规则呼吸。若判断为无呼吸或呼吸异常时，应立即实施人工呼吸，在不能确定通气是否异常时，也应立即进行人工呼吸。

B—**人工呼吸**(breathing)

所有人工呼吸均应持续吹气1秒以上[*]，保证有足够量的气体进入并使胸廓起伏。但过度通气可能有害，应避免。

(1) 口对口人工呼吸：口对口人工呼吸是一种快捷有效的通气方法。具体方法：将按于前额一手的拇指与示指**捏闭病人鼻孔**，另一手的拇指将病人口部掰开，抢救者深吸一口气后，张口贴近病人的嘴，将病人口部完全包住，呈密封状，缓慢吹气，每次吹气应持续1秒以上[*]，确保呼吸时胸部抬起。一次吹气完毕后立即与病人口部脱离，轻轻地抬起头部，眼视病人胸部并吸入新鲜空气，同时放松捏鼻的手，此时病人胸部向下塌陷，有气流从口鼻排出，通气频率为10～12次/min。

(2) 口对鼻人工呼吸：适用于牙关紧闭，口部严重损伤等。具体方法：一手按于前额，使病人头部后仰，另一手提起下颌，并使口部闭住，抢救者深吸一口气，然后用口包住病人的鼻部，用力向病人鼻孔吹气。

(3) 呼吸囊(简易呼吸器)应用：在未能进行气管插管时，面罩紧扣口鼻部，**EC手法固定，每次可压入500～600ml潮气量**，起到辅助呼吸的作用。

抢救者完成5个30∶2的按压/通气周期后，再评价呼吸循环体征，如仍无呼吸循环征象，继续心肺复苏，如自主循环和呼吸恢复，应将病人置于恢复体位。

现场应用第二抢救者或更多的抢救人员轮换操作，以保证有效复苏。

4. 除颤　成人心脏骤停时，最初发生较为常见且较容易治疗的心律失常为室颤，迅速除颤是治疗室颤最好的方法。

5. 高级生命支持(ACLS)　是基础生命支持的继续，高级生命支持应与基础生命支持结合进行。

(1) 静脉通路：迅速建立至少两条静脉通路，以维持有效循环和使用各类抢救药物。药物治疗是ACLS中极为重要的一环。用药途径**首选静脉给药**，其次是气管内给药，最后才考虑心内注射。心肺复苏常用的药物如下：

1) **肾上腺素：为救治心脏骤停的首选药物**。具有α与β肾上腺能受体兴奋作用，有助于自主心律的恢复。主要效力为**增加全身循环阻力，升高收缩压和舒张压，增加冠状动脉灌注和心脏血流量**。能增强心肌收缩力，可使室颤者由细颤波转为粗颤波，提高电除颤的成功率。

2) **利多卡因：是治疗和预防心室颤动的首选药物**。心肺复苏时除肾上腺素外，利多卡因是最有效的药物之一。能抑制缺血心肌由折返激动所引起的室性心律失常。因室颤或无脉性室性心动过速导致心脏骤停，恢复自主循环后，可以考虑立即开始或继续给予利多卡因。

3) 碳酸氢钠：复苏期中不主张常规使用，对于原已存在严重的代谢性酸中毒、高钾血症、三环类或巴比妥类药物过量，可给予使用。纠正酸中毒最有效的方法是提高CPR的质量，增加排出量和组织灌流，尽快恢复自主循环。

4) 阿托品：提高窦房结和房室结的自律性和传导性，可以抑制腺体分泌有助于改善通气。

(2) 有条件时ACLS与BLS应同时进行，其中包括呼吸、循环支持、心电监护、电除颤。

1) 保持呼吸道通畅：吸氧(流量为5～6L)，必要时行气管插管和使用人工呼吸器。

2) 循环支持。

6. 复苏后的处理

(1) 设专人监护，密切观察心率，心律的变化，心率应维持在80～120次/min，心率过缓或过速，心律不齐均易再次出现停搏或心功能不全，应及时采取防治措施。

(2) **降低颅内压，预防脑水肿**，可置冰袋、冰帽于头部、腹股沟等大血管处，保持体温32～35℃，**遵医嘱给以脱水剂**，细胞活化剂，保护脑组织。病人头部及上身抬高10°～30°。

(3) 严密监测，血压应维持在收缩压80～90mmHg、舒张压50～60mmHg，若血压测不到，应通知医生。

(4) 复苏后的呼吸功能不健全，可表现为呼吸不规则、表浅、潮式呼吸、间断呼吸等，鼓励病人咳嗽排痰等，必要时行气管插管，使用人工呼吸机或做气管切开术。

(5) 记录24小时尿量，以判断病情。

(6) 遵守各项无菌操作原则，尽早拔除插管，合理使用抗生素。

二、小儿呼吸心脏骤停

(一) 生存链

生存链分成院外和院内两条急救体系。院外心搏骤停(OHCA)生存链包括识别和启动应急反应系统、即时高质量心肺复苏、快速除颤、基础及高级急救医疗服务、高级生命维持和骤停后护理；院内心搏骤停(IHCA)生存链包括监测和预防、识别和启动应急反应系统、即时高质量心肺复苏、快速除颤、高级生命维持和骤停后护理。

(二) 高质量心肺复苏

对于无呼吸或呼吸异常且在10秒后无确切脉搏的病人，脉搏＜60次/min并伴有灌注不良的病人，应开始心肺复苏。心肺复苏的关键组成包括：

1. **按压部位：两乳头连线中点下方或胸骨下1/3处**。
2. 按压手法：年长儿采用双掌法，幼儿用单掌法，婴儿可用双拇指环绕法，新生儿可用双拇指环绕法或双指法。
3. **按压频率：100～120次/min**。
4. 按压深度：至少胸廓前后径的1/3（婴儿约为4cm、儿童约为5cm、青春期儿童最大不超过6cm）。
5. 每次按压后让胸壁充分回弹，胸外按压停顿时间<10秒。
6. 如果没有高级气道，**单人心肺复苏按压-通气比率为30∶2，双人心肺复苏按压-通气比率为15∶2**；对置入高级气道的婴儿和儿童进行心肺复苏时，每2～3秒通气1次（20～30次/min）。较高通气频率（1岁以下婴儿至少30次/min，儿童至少25次/min）与儿童院外心搏骤停的自主循环恢复和生存率提高相关。
7. 通气时间应超过1秒，气量应足以观察到胸壁抬起，同时避免过度通气。
8. 每2分钟检查脉搏。

考点练习

考点：心脏骤停的病因、临床表现和诊断（A1、A2型题）

1. 引起成人心脏骤停的最常见的心源性原因是
   A. 心室停顿
   B. 梗阻性肥厚性心肌病
   C. 心律失常型心肌病
   D. 严重缓慢性心律失常
   E. 冠心病
2. 早期判断心脏、呼吸骤停的主要依据是
   A. 呼吸停止
   B. 心电图呈一直线
   C. 瞳孔反射消失
   D. 意识丧失伴大动脉搏动消失
   E. 脉搏消失，血压测不出
3. 病人，男性，68岁。诊断为冠心病、心律失常。住院期间突然出现极度呼吸困难、抽搐，继之心跳呼吸停止。此时护士应立即
   A. 气管内插管
   B. 氧气吸入
   C. 胸外心脏按压
   D. 人工呼吸
   E. 开放气道
4. 医务人员在现场判断成人是否出现心脏停搏时，最主要的方法是触摸图中哪个位置的动脉搏动

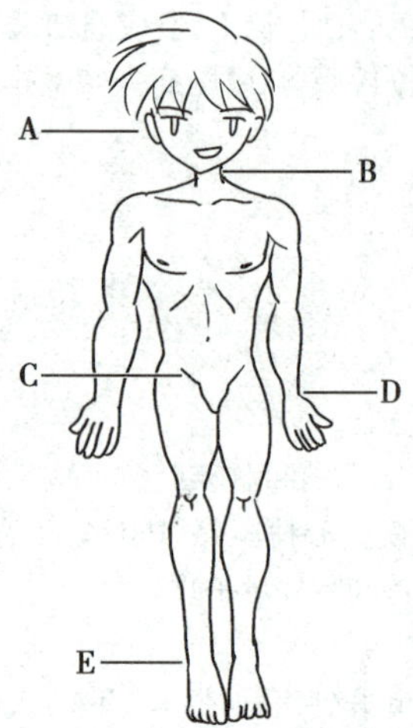

   A. A
   B. B
   C. C
   D. D
   E. E

考点：心脏骤停的治疗原则（A1、A2型题）

5. 大脑缺血缺氧多长时间即可遭受不可逆的损伤
   A. 4～6分钟
   B. 7～8分钟
   C. 9～10分钟
   D. 10～15分钟
   E. 15～20分钟
6. 病人，男性，55岁。因频发室性早搏入院。如厕时突然倒地不省人事，颈动脉摸不到搏动，未闻及呼吸音，双侧瞳孔散大。此时应立即采取的措施是
   A. 平卧保暖
   B. 氧气吸入
   C. 心肺复苏
   D. 心电监护
   E. 建立静脉通路
7. 心肺复苏时首先应采取的措施是
   A. 开放气道
   B. 人工呼吸
   C. 胸外心脏按压
   D. 心前区叩击
   E. 心内注射
8. 心肺复苏（CPR）ABC三个步骤中的"A"是指
   A. 胸外心脏按压
   B. 人工呼吸
   C. 清理口腔污物
   D. 开放气道
   E. 头部降温
9. 病人，女性，40岁。因触电导致意识丧失、心脏骤停。正确的抢救措施是
   A. 胸外心脏按压频率为100～120次/min
   B. 胸外按压位置为胸骨1/2交界处

C. 按压/通气比例是 15∶2
D. 胸外按压的频率至少 100 次/min
E. 将病人平放于软床上

10. 下列关于人工呼吸的说法，**错误**的是
A. 口对口人工呼吸是最简单有效的方法
B. 首先连吹 2 次，之后每分钟吹气 10～12 次
C. 每次吹气要见明显胸廓起伏才算有效
D. 气道通畅后应迅速进行人工呼吸
E. 吹吸气时均应捏紧鼻孔

11. 下列关于成人胸外心脏按压的说法，**错误**的是
A. 病人仰卧在硬板上
B. 按压部位为胸骨下段
C. 按压时使胸骨下陷 5～6cm
D. 按压频率为 80～100 次/min
E. 手掌始终不离开按压部位

12. 病人，男性，60 岁。患肺源性心脏病，护士查房时发现其意识丧失，呼吸停止，瞳孔散大。在对其进行心肺复苏时，人工呼吸与胸外按压的比例应为
A. 2∶30
B. 2∶40
C. 2∶50
D. 1∶15
E. 1∶30

13. 病人，男性，60 岁。因急性心肌梗死入院，入院后突然神志丧失，呼吸停止，护士见状后立即进行心肺复苏，心脏按压的频率至少为
A. 60 次/min
B. 80 次/min
C. 100 次/min
D. 120 次/min
E. 150 次/min

14. 病人，男性，46 岁。溺水后神志丧失，呼吸停止，医护人员赶到后进行了心肺复苏。判断心脏按压是否有效的主要方法是
A. 测血压
B. 呼喊病人
C. 触桡动脉搏动
D. 触颈动脉搏动
E. 观察胸部起伏

15. 为成人进行心肺复苏（CPR），心脏按压的按压点应位于图示点的

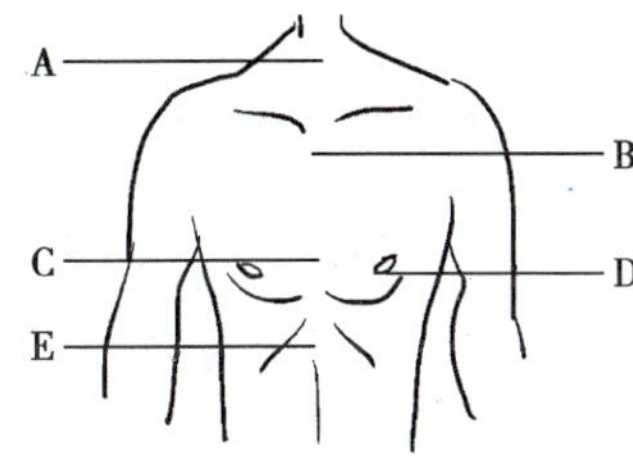

A. A
B. B
C. C
D. D
E. E

16. 某护士在为心脏骤停的病人开放气道时，使用了如图所示的方法。该方法为

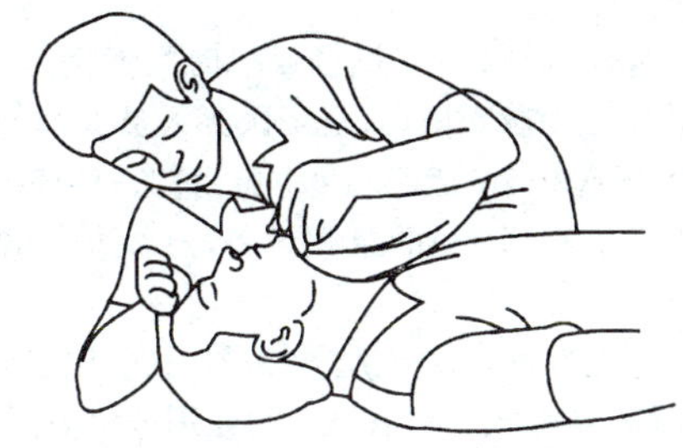

A. 双下颌上提法
B. 仰头抬颌法
C. 仰头抬颈法
D. 托颈法
E. 抬头仰伸法

17. 心肺复苏的首选药是
A. 肾上腺素
B. 洛贝林
C. 阿托品
D. 利多卡因
E. 碳酸氢钠

18. 抗心律失常的首选药是
A. 肾上腺素
B. 洛贝林
C. 阿托品
D. 利多卡因
E. 碳酸氢钠

19. 肾上腺素用于治疗心脏骤停，其主要的药理作用是
A. 增加心肌收缩力
B. 扩张外周血管
C. 减慢心率
D. 抗心律失常
E. 纠正酸碱失衡

20. 心肺复苏时首选的给药途径是
A. 中心静脉输注
B. 气管内注射
C. 心内注射
D. 外周静脉注射
E. 骨髓腔注射

21. 病人，男性，48 岁。因蛛网膜下腔出血后昏迷，家人呼“120”急救，医护人员到场后发现病人心跳呼吸停止，口腔含大量呕吐物。应首先采取的措施是
A. 口对口人工呼吸
B. 胸外心脏按压
C. 静脉注射肾上腺素
D. 心前区叩击
E. 清理呼吸道

22. 判断心肺复苏是否有效的指标，不正确的一项是
    A. 大动脉出现搏动
    B. 瞳孔缩小
    C. 血压恢复正常
    D. 有呼吸动作
    E. 面色转红
23. 病人，男性，37岁。在机场候机时突然倒地，意识不清，触摸颈动脉无博动，机场医务人员立即行心肺复苏术。根据【2015版心肺复苏指南】，一旦获得如图所示（附文末彩图14）的急救设备，急救人员的正确做法是
    A. 实施完当前的30次胸外按压后再使用该设备
    B. 实行5个循环胸外按压后再使用该设备
    C. 应立即中断胸外按压立即使用该设备
    D. 开放气道后使用该设备
    E. 开放气道实施两次通气后再使用该设备

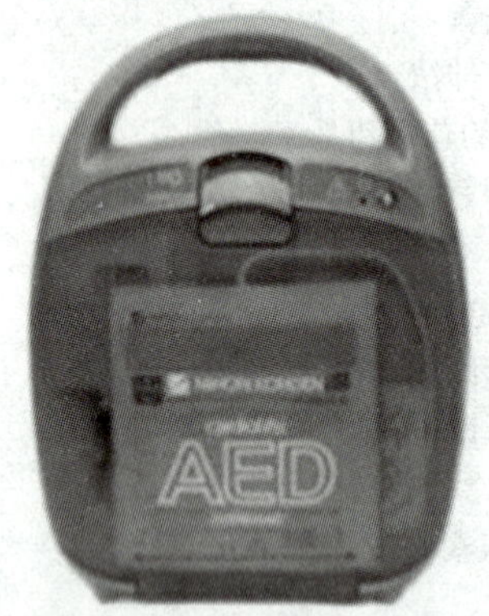

考点：心脏骤停的护理问题和护理措施（A1、A3/A4型题）

24. 心肺复苏后最重要的处理措施是
    A. 减轻脑水肿
    B. 纠正酸中毒
    C. 吸氧
    D. 处理原发病
    E. 维持有效的循环

（25～26题共用题干）

病人，男性，28岁。因车祸后致右大腿开放性骨折，大量出血，半小时后病人出现面色苍白，呼之不应。

25. 应首先采取的措施是
    A. 止血
    B. 骨折复位
    C. 判断呼吸心跳情况
    D. 抬上救护车
    E. 包扎
26. 心肺复苏后最重要的处理措施是
    A. 纠正酸中毒
    B. 应用抗生素
    C. 强心利尿
    D. 防止脑缺氧和脑水肿
    E. 持续心电监护
27. 一般认为心脏骤停多长时间会出现脑水肿
    A. 1分钟
    B. 2分钟
    C. 3分钟
    D. 10分钟
    E. 15分钟

考点：小儿心脏骤停的病因、临床表现和护理措施（A1型题）

28. 小儿胸外按压的部位是
    A. 胸骨上段
    B. 胸骨中段
    C. 胸骨下段
    D. 胸骨中、下1/3处
    E. 胸骨中点
29. 婴儿胸外按压时使胸骨下陷
    A. 2cm
    B. 3cm
    C. 4cm
    D. 5cm
    E. 6cm

参考答案

序号	1	2	3	4	5	6	7	8	9	10	11	12	13	14	15	16
答案	E	D	C	B	A	C	C	D	A	E	D	A	C	D	C	B
序号	17	18	19	20	21	22	23	24	25	26	27	28	29			
答案	A	D	A	D	B	C	C	A	C	D	C	D	C			

第三章　消化系统疾病病人的护理

第一节　消化系统解剖生理

考情分析

年份	主要考点
2019	胃壁细胞主要分泌的物质；保护胃黏膜、防止胃酸侵袭的胃腺细胞
2021	壁细胞主要分泌(盐酸)
2023	婴儿出现生理性流涎的时间

考点导航

一、食管的解剖生理概要

食管上连咽部，约起于第6颈椎平面，下端在膈下与贲门相连接，长约25cm，切牙距食管起点约15cm。食管位于气管之后，但因气管的下端稍偏，故在气管分叉处食管的前面是左支气管。食管分为颈、胸、腹三部，胸部食管又分为上、中、下三段。

食管有三处狭窄：一处在食管上端；另一处在主动脉弓水平；最后一处为食管穿过膈的裂孔处。这三处狭窄是生理性的，但常为瘢痕性狭窄、憩室、肿瘤等病变的好发区域。

二、胃的解剖生理概要

胃位于腹腔左上方，为一弧形囊状器官，上连食管，入口为贲门，出口为幽门，连接十二指肠。胃壁从外向内分为浆膜层、肌层、黏膜下层和黏膜层。肌层在贲门和幽门处均增厚形成贲门和幽门括约肌。黏膜下层有丰富的血管、淋巴管及神经丛。黏膜层有丰富的腺体，由功能不同的细胞组成：①**主细胞，分泌胃蛋白酶原和凝乳酶原**。②**壁细胞，分泌盐酸和抗贫血因子**。③黏液细胞，分泌碱性黏液，有保护黏膜、对抗胃酸腐蚀的作用。胃底和胃体腺由主细胞、壁细胞和黏液细胞组成，而胃窦只含黏液细胞。④胃窦部有G细胞分泌促胃液素。⑤胃底部尚有功能不明的嗜银细胞。

胃是贮存和消化食物的重要脏器，具有运动和分泌两大功能。胃空腔的容量仅为50ml，但在容受性舒张状况下，可以承受1 000ml而无胃内压增高。**混合性食物从进食至胃完全排空约需4～6小时**。胃液由壁细胞和非壁细胞分泌的成分组成。壁细胞分泌盐酸，而非壁细胞分泌的成分几乎相当于细胞外液，呈碱性，钠是主要离子。胃液分泌可分为自然分泌(消化间期分泌)和刺激性分泌(消化期分泌)。

三、小肠的解剖生理概要

小肠包括十二指肠、空肠和回肠，十二指肠位于胃和空肠之间，呈“C”形，长约25cm，分为球部、降部、横部和升部四部分。十二指肠除接受胆汁和胰液外，本身还能分泌碱性十二指肠液，内含多种消化酶。空肠大部分位于上腹部，回肠主要位于右下腹和盆腔，末端连接盲肠。小肠系膜长，呈扇形，根部窄，固定在腹后壁，活动度较大。小肠壁由内至外分黏膜、黏膜下层、肌层和浆膜层。**空肠回肠的血液供应来自肠系膜上动脉，静脉分布与动脉相似，最后汇入门静脉**。

小肠是食物消化和吸收的主要部位，小肠黏膜分泌含有多种酶的碱性肠液，使食糜在小肠内分解和吸收。

四、大肠的解剖生理概要

大肠由盲肠、阑尾、结肠、直肠和肛管组成。[*]结肠包括升结肠、横结肠、降结肠和乙状结肠，下接直肠。在末端回肠进入盲肠处，有黏膜和环形肌折叠成的回盲瓣，能阻止大肠内容物反流入小肠，并控制食物残渣进入大肠的速度。**结肠的静脉分别经肠系膜上下静脉汇入门静脉**。

温馨提示

由于胃肠道的血液最后汇入门静脉，因此消化道肿瘤转移最多见的脏器是肝，如食管癌、胃癌、大肠癌、胰腺癌等。

结肠的主要生理功能是吸收水分、储存和转运粪便，还能吸收部分电解质和葡萄糖。**阑尾**起于盲肠根部，外形呈蚯蚓状，其体表投影约在**脐与右髂前上棘连线中外1/3交界处**，称为麦氏点。**阑尾动脉是肠系膜上动脉所属回结肠动脉的分支，属无侧支的终末动脉，当血运障碍时易致阑尾坏死**。

直肠上接乙状结肠，下连肛管，长约12～15cm。以腹膜反折为界，直肠分为上段直肠和下段直肠，下段直肠位于腹膜外。直肠外层为纵肌，其下端与肛提肌和内外括约肌相连。内层是环肌，在直肠下端增厚而成为肛管内括约肌，属于不随意肌，受自主神经支配，有协助排便的功能，无括约肛门的功能。肛管外括约肌属随意肌，分为皮下部、浅部和深部。由肛管内括约肌、直肠纵肌的下部、肛管外括约肌的深部和部分肛提肌共同组成肛管直肠环，具有括约肛管的功能，若手术切断后，可引起肛门失禁。**齿状线是直肠和肛管的交界线，具有重要的临床意义**。肛管长约3cm，上自齿状线，下至肛门缘。

温馨提示

直肠癌病人选择手术方式主要取决于癌肿距离齿状线的位置。距离齿状线以上5cm的直肠癌可以保留肛门，距离齿状线5cm内的直肠癌应行腹壁造瘘。齿状线也是内痔和外痔分界的标志。

直肠的主要功能是排便，也能吸收少量水、电解质、葡萄糖和部分药物，还能分泌黏液以利排便。

大肠的运动形式有四种：①**袋状往返运动：是空腹时最常见的运动形式**，并无向前推进的作用。②分节推进运动和多袋推进运动：一个结肠袋的内容物被推到邻近肠段的运动。③蠕动：表现为一系列的向前推进的舒缩波和收缩波。④集团蠕动：表现为一系列的多袋推进运动或蠕动。

五、胆道系统的解剖生理概要

胆道系统包括肝内和肝外胆管、胆囊及肝胰壶腹括约肌（Oddi括约肌）。胆道可分为肝内和肝外两大系统。肝内胆管起始于肝内毛细胆管，汇集成小叶间胆管、肝段、肝叶胆管和肝内左右肝管。肝外胆管包括肝外左右肝管、肝总管、胆囊、胆囊管和胆总管。

胆道系统具有分泌、贮存、浓缩和输送胆汁的功能。成人每日分泌胆汁约600～1 000ml，胆汁主要由肝分泌，胆汁中97%是水，其他成分主要由胆汁酸、胆盐、胆固醇、磷脂和胆红素。

胆汁呈中性或弱碱性，其主要**生理功能是：乳化脂肪；胆盐有抑制肠内致病菌生长繁殖和内毒素形成的作用；刺激肠蠕动；中和胃酸**等。

胆管的主要生理功能是输送胆汁至胆囊和十二指肠，胆管还分泌胆汁。胆管输送胆汁至十二指肠则由胆囊和Oddi括约肌协调完成。由于空腹时或餐间Oddi括约肌的压力高于胆总管和胆囊管的压力，从而迫使胆汁流入胆囊。进餐后，胆囊收缩，括约肌松弛，胆汁流入十二指肠。

胆囊通过吸收、分泌和运动发挥浓缩、储存和排出胆汁的作用。胆囊24小时内能接纳约500ml由肝分泌的胆汁，胆囊黏膜有很强的吸收水和电解质的功能，胆汁可浓缩5～10倍而储存于胆囊内。胆囊黏膜每天分泌约20ml黏液性物质，主要是黏蛋白，有润滑和保护胆囊黏膜的作用。胆囊管梗阻，胆汁中胆红素被吸收，胆囊黏膜分泌黏液增加，胆囊内积存的液体呈无色透明，称为白胆汁。胆囊积存白胆汁称胆囊积水。

六、胰腺的解剖生理概要

胰腺位于上腹部第1～2腰椎前方。正常成人胰腺长15～20cm，分头、颈、体、尾四部。胰头在十二指肠曲内后方，胰尾部近脾门。胰管是胰腺的输出管道。**主胰管与胆总管共同开口于十二指肠乳头**。这种共同通路或开口**是胰腺疾病和胆道疾病相互关联的解剖学基础**。

胰腺具有外分泌和内分泌功能。胰腺外分泌产生胰液，每日分泌量750～1 500ml，主要成分为水、碳酸氢盐和消化酶。胰消化酶以胰酶、脂肪酶和胰蛋白酶为主。生理情况下，上述胰酶均以胰酶原的形式存在，但因胰管梗阻或暴饮暴食使胰液分泌增多时，**胰蛋白酶原被激活，引起胰腺组织的自身消化**。胰腺的内分泌由胰岛的多种细胞构成。其中以**B细胞数量最多，分泌胰岛素**；A细胞分泌胰高血糖素；D细胞分泌生长抑素；还有少数胰岛细胞分泌胰多肽、促胃液素、血管活性肠肽等。

七、儿童消化系统解剖生理特点

1. 口腔　足月新生儿出生时已具有较好的吸吮吞咽功能。新生儿及婴幼儿口腔黏膜薄嫩，血管丰富，唾液腺不发达，口腔黏膜干燥，易受损伤和发生局部感染。**3个月以下小儿**唾液中淀粉酶含量低，不宜喂淀粉类食物。**3～4个月**时唾液分泌开始增加，婴儿口底浅，不能及时吞咽所分泌的唾液，**常出现生理性流涎**，5～6个月最明显。

2. 胃　婴儿**胃呈水平位，幽门括约肌发育良好而贲门括约肌发育不成熟**，加上吸奶时常吞咽过多空气，**易发生溢奶和胃食管反流**。

3. 肠　小儿肠系膜相对较长且活动度大，易发生肠套叠和肠扭转。

4. 肝　肝细胞发育尚不完善，肝功能亦不成熟，解毒能力较差。婴儿期胆汁分泌较少，对脂肪的消化、吸收功能较差。

5. 肠道细菌　婴幼儿肠道正常菌群脆弱，易受内外界因素影响而致菌群失调，引起消化功能紊乱。

6. 健康小儿粪便

(1) 纯人乳喂养儿粪便呈黄色或金黄色，均匀糊状，偶有细小乳凝块，不臭，有酸味，每日排便2～4次。一般在添加辅食后次数减少，1周岁后减至1～2次/d。

(2) 人工喂养儿粪便呈淡黄色或灰黄色，较稠，为碱性或中性，量多，较臭，每日1～2次，易发生便秘。

(3) 混合喂养儿粪便与单纯牛乳喂养儿相似，但较软、黄色。添加辅食后，粪便性状逐渐接近成人，每日1～2次。

考点练习

考点：消化系统解剖与生理(A1、A3/A4型题)

1. 急性阑尾炎易发生坏死的主要原因是
   A. 阑尾动脉为无侧支的终末动脉
   B. 阑尾位置多变
   C. 阑尾淋巴丰富
   D. 阑尾系膜短小
   E. 阑尾易阻塞

2. 婴儿易发生溢乳和呕吐的原因<u>不包括</u>
   A. 胃呈水平位
   B. 贲门较松
   C. 幽门括约肌较紧张
   D. 胃肠逆向蠕动
   E. 胃酸分泌多

(3～4题共用题干)

病人，男性，42岁。既往有胆道疾病病史5年，进油腻食物后出现上腹部疼痛伴恶心呕吐，病后6小时来诊。查体：全腹肌紧张，压痛及反跳痛。血压80/50mmHg。腹腔穿刺抽出淡粉色液体，白细胞18.4×10^9/L，血清淀粉酶256U(温氏)，诊断为急性胰腺炎。

3. 其发病因素是
   A. 暴饮暴食
   B. 胆道梗阻
   C. 精神因素
   D. 胆汁逆流
   E. 甲状旁腺功能亢进

4. 其发病的解剖基础是
   A. 胰管与胆总管的血液供应相互有关
   B. 胰管与胆总管同属迷走神经支配
   C. 副胰管存在
   D. 胰管与胆总管存在共同通道及开口
   E. Oddi括约肌存在

5. 结肠的主要功能是
   A. 吸收水分和盐类
   B. 吸收胆盐和维生素B_{12}
   C. 吸收脂肪的水解产物
   D. 分泌消化液
   E. 产生排便反射

6. 正常情况下，胰液进入十二指肠，在肠激酶的作用下首先激活的是
   A. 糜蛋白酶原
   B. 激肽释放酶原
   C. 前磷脂酶
   D. 前弹力蛋白酶
   E. 胰蛋白酶原

7. 空腹时大肠最常见的运动形式为
   A. 分节推进运动
   B. 多袋推进运动
   C. 蠕动
   D. 袋状往返运动
   E. 集团蠕动

8. 肝脏组织基本的功能单位为
   A. 肝细胞
   B. 肝小叶
   C. 肝窦
   D. 肝段
   E. 门脉系统

9. 胃壁细胞主要分泌的是
   A. 胃酸
   B. 促胃液素
   C. 胃蛋白酶原
   D. 生长抑素
   E. 凝乳酶原

10. 空肠回肠的静脉血最终汇入
A. 下腔静脉
B. 肠系膜上静脉
C. 门静脉
D. 肠系膜下静脉
E. 髂内静脉

11. 有保护胃黏膜、防止胃酸侵袭的胃腺细胞是
A. 主细胞
B. 壁细胞
C. 嗜银细胞
D. G 细胞
E. 黏液细胞

参考答案

序号	1	2	3	4	5	6	7	8	9	10	11
答案	A	E	B	D	A	E	D	B	A	C	E

第二节　口炎病人的护理

考情分析

年份	主要考点
2019	疱疹性口炎的特征性表现；鹅口疮的特征表现；针对鹅口疮患儿家长健康教育的重点
2020	疱疹性口炎患儿进食时疼痛、拒食时，局部涂抹的药物
2021	口腔真菌感染选择的漱口液(2%碳酸氢钠溶液)；肺炎病人治疗后口腔黏膜溃烂并附有白色膜状物，属于(真菌感染)；口腔黏膜有乳凝块样附着物，应考虑为(鹅口疮)；引起化脓性扁桃体炎最常见的致病菌是(乙型溶血性链球菌)，鹅口疮患儿清洁口腔时选择的漱口溶液；口腔黏膜有乳凝块样附着物，应考虑为(鹅口疮)
2022	鹅口疮的判断；鹅口疮患儿饮食的选择；疱疹性口炎的判断；口腔病变处不会出现疼痛的口炎(鹅口疮)
2023	鹅口疮患儿口腔局部首选用药(制霉菌素)

考点导航

口炎是指口腔黏膜的炎症，如病变仅局限于舌、齿龈、口角亦可称为舌炎、齿龈炎或口角炎。本病多见于婴幼儿，可单独发生或继发于急性感染、腹泻、营养不良、维生素缺乏等全身性疾病。

一、病　因

鹅口疮又称雪口病，为**白念珠菌感染**所致，多见于新生儿和营养不良、腹泻、长期应用广谱抗生素或激素患儿；新生儿多由产道感染或使用不洁奶具、哺乳时乳头不洁所致。**疱疹性口炎由单纯疱疹病毒感染所致**。溃疡性口炎主要由链球菌、金黄色葡萄球菌、肺炎链球菌等感染引起，多见于婴幼儿，常发生于急性感染、长期腹泻等抵抗力下降时。

二、临床表现

(一) 鹅口疮

本病特征是口腔黏膜表面出现**白色乳凝块样物**，初呈点状或小片状，可逐渐融合成大片，不宜擦去，强行擦拭剥离后局部黏膜潮红，可有渗血。患处不痛，不流涎，不影响进食。一般无全身症状，重症时整个口腔均被白色斑膜覆盖，甚至可蔓延到咽、喉头、食管、气管、肺等处，出现拒食、吞咽困难等。

(二) 疱疹性口炎

多见于1～3岁婴幼儿，全年可发病，传染性强，可在托幼机构发生小流行。起病时发热，体温可达38～40℃，牙龈、舌、唇、颊黏膜等处出现散在或成簇的小疱疹，水疱迅速破溃后形成浅溃疡，上面覆盖**黄白色纤维素性渗出物**，有时累及上颚及咽部。口角及唇周皮肤亦常发生疱疹。局部疼痛，出现流涎、烦躁、拒食，颌下淋巴结常肿大。体温在3～5天后恢复正常，病程1～2周。本病应与由**柯萨奇病毒引起的疱疹性咽峡炎**鉴别。后者**常发生于夏秋季，疱疹主要在咽部和软腭**，不累及牙龈和颊黏膜，颌下淋巴结不肿大。

(三) 溃疡性口炎

初起时口腔黏膜充血、水肿，继而形成大小不等的糜烂面或浅溃疡，散在或融合成片，表面有纤维性炎性渗出物形成

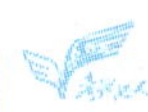

的**灰白色假膜**，易拭去。全身表现为患儿哭闹、烦躁、拒食、流涎，常有发热，体温可达39～40℃，颌下淋巴结肿大。三种口炎比较见表3-2-1。

表3-2-1　三种口炎的比较

口腔炎类型	致病菌	口腔渗出物特点	漱口溶液	是否需要隔离
鹅口疮	白念珠菌	**白色乳凝块状物**	**2%碳酸氢钠**	否
疱疹性口炎	疱疹病毒	**黄白色纤维素样渗出物**	3%过氧化氢或0.1%依沙吖啶	接触性隔离
溃疡性口炎	链球菌	**灰白色假膜**	3%过氧化氢或0.1%依沙吖啶	否

三、治疗原则

以清洁口腔和局部涂药为主，发热时可用退热剂，有继发细菌感染时可选用有效抗生素。注意水分和营养的补充。

四、护理问题

1. 口腔黏膜受损　与口腔不洁、抵抗力低下及病原体感染有关。
2. 疼痛　与口腔黏膜炎症有关。
3. 体温过高　与感染有关。

五、护理措施

（一）促进口腔黏膜愈合

1. 保持口腔清洁　用3%过氧化氢溶液或0.1%依沙吖啶（利凡诺）溶液清洗溃疡面。**鹅口疮患儿宜用2%碳酸氢钠溶液**清洁口腔，每日2～4次，以**餐后1小时左右**为宜。鼓励患儿多饮水，进食后漱口（亲：病人沐浴、口炎患儿的口腔清洁、糖尿病病人的运动时间均为餐后1小时哦），保持口腔黏膜湿润和清洁，减少口腔细菌繁殖。对流涎者，及时清除流出物，保持皮肤清洁干爽，避免引起皮肤湿疹及糜烂。

2. 按医嘱正确涂药　**鹅口疮患儿局部涂抹10万～20万U/ml制霉菌素鱼肝油混悬溶液**，每日2～3次；**疱疹性口炎患儿局部可涂碘苷（疱疹净）**抑制病毒，亦可喷西瓜霜、锡类散等中药。为预防继发感染，可涂2.5%～5%金霉素鱼肝油。溃疡性口炎可涂5%金霉素鱼肝油、锡类散等。**涂药前应先清洗口腔**，然后将纱布或干棉球垫于颊黏膜腮腺管口处或舌系带两侧以隔断唾液；再用干棉球将病变部黏膜表面吸干净后方能涂药。涂药后**嘱患儿闭口10分钟**再去除棉球或纱布，然后取出隔离唾液的纱布或棉球，**嘱患儿不可立即漱口、饮水或进食**。婴儿不易配合可直接涂药。

（二）减轻口痛

以微凉流质或半流质饮食为宜，避免酸、咸、辣、热、粗、硬等刺激性食物。在清洁口腔及局部涂药时，动作要轻、快、准，涂药时应用棉签在溃疡面上滚动式涂药，不可摩擦。因**疼痛影响进食者**，可按医嘱在进食前局部涂**2%利多卡因**。

（三）防止继发感染及交叉感染

护士为患儿进行护理前后要洗手，患儿的食具、玩具、毛巾等要及时消毒，**鹅口疮患儿使用过的奶瓶**、水瓶及奶头应放于**5%碳酸氢钠溶液浸泡**30分钟后洗净再煮沸消毒。**疱疹性口炎**具有较强的传染性，应注意与健康儿**隔离，以防传染**（亲：丹毒、破伤风和疱疹性口炎病人都具有传染性，需予以接触隔离）。

六、健康教育

1. 向家长介绍口炎发生的原因和治疗要点。
2. 指导家长清洁口腔及局部涂药的方法。
3. 指导家长做好清洁消毒工作，食具专用，哺乳妇女勤换内衣、喂奶前后应清洗乳头。
4. 教育孩子养成良好的卫生习惯，不吮指，正确刷牙，进食后漱口。
5. 宣传均衡营养对提高机体抵抗力的重要性，避免偏食、挑食，培养良好的饮食习惯。

考点练习

考点：口炎的病因和临床表现（A1、A2型题）

1. 鹅口疮的致病菌为
   A. 单纯疱疹病毒Ⅰ型
   B. 链球菌
   C. 金黄色葡萄球菌
   D. 肺炎链球菌

E. 白念珠菌

2. 患儿，女，出生后25天。因发热应用抗生素治疗10余天。查体时护士见其口腔颊黏膜有乳凝块样附着物，不易擦掉。应考虑为
   A. 疱疹性口炎
   B. 溃疡性口炎
   C. 单纯性口炎
   D. 鹅口疮
   E. 口角炎
3. 疱疹性口腔炎患儿特征性的临床表现为
   A. 口腔黏膜表面有灰白色假膜
   B. 口腔黏膜表面有白色乳凝块样物
   C. 口腔pH检查呈酸性
   D. 口腔黏膜大小不等的糜烂面或浅溃疡
   E. 舌、唇、颊黏膜散在或成族的小疱疹
4. 溃疡性口炎糜烂面表面有
   A. 黄白色膜样渗出物
   B. 灰白色假膜
   C. 白色乳凝块样物
   D. 白色片状物
   E. 黄白色小水疱

考点：口炎的治疗原则、护理问题、护理措施和健康教育（A1、A2、A3/A4型题）

5. 关于口炎的护理措施，**错误**的是
   A. 鼓励患儿多饮水以清洁口腔
   B. 清洗口腔应在饭后立即进行
   C. 局部涂药后勿立即饮水或进食
   D. 饮食以微温或凉的流质为宜
   E. 清洗口腔时动作应轻、快、准
6. 下列哪种口炎具有较强的传染性，需隔离
   A. 疱疹性口炎
   B. 溃疡性口炎
   C. 鹅口疮
   D. 口角炎
   E. 细菌性口炎
7. 鹅口疮患儿使用的奶瓶在消毒前应使用下列哪种溶液浸泡
   A. 3%的过氧化氢
   B. 5%碳酸氢钠
   C. 复方硼酸溶液
   D. 生理盐水
   E. 0.1%醋酸溶液
8. 为鹅口疮患儿清洁口腔时应选择的溶液是
   A. 3%过氧化氢
   B. 0.1%依沙吖啶
   C. 2%碳酸氢钠
   D. 0.9%氯化钠
   E. 10%氯化钾

（9～10题共用题干）

患儿，男，1岁半。患口炎，食欲差。

9. 患儿进食时口痛，护士应指导家长进食前为患儿涂
   A. 0.1%依沙吖啶
   B. 2%利多卡因
   C. 3%过氧化氢
   D. 5%金霉素鱼肝油
   E. 10万U/ml制霉菌素鱼肝油
10. 护士给家长做健康指导，**不恰当**的是
   A. 勤喂水
   B. 进普食
   C. 避免擦拭口腔
   D. 注意保持口周皮肤干燥
   E. 涂药时应用棉签在溃疡面上滚动式涂药
11. 患儿，男，6个月。因间歇发热、咳嗽半个月，拟诊“支气管炎”，给予口服“头孢拉定”治疗。近2天发现口腔有白色点片乳凝块样物，不易拭去。护士在为患儿进行口腔护理时，宜选择的溶液是
   A. 来苏水
   B. 生理盐水
   C. 0.1%利凡诺
   D. 2%碳酸氢钠
   E. 3%过氧化氢
12. 患儿，女，15岁，疱疹性口炎。护士在口腔涂药后应协助患儿闭口
   A. 5分钟
   B. 10分钟
   C. 15分钟
   D. 20分钟
   E. 25分钟
13. 患儿，女，17个月。出生至今曾患4次鹅口疮。护士给家长进行健康教育应重点强调
   A. 清洁口腔以饭后1小时为宜
   B. 用2%的过氧化氢溶液清洁口腔
   C. 均衡膳食的重要性
   D. 帮助孩子养成良好的卫生习惯
   E. 煮熟的食物应尽快食用

参考答案

序号	1	2	3	4	5	6	7	8	9	10	11	12	13
答案	E	D	E	B	B	A	B	C	B	B	D	B	D

第三节　慢性胃炎病人的护理

考情分析

年份	主要考点
2019	慢性胃炎产生焦虑的原因；缓解慢性胃炎病人疼痛的错误指导（多运动）；吗丁啉的服药时间；慢性胃炎入院评估的重点（饮食习惯）；慢性胃炎错误的服药指导（枸橼酸铋剂餐后半小时服用）
2020	胃镜检查前的正确做法（取得书面同意）；硫糖铝的服药时间
2021	引起急性胃炎的常见原因（非甾体类抗炎药）；慢性胃炎病人应避免口服（泼尼松）；慢性胃炎注射维生素 B_{12} 的目的；慢性胃炎病人使用三联疗法时的疗程（7～14 天）
2022	慢性胃炎的判断；慢性胃炎病变部位（黏膜层）；护士指导慢性胃炎病人可进食（清汤面）；慢性胃炎病人手术前一天晚上的饮食指导（禁食）；胃病病人胃部不适时禁忌使用的药物（阿司匹林）
2023	萎缩性胃炎的好发部位；胃炎的治疗原则不包括（首选静脉给药）；慢性胃炎病人服用枸橼酸铋钾的时间（睡前）；慢性胃炎的主要病因；慢性胃炎的主要表现（上腹部饱胀不适，餐后加重）

考点导航

慢性胃炎是由各种病因引起的胃黏膜慢性炎症，是胃部最常见疾病之一，发病率在胃疾病中为首位。在慢性胃炎的病程中，炎性细胞浸润仅在胃小凹和黏膜固有层的表层，腺体没有被损害，称为慢性浅表性胃炎。如**累及腺体并发生萎缩、消失，胃黏膜变薄，称为慢性萎缩性胃炎（胃酸分泌减少）**。

一、病　因

1. **幽门螺杆菌(Hp)感染**　目前认为多由幽门螺杆菌感染引起。幽门螺杆菌具有鞭毛，能穿过胃的黏液层到胃黏膜，通过其产氨作用、分泌空泡毒素 A 等物质引起细胞损害；其细胞毒素相关基因蛋白能引起炎性反应；幽门螺杆菌细胞壁可作为抗原诱导免疫反应。以上因素长期存在致使胃黏膜发生慢性炎症。

2. 自身免疫反应　以富含壁细胞的胃体和胃底部黏膜萎缩为主。壁细胞损伤后作为抗原刺激病人体内产生抗体，自身抗体攻击壁细胞，使其总数减少，导致胃酸分泌减少、丧失；壁细胞分泌的内因子减少、丧失，**影响维生素 B_{12} 的吸收而发生恶性贫血**。

3. 理化因素影响　由于胆汁反流、长期服用非甾体抗炎药、饮用浓茶、酒、咖啡，食用过冷、过热，过于粗糙的食物等因素引起胃黏膜损伤。

4. 饮食因素　长期高盐和新鲜蔬菜水果缺乏与慢性胃炎发生密切有关。

5. 其他　慢性胃炎与年龄有关，老年人胃黏膜可出现退行性改变。酗酒、服用 NSAID 等药物，某些刺激性食物等可反复损伤胃黏膜，引起或加重胃黏膜慢性炎症。

二、临床表现

慢性胃炎病程迁延，多无明显症状。部分病人有消化不良的表现，多数为**上腹部隐痛**或不适、反酸、上腹部饱胀、嗳气、食欲减退、恶心、呕吐等，少数病人有呕血与黑便。

本病多无明显体征，部分病人上腹部轻压痛。自身免疫性胃炎病人可有舌炎及贫血。

三、辅助检查

胃镜检查是最可靠的确诊方法（亲：胃镜是急慢性胃炎、胃十二指肠溃疡、胃癌、上消化道大出血等疾病确诊首选的检查方法）。

四、治疗原则

1. **幽门螺杆菌感染引起的慢性胃炎，尤其是有活动性者应给予灭菌治疗**。目前倡导的联合方案为含有铋剂的四联方案，即 **1 种质子泵抑制剂(PPI)＋2 种抗生素＋1 种铋剂**。

2. 根据病因给予相应处理，有胆汁反流者，可用考来烯胺或氢氧化铝凝胶吸附。**硫糖铝在餐前 1 小时与睡前服用效**

果最好，如需同时使用抑酸药，抑酸药应在硫糖铝服前半小时或服后1小时给予。还可用吗丁啉或西沙必利等**胃肠动力药**，加速胃排空，**应在饭前服用**，不宜与阿托品等解痉剂合用。

3. 对有烟酒嗜好病人，应劝其戒除。

4. 有**恶性贫血病人，可注射维生素 B_{12} 加以纠正**。

五、护理问题

1. 疼痛　与胃黏膜炎症有关。

2. 营养不良：低于机体需要量　与消化吸收障碍有关。

3. 活动无耐力　与胃炎所致贫血有关。

4. **焦虑　与疼痛症状反复发作，病情迁延不愈有关**。

六、护理措施

1. 休息　急性发作期，应卧床休息；恢复期，病人生活要有规律，避免过度劳累，注意劳逸结合。

2. **饮食护理**　急性发作期病人可给予无渣、半流质的温热饮食，如**病人有少量出血可给予牛奶、米汤等，以中和胃酸**，利于黏膜的恢复。**剧烈呕吐、呕血的病人应禁食**，进行静脉补充营养。**恢复期给予高热量、高蛋白、高维生素、易消化的饮食**，避免食用过咸、过甜、辛辣、生冷等刺激性食物。定时进餐、少量多餐、细嚼慢咽，养成良好的饮食卫生习惯。如胃酸缺乏者可酌情食用酸性食物如山楂、食醋、浓肉汤、鸡汤等。

3. 疼痛的护理　遵医嘱给予**局部热敷、按摩、针灸或给止痛药物等缓解疼痛**。

4. 用药指导　避免使用对胃黏膜有刺激的药物，给药时介绍药物的不良反应。

5. 心理护理　应注意安慰病人以使其精神放松，**消除症状反复发作而产生紧张、焦虑、恐惧心理**，保持情绪稳定，从而增强病人对疼痛的耐受性。应指导病人，掌握有效的自我护理和保健，减少本病的复发次数。

七、健康教育

1. 定期门诊复查　约15%～20%的幽门螺杆菌感染引起的慢性胃炎会发生消化性溃疡，需定期检查，防止病情发展。

2. **饮食宜清淡，规律进食，避免高盐饮食，多吃新鲜蔬菜水果**。

3. **忌烟酒及刺激性食物**。

4. 保持心情愉快，减少胃酸分泌。

考点练习

考点：慢性胃炎的病因、临床表现和辅助检查（A1、A2型题）

1. 重度萎缩性胃炎病人可表现为
   A. 胃酸明显减少
   B. 胃酸轻度增高
   C. 胃酸明显增高
   D. 胃酸轻度减少
   E. 胃酸正常

2. 关于慢性浅表性胃炎的叙述，**错误**的是
   A. 消化性溃疡的发生率增高
   B. 症状酷似消化性溃疡
   C. 易出现嗳气、反酸、腹胀等症状
   D. 胃酸偏低
   E. 可引起恶性贫血

3. 病人，男性，27岁。因上腹部不适，食欲减退等就诊，诊断为慢性胃炎。护士在对其进行宣教时，应告知其与慢性胃炎发病相关的细菌是
   A. 大肠埃希菌
   B. 沙门菌
   C. 幽门螺杆菌
   D. 空肠弯曲菌
   E. 嗜盐杆菌

4. 符合慢性胃炎临床表现的是
   A. 上腹饱胀不适，餐后加重
   B. 长期上腹痛，餐后缓解
   C. 反酸、呕吐、腹泻
   D. 上腹部疼痛，向肩背部放射
   E. 贫血、消瘦

5. 病人，女性，25岁。近2年出现左上腹痛，常在进食后疼痛，胃肠钡餐检查未发现明显异常，体检仅上腹压痛。该病人最有可能患的是
   A. 慢性胃炎
   B. 胃癌
   C. 胃溃疡
   D. 肠梗阻
   E. 十二指肠溃疡

6. 慢性胃炎最可靠的诊断方法是
   A. 胃液酸度分析
   B. 纤维胃镜检查
   C. 血清抗体测定

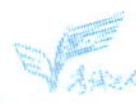

D. 钡餐
E. 病史及临床表现

考点：慢性胃炎的治疗要点和护理措施(A1、A2 型题)

7. 执行慢性胃炎病人的医嘱时，使用前应着重与医生进行沟通的药物是
A. 消胆胺
B. 山莨菪碱
C. 雷尼替丁
D. 泼尼松
E. 多潘立酮

8. 关于慢性胃炎病人的饮食护理，**错误**的是
A. 急性发作期应禁食
B. 剧烈呕吐、呕血的病人应禁食
C. 避免辛辣刺激性食物
D. 定时进餐，少量多餐
E. 剧烈呕吐、呕血的病人可静脉补充营养

9. 胃炎病人有少量出血可
A. 静注垂体后叶素
B. 少量温热流质
C. 冰水洗胃
D. 禁食
E. 普食

10. 慢性胃炎病人腹痛发作时，可以缓解腹痛的护理措施**不包括**
A. 腹部放热水袋
B. 增加活动量
C. 转移注意力
D. 播放轻音乐
E. 腹部按摩

11. 急慢性胃炎病人有少量出血时，为中和胃酸可给予
A. 米汤
B. 肉汤
C. 绿色蔬菜
D. 温开水
E. 凉开水

12. 病人，男性，36 岁。因上腹部胀痛、黑便入院，入院后被诊断为慢性胃炎。经过一段时间的治疗后病人逐渐恢复，护士指导病人可进食
A. 粽子
B. 烤肉
C. 油条
D. 面条
E. 汤圆

13. 病人，男性，43 岁。上腹部隐痛、腹胀、嗳气 1 年。胃镜检查报告：慢性浅表性胃炎。胃黏膜检测出幽门螺杆菌。对促进疾病康复最根本的护理措施是
A. 观察并记录病人每天进餐的次数、量
B. 遵医嘱给予抗幽门螺杆菌感染治疗
C. 及时向病人及家属介绍本病的病因
D. 嘱病人卧床休息，保持心态平和
E. 指导病人食用富含营养、有足够热量的食物

14. 病人，男性，27 岁。因上腹部不适，食欲减退，黑便就诊，诊断为慢性胃炎。护士对其进行健康教育的重点是
A. 预后指导
B. 心理指导
C. 用药指导
D. 饮食指导
E. 疾病知识指导

15. 病人，男性，21 岁，嗳气、恶心 3 个月，门诊以慢性胃炎收治入院。护士首先应对该病人评估的内容是
A. 评估肠鸣音次数
B. 评估有无呼吸困难
C. 评估腹部有无移动性浊音
D. 评估皮肤和黏膜有无黄染
E. 询问饮食习惯和方式

16. 某些慢性胃炎病人会有焦虑情绪，其主要的相关因素是
A. 病情复杂
B. 病情严重
C. 预后差
D. 病情迁延
E. 治疗费用高

17. 病人，男性，35 岁。因“腹胀、嗳气、消化不良 3 天”就诊，口服吗丁啉治疗。护士正确的用药指导是
A. 可与牛奶同服
B. 服药后多饮水
C. 饭前服药
D. 饭后服药
E. 服药后不宜立即饮水

18. 病人，男性，42 岁。上腹饱胀不适 3 年。查体：腹软，无压痛、反跳痛。胃镜检查提示慢性萎缩性胃炎。**不恰当**的护理措施是
A. 胃酸缺乏者多喝鸡汤和肉汤
B. 餐后多进行体育锻炼
C. 给予易消化饮食
D. 戒烟酒
E. 定时进餐，少量多餐

19. 病人，女性，34 岁。诊断为慢性非萎缩性胃炎，门诊医生为其开具的治疗方案是：阿莫西林＋胶体枸橼酸铋剂＋甲硝唑。门诊护士为病人提供的用药指导中**不恰当**的是
A. 服用胶体枸橼酸铋剂可使牙齿、舌变黑，可用吸管吸入
B. 阿莫西林用药过程中，要注意观察有无迟发的过敏反应，如皮疹
C. 用药 2 周后门诊复查
D. 甲硝唑应在餐后半小时服用，以减少胃肠道反应
E. 胶体枸橼酸铋剂在餐后半小时服用，服药后大便可变黑

参考答案

序号	1	2	3	4	5	6	7	8	9	10	11	12	13	14	15	16
答案	A	E	C	A	A	B	D	A	B	B	A	D	B	D	E	D
序号	17	18	19													
答案	C	B	E													

第四节　消化性溃疡病人的护理

考情分析

年份	主要考点
2019	消化性溃疡的主要病因；治疗 Hp 阳性者最有效的措施；十二指肠溃疡典型的疼痛特点；胃溃疡穿孔时首要的处理措施；十二指肠球部溃疡最可能发生的并发症；服用碱性抗酸剂的时间；消化性溃疡确诊的方法；胃十二指肠穿孔最重要的诊断依据；提示可能发生穿孔的症状；有较强抑制幽门螺杆菌作用的药物；导致消化性溃疡病人病情反复的心境不包括(坦然面对)；为预防倾倒综合征可进食的食物
2020	消化性溃疡避免服用的药物(泼尼松)；胃肠穿孔的判断；枸橼酸铋钾的作用机理，毕Ⅱ式胃大部切除术后第1天应重点注意(十二指肠残端破裂)；早期倾倒综合征的处理；消化性溃疡的用药指导
2021	奥美拉唑治疗胃溃疡的机制(抑制 H^+-K^+-ATP 酶活性)；西咪替丁属于(H_2 受体拮抗剂)；胃溃疡病人上腹部疼痛的特点(进食-疼痛-缓解)；瘢痕性幽门梗阻最突出的表现
2022	胃溃疡的判断(进食疼痛，胃镜显示胃小弯处黏膜溃疡，图片题)；西咪替丁属于(H_2 受体拮抗剂)；西咪替丁的作用机制(抑制胃酸)；三联疗法的作用(杀灭 Hp)；消化性溃疡并发出血的判断，消化性溃疡并发幽门梗阻的判断；幽门梗阻首选的处理措施(禁食、胃肠减压)
2023	毕Ⅰ式胃大部切除术与残胃吻合的是(十二指肠)；消化性溃疡合并穿孔的判断(膈下游离气体)；H_2 受体拮抗剂的作用机制；消化性溃疡引起上消化道出血最常见的部位是(十二指肠球部)

考点导航

消化性溃疡主要指发生在胃和十二指肠的慢性溃疡，即胃溃疡和十二指肠溃疡。由于溃疡的形成与**胃酸及胃蛋白酶的消化作用**有关，故称为消化性溃疡。临床上十二指肠溃疡较胃溃疡为多见。**十二指肠溃疡**可见于任何年龄，但以青壮年居多，**好发于球部**，**胃溃疡**的发病年龄较迟，平均晚10年，**多见于胃角和胃窦小弯**。

一、病　　因

消化性溃疡的病因较为复杂，研究表明，与**幽门螺杆菌感染、胃酸分泌过多、胃黏膜保护作用减弱**等因素有关。胃、十二指肠局部黏膜损害因素和黏膜保护因素之间失去平衡是溃疡发生的基本原理。

1. **幽门螺杆菌感染**　**幽门螺杆菌感染为消化性溃疡的主要发病原因**。幽门螺杆菌感染破坏了胃十二指肠的黏膜屏障，幽门螺杆菌分泌的空泡毒素蛋白和细胞毒素相关基因蛋白可造成胃十二指肠黏膜上皮细胞受损和炎症反应，损害了黏膜的防御修复机制。幽门螺杆菌感染还可引起高胃泌素血症，胃酸分泌增加，这两方面协同作用促使胃十二指肠黏膜损害，形成溃疡。

2. 胃酸和胃蛋白酶　在损害因素中，胃蛋白酶的蛋白水解作用和胃酸都对胃和十二指肠黏膜有侵袭作用，**胃酸的作用占主导地位**。

3. 药物　非甾体抗炎药如阿司匹林、布洛芬、吲哚美辛等；糖皮质激素、化疗药物、氯吡格雷除具有直接损伤胃黏膜的作用外，还能抑制前列腺素和依前列醇的合成，从而损伤黏膜的保护作用。另外，肾上腺皮质激素也可与溃疡的形成和再活动有关。

4. 粗糙和刺激性食物或饮料　可引起黏膜的物理性和化学性损伤。

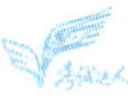

5. 持久和过度精神紧张、情绪激动等　可引起大脑皮质功能紊乱，使迷走神经兴奋和肾上腺皮质激素分泌增加，导致胃酸和胃蛋白酶分泌增多，促使溃疡形成。

6. 吸烟、饮酒　研究证明吸烟可增加胃溃疡和十二指肠溃疡的发病率，同时可以影响溃疡的愈合。大量饮酒是消化性溃疡的常见诱因。

7. 遗传　研究发现，胃溃疡和十二指肠溃疡的发病与遗传因素有关，家族中有患消化性溃疡倾向者，其亲属患病机会比没有家族倾向者高 3 倍。

二、临床表现

消化性溃疡病程以**慢性病程、周期性发作、节律性上腹痛**为特点，一般春秋季节易发作，容易复发。

1. 症状

(1) 腹痛：**上腹痛**为消化性溃疡的主要症状。性质可有钝痛、灼痛、胀痛、剧痛、饥饿样不适。**胃溃疡**的疼痛部位在剑突下正中，疼痛常在进餐后 0.5～1 小时出现，持续 1～2 小时后逐渐缓解，下次进餐后疼痛复发，其典型节律为**进食—疼痛—缓解**。**十二指肠溃疡**病人疼痛为饥饿痛或空腹痛，其疼痛节律为**疼痛—进食—缓解**（表 3-4-1）。

(2) 胃肠道症状还可表现为反酸、嗳气、恶心、呕吐等消化不良的症状，以胃溃疡多见。

(3) 全身症状：可表现为失眠、多汗等自主神经功能失调的症状，也可有消瘦、贫血等症状。

2. 体征　缓解期多无明显体征，发作时可有上腹部局限性压痛点。

表 3-4-1　胃溃疡与十二指肠溃疡的区别

不同点	胃溃疡	十二指肠溃疡
好发部位	**胃角和胃窦小弯**	**十二指肠球部**
疼痛部位	剑突下正中	上腹正中或偏右
疼痛时间	进餐后 0.5～1 小时出现，持续 1～2 小时后逐渐缓解	饥饿痛或空腹痛，餐后 3～4 小时出现
疼痛规律	**进食—疼痛—缓解**	**疼痛—进食—缓解**

3. 特殊类型的消化性溃疡：①无症状性溃疡；②老年人消化性溃疡；③复合型溃疡；④幽门管溃疡；⑤球后溃疡。

4. 并发症

(1) **出血**：是**消化性溃疡最常见的并发症**。可表现为**呕血与黑便**，出血量大时甚至可排鲜血便。

(2) **穿孔**：常发生于十二指肠溃疡，主要表现腹部剧痛和具有**急性腹膜炎**的体征。当溃疡病病人腹部疼痛变为持续性，进食或用抑酸药后长时间疼痛不能缓解，并向背部或两侧上腹部放射时，常提示可能出现穿孔。

(3) **幽门梗阻**：少数病例可出现，主要发生于十二指肠溃疡或幽门管溃疡。主要表现为餐后上腹部饱胀，**频繁呕吐宿食**，严重时可引起水和电解质紊乱（**低氯低钾性碱中毒**），并有营养不良和体重下降症状。

(4) **癌变**：少数胃溃疡可发生癌变（亲：癌变后的主要表现为疼痛的节律性消失，粪便隐血试验阳性），尤其是 45 岁以上的病人，发生率 1%以下。

好礼相送

消化性溃疡并发口诀（主编总结，严禁转载，违者必究）

溃疡病，经常见；四大恶魔常出现，出血与穿孔，梗阻与癌变；出血表现为黑便，穿孔出现腹膜炎；梗阻病人吐宿食，少数病人会癌变。

三、辅助检查

1. **胃镜检查**　与黏膜活检可直接观察溃疡病变部位、大小、性质，并可进行幽门螺杆菌检测，**对消化性溃疡有确诊价值**。

2. X 线钡餐检查　溃疡的 X 线直接征象为龛影，是诊断溃疡的重要依据。

3. 幽门螺杆菌检测　是消化性溃疡的常规检查项目。

4. 胃液分析　胃溃疡病人胃酸分泌正常或稍低于正常，十二指肠溃疡病人则常有胃酸分泌过高。

5. 粪便潜血试验　活动性十二指肠溃疡或胃溃疡常有少量渗血，粪便潜血试验阳性，一般经治疗 1～2 周内转阴，**若胃溃疡病人粪便潜血试验持续阳性，应考虑有癌变可能**。

知识拓展

检测幽门螺杆菌（呼气试验）

呼气试验，又名**¹⁴C或¹³C尿素呼气试验**，是一种敏感性高、特异性强、快速、简单的Hp诊断方法，在临床上已被广泛应用。

1. **原理** Hp可产生高活性的尿素酶。当病人服用^{14}C标记的尿素后，如病人的胃内存在Hp感染，胃中的尿素酶可将尿素分解为氨和^{14}C标记的CO_2，^{14}C标记的CO_2通过血液经呼气排出，定时收集呼出的气体，通过分析呼气中^{14}C标记的CO_2的含量即可判断是否感染幽门螺杆菌。

2. **病人准备** 受检者须停用抗生素和铋剂30天，停用质子泵抑制剂2周。检查前禁食6小时以上。

3. **检查流程** 检查时先让病人口服一粒^{14}C尿素胶囊，静坐25分钟后，直接向集气瓶内呼气，将集气瓶交给工作人员即可（检查过程中病人应当保持安静，剧烈运动后血中的酸碱度变化可影响同位素标记CO_2的呼出）

四、治疗原则

1. 根除幽门螺杆菌治疗 目前倡导的联合方案为含有铋剂的联合方案，即1种质子泵抑制剂（PPI）+2种抗生素和1种铋剂。疗程10～14天（亲：甲硝唑应餐后服用哦）。

知识拓展

杀灭幽门螺杆菌的联合疗法

Hp治疗的三联方案是指1种质子泵抑制剂（奥美拉唑等）+2种抗生素或1种胶体铋剂+2种抗生素；四联方案是指1种质子泵抑制剂（奥美拉唑等）+1种胶体铋剂+2种抗生素。

质子泵抑制剂（选一种）	抗菌药物（选两种）
奥美拉唑	甲硝唑
兰索拉唑	阿莫西林
泮托拉唑	克拉霉素（甲红霉素）
雷贝拉唑	呋喃唑酮
和/或选用胶体铋剂（枸橼酸铋钾）	左氧氟沙星

2. 抑制胃内酸度的药物

（1）**H_2受体拮抗剂：能阻止组胺与H_2受体相结合**，使壁细胞分泌胃酸减少。常用药物有西咪替丁、雷尼替丁和法莫替丁。主要不良反应为乏力、头昏、嗜睡和腹泻。

（2）**质子泵抑制剂**：以**奥美拉唑**为代表的，是目前**最强的胃酸分泌抑制剂**，作用时间长，**可以抑制壁细胞分泌H^+**的最后环节**H^+、K^+、ATP酶**（质子泵），减少了胃酸分泌。常用的药物有奥美拉唑、兰索拉唑。

（3）制酸剂：使胃内酸度降低，常用药物有氢氧化铝、碳酸氢钠、铝碳酸镁等。

3. 保护黏膜的药物 在酸性环境中，与溃疡面渗出的蛋白质相结合，形成一层覆盖溃疡的保护膜。

（1）枸橼酸铋钾：可形成一层防止酸和胃蛋白酶侵袭的保护屏障。此外，还具有抗幽门螺杆菌的作用。常用枸橼酸铋钾240mg，每日2次口服。

（2）硫糖铝：是一种硫酸化蔗糖的氢氧化铝盐，可与溃疡面上带阳电荷的渗出蛋白质相结合，它还可能刺激局部内源性前列腺素的合成，对黏膜起保护作用（亲：硫糖铝片应在餐前1小时服用）。

（3）前列腺素类药物：如米索前列醇，也具有增强胃黏膜防御能力。

4. **手术治疗** 适应证：适用于①经**内科系统治疗3个月仍不愈合**或愈合后短期又复发者；②并发**急性大出血**、**瘢痕性幽门梗阻**、**溃疡穿孔**及溃疡穿透至胃壁外者；③**溃疡巨大**（直径>2.5cm）或高位溃疡；④胃、十二指肠复合溃疡；⑤**胃溃疡恶变**或不能排除恶变者。手术方式：①**毕Ⅰ式**胃大部切除术：胃大部切除后，将**残胃与十二指肠吻合**，多适用于治疗胃溃疡。②**毕Ⅱ式**胃大部切除术：切除远端胃大部后，缝闭十二指肠残端，**残端与上段空肠吻合**，适用于胃十二指肠溃疡，特别是十二指肠溃疡（图3-4-1）。

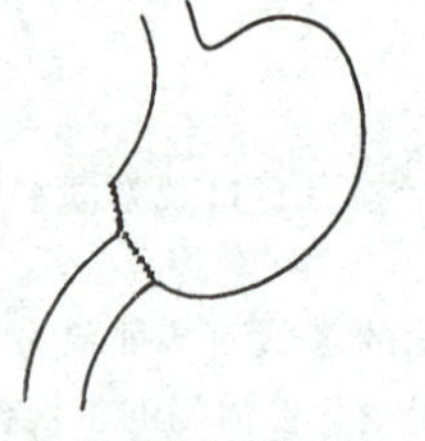
毕Ⅰ式胃大部切除

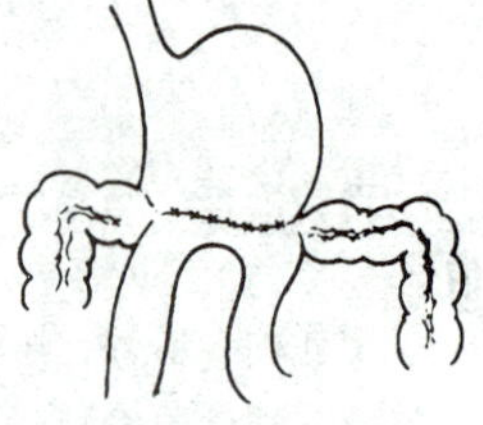
毕Ⅱ式胃大部切除

图3-4-1 胃大部切除术

五、护理问题

1. 疼痛 与消化道黏膜溃疡有关。
2. 营养不良：低于机体需要量 与腹痛导致摄入量减少、消化吸收障碍有关。
3. 焦虑 与疼痛、症状反复出现、病程迁延不愈有关。
4. 潜在并发症：上消化道出血、胃穿孔。

六、护理措施

(一) 非手术护理

1. 注意观察病情，如病人疼痛的特点，包括疼痛的部位、程度、持续时间、诱发因素，与饮食的关系，有无放射痛、有无恶心、呕吐等伴随症状出现。

2. 病情较重的活动性溃疡病人或大便潜血试验阳性病人应卧床休息，病情较轻的病人可边工作边治疗，注意劳逸结合，避免过度劳累、紧张，保持良好的心情，对有烟酒嗜好的病人，应劝其戒除。

3. 嘱病人**定时进餐，少量多餐**。进餐时应细嚼慢咽，不宜过快、过饱，溃疡活动期病人每天可进餐5～6顿。同时以清淡、富有营养的饮食为主，应**以面食为主食，或软饭、米粥**。**避免粗糙、过冷、过热、刺激性食物或饮料，如油煎食物、浓茶、咖啡、辛辣调味品**等。两餐之间可给适量的脱脂牛奶，但不宜多饮。

4. 遵医嘱正确服用药物，如**抗酸药**应避免与牛奶同时服用；抗胆碱能药及**胃动力药如吗丁啉、西沙必利等应在餐前1小时**及睡前1小时服用。**铝碳酸镁于餐后1～2小时，睡前或胃部不适时咀嚼后服用**。

好礼相送

服药时间（主编总结，严禁转载，违者必究）

1. 抗酸药、氢氧化铝餐后1小时服用。
2. 促胃动力药如多潘立酮餐前半小时服用。
3. 硫酸亚铁(成人)、甲硝唑餐后服用，以减少胃肠道的反应。
4. 健胃消食片餐前服用，硫糖铝片、氢氧化铝凝胶应在餐前1小时服用。
5. 铝碳酸镁于餐后1～2小时，睡前或胃部不适时咀嚼后服用。
6. 阿奇霉素餐前1小时或餐后2小时服用，柳氮磺吡啶于餐后服用。
7. 磺脲类药物于餐前半小时服用；双胍类药物餐后服；阿卡波糖与第一口饭一起服。

5. 注意关心病人心理变化，鼓励其说出心中的顾虑与疑问。帮助病人减轻焦虑紧张心理，以避免由于精神紧张所造成的迷走神经兴奋，从而减少胃酸的分泌。采用适当方式给病人补充消化性溃疡的自我护理知识，**指导病人使用松弛术、局部热敷、针灸、理疗等方法，以减轻腹痛**。

6. 对于年龄偏大的胃溃疡病人，应嘱其定期到门诊复查，防止癌变。

(二) 手术治疗护理

1. 手术前护理

(1) **急性穿孔**伴有休克者应平卧、**禁饮、胃肠减压**，可减少胃肠内容物继续流入腹腔。输液，应用抗生素，做好急症手术前准备。严密观察病人生命体征、腹痛、腹膜刺激征、肠鸣音变化等。

(2) **合并出血者观察和记录呕血、便血、循环血量不足的表现**。取平卧位，暂时禁食，**输液、输血，按时应用止血药物**。若经止血、输血而出血仍在持续者，应急诊手术。

(3) **合并幽门梗阻者**，若非完全性梗阻者可进无渣半流质饮食，输液、输血，纠正营养不良及**低氯、低钾性碱中毒**。**术前3天每晚用300～500ml温等渗盐水洗胃，以减轻胃壁水肿和炎症，有利于术后吻合口愈合**。

2. 手术后护理

(1) 一般护理：血压平稳后取低半卧位，禁食、胃肠减压、输液及应用抗生素。**观察生命体征以及胃肠减压和引流管吸出液的量和性质**。肠蠕动恢复后，拔除胃管后当日可少量饮水或米汤，第2日进半量流质饮食，鼓励病人术后早期活动。

(2) 并发症的观察和护理

1) **术后胃出血：术后短期内从胃管引流出大量鲜血，甚至呕血和黑便**。多采用非手术疗法，包括禁食、应用止血药物和输新鲜血。若非手术疗法不能达到止血效果时，应手术止血。

2) **十二指肠残端破裂**：是毕Ⅱ式胃大部切除术后近期的严重并发症。一般多发生在术后24～48小时。表现为**右上腹突发剧痛和局部明显压痛、腹肌紧张**等急性弥漫性腹膜炎症状。应立即手术处理。

3）**胃肠吻合口破裂或瘘**：多发生在术后5～7日。多数因吻合口处张力过大、低蛋白血症、组织水肿等组织愈合不良而发生。**吻合口破裂引起明显的腹膜炎症状和体征**，须立即行手术处理。

4）**吻合口梗阻**：常由于吻合口过小或水肿引起。病人表现为**进食后上腹饱胀，呕吐；呕吐物为食物，不含胆汁**。

5）**早期倾倒综合征**：多发生在餐后10～30分钟内，因胃容积减少及失去对胃排空的控制，多量高渗食物快速进入十二指肠或空肠，大量细胞外液转移至肠腔，循环血量骤然减少。同时，肠道遭受刺激后释放多种消化道激素，引起一系列血管舒缩功能的紊乱。出现的胃肠症状包括**上腹饱胀不适，恶心、呕吐、肠鸣音频繁，可有绞痛，继而腹泻**；循环系统症状有全身无力、头昏、晕厥、面色潮红或苍白、发汗淋漓、心悸、心动过速等。症状持续60～90分钟后自行缓解。多数病人经调整饮食后，症状可减轻或消除。包括**少食多餐，避免过甜、过咸、过浓流质，宜进低糖、高蛋白饮食**，进餐后平卧10～20分钟。

6）**低血糖综合征**：为高渗食物迅速进入小肠、快速吸收后血糖升高，使胰岛素大量释放，继而发生反应性低血糖。表现为**餐后2～4小时，病人出现心慌、无力、眩晕、出汗、手颤、嗜睡、虚脱**。出现症状稍进食，尤其是糖类即可缓解。饮食中减少糖类含量，增加蛋白质比例，少量多餐可防止其发生。

七、健康教育

1. 告知病人导致消化性溃疡发病和病情加重的相关因素；教病人保持情绪稳定，避免精神过度紧张；指导病人提高对环境的适应能力，避免与他人发生纠纷，创造宽松、和睦的家庭和社会环境。

2. 帮助病人纠正不良的生活、饮食习惯，如合理安排生活和工作，保证充足的睡眠和休息，避免过度劳累；定时进食，进食时保持心情舒畅，**少食多餐，细嚼慢咽**，防过饥过饱，**忌暴饮暴食，禁食辛辣、过酸的食物和油炸食品**，不吃过冷或过热的食物，**禁喝咖啡、红茶、酒类等饮料**；戒烟、禁酒。建立合理的饮食结构，进富含营养、高热量、易消化、非刺激性食品，如豆浆、蛋汤、牛奶等。因豆浆、牛奶含钙和蛋白较高，可刺激胃酸分泌，不宜多吃；**红烧肉、猪蹄**等在胃内停留时间长，可使胃过度扩张，应少吃。

3. 教会病人药物的正确使用方法，介绍常用药物的副作用及不良反应的预防。嘱病人按医嘱坚持治疗和忌用或**慎用对胃黏膜有损害的药物，如阿司匹林、吲哚美辛、糖皮质激素**等。

4. 告知病人消化性溃疡常见并发症，如出血、穿孔、幽门梗阻、癌变等的迹象，叮嘱病人病程中一旦出现应及时就诊。

考点练习

考点：消化性溃疡的病因（A1型题）

1. 消化性溃疡的主要病因是
   A. 幽门螺杆菌感染
   B. 大肠杆菌感染
   C. 胃酸分泌过多
   D. 应激和心理因素
   E. 吸烟

2. 胃溃疡的好发部位是
   A. 胃小弯
   B. 胃大弯
   C. 胃底
   D. 贲门
   E. 幽门管

3. 与消化性溃疡发生关系密切的细菌是
   A. 大肠杆菌
   B. 金黄色葡萄球菌
   C. 幽门螺杆菌
   D. 痢疾杆菌
   E. 链球菌

考点：消化性溃疡病人的临床表现（A1、A2型题）

4. 病人，女性，50岁，患胃溃疡。入院后护士对其讲解胃溃疡疼痛方面的知识，病人的复述正确的是
   A. “饥饿或空腹痛”
   B. “进餐后立即出现”
   C. “秋冬季节容易发作”
   D. “进餐后0.5～1小时出现”
   E. “睡前加餐可缓解疼痛”

5. 十二指肠溃疡疼痛的典型特点是
   A. 空腹痛，进食后缓解，餐后3～4小时再痛，午夜痛多见
   B. 餐后1小时内出现，1～2小时缓解，进餐后再次出现疼痛
   C. 餐时痛，进餐后缓解，餐后2～4小时再痛，午夜痛少见
   D. 餐前痛，进餐疼痛加重，餐后2～4小时缓解
   E. 餐前1小时内出现，1～2小时缓解，进餐后再次出现疼痛

6. 病人，女性，32岁。上腹部节律性疼痛2年，常于过度劳累后诱发。近3天疼痛加剧，突然呕血约500ml。查体：血压90/60mmHg，巩膜无黄染，上腹部无压痛，未触及肝脾。该病人最有可能患
   A. 肝硬化
   B. 原发性肝癌
   C. 溃疡癌变
   D. 溃疡并发出血
   E. 溃疡并发穿孔

7. 十二指肠溃疡的疼痛特点是
   A. 疼痛—进食—疼痛
   B. 疼痛—进食—缓解
   C. 进食—疼痛—疼痛
   D. 进食—疼痛—缓解
   E. 无一定规律
8. 病人,男性,35岁,有胃溃疡病史。饱餐后出现上腹剧烈疼痛,伴恶心呕吐。全腹压痛、反跳痛、肌紧张。应考虑出现了哪种并发症
   A. 癌变
   B. 感染
   C. 大出血
   D. 急性穿孔
   E. 幽门梗阻
9. 病人,男性,30岁。有消化性溃疡病史。突然上腹部剧痛5小时,伴大汗淋漓、烦躁不安,服用制酸剂不能缓解。下列体征中,最有助于判断病人可能发生了穿孔的症状是
   A. 腹部胀满
   B. 腹肌强直
   C. 腹式呼吸减弱
   D. 腹部移动性浊音阳性
   E. 腹部叩诊呈鼓音
10. 病人,男性,45岁。患十二指肠球部溃疡5年,近日原疼痛节律消失,变为持续上腹痛,伴频繁呕吐隔宿发酵酸性食物。最可能的并发症是
   A. 上消化道出血
   B. 溃疡穿孔
   C. 幽门梗阻
   D. 溃疡癌变
   E. 复合性溃疡
11. 病人,女性,45岁。消化性溃疡。近年感上腹部饱胀,疼痛于餐后加重,且反复大量呕吐。该病人可能出现了
   A. 出血
   B. 穿孔
   C. 癌变
   D. 幽门梗阻
   E. 营养不良
12. 胃溃疡活动期腹部局限性压痛部位正确的是

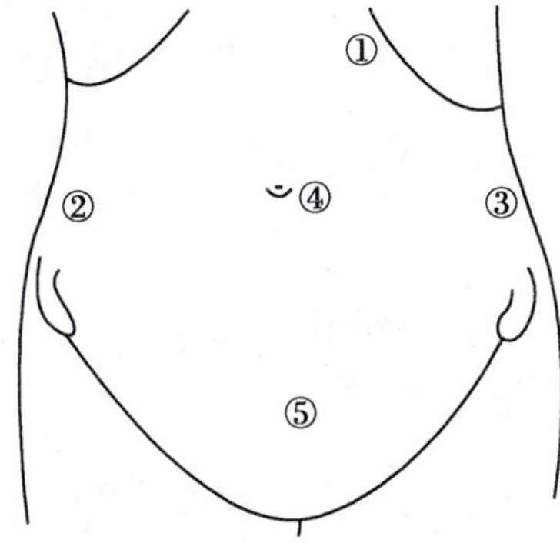

   A. ①
   B. ②
   C. ③
   D. ④
   E. ⑤
13. 某十二指肠溃疡病人,典型夜间腹痛2年,近1个月疼痛节律性消失,变为餐后腹痛伴呕吐,吐出大量隔宿食物,应考虑并发了
   A. 出血
   B. 慢性穿孔
   C. 急性穿孔
   D. 幽门梗阻
   E. 癌变
14. 病人,女性,47岁。因反复中上腹节律性疼痛7年、加重2天入院。查体:贫血貌,上腹部轻压痛。胃镜:十二指肠球部溃疡。实验室检查:白细胞 $4.7\times10^9/L$,红细胞 $2.7\times10^{12}/L$,血红蛋白82g/L。护理该病人时,应注意观察其最可能出现的并发症是
   A. 电解质紊乱
   B. 幽门梗阻
   C. 癌变
   D. 出血
   E. 穿孔
15. 病人,男性,41岁。有消化道溃疡病史4年,1天来胃痛明显,无恶心呕吐,今晨觉头昏、乏力、黑朦,排尿排便一次。对于该病人,除腹痛外,护士还应重点询问
   A. 排便习惯
   B. 粪便颜色
   C. 尿液颜色
   D. 尿量
   E. 有无眩晕

考点:消化性溃疡病人的辅助检查和治疗要点(A1、A2型题)

16. 奥美拉唑治疗消化性溃疡的主要机制是
   A. 阻止组胺与其受体相结合
   B. 抑制 H^+-K^+-ATP 酶
   C. 中和胃酸
   D. 保护胃黏膜
   E. 杀灭幽门螺杆菌
17. 以下哪种药物抑制胃酸分泌最强
   A. 奥美拉唑
   B. 法莫替丁
   C. 氢氧化铝镁
   D. 枸橼酸铋钾
   E. 硫酸铝
18. 关于消化性溃疡用药的叙述,<u>不正确</u>的是
   A. 氢氧化铝凝胶应在餐前1小时服用
   B. 服用西咪替丁应注意观察有无头晕、皮疹
   C. 硫糖铝片应在餐前1小时服用
   D. 奥美拉唑可引起头晕,用药时不宜开车

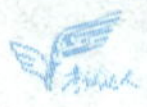

E. 甲硝唑应在餐前半小时服用

19. 病人，男性，45岁。十二指肠球部溃疡并发幽门梗阻。医嘱中出现下列哪种药物时，护士应提出质疑
A. 氢氧化铝凝胶
B. 口服补液盐
C. 奥美拉唑
D. 枸橼酸铋钾
E. 克拉霉素

20. 下列药物中均为幽门螺杆菌治疗方案药物的是
A. 红霉素＋奥美拉唑＋阿莫西林＋枸橼酸铋钾
B. 奥美拉唑＋克拉霉素＋阿莫西林＋枸橼酸铋钾
C. 多潘立酮＋奥美拉唑＋克拉霉素＋枸橼酸铋钾
D. 硫酸镁＋奥美拉唑＋克拉霉素＋枸橼酸铋钾
E. 青霉素＋克拉霉素＋甲硝唑＋枸橼酸铋钾

21. 病人，男性，36岁。上腹部间歇规律性疼痛2年，疼痛呈烧灼样，多于进餐后半小时发作，持续1小时左右缓解，劳累时易发作。为了确诊，应首选的检查方法是
A. 幽门螺杆菌检查
B. 胃镜检查
C. 胃液分析
D. X线钡餐检查
E. B超检查

22. 病人，男性，58岁，行动不便。3天来反复上腹痛，进餐后发作或加重，伴反酸、嗳气。电话咨询社区护士其应进行哪项检查。社区护士的建议是
A. 腹部X线平片
B. B超
C. CT
D. 胃镜
E. MRI

考点：消化性溃疡病人的护理问题、护理措施和健康教育(A1、A2、A3/A4型题)

23. 消化性溃疡病人服用碱性抗酸剂宜在
A. 饭前1小时
B. 饭后1小时
C. 进餐时与食物同服
D. 每日清晨一次
E. 两餐之间

24. 消化性溃疡病人服用铝碳酸镁片的正确方法是
A. 温水吞服
B. 咀嚼后服用
C. 餐后马上服用
D. 餐前服用
E. 餐中服用

(25～26题共用题干)

病人，男性，患胃溃疡10余年，1小时前因饮酒出现上腹部剧烈疼痛，伴有恶心、呕吐。查体：腹部压痛、肌紧张、肝浊音界缩小。X线检查可见膈下游离气体。

25. 考虑该病人为
A. 急性胆囊炎
B. 急性胰腺炎
C. 胃肠穿孔
D. 幽门梗阻
E. 胆石症

26. 针对病人的上述情况，护士应首先采取的护理措施是
A. 观察病人疼痛的变化
B. 遵医嘱使用镇痛药
C. 禁食、胃肠减压
D. 安慰并陪伴病人
E. 快速补液

27. 病人，女性，43岁。十二指肠溃疡病史3年余，近3天来腹痛加剧，伴反复大量呕吐。护士应重点收集的资料是
A. 营养状况
B. 疼痛性质
C. 睡眠情况
D. 呕吐物的性状
E. 用药情况

28. 病人，男性，45岁。有胃溃疡病史10年。最近1周中上腹持续性胀痛，较以往严重，伴恶心、呕吐。今日呕血一次，量约800ml，呕血后气促明显，血压90/70mmHg。该病人目前潜在的护理问题是
A. 疼痛
B. 恐惧
C. 活动无耐力
D. 体液不足
E. 营养失调

29. 病人，男性，36岁。胃溃疡5年，规律用药但依然反复发作。护士在收集资料时发现病人饮食极不规律，常暴饮暴食，每日饮酒量约500ml。在进行健康指导时应着重给病人讲解的是
A. 药物的不良反应
B. 胃溃疡的并发症
C. 合理饮食的重要性
D. 胃溃疡的发病机制
E. 保持情绪稳定的重要性

(30～32题共用题干)

病人，男性，40岁。近几天来上腹部疼痛不适反复发作，2小时前在睡眠中突感上腹刀割样疼痛，继之波及全腹。既往有十二指肠溃疡病史，根据临床表现和辅助检查结果，拟诊为十二指肠穿孔。

30. 肠穿孔的重要诊断依据为
A. 既往病史
B. 腹膜炎和腹腔积液体征
C. B超示腹腔液性暗区
D. X线示膈下游离气体
E. 病人自觉症状

31. 该病人先试行非手术治疗，其措施并<u>不包括</u>
A. 禁食

B. 胃肠减压
C. 静脉补液
D. 腹腔引流
E. 应用抗生素

32. 该病人最恰当的体位是
A. 平卧位
B. 半卧位
C. 膝胸卧位
D. 侧卧位
E. 头低足高位

33. 病人，男性，36岁。空腹时上腹饥饿样疼痛3年，进食后可明显缓解，冬春季好发，对其饮食指导正确的是
A. 多饮牛奶
B. 增加粗纤维蔬菜
C. 少食多餐
D. 睡前进食
E. 禁碱性食物

34. 病人在治疗消化性溃疡的过程中，应重点向其宣教的内容<u>不包括</u>
A. 注意观察出血异常状况
B. 增加夜宵，多喝牛奶
C. 介绍治疗方案及药物服用方法
D. 减轻压力，戒烟戒酒
E. 少量多餐，清淡易消化饮食

35. 幽门梗阻病人术前3天洗胃应用
A. 高渗盐水
B. 温等渗盐水
C. 温开水
D. 5%葡萄糖溶液
E. 等渗碳酸氢钠溶液

36. 病人，男性，45岁。胃溃疡穿孔大出血，急诊收入院。在全麻下行胃大部切除术。为预防倾倒综合征，护士指导病人可以进食的是
A. 蛋糕
B. 蒸蛋
C. 豆浆
D. 牛奶
E. 骨头汤

37. 会导致消化性溃疡病人的病情反复并产生并发症的心境<u>不包括</u>
A. 情绪波动
B. 精神紧张
C. 坦然面对
D. 焦虑急躁
E. 悲观、恐惧

参考答案

序号	1	2	3	4	5	6	7	8	9	10	11	12	13	14	15	16
答案	A	A	C	D	A	D	B	D	B	C	D	A	D	D	B	B
序号	17	18	19	20	21	22	23	24	25	26	27	28	29	30	31	32
答案	A	E	B	B	B	D	B	B	C	C	D	D	C	D	D	B
序号	33	34	35	36	37											
答案	C	B	B	B	C											

第五节　溃疡性结肠炎病人的护理

考情分析

年份	主要考点
2019	柳氮磺吡啶治疗溃疡性结肠炎的机制；重度溃疡性结肠炎的治疗方案；溃疡性结肠炎首选的治疗药物；溃疡性结肠炎急性期的正确护理
2021	溃疡性结肠炎病人急性活动期的饮食指导
2023	溃疡性结肠炎的好发部位(图片题)；溃疡性结肠炎的首选药物

考点导航

溃疡性结肠炎是一种病因不明的慢性直肠和结肠非特异性炎性疾病。主要临床表现是腹泻、大便有黏液脓血、腹痛及里急后重。病程漫长，多反复发作，本病多发生于青壮年，也可见于儿童或老人，男女发病率无明显差别。

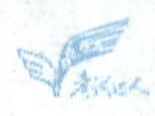

一、病 因

目前认为本病可能与遗传、感染、精神因素和**免疫机制异常**有关。**溃疡性结肠炎多见于直肠和乙状结肠**。

二、临床表现

起病多数缓慢，感染、精神刺激、劳累、饮食失调多为本病的发作诱因，病程长，可迁延数年，常有发作期与缓解期交替。

1. 症状

(1) 消化系统表现：**腹泻(最主要的症状)**，轻者每日排便2～3次，重者可达每日10余次，**粪便呈黏液、脓血便，甚至血便，常有里急后重感觉**。**轻度、中度腹痛，局限于左下腹或下腹部**。**排便后疼痛可减轻**或缓解(**疼痛—便意—便后缓解**)。若并发中毒性结肠扩张或炎症波及腹膜，可有持续性剧烈腹痛。还可有腹胀、食欲缺乏、恶心、呕吐。

温馨提示

有三种疾病可出现里急后重的临床表现：溃疡性结肠炎、直肠癌、盆腔脓肿。考生在复习时应将这三种疾病的其他表现进行对比。溃疡性结肠炎通常有左下腹疼痛，直肠癌合并有黏液脓血便和大便变细，盆腔脓肿常为腹部手术后出现直肠刺激征。

(2) 全身表现：发热、重症可有高热，贫血、消瘦、水与电解质平衡失调、低蛋白血症及营养不良。

2. 体征　病人呈慢性病容，精神差，消瘦、贫血貌。轻病人可有左下腹轻度压痛；重症者常有明显腹膜刺激征。**如出现反跳痛、腹肌紧张、肠鸣音减弱等，对于重病人应警惕中毒性结肠扩张、肠穿孔的发生**。

3. 并发症　中毒性巨结肠，直肠结肠癌变，直肠、结肠大量出血，肠梗阻、肠穿孔等。

三、辅助检查

1. 血液检查　可有红细胞、血红蛋白减少；人血白蛋白降低；凝血酶原时间延长，电解质平衡紊乱；活动期白细胞计数增高，红细胞沉降率增快、C反应蛋白增高是活动期的标志。

2. 粪便检查　常有黏液脓血便，镜下可见红、白细胞。

3. X线钡剂灌肠检查　应用气钡双重对比造影，对中、重症者诊断有一定意义。

4. 结肠镜检查　**全结肠或乙状结肠镜检查对本病诊断、确定病变范围有重要价值**。

四、治疗原则

1. 一般治疗　急性发作期应卧床休息。病情严重者应禁食，给完全胃肠外营养治疗，轻、中度者可给予流质饮食。对于腹痛明显病人可服用阿托品。

2. 药物治疗

(1) **柳氮磺吡啶**(SASP)：**一般作为首选药物，适用于轻、中型或重型，使用糖皮质激素治疗已有缓解者**。**作用机制是抗炎、杀菌和抑制免疫**。用法4～6g/d，分4次口服，用药3～4周病情缓解后，可逐渐减量持续约3～4周后，到达维持量2g/d，分次口服，维持1～2年治疗。其副作用有恶心、呕吐、皮疹、白细胞减少等。目前使用奥沙拉秦效果也较好。也可用对氨基水杨酸2g溶于60ml水中，1次/d保留灌肠治疗。

(2) 肾上腺糖皮质激素：适用于暴发型或重型病人，常用氢化可的松200～300mg静脉滴注，待病情稳定后可改为口服泼尼松，随病情好转可逐渐减量。在减药期间应配合应用柳氮磺吡啶，疗程应维持数月。

(3) **免疫抑制剂**：对于糖皮质激素治疗效果不佳或对糖皮质激素依赖的病例可用免疫抑制剂，如硫唑嘌呤或巯嘌呤。**常见不良反应是胃肠道症状及骨髓抑制，使用期间应定期监测血白细胞计数**。

3. 手术治疗　对药物治疗无效、有严重合并症者，应及时采用手术疗法。

五、护理问题

1. 腹泻　与炎症导致肠蠕动增加，肠内水、钠吸收障碍有关。
2. 腹痛　与肠道黏膜的炎性浸润、溃疡有关。
3. 有体液不足的危险　与频繁腹泻有关。
4. 营养失调：低于机体需要量　与长期腹泻及吸收障碍有关。
5. 有皮肤完整性受损的危险　与频繁腹泻刺激肛周皮肤有关。

六、护理措施

1. 休息　给病人提供安静、舒适的休息环境，注意劳逸结合，生活要有规律，保持心情舒畅，以减少病人的胃肠蠕动

及体力消耗。

2. 严密观察病情 注意监测病人的体温、脉搏、心率、血压的变化，同时观察病人的皮肤弹性、有无脱水表现。还应注意观察腹泻、腹部压痛及肠鸣音情况，**如出现鼓肠、肠鸣音消失、腹痛加剧等情况，要考虑中毒性巨结肠的发生**。

3. 饮食护理 应给予高热量、富营养而**少纤维、易消化流质或半流质饮食或软食物，禁食生、冷食物及含纤维素多的蔬菜水果，忌食牛乳和乳制品**。病情好转后应进食无渣流质或半流质富于营养的饮食，病情严重者应禁食，并给以胃肠外营养，使肠道得以休息，利于减轻炎症，控制其症状。

4. 腹泻护理 由于病人腹泻次数较多，里急后重症状严重，应将病人安排至离卫生间较近的房间，或室内留置便器。协助病人做好肛门及周围皮肤的护理，如手纸要柔软，擦拭动作宜轻柔，便后用肥皂与温水清洗肛门及周围皮肤，清洗后轻轻拭干，必要时给予护肤软膏涂擦，以防皮肤破损。同时注意观察粪便的量、性状、排便次数。

5. 用药护理 应向病人做好有关药物的用法、作用、不良反应等的解释工作，告知病人**饭后服用柳氮磺吡啶**。对于**采用灌肠疗法**的病人，应**指导病人左侧卧位，尽量抬高臀部**，达到延长药物在肠道内的停留时间的目的。

温馨提示

溃疡性结肠炎好发于直肠和乙状结肠，乙状结肠位于左下腹，保留灌肠时协助病人取左侧卧位，有利于灌肠液流到病变部位，提高治疗效果。

6. 心理护理 由于本病的病程特点，病人易出现抑郁或焦虑。为此应耐心向病人做好卫生宣教工作，使其积极配合治疗。同时帮助病人认识到不良的心理状态不利于本病的修复，从而建立起战胜疾病的信心和勇气。

七、健康教育

向病人及家属介绍有关的疾病知识，阐明良好的心态和认真的自我护理对缓解症状、控制病情有极其重要的意义。指导病人自觉地进行自我护理和自我心理调节，合理安排休息与活动，合理饮食，以提高机体抵抗力。教会病人和家属识别有关的诱发因素，如饮食失调、精神紧张、过度劳累等，并尽量避免。嘱病人坚持治疗，定期门诊复诊，遵医嘱用药，不随意更换药物或停药，教会病人识别药物的不良反应，以便出现时能及时就诊。

考点练习

考点：溃疡性结肠炎的病因和临床表现（A1、A2 型题）

1. 溃疡性结肠炎的好发部位是
   A. 升结肠
   B. 横结肠
   C. 降结肠
   D. 乙状结肠
   E. 盲肠
2. 溃疡性结肠炎最早的临床表现是
   A. 黏液脓血便
   B. 腹胀
   C. 左下腹压痛
   D. 腹泻
   E. 肠出血
3. 病人，女性，32 岁，患溃疡性结肠炎 3 年。该病最典型的粪便特点是
   A. 柏油样便
   B. 暗红色便
   C. 黏液脓血便
   D. 陶土色便
   E. 果酱样便
4. 病人，女性，42 岁。间断发作性下腹部疼痛伴腹泻 2 年，每天排便 3～4 次，为脓血便，常有里急后重，排便后疼痛缓解。该病人最有可能的诊断是
   A. 慢性腹泻
   B. 阿米巴肝脓肿
   C. 肠结核
   D. 肠息肉
   E. 溃疡性结肠炎

考点：溃疡性结肠炎病人的治疗要点和辅助检查（A1、A2 型题）

5. 溃疡性结肠炎药物治疗首选
   A. 柳氮磺吡啶
   B. 泼尼松
   C. 免疫抑制剂
   D. 氢化可的松
   E. 奥沙拉秦
6. 病人，女性，45 岁。溃疡性结肠炎，给予口服柳氮磺吡啶治疗。该药的治疗作用是
   A. 抑制免疫反应
   B. 抑制胆碱能神经，缓解肠肌痉挛
   C. 杀灭致病菌
   D. 止泻作用
   E. 抑制肠道黏膜前列腺素和炎性介质形成
7. 病人，女性，48 岁。因慢性腹痛、腹泻 2 周，发热、便血 2 天就诊。肠镜检查发现乙状结肠处严重溃疡。该病人适宜的治疗方案是

A. 糖皮质激素保留灌肠
B. 柳氮磺吡啶口服
C. 美沙拉嗪保留灌肠
D. 硫唑嘌呤口服
E. 糖皮质激素静脉滴注

8. 病人，女性，40 岁。间断性下腹部疼痛伴腹泻近 2 年，每天排便 4～5 次，伴里急后重感，并且排便后疼痛能够缓解。下列检查中与本病无关的是
A. 血液检查
B. 粪便检查
C. X 线钡剂灌肠
D. B 超检查
E. 结肠镜检

考点：溃疡性结肠炎病人的护理问题和护理措施（A2 型题）

9. 病人，女性，45 岁，因溃疡性结肠炎入院。病人诉每天腹泻 4～5 次，有少量脓血便。针对该病人的饮食护理正确的是
A. 给予易消化、富含纤维素饮食
B. 低蛋白饮食
C. 进食无渣流质或半流质饮食
D. 多食新鲜水果
E. 多吃蔬菜

10. 患儿，女性，3 岁，患溃疡性结肠炎。护士指导患儿家长留取粪便标本，正确的是
A. 留取全部粪便
B. 选取黏液脓血部分粪便送检
C. 选取中央部分粪便送检
D. 选取不同部位粪便送检
E. 便盆应加温

11. 病人，男性，30 岁。黏液脓血便伴里急后重 2 年，诊断为溃疡性结肠炎。近 1 周腹痛加重伴发热入院治疗。护士遵医嘱为病人保留灌肠治疗，病人应采取的体位是
A. 右侧卧位
B. 左侧卧位
C. 仰卧位
D. 俯卧位
E. 半卧位

12. 病人，女性，26 岁。半年前开始出现反复发作的腹泻、腹痛、排黏液脓便，疑诊溃疡性结肠炎，拟行肠镜检查。门诊护士告知病人应在行肠镜检查的
A. 前 4 小时可进食
B. 前 1 天晚餐后禁食
C. 前 2 天停服铁剂
D. 前 2 天清洁灌肠
E. 前 3 天停服阿司匹林

参考答案

序号	1	2	3	4	5	6	7	8	9	10	11	12
答案	D	D	C	E	A	A	E	D	C	B	B	B

第六节　小儿腹泻的护理

考情分析

年份	主要考点
2019	小儿腹泻一般不用止泻药的原因；代谢性酸中毒的判断；重度腹泻患儿禁食的时间；腹泻患儿脱水性质、脱水程度的判断；等渗性脱水患儿补液溶液的选择；关于微生态制剂的正确描述
2020	小儿秋季腹泻常见的病原体；评估腹泻小儿脱水程度的主要指标；小儿腹泻的错误护理（尽早用止泻药）；轮状病毒肠炎的判断；轻度脱水患儿第 1 天的补液量
2021	引起秋冬季节婴幼儿腹泻的主要病原体（轮状病毒）
2022	低渗性脱水的判断；小儿腹泻的错误指导（停止母乳喂养）；轻度腹泻首选的治疗措施（口服补液盐）
2023	小儿腹泻脱水程度判断的依据（血钠）；小儿腹泻液体补充充足的依据（尿量）；寄生虫性肠炎的首选药物（甲硝唑）；给患儿更换尿布时应（戴手套）

考点导航

小儿腹泻或称腹泻病，是由多病原、多因素引起的以大便次数增多和大便性状改变为特点的一组临床综合征，严重者可伴有脱水、酸碱失衡及电解质紊乱，是婴幼儿时期的常见病，多发生在 2 岁以下小儿，一年四季均可发病，夏秋季发病率最高。

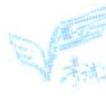

一、病因和发病机制

（一）病因

1. 易感因素

（1）婴幼儿消化系统发育不完善：胃酸及消化酶分泌少，消化酶活性低，对食物量和质的变化耐受性差。

（2）生长发育快：对营养物质的需求相对较多，胃肠道负担重。

（3）机体防御功能较差：胃酸低，血液中免疫球蛋白和胃肠道 SIgA 均较低，对感染的防御功能差。

（4）肠道菌群失调：新生儿出生后尚未建立正常的肠道菌群，或因使用广谱抗生素等导致肠道菌群失调。

（5）人工喂养：不能从母乳中获得 SIgA 等成分，且食物和食具易被污染。

2. 感染因素

（1）肠道内感染：主要由病毒、细菌引起，秋冬季节的婴幼儿腹泻 80%以上是由病毒感染所致，**以轮状病毒感染最为常见**；细菌感染以致病性大肠埃希菌为主。

（2）肠道外感染：如肺炎等疾病可因发热、病原体毒素作用使消化功能紊乱或肠道外感染的病原体同时感染肠道而引起腹泻。

3. 非感染性因素

（1）饮食因素：主要是喂养不当。

（2）过敏因素：如对牛奶及某些食物成分过敏或不耐受而引起腹泻。

（3）气候因素：腹部受凉使肠蠕动增加或天气过热使消化液分泌减少等可诱发消化功能紊乱而引起腹泻。

（二）发病机制

1. 感染性腹泻　病原体侵入消化道，可致肠黏膜发生充血、水肿、炎症细胞浸润、溃疡和渗出等病变，使食物的消化、吸收发生障碍，未消化的食物被细菌分解，其产物造成肠蠕动亢进及肠腔内渗透压升高引起腹泻。另外，病原体产生毒素，使小肠液分泌增加，超过结肠的吸收能力导致腹泻。腹泻后丢失大量的水和电解质，引起脱水、酸中毒及电解质紊乱。

2. 非感染性腹泻　主要由饮食不当引起。当摄入食物的量过多或食物的质量发生改变，食物不能被充分消化吸收而堆积于小肠上部，使局部酸度减低，肠道下部细菌上移和繁殖，使未消化的食物发生腐败和发酵造成消化功能紊乱、肠蠕动亢进，引起腹泻、脱水、电解质紊乱。

二、临床表现

腹泻根据病程分为**急性腹泻（病程<2 周）、迁延性腹泻（病程在 2 周～2 个月）和慢性腹泻（病程>2 个月）**。

（一）轻型腹泻

多为饮食因素或肠道外感染所致，以胃肠道症状为主，表现为食欲减退、偶有呕吐，大便次数增多，但一般每日在 10 次以内，每次大便量不多，一般为**黄色或黄绿色稀水样便，常见白色或黄白色奶瓣和泡沫**。患儿体温大多正常，无明显脱水征及全身中毒症状，经治疗多在数日内痊愈。

（二）重型腹泻

多由肠道内感染引起，除有较重的胃肠道症状以外，还有明显的脱水、电解质紊乱、酸碱失衡及全身中毒症状。

1. 胃肠道症状　食欲缺乏，常有呕吐，腹泻频繁，大便每日十余次至数十次，多为**黄水样便或蛋花汤样便**，量多，有少量黏液。

2. 全身中毒症状　发热、烦躁不安、精神萎靡、嗜睡甚至昏迷、休克。

3. 水、电解质和酸碱平衡紊乱表现　**脱水、代谢性酸中毒、低钾血症、低钙血症和低镁血症**等。

（1）脱水

1）由于吐泻丢失体液和摄入量不足，使体液总量减少，导致不同程度的脱水（表 3-6-1）。

2）由于水和电解质丢失的比例不同而导致不同性质的脱水，以等渗性、低渗性脱水多见（表 3-6-2）。

（2）代谢性酸中毒：发生原因：①腹泻丢失大量碱性物质；②进食少，肠吸收不良，热能不足导致脂肪分解增加，产生大量酮体；③血容量减少，血液浓缩使血流缓慢，组织缺氧导致乳酸堆积；④肾血流量不足，酸性代谢产物滞留体内（表 3-6-3）。

（3）**低钾血症**：主要表现为：①神经肌肉兴奋性降低：精神不振、无力、**腱反射减弱或消失，腹胀，肠鸣音减弱或消失**；②心脏损害：心音低钝，心律失常，心电图出现 U 波等。

（4）**低钙**和低镁血症：出现低钙症状，表现为**抽搐或惊厥**。

表 3-6-1　不同程度脱水的临床表现

项目	轻度	中度	重度
失水占体重百分比	**3%～5%**	**5%～10%**	**>10%**
精神状态	稍差，略烦躁	烦躁或萎靡	昏睡甚至昏迷
皮肤弹性	**稍差**	**差**	**极差**
口腔黏膜	稍干燥	干燥	极干燥
眼窝及前囟	**稍凹陷**	**明显凹陷**	**深凹陷，眼睑不能闭合**
眼泪	有	少	无
尿量	稍少	少	无
休克症状	无	无	有

表 3-6-2　不同性质脱水的临床表现

	低渗性	等渗性	高渗性
血钠/(mmol·L^{-1})	**<130**	**130～150**	**>150**
口渴	不明显	明显	极明显
皮肤弹性	极差	稍差	尚可
血压	明显下降	下降	正常/稍低
神志	嗜睡/昏迷	萎靡	烦躁/惊厥

表 3-6-3　代谢性酸中毒的分度及临床表现

项目	轻度	中度	重度
精神状态	正常	精神萎靡、烦躁不安	昏睡、昏迷
呼吸改变	呼吸稍快	**呼吸深大**	呼吸深快、节律不整、有烂苹果味
口唇颜色	正常	**樱桃红**	发绀

温馨提示

下列几种情况下可出现低钾血症：小儿腹泻、急性肾衰竭等。低血钾首要的表现为疲乏无力。下列几种情况下可出现低钙血症：小儿腹泻、维生素 D 缺乏性搐搦症、甲状旁腺误切、枸橼酸钠中毒等。

（三）不同病因所致腹泻的临床特点（表 3-6-4）

表 3-6-4　不同病因所致腹泻的临床特点

分型	发病特点	全身症状	大便特点	大便检查
轮状病毒肠炎又称秋季腹泻	多发生在秋冬季节，以6～24个月婴幼儿为多	伴上呼吸道感染症状，感染中毒症状不明显，常伴脱水、酸中毒	黄色水样或蛋花汤样，含少量黏液，无腥臭味，每日几次到几十次，量多	少量白细胞，血清抗体多在感染后 3 周上升
致病性和产毒性大肠埃希菌肠炎	多见于气温较高季节	伴发热、脱水、电解质紊乱和酸中毒	腹泻频繁，蛋花汤样或水样，含有黏液	可见少量白细胞
侵袭性大肠埃希菌肠炎	同上	恶心呕吐、里急后重及全身中毒症状，休克	大便呈黏液、脓血便，有腥臭味	见大量脓细胞、白细胞、红细胞
出血性大肠埃希菌肠炎	同上	伴腹痛，体温多正常	开始为黄色水样便，后转为血水便，有特殊臭味	有大量红细胞，常无白细胞
空肠弯曲菌肠炎	多发生在夏季	剧烈腹痛，并发症较多	脓血便	见大量白细胞、红细胞
金黄色葡萄球菌肠炎	多继发于使用大量抗生素后	不同程度的全身中毒症状、脱水和电解质紊乱，甚至发生休克	典型大便为暗绿色，量多含黏液，少数为血便	有大量脓细胞和成簇的革兰氏阳性球菌，培养有葡萄球菌生长，凝固酶试验阳性
真菌性肠炎	白念珠菌感染，2 岁以下婴儿多见	病程迁延，常伴鹅口疮	稀黄，泡沫较多带黏液，有时可见豆腐渣样细块	可见真菌孢子和假菌丝
生理性腹泻	多见于 6 个月以下婴儿，生后不久即腹泻，不需治疗，不影响生长发育	外观虚胖，常有湿疹，精神、食欲好，体重增长正常	除大便次数增多外，无其他症状，添加辅食后，大便即逐渐转为正常	

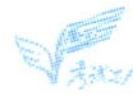

三、辅助检查

1. 粪便检查 轻型腹泻患儿粪便镜检可见大量脂肪球；中重度腹泻患儿粪便镜检可见大量白细胞，有些可有不同数量红细胞。粪便细菌培养可做病原学检查。

2. 血液生化检查 血钠测定可提示脱水性质，血钾测定可反映体内缺钾的程度，血气分析可了解酸碱平衡性质和失衡程度。

四、治疗原则

（一）调整饮食

腹泻时进食和吸收减少，而营养需要量增加，强调继续饮食，满足生理需要。

（二）预防和纠正水、电解质和酸碱平衡紊乱

1. 口服补液 口服补液盐（ORS）溶液，是世界卫生组织（WHO）推荐用于急性腹泻合并脱水的一种溶液。2002 年推荐低渗透压配方：**口服补液盐（ORS）溶液：氯化钠 2.6g，枸橼酸钠 2.9g，氯化钾 1.5g，葡萄糖 13.5g**，加水到 1 000ml 配成总渗透压为 245mOsm/L（**如不计算葡萄糖渗透压为 1/2 张**）。**一般用于轻、中度脱水**无明显呕吐者，**新生儿和有明显呕吐、腹胀、心肾功能不全等患儿不宜采用**。在用于补充继续损失量和生理需要量时需适当稀释。

2. **静脉补液** 适用于**中度以上脱水、呕吐或腹胀明显的患儿**。

（1）常用液体种类、成分及配制

1）非电解质溶液：常用 5%或 10%葡萄糖溶液，主要供给水分和供应部分能量。

2）电解质溶液：主要用于补充损失的液体、电解质和纠正酸碱失衡。

①生理盐水（0.9%氯化钠溶液）：为等渗液。

②氯化钾溶液：用于补充缺钾、生理需要和继续丢失的钾。氯化钾溶液不能直接应用，**须稀释成 0.15%～0.3%溶液静脉滴注**，含钾溶液**不能静脉推注**（亲：补钾"五不宜"，即不宜过早、不宜过浓、不宜静推、不宜过量、不宜过快）。

③碳酸氢钠溶液：可直接增加缓冲碱，纠正酸中毒作用迅速，是治疗代谢性酸中毒的首选药物。

④混合溶液：常用混合液的组成见表 3-6-5。

表 3-6-5 几种常用混合液组成

混合溶液	生理盐水	5%～10%葡萄糖	1.4%碳酸氢钠（1.87%乳酸钠）	张力	应用
1∶1	1	1	—	1/2	轻、中度等渗性脱水
2∶1	2	—	1	**等张**	低渗性或重度脱水
2∶3∶1	2	3	1	1/2	轻、中度等渗性脱水
4∶3∶2	4	3	2	**2/3**	中度、低渗性脱水
1∶2	1	2	—	1/3	高渗性脱水
1∶4	1	4	—	1/5	生理需要

温馨提示

关于液体的张力，不需要考生记忆。考生只需理解葡萄糖进入体内后被氧化成水和二氧化碳不产生张力即可。如 4∶3∶2溶液的张力为（4＋2）/（4＋3＋2）＝2/3 张。

（2）补液原则：第一天的补液总量包括累计损失量、继续损失量和生理需要量三方面。

1）补充累计损失量

①定输液量（定量）：补液量根据脱水的程度而定。原则上婴幼儿轻度脱水＜50ml/kg，中度脱水 50～100ml/kg，重度脱水 100～120ml/kg，实际应用时先按上述量的 2/3 给予，学龄前儿童及学龄儿童应酌减 1/4～1/3。

②定输液种类（定性）：一般情况下是**低渗脱水补 2/3 张～等张含钠液，等渗脱水补 1/2 张～2/3 张含钠液，高渗脱水补 1/3～1/4 张含钠液**。如临床判断脱水性质有困难，可先按等渗脱水处理。

③定输液速度（定速）：补液的速度取决于脱水的程度，原则上先快后慢。累计损失量应在 8～12 小时内补足。**滴速约为每小时 8～10ml/kg**。**重度脱水或有周围循环衰竭者应首先静脉推注或快速滴入 2∶1等张含钠液 20ml/kg**，总量不超过 300ml，于 30～60 分钟内静脉输入。

2）补充继续损失量：继续损失量是补液开始后继续丢失的液体量。补充继续损失量一般用 1/3～1/2 张含钠液。

3）供给生理需要量：供给基础代谢需要的水60～80ml/kg，实际用量应除去口服部分，用1/4～1/5张含钠液补充。

继续损失量和生理需要量在后12～16小时内输入。**滴速约为5ml/(kg·h)**。

在实际补液过程中，要对以上三部分需要进行综合分析，对补液量的计算为以上三部分合计，**一般轻度脱水约**90～120ml/kg，**中度脱水约**120～150ml/kg，**重度脱水约**150～180ml/kg，并根据治疗效果，随时进行调整。

3. 药物治疗

（1）控制感染：合理使用抗生素。水样便一般不用抗生素；黏液、脓血便应针对病原选用抗生素；大肠埃希菌、空肠弯曲菌等感染所致肠炎选用抗G⁻杆菌抗生素以及大环内酯类抗生素；金黄色葡萄球菌肠炎、真菌性肠炎应立即停用原使用的抗生素，根据症状选用万古霉素、甲硝唑等药物或抗真菌药物治疗。

（2）肠道微生态疗法：有助于恢复肠道正常菌群的生态平衡，抑制病原菌定植和侵袭，控制腹泻。常用双歧杆菌、嗜酸乳杆菌等制剂。

（3）**肠黏膜保护剂**的应用：具有**吸附病原体和毒素、保护肠黏膜的作用**；如**蒙脱石散**（亲：蒙脱石散就是平常拉肚子时用的思密达哦）。

五、护理问题

1. 腹泻　与喂养不当、胃肠道功能紊乱有关。
2. 体液不足　与腹泻、呕吐导致体液丢失过多和摄入不足有关。
3. 有皮肤完整性受损的危险　与大便次数增多刺激臀部皮肤有关。
4. 营养失调　与呕吐、腹泻丢失营养过多及摄入减少有关。
5. 体温过高　与肠道感染有关。
6. 潜在并发症：电解质及酸碱平衡紊乱。
7. 知识缺乏（家长）：家长缺乏喂养知识及相关护理知识。

六、护理措施

（一）补液的护理

1. **口服补液**　正确配制口服补液盐，超过24小时未饮用完应弃去。2岁以下患儿每1～2分钟喂5ml（约1小勺），稍大的患儿可用杯子少量多次饮用；**如有呕吐，停10分钟后喂服**，每2～3分钟喂5ml，于8～12小时内将累计损失量补足。应注意：①按使用说明，一次性冲到规定容量；均匀服用，以免张力过高；②若患儿出现眼睑水肿，应停止服用，及时就医。

2. 静脉补液

（1）输液前全面了解患儿的病情，熟悉所输液体的组成、张力、配制方法。

（2）输液中按**先快后慢、先浓后淡、先盐后糖、见尿补钾的原则**分批输入液体。

（3）**严格掌握输液速度**，输液过快容易导致肺水肿、心力衰竭，输液过慢脱水不能及时纠正，最好使用输液泵控制速度。

（4）观察补液效果：准确记录第一次排尿时间，**若补液合理，3～4小时应排尿**，表明血容量恢复；若24小时患儿皮肤弹性及前囟、眼窝凹陷恢复，说明脱水已纠正；若仅是**尿量多而脱水未纠正**，可能是输入的液体中**葡萄糖比例过高**；若补液后患儿出现**眼睑水肿**，可能是**电解质溶液比例过高**。

（5）准确记录24小时出入量，为医生调整液量及输液速度提供依据；婴幼儿大小便不易收集，可用称尿布法计算排出量。

（6）保证静脉输液通畅，观察局部有无红肿、渗液。

（二）药物治疗的护理

微生态制剂如果是活菌制剂，**服用时应与口服抗生素间隔至少1小时以上**。

（三）密切观察病情

1. 监测生命体征，观察并记录大便次数、性状及量，正确收集粪便送检。
2. 观察全身中毒症状，如发热、烦躁、精神萎靡或嗜睡等。
3. 观察水、电解质紊乱和酸碱平衡紊乱症状。

（四）合理喂养，调整饮食

呕吐严重者可暂禁食4～6小时（不禁水），好转后尽早恢复喂养；**母乳喂养的患儿继续母乳喂养**，缩短每次哺乳时间，少量多次喂哺，**暂停辅食**；人工喂养的患儿可喂稀释的牛奶或米汤、脱脂奶等，腹泻次数减少后给予半流质饮食如粥、面条；**病毒性肠炎多继发双糖酶（主要是乳糖酶）缺乏，暂停乳类喂养，改为豆浆、去乳糖配方奶粉**等，以减轻腹泻，缩短病程。饮食调整原则为由少到多，由稀到稠，逐渐过渡到正常饮食。

（五）做好消毒隔离，防止交叉感染

对感染性腹泻的患儿应进行消化道隔离。护理患儿前后要认真洗手，对患儿的食具、玩具、衣物、被服、尿布等要进

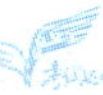

行消毒处理。

（六）维持皮肤的完整性

1. 原则是要**保持臀部及会阴部皮肤的清洁、干爽**。患儿每次大便后，都要**用温水清洗臀部**。清洗臀部时，应用手蘸水进行清洗，避免用毛巾直接擦洗，然后用柔软的毛巾或纸巾轻轻吸干。**清洁后涂护臀膏等，以预防臀红发生**。应选择柔软、吸水性好的棉织品，勤更换，**避免使用不透气的塑料布或橡胶布**。兜尿裤时，松紧要合适，包裹过紧影响患儿活动，包裹过松会使大小便外溢。

2. **臀红的护理**

（1）在季节或室温条件允许情况下，使**臀部暴露于空气中，保持皮肤干燥**。

（2）局部用红外线灯或鹅颈灯照射。原理：通过远红外线灯照射产生热作用，加速渗出物的吸收，并有抗感染和抑制细菌的功效。**每次照射时间15～20分钟**，每日2～3次。照射灯距一般为35～45cm，要严格交接班，防止烫伤。

（3）臀部烤灯后，酌情涂以润肤油类或药膏。涂抹药膏应使用棉签在皮肤上轻轻滚动涂药，不可上下刷抹，避免涂擦造成患儿疼痛和皮肤损伤。

七、健康教育

1. 向家长讲解小儿腹泻的病因及预后，饮食调整的方法，臀部护理的方法，ORS溶液的配制、喂服方法和注意事项。指导家长学会病情观察的内容和方法，一旦病情加重应及时到医院就诊。

2. 嘱家长注意饮食卫生，应食物新鲜、食具清洁；合理喂养；气候变化时避免腹部受凉；教育儿童饭前便后洗手；加强体格锻炼，适当户外活动；**避免长期应用广谱抗生素**。

3. 已有口服疫苗，可选用。

考点练习

考点：小儿腹泻病的病因及发病机制、临床表现（A1、A2型题）

1. 小儿腹泻病的主要原因为
   A. 消化系统不完善
   B. 生长发育快
   C. 肠道菌群失调
   D. 胃肠道防御功能差
   E. 肠道内感染

2. 患儿，男，1岁。因发热、咳嗽、呕吐、腹泻入院。查体：大便为黄色蛋花汤样，每日10余次，量多，无腥臭味；前囟、眼窝稍凹陷。医生诊断为小儿腹泻。该疾病主要的致病菌为
   A. 轮状病毒
   B. 肺炎球菌
   C. 大肠埃希菌
   D. 金黄色葡萄球菌
   E. 肺炎链球菌

考点：小儿腹泻病的临床表现（A1、A2、A3/A4型题）

3. 患儿，男，6个月，腹泻3天，稀便每日20次左右。出现如图所示表现，其脱水程度是

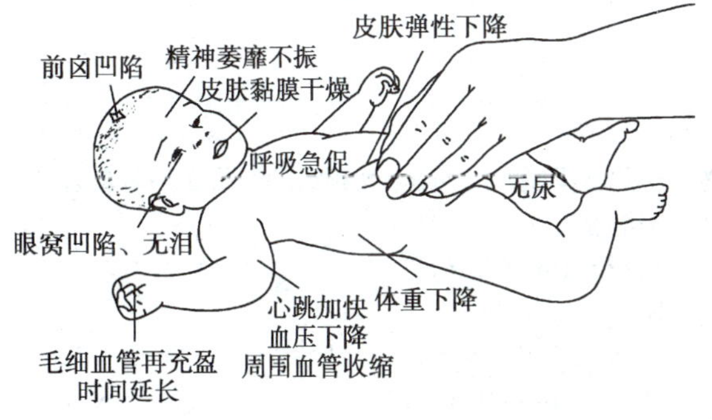

   A. 低渗性脱水
   B. 重度脱水
   C. 中度脱水
   D. 轻度脱水
   E. 不脱水

4. 患儿，女，8个月。呕吐、腹泻3天，眼窝轻度凹陷，口唇略干，皮肤弹性稍差，尿量略少，血清钠145mmol/L。护士判断该患儿的脱水程度是
   A. 无脱水
   B. 轻度脱水
   C. 中度脱水
   D. 重度脱水
   E. 极重度脱水

5. 患儿，女，6个月。因腹泻5天入院。入院查体：皮肤弹性差，呼吸深而快，口唇樱桃红色。该患儿可能出现了
   A. 轻度脱水，酸中毒
   B. 中度脱水，酸中毒
   C. 中度脱水，碱中毒
   D. 重度脱水，酸中毒
   E. 重度脱水，低钾血症

6. 患儿，女，5个月。因婴儿腹泻伴中度等渗性脱水入院。入院后给予补液治疗，脱水症状缓解，但患儿精神较差，四肢软弱无力，腹胀明显。该患儿可能出现了
   A. 低血糖
   B. 代谢性酸中毒
   C. 低钾血症
   D. 低钙血症
   E. 高钾血症

（7～9题共用题干）

患儿，女，6个月。因呕吐、腹泻2天伴口渴。尿少12

小时入院。门诊以婴儿腹泻伴脱水入院。入院查体：精神萎靡、表情淡漠、前囟极度凹陷，皮肤弹性极差，呼吸深快，口唇樱桃红色。

7. 该患儿呼吸深快是由于下列哪种因素引起
   A. 低血糖
   B. 代谢性酸中毒
   C. 低钾血症
   D. 低钙血症
   E. 高钾血症
8. 为了判断患儿脱水的程度，最合适的辅助检查是
   A. 血常规
   B. 粪便常规
   C. 粪便细菌培养
   D. 血钠测定
   E. 尿常规
9. 经补液后患儿脱水症状基本消失，但突然出现惊厥，应考虑为
   A. 低血糖
   B. 代谢性酸中毒
   C. 低钾血症
   D. 低钙血症
   E. 高钾血症
10. 某9个月男婴，腹泻2天，大便每日15～16次，蛋花汤样。判断患儿脱水程度的评估指标**不包括**
   A. 精神状态
   B. 尿量
   C. 肠鸣音
   D. 皮肤弹性
   E. 前囟

考点：小儿腹泻病的辅助检查和治疗要点（A1、A2、A3/A4型题）

11. 4∶3∶2的混合液的张力为
   A. 1/2张
   B. 1/3张
   C. 2/3张
   D. 3/4张
   E. 4/5张
12. 口服补液盐中加入葡萄糖的主要作用是
   A. 补充电解质
   B. 降低血清钾浓度
   C. 使口服补液盐具有一定的渗透压
   D. 增加肠道对水钠吸收
   E. 预防酮症酸中毒
13. 患儿，男，2岁。因发热腹泻2天入院。遵医嘱给予口服ORS溶液。护士对患儿家长的用药指导，正确的是
   A. 每天口服3次
   B. 每袋一次服完
   C. 若患儿呕吐应立即停止喂服
   D. 明显腹胀时不宜口服ORS溶液
   E. 服用前用200ml温开水溶解
14. 患儿，男，8个月。因呕吐、腹泻3天入院。治疗过程中患儿四肢软弱无力，腹胀。护士遵医嘱为患儿补钾，下列说法**错误**的是
   A. 见尿补钾
   B. 浓度不超过0.3%
   C. 尽量口服
   D. 滴速不宜过快
   E. 必要时可静脉推注
15. 小儿腹泻一般不用止泻药，因为会
   A. 增加体温
   B. 加重呕吐
   C. 增加毒素吸收
   D. 降低食欲
   E. 加重哭闹、烦躁
16. 小儿腹泻其脱水性质不明时，第一天补液可选用
   A. 1/5～1/4张
   B. 1/4～1/3张
   C. 1/3～1/2张
   D. 1/2～2/3张
   E. 等张
17. 重度脱水患儿的补液量为
   A. ＜50ml/kg
   B. 50～100ml/kg
   C. 100～120ml/kg
   D. 120～150ml/kg
   E. 150～180ml/kg
18. 小儿腹泻引起的累计损失量应在多长时间内补足
   A. 1～2小时
   B. 2～4小时
   C. 4～6小时
   D. 6～8小时
   E. 8～12小时
19. 患儿，女，6个月。因腹泻2天入院。入院查体：精神萎靡、前囟极度凹陷，皮肤弹性极差。首选的治疗措施是
   A. 快速滴注生理盐水20ml/kg
   B. 快速滴注1/2张含钠液20ml/kg
   C. 快速滴注2∶1等张含钠液20ml/kg
   D. 快速滴注5%葡萄糖20ml/kg
   E. 快速滴注5%碳酸氢钠20ml/kg
20. 患儿，女，8个月，等渗性脱水。第一天补液时应选择的含钠溶液是
   A. 1/5～1/4张
   B. 1/4～1/3张
   C. 1/3～1/2张
   D. 1/2～2/3张
   E. 等张
21. 小儿腹泻脱水无明显循环障碍者，前8小时最合适的补液速度是
   A. 2～4ml/(kg·h)
   B. 6～8ml/(kg·h)
   C. 8～10ml/(kg·h)
   D. 12～14ml/(kg·h)

E. 14～16ml/(kg·h)

22. 患儿,6 个月。腹泻 2 天入院。查体:皮肤弹性稍差,体温 37.8℃。为纠正脱水,应选择
A. 少量多次饮温开水
B. 少量多次给予糖水
C. 静脉补充林格液
D. 静脉补充 10%葡萄糖溶液
E. 少量多次喂服口服补盐液

23. 在静脉补钾时,200ml 生理盐水中最多可加 10%氯化钾的量是
A. 12ml
B. 10ml
C. 8ml
D. 6ml
E. 3ml

(24～27 题共用题干)

患儿,女,11 个月。腹泻 3 天,大便为蛋花汤样带黏液,无腥臭味;无尿 8 小时,眼窝凹陷极明显;血钠 125mmol/L。诊断为小儿秋季腹泻。

24. 该患儿感染的病原体主要是
A. 变形杆菌
B. 柯萨奇病毒
C. 轮状病毒
D. 金黄色葡萄球菌
E. 致病性大肠埃希菌

25. 患儿脱水的程度和性质是
A. 中度低渗性脱水
B. 中度等渗性脱水
C. 重度等渗性脱水
D. 重度低渗性脱水
E. 重度高渗性脱水

26. 护士晨起观察到患儿出现四肢厥冷、脉弱、血压下降的情况,提示可能出现了
A. 贫血
B. 休克
C. 低钾血症
D. 低钙血症
E. 继发感染

27. 首要的处理措施是
A. 利尿
B. 记出入量
C. 静脉补液
D. 限制饮食
E. 应用抗生素

28. 患儿,7 个月。腹泻,排黄绿色稀水样便 2 天,每日 4～5 次,精神状态好。为预防脱水给口服补液盐(ORS),其张力是
A. 1/5 张
B. 1/4 张
C. 1/3 张
D. 1/2 张
E. 2/3 张

29. 有助于维护和修复小儿肠道黏膜屏障功能的药物是
A. 青霉素
B. 黄连素
C. 制霉菌素
D. 蒙脱石散
E. 双歧杆菌

考点:小儿腹泻病的护理问题和护理措施(A1、A2、A3/A4 型题)

30. 关于小儿腹泻的护理措施,**错误**的是
A. 母乳喂养者继续哺母乳,暂停辅食
B. 人工喂养者暂停牛奶和其他辅食,继续进食
C. 选用清洁、柔软的塑料尿布包裹臀部
D. 输液后有尿时即可开始静脉补钾
E. 及时更换潮湿衣被,做好口腔及皮肤护理

(31～33 题共用题干)

患儿,6 个月。腹泻 3 天,10～20 次/d,呈水样便,已 12 小时未排尿。体温 37.6℃,意识模糊,四肢发凉,皮肤弹性极差,前囟及眼窝凹陷明显,血清钠 138mmol/L。

31. 该患儿脱水的程度和性质是
A. 中度等渗脱水
B. 中度高渗脱水
C. 重度低渗脱水
D. 重度等渗脱水
E. 重度高渗脱水

32. 补液中对该患儿的病情观察最为重要的是
A. 体温变化
B. 大便情况
C. 呼吸情况
D. 有无低血钙表现
E. 第一次排尿时间、尿量

33. 补液后脱水征消失,但突然全身抽搐,两眼上翻,考虑为
A. 低血糖
B. 低钾血症
C. 低钙血症
D. 低钠血症
E. 氮质血症

34. 某腹泻患儿准备出院,护士给家长进行饮食指导后,患儿母亲的回答**错误**的是
A. 食物新鲜,食具清洁
B. 孩子饭前便后应洗手
C. 继续给孩子母乳喂养,暂停辅食
D. 多给孩子吃点脂肪丰富的食物
E. 气候变化时避免孩子腹部受凉

35. 患儿,女,3 个月。轻型腹泻。家长诉患儿清洁臀部时哭闹明显。护士进行健康评估时要特别注意患儿的
A. 体温
B. 呼吸
C. 尿量

D. 肛周皮肤
E. 每日大便次数

36. 患儿，女，11个月。腹泻6天，每日4～5次，为黄色稀水便，有黏液及脓血。查体：T 39℃，皮肤弹性尚可，心肺功能正常。大便镜检可见大量红、白细胞。家长情绪紧张，担心愈后。护士对其家长进行心理指导，最佳的做法是

A. 介绍促进1岁小儿智力发育的游戏
B. 说明可治愈，不会留下后遗症
C. 强调本病没有传染性
D. 介绍预防腹泻的方法
E. 介绍本病的病因及治疗措施

参考答案

序号	1	2	3	4	5	6	7	8	9	10	11	12	13	14	15	16
答案	E	A	B	B	B	C	B	D	D	C	C	D	D	E	C	D
序号	17	18	19	20	21	22	23	24	25	26	27	28	29	30	31	32
答案	E	E	C	D	C	E	D	C	D	B	C	D	D	C	D	E
序号	33	34	35	36												
答案	C	D	D	B												

第七节 肠梗阻病人的护理

考情分析

年份	主要考点
2019	绞窄性肠梗阻的判断；绞窄性肠梗阻的处理原则
2021	听诊1分钟12次肠鸣音属于(肠鸣音亢进)；腹部可见肠形见于(机械性肠梗阻)；肠鸣音亢进见于哪种类型肠梗阻(机械性肠梗阻)
2022	机械性肠梗阻疼痛的特点；肠梗阻首选的治疗措施(禁食、胃肠减压)

考点导航

肠内容物不能正常运行，或通过障碍，称为肠梗阻。

一、病因及分类

1. 按梗阻发生的基本病因可分为：

(1) **机械性肠梗阻：最常见**。由于肠腔堵塞、肠壁病变、肠管受压等原因引起肠腔狭窄，使肠内容物通过发生障碍。

1) 粘连性肠梗阻：**常在腹腔内手术**、炎症、创伤、出血、异物等**引起肠粘连的基础上**，由于肠功能紊乱、饮食不当、剧烈活动、体位突然改变等因素诱发肠梗阻的发生，临床上有典型的机械性肠梗阻表现。一般采用非手术治疗，严密观察病情，若症状加重或有肠绞窄表现，应及时手术治疗。

2) 肠扭转：肠扭转是一段肠袢沿其系膜长轴旋转而致的闭袢性肠梗阻。小肠扭转多见于青壮年，**常在饱食后剧烈运动而发病**。表现为突发脐周剧烈绞痛，腹痛常牵涉腰背痛，频繁呕吐，腹胀不对称，病人早期即可发生休克。腹部检查有时可扪及压痛的扩张肠袢，腹部X线检查可见空肠和回肠换位或"假瘤征"等影像特点。因肠扭转极易发生绞窄性肠梗阻，故**应及时手术治疗**。

3) 肠套叠：一段肠管套入其相连的肠腔内称为肠套叠。**多见于2岁以内的儿童**，常为突然发作剧烈的阵发性腹痛，伴有呕吐和**果酱样血便**，腹部可扪及腊肠形肿块，并有压痛。X线空气或钡剂灌肠检查，可见到空气或钡剂在套叠远端受阻呈**"杯口状"阴影**。**早期可用空气或钡剂灌肠复位**。如复位不成功，或病期已超过48小时，或出现肠坏死、肠穿孔，应及时手术治疗。

(2) 动力性肠梗阻：是由于神经反射或毒素刺激引起肠壁肌功能紊乱导致肠内容物不能正常运行。可分为麻痹性肠梗阻和痉挛性肠梗阻。急性弥漫性腹膜炎、腹部大手术、腹膜后血肿或感染易引起麻痹性肠梗阻。肠道功能紊乱或慢

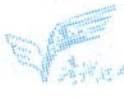

性铅中毒易引起痉挛性肠梗阻。

(3) 血运性肠梗阻：由于肠系膜血管受压、栓塞或血栓形成，使**肠管血运障碍**，继而发生肠麻痹。

2. 按肠壁有无血运障碍　分为单纯性肠梗阻和绞窄性肠梗阻，**绞窄性肠梗阻**指不仅有肠内容物通过受阻，同时**发生肠管血运障碍**。

3. 按梗阻程度分为　完全性肠梗阻和不完全性肠梗阻。

4. 按病情缓急可分为　急性肠梗阻和慢性肠梗阻。

5. 其他分类方法　按梗阻部位分为高位肠梗阻和低位肠梗阻。

二、临床表现

(一) 症状(表 3-7-1)

表 3-7-1　肠梗阻病人症状

腹痛	1. **机械性肠梗阻：阵发性剧烈腹痛**
	2. **绞窄性肠梗阻**：腹痛发作间隙缩短，呈**持续性剧烈腹痛伴阵发性加重**
	3. **麻痹性肠梗阻：呈持续性胀痛**
呕吐	1. 高位肠梗阻时呕吐出现早且频繁，呕吐物主要为胃及十二指肠内容物
	2. **低位肠梗阻时呕吐迟而少**，呕吐物为粪样
	3. **麻痹性肠梗阻时呕吐呈溢出性**
	4. **若呕吐物呈棕褐色或血性，表明肠管有血运障碍**
腹胀	1. 高位肠梗阻腹胀不明显
	2. 低位肠梗阻腹胀明显
	3. 麻痹性肠梗阻为均匀性全腹胀
	4. 腹胀不对称为绞窄性肠梗阻的特征
停止排便排气	1. 见于急性完全性肠梗阻，但发病早期，尤其是高位肠梗阻，其梗阻以下的肠腔内尚残留的气体或粪便，可以自行或灌肠后排出
	2. 不完全性肠梗阻可有多次少量的排气、排便
	3. **绞窄性肠梗阻，可排出血性黏液样粪便**

温馨提示

肠梗阻的临床表现可简要记为痛(腹痛)、胀(腹胀)、吐(呕吐)、闭(肛门停止排便排气)。

(二) 体征(*)

单纯性肠梗阻可见肠型和蠕动波，麻痹性肠梗阻时全腹膨隆，肠扭转时腹胀不对称。单纯性肠梗阻腹部轻压痛，无腹膜刺激征，**绞窄性肠梗阻腹部有固定性压痛和腹膜刺激征**，有时可触及有压痛的肠袢包块。绞窄性肠梗阻时腹腔内有渗液，可有移动性浊音。**机械性肠梗阻时可闻及肠鸣音亢进，有气过水声或金属音**；麻痹性肠梗阻时则肠鸣音减弱或消失。单纯性肠梗阻早期多无全身症状，晚期引起脱水和代谢性酸中毒症状，严重脱水和感染中毒则可引起严重休克和多器官功能障碍综合征(MODS)。

温馨提示

正常情况下，肠鸣音每分钟约 4～5 次。肠蠕动增强时，**肠鸣音每分钟超过 10 次，但音调并不特别高亢**，称为**肠鸣音活跃**，见于急性肠炎、胃肠道大出血或服用泻药后。**肠鸣音次数增多且响亮、高亢，甚至呈金属音，称为肠鸣音亢进，见于机械性肠梗阻**。肠鸣音次数明显少于正常，或数分钟才能听到 1 次者，称为肠鸣音减弱，见于老年性便秘、低血钾、腹膜炎及胃肠动力减弱者等。若持续听诊 2 分钟以上仍未闻及肠鸣音，用手叩拍或搔弹腹部，仍不能闻及肠鸣音，称为**肠鸣音消失**，常见于**麻痹性肠梗阻**。

三、辅助检查

1. 实验室检查　血红蛋白值及血细胞比容升高，尿比重增高。绞窄性肠梗阻时白细胞和中性粒细胞明显增加，呕吐物和粪便检查，有大量红细胞或隐血试验阳性。

2. X线检查 一般梗阻发生4～6小时后，立位或侧卧位腹部平片可见多个阶梯状排列的**气液平面**。绞窄性肠梗阻可见孤立、突出胀大的肠袢，且不受体位、时间的影响或有假肿瘤阴影。

四、治疗原则

治疗原则是解除肠道梗阻和矫正全身生理紊乱。根据梗阻情况可采取非手术治疗或手术治疗。非手术治疗方法包括：**禁食禁饮、胃肠减压**、解痉止痛、矫正体液失调、防治感染和中毒。常用手术治疗方法包括：粘连松解术、肠切开取除异物、肠套叠或肠扭转复位术、肠切除肠吻合术、短路手术、肠造口术。

五、护理问题

1. 体液不足 与频繁呕吐、肠腔内大量积液与胃肠减压有关。

2. 疼痛 与肠蠕动增强或肠壁缺血有关。

3. 体温升高 与肠腔内细菌繁殖有关。

4. 潜在并发症：吸入性肺炎、腹腔感染、肠瘘、肠粘连等。

六、护理措施

1. 维持体液平衡

(1) 合理输液并记录出入量：根据病人脱水情况及有关的血生化指标安排合理的输液计划；输液期间严密观察病情变化、准确记录出入量。

(2) 营养支持：**禁食，给予胃肠外营养**。若经治疗肠梗阻解除，**肠蠕动恢复正常，则可经口进流质饮食**，以后逐渐过渡为半流质及普食。

2. 有效缓解疼痛

(1) **禁食、胃肠减压**：清除肠腔内积气、积液，有效缓解腹胀、腹痛。胃肠减压期间应注意保持负压吸引通畅，密切观察并记录引流液的性状及量，若抽出血性液体，应高度怀疑绞窄性肠梗阻。

(2) 腹部按摩：若病人为不全性、痉挛性或单纯蛔虫所致的肠梗阻，可适当顺时针轻柔按摩腹部。

(3) 应用解痉剂[*]：**腹痛病人在明确诊断后可遵医嘱适当给予解痉剂治疗，如阿托品肌内注射**。**对于痉挛性或某些单纯性肠梗阻的病人，禁用吗啡**。一方面，吗啡的强镇痛效果可掩盖病情，影响诊断；另一方面，吗啡可抑制胃肠道平滑肌蠕动，诱发便秘，加重肠梗阻。

3. 维持体温正常 遵医嘱应用抗菌药控制感染并观察病人在用药过程中的反应。

4. 并发症的预防和护理

(1) 吸入性肺炎

1) 预防：病人呕吐时，应协助其坐起或将头偏向一侧，并记录呕吐物的量及颜色、性状。

2) 病情监测：观察病人是否发生呛咳，有无咳嗽、咳痰、胸痛及寒战、发热等全身感染症状。

3) 护理：若发生吸入性肺炎，除遵医嘱给予抗生素外，还应协助病人翻身、叩背、给予雾化吸入，指导病人有效呼吸、咳嗽咳痰等。

(2) 腹腔感染及肠瘘

1) 避免感染：注意保持腹腔引流通畅，严格无菌技术操作。

2) 营养：根据病人情况合理补充营养，恢复经口饮食后应遵循循序渐进的原则，以免影响吻合口愈合。

3) 观察：观察病人术后腹痛、腹胀症状是否改善，肛门恢复排气、排便的时间等。若**腹腔引流管周围流出液体带粪臭味、同时病人出现局部或弥漫性腹膜炎的表现，应警惕腹腔内感染及肠瘘**的可能。

(3) 肠粘连

1) 术后早期活动：协助病人翻身并活动肢体；**鼓励病人尽早下床活动，以促进肠蠕动恢复，预防粘连**。

温馨提示

空腔脏器术后的病人，如阑尾炎、肠梗阻、疝气等，宜早期下床活动，防止肠粘连；实质性脏器部分切除术后如肝癌术后、肾部分切除等，宜卧床休息，防止断面出血。

2) 密切观察病情：病人有否再次出现腹痛、腹胀、呕吐等肠梗阻症状。一旦出现，应及时报告医生并协助处理，同时做好再次手术的准备。

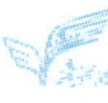

七、健康教育

1. **术后早期下床活动，防止发生肠粘连**。

2. 养成良好饮食习惯，多吃富含营养易消化的食物，注意饮食卫生，忌暴饮暴食，忌食生硬及刺激性食物，避免腹部受凉和餐后剧烈活动。

3. 出院后有腹痛、腹胀、呕吐等不适时应及时复诊。

附：肠套叠病人的护理

肠套叠系指部分肠管及其肠系膜套入邻近肠腔所致的一种绞窄性肠梗阻，是婴幼儿时期常见的急腹症之一，**多发生在2岁以内**，以春秋季多见。

一、病因和发病机制

分原发和继发两种。95%为原发性，多见于婴幼儿。病因至今尚不清楚，可能与婴幼儿回盲部系膜尚未完全固定、活动度较大有关；5%为继发性，多为年长儿，与肠息肉、肿瘤等牵拉有关；饮食改变、腹泻及病毒感染等导致肠蠕动紊乱，从而诱发肠套叠。

肠套叠多为近端肠管套入远端肠腔内，按套入部分的不同分为：**回盲型(最常见)**、回结型、小肠型、结肠型和多发型。肠套叠多为顺行性套叠，与肠蠕动方向一致。套入部随肠蠕动逐渐向远端推进，套入肠管不断增长。肠套叠时，由于鞘层肠管持续痉挛，致使套入部肠管发生循环障碍；黏膜细胞分泌大量黏液，与血液及粪便混合成果酱样胶冻状排出；肠壁水肿、静脉回流障碍加重及动脉供血不足，导致肠壁坏死，出现全身中毒症状。

二、临床表现

1. 腹痛　患儿**突然发生剧烈的阵发性肠绞痛**。表现为突然发作的阵发性哭闹，屈膝缩腹，面色苍白、拒食、出汗，持续数分钟或更长时间后腹痛缓解。

2. 呕吐　呕吐物为胃内容物，初为乳汁、乳块和食物残渣，后可含胆汁，晚期可吐粪便样液体。

3. 血便　为重要症状。在发病后6～12小时排出**果酱样黏液血便**。

4. 腹部包块　多数患儿在右上腹可触及腊肠样包块。

5. 全身情况　早期一般情况尚好，随病程延长，病情加重，并发肠坏死或腹膜炎时，全身情况恶化，常有严重脱水、高热、昏迷及休克等中毒症状。

三、辅助检查

X线透视下空气灌肠、钡剂灌肠、腹部B超监视下水压灌肠可明确诊断，并可同时进行复位治疗。

四、治疗原则

急性肠套叠是危及生命的急症，复位是紧急的治疗措施，一旦确诊需立即进行。

1. 非手术疗法　**灌肠疗法适用于病程在48小时以内**，全身情况良好，无腹胀，无明显脱水及电解质紊乱者。**首选空气灌肠**。

2. 手术治疗　用于灌肠不能复位的病例、肠套叠超过48～72小时、疑有肠坏死或穿孔者以及小肠型套叠需手术治疗。

五、护理问题

1. 疼痛　与肠系膜受牵拉和肠管强烈收缩有关。

2. 潜在并发症：肠穿孔，腹膜炎，败血症，水、电解质紊乱。

3. 知识缺乏：患儿家长缺乏有关疾病治疗及护理知识。

六、护理措施

1. 密切观察病情　监测患儿生命体征、精神及意识状态，评估腹痛的部位、持续时间及伴随症状，观察记录呕吐的次数、量及性质，进行胃肠减压的患儿需记录胃液的量及性质，观察有无水、电解质紊乱的征象。

2. 减轻疼痛　患儿腹痛发作时，可让家长抱起患儿以减轻疼痛和恐惧，患儿可吸吮安抚奶嘴。多数患儿通过空气灌肠复位后症状缓解。

3. 治疗配合　做好手术准备，手术前及需要灌肠复位的患儿均需禁食。开放静脉通路，遵医嘱给予正确的补液。对于手术后患儿，注意维持胃肠减压，保持胃管通畅，患儿排气、排便后可拔除胃肠引流管，逐渐恢复经口进食。

七、健康教育

1. 鼓励家长探视患儿，在复位后或手术后抱起患儿。

2. 因起病突然，应详细向家长解释各项操作的方法和目的，解除其心理负担，争取对治疗和护理的支持与配合；鼓励家长参与护理，如配合为患儿禁食等。

考点练习

考点：掌握肠梗阻的病因(A1 型题)

1. 最常见的肠梗阻类型是
   A. 机械性肠梗阻
   B. 血运性肠梗阻
   C. 粘连性肠梗阻
   D. 动力性肠梗阻
   E. 肠扭转
2. 单纯性肠梗阻与绞窄性肠梗阻的主要区别是
   A. 梗阻的部位
   B. 梗阻的严重程度
   C. 梗阻的原因
   D. 梗阻的时间
   E. 肠壁有无血运障碍
3. 腹膜炎引起的肠梗阻属于
   A. 机械性肠梗阻
   B. 动力性肠梗阻
   C. 血运性肠梗阻
   D. 绞窄性肠梗阻
   E. 痉挛性肠梗阻

考点：肠梗阻的临床表现(A1、A2 型题)

4. 肠梗阻的临床表现**不包括**
   A. 腹痛
   B. 腹胀
   C. 腹泻
   D. 呕吐
   E. 肛门停止排气排便
5. 麻痹性肠梗阻引起腹痛的特点是
   A. 持续性绞痛
   B. 持续性剧痛伴阵发性加剧
   C. 阵发性剧痛
   D. 持续性胀痛
   E. 钻顶样剧痛
6. 高位小肠梗阻除腹痛外最主要的症状是
   A. 腹胀
   B. 停止排便排气
   C. 腹部包块
   D. 频繁呕吐
   E. 腹肌紧张
7. 小儿肠套叠大便的特点是
   A. 黏液便
   B. 脓血便
   C. 柏油样便
   D. 陶土样便
   E. 果酱样血便
8. 患儿，男，1 岁。因阵发性哭闹、呕吐 6 小时伴排果酱样便 2 次入院。查体：右中上腹扪及腊肠样肿块。首先考虑为
   A. 蛔虫性肠梗阻
   B. 肠扭转
   C. 肠套叠
   D. 肠道畸形
   E. 急性胃肠炎
9. 病人，男性，45 岁。因腹痛伴呕吐 1 天入院。查体：腹部膨隆，未见肠型及蠕动波，腹式呼吸减弱，下腹压痛，听诊肠鸣音亢进。X 线检查提示肠袢胀气及多个气液平面。首先考虑为
   A. 急性腹膜炎
   B. 急性胃穿孔
   C. 急性阑尾炎
   D. 急性肠梗阻
   E. 急性胰腺炎

考点：肠梗阻的辅助检查和治疗要点(A1、A2 型题)

10. 下列哪种类型的肠梗阻可出现大便隐血试验阳性
    A. 单纯性肠梗阻
    B. 麻痹性肠梗阻
    C. 血运性肠梗阻
    D. 绞窄性肠梗阻
    E. 痉挛性肠梗阻
11. 肠梗阻病人非手术治疗期间最重要的处理措施是
    A. 禁食、胃肠减压
    B. 解痉止痛
    C. 纠正体液失调
    D. 防止感染
    E. 取半卧位
12. 患儿，女，6 个月。因阵发性哭闹，右上腹触及腊肠样包块，怀疑为肠套叠。首选的检查是
    A. 结肠镜检
    B. 空气灌肠
    C. 直肠活检
    D. 腹部 CT
    E. 钡剂灌肠

考点：掌握肠梗阻的护理问题和护理措施(A1、A2 型题)

13. 肠梗阻时，最重要的是观察
    A. 梗阻的原因
    B. 梗阻的部位
    C. 梗阻的程度
    D. 梗阻是否发生绞窄
    E. 梗阻发生的速度
14. 肠梗阻病人的护理措施，**错误**的是
    A. 禁食禁饮
    B. 胃肠减压
    C. 生命体征平稳者可取半卧位
    D. 使用吗啡镇痛
    E. 做好术前准备
15. 预防肠扭转最重要的措施是**避免**

A. 腹部受凉
B. 进食高脂肪饮食
C. 进食辛辣饮食
D. 进食高蛋白饮食
E. 饱餐后剧烈运动

16. 病人，男性，35岁。胃肠道术后第1天尚未排气，但病人感觉饥饿要求进食。护士首先应采取的措施是
A. 直接拒绝病人请求
B. 询问病人想进的食物
C. 告知其不能进食的原因
D. 告知可进食的食物种类
E. 直接将此情况报告医生

17. 病人，女性，63岁。胃穿孔修补术后，为预防发生粘连性肠梗阻，应指导病人
A. 早期取半卧位
B. 早期离床活动
C. 早期进食
D. 保持排便通畅
E. 多饮水

18. 病人，男性，35岁。因午餐后感脐周疼痛3小时，呈阵发性加重，腹胀伴恶心、呕吐，呕吐物为血性，发病后肛门无便。病人有阑尾炎手术史。护士对其进行评估时，评估内容不包括
A. 腹痛、腹胀的特点
B. 活动耐力
C. 呕吐量、颜色和性质
D. 心理状态
E. 有无手术史

（19～20题共用题干）

病人，男性，40岁。2小时前餐后打篮球时出现腹部剧烈疼痛、持续性腹胀、呕吐。查体：全部膨隆，压痛，反跳痛伴肌紧张，移动性浊音阳性，肠鸣音消失。

19. 病人最可能发生了
A. 麻痹性肠梗阻
B. 绞窄性肠梗阻
C. 单纯性肠梗阻
D. 蛔虫性肠梗阻
E. 痉挛性肠梗阻

20. 正确的处理原则是
A. 抗休克
B. 低压灌肠
C. 手术探查
D. 支持疗法
E. 抗感染

参考答案

序号	1	2	3	4	5	6	7	8	9	10	11	12	13	14	15	16
答案	A	E	B	C	D	D	E	C	D	D	A	B	D	D	E	C
序号	17	18	19	20												
答案	B	B	B	C												

第八节　急性阑尾炎病人的护理

考情分析

年份	主要考点
2019	急性阑尾炎病人因害怕手术拒绝签字时护士的正确做法（联系医生与其充分沟通）
2020	只能全身应用抗生素或联合中药治疗的阑尾炎类型
2022	阑尾炎病理分型的判断（化脓性阑尾炎）
2023	阑尾炎术后出现里急后重，考虑并发了（盆腔脓肿）

考点导航

一、病　因

阑尾管腔阻塞是急性阑尾炎最常见的原因，阑尾管腔阻塞主要是由于管壁内丰富淋巴滤泡的明显增生，其次是粪石阻塞，异物、炎性狭窄、寄生虫、肿瘤等。阑尾管腔阻塞后，阑尾腔内压力升高，细菌生长繁殖并分泌内外毒素，损害黏膜并形成溃疡，细菌穿过黏膜引起感染。

根据急性阑尾炎时临床过程和病理解剖学变化，可分为四种类型，见表3-8-1。

表3-8-1 急性阑尾炎的类型

类型	病理改变	主要表现
急性单纯性	病变限于黏膜和黏膜下层	临床症状和体征较轻
急性化脓性	病变累及阑尾壁全层并有小脓肿形成，表面覆盖脓性渗出物	**局限性腹膜炎**
坏疽性及穿孔性	阑尾腔内积脓，压力不断升高使阑尾壁血液循环障碍而发生穿孔	**急性弥漫性腹膜炎**
阑尾周围脓肿	化脓、坏疽、穿孔的过程较慢时，大网膜将阑尾包裹	炎性肿块或阑尾周围脓肿

二、临床表现

(一) 症状

1. **腹痛** 典型的腹痛发作**始于上腹**，逐渐移向脐部，数小时(6～8小时)后**转移并局限在右下腹**(亲：阑尾炎病人的疼痛始于脐周，后转移至右下腹)。

2. 胃肠道症状 发病早期可有厌食，恶心、呕吐也可发生，但程度较轻。有的可能发生腹泻、里急后重等症状。伴随腹膜炎时可致麻痹性肠梗阻。

3. 全身症状 早期乏力，炎症重时出现中毒症状，发热，达38℃左右。阑尾穿孔时体温会更高，达39℃或40℃。如**发生门静脉炎时可出现寒战、高热和轻度黄疸**。

(二) 体征

1. **右下腹压痛** **是急性阑尾炎最常见的重要体征**，压痛常位于麦氏点，即右髂前上棘与脐连线的中外1/3交界处(图3-8-1)。

2. 腹膜刺激征象 **反跳痛，腹肌紧张，肠鸣音减弱或消失**等，这是壁腹膜受炎症刺激出现的防卫性反应。提示阑尾炎症加重，出现化脓、坏疽或**穿孔**等病理改变。

3. 右下腹包块 多为阑尾周围脓肿的表现。

4. 辅助体征

(1) 结肠充气试验(Rovsing征)：病人仰卧位，用右手压迫左下腹，再用手挤压近侧结肠，结肠内气体可传至盲肠和阑尾，引起右下腹疼痛者为阳性。

(2) **腰大肌试验**(psoas征)：病人左侧卧，使大腿后伸，引起右下腹疼痛者为阳性。**说明阑尾位于腰大肌前方，盲肠后位或腹膜后位**。

(3) 闭孔内肌试验(obturator征)：病人仰卧位，使右髋和右大腿屈曲，然后被动向内旋转，引起右下腹疼痛者为阳性，提示阑尾靠近闭孔内肌。

(4) 经肛门直肠指检：引起炎症阑尾所在位置压痛。压痛常在直肠后前方。当阑尾穿孔时直肠前壁压痛广泛。当形成阑尾周围脓肿时，有时可触及痛性肿块。

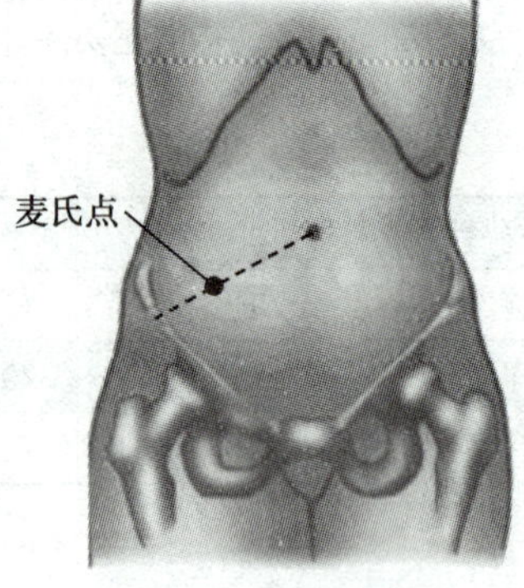

图3-8-1 麦氏点定位

三、辅助检查

实验室检查：血常规检查白细胞计数、中性粒细胞比例增高；盲肠后位阑尾炎累及输尿管时，尿中可出现少量红细胞和白细胞。

四、治疗原则

绝大多数急性阑尾炎确诊后，应及早施行**阑尾切除术**。非手术治疗仅适用于早期单纯性阑尾炎或有手术禁忌证者；**阑尾周围脓肿**先使用抗生素控制症状，**一般3个月后手术切除阑尾**。

五、护理问题

1. 疼痛 与阑尾炎症刺激腹膜有关。
2. 潜在并发症：内出血、切口感染、腹腔脓肿、肠瘘等。

六、护理措施

1. 减轻或控制疼痛

(1) 采取适当卧位

1) 协助病人**采取半卧位或斜坡卧位，以减轻腹壁张力**，有助于缓解疼痛。

2) 指导病人进行有节律地深呼吸，达到放松和减轻疼痛的作用。

(2) 禁食或合理饮食

1) 拟手术治疗的病人予以禁食,必要时遵医嘱给予胃肠减压。

2) 非手术治疗的病人,应在严密的病情观察下,指导病人进食清淡饮食,防止腹胀而引起疼痛。

(3) 药物止痛:**诊断不明前禁用吗啡、哌替啶等镇痛药,以免掩盖病情**。对诊断明确的疼痛剧烈病人,可遵医嘱给予解痉药或止痛药,以缓解疼痛。

(4) 控制感染:遵医嘱应用足量有效抗菌药,以有效控制感染,达到减轻疼痛的目的。

2. 并发症的预防和护理

(1) **内出血**:多因阑尾系膜结扎线松脱所致,常发生在术后24小时内,故**手术后当天应严密观察脉搏、血压**。病人如有**面色苍白、脉速、血压下降等**内出血的表现,或是腹腔引流管有血液流出。**应立即将病人平卧**,静脉快速输液、输血,报告医生并做好手术止血的准备。

(2) **切口感染**:是**术后最常见的并发症**。表现为**术后3~5天体温升高,切口疼痛**且局部有红肿、压痛或波动感。应给予抗生素、理疗等治疗,如已化脓应拆线引流。

(3) **腹腔脓肿**:炎症渗液积聚于膈下、肠间、盆腔而形成。表现为**术后5~7天体温升高**,或下降后又上升,并有腹痛、腹胀、腹部包块。发生在**盆腔的脓肿由于脓液刺激直肠,病人出现大便次数增多,粪便混有黏液,伴有里急后重**。排便排尿改变等,应及时和医生取得联系进行处理。

(4) **肠瘘**:多因阑尾残端结扎线松脱,或术中误伤盲肠所致。表现为发热、腹痛、少量**粪性肠内容物从腹壁伤口流出**。经全身支持疗法、有效抗生素应用,局部引流,大多数病人能愈合。

七、健康教育

1. 指导手术后病人摄入营养丰富易消化的食物,注意饮食卫生,避免腹部受凉,防止发生胃肠功能紊乱。
2. **鼓励病人早期床上或下床活动**,促进肠蠕动恢复,防止发生肠粘连。

温馨提示

肠道手术的病人,术后应早期下床活动,防止肠粘连。而实质性脏器部分切除的病人,术后禁止早期下床活动,防止断面出血。如肾脏部分切除术、肝脏部分切除术。

3. **阑尾周围脓肿病人出院后3个月,再次住院做阑尾切除术**。

考点练习

考点:急性阑尾炎的病因和临床表现(A1、A2型题)

1. 阑尾炎最常见的原因是
   A. 阑尾管腔阻塞
   B. 粪石阻塞
   C. 炎性狭窄
   D. 肿瘤
   E. 异物
2. 病人,男性,25岁。因转移性右下腹痛8小时入院。入院查体:T 38.9℃,麦氏点有固定压痛。现病人诉腹痛加重,范围扩大。查体见右下腹部肌紧张,应考虑为
   A. 单纯性阑尾炎
   B. 化脓性阑尾炎
   C. 坏疽性阑尾炎
   D. 穿孔性阑尾炎
   E. 阑尾周围脓肿
3. 病人,男性,25岁。急性阑尾炎已8天,经抗生素治疗,今日突然高热,黄疸,肝区下方压痛,血白细胞明显增高。提示病人出现了
   A. 阑尾穿孔
   B. 阑尾周围脓肿
   C. 腹腔脓肿
   D. 门静脉炎
   E. 脓毒症
4. 急性阑尾炎的典型体征是
   A. 腰大肌试验阳性
   B. 闭孔内肌试验阳性
   C. 右下腹固定压痛
   D. 反跳痛、腹肌紧张
   E. 直肠指诊触痛
5. 急性阑尾炎病人最典型的症状是
   A. 转移性脐周疼痛
   B. 转移性右下腹疼痛
   C. 固定的脐周疼痛
   D. 固定的右下腹疼痛
   E. 腹痛位置无规律
6. 病人,男性,36岁。因转移性右下腹疼痛入院,入院后诊断为急性阑尾炎。查体:麦氏点压痛,体温升高、脉搏增快。现病人突然出现腹痛加剧,全腹压痛、反跳痛、肌紧张。应考虑为
   A. 急性肠梗阻

B. 阑尾周围脓肿
C. 腹腔脓肿
D. 阑尾穿孔
E. 急性腹膜炎

考点：急性阑尾炎的治疗要点（A2 型题）

7. 病人，女性，29 岁。急性阑尾炎，医生检查时嘱病人取左侧卧位，并让其右下肢向后过伸，引起右下腹疼痛。该检查阳性提示
A. 低位阑尾
B. 阑尾位于盆腔
C. 阑尾位置较深
D. 阑尾位置较浅
E. 阑尾过短

8. 病人，女性，28 岁。诊断为阑尾周围脓肿。病人行阑尾切除的时间应在体温正常后
A. 1 个月
B. 2 个月
C. 3 个月
D. 4 个月
E. 6 个月

考点：急性阑尾炎的护理问题、护理措施和健康教育（A2、A3/A4 型题）

（9～10 题共用题干）

病人，女性，25 岁。诉 4 小时前脐周疼痛，后疼痛转移至右下腹。查体：体温 38.7℃，脉搏 108 次/min；右下腹压痛、肌紧张、反跳痛、肠鸣音消失；WBC 15.0×10^9/L。入院后急诊行阑尾切除术，术后第 4 天病人出现高热，切口红肿、压痛。

9. 该病人术后发生了
A. 腹腔内出血
B. 切口感染
C. 腹腔感染
D. 盆腔感染
E. 腹腔脓肿

10. 为预防术后肠粘连，最关键的护理措施是
A. 取半坐卧位
B. 观察腹部情况
C. 深呼吸
D. 早期下床活动
E. 增加营养

11. 病人，女性，26 岁。因穿孔性阑尾炎入院，入院后行阑尾切除术。术后第 5 天，体温达 39.5℃，大便次数增多，伴里急后重。直肠指诊发现直肠前壁有触痛，并有波动感。该病人可能出现了下列哪种并发症
A. 内出血
B. 切口感染
C. 腹腔脓肿
D. 肠瘘
E. 腹膜炎

12. 病人，男性，38 岁。阑尾穿孔合并腹膜炎。手术后第 7 天，体温 39℃，伤口无红肿，大便次数增多，混有黏液，伴里急后重。该病人可能并发了
A. 肠炎
B. 肠粘连
C. 盆腔脓肿
D. 膈下脓肿
E. 细菌性痢疾

13. 病人，男性，70 岁。2 天前因急性阑尾炎行阑尾切除术，现诉腹胀，未排气、排便，下列护理措施<u>**错误**</u>的是
A. 评估病人腹胀情况
B. 给予阿托品肌注
C. 鼓励病人床上多翻身
D. 必要时给予肛管排气
E. 鼓励病人下地活动

14. 病人，男性，53 岁。患急性化脓性阑尾炎行阑尾切除术后 1 天。护士要求病人下床活动，其最主要的目的是
A. 有利于伤口愈合
B. 预防血栓性静脉炎
C. 预防肺不张
D. 防止肠粘连
E. 预防压力性损伤

15. 病人，男性，30 岁。7 小时前行阑尾切除术，现病人主诉下腹胀痛。护士观察其下腹膀胱区隆起。该病人最主要的护理问题是
A. 便秘
B. 有感染的危险
C. 疼痛
D. 尿潴留
E. 体液过多

16. 病人，男性，21 岁。因急性阑尾炎需手术治疗。但因害怕手术，病人拒绝在手术告知书上签字，此时护士应
A. 告知病人如不手术，则后果自负
B. 让病人父母代签字
C. 让病人朋友代签字
D. 联系手术医生，与病人充分沟通
E. 向病人承诺手术 100%安全，让病人本人签字

参考答案

序号	1	2	3	4	5	6	7	8	9	10	11	12	13	14	15	16
答案	A	B	D	C	B	D	C	C	B	D	C	C	B	D	D	D

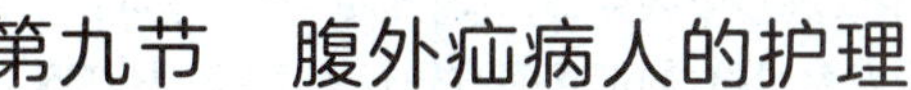

第九节 腹外疝病人的护理

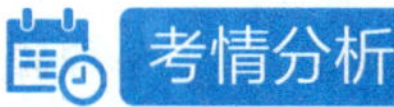

年份	主要考点
2019	腹股沟斜疝最主要的发病原因；提示疝内容物发生缺血坏死的表现；斜疝与直疝的鉴别要点；3个月小儿脐疝的错误指导（建议手术治疗）；腹股沟直疝的判断（不进入阴囊）；嵌顿性疝的判断；疝气术后的错误护理（术后6小时改为半卧位）
2020	典型腹外疝的组成部分；腹外疝嵌顿的定义；腹股沟直疝术后最常用的药物
2021	腹股沟直疝多见于（老年人）；腹股沟直疝的判断；股疝的判断依据及治疗方法
2022	腹外疝术后的体位；腹外疝术后多久内不能干重体力活动；腹股沟斜疝的判断（疝块为梨形）及术后并发症（阴囊水肿）
2023	腹股沟斜疝的判断（图片题）

考点导航

体内某个器官或组织离开其正常解剖部位，通过先天或后天形成的薄弱点、缺损处或孔隙进入另一部位，即称为疝。疝最多发生在腹部，腹部疝尤以腹外疝多见。腹外疝是腹内器官或组织推挤壁腹膜并经腹壁的薄弱点或孔隙向体表突出而形成的包块（疝块）。腹外疝根据其发生部位可以分为腹股沟斜疝和腹股沟直疝，其中以**腹股沟斜疝的发病率最高**。典型的腹外疝由疝环、疝囊、疝内容物和疝外被盖组成。**疝内容物**是进入疝囊的腹内脏器或组织，**以小肠最为多见**，大网膜次之。

一、病因及分类

（一）病因

腹壁强度降低和腹内压力增高是腹外疝发病的两个主要原因。

1. 腹壁强度降低 发生腹外疝的局部腹壁均为强度减弱的区域。造成腹壁强度减弱的原因有先天性结构缺陷和发育异常及后天性腹壁肌功能丧失和缺损。前者如精索或子宫圆韧带穿过腹股沟管、股动静脉穿过股管、脐血管穿过脐环以及腹白线发育不全等，后者包括手术切口愈合不良、外伤、感染、腹壁神经损伤、年老、久病或肥胖所致肌萎缩等。

2. 腹内压力增高 腹内压力增高利于疝的形成，又可直接或促进腹腔内脏器官经腹壁薄弱区或缺损处突出形成疝。慢性咳嗽、便秘、排尿困难（如前列腺增生症）、腹水、妊娠、举重、婴儿经常啼哭等是引起腹内压力增高的常见因素。

（二）分类（表3-9-1）

表3-9-1 腹外疝分类

临床类型	定义	病理改变
易复性疝	指疝内容物很容易回纳入腹腔	**疝嵌顿**后肠壁受压，静脉回流受阻，肠壁淤血和水肿，**疝囊内有淡黄色渗液积聚**，一旦发生**绞窄性疝**，肠系膜动脉搏动消失，肠壁缺血坏死，**疝囊内渗液变为淡红色或暗红色液体**。若继发感染，疝囊内的渗液为脓性
难复性疝	疝内容物不能或不能完全回纳入腹腔内	
嵌顿性疝	疝环较小而腹内压突然增高时，疝内容物可强行扩张疝囊颈而进入疝囊，随后因疝囊颈的弹性收缩，将内容物卡住，使其不能回纳	
绞窄性疝	嵌顿若未能及时解除，肠管及其系膜受压程度不断加重，可使**动脉血流减少，最后导致全阻断**	

二、临床表现

（一）腹股沟斜疝

1. 易复性斜疝 除**腹股沟区有肿块和偶有胀痛**外，并无其他症状。常在站立、行走、咳嗽或用力时出现肿块，肿块多呈带蒂柄的梨形，可降至阴囊或大阴唇。如病人平卧休息用手将肿块推送向腹腔回纳而消失。

2. 难复性斜疝 除胀痛稍重外，主要特点是疝块不能完全回纳。滑动性斜疝多见于右侧腹股沟区，除了疝块不能完全回纳外，尚有“消化不良”和便秘等症状。

3. 嵌顿性疝　多发生于斜疝，其主要原因是强体力劳动或用力排便等腹内压骤增。表现为疝块突然增大，伴有明显疼痛，平卧或用手推送不能使之回纳。肿块紧张发硬，且有明显触痛，还可伴有腹部绞痛、恶心、呕吐、腹胀、停止排便排气等机械性肠梗阻的临床表现。若为大网膜，局部疼痛常较轻微。疝一旦嵌顿，自行回纳的机会较少。多数病人的症状逐步重，若不及时处理，终将发展成绞窄性疝。

4. 绞窄性疝　临床症状多较严重，因疝内容物发生感染，侵及周围组织，会引起疝块局部软组织的急性炎症和腹膜炎的表现，严重者可发生脓毒症。但在肠袢坏死穿孔时，可因疝内压力骤降而使疼痛暂时有所缓解，因此疼痛减轻但肿块仍存在者，不可当作是病情好转。

(二) 腹股沟直疝

病人站立时，在腹股沟内侧端、耻骨结节外上方出现一半球形肿块，不伴有疼痛或其他症状；因疝囊颈宽大，平卧后肿块多能自行消失；**直疝不进入阴囊，故极少发生嵌顿**。常见于年老体弱者(表 3-9-2)。

表 3-9-2　斜疝与直疝的区别

鉴别点	斜疝	直疝
发病年龄	多见于儿童及青壮年	多见于老年
突出途径	经腹股沟管突出，**可进阴囊**	由直疝三角突出，**不进阴囊**
疝块外形	椭圆或梨形，上部呈蒂柄状	半球形，基底较宽
回纳疝块后压住深环	**疝块不再突出**	**疝块仍可突出**
精索与疝囊的关系	精索在疝囊后方	精索在疝囊前外方
疝囊颈与腹壁下动脉的关系	疝囊颈在腹壁下动脉外侧	疝囊颈在腹壁下动脉内侧
嵌顿机会	较多	较少

三、辅助检查

1. 透光试验(*)　因疝块不透光，故腹股沟斜疝透光试验呈阴性，而鞘膜积液多为透光，呈阳性。此检查方法可与鞘膜积液相鉴别。

2. 实验室检查　疝内容物继发感染时，血常规检查示白细胞计数和中性粒细胞比例升高。粪便检查显示隐血试验阳性或见白细胞。

3. X线检查　嵌顿疝或绞窄疝时X线检查可见肠梗阻征象。

四、治疗原则

(一) 非手术治疗

婴幼儿疝有自行消失的可能，故**半岁以下婴幼儿可暂不手术**。可采用**棉线束带或绷带压住腹股沟管深环**，防止疝块突出(亲：半岁以下婴儿腹壁在不断发育，有愈合的可能，所以可暂不手术)，并给发育中的腹肌以加强腹壁的机会。

(二) 手术治疗

腹股沟疝一般均应及早施行手术治疗。手术方法可归纳为单纯疝囊高位结扎术和疝修补术。

1. 单纯疝囊高位结扎术　仅适用于婴幼儿及绞窄性斜疝因肠坏死而局部有严重感染、暂不宜行疝修补术者。

2. 疝修补术　包括无张力疝修补术、经腹腔镜疝修补术。

(三) 嵌顿性和绞窄性疝的处理原则

1. 嵌顿性疝具备下列情况者可先试行手法复位

(1) 嵌顿时间在3～4小时内，局部压痛不明显，也无腹部压痛或腹肌紧张等腹膜刺激征者。

(2) 年老体弱或伴有其他较严重疾病而估计肠袢尚未绞窄坏死者。

2. 手法复位后，必须严密观察腹部体征，**一旦出现腹膜炎或肠梗阻的表现，应尽早手术探查**。除上述情况外，嵌顿性疝原则上需要紧急手术治疗，以防疝内容物坏死，并解除伴发的肠梗阻。**绞窄性疝**的内容物已坏死，**更需手术治疗**。

五、护理问题

1. 知识缺乏：缺乏预防腹内压升高的相关知识。
2. 疼痛　与疝块突出、嵌顿或绞窄及术后切口张力大有关。
3. 体液不足　与嵌顿疝或绞窄性疝引起的机械性肠梗阻有关。
4. 潜在并发症：术后阴囊水肿、切口感染。

六、护理措施

1. 提供病人预防腹内压增高的相关知识

(1) 术前护理

1) **消除致腹内压升高的因素**:除紧急手术者外,凡**术前有咳嗽、便秘、排尿困难等腹内压升高因素者,均应给予对症处理**。

2) 活动与休息:疝块较大者减少活动,多卧床休息;离床活动时使用疝带压住疝环口,避免腹腔内容物脱出而造成疝嵌顿。

3) 病情观察:观察病人的腹部情况,若出现明显腹痛,伴疝块突然增大、紧张发硬且触痛明显、不能回纳腹腔,应高度警惕嵌顿疝发生的可能。

4) 灌肠与排尿:术前晚灌肠,清除肠内积粪,防止术后腹胀及排便困难。送病人进手术室前,嘱其排空小便或留置尿管,以防术中误伤膀胱。

5) 急诊手术病人应给予禁食、静脉输液、胃肠减压、抗感染,纠正水、电解质及酸碱平衡失调,并备皮、配血。

(2) 术后护理

1) 病情观察:密切监测病人生命体征的变化。观察伤口渗血情况,及时更换浸湿的敷料,估计并记录出血量。

2) 体位:**取平卧位,膝下垫一软枕,使髋关节微屈**,以松弛腹股沟切口的张力和减少腹腔内压力,利于切口愈合和减轻切口疼痛。

3) 饮食:病人一般于术后 6~12 小时若无恶心、呕吐可进水及流食,次日可进半流食、软食或普食。肠切除吻合术者术后应禁食,待肠道功能恢复后方可进食。

4) 活动:采用无张力疝修补术的病人**一般术后次日即可离床活动**。年老体弱、复发性疝、绞窄性疝、巨大疝病人可适当延迟下床活动时间。

5) 防止腹内压升高:剧烈咳嗽和用力大小便等均可引起腹内压升高,不利于愈合。

2. 减轻或有效缓解疼痛

(1) 术前

1) 疝块较大者减少活动,多卧床休息;离床活动时,使用疝带压住疝环口,避免腹腔内容物推出而造成疝嵌顿。

2) 观察腹部情况,**病人若出现明显腹痛,伴疝块突然增大,紧张发硬且触痛明显,不能回纳腹腔,应高度警惕嵌顿疝发生**的可能,需立即通知医生,及时处理。

(2) 术后:**平卧 3 日,髋关节微屈,以松弛腹股沟切口的张力**,利于切口愈合和减轻伤口疼痛,必要时根据医嘱应用止痛药。

3. 维持体液平衡　若发生嵌顿或绞窄,应予禁食、胃肠减压、输液、纠正水、电解质及酸碱失衡,同时备血,做好紧急手术准备。肠切除吻合术者术后禁食期间,应继续给予补液和支持治疗。

4. 并发症的预防和护理

(1) **预防阴囊水肿**:由于阴囊比较松弛、位置较低,渗血、渗液易积聚于阴囊。为避免阴囊内积血、积液和促进淋巴回流,**术后可用丁字带将阴囊托起,伤口部位用沙袋压迫 12~24 小时**,并密切观察阴囊肿胀情况。

(2) 预防切口感染

1) 术前皮肤准备:手术前应做好阴囊及会阴部的皮肤准备,避免损伤皮肤。

2) 应用抗菌药:绞窄性疝行肠切除、肠吻合术后,易发生切口感染,术后须及时、合理应用抗菌药。

3) 切口护理:术后须严格无菌操作,保持敷料清洁、干燥,避免大小便污染,若发现敷料污染或脱落,应及时更换。

4) 注意观察:体温和脉搏的变化及切口有无红、肿、疼痛,一旦发现切口感染,应尽早处理。

5. 其他

(1) 心理护理:**稳定病人的情绪**,向病人讲解手术目的、方法、注意事项,**以减轻病人对手术的恐惧心理**。

(2) 送病人进手术室前,嘱其排空小便,以防术中误伤膀胱。

(3) 饮食:一般病人术后 6~12 小时无恶心、呕吐可进流食,次日可进软食或普食。行肠切除吻合术者术后应禁食,待肠道功能恢复后,方可进流质饮食,再逐渐过渡为半流质饮食、普食。

七、健康教育

1. 活动　出院后逐渐增加活动量,**3 个月内应避免重体力劳动或提举重物**。

2. 避免腹内压升高的因素　需**注意保暖,防止受凉而引起咳嗽**;指导病人在咳嗽时用手掌按压切口部位,以免缝线撕脱。保持排便通畅,给予便秘者通便药物,嘱病人避免用力排便。

3. 复诊和随诊　定期门诊复查。若疝复发,应及早诊治。

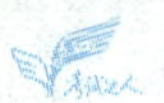

考点练习

考点：掌握腹外疝的病因(A1 型题)

1. 疝内容物最多见的是
   A. 小肠
   B. 大网膜
   C. 盲肠
   D. 阑尾
   E. 乙状结肠
2. 绞窄性疝与嵌顿性疝的主要区别是
   A. 疝环的大小
   B. 是否出现肠梗阻
   C. 疝内容物有无血运障碍
   D. 疝内容物不同
   E. 疝内容物能否回纳
3. 腹股沟斜疝发生绞窄时，疝囊渗出液的性质**不包括**
   A. 淡红色
   B. 红褐色
   C. 暗红色
   D. 淡黄色
   E. 棕褐色

考点：掌握腹外疝的临床表现(A1、A3/A4 型题)

4. 病人，男性，79 岁。因左侧腹股沟区可复性肿块 4 年入院。查体：病人直立位，左侧腹股沟内侧、耻骨结节上外侧有一 3.5cm×3.5cm 肿块，不进入阴囊，平卧位可自行消失。考虑该病人的疾病诊断是
   A. 隐睾
   B. 脐疝
   C. 腹股沟斜疝
   D. 股疝
   E. 腹股沟直疝

(5～6 题共用题干)

病人，男性，36 岁。用力排便后腹股沟区出现肿块，平卧时不能用手还纳，肿块紧张发硬，发病 3 小时来无腹膜刺激征，局部压痛也不明显。

5. 该病人可能的诊断是
   A. 难复性疝
   B. 易复性疝
   C. 嵌顿性疝
   D. 绞窄性疝
   E. 坏死性疝
6. 针对该病人的处理措施首先考虑
   A. 手法复位
   B. 绷带加压束缚
   C. 紧急手术
   D. 择期手术
   E. 密切观察

考点：掌握腹外疝的辅助检查和治疗要点(A1、A2 型题)

7. 绞窄性疝的处理原则是
   A. 绷带压住疝环
   B. 手法复位
   C. 手术治疗
   D. 镇静、止痛
   E. 防止腹内压增高
8. 患儿，男，半岁。在哭闹时腹股沟区出现一肿块，安静时可用手将肿块送回腹腔。该患儿适宜的处理措施是
   A. 暂不处理
   B. 采用绷带压住腹股沟的深环
   C. 紧急手术
   D. 择期手术
   E. 药物治疗
9. 以下哪种临床表现提示疝内容物已发生缺血坏死
   A. 疝块增大，不能回纳
   B. 全腹压痛、肌紧张
   C. 疝块触痛
   D. 恶心、呕吐
   E. 停止排便排气

考点：腹外疝的护理问题、护理措施和健康教育(A1、A2、A3/A4 型题)

10. 下列关于腹外疝无张力修补术后护理措施的描述，**错误**的是
    A. 取平卧位，膝下垫一软枕
    B. 避免剧烈咳嗽
    C. 病人应避免早期下床活动
    D. 用丁字带将阴囊托起
    E. 预防切口感染
11. 下列哪项措施有利于减轻腹股沟斜疝病人术后切口疼痛
    A. 避免剧烈咳嗽
    B. 用丁字带将阴囊托起
    C. 避免用力大小便
    D. 平卧，膝下垫一软枕
    E. 卧床休息
12. 病人，男性，33 岁。腹股沟斜疝术后取仰卧位，腘窝部垫枕，最主要的目的是
    A. 预防麻醉后头痛
    B. 减少阴囊血肿发生机会
    C. 促进肠蠕动恢复、预防肠粘连
    D. 减轻切开疼痛、利于切开愈合
    E. 防止疝复发
13. 病人，男性，45 岁。因右腹股沟斜疝，行无张力修补术，术后 8 小时，护理措施**不正确**的是
    A. 嘱卧床休息 3 日
    B. 丁字带托起阴囊
    C. 注意保暖，防止受凉
    D. 咳嗽时手掌加压保护切口
    E. 指导戒烟

(14～16 题共用题干)

病人，男性，65 岁。右侧腹股沟区出现可复性肿块 5 年。6 小时前因剧烈咳嗽后出现疝块明显增大，腹痛、呕吐、发热、全身不适。查体：右腹股沟区及阴囊可触及肿

块，压痛，腹膜刺激征(+)。准备行传统性疝修补术。

14. 该病人可能患
   A. 股疝
   B. 切口疝
   C. 腹股沟直疝
   D. 嵌顿性腹股沟斜疝
   E. 绞窄性腹股沟斜疝
15. 病人术后宜采取的体位是
   A. 去枕平卧
   B. 平卧位，膝下垫软枕
   C. 头低脚高位
   D. 左侧卧位
   E. 右侧卧位
16. 术后针对该病人采取的措施，**错误**的是
   A. 平卧位，膝下垫软枕
   B. 术后第 2 天可进半流质饮食
   C. 鼓励病人尽早下床活动
   D. 用丁字带托起阴囊
   E. 保持敷料清洁干燥

(17～18 题共用题干)

病人，男性，62 岁。5 年来站立、咳嗽时反复出现左侧肿块，呈梨形，平卧可消失。12 小时前搬家具时肿块增大，有明显疼痛，平卧和手推均不能回纳，肛门停止排便排气。诊断为腹外疝入院治疗。

17. 该病人最适合的治疗措施是
   A. 立即手术
   B. 手法复位
   C. 药物止痛
   D. 平卧观察
   E. 抗生素治疗
18. 病人治疗后即将出院，护士给予指导，其中**不正确**的是
   A. 出院后 3 个月内避免重体力劳动
   B. 减少和消除引起腹外疝复发的因素
   C. 调整饮食习惯，保持排便通畅
   D. 定期随访，疝复发时可在家中观察
   E. 注意避免增加腹内压的动作，如剧烈咳嗽等
19. 病人，男，25 岁。在硬膜外麻醉下行左腹股沟斜疝修补术。恰当的术后饮食护理是
   A. 术后应禁食 48 小时
   B. 术后即进普通饮食
   C. 术后应胃肠减压
   D. 术后应静脉供给营养 3 天
   E. 若术后 6 小时无恶心即可进流质饮食
20. 某患儿，3 个月。因哭闹时脐部隆起就医，诊断为脐疝，患儿家长很是担心。护士对家长进行健康教育，**不妥**的是
   A. 解释脐疝的发病原因及临床特点
   B. 嘱其保持患儿大便通畅，防止便秘
   C. 疝块还纳后局部可用大于脐环并外包纱布的硬币压迫
   D. 建议尽早手术治疗
   E. 定期来院复查
21. 病人，男性，66 岁。腹股沟斜疝术后 1 周，恢复顺利。出院指导中最重要的是
   A. 多饮水
   B. 养成定时排便的习惯
   C. 多食高纤维饮食
   D. 适当休息
   E. 3 个月内不参加重体力劳动
22. 腹外疝病人因担心疝块反复突出影响工作和生活，最常产生的主要心理问题是
   A. 自卑
   B. 忧郁
   C. 焦虑
   D. 恐惧
   E. 愤怒
23. 病人，男性，65 岁。有便秘多年，近 3 个月来站立时阴囊出现肿块，呈梨形，平卧时可消失。触诊发现外环扩大，手指压迫内环处，站立咳嗽，肿块不再出现，诊断为腹外疝，准备手术治疗。术后预防阴囊血肿的措施是
   A. 半卧位
   B. 脱水利尿
   C. 托起阴囊、沙袋压迫伤口
   D. 应用止血药物
   E. 经常按摩局部
24. 病人，男性，39 岁。建筑工地搬运工人。腹股沟斜疝行疝修补手术后，护士嘱其恢复工作的时间是
   A. 术后至少 6 个月
   B. 拆线后至少 2 周
   C. 术后至少 1 个月
   D. 术后至少 3 个月
   E. 术后至少 2 周
25. 疝的术后护理措施**不包括**
   A. 术后不宜过早下床活动
   B. 术后伤口压沙袋预防出血
   C. 术后 6 小时改半坐卧位
   D. 术后预防感冒
   E. 必要时给予缓泻剂防止便秘

参考答案

序号	1	2	3	4	5	6	7	8	9	10	11	12	13	14	15	16
答案	A	C	D	E	C	A	C	B	B	C	D	D	A	E	B	C
序号	17	18	19	20	21	22	23	24	25							
答案	A	D	E	D	E	C	C	D	C							

第十节　痔病人的护理

考情分析

年份	主要考点
2019	痔切除术后第1天的错误护理(鼓励病人多下床活动)
2020	病人痔反复便血,病人自认为是肿瘤,最有利于缓解病人焦虑情绪的措施
2021	痔块脱出后需用手送回,考虑为(内痔Ⅲ度)
2022	痔发生的原因不包括(营养不良);取截石位时内痔的好发部位;痔病人术前的错误指导(增加活动促进肠蠕动);痔病人出院后的正确指导(多吃蔬菜水果)
2023	内痔的诊断;为预防肛门狭窄,痔疮手术后几天开始扩肛治疗(7天)

考点导航

痔是直肠下段黏膜和肛管皮肤下的静脉丛淤血、扩张和屈曲所形成的静脉团。

一、病因及分类

(一)病因

1. 病人常有肛窦、肛腺慢性感染的病史,肛窦、肛腺慢性感染易导致直肠下部黏膜下静脉丛周围炎,静脉失去弹性而扩张。

2. 长期饮酒、好食辛辣等刺激性食物史、食物中的纤维素含量过低、营养不良等因素,导致直肠下部黏膜下静脉丛扩张充血。

3. 长期有腹内压增高的病史或职业因素,如长期的坐与立或便秘、前列腺增生、腹水和妊娠、盆腔肿瘤等,导致直肠静脉丛扩张充血。

4. 直肠局部解剖因素,如直肠上静脉丛属门静脉系统,且无静脉瓣膜,又位于门静脉系的最低处,静脉回流困难;直肠上、下静脉丛壁薄、位置表浅,且缺乏周围组织支持,易于形成静脉扩张。

(二)分类

1. **内痔**　**位于齿状线以上**,表面覆盖直肠黏膜。**好发于直肠下端的左侧、右前或右后方,即截石位3、7、11点**(图3-10-1)。

2. **外痔**　**位于齿状线下方**,表面覆盖肛管皮肤。

3. 混合痔　因直肠上、下静脉丛互相吻合,由齿状线上、下静脉丛同时曲张而形成(图3-10-2)。

二、临床表现

1. 内痔　主要表现为**排便时无痛性出血和痔块脱出**,分为4期(表3-10-1)。

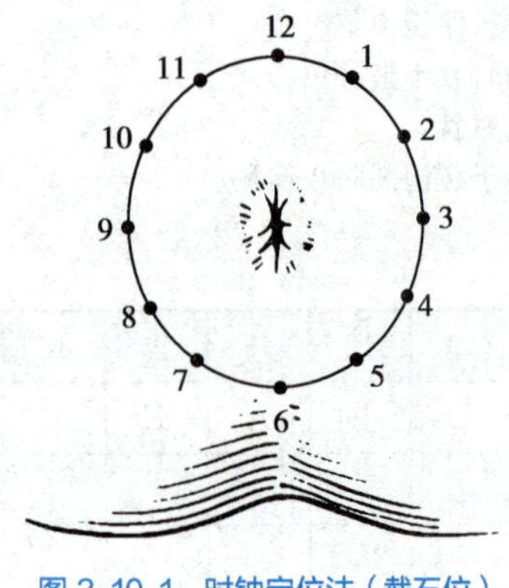

图3-10-1　时钟定位法(截石位)

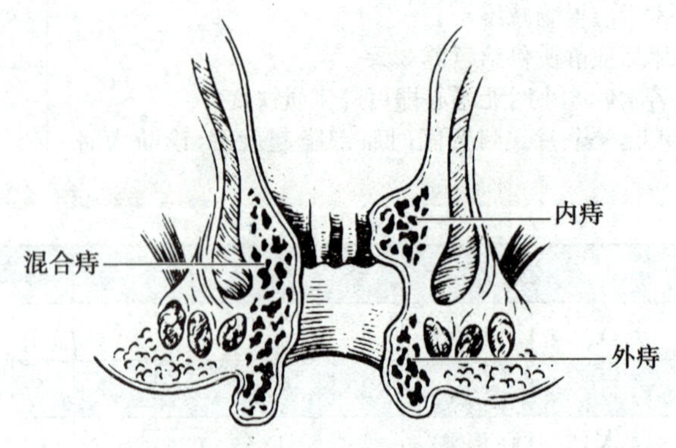

图3-10-2　痔的分类

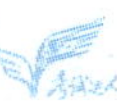

表 3-10-1 内痔分期

分期	表现	考点巧记
Ⅰ度	排便时**无痛性出血,痔块不脱出肛门外**	有便血,无脱出
Ⅱ度	便血加重,严重时呈喷射状,排便时**痔块脱出,但便后能自行回纳**	有便血,脱出后自行回纳
Ⅲ度	便血量常减少,**痔块脱出不能自行回纳,需用手托回**	便血少,脱出后需手托回
Ⅳ度	**痔块长期脱出于肛门外或回纳后又即脱出**	痔块长期脱出

温馨提示

内痔的四度即一便血,二自行,三托回,四长期。

2. 外痔 主要表现为肛门不适、潮湿、有时伴局部瘙痒。若形成**血栓性外痔,则有肛门剧痛,排便、咳嗽时加剧;在肛门表面可见红色或暗红色硬结**。

3. 混合痔 临床上兼有内、外痔的临床表现。严重时呈环状脱出肛门,呈梅花状,又称环状痔;若发生嵌顿,可引起充血、水肿甚至坏死。

三、辅助检查

肛门镜检查可见肛管齿状线附近突出的痔。

知识拓展

痔疮病人检查和治疗时常用的体位

1. **侧卧位** 病人向左或向右侧卧,双腿充分向前屈曲靠近腹部,使臀部及肛门充分暴露。此为常用的检查与治疗体位,**尤其适用于病重及年老体弱者**。

2. **膝胸位** 病人跪伏在床上,胸部贴近床面,臀部抬高,使肛门充分暴露。亦为常用的检查体位,对进行**肛门镜、直肠镜、乙状结肠镜检查者最为方便**,但不能持久,对病重及年老体弱者慎用。

3. 截石位 病人仰卧,两腿分开放在腿架上,将臀部移到手术台边缘,使肛门暴露良好。此为肛门直肠手术时的常用体位。

4. 倒置位 病人俯卧在特制的检查台上,髋关节弯曲,双膝跪于床端,臀部抬高,头部稍低。此为肛门直肠手术时的常用体位。

5. **蹲位** 病人蹲踞,向下用力增加腹压,**适用于检查Ⅱ、Ⅲ度内痔**,脱肛,直肠下端息肉。

6. 弯腰扶椅位 病人向前弯腰,双手扶椅,露出臀部。此种体位方便,适用于普查。

四、治疗原则

1. 一般治疗 适用于痔初期,只需调节饮食,保持大便通畅,便后热水坐浴,加强体育锻炼,不需特殊治疗。血栓性外痔经局部热敷、外敷消炎止痛药物后,若疼痛缓解则不需手术。嵌顿性痔初期,应尽早手法还纳痔核。

2. Ⅰ～Ⅱ度内痔 可选用注射疗法、胶圈套扎法。

3. Ⅱ～Ⅳ度内痔及混合痔 行痔核切除术。对疼痛剧烈的血栓性外痔,可行血栓性外痔剥离术。

五、护理问题

1. 疼痛 与血栓形成、痔块嵌顿等有关。

2. 便秘 与不良饮食、排便习惯等有关。

3. 潜在并发症:尿潴留、贫血、肛门狭窄等。

六、护理措施

1. 有效缓解疼痛

(1) 局部热敷或温水坐浴:可有效改善局部微循环,减轻疼痛症状。便后及时清洗,保持局部清洁舒适,必要时**用1∶5 000高锰酸钾溶液温水坐浴**。

(2) 遵医嘱用药:血栓性外痔者局部应用抗菌药软膏。

(3) 及时回纳痔:**嵌顿性痔应尽早行手法复位**,注意动作轻柔,避免损伤。

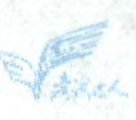

2. 保持大便通畅

(1) 术前

1) 调节饮食结构：嘱病人多饮水，多吃新鲜水果蔬菜和粗粮，少饮酒，少吃辛辣刺激性食物。

2) 定时排便：保持心情愉快及规律的生活起居，养成定时排便习惯。

3) 活动：适当增加运动量，以促进肠蠕动；避免久站、久坐、久蹲。

(2) 术后：术后1~2天应以无渣或少渣流食、半流食为主，如藕粉、莲子羹、稀粥、面条等，以减少肠蠕动、粪便形成和排便，促进切口愈合。术后应保持大便通畅，**防止用力排便，崩裂伤口**。**若有便秘，可口服液体石蜡或其他缓泻剂，但忌灌肠**。

3. 并发症的预防和护理

(1) **尿潴留**：术后24小时内，每4~6小时嘱病人排尿一次。避免因手术、麻醉、疼痛等因素造成术后尿潴留。若术后8小时仍未排尿且感下腹胀满、隆起时，可行诱导排尿或导尿等。

(2) **切口出血**：术后24小时内，病人在床上适当活动四肢、翻身等，但不宜过早下床，以免伤口疼痛及出血。24小时后可适当下床活动，逐渐延长活动时间，并指导病人进行轻体力活动。伤口愈合后可以恢复正常工作、学习和劳动，但要避免久站或久坐。

(3) 术后切口感染

1) 完善术前肠道准备：避免清洁灌肠，防止反复插肛管造成肛门皮肤黏膜的破裂。可于术前一天口服20%甘露醇250ml，饮水1 500ml清洁肠道。

2) 术前及时纠正贫血，提高机体抵抗力。

3) 加强术后会阴部护理：保持肛门周围皮肤清洁，每次大便后用1∶5 000高锰酸钾温水溶液坐浴。

(4) **肛门狭窄**：多为术后瘢痕挛缩所致。术后应观察病人有无排便困难及大便变细，以排除肛门狭窄。**若发生狭窄，应及早行扩肛治疗**。

七、健康教育

1. 直肠肛管疾病常与排便不畅有关，应保持粪便通畅。养成每天定时排便的习惯；在排便时避免读书看报，避免延长蹲坐的时间，否则易造成肛管持续下坠，加剧局部静脉的扩张淤血；鼓励病人多饮水，多吃蔬菜、水果等含粗纤维食物，避免辛辣、刺激性食物；不宜饮烈性酒；粪便干结时宜口服缓泻剂。

2. 鼓励年老体弱的病人进行适当的活动，长久站立或坐位工作的人要坚持作保健体操，作肛门括约肌锻炼活动。

3. 局部清洁，常作肛门坐浴。

4. 直肠肛管疾病应及时治疗，并耐心坚持治疗至治愈为止。

考点练习

考点：痔的病因、临床表现和治疗原则（A1、A2、A3/A4型题）

1. 病理学上区分内痔与外痔的分界线为
   A. 直肠肛门移行带
   B. 内括约肌
   C. 齿状线
   D. 白线
   E. 肛垫

2. 混合痔是指
   A. 痔合并肛瘘
   B. 痔合并肛周脓肿
   C. 内痔合并外痔
   D. 直肠上下静脉丛吻合处形成的内外痔
   E. 环形内痔

3. 某痔疮病人行膝胸位检查时病变在11点方向，截石位检查时对应的是几点
   A. 1点
   B. 3点
   C. 5点
   D. 7点
   E. 9点

4. 内痔的主要表现是
   A. 肛门不适
   B. 排便时无痛性间歇性出血
   C. 肛门环状肿物
   D. 肛周红肿
   E. 有脓液流出

5. 排便时无痛性出血，痔块不脱出肛门外是
   A. 内痔Ⅰ度
   B. 内痔Ⅱ度
   C. 内痔Ⅲ度
   D. 内痔Ⅳ度
   E. 血栓性外痔

6. 便血量减少，痔块脱出不能自行回纳，需用手托回是
   A. 内痔Ⅰ度
   B. 内痔Ⅱ度

C. 内痔Ⅲ度
D. 内痔Ⅳ度
E. 血栓性外痔

7. 肛门剧痛，肛管皮下可见暗紫色肿物是
A. Ⅰ度内痔
B. Ⅱ度内痔
C. Ⅲ度内痔
D. Ⅳ度内痔
E. 血栓性外痔

8. 病人，女性，58岁。长期便秘，半年来排便时有肿物自肛门脱出，便后自行还纳。该病人为
A. 内痔Ⅰ度
B. 内痔Ⅱ度
C. 内痔Ⅲ度
D. 内痔Ⅳ度
E. 血栓性外痔

9. 病人，男性，28岁。用力排便后出现肛门剧痛，无便血。检查见肛管皮下暗紫色肿块，有触痛。应考虑为
A. 嵌顿性内痔
B. 血栓性外痔
C. 肛旁皮下脓肿
D. 肛裂
E. 直肠息肉

10. 病人，男性，62岁。便秘数年，半年来排便时有肿物自肛门脱出，便后自行还纳。检查时病人的体位应取
A. 平卧位
B. 侧卧位
C. 俯卧位
D. 膝胸位
E. 蹲位

（11～12题共用题干）

病人，女性，39岁。排便时有一组织团块脱出肛门，便后可自行回纳，伴无痛性出血。

11. 对脱出肛门的组织团块进行视诊时，病人应采取的体位是
A. 右侧卧位
B. 左侧卧位
C. 蹲位
D. 结石位
E. 膝胸位

12. 该病人属于
A. Ⅲ度内痔
B. Ⅱ度内痔
C. 前哨痔
D. Ⅰ度内痔
E. 血栓性外痔

考点：痔的护理问题和护理措施（A2、A3/A4型题）

（13～14题共用题干）

病人，男性，28岁。1年前出现血便，常见便纸上有血迹，并伴肛门肿块脱出，平卧时可自行回纳。

13. 应考虑该病人为
A. Ⅰ度内痔
B. Ⅱ度内痔
C. Ⅲ度内痔
D. 血栓性外痔
E. 混合痔

14. 术后针对该病人的护理措施，**错误**的是
A. 术后1～2天内可适当给予止痛剂
B. 术后3天内给予流质饮食
C. 3天后便秘者可给予灌肠
D. 便后用1∶5 000高锰酸钾温水坐浴
E. 及时处理尿潴留

（15～17题共用题干）

病人，男性，51岁。反复出现排便后肛门疼痛，时有瘙痒4年余，站立或行走过久时肛门有肿胀感。昨日突发便后肛门剧烈疼痛，咳嗽时疼痛加重加剧。查体见肛门处有一紫红色肿块，有触痛感，直径约2cm。

15. 最可能的诊断是
A. 直肠息肉脱出
B. 血栓性外痔
C. 肛管周围脓肿
D. 内痔并发感染
E. 肛裂

16. [假设信息]病人行手术治疗，术后正确的护理措施是
A. 术后48小时内控制排便
B. 术后当天下床活动
C. 术后当天可进普食
D. 术后尽量减少或不使用镇痛剂
E. 术后每天用1∶5 000的高锰酸钾溶液坐浴

17. 病人术后<u>不会</u>出现的情况是
A. 伤口出血
B. 尿潴留
C. 肛门疼痛
D. 伤口渗血
E. 肠粘连

18. 病人，女性，56岁。痔疮术后第3天，病人出现心慌、出冷汗、面色苍白并伴有肛门坠胀感，敷料渗血较多。考虑病人最可能出现了
A. 创面出血
B. 切口感染
C. 尿潴留
D. 便秘
E. 肛门狭窄

19. 病人，男性，45岁。吻合器痔上黏膜环切除术后第1天，主诉疼痛。护士给予的护理措施，**错误**的是
A. 鼓励家属给予心理支持
B. 鼓励病人多下床活动
C. 倾听病人主诉
D. 鼓励病人表达自己的不适
E. 适时安慰病人

参考答案

序号	1	2	3	4	5	6	7	8	9	10	11	12	13	14	15	16
答案	C	D	C	B	A	C	E	B	B	B	C	B	B	C	B	A
序号	17	18	19													
答案	E	A	B													

第十一节 肛瘘病人的护理

考情分析

年份	主要考点
2019	肛瘘的治疗原则
2020	肛瘘的正确说法(由直肠肛管周围脓肿引起)；肛瘘病人避免进食(辣椒)
2023	肛瘘的判断(图片题)

考点导航

直肠肛管周围脓肿破溃或切开后易形成肛瘘，脓肿形成是直肠肛管周围炎症的急性阶段，而肛瘘则是慢性期。30%～70%的肛周脓肿病人伴发肛瘘。[*]

一、病因及分类

(一) 病因

肛瘘是指直肠下部或肛管与肛周皮肤间形成的慢性感染性管道。**常为直肠肛管周围脓肿的后果**，可由脓肿自行溃破或切开引流后形成，少数是结核分枝杆菌感染或由损伤引起。典型的肛瘘由内口、瘘管、外口3部分组成，其内口多位于齿状线附近，外口位于肛周皮肤。

(二) 分类

1. 根据瘘口与瘘管的数目　单纯性肛瘘和复杂性肛瘘。
2. 根据瘘管所在的位置　低位肛瘘和高位肛瘘。

二、临床表现

1. 疼痛　多为隐痛不适。急性感染时，有较剧烈的疼痛。
2. 瘘口排脓　瘘口经常有脓液排出，在脓液排出后，外口可以暂时闭合；当脓液积聚到一定量时，再次冲破外口排脓，如此反复发作。
3. 发热　肛瘘引流不畅时，脓液积聚，毒素吸收可引起发热、头痛、乏力等表现。
4. 肛周瘙痒　瘘口排出的脓液刺激肛周皮肤，使肛门部潮湿、瘙痒，久之可形成湿疹。

三、辅助检查

1. 直肠指检　瘘管位置表浅时可触及硬结样内口及条索状瘘管，在内口处有轻压痛。
2. 内镜检查　肛门检查时可发现内口。
3. 特殊检查　若无法判断内口位置，可将白色纱布条填入肛管及直肠下端，并从外口注入亚甲蓝溶液，根据染色部位确定内口。
4. 实验室检查　当发生直肠肛管周围脓肿时，病人血常规检查可出现白细胞计数及中性粒细胞比例的增高。
5. 影像学检查　做碘油瘘管造影检查可明确瘘管分布。

四、治疗原则

1. 瘘管切开术或瘘管切除术，适用于低位肛瘘。

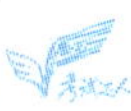

2. **挂线疗法，适用于高位单纯性肛瘘的治疗**或高位复杂性肛瘘的辅助治疗。**挂线疗法可避免肛管直肠环被一次切断引起肛门失禁**(图 3-11-1)。

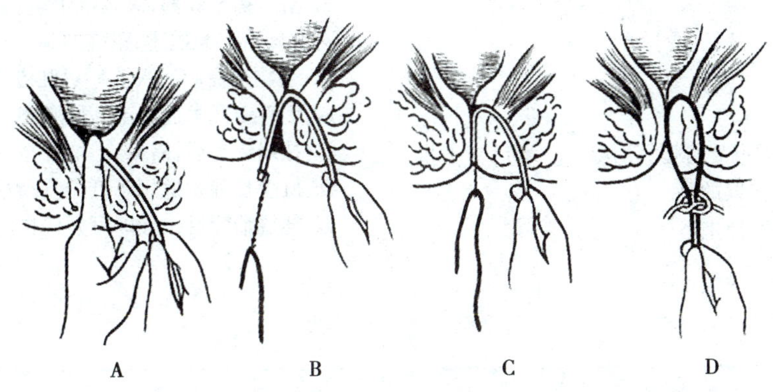

图 3-11-1 肛瘘的挂线疗法

五、护理问题

1. 便秘　与疼痛惧怕排便有关。
2. 皮肤完整性受损　与肛周皮肤瘙痒有关。
3. 潜在并发症：伤口感染、肛门狭窄、肛门失禁等。

六、护理措施

1. 保持大便通畅

(1) 饮食：饮食清淡，忌辛辣食物，多进食新鲜果蔬；多饮水。

(2) 养成良好排便习惯：术后病人因惧怕疼痛，常拒绝排便，应向其解释术后排便的意义，在有意排便时应及时排便；可口服缓泻剂，必要时应用止痛剂以缓解疼痛。

2. 加强肛周皮肤护理

(1) 保持肛周皮肤清洁、干燥：嘱病人局部皮肤瘙痒时不可用指甲抓，避免皮肤损伤和感染。

(2) 温水坐浴：手术后第 2 天开始，**每日早晚及便后用 1∶5 000 高锰酸钾溶液坐浴**，浴后擦干局部，涂以抗生素软膏。

(3) 挂线后护理：嘱病人每 5～7 天至门诊收紧药线，直到药线脱落。脱线后局部可涂生肌散或抗生素软膏，以促进伤口愈合。

3. 术后并发症的预防和护理　定期行直肠指诊，以及时观察伤口愈合情况。**为防止肛门狭窄，术后 5～10 天内可用示指扩肛**，每日一次。肛门括约肌松弛者，术后 3 天起指导病人进行提肛运动。

考点练习

考点：肛瘘的病因、临床表现、治疗要点和护理措施

(A1、A2 型题)

1. 引起肛瘘最常见的原发病是
A. 痔疮
B. 直肠息肉
C. 肛裂
D. 直肠肛管周围脓肿
E. 直肠癌

2. 肛瘘常继发于下列哪种疾病
A. 肛门周围脓肿
B. 内痔
C. 外痔
D. 肛裂
E. 混合痔

3. 病人，男性，16 岁。肛周右侧皮肤反复破溃、流脓 3 个月。体检发现距肛门右侧约 3cm 处有一乳突状突起，挤压时有脓液流出。应考虑为
A. 肛门周围脓肿
B. 内痔
C. 外痔
D. 肛裂
E. 肛瘘

4. 挂线疗法主要适用于
A. 肛门周围脓肿
B. 内痔
C. 外痔
D. 肛裂
E. 肛瘘

5. 治疗单纯高位肛瘘，能有效避免肛门失禁的方法是
   A. 1∶5 000 高锰酸钾溶液坐浴
   B. 挂线疗法
   C. 局部换药治疗
   D. 瘘道搔抓
   E. 使用抗菌药物
6. 病人，女性，29 岁。因肛瘘行瘘管切除术。术后护士指导其进行肛门坐浴，**错误**的是
   A. 用 1∶5 000 高锰酸钾坐浴
   B. 溶液为 3 000ml
   C. 水温为 50～60℃
   D. 每次 20～30 分钟
   E. 浴后擦干局部，涂以抗生素软膏
7. 对肛瘘治疗的描述，正确的是
   A. 生物蛋白胶注入治疗对肛瘘的治愈率高
   B. 瘘管切开术适用于高位肛瘘
   C. 挂线治疗后，需每 5～7 天至门诊收紧药线
   D. 肛瘘切除术适用于低位复杂性肛瘘
   E. 挂线治疗后 1 天即可开始扩肛

参考答案

序号	1	2	3	4	5	6	7
答案	D	A	E	E	B	C	C

第十二节　直肠肛管周围脓肿病人的护理

考情分析

年份	主要考点
2019	较少引起直肠肛管周围脓肿的微生物；属于直肠肛管周围间隙的是；肛门周围脓肿的错误治疗（肛门不适或烧灼感时立即口服消炎药）；肛门坐浴的错误描述（水温 30～32℃）
2020	直肠肛管周围脓肿的错误指导（多进行室外活动）；肛门周围脓肿的判断；温水坐浴的目的不包括；肛周疾病术后病人排便、换药和温水坐浴的顺序
2021	直肠肛管周围脓肿病人使用的坐浴溶液
2022	骨盆直肠间隙脓肿的判断（肛周不红肿，直肠指诊触及右边内侧壁有一肿块，体温 39℃）；直肠肛周疾病术后出现疼痛时采取的止痛措施（听舒缓音乐转移注意力）；肛周脓肿出现波动感时应采取的处理措施（切开引流）

考点导航

直肠肛管周围脓肿是直肠下段或肛管周围软组织内或其周围间隙发生的急性化脓性感染及脓肿形成。

一、病　因

绝大部分直肠肛管周围脓肿**由肛窦炎、肛腺感染引起**。常是多种病原菌混合感染，常见致病菌为大肠埃希菌、金黄色葡萄球菌，链球菌等和铜绿假单胞菌，偶有厌氧性细菌感染。

二、临床表现

临床表现及位置见表 3-12-1，图 3-12-1。

表 3-12-1　直肠肛管周围脓肿病人临床表现

分类	特点	临床表现
肛门周围脓肿	**最常见**，全身感染症状不明显	**持续性跳痛，局部红肿、触痛**，脓肿形成后有波动感
坐骨肛管间隙脓肿	较常见，局部症状为主	初期表现为局部疼痛，炎症较重时局部红肿热痛明显，炎症波及直肠和膀胱时病人出现**直肠刺激症状和膀胱刺激症状**
骨盆直肠间隙脓肿	**较少见，全身症状较重**而局部体征不明显	直肠刺激症状和膀胱刺激症状，有明显排便痛和排尿困难。直肠指检扪及局限性隆起和触痛，或有波动感，局部穿刺可抽到脓液

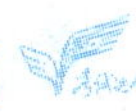

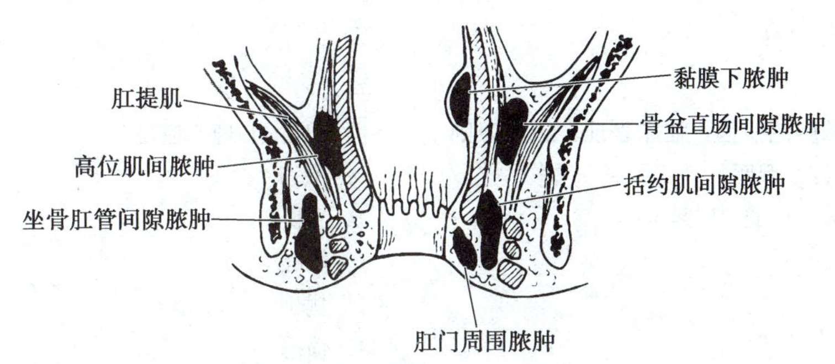

图 3-12-1 直肠肛管周围脓肿的位置

三、辅助检查

1. 直肠指检 病变位置表浅时可触及压痛性肿块，甚至波动感；深部脓肿则可有患侧深压痛，有时可扪及局部隆起。

2. 实验室检查 有全身感染症状的病人血常规可见白细胞计数和中性粒细胞比例增高，严重者可出现核左移及中毒颗粒。

3. B超 有助于深部脓肿的判断。

4. 诊断性穿刺 局部穿刺抽到脓液则可确诊。

四、治疗原则

早期使用抗菌药物、局部理疗或热水坐浴，促使炎症消退。为缓解病人排便时疼痛，可口服缓泻剂或液体石蜡以促进排便。如已形成脓肿，应及时切开排脓。

五、护理问题

1. **疼痛 与肛周脓肿及手术有关**。

2. 便秘 与疼痛惧怕排便有关。

3. 体温升高 与全身感染有关。

六、护理措施

1. 有效缓解疼痛

(1) 体位：指导病人采取舒适体位，避免局部受压加重疼痛。

(2) **热水坐浴**：可起到改善局部血液循环，**促进炎症吸收**，缓解括约肌痉挛，减轻疼痛的作用。用1∶5 000高锰酸钾溶液坐浴，**温度为43～46℃**，每日2～3次，**每次20～30分钟**。

2. 保持大便通畅

(1) 饮食：嘱病人多饮水，摄入有促进排便的食物，如香蕉、新鲜蔬菜等，鼓励病人排便。对于惧怕疼痛者，应提供相关知识。

(2) 予以缓泻剂：根据医嘱，给予麻仁丸或液体石蜡等口服。

3. 控制感染

(1) 应用抗菌药：遵医嘱，**全身应用革兰氏阴性菌和厌氧菌敏感的抗菌药物控制感染，宜联合用药**。条件成熟时应穿刺抽取脓液，根据药敏试验结果选择和调整敏感抗菌药。

(2) 脓肿切开引流护理：对脓肿切开引流者，应密切观察引流液的颜色、量、性状并记录。定时冲洗脓腔，保持引流通畅。当脓液变稀、引流量小于50ml/d时，可考虑拔管。

(3) 对症处理：高热病人给予物理降温。

七、健康教育

1. 局部清洁，常作肛门坐浴。

2. 直肠肛管疾病应及时治疗，并耐心坚持治疗至治愈为止。

3. 嘱病人养成良好的饮食习惯。

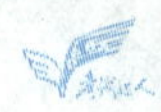

考点练习

考点：直肠肛管周围脓肿的病因、临床表现、治疗原则和护理措施(A1、A2 型题)

1. 直肠肛管周围脓肿最常见的原因是
   A. 肛腺感染
   B. 肛周皮肤感染
   C. 肛管、直肠损伤
   D. 肛裂
   E. 血栓性外痔
2. 肛门周围脓肿的常见症状是
   A. 肛周持续性跳痛
   B. 里急后重
   C. 排便时肛门疼痛
   D. 肛门瘙痒
   E. 无痛性便血
3. 有关直肠肛管周围脓肿的叙述，**错误**的是
   A. 多由肛腺或肛窦感染引起
   B. 肛门周围脓肿最多见
   C. 坐骨直肠窝脓肿很少见
   D. 骨盆直肠窝脓肿全身中毒症状明显
   E. 一旦脓肿形成应及时切开引流
4. 如图所示，直肠肛管周围脓肿可以出现搏动样跳痛的脓肿是
   A. ①
   B. ②
   C. ③
   D. ④
   E. ⑤

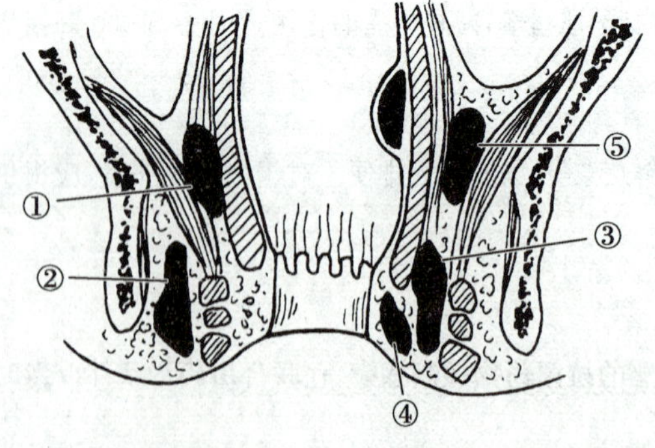

5. 病人，女性，19 岁。肛管直肠手术后医嘱高锰酸钾坐浴。不正确的坐浴方法是
   A. 坐浴盆用前应消毒
   B. 高锰酸钾溶液浓度为 1∶5 000
   C. 坐浴时间 20 分钟
   D. 水温 30～32℃
   E. 感觉头晕不适时立即停止坐浴
6. 病人行局部麻醉下肛周脓肿手术，进入手术室时，病人常出现的心理反应是
   A. 兴奋
   B. 恐惧
   C. 烦躁
   D. 忧郁
   E. 愤怒
7. 病人，男性，23 岁。直肠肛周脓肿切开引流术后 3 天。在饮食指导中**错误**的是
   A. 多喝水
   B. 均衡饮食
   C. 少吃水果蔬菜
   D. 避免辛辣食物
   E. 避免油炸食物

(8～9 题共用题干)

病人，男性，41 岁。肛周肿痛 3 天，肛门左侧皮肤发红伴疼痛，以坐时及排便时明显。2 天前加剧并局部肿胀，无畏寒，发热。查体：膝胸位肛门 11 点处局部肿胀约 2cm×2cm，有脓头，周围皮肤发红，波动感(+)。

8. 引起该病的最常见原因是
   A. 外伤
   B. 肛周皮肤感染
   C. 肛腺感染
   D. 痔行药物注射治疗后
   E. 血栓性外痔剥离术后
9. 目前对该病人生活影响最大的护理问题是
   A. 体位过高
   B. 疼痛
   C. 皮肤完整性受损
   D. 便秘
   E. 个人应对无效
10. 病人，女性，43 岁。一周前肛门周围持续性跳痛，皮肤红肿，并有局部压痛及波动感，诊断为肛门周围脓肿。行手术治疗，并应用抗生素。选择抗生素的方法，正确的是
    A. 对铜绿假单胞菌有效的抗生素
    B. 对革兰氏阴性杆菌和厌氧菌有效的抗生素，宜联合用药
    C. 对金黄色葡萄球菌有效的抗生素
    D. 对厌氧菌有效的抗生素
    E. 对革兰氏阳性菌有效的抗生素
11. 直肠肛管疾病病人肛门坐浴的水温为
    A. 28～32℃
    B. 38～40℃
    C. 43～46℃
    D. 45～50℃

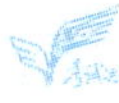

E. 50～60℃

12. 病人，男性，35 岁。肛门周围脓肿。为其做脓肿切开引流治疗。对该病人进行健康教育，不正确的是

A. 不及时治疗可引起肛周和全身性疾病

B. 有肛门不适或烧灼感，立即口服消炎药

C. 积极防治便秘与腹泻

D. 坚持排便后坐浴，保持肛门清洁

E. 若患有肛隐窝炎和肛乳头炎应及时治疗

参考答案

序号	1	2	3	4	5	6	7	8	9	10	11	12
答案	A	A	C	D	D	B	C	C	B	B	C	B

第十三节　肝硬化病人的护理

考情分析

年份	主要考点
2019	门静脉高压的症状和体征；肝硬化肝功能失代偿最突出的表现；肝硬化失代偿期最常见的并发症；螺内酯治疗腹水的副作用(高钾血症)；肝硬化伴腹水的饮食指导；减少腹水形成的主要措施
2020	肝硬化腹水病人的饮食指导；肝硬化病人腹胀明显、呼吸困难时最主要的护理问题及体位
2021	肝硬化失代偿期禁忌摄入(豆腐)，门静脉高压形成的侧支循环不包括(下肢静脉)；肝硬化病人抽腹水时取什么卧位
2022	肝硬化腹水病人首选的治疗药物(图片题，白蛋白)；肝硬化病人少喝碳酸饮料的目的是(减少二氧化碳产生，避免加重呼吸困难)；针对肝硬化病人的正确护理(避免进食粗糙食物)；判断腹水消长的方法(测腹围)；与腹水形成无关的激素(雌激素)；肝硬化病人出现门静脉高压时的错误指导(进食干硬食物)
2023	假小叶形成见于(肝硬化)；肝硬化伴腹水病人放腹水后的饮食指导不包括(低蛋白饮食)

考点导航

肝硬化由一种或多病因引起慢性、弥漫性肝病。病理变化有广泛肝细胞变性、坏死、结节性再生、结缔组织增生及纤维化，导致**肝小叶结构破坏，假小叶形成**，致使肝脏血液循环障碍和肝细胞功能丧失，肝脏逐渐变硬变形而发展为肝硬化。临床上常以肝功能损害和门静脉高压为主要表现，晚期常有严重并发症，如消化道出血、肝性脑病等。

一、病　因

引起肝硬化的病因有很多，在我国**以病毒性肝炎引起肝硬化为主要原因**。

1. **病毒性肝炎**　主要见于**乙型肝炎、丙型**或丁型肝炎重叠感染，经过慢性活动性肝炎逐渐发展而来，称为肝炎后肝硬化，而甲型、戊型病毒性肝炎不演变为肝硬化。

2. 酒精中毒　长期大量饮酒，乙醇及其中间代谢产物，乙醛的毒性作用，是引起酒精性肝炎、肝硬化的病因。

3. 胆汁淤积　持续肝外胆管阻塞或肝内胆汁淤积存在时，高浓度的胆汁酸和胆红素损害肝细胞，使肝细胞发生变性、坏死，逐渐发展为胆汁性肝硬化。可分为原发性和继发性胆汁性肝硬化。

4. 非酒精性脂肪肝炎　约占不明原因肝硬化的 70%，多见于肥胖、糖尿病、高甘油三酯血症病人。

5. 循环障碍　多见慢性充血性心力衰竭、缩窄性心包炎、肝静脉和/或下腔静脉阻塞等，可致长期肝细胞淤血，肝细胞缺氧、坏死和结缔组织增生，逐渐发展为心源性肝硬化。

6. 日本血吸虫病　反复或长期感染血吸虫病者，由于虫卵沉积在汇管区，虫卵及其毒性产物的刺激引起大量结缔组织增生，导致肝纤维化和门脉高压症，称之为血吸虫病性肝纤维化。

7. 化学毒物或药物　长期反复接触化学毒物如四氯化碳、磷、砷等，或长期服用甲基多巴、双醋酚汀等，可引起中毒性肝炎，最终演变为肝硬化。

8. 营养障碍　慢性肠道炎症、长期食物中缺乏蛋白质、维生素等物质，可引起吸收不良和营养失调，降低肝对其他有害因素的抵抗力；某些代谢障碍疾病可引起代谢产物沉积在肝脏，也损害肝细胞，久之可发展为肝硬化。

9. 遗传和代谢性疾病　由于遗传、先天性酶缺陷如肝豆状核变性、血色病、半乳糖血症，某些物质或其代谢产物沉积于肝，引起肝细胞坏死、结缔组织增生。

10. 自身免疫性肝炎 也可发展为肝硬化。

二、临床表现

起病隐匿，病程发展缓慢，可潜伏达3～5年，甚至更长。各型肝硬化可因出现并发症、伴发病、大量饮酒、手术等因素，促进病情加重和发展。临床上将肝硬化分为肝功能代偿期和肝功能失代偿期，但两期界限常不清楚。

1. 代偿期 症状轻，无特异性，**常以疲乏无力、食欲减退为主要表现**，可伴腹胀、恶心、轻微腹泻等。

体征：肝轻度肿大，质变硬，无或轻度压痛，脾轻度肿大。

2. 失代偿期 主要为肝功能减退和门脉高压症。

（1）肝功能减退的表现

1）全身症状：营养状况较差，可有不规则低热，消瘦乏力，精神不振，重者衰弱而卧床不起，皮肤干枯，面色晦暗无光泽（肝病面容）。

2）**消化道症状**：食欲减退，畏食，进食后常感上腹饱胀不适、恶心、呕吐；对脂肪、蛋白质耐受性差，稍进油腻肉食易引起腹泻，病人常因腹水和胃肠积气终日腹胀难受。上述症状产生与门脉高压时胃肠道淤血水肿、消化吸收障碍和肠道菌群失调等有关。部分病人可有黄疸表现，提示肝细胞有进行性坏死。

3）**出血倾向和贫血**：常有皮肤紫癜、牙龈出血、鼻出血、胃肠出血等倾向，病人常有程度不同的贫血。主要**与肝合成凝血因子减少、脾功能亢进等因素有关**。

4）内分泌紊乱：**由于肝功能减退对雌激素灭活能力减退**，在病人面部、颈、上胸、肩背、上肢等上腔静脉引流部位可见**蜘蛛痣**和/或血管扩张，在手掌大小鱼际及指端腹侧有红斑，称之为肝掌。可有继发性醛固酮和抗利尿激素增多，使水钠潴留，对腹水形成起重要作用。由于肾上腺皮质功能损害，病人面部和其他暴露部位可出现皮肤色素沉着。

5）**皮肤瘙痒**：与肝功能受损导致**血清胆红素增高**有关。

（2）**门静脉高压症的三大表现：脾大、侧支循环的建立和开放、腹水**。

1）脾大：由于脾脏淤血，可有轻、中度脾大。晚期可伴有**脾功能亢进，表现为白细胞、血小板和红细胞计数减少**。

2）侧支循环的建立和开放：临床上重要的侧支循环包括：a. **食管下段和胃底静脉曲张，破裂时，可发生呕血、黑便**及休克症状；**由于肝功能损害致凝血功能障碍，脾功能亢进致血小板减少**，因此**出血常不易自止**。b. **腹壁和脐周静脉曲张**，表现在脐周与腹壁弯曲的静脉，以脐为中心向上及下腹延伸，脐周静脉出现明显曲张者，**外观可呈水母头状**。c. 痔静脉扩张，是门静脉的直肠上静脉与下腔静脉的直肠中、下静脉吻合，可扩张形成痔核，破裂时引起便血。

3）**腹水**：约75%以上失代偿期病人有腹水，**是肝硬化最突出的临床表现**。病人常有腹胀感、呼吸困难、脐疝、下肢水肿。腹壁皮肤绷紧发亮，膨隆呈蛙腹，**当腹水量超过1 000ml叩诊有移动性浊音**。部分病人伴有胸腔积液，以右侧多见。

（3）肝触诊：早期表面尚光滑，肝脏质地坚硬，边缘较薄，晚期可触及结节。

温馨提示

门静脉高压出现三大表现的机制：

门静脉压升高
- 脾静脉回流不畅→脾淤血→脾肿大、脾功能亢进
- 静水压升高→水分漏入腹腔→形成腹水
- 门静脉血液回流不畅→侧支循环形成→食管胃底静脉曲张

3. 并发症

（1）**上消化道出血**：为**最常见的并发症**，多突然发生**大量呕血或黑便**，常引起出血性休克、诱发肝性脑病。

（2）肝性脑病：是晚期肝硬化**最严重的并发症**，亦是**常见死亡原因**。

（3）感染：常易并发细菌感染，如肺炎、胆道感染及自发性腹膜炎等。**自发性腹膜炎多为革兰氏阴性杆菌感染**，表现为腹痛、腹水迅速增长，重者出现中毒性休克。体征可有全腹压痛、腹膜刺激征。

（4）肝肾综合征：由于出现大量腹水时，有效循环血容量不足，肾血管收缩，引起肾皮质血流量减少、肾小球滤过率降低，发生肝肾综合征，也称功能性肾衰竭，表现为少尿或无尿、氮质血症、稀释性低钠血症。

（5）肝肺综合征：为严重的肝病、肺血管扩张和低氧血症的三联症。表现呼吸困难、低氧血症，检查显示肺血管扩张。

（6）其他：由于病人摄入不足、长期应用利尿剂、大量放腹水、呕吐、腹泻等因素易造成电解质和酸碱平衡紊乱。

肝硬化病人若在**短期内出现肝增大，且表面有肿块，持续肝区疼痛**或腹水呈血性，**应考虑并发原发性肝癌的可能**。

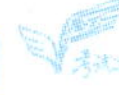

三、辅助检查

1. 血常规　代偿期多正常，失代偿期可有贫血，**脾功能亢进时白细胞和血小板计数减少**。

2. 尿常规　黄疸时尿胆红素阳性，尿胆原增加。并发肝肾综合征时可有血尿、尿管型、尿蛋白阳性。

3. 肝功能检查　代偿期：可正常或轻度异常。失代偿期：转氨酶增高，以ALT(GPT)增高显著，肝细胞严重坏死时AST(GOT)增高会比ALT明显。

4. 血生化检查　血清总蛋白可正常、降低或增高，但**白蛋白降低、球蛋白增高**。凝血酶原时间在代偿期可正常，失代偿期可有不同程度的延长。胆固醇酯常低于正常。

5. 免疫学检查　免疫球蛋白IgG、IgA均增高，以IgG增高显著；约有50%的病人T细胞数量低于正常，CD3、CD4、CD8细胞均有降低；部分病人可出现非特异性自身抗体；并因为病毒性肝炎的病人病毒标记呈阳性反应。

6. 腹水检查　**肝硬化腹水多为漏出液**，若合并原发性腹膜炎时，可呈渗出液。腹水呈血性，应考虑癌变可能，需作细胞学检查。

7. 食管吞钡X线检查　可见食管下段或胃底静脉曲张。

8. 其他检查　肝穿刺活组织检查可确诊为肝硬化；腹腔镜检查可确诊为肝硬化，腹腔镜检查可见肝脏表面成结节状改变，取活体组织可协助鉴别诊断。

四、治疗原则

1. 休息　代偿期病人适当减少活动，但仍可参加轻体力工作；失代偿期病人则应以卧床休息为主，避免劳累是治疗中重要措施之一。

2. 饮食　给予高热量、高蛋白质、维生素丰富，易消化食物。肝功能损害显著或有**肝性脑病先兆者，应限制或禁食蛋白质；腹水者应限制盐摄入；避免进食粗糙、坚硬食物，忌酒**，禁用损害肝脏药物。

3. 药物治疗　为避免增加肝细胞负担，药物种类不宜过多，适当选用保肝药物，如葡醛内酯、维生素及助消化药物。中药治疗能改善症状和肝功能，也可采用中西药联合治疗。

4. 腹水的治疗

(1) 限制钠、水的摄入[*]：**限制盐<2g/d，进水量限制在1 000ml/d左右**，如有低钠血症，则应限制在500ml以内。

(2) 增加钠、水的排泄

1) 利尿剂：主要使用螺内酯20mg，每日4次，无效时加用氢氯噻嗪或呋塞米，服用时及时补充氯化钾。**利尿治疗以每天体重减轻不超过0.5kg为宜**，利尿剂使用不宜过猛，避免诱发肝性脑病、肝肾综合征等。

2) 导泻：利尿剂治疗无效可应用导泻药，如甘露醇20mg，1～2次/d，通过肠道排出水分。

3) 腹腔穿刺放腹水：为减轻症状可行穿刺放腹水，但会丢失蛋白质，且短期内腹水又复原，应同时给白蛋白静脉滴注，可提高疗效。一般**每放腹水1 000ml，输注白蛋白8～10g**。

(3) 提高血浆胶体渗透压：每周输注新鲜血、白蛋白、血浆。

(4) **腹水浓缩回输**：放出腹水，通过浓缩处理后再静脉回输，可消除水、钠潴留，提高血浆白蛋白浓度及有效循环血容量，并能改善肾血液循环，**对顽固性腹水是一种较好的治疗方法**。

5. 手术治疗　为降低门脉压力及消除脾功能亢进，常行各种分流术和脾切除术。

知识拓展

断流术与分流术

1. **断流术**　手术阻断门-奇静脉的交通支反常血流，以**达到止血的目的**。

2. 分流术　将肝门静脉系和腔静脉系的主要血管进行吻合，使压力较高的肝门静脉血分流到压力较低的腔静脉，**降低肝门静脉系压力，制止出血**。分流术使门静脉向肝的灌注量减少而加重肝损害；部分或全部肝门静脉血未经肝处理而直接进入体循环，易致肝性脑病。

五、护理问题

1. 营养失调：低于机体需要量　与肝硬化所致的摄食量少及营养吸收障碍有关。
2. 体液过多　与肝硬化所致的门脉高压、低蛋白血症及水钠潴留有关。
3. 有感染的危险　与机体抵抗力低下有关。
4. 活动无耐力　与肝硬化所致的营养不良有关。
5. 焦虑　与担心疾病的预后有关。

6. 有皮肤完整性受损的危险　与黄疸皮肤瘙痒、水肿、长期卧床有关。

7. 潜在并发症：上消化道出血、肝性脑病、功能性肾衰竭。

六、护理措施

1. 休息　代偿期病人可参加轻体力活动，避免过度疲劳。失代偿期病人应卧床休息。**大量腹水者取半卧位，以减轻呼吸困难和心悸**。

2. 饮食护理　给予**高热量、高蛋白、高维生素、易消化的食物，应忌酒，避免进食粗糙、尖锐或刺激性食物**。同时根据病情变化及时更改饮食，如肝功能损害显著或有肝性脑病先兆者、血氨偏高者应限制或禁食蛋白质；有腹水时应给予低盐或无盐饮食，限制进水量。

3. 病情观察　注意观察生命体征、尿量等情况，准确记录出入量，观察腹围、体重，**注意有无呕血及黑便，有无精神行为异常表现**（杀：如出现呕血和黑便，提示发生了食管胃底静脉曲张破裂出血，如出现精神行为异常提示发生了肝性脑病）。

4. 皮肤护理　腹水病人多伴皮肤干枯粗糙、水肿、抵抗力弱；**黄疸病人皮肤瘙痒，故应做好皮肤护理**。每日可用温水擦浴，保持皮肤清洁，避免用力搓擦。病人衣着宜宽大柔软、宜吸汗，床铺应平整洁净。长期卧床病人应定时更换体位，以防发生压力性损伤，**皮肤瘙痒者可给予止痒处理，嘱病人勿用手抓挠**，以免皮肤破损引起感染。

5. 腹腔穿刺放腹水的护理

（1）术前向病人解释操作过程及注意事项，测量体重、腹围、生命体征，排空膀胱。

（2）术中及术后监测生命体征，观察有无不适反应。

（3）术后用无菌敷料覆盖穿刺部位，并观察穿刺部位是否有溢液。**术毕应缚紧腹带，防止腹穿后腹内压骤降**。记录抽出腹水的量、性质、颜色，标本及时送检。

七、健康教育

1. 向病人及家属阐明身心两方面的休息对疾病康复的重要性，养成良好的生活起居习惯，注意劳逸结合，遇事豁达开朗，正确应对不利于个人和家庭的各种不良因素，保持身心愉快。

2. 指导病人遵循并保持正确的饮食治疗原则和方法，帮助他们制订合理的营养食谱，教给他们一些特殊的饮食烹调方法，**少食含钠较高的食品、饮料，如含钠味精、酱菜、松花蛋、香肠、咸肉、啤酒、汽水等**，在烹调时不用钠盐而另外每日给盐 1～2g，让病人进餐时随意加在菜上，以增加食物咸味、增强食欲。

3. 向病人详细介绍所用药物的名称、剂量、给药时间、给药方法、疗效及不良反应。**嘱病人遵医嘱用药，不随意加用药物**，以免加重肝脏负担和导致肝功能损害，禁用对肝有害的药物。

4. 向病人及家属介绍并使其掌握本病有关知识和自我护理方法，如**病毒性肝炎与本病发生有着密切的关系，应积极治疗病毒性肝炎以防止肝硬化**；注意保暖，防止感染；学会早期识别病情变化，及时发现并发症先兆，如出现性格、行为改变等可能为肝性脑病的前驱症状，呕血，黑便等提示上消化道出血，应及时就诊。

5. 指导病人定期门诊复查和检测肝功能以监测病情变化。

考点练习

考点：门静脉高压症的病因（A1 型题）

1. 我国肝硬化最常见的原因是
   A. 酒精中毒
   B. 胆汁淤积
   C. 循环障碍
   D. 病毒性肝炎
   E. 日本血吸虫病

2. 以假小叶形成为主要病理改变的疾病是
   A. 慢性肝淤血
   B. 弥漫性肝癌
   C. 急性重型肝炎
   D. 肝硬化
   E. 亚急性重型肝炎

考点：门静脉高压症的临床表现（A1、A2 型题）

3. 关于肝硬化门静脉高压病人的临床表现，**错误**的叙述是
   A. 早期可出现脾大，脾功能亢进
   B. 全身无出血倾向
   C. 可出现黄疸、蜘蛛痣、腹壁静脉曲张
   D. 腹部膨隆，可叩出腹部移动性浊音
   E. 门静脉血液阻力增加是门静脉高压的始动因素

4. 肝硬化并发肝性脑病最具有特征性的体征是
   A. 腱反射亢进
   B. 肌张力增加
   C. 扑翼样震颤
   D. 踝阵挛

E. 巴宾斯基征阳性

5. 肝硬化病人进行护理评估时，反映门静脉高压的症状及体征有
A. 黄疸
B. 肝掌
C. 腹壁静脉曲张
D. 蜘蛛痣
E. 乳房发育

6. 肝硬化引起门静脉高压所形成的交通支中最重要的是
A. 胃底、食管下段交通支
B. 直肠下端、肛管交通支
C. 前腹壁交通支
D. 肠系膜血管交通支
E. 腹膜后交通支

7. 腹壁静脉血流方向如图所示，最可能的疾病是

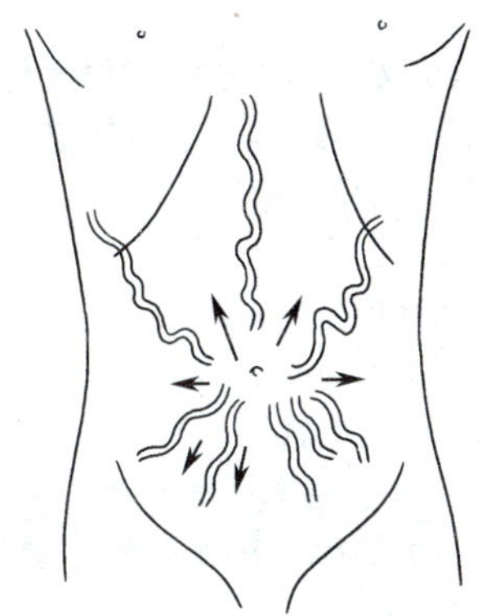

A. 上下腔静脉均阻塞
B. 下腔静脉阻塞
C. 门静脉高压
D. 正常人腹壁静脉
E. 上腔静脉阻塞

8. 病人，男性，45 岁。有酗酒史 20 年。体检查体：肝肋下 3cm，脾脏肋下 4cm。面颈部见蜘蛛痣。病人出现蜘蛛痣可能的原因是
A. 出血倾向
B. 并发感染
C. 脾功能亢进
D. 内分泌紊乱
E. 合并肝肾综合征

9. 护士在对病人进行护理评估时发现病人手掌情况如图所示（附文末彩图 15），应考虑最可能的原因是

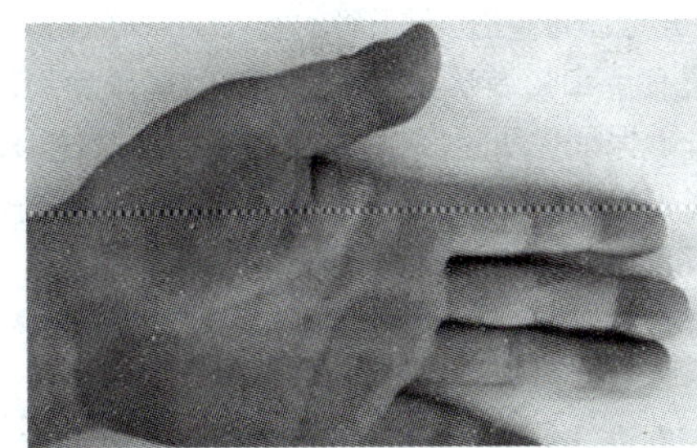

A. 血小板减少性紫癜
B. 亚急性感染性心内膜炎
C. 流行性出血热
D. 肝硬化
E. 再生障碍性贫血

10. 肝硬化失代偿期病人最常见的并发症是
A. 感染
B. 肝肾综合征
C. 肝肺综合征
D. 肝性脑病
E. 上消化道出血

11. 病人，男性，46 岁。因肝硬化伴食管-胃底静脉曲张破裂出血入院。病人性格出现改变、行为异常，有扑翼样震颤。应考虑该病人出现了下列哪种并发症
A. 功能性肾衰竭
B. 感染
C. 胆汁淤积
D. 肝性脑病
E. 上消化道出血

12. 病人，男性，48 岁，肝硬化病史 5 年。查体：腹部膨隆，腹壁皮肤紧张发亮，脐周可见静脉迂曲。病人腹壁膨隆的最可能原因是
A. 肝大
B. 脾大
C. 大量腹水
D. 腹腔积气
E. 腹腔肿瘤

13. 肝硬化合并上消化道大出血的病人，经止血后容易出现的并发症是
A. 感染
B. 肝肾综合征
C. 肝性脑病
D. 癌变
E. 黄疸

14. 肝硬化病人出现上消化道出血的主要原因是
A. 慢性胃炎
B. 胃癌
C. 食管胃底静脉曲张破裂
D. 消化性溃疡
E. 脾功能亢进

15. 病人，男性，50 岁，患肝硬化入院。入院查体：黄疸，皮肤瘙痒。病人出现皮肤瘙痒的原因是
A. 低蛋白血症
B. 感染
C. 胆红素水平升高
D. 免疫力下降
E. 皮肤水肿

16. 肝硬化病人出现性欲减退、睾丸萎缩、乳房发育及蜘蛛痣是由于
A. 雄激素过多
B. 垂体功能减退

C. 雌激素过多
D. 肾上腺皮质激素过度
E. 继发性醛固酮增多

考点：肝硬化病人的辅助检查和治疗要点(A1 型题)

17. 肝硬化腹水病人，每日进水量宜限制在
A. 300ml
B. 500ml
C. 800ml
D. 1 000ml
E. 1 500ml

考点：肝硬化病人的护理问题、护理措施(A1、A2、A3/A4 型题)

18. 关于肝硬化大量腹水病人的护理，**错误**的是
A. 给予半卧位
B. 应用利尿剂者均应补钾
C. 低盐饮食
D. 准确记录出入量
E. 皮肤护理

19. 腹腔穿刺放液后应着重注意
A. 取平卧位
B. 大量饮水
C. 快速补液
D. 观察尿量
E. 束紧腹带

20. 肝硬化病人，因 3 小时前呕鲜红色血 800ml 而急诊入院，血压 115/60mmHg，脉率 122 次/min。以下护理措施中不妥的是
A. 去枕平卧
B. 密切观察生命体征及神志变化
C. 流质饮食
D. 建立静脉通道
E. 备好三腔二囊管

(21～23 题共用题干)

病人，男性，56 岁。既往有肝硬化病史 10 余年，近两个月来感腹胀明显，心慌、气短，呼吸困难。查体：腹部膨隆，状如蛙腹，B 超示大量腹水。

21. 该病人腹水发生的主要原因是
A. 水摄入过多
B. 钠盐摄入过多
C. 肾衰竭
D. 心力衰竭
E. 门脉高压和血浆白蛋白降低

22. 针对该病人的护理措施，**错误**的是
A. 取半卧位休息
B. 预防压力性损伤
C. 食盐摄入量每日不超过 2g
D. 每日摄水量控制在 1 500ml 左右
E. 准确记录 24 小时出入液量

23. 如该病人行腹腔穿刺放液，术后护理措施中**错误**的是
A. 观察穿刺点有无渗液
B. 密切观察性格和意识状态的变化
C. 如有腹水外溢，及时更换敷料
D. 防止伤口感染
E. 平卧休息 4 小时

24. 肝硬化腹水病人每日氯化钠的摄入量宜控制在
A. 1.2～2.0g
B. 2.5～3.0g
C. 3.5～4.0g
D. 4.5～5.0g
E. 5.0～7.5g

25. 病人，女性，42 岁。肝硬化伴腹水，重度高血压，但水肿较轻因此给予低盐饮食。每日食盐量不超过
A. 5g
B. 3g
C. 2g
D. 1g
E. 0.5g

26. 病人，女性，60 岁。肝硬化 10 年伴大量腹水，现昏迷急诊平车入院。该病人应安置的体位是
A. 中凹卧位，头偏向一侧
B. 半卧位，头下加枕
C. 俯卧位，膝下垫枕头
D. 左侧卧位，头下加枕
E. 仰卧位，头偏向一侧

27. 病人，男性，40 岁。患酒精性肝硬化入院。护士对其生活方式和行为的指导中，最重要的是
A. 避免过度劳累
B. 适量饮酒
C. 戒酒
D. 服用解酒护肝药
E. 低脂饮食

28. 病人，男性，56 岁。肝硬化腹水，在放腹水的过程中突然出现昏迷，首先采取的措施是
A. 吸氧
B. 头颅降温
C. 停止放腹水
D. 补充血容量
E. 保持呼吸道通畅

29. 病人，男性，56 岁。慢性乙型肝炎病史 13 年，确诊肝硬化 7 年，近半个月自诉腹胀、乏力、纳差。入院查体：面色晦暗，巩膜黄染，皮肤散在瘀点、瘀斑、腹部膨隆、叩诊移动性浊音(+)，双下肢凹陷性水肿。责任护士进行饮食宣教，**不正确**的是
A. 进食要细嚼慢咽，避免进食粗糙、坚硬食物
B. 每天保证优质蛋白摄入，有利于提高胶体渗透压
C. 严密监测血氨，血氨升高时禁食蛋白，待病情好转逐渐增加蛋白摄入量
D. 日常饮食要保证维生素摄入，多食新鲜蔬菜、水果
E. 每日饮水量限制在 2 000ml 左右

30. 病人，女性，49 岁。因腹胀 3 个月，伴食欲减退 1 个月入院。查体：移动性浊音(+)。食管钡餐 X 线：食管

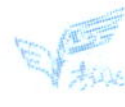

胃底静脉曲张。腹部超声:肝硬化。拟行腹腔-上腔静脉转流术,术前为控制腹水形成。下列护理措施最恰当的是
A. 限制液体和钠的摄入
B. 给予高热量、高蛋白饮食,纠正低蛋白血症
C. 嘱病人注意休息,尽量采取半坐卧位
D. 快速利尿,尽可能排空腹水
E. 常规给氧,保护肝功能

31. 病人,女性,38岁。患乙肝近10年,去年确诊为肝硬化。X线钡餐提示食管下段静脉曲张,对该病人的健康教育正确的是
A. 应严格限制蛋白质摄入,以预防肝性脑病发生
B. 出现腹水时,每天给水量不能少于1 500ml
C. 少量饮酒可以扩张血管改善门静脉循环
D. 避免进食粗糙食物
E. 可以进食普通食物,无特殊要求

参考答案

序号	1	2	3	4	5	6	7	8	9	10	11	12	13	14	15	16
答案	D	D	B	C	C	A	C	D	D	E	D	C	C	C	C	C
序号	17	18	19	20	21	22	23	24	25	26	27	28	29	30	31	
答案	D	B	E	C	E	D	E	A	C	E	C	C	E	A	D	

第十四节 细菌性肝脓肿病人的护理

考情分析

年份	主要考点
2019	细菌性肝脓肿时细菌进入肝脏的途径
2020	细菌性肝脓肿的临床表现不包括(脓液多为棕褐色);肝脓肿行引流术后的错误指导(控制饮食)
2021	细菌性肝脓肿最常见的感染途径;鉴别细菌性肝脓肿与阿米巴性肝脓肿最主要的依据(脓肿穿刺)
2023	阿米巴肝脓肿首选的治疗药物(甲硝唑)

考点导航

细菌性肝脓肿系指化脓性细菌引起的肝内化脓性感染。**最常见致病菌为大肠埃希菌**和金黄色葡萄球菌(亲:三种疾病的最常见致病菌为大肠埃希菌:细菌性肝脓肿、肾盂肾炎、继发性腹膜炎)。

一、病 因

由于肝有双重血液供应,又通过胆道与肠道相通,因而受细菌感染的机会多。**胆道系统是最主要的入侵途径和最常见的病因**(亲:"肝胆相照"这一成语就印证了胆道系统疾病可引起肝脏感染哦)。

二、临 床 表 现

1. 症状

(1) **寒战和高热:是最常见的早期症状**,体温可高达39~40℃,一般为弛张热。

(2) **肝区疼痛**:由于肝大、肝包膜急性膨胀和炎性渗出物的局部刺激,多数病人出现**肝区持续性胀痛**或钝痛,有时可伴右肩牵涉痛或胸痛。

(3) 消化道及全身症状:病人乏力、食欲减退、恶心、呕吐等症状。少数病人可有腹泻、腹胀及呃逆等症状。

2. 体征 最常见为**肝区压痛和肝大**,右下胸部和肝区有叩击痛。严重者可出现黄疸。病程较长者,常有贫血。

三、辅 助 检 查

1. 实验室检查

(1) 血白细胞计数增高,中性粒细胞可高达90%以上,有核左移现象和中毒颗粒;有时血细胞比容下降。

（2）肝功能检查可见轻度异常。

2. 影像学检查

（1）X线检查示：肝阴影增大，右膈肌抬高和活动受限。

（2）B超：能分辨肝内直径2cm的液性病灶，并明确其部位和大小。

3. **诊断性肝穿刺** 必要时可在肝区压痛最剧烈处或在超声探测引导下施行诊断性穿刺，抽出脓液即可证实。与阿米巴肝脓肿鉴别见表3-14-1。

表3-14-1 细菌性肝脓肿与阿米巴肝脓肿的鉴别

鉴别点	细菌性肝脓肿	阿米巴性肝脓肿
病史	**继发于胆道感染或其他化脓性疾病**	**继发于阿米巴痢疾**
症状	病情急骤，全身脓毒血症症状明显，有寒战、高热，多为弛张热	起病缓慢，病程较长，可有高热，或不规则发热、盗汗，症状较轻
血液化验	白细胞计数及中性粒细胞可明显增加，血液细菌培养可呈阳性	白细胞计数增加，如无继发细菌感染，血液细菌培养阴性。**血清学阿米巴抗体检测阳性**
粪便检查	无特殊发现	部分病人可找到阿米巴滋养体
脓液	多为**黄白色脓液**，涂片和培养可发现细菌	大多为**棕褐色脓液**，无臭味，镜检有时可找到阿米巴滋养体。若无混合感染，涂片和培养无细菌
诊断性治疗	抗生素治疗有效	**抗阿米巴药物治疗（甲硝唑**、氯喹）
脓肿	较小，常为多发性	较大，多为单发，多见于肝右叶

四、处理原则

1. 非手术治疗 适用于急性期尚未局限的肝脓肿和多发性小脓肿。

（1）支持治疗：积极提供支持治疗，包括肠内、外营养支持；纠正水电解质酸碱失衡；必要时反复多次输血，纠正低蛋白血症；改善肝功能和增强机体抵抗力。

（2）应用抗菌药：**大剂量、联合应用抗菌药**。

（3）经皮肝穿刺脓肿置管引流术：**单个较大的脓肿可在B超引导下穿刺抽脓**，抽除脓液后可向脓腔注入抗菌药，或由穿刺针内插入PTCD导管或细硅胶管作持续引流。

2. 手术治疗

（1）脓肿切开引流术：适用于较大的脓肿。

（2）肝叶切除术。适用于慢性厚壁肝脓肿切开引流术后长期不愈或肝内胆管结石合并左外叶多发性肝脓肿且该肝叶功能丧失者。

五、护理问题

1. 体温过高 与肝脓肿及其产生的毒素吸收有关。

2. 潜在并发症：腹膜炎、膈下脓肿、胸腔内感染、休克。

3. 营养失调：低于机体需要量 与进食减少、感染引起分解代谢增加有关。

六、护理措施

1. 有效控制感染，注意高热护理

（1）引流管护理：彻底引流脓液，促进脓腔闭合。

1）固定：妥善固定引流管，防止滑脱。

2）体位：置病人于半卧位，以利引流和呼吸。

3）严格遵守无菌原则：每天用生理盐水多次或持续冲洗脓腔，观察和记录脓腔引流液的色、质和量。

4）防止感染：每天更换引流瓶。

5）拔管：当脓腔引流液少于10ml时，可拔除引流管，改为凡士林纱条引流，适时换药，直至脓腔闭合。

（2）高热护理

1）病室内温度和湿度：保持病室空气新鲜，定时通风，维持室温于18～22℃，湿度50%～60%。

2）保持舒适：病人衣着适量，床褥勿盖过多，及时更换汗湿的衣裤和床单。

3）观察：加强对体温的动态观察，高热者通过冰袋、乙醇擦浴、灌肠（4℃生理盐水）降温。

4）摄水量：除须控制入水量者，**保证高热病人每天至少摄入2 000ml液体**，以防缺水。

5）物理降温：头枕冰袋、乙醇擦浴、灌肠（4℃生理盐水）等。

6）药物降温：必要时用解热镇痛药，如柴胡等。

7）观察不良反应：遵医嘱正确合理应用抗菌药物，并注意观察药物不良反应。对长期应用抗菌药物者应警惕假膜性肠炎及继发双重感染。

2. 病情观察　加强对生命体征和腹部体征的观察，注意脓肿是否破溃引起腹膜炎、膈下脓肿等并发症。

3. 营养支持　肝脓肿系消耗性疾病，应鼓励病人**多食高蛋白、高热量、富含维生素**和膳食纤维的食物，保证足够的液体摄入量。

考点练习

考点：细菌性肝脓肿的病因、临床表现、治疗要点和护理措施（A1型题）

1. 细菌性肝脓肿最常见的致病菌是
   A. 大肠埃希菌、链球菌
   B. 大肠埃希菌、金黄色葡萄球菌
   C. 金黄色葡萄球菌、类杆杆菌
   D. 金黄色葡萄球菌、链球菌
   E. 链球菌、类杆杆菌

2. 病人，女性，48岁。细菌性肝脓肿，护士在收集病人既往健康状况时，应重点询问的内容是
   A. 是否合并冠心病
   B. 饮食习惯
   C. 有无胆石症病史
   D. 日常活动
   E. 是否合并糖尿病

*3. 病人，女性，36岁。因盆腔感染，4天后右上腹不适，体温39℃，腹部超声示肝脓肿。考虑细菌进入肝脏的途径是
   A. 动脉系统
   B. 门静脉系统
   C. 胆道系统
   D. 直接入侵
   E. 淋巴系统

考点：细菌性肝脓肿的临床表现、治疗要点和护理措施（A1、A3/A4型题）

4. 细菌性肝脓肿最常见的早期症状是
   A. 肝区疼痛
   B. 肝大
   C. 寒战和高热
   D. 恶心、呕吐
   E. 黄疸

5. 细菌性肝脓肿病人最常见的早期症状是
   A. 恶心
   B. 黄疸
   C. 贫血
   D. 右上腹肌紧张，局部触痛明显
   E. 寒战、高热

6. 细菌性肝脓肿病人脓液的颜色是
   A. 黄色
   B. 黄白色
   C. 白色
   D. 棕褐色
   E. 绿色

（7～8题共用题干）

病人，男性，40岁，右上腹痛、高热1周。查体：急性病容，右上腹压痛伴肝大。WBC 18×10^9/L，中性粒细胞0.95。B型超声波检查提示肝脏有液性病灶。

7. 应考虑该病人为
   A. 原发性肝癌
   B. 胆道感染
   C. 细菌性肝脓肿
   D. 阿米巴性肝脓肿
   E. 急性肝炎

8. 为预防脱水，应保证该病人每天至少摄入的液体量为
   A. 500ml
   B. 1 000ml
   C. 1 500ml
   D. 2 000ml
   E. 4 000ml

9. 甲硝唑用于治疗阿米巴性肝脓肿，最常出现的不良反应是
   A. 急性膀胱炎
   B. 荨麻疹
   C. 恶心、呕吐
   D. 白细胞减少
   E. 头痛眩晕

参考答案

序号	1	2	*3	4	5	6	7	8	9
答案	B	C	B	C	E	B	C	D	C

*3题解析：盆腔脏器的血液经门静脉流入肝脏，故对于盆腔炎病人，细菌可通过门静脉入侵肝脏。

第十五节 肝性脑病病人的护理

考情分析

年份	主要考点
2019	肝性脑病分期的判断；肝性脑病禁用的灌肠液；不能减少肠道产氨量的治疗措施（肥皂水灌肠）；肝性脑病的饮食指导（暂停蛋白质饮食）
2020	肝性脑病灌肠时不宜选用肥皂水的原因；肝性脑病昏迷患者的主要治疗原则；肝性脑病出院时的错误指导（便秘时肥皂水灌肠）
2021	引起肝性脑病最常见的病因是；可以促进氨代谢的药物是（L-鸟氨酸-L-天冬氨酸）；肝硬化伴腹水病人出现精神症状，考虑并发了（肝性脑病）；治疗肝性脑病禁止使用的药物（苯巴比妥）；肺性脑病病人出现烦躁不安时的错误处理（使用镇静剂）
2022	上消化道出现血氨升高、嗜睡，考虑为（肝性脑病）；肝性脑病确诊的方法（血氨）；肝性脑病病人饮食需注意（限制蛋白质摄入）
2023	轻度性格改变和行为失常见于肝性脑病的哪期；肝性脑病病人清醒后给予植物蛋白饮食的量（20～30g/d）；肝性脑病病人昏迷后的饮食要求（保持充足的热量和碳水化合物）；肝性脑病前兆时的饮食指导（禁食蛋白质）

考点导航

肝性脑病又称肝昏迷，是严重肝病引起的以代谢紊乱为基础的中枢神经系统功能失调的综合病征，主要临床表现为意识障碍、行为失常和昏迷。

一、病　　因

1. 各型肝硬化及门体分流手术后是引起肝性脑病最常见的原因，其中以**病毒性肝炎后肝硬化最多见**。部分肝性脑病见于重症病毒性肝炎、中毒性肝炎和药物性肝炎的肝功能急性衰竭阶段。另外，原发性肝癌、妊娠期急性脂肪肝、严重胆道感染等也有发生肝性脑病的病例。

2. 诱因（表3-15-1）

表3-15-1　肝性脑病诱因

诱因	诱发肝性脑病的原因
上消化道出血	血液淤积在胃肠道内，经细菌分解后产生大量氨，由肠壁扩散至血循环，引起血氨升高
大量排钾利尿、放腹水	引起低钾性碱中毒，使 NH_3 透过血-脑屏障，进入脑细胞产生氨中毒。大量排钾利尿、放腹水，血容量减少及肾功能减退，造成大量蛋白质丢失和电解质紊乱
高蛋白饮食	加重肝脏负担，同时血氨增高和蛋白质代谢不全促使肝功能衰竭
感染	增加了肝脏吞噬、免疫及解毒功能负荷，发热引起代谢率增高与耗氧量增高，增加氨的毒性。感染增加组织分解代谢，增加了氨的产生
药物	利尿剂导致电解质失调，尤其低钾，可加速肝性脑病发生。安眠药（如安定）、镇静药、麻醉药可直接抑制大脑和呼吸中枢，造成缺氧进而加重肝脏损害。含氮药物可引起血氨增高
便秘	使含氨、胺类及其有毒衍生物与肠黏膜接触时间延长，利于毒物吸收
其他	腹泻、外科手术、尿毒症、分娩等可增加肝、脑、肾代谢负担

3. 发病机制　发病机制尚未完全明确。一般认为本病产生的病理生理基础是在肝功能衰竭和存在门体静脉分流时，来自肠道的、正常情况下能被肝有效代谢的毒性产物，未被肝解毒和清除便进入体循环，透过血脑屏障而至脑部，导致大脑功能紊乱。

（1）神经毒素　氨是促发肝性脑病最主要的神经毒素，**氨代谢紊乱引起氨中毒**是肝性脑病，特别是门体分流性脑病的重要发病机制。高含量的血氨通过血脑屏障进入脑组织，对中枢神经系统产生毒性。主要影响为：①**干扰脑细胞三羧酸循环，使大脑能量供应不足**。②增加了脑对中性氨基酸如酪氨酸、苯丙氨酸、色氨酸的摄取，这些物质对脑功能具有抑制作用。③脑内氨浓度升高，星形胶质细胞合成谷氨酰胺增加，导致星形胶质细胞与神经元细胞肿胀，引发脑水肿。④氨还可直接干扰神经的电活动。

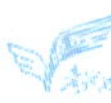

（2）假性神经递质：神经冲动的传导是通过递质完成。神经递质分兴奋和抑制两类，正常时两类神经递质保持平衡。肝衰竭时，食物中的芳香族氨基酸如酪氨酸、苯丙氨酸等进入脑组织形成β-羟酪胺和苯乙醇胺，后两者的化学结构与正常神经递质相似，但不能传递神经冲动或作用很弱，故称为假性神经递质。当假性神经递质被脑细胞摄取而取代正常递质时，神经传导发生障碍，兴奋冲动不能正常地传至大脑皮质而产生抑制，出现意识障碍或昏迷。

二、临床表现

一般根据意识障碍程度、神经系统表现和脑电图改变，将肝性脑病分为四期（表 3-15-2）。

表 3-15-2　肝性脑病分期

分期	表现	神经系统体征	脑电图
一期（前驱期）	**轻度性格改变和行为失常**，如欣快激动或淡漠、随地便溺。病人应答尚准确，但有时吐字不清且较缓慢	扑翼样震颤	正常
二期（昏迷前期）	以**意识错乱、睡眠障碍、行为失常为主**。定向力和理解力减退，**不能完成简单计算**。言语不清，举止反常，多有睡眠时间倒错。甚至幻觉、恐惧、躁狂	腱反射亢进、肌张力增高、巴宾斯基征阳性，扑翼样震颤存在	异常
三期（昏睡期）	**以昏睡和精神错乱为主**，大部分时间呈昏睡状态，但可唤醒	持续存在或加重，扑翼样震颤仍存在，肌张力增加，锥体束征呈阳性	异常
四期（昏迷期）	**神志完全丧失，不能唤醒**	浅昏迷时对疼痛刺激有反应，腱反射、肌张力亢进。深昏迷时各种反射消失，肌张力降低，瞳孔散大，出现阵发性惊厥、踝阵挛等	异常

温馨提示

肝性脑病的临床表现可总结为顺口溜：
一期（前驱期）：性格改变行失常；二期（昏迷前期）：意乱行失睡眠障；
三期（昏睡期）：昏睡神乱神经征；四期（昏迷期）：不能唤醒神志丧。

三、辅助检查

1. 血氨　慢性肝性脑病有血氨升高。急性肝性脑病时，血氨多正常。

2. 脑电图检查　前驱期正常。昏迷前期到昏迷期，脑电图明显异常，典型的改变为节律变慢，δ 波或三相波，每秒 4～7 次，昏迷时表现为高波幅 δ 波，每秒 1～3 次。脑电图检查特异性不强。

3. 简易智力测验　对于诊断早期肝性脑病、亚临床肝性脑病最有价值。

4. 影像学检查　行 CT 或 MRI 检查，可发现脑水肿及脑萎缩。

四、治疗原则

1. 消除诱因　积极**防治感染和上消化道出血，避免快速、大量排钾利尿和放腹水，纠正电解质和酸碱平衡紊乱**。**不用或慎用镇静安眠药、麻醉药**。

2. 减少肠内毒物的生成和吸收

（1）**减少或临时停止蛋白质饮食**。

（2）灌肠或导泻：清除肠内含氮物质或积血，保持大便通畅，可用**生理盐水或弱酸性溶液灌肠，禁用肥皂水灌肠**。对急性门体分流性脑病昏迷病人以 33.3%乳果糖 500ml 灌肠作为首选治疗。

（3）**抑制肠道细菌生长**：口服抗生素如**甲硝唑、新霉素等，抑制肠内细菌生长，促进乳酸杆菌繁殖**，减少氨的形成和吸收；**口服乳果糖**，在结肠中被细菌分解为乳酸和醋酸，**使肠内呈酸性，从而减少氨的产生、吸收**。保持每日 2～3 次软便为宜。其不良反应为饱胀、腹痛、恶心、呕吐等。

3. 促进有毒物质的代谢清除，纠正氨基酸的代谢紊乱

（1）降氨药物：**谷氨酸钾或谷氨酸钠**与游离氨结合形成谷氨酰胺，从而降低血氨。每天 1～2 次，每次用 4 支，加入葡萄糖溶液中静脉滴注。该药偏碱性，使用前可先用 3～5g 维生素 C，碱中毒时要慎用。根据电解质情况选钠盐或钾盐。静脉滴注过快，可引起呕吐、流涎及面部潮红等症状；精氨酸可促进尿素循环，从而降血氨。该药酸性，适用于碱中

毒时。

(2) 支链氨基酸：口服或静脉滴注以**支链氨基酸**为主的氨基酸混合液，可纠正氨基酸代谢的不平衡，抑制大脑中假性神经递质的形成。

五、护理问题

1. 急性(慢性)意识障碍 与血氨增高、大脑处于抑制状态有关。
2. 有受伤的危险 与肝性脑病致精神异常、烦躁不安有关。
3. 有皮肤完整性受损的危险 与黄疸导致皮肤瘙痒有关。
4. 潜在并发症：肝性脑病。

六、护理措施

1. 严密监测病情 密切注意肝性脑病的早期征象，观察病人思维及认知改变，识别意识障碍的程度，观察并记录病人的生命体征、瞳孔大小、对光反射等。

2. 避免各种诱发因素

(1) 避免应用催眠镇静药、麻醉药等，当病人狂躁不安或有抽搐时，禁用吗啡、哌替啶等，如临床确实需要，遵医嘱可用地西泮、氯苯那敏等，也只用常量的1/3～1/2。

(2) 防止感染：加强基础护理，观察体温变化，保持口腔、会阴部、皮肤的清洁，注意预防肺部感染。

(3) 防止大量口服水分或输液：过多液体可引起低血钾，稀释性低血钠、脑水肿等，可加重肝性脑病。

(4) 避免快速利尿和大量放腹水，及时纠正频繁的腹泻和呕吐，防止有效循环血容量减少、水电解质紊乱和酸碱失衡。

(5) 保持大便通畅：便秘者，可口服或鼻饲50%硫酸镁30～50ml导泻，也可**用生理盐水或弱酸溶液灌肠**，弱酸溶液洗肠可使肠内的pH保持于5～6，有利于血中NH_3逸出进入肠腔随粪便排出。**忌用肥皂水灌肠**，因其可使肠腔内呈碱性，使氨离子弥散入肠黏膜进入血液循环至脑组织，使肝性脑病加重。

3. 饮食护理 **限制蛋白质摄入**，发病开始数日内禁食蛋白质，**供给足够的热量和维生素，以糖类为主要食物**。昏迷者应忌食蛋白质，可鼻饲或静脉补充葡萄糖供给热量。足量的葡萄糖除提供热量和减少组织蛋白分解产氨外，又有利于促进氨与谷氨酸结合形成谷胺酰胺而降低血氨。**清醒后可逐步增加蛋白饮食**，每天控制在20g以内，**最好给予植物蛋白**，如豆制品。**显著腹水病人应限制钠、水量，限钠应250mg/d，出入量一般为尿量加1 000ml/d**。

4. 意识障碍病人的护理 对于躁动不安者须加床护栏，必要时宜用保护带，以防坠床。经常帮助病人剪指甲，以防抓伤皮肤。

5. 昏迷病人的护理 保持病人卧姿舒适，头偏向一侧，保证病人呼吸道通畅。做好病人的口腔护理、皮肤护理，防止感染、压力性损伤。同时，注意肢体的被动活动，防止血栓形成和肌肉萎缩。

6. 药物护理 遵医嘱迅速给予降氨药物，并注意观察药物的疗效及不良反应。静脉滴注精氨酸时速度不宜过快，以免出现流涎、面色潮红与呕吐等不良反应。精氨酸从血管溢出易引起局部组织坏死，输液期间应严密巡视。

七、健康教育

1. 向病人及家属讲解本病的发生、发展过程及治疗、预后，使其认识到疾病严重性和自我护理保健的重要性。
2. 鼓励病人树立战胜疾病的信心，嘱咐病人家属给予病人以精神支持及各方面的照顾。
3. 向病人及家属介绍肝性脑病的诱发因素和避免的方法，如坚持合理的饮食原则、避免使用镇静催眠药、含氮药和对肝功能有损害的药物、保持大便通畅、避免各种感染、戒除烟酒等。
4. 教会病人家属识别肝性脑病的早期征象，如出现性格行为异常、睡眠异常等，应及时到医院就诊。
5. 嘱病人按医嘱服药，讲明药物名称、剂量、服药方法及不良反应，必要时提供书面资料。指导病人定期复诊。

考点练习

考点：肝性脑病的病因(A1、A2型题)

1. 属于氨中毒引起肝性脑病的主要机制是
A. 氨导致蛋白质代谢障碍
B. 氨干扰脑的能量代谢
C. 氨取代正常神经递质
D. 氨引起神经传导异常
E. 氨使氨基酸代谢不平衡

2. 病人，女性，45岁，肝硬化病史5年。2天前因腹水入院治疗，昨日大量利尿放腹水后出现肝性脑病。病人出现肝性脑病最主要的诱因是
A. 感染
B. 上消化道出血

C. 大量放腹水
D. 使用降氨药物
E. 高蛋白饮食

考点：肝性脑病的临床表现(A1、A2 型题)

3. 肝性脑病最早出现的表现是
A. 定向力障碍
B. 反射亢进
C. 性格和行为改变
D. 巴宾斯基征阳性
E. 昏睡

4. 肝性脑病前驱期可表现为
A. 语言不清、举止反常
B. 睡眠时间倒错、计算力减退
C. 轻度性格改变和行为失常
D. 举止反常、定向力减退
E. 意识错乱、应答吐词不清，但尚准确

5. 病人，男性，59 岁。诊断为“酒精性肝硬化失代偿期”，实验室检查：血氨 97μmol/L，病人出现定向力障碍，不能完成简单计算，随地小便，昼睡夜醒。该病人肝性脑病分期为
A. 潜伏期
B. 昏睡期
C. 昏迷期
D. 前驱期
E. 昏迷前期

考点：肝性脑病的辅助检查和治疗要点(A1、A2 型题)

6. 病人，男性，50 岁，患肝硬化 2 年。因上消化道大出血后并发肝性脑病入院，入院后 3 天未解大便。应首选的措施是
A. 肥皂水灌肠
B. 给开塞露
C. 生理盐水灌肠
D. 口服番泻叶
E. 清水灌肠

7. 病人，男性，56 岁。有肝硬化病史 5 年，今日饮酒后突然大量呕血，伴神志恍惚、四肢湿冷、血压下降，医嘱给予输血、补液，为该病人输新鲜血的主要目的是为了防止
A. 自发性腹膜炎
B. 心力衰竭
C. 肾衰竭
D. 肝性脑病
E. 水、电解质紊乱

8. 病人，男性，52 岁。确诊为肝性脑病。现给予乳果糖口服，目的是为了
A. 导泻
B. 酸化肠道
C. 抑制肠菌生长
D. 补充能量
E. 保护肝脏

9. 病人，男性，56 岁。肝硬化病史 12 年，一周前因症状加重入院，诊断为肝性脑病，医嘱给予 $MgSO_4$ 溶液导泻。以下不属于应用此药观察重点的是
A. 血压
B. 大便
C. 体温
D. 尿量
E. 呼吸

10. 肝性脑病病人伴有肾脏损害，口服抗生素应选
A. 新霉素
B. 卡那霉素
C. 氨苄西林
D. 庆大霉素
E. 甲硝唑

考点：肝性脑病的护理问题、护理措施和健康教育(A1、A2、A3/A4 型题)

11. 肝性脑病清醒后病人的适宜饮食是
A. 禁食
B. 植物蛋白质饮食
C. 高蛋白、高维生素饮食
D. 低盐饮食
E. 温流质饮食

12. 针对肝性脑病病人的护理措施，错误的是
A. 低热量饮食
B. 暂停蛋白质摄入
C. 清除肠内积血
D. 米醋加生理盐水灌肠
E. 口服 50%硫酸镁溶液导泻

(13～14 题共用题干)

病人，男性，65 岁。因肝硬化食管静脉曲张、腹水入院治疗。放腹水后出现精神错乱、昏睡，伴有扑翼样震颤、脑电图异常等肝性脑病表现。

13. 此时病人可能处于肝性脑病的
A. 前驱期
B. 昏迷前期
C. 昏睡期
D. 浅昏迷期
E. 深昏迷期

14. 目前应给病人安排的饮食是
A. 给予低蛋白饮食
B. 保证总热量和糖类摄入
C. 补充大量维生素 A
D. 给予富含粗纤维饮食
E. 限制含钾食物的摄入

15. 病人，男性，55 岁。患肝硬化 6 年，近日出现昏睡，可唤醒，有扑翼样震颤，肌张力增加，脑电图异常。目前该病人最主要的护理问题是
A. 焦虑
B. 恐惧
C. 知识缺乏

D. 活动无耐力
E. 有受伤的危险

（16～17题共用题干）

病人，男性，50岁。因“神志不清、行为异常5天”入院，既往有肝硬化病史8年。入院查体：呼之不应，压眶反射无反应。皮肤可见蜘蛛痣。实验室检查：血氨145μg/dl。脑电图显示δ波每秒3次。诊断为肝硬化、肝性脑病。

16. 病人入院后制订的护理措施<u>不恰当</u>的是
A. 取仰卧位，头偏向一侧
B. 鼻饲25%葡萄糖供给热量
C. 如有便秘及时用肥皂水灌肠
D. 每日入液量以尿量加1 000ml为标准
E. 必要时使用约束带

17. 病人经积极治疗后好转，神志清醒，此时适宜的饮食是
A. 绝对禁食蛋白质饮食
B. 限制碳水化合物的摄入
C. 逐步增加蛋白质饮食，以植物蛋白为主
D. 逐步增加蛋白质饮食，以动物蛋白为主
E. 增加脂肪的摄入，以保证热量的供给

18. 病人男，临床诊断为肝性脑病昏迷前期。下列<u>不宜</u>食用的食物是
A. 肉末蛋羹，拌菠菜
B. 豆腐脑，什锦菜
C. 果汁，蛋糕
D. 炒米饭，蘑菇汤
E. 稀粥，烧饼

19. 关于肝性脑病病人饮食护理的叙述，正确的是
A. 每日总热量以脂肪为主
B. 血氨偏高者限制蛋白质摄入
C. 病情好转后主要选择动物蛋白
D. 应控制饮食中维生素C的摄入
E. 每日饮水量不少于2 000ml

20. 病人，男性，56岁。肝硬化3年，因肝性脑病入院。为了防止病人病情加重，应给予
A. 低脂肪饮食
B. 低嘌呤饮食
C. 低胆固醇饮食
D. 低蛋白饮食
E. 低盐饮食

21. 病人，男性，56岁。肝硬化病史5年。近1周来便秘，今晨查房发现其表情淡漠、少言、衣冠不整、搭话吐词不清。目前该病人饮食护理最正确的是
A. 暂停蛋白质饮食
B. 暂停糖类的供给
C. 限钠补钾
D. 降低每日总热量
E. 增加水分的摄入

参考答案

序号	1	2	3	4	5	6	7	8	9	10	11	12	13	14	15	16
答案	B	C	C	C	E	C	D	B	C	E	B	A	C	B	E	C
序号	17	18	19	20	21											
答案	C	A	B	D	A											

第十六节　胆道感染病人的护理

考情分析

年份	主要考点
2019	Murphy征检查触诊的部位（图片题）；胆囊炎急性发作期间重点观察的内容（腹部体征）；化脓性胆管炎病人产生恐惧心理时的护理措施
2020	墨菲征阳性考虑所患疾病为（急性胆囊炎）

考点导航

胆道感染是指胆囊壁和/或胆管壁受到细菌的侵袭而发生炎症反应，胆汁中有细菌生长。胆道感染与胆石症常互为因果关系，胆石症可引起胆道梗阻，梗阻可造成胆汁淤滞、细菌繁殖而致胆道感染；胆道反复感染又是胆石形成的致病因素和促发因素。

一、胆囊炎病人的护理

胆囊炎是指发生在胆囊的细菌性和/或化学性炎症。

（一）病因

1. 急性胆囊炎

（1）胆囊管梗阻：由结石阻塞或嵌顿引起。

（2）细菌感染：细菌多来源于胃肠道。

2. 慢性胆囊炎　大多数继发于急性胆囊炎，是急性胆囊炎反复发作的结果。超过90%的病人有胆囊结石。

（二）临床表现

1. 急性胆囊炎

（1）症状

1）腹痛：多数病人有上腹部疼痛史，表现为**右上腹阵发性绞痛，常在饱餐、进食油腻食物后或夜间发作，疼痛可放射至右肩及右肩下部**。

温馨提示

在做病例分析题时，如果题干中出现病人进食油腻食物后出现右上腹疼痛，可考虑为急性胆囊炎；如果病例中病人暴饮暴食后出现中上腹疼痛并呈带状放射，可考虑为急性胰腺炎。

2）消化道症状：恶心、呕吐、厌食等消化道症状。

3）发热或中毒症状：病人可出现不同程度的体温升高和脉搏加速。

（2）体征

1）腹部压痛：右上腹可有不同程度和不同范围的压痛、反跳痛和肌紧张，**Murphy征阳性**（检查者将左手平放于病人右肋部，拇指置于右腹直肌外缘与肋弓交界处，嘱病人缓慢深吸气，使肝脏下移，若病人因拇指触及肿大的胆囊引起疼痛而突然屏气，称Murphy征阳性，见图3-16-1）。

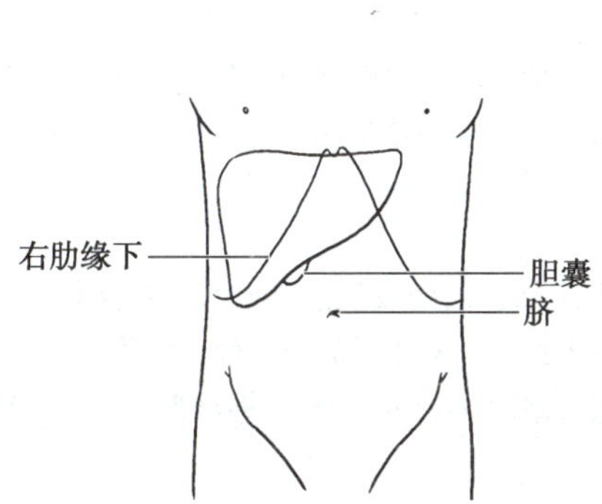

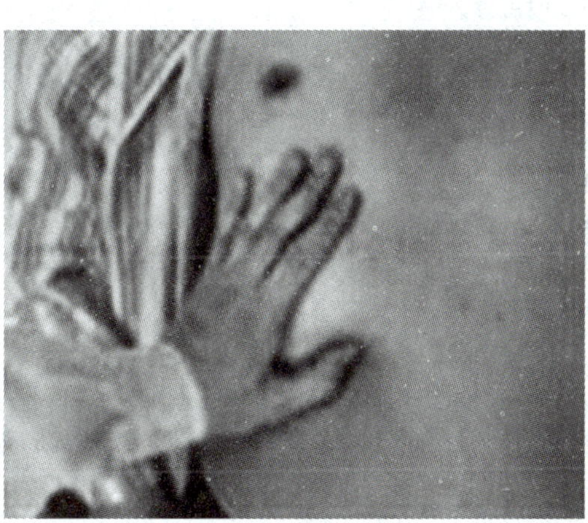

图3-16-1　Murphy征的检查方法

2）黄疸：10%～25%的病人可出现轻度黄疸，多见于胆囊炎症反复发作合并Mirizzi综合征的病人。

2. 慢性胆囊炎　症状常不典型，主要表现为上腹部饱胀不适、厌食油腻和嗳气等消化不良的症状以及右上腹和肩背部隐痛。多数病人曾有典型的胆绞痛病史。

（三）辅助检查

1. 急性胆囊炎

（1）实验室检查：血常规检查可见白细胞计数及中性粒细胞比例升高，部分病人可有血清胆红素、转氨酶、AKP及淀粉酶升高。

（2）影像学检查：**B超检查**可显示胆囊增大，胆囊壁增厚，大部分病人可见胆囊内有结石光团。

2. 慢性胆囊炎　B超检查显示胆囊壁增厚，胆囊腔缩小或萎缩，排空功能减退或消失，常伴胆囊结石。

（四）处理原则

1. **主要为手术治疗**　手术方式为胆囊切除术。

2. 非手术治疗　包括禁食和/或肠减压，纠正水、电解质和酸碱平衡紊乱，解痉止痛、控制感染及全身支持治疗，服用消炎利胆及解痉药物，在非手术治疗期间若病情加重或出现胆囊坏疽、穿孔等并发症时应及时手术治疗。

（五）护理问题

1. 疼痛　与结石突然嵌顿、胆汁排空受阻致胆囊强烈收缩或继发胆囊感染有关。

2. 有体液不足的危险　与不能进食和手术前后需要禁食有关。

3. 潜在并发症：胆囊穿孔。

（六）护理措施

1. 减轻或控制疼痛

（1）卧床休息：协助病人采取舒适体位，指导其进行有节律的深呼吸。

（2）合理饮食：病情较轻者，指导其清淡饮食，忌油腻食物；病情严重且拟急诊手术的病人予以禁食和胃肠减压。

（3）药物止痛：对诊断明确的剧烈疼痛者，可遵医嘱给予消炎利胆、解痉或止痛药，以缓解疼痛。

（4）控制感染：遵医嘱及时合理应用抗菌药。

2. 维持体液平衡　禁食期间，根据医嘱经静脉补充足够的水、电解质能量和维生素等。

3. 并发症的预防及护理

（1）加强观察：严密监测病人生命体征及腹痛程度、性质和腹部体征变化。若**腹痛进行性加重，且范围扩大，出现压痛、反跳痛、肌紧张等，同时伴有寒战、高热的症状，提示胆囊穿孔**。

（2）减轻胆囊内压力：遵医嘱应用敏感抗菌药，以有效控制感染，减轻炎性渗出，达到减少胆囊内压力、预防胆囊穿孔的目的。

（3）及时处理胆囊穿孔：一旦发生胆囊穿孔，应配合医生做好紧急手术的准备。

（七）健康教育

1. 合理安排作息时间，劳逸结合，避免过度劳累及精神高度紧张。

2. 低脂饮食，忌油腻食物，宜少量多餐，避免过饱。

3. 非手术治疗期间及行胆囊造口术的病人，应遵医嘱服药，定期到医院检查，以确定是否手术及治疗的时机；年老体弱不能耐受手术的慢性胆囊炎病人，应严格限制油腻饮食，遵医嘱服用消炎利胆及解痉药物。若出现腹痛、发热和黄疸等症状时，应及时就诊。

二、急性梗阻性化脓性胆管炎

（一）病因

急性梗阻性化脓性胆管炎又称急性重症胆管炎，是急性胆管完全梗阻和化脓性感染所致，它是胆道感染疾病中的严重类型。**胆管结石是最常见的梗阻因素**，造成化脓性感染的致病细菌有大肠埃希菌、变形杆菌、产气杆菌、铜绿假单胞菌等革兰氏阴性杆菌。

（二）临床表现

大多数病人有胆道疾病史。一般起病急骤，突发剑突下或有上腹部顶胀痛或绞痛，继而寒战、高热、恶心、呕吐。病情常发展迅猛，有时在尚未出现黄疸前已发生神志淡漠、嗜睡、昏迷等症状。如未予有效治疗，继续发展，出现全身发绀、低血压休克，并发急性呼吸衰竭和急性肾衰竭。对本病的诊断，主要是**在 Charcot 三联征的基础上，又出现休克和神经精神症状**，具备这五联征（**Reynolds 五联征**）即可诊断。

1. 症状

（1）腹痛：病人常表现为突发的剑突下或右上腹持续性疼痛，可阵发性加重，并向右肩胛下及腰背部放射。

（2）寒战、高热：体温持续升高。

（3）胃肠道症状：多数病人伴恶心、呕吐。

2. 体征

（1）腹部压痛或腹膜刺激征：疼痛依梗阻部位而异，肝外梗阻者明显，肝内梗阻者较轻。剑突下及右上腹有不同程度和不同范围的压痛和腹膜刺激症状，可有肝肿大和肝区叩痛，有时可扪及肿大的胆囊。

（2）黄疸：胆管梗阻后即可出现黄疸，其轻重程度、发生和持续时间取决于胆管梗阻的程度和是否并发感染等因素。

（3）神志改变：主要表现为神情淡漠、嗜睡、神志不清甚至昏迷。

（4）休克表现：体温可高达 39～40℃或者更高，脉搏快而弱，达 120 次/min 以上，血压降低，呈急性重病容，可出现皮下淤血或全身发绀，以及表现为躁动、谵妄等。

（三）辅助检查

1. 实验室检查　白细胞计数升高，大于 20×10^9/L，中性粒细胞比例明显升高，可出现中毒颗粒；血小板计数降低；凝血酶原时间延长。

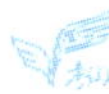

2. 影像学检查 B超检查可显示：**胆管内有结石影，近段扩张**。

3. 其他检查 PTC和ERCP检查有助于明确梗阻部位、原因和程度。

(四) 治疗原则

治疗原则：**紧急手术解除胆道梗阻并减压**。

1. 非手术治疗

(1) 禁食、持续胃肠减压及解痉止痛。

(2) 抗休克治疗：补液、扩容，恢复有效循环血量。

(3) 抗感染治疗：联合应用足量、有效、广谱、并对肝肾毒性小的抗菌药物。

2. 手术治疗 主要目的是解除梗阻、胆道减压、挽救病人生命。

(五) 护理问题

1. 体液不足 与呕吐、禁食、胃肠减压和感染性休克等有关。

2. 体温过高 与胆管梗阻并继发感染有关。

3. 低效性呼吸型态 与感染中毒有关。

4. 营养失调：低于机体需要量 与胆道疾病致长时间发热、肝功能损害及禁食有关。

5. 潜在并发症：胆道出血、胆瘘、多器官功能障碍或衰竭。

(六) 护理措施

1. 维持体液平衡

(1) 加强观察：严密监护病人的生命体征和循环功能。如脉搏、血压、CVP、胃肠减压及每小时尿量等。

(2) 补液扩容。

(3) 纠正水、电解质及酸碱平衡紊乱。

2. 降低体温 可采用物理降温、药物降温和控制感染。

3. 维持有效呼吸 加强病情观察；采取合适体位；禁食和胃肠减压；解痉镇痛；氧气吸入。

4. 营养支持 营养不良会影响术后伤口愈合，应**给予高蛋白、高碳水化合物、高维生素、低脂的普通饮食或半流质饮食**。不能经口饮食或进食不足者，可经胃肠外途径补充足够的热量、氨基酸、维生素、电解质，以维持病人良好的营养状态。

5. 并发症的预防和护理

(1) 加强观察：包括神志、生命体征、每小时尿量、腹部体征及引流液的量、颜色和性质。

(2) 加强腹壁切口、引流管和T管护理。

(3) 加强支持治疗，维护器官功能。

(七) 健康教育

1. 合理饮食 指导病人选择**低脂肪、高蛋白、高维生素易消化的食物**，避免肥胖；定时进餐可减少胆汁在胆囊中贮存的时间并促进胆汁酸循环，预防结石的形成。

2. 自我监测 出现腹痛、发热、黄疸时及时到医院诊治。

3. T管护理 病人带T管出院时，应指导其进行自我护理。

(1) 妥善固定引流管和放置引流袋，防止扭曲或受压。

(2) 避免举重物或过度活动，以防管道脱出或胆汁逆流。

(3) **沐浴时应采取淋浴的方式**，并用塑料薄膜覆盖引流伤口处。

(4) 引流管伤口每日换药一次，敷料被渗湿时，应及时更换，以防感染，伤口周围皮肤涂氧化锌软膏保护。

(5) 每日同一时间更换引流袋，并记录引流液的量、颜色及形状。若引流管脱出、引流液异常或身体不适应时及时就诊。

考点练习

考点：胆囊炎的病因(A1型题)

1. 急性胆囊炎的主要病因是

A. 胆道蛔虫

B. 胆囊结石

C. 胆囊管扭曲

D. 急性胰腺炎

E. 胆管狭窄

考点：胆囊炎的临床表现、辅助检查和治疗要点(A1型题)

2. 急性胆囊炎的临床特点<u>不包括</u>

A. 莫菲征阳性
B. 右上腹痛
C. 多数病人伴有黄疸
D. 疼痛常放射至右肩或右背部
E. 可触及肿大胆囊

3. 急性胆囊炎的临床表现<u>不包括</u>
A. 胆囊肿大
B. 右上腹压痛
C. 寒战、黄疸
D. 疼痛向右肩胛部放射
E. 莫菲征阳性

4. 对急性胆囊炎病人进行腹部触诊，最常见的压痛点在

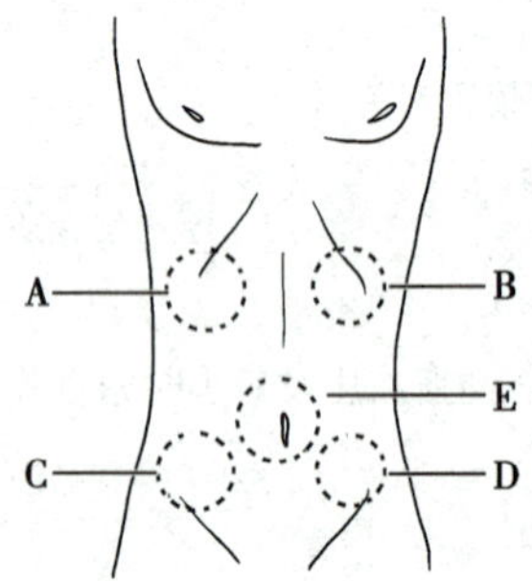

A. A
B. B
C. C
D. D
E. E

考点：胆囊炎的护理问题和护理措施(A2 型题)

5. 病人，女性，45 岁。既往有胆囊结石病史 3 年。2 天前饱餐后突发腹痛，伴恶心、呕吐 2 次。查体：T 38.3℃，BP 120/80mmHg，Murphy 征(＋)。实验室检查：白细胞 $14.1×10^9$/L，中性粒细胞 82%。护理措施中最应注意的是
A. 遵医嘱合理使用抗生素并观察不良反应
B. 注意疼痛发作的诱因和缓解的相关因素
C. 协助病人取舒适体位，指导病人有节律的深呼吸
D. 监测生命体征，观察腹部体征的变化
E. 遵医嘱给予消炎利胆、解痉镇痛药物

考点：急性梗阻性化脓性胆管炎的病因(A1 型题)

6. 急性梗阻性化脓性胆管炎最常见的梗阻因素是
A. 胆道蛔虫
B. 胆管结石
C. 胆道肿瘤
D. 胆管狭窄
E. 胆管痉挛

考点：急性梗阻性化脓性胆管炎的临床表现(A1、A2 型题)

7. 以雷诺五联征为典型临床表现的胆道疾病是
A. 急性胆囊炎
B. 急性胆管炎
C. 急性胆囊炎伴胆结石
D. 急性梗阻性化脓性胆管炎
E. 慢性胆囊炎

8. 病人，男性，59 岁。剑突下刀割样绞痛 5 小时，寒战、高热伴黄疸。既往有类似发作史。查体：神志淡漠，体温 39℃，血压 80/60mmHg，脉搏 125 次/min，剑突下压痛，肌紧张，白细胞 $26×10^9$/L，中性粒细胞 95%，肝区叩击痛。可能的诊断是
A. 急性胰腺炎
B. 急性梗阻性化脓性胆管炎
C. 胆道蛔虫病
D. 急性胆管炎
E. 溃疡病穿孔

考点：急性梗阻性化脓性胆管炎的辅助检查和治疗原则(A1 型题)

9. 急性梗阻性化脓性胆管炎最关键的治疗是
A. 快速补液，对症治疗
B. 紧急手术解除胆道梗阻并减压
C. 及时应用血管活性药物
D. 应用肾上腺皮质激素
E. 及时使用抗生素

考点：急性梗阻性化脓性胆管炎的护理问题和护理措施(A1、A2 型题)

10. 急性梗阻性化脓性胆管炎术后出现发热和严重腹痛，可能发生了
A. 胆汁性腹膜炎
B. 出血
C. 休克
D. 低血糖
E. 肝功能损害

11. 病人，女性，68 岁。因胆总管结石导致急性梗阻性化脓性胆管炎，出现腹痛、寒战高热、黄疸。病人主诉疼痛难忍，很担心能否治好，产生恐惧心理。此时护士最恰当的心理护理措施是
A. 向病人说明病情不同，预后也不同
B. 向病人解释病情和治疗方案，增加病人信心
C. 告诉病人能否治好与护士没有关系
D. 告诉病人对预后有疑问应该去问管床医生
E. 打断病人的抱怨和倾诉

参考答案

序号	1	2	3	4	5	6	7	8	9	10	11
答案	B	C	C	A	D	B	D	B	B	A	B

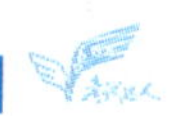

第十七节 胆道蛔虫病病人的护理

考情分析

年份	主要考点
2019	对驱虫无效的药物(阿托品);胆道蛔虫症的判断(钻顶样绞痛)
2021	胆道蛔虫病疼痛的特点
2023	胆道蛔虫症的治疗措施不包括(切除胆囊);胆道蛔虫症的主要特征(症状与体征不符)

考点导航

胆道蛔虫病指肠道蛔虫上行钻入胆道所引起的一系列临床症状,是常见的外科急腹症之一。多见于青少年和儿童。

一、病 因

蛔虫寄生在人体小肠中下段内,当寄生环境发生变化时,如肠道功能紊乱、饥饿、高热、胃酸降低和驱虫不当时,喜爱钻孔习性的蛔虫可上达胃、十二指肠内,再加上 Oddi 括约肌功能失调,蛔虫即可钻入胆道引起症状。

二、临床表现

本病的特点是**剧烈的腹部绞痛与不相称的轻微腹部体征**,即**症状与体征不符**。

1. 症状　突发性剑突下阵发性**"钻顶样"剧烈绞痛**(亲:蛔虫进入胆道后,刺激 Oddi 括约肌痉挛,引起"钻顶样"剧烈绞痛),可向右肩背部放射。发作时辗转不安,呻吟不止,大汗淋漓,可伴有恶心、呕吐或**呕吐蛔虫**(亲:患儿呕吐蛔虫会产生恐惧的心理反应哦)。疼痛可突然缓解,间歇期宛如正常人。合并胆道感染时,出现胆管炎症状,严重者表现为重症型胆管炎。

2. 体征　剑突下或偏右有轻度深压痛。

三、辅助检查

1. 实验室检查　血常规检查可见白细胞计数和嗜酸性粒细胞比例升高。
2. 影像学检查　**B 超检查**是本病的首选检查方法,可见蛔虫体。ERCP 亦可用于检查胆总管下端的蛔虫。
3. 胃、十二指肠液和粪便中可查到蛔虫卵。

知识拓展

胆道疾病的首选检查方法

B 超是胆道疾病检查的首选方法。检查前 3 天禁食牛奶等产气食物,检查前 1 天晚餐进清淡饮食,晚餐后**禁食 12 小时,禁水 4 小时**,次日晨排便后进行检查。

四、治疗原则

治疗原则:解痉、镇痛、利胆、驱虫、控制感染、纠正水电解质失调。绝大多数病人可用**非手术疗法**治愈,仅在出现严重并发症时才考虑手术治疗。

1. 非手术治疗

(1) 解痉镇痛:**疼痛发作时,可遵医嘱注射阿托品、山莨菪碱(654-2)等胆碱能阻滞剂**。

(2) 利胆驱虫:发作时可服用利胆排蛔虫的中药(如乌梅汤)和 33% 硫酸镁。氧气驱虫对镇痛和驱虫均有效。**驱虫最好在症状缓解期进行**,选用左旋咪唑等。

(3) 控制感染:采用氨基糖苷类和甲硝唑等抗菌药物。

(4) ERCP:通过 ERCP 观察,如蛔虫有部分留在胆道外,可用取石钳将虫体取出。

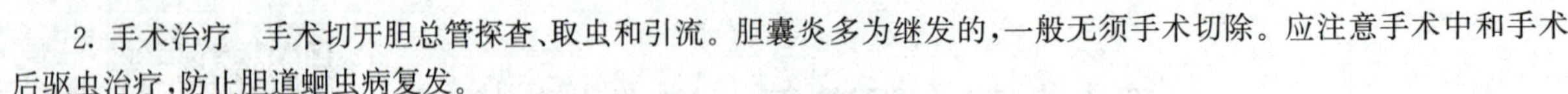

2. 手术治疗 手术切开胆总管探查、取虫和引流。胆囊炎多为继发的，一般无须手术切除。应注意手术中和手术后驱虫治疗，防止胆道蛔虫病复发。

五、护理问题

1. 疼痛 **与蛔虫刺激导致Oddi括约肌痉挛有关。**
2. 知识缺乏：缺乏饮食卫生保健知识。

六、护理措施

1. 减轻或控制疼痛 根据疼痛程度，采取非药物或药物的方法止痛。

(1) 卧床休息：协助病人卧床休息和采取舒适体位，指导病人进行有节律的深呼吸，达到放松和减轻疼痛的目的。

(2) 解痉止痛：遵医嘱通过口服或注射等方式给予解痉或止痛药，以缓解疼痛。

2. 对症处理 如病人有呕吐，应做好呕吐护理，大量出汗时应及时协助病人更衣。手术者按胆总管探查及T管引流术后的护理措施进行护理。

七、健康教育

1. 养成良好的饮食及卫生习惯 不喝生水，蔬菜要洗净煮熟，水果应洗净或削皮后吃，饭前便后要洗手。
2. 正确服用驱虫药 **应于清晨空腹或晚上睡前服用**，服药后注意观察大便中是否有蛔虫卵排出。

好礼相送

胆道蛔虫病口诀（主编总结，严禁转载，违者必究）

胆道蛔虫病，发作很吓人；钻顶样绞痛，好转如常人；
B超检查是首选，治疗不用手术刀，驱虫、消炎和利胆；
驱虫药，清晨服，睡前服用效果好。

考点练习

考点：胆道蛔虫病的病因、临床表现和辅助检查（A1、A2型题）

1. 胆道蛔虫病病人临床表现最重要的特点是
   A. 发作时伴恶心、呕吐
   B. 症状与体征不符
   C. 症状可自行缓解
   D. 多不伴黄疸
   E. 疼痛呈反复、间歇发作
2. 胆道蛔虫病的特点是
   A. 症状和体征不符
   B. 恶心、呕吐
   C. 腹痛可突然缓解
   D. 剑突下或偏右有轻度深压痛
   E. 嗜酸性粒细胞计数升高
3. 胆道蛔虫病疼痛特点为
   A. 剑突下“钻顶样”剧痛
   B. 持续性钝痛
   C. 阵发性绞痛
   D. 上腹部钝痛
   E. 持续性胀痛
4. 患儿，男，10岁。突发上腹部钻顶样剧痛，大汗呻吟，呕吐，几分钟之后很快缓解，但又反复发作。查体：剑突右下轻度深压痛，无腹胀。应考虑为
   A. 急性胰腺炎
   B. 急性肠梗阻
   C. 胆道蛔虫病
   D. 急性胆囊炎
   E. 急性胃穿孔
5. 病人，男性，18岁。急性右上腹痛3天入院，腹痛为钻顶样绞痛，间断发作，拟行B超检查。检查前饮食指导最恰当的是
   A. 术前1日少渣饮食
   B. 术前12小时禁食
   C. 术前1日低脂饮食
   D. 无须特殊准备
   E. 术前1日高脂饮食

考点：胆道蛔虫病的治疗要点、护理问题、护理措施和健康教育（A2、A3/A4型题）

（6～8题共用题干）

病人，男性，18岁。2小时前突发剑突下钻顶样剧烈疼痛，辗转不安，大汗淋漓。入院后病人诉疼痛呈间歇性，发作时疼痛剧烈，缓解期无任何症状。体检：剑突下有轻度深压痛。

6. 应考虑该病人为
   A. 急性胰腺炎
   B. 急性胆管炎

C. 胆囊穿孔
D. 胆道蛔虫症
E. 急性胆囊炎

7. 为明确诊断,应首选哪项检查
A. 静脉胆道造影
B. 口服胆囊造影
C. 经皮肝穿刺胆管造影
D. B超
E. 腹部平片

8. 针对该病人的治疗原则,**错误**的是
A. 紧急手术取虫、引流
B. 解痉镇痛
C. 利胆驱虫
D. 控制感染
E. ERCP

9. 患儿,女,10岁。突然腹部钻顶样疼痛2小时来院。大汗淋漓,辗转不安;疼痛停止时又平息如常。查体:剑突偏向右方有压痛;无腹肌紧张及反跳痛。为明确诊断,应采取的检查是
A. 腹部B超
B. ERCP
C. 右上腹X线平片
D. 测血清淀粉酶
E. 十二指肠引流液检查

10. 患儿,男,13岁。以"胆道蛔虫病"入院治疗,经解痉止痛后病情缓解给予驱虫药哌嗪治疗。护士指导患儿正确服用驱虫药的时间为
A. 清晨空腹或晚上临睡前
B. 进餐时服用
C. 餐前半小时
D. 餐后半小时
E. 腹痛时

11. 患儿,女,10岁。剑突下突发阵发性"钻顶样"剧烈腹痛3小时,呕出一条蛔虫,患儿立即全身发抖,双目紧闭,面色苍白,查体不配合。患儿的主要心理反应是
A. 焦虑
B. 自卑
C. 孤独
D. 恐惧
E. 绝望

12. 胆道蛔虫病病人使用非手术治疗时,对利胆驱虫**无效**的是
A. 阿托品
B. 硫酸镁
C. 乌梅汤
D. 氧气驱虫
E. 左旋咪唑

参考答案

序号	1	2	3	4	5	6	7	8	9	10	11	12
答案	B	A	A	C	B	D	D	A	A	A	D	A

第十八节 胆石症病人的护理

考情分析

年份	主要考点
2019	胆囊结石的主要成分(胆固醇);T管拔管前试行夹管后应重点观察
2020	胆总管结石的位置(图片题)
2021	胆囊切除术后病人担心自己"没胆",护士的正确处理(解释胆囊的生理功能);治疗胆绞痛禁用吗啡的原因;胆囊结石最常见的结石类型
2022	Charcot三联征的判断;正常情况下T管每日的引流量
2023	Murphy征阳性见于什么疾病;关于胆总管结石的错误描述(多为胆固醇结石);胆总管结石疼痛的性质和放射部位(绞痛,右肩背部);留置T管后的家庭护理(妥善固定)

考点导航

胆石症是常见病,随着年龄增长发病率增高,女性发病率比男性高1倍左右。胆囊结石发病率较胆管结石高。**胆囊结石以胆固醇结石为主,胆管结石以胆色素结石为主(图3-18-1)**。

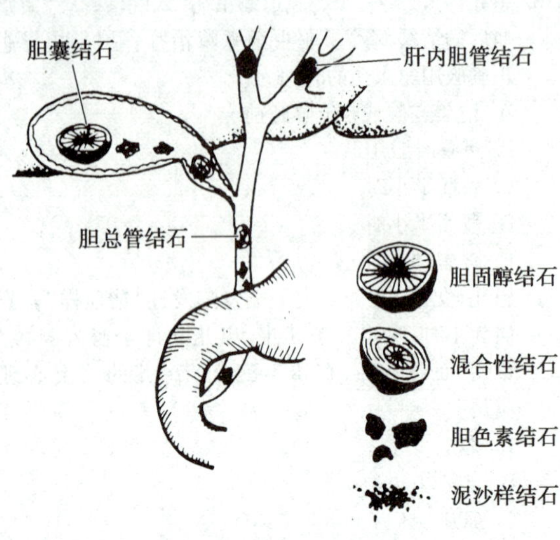

图 3-18-1 胆管系统结石

一、胆囊结石

(一) 病因

胆囊结石是综合性因素作用的结果，主要与脂类代谢异常、胆囊的细菌感染和收缩排空功能减退有关。这些因素引起胆汁的成分和理化性质发生变化，使**胆汁中的胆固醇呈过饱和状态，沉淀析出、结晶**而形成结石。

(二) 临床表现

1. 症状　**腹痛**是主要的临床表现，起病**常在饱餐、进油腻食物**后，或在夜间发作。主要表现为**右上腹阵发性绞痛，疼痛常放射至右肩或右背部**，伴恶心呕吐、畏食等，病情重的还会有畏寒和发热；部分病人可有轻度黄疸。

2. 体征　右上腹有压痛、反跳痛和肌紧张，**Murphy 征阳性**（深压胆囊区，嘱病人深吸气，可有触痛反应），可在右上腹触及肿大而有触痛的胆囊；如胆囊壁发生坏死、穿孔，则出现弥漫性腹膜炎的体征。

(三) 辅助检查

1. 实验室检查　合并胆囊炎时可有血白细胞计数及中性粒细胞比例增高。

2. B 超检查　合并胆囊炎时提示胆囊增大，囊壁增厚，大部分病人可见到胆囊结石影像。

(四) 治疗原则

1. 手术治疗

(1) 手术切除病变的胆囊：手术时机最好在急性发作后缓解期为宜。

(2) 腹腔镜胆囊切除术（LC）：是在腹腔镜窥视下，利用特殊器械，通过腹壁小口在腹腔内施行胆囊切除术。其优点：不用剖腹、创伤小、痛苦轻、恢复快且较安全。

2. 非手术治疗　对合并严重心血管疾病不能耐受手术的老年病人，可采取溶石或排石疗法。

二、胆管结石

(一) 病因

胆管结石根据病因不同，分为原发性和继发性胆管结石。在胆管内形成的结石，称为**原发性胆管结石，以胆色素结石或混合性结石为主**。胆管内结石来自于胆囊者，称为**继发性胆管结石，以胆固醇结石多见**。

(二) 临床表现

病人常伴非特异性消化道症状，如上腹部不适、呃逆、嗳气等。当结石阻塞胆管并继发感染时可致典型的胆管炎症状：**急腹痛、寒战高热和黄疸，称为 Charcot 三联征**（表 3-18-1）。

表 3-18-1 Charcot 三联征

三联征	表现	发生原因
腹痛	位于剑突下或右上腹部，呈阵发性、刀割样绞痛，或持续性疼痛伴阵发性加剧。疼痛向右后肩背部放射，伴有恶心、呕吐	结石嵌顿于胆总管下端，引起 Oddi 括约肌痉挛
寒战、高热	于剧烈腹痛后出现寒战、高热。体温可高达 39～40℃，呈弛张热	系梗阻胆管继发感染后脓性胆汁和细菌逆流，随肝静脉扩散所致
黄疸	黄疸多呈间歇性和波动性变化	结石堵塞胆管后胆红素逆流入血

(三) 辅助检查

1. 实验室检查　合并感染时，白细胞计数及中性粒细胞比例明显升高；肝细胞损害时，血清转氨酶和碱性磷酸酶增高。

2. 影像学检查　**B 超检查可显示胆管内有结石影，近段扩张**。

3. 其他检查　必要时可行 PTC、ERCP 检查，了解结石的部位、数量、大小和胆管梗阻的部位等。

(四) 治疗原则

1. 急诊手术　适应于积极消炎利胆治疗 1～2 天后病情仍恶化，黄疸加深，胆囊肿大，明显压痛，出现腹膜刺激征或

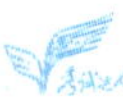

出现 Reynolds 五联征者，应立即行胆总管切开取石及引流术。

2. 择期手术 适用于慢性病人。

胆管结石的治疗原则是清除结石及解决因反复胆道感染以及因此引起的胆道狭窄及肝脏病变。治疗方案的确定应根据有经验的肝胆外科医师对病情判断后制订，若无胆管系统狭窄，结石小，在控制急性发作后可行中西医结合排石，原则上以手术及介入治疗为主要选择。

3. 纤维胆道镜微创手术。

三、护理问题

1. 焦虑或恐惧 与病情的反复或加重，担忧手术效果及预后，生活方式和环境的改变有关。

2. 体温过高 与胆道感染、手术后合并感染有关。

3. 营养失调：低于机体需要量 与食欲减退、高热呕吐、感染有关。

4. 有 T 管引流异常的危险 与 T 管的脱出、扭曲、阻塞、逆行感染等因素有关。

5. 潜在并发症：肝功能障碍、体液平衡紊乱、肝脓肿、急性胰腺炎、胆管狭窄、残留结石、休克、出血、胆漏等。

四、胆石症护理措施

1. 手术前护理

(1) 心理护理：胆道疾病的检查方法复杂，治疗后也易复发，要鼓励病人说出自己的想法，消除焦虑、恐惧及紧张心理，树立增强恢复健康的信心；向病人讲解医院的环境和病房的管理，及时与家属沟通，使病人能愉快地接受治疗；对危重病人及不合作者，要专人护理，关心体贴。

(2) 病情观察：密切观察病人病情变化，是否出现寒战、高热、腹痛加重、腹痛范围扩大等。

1) 生命体征及神志变化：每 4 小时测量并记录体温、脉搏、呼吸、血压。如果血压下降，神志改变，说明病情危重，可能有休克发生。

2) 腹部症状、体征变化：观察腹痛的部位、性质、有无诱因及持续的时间，注意黄疸及腹膜刺激征的变化，观察有无胰腺炎、腹膜炎、急性重症胆管炎的发生。

3) 及时了解实验室检查结果。准确记录 24 小时出入液量。

(3) 缓解疼痛

1) 针对病人疼痛的部位、性质、程度、诱因、缓解和加重的因素，有针对性地采取措施以缓解疼痛。先用非药物缓解疼痛的方法止痛，必要时遵医嘱应用镇痛药物，并评估其效果。

2) 指导病人卧床休息，采取舒适卧位。

(4) 改善和维持营养状态

1) 入院后即准备手术者，禁食、休息，并积极补充液体和电解质。

2) 营养不良会影响术后伤口愈合，应给予高蛋白、高糖、高维生素、低脂的普通饮食或半流质饮食。不能经口饮食或进食不足者，可经胃肠外途径补充。

(5) 对症护理

1) **黄疸病人皮肤瘙痒时可外用炉甘石洗剂止痒，温水擦浴**。

2) 高热时物理降温。

3) **胆绞痛发作时**，按医嘱给予解痉、镇静和**止痛**，常用**哌替啶 50mg、阿托品 0.5mg 肌内注射**，但**勿使用吗啡，以免胆道下端括约肌痉挛，使胆道梗阻加重**。

4) 有腹膜炎者，执行腹膜炎有关非手术疗法护理。

5) 重症胆管炎者应加强休克的护理。

(6) 并发症的预防

1) 拟行胆肠吻合术者，术前 3 日口服卡那霉素、甲硝唑等，术前 1 日晚行清洁灌肠。

2) **肌注维生素 K_1 10mg**，每日 2 次。纠正凝血功能障碍。

2. 术后护理

(1) 病情观察

1) 生命体征：尤其是心率和心律的变化。

2) 观察、记录有无出血和胆汁渗出：包括量、速度、有无休克征象。胆道手术后易发生出血，量小时，表现为柏油样便或大便隐血；量大时，可导致出血性休克。**若有发热和严重腹痛，可能为胆汁渗漏引起的胆汁性腹膜炎**。

3) 黄疸程度、消退情况：观察和记录大便的颜色，了解胆汁是否流入十二指肠。

(2) **T 形引流管(T 管)的护理**：胆总管探查或切开取石术后，在胆总管切开处放置 T 形引流管，一端通向肝管，一端

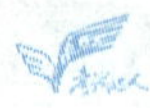

通向十二指肠，由腹壁戳口穿出体外，接引流袋。**主要目的是**：①**引流胆汁**：胆总管切开后，可引起胆道水肿，胆汁排出受阻，胆总管内压力增高，胆汁外漏可引起胆汁性腹膜炎、膈下脓肿等并发症；②**引流残余结石**：将胆囊管及胆囊内残余结石，尤其是泥沙样结石排出体外；③**支撑胆道**：避免术后胆总管切口瘢痕狭窄、管腔变小、粘连狭窄等。

1）妥善固定，保持通畅：在改变体位或活动时注意**引流管的水平高度不要超过腹部切口高度**，以免引流液反流。如观察胆汁引流量突然减少，应注意是否有胆红素沉淀阻塞或蛔虫堵塞，是否管道扭曲、压迫。**如有阻塞，可用手由近向远挤压引流管或用少量无菌生理盐水缓慢冲洗，切勿用力推注。**

2）观察记录胆汁的量及性状：胆汁引流一般**每天300～700ml**。量过少可能因T形管阻塞或肝衰竭所致；**量多可能是胆总管下端不够通畅**。正常胆汁呈深绿色或棕黄色，较清晰无沉淀物。颜色过淡，过于稀薄（表示肝功能不佳）、混浊（感染）或有泥沙样沉淀（结石）均不正常。

温馨提示

T管有两个开口，一端通向十二指肠，一端通向体外，在拔管前试行夹管后，如果胆总管通畅，胆汁可顺利地流入肠道，病人不会出现黄疸。如果胆总管不通畅，夹管后病人会出现黄疸。因此，在拔管前应试行夹管1～2天以判断胆总管是否通畅（图3-18-2）。

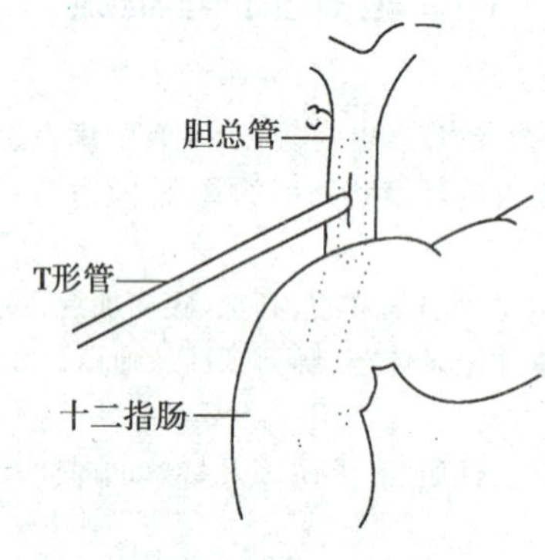

图3-18-2　T管引流

3）保持清洁：每日更换一次外接的连接管和引流瓶。

4）拔管：一般术后10～14天，无特殊情况，可以拔除T管。**拔管指征为：黄疸消退，无腹痛、发热，大便颜色正常；胆汁引流量逐渐减少**，颜色呈透明金黄色，无脓液、结石，无沉渣及絮状物，就可以考虑拔管。**拔管前**先在饭前、饭后**各夹管1小时，拔管前1～2天全日夹管，如无腹胀、腹痛、发热及黄疸等症状，说明胆总管通畅，可予拔管**。拔管前还要在X线下经T管行胆道造影，造影后必须立即接好引流管，继续引流2～3天，以引流造影剂，减少造影后反应和继发感染，如情况正常，造影后2～3天即可拔管。拔管后：局部伤口用凡士林纱布堵塞，1～2日会自行封闭。拔管后一周内：警惕有无胆汁外漏甚至发生腹膜炎等情况，观察病人体温、有无黄疸和腹痛再发作，以便及时处理。

五、胆石症健康教育

1. 胆道手术后病人应注意养成正确的饮食习惯，**进低脂易消化食物**，宜少量多餐多饮水。平时宜低脂肪饮食。向病人及家属介绍有关胆道疾病的书籍，并能初步掌握基本的卫生科普知识，对健康有正确的认识。

2. **告诫病人结石复发率高，出现腹痛、发热、黄疸时应及早来院治疗**。

3. 进行T管留置者的家庭护理指导。应**避免举重物或过度活动，防止T管脱出**。**尽量穿宽松柔软的衣服，避免盆浴**。淋浴时可用塑料薄膜覆盖置管处。敷料一旦湿透应更换。保持置管皮肤及伤口清洁干燥。指导病人及家属每天同一时间倾倒引流液，观察记录引流液量及性状。若有异常或T管脱出或突然无液体流出时，应及时就医。

4. 对于肝内胆管结石、手术后残留结石或反复手术治疗的病人，教育家属配合治疗护理工作，给病人最好的心理支持，鼓励病人树立信心，只要注意饮食、劳逸结合、情绪稳定，是可以恢复正常生活和工作的。

考点练习

考点：胆囊结石的病因、临床表现、辅助检查和治疗要点（A1型题）

1. 目前我国主要的胆石症已由胆管的胆色素结石转变为胆囊的

A. 黄色胆色素结石
B. 胆固醇结石
C. 黑色胆色素结石
D. 胆钙盐结石

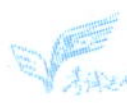

E. 棕色胆色素结石

考点：胆管结石的病因、临床表现、辅助检查和治疗要点(A1、A2 型题)

2. 夏柯(Charcot)三联征是指
A. 腹痛、恶心、高热
B. 恶心、腹胀、寒战
C. 腹痛、腹胀、寒战高热
D. 腹痛、黄疸、恶心
E. 腹痛、寒战高热、黄疸

3. 病人,女性,54 岁。呃逆、嗳气、腹痛、发热、黄疸,间歇性反复发作,最可能的诊断是
A. 急性胰腺炎
B. 消化道溃疡
C. 胆总管结石
D. 急性传染性肝炎
E. 阿米巴肝脓肿

4. 病人,女性,46 岁。突发右上腹疼痛,呈阵发性、刀割样绞痛,疼痛向右后肩背部放射,伴有恶心、呕吐。查体:T 39.1℃,P 95 次/min,R 22 次/min,BP 129/78mmHg,黄疸明显。血常规示白细胞 17×10^9/L,中性粒细胞 92%。该病人最可能的诊断是
A. 急性胆囊炎
B. 急性胆管炎
C. 慢性胆囊炎
D. 急性胆囊炎伴胆囊结石
E. 急性梗阻性化脓性胆管炎

考点：胆石症的护理问题和护理措施(A1、A2 型题)

5. 胆绞痛发作时**禁用**
A. 地西泮
B. 吗啡
C. 阿托品
D. 哌替啶
E. 山莨菪碱

6. 病人,女性,48 岁。因胆石症出现右上腹阵发性绞痛、寒战、高热。医嘱:哌替啶 50mg,肌内注射;阿托品 0.5mg,肌内注射。该病人使用阿托品的主要作用是
A. 扩散瞳孔
B. 兴奋呼吸中枢
C. 解除迷走神经的限制
D. 解除平滑肌痉挛
E. 抑制腺体分泌

7. 胆道疾病术后病人的饮食指导,**错误**的是
A. 高脂饮食
B. 多饮水
C. 少量多餐
D. 易消化饮食
E. 低脂饮食

8. 关于 T 管的护理措施,**错误**的是
A. 妥善固定,保持通畅
B. T 管阻塞时可用无菌盐水冲洗
C. 观察 24 小时胆汁引流量
D. 拔管前试行夹管 1～2 天
E. 颜色变浅、量减少可直接拔管

9. 胆道手术后,T 管一般留置的时间为
A. 1～3 天
B. 3～5 天
C. 6～8 天
D. 8～10 天
E. 10～14 天

10. 胆总管下端有阻塞时,T 形引流管引出的胆汁为
A. 量过多
B. 混浊
C. 量少而色深
D. 棕色、稠厚
E. 量少而色淡

11. 病人,女性,40 岁。行胆总管切开取石 T 管引流术后 5 天,T 管引流液每天 2 000ml,提示
A. 胆总管下段梗阻
B. 胆汁量正常
C. 胆汁量偏少
D. 肠液反流
E. 肝总管梗阻

12. T 形引流管拔除前须
A. 无菌冲洗
B. 更换引流袋
C. 应用抗生素
D. 检查血胆红素
E. 试验性夹管 1～2 天

13. 病人,男性,36 岁。胆道术后,T 管引流 2 周,拔管前先试行夹管 1～2 天,夹管期间应重点观察
A. 引流口有无渗液
B. 体温、脉搏和血压
C. 小便的颜色
D. 饮食睡眠
E. 腹痛、发热、黄疸

14. 病人,女性,50 岁。因胆总管结石伴急性胆管炎入院。入院后行胆总管切口取石、T 形管引流。术后医嘱要求护士观察病人排便情况,其目的是
A. 肛门是否通气
B. 了解病人对脂肪的消化吸收能力
C. 了解胆汁是否流入十二指肠
D. 及时发现胃肠道出血
E. 了解胃肠道功能

15. 病人,男性,37 岁。因胆石症入院行胆囊切除术、胆总管切开术,术中放置 T 管。护士向病人家属解释时,应说明使用 T 管的首要目的是
A. 引流胆汁和减压
B. 促进伤口引流
C. 提供冲洗胆道的途径
D. 阻止胆汁进入腹膜腔

E. 将胆汁进入十二指肠的量减至最少

16. 病人，男性，50岁。因胆总管结石合并胆管炎收住院拟行手术治疗，术后须放置
A. 胆囊造瘘管
B. 胸腔引流管
C. T形引流管
D. 空肠造瘘管
E. 腹腔双套管

17. 病人女，37岁。行胆总管切开取石，T管引流术。术后15天，T管引流液清亮，约200ml/d，无腹痛、腹胀，试夹管24～36小时未出现不适，皮肤及巩膜黄疸消退，T管造影示胆道通畅。针对病人目前状况可考虑的是
A. 带T管出院
B. 拔出T管
C. 继续保留T管2周
D. 继续保留T管1周
E. 继续夹管观察

18. 拟行胆总管结石切除术的某病人感到焦虑，对于减轻焦虑最为合适的护理措施是
A. 告知病人手术是常规的治疗方法
B. 为病人提供其想知道的有关术后信息
C. 帮助病人转移注意力为其减轻焦虑
D. 强调术后遵医嘱的重要性
E. 强调术前情绪稳定的重要性

19. 患儿，男，11岁。突发右上腹阵发性钻顶样剧烈绞痛，伴恶心、呕吐、腹部检查(一)。入院后诊断为胆道蛔虫症行非手术治疗。因非手术治疗未能控制病情，患儿行胆总管探查，T管引流术。术后20天，T管拔管前试行夹管后应特别注意观察
A. 引流口有无渗液
B. 大便颜色
C. 有无腹痛、发热、黄疸等表现
D. 饮食、睡眠
E. 神志、血压、脉搏

参考答案

序号	1	2	3	4	5	6	7	8	9	10	11	12	13	14	15	16
答案	B	E	C	B	B	D	A	E	E	A	A	E	E	C	A	C
序号	17	18	19													
答案	B	C	C													

第十九节　急性胰腺炎病人的护理

考情分析

年份	主要考点
2019	出血坏死型胰腺炎发生休克的机制，急性胰腺炎病人病情恶化的体征(Grey-Turner 征、Cullen 征)；急性胰腺炎首选的检查方法；大多数胰腺炎病人禁食的时间；预防急性胰腺炎复发最有效的措施；针对饮酒引起急性胰腺炎病人的健康指导
2020	急性胰腺炎的正确护理措施(评估腹痛)；避免急性胰腺炎复发的因素不包括(长期服用降脂药物)；出血坏死型胰腺炎病人术后留置腹腔双套管的错误护理
2021	在我国引起急性胰腺炎的主要病因；为缓解疼痛，急性胰腺炎病人可采取的体位(弯腰屈膝侧卧位)；急性胰腺炎患者禁用吗啡的原因；急性胰腺炎最早的症状；老年急性胰腺炎的特点(症状轻)
2022	我国急性胰腺炎发病的主要原因；急性胰腺炎发作时首选的止痛药(哌替啶)；急性胰腺炎的诊断(饮酒后左上腹疼痛，向腰背部放射、呕吐胆汁)；抑制胰液分泌的药物(生长抑素)
2023	急性胰腺炎病人给予驱虫治疗后排出15cm长的虫体，考虑为(蛔虫)；怀疑急性胰腺炎时首选的检查项目

考点导航

急性胰腺炎是各种病因导致的胰腺及其周围组织被胰腺分泌的消化酶自身消化所致的**化学性炎症**。临床以**急性腹痛、恶心、呕吐及血淀粉酶增高**为特点。根据病理损害程度分为水肿型和出血坏死型。水肿型多见，一般较轻，数日可自愈，而**出血坏死型**病情较重，易并发感染、**腹膜炎**、**休克**等，病死率高。本病可见于任何年龄，多见于青壮年。

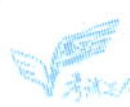

一、病因和发病机制

（一）病因

1. **胆道疾病** 急性胰腺炎约50%由**胆道结石、炎症或胆道蛔虫引起**，其中**胆石症最为常见**。

温馨提示

胆总管与胰管共同开口于十二指肠壶腹部（图3-19-1），当胆道结石引起Oddi括约肌痉挛时，胆汁不能流入肠道，转弯流入胰管引起胰腺的自身消化。

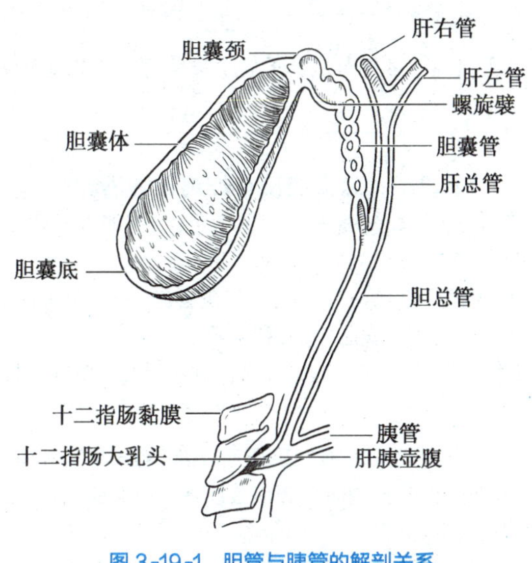

图3-19-1 胆管与胰管的解剖关系

2. 胰管梗阻 如胰管结石、肿瘤、狭窄等引起的胰管梗阻造成胰液排泄障碍。

3. 十二指肠乳头邻近部位的病变 可有十二指肠内压力增高及Oddi括约肌功能障碍，使十二指肠液反流胰管引起急性胰腺炎。

4. **酗酒和饮食不节、暴饮暴食** 乙醇可使胰腺大量分泌，嗜酒可使胰液内蛋白增高，沉淀形成蛋白栓，致使胰液排出不畅。酗酒和暴饮暴食均可引起十二指肠乳头水肿、Oddi括约肌痉挛，胰液排出受阻，使胰管内压力升高。

5. 其他 急性传染病、外伤、手术、某些药物、某些内分泌疾病、代谢疾病等均与急性胰腺炎发病有关。

（二）发病机制

急性胰腺炎最常见的发病机制是**胰腺的自身消化**。致病因素造成胰腺细胞损伤，胰酶在胰管内而非肠道内被激活。胆总管和主胰管的共同通道受阻引起胆汁反流到胰管，胰管内压力增大、破裂，胰液进入胰腺组织间隙引起胰腺自我消化。

胰蛋白酶原是一种由胰腺产生的非活性蛋白水解酶，经胰管进入小肠，在小肠内被肠激酶激活成胰蛋白酶。正常情况下，血浆及胰腺内的胰蛋白酶抑制剂能抑制无意中活化的胰蛋白酶。急性胰腺炎时，**被激活的胰蛋白酶进入胰腺**，消化胰腺组织并引起出血。

二、临床表现

1. 症状

（1）**腹痛**：为本病**主要表现和首发症状**。突然发作，可为钝痛、绞痛、钻痛或刀割样痛，疼痛剧烈而持续，可有阵发性加剧。**腹痛常位于中上腹，常向腰背部呈带状放射**。弯腰抱膝位可减轻疼痛。水肿型病人腹痛3～5天可缓解，出血坏死型者病情较重，疼痛持续时间较长。当发生腹膜炎时，疼痛可波及全腹。进食后疼痛加重，**且不易被解痉剂缓解**。胆石症发作、暴饮暴食或饮酒多是诱因。极少数高龄体弱病人可轻微腹痛或无腹痛。

（2）**恶心、呕吐与腹胀**：起病后常出现频繁恶心、呕吐，可吐出胆汁或咖啡渣样液体，**呕吐后腹痛并不减轻**。同时有腹胀，甚至出现麻痹性肠梗阻。

（3）发热：多数病人出现中度以上发热，一般持续3～5天。如持续不退，呈弛张型高热，白细胞升高，应考虑胰腺或腹腔内有继发感染。

（4）**低血压或休克**：**常见于出血坏死型病人**，由于胰腺发生大片坏死，病人烦躁不安、皮肤苍白、湿冷。少数病人可在起病数小时突然出现，甚至猝死。这与**胰蛋白酶激活**各种血管活性物质如缓激肽致**使血管扩张、并发消化道出血、血容量不足有关**。

(5) 水电解质及酸碱平衡紊乱：呕吐频繁病人可有代谢性碱中毒。出血坏死型者常有脱水和代谢性酸中毒，并常伴有低血钾、低血镁、低血钙。**低钙血症引起手足抽搐，为预后不佳的表现**。部分病人伴血糖增高，可发生糖尿病酮症酸中毒、高渗性昏迷。

温馨提示

小儿腹泻、维生素D缺乏性搐搦症，甲状旁腺误切，急性胰腺炎等疾病可出现低钙血症。

(6) 其他：部分病人发病后1～2天出现一过性黄疸。重症胰腺炎病人可出现呼吸衰竭、胰性脑病等表现。

典型案例

"下雪了，怎么能没有炸鸡和啤酒呢"

《来自星星的你》中女主角千颂伊说了一句经典台词："下雪了，怎么能没有炸鸡和啤酒呢？"很多女孩看了这部韩剧以后，就觉得人生最浪漫的事情是看着外面的雪花，和心爱的那个他一起吃炸鸡、喝啤酒。小王的女朋友因为这部韩剧非要在大冷天去吃炸鸡、喝啤酒。晚上两人来到一家快餐店，专程购买炸鸡和啤酒，本想共进一顿浪漫的"炸鸡啤酒"晚餐，结果女孩吃完突然出现**腹痛、腹胀、恶心和呕吐**。

看完这个案例，急性胰腺炎的诱因、临床表现您记住了吗？请在新浪微博"武汉武哥"上给主编留言。

2. 体征　水肿型病人腹部体征轻微，表现为上腹有轻度压痛，无腹紧张与反跳痛，可有不同程度的腹胀和肠鸣音减少。**出血坏死型病人上腹压痛明显，并发急性腹膜炎时全腹显著压痛与肌紧张，有反跳痛**；肠鸣音减弱或消失，可出现移动性浊音。下腹部皮肤出现大片青紫色瘀斑，称Grey-Turner征，脐周皮肤出现蓝色改变，称Cullen征，发生的原因是胰液外溢至皮下组织间隙，溶解皮下脂肪，使毛细血管破裂出血所致，见于重型胰腺炎。

3. 并发症　出血坏死型者可出现胰腺脓肿、急性肾衰竭、急性呼吸窘迫综合征、消化道出血、败血症与弥散性血管内凝血等。

三、辅助检查

1. 血象　白细胞计数增高，中性粒细胞明显增高、核左移。

2. 血淀粉酶测定　急性胰腺炎时，血清和尿淀粉酶常明显升高，**血清(胰)淀粉酶**起病后2～12小时开始升高(*)，48小时下降，持续3～5天，血清(胰)淀粉酶超过正常值3倍可确诊为本病(亲：血清淀粉酶测定是急性胰腺炎最有意义的检查项目哦)。尿淀粉酶升高较晚，在发病后12～14小时开始升高，下降缓慢，但病情的严重性与淀粉酶升高的程度并不一致，出血坏死性胰腺炎淀粉酶值可正常或低于正常。

3. 生化检查　出血坏死型者可出现低钙血症及血糖升高。急性胰腺炎时可出现高甘油三酯血症。

4. C反应蛋白在胰腺坏死时明显升高。

5. 其他检查　腹部平片可提示肠麻痹；B型超声及CT检查可了解胰腺大小，有无胆道疾病等。

四、治疗原则

1. 抑制或减少胰液分泌

(1) **禁食**：多数病人需要禁食1～3天，减少胃酸与食物刺激胰液分泌。

(2) **胃肠减压**：明显腹胀的病人应进行胃肠减压，减轻呕吐与腹胀。

(3) 药物治疗

1) 为**减少胃酸分泌**，从而减少对胰腺分泌的刺激。可用**H_2受体拮抗剂**，如西咪替丁、雷尼替丁等。

2) 为**抑制胃肠分泌**，从而减少胃酸分泌，可用**抗胆碱能药**如阿托品或盐酸消旋山莨菪碱注射液肌注。但注意有肠麻痹、严重腹胀病人不宜使用抗胆碱能药。

3) **生长抑素类药物**：如施他宁等，具有**抑制胰液和胰酶分泌**，抑制胰酶合成的作用。常用于重症胰腺炎。

2. 解痉镇痛　可用阿托品或盐酸消旋山莨菪碱注射液肌注，每天2～3次。**疼痛剧烈病人可用哌替啶50～100mg肌内注射**。但**因吗啡可引起Oddi括约肌痉挛**，加重疼痛，因此**禁用吗啡**。

3. 应用抗生素　酌情使用抗生素，以防感染。

4. 补充血容量、抗休克治疗　输全血、血浆、白蛋白或血浆代用品。

5. 积极预防和纠正水电解质平衡失调　由于禁食、呕吐、胃肠减压等易造成水、电解质平衡失调，应积极补充液体及电解质。

6. 抑制胰酶活性　多在出血坏死型胰腺炎早期，可用抑肽酶静脉滴注，利用其具有抗胰血管舒缓素，抑制缓激肽生成，抑制蛋白酶、糜蛋白酶等作用。

五、护理问题

1. 疼痛　与急性胰腺炎所致的胰腺组织水肿有关。
2. 体温过高　与胰腺的炎症过程有关。
3. 有体液不足的危险　与禁食、呕吐、胰腺的急性出血有关。
4. 恐惧　与剧烈腹痛有关。
5. 特定知识缺乏：缺乏预防疾病再复发的知识。
6. 潜在并发症：休克、急性腹膜炎、急性肾衰竭、急性呼吸窘迫综合征。

六、护理措施

1. 监护密切　监测病人生命体征和血氧，准确记录出入量，观察尿量变化，注意观察腹部情况，以及早发现并发症。对于重症胰腺炎病人如有条件应转入重症监护病房监护。

2. 休息　给病人提供安静的休养环境，协助病人采取舒适卧位，以减轻疼痛，如**屈膝侧卧位**。对于疼痛剧烈在床上辗转不安的病人，应注意防止坠床。保证睡眠充分休息，有利减轻胰腺负担和增加脏器血流量，增进组织修复和体力恢复，以改善病情。

3. 饮食护理　**禁食并给予胃肠减压**，是为防止食物及胃液进入十二指肠，刺激胰腺分泌消化酶。轻型急性胰腺炎经过3~5天禁食和胃肠减压，当疼痛减轻、发热消退、白细胞计数和血尿淀粉酶降至正常后，即可先给予少量无脂饮食，**而后逐步恢复饮食，但仍忌油脂食品，以便使胰腺分泌减少**。可选用少量优质蛋白质，每日供25g左右，以利于胰腺的恢复。

4. 口腔护理　禁食期间应每天做口腔护理，以保证病人口腔清洁、舒适。病人如口渴可含漱或用水湿润口唇，以减轻不适及口腔干燥。

5. 疼痛护理　注意观察疼痛的性质和特点，有无伴随症状。指导和协助病人采用非药物止痛法，如松弛疗法、皮肤刺激疗法。**疼痛较重时遵医嘱给予止痛药，如阿托品、盐酸消旋山莨菪碱注射液或哌替啶**。注意用药后疼痛有无减轻和药物不良反应的发生。

七、健康教育

1. 应向病人及家属讲解本病主要的发病原因、诱发因素及疾病过程。
2. 宣传急性胰腺炎的预防方法，帮助病人养成良好的生活方式，**强调饮食卫生，有规律进食，避免暴饮暴食，多食低脂、无刺激的食物和戒烟酒**等，以防本病复发。
3. **教育病人积极治疗与急性胰腺炎发生有关的疾病，如胆道疾病**、十二指肠疾病等，避免此病的发生。
4. 指导病人按医嘱坚持用药，并定期门诊复查。

考点练习

考点：急性胰腺炎病人的病因、临床表现和辅助检查

（A1、A2型题）

1. 病人，男性，38岁。与朋友聚餐大量饮酒、吃肉后出现上腹持续性刀割样疼痛，阵发性加剧，伴恶心、呕吐、发热，体温38.5℃。急查血清淀粉酶超过正常值4倍，诊断为急性胰腺炎。急诊收入院后，护士收集的病人资料中与急性胰腺炎发病有关的是
   A. 睡眠欠佳
   B. 有胆绞痛史
   C. 青霉素过敏史
   D. 20岁时曾患甲型肝炎
   E. 父母双方均有高血压病史
2. 病人，男性，36岁。因急性胰腺炎入院。上述疾病的主要临床表现为
   A. 中上腹疼痛，并向腰背部呈带状放射
   B. 上腹胀痛伴恶心、呕吐
   C. 右上腹疼痛，并向左肩放射
   D. 麻痹性肠梗阻
   E. 上腹胀痛伴反酸、嗳气
3. 急性胰腺炎病人腹痛的特点不包括
   A. 腹痛剧烈而持久
   B. 常位于中上腹，并向腰背部呈带状放射
   C. 进食后疼痛加重
   D. 易被解痉剂缓解
   E. 可阵发性加剧
4. 急性胰腺炎的最典型临床表现是

A. 上腹部疼痛
B. 消化不良
C. 恶心、呕吐
D. 肠鸣音减弱
E. 腹膜炎体征

5. 出血坏死型胰腺炎发生休克的主要机制是
A. 过敏性休克
B. 心源性休克
C. 疼痛引起神经性休克
D. 低血容量性休克
E. 失血性休克

6. 病人，男性，38岁。因进食大量油腻食物后出现上腹剧烈疼痛入院，诊断为“急性胰腺炎”，体查发现脐周皮肤如图所示(附文末彩图16)，该体征为

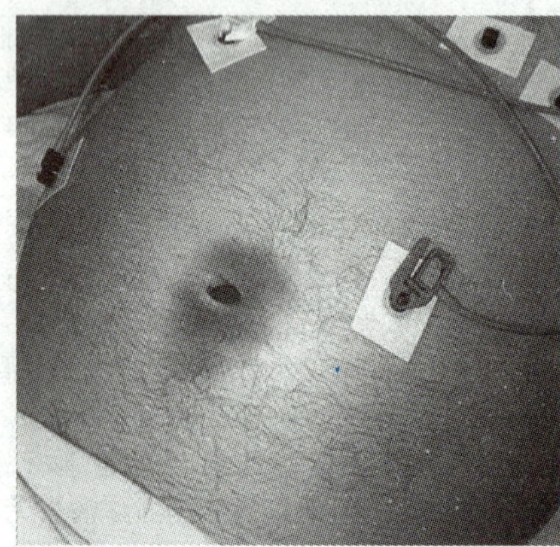

A. Crey-Turner 征
B. Hoffmann 征
C. Murphy 征
D. Bavinski 征
E. Cullen 征

7. 提示急性胰腺炎病人重症与预后不良的表现为
A. 低钾血症
B. 低镁血症
C. 高血糖
D. 代谢性碱中毒
E. 低钙血症

8. 护士查房时观察到某急性胰腺炎病人偶有阵发性的肌肉抽搐。最可能的原因是
A. 低钙反应
B. 疼痛反应
C. 营养失调导致
D. 精神高度紧张导致
E. 使用哌替啶后的正常反应

9. 病人，男性，50岁。平常嗜烟酒，有胆道结石病史。昨晚饮酒后和暴食后出现左上腹疼痛。最可能的疾病是
A. 胆囊穿孔
B. 胆道阻塞
C. 肝硬化
D. 急性胰腺炎
E. 原发性肝癌

10. 病人，男性，28岁。3小时前因暴饮暴食后出现上腹部绞痛，向肩背部放射，送到医院急诊，怀疑为急性胰腺炎。此时最具诊断意义的实验室检查是
A. 血清淀粉酶测定
B. 尿淀粉酶测定
C. 血钙测定
D. 血清脂肪酶测定
E. 血糖测定

11. 病人，女性，45岁。因餐后腹痛住院，拟诊断为急性水肿性胰腺炎行保守治疗。护士告知病人行胃肠减压的主要目的是
A. 减轻腹胀
B. 防止恶心、呕吐
C. 减少胰液分泌
D. 预防感染
E. 防止胰液逆流

考点：急性胰腺炎病人的治疗要点、护理问题、护理措施和健康教育(A1、A2、A3/A4型题)

12. 病人，男性，42岁。既往有胆结石病史，2小时前饮酒后突然出现中上腹痛，阵发性加剧，频繁呕吐，呕吐物含胆汁，呕吐后腹痛未减轻。入院后诊断为急性胰腺炎。应首先采取的治疗原则是
A. 解除疼痛
B. 抗菌治疗
C. 手术治疗
D. 抑制胰液分泌
E. 大量输液

(13～18题共用题干)

病人，男性，46岁。晚餐进食后突然出现上腹中部剧烈刀割样疼痛，向腰背部呈带状放射。继而呕出胆汁。体检：急性痛苦面容，全腹疼痛，腹肌紧张，体温38.5℃。

13. 应初步考虑该病人为
A. 胃溃疡穿孔
B. 上消化道出血
C. 急性胆囊炎
D. 急性胰腺炎
E. 急性阑尾炎

14. 为明确诊断，首选的检查是
A. 胃镜
B. B超检查
C. 血淀粉酶测定
D. CT检查
E. X线腹部平片

15. 紧急处理措施中最重要的是
A. 应用抗生素
B. 解痉镇痛
C. 胃肠减压
D. 降温

E. 观察病情

16. 该病人禁忌使用的药物是
   A. 654-2
   B. 阿托品
   C. 哌替啶
   D. 吗啡
   E. 施他宁

17. 为减轻腹痛，可协助病人取
   A. 仰卧位
   B. 半卧位
   C. 屈膝侧卧位
   D. 俯卧位
   E. 坐位

18. 该病人目前最主要的护理问题是
   A. 体温过高
   B. 体液不足
   C. 疼痛
   D. 知识缺乏
   E. 焦虑、恐惧

19. 病人，女性，42 岁。诊断为急性胰腺炎，经治疗后腹痛、呕吐基本消失。开始进食时应给予
   A. 普食
   B. 低脂低蛋白流质饮食
   C. 高脂高蛋白流质饮食
   D. 高脂低蛋白流质饮食
   E. 低脂高蛋白饮食

20. 轻型急性胰腺炎病人开始进食无脂低蛋白饮食的时间为病人病后
   A. 3～5 天
   B. 不超过 12 小时
   C. 5～7 天
   D. 7 天以上
   E. 1～3 天

21. 某病人因急性胰腺炎拟行急诊手术，下列护理措施不妥的是
   A. 将备用床改为麻醉床
   B. 测量生命体征
   C. 通知医生协助体检
   D. 口渴时少量饮水
   E. 评估病人收集资料

22. 病人，男性，40 岁。既往有胆囊结石病史。2 小时因酗酒后出现腹部绞痛入院。入院后诊断为急性胰腺炎入院。出院前护士对其进行健康指导，病人的复述，不妥的是
   A. "少吃油腻食物。"
   B. "规律进食，避免饱一餐饿一顿。"
   C. "积极治疗胆囊结石。"
   D. "每天一杯红酒有助于我健康。"
   E. "检查用药，定期到门诊复查。"

23. 某病人因"腹痛 6 小时"被家属送来急诊。病人意识模糊、面色苍白、脉搏细弱，诊断为急性胰腺炎伴休克入重症监护室。家属急切地向重症监护室护士询问"他怎么样了？""能活过来吗？"护士最恰当的回答是
   A. "我们现在正忙着抢救别的病人，完事以后医生会跟您交代情况。"
   B. "您必须签知情同意书，办完入院手续我们才能开始治疗。"
   C. "医生正在积极治疗您的家人，请配合我们，谢谢。"
   D. "我们处理过很多这样的病人，病情不算重，放心。"
   E. "你们家属送来这么晚，我们没法保证结果。"

24. 病人，女性，40 岁。急性胰腺炎住院，经保守治疗后好转。出院时护士饮食建议，不妥的是
   A. 避免暴饮暴食
   B. 热量充足、禁酒类饮料
   C. 清淡饮食
   D. 清淡饮食、允许少量饮酒
   E. 适量蛋白，禁酒类饮料

25. 病人，女性，68 岁。3 天前餐后出现上腹部剧烈疼痛，入院查尿淀粉酶升高。B 超提示胰腺炎、胆囊泥沙样结石。经用药治疗后病情好转，即将出院。护士给病人做出院指导时，预防该病复发最有效的措施是
   A. 高蛋白饮食，促进恢复
   B. 戒酒
   C. 低盐饮食
   D. 与家人分餐
   E. 积极治疗胆囊结石

26. 病人，女性，53 岁。胆囊结石病史 10 余年。今日进食肥肉后出现上腹部疼痛，入院后给予禁食、胃肠减压等对症处理。病人出现以下哪项表现，提示病情恶化
   A. 肠鸣音减弱
   B. 腹部两侧出现灰紫色瘀斑(Grey-Turner 征)，脐周出现皮肤青紫(Gullen 征)
   C. 恶心、呕吐、呕吐物含胆汁
   D. 上腹部疼痛伴腰背部放射痛
   E. 血清淀粉酶超过正常值 3 倍

参考答案

序号	1	2	3	4	5	6	7	8	9	10	11	12	13	14	15	16
答案	B	A	D	A	D	E	E	A	D	A	C	D	D	C	C	D
序号	17	18	19	20	21	22	23	24	25	26						
答案	C	C	B	A	D	D	C	D	E	B						

第二十节　上消化道大量出血病人的护理

考情分析

年份	主要考点
2019	预防再出血的错误指导(限制糖的摄入)；上消化道大出血出现氮质血症的原因(血容量不足)；食管胃底静脉破裂出血病人注射硬化剂前非常担心手术效果时的处理措施；上消化道大出血病人出血量的评估
2020	上消化道出血病人出现休克时出血量的判断；上消化道出血出现休克时首要的处理措施；肝硬化突发上消化道大出血病人出现恐惧时的错误护理(与病人讨论大出血的原因)
2021	上消化道出血患者出现呕血时估计其出血量为(250～300ml)
2022	肝硬化病人出现呕血、排柏油样便，应选择的检查(胃镜)；肝硬化病人出现上消化道出血首选的止血措施(三腔二囊管止血)；消化道出血达50ml时粪便的颜色；三腔二囊管的正确护理(图片题)
2023	急性上消化道大出血的定义(出血量达1 000ml)；上消化道出血病人做胃镜检查的时间

考点导航

上消化道出血是指屈氏韧带以上的消化道，包括食管、胃、十二指肠、胰腺、胆道病变引起的出血，以及胃空肠吻合术后的空肠等病变引起的出血。上消化道**大出血是指在数小时内失血量超过1 000ml或占循环血容量20%**，主要表现为**呕血和/或黑便**。常伴有急性周围循环衰竭。

一、病　　因

1. 上消化道疾病

(1) 胃十二指肠疾病：**临床最常见的病因是消化性溃疡**，急性糜烂出血性胃炎、促胃液素瘤，其次胃癌、慢性胃炎、胃黏膜脱垂、十二指肠炎等。

(2) 食管、空肠疾病：可见食管炎、食管癌、食管损伤等。

2. 各种原因导致的**门静脉高压引起食管-胃底静脉曲张破裂**。

> **温馨提示**
>
> 如题干提示病人有肝硬化病史，现出现消化道大出血，其出血的原因应为食管-胃底静脉曲张破裂出血。

3. 其他　包括上消化道邻近器官或组织的疾病以及全身性疾病。

二、临床表现

1. **呕血与黑便　为上消化道出血特征性表现**。出血部位在幽门以下病人多数只表现为黑便，在幽门以上病人呕血、黑便的症状常兼有，但是在出血量小、出血速度慢病人也常仅见黑便。而幽门以下病变出血量大且速度快，血液可反流入胃也可有呕血。呕血多呈咖啡色，黑便呈柏油样，黏稠而发亮。若出血量大，血液在肠内推进较快，粪便可呈暗红或鲜红色，呕吐的则可为鲜红或有血块，是由于血液未经与胃酸充分混合而呕出。

> **温馨提示**
>
> 考生应理解为什么上消化道出血的病人会出现黑便。上消化道出血时，当血中的红细胞在肠道内分解时，血红蛋白铁在胃酸和肠道大肠埃希菌等细菌的作用下，与粪便中的硫化物结合成为黑色的硫化铁，使粪便变黑。

2. 失血性周围循环衰竭　急性大量出血，循环血容量可迅速减少，致使周围循环衰竭，心排出量降低，可出现一系列表现，如头晕、乏力、突然起立发生晕厥、心率加快、出汗、脉细数、血压下降，皮肤湿冷，精神烦躁不安或意识不清等周围循环衰竭表现，也可有少尿或无尿，如有发生应警惕并发急性肾衰竭。

3. 氮质血症　血尿素氮常增高，称其为肠源性氮质血症，一般在大出血后数小时血尿素氮开始上升，**24～48小时可**

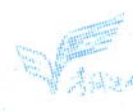

达高峰,一般不超过 14.3mmol/L(40mg/dl),3~4 天后降至正常。其原因主要是上消化道大量出血后,大量血液进入肠道,血液中蛋白质的消化产物在肠道被吸收引起。**如无活动性出血的证据,且血容量已基本补足而尿量仍少,血尿素氮不能降至正常,则考虑为急性肾损伤(肾小管坏死)**。

4. 发热 在上消化道大量出血后,多数病人在 24 小时内出现低热,**一般不超过 38.5℃**,可持续 3~5 天。

5. 血象变化 一般出血 3~4 小时后可有贫血。出血 24 小时内网织红细胞可增高,随着出血停止,网织红细胞逐渐降至正常。白细胞计数也可暂时增高,血止后 2~3 天即恢复正常。但肝硬化出血病人如伴脾功能亢进,白细胞计数可不增高。

三、辅助检查

1. 实验室检查 测血红蛋白、白细胞及血小板计数、网织红细胞、肝功能、肾功能、血尿素氮、大便潜血试验等。

2. **内镜检查 是上消化道出血病因诊断的首选检查措施**。一般**在上消化道出血后 24~48 小时内进行**急诊内镜检查,不但可以明确病因,还可作紧急止血治疗。

3. X 线钡餐造影检查 一般用于有胃镜检查禁忌证或不愿进行胃镜检查者,目前主张 X 线钡餐检查应在出血已经停止及病情基本稳定数天后进行。此检查对经胃镜检查出血原因不明或疑病变在十二指肠降段以下小肠段,有特殊的诊断价值。

4. 选择性动脉造影 适用于内镜检查无阳性发现或不适宜作内镜检查者。

5. 吞线试验 适用不能耐受 X 线、内镜、动脉造影检查的病人。

四、治疗原则

1. 一般抢救措施 应卧床休息,保持呼吸道通畅,避免呕血时误吸引起窒息。**出血期间应禁食**。

2. 积极补充血容量 上消化道出血伴休克时,**首要的治疗措施是立即建立有效静脉通道**、立即配血、迅速补充血容量,必要时及早输入全血,以恢复有效血容量,**保持血红蛋白在 90~100g/L 为佳**。**肝硬化病人需输新鲜血**,因库存血含氨多易诱发肝性脑病。输液速度既要及时补充有效血容量,又要注意防止肺水肿的发生,必要时可根据中心静脉压调节输液量。

3. 止血措施

(1) 药物治疗:对于**胃、十二指肠出血**,可遵医嘱应用**去甲肾上腺素**胃内灌注治疗。对于**食管静脉曲张破裂出血,对消化性溃疡,急性胃黏膜损害出血**,可应用**垂体后叶素止血治疗**。但有冠状动脉粥样硬化性心脏病、高血压、孕妇者禁用。对于急性胃黏膜损害及消化性溃疡引起的出血,可应用 H_2 受体拮抗剂如西咪替丁、雷尼替丁、法莫替丁。还可用质子泵抑制剂减少胃酸分泌,如奥美拉唑。

生长抑素对上消化道出血止血效果较好,可减少内脏血流量 30%~40%,临床上**多用于食管胃底静脉曲张出血**。

(2) 气囊管压迫止血:**适用于食管胃底静脉曲张破裂出血**。经鼻腔插入三腔二囊管,进入胃内后抽出胃内积血,然后注气,使胃气囊充气,然后向外牵拉,以达到压迫胃底曲张静脉。此时再充气位于食管下段气囊,以压迫食管曲张静脉,一般都能获得较好的止血效果。**持续压迫时间最长不超过 24 小时**,必要时可间断重复充盈气囊,恢复牵引。本治疗方法,虽止血效果肯定,但病人痛苦大、并发症多、早期再出血率高(图 3-20-1)。

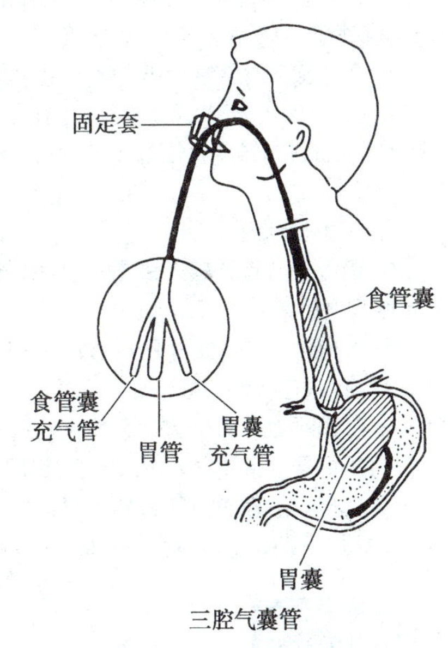

图 3-20-1 三腔二囊管止血

(3) 内镜直视下止血:内镜过程如见有活动性出血或暴露血管的溃疡应进行内镜直视下止血。

(4) 手术治疗:内科治疗不能止血者,适用于手术治疗。

(5) 介入治疗:对于无法进行内镜治疗,又不能耐受手术的严重消化道大出血的病人,可考虑介入治疗。

五、护理问题

1. **体液不足 与上消化道出血有关**。
2. 活动无耐力 与上消化道出血有关。
3. 恐惧 与消化道出血对生命威胁有关。
4. 潜在并发症:休克。
5. 有窒息的危险 与呕出血液反流入气管有关。

六、护理措施

1. 休息与体位　大量出血病人应绝对卧床休息，采取舒适体位或平卧位，可将下肢略抬高，以保证脑部供血。**呕血时头偏向一侧，避免误吸，保持呼吸道通畅**。

2. 治疗护理　**迅速建立有效静脉通道**，及时、准确地补充血容量、给予止血类药物，输液开始时宜快，必要时测定中心静脉压来调整输液量和速度，避免引起急性肺水肿。

3. 严密观察病情变化　密切观察生命体征的变化，并注意观察皮肤颜色及肢端温度变化。观察呕血与黑便的次数、性状及量。注意观察尿量，准确记录出入量。鼓励病人坚持服药治疗溃疡病或肝病，尽量避免服用对胃黏膜有刺激的药物：如阿司匹林、吲哚美辛、激素类药物等。

4. 心理护理　对于大量出血的病人应注意陪同和照顾，及时处理不适症状，使其有安全感。及时消除血迹，向病人及其家属解释各项检查、治疗的目的，以减轻恐惧心理。

5. 三(四)腔管的护理　对肝硬化引起食管、胃底静脉曲张破裂出血者，可应用气囊压迫止血。

(1) 插管前向病人解释操作的全过程、目的、配合方法等，以减轻病人的恐惧心理。

(2) 仔细检查三(四)腔管，确保管腔通畅，气囊无漏气，然后抽尽囊内气体，备用。

(3) 协助医师进行插管，尽量减少病人的不适感。

(4) 留置三(四)腔管期间，应定时测气囊内压力，以防压力不足达不到止血目的，或压力过高压迫组织引起坏死。当胃囊充气不足或破裂时，食管囊可向上移动，阻塞于喉部而引起窒息，观察有无突然发生的呼吸困难或窒息表现。

(5) 定时抽吸食管引流管、胃管，观察出血是否停止，并记录引流液的性状、颜色及量。

(6) **放置三(四)腔管24小时后应放气数分钟再注气加压**，以免食管胃底黏膜受压过久而致黏膜糜烂、缺血性坏死。**间断应用气囊压迫一般以3～4天为限**，继续出血者可适当延长。

(7) 保持插管侧鼻腔的清洁湿润，每日向鼻腔内涂抹液状石蜡，以保护鼻黏膜。

(8) 出血停止后，放出囊内气体，**继续观察24小时，未再出血可考虑拔管**。拔管前口服液状石蜡20～30ml，润滑黏膜和管、囊外壁，抽尽囊内气体，以缓慢、轻巧的动作拔管。

6. 饮食护理　**对急性大出血病人应禁食**。**对少量出血，无呕吐、无明显活动出血病人，可选用温凉、清淡无刺激性流食**。止血后应给予病人营养丰富、易消化的半流食、软食，开始少量多餐，以后改为正常饮食。同时应嘱咐病人定时进餐，避免过饥、过饱，避免食用过冷、过热、过硬食物，避免粗糙、刺激性食物。劝病人戒烟、酒。

七、健康教育

1. 心理指导　指导病人保持安静，配合治疗，有利于止血，紧张、恐惧的心理能使肾上腺素分泌增加，血压增高，可诱发和加重出血。

2. 饮食指导　合理饮食是避免上消化道出血诱因的重要环节。

3. 活动、休息指导　指导病人注意生活起居要有规律，劳逸结合，保持乐观情绪，保证身心休息。应戒烟、戒酒，并在医生指导下用药，勿自开处方。避免长期精神紧张和过度劳累。

4. 用药指导　指导病人用药方法，讲解药物作用；向病人讲解药物的不良反应。

5. 提高自我护理能力的指导　帮助病人和家属掌握有关疾病的病因、预防、治疗知识，以减少再度出血的危险，教会病人及家属早期识别出血征象及应急措施。

考点练习

考点：上消化道大出血病人的病因、临床表现(A1、A2型题)

1. 上消化道出血最常见的原因是
   A. 慢性胃炎
   B. 胃癌
   C. 食管胃底静脉曲张
   D. 消化性溃疡
   E. 脾功能亢进

2. 门静脉高压发生消化道出血的主要原因是
   A. 慢性胃炎
   B. 胃癌
   C. 食管胃底静脉曲张
   D. 消化性溃疡
   E. 脾功能亢进

3. 上消化道出血的特征性表现是
   A. 发热
   B. 氮质血症
   C. 贫血
   D. 周围循环衰竭
   E. 呕血与黑便

4. 病人，男性，52岁。因肝硬化合并上消化道出血入院，经治疗后出血控制，但尿量逐渐减少，每日少于500ml，尿常规有少许蛋白，血钾5.0mmol/L，血钠129mmol/L，血氨90mmol/L，尿素氮24.1mmol/L。病人最可能出

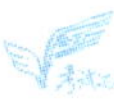

现了
A. 血容量不足
B. 酸中毒
C. 急性肾小管坏死
D. 肝肾综合征
E. 急性肾炎

考点：上消化道大出血病人的辅助检查和治疗要点（A1型题）

5. 上消化道出血病因诊断的首选检查措施是
A. 内镜检查
B. X线钡餐造影检查
C. 粪便隐血试验
D. 吞线试验
E. 选择性动脉造影

6. 食管胃底静脉曲张破裂出血应选择下列哪种止血措施
A. 去甲肾上腺素胃内灌注止血
B. 气囊管压迫止血
C. 内镜下直视止血
D. 应用 H_2 受体拮抗剂
E. 介入治疗

7. 内镜检查一般在上消化道出血后多长时间内进行
A. 6～12小时
B. 12～24小时
C. 24～48小时
D. 36～72小时
E. 48～72小时

考点：上消化道大量出血病人的护理问题、护理措施和健康教育（A1、A2、A3/A4型题）

8. 对上消化道少量出血、无呕吐的病人采取的护理措施是
A. 冰水洗胃
B. 进食
C. 少量温凉、清淡无刺激性饮食
D. 静滴垂体后叶素
E. 普通饮食

（9～11题共用题干）

病人，男性，45岁，患肝硬化5年。近6小时呕血2次，每次量约300ml。入院查体：BP 80/50mmHg，心率150次/min，巩膜黄染，腹部移动性浊音（+）

9. 考虑该病人为
A. 胃溃疡
B. 十二指肠溃疡
C. 胃癌
D. 食管胃底静脉曲张破裂出血
E. 急性腐蚀性胃炎

10. 该病人首要的护理问题是
A. 活动无耐力
B. 体液不足
C. 恐惧
D. 知识缺乏
E. 有窒息的危险

11. 针对上述病人，应采取的最重要措施是
A. 严密观察病情变化
B. 补充血容量
C. 心理护理
D. 清除胃内积血
E. 气囊管压迫止血

12. 病人，男性，50岁。既往有胃溃疡病史10余年，现出现上消化道少量出血、无呕吐。在饮食护理方面，护士应指导病人选择
A. 禁食
B. 正常饮食
C. 低蛋白饮食
D. 细软不烫食物
E. 营养丰富的流质饮食

13. 病人，男性，48岁。因肝硬化致食管胃底静脉破裂出血。征得病人同意后，欲行食管胃底静脉曲张硬化剂注射，但病人非常担心手术效果，反复询问。此时护士首先应采取的措施是
A. 准备三腔二囊管
B. 注射镇静药物
C. 严密观察病情变化
D. 采血，进行交叉配血
E. 讲解注射硬化剂的意义

14. 病人，女性，45岁。入院诊断为肝硬化并发门静脉高压症。下列关于该病人护理评估的叙述，<u>错误</u>的是
A. 有黑便提示出血量在50～70ml以上
B. 评估病人有无大量饮酒，服用水杨酸类药物史，以评估诱发因素
C. 呕血提示胃内积血达150～200ml
D. 病人出现紧张、恐惧，属于压力与压力应对形态的改变
E. 体位改变时出现头晕、心悸、冷汗等表现，提示血容量不足

15. 病人，男性，49岁。肝硬化，因上消化道出血入院，经治疗出血停止，病情稳定，准备出院。责任护士指导病人掌握预防再出血的有关知识，<u>错误</u>的是
A. 避免便秘
B. 少量多餐
C. 限制糖的摄入
D. 避免过度活动
E. 避免刺激性食物

参考答案

序号	1	2	3	4	5	6	7	8	9	10	11	12	13	14	15
答案	D	C	E	C	A	B	C	C	D	B	E	D	E	C	C

第二十一节 慢性便秘病人的护理

考情分析

年份	主要考点
2019	慢性便秘病人的粪便特点不包括(粪便稀薄、不成形)；乳果糖治疗便秘的机制(提高肠腔内渗透压，使肠腔内保留足够水分，软化粪便并刺激直肠产生便意)；71岁老年人3天未解大便首选的处理措施

考点导航

便秘是指便次太少或排便困难、不畅、粪便干结、太硬、量少，是一种常见的症状，严重时影响生活质量。正常时，每日便次为1～2次或2～3次，平均每日粪便重量为22～35g。但粪便的重量和便次常受食物种类以及环境的影响。

一、病 因

引起便秘的病因有肠道病变、全身性疾病和神经系统病变，其中**肠易激综合征，为常见的便秘原因**。经常服用某些药物，容易引起便秘，例如止痛剂、麻醉剂、肌肉松弛剂、抗惊厥剂、抗抑郁剂等。

二、临床表现

有的病人**排便次数<3次/周**，严重者长达2～4周才排便一次。有的病人可表现为**排便困难**，排便时间可长达30分钟以上，而每日排便多次，但排出困难，粪便硬结如羊粪状，且数量很少。

三、治疗原则

1. 食疗 对于膳食纤维摄取少的便秘病人，食用膳食纤维能改变粪便性质和排便习性。纤维本身不被吸收，能使粪便膨胀，刺激结肠动力，改善症状。含膳食纤维最多的食物是**麦麸，还有水果、蔬菜、燕麦、胶质、玉米、纤维质、大豆、果胶等**。

对以便秘为主的肠易激综合征病人，应注意逐渐增加膳食纤维的含量，以免加重腹痛、腹胀。

如有肠梗阻或巨结肠或巨直肠以及神经性便秘的病人，则不能用增加膳食纤维来达到通便的目的，应减少肠内容物，并定期排便。

2. 养成排便习惯 定时排便能防止粪便堆积，这对于有粪便嵌塞的病人，尤其重要。

3. 药物治疗

(1) 容积性泻剂：能起到膳食纤维的作用，使液体摄取增加。

(2) 润滑性泻剂：**液体石蜡能软化粪便**，可口服或灌肠，但要注意吸入肺内可引起脂性肺炎，故**不宜临睡时服用**。由于影响脂溶性维生素吸收，故以**餐间服用较合适**。

(3) 高渗性泻剂：乳果糖和山梨醇经结肠细菌降解成低分子酸类，增加粪便的渗透性和酸度，为了减少对直肠激惹及引起腹泻的不良反应，要适当地调整剂量，使其仅达到通便的目的。

(4) 盐类泻剂：含有不被吸收的阳离子和阴离子，由于渗透压的作用，使腔内保留足够的水分，促进肠蠕动。

(5) 刺激性泻剂：如蓖麻油、蒽醌类药物、酚酞及双醋苯啶等。蓖麻油在肠道被脂酶水解成蓖麻油酸后者刺激肠道蠕动，减少吸收，促进肠动力，这些药物均在肝内代谢(二羟蒽醌例外)。

4. 手术治疗 对先天性巨结肠病，手术治疗可取得满意的疗效。

四、护理问题

1. 便秘 与肠蠕动减慢或药物不良反应引起排便不畅有关。
2. 焦虑 与便秘治疗效果不佳有关。

五、护理措施

1. 鼓励病人多饮开水，每天清晨可饮一杯温开水或盐水。**多食含粗纤维丰富的食物，如芹菜、豆角、白菜等**。另外水果或其他多渣食物如笋类、面粉、麦片、麸皮等也利于通便。

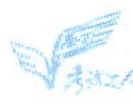

2. 培养病人**养成定时排便的习惯**，即使病人无便意，也应坚持定时去蹲坐10～20分钟。

3. 全身状况欠佳或腹肌衰弱的病人，**应加强活动和体育锻炼**。也可用排便动作，即正常排便时的一收一放的动作，以锻炼肛提肌的收缩。

4. 提供隐蔽环境。

5. 协助病人采取最佳的排便姿势，以合理地利用重力和腹内压。

6. 进行适当的腹部按摩，**顺结肠走行方向作环行按摩**，刺激肠蠕动，帮助排便。

7. 指导或协助病人正确使用简易通便法，如使用开塞露、甘油栓等。

8. **指导病人正确使用缓泻剂**，但应告知病人**长期使用缓泻剂会使肠道失去自行排便的功能**。

9. 必要时予以灌肠。

六、健康教育

1. 养成良好的饮食习惯，选用有助润肠通便的食物，多吃含有纤维素的食物，晨起可服一杯淡盐水，上午和傍晚各饮一杯温热的蜂蜜水，以增加肠道的水分，以助通便。少饮浓茶或含有咖啡因的饮料，如可乐等。

2. 养成良好的排便习惯，不管是否有便意，每天早上起床后或早餐后坚持准时如厕。

3. 腹部按摩，加强腹部肌肉的锻炼，可每日**顺时针方向按摩腹部数次**，增加蠕动，促进排便。

4. 适当运动，尤其是到户外活动有利于增加胃肠蠕动，增进食欲，预防便秘，促使老年人保持最佳的生理功能和心理状态。

5. 心理指导，保持乐观的精神状态，消除紧张因素，克服焦虑。

6. 预防意外，**有高血压、心脑血管疾患的老年人要避免用力排便**，以防发生意外。

考点练习

1. 慢性便秘病人最主要的临床表现是
   A. 缺乏便意、排便艰难
   B. 腹痛
   C. 里急后重感
   D. 恶心、呕吐
   E. 腹部下坠感

2. 慢性便秘病人的排便特点、粪便特点**不包括**
   A. 排便次数<3次/周
   B. 粪便不成形、稀薄
   C. 排便困难、不畅
   D. 缺乏便意
   E. 粪便量少、硬结

3. 便秘病人应用液体石蜡导泻的原理是
   A. 刺激肠蠕动
   B. 润滑肠壁，软化粪便
   C. 阻止肠道吸收水分
   D. 使肠内容物形成高渗透压
   E. 解除肠痉挛

4. 治疗慢性便秘病人时，以下哪种药物是通过提高肠腔内的渗透压，使肠腔内保留足够的水分，软化粪便并刺激直肠产生便意，从而利于排便
   A. 乳果糖
   B. 蓖麻油
   C. 液体石蜡
   D. 番泻叶
   E. 大黄

5. 某68岁社区居民主诉经常发生便秘。社区护士对其进行的健康指导中，**不恰当**的是
   A. “您应该给自己定一个有规律的活动计划，增加活动量。”
   B. “每天应当多吃一点粗纤维食物，像麦片、芹菜等。”
   C. “每天排便要有规律，在一段固定时间内排便。”
   D. “经常做腹部环形按摩，促进肠蠕动。”
   E. “您应当常备开塞露，排便不畅时随时使用。”

6. 67岁慢性便秘病人来院咨询，护士提出下列为改善便秘的处理措施，其中**错误**的是
   A. 腹部环形按摩
   B. 坚持长期服用缓泻剂
   C. 增加饮水量
   D. 提供隐蔽的排便环境
   E. 高纤维饮食

参考答案

序号	1	2	3	4	5	6
答案	A	B	B	A	E	B

第二十二节 急腹症病人的护理

考情分析

年份	主要考点
2019	外科急腹症的特点；急腹症术前评估内容不包括(腹痛家族史)；急腹症病人术后第1天的活动指导；急腹症未明确诊断前的错误处理(灌肠)
2020	原发性腹膜炎常见的致病菌；溃疡穿孔禁忌热敷的原因
2021	提示腹膜炎病人病情危重的情况是(多器官功能衰竭)
2022	急腹症未明确诊断前禁止(热敷)；急腹症病人做腹部检查时的体位(屈膝仰卧位)；肠穿孔时的体征(腹膜刺激征)；急腹症应安置的卧位(高枕卧位)

考点导航

外科**急腹症是指以急性腹痛为主要表现**，需要早期诊断和紧急处理的腹部外科疾病。

一、病因及腹痛的分类

(一) 病因

1. 感染性疾病　如急性胆囊炎、胆管炎、胰腺炎、阑尾炎、急性盆腔炎、大叶性肺炎等。
2. 出血性疾病　肝脾破裂、腹腔内动脉瘤破裂、肝癌破裂、异位妊娠破裂出血。
3. 空腔脏器梗阻　如肠梗阻、肠套叠、结石或蛔虫症引起的胆道梗阻、泌尿系结石等。
4. 缺血性疾病　如肠扭转、肠系膜动脉栓塞、卵巢或卵巢囊肿扭转。

(二) 分类

1. 内脏痛　内脏性疼痛是由内脏神经感觉纤维传入引起的疼痛。其特点是：

(1) 内脏感觉纤维分布稀少，纤维较细，兴奋的刺激阈较高，传导速度慢，支配的范围又不明显。

(2) 疼痛特点：**痛觉迟钝，对刺、割、灼等刺激不敏感**，一般只对较强的张力(牵拉、膨胀、痉挛)及缺血、炎症等刺激较敏感。

(3) 疼痛过程：缓慢、持续，常伴有焦虑、不安、恐怖等情绪反应。

(4) **痛感弥散，定位不准确**。

2. 躯体性疼痛　其特点是对各种疼痛刺激表现出迅速而敏感的反应，**能准确反映病变刺激的部位**，常引起反射性腹肌紧张。

3. 牵涉性疼痛　又称放射痛，指某个内脏病变产生的痛觉信号被定位于远离该内脏的身体其他部位，如**急性胆囊炎出现右上腹或剑突下疼痛的同时常伴有右肩背部疼痛；急性胰腺炎的上腹痛同时可伴有左肩至背部疼痛**等。

温馨提示

牵涉性痛常见于下列几种疾病：右上腹或剑突下疼痛，常伴有右肩背部疼痛，提示急性胆囊炎；中上腹疼痛，伴向腰背部呈带状放射提示急性胰腺炎；肾区疼痛并向会阴部放射提示肾结石。

(三) 不同病理类型外科急腹症的特点(表3-22-1)

表3-22-1　不同病理类型外科急腹症的特点

病理类型	急腹症的特点
炎症性病变	一般起病缓慢，腹痛由轻至重，呈持续性
	体温升高，血白细胞及中性粒细胞增高
	有固定的压痛点，可伴有反跳痛和肌紧张

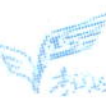

续表

病理类型	急腹症的特点
穿孔性病变	腹痛突然，呈**刀割样持续性剧痛**
	迅速出现腹膜刺激征，容易波及全腹，但病变处最为显著
	有气腹表现：如肝浊音界缩小或消失，**X线见膈下游离气体**；有移动性浊音，肠鸣音消失
出血性病变	多在外伤后迅速发生，也见于肝癌破裂出血
	以失血表现为主，常导致失血性休克，可有不同程度的腹膜刺激征
	腹腔积血在500ml以上时可叩出移动性浊音
	腹腔穿刺可抽出不凝固性血液
梗阻性病变	起病较急，以阵发性绞痛为主
	发病初期多无腹膜刺激征
绞窄性病变	病情发展迅速，常**呈持续性腹痛阵发性加重或持续性剧痛**
	容易出现腹膜刺激征或休克
	可有黏液血便或腹部局限性固定性浊音等特征性表现

二、临床表现

（一）腹痛症状

1. 外科腹痛的特点　**一般先有腹痛，后出现发热**等伴随症状。

（1）**胃十二指肠穿孔**：突发性上腹部**刀割样疼痛**且拒按，**腹部呈板状**。

（2）胆道系统结石或感染：**急性胆囊炎、胆石症病人为右上腹疼痛，呈持续性，伴右侧肩背部牵涉痛**；**胆管结石及急性胆管炎病人有典型的Charcot三联征，即腹痛、寒战高热和黄疸**；**急性梗阻性化脓性胆管炎**病人除有Charcot三联征外，还可有精神神经症状和休克，即**Reynolds五联征**。

（3）急性胰腺炎：**为上腹部持续性疼痛，伴左肩或左侧腰背部束带状疼痛**；病人在发病早期即伴恶心、呕吐和腹胀。急性出血性坏死性胰腺炎病人可伴有休克症状。

（4）肠梗阻、肠扭转和肠系膜血管栓塞：肠梗阻、肠扭转时多为中上腹部疼痛，呈阵发性绞痛，随病情进展可表现为持续性疼痛、阵发性加剧，伴呕吐、腹胀和肛门停止排便、排气；肠系膜血管栓塞或绞窄性肠梗阻时呈持续性胀痛，呕吐物、肛门排出物和腹腔穿刺液呈血性。

（5）急性阑尾炎：**转移性右下腹痛**伴呕吐和不同程度发热。

（6）**内脏破裂出血**：突发性上腹部剧痛，**腹腔穿刺液为不凝固的血液**。

（7）肾或输尿管结石：上腹部和腰部钝痛或绞痛，可**沿输尿管行经向下腹部、腹股沟区或会阴部放射**，可伴呕吐和血尿。

2. 内科腹痛的特点　**一般先发热或先呕吐，后才腹痛**，或呕吐腹痛同时发生，**腹痛多无固定部位**。

（1）急性胃肠炎：表现为上腹部或脐周隐痛、腹胀或绞痛。

（2）心肌梗死：部分心肌梗死病人表现为上腹部胀痛，伴恶心和呕吐；严重者可出现心力衰竭、心律失常和休克。

（3）腹型过敏性紫癜：除皮肤紫癜外，以腹痛为常见表现，呈脐周、下腹或全腹的阵发性绞痛。

温馨提示

内科腹痛与外科腹痛的特点在某些方面刚好相反，如内科腹痛是先有发热后有腹痛，而外科腹痛是先有腹痛后出现发热；内科腹痛部位不固定，而外科腹痛部位较固定。

口诀：内科腹痛，先发烧，后腹痛，喜按，不局限；外科腹痛，先腹痛，后发烧，拒按，局限。

3. 妇科急腹症的特点

（1）以下腹部或盆腔内痛为主。

（2）常伴有白带增多、阴道流血，或有停经史、月经不规则，或与月经周期有关。

（3）妇科检查可明确疾病诊断。

（二）伴随症状

1. 呕吐　机械性肠梗阻因肠腔积液与痉挛，呕吐可频繁而剧烈；腹膜炎致肠麻痹，其呕吐呈溢出性。幽门梗阻时呕吐物无胆汁；高位肠梗阻可吐出大量胆汁；粪臭样呕吐物提示低位肠梗阻；**血性或咖啡色呕吐物常提示发生肠绞窄**。

2. 腹胀 腹胀逐渐加重，应考虑低位肠梗阻，或腹膜炎病情恶化而发生麻痹性肠梗阻。

3. 排便改变 肛门停止排便排气，是肠梗阻典型症状之一；腹腔脏器炎症疾病伴有大便次数增多或**里急后重感，考虑盆腔脓肿形成；果酱样血便或黏液血便是肠套叠**。

4. 发热 腹痛后发热，表示有继发感染。

5. 黄疸 可能系肝胆疾病或继发肝胆病变。

6. 血尿或尿频尿急尿痛 应考虑泌尿系损伤、结石或感染等。

（三）体征

1. 观察腹部形态及腹式呼吸运动 有无肠型、肠或胃蠕动波，有无局限性隆起或腹股沟肿块等。

2. 有无腹部压痛 压痛部位常是病变器官所在处。如有腹膜刺激征，应了解其部位、范围及程度。弥漫性腹膜炎的压痛和肌紧张显著处也常为原发病灶处。

3. 腹部包块 若触及腹部包块时，应注意部位、大小、形状、质地、压痛情况、活动度等，并结合其他症状和检查，以区别炎性包块、肿瘤、肠套叠或肠扭转、尿潴留等。

4. 肝浊音界 胃肠穿孔或肠胀气时肝浊音界缩小或消失；炎性肿块、扭转的肠袢可呈局限性浊音区；腹膜炎渗液或腹腔内出血可有移动性浊音；膈下感染者在季肋区叩痛明显。

5. 肠鸣音 肠鸣音可亢进、气过水声，金属高调音是机械性肠梗阻的特征；腹膜炎发生时肠鸣音沉寂或消失。

6. 直肠指检 是判断急腹症病因及其病情变化的简易而有效的方法。如急性阑尾炎时直肠右侧触痛；有直肠膀胱陷凹（或直肠子宫陷凹）脓肿时直肠前壁饱满、触痛、有波动感；**指套染有血性黏液应考虑肠管绞窄**等。

三、辅助检查

1. 实验室检查

（1）血常规：腹腔内出血常表现为血红蛋白和血细胞比容降低；腹腔内感染病人的白细胞及中性粒细胞计数多升高，但老年及危重病人可因应激反应差而无相应变化。

（2）尿常规：泌尿系结石病人的尿液中有红细胞；梗阻性黄疸病人的尿胆红素检测为阳性。

（3）粪常规：急性胃肠炎病人的粪便镜检可见大量红、白细胞；消化道疾病者的粪便隐血试验多呈阳性表现。

（4）血、尿淀粉酶：**急性胰腺炎病人可见血、尿淀粉酶值升高**。

（5）肝功能：胆道梗阻和急性胰腺炎病人常有肝功能的损害。

2. 影像学检查 包括腹部X线、B超、CT和MRI检查。

（1）X线检查

1）X线透视和平片：**消化道穿孔可见膈下游离气体；机械性肠梗阻**时立位腹部平片可见肠管内存在多个**气液平面**，麻痹性肠梗阻时可见普遍扩张的肠管；胆结石或泌尿系结石时于腹部X线片可见阳性结石影。

2）钡剂灌肠或充气造影：肠扭转时可见典型的鸟嘴征，肠套叠时可见杯口征。

（2）B超检查：有助于了解有无腹腔内实质性脏器损伤、破裂和占位性病变。

3. 内镜检查 根据急腹症的特点，采用不同种类的内镜检查。

4. 诊断性穿刺

（1）**腹腔穿刺**：用于不易明确诊断的急腹症。**若抽出不凝固性液体，多提示腹腔内出血**；若是混浊液或脓液，多为消化道穿孔或腹腔内感染；若系胆汁性液体，常是胆囊穿孔；若穿刺液的淀粉酶测定结果阳性即为急性胰腺炎。

（2）阴道后穹隆穿刺：**异位妊娠**破裂时**经阴道后穹隆穿刺可抽得不凝血液**。

四、治疗原则

1. 对诊断尚未明确的急腹症病人，**禁用吗啡、哌替啶**等止痛剂，必要时可用阿托品解痉，因为此药不致掩盖症状。**禁忌给病人灌肠**和用热水袋热敷、**禁用腹泻药**。

温馨提示

急腹症病人应做到“五禁”，即禁食、禁用镇痛药、禁服泻药、禁止灌肠、禁用热。

2. 急腹症病人需禁食一段时间，常需要胃肠减压以减轻腹胀，并及时补液，纠正水、电解质紊乱及应用抗生素。

3. 急腹症病人的症状和体征有时虽表现在局部，但不可忽视病人的特殊情况，比如老年人，由于机体反应能力低下，患急腹症时其症状、体征较轻，体温及白细胞改变不明显，加上伴有心血管、肾、肺部慢性疾病以及糖尿病、便秘等，给病情观察带来一定困难，因此对病人要细致观察，及早发现问题，协助医生早日明确诊断。

五、护理诊断及合作性问题

1. 焦虑或恐惧 与突然的发病、剧烈疼痛、紧急手术、担忧预后等因素有关。
2. 体温过高 与腹部器官炎症或继发腹腔感染有关。
3. 体液不足 与限制摄入(禁饮食)和丢失过多有关。
4. 营养失调:低于机体需要量 与摄入不足有关。
5. 潜在的并发症:低血容量性或感染性休克 与腹腔内出血、穿孔、梗阻、感染等病变有关。
6. 潜在的并发症:腹腔脓肿形成 与机体抵抗力较低、炎症渗出等吸收不全有关。

六、护理措施

1. 严密观察病情变化 定时观察生命体征变化;注意有无脱水等体液紊乱或休克表现;定时观察腹部症状和体征的变化;动态观察实验室检查结果变化;观察有无腹腔脓肿形成。

2. 体位 **一般情况良好或病情允许时,宜取半卧位**。

3. 饮食 一般病人入院后都暂禁饮食。**对诊断不明确或病情较重者必须严格禁饮食**。

4. 胃肠减压 急性肠梗阻和胃肠道穿孔或破裂者必须做胃肠减压。

5. 输液 建立通畅的静脉输液通道,必要时输血或血浆等。

6. 抗感染 根据医嘱使用抗生素。

7. 疼痛护理 应采取适当措施,如安慰病人,给予舒适的体位,促使腹肌放松,有助于减轻对疼痛的敏感性。**一切诊断不明的急腹症病人应禁用吗啡、哌替啶,以免掩盖病情**。

8. 必要的手术前准备 **急腹症病人一般禁止灌肠,禁止服用泻药,以免造成感染扩散**或某种病情的加重。但蛔虫性肠梗阻病人口服液状石蜡或肠套叠早期灌肠复位等治疗性措施例外。

七、健康教育

1. 向病人或家属恰当介绍急腹症发生的原因、病情转归和目前的治疗与护理计划。
2. 解释有关检查的方法和意义。
3. 说明饮食管理的必要性,保持清洁和易消化的均衡饮食,形成良好的饮食和卫生习惯。
4. 说明疼痛护理的有关原则和必要性,取得病人和家属的良好配合。
5. 积极控制诱发急腹症的各类诱因,如有溃疡病者,应按医嘱定时服药;**胆道疾病和慢性胰腺炎者需适当控制油腻饮食**;反复发生粘连性肠梗阻者当避免暴饮暴食及饱食后剧烈活动;月经不正常者应及时就医。**急腹症行手术治疗者,术后应早期开始活动,以预防粘连性肠梗阻**。

考点练习

考点:急腹症的病因及分类(A1 型题)

1. 关于内脏性疼痛的描述,**错误**的是
   A. 由内脏感觉纤维传入引起
   B. 对刺、割、灼等刺激不敏感
   C. 对牵拉、缺血、炎症等敏感
   D. 疼痛过程缓慢、持续
   E. 痛感固定,定位准确
2. 急性胆囊炎出现右上腹或剑突下疼痛,常伴有右肩背部疼痛,这种疼痛属于
   A. 内脏性疼痛
   B. 躯体性疼痛
   C. 牵涉性疼痛
   D. 中枢性疼痛
   E. 神经性疼痛
3. 呕吐宿食常提示
   A. 高位肠梗阻
   B. 低位肠梗阻
   C. 幽门梗阻
   D. 肠麻痹
   E. 肠绞窄
4. 腹腔脏器炎症疾病伴有大便次数增多或里急后重感,应考虑
   A. 幽门梗阻
   B. 盆腔脓肿
   C. 低位肠梗阻
   D. 阿米巴痢疾
   E. 急性胰腺炎
5. 小儿肠套叠大便的特点是
   A. 黏液样便
   B. 果酱样便
   C. 米泔样便
   D. 陶土样便
   E. 柏油样便
6. 给急腹症病人行直肠指检,如指套染有血性黏液应首先考虑为

A. 直肠癌
B. 盆腔脓肿
C. 肠管绞窄
D. 消化道出血
E. 急性阑尾炎

7. 诊断急性腹膜炎最重要的体征是
A. 腹胀
B. 腹膜刺激征
C. 肠鸣音减弱
D. 肝浊音界消失
E. 移动性浊音

8. 腹膜炎引起的肠梗阻属于
A. 绞窄性肠梗阻
B. 机械性肠梗阻
C. 麻痹性肠梗阻
D. 血运性肠梗阻
E. 痉挛性肠梗阻

9. 溃疡病合并穿孔的疼痛特点是
A. 持续性胀痛
B. “钻顶样”剧痛
C. 持续性钝痛
D. 刀割样锐痛
E. 持续性痛，阵发性加剧

考点：急腹症的临床表现（A1 型题）

10. 老年急腹症病人的临床特点**不包括**
A. 症状不典型
B. 体征较轻
C. 体温改变不明显
D. 白细胞计数显著增高
E. 易伴发其他疾病

11. 急腹症最突出的表现是
A. 腹痛
B. 败血症
C. 休克
D. 恶心、呕吐
E. 腹泻

12. 下列属于内科急腹症特点的是
A. 腹痛或压痛部位固定
B. 常可出现腹膜刺激征
C. 先发热或先呕吐，后才腹痛
D. 以下腹部或盆腔内疼痛为主
E. 可伴有腹部肿块

13. 下列**不属于**妇科急腹症特点的是
A. 与月经周期有关
B. 常可出现腹膜刺激征
C. 以下腹部或盆腔内痛为主
D. 常伴有白带增多、阴道流血
E. 有停经史、月经不规则

14. 下列属于外科急腹症特点的是
A. 腹痛或压痛部位不固定
B. 常伴有咳嗽、心悸、腹泻等症状
C. 一般先有腹痛，后出现发热等症状
D. 以下腹部或盆腔内疼痛为主
E. 排便后腹痛可好转

15. 腹腔出现移动性浊音提示腹腔积血达
A. 200ml 以上
B. 300ml 以上
C. 500ml 以上
D. 800ml 以上
E. 1 000ml 以上

考点：外科急腹症的辅助检查和治疗要点（A1、A2 型题）

16. 对未明确诊断的急腹症病人，可以采取的措施是
A. 灌肠
B. 对症处理
C. 吗啡止痛
D. 服泻药
E. 热敷

17. 病人，男性，26 岁。进餐后突然出现剧烈腹痛。入院查体：腹膜刺激征（+），肝浊音界缩小，X 线见膈下游离气体。可初步判断为
A. 炎症性病变
B. 穿孔性病变
C. 出血性病变
D. 梗阻性病变
E. 绞窄性病变

考点：急腹症的护理问题和护理措施（A1、A2 型题）

18. 某急腹症病人，现病情平稳，可采用如图所示哪种卧位
A. ①
B. ②
C. ③
D. ④
E. ⑤

图顺序

	①	②
③	④	⑤

19. 观察急腹症病人腹部体征时，最重要的是
A. 肠鸣音是否消失
B. 腹式呼吸运动是否消失
C. 是否出现移动性浊音
D. 是否出现腹膜刺激征
E. 有无牵涉性痛

20. 关于未明确诊断的急腹症病人的护理措施，**错误**的是

A. 严密观察腹部体征的变化
B. 禁食
C. 禁用吗啡类止痛剂
D. 给予灌肠，做好术前准备
E. 病情许可者可取半卧位

21. 对诊断不明的急腹症病人禁用泻药的主要原因是
A. 易致感染扩散
B. 减少肠道蠕动
C. 易致血压下降
D. 影响肠道消化吸收
E. 易致水电解质失衡

22. 病人，男性，28岁。在一次车祸中被汽车撞伤，左腹疼痛，下列做法不妥的是
A. 要求病人禁食禁饮
B. 迅速建立静脉通道
C. 使用吗啡止痛
D. 及早使用有效抗生素
E. 做好术前准备

23. 以下不属于急腹症病人术前评估内容的是
A. 疼痛发生的时间
B. 腹痛的性质及程度
C. 腹痛的部位
D. 腹痛与饮食的关系
E. 有无腹痛家族史

24. 病人，男性，25岁。因打架斗殴后出现腹部疼痛急诊入院。在明确诊断前，给予该病人的护理措施不包括
A. 灌肠
B. 禁食
C. 静脉补液
D. 记录出入水量
E. 胃肠减压

参考答案

序号	1	2	3	4	5	6	7	8	9	10	11	12	13	14	15	16
答案	E	C	C	B	B	C	B	C	D	D	A	C	B	C	C	B
序号	17	18	19	20	21	22	23	24								
答案	B	C	D	D	A	C	E	A								

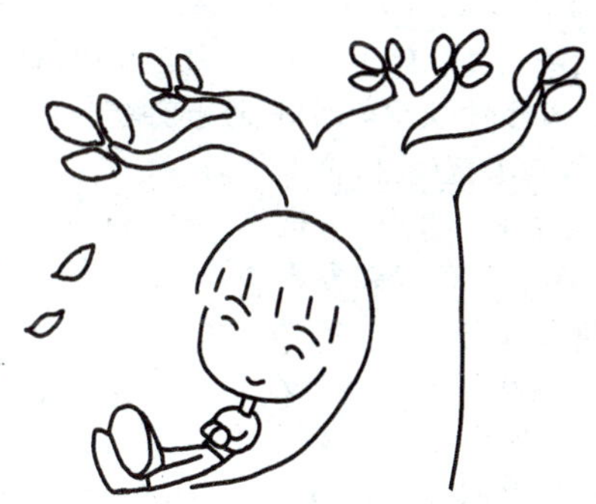

第四章　呼吸系统疾病病人的护理

第一节　呼吸系统解剖生理

考情分析

年份	主要考点
2019	小气道的定义；肺泡通气量的计算；不属于壁胸膜的是（肺胸膜）
2020	氧气的弥散能力是二氧化碳的多少倍
2021	小儿呼吸系统的特点不包括（婴幼儿呼吸潜力较年长儿大）
2022	气管异物容易进入（右肺）；下呼吸道的起点
2023	小儿易患呼吸道感染的原因

考点导航

一、呼吸系统的结构

呼吸系统由呼吸道、肺和胸膜组成。

（一）呼吸道

呼吸道是气体进出肺的通道，**以环状软骨为界，分为上下呼吸道**。

1. 上呼吸道　由鼻、咽、喉组成。鼻对吸入气体有过滤、保湿、加温作用；咽是呼吸系统和消化系统的共同通路；喉是发音的主要器官，在咳嗽中起重要作用，吞咽时，会厌覆盖喉口，防止食物进入下呼吸道。

2. 下呼吸道　由气管、支气管组成。气管在隆嵴处（位于胸骨角）分为左右两主支气管，在肺门处分为肺叶支气管，进入肺叶。左支气管相对较细长且趋于水平，**右支气管较左支气管粗、短而陡直**，因此，**异物吸入更易进入右支气管**。气管向下分级为主支气管（1级），主支气管向下逐渐分支为肺叶支气管（2级）、肺段支气管（3级）直至终末细支气管（16级）均属传导气道，**呼吸性细支气管（17级）、肺泡道直到肺泡囊，为气体交换场所**（图 4-1-1）。

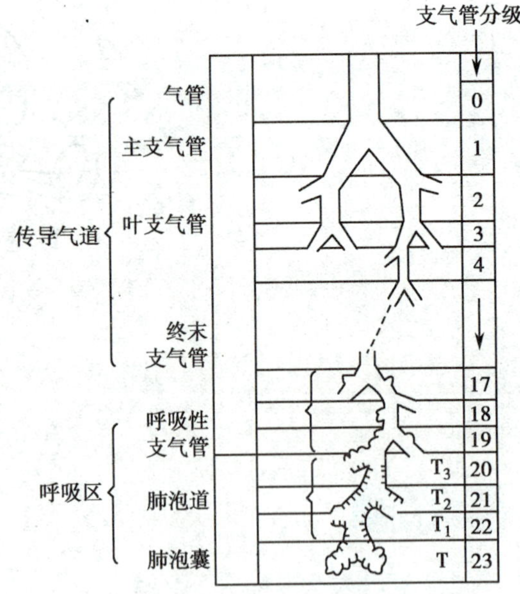

图 4-1-1　支气管分级示意图

（二）肺和胸膜

1. 肺　位于胸腔内纵隔的两侧，左、右各一。左肺分为上、下两叶，右肺有上、中、下三叶，肺表面被胸膜覆盖。在肺叶内，肺叶支气管又依支气管和血管分支再分为肺段。**肺泡是气体交换的场所**，肺泡周围有丰富的毛细血管网，有利于气体交换。

2. 胸膜　分为脏层、壁层，脏层覆盖在肺表面，壁层衬于胸壁内面，两层胸膜在肺根部互相反折延续，构成潜在的密闭腔隙，称为胸膜腔。**正常胸膜腔内为负压，腔内仅有少量浆液起润滑作用**。壁层胸膜有感觉神经分布，病变累及胸膜时可引起胸痛。

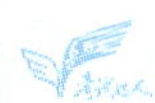

二、呼吸系统的生理功能

(一) 呼吸功能

呼吸系统具有通气与换气功能。通气是指外环境与肺之间的气体交换，通过呼吸肌运动引起的胸腔容积的改变，使气体有效地进入或排出肺泡；换气是利用肺泡毛细血管血液之间的气体分压差交换，主要通过肺泡内呼吸膜，以气体弥散方式进行。肺有双重血液供应，即肺循环和支气管循环。

(二) 呼吸系统的防御、免疫功能

呼吸系统具有防止有害物质入侵的功能。通过上呼吸道的过滤、加温和湿化作用，调节和净化吸入的空气；呼吸道黏膜和黏液纤毛运载系统，参与净化空气和清除异物；咳嗽反射、喷嚏和支气管收缩等反射性防御功能可避免吸入异物；肺泡巨噬细胞为主的防御力量，对各种吸入性尘粒、微生物等有吞噬或中和解毒作用。呼吸道分泌的免疫球蛋白(B细胞分泌IgA、IgM等)，溶菌酶等在抵御呼吸道感染方面起着重要作用。当各种原因引起防御功能下降或外界的刺激过度，均可引起呼吸系统损伤和病变。

(三) 呼吸的调节

机体可通过呼吸中枢，神经反射和化学反射完成对呼吸的调节。基本呼吸节律产生于延髓，而呼吸调整中枢位于脑桥，发挥限制吸气，促使吸气向呼气转换的作用。大脑皮层在一定范围内可随意控制呼吸。呼吸的神经反射调节主要包括肺牵张反射、呼吸肌本体反射及J感受器引起的呼吸反射。呼吸的化学性调节主要指动脉血或脑脊液中O_2、CO_2和H^+对呼吸的调节作用。缺氧对呼吸的兴奋作用是通过外周化学感受器和颈动脉体来实现的。正常情况下，**中枢化学感受器通过感受CO_2的变化来调节呼吸**。H^+浓度对呼吸的影响主要是通过刺激外周化学感受器引起，**当H^+浓度增高时，呼吸加深加快，反之，呼吸变浅变慢**。

三、小儿呼吸系统解剖特点

1. 解剖特点　小儿鼻腔相对短小，无鼻毛，后鼻道狭窄，黏膜柔嫩，血管丰富，易于感染；炎症时易充血肿胀出现鼻塞，导致呼吸困难。**鼻腔黏膜与鼻窦黏膜相连续**，且鼻窦口相对较大，故**急性鼻炎时易导致鼻窦炎**，**咽鼓管较宽、短、直，呈水平位，故鼻咽炎易**侵及中耳而**致中耳炎**。**喉部较长、狭窄，呈漏斗形**，黏膜柔嫩，血管丰富，易发生炎症肿胀，故喉炎时易发生梗阻而致窒息。气管及支气管管腔相对狭窄，缺乏弹力组织，纤毛运动差，易发生炎症，炎症时也易导致阻塞。肺组织尚未发育完善，弹力组织发育差，血管丰富，间质发育旺盛，肺泡数量较少，使其**含血量相对多而含气量少，易于感染**，并易引起间质性肺炎、肺不张及肺气肿等。

2. 生理特点

(1) 呼吸频率和节律：小儿年龄越小，呼吸频率越快，各年龄呼吸频率见表4-1-1。**婴幼儿由于呼吸中枢发育未成熟，易出现呼吸节律不齐**，尤以早产儿、新生儿明显。

表4-1-1　各年龄小儿呼吸、脉搏频率

年龄	呼吸/(次·min^{-1})	脉搏/(次·min^{-1})	呼吸：脉搏
新生儿	40～45	120～140	1∶3
～1岁	30～40	110～130	1∶4～1∶3
～3岁	25～30	100～120	1∶4～1∶3
～7岁	20～25	80～100	1∶4
～14岁	18～20	70～90	1∶4

(2) 呼吸型态：婴幼儿呼吸肌发育差，呼吸时胸廓的活动范围小而膈肌活动明显，**呈腹膈式呼吸**；随着年龄的增长，呼吸肌逐渐发育和膈肌下降，肋骨由水平位逐渐倾斜，胸廓前后径和横径增大，出现胸腹式呼吸。

(3) 呼吸功能：小儿肺活量、潮气量、每分钟通气量和气体弥散量均较成人小，而呼吸道阻力较成人大，故各项呼吸功能的储备能力均较低，当患呼吸道疾病时，易发生呼吸功能不全。

3. 免疫特点　小儿呼吸道的非特异性及特异性免疫功能均较差。婴幼儿体内的免疫球蛋白含量低，尤以**分泌型IgA(SIgA)为低**，且肺泡巨噬细胞功能不足，故**易患呼吸道感染**。

考点练习

考点：呼吸系统的解剖与生理功能(A1型题)

1. 上呼吸道与下呼吸道的分界是

A. 咽部

B. 鼻腔

C. 甲状软骨
D. 气管隆嵴处
E. 环状软骨

2. 左、右主支气管分叉水平对应的解剖部位是
A. 颈动脉切迹
B. 胸骨柄
C. 胸骨角
D. 胸骨体
E. 剑突

3. 关于胸膜腔的正常解剖生理的叙述，正确的是
A. 胸膜腔为潜在的密闭性腔隙
B. 胸膜腔是一个潜在的开放腔隙
C. 吸气时胸膜腔内正压增大
D. 正常人胸膜腔内也有多量液体起润滑作用
E. 胸膜腔内压是抑制胸腔内静脉血和淋巴液回流的重要因素

4. 下列<u>不属于</u>壁胸膜的是
A. 肋胸膜
B. 胸膜顶
C. 膈胸膜
D. 纵隔胸膜
E. 肺胸膜

5. 小气道是指气管直径小于
A. 6mm
B. 4mm
C. 8mm
D. 10mm
E. 2mm

6. 正常成人潮气量为450ml，呼吸频率为14次/min，解剖无效死腔为150ml，则其肺泡通气量约为
A. 3 000ml
B. 2 100ml
C. 3 500ml
D. 6 300ml
E. 4 200ml

7. <u>不能</u>进行气体交换的部位是
A. 终末细支气管
B. 呼吸性细支气管
C. 肺泡管
D. 肺泡囊
E. 肺泡

8. 在正常情况下，呼吸中枢发出冲动主要依靠
A. 二氧化碳
B. 氧气
C. pH
D. 呼吸频率
E. 潮气量

9. 小儿右支气管的特点是
A. 较长、狭窄，呈漏斗形
B. 粗而短
C. 较宽、短、直，呈水平位
D. 黏膜柔嫩，血管丰富
E. 纤毛较多

10. 小儿咽鼓管的特点是
A. 较长、狭窄，呈漏斗形
B. 粗而短
C. 较宽、短、直，呈水平位
D. 黏膜柔嫩，血管丰富
E. 纤毛较多

11. 小儿喉部的特点是
A. 较长、狭窄，呈漏斗形
B. 粗而短
C. 较宽、短、直，呈水平位
D. 黏膜柔嫩，血管丰富
E. 纤毛较多

12. 小儿肺部易发生感染的主要内因是
A. 呼吸中枢不完善
B. 黏膜纤毛运动差
C. 肋骨呈水平位，呼吸运动小
D. 肺含血量多而含气量少
E. 胸腔小而肺相对较大

13. 新生儿的呼吸频率为
A. 15～20次/min
B. 25～30次/min
C. 35～40次/min
D. 40～45次/min
E. 50～60次/min

14. 婴幼儿易患呼吸道感染的主要原因是
A. 咳嗽反射差
B. 纤毛运动差
C. 分泌型IgA低下
D. IgM低下
E. 细胞免疫功能低下

15. 关于婴幼儿呼吸系统生理特点的叙述，<u>错误</u>的是
A. 婴儿的呼吸频率较快是正常的
B. 婴儿呼吸节律很规整，若不齐就有严重问题
C. 婴儿呈腹式呼吸
D. 婴儿没有什么呼吸储备，容易出现呼吸衰竭
E. 婴儿气道管径小，容易阻塞

参考答案

序号	1	2	3	4	5	6	7	8	9	10	11	12	13	14	15
答案	E	C	A	E	E	E	A	A	B	C	A	D	D	C	B

第二节　急性感染性喉炎病人的护理

考情分析

年份	主要考点
2021	喉梗阻Ⅱ度的判断
2023	缓解喉炎患儿呼吸困难的主要措施(地塞米松雾化吸入)

考点导航

急性感染性喉炎为喉部黏膜急性弥漫性炎症，以**犬吠样咳嗽、声音嘶哑、喉鸣和吸气性呼吸困难**为特征，多发生于冬春季节，婴幼儿多见。

一、病　因

病毒或细菌感染引起。由于小儿喉腔狭小，软骨柔软，黏膜血管丰富，炎症时易充血、水肿而出现不同程度的喉梗阻(图 4-2-1)。

二、临床表现

起病急，症状重，可有不同程度的**发热、犬吠样咳嗽、声音嘶哑、吸气性喉鸣和三凹征(胸骨上窝、锁骨上窝、肋间隙吸气时下陷)**，一般白天症状轻，入睡后加重。严重者迅速出现烦躁不安、吸气性呼吸困难、青紫、心率加快等缺氧症状。体检可见咽部充血，间接喉镜检查可见喉部及声带充血、水肿。

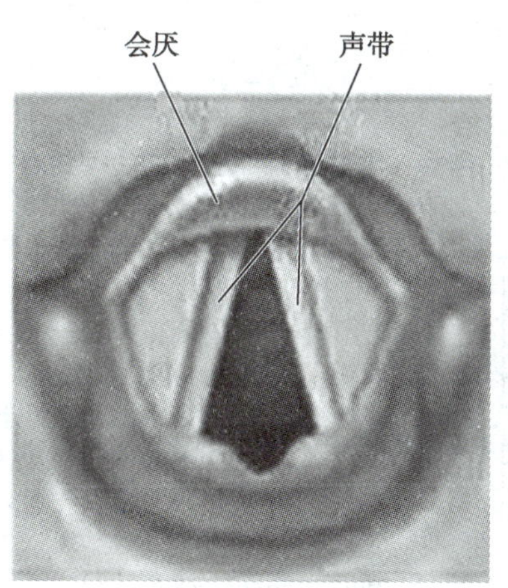

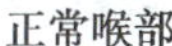
正常喉部

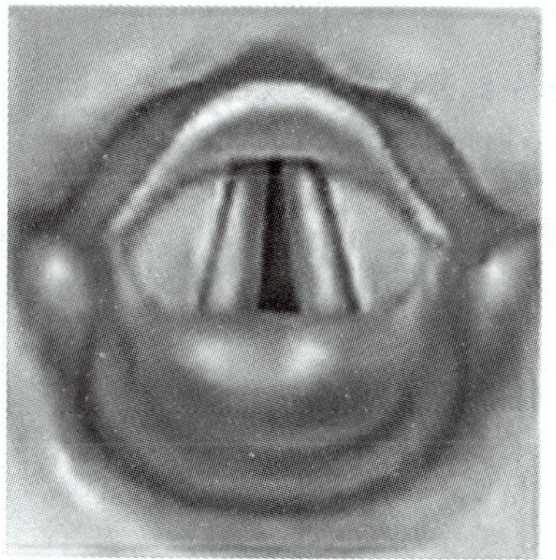
喉炎时的喉部

图 4-2-1　喉炎引起喉头水肿

临床上按吸气性呼吸困难的轻重，将喉梗阻分为 4 度(表 4-2-1)。

表 4-2-1　喉梗阻的分度

分度	临床表现	体征	考点巧记
Ⅰ度	活动后出现吸气性喉鸣和呼吸困难	呼吸音及心率无改变	**活动后出现症状**
Ⅱ度	安静时有喉鸣和吸气性呼吸困难	闻及喉**传导音或管状呼吸音**，心率加快	**安静时出现症状**
Ⅲ度	喉鸣和吸气性呼吸困难，烦躁不安、口唇及指趾端发绀，双眼圆睁，惊恐万状，头面出汗	呼吸音明显减弱，心音低钝，心率快	**不仅出现呼吸道症状，还出现精神兴奋**
Ⅳ度	渐显衰竭，昏睡状态，由于呼吸无力，三凹征可不明显，面色苍白发灰	呼吸音几乎消失，仅有气管传导音，心音低钝，心律不齐	**精神抑制，昏迷**

三、治疗原则

1. 保持呼吸道通畅 用**肾上腺皮质激素雾化吸入，可消除黏膜水肿**。

2. 控制感染 选择敏感抗生素，常用青霉素类、氨基糖苷类或头孢菌素类。

3. **肾上腺皮质激素 有抗炎和抑制变态反应等作用，可减轻喉头水肿**，缓解症状。常用泼尼松，每日 1～2mg/kg，分次口服；重症可用地塞米松静脉推注，每次 2～5mg；继之每日 1mg/kg 静脉滴注，用 2～3 日，至症状缓解。

4. 对症治疗 缺氧者予以吸氧，烦躁不安者可用异丙嗪镇静，除镇静外还有减轻喉头水肿的作用；痰多者可选用祛痰剂。

5. 经上述处理后仍严重缺氧或**有Ⅲ度以上喉梗阻者，应立即进行气管切开术**。

四、护理问题

1. **低效性呼吸型态 与喉头水肿有关**。

2. 有窒息的危险 与喉梗阻有关。

3. 体温过高 与感染有关。

五、护理措施

(一) 改善呼吸功能，保持呼吸道通畅

保持室内空气新鲜，温、湿度适宜，置患儿舒适体位，及时吸氧，保持安静，**遵医嘱给予雾化吸入，有利于缓解喉头水肿**。

(二) 严密观察病情变化

观察患儿的呼吸、心率、精神状态、呼吸困难的程度，做好气管切开的准备，以备急救。

(三) 保证营养和水分

耐心喂养，避免呛咳，必要时行静脉补液。

六、健康教育

关心患儿，及时向家长解释病情的发展和可能采取的治疗方案，指导家长正确护理患儿，如加强体格锻炼，适当进行户外活动，定期预防接种。

考点练习

考点：急性感染性喉炎的病因和临床表现(A1、A2 型题)

1. 关于急性感染性喉炎的临床表现，**错误**的是
   A. 声音嘶哑
   B. 呼气性呼吸困难
   C. 喉鸣
   D. 犬吠样咳嗽
   E. 发热

2. 患儿，男，8 个月。1 天前出现发热，T 38.6℃，犬吠样咳嗽、声音嘶哑，安静时有吸气性喉鸣和三凹征，听诊双肺可闻管状呼吸音，心率加快，入院后被诊断为急性感染性喉炎，其喉梗阻程度为
   A. Ⅰ度
   B. Ⅱ度
   C. Ⅲ度
   D. Ⅳ度
   E. Ⅴ度

3. 患儿，女，1 岁。2 天前出现发热、声音嘶哑、喉鸣和吸气性呼吸困难、双肺可闻喉管状呼吸音，心率加快，应初步考虑为
   A. 喘憋性肺炎
   B. 支气管哮喘
   C. 急性感染性喉炎
   D. 支气管肺炎合并心衰
   E. 支气管肺炎

考点：急性感染性喉炎的治疗要点(A1、A2 型题)

4. 关于急性感染性喉炎的治疗原则，**错误**的是
   A. 吸氧、雾化吸入，消除黏膜水肿
   B. 控制感染
   C. 给予肾上腺皮质激素，减轻喉头水肿
   D. 烦躁不安者给予氯丙嗪镇静
   E. 有严重缺氧者及时行气管切开

5. 患儿，女，3 岁。因上呼吸道感染入院。目前出现高热、声音嘶哑、犬吠样咳嗽、吸气性喉鸣。为迅速缓解症状。首选的处理方法是
   A. 地塞米松雾化吸入
   B. 静滴抗生素
   C. 静滴泼尼松
   D. 口服化痰药
   E. 行呼吸机机械通气

考点：急性感染性喉炎的护理措施和健康教育(A2 型题)

6. 患儿，男，1 岁。2 天前受凉后出现发热、犬吠样咳嗽、声音嘶哑、烦躁不安。查体 T 37.9℃，安静时有吸气性喉鸣和三凹征，双肺可闻及管状呼吸音，心率加快。该患儿首要的护理问题是
   A. 体温过高
   B. 体液不足
   C. 低效呼吸型态
   D. 气体交换受损
   E. 清理呼吸道无效

参考答案

序号	1	2	3	4	5	6
答案	B	B	C	D	A	C

第三节　急性支气管炎病人的护理

考情分析

年份	主要考点
2019	上呼吸道感染的诱因不包括(饱餐);上呼吸道感染病人重点评估的胸部体征;感冒后发热病人的饮食指导;病人痰液黏稠咳不出时的错误护理(体位引流)
2020	急性支气管炎的判断
2022	小儿上呼吸道感染主要的病原体(病毒);支气管炎与感冒的主要区别
2023	疱疹性咽峡炎的早期表现(咽痛明显,喉充血肿大);上呼吸道感染患儿吃奶时鼻塞、呼吸困难的处理措施(0.5%麻黄碱滴鼻);引起支气管炎发作的过敏原不包括(冷空气)

考点导航

急性支气管炎是指由于各种致病原引起的支气管黏膜的急性炎症,气管常同时受累,故又称为急性气管-支气管炎,婴幼儿多见。常继发于上呼吸道感染,或为一些急性呼吸道传染病(麻疹、百日咳等)的一种临床表现。

一、病　因

凡能引起上呼吸道感染的病原体(**最常见的病原体为病毒**)均可引起支气管炎。免疫功能低下、营养不良、佝偻病等患儿常易反复发生支气管炎。

二、临床表现

大多先有上呼吸道感染症状,**以咳嗽为主,初为干咳,以后有痰**。婴幼儿全身症状较明显,常有发热、乏力、食欲缺乏、呕吐、腹胀、腹泻等症状,一般无气促和发绀。体检肺部呼吸音粗,可**闻及不固定的散在的干、湿啰音**。

婴幼儿可发生一种特殊类型的支气管炎,称为**哮喘性支气管炎**,泛指一组**以喘息为突出表现**的婴幼儿急性支气管感染。患儿除有上述临床表现外,主要特点有:①多见于有湿疹或其他过敏史的婴幼儿;②**有类似哮喘的临床表现,如呼气性呼吸困难**,肺部叩诊呈鼓音,听诊两肺布满哮鸣音及少量粗湿啰音;③有反复发作倾向,但多数患儿预后良好,3~4岁后发作次数减少渐趋康复,但少数可发展为支气管哮喘。

三、辅助检查

病毒感染者白细胞正常或偏低,细菌感染者白细胞增高。胸部X线检查多无异常改变,或有**肺纹理增粗,肺门阴影加深**。

四、治疗原则

主要是控制感染和止咳、化痰、平喘等对症治疗。常口服祛痰剂如N-乙酰半胱氨酸、氨溴索及一些中药制剂。喘憋严重者可用支气管扩张剂,如沙丁胺醇雾化吸入,喘息严重时可加用泼尼松口服。**一般不用镇咳剂或镇静剂**,以免抑制咳嗽反射,影响痰液咳出(表4-3-1)。

表4-3-1　呼吸系统禁忌使用的药物及原因

禁忌药物	原因
镇咳(如可待因)	抑制咳嗽反射,影响痰液咳出
镇静剂(地西泮)、吗啡	抑制呼吸
大剂量使用利尿剂(肺心病)	血容量减少,痰液黏稠,不易咳出

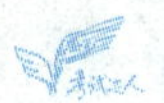

五、护理问题

1. 体温过高 与细菌感染或病毒感染有关。

2. **清理呼吸道无效 与呼吸道分泌物过多、痰液黏稠有关。**

六、护理措施

(一) 保持呼吸道通畅

1. 保持室内空气清新，温湿度适宜，减少对支气管黏膜的刺激，以利于排痰。

2. 注意休息，**卧位时头胸抬高**。经常变换患儿体位，拍击背部，指导并鼓励患儿有效咳嗽，必要时行超声雾化吸入，以湿化呼吸道，利于排痰，促进炎症消散。

3. 遵医嘱使用抗生素、止咳祛痰剂、平喘剂。

4. 哮喘性支气管炎的患儿，注意观察有无缺氧症状，必要时给予吸氧。

(二) 发热的护理

1. 密切观察体温变化，**体温超过 38.5℃时采取物理降温**或遵医嘱给予药物降温，以防发生惊厥。

> **温馨提示**
>
> 新生儿体温中枢发育不完善，对冷较敏感，当体温小于 38.5℃时可通过松解包被、多喂水降低体温。

2. 保证充足的水分及营养的供给 多饮水，给予营养丰富、易于消化的饮食。保持口腔清洁。

七、健康教育

关心患儿，及时向家长解释病情的发展和可能采取的治疗方案，指导家长正确护理患儿，如加强体格锻炼，适当进行户外活动，定期预防接种。

考点练习

考点：急性支气管炎的病因、临床表现(A1、A2 型题)

1. 急性上呼吸道最常见的病原体是
   A. 细菌
   B. 病毒
   C. 支原体
   D. 衣原体
   E. 幽门螺杆菌

2. 急性支气管炎的主要症状为
   A. 发热
   B. 食欲减退
   C. 乏力
   D. 咳嗽
   E. 气促

3. 护士在向病人介绍避免上呼吸道感染出现的诱因，**不正确**的是
   A. 受凉
   B. 气候突变
   C. 饱餐
   D. 淋雨
   E. 劳累

4. 患儿，男，2 岁。体温 38.4℃，听诊双肺有干性及不固定湿啰音。该患儿可能患
   A. 急性上呼吸道感染
   B. 支气管肺炎
   C. 急性支气管炎
   D. 轻症肺炎
   E. 重症肺炎

5. 喘息性支气管炎的主要特点**不包括**
   A. 多见于有湿疹或其他过敏史的婴幼儿
   B. 有类似哮喘的临床表现，如吸气性呼吸困难
   C. 部分病例可复发，大多与感染有关
   D. 近期预后大多良好
   E. 少数可发展为支气管哮喘

考点：急性支气管炎的辅助检查和治疗要点(A1、A2 型题)

6. 关于急性支气管炎的治疗原则，**错误**的是
   A. 控制感染
   B. 止咳、化痰、平喘
   C. 常口服祛痰剂以止咳祛痰
   D. 可行超声雾化吸入
   E. 使用镇咳剂

7. 病人，男性，75 岁。因“发热、反复咳嗽并伴有脓性痰液 2 周”入院，诊断为急性支气管炎。易加重病情的药物是
   A. 可待因
   B. 必嗽平
   C. 复方甘草合剂
   D. 复方氯化铵
   E. 沐舒坦

考点：熟练掌握急性支气管炎护理措施(A1、A2 型题)

8. 关于急性支气管炎的护理措施，**错误**的是

A. 保持室内空气清新，温湿度适宜
B. 保证充足的水分及营养的供给
C. 指导患儿有效咳嗽
D. 采用超声雾化吸入，湿化呼吸道
E. 体温超过 39.5℃时采用物理降温

9. 患儿，男，5 岁。因咳嗽，咳黏液痰 2 天入院。查体：双肺呼吸音粗，胸片示双肺纹理粗。门诊以“急性支气管炎”收入院。该患儿主要的护理问题是
A. 清理呼吸道无效
B. 气体交换受损
C. 低效性呼吸型态
D. 高热
E. 知识缺乏

10. 关于上呼吸道感染患儿发热的护理措施，**不正确**的是
A. 保持室内温度适宜，空气清新
B. 保证营养和水分的摄入
C. 松解衣被，及时更换汗湿的衣服
D. 体温升至 38℃时，给予酒精擦浴
E. 注意观察是否有高热惊厥发生

11. 在对一位急性上呼吸道感染病人进行有关预防措施指导时，护士的下列说法中，**不当**的是
A. 避免过度劳累
B. 避免到人多拥挤的场所
C. 保持环境整洁，空气清新
D. 坚持规律体育锻炼
E. 接种疫苗后可产生终身免疫力

12. 患儿，女，1 岁。诊断为“急性支气管炎”3 天，咳嗽、咳痰加重，评估患儿痰液黏稠，患儿自己难以咳出。清理患儿呼吸道首先应选用的方法是
A. 继续鼓励患儿咳嗽排痰
B. 少量多次饮水
C. 体位引流
D. 超声雾化吸入
E. 负压吸痰

13. 病人，男性，18 岁。郊游后出现流涕、咳嗽、气促，诊断为过敏性急性支气管炎。以下家庭护理措施，**错误**的是
A. 注意保暖，避免受寒
B. 进食清淡、富含营养的食物
C. 为美化环境在卧室摆放鲜花
D. 鼓励病人注意休息，多饮水
E. 保持室内温度和湿度

14. 病人，女性，30 岁。1 天前受凉感冒后发热，护士给予的正确饮食指导是
A. 低脂肪饮食
B. 清淡饮食并多饮水
C. 进食辛辣食物，以提高食欲
D. 高热量饮食
E. 高蛋白饮食

15. 病人，男性，79 岁。反复咳嗽、咳痰 1 个月余，近日痰液黏稠不易咳出。下列对该病人的护理措施，**错误**的是
A. 多饮水
B. 雾化吸入
C. 体位引流
D. 按医嘱给予祛痰药
E. 翻身拍背或吸痰

参考答案

序号	1	2	3	4	5	6	7	8	9	10	11	12	13	14	15
答案	B	D	C	C	B	E	A	E	A	D	E	D	C	B	C

第四节 肺炎病人的护理

考情分析

年份	主要考点
2019	肺炎最常见的病原体；休克性肺炎的判断；支气管肺炎合并心力衰竭的判断；诊断肺炎首选的辅助检查；支气管肺炎首选的抗生素；小儿肺炎使用青霉素的疗程；休克性肺炎血容量补足的证据；支气管肺炎合并心力衰竭时最主要的处理原则；休克性肺炎首选的药物；叩背时的错误手法；休克性肺炎的错误护理（热水袋保暖）；肺炎合并胸痛时的体位；肺炎患儿出院后最重要的健康指导（物理降温）；预防肺炎的错误指导（使用高级抗生素）
2020	肺炎病人高热时的错误护理（快速补液）；支气管肺炎患儿的药物治疗原则；休克型肺炎的判断、观察指标（神志）和急救措施
2021	治疗金黄色葡萄球菌肺炎首选的抗生素；引起婴幼儿肺炎最常见的病原菌；肺炎链球菌肺炎的判断；社区获得性肺炎最常见的病原菌；医院获得性肺炎发生的时间是指入院后（48 小时后）；小儿肺炎合并心衰的判断；咳出大量砖红色胶冻状痰提示可能感染的细菌（肺炎克雷伯菌）；肺炎肺实变时胸部叩诊音呈（浊音）

续表

年份	主要考点
2022	成人肺炎的用药疗程；防止成人肺炎出现并发症应重点观察（血压）；支原体肺炎首选的抗生素；青霉素治疗链球菌肺炎的作用机制；小儿肺炎合并心力衰竭的判断
2023	间质性肺炎病变的主要累及部位（肺泡壁）；大叶性肺炎的主要致病菌（肺炎链球菌）；成人支原体肺炎首选的抗生素（红霉素）；小儿肺炎合并心力衰竭的判断；小儿肺炎合并心力衰竭的表现不包括（血压低）；肺炎链球菌肺炎病人咳铁锈色痰的原因；肺炎病人使用青霉素治疗无效，改用红霉素治疗后好转，考虑为（支原体肺炎）；肺炎链球菌肺炎首要的护理问题（体温过高）；肺炎链球菌肺炎首选的抗生素（青霉素）

考点导航

肺炎是由各种不同病原引起的肺组织充血水肿和渗出性炎症。可由多种病原体、理化因素、过敏因素等引起，**细菌性肺炎是最常见的肺炎**，也是最常见的感染性疾病之一，是呼吸系统的常见病、多发病。

一、病因与分类

(一) 按解剖位置分类

1. **大叶性肺炎** 炎症起于肺泡，通过肺泡间孔向其他肺泡蔓延，以致**一个肺段或肺叶**发生炎症。**致病菌多为肺炎链球菌**。

2. 小叶性肺炎 病原体经支气管入侵播散引起**细支气管、终末细支气管及肺泡**的炎症，又称为支气管肺炎。常继发于其他疾病，可由细菌、病毒及支原体引起。

3. 间质性肺炎 为肺间质的炎症。可由细菌、病毒、支原体、衣原体或卡氏肺囊虫等引起。

(二) 按病因学分类

1. **细菌性肺炎** **最为常见**，最常见的病原菌是**肺炎链球菌**，其次是葡萄球菌、肺炎杆菌。
2. 病毒性肺炎 如冠状病毒、流感病毒、麻疹病毒等感染。
3. 非典型病原体肺炎 如支原体、衣原体、军团菌等感染。
4. 真菌性肺炎 如白念珠菌感染。
5. 理化因素所致肺炎 如放射线损伤引起的放射性肺炎、吸入刺激性气体、液体等化学物质，亦可引起化学性肺炎。

(三) 按感染来源分类

1. **社区获得性肺炎** 在医院外罹患的感染性肺实质炎症。主要病原菌为**肺炎链球菌**。

2. **医院获得性肺炎** 病人入院时不存在，也不处于感染潜伏期，而在入院48小时后在医院内发生肺炎。其中以呼吸机相关性肺炎多见。**常见病原菌为革兰氏阴性杆菌**，包括铜绿假单胞菌、肺炎杆菌、肠杆菌。

(四) 肺炎的特点

细菌性肺炎症状变化较大，可轻可重，取决于病原体和宿主的状态。常见症状为咳嗽、咳痰，或原有呼吸道症状加重，并出现脓性痰或血痰，伴或不伴胸痛。病变范围大者出现呼吸困难，呼吸窘迫。大多数病人有发热。早期肺部体征无明显异常，重症病人可有呼吸频率增快、鼻翼扇动、发绀。肺实变时有典型的体征，如叩诊浊音、触觉语颤增强和支气管呼吸音等，也可闻及湿性啰音。并发胸腔积液者，患侧胸部叩诊浊音，触觉语颤减弱，呼吸音减弱。肺部革兰氏阴性杆菌感染的共同点在于肺实变或病变融合，组织坏死后容易形成多发性脓肿，常累及双肺下叶；若波及胸膜，可引起胸膜渗液或脓胸。

二、肺炎链球菌肺炎病人的护理

肺炎链球菌肺炎是由肺炎链球菌所引起的肺炎，典型病变呈大叶性分布。以冬季与初春为高发季节，**多见于既往健康的男性青壮年**和有全身及呼吸道慢性疾病的抵抗力低下者。

(一) 病因

本病由肺炎链球菌感染发病。肺炎链球菌是革兰氏阳性双球菌，是上呼吸道寄居的正常菌群，当机体免疫功能降低时，细菌进入下呼吸道、肺泡，繁殖滋长，引起整个肺叶或肺段的炎症。累及胸膜出现渗出性胸膜炎；婴儿可由支气管播散形成支气管肺炎。

肺炎链球菌在干燥痰中可存活数月，但经阳光直射1小时，或加热至52℃ 10分钟，即可杀灭，对苯酚等消毒剂也较敏感。

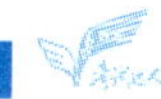

知识拓展

肺炎链球菌肺炎的病理分期

1. **充血水肿期**　发病后1～2天，肺泡壁毛细血管扩张充血，通透性增加；肺泡腔内多量的浆液性渗出液；少量的红细胞，中性粒细胞和巨噬细胞。

2. **红色样变期**　发病3～4天，肺泡壁毛细血管扩张充血，通透性增加；肺泡腔内充满纤维素和大量红细胞，少量中性粒细胞和巨噬细胞。

3. **灰色样变期**　发病后5～6天，肺泡腔内大量纤维素和中性粒细胞，少量红细胞。

4. **溶解消散期**　发病后7天，肺泡腔内的中性粒细胞变性坏死，释放大量蛋白水解酶，纤维素溶解，病菌消灭殆尽。

（二）临床表现

1. 症状　**病前常有上呼吸道感染、受凉、淋雨、疲劳**等情况。典型表现**起病多急骤，寒战、高热**，数小时内体温可高达39～40℃，呈**稽留热型**。全身肌肉酸痛，患侧胸痛明显，咳嗽时加剧。干咳，少量黏痰，典型者在发病24～48小时**咳铁锈色痰**。偶有恶心、呕吐、腹胀、腹泻等症状，可被误诊为急腹症。

2. **休克型肺炎**　**休克型肺炎出现休克体征**。感染严重病人可出现**面色苍白、出冷汗、四肢厥冷、少尿或无尿**及意识模糊、烦躁不安、嗜睡、谵妄、昏迷等神经精神症状；体温可不升，常无咳嗽、咳痰现象。病变广泛者可因缺氧而引起气急和发绀。

3. 体征　**急性病容，面颊绯红、鼻翼扇动、呼吸浅快、口唇青紫**。肺实变时表现为患侧呼吸运动减弱，语颤增强，叩诊浊音，听诊出现异常支气管呼吸音，干湿性啰音，累及胸膜时，可闻胸膜摩擦音。

典型案例

都是“小时代4”惹的祸

一对90后情侣阿鑫和小倩去影院看“小时代4”，当电影播放到周崇光用一枚代表一辈子只爱一个人的钻戒向林萧求婚时，小倩立刻发出兴奋的尖叫，称自己也想要一场这样的求婚，想要林萧同款的钻戒。阿鑫说“你太天真了，这只是广告。”小倩说：“这是真爱，你懂吗，你敢送我吗？”说完小倩撒腿就跑。外面下着瓢泼大雨，阿鑫在后面大喊：“你不要跑，听我解释！”但小倩根本不听，在雨中疯狂地奔跑。

第2天，小倩因高烧住进了医院，**体温39.5℃、咳嗽、咳铁锈色痰**，后被诊断为肺炎链球菌肺炎，**连续输注7天青霉素**后痊愈出院。

（三）辅助检查

1. 血象检查　**白细胞计数可达$(10\sim30)\times10^9/L$，中性粒细胞比例多>80%**，伴有核左移和/或细胞内中毒性颗粒。

2. X线胸片　早期肺纹理增多或受累肺段、肺叶稍模糊。病情发展，肺段或肺叶出现淡薄、均匀阴影，实变期可见**大片均匀致密的阴影**。消散期，炎性浸润逐渐吸收可有片状区域吸收较快而呈“假空洞”征，一般起病3～4周后才完全消散。

（四）治疗原则

1. 肺炎链球菌肺炎　**首选青霉素治疗**，青霉素过敏者，可用红霉素、林可霉素。如抗生素治疗有效，48～72小时后体温即可恢复正常。**抗生素疗程一般为5～7天**(*)**，或热退后3天即可停药**。

温馨提示

肺炎链球菌肺炎、猩红热、梅毒、破伤风、风湿热、小儿急性肾小球肾炎等均首选青霉素治疗。

2. 卧床休息，多饮水。有低氧血症者，应予以吸氧，如发绀明显且病情不断恶化者，可进行机械通气。

3. **休克型肺炎**　首先应注意**补充血容量**，可根据中心静脉压调整；使用适量的血管活性药物，维持收缩压在90～100mmHg；宜选用2～3种广谱抗生素联合、大剂量、静脉给药。对病情严重者可考虑使用糖皮质激素；纠正水、电解质及酸碱失衡，但输液速度不宜太快，防止心力衰竭和肺水肿的发生。

（五）护理问题

1. **体温过高**　**与感染有关**。
2. 气体交换受损　与肺部感染引起呼吸面积减少有关。
3. 疼痛　与胸膜炎症有关。
4. 潜在并发症：感染性休克。

(六)护理措施

1. 缓解不适,促进身心休息

(1) 病人应卧床休息,给予**高蛋白质、高热量、高维生素、易消化的流质或半流质饮食**,鼓励多饮水,**每日饮水量在1 500～2 000ml**。

(2) 高热寒战时可用暖水袋或电热毯等保暖,适当增加被褥。

(3) **高热者于头部、腋下、腹股沟等处置冰袋,或温水擦浴降温。降温时避免使用阿司匹林等解热药,或按医嘱给予小剂量退热剂,退热时需补充液体,以防虚脱**,注意保暖,病人大汗时,及时协助擦拭或更换衣服。

(4) **胸痛时嘱病人患侧卧位**。

2. 促进排痰,改善呼吸 气急者给予半卧位,或遵医嘱给予氧气吸入,流量2～4L/min。**痰黏稠不易咳出时,可鼓励病人多饮水,亦可给予蒸汽或超声雾化吸入**。

3. 密切观察生命体征和神志、尿量的变化,下列情况应考虑有**休克中毒型肺炎**的可能:①出现精神症状;②体温不升或过高;③**心率>140次/min**;④**血压逐步下降或降至正常以下**;⑤**脉搏细弱,四肢厥冷**,冷汗多,发绀,一般情况衰竭;⑥白细胞过高($>30\times10^9/L$)或过低($<4\times10^9/L$)。

4. **休克中毒型肺炎的抢救与护理**

(1) 病人取仰卧中凹位,头胸部抬高约20°,下肢抬高约30°,保温、给氧。

(2) 迅速建立两条静脉通道,保证液体及药物输入;可根据中心静脉压调整输液速度。

(3) 严密观察病情,注意体温、脉搏、呼吸、**血压**及神志的变化,记录24小时出入量;同时配合医师做好抢救工作。

(4) 进行抗休克与抗感染治疗:①纠正血容量:补充水分,一般先**首选低分子右旋糖酐**,以维持血容量;②按医嘱给予血管活性药,使收缩压维持在90～100mmHg;③注意水电解质和酸碱失衡;**输液不宜太快,以免发生心力衰竭和肺水肿**,如血容量已补足而24小时尿量仍少于400ml,应考虑有肾功能不全;④监测血气及电解质;⑤抗感染治疗:按医嘱定时给予抗生素,并注意其不良反应;⑥**休克好转的标志**:神志清醒、脉搏由快速转为缓慢且有力、呼吸平稳、口唇红润、指端温暖,收缩压大于90mmHg,尿量大于40ml/h。

(七)健康教育

1. 向病人宣传肺炎的基本知识,强调预防的重要性。平时应**注意锻炼身体,尤其要加强耐寒锻炼**,并协助制定和实施锻炼计划。

2. 指导病人增加营养,保证充足的休息时间,以增强机体对感染的抵抗能力。

3. 纠正吸烟等不良习惯,避免受寒、过劳、酗酒等诱发因素。

4. 对老年人及原患慢性病的病人尤应注意气温变化时随时增减衣服,预防上呼吸道感染。**对年老体弱、免疫功能减退**(如糖尿病、慢性肺疾病、慢性肝病、脾切除等)的病人,**可注射肺炎球菌免疫疫苗,预防再次感染**。

5. 对出院后需继续用药的病人应做好用药指导,告知复诊时间及复诊时应携带的有关资料(如X线胸片)。

三、小儿肺炎病人的护理

肺炎是儿科常见病,也是我国5岁以下小儿死亡的第一位,为我国儿童保健重点防治的"四病"之一。以发热、咳嗽、气促、呼吸困难及肺部固定湿啰音为特征。一年四季均可发病,以冬春季节多见。

目前小儿肺炎常用的分类方法见表4-4-1。

表4-4-1 小儿肺炎常用的分类

分类标准	类型
病理	大叶性肺炎 小叶性肺炎(支气管肺炎) 间质性肺炎
病因	感染性肺炎:如病毒性肺炎、细菌性肺炎、真菌性肺炎、支原体肺炎、衣原体肺炎、原虫性肺炎 非感染性肺炎:如吸入性肺炎、过敏性肺炎等
病程	**急性肺炎:病程<1个月** **迁延性肺炎:病程1～3个月** **慢性肺炎:病程>3个月**
病情	**轻症肺炎:主要是呼吸系统受累**,其他系统无或仅轻微受累,无全身中毒症状 **重症肺炎**:除呼吸系统受累外,**其他系统也受累且全身中毒症状明显**
临床表现典型与否	典型性肺炎:由肺炎链球菌、金黄色葡萄球菌、流感嗜血杆菌等引起 非典型肺炎:由肺炎支原体、衣原体、军团菌、病毒等引起

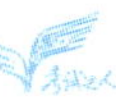

病原体常由呼吸道入侵，少数经血行入肺，引起肺组织充血、水肿、炎性细胞浸润。炎症使肺泡壁充血水肿而增厚，支气管黏膜水肿，管腔狭窄，造成通气和换气功能障碍，导致低氧血症和高碳酸血症。为代偿缺氧，患儿呼吸、心率加快，出现鼻翼扇动和三凹征，严重时可产生呼吸衰竭。缺氧、二氧化碳潴留及毒血症可导致循环系统、消化系统、神经系统的一系列症状及水电解质和酸碱平衡紊乱。缺氧和二氧化碳潴留导致呼吸性酸中毒；低氧血症、高热、进食少导致代谢性酸中毒，所以**重症肺炎常合并混合性酸中毒**。支气管肺炎为小儿常见的肺炎，故本节重点介绍。

（一）病因

1. 内在因素　婴幼儿中枢神经系统发育尚未完善，机体的免疫功能不健全，加上呼吸系统解剖生理特点，故婴幼儿易患肺炎。

2. 环境因素　如居室拥挤、通风不良、空气污浊、冷暖失调等均可使机体抵抗力降低，对病原体的易感性增加。

3. 病原体　常见的病原体为病毒和细菌。**病毒以呼吸道合胞病毒最多见**，其次是腺病毒、流感病毒、副流感病毒等；**细菌以肺炎链球菌多见**。

（二）临床表现

1. **轻症肺炎**　**仅表现为呼吸系统症状和相应的肺部体征**。

（1）症状：大多起病急，主要表现为发热、咳嗽、气促和全身症状。

1）发热：多为不规则热，新生儿和重度营养不良患儿可不发热，甚至体温不升。

2）咳嗽：较频，初为刺激性干咳，以后咳嗽有痰，新生儿则表现为口吐白沫。

3）气促：多发生在发热、咳嗽之后。

4）全身症状：精神不振、食欲减退、烦躁不安、轻度腹泻或呕吐。

（2）体征

1）呼吸增快：40～80 次/min，可见鼻翼扇动和三凹征。

2）发绀：口周、鼻唇沟和指趾端发绀。

3）**肺部啰音**：早期不明显，以后可闻及**固定的中、细湿啰音**，以**背部两侧下方及脊柱两旁较多**，深吸气末更为明显。

2. **重症肺炎**　除呼吸系统症状和全身中毒症状外，常有**循环、神经和消化系统受累**的表现（表 4-4-2）。

表 4-4-2　重症肺炎临床表现

系统	发生机制	临床表现
循环系统心肌炎、**心力衰竭**	缺氧和二氧化碳潴留致**肺动脉高压，右心负荷加重**，加之毒素作用于心肌，引起中毒性心肌炎、心力衰竭	心肌炎：面色苍白、心动过速、心音低钝、心律不齐、心电图显示 ST 段下移、T 波低平或倒置 **心力衰竭：①呼吸加快（婴儿＞60 次/min，幼儿＞50 次/min，儿童＞40 次/min）；②心率增快（婴儿＞180 次/min，幼儿＞160 次/min，儿童＞140 次/min）；③突然烦躁不安，面色苍白或发灰，发绀；④心音低钝，奔马律，颈静脉怒张；⑤肝脏迅速增大**；⑥尿少或无尿
神经系统	缺氧和二氧化碳潴留致脑毛细血管扩张，毛细血管通透性增加，引起脑水肿	脑水肿：烦躁或嗜睡、意识障碍、惊厥、前囟隆起、瞳孔对光反射迟钝或消失、呼吸节律不齐甚至停止等
消化系统食欲减退、呕吐或腹泻	低氧血症和病原体**毒素致中毒性肠麻痹**，胃肠道毛细血管通透性增加，导致消化道出血	**中毒性肠麻痹：明显腹胀，呼吸困难加重，肠鸣音消失** 消化道出血：呕吐咖啡样物，大便潜血试验阳性或柏油样便

温馨提示

小儿肺炎合并心衰的表现可记为“一大二快三突然”即肝大，呼吸快、心率快，突然出现烦躁不安。

3. 并发症　若延误诊断或病原体致病力强者可引起并发症。如**在肺炎的治疗中，中毒症状及呼吸困难突然加重，体温持续不退或退而复升，应考虑脓胸、脓气胸、肺大疱等并发症**的可能。

4. 几种不同病原体所致肺炎的特点

（1）腺病毒肺炎：以腺病毒为主要病原体。临床特点：①本病多见于 6 个月～2 岁幼儿。②起病急骤、全身中毒症状明显。体温达 39℃以上，呈稽留热或弛张热，重症可持续 2～3 周。咳嗽频繁，可出现喘憋、呼吸困难、发绀。③肺部体征出现较晚，多在发热 4～5 日后开始出现肺部湿啰音，以后因肺部病变融合而出现肺实变体征。④胸片改变出现较肺部体征为早，特点为大小不等的片状阴影或融合成大病灶，肺气肿多见，病灶吸收需数周至数月。

（2）肺炎支原体肺炎：临床特点是症状与体征不成比例。起病多较缓慢，学龄期儿童多见，学龄前期儿童也可发生。**刺激性干咳为突出的表现**，常有发热，热程 1～3 周。而肺部体征常不明显。中毒症状也不重。部分患儿出现全身多系统损害，如心肌炎、脑膜炎、肝炎、肾炎等。肺部X线分为4种改变：①肺门阴影增浓为突出表现；②支气管肺炎改变；③间质性肺炎改变；④均一的实变影。

（3）金黄色葡萄球菌肺炎：本病多见于新生儿及婴幼儿。临床起病急、病情重、发展快。多呈弛张热，婴幼儿可呈稽留热。中毒症状明显，面色苍白，咳嗽，呻吟，呼吸困难。肺部体征出现早，双肺可闻及中、细湿啰音，易并发脓胸、脓气胸。常合并循环、神经及消化系统功能障碍。

（三）辅助检查

1. 血常规 **病毒性肺炎白细胞总数大多正常或降低；细菌性肺炎白细胞总数及中性粒细胞增高**，并有核左移。

2. 病原学 可做病毒分离或细菌培养，以明确病原体。

3. 胸部X线 早期肺纹理增粗，以后出现大小不等的斑片阴影，可融合成片。

（四）治疗原则

主要为控制感染，改善通气功能，对症治疗，防治并发症。

1. 控制感染 根据不同病原体选用敏感抗生素，使用原则为**早期、联合、足量、足疗程**，重症患儿宜静脉给药；**用药时间应持续至体温正常后5～7天，临床症状消失后3天**。抗病毒可选用利巴韦林等。金黄色葡萄球菌肺炎首选甲氧西林或万古霉素。**支原体肺炎首选大环内酯类（红霉素）**，也可选择阿奇霉素（因进食影响阿奇霉素吸收，故应在餐前服用）。

2. 对症治疗 止咳、平喘，纠正水、电解质与酸碱平衡紊乱，改善低氧血症。

3. 其他 中毒症状明显或严重喘憋、脑水肿、感染性休克、呼吸衰竭者，可应用糖皮质激素。发生感染性休克、心力衰竭、中毒性肠麻痹、脑水肿等，应及时处理。脓胸和脓气胸者应及时进行穿刺引流。

（五）护理问题

1. 气体交换受损 与肺部炎症有关。

2. 清理呼吸道无效 与呼吸道分泌物过多、痰液黏稠有关。

3. 体温过高 与肺部炎症有关。

4. 营养失调：低于机体需要量 与摄入不足、消耗增加有关。

5. 潜在并发症：心力衰竭等。

（六）护理措施

1. 环境调整与休息 病室定时开窗通风，避免直吹或对流风。**病室温湿度适宜**(*)。嘱患儿卧床休息，减少活动。内衣宽松，被褥轻暖，保持皮肤清洁，各种处置应集中进行，尽量使患儿安静，以减少机体的耗氧量。

2. 氧疗(*) 凡有缺氧症状，如呼吸困难、口唇发绀、烦躁、面色灰白等情况时应立即给氧。**一般采用鼻导管给氧，氧流量为0.5～1L/min，氧浓度不超过40%**。缺氧明显者可用面罩给氧，氧流量2～4L/min，氧浓度不超过50%～60%。氧气应湿化，以免损伤呼吸道黏膜。若出现呼吸衰竭，则使用人工呼吸器，吸氧过程中经常检查鼻导管是否通畅，定时评估给氧效果。

温馨提示

为小儿肺炎给氧时，应严格控制给氧流量和浓度，防止引起晶状体后纤维组织增生。不同疾病吸氧流量如下：
0.5～1L/min：新生儿肺炎鼻导管给氧
1～2L/min：COPD、肺源性心脏病、2型呼吸衰竭给氧
2～4L/min：右心衰竭给氧
4～5L/min：有机磷农药中毒给氧
6～8L/min：急性肺水肿给氧，氧气雾化吸入
8～10L/min或高压氧舱：CO中毒

3. 保持呼吸道通畅

（1）帮助患儿**取舒适体位（头胸抬高）**并经常更换，指导患儿进行有效的咳嗽，定时**翻身拍背**，帮助痰液排出，防止坠积性肺炎。方法是五指并拢，稍向内合掌，**由下向上，由外向内的轻拍背部**，边拍边鼓励患儿咳嗽，根据病情或病变部位可进行体位引流。

（2）及时清除口鼻分泌物，分泌物黏稠者应用雾化吸入。

（3）遵医嘱给予祛痰剂、平喘剂。

（4）遵医嘱使用抗生素治疗肺部炎症、改善通气。

4. 饮食与喂养 补充营养和水分，给予易消化、营养丰富的流质、半流质饮食，多饮水，少量多餐，避免过饱影响呼吸。喂哺时应耐心，防止呛咳。重症不能进食时，给予静脉输液，**输液时应严格控制输液量及滴注速度**，最好使用输液泵，以免加重心脏负担，诱发心力衰竭。

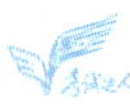

5. 发热的护理　发热者应密切监测体温变化，**警惕高热惊厥的发生**。遵医嘱给予物理或药物降温，卧床休息，衣服和被子不宜过多、过紧，以免影响散热，出汗后及时更换衣服。

6. 密切观察病情

（1）若患儿出现烦躁不安、面色苍白、**呼吸加快（>60 次/min）、心率增快（>160～180 次/min）**，出现心音低钝或奔马律、**肝脏短期内迅速增大时，考虑肺炎合并心力衰竭**，应及时报告医生，立即给予吸氧并**减慢输液速度**（每小时滴速<5ml/kg）。若**患儿突然咳粉红色泡沫痰，应考虑肺水肿，立即嘱患儿坐位，双腿下垂，给患儿吸入经 20%～30%乙醇湿化的氧气**，间歇吸入，每次吸入不超过 20 分钟。

（2）若患儿出现烦躁、嗜睡、惊厥、昏迷、呼吸不规则等，应考虑脑水肿、中毒性脑病的可能，应立即报告医生并配合抢救。

（3）**若患儿病情突然加重，体温持续不降或退而复升，剧烈咳嗽、呼吸困难，面色青紫，烦躁不安，提示并发了脓胸或脓气胸**。

（4）**观察有无腹胀、肠鸣音减弱或消失**、呕吐、便血情况，**及时发现中毒性肠麻痹**和胃肠道出血。

（七）健康教育

指导家长合理喂养，婴儿期提倡母乳喂养，多进行户外活动，及时接种各种疫苗。养成良好的卫生习惯。体弱多病的患儿积极治疗，增强抵抗力，教会家长处理呼吸道感染的方法。

四、毛细支气管炎患儿的护理

毛细支气管炎是一种婴幼儿较常见的下呼吸道感染，多见于 1～6 月的小婴儿，**主要表现为喘息、三凹征和气促**。临床上较难发现未累及肺泡与肺泡间壁的纯粹毛细支气管炎，故国内认为是一种特殊类型的肺炎，称为喘憋性肺炎。

（一）病因

主要由呼吸道合胞病毒引起，副流感病毒、鼻病毒、某些腺病毒、肺炎支原体也可引起。

（二）临床表现

本病常发生于 2 岁以下小儿，多数在 6 个月以内，常为首次发作。**喘息和肺部哮鸣音为突出表现**。主要表现为下呼吸道梗阻症状，出现**呼气性呼吸困难、呼吸相延长伴喘息**。呼吸困难呈阵发性，间歇期喘息消失。严重发作者面色苍白、烦躁不安，口周和口唇发绀。全身中毒症状较轻，少见高热。呼吸浅快，呼吸频率 60～80 次/min，甚至达 100 次/min，伴鼻翼扇动和三凹征，心率加快，达 150～200 次/min。肺部体征为呼气相哮鸣音，亦可闻及中细湿啰音，叩诊呈过清音。本病高峰期在呼吸困难发生后的 48～72 小时，病程一般约为 1～2 周。预后一般较好，约有 20%～40%的患儿可发展为婴幼儿哮喘。

（三）辅助检查

外周血白细胞总数及分类大多正常。采集咽拭子或分泌物可明确病原体。胸部 X 线检查见不同程度肺充气过度或肺不张等；血气分析可了解患儿缺氧和 CO_2 潴留程度。

（四）治疗原则

主要为氧疗、控制喘息、病原治疗等。

1. 氧疗　有缺氧表现可采用不同方式吸氧。

2. 控制喘息　**重症患儿使用支气管扩张剂雾化吸入**。**糖皮质激素用于严重喘息发作者，甲泼尼龙、琥珀酸氢化可的松静脉滴注**，也可采用吸入型糖皮质激素（如布地奈德悬液等）。

3. 抗感染治疗　**病毒感染所致可用利巴韦林静脉滴注或雾化吸入**，亦可酌情使用中药制剂。继发细菌感染者适当使用抗菌药物。

（五）护理问题、护理措施、健康教育

同小儿肺炎病人的护理。

考点练习

考点：掌握肺炎的分类、病因及发病机制（A1 型题）

1. 肺炎最常见的病原体
   A. 细菌
   B. 病毒
   C. 支原体
   D. 衣原体
   E. 军团菌

2. 社区获得性肺炎的主要病原菌是
   A. 葡萄球菌
   B. 肺炎链球菌
   C. 铜绿假单胞菌
   D. 肺炎球菌
   E. 支原体

3. 医院获得性肺炎的主要病原菌是

A. 葡萄球菌
B. 肺炎链球菌
C. 革兰氏阴性杆菌
D. 肺炎球菌
E. 支原体

4. 不属于肺炎链球菌肺炎的病理分期是
A. 充血期
B. 红色肝变期
C. 溃疡期
D. 灰色肝变期
E. 消散期

5. 肺炎病人咳大量黄色脓痰最有可能提示感染的是
A. 肺炎链球菌
B. 金黄色葡萄球菌
C. 冠状病毒
D. 白念珠菌
E. 肺炎支原体

考点：肺炎链球菌肺炎的临床表现、辅助检查、治疗要点和护理措施（A1、A2 型题）

6. 肺炎链球菌病人的典型症状不包括
A. 寒战、高热
B. 咳嗽
C. 咳铁锈色痰
D. 胸痛
E. 腹胀

7. 病人，男性，19 岁。淋雨后出现畏寒、高热，咳少量铁锈色痰，右侧胸痛。查体：神志清楚，体温 40℃，血压 105/75mmHg。胸部 X 线检查示右下肺叶大片模糊阴影。血白细胞计数 15×10^9/L。最可能的诊断是
A. 肺炎链球菌肺炎
B. 肺结核结核性
C. 支气管哮喘
D. 肺炎伴中毒性休克
E. 右侧胸膜炎

8. 病人，男性，18 岁，平素体健。淋雨后出现高热，咳少量铁锈色痰，右侧胸痛。体检：神志清楚，体温 39.8℃，血压 100/80mmHg，心率 100 次/min。胸部 X 线检查示右下肺叶大片模糊阴影。首选的治疗药物是
A. 青霉素
B. 红霉素
C. 林可霉素
D. 头孢霉素
E. 庆大霉素

9. 病人，男性，25 岁。因受凉后突然畏寒、高热伴右胸部疼痛 1 天入院。胸部透视见右中肺有大片浅淡的阴影。入院后诊断为肺炎链球菌肺炎，给予抗生素治疗，疗程一般为
A. 体温降至正常后 3 天
B. 体温降至正常后 1 周
C. 体温降至正常后 2 周
D. X 线显示炎症阴影完全消失
E. 症状、体征完全消失

（10～11 题共用题干）

病人，男性，18 岁。高三学生。前日傍晚打篮球后夜里突起寒战、高热、咳嗽，呼吸困难伴右侧胸痛而急诊入院。查体：急性病容，面颊绯红，体温 39.5℃，脉搏 118 次/min，血压 110/70mmHg，右肺实变体征。给予青霉素抗感染、对乙酰氨基酚对症治疗。今晨病人面色苍白，出冷汗，烦躁不安，呼吸 26 次/min，血压 85/55mmHg。

10. 病人最有可能发生了
A. 感染性休克
B. 呼吸衰竭
C. 肺脓肿
D. 肺水肿
E. 胸膜炎

11. 为抢救病人，首选的药物是
A. 硝酸甘油
B. 多巴胺
C. 盐酸肾上腺素
D. 垂体加压素
E. 低分子右旋糖酐

12. 观察中毒性肺炎的病情变化，最重要的是
A. 皮肤状态
B. 体温、热型
C. 脉搏、血压
D. 呼吸频率及深度
E. 痰液的性状

13. 病人，男性，18 岁。突然畏寒、发热伴胸痛 1 天，胸透见右中肺有大片炎性阴影。以肺炎球菌性肺炎收入院。住院期间，病人体温高达 40.5℃，脉搏细弱，血压 90/70mmHg。护士应特别警惕发生
A. 晕厥
B. 昏迷
C. 心律失常
D. 休克
E. 惊厥

14. 感染性休克的肺炎病人血容量已补足的证据不包括
A. 尿量＞30ml/h
B. 肢端温暖
C. 口唇红润
D. 收缩压＞90mmHg
E. 尿比重＜1.010

15. 休克型肺炎的病人应用抗生素和补液治疗。提示病人病情好转、血容量已补足的体征不包括
A. 口唇红润
B. 肢端温暖
C. 尿量＞40ml/h
D. 收缩压＞90mmHg
E. 心率 120 次/min

16. 病人，男性，50岁。重症肺炎并发感染性休克入院。护士配合抢救时实施静脉输液的过程中**错误**的是
    A. 尽快建立两条静脉通道
    B. 妥善安排输液顺序
    C. 输液量宜先少后多
    D. 输入血管活性药物时应根据血压随时调整滴速
    E. 保持输液通畅，防止药物外渗
17. 治疗小儿支原体肺炎首选的抗生素是
    A. 青霉素
    B. 氨苄西林
    C. 头孢噻肟
    D. 庆大霉素
    E. 红霉素
18. 治疗支原体肺炎的首选抗生素是
    A. 大环内酯类
    B. β-内酰胺类
    C. 氨基糖苷类
    D. 喹诺酮类
    E. 磺胺类
19. 病人，女性，30岁。因淋雨受凉2日后，出现咽痛、畏寒，体温38～39℃，伴头痛、乏力，食欲减退，体重下降，近两日来体重减少2kg。根据以上资料判断，该病人目前**不存在**的护理问题是
    A. 疼痛：头痛、咽痛 与鼻、咽、喉感染有关
    B. 体液过多 与体循环淤血有关
    C. 营养失调：低于机体需要量 与食欲减退有关
    D. 体温过高 与病毒或细菌感染有关
    E. 潜在并发症：气管支气管炎、肾小球肾炎
20. 给予肺炎高热病人降温处理时，正确的操作是
    A. 为防止病情加重，病人出汗后减少擦拭，更衣
    B. 小儿病人应及时用降温，防止惊厥
    C. 采取物理方法逐渐降温，防止脱水
    D. 快速降温，使体温降至正常
    E. 松解衣服，自行降温

考点：小儿肺炎的病因及发病机制(A1型题)

21. 急性肺炎的病程是
    A. <1周
    B. <2周
    C. <1个月
    D. <2个月
    E. < 3个月
22. 重症肺炎小儿常存在
    A. 呼吸性酸中毒
    B. 代谢性酸中毒
    C. 呼吸性碱中毒
    D. 代谢性碱中毒
    E. 混合性酸中毒

考点：熟练掌握小儿肺炎的临床表现(A1、A2型题)

23. 患儿，男，1岁。因"发热、咳嗽、气促"就诊。查体：肺部闻及啰音，X线见两肺斑片状阴影，以肺炎收入院。为评估患儿肺部啰音变化，重点听诊部位是
    A. 两侧乳头附近
    B. 背部下方脊柱两旁
    C. 锁骨上下窝
    D. 两侧腋窝下
    E. 背部肩胛区
24. 重症肺炎与轻症肺炎的主要区别在于
    A. 高热
    B. 呼吸困难较重
    C. 肺部湿啰音
    D. 咳嗽较频
    E. 伴有循环、神经和消化系统受累
25. 腺病毒肺炎主要的临床表现是
    A. 年长儿多见
    B. 高热，但一般情况较好
    C. 憋喘，但肺部体征出现较晚
    D. 夏季多见
    E. 咳嗽少
26. 患儿，女，1岁。被诊断为肺炎。今日突然烦躁不安、呼吸困难、发绀，呼吸65次/min，心率160次/min，右肺叩诊鼓音，听诊呼吸音减低，肝肋下2.5cm，X线示纵隔向左移位。护士判断该患儿最可能发生了
    A. 脓胸
    B. 肺不张
    C. 心力衰竭
    D. 张力性气胸
    E. 支气管异物
27. 重症肺炎患儿出现严重腹胀、肠鸣音消失，最常见的原因是
    A. 低钙血症
    B. 低镁血症
    C. 低钾血症
    D. 低钠血症
    E. 中毒型肠麻痹
28. 患儿，男，6个月。2天来弛张高热、咳嗽、精神萎靡、食欲缺乏，时有呕吐，周围血白细胞26×10^9/L，查体见烦躁不安、气促、面色苍白，皮肤可见猩红热样皮疹，两肺可闻中小湿啰音。最可能诊断为
    A. 肺炎链球菌肺炎
    B. 肺炎支原体肺炎
    C. 金黄色葡萄球菌肺炎
    D. 腺病毒性肺炎
    E. 呼吸道合胞体病毒性肺炎

考点：小儿肺炎的治疗要点(A1、A2型题)

29. 关于小儿肺炎的治疗原则，**错误**的是
    A. 早期、联合、足量、足疗程使用抗生素
    B. 抗生素的用药时间为持续至临床症状消失
    C. 止咳、平喘
    D. 中毒症状明显可应用糖皮质激素

E. 脓胸和脓气胸者应及时进行穿刺引流

30. 支气管肺炎患儿停用抗生素的时间是抗生素用至体温正常后
A. 1～2 天
B. 3～4 天
C. 5～7 天
D. 8～10 天
E. 10～15 天

31. 患儿，女，8 岁。因“咳嗽、咳痰、高热 3 天”就诊。X 线胸片示：右肺片状阴影，诊为“肺炎”住院治疗。经治疗症状减轻，后续处理措施正确的是
A. 继续服抗生素至疗程结束
B. 避免活动
C. 室温维持 25℃左右
D. 体温正常后即可停药
E. 少饮水减轻心脏负担

考点：小儿肺炎的护理措施(A1、A2、A3/A4 型题)

32. 患儿，女，9 个月。因“咳嗽、咳痰 3 天”以肺炎收入院。出院时护士指导患儿家长叩背排痰的方法，**错误**的是
A. 由下向上，由内向外
B. 五指并拢，稍向内合掌
C. 叩背时间 10 分钟
D. 餐前或餐后 2 小时进行
E. 呈空心状

33. 患儿，男，8 个月。2 天前因受凉后出现发热，咳嗽，轻度喘憋，食欲减退。查体：T 37.5℃，心率 130 次/min，呼吸 45 次/min，口周发绀，鼻翼扇动，肺部听诊有湿啰音。护士应为该患儿行鼻导管吸氧时，吸氧的流量和浓度分别为
A. 0.5～1L/min，＜40％
B. 1～2L/min，＜40％
C. 1～2L/min，＜50％
D. 2～4L/min，50％～60％
E. 2～4L/min，＜50％

34. 小儿肺炎的护理措施中最重要的是
A. 休息
B. 皮肤护理
C. 进食清淡、易消化饮食
D. 做好口腔护理
E. 保持呼吸道通畅

(35～36 题共用题干)

患儿，男，2 岁，因支气管肺炎入院。住院 3 天后患儿突然出现烦躁不安，面色苍白，呼吸 60 次/min，心率 180 次/min，肝脏肋下 3cm。

35. 该患儿可能出现了
A. 气胸
B. 脓胸
C. 肺不张
D. 心力衰竭
E. 肺栓塞

36. 针对该患儿的护理措施，**错误**的是
A. 患儿取半坐位
B. 病室保持合适的温湿度
C. 面罩给氧
D. 必要时吸痰
E. 快速补充液体

37. 患儿，女，8 个月。因“发热、咳嗽伴气促”来诊，诊断为肺炎入院。为防止患儿发生并发症，护士应重点观察
A. 睡眠状况
B. 进食量
C. 大小便次数
D. 心率、呼吸的变化
E. 咳嗽频率及轻重

38. 患儿，女，10 个月。因发热、咳嗽 3 天，病情加重来诊。查体：患儿烦躁不安，气促，口唇发绀。T 39℃，P 180 次/min，R 50 次/min。肺部可闻及较多细湿啰音，心音低钝，肝肋下 3cm。对该患儿的护理**错误**的是
A. 面罩给氧
B. 置患儿于半卧位
C. 避免各种刺激
D. 加快输液速度
E. 备好抢救用品

39. 支气管肺炎患儿的体位正确的是
A. 平卧
B. 中凹卧位
C. 头胸抬高位
D. 俯卧位
E. 右侧卧位

40. 肺炎病人出现高热时，给予的饮食**不包括**
A. 高蛋白质
B. 高热量
C. 高脂肪
D. 高维生素
E. 易消化的流质饮食

41. 病人，男性，50 岁。重症肺炎并发感染性休克入院。护士配合抢救时实施静脉输液的过程中**错误**的是
A. 尽快建立两条静脉通道
B. 妥善安排输液顺序
C. 输液量宜先少后多
D. 输入血管活性药物时应根据血压随时调整滴速
E. 保持输液通畅，防止药物外渗

42. 病人，男性，22 岁。患肺炎链球菌入院 4 天，无家属探视。近 2 天咳嗽、胸痛加重。病人情绪激动，入睡困难，坐立不安，对待医生护士不耐烦。病人目前最主要的心理问题是
A. 紧张
B. 恐惧
C. 依赖
D. 焦虑
E. 悲观

43. 病人，女性，65 岁。慢性阻塞性肺疾病病史，近年来多次在冬季发生肺炎。为减少患病概率，可以嘱病人易发病季节

A. 注射免疫球蛋白
B. 接种卡介苗
C. 接种流感疫苗
D. 服用抗生素
E. 在家中不要外出

44. 患儿，女，4个月。肺炎入院。医嘱给予心电监护，安静状态下患儿生命体征如图所示，HR 129次/min，R 39次/min。护士对监测结果判断正确的是

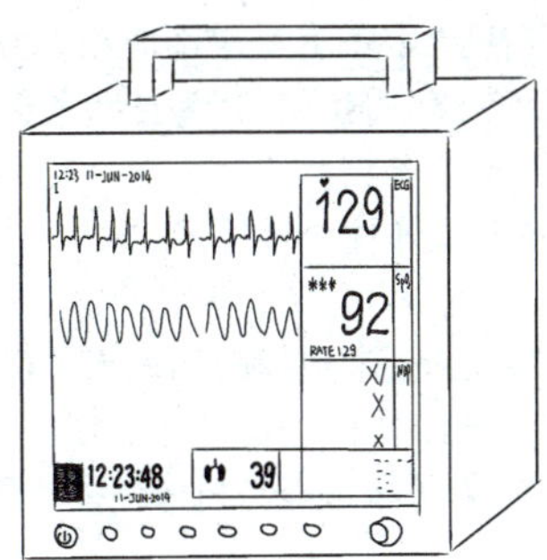

A. 心率呼吸均正常
B. 心率增快，呼吸增快
C. 心率正常，呼吸增快
D. 心率减慢，呼吸正常
E. 心率减慢，呼吸减慢

45. 护士指导肺炎患儿家长体位引流的方法，其拍背的顺序应是
A. 由下向上、由外向内
B. 由上向下、由外向内
C. 由下向上、由内向外
D. 由下向上、由左向右
E. 由上向下、由右向左

46. 患儿，男，8月龄。因发热、气促就诊。查体：T 38.2℃，P 155次/min，听诊双肺湿啰音。入院时对该患儿家长健康指导，最重要的是
A. 介绍肺炎发生的原因
B. 说明保持患儿安静的重要性
C. 讲解肺炎的预防
D. 指导合理喂养知识
E. 讲解物理降温的重要性

47. 下列居民诉说的关于预防肺炎的措施，需要社区护士纠正的是
A. 冬季和初春注意保暖
B. 戒烟
C. 注射肺炎疫苗
D. 使用高级抗生素
E. 避免受凉、淋浴、酗酒

参考答案

序号	1	2	3	4	5	6	7	8	9	10	11	12	13	14	15	16
答案	A	B	C	C	B	E	A	A	A	A	E	C	D	E	E	C
序号	17	18	19	20	21	22	23	24	25	26	27	28	29	30	31	32
答案	E	A	B	C	C	E	B	E	C	C	E	C	B	C	A	A
序号	33	34	35	36	37	38	39	40	41	42	43	44	45	46	47	
答案	A	E	D	E	D	D	C	C	C	D	C	A	A	E	D	

第五节　支气管扩张病人的护理

考情分析

年份	主要考点
2019	支气管扩张发病的基本因素；继发于支气管-肺组织感染的支气管扩张好发部位；支气管扩张病人出现杵状指的原因；支气管扩张病人出现固定湿啰音的原因；支气管扩张病人咯血发生窒息时的首要处理；厌氧菌感染的支气管扩张病人首选的抗生素；减少支气管扩张病人肺部继发感染和全身中毒症状的关键措施；支气管扩张大咯血时的饮食指导；胸部叩击治疗时的正确位置(肩胛间区)
2020	少量咯血病人的饮食要求(少量温凉流食)；支气管扩张最有临床意义的体征；左下肺支气管扩张病人大量咯血时的错误护理措施(取右侧卧位)；支气管扩张病人咳痰的典型表现
2021	痰液分为三层提示的疾病
2022	支气管扩张病人X线的特点；左下肺支气管扩张体位引流的体位(图片题)；支气管扩张体位引流的错误做法(引流时间30min)；咯血病人出现呼吸困难考虑为(血液淤积气道)；痰液静置后分三层，考虑为(支气管扩张)
2023	支气管扩张病人一次咯血100ml属于(大咯血)；支气管扩张体位引流的原则(抬高患侧，支气管引流开口向下)

考点导航

支气管扩张症是由支气管及其周围肺组织的慢性炎症损坏管壁，引起支气管组织结构较严重的病理性破坏，导致**支气管管腔扩张和变形**。临床上以**慢性咳嗽、大量脓痰和反复咯血**为特征。多于儿童或青年期起病。

一、病　因

1. 婴幼儿期支气管-肺组织感染是支气管扩张最常见的原因。病因以婴幼儿期的**麻疹、百日咳、支气管肺炎最为常见**。

2. 肺结核、重症肺炎、COPD等也可引起。**反复或严重的感染损伤支气管各层组织，尤其平滑肌和弹力纤维，削弱了管壁的支撑作用**，在咳嗽时管内压力增高及呼吸时胸腔内压的牵引下，**逐渐形成支气管扩张（分为柱状和囊状扩张，常合并存在）**。病原菌多为流感嗜血杆菌、肺炎球菌和卡他莫拉菌，严重者多为铜绿假单胞菌。

3. 先天性支气管发育缺损和遗传因素也可形成支扩。可能与软骨发育不全或弹性纤维不足，导致局部管壁薄弱或弹性较差有关。部分**遗传性 α_1-抗胰蛋白酶缺乏**者也可伴有支气管扩张。

4. 其他全身性疾病　类风湿关节炎、克罗恩病、溃疡性结肠炎、系统性红斑狼疮、人免疫缺陷病毒（HIV）感染、黄甲综合征等疾病可伴有支气管扩张。心肺移植术后也可发生支气管扩张，可能是慢性肺移植物排斥的征象。有些不明原因的支气管扩张病人体液免疫和/或细胞免疫功能有不同程度的异常，提示支气管扩张可能与机体免疫功能失调有关。

二、临床表现

1. **慢性咳嗽和大量脓性痰**　咳嗽多为阵发性，与体位变动有关，其严重度可用痰量估计：**轻度＜10ml/d，中度10～150ml/d，重度＞150ml/d**。**晨起及晚上临睡时**咳嗽和咳痰尤多，**将痰放置数小时后可分三层，**上层为泡沫黏液，中层为浆液，下层为脓性物和坏死组织，如合并有**厌氧菌感染，则痰及呼气具有臭味**（表4-5-1）。

表4-5-1　不同痰液提示的疾病

痰液	疾病	痰液	疾病
白色泡沫或黏液痰转为**黄色**	细菌性感染（**金黄色葡萄球菌**）	痰中呈红色或红棕色	支气管扩张、肺癌、肺结核
草绿色痰	**铜绿假单胞菌（绿脓杆菌）感染**	红褐色或巧克力色痰	阿米巴肺脓肿
铁锈样痰	**肺炎链球菌感染**	果酱样痰	肺吸虫病
红棕色胶冻状痰	肺炎克雷伯杆菌感染	**粉红色泡沫样痰**	**急性左心衰竭**
恶臭味	**厌氧菌感染**		

2. 咯血　**反复咯血为本病的特点**。**少量咯血为＜100ml/d；中量咯血为100～500ml/d；大量咯血为**＞500ml/d或1次咯血量＞100ml。[*]咯血主要由于支气管小动脉压力较高而破裂所致。

3. 反复肺部感染　其特点是同一肺段反复发生肺炎并迁延不愈。

4. 慢性感染中毒症状　如反复感染，可出现发热、乏力、食欲减退、消瘦、贫血等。

5. 体征　早期或病变轻者可无异常发现，病变严重或有继发感染者可在病变部位，尤其在**肺下部听到湿啰音（局限性、固定的湿啰音）**。长期反复感染多伴有营养不良和慢性缺氧、肺源性心脏病和右心衰竭，并可见**发绀和杵状指（趾）**。

温馨提示

因支气管扩张病人、法洛四联症病人长期处于缺氧状态，指（趾）端毛细血管扩张增生，局部软组织和骨组织增生肥大，出现杵状指（趾）。

三、辅助检查

1. X线检查　可见一侧或双侧下肺纹理增多或增粗，典型者可见不规则的**蜂窝状透亮阴影**或沿支气管的**卷发状阴影，感染时阴影内可有液平面**。高分辨率CT检查可显示管壁增厚的**柱状扩张或成串成簇的囊性改变**。

2. 纤维支气管镜检查　有助于鉴别管腔内异物、肿瘤或其他阻塞性因素引起的支气管扩张；还可进行活检、局部灌洗等，进而作细菌学和细胞学检查。

四、治疗原则

治疗原则是控制感染，保持引流通畅，必要时手术治疗。

1. 控制感染　急性感染时应根据症状、体征、痰液性状，必要时**根据痰培养及药物敏感试验选用合适抗生素**。常用阿莫西林、环丙沙星或头孢类抗生素口服或青霉素肌内注射，每日2次。重症者，尤其是铜绿假单胞菌感染者，常需第三代头孢菌素加氨基糖苷类药联合静脉用药。如有**厌氧菌混合感染者加用甲硝唑或替硝唑**等。

2. **痰液引流**　同样是重要治疗，它**可保持气道通畅，减少继发感染和减轻全身中毒症状**。

(1) **祛痰剂**：常用复方甘草合剂10ml或**盐酸氨溴索(沐舒坦)**30mg、溴己新16mg，每日3次，口服。痰液黏稠时加用超声雾化吸入治疗，每日2～3次。

(2) 体位引流：应**根据病变部位采取不同体位进行引流**，引流时，尤其是进行头低足高位引流时，要密切观察病人病情变化及咳痰的情况，以防发生意外。

(3) 纤维支气管镜吸痰：如体位引流痰液仍难排出，可经纤维支气管镜吸痰。

3. 咯血的处理　镇静、止血、患侧卧位，必要时用小量镇静、镇咳药。但年老体弱、肺功能不全者要慎用，以免抑制咳嗽反射发生窒息。**咯血较多时应取患侧半卧位**，轻轻将气管内积血咯出，并给予**垂体后叶素**5U加入50%葡萄糖注射液40ml中，缓慢静注。速度不宜过快，否则会出现头痛、恶心、心悸、面色苍白、便意等不良反应。此药可引起冠状动脉、肠道和子宫平滑肌收缩，故高血压、冠心病及孕妇禁用此药。**窒息是咯血致死的原因之一**，需注意防范和紧急抢救。

4. 手术治疗　病灶较局限者，内科治疗无效应考虑手术治疗。

五、护理问题

1. **清理呼吸道无效　与大量脓痰滞留呼吸道有关**。
2. 焦虑/恐惧　与反复咯血有关；**恐惧与大咯血有关**。
3. **有窒息的危险　与大咯血有关**。
4. 营养失调　与机体需要量与消耗增多、摄入不足有关。
5. 活动无耐力　与营养不良、贫血等有关。

六、护理措施

1. 遵医嘱给予祛痰药物，指导病人有效咳嗽，辅以叩背，及时排出痰液。**痰液黏稠可用生理盐水雾化吸入，帮助稀释痰液**。

2. 体位引流

(1) 引流宜在饭前进行。**早晨清醒后立即进行效果最好**。如需在餐后进行，应在餐后1～2小时进行，引流前向病人解释引流目的及配合方法。

(2) **依病变部位不同而采取不同的体位(图4-5-1)**。**原则上抬高患肺位置，引流支气管开口向下**，有利于分泌物随重力作用流入大支气管和气管排出。

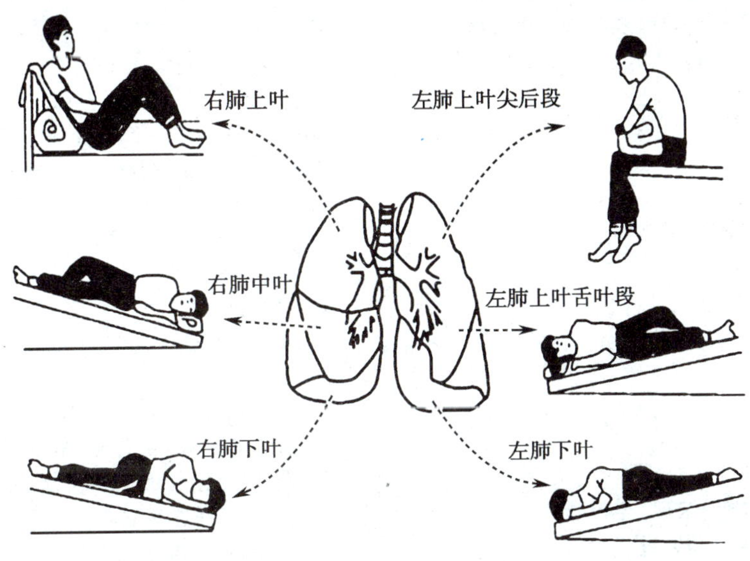

图4-5-1　不同病变部位体位引流时的卧位

（3）引流时间可从每次5～10分钟加到每次15～20分钟，嘱病人间歇做深呼吸后用力咳痰，同时叩患部以提高引流效果。

（4）**引流完毕予以漱口**并记录引流出痰液的量及性质。

（5）引流过程中注意观察病情，**若病人出现咯血、发绀、头晕、出汗、疲劳等情况，应及时终止引流**；痰量较多的病人引流时，应注意将痰液逐渐咳出，以防发生痰量同时涌出过多而窒息；患有高血压、心力衰竭及高龄病人禁止体位引流。

3. 急性感染期病人要卧床休息，**大咯血者应绝对卧床**。缓解期病人可适当进行户外活动，但要避免过度劳累。

4. 给予高热量、高蛋白质、维生素丰富饮食，以补充消耗。保持口腔清洁，要勤漱口，以减少感染并增进食欲。**鼓励病人多饮水，每天1 500ml以上**，帮助痰液稀释，有利于排痰。

5. 加强病情观察，防止并发症发生，密切观察咳嗽、咳痰、咯血情况，**及时发现并及时处理窒息等并发症**。

6. 加强用药护理，按医嘱使用抗菌药物和祛痰剂、支气管舒张药，指导病人掌握药物的剂量、用法和注意不良反应。

知识拓展

咯血窒息的预防及抢救配合

1. 密切观察病情变化，注意有无窒息先兆。应向病人说明**咯血时不要屏气，应尽量将血轻轻咯出**，否则易诱发喉头痉挛，出血引流不畅形成血块，造成呼吸道阻塞、窒息。

2. 准备好抢救用品如吸痰器、鼻导管、气管插管和气管切开包等。**一旦出现窒息，立即置病人于头低足高位或俯侧卧位**，轻拍背部以利血块排出；或迅速用机械吸引，以清除呼吸道内积血，必要时立即行气管插管或气管镜直视下吸取血块。

3. 气道通畅后，若病人自主呼吸未恢复，应行人工呼吸。给予高流量吸氧，按医嘱应用呼吸中枢兴奋剂。

七、健康教育

1. 向病人及家属介绍呼吸道感染、支气管阻塞与支气管扩张的发生、发展存在着密切的关系。

2. 积极预防呼吸道感染，及时治疗上呼吸道慢性感染病灶，避免受凉及刺激性气体吸入，戒烟，注意口腔卫生。

3. 指导病人掌握有效咳嗽、雾化吸入、体位引流的方法。

4. 指导病人学会自我监测病情，指导**咯血时要保持镇静**，可以轻轻拍击健侧背部，嘱患者不要屏气，以免诱发喉头痉挛，使血液引流不畅形成血块，导致窒息。

5. 说明营养的补充对机体康复的重要意义，保证高热量、高蛋白、高维生素的摄入，以增加抗病能力。

6. **对并发肺气肿者，应鼓励及指导其坚持进行适当的呼吸运动锻炼**，促进呼吸功能的改善，保存和恢复肺功能。戒烟，避免到空气污浊的公共场所和有烟雾的场所，避免接触呼吸道感染的病人等。

考点练习

考点：支气管扩张的病因和发病机制（A1、A2型题）

1. 病人，女性，40岁。5岁时曾患过麻疹肺炎，诊断为支气管扩张10余年。该病人支气管扩张发病的基本因素是
   A. 全身免疫功能低下
   B. 支气管平滑肌痉挛
   C. 支气管感染和阻塞
   D. 支气管平滑肌及弹性纤维破坏
   E. 支气管变态反应性炎症

2. 支气管扩张的早期病理改变是
   A. 柱状扩张
   B. 气管扭曲
   C. 气管坏死
   D. 气管穿孔
   E. 空洞形成

考点：支气管扩张病人的临床表现、治疗要点（A1、A2型题）

3. 大咯血是指24小时咯血量超过
   A. 100ml
   B. 200ml
   C. 300ml
   D. 400ml
   E. 500ml

4. 病人，女性，50岁。幼时曾患百日咳。近3个月来出现咳嗽、咳痰，近2天咳大量脓痰，今晨出现咯血。最有可能的诊断是
   A. 肺炎
   B. 急性支气管炎
   C. 肺结核
   D. 支气管扩张
   E. 肺癌

5. 支气管扩张的典型临床表现为
   A. 慢性咳嗽，黏液或泡沫状痰，气急
   B. 慢性咳嗽，大量脓痰，反复咯血
   C. 低热，刺激性咳嗽，黄脓性痰
   D. 高热，咳嗽，黏液血性痰
   E. 吸气性呼吸困难

6. 提示病人肺部有厌氧菌感染的表现是
   A. 大量脓痰
   B. 咳出的痰液有恶臭
   C. 痰中带血
   D. 有持续存在的湿啰音
   E. 咳嗽伴有高热
7. 病人，男性，26 岁。支气管扩张。1 周前受凉后出现咳嗽，咳大量黄臭痰，每日约 200ml，无发热、气促、咯血等症状。右下肺闻及固定湿啰音。病人出现固定湿啰音的主要原因是
   A. 肺淤血
   B. 支气管痉挛
   C. 肺纤维化
   D. 肺部感染
   E. 肺水肿
8. 病人，男性，60 岁。患右肺中叶支气管扩张。现病人痰多不易咳出，该病人可能存在的体征是
   A. 消瘦、贫血
   B. 呼吸运动减弱
   C. 局限性哮鸣音
   D. 固定而持久的局限性湿啰音
   E. 两肺底布满湿啰音
9. 为减少支气管扩张病人肺部继发感染和全身中毒症状，最关键的措施是
   A. 加强痰液引流
   B. 选择广谱抗生素
   C. 使用呼吸兴奋剂
   D. 使用支气管扩张剂
   E. 注射流感疫苗

考点：支气管扩张病人的护理措施和健康教育（A1、A2、A3/A4 型题）

10. 病人，女性，36 岁。患支气管扩张，近 2 天出现咳嗽，咳大量脓痰。下列哪种措施最有利促进排痰
    A. 体位引流
    B. 有效咳嗽
    C. 拍背与胸壁震荡
    D. 机械吸痰
    E. 湿化呼吸道
11. 病人，男性，32 岁。诊断为支气管扩张。病人于剧烈咳嗽后咯血 300ml，并出现表情恐怖、双手乱抓、面色苍白、口唇发绀。此时首要的护理措施是
    A. 吸氧
    B. 建立静脉通道，抽血配血
    C. 负压吸引，保持呼吸道通畅
    D. 准备抢救车及抢救物品
    E. 遵医嘱给予止血药
12. 病人，男性，23 岁。患支气管扩张症，间断咯血。近日来因受凉咳大量黄色脓痰入院治疗。医嘱体位引流。护士指导病人做体位引流时，**错误**的是
    A. 在饭后半小时进行
    B. 引流前做生理盐水超声雾化
    C. 引流同时做胸部叩击
    D. 引流后可给治疗性雾化吸入
    E. 每次引流 15～20 分钟

（13～14 题共用题干）

病人，男性，50 岁。因低热、咳嗽、咯血入院，入院后诊断为支气管扩张。今晨在病房突然剧烈咳嗽、咯血 80ml，随即烦躁不安，呼吸困难，口唇发绀，大汗淋漓，双手乱抓，两眼上翻。

13. 该病人可能发生了
    A. 肺栓塞
    B. 呼吸衰竭
    C. 肺性脑病
    D. 窒息
    E. 自发性气胸
14. 护士应首先采取的抢救措施是
    A. 立即输血、输液
    B. 胸腔穿刺抽气
    C. 立即人工呼吸
    D. 立即体位引流，清除血块
    E. 立即吸氧、注射呼吸兴奋剂

（15～16 题共用题干）

病人，男，65 岁。支气管扩张，近日劳作后出现恶心、胸闷，反复咯血，24 小时出血量约为 800ml。

15. 该病人的咯血程度属于
    A. 痰中带血丝
    B. 微小量咯血
    C. 小量咯血
    D. 中等量咯血
    E. 大量咯血
16. 目前病人饮食应
    A. 禁食
    B. 流质饮食
    C. 半流质饮食
    D. 软质饮食
    E. 普通饮食
17. 支气管扩张病人出现反复咯血，有窒息的危险。病人最可能出现的心理反应是
    A. 抑郁
    B. 悲伤
    C. 恐惧
    D. 愤怒
    E. 震惊
18. 右肺上叶的支气管扩张病人的引流体位是如图所示的

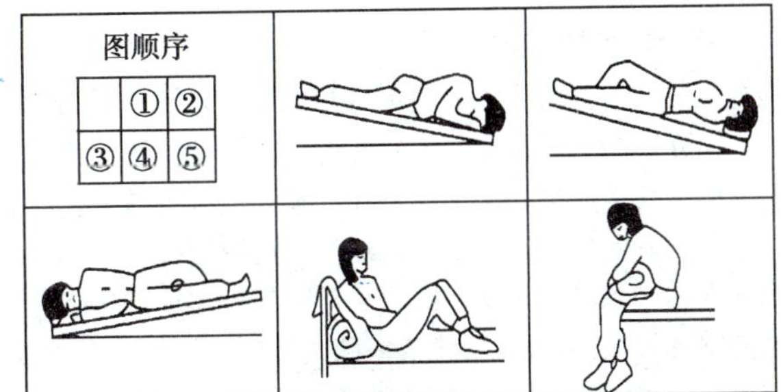

A. ①
B. ②
C. ③
D. ④
E. ⑤

19. 病人，女性，45岁。6年前开始反复咳嗽、咳痰，伴有咯血。胸部增强CT：双肺下叶支气管柱状扩张。3天前上述症状反复加重，收治入院。入院后每次多次咯血，最多时超过500ml。此时病人的饮食措施，正确的是
A. 少食多餐
B. 进少量流质饮食
C. 避免冰冷食物
D. 禁食
E. 宜温凉食物

20. 病人，女性，57岁。因"反复咳嗽、咳痰4余年，加重伴呼吸困难2天"入院，入院后拟行气管镜检查，检查前病人紧张，并反复询问医务人员检查细节，看到同病室检查完毕的其他病人表情痛苦，更感到恐惧，在等候的时候不停地搓手，心率、呼吸增快。目前该病人最主要的护理问题是
A. 悲伤
B. 社交孤独
C. 思维过程改变
D. 睡眠型态紊乱
E. 焦虑

参考答案

序号	1	2	3	4	5	6	7	8	9	10	11	12	13	14	15	16
答案	C	A	E	D	B	B	D	D	A	A	C	A	D	D	E	A
序号	17	18	19	20												
答案	C	D	D	E												

第六节　慢性阻塞性肺疾病病人的护理

考情分析

年份	主要考点
2019	慢性阻塞性肺疾病的定义；慢性阻塞性肺疾病对呼吸功能的影响；慢性阻塞性肺疾病的标志性症状；慢性阻塞性肺疾病病人的饮食指导；自发性气胸的发病原因（患慢性阻塞性肺疾病）；腹式呼吸的错误做法（快速呼气）；针对慢性阻塞性肺疾病病人的错误指导（多到人群密集处与人交流）
2020	桶状胸见于什么疾病（图片题）；COPD病人焦虑、抑郁时的错误护理；COPD病人咳黄色黏痰时的主要护理问题；COPD病人出院时的错误指导（长期规律服用抗生素）
2021	COPD主要发生在（小气道）；慢性阻塞性肺疾病的给氧方法
2022	自发性气胸最常见的症状（胸痛）；缩唇呼吸和腹式呼吸的错误做法（呼气时口唇向内回缩）；COPD禁忌使用的药物（镇静剂）；自发性气胸的判断；自发性气胸的诊断方法；腹式呼吸的错误指导（边走路边呼吸）；慢性阻塞性肺疾病的呼吸困难类型
2023	慢性支气管炎出现肺气肿的表现（逐渐加重的呼吸困难）

考点导航

慢性阻塞性肺疾病是一种具有气流受限特征的肺部疾病，并且气流受限呈进行性发展。慢性支气管炎和慢性阻塞性肺气肿都有气流受阻的现象，把具有气流受阻特征的一类疾病称为慢性阻塞性肺疾病，简称COPD。

COPD的病理改变主要为慢性支气管炎和肺气肿的病理改变。慢性支气管炎（简称慢支）是指气管、支气管黏膜及其周围组织的慢性非特异性炎症。临床上以**咳嗽、咳痰、喘息及反复发生感染**为特征，常可并发慢性阻塞性肺气肿。

肺气肿是指**终末支气管远端的气道**弹性减退、气道异常扩大，或同时伴有气道壁破坏的病理状态。慢支引起的慢性阻塞性肺气肿是由于慢性炎症蔓延至气道远端，累及细支气管管壁及周围组织，造成气体排出受阻，使**肺泡过度膨胀和肺泡壁弹性减弱或破坏，融合成肺大疱**所致。病人在咳嗽、咳痰的基础上**出现逐渐加重的呼吸困难**，引起缺氧和二氧化碳潴留，可并发慢性肺源性心脏病和Ⅱ型呼衰。

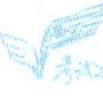

温馨提示

慢性阻塞性肺疾病的主要病理改变：肺泡过度膨胀，肺泡弹性纤维网破坏，肺血供减少，外观灰白或苍白。

一、病　因

1. **吸烟　为重要的发病因素**，烟草中含焦油、尼古丁和氢氰酸等化学物质，可损伤气道上皮细胞，可使支气管痉挛，呼吸道上皮细胞纤毛运动受抑制，纤毛脱落，而易致感染。

2. **感染　是COPD发生发展的重要因素**，主要是病毒感染与细菌感染。常见病毒为鼻病毒、流感病毒、腺病毒及呼吸道合胞病毒；常见细菌为肺炎球菌和流感嗜血杆菌等。

3. 大气污染　包括二氧化硫、二氧化氮、氯及臭氧等的慢性刺激，为细菌感染创造条件。

4. 职业粉尘和化学物质　如烟雾、工业废气等。

5. 气候　冷空气刺激、气候突然变化，使呼吸道黏膜防御能力减弱，易继发感染。

6. 遗传因素　**α_1-抗胰蛋白酶缺乏**，与肺气肿的发生有密切关系。

二、临床表现

1. 症状　起病缓慢，病程长。

(1) 慢支症状：早期在气候寒冷或突变时发生咳嗽且轻微，病重则四季均咳嗽。晨间咳嗽较重，痰多为白色黏液或泡沫状，当感染时，痰量增多，往往清晨起床或体位变动时较明显。喘息型慢支有支气管痉挛，可有喘息。

(2) **阻塞性肺气肿**的症状除有慢支症状外，同时伴有**逐渐加重的呼吸困难**，随病情发展，甚至在静息时也感到呼吸困难。发生感染时胸闷、气急、发绀、呼吸困难明显加重，晚期可出现呼吸衰竭。

(3) 全身症状：有疲劳、食欲减退和体重减轻等。

2. 体征　慢支急性发作时，肺部啰音可增多。喘息型慢支发作时，可闻哮鸣音。

典型肺气肿体征为：**桶状胸**，胸部呼吸活动减弱；**语颤减弱**；**叩诊过清音**，心浊音界缩小，**肝上界下移**；听诊呼吸音减弱，呼气延长，心音遥远。

3. 并发症　**自发性气胸**、肺部感染、呼吸衰竭等。

知识拓展

COPD并发自发性气胸

1. **发生原因**　COPD的病人由于肺泡过度膨胀和肺泡壁弹性减弱或破坏，融合成肺大疱，**肺大疱破裂引起自发性气胸**。

2. 临床表现　**突感一侧胸痛，如刀割样或针刺样，随即出现胸闷、气促或呼吸困难**，可伴刺激性咳嗽。

3. 预防　避免抬举重物、剧烈咳嗽、屏气、用力排便，吸烟者戒烟。

三、辅助检查

1. 血象检查　细菌感染时，白细胞增高、核左移及中性粒细胞比例增多。**喘息型病人可有嗜酸性粒细胞增高**。

2. 血气分析　阻塞性肺气肿感染加重时，还可有 PaO_2 下降、$PaCO_2$ 升高。

3. X线检查　早期胸片可无变化，逐渐可见肺纹理增多、紊乱，两下肺较明显。**肺气肿时，两肺透亮度增加，肋间隙增宽**。

4. **肺功能检查　肺功能检查是判断气流受限的主要客观指标**。COPD早期可有小气道功能异常，以后可出现第1秒用力呼气量占用力肺活量比值减少；慢支并发阻塞性肺气肿时，残气容积增加，残气容积占肺总量百分比增加。

(1) **第1秒用力呼气容积占用力肺活量百分比**(FEV_1/FVC)是评价气流受限的一项敏感指标。

第1秒用力呼气容积占预计值百分比(FEV_1%预计值)是评估COPD严重程度的良好指标，其变异性小，易于操作。**吸入支气管扩张药后 FEV_1/FVC＜70%及 FEV_1＜80%预计值者，可确定为不能完全可逆的气流受限**。

(2) 肺总量(TLC)、功能残气量(FRC)和残气量(RV)增高，肺活量(VC)减低，表明肺过度充气，有参考价值。由于TLC增加不及RV增高程度大，故RV/TLC增高。

(3) 一氧化碳弥散量(DLco)及DLco与肺泡通气量(VA)比值(DLco/VA)下降，该项指标供诊断参考。

5. 痰液检查　痰培养可见肺炎链球菌、流感嗜血杆菌等致病菌。涂片有中性粒细胞及已破坏的杯状细胞。

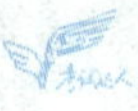

四、治疗原则

1. 稳定期治疗

(1) 劝导病人戒烟，避免诱发因素，加强锻炼，增强体质。

(2) 应用药物：以预防和减轻症状，如沙丁胺醇气雾剂每次1～2喷，每天不超过8～12喷和/或氨茶碱0.1g，3次/d等，帮助支气管扩张。

(3) **长期氧疗：一般低流量吸氧1～2L/min，吸氧时间>15小时/d**。

2. 急性加重期治疗

(1) **控制感染**：应根据致病菌的性质及药物敏感程度选择。较轻病人多选择口服、肌注抗生素，重者多选择静脉注射的广谱抗菌药物。如青霉素类、头孢菌素类、大环内酯类或喹诺酮类等。

(2) 急性发作期的病人可考虑应用糖皮质激素治疗。

(3) 祛痰止咳，解痉平喘治疗药物如同稳定期，**痰液黏稠者可采用雾化吸入**，雾化液中可加入抗生素及痰液稀释剂。**对老人、体弱者及痰多者，不应使用强镇咳剂，如可待因**等。

(4) 合理吸氧，根据血气分析，调整吸氧的方式和氧浓度。**一般给予鼻导管、低流量(1～2L/min)低浓度(28%～30%)持续吸氧**，应避免吸入氧浓度过高引起二氧化碳潴留。目标：PaO_2≥60mmHg和/或SaO_2≥90%。

五、护理问题

1. 气体交换受损　与呼吸道阻塞、肺组织弹性降低、通气/血流比例失调致通气和换气功能障碍有关。
2. 活动无耐力　与肺功能下降引起慢性缺氧、活动时供氧不足有关。
3. 清理呼吸道无效　与呼吸道分泌物增多、黏稠及支气管痉挛有关。
4. 营养失调：低于机体需要量　与呼吸道感染致消耗增加而摄入不足有关。
5. **潜在并发症：自发性气胸**、肺部感染、呼吸衰竭。

六、护理措施

1. 注意病情观察，观察病人咳嗽、咳痰、呼吸困难进行性加重的程度，全身症状、体征和并发症情况。尤其注意观察痰液的性质和量。监测动脉血气分析和水、电解质、酸碱平衡状况。

2. 遵医嘱正确给予抗感染治疗，观察药物疗效和副作用，有效地控制呼吸道感染。鼓励病人咳嗽，指导病人正确咳嗽，促进排痰。对痰液较多或年老体弱、无力咳痰者，以祛痰为主，按医嘱使用祛痰剂或给予超声雾化吸入。注意**雾化后和协助病人翻身后，进行背部叩击**，有利于分泌物的排出。

3. 合理用氧，对呼吸困难伴低氧血症者，采用**低流量持续给氧，流量1～2L/min。每天氧疗时间>15小时**(*)，因熟睡时呼吸中枢兴奋性降低或上呼吸道阻塞而缺氧加重，为此睡眠时间也应持续吸氧。

4. 协助病人呼吸训练，改善呼吸状态。

(1) **缩唇呼气**：在呼气时将口唇缩成吹笛子状，气体经缩窄的口唇缓慢呼出，称缩唇呼气。其作用是提高支气管内压，**防止呼气时小气道过早陷闭**，以利肺泡气排出(亲：缩唇呼吸的要领是用鼻吸气，用嘴呼气，呼气时嘴巴闭成一条缝，让气体慢慢呼出，防止气道过早塌陷)(图4-6-1)。

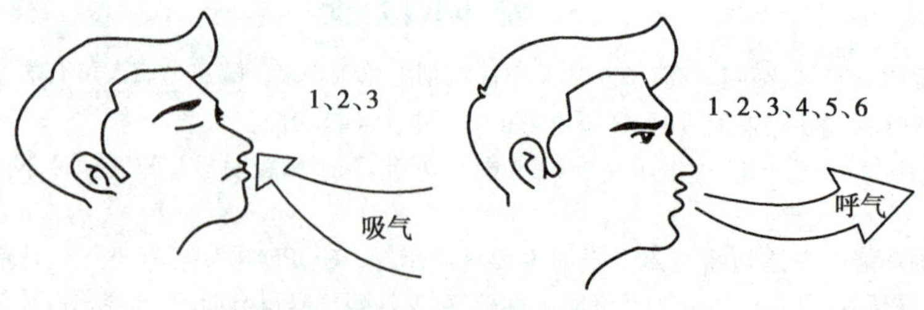

图4-6-1 缩唇呼吸示意图

(2) 腹式呼吸：通过腹肌的主动舒张与收缩加强腹肌训练，可使呼吸阻力减低，肺泡通气量增加，提高呼吸效率。训练方法如下：①以半卧位，膝半屈曲体位最适宜；立位时上半身略向前倾，可使腹肌放松，舒缩自如，辅助呼吸肌及全身肌肉尽量放松，情绪稳定，平静呼吸；②**用鼻吸气，经口呼气**，呼吸缓慢而均匀，勿用力呼气，**吸气时腹肌放松，腹部鼓起，呼气时腹肌收缩**，腹部下陷。开始训练时，病人可将一手放在腹部，一手放在前胸，以感知胸腹起伏，**呼吸时应使胸廓保持最小的活动度，呼与吸时间比例为2∶1～3∶1**，每日训练3～4次，每次重复8～10次(亲：腹式呼吸的要领是用鼻吸气，用嘴呼气，深吸慢呼，吸气时腹部鼓起，呼气时腹部凹陷)(图4-6-2)。

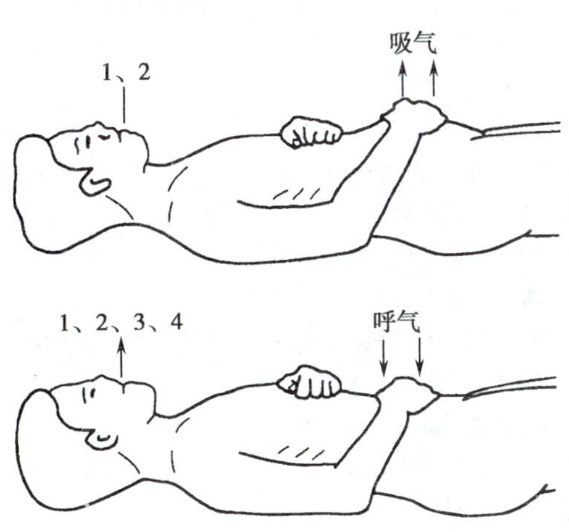

图 4-6-2　腹式呼吸示意图

5. 应注重营养摄入，给予高热量、高蛋白质、高维生素饮食，防止产气影响膈肌运动，少吃产气食品。保证足够的饮水量，有助于痰液的稀释。

6. **病情缓解期间，要注意全身运动锻炼，结合呼吸训练**能有效挖掘呼吸功能潜力。锻炼方式、速度、距离，根据病人身体状况决定，应量力而行、循序渐进，以病人不感到疲劳为宜。可进行床上运动、散步、慢跑、太极拳、体操、家庭劳动等。增强耐力，提高体质。

7. 注意心理护理，病人由于长期呼吸困难，容易丧失信心，**多有焦虑、抑郁等心理障碍**，护士应聆听病人的叙述，作好病人与家属及单位间的沟通，疏导其心理压力，必要时请心理医生协助诊治。

七、健康教育

1. 向病人及其家属介绍 COPD 虽是不可逆的病变，但积极预防和治疗可减少急性发作、改善呼吸功能、延缓病情、提高生活质量。

2. 治疗和锻炼必须持之以恒。积极指导病人避免各种可使病情加重的因素，如戒烟、改善环境卫生、加强劳动保护等。

3. 向病人及家属宣传饮食治疗的意义和原则，解释摄取足够的营养，对满足机体需要、保持和恢复体力的重要性。说明营养不良、维生素 A、维生素 C 缺乏，可使呼吸道防御能力受到影响，黏膜上皮细胞修复功能减退，削弱机体的免疫功能，促使疾病的发生和发展。鼓励病人进食，与病人及家属共同制定使病人乐意接受的**高热量、高蛋白、高维生素的饮食计划，避免食用产气食物**，以免腹部胀气，使膈上抬而影响肺部换气功能。经常变换食谱，增加食物的色、香、味、美及适宜的温度，以刺激食欲。做到少量多餐，避免因饱胀而引起呼吸不畅。

4. **教会病人呼吸运动锻炼技术、家庭氧疗技术**，生活中注意**防寒保暖，凉水洗脸、食醋熏蒸、体育锻炼等，提高机体抗病能力**。

5. 告知病人及其家属家庭氧疗的方法如氧疗装置的更换及清洁、消毒等注意事项。

6. 教会病人自我监测病情的方法，**告知病人发现气促、咳嗽、咳痰、发热等症状明显或出现并发症表现时，应及时就医**，以防病情恶化。说明药物治疗目的、使用方法、剂量和不良反应，告知**遵医嘱合理用药的重要性，避免滥用药物**。

考点练习

考点：慢性阻塞性肺疾病病人的病因及发病机制、治疗要点（A1、A2 型题）

1. 导致 COPD 最常见的因素是
   A. 吸烟
   B. 职业粉尘
   C. 大气污染
   D. 感染
   E. 蛋白酶—抗蛋白酶失调

2. 下列各组疾病中，属于慢性阻塞性肺疾病范畴的是
   A. 伴有气流受限的囊性纤维化
   B. 没有气体受限的慢性支气管炎、肺气肿
   C. 支气管哮喘、舒张试验阳性
   D. 伴有气流受限的弥漫性细支气管炎
   E. 伴有气体受限的慢性支气管炎、肺气肿

3. 慢性阻塞性肺气肿的病理改变<u>不包括</u>
   A. 肺过度膨胀
   B. 外观苍白或灰白
   C. 镜检可见肺大疱
   D. 肺血供增多
   E. 弹力纤维网破坏

4. 最易并发阻塞性肺气肿的疾病是
   A. 慢性支气管炎
   B. 支气管哮喘
   C. 慢性肺脓肿
   D. 支气管扩张
   E. 肺结核

5. 病人，男性，83 岁。因慢性阻塞性肺疾病并发感染、慢性肾功能不全入院。入院后首要的处理措施是
   A. 糖皮质激素
   B. 支气管扩张剂
   C. 吸氧
   D. 抗生素
   E. 利尿剂

考点：慢性阻塞性肺疾病病人的临床表现、辅助检查（A1、A2 型题）

6. 慢性支气管炎发展为阻塞性肺气肿突出的症状为
   A. 反复咳嗽，进行性加剧
   B. 发热、咳嗽、咳脓痰

C. 咳大量脓痰
D. 反复感染、咯血
E. 逐渐加重的呼吸困难

7. 关于慢性阻塞性肺疾病病人的体征，正确的叙述是
A. 叩诊浊音
B. 视诊桶状胸
C. 触诊语颤增强
D. 视诊呼吸变深
E. 听诊两肺呼吸音增强

8. 缩唇呼吸的重要性是
A. 加强呼吸运动
B. 减少呼吸困难
C. 减少小气道塌陷
D. 减轻呼吸肌劳累
E. 减少胸痛

考点：慢性阻塞性肺疾病病人的护理问题、护理措施和健康教育（A1、A2、A3/A4 型题）

9. 病人，男性，65 岁。慢性阻塞性肺气肿 10 余年。为改善通气状况，指导病人做腹式呼吸锻炼，正确的方法是
A. 每次进行 30～60 分钟
B. 每分钟 18～20 次
C. 吸气时间短，呼气时间长
D. 吸气时收腹，呼气时挺腹
E. 用鼻吸气，用鼻呼气

（10～12 题共用题干）

病人，男性，60 岁。慢性咳嗽、咳痰 10 年，近两年来劳动时出现胸闷气短，偶有踝部水肿，门诊以“慢性支气管炎合并慢性阻塞性肺气肿”收入院。

10. 上述疾病可出现的胸部阳性体征为
A. 扁平胸
B. 语颤减弱
C. 语颤增强
D. 心浊音界扩大
E. 胸部呼吸运动增强

11. 对上述病人进行哪项检查有助于确诊
A. 心电图
B. 胸部 X 线检查
C. 痰液检查
D. 血气分析
E. CT

12. 护士指导慢性阻塞性肺气肿病人进行腹式呼吸锻炼，**错误**的是
A. 吸气时腹部尽力挺出
B. 呼气时腹部尽力收缩
C. 胸廓随呼吸大幅度活动
D. 鼻吸口呼
E. 深吸慢呼

（13～14 题共用题干）

病人，男性，62 岁。咳嗽 20 余年，近日咳大量脓痰、胸闷气短，诊断为慢性阻塞性肺疾病。

13. 下列哪种措施能有效改善该病人的呼吸困难
A. 祛痰剂
B. 超声雾化
C. 插管吸痰
D. 呼吸器
E. 腹式呼吸训练

14. 该病人应采取何种给氧方式
A. 高压氧舱
B. 高浓度间断吸氧
C. 高浓度持续吸氧
D. 低浓度间断吸氧
E. 低浓度持续吸氧

（15～18 题共用题干）

病人，老年男性，慢性咳嗽咳痰 18 年，近两年来轻度活动就出现气短，近 2 日感冒后病情加重，咳脓痰且不易咳出。查体：体温 37.1℃，神志清，桶状胸，口唇轻度发绀，双肺叩诊过清音，肺动脉瓣区第二心音亢进。以“慢性支气管炎合并慢性阻塞性肺气肿”入院治疗。

15. 该病人目前最主要的护理诊断是
A. 体液过多
B. 有感染的危险
C. 清理呼吸道无效
D. 体温过高
E. 自理缺陷

16. 该病人目前最主要的治疗措施是
A. 抗生素控制感染
B. 应用镇咳药
C. 使用利尿剂
D. 给予镇静剂
E. 使用支气管扩张剂

17. 该病人应采取何种给氧方式
A. 间歇给氧
B. 酒精湿化给氧
C. 高压给氧
D. 低浓度持续给氧
E. 高浓度持续给氧

18. 针对该病人的护理措施，**错误**的是
A. 每天晨起进行户外运动，以提高耐寒能力
B. 改善营养状况
C. 给予吸氧
D. 进行缩唇呼气、腹式呼吸训练
E. 劝告病人戒烟

（19～21 题共用题干）

病人，男性，68 岁。反复咳嗽、咳痰伴喘息 15 年，近 3 年出现逐渐加重的呼吸困难。入院后诊断为慢性阻塞性肺疾病。

19. 上述疾病的缓解期，最重要的护理措施是
A. 用祛痰剂
B. 超声雾化
C. 加强锻炼

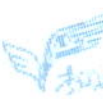

D. 应用抗生素
E. 缩唇腹式呼吸

20. 当病人血气分析结果为 PaO_2 50mmHg，PCO_2 65mmHg。应采取哪种给氧方式
A. 高浓度、高流量持续吸氧
B. 高浓度、高流量间歇吸氧
C. 低浓度、低流量持续吸氧
D. 低浓度、低流量间歇吸氧
E. 乙醇湿化给氧

21. 为防止发生呼吸衰竭，应指导病人
A. 低盐饮食
B. 避免肺部感染
C. 低脂饮食
D. 戒烟
E. 卧床休息

22. 慢性肺心病病人的心理社会状况评估**不包括**
A. 家庭角色和家庭关系的变化
B. 经济问题
C. 社会孤立
D. 失业问题
E. 治疗方案

23. 病人，男性，62 岁。确诊慢性阻塞性肺疾病多年，近半年来明显消瘦。护士给予该病人的饮食护理，**不妥**的是
A. 提供舒适的进餐环境
B. 提供高蛋白、高维生素饮食
C. 保持口腔清洁
D. 避免胀气食物
E. 给予静脉高营养治疗

24. 最适合如图所示呼吸方式进行日常呼吸功能锻炼的病人是

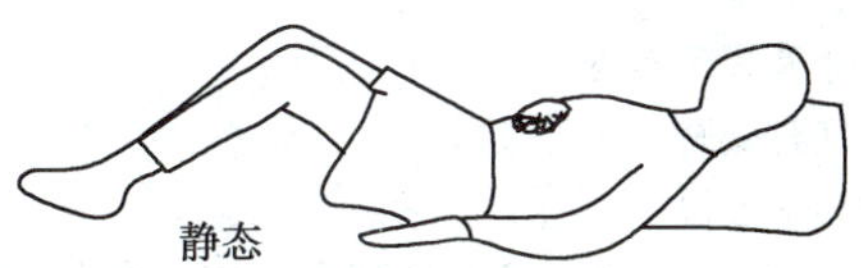

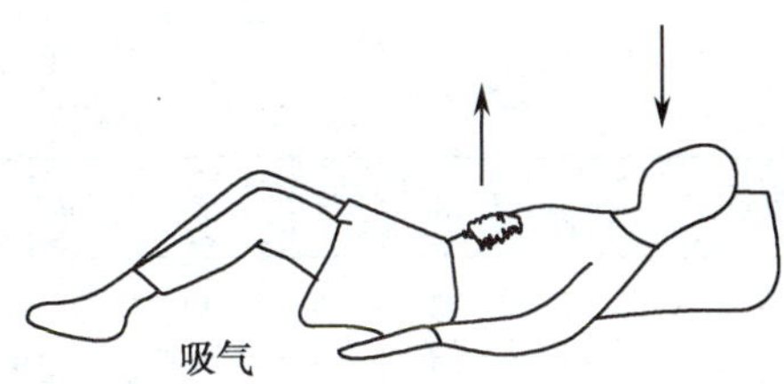

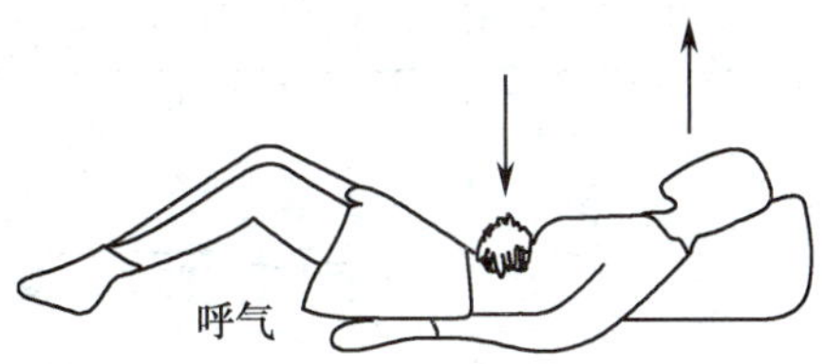

A. 气胸病人
B. 肺癌病人
C. 支气管哮喘病人
D. 肺炎病人
E. COPD 病人

25. 病人，女性，65 岁。患有 COPD。病人进行腹式呼吸训练时，护士应予以纠正的动作是
A. 吸气时腹部尽力挺出
B. 呼气时腹部尽力收缩
C. 鼻吸口呼
D. 慢吸气
E. 快呼气

26. 病人，男性，62 岁。因慢性阻塞性肺疾病合并慢性呼吸衰竭入院治疗，现病情缓解准备出院。在进行出院指导时，以下**不妥**的是
A. 应适当散步做操
B. 坚持腹式呼吸锻炼
C. 定期进行深呼吸咳嗽
D. 长期规律服用抗生素
E. 预防受凉感冒

27. 病人，男性，66 岁。患慢性阻塞性肺疾病多年，护士在指导进行呼吸训练时，吸气与呼气时间比最好为
A. 吸气∶呼气＝1∶2
B. 吸气∶呼气＝1∶1
C. 吸气∶呼气＝1.5∶1
D. 吸气∶呼气＝2∶1
E. 吸气∶呼气＝2.5∶1

28. 病人，女性，80 岁。慢性阻塞性肺疾病 20 余年。今因"咳嗽、咳痰加重"住院。夜间因烦躁难以入眠，自服地西泮 5mg 后入睡，晨起呼之不应，呼吸浅促。出现上述表现最可能的原因是
A. 地西泮的镇静作用
B. 地西泮过敏
C. 地西泮抑制呼吸中枢
D. 地西泮中毒
E. 地西泮镇咳作用

29. 病人，男性，70 岁。慢性阻塞性肺疾病。出院后拟行长期家庭氧疗。护士应告知病人每日吸氧的时间是**不少于**
A. 5 小时
B. 8 小时
C. 10 小时
D. 12 小时
E. 15 小时

30. 某病人患慢性支气管炎 30 余年，慢性阻塞性肺疾病 10 余年，该病人在稳定期时可指导其在家中进行长期家庭氧疗。护士在健康教育时，应告知病人**不属于**氧疗治疗有效表现的是
A. 血压下降

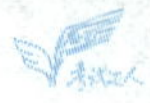

B. 发绀减轻
C. 呼吸频率减慢
D. 气急减轻
E. 心率减慢

31. 病人，女性，64岁。COPD病史5年。病人询问社区护士，如何防止病情加重，护士告知病人的内容中，不妥的是
A. 扫地、晾晒被褥时可以戴上口罩
B. 戒烟或避免吸入二手烟
C. 增强交流，多到人群密集处
D. 多蒸煮食物，少炝炒
E. 寒冷季节出门注意保暖

参考答案

序号	1	2	3	4	5	6	7	8	9	10	11	12	13	14	15	16
答案	A	E	D	A	D	E	B	C	C	B	B	C	E	E	C	A
序号	17	18	19	20	21	22	23	24	25	26	27	28	29	30	31	
答案	D	A	E	C	B	E	E	E	E	D	A	C	E	A	C	

第七节　支气管哮喘病人的护理

考情分析

年份	主要考点
2019	外源性支气管哮喘发作时使人体致敏的抗体(IgE)；支气管哮喘发作的诱因不包括(吃苹果)；在动物园游玩时哮喘发作应立即(离开动物园)；支气管哮喘发作引起呼吸困难的类型(呼气性)；支气管哮喘发作首要的护理诊断、首选药物；氨茶碱的不良反应；支气管哮喘发作时的错误护理(立即机械通气)；支气管哮喘发作时的心理护理；定量雾化吸入器的操作方法
2020	支气管哮喘发作时的典型表现；支气管哮喘呼吸困难的类型；重度支气管哮喘的表现不包括(两肺布满湿啰音)；年轻病人反复发生呼气性呼吸困难的最可能原因；氨茶碱的主要副作用；禁用吗啡的疾病(支气管哮喘)；支气管哮喘首要的护理问题；缓解哮喘病人症状的首选药物；不良反应为心悸、骨骼肌震颤的药物(特布他林)；吸入信必可的错误做法(先吸气后再将吸嘴含于口中)
2021	控制支气管哮喘症状的首选药物(沙丁胺醇)；支气管哮喘的特征性表现
2022	β_2受体激动剂首选的给药方法；支气管哮喘病人的给氧流量；控制支气管哮喘炎症以减少发作的药物；支气管哮喘发作时安置的体位；支气管哮喘发作的典型表现；支气管哮喘发作呼吸困难的类型
2023	支气管哮喘外出旅游引起哮喘发作的诱因(花粉)；支气管哮喘发作的典型表现；哮喘持续状态的判断(端坐呼吸、持续发绀)；支气管哮喘发作时的首选药(沙丁胺醇)；支气管哮喘发作时听诊双肺呼吸音为(哮鸣音)；β_2受体激动剂包括(沙丁胺醇)；支气管哮喘病人不宜摄入的食物

考点导航

支气管哮喘(简称哮喘)是由肥大细胞、嗜酸性粒细胞和T淋巴细胞等多种炎性细胞和细胞组分参与的**气道慢性炎症性疾病**，使易感者对各种激发因子具有**气道高反应性**，并引起广泛的、可逆性气道阻塞。典型表现为**反复发作性的喘息、伴有哮鸣音的呼气性呼吸困难**、胸闷、咳嗽等症状(亲：支气管哮喘的本质是气道的慢性炎症＋气道的高反应性，在过敏原的作用下，气道痉挛引起症状)。

哮喘早期的病理变化是可逆性的，随着疾病的发展，病理变化逐渐明显，肺高度膨胀，支气管平滑肌肥厚，黏膜水肿、充血，上皮脱落，基膜显著增厚，支气管壁有**嗜酸性粒细胞**、中性粒细胞和淋巴细胞浸润，气管、支气管内有大量黏液栓。

一、病　因

病因尚不十分清楚。调查研究显示，哮喘是多基因遗传病，受遗传和环境因素的双重影响。

1. 遗传因素　哮喘病人亲属的患病率高于正常人群，且亲缘关系越近，其亲属患病率越高。有研究表明，哮喘病人存在与气道高反应性、**IgE调节**和特异性反应相关的基因，这些基因在哮喘发病中起着重要的作用。

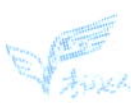

2. 环境因素中可**激发因素**有：

(1) **吸入性过敏原**为主，如**花粉、尘螨、动物的毛屑**、二氧化硫、氨气等。

(2) **感染**：如病毒、细菌、原虫、寄生虫等。

(3) **食物**：**鱼、虾、蟹、蛋类、牛奶**等食物。

(4) 其他：气候变化、某些药物、**剧烈运动**以及精神因素等均可诱发哮喘。

温馨提示

哮喘的诱因是个重要的考点，考生应能结合病例分析病人可能接触的应激源，如春季外出旅游引起哮喘发作，可能的致敏源为花粉，家中饲养宠物引起哮喘发作，可能的致敏源为毛屑等。

二、临床表现

1. 症状　典型表现为**发作性呼气性呼吸困难，伴有哮鸣音**，胸闷、咳嗽、咳白色泡沫痰，发病前多有干咳、打喷嚏、流泪等先兆，**病人常被迫坐起**。发作严重时，表现为张口抬肩、大汗、喘气费力、烦躁不安，甚至发绀。

严重的哮喘发作持续24小时以上，经治疗不易缓解者，称之为哮喘持续状态。表现为极度呼吸困难、发绀、端坐呼吸、大汗淋漓，甚至出现呼吸、循环衰竭。

2. 体征　发作时双肺**呈过度充气状态，哮鸣音广泛，呼气音延长**。可有发绀、心率增快、**奇脉**、颈静脉怒张等体征。发作缓解后可无任何症状及体征。

3. 支气管哮喘的分期

(1) 急性发作期：是指气促、咳嗽、胸闷等症状突然发生或加剧，常有呼吸困难，以呼气流量降低为其特征，常因接触变应原等刺激物或治疗不当所致。哮喘急性发作时其程度轻重不一，病情加重可在数小时或数天内出现，偶尔可在数分钟内即危及生命，故应对病情作出正确评估，以便给予及时有效的紧急治疗。

(2) 慢性持续期：许多哮喘病人即使没有急性发作，但在相当长的时间内仍有不同频度和/或不同程度地出现症状（喘息、咳嗽、胸闷等）。

(3) 缓解期：系指经过治疗或未经治疗症状、体征消失，肺功能恢复到急性发作前水平，并维持4周以上。

4. 并发症　**哮喘发作时，可出现自发性气胸**、纵隔气肿和肺不张等并发症。长期反复发作和感染，可并发慢支、肺气肿、支气管扩张、肺纤维化、间质性肺炎和肺源性心脏病。

5. 哮喘严重程度分级，见表4-7-1。

表4-7-1　哮喘急性发作的病情严重程度的分级

临床特点	轻度	中度	重度	危重
体位	可平卧	喜坐位	端坐呼吸	
讲话方式	连续且成句	中断	单字	不能讲话
气短	上楼、步行时	稍事活动	休息时	
呼吸频率	轻度增加	增加	>30次/min	
精神状态	有焦虑/尚安静	时有焦虑或烦躁	有焦虑、烦躁	嗜睡、意识模糊
出汗	无	有	大汗淋漓	
辅助呼吸、三凹征	常无	可有	常有	胸腹反常运动
哮鸣音	散在，呼吸末期	响亮、弥漫	响亮、弥漫	减弱、乃至无
脉率/(次·min^{-1})	<100	100～120	>120	>120次/min或脉率变慢或不规则
奇脉(收缩压下降)	无(1.33kPa)	有(1.33～3.3kPa)	有(>3.3kPa)	无
使用β_2受体激动剂后PEF预计值	>80%	60%～80%		<60%或<100L/min或作用时间<2小时
PaO_2(吸空气)	**正常**	**7.98～10.6kPa**	**<7.98kPa**	
$PaCO_2$	**<5.98kPa**	**≤5.98kPa**	**>5.98kPa**	
SaO_2(吸空气)	**>95%**	**91%～95%**	**≤90%**	降低
pH	—	—	降低	

三、辅助检查

1. 血象检查 **发作时可有嗜酸性粒细胞增多**；并发感染者白细胞计数和中性粒细胞比例增高。

2. 动脉血气分析 哮喘发作可有不同程度的 PaO_2 降低，缺氧引起反射性过度通气导致 $PaCO_2$ 降低，呼吸性碱中毒。重症哮喘，气道严重阻塞，可有 PaO_2 降低而 $PaCO_2$ 增高，表现呼吸性酸中毒。如缺氧明显，可合并代谢性酸中毒。

3. X线检查 哮喘发作时**两肺透亮度增加，呈过度充气状态**。并发感染时，可见肺纹理增加和炎性浸润阴影。

4. 肺功能检查 哮喘发作时可有用力肺活量(FVC)降低，残气量、功能残气量、肺总量增加，残气量与肺总量的比值增高。

5. 痰液检查 涂片可见较多的嗜酸性粒细胞及黏液栓。

6. 特异性变应原的检测 测定变应性指标结合病史有助于对病人的病因诊断和避免或减少对该致敏因素的接触，**变应性哮喘病人**血清特异性 IgE 可较正常人**明显增高**。

四、治疗原则

治疗原则是控制症状，尽快缓解气道阻塞，防止低氧血症，尽可能保持肺功能正常，维持正常活动能力(包括运动)，避免治疗不良反应，防止不可逆气流阻塞，避免死亡。

1. **消除过敏原**及引起哮喘的刺激因素，控制发作和预防复发。

2. 缓解哮喘发作药物治疗(表 4-7-2)。

表 4-7-2 缓解哮喘发作药物

药物	作用机制	代表药物	临床应用	不良反应
$β_2$ 受体激动剂(控制症状的首选药)	松弛支气管平滑肌，抗气道炎症，增强黏膜纤毛功能	**沙丁胺醇(舒喘灵)**、特布他林、福莫特罗	**首选吸入法是轻度哮喘的首选药**	心悸、骨骼肌震颤、低血钾
茶碱类	松弛支气管平滑肌，增强呼吸肌收缩，抗气道炎症，增强黏膜纤毛功能	氨茶碱、多索茶碱	口服：适用于夜间哮喘 静脉：适用于重症哮喘	**胃肠道、心血管症状**、呼吸中枢兴奋，重者抽搐、死亡
抗胆碱能药物	舒缓支气管、减少分泌物	异丙托溴铵	吸入法对夜间哮喘、痰多者尤其适用	口苦、口干

3. 抗炎药物

(1) **糖皮质激素：是当前控制哮喘最有效的抗炎药物**。主要通过**抑制气道变应性炎症**，降低气道高反应性。常用泼尼松口服 30～60mg/d，症状缓解后逐渐减量≤10mg/d，然后停用。重症者应及早静脉给予琥珀氢化可的松 100～400mg/d，用后 4～6 小时起作用，或用甲泼尼龙 80～160mg/d，起效时间更短。病情缓解后改为口服制剂、吸入制剂维持。长期应用时可用吸入制剂如倍氯米松、莫米松等，吸入制剂通常须规律吸入一周以上方可起效。同时，**吸药后应注意漱口，以防口、咽部真菌感染**。

(2) **色甘酸钠**：通过抑制炎症细胞，预防变应原引起速发和迟发反应，**对预防运动和过敏原诱发的哮喘最有效**。个别病例可有咽喉不适、恶心、胸闷等症状。

(3) 伴有呼吸道感染者，可根据病原菌选用敏感抗生素。

4. 其他治疗 如控制感染、湿化气道、采用脱敏治疗等。

五、护理问题

1. 气体交换受损 与支气管哮喘有关。
2. 体液不足或有体液不足的危险 与体液丢失增加、水分摄入不足有关。
3. 执行治疗方案无效(个人) 与不能正确使用气雾剂或不能正确理解激素的作用等有关。
4. 知识缺乏：缺乏预防哮喘发作的知识。
5. 潜在并发症：感染、**自发性气胸**、呼吸衰竭。

六、护理措施

1. 提供安静、舒适，温度、湿度适宜的环境，**湿度在 50%～60%，室温维持在 18～22℃**，保持空气流通，**避免花草、地毯、皮毛、烟及尘埃飞扬等诱因**。安抚病人，防止情绪激动。根据病情提供舒适体位，如为端坐呼吸者提供跨床小桌，以作支撑，减少疲劳。

2. 给予营养丰富、高维生素、清淡流质或半流质饮食，多吃水果和蔬菜，**避免食用鱼、虾、蛋等可能诱发哮喘的食物**。

3. **鼓励病人饮水，饮水量≥2 500ml/d**。以补充丢失的水分，稀释痰液，防止便秘。重症者应给予静脉补液，注意补

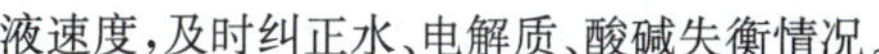

液速度，及时纠正水、电解质、酸碱失衡情况。

4. 定期协助病人翻身、拍背，促使痰液排出。痰液黏稠时，遵医嘱给予祛痰药物或使用蒸汽吸入、雾化吸入。无效者可用负压吸引器吸痰。

5. 呼吸困难者可给予鼻导管**低流量、持续湿化吸氧(1～3L/min)**，改善呼吸。发作严重时，应作好机械通气准备工作。

6. 观察病人神志、发绀、呼吸困难程度的改变，监测呼吸音、哮鸣音变化，了解病情和治疗效果。加强对急性发作病人的监护，尤其在夜间和凌晨，及时发现病情的变化，积极处理并发症。

7. 遵医嘱使用支气管解痉药物和抗炎药物，指导病人正确使用吸入剂，提高治疗效果。**吸药后立即漱口、洗脸，以防口咽部真菌感染**。同时监测药物不良反应，如应用 β_2 受体激动剂，指导病人按需用药，以免出现耐受性；**静脉注射氨茶碱时，速度不宜过快，防止出现胃肠道和心血管反应**；**应用糖皮质激素时，注意肥胖(库欣综合征)、糖尿病、高血压、骨质疏松、消化性溃疡**等不良反应。

七、健康教育

1. 向病人介绍哮喘的基本知识，帮助**寻找及避开过敏原**，指导安排生活起居，**提高病人的自我管理能力**(环境、药物、运动等)。

2. 指导病人摄入营养丰富的清淡饮食，**避免牛奶、蛋、鱼、虾等易过敏的食物及胡椒、生姜等刺激性食物，嘱戒烟酒**。

3. 尽量不用可能诱发哮喘的药物，如**阿司匹林**(表 4-7-3)、吲哚美辛、普萘洛尔等。

表 4-7-3　禁忌使用阿司匹林的原因

疾病	禁忌使用阿司匹林的原因
支气管哮喘	诱发哮喘发作
水痘	用阿司匹林降温可增加 Reye 综合征的危险
甲状腺危象	阿司匹林与甲状腺球蛋白结合而释放游离甲状腺激素，使病情加重
上消化道大出血	阿司匹林可引起急性胃黏膜损害

4. 告知病人及其家属应保持室内空气新鲜，**不放花草，不饲养猫、狗、鸟等动物，不使用地毯、羊毛毯、羽毛枕及不穿羽绒衣**；经常打扫房间，清洗床上用品；在打扫和喷洒农药时，保证病人离开现场等，尽可能控制、消除症状和复发。

5. 指导病人有计划地进行体育锻炼和耐寒锻炼，增强抵抗力，养成规律的生活习惯和保持乐观情绪。向病人说明发病与精神因素和生活压力的关系，做好与疾病长期作斗争的准备。注意保暖，**预防呼吸道感染，发病季节前遵医嘱进行预防性治疗**，减少复发。

6. 向哮喘病人及其家属阐明所用的每一种药的药名、用法、使用时的注意事项和药物的主要副作用。帮助病人学会在急性发作时及时、正确的药物吸入技术。**两种吸入剂同时使用时，先吸入 β_2 受体激动剂，再吸入糖皮质激素**。嘱病人随身携带止喘气雾剂，出现哮喘发作先兆时，立即吸入并保持平静，以减轻哮喘的发作。

好礼相送

支气管哮喘重点知识结构图（主编总结，严禁转载，违者必究）

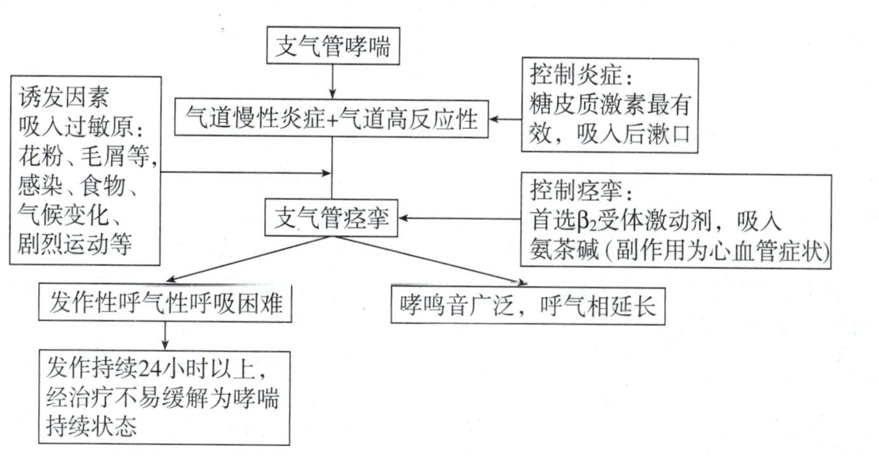

考点练习

考点：支气管哮喘的病因和发病机制、辅助检查（A1、A2、A3/A4型题）

1. 哮喘发生的本质是
   A. 交感神经兴奋
   B. 迷走神经兴奋
   C. 气道反应性降低
   D. 免疫介导气道慢性炎症
   E. β-肾上腺受体功能低下
2. 病人，女性，23岁。反复发作性呼吸困难、胸闷、咳嗽3年。此次又发作1天，症状持续加重。查体：双肺布满哮鸣音，心率88次/min、律齐、无杂音，考虑为支气管哮喘。问可能的诱发因素**不包括**
   A. 花粉
   B. 剧烈运动
   C. 吃苹果
   D. 宠物毛发
   E. 阿司匹林

（3～4题共用题干）

病人，女性，20岁。既往有哮喘病史。春季外出旅游后出现咳嗽、咳痰伴喘息24小时后就诊。查体：脉搏92次/min，呼吸28次/min，肺部听诊有哮鸣音。

3. 该病人哮喘发作最可能的诱因是
   A. 尘螨
   B. 花粉
   C. 病毒
   D. 精神紧张
   E. 动物毛屑
4. 针对该病人的护理措施，**错误**的是
   A. 给予祛痰药物
   B. 给予糖皮质激素
   C. 给予低流量吸氧
   D. 每日饮水量在2 000ml以上
   E. 在病室摆放鲜花
5. 病人，女性，40岁。毛绒玩具车间工人，有哮喘史5年。防治哮喘发作最有效的方法是
   A. 脱离变应原
   B. 药物治疗
   C. 免疫治疗
   D. 对症治疗
   E. 长期治疗
6. 病人，男性，38岁。支气管哮喘病史10余年。护士对其评估时发现病人家里种有花草，常常晚上散步。考虑与该病人哮喘无关的因素是
   A. 狗
   B. 花草
   C. 鸡蛋
   D. 散步
   E. 虾

考点：支气管哮喘的临床表现、治疗要点（A1、A2型题）

7. 支气管哮喘的主要临床表现是
   A. 吸气性呼吸困难伴三凹征
   B. 发作性呼吸困难伴窒息感
   C. 反复发作带哮鸣音的呼气性呼吸困难
   D. 带哮鸣音的混合性呼吸困难
   E. 呼吸困难伴哮鸣音
8. 病人，女性，18岁。因与自家宠物密切接触后出现咳嗽、咳痰伴喘息4小时入院。查体：体温36.5℃，脉搏90次/min，肺部听诊可闻及广泛哮鸣音。应考虑该病人为
   A. 大叶性肺炎
   B. 支气管扩张
   C. 支气管哮喘
   D. 肺结核
   E. 慢性阻塞性肺疾病
9. 通过兴奋$β_2$肾上腺素受体缓解支气管痉挛的药物是
   A. 氨茶碱
   B. 麻黄碱
   C. 阿托品
   D. 肾上腺素
   E. 沙丁胺醇
10. 病人，男性，52岁，患支气管哮喘。入院给予某药物治疗后，病人出现了心血管方面的不良反应。该病人使用的药物可能是
    A. 沙丁胺醇
    B. 阿托品
    C. 泼尼松
    D. 氨茶碱
    E. 色甘酸钠
11. 病人，女性，60岁。支气管哮喘40年，长期服用长效氨茶碱，近1周来发现身体不适，下列哪项**不属于**氨茶碱类平喘药的不良反应
    A. 血压下降
    B. 心律失常
    C. 胃肠道反应
    D. 呼吸中枢抑制
    E. 头痛、失眠
12. 病人，男性，25岁。因剧烈运动后出现咳嗽、咳痰伴喘息2小时入院。查体：喘息貌，口唇发绀，在肺部可闻及广泛哮鸣音。医生诊断为支气管哮喘。控制上述症状的首选药是
    A. 氨茶碱
    B. 地塞米松
    C. 色甘酸钠
    D. 氯苯那敏

E. 沙丁胺醇

13. 病人,女性,35岁。因突然停用糖皮质激素后出现哮喘重度发作,病人出现端坐呼吸、明显发绀、大汗淋漓、呼吸频率30次/min、脉搏118次/min、血压90/60mmHg。宜选用的药物是

A. 氨茶碱

B. 地塞米松

C. 色甘酸钠

D. 氯苯那敏

E. 沙丁胺醇

14. 糖皮质激素治疗支气管哮喘的主要作用是

A. 降低痰液黏稠度

B. 抑制气道炎症反应

C. 舒张支气管平滑肌

D. 抑制咳嗽中枢

E. 兴奋呼吸中枢

15. 病人,男性,18岁。支气管哮喘2年,同时使用几种气雾剂治疗。正确的使用顺序是

A. 先用支气管扩张剂,再用激素类气雾剂

B. 先用激素类气雾剂,再用支气管扩张剂

C. 先用激素类气雾剂,再用茶碱类气雾剂

D. 先用支气管扩张剂,再用茶碱类气雾剂

E. 先用茶碱类气雾剂,再用支气管扩张剂

考点:熟练掌握支气管哮喘病人的护理措施(A2、A3/A4型题)

(16~18题共用题干)

病人,21岁,因气候变化而出现咳嗽、咳痰、胸闷、呼气性呼吸困难。查体:双肺布满哮鸣音,桶状胸,发绀明显,诊断为支气管哮喘。

16. 针对该病人的饮食护理,**错误**的是

A. 摄入高维生素流食

B. 摄入富于营养的流质饮食

C. 尽量鼓励病人多进食

D. 忌食易过敏食物,如鱼、虾等

E. 多饮水

17. 针对该病人的情况,护士应采取的主要措施是

A. 改善通气,缓解呼吸困难

B. 避免吸入过敏原

C. 消除恐惧

D. 防止并发症

E. 预防哮喘复发

18. 对该病人的护理措施,**错误**的是

A. 卧床休息,取半卧位

B. 避免接触过敏原

C. 多饮水,促进痰液排出

D. 酒精湿化低流量给氧

E. 哮喘发作时避免讲话及进食

19. 病人,女性,38岁。因上呼吸道感染诱发支气管哮喘急性发作1天,出现烦躁、发绀,呼吸30次/min。动脉血气分析:PaO_2 70mmHg,$PaCO_2$ 30mmHg。控制该病人急性发作的首选药物是

A. 华法林

B. 氯喘

C. 色甘酸钠

D. 糖皮质激素

E. 沙丁胺醇气雾剂

20. 病人,女性,68岁。有慢性哮喘史15年。今日感冒后病情加重,夜间咳嗽频繁,痰量多,以急性呼吸衰竭入院治疗。经治疗后病情缓解,准备出院,但PaO_2仍低(55mmHg)。为了防止心脏进一步受累,最有效的措施是

A. 作腹式呼吸加强膈肌运动

B. 避免吸入有毒气体

C. 保持室内清洁

D. 进行家庭氧疗

E. 坚持步行或慢跑等全身运动

21. 病人,男性,45岁。患有支气管哮喘史20余年,每年急性发作数次,经用药治疗后可以缓解。病人在与护士交流时询问:由于自觉症状消失后即停止服药,因此下次发作时是否可以先自行服用上次剩余的药物?护士首先应向病人重点说明的是

A. 应每天定时口服支气管扩张剂

B. 需认识到要长期规范治疗哮喘,不得自行停药

C. 鼓励多作运动,锻炼身体

D. 应当寻求医生帮助,及时解决用药问题

E. 应当寻找发病原因,避免复发,以减少用药

22. 患儿,女,10岁。患有支气管哮喘。在动物园玩耍时突发咳嗽、胸闷、喘憋、烦躁不安。此时应首先采取的措施是

A. 深呼吸

B. 离开动物园

C. 补充水分

D. 转移注意力

E. 原地休息

23. 病人,男性,18岁,学生。打篮球时突然哮喘发作,气促明显,急诊入院。下列护理措施**不正确**的是

A. 协助病人采取半坐卧位

B. 立即吸氧3L/min

C. 正确使用吸入药物

D. 严密观察生命体征变化

E. 立即准备无创机械通气

24. 病人,女性,35岁。患哮喘6年。近日在打扫卫生时突然再发哮喘,主诉胸闷、气急、咳嗽、咳白色泡沫样痰,听诊双肺可闻及散在哮鸣音。病人首要的护理诊断/问题是

A. 焦虑

B. 知识缺乏

C. 有体液不足的危险

D. 气体交换受损

E. 清理呼吸道无效

25. 病人，男性，18岁。于公园游玩时突然出现呼吸困难，干咳，口唇发绀。入院后，有利于病人心理接受的说法是
A. “这个病虽然无法彻底治愈，但平时控制好的话，不影响正常生活。”
B. “这个病有遗传性，会影响下一代。”
C. “注意观察附近哪里有医院，因为您随时都有可能发病。”
D. “您以后要多挣钱，因为一生都需要服药，以后开销不会小。”
E. “以后禁止去公园玩，花粉一类的物质会让您过敏。”

参考答案

序号	1	2	3	4	5	6	7	8	9	10	11	12	13	14	15	16
答案	D	C	B	E	A	D	C	C	E	D	D	E	B	B	A	C
序号	17	18	19	20	21	22	23	24	25							
答案	A	D	E	D	B	B	E	D	A							

第八节 慢性肺源性心脏病病人的护理

考情分析

年份	主要考点
2019	肺源性心脏病的原发疾病(COPD)；肺性脑病的表现；肺源性心脏病病人禁忌使用的药物；肺源性心脏病病人的饮食指导；肺源性心脏病病人的用氧原则；肺源性心脏病病人出现右心功能不全的表现；肺源性心脏病急性加重期治疗的关键；肺源性心脏病病人出现肺动脉高压的体征；肺源性心脏病病人的错误护理(适当使用镇静剂)
2020	肺源性心脏病病人口唇发绀、呼吸急促时首先的处理措施；肺源性心脏病病人慎用的药物；肺源性心脏病病人低流量吸氧的原因；肺源性心脏病病人的给氧方式；肺源性心脏病病人病情加重的主要原因(呼吸道感染)
2022	肺源性心脏病主要的病理改变；肺性脑病的判断
2023	肺源性心脏病病人的给氧方式；肺性脑病的判断

考点导航

慢性肺源性心脏病(简称肺心病)是由于支气管、肺、胸廓或肺动脉血管的慢性病变引起肺结构、功能异常，肺血管阻力增加，**肺动脉高压**，右心负荷加重，以致右心室肥厚、扩大，甚至发生右心衰竭的心脏病。**肺心病主要由慢支并发阻塞性肺气肿引起**。

一、病因及发病机制

(一) 病因

1. 支气管、肺疾病 **以慢性阻塞性肺疾病(COPD)最为多见**，约占80%～90%，其次为支气管哮喘、支气管扩张、重症肺结核等。

2. 胸廓运动障碍性疾病 较少见，严重的脊椎后凸、侧凸、脊椎结核、类风湿关节炎、胸膜广泛粘连及胸廓成形术后造成的严重胸廓或脊椎畸形，以及神经肌肉疾患如脊髓灰质炎，均可引起胸廓活动受限、肺受压、支气管扭曲或变形，导致肺功能受损，气道引流不畅，肺部反复感染，并发肺气肿或纤维化、缺氧，肺血管收缩、狭窄，阻力增加，肺动脉高压，发展成慢性肺心病。

3. 肺血管疾病 慢性血栓栓塞性肺动脉高压、肺小动脉炎、累及肺动脉的过敏性肉芽肿病均可使肺动脉狭窄、阻塞，引起肺血管阻力增加、肺动脉高压和右心室负荷加重，发展成慢性肺心病。

(二) 发病机制

1. 肺血管阻力增高 肺动脉压升高是慢性肺心病发病的关键环节。缺氧、二氧化碳潴留和呼吸性酸中毒导致肺血管收缩痉挛，其中**缺氧是形成肺动脉高压的最重要因素**。

2. 右心衰竭 肺动脉压增高时，右心发挥代偿作用，**右心室肥厚**，随着病情发展，肺动脉压持续升高，**右心失代偿而致右心衰竭**。

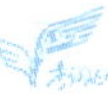

温馨提示

肺心病的发病机制归纳为：缺氧→肺动脉收缩→右心室后负荷增加→右心衰竭。

二、临床表现

本病发展缓慢，临床上除原有肺、胸疾病的各种症状和体征外，主要是逐步出现肺、心功能衰竭以及其他器官损害的征象。

1. 肺、心功能代偿期

(1) 症状：咳嗽、咳痰、气急、喘息，活动后感心悸、呼吸困难、乏力、运动耐受力下降等。

(2) 体征：可有不同程度发绀和肺气肿体征。肺偶闻及干、湿啰音；心音遥远，肺动脉第二心音亢进和剑突下心脏搏动。可出现颈静脉充盈，下肢可有轻微水肿等。

2. 肺、心功能失代偿期

(1) 呼吸衰竭

症状：呼吸困难加重，夜间尤甚。常有**头痛、白天嗜睡、夜间兴奋**；加重时出现神志恍惚、谵妄、躁动、抽搐、生理反射迟钝等**肺性脑病**的表现。

体征：明显发绀，有球结膜充血、水肿，严重时可有视网膜血管扩张、视乳头水肿等颅内压升高的表现。腱反射减弱或消失，出现病理反射。因高碳酸血症可出现周围血管扩张的表现，如皮肤潮红、多汗。

(2) 心力衰竭

症状：以**右心衰竭为主**，心悸、气促加重、乏力、食欲下降、上腹胀痛、恶心、少尿等。

体征：发绀更明显，**颈静脉怒张**，心率增快，可出现心律失常，剑突下可闻及收缩期杂音，甚至出现舒张期杂音。肝大且有压痛，**肝颈静脉回流征阳性**，下肢水肿，重者可有腹水。

3. 并发症　常可并发肺性脑病、酸碱失衡和电解质紊乱、心律失常、休克、消化道出血、弥散性血管内凝血(DIC)等。其中**肺性脑病是慢性肺心病死亡的首要原因**。

三、辅助检查

1. X线检查　除肺、胸基础疾病急性肺部感染的特征外，尚可有**肺动脉高压征，右心室增大征，皆为诊断慢性肺心病的主要依据**。

2. 血液检查　**红细胞及血红蛋白可升高**。

3. 血气分析　低氧血症和/或高碳酸血症，如 $PaO_2<60mmHg$ 和/或 $PaCO_2>50mmHg$ 时，表示有呼吸衰竭。

4. 心电图检查　**主要表现为右心室肥大、肺性P波等**。

5. 超声心动图检查　测定右室流出道内径≥30mm，右心室内径≥20mm，右心室前壁厚度≥5mm，左、右心室内径比值<2，右肺动脉内径或肺动脉干和右心房增大等指标。

四、治疗原则

肺心病的治疗以**治肺为本，治心为辅**为原则。

1. 急性加重期治疗　**积极控制感染；通畅呼吸道，改善呼吸功能**；纠正缺氧和二氧化碳潴留；控制呼吸和心力衰竭；积极处理并发症。

(1) **控制感染**：参考痰菌培养及药敏试验选择抗生素。在还没有培养结果前，根据感染的环境及痰涂片染色选用抗生素。院外感染以革兰氏阳性菌占多数，院内感染则以革兰氏阴性菌为主。或选用二者兼顾的抗生素。常用的有青霉素类、氨基糖苷类、喹诺酮类及头孢菌素类抗感染药物，且必须注意可能继发真菌感染。

(2) 氧疗：纠正缺氧和二氧化碳潴留。通常采用**低浓度、低流量持续给氧，流量1～2L/min，24小时持续不间断吸氧**。使用止喘、祛痰药，翻身、背部叩击、雾化吸入等。

(3) 控制心力衰竭：慢性肺心病病人一般经积极抗感染，改善呼吸功能后，心衰便可缓解，无效者可**适当应用利尿剂，为避免大量利尿引起的血液浓缩、痰液黏稠**，加重气道阻塞及低钾血症。肺心病**使用利尿剂是以缓慢、小量、间歇为原则**。如氢氯噻嗪25mg，1～3次/d。重度或急需者可用呋塞米20mg。

(4) 当感染控制和呼吸功能改善后，心衰控制仍不满意时可加用强心药。因肺心病病人长期处于缺氧状态，对洋地黄类药物的耐受性低，容易中毒，故**使用洋地黄类药时应以快速、小剂量为原则**，用药前要积极纠正缺氧和低钾血症，用药过程中密切观察药物不良反应。

(5) 控制心律失常(详见第二章第三节)。

(6) 抗凝治疗：应用普通肝素或低分子肝素防止肺微小动脉原位血栓形成。

2. 缓解期治疗

(1) 应用中西医结合方法，积极治疗原发病，避免诱因，减少急性发作。

(2) **提高机体免疫力，如接种流感疫苗和肺炎球菌疫苗**。

(3) 家庭氧疗，改善呼吸功能。

(4) 营养疗法：有利于增强呼吸肌力，改善缺氧。

五、护理问题

1. 气体交换受损　与低氧血症、CO_2 潴留、肺血管阻力增高有关。
2. 清理呼吸道无效　与呼吸道感染、痰黏稠有关。
3. 体液过多　与心脏负荷增加、心肌收缩力下降、心排血量减少有关。
4. 活动无耐力　与肺、心功能不全或缺氧有关。
5. 睡眠型态紊乱　与呼吸困难、不能平卧、环境刺激有关。
6. 潜在并发症：肺性脑病、电解质紊乱。

六、护理措施

1. 鼓励病人咳嗽，给予拍背，促进痰液排出，改善肺泡通气。特别对体弱卧床的病人，同时注意每 2 小时帮助翻身 1 次，及时清除痰液。对神志不清者，可进行机械吸痰，需注意无菌操作，抽吸压力要适当，动作轻柔，每次抽吸时间不超过 15 秒，以免加重缺氧。

2. 经鼻导管持续低流量吸氧，**氧浓度一般在 28%～30%，氧流量 1～2L/min**，必要时可通过面罩或呼吸机给氧，吸入的氧气必须湿化。

知识拓展

哪些疾病需要低流量、低浓度持续给氧

COPD、肺心病和Ⅱ型呼吸衰竭均需低流量、低浓度持续给氧，其原因是：上述疾病呼吸中枢兴奋主要依靠缺氧对外周化学感受器的刺激，如吸入高浓度的氧，随缺氧的短暂改善，解除了缺氧对中枢的兴奋作用，结果使呼吸受到抑制，CO_2 潴留增加。因此，上述疾病应采取持续低流量给氧，1～2L/min，既可改善缺氧，又不加重 CO_2 潴留。

3. 有水肿的病人宜限制水、盐摄入。按医嘱应用利尿剂，尽可能**白天使用利尿剂**，避免夜间因排尿频繁而影响睡眠。注意观察水肿变化，特别是**骶尾部以及下垂部位有无水肿**，有无并发压力性损伤做好皮肤护理，避免皮肤长时间受压。

4. 改善营养状况，应摄入**高蛋白、高维生素、易消化、清淡饮食**。少食多餐，进食前后漱口，保持口腔清洁，促进食欲。防止便秘、腹胀而加重呼吸困难。避免含糖高的饮食，以免引起痰液黏稠。

5. **鼓励病人进行腹式呼吸、缩唇呼气等呼吸功能锻炼**，加强呼吸肌肌力和耐力，进行呼吸操和有氧活动，用冷水洗脸、洗鼻等，提高机体的耐受力。

6. 遵医嘱应用呼吸兴奋剂，观察药物的疗效和不良反应；病人烦躁不安时，应警惕呼吸衰竭、电解质紊乱等情况发生，**切勿随意使用安眠、镇静剂，以免诱发或加重肺性脑病**。

典型案例

杀人的“安定”片

救护车上抬下了一位奄奄一息的老人，圆鼓鼓的胸脯几乎看不见起伏，呼吸十分微弱，神志不清。老人的老伴一边哭一边向医生诉说着发病经过：三年前已**从慢支、肺气肿发展到了肺源性心脏病**。平时动不动就气喘、咳嗽、多痰，晚上睡觉不能平躺，十分痛苦。昨天夜里 11 点，他还烦躁不安，无法入眠。我就给他服了一片我平时失眠时常用的 2.5mg 的**安定片**。不久他便入睡了，今晨我醒来时发现他昏睡竟叫不醒……医生做心电图时已呈一直线，老人经抢救无效离世。经医生诊断，是**安定夺去了老人的命**。“我平时失眠总是服用安定的，怎么会害了我的老头子呢？”老妇人反复说道。

肺心病病人缺氧，呼吸受抑制，使用安定会加重呼吸的抑制，造成呼吸停止。

7. 改善睡眠。保持安静、舒适的环境，避免强烈光线刺激和噪声。睡前不要运动，保持全身肌肉放松，进行缓慢深呼吸，温水洗脚、温水浴或背部按摩等方法，促进睡眠。

七、健康教育

1. 向病人和家属介绍疾病发生、发展过程及去除病因和诱因的重要性。

2. 让病人了解戒烟。

3. 避免吸入尘埃、刺激性气体，避免进入空气污浊的公共场所及接触上呼吸道感染者。

4. 指导病人适当休息，摄取足够的热量、营养、维生素和水分，保持口腔清洁。

5. **指导病人坚持呼吸锻炼和全身运动锻炼**，但避免活动过度。用力活动应在呼气阶段进行，如用调节呼吸法配合登梯运动，先慢慢深吸气后，再呼气时上几级楼梯，停下来再慢慢做深吸气，再上几级楼梯，避免因活动导致呼吸短促。**鼓励病人坚持进行呼吸运动锻炼，缩唇呼吸法和膈式呼吸法的训练**。

6. 指导病人合理使用药物（**不可长期服用抗生素预防发作**），保持呼吸道通畅，**坚持家庭氧疗**和定期随访。教会病人及其家属观察病情的方法，如出现明显呼吸困难、剧烈胸痛、畏寒发热、咳嗽咳痰加重或痰色改变时，应立即就医，以防发生呼吸衰竭。

考点练习

考点：慢性肺源性心脏病的病因、发病机制和治疗要点（A1、A2、A3/A4 型题）

1. 慢性肺源性心脏病最常见的病因是
   A. 支气管扩张
   B. 支气管哮喘
   C. 肺结核
   D. 慢性阻塞性肺疾病
   E. 脊柱侧弯

2. 导致肺动脉高压形成的最重要因素是
   A. 肺血管床减少
   B. 缺氧性肺血管收缩
   C. 血液黏稠度增加
   D. 血容量增多
   E. 心脏负荷增加

3. 慢性肺源性心脏病的心脏形态改变主要是
   A. 左心室肥厚
   B. 二尖瓣关闭不全
   C. 肺动脉瓣狭窄
   D. 主动脉扩大
   E. 右心室扩大

4. 肺源性心脏病肺动脉高压形成的最主要因素是
   A. 缺氧
   B. 血容量增加
   C. 血液黏稠度增加
   D. 继发性红细胞增加
   E. 肺部毛细血管微小栓子形成

（5～6 题共用题干）

病人，男性，70 岁。患肺源性心脏病 5 年，近 10 天来出现咳嗽、咳痰，今晨起呼吸困难加重，神志恍惚，烦躁不安。

5. 考虑该病人并发了
   A. 肺性脑病
   B. 心力衰竭
   C. 呼吸衰竭
   D. 肺水肿
   E. 脑出血

6. 为该病人治疗时禁用吗啡，是因为该药可诱发或加重
   A. 肺性脑病
   B. 电解质平衡失调
   C. 呼吸道感染
   D. 药物依赖
   E. 便秘

7. 肺源性心脏病病人病情急性加重期的治疗关键是
   A. 补液
   B. 纠正电解质紊乱
   C. 控制感染，解除支气管痉挛，改善通气功能
   D. 持续低流量低浓度吸氧
   E. 使用呼吸机改善通气状况

8. 病人，女性，68 岁。有肺源性心脏病病史 20 年，1 周前受凉后，出现咳嗽、咳脓痰、呼吸困难，下肢水肿。经过抗感染、吸氧等治疗后，效果不佳，仍有下肢水肿，医生考虑使用洋地黄类强心药。为该病人使用强心药的原则是
   A. 缓慢、大剂量
   B. 缓慢、中剂量
   C. 缓慢、小剂量
   D. 快速、大剂量
   E. 快速、小剂量

考点：慢性肺源性心脏病的辅助检查和临床表现（A1、A2 型题）

9. 下列哪种疾病可出现血红蛋白和红细胞增多
   A. 二尖瓣关闭不全
   B. 风湿性心脏病
   C. 慢性肺源性心脏病
   D. 高血压心脏病
   E. 房间隔缺损

10. 病人，女性，75 岁。因“近日咳嗽、咳痰，气促明显伴进行性呼吸困难”入院。既往有肺气肿病史。动脉血气分析：pH 7.31，PaO_2 55mmHg，$PaCO_2$ 70mmHg。提示有肺性脑病表现的是

A. 呼吸深大
B. 烦躁不安，昼夜颠倒
C. 皮肤湿热，面部潮红
D. 尿量减少
E. 心率加快，血压升高

11. 病人，男性，75岁。有吸烟史40余年。咳嗽、咳痰20年，活动后气急5年。近2年来偶有下肢水肿。查体：桶状胸，两肺呼吸音弱，肺动脉瓣区第二心音亢进。最可能的诊断是
A. COPD急性加重
B. COPD、肺源性心脏病
C. COPD、冠心病
D. COPD、风湿性心脏病
E. COPD、肺炎

12. 病人，男性，70岁。诊断为COPD 15年。提示病人发生了右心衰竭的临床表现是
A. 头痛
B. 心尖搏动左下移位
C. 心率增快
D. 颈静脉怒张
E. 呼吸困难

13. 病人，女性，62岁。反复咳嗽、呼吸困难10年，加重3天入院。查体：口唇发绀，颈静脉怒张。心率120次/min，律齐。肝肋下3cm，双下肢出现凹陷性水肿。应考虑为
A. 呼吸衰竭
B. 右心衰竭
C. 肺源性心脏病
D. 慢性阻塞性肺疾病
E. 支气管哮喘

14. 病人，女性，69岁。慢性肺源性心脏病急性发作，病人出现头痛、昼眠夜醒、神志恍惚时应考虑
A. 窒息先兆
B. 呼吸性酸中毒
C. 休克早期
D. 肺性脑病
E. 弥散性血管内凝血(DIC)

15. 慢性肺源性心脏病病人肺、心功能失代偿期最突出的表现是
A. 呼吸困难加重，夜间更甚
B. 疲倦乏力，头晕心悸
C. 贫血
D. 多食多饮
E. 多尿

16. 慢性肺源性心脏病病人出现下肢水肿的主要原因是
A. 左心功能不全
B. 右心功能不全
C. 肾功能不全
D. 呼吸衰竭
E. 下肢静脉血栓

考点：慢性肺源性心脏病的护理问题、护理措施和健康教育(A3/A4型题)

(17～18题共用题干)

病人，男性，70岁。有慢性阻塞性肺疾病10年。1周前受凉后出现咳嗽、咳痰，伴有呼吸困难、胸闷、乏力。查体：口唇发绀，颈静脉怒张，双肺有散在湿啰音。心率120次/min，律齐。肝肋下3cm，双下肢可见凹陷性水肿。

17. 病人首要的护理问题是
A. 体液过多
B. 活动无耐力
C. 睡眠型态紊乱
D. 清理呼吸道无效
E. 气体交换受损

18. 该病人吸氧的浓度应为
A. 28%～30%
B. 35%～40%
C. 41%～45%
D. 46%～50%
E. 51%～60%

19. 关于慢性肺源性心脏病病人的出院健康教育，<u>**不正确**</u>的是
A. 家庭氧疗时给予4～6L/min氧气吸入
B. 肺心功能失代偿期应卧床休息
C. 睡眠不好时慎用镇静剂
D. 少食多餐
E. 预防上呼吸道感染

20. 病人，男性，67岁。患“慢性肺源性心脏病、慢性肾炎”10余年。3个月前晨起出现眼睑及颜面水肿，近日水肿发展至全身，皮肤发亮，尿少，500～600ml/d。护士对该病人水肿情况的问诊要点<u>**不包括**</u>
A. 诊疗和护理经过
B. 病因及诱因
C. 水肿的特点
D. 水肿对病人的影响
E. 意识状态

21. 病人，女性，70岁。肺源性心脏病20年，入院查体：呼吸急促，神志不清，谵妄，有攻击他人行为。血氧88%，咳黄色黏稠痰。该病人应<u>**慎用**</u>的药物是
A. 祛痰药
B. 呼吸兴奋剂
C. 抗感染药物
D. 解痉平喘药
E. 安定等镇静剂

22. 某肺源性心脏病病人经治疗后病情好转出院。护士对其进行饮食指导，正确的说法是
A. 低蛋白、低钠、高维生素饮食
B. 低蛋白、低碳水化合物、高纤维素饮食
C. 高蛋白、低维生素、高碳水化合物饮食

D. 高蛋白、高维生素、高纤维素饮食
E. 高蛋白、低钠、高碳水化合物饮食

23. 病人，男性，75岁。患慢性肺源性心脏病20余年。近年来病情时好时坏，一直以来都是家人照顾，现病人病情加重，呼吸困难，因呼吸衰竭收入院。病人强烈要求家属24小时陪护。目前该病人的心理状况是
A. 绝望
B. 烦躁
C. 惊恐
D. 多疑
E. 依赖

参考答案

序号	1	2	3	4	5	6	7	8	9	10	11	12	13	14	15	16
答案	D	B	E	A	A	A	C	E	C	B	B	D	C	D	A	B
序号	17	18	19	20	21	22	23									
答案	A	A	A	E	E	D	E									

第九节　血气胸病人的护理

考情分析

年份	主要考点
2019	张力性气胸的诊断依据；开放性气胸的判断；张力性气胸胸部叩击音；水封瓶放置应低于引流管出口平面（60～100cm）；胸腔闭式引流时水封瓶内放置的溶液；胸腔闭式引流置管后引流管周围应覆盖的物品；血胸做胸腔闭式引流时置管的位置；开发性气胸为预防感染应使用的药物；进行性血胸的判断指征
2020	胸腔闭式引流瓶内盛放的溶液；血气胸病人出现休克时首要的处理方法；自发胸气胸病人紧张、恐惧时的护理措施；血气胸行胸腔闭式引流术使用止血药的观察要点；胸膜腔闭式引流术置管前病人紧张时的护理措施；开放性气胸恢复期的健康指导
2021	开放性气胸的判断（嘶嘶声）；开放性气胸首先的处理措施（封闭伤口）；COPD病人并发自发性气胸后放置胸腔闭式引流，出现了发热，检测出金黄色葡萄球菌，应选择的抗生素（青霉素）；拔除胸腔闭式引流管的时机（深吸气后屏气）；胸腔闭式引流时水封瓶内水柱波动的范围
2022	开放性气胸首选的处理措施；胸腔闭式引流组合瓶中最后一个引流瓶为（图片题，控制瓶）；气胸病人胸部叩诊音为（鼓音）；胸腔闭式引流术后如何判断肺功能复张（水柱上下波动）；进行性血胸的判断
2023	自发性气胸留置胸腔闭式引流后胸壁引流管周围应覆盖（凡士林纱布）；关于胸腔闭式引流瓶的正确描述（长管在液面以下3～4cm）；小量气胸首选的检查方法（X线）；小量气胸首选的处理措施（保守治疗）

考点导航

一、损伤性气胸

（一）病因与病理生理

1. 闭合性气胸　气胸形成后，伤口闭合，胸膜腔与外界不相通。空气进入胸膜腔后，抵消胸膜腔内部分负压，造成伤侧肺组织萎陷。由于两侧胸腔压力不平衡，导致不同程度的纵隔偏移，使健侧肺组织受压。

2. 开放性气胸　胸壁有开放性伤口，**空气经伤口自由出入胸膜腔**，患侧胸膜腔负压消失，肺被压缩而萎陷，两侧胸膜腔压力不等而使纵隔移位，健侧肺扩张受限。患侧胸膜腔内压力与大气压相等。吸气时健侧负压增大，呼气时减小，使纵隔随呼吸而左右摆动，这种现象称为**纵隔扑动**（即吸气时纵隔向健侧移位，呼气时纵隔移向患侧）。纵隔扑动能影响静脉血流回心脏，引起循环功能严重紊乱（图4-9-1）。

3. 张力性气胸　裂口或伤口与胸膜腔相通，且形成活瓣，**气体随吸气持续进入胸腔，呼气时不能排出**，(*) **患侧胸膜腔内压力进行性增高**，对肺的压迫和对纵隔的推移越来越大，造成严重呼吸肌循环功能障碍。

（二）临床表现

1. 闭合性气胸　大多数起病急骤，病人突感一侧胸痛，针刺样或刀割样，持续时间短暂，继之胸闷和呼吸困难。严

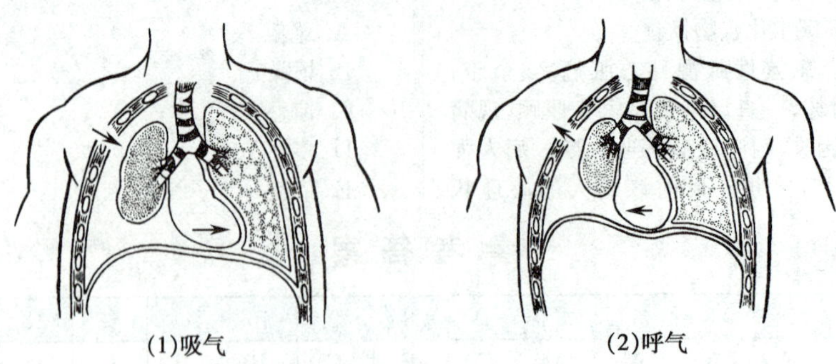

图 4-9-1　开放性气胸时的纵隔摆动

重者不能平卧。胸膜腔少量积气，**肺萎陷30%以下者，多无明显症状**。大量积气常有明显的呼吸困难，气管向健侧移位，伤侧胸部叩诊呈鼓音，呼吸音减弱或消失。

2. 开放性气胸　病人有明显的呼吸困难、发绀，甚至休克。**胸壁伤口处能听到空气出入胸膜腔的吹风声**。伤侧胸部叩诊呈鼓音，听诊呼吸音减弱或消失。

3. 张力性气胸　病人表现为严重或极度呼吸困难、发绀、大汗淋漓、意识障碍等。查体可见伤侧胸部饱满，**常触及皮下气肿，叩诊呈高度鼓音**，呼吸音消失。

(三) 辅助检查

X线检查是诊断气胸的重要方法。气胸的典型X线表现为肺向肺门萎陷呈圆球形阴影，气体带聚集于胸腔外侧或肺尖，局部透亮度增加，无肺纹理。

(四) 治疗原则

1. 闭合性气胸　小量气胸无须治疗，积气于1～2周内自行吸收，但应密切观察病人病情变化。**大量气胸、症状明显者，需进行胸膜腔穿刺抽尽积气，或行胸膜腔闭式引流术**，促使肺及早复张，同时采取镇痛及预防感染措施。

2. **开放性气胸**　应**迅速封闭胸壁伤口**，使之成为闭合性气胸，然后按照闭合性气胸处理。

3. **张力性气胸**　应紧急在**伤侧锁骨中线第2肋间穿刺排气**，然后行闭式胸膜腔引流，抗休克，预防感染。

(五) 护理问题

1. 气体交换受损　与胸膜腔内压力升高、肺萎陷以及通气/血流比例失调有关。
2. 心搏出量减少　与纵隔偏移影响静脉血液回流入心脏有关。
3. 低效性呼吸型态　与肺萎陷，气道阻塞有关。
4. 疼痛　与胸膜腔内压力升高导致胸膜受牵拉、撕裂有关。
5. 有感染的危险　与胸壁的完整性受损有关。
6. 潜在并发症：复发性气胸、血气胸、慢性气胸。

(六) 护理措施

1. 一般护理　提供舒适安静的休养环境，保持室内空气新鲜，保持适当的温度及湿度。如果胸腔内气体量少，一般无明显呼吸困难，可不用吸氧，应限制活动，以卧床休息为主。如有明显的呼吸困难，应给予半坐卧位，并给予吸氧，必要时排气治疗。饮食方面应给予蔬菜和水果及含粗纤维的食物，以保持大便通畅，减少大便用力引起胸膜腔内压力升高，延误胸膜裂口愈合。**对于剧烈咳嗽者应给予镇咳剂**。避免用力屏气、咳嗽等增加胸腔内压的活动。

2. 排气治疗

(1) 闭合性气胸：**闭合性气胸气量少于该侧胸腔容积20%时，气体可在2～3周自行吸收**，可不抽气，但宜定期作胸部X线检查，直到气胸消失。气量较多时，可行胸腔闭式导流排气。

(2) 张力性气胸：由于病情极危急，必须**紧急进行减压处理**。

(3) 开放性气胸：紧急处理原则是将开放性气胸转变为闭合性气胸。可使用无菌敷料，如**凡士林纱布加棉垫盖住伤口**，以绷带包扎固定。然后行胸腔穿刺抽气减压。当凡士林纱布密闭伤口后，应严密观察病人有无张力性气胸的现象，如果出现严重呼吸困难，应立即将敷料打开。送至医院后应给予输血、补液纠正休克，给氧、清创、缝合伤口，并作胸腔闭式引流。

温馨提示

胸部损伤病人的现场处理可记为：多根多处肋骨骨折——加压包扎；开放性气胸——封闭伤口；张力性气胸——穿刺放气。

3. 病情观察 对于气胸病人应密切观察病情变化，重点观察病人呼吸的频率、节律和幅度，有无气促、呼吸困难、发绀和缺氧等。如体温升高、寒战、胸痛加剧，血白细胞升高，则可能并发胸膜炎或脓气胸，应及时通知医师，取痰液标本及胸腔引流液进行细菌培养，遵医嘱给予有效抗生素抗感染治疗。对于原发疾病则应根据年龄、病情采取相应的治疗和护理。同时应注意血压、脉搏及呼吸的变化，如出现血压下降、呼吸困难、脉搏细弱等休克症状，应立即通知医师进行抢救。三种气胸比较见表4-9-1。

表4-9-1 三种气胸的比较

类型	病理生理	临床表现	处理	特点
闭合性		肺压缩<30%无明显症状，>30%出现呼吸困难	轻者无须处理，重者胸腔闭式引流	**气体不进不出**
开放性	**纵隔扑动**	**空气自由进出胸膜腔**	**封闭伤口**	**气体进进出出**
张力性	**纵隔向健侧移位**	极度呼吸困难，查体触及**皮下气肿**	**穿刺放气**	**气体只进不出**

4. 胸腔闭式引流及与护理

(1) **胸腔闭式引流的目的**：①使液体、血液和空气从胸膜腔排出；②重建胸膜腔正常的负压，使肺复张；③平衡压力，预防纵隔移位。

(2) 胸腔导管安放位置：引流目的以**排气为主的，在第2肋间锁骨中线附近**；如以**引流液体为主的，放置在第6、7肋间腋中线或腋后线处**。脓胸引流应放置在脓腔最低位。

温馨提示

气体向上走，所以穿刺放气的位置较高，锁骨中线第2肋间；液体、脓液向低处积聚，所以穿刺排液的位置较低，腋中线的第6~7肋间。

(3) 胸腔闭式引流的装置[*]：**长管应在水面下3~4cm**。且保持中立，**另一端与病人的胸腔引流管相连**，短管作为空气通路。为保持一定负压，排出胸腔内气体与液体，促使肺复张，可加用负压吸引装置，将水封瓶连接一负压调节瓶，插入三根玻璃管，常长玻璃管与大气相通，下端插入水面15~20cm，**按水柱的高度来调节抽吸的负压（水柱高度为多高，胸膜腔内负压即为多少 cmH_2O）**（图4-9-2）。吸力不大于15~20cmH_2O，防止抽吸压力过大引起胸膜损伤。

(4) 护理要点[*]

1) 固定，防脱：**水封瓶置于病人胸部水平下60~100cm**。依靠重力引流，以防瓶内液体逆流入胸腔，造成逆行感染。

2) 密闭和无菌：**如水封瓶被打破，应立即夹闭引流管**，更换一水封瓶。然后松开止血钳，鼓励病人咳嗽和深呼吸，排出

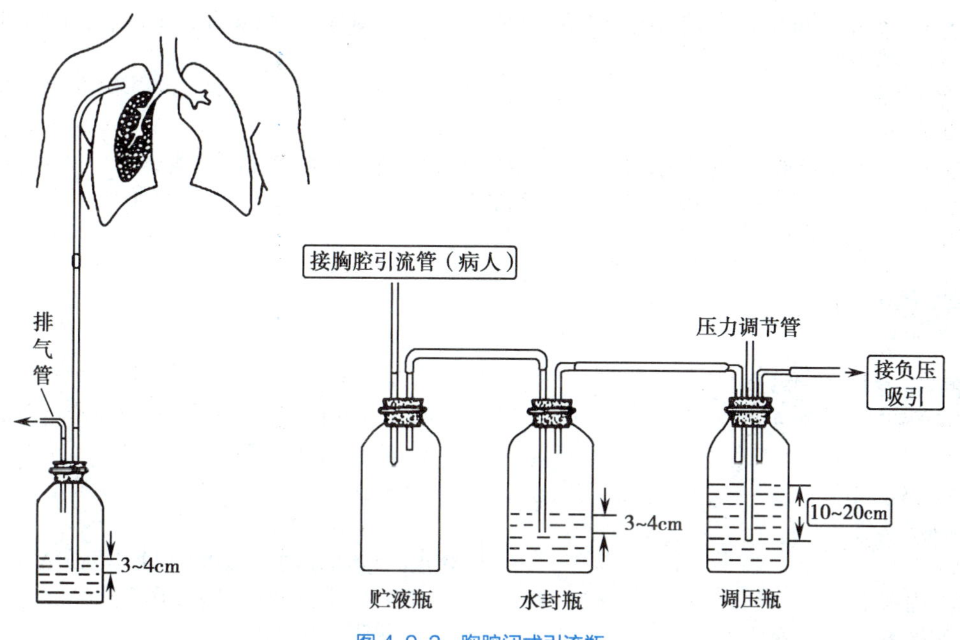

图4-9-2 胸腔闭式引流瓶

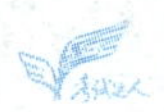

胸膜腔内空气和液体。**搬运病人时先用两把止血钳双重夹住胸腔引流管**，再把引流瓶置于床上，可放在病人双下肢之间。搬运后，先把引流瓶放于低于胸腔位置，再松止血钳。更换引流瓶时，先双重夹住胸腔引流管，各项操作应遵守无菌原则。

3）通畅：半卧位，鼓励病人咳嗽，深呼吸运动，使积液排出，恢复胸膜腔负压，使肺充分扩张。密切观察引流管是否通畅，防止受压，扭曲、堵塞和滑脱。检查引流管是否通畅的方法是观察是否有气体排出和长管内水柱的波动。**正常的水柱上下波动4～6cm，若波动停止，表明该系统有堵塞或肺已完全膨胀**。

4）观察与记录：密切观察引流量和性状、引流管是否通畅。同时观察病人的呼吸和全身情况，有无发绀、缺氧和胸痛。

5）拔管及注意事项：如查体及胸片证实肺已完全复张，无其他排出，病人无呼吸困难，可拔胸腔引流管。**若病情稳定方可拔管**。拔管时病人应取半卧位或坐在床沿，**鼓励病人咳嗽、挤压引流管后夹闭，嘱病人深吸一口气屏住再拔管**。拔管后观察病人有无呼吸困难、气胸和皮下气肿。

（七）健康教育

教给病人及家属发生气胸时的症状，如何避免诱发因素预防气胸的发生，同时根据病人的理解能力，让其能够说出发生气胸时的急救方法，气胸病人禁止乘坐飞机，如肺完全复张后1周可乘坐飞机。

二、损伤性血胸

（一）病因与病理生理

因锐器、火器伤或肋骨骨折刺破胸部血管所致。血液可来自肺组织、肋间血管或胸廓内血管破裂、心脏和大血管受损。出血量大可致休克，大量积血可压迫心肺。**因胸腔运动起着去纤维蛋白作用，出血不凝固**，但如短期内大出血或血胸时间较长，胸腔内积血凝固，血块机化后形成机化后血胸，如继发感染则形成脓胸。根据胸内积血量多少，血胸可分为：**小量血胸（＜500ml）、中等量血胸（500～1 000ml）和大量血胸（＞1 000ml）**。

（二）临床表现

因出血的速度及量而异。小量血胸可无明显症状；中等量血胸表现不同程度的内出血症状，有时出现较明显的休克症状；大量血胸表现为明显的内出血症状及休克表现。体检示肋间隙饱满、气管向健侧移位、叩诊浊音、心界移向健侧、呼吸音减弱或消失。

（三）治疗原则

小量血胸不须特殊治疗。中大量血胸应做闭式胸膜腔引流，**如为进行性血胸，应开胸止血**。

（四）胸部血胸的护理

1. 现场急救。
2. 指导病人安静休息，减轻其焦虑。
3. 病情观察。注意：休克症状（烦躁、口渴、面色苍白、四肢湿冷、呼吸急促、脉搏细速、血压下降）、呼吸困难表现（呼吸频率、幅度及缺氧症状）、感染症状、相关检查结果。注意**胸膜腔内活动性出血**的征象：①脉搏逐渐加快，血压持续下降；②经补充血容量后血压虽有短暂回升，但又迅速下降；③血红蛋白、血细胞计数、血细胞比容持续降低；④**胸膜腔闭式引流出血量大于每小时200ml，并持续3小时以上**；⑤胸膜腔穿刺抽出的血液很快凝固或因血液凝固抽不出，且胸部X线是胸膜腔阴影继续增大者。
4. 保持呼吸道通畅。
5. 疼痛护理。
6. 补充血容量　做好补液和抗休克的护理，保证静脉输液通畅，观察生命体征改善情况。
7. 预防感染　抗生素的应用，注意无菌操作，注意病情观察。
8. 胸膜腔闭式引流的护理。

考点练习

考点：气胸的病理生理（A1型题）

1. 开放性气胸的病理改变**不包括**
   A. 胸膜腔内压几乎等于大气压
   B. 伤侧肺萎陷
   C. 纵隔向健侧移位
   D. 纵隔扑动
   E. 健侧肺功能正常
2. 张力性气胸的主要病理改变是
   A. 伤侧肺萎缩
   B. 纵隔移向健侧
   C. 腔静脉回流受阻
   D. 广泛皮下气肿
   E. 胸膜腔压力进行性升高

考点：气胸的临床表现和治疗要点（A1、A2、A3/A4型题）

3. 开放性气胸主要的临床表现是
   A. 纵隔移向健侧

B. 伤侧呼吸音消失
C. 皮下气肿
D. 呼吸困难、发绀
E. 胸壁伤口处能听到空气出入胸膜腔的吹风声

4. 病人,男性,20岁。30分钟前被刀刺伤左前胸部,咳血痰,呼吸困难。查体:血压100/70mmHg,脉搏99次/min,左前胸有轻度皮下气肿,左锁骨中线4肋间可见5cm长创口,随呼吸有气体进出伤口响声。该病人最可能的诊断是
A. 张力性气胸
B. 闭合性气胸
C. 肋骨骨折
D. 血胸
E. 开放性气胸

5. 病人,男性,22岁。外伤后呼吸困难,发绀。查体:右侧胸壁可见一2cm×2cm的开放性伤口,呼吸时伤口处能听到空气出入胸膜腔的吹风声。伤侧胸部叩诊呈鼓音,呼吸音减弱。应首先考虑为
A. 血胸
B. 多根多处肋骨骨折
C. 开放性气胸
D. 闭合性气胸
E. 张力性气胸

6. 病人,女性,40岁。车祸致右胸部损伤,明显呼吸困难、发绀、纵隔扑动。查体:右侧胸壁有伤口,右侧胸部叩诊鼓音,首先应考虑为
A. 血胸
B. 张力性气胸
C. 闭合性气胸
D. 开放性气胸
E. 多根多处肋骨骨折

7. 张力性气胸最确切的诊断依据是
A. 病人极度呼吸困难
B. 病人气管向健侧移位
C. 伤侧叩诊呈鼓音
D. 伤侧听诊呼吸音消失
E. 胸腔穿刺抽出高压气体

8. 张力性气胸时首要的急救处理措施是
A. 气管插管辅助呼吸
B. 输血、补液抗休克
C. 立即排气,降低胸膜腔内压力
D. 剖胸探查
E. 气管切开辅助呼吸

9. 开放性气胸急救的首要措施是
A. 吸氧,纠正休克
B. 胸腔穿刺
C. 封闭胸腔伤口
D. 胸腔闭式引流
E. 清创缝合

10. 病人,男性,30岁。胸部损伤后严重呼吸困难,急诊入院。查体:左胸饱满,可闻及骨擦音,听诊呼吸音消失,皮下气肿明显,诊断为肋骨骨折、张力性气胸。此时左侧胸前叩诊可闻及
A. 浊音
B. 清音
C. 实音
D. 湿啰音
E. 鼓音

11. 下列关于气胸的治疗原则,**错误**的是
A. 闭合性气胸肺萎陷在30%以下者可不必处理
B. 大量气胸应行胸腔闭式引流
C. 开放性气胸应立即封闭伤口
D. 张力性气胸应立即开胸探查
E. 穿刺抽气应在伤侧锁骨中线第2肋间

12. 病人,男性,30岁。被利器刺伤胸部引起开放性气胸,为预防感染可使用
A. 激素
B. 维生素
C. 止痛药
D. 止血药
E. 抗生素

(13～14题共用题干)

病人,男性,28岁。因车祸后致右侧第4～7肋骨骨折合并气胸。查体:病人极度呼吸困难、发绀,右侧胸廓饱满、叩诊呈鼓音,颈部皮下触及气肿。

13. 考虑该病人为
A. 血胸
B. 多根多处肋骨骨折
C. 开放性气胸
D. 闭合性气胸
E. 张力性气胸

14. 针对上述情况,应首先采取的措施是
A. 立即行胸膜腔排气减压
B. 迅速封闭胸壁伤口
C. 补充血容量
D. 紧急行气管切开
E. 剖胸探查

15. 病人,男性,31岁,胸部受伤,急诊入院。经吸氧,呼吸困难无好转,有发绀及休克症状。查体:左胸饱满,气管向右移位,左侧可触及骨擦音,叩之鼓音,听诊呼吸音消失,皮下气肿明显。诊断首先考虑是
A. 肋骨多发骨折
B. 胸骨骨折合并开放性气胸
C. 肋骨骨折合并张力性气胸
D. 心脏挫伤
E. 闭合性气胸

16. 病人,男性,33岁。左胸部受伤后,烦躁不安,极度呼吸困难伴发绀。查体:脉搏110次/min,血压80/60mmHg,左胸叩诊鼓音,呼吸音消失。左颈胸广泛皮下气肿。其首要的急救措施是

A. 补充血容量
B. 剖胸探查
C. 穿刺排气
D. 镇静止痛
E. 吸氧

考点：气胸的护理问题、护理措施和健康教育(A1、A2 型题)

17. 下列关于胸腔闭式引流的护理，正确的是
A. 为保持管道密闭，水封瓶的长度应置在液面下7～8cm
B. 引流瓶放置应低于胸腔引流出口 30cm
C. 更换引流瓶时应用一把止血钳夹闭胸腔引流管
D. 鼓励病人经常深呼吸和咳嗽，促进胸膜腔气体与液体的排出
E. 24 小时引流液少于 80ml 可拔除引流管

18. 闭式胸腔引流管脱落后首先应
A. 报告医师
B. 用无菌凡士林纱布、厚层纱布封闭引流口
C. 把脱出的引流管重新置入
D. 立即给病人吸氧
E. 急送手术室处理

19. 胸腔闭式引流气体时引流管的位置在
A. 锁骨中线第 2 肋间
B. 锁骨中线第 3 肋间
C. 锁骨中线第 4 肋间
D. 腋中线和腋后线之间的第 6～7 肋间
E. 腋中线第 4 肋间

20. 病人，男性，43 岁。主因车祸后胸部受伤 1 小时急诊入院，CT 检查提示多根多处肋骨骨折伴血胸，需紧急做胸腔闭式引流。置管应放置于
A. 患侧腋前线与腋后线间第 6 肋或第 7 肋间隙
B. 患侧腋中线与腋后线间第 7 肋或第 8 肋间隙
C. 患侧腋前线与腋中线间第 7 肋或第 8 肋间隙
D. 患侧腋中线与腋后线间第 6 肋或第 7 肋间隙
E. 患侧腋前线与腋中线间第 6 肋或第 7 肋间隙

21. 病人，男性，25 岁。肋骨骨折后合并血气胸，急诊行胸腔闭式引流术。对胸腔闭式引流护理，**错误**的是
A. 嘱病人勿折叠、扭曲、压迫管道
B. 嘱病人翻身时勿牵拉引流管
C. 保持水封瓶长管没入水中 6～8cm
D. 指导病人多做深呼吸运动
E. 更换引流瓶时应双重夹闭引流管

考点：血胸的病因病理(A1 型题)

22. 成人大量血胸是指胸膜腔内积血
A. ≥300ml
B. ≥500ml
C. ≥800ml
D. ≥1 000ml
E. ≥1 200ml

23. 对损伤性血胸确诊最有价值的是
A. 胸部外伤史
B. 脉速、血压下降
C. 气促、呼吸困难
D. 胸廓饱满、叩诊鼓音
E. 胸膜腔穿刺抽出不凝固血液

考点：损伤性血胸的临床表现、治疗要点、护理问题、护理措施和健康教育(A1、A2 型题)

24. 外伤性血胸时，胸膜腔内积血不凝固的原因主要是
A. 凝血因子减少
B. 胸膜的去纤维化作用
C. 胸膜腔内渗出液体的稀释作用
D. 胸膜腔内有抗凝物质
E. 有效循环血量减少

25. 病人，男性，28 岁，车祸后导致血气胸。下列哪项信息提示病人胸腔有活动性出血
A. 血压逐步回升
B. 血红蛋白、红细胞计数升高
C. 胸腔闭式引流每小时引流量超过 200ml
D. 体温升高
E. 白细胞计数增多

26. 病人，女性，31 岁。车祸造成损伤性血胸，来院后立即为其行胸腔闭式引流术，现有引流一处。在术后观察中，引流量(血量)为多少时护士应立即报告医生提示患有进行性血胸的可能
A. 30ml/h
B. 50ml/h
C. 100ml/h
D. 150ml/h
E. 200ml/h

27. 外伤性血气胸最简便可靠的诊断依据是
A. 呼吸困难
B. 气管移位
C. 胸透见有液平面
D. 胸穿抽出血液和气体
E. 胸部超声探查有液平面

参考答案

序号	1	2	3	4	5	6	7	8	9	10	11	12	13	14	15	16
答案	E	E	E	E	C	D	E	C	C	E	D	E	E	A	C	C
序号	17	18	19	20	21	22	23	24	25	26	27					
答案	D	B	A	D	C	D	E	B	C	E	D					

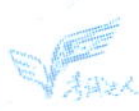

第十节 呼吸衰竭病人的护理

考情分析

年份	主要考点
2019	Ⅱ型呼吸衰竭的给氧方式；呼吸衰竭病人使用气管插管时的心理反应；呼吸衰竭的治疗原则；呼吸衰竭病人出现三凹征属于哪种类型的呼吸困难
2020	影响肺换气的因素；尼可刹米治疗呼吸衰竭的机理；慢性呼吸衰竭病人影响气体交换的解剖部位；Ⅱ型呼吸衰竭病人的饮食指导；呼吸衰竭病人出现气喘时的体位；肺性脑病的判断
2021	呼吸衰竭病人禁用的药物(吗啡)；呼吸衰竭时最早发生损害的器官是(大脑)
2023	呼吸衰竭的诊断方法(血气分析)；Ⅰ型呼吸衰竭的给氧方法(图片题)

考点导航

呼吸衰竭是指由于各种原因引起的肺通气和/或换气功能严重障碍，以致在静息状态下不能进行有效的气体交换，引起缺氧和/或二氧化碳潴留，导致低氧血症伴(或不伴)高碳酸血症，从而出现一系列生理功能和代谢紊乱的临床综合征，称之为呼吸衰竭。

诊断的依据常以**动脉血气分析**为根据，在海平面、静息状态、呼吸空气情况下，当**动脉血氧分压(PaO_2)<60mmHg和/或动脉血二氧化碳分压($PaCO_2$)>50mmHg**即为呼吸衰竭。

(一) 病因

1. 气道阻塞性病变　如慢性阻塞性肺疾病(COPD)、重症哮喘等。
2. 肺组织病变　如肺炎、肺气肿、严重肺结核、弥漫性肺纤维化、肺水肿、矽肺等。
3. 肺血管疾病　如肺栓塞、肺血管炎等。
4. 胸廓与胸膜病变　胸部外伤造成连枷胸、严重的自发性或外伤性气胸等，可随着病情的发展引起呼吸衰竭。
5. 神经肌肉疾病　脑血管疾病、颅脑外伤、脑炎以及镇静催眠剂中毒，可直接或间接抑制呼吸中枢。

(二) 分类

1. 按照动脉血气分类

(1) **Ⅰ型呼衰：仅有 PaO_2 下降，<60mmHg，$PaCO_2$ 降低或正常**。

(2) **Ⅱ型呼衰**：$PaCO_2$ 升高，同时有 PaO_2 下降。动脉血气分析为 **PaO_2 <60mmHg 和动脉血 $PaCO_2$ >50mmHg**。

2. 按发病急缓分类　可分为急性呼衰和慢性呼衰。

温馨提示

考生应能够根据 PaO_2 和 $PaCO_2$ 的结果判断呼吸衰竭的类型。PaO_2<60mmHg 属于Ⅰ型呼吸衰竭，PaO_2<60mmHg 和 $PaCO_2$>50mmHg 属于Ⅱ型呼吸衰竭，即只有一种异常(PaO_2)为Ⅰ型呼吸衰竭，两种异常(PaO_2、$PaCO_2$)为Ⅱ型呼吸衰竭。

一、急性呼吸衰竭病人的护理

(一) 病因

1. 呼吸系统疾病　如严重呼吸系统感染、急性呼吸道阻塞性病变、重度哮喘、各种原因引起的急性肺水肿、肺血管疾病，导致肺通气或/和换气障碍。

2. 急性颅内感染、颅脑外伤、脑血管病变等抑制呼吸中枢。

3. 脊髓灰质炎、重症肌无力、有机磷中毒及颈椎外伤等可损伤神经-肌肉传导系统，引起通气不足。

(二) 临床表现

1. 呼吸困难　**是呼吸衰竭最早出现的症状**。多数病人有明显的呼吸困难，可表现为频率、节律和幅度的改变。较早表现为呼吸频率增快，病情加重时出现呼吸困难，辅助呼吸肌活动加强，如"三凹征"，**三凹征是指胸骨上窝、锁骨上窝**

和肋间隙在吸气时明显下陷。中枢性疾病或中枢神经抑制性药物所致的呼吸衰竭，表现为呼吸节律改变，如陈-施呼吸、比奥呼吸等。

2. 发绀 是缺氧的典型表现。当动脉血氧饱和度低于90%时，可在血流量较大的口唇、指甲出现发绀。另应注意，因发绀的程度与还原型血红蛋白含量相关，所以红细胞增多者发绀更明显，贫血者则发绀不明显或不出现；严重休克等原因引起末梢循环障碍的病人，即使动脉血氧分压尚正常，也可出现发绀，称作外周性发绀。而真正由于动脉血氧饱和度降低引起的发绀，称作中央性发绀。发绀还受皮肤色素及心功能的影响。

3. 精神神经症状 急性缺氧可出现精神错乱、躁狂、昏迷、抽搐等症状。

4. 循环系统 多数病人有心动过速；严重低氧血症、酸中毒可引起心肌损害，亦可引起周围循环衰竭、血压下降、心律失常、心搏停止。

5. 消化和泌尿系统症状 严重呼吸衰竭对肝、肾功能都有影响，部分病例可出现丙氨酸氨基转移酶与血浆尿素氮升高。因胃肠道黏膜屏障功能损伤，导致胃肠道黏膜充血水肿、糜烂渗血或应激性溃疡，引起上消化道出血。

（三）辅助检查

1. **动脉血气分析** **单纯 PaO_2 ＜60mmHg 为Ⅰ型呼吸衰竭；若伴有 $PaCO_2$ ＞50mmHg，则为Ⅱ型呼吸衰竭**。

2. 肺功能检测 肺功能检测有助于判断原发疾病的种类和严重程度。

3. 胸部影像学检查 普通X线胸片、胸部CT和放射性核素肺通气/灌注扫描等。

（四）治疗原则

1. 保持呼吸道通畅 保持气道通畅的方法主要有：①若病人昏迷，应使其处于仰卧位，头后仰，托起下颌并将口打开；②清除气道内分泌物及异物；③必要时建立人工气道。

2. 氧疗 对于急性呼吸衰竭病人，应给予氧疗。确定吸氧浓度的原则是保证 PaO_2 迅速提高到60mmHg或脉搏容积血氧饱和度（SpO_2）达90%以上的前提下，尽量减低吸氧浓度。

Ⅰ型呼吸衰竭的主要问题为氧合功能障碍而通气功能基本正常，**较高浓度（＞35%）给氧**可以迅速缓解低氧血症而不致引起 CO_2 潴留。对于伴有高碳酸血症的急性呼吸衰竭，往往需要低浓度给氧。

3. 增加通气量、改善 CO_2 潴留

（1）**呼吸兴奋剂**：主要适用于以**中枢抑制为主、通气量不足**引起的呼吸衰竭，对以肺炎、肺水肿、弥漫性肺纤维化等病变引起的以肺换气功能障碍为主所导致的呼吸衰竭病人，不宜使用。

（2）**机械通气**：急性呼吸衰竭病人昏迷逐渐加深，呼吸不规则或出现暂停，呼吸道分泌物增多，咳嗽和吞咽反射明显减弱或消失时，应气管插管使用机械通气。

4. 纠正酸碱平衡失调和电解质紊乱。

5. 病因治疗 在解决呼吸衰竭本身造成危险的前提下，针对不同病因选取治疗方法是治疗呼吸衰竭的根本所在。

（五）护理问题

1. 气体交换受损 与呼吸衰竭有关。

2. 有感染的危险 与使用呼吸机有关。

3. 急性意识障碍 与缺氧、二氧化碳潴留有关。

4. 生活自理能力缺陷 与意识障碍有关。

5. 潜在并发症：水、电解质紊乱，上消化道出血。

（六）护理措施

1. 病情监测 危重病人应监测呼吸、血压、心率及意识变化，记录液体出入量。遵医嘱采取各种对症治疗，配合抢救。

2. 保持呼吸道通畅，改善通气

（1）及时清除痰液，清醒病人鼓励用力咳痰，对于痰液黏稠病人，要加强雾化，稀释痰液。对于咳嗽无力或昏迷病人，给予定时协助翻身、拍背，促进排痰，必要时可机械吸痰，保持呼吸道通畅。

（2）遵医嘱应用支气管扩张剂，如氨茶碱等。

（3）对于**危重或昏迷病人可气管插管或气管切开，使用人工机械呼吸机**。

3. 合理用氧 未行机械通气前，**对Ⅱ型呼吸衰竭病人应给予低浓度（28%～30%）、低流量（1～2L/min）鼻导管持续吸氧**，以免缺氧纠正过快引起呼吸中枢抑制。

4. 用药护理

（1）遵医嘱使用抗生素控制呼吸道感染。

（2）遵医嘱使用**呼吸兴奋剂如尼可刹米、洛贝林等**，必须保持呼吸道通畅。注意观察用药后反应，及时调整用药量和给药速度。**对烦躁不安、失眠病人，慎用镇静剂，以防引起呼吸抑制**。

5. 观察病情，防治并发症

（1）神志：神志与精神的改变，对发现肺性脑病先兆极为重要。如**精神恍惚、白天嗜睡、夜间失眠、多语或躁动为肺性脑病表现**。

（2）呼吸：注意呼吸幅度、频率、节律的变化。若呼吸变浅、减慢、节律不齐或呼吸暂停，为呼吸中枢受抑制的表现。

（3）心率与血压：病程早期心率加速、血压上升；后期心脏功能失代偿可致心率减慢、血压下降。

（4）痰：注意痰量、性状及排痰是否通畅。如痰量增多，黄色脓性，表示感染加重；原有大量痰液突然减少，常见于快速利尿，分泌物干结，痰栓堵塞小支气管等情况。

（5）尿量和粪便颜色：尿量多少，反映病人体液平衡和心、肾功能的情况。在呼吸衰竭尤其是合并心力衰竭、肾衰竭、休克病人，应每日记录尿量。呼吸衰竭病人常合并消化道出血，应注意观察粪便颜色，并作隐血试验，以便及早发现。

（6）呕吐物颜色：合并上消化道出血时，可出现呕血。

（7）并发症：呼吸衰竭病人出现严重并发症，死亡率甚高，因此需密切观察。如发现在输液过程容易发生针头堵塞、注射部位出血或有瘀斑、皮肤黏膜自发出血等，均提示有合并弥散性血管内凝血的可能，应及时与医师联系，尽早积极采取治疗措施。

（8）**观察应用呼吸兴奋剂的反应**：应用呼吸兴奋剂后，若出现**颜面潮红、面部肌肉颤动、烦躁不安等现象，表示呼吸兴奋剂过量**，应减慢滴速或停用。

二、慢性呼吸衰竭病人的护理

（一）病因

慢性呼吸衰竭多由支气管-肺疾病引起，如COPD、严重肺结核、肺间质纤维化、尘肺等。

（二）临床表现

1. 呼吸困难　慢性阻塞性肺疾病所致的呼吸衰竭，病情较轻时表现为呼吸费力伴呼气延长，严重时发展成浅快呼吸。若并发CO_2潴留，$PaCO_2$升高过快或显著升高以致发生CO_2麻醉时，病人可由呼吸过速转为浅慢呼吸或潮式呼吸。

2. 精神神经症状　慢性呼吸衰竭伴CO_2潴留时，随$PaCO_2$升高可表现为**先兴奋后抑制**现象。兴奋症状包括失眠、烦躁、躁动、夜间失眠而白天嗜睡（昼夜颠倒现象）。但此时**切忌用镇静或催眠药，以免加重CO_2潴留，发生肺性脑病**。**肺性脑病表现为神志淡漠、肌肉震颤或扑翼样震颤、间歇抽搐、昏睡，甚至昏迷**等。

3. 循环系统　CO_2潴留使外周体表静脉充盈、皮肤充血、温暖多汗、血压升高、心排出量增多而致脉搏洪大；多数病人有心率加快；因脑血管扩张产生搏动性头痛。

（三）辅助检查

1. 动脉血气分析　判定呼衰的性质、程度和血液酸碱度，可以指导氧疗及机械通气各种参数的调节。PaO_2＜60mmHg，伴或不伴$PaCO_2$＞50mmHg，为呼吸衰竭的诊断标准。pH＜7.35为失代偿性酸中毒，pH＞7.45为失代偿性碱中毒。

2. 血电解质检查　可有低血钾、高血钾、低血钠、低血氯等。

（四）治疗原则

慢性呼衰治疗的基本原则是：保持呼吸道通畅；正确应用氧疗，纠正缺氧；增加通气量，改善CO_2潴留；及时纠正酸碱失衡和电解质紊乱；积极处理原发病或诱因，维持心、脑、肾等重要脏器的功能，预防和治疗并发症。

1. 氧疗　COPD是导致慢性呼吸衰竭的常见呼吸系统疾病，病人常伴有CO_2潴留，**氧疗时需注意保持低浓度吸氧，防止血氧含量过高**。

2. 机械通气　**根据病情选用无创机械通气或有创机械通气**。

3. 抗感染　慢性呼吸衰竭急性加重的常见诱因是感染，一些非感染因素诱发的呼吸衰竭也容易继发感染，因此需要积极抗感染治疗。

4. 呼吸兴奋剂的应用　慢性呼吸衰竭病人可应用呼吸兴奋剂，该药通过刺激颈动脉体和主动脉体的化学感受器兴奋呼吸中枢，增加通气量。主要用于以中枢抑制为主所致的呼衰，不宜用于以换气功能障碍为主所致的呼衰。**使用时须在保持气道通畅的前提下**，否则会加重呼吸肌疲劳，加重CO_2潴留。

（五）护理问题

1. 气体交换受损　与呼吸衰竭有关。
2. 清理呼吸道无效　与呼吸功能受损、呼吸道分泌物黏稠积聚有关。
3. 生活自理能力缺陷　与意识障碍有关。
4. 潜在并发症：水、电解质紊乱，上消化道出血、肺性脑病。

（六）护理措施

1. 体位、休息与活动　指导病人卧床休息，一般**取半卧位或坐位**。并尽量减少自理活动。

2. 合理用氧 对**Ⅱ型呼吸衰竭病人应给予低浓度(28%~30%)、低流量(1~2L/min)鼻导管持续吸氧**，以免缺氧纠正过快引起呼吸中枢抑制。如配合使用呼吸机和呼吸中枢兴奋剂可稍提高给氧浓度。若呼吸过缓或意识障碍严重，须警惕二氧化碳潴留加重。

3. 呼吸训练 **Ⅱ型呼衰病人进行呼吸运动锻炼如缩唇呼吸、腹式呼吸，增加有效通气量，改善通气功能**。

(七)健康教育

1. 向病人及家属讲解疾病的发生机制、诱发因素、发展和转归，使病人理解康复保健的意义与目的。

2. **鼓励病人进行呼吸运动锻炼如缩唇呼吸、腹式呼吸**。加强耐寒锻炼如冷水洗脸，教会病人和家属有效咳嗽、咳痰、体位引流、拍背等技术和家庭氧疗方法。

3. 告知药物的用法、剂量和注意事项等，嘱其遵医嘱准确用药。指导病人加强营养，合理膳食。

4. 指导病人**避免各种引起呼吸衰竭的诱因，如预防上呼吸道感染**，避免吸入刺激性气体，劝告吸烟病人戒烟，避免劳累、情绪激动等不良因素刺激，少去人群拥挤的地方，尽量避免与呼吸道感染者接触，减少感染的机会。

5. 告诫病人若痰液增多且颜色变黄、咳嗽加剧、气急加重或出现神志改变等病情变化时，应尽早就医。

考点练习

考点：急性/慢性呼吸衰竭病人的病因和临床表现(A1型题)

1. 呼吸衰竭的病人，在临床上出现最早的症状是
   A. 胸部疼痛
   B. 呼吸困难
   C. 咯血
   D. 发绀
   E. 精神错乱

考点：急性/慢性呼吸衰竭病人的辅助检查、治疗要点和护理措施(A1、A2型题)

2. 病人，女性，50岁。患慢性支气管炎、阻塞性肺气肿20年，近3年来出现双下肢水肿，2天前感冒后病情加重，口唇发绀，神志恍惚，双下肺闻及湿啰音，心率120次/min。为确诊该病人是否出现呼吸衰竭，下列哪项指标最有意义
   A. 发绀的程度
   B. 血气分析
   C. 呼吸困难的程度
   D. 神志状态
   E. 肺功能检查结果

3. 病人，男性，65岁。血气分析结果：动脉血氧分压6.7kPa(50mmHg)，二氧化碳分压7.98kPa(60mmHg)，则表示病人
   A. Ⅰ型呼吸衰竭
   B. Ⅱ型呼吸衰竭
   C. 轻度缺氧
   D. 中轻度缺氧
   E. 重度缺氧

4. 某呼吸衰竭病人，应用呼吸兴奋剂的过程中，出现恶心、呕吐、烦躁、面颊潮红、肌肉颤动等现象应首先考虑
   A. 肺性脑病先兆
   B. 通气量不足
   C. 呼吸兴奋剂过量
   D. 呼吸性碱中毒
   E. 痰液阻塞

5. 病人，71岁，既往有肺心病史8年，昨日突然出现极度呼吸困难，口唇发绀，烦躁不安，今晨又出现神志不清、血压下降，心律失常。针对该病人保持气道通畅最好的方法是
   A. 协助拍背
   B. 雾化吸入
   C. 建立人工气道
   D. 控制感染
   E. 导管吸痰

6. 病人，女性，60岁。患阻塞性肺气肿10余年，近半年来出现呼吸困难加重，口唇发绀。血气分析：PaO_2 50mmHg，$PaCO_2$ 65mmHg。护士给病人氧疗时应采取
   A. 立即吸入高浓度氧
   B. 低浓度、低流量间断给氧
   C. 低浓度、低流量持续给氧
   D. 酒精湿化给氧
   E. 高流量给氧

7. 病人，男性，62岁，诊断为“COPD，Ⅱ型呼衰，肺性脑病”。护理人员应**避免**使用以下哪项处理措施
   A. 持续低流量给氧
   B. 静脉滴注抗生素
   C. 肌注呋塞米
   D. 烦躁时使用镇静剂
   E. 口服解痉平喘类药物

8. 病人，男性，65岁。因“呼吸衰竭”入院，住院期间应用呼吸兴奋剂，病人出现了何种情况时提示药物过量
   A. 烦躁不安
   B. 面色苍白
   C. 呼吸深快
   D. 四肢湿冷
   E. 高热不退

9. 呼吸衰竭的病人，呼吸中枢兴奋性下降，应使用的药物是
   A. 沙丁胺醇

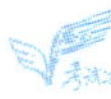

B. 酚妥拉明
C. 头孢曲松
D. 可拉明
E. 卡托普利

10. 慢性呼吸衰竭痰多的病人，在使用哪种药物后可能因为痰液黏稠增加而使排痰困难加重
A. 泼尼松
B. 沙丁胺醇
C. 呋塞米
D. 氨茶碱
E. 盐酸氨溴索

11. 病人，男性，63 岁。因呼吸衰竭入院，应用辅助呼吸和呼吸兴奋剂过程中，出现恶心、呕吐、烦躁、面颊潮红、肌肉颤动等现象。考虑为
A. 肺性脑病先兆
B. 呼吸兴奋剂过量
C. 痰液堵塞
D. 通气量不足
E. 呼吸性碱中毒

12. 病人，男性，65 岁。诊断为慢性呼吸衰竭，经过积极治疗，病情好转。护士指导其进行呼吸功能锻炼前，应该评估的是
A. 体温
B. 脉搏
C. 营养
D. 尿量
E. 活动能力

13. 慢性阻塞性肺疾病呼吸衰竭的类型及给氧方式
A. Ⅰ型呼吸衰竭，低流量低浓度持续吸氧
B. Ⅱ型呼吸衰竭，低浓度间断吸氧
C. Ⅱ型呼吸衰竭，高浓度持续吸氧
D. Ⅰ型呼吸衰竭，低浓度吸氧
E. Ⅱ型呼吸衰竭，低浓度持续吸氧

14. 病人，男性，86 岁。因“慢性支气管炎急性发作，呼吸衰竭”入院治疗，因病情需要使用气管插管，呼吸机辅助治疗。目前病人意识清醒，家属陪护。此时病人最有可能出现的心理状态是
A. 抑郁
B. 漠然
C. 恐惧
D. 孤独
E. 暴躁

参考答案

序号	1	2	3	4	5	6	7	8	9	10	11	12	13	14
答案	B	B	B	C	C	C	D	A	D	C	B	E	E	C

第十一节　急性呼吸窘迫综合征病人的护理

考情分析

年份	主要考点
2019	ARDS 最具特征性的症状；ARDS 的判断；早期 ARDS 病人肺部 X 线的特点；ARDS 诊断的必要条件；ARDS 病人入院后重点评估的内容
2020	ARDS 最主要的危险因素；ARDS 的病理基础；ARDS 病人最常见的心理反应；ARDS 病人有创呼吸机辅助通气后出现焦虑情绪的错误做法（指导病人呼吸功能训练）；ARDS 的营养支持；ARDS 的给氧方式；ARDS 病人的出院宣教；ARDS 病人表示佩戴无创机械通气装置很不舒适，护士的正确解释
2021	ARDS 病人病情观察期间应重点监测（血气分析）
2022	ARDS 的主要病因（重症肺炎）；ARDS 早期的病理改变不包括（肺纤维化）；ARDS 的诊断依据（氧合指数≤300mmHg）
2023	急性呼吸窘迫综合征的主要表现（顽固性低氧血症）；ARDS 的给氧方式（PEEP）；ARDS 病情严重程度的判断（100mmHg≤PaO_2/FiO_2≤200mmHg 为中度）；急性呼吸窘迫综合征病人氧疗时血氧分压应至少恢复至（60mmHg）

考点导航

急性呼吸窘迫综合征（ARDS）是指原心肺功能正常，由于严重的感染、休克、创伤、DIC 等肺内外严重疾病而引起肺毛细血管炎症性损伤和/或通透性增加，继发急性高通透性肺水肿和进行性缺氧性呼吸衰竭。临床表现为**呼吸衰竭和呼吸窘迫、顽固性低氧血症**。

一、病因与病理

（一）病因

1. 肺内因素　是指对肺的直接损伤，包括：①化学性因素，如吸入胃内容物、毒气、烟尘及长时间吸入纯氧（氧中毒）等；②物理性因素，如肺挫伤、淹溺、放射性损伤等；③生物性因素，如**重症肺炎**。在国外误吸胃内容物是发生ARDS最常见的危险因素，而**我国最主要的危险因素是重症肺炎**。

2. 肺外因素　包括严重休克、脓毒症、严重的非胸部创伤、大面积烧伤、大量输血、急性重症胰腺炎、药物或麻醉药品中毒等。

（二）病理

ARDS的主要病理特征是**肺微血管通透性升高所致的高蛋白质渗出性肺水肿**和透明膜形成，可伴有肺间质纤维化。病理过程分为渗出期、增生期和纤维化期，常重叠存在。

1. 肺微血管内皮受损，血管通透性升高→**肺间质和肺泡水肿**。

2. 肺水肿→肺容积减少、肺顺应性减低、通气/血流比例失调→**顽固性低氧血症和呼吸窘迫**。

二、临床表现

除原发病的临床表现外，主要表现为**呼吸窘迫、顽固性低氧血症和呼吸衰竭**。ARDS大多数于原发病起病后72小时内发生。

1. 除原发病的相应症状和体征外，最早出现的症状是呼吸加快，并**呈进行性加重的呼吸困难**、发绀，常伴有烦躁、焦虑、出汗等。其呼吸困难的特点是呼吸深快、费力，病人常感到胸廓紧束、严重憋气，即呼吸窘迫，**不能用通常的吸氧疗法改善**，亦不能用其他原发心肺疾病（气胸、肺气肿、肺不张、肺炎、心力衰竭）解释。

2. 早期体征可无异常，或仅在双肺闻及少量细湿啰音；后期多可闻及水泡音，可有管状呼吸音。

三、辅助检查

1. **动脉血气分析　动脉血氧分压（PaO_2）≤60mmHg；氧合指数（PaO_2/FiO_2）≤300mmHg**[*]（正常值400～500mmHg）。氧合指数降低是ARDS诊断的必备条件。

2. X线胸片　早期可无异常，或呈轻度间质改变，表现为边缘模糊的肺纹理增多。继之出现**斑片状以至融合成大片状的浸润阴影**，大片阴影中可见支气管充气征。其演变过程符合肺水肿的特点，快速多变；后期可出现肺间质纤维化的改变。

3. 床边肺功能监测　ARDS时肺顺应性降低，无效腔通气量比例（V_D/V_T）增加，但无呼气流速受限。顺应性的改变，对严重性评估和疗效判断有一定意义。

四、治疗原则

治疗原则与一般急性呼吸衰竭相同，主要治疗措施包括：积极治疗原发病、氧疗、**机械通气**以及调节液体平衡。

1. **纠正缺氧　迅速纠正缺氧是抢救最重要的措施**。采取有效措施，尽快提高PaO_2。一般需高浓度（＞50%）给氧，使PaO_2≥60mmHg或SaO_2≥90%。轻症者可使用面罩给氧，但**多数病人需使用机械通气**。

2. **机械通气**　需要尽早应用，目的是维持适当的气体交换，减少呼吸做功，改善呼吸窘迫，避免严重并发症。ARDS的机械通气治疗采用肺保护性通气策略，主要措施如下：**呼气末正压（PEEP）**、小潮气量。

温馨提示

成人急性呼吸窘迫综合征治疗选呼气末正压通气（PEEP），小儿肺透明膜病选持续正压呼吸（CPAP）用氧。

3. 维持适当的体液平衡　在血压稳定的前提下，出入液体量宜轻度负平衡（－500ml左右），可使用强效利尿剂促进水肿消退。ARDS的早期除非有低蛋白血症，否则不宜输胶体液。对于创伤出血多者，最好输新鲜血；使用库存1周以上的血时，应加用微过滤器，以免发生微栓塞而加重ARDS。

4. 积极治疗原发病。

5. 营养支持与监护　ARDS时机体处于高代谢状态，应补充足够营养。静脉营养可引起感染和血栓形成，应提倡全胃肠营养，不仅可避免静脉营养的不足，而且能够保护胃肠黏膜，防止肠道菌群移位。ARDS病人应在ICU中，**动态监护呼吸、循环**、水电解质酸碱平衡等，以便及时调整治疗方案。

6. 应用糖皮质激素　一般主张早期、大剂量、短程治疗，对控制ARDS病情有一定的帮助。

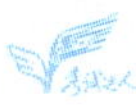

五、护理问题

1. 气体交换受损　与肺毛细血管损伤、肺水肿、肺泡内透明膜形成致换气功能障碍有关。
2. 潜在并发症：多脏器功能衰竭。

六、护理措施

1. 遵医嘱给予高浓度吸氧，并观察氧疗效果。
2. 密切观察病情变化，观察生命体征和意识状态，尤其是呼吸困难和发绀的变化。
3. 配合抢救。

七、健康教育

1. 向病人和家属阐明积极治疗基础疾病的重要性。
2. 指导病人加强营养和体格锻炼，达到增强体质的目的。注意劳逸结合，纠正不良的生活习惯，吸烟者应戒烟。预防呼吸道感染。

考点练习

考点：急性呼吸窘迫综合征的病因病理和临床表现（A1/A2 型题）

1. ARDS 最主要的病理改变是
   A. 肺血管通透性增强
   B. 肺间质和肺泡水肿
   C. 肺泡Ⅱ型上皮细胞受损
   D. 低氧血症
   E. 通气血流比例失调
2. 急性呼吸窘迫综合征早期的病理变化**不包括**
   A. 肺间质水肿
   B. 肺泡萎陷
   C. 肺泡内透明膜形成
   D. 肺充血
   E. 肺泡纤维化
3. 关于 ARDS 病人呼吸变化的描述，**错误**的是
   A. 初期病人出现呼吸困难，有呼吸窘迫感
   B. 初期一般性给氧后病人病情很快缓解
   C. 进展期呼吸困难加重，同时出现发绀
   D. 末期呼吸困难更加严重，出现深度昏迷
   E. 末期呼吸衰竭已达临终状态
4. 病人，男性，37 岁，因感染性休克入院。护士在观察病情时，下列症状提示其可能发生急性呼吸窘迫综合征的是
   A. 呼吸音减弱
   B. 肺部湿啰音
   C. 躁动不安
   D. 动脉血氧分压下降
   E. 呼吸困难迅速加重
5. 病人，男性，33 岁。急性重症胰腺炎入院治疗。发病后 26 小时，护士查房发现病人出现烦躁、呼吸窘迫。查体：呼吸 30 次/min，发绀，肺部可闻及少许湿啰音。立即给予面罩氧疗 7L/min 后无缓解，该病人最可能出现了
   A. 心力衰竭
   B. 急性呼吸窘迫综合征
   C. 胰性脑病
   D. 消化道出血
   E. 败血症
6. 病人，女性，40 岁。因严重感染入院。查体：T 39.5℃，P 90 次/min，R 25 次/min，BP 116/80mmHg。血气分析：PaO_2 55mmHg，$PaCO_2$ 30mmHg。首先考虑为
   A. 急性心力衰竭
   B. 急性肝衰竭
   C. 弥散性血管内凝血
   D. 急性呼吸窘迫综合征
   E. 急性肾衰竭

考点：急性呼吸窘迫综合征的辅助检查、治疗要点（A1、A2 型题）

7. 诊断 ARDS 必备的检查是
   A. X 线检查
   B. 血气分析
   C. 呼吸功能测定
   D. 血流动力学测定
   E. 心电图
8. 诊断急性呼吸窘迫综合征的必要条件是
   A. $PaCO_2/FiO_2<30$mmHg
   B. $PaCO_2/FiO_2<200$mmHg
   C. $PaO_2/FiO_2\leqslant300$mmHg
   D. $PaO_2/FiO_2<200$mmHg
   E. PWCP<18mmHg
9. 病人，男性，28 岁。在火灾中吸入毒气后出现呼吸困难，鼻导管吸氧未见好转。入院后动脉血气分析显示：PaO_2 50mmHg，$PaCO_2$ 55mmHg。X 线：双肺可见密度增高的大片状阴影。临床诊断为急性呼吸窘迫综合征。该病人最主要的治疗方法是
   A. 吸氧

B. 抗感染
C. 维持有效循环
D. 机械正压通气
E. 营养支持

10. 病人，女性，30岁。因"高热3天，伴呼吸困难"以肺部感染入院，入院后给予面罩吸氧未见好转，病人精神紧张。查体：脉搏114次/min，呼吸36次/min，血压115/75mmHg。动脉血气分析：PaO_2 50mmHg，$PaCO_2$ 35mmHg。X线胸片：双肺可见大片致密阴影，考虑存在ARDS。目前首先应给予的有效处理是
A. 镇静
B. 物理降温
C. 静脉输液
D. 机械通气
E. 鼻导管给氧

11. 急性呼吸窘迫综合征最有效的通气方式是
A. 呼气末正压通气
B. 压力持续通气
C. 间歇正压通气
D. 持续气道正压通气
E. 间歇指令通气

考点：急性呼吸窘迫综合征的护理问题、护理措施和健康教育(A1、A2型题)

12. ARDS病人最主要的护理问题是
A. 清理呼吸道无效
B. 恐惧
C. 知识缺乏
D. 气体交换受损
E. 低效性呼吸型态

13. 为ARDS病人行气管内吸痰时，**错误**的操作是
A. 吸痰前洗手，戴无菌手套
B. 抽吸前向导管内滴入3～7ml的无菌生理盐水
C. 抽吸时动作要轻，在气管内上下旋转
D. 每次抽吸时间少于30秒
E. 两次吸痰间隙给予氧气吸入

14. 病人，男性，65岁。心脏瓣膜置换术后并发急性呼吸窘迫综合征，需使用呼吸机治疗。病人家庭经济负担大，其家属很担心费用问题，询问护士是否可以不使用呼吸机。护士最佳的做法是
A. 强调使用呼吸机的重要性
B. 告知使用呼吸机的费用
C. 让其直接问医生
D. 告诉其若放弃治疗则后果自负
E. 与医生讨论是否使用其他治疗方法

15. ARDS病人在使用人工呼吸机时，若通气过度可出现
A. 皮肤潮红、出汗
B. 表浅静脉充盈消失
C. 呼吸浅快
D. 呼吸性酸中毒
E. 呼吸性碱中毒

参考答案

序号	1	2	3	4	5	6	7	8	9	10	11	12	13	14	15
答案	A	E	B	E	B	D	B	C	D	D	A	D	D	A	E

第五章　传染病病人的护理

第一节　传染病概述

考情分析

年份	主要考点
2021	登革热的传播途径(虫媒传播)

考点导航

传染病是由病原微生物和寄生虫感染人体后产生的具有传染性、在一定条件下引起流行的疾病。

一、传染病的基本特征

传染病的基本特征包括**有病原体、有传染性、流行性及感染后免疫性**,这些特征是传染病与其他疾病的主要区别。

二、传染病流行的三个环节

传染病流行过程的三个基本条件是**传染源、传播途径、人群易感性**。

1. 传染源　指病原体已在体内生长繁殖并能将其排出体外的人和动物。

2. 传播途径　指病原体从传染源体内排出后侵入另一个易感者体内所经历的途径。传染病有各自的传播途径,如空气、飞沫、尘埃是呼吸道传染病的主要传播途径;水、食物、苍蝇是消化道传染病的主要传播途径;日常生活接触传播,既可传播消化道传染病(如痢疾),也可传播呼吸道传染病(如白喉);含有病原体的血液、体液、血制品通过血管进入人体而感染,称为体液传播(如乙肝、艾滋病)。

3. 人群易感性　指某一特定人群中对某种传染病的易感程度。对某一传染病缺乏特异性免疫力的人称为易感者。

三、传染病的临床特点

多数传染病的病程发展分为 4 个阶段(表 5-1-1)。

表 5-1-1　传染病的病程发展阶段

分期	含义	临床意义
潜伏期	从病原体侵入人体至开始出现临床症状为止的时期。各种传染病的潜伏期长短不一	**是确定传染病检疫期、隔离期的重要依据**
前驱期	从起病至临床症状明显开始为止的时期。病人出现发热、乏力、肌肉酸痛及食欲减退等症状,一般持续 1~3 日。非特异性的临床表现	
症状明显期	出现各自特征性的症状和体征。病情由轻转重,到达顶峰,然后随机体产生免疫力,病情缓解进入恢复期。**此期传染性较强并且易产生并发症**	
恢复期	症状及体征逐步消失,器官功能逐渐恢复。恢复期后如机体功能仍不能恢复正常,称为后遗症期	

四、传染病的预防

1. 管理传染源　对传染病病人做到五早,即早发现、早诊断、早报告、早隔离、早治疗。

2. 切断传播途径 不同的传染病传播途径不同(表 5-1-2),流行特点也不同(表 5-1-3)。

表 5-1-2 传染病传播途径

传播途径	疾病
呼吸道传播	麻疹、水痘、腮腺炎、百日咳、白喉、流行性脑脊髓膜炎等
经虫媒传播	流行性乙型脑炎、登革热
经胃肠道传播	中毒性痢疾、脊髓灰质炎

表 5-1-3 小儿传染病流行特点总结

疾病	病原体	传染源	潜伏期	出疹	隔离种类	隔离时间	接触者隔离
流感	流感病毒	病人和隐性感染者	一般 1～3 天		呼吸道	隔离 1 周或主要症状消失	
麻疹	麻疹病毒	麻疹病人	平均 10 天(6～18 天)	发热后 3～4 天出疹,**初见于耳后发际**	呼吸道	出疹后 5 天,有并发症出疹后 10 天	21 天
水痘	水痘-带状疱疹病毒	水痘病人	约 2 周	**发热当天或次日出疹**。向心性分布,躯干多,四肢少	呼吸道	疱疹全部结痂	21 天
腮腺炎	腮腺病毒	病人及隐性感染者	平均 18 天(8～30 天)		呼吸道	腮腺肿大完全消退后 2 周	21 天
艾滋病	HIV	病人和 HIV 携带者	平均 9 年		血液/体液		
乙脑	乙型脑炎病毒	猪	10～14 天(4～21 天)		**昆虫(蚊)**		
猩红热	A 组 β 溶血性链球菌	病人及带菌者		**发热后第 2 日内**,始于耳后、颈部及上胸部	呼吸道	连续咽拭子培养 3 次阴性	**7 天**
菌痢	痢疾杆菌	病人和带菌者	1～2 天		消化道	症状消失 1 周或连续 3 次大便培养阴性	**7 天**
流脑	脑膜炎球菌(奈瑟菌)	病人和带菌者	平均 2～3 天(1～10 天)	发病后数小时出现皮肤黏膜**瘀点、瘀斑**	呼吸道	至症状消失后 3 天,但不少于发病 7 天	**7 天**

3. 保护易感人群 **预防接种或计划免疫是预防传染病最有效的措施**。主动免疫的保护作用大多可持续数年,被动免疫的保护作用时间较短。

目前,我国共有 40 种法定传染病,其中**甲类 2 种、乙类 27 种、丙类 11 种**。2020 年 1 月 20 日,经国务院批准,国家卫生健康委员会发布公告将**新型冠状病毒感染的肺炎纳入乙类传染病,并采取甲类传染病的预防、控制措施**。

考点练习

考点:传染病概述(A1 型题)

1. 传染病的基本特征,下列哪一项除外
   A. 有病原体
   B. 有传染性
   C. 有遗传性
   D. 有流行性
   E. 有免疫性

2. 确定传染病隔离期的依据是
   A. 潜伏期
   B. 传染期
   C. 发热期
   D. 极期
   E. 后遗症期

3. 传染病流行的环节包括

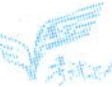

A. 传染源、传播途径
B. 传播途径、人群易感性
C. 传染源、传播途径、人群易感性
D. 传染源、自然因素、社会因素
E. 病原体、自然环境

4. 传染病的重要传染源是
A. 病人
B. 恢复期携带者
C. 健康携带者
D. 隐性感染者
E. 动物源

5. 流行性乙型脑炎是通过
A. 呼吸道传播
B. 虫媒传播
C. 胃肠道传播
D. 血液传播
E. 接触传播

6. 预防传染病最有效的方法是
A. 及时接种疫苗
B. 养成卫生习惯
C. 保持环境卫生
D. 及时隔离病人
E. 消灭蚊蝇老鼠

参考答案

序号	1	2	3	4	5	6
答案	C	A	C	A	B	A

第二节　流行性感冒病人的护理

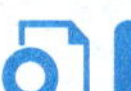
考情分析

年份	主要考点
2019	慢性阻塞性肺疾病病人避免流感最主要的措施

考点导航

流行性感冒(简称流感)是由流感病毒引起的急性呼吸道感染,也是一种传染性强、传播速度快的疾病。其主要通过空气中的飞沫、人与人之间的接触或与被污染物品的接触传播。典型症状是:**急起高热、全身疼痛、显著乏力和轻度呼吸道症状为主要表现**。本病具有自限性,但在婴幼儿、老年人和存在心肺基础疾病的病人容易并发肺炎等严重并发症而导致死亡。

一、流行病学

本病的流行特点是:发病突然、发病率高、迅速蔓延、流行过程短但反复。流行以冬春季节多见,大流行主要由甲型流感病毒引起。

(一) 传染源

病人和隐性感染者是本病的主要传染源,自潜伏期末即可传染,**传染期1周,以发病3天内传染性最强**。病毒存在于病人鼻涕、口涎、痰液中,并随咳嗽、喷嚏排出体外。由于部分免疫,感染后可不发病,成为隐性感染。

(二) 传播途径

主要**经呼吸道空气飞沫传播**,也可通过污染食具或玩具接触传播。

(三) 易感人群

人群对流感病毒普遍易感。感染后对同一抗原型可获不同程度的免疫力,同型免疫力通常不超过一年,流感病毒三个型别之间无交叉免疫。病毒变异后,人群重新易感,故可反复发病。

二、临床表现

潜伏期一般为1~3天,最短数小时,最长4天。

(一) 单纯型流感

常突然起病,畏寒高热,体温可达39~40℃,多伴头痛、全身肌肉关节酸痛、极度乏力、食欲减退等,常有**咽喉痛、干**

咳，可有鼻塞、流涕、胸骨后不适等症状。颜面潮红，眼结膜外眦轻度充血。如无并发症呈自限性过程，多于发病 3～4 天后体温逐渐消退，全身症状好转，但咳嗽、体力恢复常需 1～2 周。轻症流感与普通感冒相似，症状轻，病程 2～4 天。

（二）肺炎型流感

实质上就是并发了流感病毒性肺炎，多见于老年人、儿童、原有心肺疾患的人群。主要表现为高热持续不退，剧烈咳嗽、咳血痰或脓性痰、呼吸急促、发绀，肺部可闻及湿啰音。胸片提示两肺有散在的絮状阴影。痰培养无致病细菌生长，可分离出流感病毒。最终因呼吸循环衰竭而死亡。

（三）中毒型流感

表现为高热、休克、呼吸衰竭、中枢神经系统损害及弥散性血管内凝血（DIC）等严重症状，病死率高。

（四）胃肠型流感

除发热外，以呕吐、腹痛、腹泻为显著特点，儿童多于成人。2～3 天即可恢复。

（五）特殊人群流感

1. 儿童流感　发生在流感流行季节。一般健康儿童感染流感病毒可能表现为轻型流感，主要症状为发热、咳嗽、流涕、鼻塞及咽痛、头痛，少部分出现肌痛、呕吐、腹泻。婴幼儿流感的临床症状往往不典型，可出现高热惊厥。新生儿流感少见，但易合并肺炎，常有败血症表现，如嗜睡、拒乳、呼吸暂停等。

2. 老年人流感　病情多较重，病情进展快，发生肺炎率高于青壮年人，其他系统损伤主要包括流感病毒性心肌炎导致的心电图异常、心功能衰竭、急性心肌梗死，也可并发脑炎以及血糖控制不佳。

3. 妊娠妇女流感　中晚期妊娠妇女感染流感病毒后除发热、咳嗽等表现外，易发生肺炎，迅速出现呼吸困难、低氧血症甚至急性呼吸窘迫综合征，可导致流产、早产、胎儿窘迫及胎死宫内。可诱发原有基础疾病加重，病情严重者可导致死亡。

4. 免疫缺陷人群流感　免疫缺陷人群如器官移植人群、艾滋病病人、长期使用免疫抑制剂者，感染流感病毒后发生重症流感的危险性明显增加，由于易出现流感病毒性肺炎，发病后可迅速出现发热、咳嗽、呼吸困难及发绀，病死率高。

（六）并发症

1. 细菌性肺炎　发生率为 5%～15%。流感起病后 2～4 天病情进一步加重。外周血白细胞总数和中性粒细胞显著增多，以肺炎链球菌、金黄色葡萄球菌，尤其是耐甲氧西林金黄色葡萄球菌，肺炎链球菌或流感嗜血杆菌等为主。

2. 其他病原菌感染所致肺炎　包括衣原体、支原体、嗜肺军团菌、真菌等，对流感病人的肺炎经常规抗感染治疗无效时，应考虑到真菌感染的可能。

3. 其他病毒性肺炎　常见的有鼻病毒、冠状病毒、呼吸道合胞病毒、副流感病毒等。在慢性阻塞性肺疾病病人中发生率高，并可使病情加重。

4. Reye 综合征（瑞氏综合征）　偶见于 14 岁以下的儿童，尤其是使用阿司匹林等水杨酸类解热镇痛药物者。主要表现为退热后出现恶心、呕吐、继之嗜睡、昏迷、惊厥等神经系统症状，肝大，无黄疸，脑脊液检查正常。

5. 心脏损害　不常见，主要有心肌炎、心包炎。

6. 神经系统损伤　包括脑脊髓膜炎、横断性脊髓炎、无菌性脑膜炎、局灶性神经功能紊乱、吉兰-巴雷综合征。

7. 肌炎和横纹肌溶解综合征　在流感中罕见，主要症状有肌无力、肾衰竭，CK 升高。

三、辅助检查

1. 血常规检查　白细胞总数一般不高或降低，淋巴细胞增高。重症病例也可以升高。若合并细菌感染，白细胞总数及中性粒细胞上升。

2. 病原学相关检查

（1）免疫荧光或免疫酶染法检测抗原：取病人鼻洗液中黏膜上皮细胞的涂征标本，用荧光或酶标记的流感病毒免疫血清染色检出抗原，出结果快，灵敏度高，有助于早期诊断。

（2）病毒核酸检测：以 RT-PCR 法检测呼吸道标本中的流感病毒核酸。病毒核酸检测的特异性和敏感性最好，且能快速区分病毒类型和亚型，一般能在 4～6 小时内获得结果。

（3）**病毒分离：是确定诊断的重要依据**。将急性期病人鼻咽分泌物或口腔含漱液接种于鸡胚羊膜囊进行病毒分离。

3. 血清学检查　应用血凝抑制试验，补体结合试验等测定急性期和恢复期血清中的抗体，如有 4 倍以上增长，则为阳性，应用中和免疫酶试验测定中和滴度，可检测中和抗体，这些都有助于回顾性诊断和流行病学调查。

4. 影像学检查　部分病人可表现为支气管纹理增多的支气管感染征象，重症病人可出现肺部浸润性病变和胸腔积液，甚至融合成片。

四、治疗原则

1. 隔离　应对疑似和确诊病人进行隔离。当疑为流感暴发时，应及时向疾病控制部门报告。按呼吸道隔离要求隔

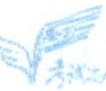

离。隔离病人1周或至主要症状消失，隔离期间避免外出，如外出需戴口罩。

2. 对症治疗　可应用解热药、缓解鼻黏膜充血药、止咳除痰药等。

3. 抗病毒治疗　应在发病48小时内使用。目前常用的有奥司他韦、扎那米韦、金刚烷胺、金刚乙烷等。

4. 支持治疗和预防并发症　注意休息、多饮水、增加营养，给易于消化的饮食。密切观察、监测并发症。

五、护理问题

1. 体温过高　与病毒感染有关。

2. 疼痛：头痛　与病毒感染导致的毒血症、发热等有关。

3. 气体交换受损　与病毒性肺炎有关。

六、护理措施

1. 对疑似和确诊病人做好呼吸道隔离。

2. 休息和活动　急性期应卧床休息，协助病人做好生活护理。

3. 营养与饮食　病人发热时应多饮水，给予易消化、营养丰富的富含维生素的饮食。伴呕吐或腹泻严重者，应适当增加静脉营养的供给。

4. 病情观察　观察病人的生命体征，注意体温、脉搏、呼吸的改变。观察病人有无高热不退、呼吸急促、发绀等。协助采集血液、痰液或呼吸道分泌物标本，以明确诊断或发现继发性细菌感染。

5. 对症护理　病人有咳嗽、咳痰、胸闷、气急、发绀等肺炎症状时，应协助其取半卧位，吸氧，必要时吸痰，及时报告医生处理。

七、健康教育

1. 疾病预防指导　注意锻炼身体，增强机体抵抗力。流感流行时尽可能减少公众集会和集体娱乐活动，尤其是室内活动。房间要定期通风，保持清洁。

2. 保护易感人群　接种疫苗是预防流感的基本措施，可获得60%～90%的保护效果。老人、儿童、免疫抑制的病人以及易出现并发症者，是流感疫苗最合适的接种对象。

3. 疾病知识指导　指导病人减少病毒传播，室内每天进行开窗通风换气，病人使用过的食具应煮沸消毒，衣物、手帕等可用含氯消毒剂或阳光下暴晒2小时。

考点练习

考点：流行性感冒的病因、临床表现和护理措施(A1、A2型题)

1. 关于流行性感冒的描述，错误的是
   A. 传染性强
   B. 甲型流感易发生变异
   C. 由流行性感冒病毒引起
   D. 临床表现以上呼吸道症状为主
   E. 发热及全身症状较重

2. 流行性感冒传染性最强的时间是
   A. 病后1～7天
   B. 病初2～3天
   C. 病后4～5天
   D. 潜伏期
   E. 恢复期

3. 流行性感冒的主要临床表现为
   A. 上呼吸道症状较轻，发热和全身症状较重
   B. 上呼吸道症状较轻，发热和全身症状也较轻
   C. 上呼吸道症状较重，发热和全身症状均较轻
   D. 上呼吸道症状较轻，无发热和全身中毒症状
   E. 无上呼吸道症状，发热和全身症状较重

4. 病人，男性，18岁。3天前开始出现咳嗽，咽干，继而出现喷嚏、流清水样鼻涕，伴轻度头痛，低热，无明显咳嗽。查体：鼻黏膜充血。该病人最可能出现了
   A. 疱疹性咽峡炎
   B. 急性感染性喉炎
   C. 进行性细菌性扁桃体炎
   D. 急性支气管炎
   E. 流行性感冒

5. 确诊流行性感冒的方法主要是
   A. 发病季节
   B. 补体结合试验
   C. 血凝抑制试验
   D. 病毒分离
   E. 全身症状重

6. 病人，女性，65岁。因“着凉”出现咽痒、打喷嚏，流清水样鼻涕等感冒症状3天来诊。查体：咽部充血，咽拭子提示流感病毒感染。既往秋冬有慢性阻塞性肺疾病病史。护士应告诉病人预防再次发病最具针对性的方法是
   A. 加强锻炼

B. 高蛋白饮食
C. 餐具每日消毒
D. 保持居室通风
E. 接种流感疫苗

参考答案

序号	1	2	3	4	5	6
答案	D	B	A	E	D	E

第三节　麻疹病人的护理

考情分析

年份	主要考点
2019	麻疹患儿皮疹部位正确的护理措施(保持干燥)；麻疹患儿在发热后多久出疹
2020	麻疹病毒引起的肺炎类型
2021	麻疹患儿恢复期体温突然再次升高，出现嗜睡、惊厥等症状，考虑并发了(脑炎)；麻疹患儿的判断；麻疹病毒的主要传播途径
2022	麻疹的判断(图片题)；麻疹合并肺炎患儿的隔离期限
2023	麻疹患儿密切接触者的隔离时间(3周)

考点导航

麻疹是由麻疹病毒引起的急性呼吸道传染病，以发热、咳嗽、流涕、结膜炎、口腔麻疹黏膜斑(Koplik 斑)及全身皮肤斑丘疹为特征。本病传染性强，易并发肺炎。

一、病因、发病机制及流行病学

麻疹病毒不耐热，对紫外线和一般消毒剂敏感，日光照射 20 分钟即可失去致病力。麻疹病毒侵入人体后出现两次病毒血症，引起全身广泛性损害而出现高热、皮疹等一系列临床表现。

流行病学特征见表 5-3-1。

表 5-3-1　麻疹流行病学特征

传染源	**病人是唯一的传染源**。**出疹前 5 天至出疹后 5 天均有传染性**，如合并肺炎，传染性可延长至出疹后 10 天
传播途径	主要通过**呼吸道飞沫传播**。密切接触者可经污染病毒的手传播
易感人群和免疫力	普遍易感，易感者接触病人后，90%以上发病，病后能获持久免疫
流行特点	全年均可发病，以冬春季为主

二、临床表现

1. **潜伏期**　一般 6～18 天，平均 10 天，潜伏期末可有低热、全身不适。

2. **前驱期**(出疹前期)　从发热至出疹，一般 3～4 天，以发热、上呼吸道感染和口腔麻疹黏膜斑(Koplik 斑)为主要特征。患儿体温可高达 39～40℃，伴有流涕、咳嗽、流泪等症状，结膜充血、畏光流泪及眼睑水肿是本病特点。90%以上的患儿于发疹前 24～48 小时出现 **Koplik 斑**，在第一磨牙相对应的颊黏膜处，1mm 左右，灰白色，周围有红晕，出疹后 1～2 天消失，**具有早期诊断价值**。

3. **出疹期**　发热后 3～4 天出现皮疹，出疹顺序：**初见于耳后、发际**，渐至面部、颈部、躯干、四肢及手心足底，颜色从**淡红色、鲜红色到**暗红色，为**充血性斑丘疹**，大小不等，压之褪色，可逐渐融合，**皮疹间皮肤正常**，3～5 天出齐。出疹时全身中毒症状加重，易并发肺炎、喉炎等。

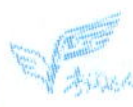

4. 恢复期　出疹3～4天后，皮疹按出疹的先后顺序消退，可有**麦麸样脱屑**及浅褐色色素沉着，7～10天消退。体温随之下降，其他症状也随之好转。

5. 常见并发症　**支气管肺炎(最常见的并发症和死亡的主要原因)**、喉炎、心肌炎、麻疹脑炎等(亲：麻疹、房间隔缺损、室间隔缺损的主要并发症均为支气管肺炎)，并能使结核病恶化。

三、辅助检查

1. 血常规　白细胞总数减少，淋巴细胞相对增多。淋巴细胞严重减少，提示预后不良，中性粒细胞增多提示继发细菌感染。

2. 血清学检查　出疹1～2天内即可从血中检出**特异性IgM抗体，有早期诊断价值**。

3. 病原学检查　从呼吸道分泌物中分离出麻疹病毒可作出特异性诊断。

四、治疗原则

麻疹无特异疗法，以加强护理、对症治疗、预防感染为治疗原则。有并发症的给予相应治疗。补充维生素A可减少并发症的发生。

五、护理问题

1. 体温过高　与病毒血症、继发感染有关。
2. 皮肤完整性受损　与皮疹有关。
3. 有感染的危险　与机体免疫力低下有关。
4. 潜在并发症：肺炎、喉炎、脑炎等。

六、护理措施

(一) 维持正常体温

卧床休息至皮疹消退、体温正常。处理麻疹高热时需兼顾透疹，**不宜用药物或物理方法强行降温**，尤其**禁用酒精擦浴、冷敷**。**体温超过40℃时可用小量的退热剂，以免发生惊厥**。

> **温馨提示**
>
> 传染病患儿出现皮疹、高热需降温时，不能用乙醇擦浴和冷敷，以免影响末梢循环从而影响退疹，可用小剂量解热药或温水擦浴。

(二) 保持皮肤黏膜的完整性

保持皮肤清洁和床单的干燥、清洁，**勤剪指甲**，防止抓伤皮肤导致继发感染。及时评估透疹情况，如透疹不畅，可用鲜芫荽煎水服用并擦身，帮助透疹。保持口腔、眼、耳鼻部的清洁，用生理盐水清洗双眼，再滴入抗生素眼液或眼膏；加强口腔护理，多喂白开水；防止呕吐物或眼泪流入耳道引起中耳炎；及时清除鼻痂。

(三) 保证营养的供应

以清淡、易消化的流食、半流食为宜，少量多餐。鼓励多饮水，以利排毒、退热、透疹。恢复期应添加高蛋白、高维生素的食物，无须忌口。

(四) 观察病情

麻疹并发症多且重，为及早发现，应密切观察病情，一旦出现相关并发症，应及时通知医生处理。

(五) 预防感染的传播(表5-3-2)

表5-3-2　预防麻疹传播的处理措施

传染过程	处理措施
隔离传染源	**呼吸道隔离至出疹后5天**，有并发者延至出疹后10天。**接触的易感儿隔离观察21天**
切断传播途径	病室通风换气，消毒空气，患儿衣被及玩具等在阳光下暴晒2小时，减少不必要的探视，**医务人员接触患儿后，须在日光下或流动空气中停留30分钟以上**，才能接触其他患儿或健康易感者
保护易感人群	**接种疫苗**。**8个月以上未患过麻疹的小儿应接种麻疹疫苗**。7岁时进行复种。**易感儿接触麻疹后5日内注射免疫球蛋白**，可免于发病

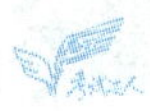

温馨提示

对麻疹接触患儿注射丙种球蛋白，可直接为其提供保护性抗体，从而避免发病。

七、健康教育

向家长介绍麻疹的病程、隔离时间、并发症和预后，使其有充分的心理准备，积极配合治疗。无并发症的患儿可在家中治疗护理，指导家长做好消毒隔离、皮肤护理及病情观察，防止继发感染。教育家长流行期间不带易感儿童去公共场所。

考点练习

考点：麻疹的病因、发病机制及流行病学（A1 型题）

1. 麻疹患儿具有传染性的时段是
   A. 出疹前 5 天至出疹后 5 天
   B. 出疹前 5 天至出疹后 10 天
   C. 出疹前 10 天至出疹后 5 天
   D. 出疹前 10 天至出疹后 10 天
   E. 出疹期
2. 麻疹的主要传播途径是
   A. 呼吸道传播
   B. 虫媒传播
   C. 胃肠道传播
   D. 血液传播
   E. 接触传播

考点：麻疹的临床表现、辅助检查和治疗要点（A1、A2 型题）

3. 麻疹患儿面颊处出现白色麻疹黏膜斑是在哪一期
   A. 潜伏期
   B. 前驱期
   C. 出疹期
   D. 恢复期
   E. 后遗症期
4. 麻疹皮疹最初见于
   A. 躯干
   B. 四肢
   C. 颈部
   D. 耳后发际
   E. 面部
5. 患儿，男，1 岁。发热，流涕，咳嗽 3 天就诊，体温 39.5℃。查体：耳后发际处可见红色斑疹，疹间皮肤正常，在第一磨牙相对应的颊黏膜处可见灰白色点。入院后诊断为麻疹，其最重要的诊断依据是
   A. 体温高热
   B. 疹间皮肤正常
   C. 皮疹为红色斑疹
   D. 皮疹从耳后发际处开始出现
   E. 在第一磨牙相对应的颊黏膜处可见灰白色点
6. 患儿，男，4 岁。发热、呼吸道卡他症状明显，结膜充血，口腔颊黏膜检查如图所示（附文末彩图 17）。该患儿皮疹出现的时间最可能是

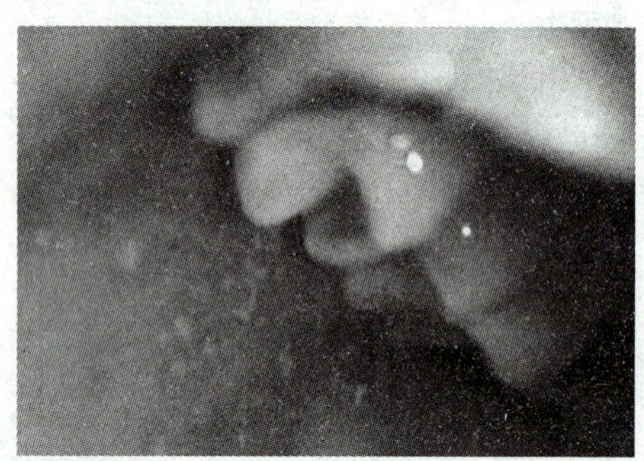

   A. 热退后
   B. 发热第 2 天
   C. 发热第 3～4 天
   D. 发热 5 天后
   E. 发热第 1 天
7. 患儿，男，3 岁。患麻疹后第 6 天出现高热、咳嗽、气急发绀，听诊肺部有湿啰音。该患儿可能出现的并发症是
   A. 支气管肺炎
   B. 心肌炎
   C. 麻疹脑炎
   D. 结核病恶化
   E. 小儿肺炎

考点：麻疹的护理问题、护理措施和健康教育（A1、A2、A3/A4 型题）

8. 某幼儿园出现了 1 例麻疹患儿，下列采取的措施**错误**的是
   A. 对患儿采取呼吸道隔离至出疹后 5 天
   B. 接触的易感儿隔离观察 7 天
   C. 患儿衣被及玩具曝晒 2 小时
   D. 教室通风换气并进行空气消毒
   E. 易感儿接触 5 天内注射人血丙种球蛋白
9. 为了避免感染麻疹，接触麻疹患儿的小儿应在 5 天内注射
   A. 麻疹疫苗
   B. 人血丙种球蛋白
   C. 胃肠道传播
   D. 血液传播

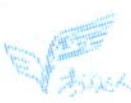

E. 接触传播

10. 关于麻疹患儿的护理措施，**错误**的是
A. 体温超过40℃时用物理方法降温
B. 保持床单整洁、干燥和皮肤清洁
C. 给予清淡易消化的流质饮食
D. 勤剪指甲，防抓伤皮肤
E. 密切观察并及早发现并发症

11. 患儿，男，4岁。因患麻疹在家隔离治疗，护士对该患儿家长进行健康教育，其中**错误**的是
A. 房间经常通风换气
B. 隔离至出疹后5天
C. 患儿衣被及玩具等在阳光下曝晒2小时
D. 家长接触患儿后，不能立即接触其他小孩
E. 接触的易感儿需隔离观察7天

(12～13题共用题干)

患儿，男，6岁。发热39℃来院就诊。查体：流涕、咳嗽，结膜充血、畏光流泪及眼睑水肿。口腔中第一磨牙对应的黏膜上可见0.5～1mm白色斑点。

12. 该患儿最可能的诊断是
A. 麻疹
B. 水痘
C. 风疹
D. 幼儿急疹
E. 猩红热

13. 如无并发症发生，该患儿应隔离到
A. 出疹后3天
B. 出疹后5天
C. 出疹后10天
D. 疱疹全部结痂
E. 痂皮完全脱落

14. 预防小儿麻疹最有效的措施是
A. 注射干扰素
B. 输注丙种球蛋白
C. 输注血浆
D. 输注全血
E. 接种疫苗

15. 患儿，男，4岁。诊断为麻疹，体温39.6℃，鼻咽分泌物多。下列护理措施中**错误**的是
A. 肌注安乃近和乙醇擦浴使体温下降，以防惊厥发生
B. 卧床休息
C. 给予清淡、易消化饮食
D. 保持皮肤清洁
E. 观察病情变化，及时处理并发症

16. 患儿，女，3岁。因“高热5天，颈部皮疹1天”就诊，未接种麻疹疫苗。查体，颈部皮疹为散在丘疹，疹间皮肤正常。护士在护理皮疹部位的皮肤时正确的是
A. 保持干燥
B. 可以搓洗
C. 用烤灯照射
D. 用肥皂清洗
E. 用乙醇擦洗

参考答案

序号	1	2	3	4	5	6	7	8	9	10	11	12	13	14	15	16
答案	A	A	B	D	E	C	A	B	B	A	E	A	B	E	A	A

第四节 水痘病人的护理

考情分析

年份	主要考点
2019	水痘的判断；水痘患儿皮肤瘙痒时可涂抹；水痘患儿的错误护理（使用激素）
2020	针对水痘患儿错误的心理护理（满足患儿的所有需求）
2021	水痘皮疹的特点（皮疹呈向心性分布）
2022	水痘患儿的隔离期；治疗水痘的首选药；水痘患儿使用阿昔洛韦的作用（阻止病毒复制、杀灭病毒）
2023	水痘出疹的时间（发热后1～2天）；水痘患儿密切接触者的隔离时间（3周）

考点导航

水痘是由**水痘-带状疱疹病毒**引起的急性传染病。临床特征为皮肤和黏膜相继出现并同时存在**斑疹、丘疹、疱疹和结痂**，全身症状轻微。病后可获持久免疫。

一、病因、发病机制及流行病学

流行病学特征见表 5-4-1。

表 5-4-1 水痘流行病学特征

传染源	**水痘病人是唯一的传染源。出疹前 1～2 日至疱疹结痂为止均有传染性**
传播途径	病毒存在于患儿鼻咽分泌物及疱疹液中，**经飞沫或直接接触传播**
易感人群和免疫力	普遍易感，主要见于儿童，以 2～6 岁为高峰，病后有终身免疫力
流行特点	一年四季均可发病，冬春季高发

病毒经口、鼻进入人体后在呼吸道黏膜细胞中复制，而后进入血流，形成病毒血症。在单核-吞噬细胞系统内再次增殖后释放入血，形成第二次病毒血症。由于病毒入血是间歇性的，故临床表现为皮疹分批出现，且各类皮疹同时存在。**皮肤病变仅限于表皮棘细胞层，愈后不留瘢痕**。

二、临 床 表 现

1. 典型水痘　潜伏期约 2 周，前驱期仅 1 天左右。症状轻微，表现为低热、全身不适、咳嗽等。**常在起病当天或次日出现皮疹**，特点是：①**皮疹分批出现**，初始为**红色斑疹或斑丘疹**，迅速发展为清亮、椭圆形小水疱，周围伴有红晕，疱液先透明而后混浊，疱疹易破溃，常伴瘙痒，2～3 天开始干枯结痂。**不同性状的皮疹同时存在**是水痘皮疹的重要特征；②皮疹为**向心性分布，躯干多，其次为头面部，四肢少**是水痘皮疹的又一特征；③黏膜疱疹可出现在口腔、咽、结膜和生殖器等处，易破溃形成溃疡；④**水痘为自限性疾病，一般 10 日左右自愈**。

2. 并发症　常见为皮肤继发性细菌感染，也可并发水痘肺炎、脑炎等。

三、辅 助 检 查

白细胞总数正常或稍高，血清特异性抗体检查滴度增高 4 倍以上可确诊。

四、治 疗 原 则

水痘是自限性疾病，无并发症时以一般治疗和对症处理为主。

1. 抗病毒治疗　**阿昔洛韦是目前的首选药物，在水痘发病后 24 小时内应用有助病情恢复**。

2. 对症治疗　皮肤瘙痒可局部应用炉甘石洗剂或口服抗组胺药，**高热时给予退热剂，但禁用阿司匹林，以免诱发 Reye 综合征**，有并发症时进行相应对症治疗。**皮质激素可导致病毒播散，一般不宜使用**。

五、护 理 问 题

1. 皮肤完整性受损　与水痘病毒引起的皮疹及继发感染有关。
2. 体温过高　与病毒血症有关。
3. 潜在并发症：肺炎、脑炎等。

六、护 理 措 施

1. 维持皮肤完整　室温适宜，衣被不宜过厚，以免增加痒感。衣被清洁干燥，**剪短指甲**，婴幼儿可戴并指手套，以免抓伤皮肤引起继发感染或留下瘢痕。皮肤瘙痒难忍时，可分散其注意力，或用温水洗浴、局部涂炉甘石洗剂或 5%碳酸氢钠溶液。疱疹破溃、有继发感染者局部用抗生素软膏或遵医嘱给抗生素口服控制感染。

2. 降低体温　可用物理降温，**忌用阿司匹林**，以免增加 Reye 综合征的危险（亲：甲亢、水痘、支气管哮喘等疾病禁忌使用阿司匹林）。卧床休息，饮食清淡，多饮水。

3. 病情观察　注意观察患儿病情变化，及早发现异常通知医生处理。

4. 预防感染传播　见表 5-4-2。

表 5-4-2 预防水痘传播的处理措施

传染过程	处理措施
隔离传染源	无并发症的患儿多**在家隔离治疗，隔离至疱疹全部结痂**(*)
切断传播途径	保持室内空气新鲜，定时空气消毒（紫外线）
保护易感人群	**易感儿接触后隔离观察 3 周**。体弱、应用大剂量激素或免疫缺陷者，在接触水痘后 72 小时内给予水痘-带状疱疹免疫球蛋白或恢复期血清肌内注射，可预防或减轻症状

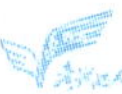

七、健康教育

加强预防知识教育，如流行期间少带儿童去公共场所。向家长介绍水痘隔离时间，使家长有思想准备，以免引起焦虑。指导家长给予患儿足够的营养和水分，饮食宜清淡。为家长示范皮肤护理方法，防止继发感染。

好礼相送

水痘口诀（主编总结，严禁转载，违者必究）

发热当天就出疹，三疹同堂是特征，斑疹、丘疹和疱疹；向心分布不要忘，躯干多，四肢少；阿昔洛韦首选药，一天之内才有效；隔离患儿至结痂，或是疹后一星期。

考点练习

考点：水痘的病因、发病机制及流行病学（A1 型题）

1. 水痘皮肤病变的病理特征是
   A. 仅限黏膜
   B. 仅限表皮
   C. 仅限真皮
   D. 可侵及皮下组织
   E. 可侵及肌层
2. 水痘患儿具有传染性的时段是
   A. 出疹期
   B. 潜伏期
   C. 出疹前 1～2 天至全部疱疹结痂
   D. 出疹前 5 天至第一批疹退
   E. 出疹前 10 天至出疹后 5 天

考点：水痘的临床表现、辅助检查和治疗要点（A1、A2 型题）

3. 患儿，女，6 岁。发热 1 天后出现皮疹，初为红色斑疹，后变为丘疹并发展成疱疹，皮疹呈向心性分布，分批出现，主要位于躯干。该患儿最可能的诊断是
   A. 麻疹
   B. 猩红热
   C. 腮腺炎
   D. 幼儿急疹
   E. 水痘
4. 水痘患儿皮疹的出疹顺序为
   A. 斑疹—丘疹—疱疹—脓疱—结痂
   B. 斑疹—疱疹—丘疹—脓疱—结痂
   C. 丘疹—斑疹—疱疹—脓疱—结痂
   D. 疱疹—斑疹—丘疹—脓疱—结痂
   E. 斑疹—丘疹—脓疱—疱疹—结痂
5. 抗水痘病毒首选的药物是
   A. 阿糖胞苷
   B. 青霉素
   C. 干扰素
   D. 利巴韦林
   E. 阿昔洛韦

考点：水痘的护理问题、护理措施和健康教育（A2、A3/A4 型题）

6. 患儿，女，2 岁。诊断为水痘，在家隔离治疗，因皮疹痒，哭闹不安。针对该患儿采取的皮肤护理措施，**错误**的是
   A. 保持皮肤清洁，防止继发感染
   B. 皮肤瘙痒时，局部可涂 0.25%炉甘石洗剂
   C. 疱疹破溃时涂 1%甲紫
   D. 继发感染者局部用抗生素软膏
   E. 皮肤瘙痒时，可指导患儿隔衣挠抓皮疹处

（7～8 题共用题干）

患儿，男，8 岁。昨起发热 37.5～38.0℃，今起出皮疹，主要为红色斑丘疹，主要在头面部和躯干，部分皮疹已形成疱疹。

7. 该患儿最可能的诊断为
   A. 风疹
   B. 麻疹
   C. 水痘
   D. 猩红热
   E. 幼儿急疹
8. 该患儿应隔离到
   A. 疹后 3 天
   B. 疹后 5 天
   C. 疱疹开始结痂
   D. 疱疹全部结痂
   E. 痂皮完全脱落
9. 患儿，男，3 岁。未患过水痘。现该患儿班级里出现水痘患儿。该患儿应在家隔离观察的时间是
   A. 1 周
   B. 2 周
   C. 3 周
   D. 4 周
   E. 5 周
10. 患儿，男，4 岁。出水痘后其母亲非常担心患儿病情和预后。护士对家长的健康指导，**不正确**的是

A. 康复后不用接种水痘疫苗
B. 高热时使用阿司匹林降温
C. 3 周内不能上学
D. 室内适当通风
E. 不能和其他孩子玩耍

11. 患儿，女，8 岁。诊断为水痘，皮肤瘙痒难忍。护士健康指导正确的是
A. 涂抗生素软膏
B. 涂龙胆紫
C. 指导其隔衣物挠抓皮疹
D. 把水痘刺破
E. 涂炉甘石洗剂

12. 患儿，女，3 岁。水痘。在家隔离期间因皮疹瘙痒搔抓皮肤出现感染，目前不妥的护理措施是
A. 观察疱疹感染情况
B. 疱疹污染的物品均需消毒处理
C. 尽快抗生素治疗
D. 保持皮肤清洁
E. 应用激素

13. 患儿，女，7 岁。以“高热 2 天，皮疹 1 天”入院。查体：T 38℃，咽痛；皮疹呈向心性分布，躯干多、四肢少。皮疹如图所示(附文末彩图 18)。患儿应隔离至

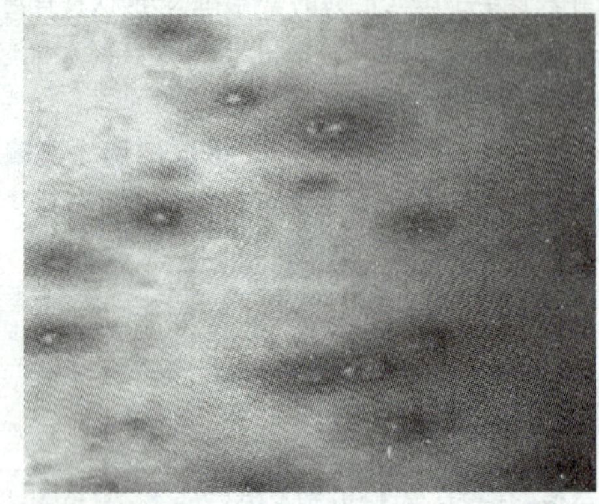

A. 疹后 5 天
B. 疹后 8 天
C. 疹后 7 天
D. 疹后 6 天
E. 皮疹全部结痂为止

参考答案

序号	1	2	3	4	5	6	7	8	9	10	11	12	13
答案	B	C	E	A	E	E	C	D	C	B	E	E	E

第五节　流行性腮腺炎病人的护理

扫二维码
免费看视频

考情分析

年份	主要考点
2020	腮腺炎患儿的隔离期限
2021	流行性腮腺炎最常见的并发症
2022	腮腺炎患儿腮腺肿大的特征(一侧肿大，从耳垂开始)；急性腮腺炎患儿可以进食(鸡蛋羹和温牛奶)
2023	流行性腮腺炎患儿的隔离期限；流行性腮腺炎患儿合并阴囊水肿时的错误处理(热敷阴囊)

考点导航

流行性腮腺炎是由腮腺炎病毒引起的急性呼吸道传染病，以腮腺非化脓性炎症、腮腺区肿大为特征，多伴发热和咀嚼受限，可累及其他腺体组织，引起脑膜炎、脑膜脑炎、睾丸炎、卵巢炎和胰腺炎。

一、病因、发病机制及流行病学

人是腮腺炎病毒的唯一宿主，存在于病人唾液、血液、尿及脑脊液中。病毒经口、鼻侵入人体后，在局部黏膜上皮细胞中增殖，引起局部炎症和免疫反应，然后入血产生病毒血症，进而扩散到腮腺和全身各器官，由于病毒对腺体组织和神经组织具有高度亲和性，可使多种腺体如腮腺、颌下腺、舌下腺、胰腺、性腺等发生炎症改变。

流行病学特征见表 5-5-1。

 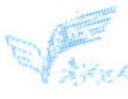

表 5-5-1 流行性腮腺炎流行病学特征

传染源	病人和隐性感染者为本病传染源。**自腮腺肿大前 7 天至消肿后 2 周均具传染性**
传播途径	主要**通过飞沫传播**，亦可经唾液污染的食具、玩具等途径传播
易感人群和免疫力	好发于 1～15 岁的儿童及青少年，无免疫力的成人亦可发病
流行特点	全年均可发病，以冬春季为主

温馨提示

考生在复习时可将小儿传染病的传染性做一总结：
麻疹：出疹前 5 日至出疹后 5 日均有传染性。
水痘：出疹前 1 日至疱疹全部结痂时均有传染性。
流行性腮腺炎：腮腺肿大前 7 日至消肿后 2 周均具传染性。

二、临床表现

（一）典型病例以腮腺炎为主要表现

潜伏期 8～30 天，平均 18 天。大部分病人无前驱症状，部分病人有发热、头痛、乏力、食欲缺乏等前驱症状。**腮腺肿大常是疾病的首发体征**。通常先起于一侧，1～4 天内波及对侧，也有双侧同时肿大或始终限于一侧者。肿大**以耳垂为中心**，向前、后、下发展，边缘不清，表面发热但不红，有疼痛及触痛，张口、咀嚼特别是食酸性食物时胀痛加剧。腮腺管口红肿，但无分泌物。腮腺肿大 2～3 天达高峰，持续 4～5 天后逐渐消退。严重者颌下腺、舌下腺、颈淋巴结可同时受累。

（二）腮腺炎病毒常侵入神经系统、其他腺体或器官而产生下列症状

1. **脑膜脑炎** 常在腮腺肿大前、后或同时发生，表现为发热、**头痛**、**呕吐**、颈项强直等症状。
2. 睾丸炎 多为单侧受累，睾丸肿胀疼痛，约半数病例可发生萎缩，双侧萎缩者可导致不育症。
3. **急性胰腺炎** 较少见。常发生于腮腺肿胀数日后，表现为**上腹疼痛，有压痛**，伴发热、寒战、呕吐等。
4. 其他 可有心肌炎、肾炎等。

三、辅助检查

1. 血常规 白细胞总数正常或稍低，淋巴细胞相对增多。
2. 血清、尿淀粉酶 发病早期增高，第 2 周左右恢复正常。
3. 血清抗体检测 血清特异性 IgM 抗体阳性提示近期感染。
4. 病毒分离 病人的唾液、尿液、脑脊液血中可分离出病毒。

四、治疗原则

本病是**自限性疾病，无特殊疗法**，主要是对症和支持治疗。

五、护理问题

1. 疼痛 与腮腺非化脓性炎症有关。
2. 体温过高 与病毒感染有关。
3. 潜在并发症：脑膜脑炎、睾丸炎、胰腺炎等。

六、护理措施

1. 减轻疼痛

（1）**局部冷敷**可减轻炎症充血和疼痛。可用中药如意金黄散外敷患处，药物应保持湿润，以发挥药效并防止干裂引起疼痛。

（2）保持口腔清洁，鼓励患儿饮水、勤漱口，防止继发感染。

（3）给予清淡、易消化的半流质或软食。**忌酸、辣、硬而干燥的食物**，以免引起唾液分泌增多，肿痛加剧。

2. 控制体温 高热者给予物理或药物降温。
3. 密切观察病情变化 注意患儿有无脑膜脑炎、睾丸炎、急性胰腺炎等临床征象。
4. **睾丸炎可用丁字带托起阴囊消肿或局部间歇冷敷以减轻疼痛**。
5. 预防感染传播 见表 5-5-2。

表 5-5-2　预防流行性腮腺炎传播的处理措施

传染过程	处理措施
隔离传染源	**无并发症的患儿一般在家中隔离治疗，采取呼吸道隔离，隔离至腮腺肿大完全消退后 5 天为止**
切断传播途径	对患儿的呼吸道分泌物及其污染的物品应进行消毒。流行期间应加强幼儿园与学校的晨检，及时发现并隔离患儿
保护易感人群	易感儿**接种麻疹、风疹、腮腺炎三联疫苗**，能起到良好的保护作用。**有接触史的易感儿应观察 3 周**

七、健康教育

向家长讲解腮腺炎的知识，指导家长做好隔离、用药、饮食、退热等护理。

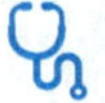

考点练习

考点：流行性腮腺炎的病因、发病机制及流行病学（A1 型题）

1. 关于流行性腮腺炎的说法，**错误**的是
   A. 由腮腺炎病毒引起
   B. 腮腺以耳垂为中心，呈弥漫性肿胀
   C. 腮腺部位面部皮肤发红
   D. 患病后可获终身免疫
   E. 病人及隐性感染者均有传染性
2. 患有流行性腮腺炎患儿具有传染性的时段为
   A. 腮腺肿大前 7 日至消肿后 14 天
   B. 腮腺肿大前 1 天至出疹后 5 天
   C. 腮腺肿大前 2 天至出疹后 5 天
   D. 腮腺肿大前 3 天至出疹后 9 天
   E. 腮腺肿大期
3. 流行性腮腺炎的潜伏期平均为
   A. 6 天
   B. 9 天
   C. 12 天
   D. 15 天
   E. 18 天

考点：流行性腮腺炎的临床表现、辅助检查和治疗要点（A2 型题）

4. 患儿，男，5 岁。患流行性腮腺炎第 3 天出现高热，头痛，呕吐，应初步考虑该患儿并发了
   A. 肾炎
   B. 胰腺炎
   C. 脑膜脑炎
   D. 心肌炎
   E. 支气管炎
5. 患儿，女，6 岁。因腮腺肿大伴发热、腹痛 3 天入院，入院后诊断为急性腮腺炎。为了查明患儿腹痛的原因，应做下列哪项检查
   A. 血糖
   B. 血及尿淀粉酶检查
   C. 肝功能检查
   D. B 超
   E. 腹腔穿刺

考点：流行性腮腺炎的护理问题、护理措施和健康教育（A1、A2 型题）

6. 关于流行性腮腺炎的护理措施，**错误**的是
   A. 忌酸、辣、硬而干燥的食物
   B. 减轻腮腺肿痛，采用局部热敷
   C. 用 4%硼酸溶液漱口
   D. 隔离患儿至腮腺肿大完全消退后 5 天为止
   E. 采用头部冷敷、温水擦浴进行物理降温
7. 患儿，男，7 岁。诊断为流行性腮腺炎。针对该患儿的护理措施，**错误**的是
   A. 肿胀处可冷敷
   B. 腺肿处可用醋调如意金黄散外敷
   C. 保持口腔清洁，餐后漱口
   D. 宜进易消化和清淡的软食
   E. 可进食水果、果汁和补充维生素 C
8. 对无并发症的急性腮腺炎患儿，正确的隔离方式是
   A. 保护性隔离
   B. 接触性隔离
   C. 血液隔离
   D. 消化道隔离
   E. 家中隔离

参考答案

序号	1	2	3	4	5	6	7	8
答案	C	A	E	C	B	B	E	E

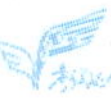

第六节　病毒性肝炎病人的护理

考情分析

年份	主要考点
2019	甲肝病人的护理措施(吃剩的饭菜需严格消毒);甲肝病人的隔离措施
2020	甲型肝炎的判断
2021	HBeAg(+)提示
2022	乙肝标志物的判读(HBeAg 阳性提示有传染性)
2023	为乙肝病人输液时的错误操作(为提高穿刺成功率不戴手套);甲肝的隔离方式

考点导航

病毒性肝炎简称肝炎,是由多种嗜肝病毒引起的以肝脏损害为主的全身性疾病。肝炎病毒有甲型、乙型、丙型、丁型及戊型。甲型及戊型主要表现为急性肝炎。而部分乙型、丙型及丁型可转化为慢性肝炎并可发展为肝硬化,且与肝癌的发生有密切的关系。

一、病因与流行病学

主要经粪-口途径传播的有甲型肝炎和戊型肝炎。污染的水源或食物可引起暴发流行,有季节性。甲型肝炎以儿童发病率高,而戊型肝炎则主要发生于青壮年,孕妇罹患戊型肝炎后则易发展为重型肝炎。

主要经血液途径传播的有乙型肝炎、丙型肝炎及丁型肝炎。通常在半年内曾接受输血、血液制品,及消毒不严格的药物注射、免疫接种、针刺治疗或与病人有密切接触史等。

母婴传播为乙型肝炎重要传播途径,而丙型肝炎病人血液中的丙型肝炎病毒含量却很低,故母婴传播在丙型肝炎传播中意义较小。丁型肝炎病毒为缺陷病毒,它的复制需 HBsAg 的存在,故它与乙型肝炎的发病不论是同时或先后发生,病情均较重。

知识拓展

乙肝病毒母婴传播的 3 种途径

1. **产前传播**　机制尚不清楚,可能由于胎盘屏障受损或通透性增强引起母血渗漏造成。
2. **产时传播**　是乙肝病毒母婴传播的主要途径,占 40%~60%。胎儿通过产道时吞咽含 HBsAg 的母血、羊水、阴道分泌物,或在分娩过程中子宫收缩使胎盘绒毛破裂,母血漏入胎儿血循环。
3. **产后传播**　与婴儿接触母乳及母亲唾液有关。

二、临 床 表 现

潜伏期:甲型肝炎 5~45 天,平均 30 天;乙型肝炎 30~180 天,平均 70 天;丙型肝炎 15~150 天,平均 50 天;丁型肝炎 28~140 天;戊型肝炎 10~70 天,平均 40 天。

(一) 急性肝炎

分为急性黄疸型肝炎和急性无黄疸型肝炎。

1. **急性黄疸型肝炎**　典型的临床表现分三期,见表 5-6-1。

表 5-6-1　病毒性肝炎临床表现

分期	持续时间	临床表现
黄疸前期	平均 5~7 天	**食欲减退、厌油、恶心**、呕吐、腹胀、腹痛、腹泻,同时伴畏寒、发热、疲乏及全身不适等。甲型及戊型肝炎起病较急,常有 38℃以上发热。乙型肝炎起病较缓慢,多无发热或发热不明显
黄疸期	持续 2~6 周	**尿色加深如浓茶样,巩膜和皮肤黄染**。黄疸逐渐加深,约 2 周达到高峰。部分病人短暂粪便颜色变浅、皮肤瘙痒、心动过缓。体征:肝大,质地软,轻度压痛及叩击痛。部分病人轻度脾大
恢复期	平均 4 周	上述症状消失,黄疸逐渐消退,肝脾回缩,肝功能逐渐恢复正常

2. 急性无黄疸型肝炎　较黄疸型肝炎多见。主要表现为消化道症状。

（二）慢性肝炎

急性肝炎病程超过半年者。常见乙、丙、丁型肝炎。通常无发热，症状类似急性肝炎。

体征：面色灰暗、蜘蛛痣、肝掌、肝脾大。

（三）重型肝炎

1. 重型肝炎分型　可分三种类型，以慢性重型肝炎最为常见。

(1) 急性重型肝炎：起病较急，早期即出现重型肝炎的临床表现。尤其是病后10天内出现Ⅱ度以上肝性脑病、肝脏明显缩小、肝臭等。

(2) 亚急性重型肝炎：急性黄疸型肝炎起病10天以上，出现重型肝炎的临床表现。肝性脑病多出现在疾病的后期，腹水往往较明显。

(3) 慢性重型肝炎：在慢性肝炎或肝炎后肝硬化基础上发生的重型肝炎。此型病程可长达数月，易发展成为坏死性肝硬化。

2. 重型肝炎的诱因　①病后劳累；②感染，常见胆系感染、原发性腹膜炎等；③长期大量酗酒或病后酗酒；④服用对肝脏有损害的药物；⑤合并妊娠。

3. **临床表现**　主要表现为肝衰竭：①**黄疸迅速加深**，血清胆红素高于171μmol/L或每天上升17.1μmol/L；②**肝脏进行性缩小，出现肝臭**；③出血倾向，凝血酶原活动度(PTA)低于40%；④迅速出现腹水、中毒性鼓肠；⑤**精神神经系统症状**，早期可出现计算能力下降，定向障碍，精神行为异常，烦躁不安，嗜睡，扑翼样震颤等，晚期可发生昏迷，深反射消失；⑥肝肾综合征，出现少尿甚至无尿，电解质酸碱平衡紊乱，血尿素氮升高等。

温馨提示

轻型肝炎与重型肝炎的主要区别是轻型肝炎主要是消化系统的症状，而重型肝炎除了有消化系统的症状以外，还出现肝性脑病及精神神经系统症状。

（四）淤胆型肝炎

以肝内胆汁淤积为主要表现。自觉症状较轻，而黄疸较深，伴全身皮肤瘙痒，**粪便颜色变浅或灰白色**。

（五）肝炎后肝硬化

在肝炎基础上发展为肝硬化，表现为肝功能异常及门静脉高压症。

三、辅助检查

（一）血清检查

1. **丙氨酸氨基转移酶**(ALT)　**是判定肝细胞损害的重要指标**。急性黄疸型肝炎常明显升高；慢性肝炎可持续或反复升高；重型肝炎时因大量肝细胞坏死，ALT随黄疸迅速加深而下降，称为胆-酶分离。

2. 天门冬氨酸氨基转移酶(AST)　升高。

3. 清蛋白下降、球蛋白升高和A/G比值下降，见于慢性肝病。

4. 黄疸型肝炎时，直接和间接胆红素均升高。淤胆型肝炎则以直接胆红素升高为主。

5. 凝血酶原活动度(PTA)检查　PTA与肝损程度成反比，**可用于重型肝炎临床诊断及预后判断**。**重型肝炎PTA常<40%**。

（二）尿胆红素检测

黄疸型肝炎尿胆原和尿胆红素明显增加，淤胆型肝炎时尿胆红素增加，而尿胆原减少或阴性。

（三）肝炎病毒病原学(标记物)检测

1. 甲型肝炎

(1) **血清抗HAV-IgM**：出现早，**是甲肝病毒(HAV)近期感染的指标，是确诊甲型肝炎最主要的标记物**。

(2) 血清抗HAV-IgG：出现晚，见于甲型肝炎疫苗接种后或既往感染HAV的病人，为保护性抗体。

2. 乙型肝炎

(1) 表面抗原(HBsAg)与表面抗体(抗HBs)：**HBsAg阳性见于乙肝病毒(HBV)感染或者携带者**。HBV感染后3周血中首先出现HBsAg。**抗HBs阳性主要见于预防接种乙型肝炎疫苗后或过去感染HBV并产生免疫力的恢复者**。

(2) e抗原(HBeAg)与e抗体(抗HBe)：HBeAg一般只出现在HBsAg阳性的血清中。**HBeAg阳性提示HBV复制活跃，传染性较强**。抗-HBe**阳性提示HBV复制处于静止状态，传染性降低**。

(3) 核心抗原(HBcAg)与其抗体(抗HBc)：HBcAg主要存在于受感染的肝细胞核内，如检测到HBcAg，表明HBV有复制。

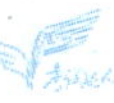

（4）乙型肝炎病毒脱氧核糖核酸**(HBV DNA)和 HBV DNA 聚合酶(HBV DNAP)**：均位于 HBV 的核心部分，是**反映 HBV 感染最直接、最特异和最灵敏的指标**。两者阳性提示 HBV 的存在、复制，传染性强。

知识拓展

乙肝五项（表 5-6-2）。

表 5-6-2　乙肝两对半的含义

标记物（中文）	标记物（中文）	单项阳性的含义
表面抗原	HBsAg	阳性提示感染了乙肝病毒
表面抗体	HBsAb(抗 HBs)	对乙肝病毒具有保护性免疫作用或接种了乙肝疫苗
e 抗原	HBeAg	阳性提示传染性强
e 抗体	HBeAb(抗 HBe)	阳性提示传染性弱
核心抗体	HBcAb(抗 HBc)	阳性提示既往感染过乙肝病毒

3. 丙型肝炎

（1）丙型肝炎病毒核糖核酸（HCV RNA）：在病程早期即可出现，治愈后很快消失，有助于抗病毒治疗的选择及疗效的判断。

（2）丙型肝炎病毒抗体（抗 HCV）：是丙肝病毒（HCV）感染的标记。抗 HCV-IgM 见于丙型肝炎急性期，病愈后可消失。

4. 丁型肝炎　血清或肝组织中的 HDAg 和/或 HDV RNA 阳性有确诊意义。

5. 戊型肝炎　常检测抗 HEV-IgM 及抗 HEV-IgG。

四、治疗原则

治疗原则为综合性治疗，以休息、营养为主；辅以适当药物治疗；避免使用损害肝脏的药物。

（一）隔离

甲、戊型肝炎按肠道传染病隔离 3～4 周；乙、丙、丁型肝炎按血源性传染病及接触传染病隔离，乙、丁型肝炎急性期应隔离到 HBsAg 转阴；恢复期仍不转阴者，按 HBsAg 携带者处理；丙型肝炎急性期隔离至病情稳定。乙型肝炎表面抗原携带者需要随诊，可以工作（**但不应从事饮食、幼儿、自来水、血制品等工作；且不能献血**并应严格遵守个人卫生）。**为阻断母婴传播，对新生儿最适宜的预防方法是应用乙肝疫苗＋高效价乙肝免疫球蛋白注射**。

（二）休息

急性肝炎的早期，应住院或卧床休息。慢性肝炎适当休息，病情好转后应注意动静结合，恢复期逐渐增加活动，但要避免过劳，以利康复。

（三）饮食

急性肝炎应进易消化、维生素含量丰富的清淡食物。若呕吐者，可静脉滴注葡萄糖及维生素 C。慢性肝炎病人宜优质高蛋白饮食（肝性脑病时，应限制蛋白入量），但应注意不要摄食过多，以防发生脂肪肝等。

（四）药物治疗

1. 急性肝炎　主要是支持疗法和对症治疗。可选用西药或中草药进行治疗。

2. 慢性肝炎（包括乙型、丙型、丁型）　应根据病人的具体情况采取**抗病毒（首选干扰素-α 和核苷类似物拉米夫定）**、调整免疫、保护肝细胞等治疗措施。

3. 重型肝炎　应加强护理，进行监护，密切观察病情。采取阻断肝细胞继续坏死、促进肝细胞再生，改善肝脏微循环等综合措施并加强支持疗法。

五、护理问题

1. 体温过高　与病毒感染有关。
2. 腹泻　与消化功能不良有关。
3. 营养失调：低于机体需要量　与食欲减退，恶心、呕吐有关。
4. 疲乏　与慢性病消耗有关。
5. 舒适的改变　与黄疸有关。

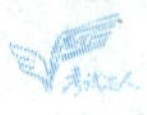

6. 体液过多 与肝硬化、低蛋白有关。

7. 有感染的危险 与慢性疾病，营养不良有关。

8. 意识障碍 与肝性脑病有关。

9. 潜在并发症：消化道出血 与食管-胃底静脉曲张有关。

10. 潜在并发症：肝性脑病 与血氨增高有关。

11. 社交孤立 与疾病被部分社会群体排斥有关。

六、护理措施

（一）做好隔离避免传染

甲肝、戊肝的病人消化道隔离；乙肝、丙肝和丁肝病人血液体液隔离。

1. 病人床单位要有隔离标记，设立泡手桶、泡器械桶等消毒设施。

2. 病人餐具要固定，与其他病人分开消毒。

3. **排泄物要使用5%含氯消毒剂消毒后再倾倒。**

4. 单独使用体温表、血压计，听诊器、止血带等，隔离解除后要使用**含氯消毒剂**或过氧乙酸进行终末消毒。

5. 被污染的物品可在0.5%的含氯消毒剂中浸泡30分钟或沸水煮30分钟消毒。

6. 使用一次性注射器，妥善处理好污染的锐利的医疗器械，避免伤人。

7. 医护人员进行有创检查或操作应注意做好自我防护，**一旦出现针刺伤，要挤出伤口的血，并用流动水冲，边挤边冲，**检查病毒的抗原与抗体，**根据自身情况注射高效的免疫球蛋白**。要以后3个月、半年需要重新检查病毒的抗原和抗体。

（二）休息与活动

急性肝炎、慢性肝炎活动期、重型肝炎应卧床休息，以降低机体代谢率，增加肝脏的血流量，有利于肝细胞修复。待症状好转、黄疸减轻、肝功能改善后，逐渐增加活动量，以不感疲劳为度。肝功能正常1～3个月后可恢复日常活动及工作，但仍应避免过度劳累和重体力劳动。

（三）饮食护理

1. **肝炎急性期** 宜**进食清淡、易消化、富含维生素的流质**。如进食量太少，不能满足生理需要，可遵医嘱静脉补充葡萄糖、脂肪乳和维生素。

2. 黄疸消退期 可逐渐增加饮食，避免暴饮暴食，少食多餐。补充蛋白质，以优质蛋白为主，如牛奶、瘦猪肉、鱼等；碳水化合物，以保证足够热量；脂肪以耐受为限，多选用植物油；多食水果、蔬菜等含维生素丰富的食物。

3. 肝炎后肝硬化、重型肝炎 血氨偏高时的饮食要求参照“肝性脑病”的饮食要求。

4. **要避免长期摄入高糖高热量饮食**，尤其有糖尿病倾向和肥胖者，以防诱发糖尿病和脂肪肝。腹胀者可减少产气食品如牛奶、豆制品等的摄入。禁饮酒。

（四）病情观察

1. 观察有无精神或神志的改变，警惕肝性脑病的发生。

2. 观察有无出血倾向，皮肤有无出血点，有无黑便呕血等。

3. 观察黄疸有无消退或加重；观察水肿有无消退或加重。

4. 监测肝功能，重症病人应注意有无胆-酶分离。

5. 对于肝性脑病者应监测生命体征。

（五）皮肤护理

1. 保持周围环境清洁，为缓解或控制病人的皮肤痒感，可温水或病人适宜的温度擦拭，着棉质、宽松、透气衣物。

2. 保护皮肤的完整性，避免抓伤皮肤，保持指甲平整，必要时入睡戴手套，防干裂，用润肤油或乳液外涂皮肤，选用中性肥皂或浴液清洁皮肤，暂时不用化妆品。

3. 预防感染，保持皮肤清洁，注意个人卫生，勿搔抓皮肤，避免皮肤受伤。

（六）水肿的护理

腹水病人给予半卧位，准确记录24小时出入量，监测体重或腹围，防止皮肤压力性损伤，遵医嘱静脉补充白蛋白，补充优质高蛋白饮食。

（七）心理护理

经常与病人沟通及护理行为建立良好的护患关系。**鼓励病人宣泄悲伤和孤独等情绪，并为病人保密**。向病人讲解疾病的治疗、自我保健及预后，使病人正确了解自身的传染性，树立病人积极的人生观，使其保持乐观情绪和战胜疾病的信心。

七、健康教育

1. 向病人及家属宣传病毒性肝炎的家庭护理和自我保健知识。慢性病人和无症状携带者应做到：

(1) 正确对待疾病，保持乐观情绪。

(2) 生活规律，劳逸结合，恢复期病人可参加散步、体操等轻微体育活动。

(3) **加强营养，适当增加蛋白质摄入，但要避免长期高热量、高脂肪饮食**。戒烟酒。

(4) 不滥用药物，以免加重肝损害。

(5) 实施适当的家庭隔离，如**病人的食具、用具和洗漱用品应专用，病人的排泄物、分泌物可用3%漂白粉消毒后弃去**。家中密切接触者，可行预防接种。

(6) 定期复查肝功能、病毒的血清学指标，以指导调整治疗方案。

2. 进行预防疾病指导　甲型和戊型肝炎应预防消化道传播，重点在于加强粪便管理，保护水源，严格饮用水的消毒，加强食品卫生和食具消毒。乙、丙、丁型肝炎预防重点则在于防止通过血液和体液传播。对供血者进行严格筛查，做好血源监测。凡接受输血、大手术及应用血制品的病人，定期检测肝功能及肝炎病毒标记物，以便早期发现由血液和血制品所致的各型肝炎。生活用具应专用。接触病人后用肥皂和流动水洗手。

3. 预防接种　**甲型肝炎易感者可接种甲型肝炎疫苗，对接触者可接种人血清免疫球蛋白，以防止发病**。

考点练习

考点：病毒性肝炎的病因和临床表现（A1、A2 型题）

1. 丙型肝炎的主要传播途径是
   A. 粪-口传播
   B. 水传播
   C. 食物传播
   D. 血液传播
   E. 媒介传播

2. 孕妇，23 岁。孕 1 产 0，孕 20 周来院进行产前检查，HBsAg(+)、HBeAg(+)、HBcAb(+)，孕妇不断询问乙肝母婴传播途径<u>不包括</u>
   A. 乳汁传播
   B. 产后接触母亲唾液或汗液传染
   C. 经胎盘传播
   D. 分娩时通过软产道接触母血或羊水传播
   E. 粪-口传播

3. 急性黄疸型肝炎前驱期的表现是
   A. 粪便颜色变浅
   B. 皮肤瘙痒
   C. 消化道症状
   D. 皮肤黄染
   E. 肝区疼痛

4. 急性重症肝炎早期与亚急性、慢性重症肝炎相鉴别，最有诊断意义的是
   A. 黄疸迅速加深
   B. 出血倾向加重
   C. 中枢神经系统症状
   D. 严重恶心、呕吐
   E. 出现腹水

5. 病人，男性，16 岁。2 周前进食海产品后出现乏力、食欲减退、巩膜黄染，ALT 增高，HBsAg(−)，抗 HAV-IgM(+)、抗 HAV-IgG(−)。最可能的诊断是
   A. 急性甲型病毒肝炎
   B. 急性乙型病毒肝炎
   C. 急性丙型病毒肝炎
   D. 急性丁型病毒肝炎
   E. 急性戊型病毒肝炎

考点：病毒性肝炎的辅助检查和治疗要点（A1、A2 型题）

6. 病人，男性，37 岁。因近 1 周食欲减退、上腹部不适、疲乏无力，伴巩膜及皮肤黄染 2 天。既往体健。入院 3 天后出现嗜睡，有扑翼样震颤，肝未扪及。血清总胆红素 200μmol/L，血清丙氨酸氨基转移酶 150U/L，血清 HBsAg(+)。此病人的肝炎类型是
   A. 急性黄疸型乙型肝炎
   B. 淤胆型肝炎
   C. 急性重型乙型肝炎
   D. 亚急性重型乙型肝炎
   E. 慢性重型乙型肝炎

7. 对重型肝炎临床诊断及预后判断有重要意义的是
   A. 黄疸进行性加深
   B. 凝血酶原活动度(PTA<40%)
   C. 血尿素氮升高
   D. 精神行为异常
   E. 腹水、中毒性鼓肠

8. 病人，男性，35 岁。因近 2 周食欲减退、上腹部不适、疲乏无力就诊。体检：肝肋下 2cm，有轻度触痛。为明确诊断首先应检查的项目是
   A. 尿胆红素
   B. 血清胆红素
   C. 血清蛋白
   D. 血清丙氨酸氨基转移酶
   E. 谷氨肽基转移酶

9. 病人，男性，27 岁。既往体健。体检时肝功能正常，抗 HBs 阳性，HBV 其他血清病毒标记物均为阴性。其很担心自己患上乙型肝炎，护士应告知病人其此时的状

况是

A. 乙型肝炎且有传染性

B. 乙型肝炎但病情稳定

C. 乙型肝炎病毒携带状态

D. 处于乙型肝炎恢复期

E. 对乙型肝炎病毒具有免疫力

考点：病毒性肝炎的护理问题和护理措施(A1、A2 型题)

10. 某护士在给 HBeAg 阳性的慢性肝炎病人采血时，不慎刺破左手拇指，此时急需采取的重要措施是

A. 立即注射乙肝疫苗

B. 立即进行酒精消毒

C. 定期复查肝功能和 HBV-IgM

D. 立即注射高效价乙肝免疫球蛋白和查血 HBsAg 及 HBsAb

E. 立即接种乙肝疫苗，1 周内注射高效价乙肝免疫球蛋白

11. 病人，男性，50 岁。因近 1 周食欲减退、呕吐、疲乏无力，尿黄。自昨日起烦躁不安，呼气中有氨臭味、巩膜及皮肤黄染，皮肤可见瘀斑，肝未扪及，腹水征阳性。目前最主要的护理问题是

A. 体液过多

B. 活动无耐力

C. 皮肤完整性受损

D. 营养失调：低于机体需要量

E. 有感染的危险

12. 孕妇，29 岁。既往体健。近 1 年来发现 HBsAg 阳性，但无任何症状，肝功能正常。经过十月怀胎，足月顺利分娩一 4 500g 男婴，为阻断母婴传播，对此新生儿最适宜的预防方法是

A. 乙肝疫苗

B. 丙种球蛋白

C. 乙肝疫苗＋丙种球蛋白

D. 高效价乙肝免疫球蛋白

E. 乙肝疫苗＋高效价乙肝免疫球蛋白

13. 乙型肝炎病人入院时换下的衣服应

A. 统一焚烧

B. 包好后存放

C. 消毒后存放

D. 交给家属带回

E. 消毒后交给病人

14. 关于急性重症肝炎的饮食指导，正确的叙述是

A. 高碳水化合物、高维生素饮食

B. 高蛋白、高碳水化合物饮食

C. 低蛋白、高脂肪饮食

D. 富含维生素的清淡饮食

E. 高蛋白、低脂肪饮食

15. 病人，女性，32 岁。因“乏力、食欲减退 5 天，尿黄 1 天”来诊，经实验室检查诊断为急性病毒性肝炎(甲型)。对于其 5 岁的儿子，适宜的做法是

A. 不需要采取任何措施

B. 预防性服用抗病毒药物

C. 进行相关检查，若未感染可不做处理

D. 进行相关检查，若未感染可注射人丙种球蛋白

E. 进行相关检查，若未感染可注射高价特异性免疫球蛋白

16. 病人，男性，23 岁。因甲型病毒性肝炎入院，护士采取的隔离措施正确的是

A. 接触过病人后用乙醇擦手

B. 做好呼吸道隔离

C. 隔离期为 3 个月

D. 床单烈日下曝晒消毒

E. 做好接触隔离

参考答案

序号	1	2	3	4	5	6	7	8	9	10	11	12	13	14	15	16
答案	D	E	C	C	A	C	B	D	E	D	A	E	C	D	D	D

第七节 艾滋病病人的护理

扫二维码
免费看视频

考情分析

年份	主要考点
2019	针对艾滋病病人的错误指导(不与他人同桌吃饭)；针对艾滋病病人的护理评估内容不包括
2022	HIV 主要攻击人体免疫系统的(CD4 细胞)；艾滋病急性期是指(初次感染后 2～4 周)
2023	艾滋病主要的传播途径(性传播)；艾滋病病人的隔离方式

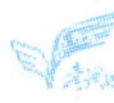

考点导航

艾滋病又称获得性免疫缺陷综合征(AIDS),是由人类免疫缺陷病毒(HIV)所引起的传染病。**主要通过性接触和血液传播**。

HIV在外界的抵抗力不强,对热敏感,56℃ 30分钟就可灭活,75%乙醇、0.2%次氯酸钠和漂白粉都能将其灭活。但对0.1%甲醛、紫外线、γ射线不敏感。

一、病因与流行病学

病人和HIV无症状病毒携带者是本病的传染源,病毒主要存在于血液、精液、子宫和阴道分泌物中。其他体液如唾液、眼泪和乳汁也有传染性。

传播途径:①**性接触传染**,是艾滋病的**主要传播途径**;②共用针头注射及血源途径;③母婴传播;④其他途径:如应用HIV感染者的器官移植或人工授精,被污染的针头刺伤或破损皮肤意外受感染。

高危人群:男性同性恋者、多个性伴侣者、静脉药物依赖者和血制品使用者。

典型案例

输血也能感染艾滋病

2010年5月,毛毛做心脏病手术时输血,9月被检测出感染艾滋病病毒。时隔4年多,2014年1月4日福建省卫生计生委终于给出官方答复:毛毛因输注“HIV窗口期”血液而感染的可能性极大。毛毛当年做心脏手术时有过输血制品的事实。经追踪,发现提供血源的献血者中有一位HIV感染者,只是在献血时处于检测的“窗口期”,无法测出HIV病毒,导致毛毛体内输入了虽然测不出HIV病毒但被已HIV病毒感染的血液,造成她感染HIV病毒。

二、临 床 表 现

本病潜伏期长,一般认为约2~10年可发展为艾滋病,可长达10年无任何症状。在全程的不同阶段,与HIV相关的临床表现呈多种多样,分为三期:急性期、无症状期和艾滋病期。

1. **急性期** 通常发生在**初次感染HIV的2~4周左右**,部分感染者出现HIV病毒血症和免疫系统急性损伤所产生的临床症状。大多数病人临床症状轻微,持续1~3周后缓解。临床表现以发热最常见。此期血清可检出HIV-RNA及p24抗原,而HIV抗体则在感染后数周才出现。CD4 T淋巴细胞计数一过性减少。

2. **无症状期** 可从急性期进入此期,或无明显的急性期症状而直接进入此期。此期持续时间一般为6~8年,其时间长短与感染病毒的数量、病毒型别、感染途径、机体免疫状况的个体差异、营养、卫生条件及生活习惯等因素有关,此期具有传染性。CD4 T淋巴细胞计数逐渐下降。

3. **艾滋病期** 为感染HIV后的最终阶段。此期主要临床表现为**HIV相关症状、各种机会性感染及肿瘤**。CD4 T淋巴细胞计数明显下降。

(1) HIV相关症状:主要表现为持续1个月以上的发热、盗汗、腹泻;体重减轻10%以上。部分病人表现为神经精神症状,另外还可出现持续性全身淋巴结肿大,其特点为:①除腹股沟以外有两个或两个以上部位淋巴结肿大;②淋巴结直径≥1cm,无压痛,无粘连;③持续时间3个月以上。

(2) 各种机会性感染及肿瘤

1) 呼吸系统:人肺孢子菌引起的肺孢子菌肺炎表现为慢性咳嗽、发热、发绀、血氧分压降低,少有肺部啰音。卡波西肉瘤也常侵犯肺部。

2) 中枢神经系统:新隐球菌脑膜炎、结核性脑膜炎、弓形虫脑病、各种病毒性脑膜脑炎。

3) 消化系统:白念珠菌食管炎、巨细胞病毒性食管炎、肠炎,沙门菌、痢疾杆菌、空肠弯曲菌及隐孢子虫性肠炎。

4) 口腔:鹅口疮、舌毛状白斑、复发性口腔溃疡、牙龈炎等。

5) 皮肤:带状疱疹、传染性软疣、尖锐湿疣、真菌性皮炎和甲癣。

6) 眼部:巨细胞病毒视网膜脉络膜炎和弓形虫性视网膜炎,表现为眼底絮状白斑。眼睑、眼板腺、泪腺、结膜及虹膜等常受卡波西肉瘤侵犯。

7) 肿瘤:恶性淋巴瘤、卡波西肉瘤等。

三、辅 助 检 查

1. 血常规检查 不同程度贫血,血小板减少,红细胞沉降率加快,白细胞计数降低。

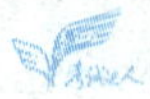

2. 免疫学检查 **T细胞绝对值下降，$CD4^+$ T淋巴细胞计数下降，$CD4^+/CD8^+$比值<1.0。此检查有助于判断治疗效果及预后。**

3. 血清学检查

（1）HIV抗体检查：**HIV-1/HIV-2抗体检查是HIV检测的金标准。**p24和gp120抗体，用ELISA法连续两次阳性，经免疫印迹法或固相放射免疫沉淀法证实阳性可确诊。

（2）HIV抗原检查：可用ELISA检测p24抗原，有助于抗体产生窗口期和新生儿早期感染的诊断。

4. HIV-RNA的定量检测 **既有助于诊断，又可判断治疗效果及预后。**

四、治疗原则

多采用综合治疗：抗HIV病毒治疗，预防和治疗机会性感染，增加机体免疫功能，支持疗法以及心理方面的关怀。**其中以抗病毒治疗最为关键（齐多夫定是治疗艾滋病的首选药）**，见表5-7-1。

表5-7-1 艾滋病的抗病毒治疗

抗HIV药物	作用机制	用法
核苷类反转录酶抑制剂（NRTIs）	选择性与HIV反转录酶结合，抑制HIV复制和转录	**齐多夫定，每次300mg，每日2次** 双脱氧胞苷，200～400mg/d，分2次口服
非核苷类反转录酶抑制剂（NNRTIs）	作用于HIV反转录酶，使其失去活性，抑制HIV复制	尼维拉平，400mg/d
蛋白酶抑制剂（PIs）	抑制蛋白酶，阻断HIV复制	利托那韦，200mg/d 沙奎那韦，800mg/d

五、护理问题

1. 体温过高 与不同病原体所致的继发性感染及肿瘤有关。
2. 腹泻 与胃肠道机会菌感染有关。
3. 恶心、呕吐 与胃肠道机会菌感染、肿瘤有关。
4. 皮肤/黏膜受损 与肿瘤、口腔/生殖器疱疹、真菌感染、细菌感染有关。
5. 精神状态改变 与中枢神经系统感染HIV有关。
6. 知识缺乏：对艾滋病及其传播方式的知识不了解。
7. 低效性呼吸型态 与卡氏肺囊虫性肺炎、肺结核有关。
8. 感知改变：视力 与巨细胞病毒、视网膜炎有关。
9. 有感染的危险 与医护人员及家属密切接触了HIV有关。

六、护理措施

1. 隔离 艾滋病期病人应在执行**血液/体液隔离**的同时实施保护性隔离。

2. **心理护理** HIV/AIDS病人同常人一样，都需要自尊和被人尊重，需要爱和温暖，需要实现自我。HIV/AIDS病人往往敏感、多疑，要注意工作当中一些细节问题，要取得病人的信任，注意沟通，操作当中要稳重敏捷，并且帮助病人正确认识疾病，积极配合诊断治疗，激发病人潜在的生存意识，以提高机体的抗病能力。引导病人树立良好的生活愿望，正视现实，战胜自我，对疾病的治疗充满希望（亲：艾滋病病人的心理护理非常重要，一定要记住一个原则那就是避免歧视病人哦）。

3. 严密观察病情 观察病人的一般情况，有无疲乏、消瘦、盗汗等。每日测体温、脉搏、呼吸及血压2～4次。观察病人精神状态的变化。如近期记忆缺失，活动能力受损，认知力减退，行为改变，定向力障碍，精神恍惚，判断障碍等。观察病人神经系统的变化。如癫痫发作，头痛，呕吐，步态不稳。观察病人有无咳嗽，咳痰，胸痛及呼吸困难等呼吸道症状。了解病人有无腹泻，排便的次数、量和性状，并做好粪便标本的留取。观察病人的皮肤，口腔和生殖道黏膜的病损情况。如口腔黏膜白斑，溃疡，皮肤的斑丘疹，疱疹，瘀点，瘀斑和结节病变的存在与演变。

4. 用药期间的观察 **使用齐多夫定治疗者，注重其严重的骨髓抑制**作用。**监测全血细胞计数，以防止出现中性粒细胞减少症。**观察有否末梢神经炎的症状。如疼痛，麻刺感或手脚无力。观察有否胰腺炎的症状。如腹痛，恶心，呕吐和血清淀粉酶水平、肝功能水平增高。

5. 预防感染 医护人员在接触病人前/后，要认真洗手。在换药和做管道护理时，要严格执行无菌操作原则，做好

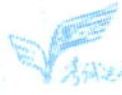

接触性隔离,认真做好口腔,眼,鼻腔,肛周及外阴部的护理。监测体温,及时发现感染征兆。

6. 生活护理 鼓励病人独立完成自我生活护理。但当病人不能独立完成自理时,应及时给予辅助。做好卧床病人的洗漱、进食、大小便、个人卫生等生活护理。在病人活动耐力范围内,鼓励病人从事部分生活自理活动和运动,以增强病人的自我价值感。

七、健康教育

1. 教给病人抗病毒药、抗真菌药和预防用药方面的知识,包括药物剂量、服用时间和可能出现的副作用等。

2. 告诉病人门诊预约和治疗安排。告诉病人患艾滋病、条件致病菌感染和并发肿瘤后会出现的症状与体征,并告诉病人咨询与报告的医疗部门。

3. 告诉病人"人类免疫缺陷病毒"传播的方法。**已感染 HIV 的育龄妇女应避免妊娠、生育,以防止母婴传播**。**HIV 感染的哺乳期妇女应人工喂养婴儿**。

4. **告诉病人安全性行为和使用安全套,严禁献血、捐献器官和精液**。

5. 教会病人如何**应用含氯消毒剂或漂白粉等消毒液,进行血、排泄物和分泌物的消毒**(亲:艾滋病使用过的用物如掉落在地上,应使用消毒剂消毒,而不是清洁)。

6. 制订合理的饮食计划,保证营养和热量,每日至少吃 2 次水果、蔬菜;食物要易于消化。

7. 建议病人每日做好个人清洁卫生;不吸烟饮酒;每日刷牙 2 次。

8. 经常锻炼。

考点练习

考点:艾滋病的病因和临床表现(A1、A2 型题)

1. 艾滋病所致机会性感染死亡的主要原因是
   A. 隐球菌脑膜炎
   B. 机会性肿瘤
   C. 肺孢子菌肺炎
   D. 巨细胞病毒脑炎
   E. 卡波西肉瘤

2. 病人,男性,32 岁。不规则发热、咳嗽,伴间断腹泻、食欲减退及明显消瘦 2 个月,既往有静脉吸毒史。体格检查:体温 38℃,全身淋巴结肿大,质韧、无触痛,能活动。血白细胞 4.0×10^9/L,血清抗 HIV(+)。该病人应考虑为
   A. 支气管肺癌
   B. 艾滋病
   C. 白血病
   D. 梅毒
   E. 淋病

考点:艾滋病的辅助检查和治疗要点(A1、A2 型题)

3. 既有助于诊断艾滋病,又可判断治疗效果及预后的实验室指标是
   A. HIV-RNA 的定量检测
   B. p24 抗原
   C. $CD4^+/CD8^+$
   D. 抗 HIV
   E. gp120 抗体

4. 病人,男性,37 岁。同性恋。因发热、咳嗽,伴间断腹泻、食欲减退及明显消瘦就诊。查血清抗-HIV(+)。诊断为艾滋病。能反映此病预后和疗效的检查项目是
   A. $CD4^+/CD8^+$
   B. 血清抗 HIV 检测
   C. 骨髓检查
   D. 血培养
   E. 淋巴结活检

考点:艾滋病的护理问题和护理措施(A1、A2 型题)

5. 病人,男性,32 岁。反复发热、腹泻 2 个月。经实验室检查"抗 HIV 阳性",初步诊断为"艾滋病"。护士对病人进行健康史评估时,下列内容中**最不重要**的是
   A. 有无输血史
   B. 有无静脉吸毒史
   C. 有无吸食大麻史
   D. 性伴侣情况
   E. 有无不洁性行为史

6. 艾滋病病人应采取的隔离措施是
   A. 接触隔离
   B. 呼吸道隔离
   C. 血液、体液隔离及保护性隔离
   D. 血液、体液隔离
   E. 肠道隔离

7. 病人,女性,27 岁。因发热、咳嗽伴胸痛就诊。体格检查:体温 38℃;双侧颊黏膜散在溃疡、并有白色分泌物;两肺听诊可闻及湿啰音。血白细胞 4.0×10^9/L,$CD4^+/CD8^+<1$。诊断为艾滋病。针对该病人的护理措施,**错误**的是
   A. 严格执行消毒隔离措施
   B. 将病人安置于隔离病室内进行严密隔离
   C. 给予高热量、高蛋白、高维生素易消化饮食
   D. 提供病人与家属、亲友沟通机会,获得更多心理支持
   E. 多与病人沟通,鼓励病人树立战胜疾病的信心

8. 病人,女性,25 岁。在一次体检中发现 HIV 阳性,护士

对病人的指导，**不正确**的是

A. 性行为时使用安全套
B. 外出时戴口罩
C. 告知不要传染给别人的义务
D. 严禁献血
E. 使用含氯消毒剂对血液、排泄物进行消毒

9. 预防、医疗、保健机构发现艾滋病病毒感染者时，以下措施**不正确**的是
A. 身体约束
B. 留观
C. 给予宣教
D. 医学观察
E. 定期和不定期访视

10. 对于无症状 HIV 携带者进行免疫学检查的建议是
A. 每2年检查一次
B. 每6~12个月检查一次
C. 每年检查一次
D. 每2个月检查一次
E. 每3~6个月检查一次

11. 病人，男性，27岁。因低热、全身不适、头痛、畏寒、肌肉关节疼痛以及淋巴结肿大就诊。化验结果显示血清抗体 HIV 阳性。护士为其指导日常生活的注意事项，应**除外**
A. 排泄物用漂白粉消毒
B. 外出时应戴口罩，不能与他人同桌吃饭
C. 性生活应使用防护措施
D. 加强心理疏导
E. 讲解用药知识和可能出现的不良反应

12. 病人，男性，45岁。因不规则发热4个月入院。既往有静脉吸毒史。实验室检查：HIV 抗体阳性。护士收集病人健康资料时，关注的重点项目**不包括**
A. 咳嗽、咳痰情况
B. 近期体重变化
C. $CD4^{+}$淋巴细胞数
D. 腹泻等消化道症状
E. 近期胆固醇变化

参考答案

序号	1	2	3	4	5	6	7	8	9	10	11	12
答案	C	B	A	A	C	C	B	B	A	E	B	E

第八节 流行性乙型脑炎病人的护理

考情分析

年份	主要考点
2020	乙脑中枢神经系统病变最严重的部位
2022	乙脑极期处理的关键(处理好高热、惊厥和呼吸衰竭)
2023	关于乙脑临床表现的错误描述(早期发生休克)；流脑病人密接者的隔离时间(7天)；流脑的隔离种类(呼吸道隔离)

考点导航

流行性乙型脑炎(简称乙脑)，是由乙型脑炎病毒引起，**以脑实质炎症为主要病变的中枢神经系统**急性传染病。

一、病因、发病机制及流行病学

乙脑是人兽共患的自然疫源性疾病。人和动物感染乙脑病毒后，可发生病毒血症，成为传染源。其中猪是乙脑的主要传染源及中间宿主。**蚊虫是乙脑主要传播媒介**。流行性乙型脑炎病变主要**广泛累及脑实质，以大脑皮质、脑干及基底核的病变最明显**；脑桥、小脑和延髓次之，脊髓病变最轻。**病变性质为实质性炎症**。流行区的小儿为易感人群，多为10岁以下小儿。以隐性感染最为常见，感染后可获持久免疫力。夏秋季(每年7月、8月和9月)流行，呈高度散发性，与气温、雨量和蚊虫滋生密度高峰有关。

二、临床表现

本病分为5期4型。

(一) 分期

1. 潜伏期 4~21天，**一般为10~14天**。

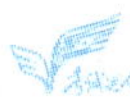

2. 前驱期　一般1～3日，起病多急骤，体温在1～2天内高达39～40℃，伴头痛、恶心和呕吐。

3. 极期　病程4～10天。主要表现为脑实质受损症状。

(1) **高热**：体温高达40℃以上，持续7～10日。

(2) **意识障碍**：程度不等，包括嗜睡、谵妄、昏迷或定向力障碍等，持续1周左右。

(3) **惊厥**：可有局部抽搐、肢体阵挛性抽搐、全身抽搐或强直性痉挛，持续数分钟至数十分钟不等，均伴有意识障碍。

(4) **呼吸衰竭**：多发生在重症病例，主要由于脑实质炎症、脑水肿、颅内压增高、脑疝和低血钠脑病所致。

高热、惊厥及呼吸衰竭是乙脑极期的严重症状，三者相互影响，**呼吸衰竭常为致死的主要原因**，主要为中枢性呼吸衰竭，表现为呼吸节律不规则、双吸气、叹息样呼吸、呼吸暂停、潮式呼吸和下颌呼吸等，最后呼吸停止。

(5) 颅内高压：颅内压增高表现为剧烈头痛、喷射性呕吐、血压升高和脉搏变慢；脑膜刺激征阳性；婴幼儿常有前囟隆起。严重病人可发展为脑疝。

(6) 其他神经系统表现：①浅反射减弱、消失，深反射先亢进后消失；②肢体强直性瘫痪、肌张力增强、巴氏征等阳性；③可有不同程度的脑膜刺激征；④根据其病变损害部位不同，出现失语、听觉障碍、大小便失禁或尿潴留等症状。

4. 恢复期　此期体温逐渐下降，神经、精神症状好转，一般2周左右。

5. 后遗症期　指恢复期神经系统残存症状超过6个月尚未恢复者。主要表现为意识障碍、痴呆、失语、肢体瘫痪、扭转痉挛以及精神障碍等。

(二) 分型(表5-8-1)

表5-8-1　流行性乙型脑炎分型

分型	体温	神志	临床表现
轻型	38～39℃	神志清楚或轻度嗜睡	头痛、呕吐不明显，无惊厥、呼吸困难。病程5～7天，多无后遗症
中型	39～40℃	嗜睡或浅昏迷	头痛、呕吐，惊厥，脑膜刺激征阳性。病程7～10天，恢复期有轻度神经精神症状
重型	40～41℃	昏迷	反复惊厥，颅内压增高，脑膜刺激征明显。病程10～14天，多留有后遗症
极重型	41℃以上	深昏迷	常出现呼吸衰竭和脑疝。病死率高，存活者有明显后遗症

三、辅助检查

血常规、脑脊液、血清学及脑CT检查等。**特异性IgM抗体在病后3～4日即可出现，2周达到高峰，有早期诊断价值**。

四、治疗原则

全面支持和对症治疗。**处理好高热、惊厥、呼吸衰竭是抢救乙脑病人的关键**。

五、护理问题

1. 体温过高　与病毒血症及脑部炎症有关。
2. 急性意识障碍　与中枢神经系统损害有关。
3. 潜在并发症：惊厥、呼吸衰竭。
4. 焦虑(家长)　与预后差有关。

六、护理措施

1. **降低体温**　密切观察和记录体温，**及时采取有效降温措施**。遵医嘱给予药物降温或采用亚冬眠疗法，降温过程中注意观察生命体征。

2. 保持呼吸道通畅　鼓励并协助患儿翻身、拍背；痰液黏稠者给予雾化吸入；给氧，减轻脑损伤。

3. 控制惊厥　及时发现烦躁不安、口角或指(趾)抽动、两眼凝视、肌张力增高等惊厥先兆。一旦出现，**让患儿取仰卧位，头偏向一侧，松解衣服和领口，清除口鼻分泌物；用牙垫或开口器置于患儿上、下磨牙之间**。遵医嘱使用止惊药物。

4. 密切观察患儿病情　记录生命体征、意识、瞳孔等的变化。

七、健康教育

大力开展防蚊、灭蚊工作，防止蚊虫叮咬是预防乙脑的重要措施；加强家畜管理；对10岁以下小儿和从非流行区进入流行区的人员进行乙脑疫苗接种；对有后遗症的患儿做好康复护理指导，教会家长切实可行的护理措施及康复疗法，如肢体功能锻炼、语言训练等。坚持用药，定期复诊。

考点练习

考点：乙脑的病因、临床表现、辅助检查、治疗要点和护理措施（A1、A2型题）

1. 乙脑的最主要传染源是
   A. 病人
   B. 猪
   C. 牛
   D. 蚊虫
   E. 隐性感染者
2. 乙脑病毒主要侵犯的人体系统是
   A. 免疫系统
   B. 呼吸系统
   C. 循环系统
   D. 骨骼肌肉系统
   E. 中枢神经系统
3. 乙脑常见的致死原因是
   A. 意识障碍
   B. 惊厥
   C. 呼吸衰竭
   D. 循环衰竭
   E. 脑疝
4. 乙脑病人惊厥发作时的首选治疗措施是
   A. 亚冬眠疗法
   B. 肌注苯巴比妥钠
   C. 肌注或缓慢静注地西泮
   D. 水合氯醛溶液灌肠
   E. 缓慢静注硫酸镁
5. 乙脑病人常见的护理问题<u>不包括</u>
   A. 有受伤的危险
   B. 体温过高
   C. 气体交换受损
   D. 皮肤完整性受损
   E. 意识障碍
6. 患儿，男，5岁。因“高热、头痛伴烦躁不安3天，时有抽搐发生”收入院。查体：体温41℃，呼吸32次/min；神志清，颈项强直。实验室检查：血白细胞15×10^9/L，中性粒细胞0.82；脑脊液：有核细胞数100×10^5/L，蛋白400mg/L，糖和氯化物正常。临床诊断为流行性乙型脑炎。目前首要的护理措施是
   A. 使用脱水剂预防抽搐
   B. 给氧以改善呼吸困难
   C. 应用抗病毒药物
   D. 静脉补液维持水和电解质平衡
   E. 采用物理降温和退热药降低体温
7. 某社区护士拟向社区居民宣传乙脑的预防知识，在强调接种乙脑疫苗的同时，还应动员社区居民做好
   A. 家禽管理
   B. 家畜管理
   C. 灭蝇工作
   D. 灭蚊工作
   E. 灭鼠工作

参考答案

序号	1	2	3	4	5	6	7
答案	B	E	C	C	D	E	D

第九节 猩红热病人的护理

考情分析

年份	主要考点
2019	全身皮肤弥漫性发红，手指按压皮肤出现苍白手印时应考虑的疾病；猩红热患儿出现高热时的首优问题
2020	猩红热患儿最主要的护理诊断
2021	符合猩红热表现的是（杨梅舌、口周苍白圈）；猩红热的特征性表现（帕氏线）
2022	猩红热患儿的隔离方式（居家隔离）；猩红热的特征性体征
2023	猩红热病人“帕氏线”出现的部位（肘窝）

考点导航

猩红热是由**A族溶血性链球菌**引起的急性传染病，临床以发热、咽峡炎、草莓舌、全身弥漫性鲜红色皮疹和退疹后片

状脱皮为特征。

一、病因、发病机制及流行病学

A族乙型溶血性链球菌是本病的致病菌。链球菌侵入机体后，主要产生3种病变：①化脓性病变：引起咽峡炎、化脓性扁桃体炎等；②中毒性病变：引起发热等全身中毒症状及出现典型猩红热皮疹；③变态反应性病变：病后2～3周，少数患儿出现心脏、肾脏及关节的非化脓性炎症。

流行病学特征见表5-9-1。

表5-9-1 猩红热流行病学特征

传染源	**病人及带菌者为传染源，自发病前24小时至疾病高峰传染性最强**
传播途径	**主要通过空气飞沫直接传播**，亦可由食物、玩具、衣服等物品间接传播
易感人群	人群普遍易感，以3～7岁儿童发病率高
流行特点	四季皆可发病，以春季多见

二、临床表现

1. 发热　多为高热，伴头痛、乏力、全身不适等。
2. 咽峡炎　咽部、扁桃体充血、肿胀，表面有脓性渗出物。
3. 皮疹　多**在发热后第2日出现**；**始于耳后**、颈部及上胸部，迅速波及全身。皮疹特点为**针尖大小的充血性皮疹**，压之褪色，触之有砂纸感，**疹间无正常皮肤**，有痒感。**肘窝、腹股沟等处皮疹密集**，易摩擦出血呈紫红色线状，称为线状疹(Pastia线，**帕氏线**)。如面部仅有充血而无皮疹，口鼻周围充血不明显，相比之下略显苍白，称为**"口周苍白圈"**。病初舌覆白苔，3～4日后白苔脱落，舌乳头红肿突起，称为**"杨梅舌"**。皮疹于48小时达高峰，持续一周左右，按出疹顺序消退伴脱皮。躯干为**糠皮样脱屑**，手掌足底可见**大片状脱皮**，呈"手套""袜套"状。无色素沉着。
4. 并发症　常见为**变态反应性疾病**，主要有**急性肾小球肾炎**、风湿病等。

三、辅助检查

白细胞总数增高，中性粒细胞占80%以上，取咽拭子或其他病灶分泌物培养，可检测到溶血性链球菌。

四、治疗原则

青霉素首选药物。对青霉素过敏或耐药者可用红霉素或头孢菌素治疗。

温馨提示

下列疾病均首选青霉素治疗：猩红热、肺炎球菌性肺炎、梅毒、小儿急性肾小球肾炎合并链球菌感染、风湿热、破伤风等。

五、护理问题

1. 体温过高　与感染、毒血症有关。
2. 皮肤完整性受损　与细菌产生的毒素有关。
3. 潜在并发症：急性肾炎、风湿热。

六、护理措施

1. 发热的护理　急性期绝对卧床，给予适当物理降温及药物降温，**忌用冷水或乙醇擦浴**。多饮水，以利散热及排泄毒素。给予营养丰富、富含维生素且易消化的流质、半流质饮食。
2. **遵医嘱及早使用青霉素治疗**。
3. 保持皮肤、黏膜完整，保持口腔清洁，可用盐水漱口。避免干硬、辛辣的食物。勤换内衣，温水洗浴。**脱皮时可涂凡士林或液体石蜡，有大片脱皮时嘱患儿不要用手强行撕脱，须用消毒剪刀剪掉**，以防感染。
4. 病情观察　**密切观察尿量、尿色变化，警惕急性肾炎的发生**，观察患儿有无关节肿痛等风湿热的迹象。
5. 预防感染的传播(见表5-9-2)

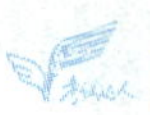

表 5-9-2 预防猩红热传播的处理措施

传染过程	处理措施
隔离传染源	**隔离至症状消失后1周，连续咽拭子培养3次阴性**。有化脓性并发症者应隔离至治愈为止
切断传播途径	室内通风换气或用紫外线照射进行消毒，被患儿分泌物污染的食具、玩具、衣被等采用含氯消毒液浸泡、擦拭、蒸煮或日光曝晒等措施
保护易感人群	**密切接触者需观察7天**

七、健康教育

向家长讲解猩红热的治疗和护理知识，指导家长做好隔离、饮食、皮肤护理等，学会观察病情。本病流行时避免带患儿去公共场所。**少数患儿起病后2～3周可能发生急性肾小球肾炎，应注意监测尿常规，了解有无肾脏损害**。

考点练习

考点：猩红热的病因、发病机制及流行病学（A1型题）

1. 引起猩红热的病原体是
   A. 金黄色葡萄球菌
   B. A族链球菌
   C. B族链球菌
   D. C族链球菌
   E. 肺炎链球菌

考点：猩红热的临床表现（A1、A2型题）

2. 猩红热患儿特有的体征是
   A. 口周苍白圈
   B. 躯干糠皮样脱屑
   C. 皮疹多在发热2天后出现
   D. 疹间无正常皮肤
   E. 多为持续性高热
3. 患儿，女，5岁。发热2天，体温达39.5℃，咽痛，咽部有脓性分泌物，周身可见针尖大小的皮疹，压之褪色，触之有砂纸感。应考虑为
   A. 麻疹
   B. 水痘
   C. 猩红热
   D. 乙型脑炎
   E. 腮腺炎
4. 如图所示（附文末彩图19），不是猩红热特征性表现的是

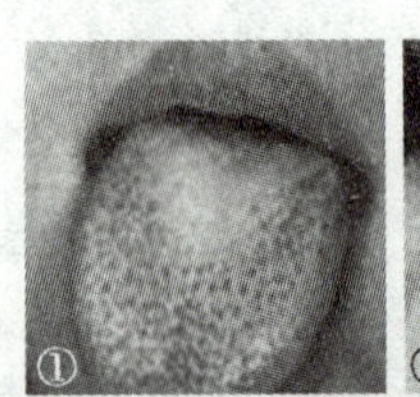

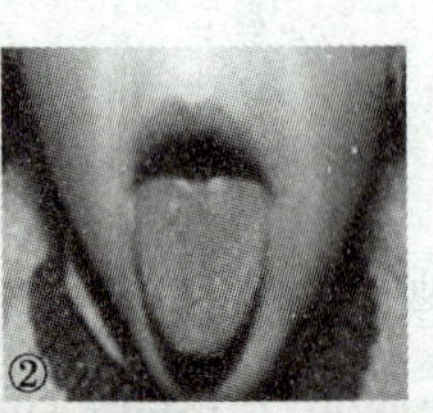

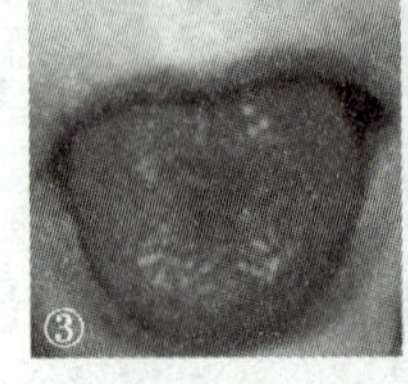

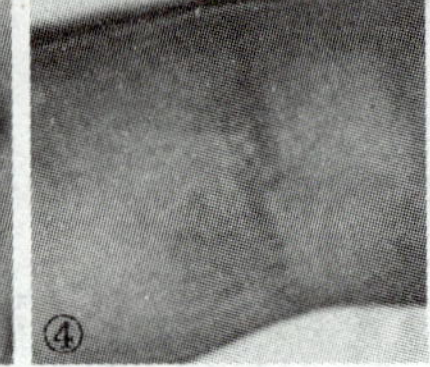

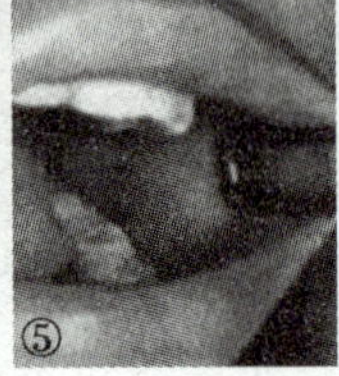

   A. ①
   B. ②
   C. ③
   D. ④
   E. ⑤
5. 患儿，女，4岁。两周前出现发热，第2天出现皮疹，皮疹2～3天出齐后体温下降，1周来全身皮肤糠麸样屑，手脚有大片脱皮，最可能的诊断是
   A. 麻疹
   B. 水痘
   C. 猩红热
   D. 流行性腮腺炎
   E. 中毒型细菌性痢疾

考点：猩红热的辅助检查，掌握其治疗要点（A1型题）

6. 猩红热首选的治疗药物是
   A. 红霉素
   B. 青霉素G
   C. 庆大霉素
   D. 利巴韦林
   E. 头孢菌素

考点：猩红热的护理问题、护理措施和健康教育（A1、A2型题）

7. 关于猩红热患儿的护理措施，**错误**的是
   A. 高热时可给予乙醇拭浴
   B. 给予营养丰富并含大量维生素的流质饮食
   C. 可用温水清洗皮肤
   D. 剪短患儿指甲，避免抓破皮肤
   E. 脱皮时可用消毒剪刀修剪
8. 患儿，男，2岁。患猩红热入院治疗。现患儿处于脱屑期，躯干呈糠皮样脱屑，手足为大片状脱皮。针对患儿该阶段的皮肤护理指导，**错误**的是
   A. 观察脱皮进展情况
   B. 勤换衣服，勤晒衣被
   C. 用温水清洗皮肤，以免感染
   D. 脱皮大时可用手轻轻撕掉

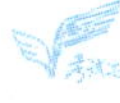

E. 剪短患儿指甲避免抓破皮肤

9. 患儿，女，8岁。患猩红热入院。入院后第一天，护士应向患儿父母着重介绍
A. 住院环境
B. 治疗方法及预后
C. 病情观察要点
D. 医疗费用
E. 管床医生

10. 患儿，女，5岁。发热、出疹3天，诊断为猩红热住院。医生嘱家长在病程2～3周时检查尿液。护士应向家属解释，检查的目的是
A. 检查有无肾损害
B. 为控制活动量提供依据
C. 决定饮食调整方案
D. 了解药物副作用
E. 了解疾病恢复情况

11. 患儿，男，9岁。猩红热，处于恢复期，躯干见糠皮样脱屑，手掌足底可见大片状脱皮。此时针对皮肤的护理措施，正确的是
A. 等待脱皮慢慢自行脱落
B. 肥皂水清洁皮肤
C. 局部涂炉甘石洗剂
D. 消毒药水浸渍洗衣服
E. 局部涂金霉素软膏

12. 患儿，男，14岁。因"发热、咽痛3天"入院。查体：T 39.5℃，P 90次/min，R 22次/min，BP 110/70mmHg，全身出现针尖大小皮疹，心肺正常。初步诊断为猩红热。目前该患儿首优的护理问题是
A. 体温过高
B. 疼痛：咽痛
C. 潜在并发症：中毒性心肌炎
D. 恐惧
E. 皮肤的完整性受损

参考答案

序号	1	2	3	4	5	6	7	8	9	10	11	12
答案	B	A	C	E	C	B	A	D	C	A	A	A

第十节　中毒型细菌性痢疾病人的护理

考情分析

年份	主要考点
2019	细菌性痢疾患儿腹痛的压痛部位（左下腹）；细菌性痢疾的饮食指导
2020	中毒型细菌性痢疾的致病菌；关于细菌性痢疾的正确叙述（可引起急性微循环障碍，导致休克）
2021	细菌性痢疾保留灌肠时的体位（左侧卧位）
2022	中毒型细菌性痢疾好发于（2～7岁健壮儿）；细菌型痢疾患儿留取哪部分粪便标本送检（黏液脓血部分）

考点导航

细菌性痢疾是由志贺菌属引起的肠道传染病，中毒型细菌性痢疾是急性细菌性痢疾的危重型，以2～7岁儿童多见，临床以突发高热、嗜睡、反复惊厥、迅速发生休克和昏迷为特征。

一、病因、发病机制和流行病学

细菌性痢疾的病原菌为痢疾杆菌，志贺菌属，对外界抵抗力较强，耐寒、耐湿，但不耐热和阳光，常用的各种消毒剂均可将其灭活。**病人和带菌者是主要传染源**。

主要通过消化道传播。多见于平素体格健壮、营养状况好的小儿。发病季节以夏秋多见。中毒性痢疾肠道病变轻微，但全身病变重，脑组织病变最为显著，可发生**脑水肿甚至脑疝**，出现昏迷、抽搐和呼吸衰竭，**是死亡的主要原因**。

二、临床表现

潜伏期1～2天。起病急骤，**突然高热**，在肠道症状出现前即反复发生惊厥，短期内即可出现呼吸衰竭、休克症状（亲：高热为小儿细菌性痢疾的首要症状）。肠道症状往往在数小时或十几个小时后出现，常被误诊为其他热性疾病。临床表现分为3型（表5-10-1）。

表5-10-1 细菌性痢疾临床表现

分型	临床表现
休克型（周围循环衰竭型）	感染性休克为主要临床表现。患儿面色苍白、四肢厥冷、脉搏细速、血压下降，后期伴心、肺、肾等多器官功能障碍
脑型（呼吸衰竭型）	中枢神经系统症状为主要临床表现。以颅压增高、脑水肿、脑疝和呼吸衰竭为主。患儿剧烈头痛、呕吐、血压增高、反复惊厥及昏迷，严重者呼吸节律不齐、双瞳孔不等大、对光反射迟钝或消失。此型病死率高
肺型	主要表现为呼吸窘迫综合征
混合型	同时或先后出现以上两型或三型的表现，极为凶险，死亡率更高

三、辅助检查

1. 血常规 白细胞总数和中性粒细胞增高。
2. 便常规 **黏液脓血便，镜检可见大量脓细胞、红细胞及巨噬细胞**。
3. 便培养 找到**痢疾杆菌是确诊的最直接证据**。送检标本应做到**尽早、新鲜，选取黏液脓血部分多次送检**，以提高检出率。如**当时患儿尚无腹泻，可用冷盐水灌肠取便**，必要时重复进行。

四、治疗原则

包括降温止惊，治疗循环、呼吸衰竭，防止脑水肿，应用抗生素控制感染。通常选用对痢疾杆菌敏感的阿米卡星、头孢噻肟钠、头孢曲松钠等。

知识拓展

急性细菌性痢疾的药物治疗

自抗生素广泛应用以来，痢疾杆菌耐药不断增加，对氯霉素、磺胺及呋喃唑酮等药的耐药率为70%～90%。故**用药时应参考药物敏感试验**。原则上疗程不宜短于5天，以减少恢复期带菌。

1. **喹诺酮** 抗菌谱广，有强大的杀菌作用，对耐药菌株亦有较好的疗效，**是目前成人菌痢首选药物**。常用诺氟沙星，也可选择环丙沙星、氧氟沙星。因**影响骨骼发育，故孕妇、儿童及哺乳期妇女慎用**。
2. **复方磺胺甲噁唑**（SMZ） 虽对本药置耐药菌株有所增加，**多数病人仍有较好疗效**。
3. 其他 甲硝唑治疗婴幼儿菌痢有效，也可用庆大霉素、阿米卡星等。

五、护理问题

1. 体温过高 与毒血症有关。
2. 组织灌注无效 与微循环障碍有关。
3. 潜在并发症：脑水肿、呼吸衰竭等。
4. 焦虑（家长） 与病情危重有关。

六、护理措施

1. 维持正常体温 监测体温，综合使用物理降温、药物降温，必要时采用亚冬眠疗法，控制体温在37℃左右。
2. 维持有效血液循环 对休克患儿适当保暖以改善周围循环。迅速建立并维持静脉通道，遵医嘱进行抗休克治疗。
3. 密切观察病情变化 监测患儿生命体征，密切观察神志、面色、瞳孔、尿量的变化，准确记录24小时出入量。观察患儿排便次数及大便性状。准确采集大便标本送检。
4. 遵医嘱给予抗生素、镇静剂、脱水剂、利尿剂等，控制惊厥，降低颅内压，保持呼吸道通畅。
5. 预防疾病的传播 对患儿采取**肠道隔离至临床症状消失后1周或连续3次便培养阴性为止**。

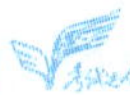

七、健康教育

对家长讲解该病的相关知识，指导家长与患儿养成饭前便后洗手的良好卫生习惯，注意饮食卫生，不吃生冷、不洁、变质食物等。

考点练习

考点：中毒型细菌性痢疾的病因、发病机制及流行病学（A1 型题）

1. 中毒型细菌性痢疾多见于哪个年龄段的小儿
   A. 1～2 岁
   B. 3～5 岁
   C. 2～7 岁
   D. 7～9 岁
   E. 10～12 岁

考点：中毒型细菌性痢疾的临床表现（A1 型题）

2. 小儿中毒型细菌性痢疾的临床表现**不包括**
   A. 起病急骤，高热甚至超高热
   B. 反复惊厥
   C. 精神萎靡、嗜睡、昏迷
   D. 肠道症状严重
   E. 迅速出现呼吸衰竭和循环衰竭

考点：中毒型细菌性痢疾的辅助检查和治疗要点（A1、A2 型题）

3. 典型中毒型细菌性痢疾患儿的粪便呈
   A. 黏液脓血便
   B. 陶土样便
   C. 柏油样便
   D. 果酱样便
   E. 米汤水样便
4. 患儿，女，3 岁。以突然高热、进行性呼吸困难入院，怀疑为中毒型痢疾。为早日检出痢疾杆菌，护士留取大便标本，正确的做法是
   A. 标本多次采集，集中送检
   B. 可用开塞露灌肠取便
   C. 患儿无大便时，口服泻剂留取大便
   D. 如标本难以采集，可取其隔日大便送检
   E. 选取大便黏液脓血部分送检
5. 病人，女性，32 岁。一日前饮用不洁水后突发高热，继而出现腹痛、腹泻和里急后重感，出现黏液脓血便，诊断为急性细菌性痢疾，在治疗药物使用中**不正确**的是
   A. 喹诺酮类药物是目前相对理想的药物
   B. 孕妇及儿童应慎用喹诺酮类药物
   C. 应积极分离病原菌并行药物敏感试验
   D. TMP-SMZ 耐药虽然增强，但对多数病人仍有效
   E. 青霉素为治疗首选药物

考点：中毒型细菌性痢疾的护理问题、护理措施和健康教育（A1、A2 型题）

6. 下列关于预防痢疾传播的措施，**错误**的是
   A. 隔离病人和带菌者
   B. 对饮食行业及托幼机构的工作人员定期做大便培养
   C. 做好饮水、饮食及粪便的管理
   D. 大便培养 1 次阴性可解除患儿隔离
   E. 饭前便后洗手
7. 患儿，男，5 岁。确诊中毒型细菌性痢疾。为预防传播，该患儿应隔离至
   A. 临床症状消失
   B. 临床症状消失后 3 天
   C. 1 次大便培养阴性
   D. 2 次大便培养阴性
   E. 3 次大便培养阴性
8. 病人，男性，28 岁。在大排档聚餐后出现高热、腹泻，诊断为细菌性痢疾。对该病人采取的护理措施中，**不正确**的是
   A. 给予胃肠道隔离
   B. 给予高蛋白饮食
   C. 酌情给予流质或半流质食物
   D. 记录排便的性状、次数
   E. 留取粪便标本送检
9. 病人，女性，18 岁。在街边进食后出现发热、腹痛、腹泻，以细菌性痢疾收入院。下列各饮食护理，**不恰当**的是
   A. 忌食刺激性食物
   B. 忌食生冷
   C. 少量多餐
   D. 高蛋白、高脂肪饮食补充能量
   E. 少纤维饮食

参考答案

序号	1	2	3	4	5	6	7	8	9
答案	C	D	A	E	E	D	E	B	D

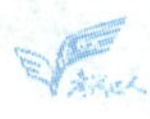

第十一节 流行性脑脊髓膜炎

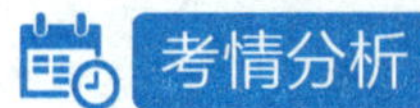

年份	主要考点
2021	流行性脑脊髓膜炎的传播途径；流行性脑脊髓膜炎采取的隔离方式

考点导航

流行性脑脊髓膜炎简称流脑，是由脑膜炎奈瑟菌（又称脑膜炎球菌）引起的**急性化脓性**脑膜炎。小儿发病率高，**经呼吸道传播**。患儿起病急，主要表现为**突起高热、头痛、呕吐、皮肤黏膜瘀点、瘀斑及脑膜刺激征阳性**。重者留有后遗症或死亡。

一、病因、发病机制及流行病学

流行病学特征见表 5-11-1。

表 5-11-1 流行性脑脊髓膜炎流行病学特征

传染源	**病人和带菌者为主要传染源，从潜伏期末开始至发病 10 天内具有传染性**
传播途径	病原菌存在于病人或带菌者鼻咽分泌物中，**通过飞沫传播**
易感人群	任何年龄都可患病，以 **6 个月到 2 岁婴幼儿发病率最高**
流行特点	**全年均可发病，以冬春季节为主**

病原菌自呼吸道侵入，造成鼻咽部带菌状态或表现为上呼吸道炎症，少部分感染者病原菌侵入血流引起败血症，**最终侵犯脑膜导致化脓性脑脊髓膜炎**。

二、临床表现

潜伏期 1～10 天，平均 2～3 天。临床症状分为普通型、暴发型、轻型和慢性败血症型。

（一）普通型

最常见，占 90%左右，可分为 4 期。

1. 上呼吸道感染期（前驱期） 传染性最强。主要表现为上呼吸道感染症状，约持续 1～2 天。

2. 败血症期 多突发高热、头痛、呕吐等毒血症状。70%以上病人有皮疹，先为玫瑰疹，迅速发展为**瘀点瘀斑**，1～2mm 至 1～2cm 大小，渐成为暗紫色大疱坏死。**皮肤黏膜瘀点瘀斑为本期特征性表现**。皮疹多呈圆形，指压不褪色，以躯干常见。病情危重者瘀点、瘀斑迅速增多、融合，中央呈紫黑色坏死形态，愈后留有瘢痕。

3. 脑膜炎期 多数败血症病人于发病 24 小时内出现中枢神经系统症状，高热不退、头痛、呕吐、烦躁不安、惊厥、昏迷、脑膜刺激征阳性。婴幼儿表现为拒奶、惊叫、双眼凝视和前囟隆起。

4. 恢复期 病人体温逐渐下降至正常，皮肤瘀点及瘀斑消失，症状逐渐好转，神经系统检查正常。约 10%病人可出现口唇疱疹。病人一般在 1～3 周内可痊愈。

（二）暴发型

较少见，凶险、病死率高。临床分为 3 种类型。

1. 休克型 多见于 2 岁以下婴幼儿，表现为高热、呕吐、惊厥。患儿于短时间内出现全身皮肤、黏膜广泛瘀点和瘀斑，并迅速扩大融合。随后出现面色苍白、四肢末端厥冷、发绀、皮肤发花，脉搏细数，血压下降等周围循环衰竭表现。

2. 脑膜炎型 多见于年长儿，发病急，除高热、皮肤瘀斑外，脑实质损害临床表现明显，出现一系列颅内压增高症状，剧烈头痛、极度烦躁，反复呕吐，频繁惊厥，肌张力增高；嗜睡，并迅速进入昏迷状态，严重者发生脑疝。

3. 混合型 以上两型临床表现同时或先后出现。

（三）轻型

多见于临床后期，低热、细小出血点，轻度头痛或呕吐。

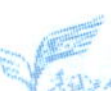

(四) 慢性败血症型

罕见,多见于成人。以间歇发热、皮疹、关节疼痛为特征。

三、辅助检查

1. 血常规　白细胞总数升高,中性为主。
2. 脑脊液检查　发生脑膜炎者脑脊液改变同其他化脓性脑膜炎。
3. **细胞学检查　脑脊液涂片或皮肤瘀点涂片找到致病菌,脑脊液、血培养致病菌阳性**。
4. 免疫学　特异性抗原、特异性抗体。
5. 其他　核酸检测等。

四、治　　疗

抗生素治疗,**首选青霉素**;对症及支持治疗。

五、护理问题

1. 组织灌注量改变　与内毒素所致微循环障碍有关。
2. 体温过高　与细菌感染有关。
3. 皮肤完整性受损　与瘀点、瘀斑有关。
4. 合作性问题:颅内高压。
5. 知识缺乏:家长缺乏对疾病的预防、护理知识。

六、护理措施

(一) 保持有效循环灌注

1. 监测生命体征、末梢循环、尿量等休克症状,发现异常及时做好抗休克准备。
2. 迅速建立静脉通路,保证输液通畅。

(二) 高热的护理

密切监测体温,遵医嘱给予物理降温或药物降温。

(三) 密切观察颅内高压或脑疝症状,备好各类急救物品

(四) 保持呼吸道通畅,及时吸氧、吸痰

(五) 保持皮肤完整,保持床单清洁、平整,较大瘀斑坏死让其自行脱落,并按外科创伤处理。瘀斑、瘀点在吸收过程中有痒感,应**剪短患儿指甲,避免抓破皮肤**。

(六) 休克、昏迷患儿按相关护理常规

(七) 防止感染传播

呼吸道隔离至症状消失后3天,但不少于发病后7天。保持室内空气流通,定时空气消毒。**患儿呼吸道分泌物及其他被污染物品需消毒处理**。**对密切接触者医学观察7天**,可遵医嘱给予预防药物。

七、健康指导

向家长讲解有关流脑的基本知识;教育家长要注意个人与环境卫生,居室应经常通风换气,被褥勤换、常晒。流行期间不带儿童到公共场所,按时进行预防接种。

考点练习

考点:流脑的临床表现和护理措施(A1、A2型题)

1. 流脑患儿的皮疹特点是
   A. 斑丘疹
   B. 斑疹
   C. 荨麻疹
   D. 丘疹
   E. 瘀点、瘀斑
2. 患儿,女,6岁。发热、呕吐2天,精神萎靡1天入院。查体:体温39℃,嗜睡,腹部多个出血点,颈项强直,克氏征(+),最可能的诊断是
   A. 流行性出血热
   B. 流行性脑脊髓膜炎
   C. 流行性乙型脑炎
   D. 流行性感冒
   E. 流行性腮腺炎
3. 流行性脑脊髓炎病人的特征性临床表现为
   A. 恶心、呕吐
   B. 颈项强直
   C. 瘀点、瘀斑
   D. 头痛

E. 高热

4. 患儿，男，11 岁。以“流行性脑脊髓膜炎”入院治疗。查体：T 39.6℃，P 108 次/min，R 20/min，BP 110/70mmHg，神志清楚，呼吸规则，双侧瞳孔等大等圆，对光反射灵敏；手臂、胸、腹及下肢等处散在瘀点；颈项强直(＋)，克氏征(＋)。该患儿目前所处的临床类型为

A. 脑型

B. 轻型

C. 休克型

D. 普通型

E. 暴发型

5. 患儿，男，12 岁。因发热，头痛 3 天，以流行性脑脊髓膜炎(普通型)入院。对于其密切接触的妹妹，预防措施正确的是

A. 隔离观察 5 天

B. 隔离观察 7 天

C. 医学观察 5 天

D. 不需要观察

E. 医学观察 7 天

参考答案

序号	1	2	3	4	5
答案	E	B	C	D	E

第十二节 结核病病人的护理

考情分析

年份	主要考点
2019	结核杆菌侵犯人体后发生变态反应的时间；肺结核确诊的方法；肺结核病人咯血时的体位；化疗药物不良反应的正确陈述；导致听力损害的化疗药物；5 个月大的患儿生后至今未接种卡介苗，正确的做法
2020	继发性肺结核的定义；肺结核病人焦虑时的错误处理(安排病人请假回家)；肺结核病人咯血时的首要处理；肺结核的判断
2021	肺结核出现较大空洞病变时可闻及(支气管呼吸音)；处理肺结核病人痰液最简单有效的方法(焚烧)；利福平的主要副作用(肝脏毒性)；异烟肼的不良反应(外周神经炎)；乙胺丁醇的不良反应(视物模糊、视力减退、视野缩小)；属于全杀菌剂的是(异烟肼)；结核菌素试验判断结果的时间(注射后 48～72 小时)；溃疡性肠结核病人粪便的特点；肺结核病人突然大咯血，出现呼吸困难、发绀，听诊一侧呼吸音消失，考虑为(窒息)
2022	结核菌素试验阳性的判断标准；1 岁小儿出生后未接种过卡介苗，现在需接种卡介苗应首先(做 PPD 试验)
2023	肺结核病人使用异烟肼治疗期间擅自停药后出现脑膜刺激征，考虑并发(结核性脑膜炎)；结核菌素试验强阳性结果的判断标准

考点导航

一、肺结核病人的护理

肺结核是结核分枝杆菌引起的肺部慢性传染性疾病。结核分枝杆菌可侵及全身多个脏器，但**以肺部最为常见**(亲：骨结核、肠结核、膀胱结核均继发于肺结核)。**排菌的开放性肺结核病人为重要传染源**。

(一) 病因

由结核分枝杆菌感染。结核菌属分枝杆菌，染色具有抗酸性。引起人类结核病的主要是人型菌，其次是牛型菌。此菌对外界抵抗力较强，在阴湿处能生存 5 个月以上；但在**烈日曝晒下 2～7 小时或在 100℃ 水中煮沸 5 分钟能被杀死**，70%乙醇接触 2 分钟亦可杀菌。**主要经呼吸道传播**，也可通过污染的食物或食具感染。结核菌侵入人体 4～8 周后身体组织对结核菌及其代谢产物所发生的反应称为**变态反应，结核病主要的免疫保护机制是细胞免疫**。

(二) 临床表现

1. 症状　起病缓慢，以发热是常见症状，多为长期**午后低热、盗汗、乏力、食欲减退、体重下降**等。咳嗽、咳痰 2 周以上或痰中带血是肺结核的常见可疑症状，咳嗽多以干咳为主，可有咯血、胸痛及呼吸困难。而急性粟粒型肺结核、干酪性肺炎、结核性胸膜炎可有高热、头痛、腹痛、腹胀等症状。**胸痛可为结核性胸膜炎首发或主要症状**。女性病人可有月经失调、闭经等功能紊乱症状。

2. 体征　多少不一，取决于病变性质的范围，可无任何阳性体征或仅在**肩胛间区可闻湿啰音**。病变范围大而浅表者或干酪样坏死可有患侧呼吸运动减弱，语颤增强，叩诊呈浊音，听诊呼吸音减弱等。慢性纤维空洞型肺结核可有胸廓塌陷，纵隔、气管向患侧移位。

(三) 辅助检查

1. **痰结核菌检查**　**是确诊肺结核最特异的方法，是制订化疗方案和评价治疗效果的主要依据**。痰结核菌阳性说明病灶是开放的，具有传染性。

2. 影像学检查　**胸部X线检查是早期诊断肺结核的主要方法**。肺部CT检查可发现微小或隐蔽性病灶。

3. **结核菌素试验**　测定人体是否受过结核菌感染。目前WHO推荐使用纯蛋白衍生物(PPD)和PPT-RT23。通常取0.1ml，即5结素单位(TU)于**左前臂屈侧中、下1/3交界处**作皮内注射，**注射后48～72小时测量皮肤硬结的直径(表5-12-1)**。

表 5-12-1　结核菌素试验

结果	分类	标准	临床意义
阴性		**小于5mm为阴性**	提示没有结核菌感染外，还见于人体免疫力、变态反应暂时受抑制等情况
阳性	**弱阳性** **阳性** **强阳性**	**5～9mm为弱阳性** **10～19mm为阳性** **≥20mm，出现水疱、坏死**	阳性仅表示曾有结核感染，并不一定患病。**若呈强阳性，常提示活动性结核病。3岁以下强阳性反应者，应视为有新近感染的活动性结核病**，须予治疗

4. 纤维支气管镜检查　对本病诊断和鉴别诊断有重要价值。

温馨提示

考生在复习辅助检查这一部分内容时，需掌握疾病最简单或早期的检查方法、疾病确诊的方法。如肺结核早期诊断的方法是X线，确诊的方法是痰结核菌检查。结合菌素试验是判断人体是否感染过结核菌。

(四) 治疗原则

1. 抗结核化学药物治疗　化疗原则是**早期、联合、适量、规律和全程**治疗。

温馨提示

肺结核化疗的原则可利用谐音记忆：规(规律)劝(全程)早(早期)恋(联合)要适(适量)当。

(1) 抗结核药物种类

1) **杀菌药**：全杀菌药：**异烟肼(INH,H)**、**利福平(RFP,R)**。半效杀菌药：**链霉素(SM,S)和吡嗪酰胺(PZA,Z)**。

2) 抑菌药：乙胺丁醇(EMB,E)、对氨基水杨酸钠(PAS,P)、氨硫脲(TBI)或乙硫异烟胺(ETH)。

目前国内抗结核药物分为：第一线异烟肼、利福平、吡嗪酰胺、链霉素；第二线是乙胺丁醇、氨硫脲、卡那霉素、对氨基水杨酸钠、乙硫异烟胺等。

(2) 方法：**常规疗法**：使用异烟肼、链霉素和对氨基水杨酸钠12～18个月。但由于此疗程长，病人不易坚持全程而影响疗效；**短程疗法**：联合用异烟肼、利福平等2个以上杀菌剂，**6～9个月**。强化阶段在开始的1～3个月内，每天用药。其后是巩固阶段，每周2次用药至疗程结束。几种常用抗结核药对比见表5-12-2。

表 5-12-2　几种常用抗结核药物使用简表

药品	每日用量	毒副反应	考点巧记
异烟肼	10～20mg/kg 不超过300mg	**周围神经炎**、精神症状、皮疹、肝脏损害	**一周(异周)**
链霉素	15～20mg/kg 不超过0.75g	**第8对脑神经损害(听力损害)**、肾损害、周围神经炎、过敏反应	**练听力(链听力)**
利福平	10～15mg/kg	**肝脏损害**、消化道反应、过敏反应、白细胞和血小板下降	**立杆(利肝)**
乙胺丁醇	15mg/kg	**球后视神经炎**、周围神经炎、消化道反应、肝功能损害	**以后(乙后)**
吡嗪酰胺	20～30mg/kg	肝损害、尿酸血症、痛风、消化道反应	
乙硫异烟胺	10～15mg/kg	肝功能损害、消化道反应、周围神经炎、过敏、皮疹、发热	

2. 对症治疗

(1) **高热或大量胸腔积液**者，可在使用有效抗结核药物同时，短期**加用糖皮质激素如泼尼松**，以减轻炎症和变态反应。

(2) **咯血治疗**：原则为镇静、止血、**患侧卧位**，必要时用小量镇静、止咳剂。但年老体弱、肺功能不全者要慎用，以免抑制咳嗽反射发生窒息。**咯血**较多时应**取患侧半卧位**，轻轻将气管内积血咯出，并给予**垂体后叶素**缓慢静注。速度不宜过快，否则会出现头痛、恶心、心悸、面色苍白、便意等不良反应。高血压、冠心病及孕妇禁用此药。**咯血窒息是咯血致死的原因之一**，需注意防范和紧急抢救。

温馨提示

肺结核病人咯血时取患侧卧位，当咯血出现窒息时取头低脚高位或俯侧卧位。

(3) 胸腔穿刺：结核性胸膜炎病人需及时抽液以缓解症状，防止胸膜肥厚影响肺功能，**一般每次抽液量不超过1L**，以防抽液过多可使纵隔复位太快，引起循环障碍；抽液过快，可发生肺水肿。抽液时如病人出现头晕、出汗、面色苍白、心悸、脉细、四肢发凉等"胸膜反应"时应立即停止抽液，让病人平卧，必要时皮下注射0.1%肾上腺素0.5ml。

3. 手术治疗 用于化疗无效、多重耐药的厚壁空洞、大块干酪灶、结核性脓胸、支气管胸膜瘘、大咯血保守治疗无效者。

(五) 护理问题

1. 活动无耐力 与活动性肺结核有关。
2. 知识缺乏：缺乏有关肺结核传播及化疗方面的知识。
3. 体温过高 与急性血行播散型肺结核、干酪型肺炎等有关。
4. 有传染的危险 与开放性肺结核有关。
5. 营养失调：低于机体需要量 与机体消耗增加、食欲减退有关。
6. **有窒息的危险 与大咯血有关**。

(六) 护理措施

1. 做好隔离，预防传染

(1) 有条件者，病人应单居一室，**呼吸道隔离**，室内保持通风，每日用紫外线消毒。**病人外出时应戴口罩**。

(2) 嘱病人在咳嗽或打喷嚏时，用双层纸巾遮住口鼻，防飞沫传染。不要随地吐痰，**将痰吐在纸上用火焚烧**。或痰液须经灭菌处理，如放入84消毒液进行消毒处理，并及时做清洁。(*)接触痰液后用流水清洗双手。

(3) 病人餐具需煮沸消毒或用84消毒液浸泡消毒，**同桌共餐时使用公筷，以预防传染**。

(4) **接种卡介苗**可以使人体产生针对结核菌的特异性免疫力，**减少肺结核的发生**。对于结核菌素试验阳性且与病人密切接触的成员、结核菌素试验新近转为阳性的儿童可**服用异烟肼进行药物预防**。

2. 肺结核活动期的病人应注意休息，避免疲劳，戒酒及维持良好营养，有高热等明显中毒症状及咯血者应卧床休息；轻症及恢复期病人，不必限制活动。

3. 护士要向病人及其家人解释化疗的意义，用药时的注意事项，及时发现药物的副作用，如**利福平可出现黄疸、转氨酶一过性升高**及变态反应；**链霉素可出现耳聋和肾功能损害**；对氨基水杨酸钠可有胃肠道刺激、变态反应；**异烟肼可有周围神经炎**、中毒性反应；**乙胺丁醇可以出现球后视神经炎**。一旦出现副作用及时就诊。

4. 饮食宜**高热量、富含维生素、高蛋白质**，多食牛奶、豆浆、鸡蛋、鱼、肉、水果及蔬菜等。

5. 做好高热病人护理，对于出汗多的病人，及时用温毛巾擦干身体和更换衣被，以防感冒。

6. 咯血护理

(1) 病人咯血时护士应给予细致观察与护理，使之有安全感。

(2) 嘱病人安静休息，避免不必要的交谈，一般静卧休息能使小量咯血自行停止。**大咯血病人应绝对卧床休息**，减少翻动，协助病人**取患侧卧位**，有利于健侧通气，对肺结核病人还可防止病灶扩散。

(3) **大咯血者暂禁食，小量咯血者宜进少量凉或温的流质饮食**，避免饮用浓茶、咖啡、酒等刺激性饮料。多饮水及多食富含纤维素食物，以保持大便通畅。

(4) 做好窒息的预防及抢救配合

1) **密切观察病情变化，注意有无窒息先兆**。应向病人说明**咯血时不要屏气，应尽量将血轻轻咯出**。

2) 准备好抢救用品如吸痰器、鼻导管、气管插管和气管切开包等。**一旦出现窒息，立即置病人于头低足高位或俯卧位，轻拍背部以利血块排出**。

3) 气道通畅后，若病人自主呼吸未恢复，应行呼吸机辅助呼吸。给予高流量吸氧，按医嘱应用呼吸中枢兴奋剂。

7. 心理护理 肺结核病程长、恢复慢，且病情易反复，**病人容易产生急躁、恐惧心理**，护士应做好心理护理，耐心向

病人讲解疾病的知识，并给予帮助与支持。

（七）健康教育

1. 向病人及家属介绍本病特点及治疗的原则，争取其积极配合并要全程管理病人，及时给予病人合理化学治疗和良好护理。因为肺结核病程长、易复发和具有传染性。必须长期随访，掌握病人从发病、治疗到治愈的全过程。

2. 指导病人防止疾病传播

（1）有条件的病人应单居一室，室内保持良好通风，痰菌阳性的肺结核病人需要住院治疗，需进行呼吸道隔离。

（2）注意个人卫生，**严禁随地吐痰，不可面对他人打喷嚏或咳嗽**，以防飞沫传播。在**咳嗽或打喷嚏时，用双层纸巾遮住口鼻，纸巾焚烧处理**。留置于容器中的痰液须经灭菌处理再弃去。接触痰液后用流水清洗双手。

（3）餐具煮沸消毒或用消毒液浸泡消毒，**同桌共餐时使用公筷，以预防传染**。

（4）**被褥、书籍在烈日下曝晒6小时以上**。

（5）**病人外出时戴口罩**。

3. 教育病人家属要给**新生儿、儿童及青少年接种卡介苗**。

4. 周围密切接触的人要定期到医院进行有关检查，必要时给予**预防性治疗（服用异烟肼）**。对受结核分枝杆菌感染易发病的高危人群，可到医院接受预防性化学治疗。

5. 指导病人调理日常生活　嘱病人戒烟、戒酒；保证营养的补充；合理安排休息，避免劳累；避免情绪波动及呼吸道感染。

6. 指导病人用药，**强调坚持规律、全程、合理用药的重要性**。

7. 提高病人治疗依从性，**定期复查胸片和肝、肾功能**。

二、结核性脑膜炎病人的护理

结核性脑膜炎是结核菌侵犯脑膜所引起的炎症，**是小儿结核病中最严重的类型**。结脑一般多在原发结核感染后1年内发病，尤其是初染结核3～6个月，多见于3岁以内的婴幼儿。

（一）发病机制

由于小儿血脑屏障功能不完善，免疫功能低下，入侵的结核杆菌易通过血行播散而引起结核性脑膜炎。

（二）临床表现

1. 早期（前驱期）　约1～2周。**主要症状为性情改变**，精神呆滞，易疲倦或易激惹，可有低热、盗汗、消瘦及不明原因的呕吐。

2. 中期（脑膜刺激期）　约1～2周。主要表现为剧烈头痛、喷射性呕吐、嗜睡，体温增高，惊厥。**脑膜刺激征是结核性脑膜炎最主要和常见的体征**。婴幼儿以前囟饱满为主。此期还可出现面神经瘫痪等脑神经障碍。

3. 晚期（昏迷期）　约1～3周。症状逐渐加重，意识朦胧、半昏迷甚至昏迷。

（三）辅助检查

1. 脑脊液检查　压力增高，外观透明或呈毛玻璃状；白细胞增高，分类以淋巴细胞为主；蛋白定量增加；**糖和氯化物均降低是结核性脑膜炎的典型改变**。脑脊液中找到结核杆菌可确诊。

2. 胸部X线检查　胸片证实有血行播散对确诊结核性脑膜炎有意义。

3. 结核菌素试验　阳性对诊断有帮助。

（四）治疗原则

包括两个方面：一是抗结核治疗，二是降低颅内高压。降低颅内压常用20%甘露醇。

（五）护理问题

1. 潜在并发症：颅内高压、脑疝。

2. 营养失调：低于机体需要量　与摄入不足及消耗增多有关。

3. 有皮肤完整性受损的危险　与长期卧床有关。

4. 焦虑（家长）　与患儿病情重、预后差有关。

（六）护理措施

1. 密切观察病情变化　观察患儿生命体征、神志和瞳孔，及早发现颅内高压或脑疝。

2. 患儿应卧床休息，保持室内安静，护理操作尽量集中进行，减少对患儿的刺激。惊厥发作时齿间应置牙垫，防舌咬伤。

3. 遵医嘱给予脱水剂、利尿剂、抗结核药物等。

4. 配合医生做腰穿、侧脑室引流等，做好术后护理。

5. 给予患儿营养丰富、易消化的饮食，保证足够能量以增强机体的抵抗力。昏迷、不能吞咽者，可鼻饲和静脉补液。

6. 保持皮肤的清洁干燥和床铺的清洁平整，及时清除呕吐物和大小便。眼睑不能闭合者，可涂眼膏或用生理盐水浸湿的纱布覆盖，保护角膜。每日口腔护理。

7. 采取呼吸道隔离。

（七）健康教育

指导家长坚持全程、合理用药，做好病情及药物毒副作用的观察，定期门诊复查。对留有后遗症的患儿，指导家长掌握对患儿进行康复锻炼的方法，如对瘫痪肢体进行被动活动与按摩，失语患儿进行语言训练等。

三、骨与关节结核、肠结核病人的护理

骨与关节结核、肠结核均是由结核分枝杆菌引起的特异性感染。**常继发于肺结核**，由于抗结核药物的使用和生活条件改善，发生率明显下降。但近些年来，随着肺结核在全球死灰复燃，骨与关节结核、肠结核的发病率有所增加。

（一）发病特征

骨与关节结核好发于儿童和青壮年，男女发病比例无明显差异；多发生在活动多、负重大、易发生创伤的部位。肠结核一般见于中青年，女性稍多于男性，约为 1.85∶1；肠结核主要位于回盲部，也可累及结肠和直肠。

（二）临床表现

骨与关节结核、肠结核病人全身症状主要为结核病的全身表现，包括低热、疲乏、盗汗、食欲减退、消瘦、贫血等症状。

骨与关节结核的局部症状主要是病变部位疼痛、关节肿胀、寒性脓肿及窦道，还可出现功能障碍和畸形。肠结核的腹痛多位于右下腹或脐周，并伴有大便习惯改变。

（三）治疗

骨与关节结核、肠结核的**全身抗结核治疗**同肺结核，**是治疗的关键**。其他有对症治疗、局部治疗、手术治疗。

（四）护理措施

密切观察病情变化，给予营养支持，**按时服药、坚持全疗程治疗**，监测药物不良反应，定期随访。

考点练习

考点：肺结核的病因和临床表现（A1 型题）

1. 可杀灭结核分枝杆菌的条件是
   A. 放在阴湿处
   B. 烈日下曝晒 2 小时
   C. 60℃水浸泡数分钟
   D. 放在有风处 2 小时
   E. 放在阴凉干燥处 2 小时
2. 机体初次感染结核菌到出现变态反应的时间为
   A. 1～2 周
   B. 2～4 周
   C. 4～8 周
   D. 8～10 周
   E. 8～12 周
3. <u>不属于</u>结核毒性症状的是
   A. 午后低热
   B. 盗汗
   C. 食欲减退
   D. 乏力
   E. 体重增加
4. 护士对肺结核病人进行病情观察，发现下列何种情况提示病情较重
   A. 低热盗汗，颧部潮红
   B. 软弱疲乏，精神不振
   C. 食欲减退，体重减轻
   D. 高热不退，脉搏快速
   E. 胸闷不适，咳嗽咳痰

考点：肺结核的辅助检查和治疗要点（A1、A2 型题）

5. 结核菌素试验应在注射后多长时间内判断结果
   A. 4～6 小时
   B. 8～10 小时
   C. 12～18 小时
   D. 24～36 小时
   E. 48～72 小时
6. 肺结核诊断最可靠的依据是
   A. 结核菌素试验
   B. 红细胞沉降率
   C. 胸部 CT 检查
   D. 痰结核分枝杆菌检查
   E. 胸部 X 线片
7. 早期诊断肺结核的主要方法是
   A. X 线检查
   B. 胸部 CT 检查
   C. 痰结核分枝杆菌检查
   D. B 超
   E. PPD 试验
8. 结核性胸膜炎病人需及时抽液以缓解症状，每次抽液量一般不超过
   A. 200ml
   B. 500ml
   C. 1 000ml
   D. 1 500ml
   E. 2 000ml
9. 患儿，男，1 岁半。PPD 试验硬结直径为 20mm，未接种过卡介苗。护士考虑该患儿
   A. 受过结核感染，但不一定有活动病灶

B. 新近有感染
C. 曾经感染过结核
D. 体内有新的结核病灶
E. 有活动性结核病

10. 病人，男性，28 岁，因“发热、咳嗽、体重下降 2 个月”入院。入院后行结核菌素试验，结果如图(附文末彩图 20)。病人询问结果含义，护士解释正确的是

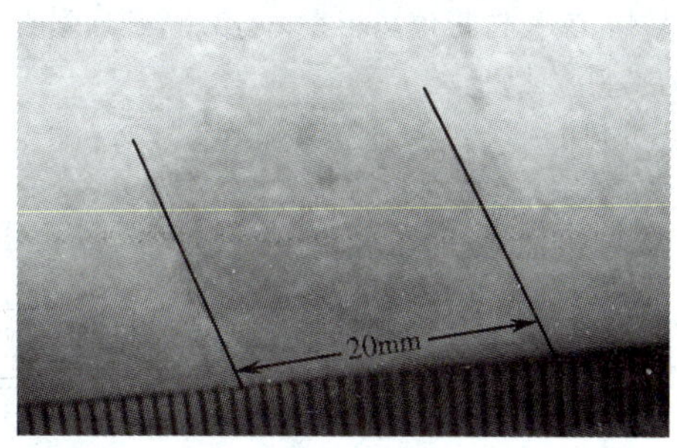

A. 强阳性，提示体内有结合菌素抗体
B. 强阳性，提示机体对结合菌素过敏
C. 强阳性，提示活动性结核病
D. 强阳性，提示曾有结核菌感染
E. 强阳性，提示肺结核有空洞

11. 肺结核的化疗原则<u>不包括</u>
A. 早期
B. 规律
C. 全程
D. 足量
E. 联合

考点：肺结核的护理问题、护理措施和健康教育(A1、A2、A3/A4 型题)

12. 病人，女性，45 岁。确诊肺结核 2 天，即将开始标准化疗。护士对病人开展化疗用药健康教育，以下叙述正确的是
A. 吡嗪酰胺可导致听神经损伤
B. 使用乙胺丁醇后，注意观察视力和绿色分辨率
C. 乙胺丁醇应避免与抗酸药同服
D. 链霉素可能会引起高尿酸血症
E. 异烟肼可引起大小便颜色呈现橘红色

13. 某肺结核复治病人接受标准化疗后出现视力减退，视野缩小，对红绿颜色分辨能力减退。可能由哪种药物所致
A. 利福平
B. 吡嗪酰胺
C. 链霉素
D. 异烟肼
E. 乙胺丁醇

14. 关于肺结核病人咯血时的护理措施的叙述，<u>不正确</u>的是
A. 绝对卧床休息
B. 消除紧张情绪
C. 鼓励病人轻咯将血排出，不可屏气
D. 协助病人健侧卧位，轻拍病人后背刺激咳嗽
E. 发现窒息先兆时应立即报告医生

15. 病人，女性，43 岁。患肺结核 2 年。现使用链霉素抗结核治疗，用药期间应注意监测
A. 肝功能
B. 心功能
C. 肾功能
D. 肺功能
E. 胃肠功能

16. 最容易引起听神经损害的抗结核药物是
A. 异烟肼
B. 利福平
C. 链霉素
D. 吡嗪酰胺
E. 乙胺丁醇

17. 病人，男性，46 岁，患肺结核。出院时护士对其进行饮食指导，正确的是
A. 控制热量的摄入
B. 少摄入牛奶、豆浆、鸡蛋等
C. 低脂肪饮食
D. 高蛋白饮食
E. 减少维生素的摄入

18. 病人，男性，66 岁。肺结核 14 年，突然咯血，颜面发绀。应首先考虑病人发生了
A. 肺结核扩散
B. 肺不张
C. 继发感染
D. 窒息
E. 失血性休克

(19～22 题共用题干)

病人，女性，33 岁。干咳伴乏力、低热、夜间盗汗、体重减轻 2 个月余。X 线胸片：右上肺阴影。疑诊断为肺结核收住入院。

19. 为明确诊断应进行的检查是
A. 结核菌素试验
B. 痰结核菌检查
C. 呼吸功能检查
D. 腹部 B 超
E. 纤维支气管镜检查

20. 经检查确诊为肺结核，拟行异烟肼、利福平和吡嗪酰胺化疗。利福平药物副作用可引起
A. 周围神经炎
B. 听力障碍
C. 球后视神经炎
D. 胃肠道反应
E. 肝损害

21. 应采取的隔离措施是
A. 消化道隔离
B. 呼吸道隔离
C. 保护性隔离

D. 接触隔离
E. 床边隔离

22. 在治疗过程中，病人突然大量咯血、出现窒息，应采取的体位是
A. 右侧卧位
B. 左侧卧位
C. 俯卧位
D. 仰卧位
E. 坐位

23. 病人因“浸润性肺结核”合并咳血痰1天入院。在院期间，护士对病人的饮食宣教，**错误**的是
A. 多食含纤维食物
B. 高热量高蛋白饮食
C. 尽量减少饮水量
D. 多吃新鲜蔬菜水果
E. 以温凉流质食物为主

24. 可使人体产生对结核菌获得免疫力的预防措施是
A. 进行卡介苗接种
B. 普及结核病防治知识
C. 及早发现并治疗病人
D. 消毒衣物，隔离病人
E. 加强锻炼，增强体质

考点：结核性脑膜炎的病因及发病机制、临床表现（A1型题）

25. 小儿结核中最严重的类型是
A. 结核隐性感染
B. 原发型肺结核
C. 支气管淋巴结核
D. 结核性脑膜炎
E. 粟粒性肺结核

26. 结核性脑膜炎中期的主要表现是
A. 低热
B. 性情改变
C. 易怒
D. 精神呆滞
E. 脑膜刺激征

考点：结核性脑膜炎的辅助检查和治疗要点（A1型题）

27. 结核性脑膜炎脑脊液的典型改变为
A. 压力增高
B. 外观透明
C. 白细胞数增加
D. 蛋白定量增加
E. 糖和氯化物含量同时降低

考点：结核性脑膜炎的护理问题、护理措施和健康教育（A3/A4型题）

（28～30题共用题干）

患儿，男，3岁。因2周来发热、头痛、呕吐、精神不振，近2天来头痛呕吐加剧，抽搐1次并发现颈项发硬而入院治疗。半年前患原发型肺结核，曾服异烟肼3个月，症状好转后，家长自行停药。查体：嗜睡，颈项强直，心肺（－），脑膜刺激征（＋）。

28. 该患儿可能患
A. 结核隐性感染
B. 原发型肺结核
C. 支气管淋巴结核
D. 结核性脑膜炎
E. 粟粒性肺结核

29. 该患儿的治疗方法是
A. 观察病情3个月
B. 给予预防性抗结核治疗6～12个月
C. 给予结核短程疗法
D. 给予结核标准疗法
E. 给予结核两阶段疗法

30. 针对该患儿采取的护理措施，**错误**的是
A. 保持室内安静，护理操作尽量集中，减少对患儿的刺激
B. 颅压高时腰椎穿刺应在脱水剂使用前进行
C. 及时清除口鼻咽喉部分泌物及呕吐物
D. 每日清洁口腔2～3次
E. 为患儿提供高热量、高蛋白质、高维生素饮食

考点：骨与关节结核、肠结核病人的护理（A1型题）

31. 骨结核病人中，最常见的发病部位是
A. 耻骨
B. 脊椎骨
C. 胫骨
D. 股骨
E. 指骨

32. 膝关节单纯滑膜结核病人除全身治疗外，局部治疗首选的方法是
A. 膝关节加压融合术
B. 石膏固定
C. 穿刺抽脓，注入链霉素或异烟肼
D. 膝关节病灶清除术
E. 皮肤牵引

参考答案

序号	1	2	3	4	5	6	7	8	9	10	11	12	13	14	15	16
答案	B	C	E	D	E	D	A	C	D	C	D	B	E	D	C	C
序号	17	18	19	20	21	22	23	24	25	26	27	28	29	30	31	32
答案	D	D	B	E	B	C	C	A	D	E	E	D	E	B	B	C

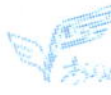

附：肾结核病人的护理

第一节　概　　述

一、病理

结核杆菌由原发病灶(**大多在肺**)经血流进入肾小球血管丛，当病人免疫力低下，肾皮质结核病灶不能愈合则发展为肾髓质结核。肾髓质结核不能自愈，蔓延至肾盏并扩散累及全肾，形成闭合性脓肿或结核性脓肾。肾结核沿输尿管蔓延最终造成输尿管、肾积水或积脓。若结核杆菌侵犯膀胱，造成膀胱挛缩，引起对侧肾积水，尿道结核致尿道狭窄。

二、临床表现

肾结核病灶在肾，症状在膀胱。

1. **膀胱刺激症状**　**尿频是最早出现的症状**，起初是酸性脓尿刺激膀胱所致，后来膀胱结核引起溃疡，尿频加重，并出现尿急、尿痛。晚期膀胱挛缩，尿频次数增多，甚至出现尿失禁。

2. 血尿　为肉眼血尿或镜下血尿。

3. **脓尿**　**尿液中含有大量的脓细胞**，严重时尿液呈洗米水状。

4. 肾区疼痛和肿块　病变波及肾包膜或继发感染时出现腰痛，结核性脓肾时出现腰部肿块。

5. 全身症状　常不明显，晚期出现发热、盗汗、贫血、虚弱、消瘦、食欲减退等症状。双侧肾结核或肾结核对侧肾积水时出现恶心、呕吐、水肿、贫血、少尿或无尿等。

三、辅助检查

1. 尿液检查　**连续3次晨尿进行结核杆菌检查，若结果阳性对诊断肾结核有决定性意义。**

2. **影像学检查**　**是确定肾结核治疗方案的主要手段，以X线检查最为重要。**

3. 膀胱镜检查　早期见黏膜充血水肿、结核结节；后期见结核性溃疡，结核性肉芽肿及瘢痕等病变。

四、治疗原则

1. 一般治疗　须重视全身治疗，包括营养补充、合理休息、避免劳累及适当运动等。

2. 药物治疗　必须**早期、联合、足量、全程规律用药**。**一般至少治疗半年以上。**

3. 手术治疗　**术前服用抗结核药不少于2周**，术后继续服药。手术方法包括肾切除术和保留肾组织的肾结核手术。

第二节　护　　理

一、术前护理

1. 一般护理　鼓励病人进营养充分、富含维生素饮食，多饮水，保证休息。

2. 药物治疗的护理　**术前一般进行2～4周的抗结核治疗**，如病情较重应先进行3～4个月的抗结核治疗。

3. 观察膀胱刺激症状、血尿或脓尿变化，如夜尿次数明显增多，影响病人睡眠时应保留尿管引流尿液。

二、术后护理

1. 密切观察病人的血压、脉搏及有无发生术后出血的迹象。

2. 体位　**肾切除者**血压平稳后取半卧位，**鼓励病人早期活动。保留肾组织者应卧床7～14日。**

3. 饮食　待肛门排气后开始进易消化、营养丰富的饮食。

4. 引流管的护理　观察并记录引流液的色、量、质的变化。

5. **观察健侧肾功能是肾手术后护理观察最重要的一点。**

6. 预防感染　观察体温及血白细胞计数变化，遵医嘱使用抗生素，及时更换切口敷料，充分引流，适时拔管，以减少异物刺激及分泌物增加等，预防感染。

三、健康教育

1. 康复指导　加强营养，注意休息，适当活动，避免劳累。有肾造瘘者做好自身护理，防止继发感染。

2. 用药指导　①**术后继续抗结核治疗6～9个月**；②坚持联合、规律、全程用药，不可随意间断或减量、减药；③用药期间注意观察药物不良反应；④勿用和慎用对肾有害的药物。

3. 定期复查　单纯药物治疗者须重视尿液检查和泌尿系造影的变化。术后应每月检查尿常规和尿结核分枝杆菌。5年不复发方为治愈。

考点练习

考点：肾结核的病因、临床表现、辅助检查和护理措施

(A1、A2型题)

1. 肾结核的原发病灶大多在
   A. 骨
   B. 肺
   C. 肠
   D. 肝
   E. 脑

2. 以膀胱刺激症状为主要临床表现的疾病是
A. 肾肿瘤
B. 肾炎
C. 多囊肾
D. 肾结核
E. 肾结石
3. 肾结核病人最早出现的症状是
A. 尿频
B. 尿急
C. 尿痛
D. 肿块
E. 脓尿
4. 对诊断肾结核有决定性意义的是
A. 超声检查
B. 膀胱镜检查
C. 静脉尿路造影
D. 逆行性肾盂造影
E. 连续3次清晨尿液结核分枝杆菌阳性
5. 肾结核病人术前护理措施中最重要的是
A. 多饮水
B. 心理护理
C. 留置导尿管引流尿液
D. 进行2～4周抗结核治疗
E. 给予营养充分、富含维生素饮食
6. 肾结核病人手术前抗结核治疗一般不少于
A. 4日
B. 6日
C. 8日
D. 10日
E. 14日

参考答案

序号	1	2	3	4	5	6
答案	B	D	A	E	D	E

别忘记经常与同学、老师
交流学习应考心得与方法哦！

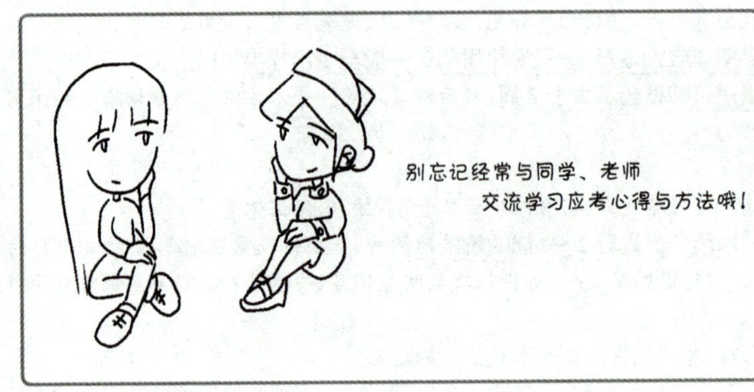

第六章　皮肤及皮下组织疾病病人的护理

第一节　皮肤及皮下组织化脓性感染病人的护理

考情分析

年份	主要考点
2019	急性蜂窝织炎的判断；急性管状淋巴管炎的特征性表现；浅层淋巴管炎的错误指导（局部加压包扎）；针对脓性指头炎病人最重要的护理评估
2020	疖的定义；痈的常见致病菌；急性蜂窝织炎切开减压冲洗伤口应选择的溶液
2021	引起浅表淋巴结炎的主要病原体（乙型溶血性链球菌）；急性颌下蜂窝织炎采取的首要措施
2022	面部危险三角区的判断（图片题）；疖形成脓肿后的处理措施（切开）；口底颌下蜂窝织炎最危险的并发症（窒息）
2023	疖的主要致病菌；痈的判断；针对痈错误的饮食指导（高脂肪饮食）；急性蜂窝织炎冲洗伤口应选择的溶液；面部"危险三角区"的疖挤压的严重后果

考点导航

一、疖

疖是单个毛囊及其所属皮脂腺的急性化脓性感染，常扩散至皮下周围组织。疖常发生于毛囊和皮脂腺丰富的头、面部、颈部、背部、腋窝及腹股沟等。其发病与皮肤不洁、擦伤、局部摩擦、环境温度较高或人体抗感染能力低下相关。致病菌以**金黄色葡萄球菌**为主。多个疖同时或反复发生称为**疖病**，常见于免疫力低下的**糖尿病病人**和营养不良病人。

温馨提示

致病菌主要为金黄色葡萄球菌的疾病有：急性血源性骨髓炎、急性乳腺炎、疖、痈、手部感染、化脓性关节炎、新生儿脐炎、急性感染性心内膜炎等。

1. 临床表现　初起时，局部皮肤出现红、肿、痛的小结节（直径＜2cm），以后逐渐增大呈圆锥形隆起，数日后结节中央因组织坏死而变软，出现黄白色脓栓，脓栓脱落后破溃流脓。脓液流尽后局部炎症即可消退愈合。

疖一般无全身症状。**面部"危险三角区"的疖**受到挤压时，细菌可进入颅内海绵状静脉窦，引起**化脓性海绵状静脉窦炎**，出现**眼部及其周围组织的红肿和疼痛，并伴有寒战、高热、头痛**，甚至昏迷，死亡率极高（图 6-1-1）。

2. 治疗原则　炎症早期红肿阶段局部涂以 2%碘酒，或采用热敷或物理疗法（超声波或红外线），亦可外敷软膏等方法促进炎症消退。已形成脓肿，须及时切开引流。

3. 健康教育　保持皮肤清洁，避免表皮受伤。**严禁挤压面部危险三角区的疖，以免引起颅内海绵状静脉窦炎**。

二、痈

痈是多个相邻毛囊及其周围组织同时发生的急性化脓性感染，或由多个疖融合而成。多见于成年人，常发生在皮肤较厚的**颈部和背部**。痈的发生与皮肤不洁、擦伤、人体抵抗力低下及糖尿病有关。致病菌以**金黄色葡萄球菌**为主。

（一）临床表现

初起为小片皮肤硬肿，色暗红，表面可有数个凸出点或脓点，疼痛较轻。继之皮肤肿硬范围增大，周围出现浸润性水

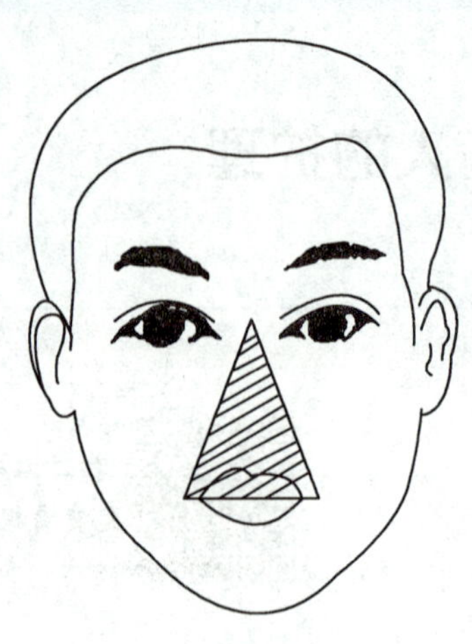
图 6-1-1 面部危险三角区

肿，局部疼痛加重，伴引流区淋巴结肿痛，有明显的全身症状。随着感染区脓点增大、增多，中央部位破溃流脓，坏死脱落，疮口呈蜂窝状。**血常规检查白细胞计数及中性粒细胞明显增加**。严重者可致全身性化脓性感染而危及生命。

(二) 治疗原则

1. 局部治疗　初期只有红肿时，局部可涂以2%碘酒或药物外敷。皮肤呈紫褐色或已破溃流脓时，应在静脉麻醉下手术切开排脓，清除坏死组织。术后加强换药，促进肉芽生长。

2. 全身治疗(*)　注意休息，加强营养，必要时给予解热镇痛药。根据临床治疗效果或细菌培养与药物敏感试验结果调整用药。

三、急性蜂窝织炎

急性蜂窝织炎是指皮下、筋膜下、肌间隙或深部疏松结缔组织的一种急性化脓性感染。常因皮肤或软组织损伤而引起，亦可由局部化脓性感染灶扩散而发生。致病菌多为**溶血性链球菌**，其次为金黄色葡萄球菌、大肠埃希菌等。感染灶近侧的淋巴结亦常被累及，可引起脓毒血症或菌血症。

1. 临床表现　表浅的(皮下)急性蜂窝织炎，局部有红、肿、热和剧痛，中央区呈暗红色，边缘稍淡，与周围正常皮肤无明显分界，压痛明显。深部急性蜂窝织炎局部皮肤红肿虽不明显，但有局部组织肿胀和深压痛，有明显的全身症状，如寒战、高热、乏力、血白细胞计数增高等。**口底、颌下与颈部的急性蜂窝织炎，易致**喉头水肿或压迫气管，引起**呼吸困难甚至窒息**。

由厌氧菌所致的急性蜂窝织炎，常发生在易被肠道或泌尿生殖道排出物污染的会阴部或下腹部伤口处，表现为进行性的皮肤、皮下组织及深筋膜坏死，破溃后脓液有恶臭，局部有捻发音。

2. 治疗原则　局部制动，中西药湿、热敷，理疗；改善全身营养状况；及时应用有效抗生素(亲：抗生素选择的依据是细菌培养和药物敏感试验哦)。**脓肿形成应切开引流**。**对厌氧菌感染者，用3%过氧化氢溶液**冲洗伤口和湿敷。**口底、颌下的急性蜂窝织炎**张力特别高，应**尽早切开减压**，以防喉头水肿，气管受压而窒息。

四、急性淋巴管炎和淋巴结炎

急性淋巴管炎指致病菌从皮肤、黏膜的破损处或**其他感染病灶(疖、足癣等)**侵入淋巴管，引起淋巴管及其周围组织的急性炎症。若急性淋巴管炎扩散至局部淋巴结或化脓性感染经淋巴管蔓延至所属区域淋巴结，即为急性淋巴结炎。**致病菌主要是溶血性链球菌、金黄色葡萄球菌**。

(一) 临床表现

1. 急性淋巴管炎　**网状淋巴管炎即为丹毒**。起病急、进展快，先有畏寒、发热、头痛、全身不适等全身症状，继之局部出现片状红疹，颜色鲜红，中央较淡、边界清楚并略隆起。红肿向周围蔓延时，中央红色消退、脱屑，颜色转为棕黄；有时可发生水疱，局部有烧灼样痛。常伴有周围淋巴结肿大和疼痛。感染加重可导致全身脓毒血症。下肢丹毒反复发作可使淋巴管受阻而发生象皮肿。

管状淋巴管炎分浅、深两种。**浅层急性淋巴管炎，在病灶表面出现一条或多条"红线"**，硬而有压痛。深层急性淋巴管炎不出现红线，但患肢肿胀、有条形压痛区。两种淋巴管炎都可能伴有全身症状。

2. 急性淋巴结炎　轻者仅有局部淋巴结肿大，略有压痛，重者局部有红、肿、热、痛，甚至形成脓肿并伴有全身症状。

(二) 治疗原则

积极治疗原发病灶，全身应用有效抗生素(链球菌感染首选青霉素)，**局部外敷(50%硫酸镁)**、理疗，以促进炎症消退。急性淋巴结炎一旦形成脓肿则要切开引流。**丹毒有接触传染性，应予以接触隔离**(亲：丹毒、破伤风和疱疹性口腔炎均需予以接触性隔离)。

五、皮肤及皮下组织化脓性感染的护理

(一) 护理问题

1. 皮肤完整性受损　与局部感染有关。
2. 疼痛　与炎症刺激有关。
3. 体温过高　与细菌感染有关。
4. 潜在并发症：脓毒血症、窒息。

(二) 护理措施

1. 控制感染，维持正常体温

（1）遵医嘱及时合理应用抗生素，采集创面分泌物作细菌培养和药物敏感试验。全身感染者，应**在病人寒战高热时抽血做血培养**和药敏试验。

（2）脓肿切开引流后，保持引流通畅，及时换药，促进创口愈合。**对厌氧菌感染者，以过氧化氢溶液**冲洗创面和湿敷。

（3）对高热者进行物理降温，必要时用退热药。多饮水，静脉输液并记录24小时出入量。

（4）充分休息，加强营养。注意受损皮肤的保护，防抓伤。

2. 缓解疼痛 **患肢抬高并制动**，指导病人放松疗法，遵医嘱使用镇痛药。

3. 防治并发症 观察病情变化，注意病人有无寒战、高热、头痛、意识障碍、脉搏细速和呼吸急促，复查血白细胞计数和血液细菌培养，若发现全身化脓性感染现象，及时报告医师并配合救治。

第二节 手部急性化脓性感染病人的护理

考情分析

年份	主要考点
2020	脓性指头炎动脉受压时的特征性表现
2022	甲沟炎的正确护理（抬高并制动患肢）；脓性指头炎出现搏动样跳痛时的正确处理（切口引流）
2023	脓性指头炎首选的抗生素（青霉素）

考点导航

甲沟炎是甲沟或其周围组织的感染，常因微小损伤引起，致病菌主要为**金黄色葡萄球菌**。**脓性指头炎**是手指末节掌面皮下组织的化脓性感染，多由刺伤引起，**主要的致病菌为金黄色葡萄球菌**。

一、临床表现

1. 甲沟炎 表现为一侧甲沟局部红、肿、热、痛。感染可蔓延至甲根部及对侧甲沟，形成半环形脓肿。脓肿向下蔓延可形成指甲下脓肿，指甲下可见灰白色积脓，有剧痛和局部压痛。多无全身症状。

2. 脓性指头炎 初起，指尖有针刺样疼痛，以后指头肿胀、发红、疼痛剧烈。因局部张力较高，当指动脉受压，**疼痛转为搏动样跳痛**，多伴有发热、全身不适、血白细胞计数增加等全身症状。若感染进一步加重，组织缺血坏死，神经末梢因受压和营养障碍而麻痹，指头疼痛反而减轻，皮肤由红转白。如不及时治疗，发生**末节指骨坏死和骨髓炎**。

二、治疗原则

初期，局部涂鱼石脂软膏、理疗，甲沟炎已有脓液时，沿甲沟管作切开引流；甲根处脓肿形成甲下脓肿者，可行拔甲术，手术避免甲床损伤。**脓性指头炎若疼痛剧烈，局部张力较大时**，应及时在末节**患指侧面作纵行切开减压引流（图6-2-1）**。

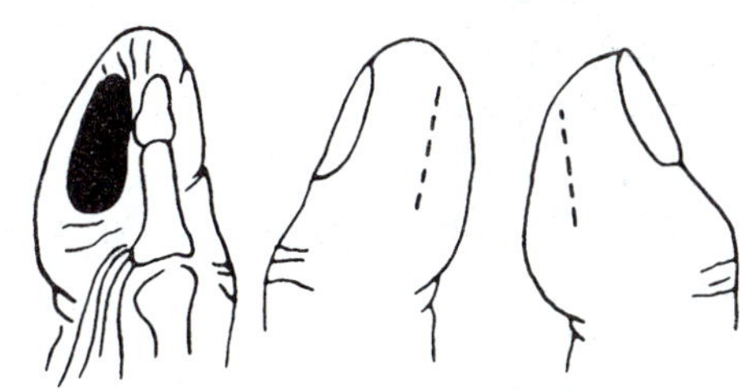

图6-2-1 指头炎纵行切开引流

三、护理问题

1. 疼痛 与炎症刺激有关。
2. **潜在并发症：指骨坏死**。

四、护理措施

1. 缓解疼痛 提供安静、舒适的休息环境。**患肢制动并抬高**，有利于改善局部血液循环，促进静脉和淋巴回流，减轻炎性充血、水肿，缓解疼痛。创面换药时，操作轻柔、仔细，尽量使病人放松。

2. 控制感染，防治并发症 遵医嘱准确应用抗生素。脓肿切开者，保持引流通畅，及时更换敷料。

3. 观察体温、脉搏变化，注意疼痛、红肿症状的发展 **若脓性指头炎的创面经久不愈，应做X线摄片检查，以警惕骨髓炎的发生**。

五、健康教育

1. 手部感染愈合后，指导病人活动患处附近的关节，以尽早恢复手部功能。

2. 日常生活中保证手部清洁，对于手部的任何微小损伤，应及时正确处理，以防发生感染。手部的轻度感染应及早就诊，以免延误。

考点练习

考点：疖的病因、临床表现和治疗要点（A1、A2型题）

1. 挤压面部“危险三角区”的疖容易引起
   A. 脑脓肿
   B. 全身感染
   C. 急性蜂窝织炎
   D. 颅内感染
   E. 菌血症

2. 疖顶出现脓点，正确的处理方法是
   A. 局部热敷
   B. 超短波理疗
   C. 涂以2%碘酒
   D. 在其顶部用无菌针头将脓栓剔出
   E. 挤出脓栓

3. 病人，女性，20岁。上唇疖，因用力挤压后出现眼部及其周围组织的进行性红肿，寒战、发热、头痛、呕吐。应考虑为
   A. 脑脓肿
   B. 全身感染
   C. 急性蜂窝织炎
   D. 颅内感染
   E. 脓毒症

4. 病人，女性，17岁。面部“危险三角区”长了一个疖，因怕影响形象而想自行挤破清除。护士告诉病人这样做的主要危险是可能导致
   A. 面部蜂窝织炎
   B. 眼球内感染
   C. 上颌骨骨髓炎
   D. 海绵状静脉窦炎
   E. 脑脓肿

考点：痈的病因、临床表现和治疗要点（A1、A2型题）

5. 痈的主要致病菌为
   A. 破伤风杆菌
   B. 金黄色葡萄球菌
   C. 乙型溶血性链球菌
   D. 大肠埃希菌
   E. 厌氧菌

6. 下列有关痈的说法，**错误**的是
   A. 是多个相邻毛囊及其所属皮脂腺的急性化脓性感染
   B. 多见于成年人
   C. 常发生在毛囊和皮脂腺丰富的头面部
   D. 痈的发生与皮肤不洁、擦伤及人体抵抗力低下有关
   E. 致病菌以金黄色葡萄球菌为主

7. 病人，男性，20岁。背部出现一片稍隆起的紫红色浸润区，界限不清，表面有突出的脓点，疼痛较轻。5天后脓肿破溃，内含坏死组织和脓液，呈蜂窝状；同时病人出现寒战、发热、食欲减退等症状。应首先考虑为
   A. 疖
   B. 痈
   C. 急性蜂窝织炎
   D. 急性淋巴结炎
   E. 网状淋巴管炎

8. 病人，女性，53岁，糖尿病病史，颈部皮肤出现小片硬肿，色暗红，疼痛较轻。病变如图所示（附文末彩图21），可能的诊断是

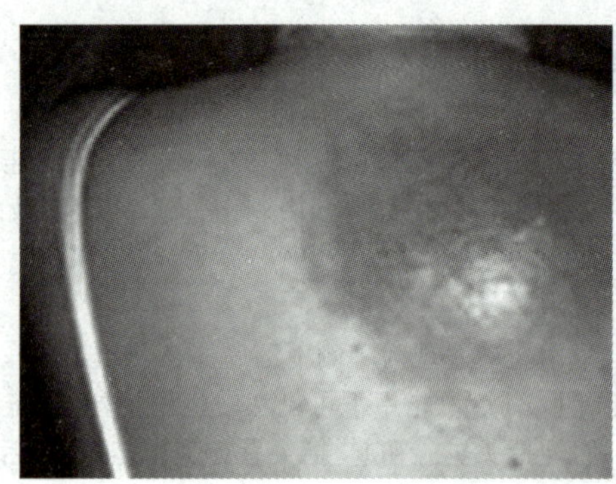

   A. 痈
   B. 疖
   C. 丹毒
   D. 淋巴管炎
   E. 急性蜂窝织炎

考点：急性蜂窝织炎的病因、临床表现和治疗要点（A1、A2型题）

9. 口底、颌下的急性蜂窝织炎应尽早切开减压，其主要目的是防止
   A. 喉头水肿
   B. 吞咽困难
   C. 菌血症
   D. 颅内感染
   E. 脓毒血症

10. 病人，男性，60岁。因下腹部皮肤局部红肿，疼痛收治入院。查体：见皮肤进行性坏死，触之有捻发音。考虑为
   A. 急性淋巴结炎

B. 急性蜂窝织炎
C. 痈
D. 疖
E. 丹毒

11. 病人，男性，68 岁。因颈部蜂窝织炎入院，医嘱予气管切开。操作前，护士向其解释该措施的目的是预防
A. 窒息
B. 肺不张
C. 全身感染
D. 吞咽困难
E. 化脓性海绵状静脉窦炎

12. 颈部急性蜂窝织炎的最大危险是
A. 吞咽困难
B. 继发颅内感染
C. 窒息
D. 败血症
E. 脓血症

考点：急性淋巴管炎和淋巴结炎的病因、临床表现和治疗要点(A1、A2 型题)

13. 急性淋巴管炎最常见的发病病因是
A. 静脉炎
B. 足癣
C. 血栓形成
D. 甲沟炎
E. 足部外伤

14. 在病灶表面出现“红线”，硬而有压痛，通常是
A. 痈
B. 丹毒
C. 浅层急性淋巴管炎
D. 深层急性淋巴结炎
E. 急性蜂窝织炎

15. 下列哪种软组织化脓性感染需要接触隔离
A. 痈
B. 丹毒
C. 疖
D. 急性淋巴管炎
E. 急性蜂窝织炎

16. 病人，男性，55 岁。突然出现畏寒、发热、头痛，体温达 40℃，左下肢皮肤表现如图所示(附文末彩图 22)。应首先考虑为

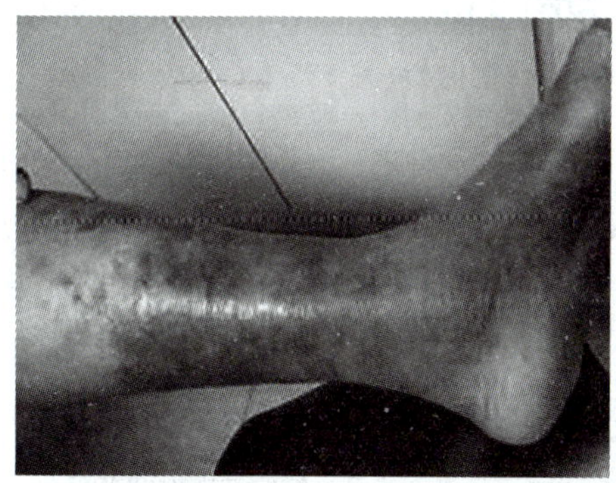

A. 痈
B. 丹毒
C. 疖
D. 急性淋巴管炎
E. 急性蜂窝织炎

17. 急性淋巴管炎病人首选的抗生素是
A. 庆大霉素
B. 青霉素
C. 头孢菌素
D. 卡那霉素
E. 氨苄西林

18. 病人，女性，26 岁。下肢急性淋巴管炎，查体见肢体肿胀明显。局部应擦拭的药液是
A. 0.1%碘伏
B. 50%硫酸镁
C. 外用生理盐水
D. 3%过氧化氢
E. 75%乙醇

考点：皮肤及皮下组织化脓性感染的护理(A1 型题)

19. 厌氧菌引起的急性蜂窝织炎冲洗伤口时用
A. 75%乙醇
B. 0.1%碘酊
C. 蒸馏水
D. 3%过氧化氢
E. 0.9%生理盐水

考点：甲沟炎和脓性指头炎的病因、临床表现和治疗要点(A1 型题)

20. 甲沟炎如处理不当可发展为
A. 慢性甲沟炎或慢性指骨骨髓炎
B. 脓性指头炎
C. 急性化脓性腱鞘炎
D. 急性滑囊炎
E. 鱼际间隙脓肿

21. 脓性指头炎典型的临床表现是
A. 手指发麻
B. 波动性跳痛
C. 寒战、发热
D. 晚期疼痛加剧
E. 晚期指头明显发红、肿胀

22. 脓性指头炎一旦出现指头跳痛、明显肿胀应
A. 热敷
B. 应用广谱抗生素
C. 超短波理疗
D. 外敷金黄散糊剂
E. 切开减压引流

考点：手部急性化脓性感染病人的护理(A1、A2、A3/A4 型题)

(23～25 题共用题干)

病人，女性，28 岁，4 天前不慎刺伤手指，当时有少量流血，2 天后患指出现肿胀，呈搏动样跳痛，患肢下垂时

加重。

23. 应首先考虑为
   A. 甲沟炎
   B. 甲下脓肿
   C. 急性化脓性腱鞘炎
   D. 脓性指头炎
   E. 化脓性滑囊炎
24. 针对上述情况，应采取的措施是
   A. 热敷
   B. 应用广谱抗生素
   C. 超短波理疗
   D. 外敷金黄散糊剂
   E. 切开减压引流
25. 针对该病人采取的护理措施，不妥的是
   A. 患肢制动并抬高
   B. 观察手部局部症状
   C. 敷料湿透后及时更换
   D. 必要时换药前适当应用止痛剂
   E. 炎症开始消退时，病人不宜活动患处附近的关节
26. 关于脓性指头炎切开引流的叙述，正确的是
   A. 在波动最明显处切开
   B. 在患指侧面横行切开
   C. 在患指侧面纵行切开
   D. 在患指背侧切开
   E. 在患指掌侧切开
27. 病人女，20岁，左手手指指头炎，尚未形成脓肿。下列护理措施中不正确的是
   A. 密切观察病人疼痛变化
   B. 局部给予热敷
   C. 注意观察病人指有无明显肿胀
   D. 遵医嘱合理应用抗生素
   E. 尽量放低并患指制动
28. 病人，男性，50岁。下肢急性蜂窝织炎伴全身感染症状，须采血做抗生素敏感试验。最佳的采血时间是在病人
   A. 发热时
   B. 发热间歇期
   C. 使用抗生素后
   D. 寒战时
   E. 生命体征平稳时
29. 病人，男性，40岁。劳动时不慎致左侧示指刺伤，3天后出现肿胀，逐日加重，转为搏动样跳痛，入院后诊断为脓性指头炎。下列护理评估最重要的是
   A. 了解病人伤后的病情变化
   B. 使用抗生素有无不良反应
   C. 观察并警惕末节指骨骨髓炎
   D. 了解病人就诊前的处理
   E. 患手和前臂是否保持平置

参考答案

序号	1	2	3	4	5	6	7	8	9	10	11	12	13	14	15	16
答案	D	D	D	D	B	C	B	A	A	B	A	C	B	C	B	B
序号	17	18	19	20	21	22	23	24	25	26	27	28	29			
答案	B	B	D	A	B	E	D	E	E	C	E	D	C			

保持良好心态

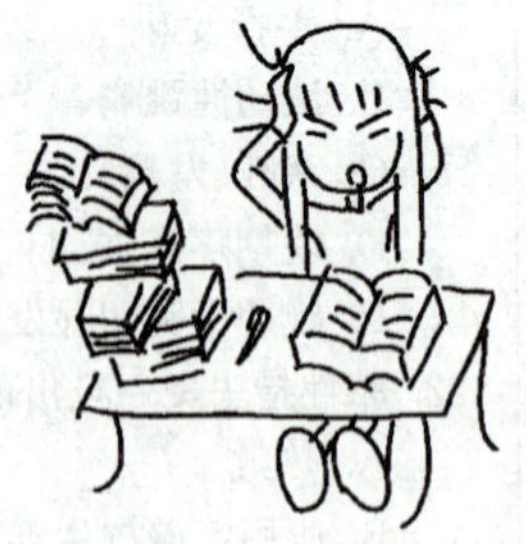
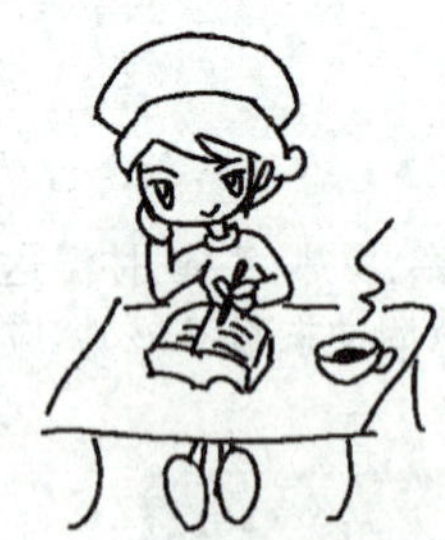

第七章　妊娠、分娩和产褥期疾病病人的护理

第一节　女性生殖系统解剖生理

考情分析

年份	主要考点
2022	输卵管受精的部位(壶腹部)

考点导航

(一) 外生殖器(图 7-1-1)

1. 范围　外生殖器又称外阴,包括两股内侧从耻骨联合到会阴之间的组织。

2. 组成　**外生殖器**包括**阴阜、大阴唇、小阴唇、阴蒂和阴道前庭**。

(1) 阴阜:为耻骨联合前面隆起的脂肪垫。皮下有丰富的脂肪组织与神经。

(2) **大阴唇**:为靠近两股内侧的一对隆起的皮肤皱襞,起自阴阜,止于会阴。大阴唇有很厚的皮下脂肪层,内含丰富的血管、淋巴管和神经。但**局部受伤时,易发生出血,形成大阴唇血肿**。

(3) **小阴唇**:是一对位于大阴唇内侧的薄皱襞。**富含神经末梢,极敏感**。

(4) 阴蒂:位于两侧小阴唇之间的顶端,极敏感。

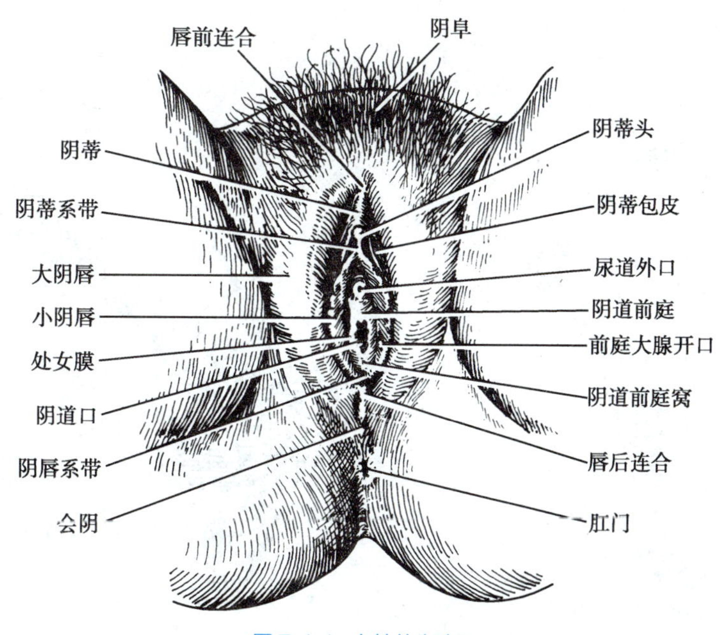

图 7-1-1　女性外生殖器

(5) 阴道前庭：为两侧小阴唇之间的菱形区。其前方有尿道口，后方有阴道口，阴道口覆有一层薄膜为处女膜，中央有一孔，月经血由此流出。

(二) 内生殖器

1. 内生殖器及其功能 **内生殖器包括阴道、子宫、输卵管及卵巢**，后两者合称子宫附件(图 7-1-2)。

(1) 阴道：为性交、月经血排出及胎儿娩出的通道。阴道壁由黏膜层、肌层和纤维层组成。环绕子宫颈周围的组织称为阴道穹，分为前、后、左、右四部分。**后穹隆**较深，其顶端与子宫直肠陷凹毗邻，**是腹腔最低部分**，当该陷凹有积液时，可经阴道后穹隆穿刺或引流，**是诊断某些疾病(异位妊娠)或实施手术的途径**。

(2) 子宫

1) 功能：为孕育胚胎、胎儿和**产生月经的器官**，是精子到达输卵管的**通道**，分娩时提供**主要产力**使胎儿及其附属物娩出。

2) 解剖结构[*]：子宫位于骨盆腔中央，膀胱与直肠之间，呈前后略扁的倒置梨形。成人非孕时子宫长 7～8cm，宽 4～5cm，厚 2～3cm，宫腔容量约 5ml，重约 50～70g。子宫上部较宽称为子宫体，其上端隆突部分为子宫底，宫底两侧为子宫角，与输卵管相通。子宫下部较窄呈圆柱形称子宫颈，子宫体与子宫颈的比例，**青春期前为 1∶2，生育期为 2∶1，绝经后为 1∶1**(图 7-1-3，图 7-1-4)。子宫体与子宫颈之间形成的最狭窄部分称为子宫峡部，**在非孕期长约 1cm**，子宫峡部的**上端**因在解剖上较狭窄又称**解剖学内口**，**下端**因黏膜组织在此处由子宫腔内膜转变为子宫颈黏膜，又称**组织学内口**(图 7-1-5)。子宫颈内腔呈梭形称宫颈管。

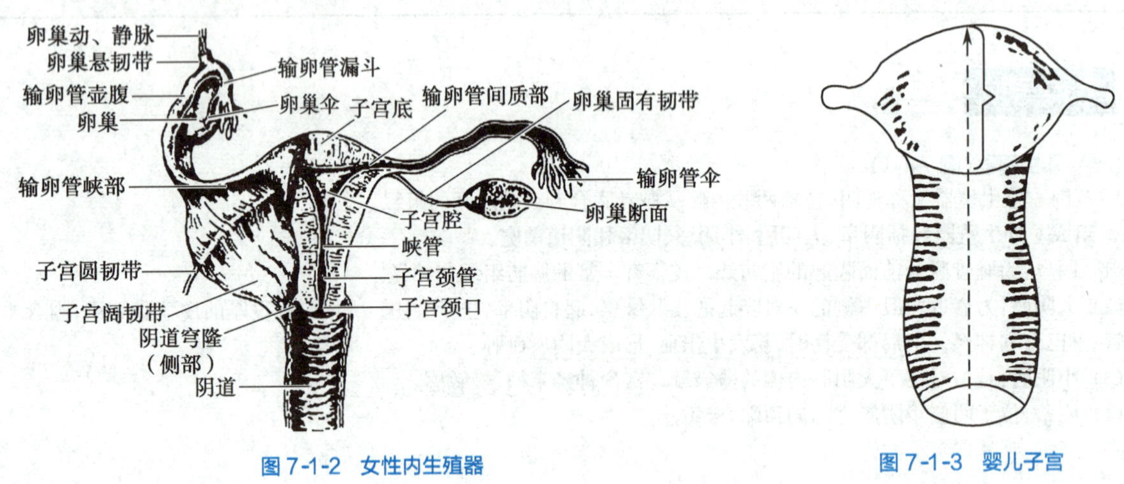

图 7-1-2 女性内生殖器

图 7-1-3 婴儿子宫

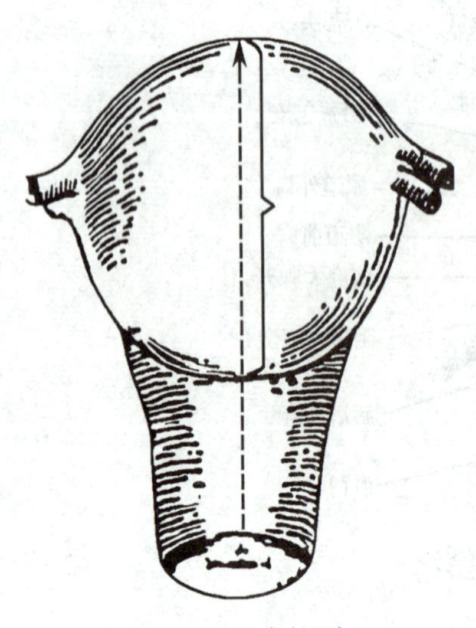

图 7-1-4 成人子宫

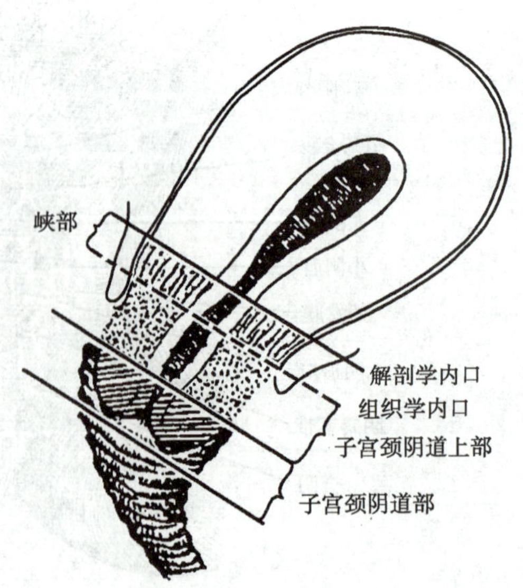

图 7-1-5 子宫颈解剖学内口和组织学内口

3）组织结构：子宫体壁分三层，内为黏膜层（子宫内膜），中为肌层，外为浆膜层。**宫颈管黏膜为单层高柱状上皮，宫颈阴道部为复层扁平（鳞状）上皮**。宫颈外口**柱状上皮与鳞状上皮交界处是子宫颈癌的好发部位**。

4）子宫韧带：共有4对（图7-1-6）。①**圆韧带：维持子宫呈前倾**位置。②阔韧带：保持子宫位于盆腔中央的位置。③主韧带：固定宫颈位置，保持子宫不致下垂。④宫骶韧带：将宫颈向后向上牵引，间接地保持子宫前倾位置。

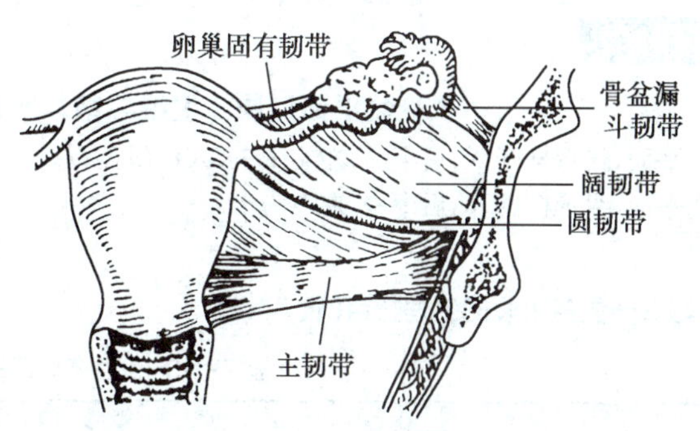

图7-1-6　固定子宫的韧带

好礼相送

子宫韧带口诀

圆韧带，圆韧带，子宫前倾因所在；阔韧带，阔韧带，防止子宫侧向歪；主韧带，主韧带，子宫防脱有依赖；骶韧带，骶韧带，子宫向后使劲拽。

（3）输卵管：**是精子与卵子相遇结合成为受精卵的部位**，也是向宫腔运送受精卵的通道。输卵管由内向外分为间质部、峡部、壶腹部和伞端（表7-1-1）。

表7-1-1　输卵管解剖与生理

组成	解剖特点	生理功能
间质部	子宫肌壁内的部分，长约1cm	
峡部	宫腔最狭窄部，长约2～3cm	产生逆蠕动的节段波，输送精子至受精部位，并将受精卵输送至宫腔。**是输卵管结扎的部位**
壶腹部	**管腔较宽大，长约5～8cm**	**正常受精部位**
伞部	形似漏斗状，是输卵管的末端，开口于腹腔，长约1～1.5cm	**具有“拾卵”作用**

（4）卵巢：为一对性腺器官，**具有生殖和内分泌功能**。卵巢表面无腹膜，这样有利于成熟卵子的排出，但同时也造成卵巢癌的癌细胞易于扩散。

2. 内生殖器的邻近器官　有尿道、膀胱、输尿管、直肠和阑尾。

（三）骨盆

1. 骨盆的组成及分界

（1）组成：骨盆由**骶骨、尾骨及左右两块髋骨**组成。

（2）分界：以耻骨联合上缘、髂耻缘及骶岬上缘的连线为界，将骨盆分为上下两部分，上称假骨盆（大骨盆）；下称真骨盆（小骨盆），是胎儿娩出的通道，又称骨产道。

2. 骨盆的平面及径线，见表7-1-2。

表7-1-2　骨盆平面及径线

平面	解剖位置	径线	平均值
入口平面	前方为耻骨联合上缘 两侧为髂耻缘 后方为骶岬上缘	**入口前后径**：称真结合径 **入口横径**：左右髂耻缘间的最大距离 入口斜径：左右各一，左（右）骶髂关节至右（左）髂耻隆突间的距离为左（右）斜径	**11cm** **13cm** 12.75cm
中骨盆平面	前方为耻骨联合下缘 两侧为坐骨棘 后方为骶骨下端 **为骨盆最小平面**	**中骨盆前后径**：耻骨联合下缘中点通过两侧坐骨棘连线中点至骶骨下端间的距离 **中骨盆横径**：坐骨棘间径	**11.5cm** **10cm**
出口平面	由两个以坐骨结节间径为共同底线的三角平面组成 前三角顶端为耻骨联合下缘，两侧为耻骨降支 后三角的顶端是骶尾关节	出口前后径：耻骨联合下缘至骶尾关节间的距离 **出口横径：坐骨结节间径** 出口前矢状径：耻骨联合下缘中点至坐骨结节间径中点间的距离 出口后矢状径：骶尾关节至坐骨结节间径中点间的距离	11.5cm **9cm** 6cm 8.5cm

好礼相送

骨盆平面口诀（主编总结，严禁转载，违者必究）

入口平面，横形椭圆，前后十一，左右十三，入口斜径，总长一半[(11+13)/2]。
中间平面，纵形椭圆，前后十一，左右为十。

(四) 妇女一生各阶段的生理特点(表 7-1-3)

表 7-1-3 女性各阶段的生理特点

分期	定义	特点
新生儿期	出生后 4 周内	胎儿在子宫内受母体激素的影响，**生后几日内出现乳房肿大、阴道少量出血，短期内可自然消退**
幼年期	从出生 4 周到 12 岁	8 岁以后卵巢内少量卵泡发育，但不能发育成熟。乳房和内外生殖器开始发育
青春期	**是生殖器官、内分泌、体格逐渐发育至成熟的阶段**。世界卫生组织(WHO)规定青春期为 10～19 岁	乳房发育是女性第二性征的最初特征；**月经初潮为青春期重要标志**
性成熟期	**卵巢功能成熟并有性激素分泌及周期性排卵**的时期	自 18 岁左右开始，持续约 30 年。具有旺盛的生殖功能
绝经过渡期	始于 40 岁，历时长短不一，包括绝经前期、绝经和绝经后期	卵巢功能逐渐减退，卵泡不能发育成熟及排卵，月经不规律，生殖器官逐渐萎缩。女性生命中最后一次月经称自然绝经，一般发生在 44～54 岁
绝经后期	绝经后的生命时期。一般为 60 岁后的妇女	机体逐渐老化进入老年期，此期卵巢功能完全衰竭，易发生代谢紊乱

(五) 卵巢的周期性变化及内分泌功能

1. 卵巢的周期性变化　表现为卵泡的发育与成熟、排卵、黄体形成和黄体退化 4 个阶段。

(1) 卵泡的发育与成熟：近青春期，卵巢中原始卵泡开始发育，形成生长卵泡，每个月经周期一般只有一个卵泡发育成熟，称为成熟卵泡，亦称格拉夫卵泡，直径可达 18～23mm。

(2) 排卵：发育成熟的卵泡接近卵巢表面并向外突出，表面细胞变薄、破裂，出现排卵。**排卵**的时间一般为**下次月经来潮前的 14 天左右**(如一育龄女性每个月 30 号月经来潮，她的排卵日则为 16 号，即月经来潮前的第 14 天)，两侧卵巢交替排卵，或一侧卵巢持续排卵。

(3) 黄体形成：排卵后卵泡液流出，卵泡壁塌陷，形成许多皱襞，卵泡颗粒细胞和卵泡内膜细胞向内侵入，周围由结缔组织的卵泡外膜包围，共同形成黄体。

(4) 黄体退化：若卵子未受精，黄体在**排卵后 9～10 天开始退化**，黄体细胞逐渐萎缩变小，周围的结缔组织及成纤维细胞侵入黄体，组织纤维化，逐渐形成白体。黄体衰退后月经来潮，开始新的周期。

2. 卵巢功能　产生卵子并排卵(即生殖功能)和分泌性激素(即内分泌功能)。

3. 卵巢激素的生理功能　卵巢主要合成及分泌的激素有**雌激素、孕激素和少量雄激素**。

(1) **雌激素**

1) 促进卵泡发育。

2) 促进子宫发育；促进子宫平滑肌细胞增生，**提高子宫平滑肌对缩宫素的敏感性**；对子宫内膜有增生作用；使宫颈口松弛，**宫颈黏液分泌增多，变稀薄**，易拉成丝状。

3) 促进输卵管发育；**加强输卵管节律性收缩**，利于受精卵的运行。

4) 促进阴道上皮增生和角化。

5) **使乳腺管增生**，乳头、乳晕着色；促进第二性征的发育，降低总胆固醇。

6) 通过对下丘脑的正负反馈调节，控制垂体促性腺激素的分泌。

7) **促进钠水潴留**；促进肝脏高密度脂蛋白合成，抑制低密度脂蛋白合成；降低循环胆固醇水平；维持和促进骨基质代谢。

(2) **孕激素**

1) 使子宫肌肉松弛；**降低子宫对缩宫素的敏感性；使增生期子宫内膜转化为分泌期内膜；抑制宫颈内膜的黏液分泌，性状变黏稠**。

2）**减低输卵管的收缩**，抑制内膜上皮的生成；减少黏液分泌，调节孕卵运行。
3）使阴道上皮脱落加快。
4）通过对下丘脑的负反馈作用，抑制垂体促性腺激素的分泌。
5）**使乳腺腺泡和乳腺小叶增生发育**。
6）**促进水钠的排泄**。
7）**使排卵后基础体温升**高 0.3～0.5℃。

温馨提示

在这一部分，考生可将雌激素、孕激素的功能进行对比（表 7-1-4）。

表 7-1-4 雌激素与孕激素生理功能比较

激素	子宫	输卵管	乳腺	水钠
雌激素	增强对缩宫素的敏感性	增加上皮细胞的活动	促进乳腺管增生	促进水钠潴留
孕激素	减低对缩宫素的敏感性	抑制输卵管收缩	促进腺泡发育	促进水钠排泄

（3）雄激素
1）是合成雌激素的前体。
2）维持女性正常生育功能；促进阴毛和腋毛的生长。
3）促进蛋白质的合成；促进肌肉和骨骼的发育。

（六）子宫内膜的周期性变化及月经周期的调节

1. 子宫内膜的周期性变化
（1）**增生期**：月经周期的**第 5～14 天**。
（2）**分泌期**：月经周期的**第 15～28 天**。
（3）**月经期**：月经周期的**第 1～4 天**。此期雌激素水平降低且无孕激素，内膜小动脉缺血缺氧而发生局灶性坏死，坏死的内膜组织剥落与血液混合排出，形成月经。

2. 月经的周期性调节 通过下丘脑-垂体-卵巢轴实现。

3. 月经的临床表现 正常月经具有周期性。出血第 1 天为月经周期开始，**两次月经第 1 日间隔时间称为月经周期**。一般为 21～35 日，平均 28 日。经期一般为 2～8 日，平均 4～6 日。经量正常为 20～60ml。月经过多指月经周期规则、经期正常，但经量增多，超过 80ml。

月经属生理现象，多数女性无特殊不适，但由于盆腔充血，可引起腰骶部酸胀不适。个别女性可有膀胱刺激症状（如尿频）、轻度神经系统不稳定症状（如头痛、失眠、精神忧郁、易激动）、胃肠功能紊乱（如食欲减退、恶心、呕吐、便秘或腹泻）以及鼻黏膜出血、皮肤痤疮等，一般不影响妇女正常工作和学习。

考点练习

考点：女性外生殖器和内生殖器（A1 型题）

1. 女性外生殖器<u>不包括</u>
   A. 阴蒂
   B. 阴道
   C. 阴阜
   D. 大阴唇
   E. 前庭大腺
2. 成年女性子宫体与子宫颈的比例为
   A. 1∶1
   B. 1∶2
   C. 2∶1
   D. 3∶1
   E. 2∶3
3. 子宫最狭窄的部位是
   A. 子宫峡部
   B. 子宫颈管
   C. 解剖学内口
   D. 组织学内口
   E. 子宫外口
4. 维持子宫呈前倾的韧带是
   A. 圆韧带
   B. 阔韧带
   C. 主韧带
   D. 骶结节韧带
   E. 子宫骶骨韧带
5. 正常宫颈阴道部上皮为
   A. 单层立方上皮
   B. 单层柱状上皮

C. 复层柱状上皮
D. 复层鳞状上皮
E. 单层鳞状上皮

6. 下列关于女性内生殖器的描述，**错误**的是
A. 环绕子宫颈周围的部分称为阴道穹隆，与腹腔的最低部分毗邻
B. 子宫颈癌的好发部位是子宫颈外口鳞状上皮与柱状上皮交界处
C. 非孕子宫峡部正常情况下长为2cm
D. 输卵管是精子与卵子相遇结合成为受精卵的部位
E. 卵巢为性腺器官，具有生殖和内分泌功能

7. 能够发生周期性变化并产生月经的部位是
A. 阴蒂
B. 阴道
C. 卵巢
D. 子宫
E. 输卵管

8. 能够产生性激素的内生殖器是
A. 阴蒂
B. 阴道
C. 卵巢
D. 子宫
E. 输卵管

9. 卵巢动静脉通过的韧带是
A. 卵巢固有动脉
B. 子宫圆韧带
C. 宫骶韧带
D. 卵巢悬韧带
E. 主韧带

10. 人体正常的受精部位是
A. 输卵管间质部
B. 输卵管壶腹部
C. 输卵管伞部
D. 子宫底
E. 子宫颈

考点：骨盆的组成及分界、骨盆的平面及其径线(A1、A3/A4 型题)

11. 骨盆的组成包括
A. 骶骨、尾骨及坐骨
B. 髂骨、坐骨及尾骨
C. 髂骨、骶骨及尾骨
D. 骶骨、尾骨及2块髋骨
E. 髂骨、坐骨及耻骨

12. 女性骨盆正常入口平面前后径平均长为
A. 8cm
B. 9cm
C. 10cm
D. 11cm
E. 13cm

(13～15题共用题干)

病人，女性，28岁。孕20周后进行全面体检，检查结果提示其骨盆形态及各径线均正常。

13. 其骨盆入口平面横径值约为
A. 8cm
B. 9cm
C. 10cm
D. 11cm
E. 13cm

14. 该孕妇中骨盆平面横径值约为
A. 8cm
B. 9cm
C. 10cm
D. 11cm
E. 13cm

15. 其出口平面横径值约为
A. 8cm
B. 9cm
C. 10cm
D. 11cm
E. 13cm

考点：妇女一生各阶段的生理特点(A1 型题)

16. 关于女性各阶段生理特点的描述，**错误**的是
A. 8岁以前儿童生殖器官处于幼稚型
B. 青春期女性特征开始出现
C. 出现月经是性成熟期的标志
D. 自然绝经是女性生命中的最后一次月经
E. 绝经前期常表现为无排卵性月经

17. 从月经初潮至生殖器官发育成熟的时期为
A. 幼年期
B. 青春期
C. 性成熟期
D. 围绝经期
E. 绝经后期

18. 女性青春期开始的重要标志是
A. 音调变高
B. 乳房丰满
C. 月经来潮
D. 骨盆变宽
E. 阴毛出现

考点：卵巢的周期性变化和卵巢的功能(A1、A2 型题)

19. 一般排卵发生在月经来潮前的
A. 7天左右
B. 14天左右
C. 16天左右
D. 18天左右
E. 20天左右

20. 黄体开始萎缩，大约在排卵后的
A. 第7～8天
B. 第9～10天
C. 第11～12天
D. 第13～14天
E. 第15～16天

21. 一女性的月经周期为30天，其排卵日期应在月经来潮的
A. 第7天左右

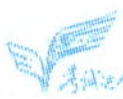

B. 第 14 天左右
C. 第 16 天左右
D. 第 18 天左右
E. 第 24 天左右

22. 卵巢的功能是
A. 胎儿娩出的通道
B. 孕育胎儿
C. 产生月经
D. 精卵结合的部位
E. 生殖和内分泌

考点：卵巢激素的生理功能(A1、A2 型题)

23. 下列属于雌激素生理功能的是
A. 使子宫肌肉松弛
B. 减低输卵管的收缩
C. 使乳腺腺泡和乳腺小叶增生
D. 促进水钠的排泄
E. 使宫颈黏液分泌增多并变稀薄

24. 能够使排卵后基础体温升高的激素是
A. 催乳素
B. 雌激素
C. 雄激素
D. 催产素
E. 孕激素

25. 使子宫内膜由增生期转化为分泌期的激素是
A. 催乳素
B. 雌激素
C. 黄体生成素
D. 促性腺激素
E. 孕激素

26. 病人，女性，26 岁。平素月经规律，月经周期为 28 天。该病人的排卵一般在月经周期的
A. 第 5 天
B. 第 12 天
C. 第 14 天
D. 第 16 天
E. 第 20 天

考点：子宫内膜的周期性变化、月经的周期性变化和临床表现(A1、A2 型题)

27. 子宫内膜分泌期出现在月经周期的
A. 1～4 天
B. 5～14 天
C. 15～24 天
D. 15～28 天
E. 24～28 天

28. 病人，女性，29 岁。平素月经规律，周期为 28 天，持续时间为 4 天，末次月经是 5 月 7 日。今天是 5 月 14 日，其子宫内膜变化处于
A. 月经期
B. 增生期
C. 分泌期
D. 月经前期
E. 初潮期

29. 下列有关月经的描述，**错误**的是
A. 月经第一次来潮称为初潮
B. 月经量约为 20～60ml
C. 月经血特征为暗红色、呈碱性、黏稠、易凝固
D. 初潮年龄多在 13～14 岁
E. 两次月经第 1 日间隔的天数为月经周期

参考答案

序号	1	2	3	4	5	6	7	8	9	10	11	12	13	14	15	16
答案	B	C	A	A	D	C	D	C	D	B	D	D	E	C	B	C
序号	17	18	19	20	21	22	23	24	25	26	27	28	29			
答案	B	C	B	B	C	E	E	E	E	C	D	B	C			

第二节　妊娠期妇女的护理

考情分析

年份	主要考点
2019	预产期的计算
2020	宫缩应激试验的检查目的
2021	髂棘间径的测量方法及正常值(图片题)
2022	妊娠 8 个月的孕妇便秘时的处理方法；枕左前位分娩时胎儿矢状缝在母体骨盆入口的(右斜径)；孕妇妊娠 12 周完成产检，下一次产检的时间(妊娠 16 周)
2023	耻骨弓角度测量(图片题)；子宫底触摸到胎头，孕妇腹部右前方触摸到胎背，判断其胎方位为(骶右前)；横产式胎心音听诊的部位；孕妇自感胎动多出现在(妊娠 18～20 周)

考点导航

自精子与卵细胞结合成受精卵开始，孕卵在宫腔着床，直至胎儿及其附属物发育成熟、排出之前的这一段时间称为妊娠期。

一、妊娠生理

（一）受精与着床

1. 受精　已获能的精子和成熟的卵子相结合的过程称为受精。包括三个过程：精子获能，受精过程，受精卵的输送与发育。

2. 着床　晚期囊胚侵入子宫内膜的过程，称**受精卵着床**。

（二）胎儿附属物的形成与功能

胎儿附属物包括**胎盘、胎膜、脐带和羊水**（图7-2-1）。

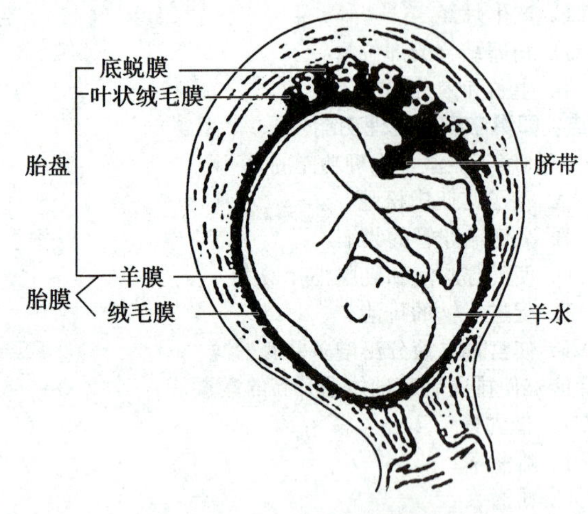

图7-2-1　胎儿附属物的组成

1. **胎盘的形成、结构与功能**

（1）胎盘的形成：**胎盘由羊膜、叶状绒毛膜和底蜕膜组成**。是母体与胎儿间进行物质交换的重要器官。

（2）胎盘的结构：妊娠足月胎盘呈圆形或椭圆形盘状，重450～650g，胎盘分为子面与母面。

（3）胎盘的功能

1）**气体交换**。

2）**营养物质供应**。

3）**排出胎儿代谢产物**。

4）**防御功能**：母血中的免疫物质如 **IgG 可以通过胎盘**，对胎儿起保护作用。

5）**合成功能：可合成数种激素和酶**，包括**绒毛膜促性腺激素（hCG）**、胎盘催乳素（HPL）、雌激素、孕激素及多种酶。见表7-2-1。

表7-2-1　胎盘合成的激素和酶

激素及酶	主要功能	其他
绒毛膜促性腺激素（hCG）	维持妊娠、营养黄体，使子宫内膜变为蜕膜，维持孕卵生长	**受精后10天左右，用放射免疫法在血清中测出**
胎盘催乳素（HPL）	1. 促进乳腺腺泡发育，为产后泌乳作准备 2. 促胰岛素生成作用，促进蛋白质合成 3. 通过脂解作用，使多余葡萄糖运转给胎儿	
雌激素和孕激素	共同参与妊娠期母体各系统的生理变化	为甾体激素
酶	可合成多种酶	包括缩宫素酶和耐热性碱性磷酸酶

2. 胎膜　**胎膜由绒毛膜和羊膜组成**。胎膜外层为绒毛膜；内层为羊膜，为半透明的薄膜，与覆盖胎盘、脐带的羊膜层相连接。

3. 脐带　妊娠足月胎儿的脐带长约30～100cm，内有**一条脐静脉和两条脐动脉**。胎儿通过脐带血液循环与母体进行营养和代谢物质的交换。

4. 羊水　羊水为充满于羊膜囊内的液体，妊娠早期羊水是由母体血清经胎膜进入羊膜腔的透析液，妊娠中期以后胎儿尿液成为羊水重要来源；羊水吸收约50%由胎膜完成。随胚胎发育，羊水量逐渐增多，妊娠8周为5～10ml；妊娠36～38周达高峰1 000～1 500ml；**正常足月妊娠羊水量为800～1 000ml**。足月妊娠时，羊水略混浊，不透明，比重为1.007～1.025，pH为7.20。羊水的功能：①保护胎儿：可保障胎儿在羊水中自由活动，防止胎体畸形及胎肢粘连；保持羊膜腔内恒温；在第一产程初期，羊水直接受宫缩压力能使压力均匀分布，避免胎儿局部受压。②保护母体：临产后，前羊水囊扩张子宫颈口及阴道；破膜后羊水冲洗阴道可减少感染发生的机会。

温馨提示

羊水量大于2 000ml为羊水过多，羊水量小于300ml为羊水过少，一次放羊水量不超过1 500ml。

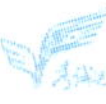

（三）胎儿发育及生理特点

1. 胎儿发育　在妊娠8周前称胚胎；从妊娠第9周起称胎儿，见表7-2-2。

表7-2-2　胎儿发育大致特征

妊娠周数	发育特征	检查及生存情况
8周末	胚胎初具人形	超声可见早期**心脏形成并有搏动**
12周末	外生殖器已发育	部分可分辨性别
16周末	头皮已长出毛发	外生殖器可确定胎儿性别。**部分孕妇自觉有胎动**
20周末	全身覆有胎脂并有毳毛，开始出现排尿及吞咽运动	
24周末	各脏器均已发育，皮下脂肪开始沉积，出现眉毛及眼毛	
28周末	有呼吸运动，但肺泡Ⅱ型细胞产生的表面活性物质含量较少	**此期出生者易患特发性呼吸窘迫综合征。若加强护理，可以存活**
32周末	面部毳毛已脱	
36周末	胎儿身长约45cm，体重约2 500g，皮下脂肪发育良好，指(趾)甲已达指(趾)尖	出生后能啼哭及吸吮，生活力良好
40周末	胎儿已成熟，身长约50cm，体重约3 400g或以上	出生后哭声响亮，吸吮能力强，能很好存活

温馨提示

妊娠2个月胎心动，4个月孕妇感胎动，5个月可听胎心音，6个月脏器已发育，7个月出生肺未熟，9个月出生可存活。

2. 胎儿的生理特点　胎儿循环、营养供给和代谢产物排出均需由脐血管经过胎盘、母体来完成。

二、妊娠期母体变化

（一）生理变化

1. 生殖系统

(1) 子宫

1) 子宫体：明显增大变软，妊娠晚期子宫多呈不同程度的右旋。**孕12～14周起，子宫开始有不规则无痛性收缩**。

2) 子宫峡部：是子宫体与子宫颈之间最狭窄的部分，**非孕时长约1cm，临产时其长度可达7～10cm**。

3) 子宫颈：孕期子宫颈血管增多伴水肿，外观肥大，呈紫蓝色。颈管腺体因受孕激素影响分泌增多，形成黏稠的黏液栓，有防止细菌侵入的作用。

(2) 阴道：妊娠时阴道黏膜着色、增厚、皱襞增多，结缔组织变松软，伸展性增加。

(3) 外阴：妊娠期外阴部充血，皮肤增厚，大小阴唇色素沉着，大阴唇伸展性增加。

(4) 卵巢：妊娠期略增大，停止排卵。一侧卵巢可见妊娠黄体，妊娠黄体于妊娠10周前产生雌激素和孕激素以维持妊娠，于妊娠10周后黄体功能由胎盘取代，黄体开始萎缩。

(5) 输卵管：妊娠期输卵管伸长，但肌层无明显增厚。

2. 乳房　妊娠早期开始增大，充血明显。孕妇自觉乳房发胀，乳头增大变黑，易勃起。乳晕变黑，乳晕上的皮脂腺肥大形成散在的结节状小隆起，称蒙氏结节。

3. 循环及血液系统　循环血容量于妊娠6～8周起开始增加，至**妊娠32～34周达高峰**，约增加30%～45%，平均约增加1 450ml。**血浆增加多于红细胞增加**，血浆约增加1 000ml，红细胞约增加450ml，使血液稀释，**出现妊娠生理性贫血**。如**孕妇合并心脏病，在妊娠32～34周、分娩期(尤其是第二产程)及产褥期最初3天**之内，因心脏负荷较重，易发生心力衰竭。

心排出量约自妊娠10周开始增加，至妊娠32～34周达高峰，维持此水平直至分娩。临产后，特别在第二产程期间，心排出量显著增加。

妊娠期若长时间处于仰卧位姿势，可引起回心血量减少，心排出量降低，血压下降，称**仰卧位低血压综合征**。

妊娠期血液处于高凝状态，对预防产后出血有利，血小板数无明显改变。

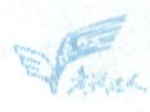

温馨提示

孕妇增大的子宫右旋，压迫下腔静脉，当产妇长时间平卧，会导致回心血量减少，孕妇即可发生仰卧位低血压综合征。

4. 泌尿系统 由于孕妇及胎儿代谢产物增多，肾脏负担过重。孕妇仰卧位尿量增加，故夜尿量多于日尿量。自妊娠中期，由于孕激素的作用，肾盂及输尿管轻度扩张，输尿管有尿液逆流现象，孕妇易患急性肾盂肾炎，以右侧多见。

5. 呼吸系统 **妊娠早期孕妇有过度通气现象**，有利于提供孕妇和胎儿所需的氧气。呼吸次数在妊娠期变化不大，但呼吸较深。

6. 消化系统 妊娠早期(停经6周左右)，约50%的妇女出现不同程度的早孕反应。肠蠕动减弱，易便秘。

7. 内分泌系统 妊娠期间卵巢内的卵泡不再发育成熟，也无排卵。垂体催乳素逐渐增量，分娩前达高峰，促进乳腺发育的作用，为产后泌乳作准备。

8. 其他 孕妇于妊娠13周前体重无明显变化。以后**平均每周增加350g**，直至**妊娠足月时体重平均增加12.5kg**。

(二) 心理变化

1. 孕妇常见的心理反应 惊讶和震惊、矛盾心理、接受、情绪不稳定、内省。

2. 孕妇的心理调节

(1) 确保自己及胎儿能安全顺利地度过妊娠期。

(2) 促使家庭重要成员接受新生儿。

(3) 学习为孩子贡献自己。

(4) 情绪上与胎儿连成一体。

三、妊娠诊断

妊娠13周末以前称早期妊娠，第14～27周末称中期妊娠，第28周及其后称晚期妊娠。

(一) 早期妊娠诊断

1. 临床表现

(1) 停经：**停经是妊娠最早、最重要的症状**。

(2) 早孕反应：约50%妇女于停经6周左右出现早孕反应。早孕反应多于妊娠12周左右自行消失。

(3) **尿频：妊娠早期因增大的子宫压迫膀胱而引起**，至妊娠12周左右尿频症状自然消失。

(4) 乳房：自妊娠8周起，在雌、孕激素的影响下，乳房逐渐增大。孕妇自觉乳房轻度胀痛及乳头刺痛，乳头及乳晕着色加深，乳晕周围有深褐色蒙氏结节出现。

(5) 妇科检查：子宫增大变软，妊娠6～8周，阴道黏膜及宫颈充血，呈紫蓝色。阴道检查子宫随停经月份而逐渐增大，子宫峡部极软。子宫体与子宫颈似不相连，称黑加征。

2. 辅助检查

(1) 妊娠试验：可用放射免疫法测定受检者血液中hCG升高，临床中用早孕试纸法检测受检者尿液，结果阳性结合临床表现可诊断为妊娠。

(2) **超声检查：是检查早期妊娠快速准确的方法**。

(二) 中晚期妊娠的诊断

1. 临床表现

(1) 有早期妊娠经过，且子宫明显增大，可感觉胎动，触及胎体，听诊有胎心音。

(2) 子宫增大：子宫随妊娠进展逐渐增大。手**测子宫底高度或尺测耻上子宫高度，可以判断子宫大小与妊娠周数是否相符**。增长过速或过缓均可能为异常。

(3) 胎动[*]：**孕妇于妊娠18～20周时开始自觉胎动**，胎动每2小时≥10次。

(4) 胎心音：妊娠18～20周用胎心听筒在孕妇腹壁上可听到胎心音，似钟表“滴答”声，速度较快，**每分钟110～160次**。

2. 辅助检查 超声检查：B型超声能显示胎儿数目、胎产式、胎心搏动和胎盘位置，且能测量胎头双顶径，观察胎儿有无体表畸形。超声多普勒法能探出胎心音、胎动音、脐带血流音及胎盘血流音。

四、胎产式、胎先露、胎方位

1. 胎产式 **胎儿身体纵轴与母体身体纵轴之间的关系称胎产式**。两轴平行者称纵产式。两轴垂直者称横产式(图7-2-2)。

2. 胎先露 **最先进入骨盆入口的胎儿部分称胎先露**，纵产式有头先露、臀先露，横产式有肩先露。

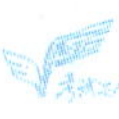

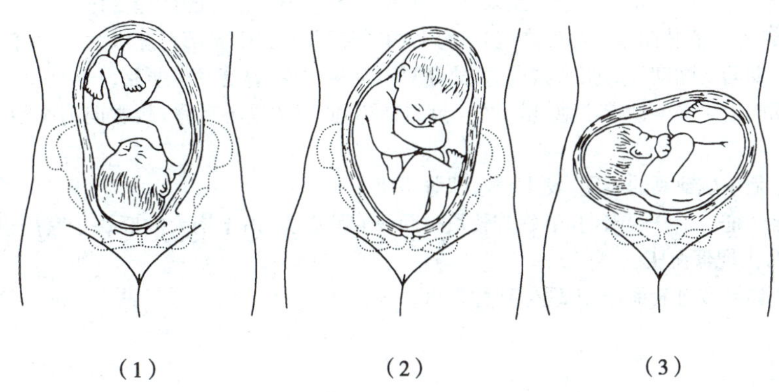

图 7-2-2 胎产式
(1)纵产式-头先露;(2)纵产式-臀先露;(3)横产式-肩先露

3. 胎方位 胎儿先露部的指示点与母体骨盆的关系称**胎方位**,简称胎位。**枕先露以枕骨,面先露以颏骨,臀先露以骶骨,肩先露以肩胛骨为指示点**。

五、产前检查

根据我国孕期保健需要,2018年《孕前和孕期保健指南》推荐产前检查时间为:**妊娠6～13^{+6}周、14～19^{+6}周、20～24周、25～28周、29～32周、33～36周各1次,37～41周则每周检查1次**。

(一)病史

1. 健康史 包括个人资料、过去病史、月经史、家族史、丈夫健康状况。

2. 孕产史 了解既往有无孕产史及其分娩方式,了解本次妊娠早孕反应的情况,有无病毒感染史及用药情况,胎动开始时间。

3. 预产期推算 了解末次月经(LMP)的日期以推算预产期(EDC)。计算方法为:末次月经第1天起,**月份减3或加9,日期加7**。如为阴历,月份仍减3或加9,但日期加15。实际分娩日期与推算的预产期可以相差1～2周。

温馨提示

末次月经月份大于或等于3即减3,月份小于3即加9。同时还要注意2月份只有28或29天。

(二)身体评估

1. 全身检查。

2. 产科检查

(1) 腹部检查

1) 视诊:注意腹形及大小,腹部有无妊娠纹、手术瘢痕和水肿。

2) 触诊:用四步触诊法检查子宫大小、胎产式、胎先露、胎方位及先露是否衔接。

3) 听诊:胎心音在靠近胎背侧上方的孕妇腹壁上听得最清楚。**枕先露时,胎心音在脐下方右或左侧;臀先露时,胎心音在脐上方右或左侧;肩先露时,胎心音在脐部下方听得最清楚**。

(2) 骨盆测量:分为骨盆外测量和骨盆内测量两种。

1) 骨盆外测量

①**坐骨结节间径:又称出口横径,正常值为8.5～9.5cm**。

②耻骨弓角度:正常为90°。

2) 骨盆内测量:①骶耻内径:也称对角径。正常值为12.5～13cm。②坐骨棘间径:测量两侧坐骨棘间的距离。正常值约为10cm。

(3) 阴道检查:妊娠最后一个月以及临产后,如确实需要,则需外阴消毒及戴消毒手套。

(4) 肛诊:可以了解胎先露部、骶骨前面弯曲度、坐骨棘及坐骨切迹宽度以及骶骨关节活动度。

(5) 绘制妊娠图:将各项检查结果如血压、体重、宫高、腹围、胎位、胎心率等填于妊娠图中,绘成曲线图,观察动态变化。

六、妊娠期常见症状及其护理

(一)临床表现

1. 恶心、呕吐 约50%孕妇在**妊娠6周左右出现恶心、呕吐等早孕反应,12周左右消失**。

2. 尿频、尿急、白带增多 于妊娠初 3 个月及末 3 个月明显，是妊娠期正常的生理变化。

3. 下肢水肿及下肢、外阴静脉曲张 孕妇在妊娠后期常有踝部及小腿下半部轻度水肿，经休息后消退。

4. 便秘 由于妊娠期间肠蠕动及肠张力减弱，加之孕妇运动量减少，容易发生便秘。

5. 腰背痛 妊娠期间由于关节韧带松弛，增大的子宫向前突使躯体重心后移，腰椎向前突使背肌处于持续紧张状态，常出现轻微腰背痛。

6. **下肢肌肉痉挛 是孕妇缺钙的表现**，发生于小腿腓肠肌。

7. **仰卧位低血压综合征** 于妊娠末期，**孕妇若较长时间取仰卧姿势，由于增大的妊娠子宫压迫下腔静脉，使回心血量及心排出量骤然减少，出现低血压**。

8. 贫血 血容量增加导致血液稀释，出现生理性贫血。

（二）护理措施

1. 常见症状的护理

（1）恶心、呕吐：应避免空腹，少量多餐；食用清淡食物。给予精神鼓励和支持。妊娠剧吐需住院治疗。

（2）尿频、尿急：因妊娠子宫压迫所致，且无任何感染迹象，则不必处理，产后可逐渐消失。

（3）白带增多：嘱孕妇保持外阴部清洁。

（4）水肿：**嘱孕妇左侧卧位**，下肢垫高 15°，避免长时间地站或坐，以免加重水肿的发生。适当限制孕妇对盐的摄入，但不必限制水分。

（5）下肢及外阴静脉曲张：孕妇应避免两腿交叉或长时间站立、行走，并注意时常抬高下肢，可穿有压力梯度的弹力袜。

（6）便秘：应养成每日定时排便的良好习惯，**不可随便使用大便软化剂或轻泻剂，以免引起早产或流产**。

（7）腰背痛：指导孕妇穿低跟鞋，在俯拾或抬举物品时，保持上身直立，弯曲膝部，用两下肢的力量抬起。

（8）下肢肌肉痉挛：遵医嘱口服钙剂。

（9）仰卧位低血压综合征：指导孕妇侧卧，避免长时间仰卧位，如出现仰卧位低血压综合征时立即采取左侧卧位，一般血压即可恢复。

（10）贫血：应适当增加含铁食物的摄入，如动物肝脏、瘦肉等。**如病情需要补充铁剂，应在餐后 20 分钟服用**，以减轻对胃肠道的刺激。

2. 心理护理 给孕妇提供心理支持，帮助孕妇消除不良情绪。

考点练习

考点：受精与着床（A1 型题）

1. 受精卵着床约在受精后
   A. 第 1～2 天
   B. 第 3 天
   C. 第 4 天
   D. 第 6～7 天
   E. 第 10～12 天

2. 晚期囊胚侵入子宫内膜的过程称为
   A. 受精
   B. 精子获能
   C. 受精过程
   D. 着床
   E. 受精卵发育

考点：胎儿附属物的形成与功能（A1、A2 型题）

3. 胎儿的附属物不包括
   A. 胎盘
   B. 胎膜
   C. 脐带
   D. 羊水
   E. 蜕膜

4. 下列哪项不属于胎盘的功能
   A. 气体交换
   B. 供应营养物质
   C. 合成激素和酶
   D. 防御功能
   E. 阻止病毒侵袭胎儿

5. 组成胎膜的是
   A. 真蜕膜和羊膜
   B. 底蜕膜和羊膜
   C. 绒毛膜和羊膜
   D. 包蜕膜和羊膜
   E. 绒毛膜和底蜕膜

6. 脐带中含有静脉的数量为
   A. 1 条
   B. 2 条
   C. 3 条
   D. 4 条
   E. 6 条

7. 某产妇，27 岁，妊娠 36 周。护士在查房时为护生讲解正常的脐带结构，正确的是
   A. 脐静脉较粗、壁厚
   B. 脐动脉较细、壁薄

C. 一条动脉，一条静脉
D. 一条动脉，两条静脉
E. 两条动脉，一条静脉

考点：胎儿发育及生理特点(A1、A2 型题)

8. 部分孕妇自觉有胎动的时间约为
A. 孕 8 周末
B. 孕 12 周末
C. 孕 16 周末
D. 孕 18 周末
E. 孕 20 周末

9. 出生后易患特发性呼吸窘迫综合征，若加强护理可以存活的胎龄是
A. 孕 20 周末
B. 孕 22 周末
C. 孕 24 周末
D. 孕 26 周末
E. 孕 28 周末

10. 病人，女性，27 岁。上周引产 1 男婴，身长 30cm，体重 700g，各脏器均已发育。其妊娠时间约为
A. 16 周
B. 20 周
C. 24 周
D. 28 周
E. 32 周

考点：妊娠期母体的生理变化，掌握其心理变化(A1 型题)

11. 子宫下段临产时可达
A. 2～3cm
B. 3～5cm
C. 5～7cm
D. 7～10cm
E. 12～15cm

12. 妊娠早期孕妇泌尿系统可出现的临床表现是
A. 尿频
B. 尿急
C. 尿痛
D. 尿潴留
E. 尿失禁

13. 关于妊娠期母体生理变化的描述，**错误**的是
A. 妊娠 32～34 周血容量增加达高峰
B. 妊娠晚期易发生外阴及下肢静脉曲张
C. 子宫峡部在妊娠后期形成子宫下段
D. 妊娠期孕妇血液处于低凝状态
E. 妊娠期卵巢停止排卵

14. 关于妊娠期孕妇循环及血液系统的变化，**错误**的是
A. 循环血容量至妊娠 32～34 周达高峰
B. 血浆增加少于红细胞增加，血液浓缩
C. 在妊娠 32～34 周、分娩期、产褥期最初 3 天内易发生心力衰竭
D. 妊娠期血液处于高凝状态
E. 心排血量自妊娠 10 周开始增加，至妊娠 32～34 周达高峰

15. 关于妊娠早期孕妇呼吸系统的变化，正确的是
A. 过度通气
B. 呼吸次数增加
C. 呼吸次数减少
D. 呼吸较浅
E. 腹式呼吸为主

16. 孕妇在妊娠期**不宜**长期采取的卧位是
A. 仰卧位
B. 半坐卧位
C. 左侧卧位
D. 端坐位
E. 抬高下肢

17. 妊娠足月时孕妇体重平均增加约为
A. 5.0kg
B. 10.0kg
C. 12.5kg
D. 15.0kg
E. 20.0kg

18. 妊娠合并心脏病孕妇为避免加重负担，整个孕妇体重增加**不应超过**
A. 5kg
B. 10kg
C. 15kg
D. 20kg
E. 25kg

考点：早期、中晚期妊娠诊断(A1、A2 型题)

19. 妊娠最早最重要的症状是
A. 停经
B. 早孕反应
C. 尿频
D. 乳房逐渐增大
E. 乳晕着色加深

20. 确诊妊娠最可靠的方法是
A. 妊娠试验
B. 超声检查
C. 黄体酮试验
D. 基础体温测定
E. 妇科检查

21. 病人，女性，28 岁，停经 40 余天。为了确诊其是否妊娠，快速准确的检查方法是
A. 妊娠试验
B. 超声检查
C. 黄体酮试验
D. 基础体温测定
E. 宫颈黏液分析

考点：胎产式、胎先露、胎方位(A1 型题)

22. 初产妇，25 岁。护士在进行胎位检查时，发现胎儿位于母体骨盆的左前方(如图所示)。胎儿最可能的胎位是

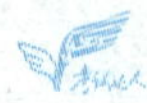

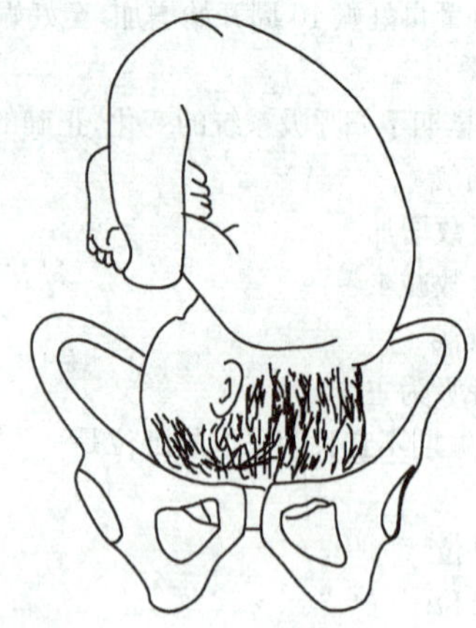

A. 枕左横位
B. 枕右横位
C. 枕左前位
D. 枕左后位
E. 额前位

23. 胎儿纵轴与母体纵轴的关系称为
A. 胎儿位置
B. 胎产式
C. 胎姿势
D. 胎先露
E. 胎方位

24. 某初孕妇，28岁。妊娠37周。腹部触诊：宫底部可触及不规则、易变形、宽大而软的胎儿部分，腹部右侧凹凸不平，左侧相对平坦，胎心音在脐下左侧听的最清楚。该孕妇的胎儿胎位可能是
A. 枕右前位
B. 枕左前位
C. 骶右前位
D. 骶左前位
E. 肩右前位

考点：产前检查的病史、身体评估、心理社会评估（A2型题）

25. 护士正在评估一名初产妇，她的末次月经第1天是2018年6月10日。护士推算其预产期是
A. 2019年1月13日
B. 2019年1月17日
C. 2019年2月13日
D. 2019年2月17日
E. 2019年3月17日

26. 下列骨盆径线测量值正常的是
A. 髂棘间径22cm
B. 髂嵴间径24cm
C. 骶耻外径17cm
D. 骶耻内径14cm
E. 坐骨结节间径9cm

考点：妊娠期常见症状及其护理（A2型题）

27. 孕妇，妊娠25周，在产前检查中发现其血红蛋白偏低，须口服补充铁剂。护士告诉病人正确的服药时间是
A. 餐前半小时
B. 餐后20分钟
C. 空腹时
D. 睡前
E. 晨起后

28. 妊娠末期，孕妇若较长时间取仰卧姿势，则易发生
A. 妊娠期高血压疾病
B. 前置胎盘
C. 胎膜早破
D. 仰卧位低血压综合征
E. 产后出血

29. 孕妇29岁，因停经50天后被诊断为早孕。门诊护士对其进行保健指导，孕妇复述正确的是
A. 睡觉时取平卧位
B. 妊娠初期8周内谨慎用药
C. 便秘时使用泻药
D. 12周左右出现恶心、呕吐等早孕反应
E. 出现尿频、尿急时应及时就诊

30. 妊娠期便秘的治疗方法，**错误**的是
A. 定时排便
B. 自行服用缓泻剂
C. 适当运动
D. 多食高纤维素食物
E. 避免辛辣、刺激性食物

31. 某初孕妇，28岁。妊娠30周，胎儿臀位。为减轻孕妇的焦虑情绪，护士对孕妇的指导，**不正确**的是
A. 可采用膝胸卧位矫正
B. 矫正无效时，可提前住院待产
C. 膝胸卧位需排空膀胱
D. 可行外转胎位术矫正
E. 胎位可自行转为头先露

参考答案

序号	1	2	3	4	5	6	7	8	9	10	11	12	13	14	15	16
答案	D	D	E	E	C	A	E	C	E	C	D	A	D	B	A	A
序号	17	18	19	20	21	22	23	24	25	26	27	28	29	30	31	
答案	C	B	A	B	B	C	B	B	E	E	B	D	B	B	E	

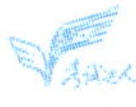

第三节　分娩期妇女的护理

考情分析

年份	主要考点
2019	胎头拨露的定义；第一产程的正确护理(鼓励产妇2～4小时排尿一次)；进入第二产程的标志；产妇过度紧张不会带来的改变是(胎位改变)；产后2小时内针对产妇的评估内容
2020	观察宫口开大情况的一般方法；第一产程时的错误护理(人工破膜)
2021	子宫收缩特点的判断(图片题)，进入第二产程的标志，判断胎先露下降程度的重要标志，晚期减速的判断(图片题)
2022	尖锐湿疣产妇的分娩方式(剖宫产)；自然分娩的产妇下床活动的时间(6～12小时)；产后护士双手压迫按摩子宫的目的(图片题，预防产后出血)；孕妇左侧会阴侧切时安置的卧位(右侧卧位)；孕妇左侧会阴侧切感染出现脓肿时应采取的处理措施(拆线引流)
2023	产后护士双手压迫按摩子宫的目的(图片题，预防产后出血)

考点导航

妊娠满28周及以上，胎儿及其附属物由母体产道娩出的过程，称为分娩。**妊娠满37周至不满42足周间**分娩，称为**足月产**。妊娠**满28周至不满37足周间**分娩，称为**早产**。**妊娠满42周以上**分娩，称为**过期产**。

一、影响分娩的因素

(一) 产力

是指将胎儿及其附属物从子宫内逼出的力量。产力包括**子宫收缩力、腹肌及膈肌收缩力和肛提肌收缩力**。

1. **子宫收缩力**　分娩时子宫肌产生规律性收缩称**宫缩**，**是临产后的主要动力**。

(1) 节律性：**宫缩具有节律性是临产的重要标志之一**。随着产程进展，每次子宫收缩的强度由弱到强(进行期)，维持一定时间(极期)，随后由强到弱(退行期)，直至消失进入间歇期，间歇期子宫肌松弛。

在分娩过程中，宫缩的**频率逐渐增加，强度逐渐加强**，子宫腔内压力逐渐加大。临产开始时，宫缩持续时间30秒，间歇期约5～6分钟。随着产程的进展，宫缩持续时间逐渐延长，间歇期逐渐缩短。当宫口开全后，宫缩持续时间可长达60秒，间歇期可缩短至1～2分钟。

(2) 对称性和极性(图7-3-1)：正常宫缩每次**开始于左右两侧宫角**，以微波形式迅速**向子宫底部集中，然后再向子宫下段扩散**，引起协调一致的宫缩，称为宫缩的对称性。

子宫底部收缩力最强、最持久，向下则逐渐减弱、变短，子宫底部收缩力的强度几乎是子宫下段的2倍，宫缩的这种下行性梯度称为宫缩的极性。

(3) 缩复作用：每次宫缩时，子宫肌纤维缩短变宽，宫缩后肌纤维虽又重新松弛，但**不能完全恢复到原来长度**，经过反复收缩，肌纤维越来越短，此现象称为缩复作用。

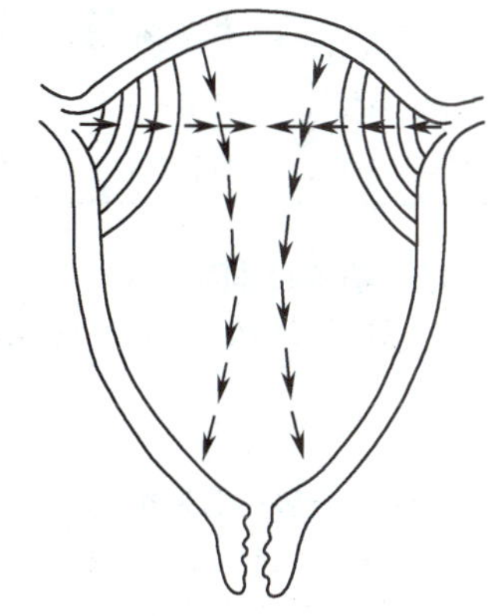

图7-3-1　子宫收缩的特性

温馨提示

节律性即为子宫收缩由弱到强，持续时间由短到长；对称性即为子宫收缩协调一致；极性即为子宫收缩时宫底力量最强，向下逐渐减弱；缩复作用即为子宫收缩时肌纤维逐渐缩短。

2. 腹肌及膈肌收缩力(统称腹压)　**是第二产程时娩出胎儿的主要辅助力量**。腹压在第三产程中可促使胎盘娩出。

3. 肛提肌收缩力　第二产程中，宫缩时**肛提肌的收缩可协助**胎先露在骨盆腔内**完成内旋转及仰伸**等作用，并且在第三产程时可协助胎盘娩出。

(二) 产道

产道是胎儿娩出的通道，分骨产道及软产道两部分。

1. 骨产道

(1) 骨盆各平面及其径线：一般将骨盆腔分为3个骨盆平面，每一平面有与分娩相关的径线，其中以**入口前后径、中骨盆横径及出口横径**的大小最为重要。

(2) 骨盆轴及骨盆倾斜度

1) 骨盆轴和产轴：为连接骨盆各假想平面中点的曲线称为骨盆轴。

2) 骨盆倾斜度：当妇女直立时，骨盆入口平面与地平面所形成的角度，称为**骨盆倾斜度，一般为60°**。

2. 软产道

(1) 子宫下段的形成：由非孕期时长约1cm的子宫峡部伸展形成。在妊娠12周时已成为子宫腔的一部分。临产后的规律宫缩进一步使**子宫下段拉长达7～10cm**。由于子宫肌纤维的缩复作用，子宫上段的肌层越来越厚，子宫下段被牵拉而伸展变薄，由于子宫上下段的肌肉厚薄不同，在两者间的子宫内面形成一环状隆起处，称为**生理缩复环**。

(2) 子宫颈的变化

1) 宫颈管消失：临产前的宫颈管长为2～3cm。临产后由宫缩的牵拉及宫缩时前羊水囊对子宫颈的压力，宫颈内口先扩张，随后宫颈管逐渐变短消失展平。**初产妇一般是宫颈管先消失，宫颈口后扩张，经产妇的宫颈管消失与宫颈口扩张同时进行**。

2) 宫颈口扩张：临产后由于子宫肌肉的收缩、缩复，以及前羊膜囊对宫颈的压迫，协助扩张宫颈口。**胎膜多在宫颈口近开全时自然破裂**。破膜后，胎先露对宫颈的直接压迫，扩张宫颈口的作用更加明显。

(3) 骨盆底、阴道及会阴的变化：临产后，胎先露下降直接压迫骨盆底和扩张阴道，阴道黏膜皱襞展平使腔道加宽。

(三) 胎儿

1. 胎儿大小

(1) 胎头颅骨：胎头颅骨由顶骨、额骨、颞骨各两块及枕骨一块构成。颅骨间的缝隙称为颅缝，两颅缝交界处空隙较大称为囟门。胎头前部菱形的称为前囟，前囟也称为大囟门。后部三角形的称为后囟，后囟也称为小囟门。

(2) 胎头径线：见表7-3-1。

2. 胎位　胎体纵轴与骨盆轴相一致，容易通过产道。**矢状缝和囟门是确定胎位的重要标记**。

3. 胎儿畸形　如脑积水、连体儿等，由于胎头或胎体过大，通过产道发生困难。

表7-3-1　胎头径线的含义及临床意义

胎头径线	含义	平均值	临床意义
双顶径	两顶骨隆突间的距离，是胎头最大横径	约9.3cm	**临床上以B超测此值来判断胎儿大小**
枕额径	鼻根至枕骨隆突的距离，又称前后径	约11.3cm	胎头以此径衔接
枕下前囟径	前囟中央至枕骨隆突下方的距离	约9.5cm	胎头俯屈后以此径通过产道
枕颏径	颏骨下方中央至后囟顶部的距离	约13.3cm	

(四) 精神心理因素

在分娩过程中精神心理状态可以明显影响产力，宫口扩张缓慢，胎先露部下降受阻，产程延长，产妇体力消耗过多。

二、正常分娩妇女的护理

(一) 枕先露的分娩机制

分娩机制是指胎儿先露部为适应骨盆各平面的不同形态，被动地进行一系列适应性转动，以其最小径线通过产道的全过程。临床上枕先露占95.55%～97.55%，**以枕左前位最多见**(图7-3-2)。

1. 衔接　指**胎头双顶径进入骨盆入口平面**，胎头颅骨最低点接近或达到坐骨棘水平，称为衔接(入盆)。衔接时胎头以枕额径入盆。

2. 下降　是指胎头沿骨盆轴前进的动作，**下降贯穿于整个产程**。**临床上以观察胎头下降的程度，作为判断产程进展的重要标志**。

3. 俯屈　胎头下颌接近胸部，**由胎头衔接时的枕额径变为枕下前囟径**。

4. 内旋转　胎头为适应骨盆纵轴而旋转，使其**矢状缝与中骨盆及骨盆出口前后径相一致**。

5. 仰伸　完成内旋转后，胎头极度俯屈达到外阴部，腹压以及宫缩继续迫使胎头下降，而肛提肌收缩力又将胎头向前推进。两者的共同作用使胎头沿骨盆轴下段向下前的方向转向前，胎头枕部达耻骨联合下缘时，以耻骨弓为支点胎头逐渐仰伸，胎头的顶、额、鼻、口、颌相继娩出。

6. 复位及外旋转　胎头娩出时，胎儿双肩径沿骨盆入口左斜径下降。胎头娩出后，为使胎头与胎肩恢复正常关系，胎头枕部向左旋转45°，使胎头与胎肩成正常关系，称为复位。同时，胎头枕部需在外也继续向左旋转45°，以保持胎头矢

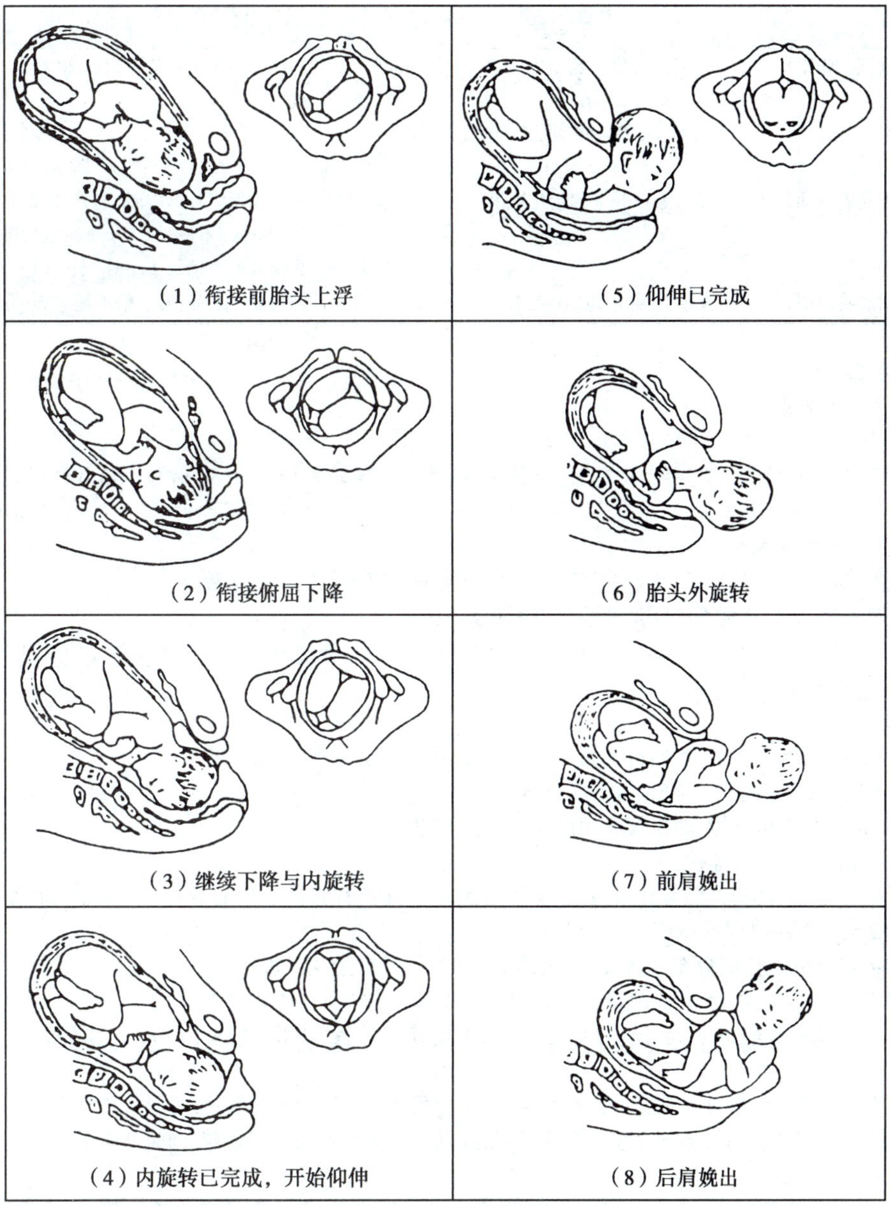

（1）衔接前胎头上浮　（5）仰伸已完成

（2）衔接俯屈下降　（6）胎头外旋转

（3）继续下降与内旋转　（7）前肩娩出

（4）内旋转已完成，开始仰伸　（8）后肩娩出

图 7-3-2　枕左前位分娩机制

状缝与胎肩成垂直关系，称为外旋转。

7. 胎肩及胎儿娩出　胎儿完成外旋转后，胎儿前(右)肩出现于耻骨联合下方，前肩娩出，继之，后(左)肩从会阴部娩出，然后胎儿腹部，臀部及下肢全部娩出。

（二）先兆临产

1. 不规律的子宫收缩　孕妇在分娩发动前，常出现假临产。假临产的特点是：①**宫缩持续时间短(<30 秒)且不恒定**，间歇时间长且不规律，宫缩强度不增加；②宫缩时宫颈管不短缩，宫口不扩张；③常在夜间出现，清晨消失；④给予强镇静药物能抑制宫缩。

2. 胎儿下降感　临产前胎先露下降进入骨盆入口使宫底下降。

3. **见红　为分娩先兆**。正式临产前 1～2 天，阴道内流出少量血性黏液或血性白带，称为见红。

（三）临产诊断

有规律且逐渐增强的子宫收缩，**持续 30 秒或以上，间歇时间 5～6 分钟左右**，同时伴有进行性子宫颈管消失、宫口扩张和胎先露部下降(亲：先兆临产与临产诊断的主要区别在于宫缩持续的时间和间歇的时间)。

（四）产程分期

分娩的全过程是从规律宫缩开始至胎儿胎盘娩出，称为总产程。临床上分为 3 个产程，见表 7-3-2。

表7-3-2 产程分期

产程	含义	时间
第一产程(宫颈扩张期)	**从规律宫缩开始至宫口开全**，分为潜伏期和活跃期。宫口开大至6cm进入活跃期，此期宫口扩张速度≥0.5cm/h	初产妇潜伏期一般不超过20小时，经产妇不超过14小时
第二产程(胎儿娩出期)	**从宫颈口开全到胎儿娩出**	未实施硬膜外麻醉者，初产妇最长不超过3小时，经产妇不超过2小时；实施硬膜外麻醉者可在此基础上延长1小时
第三产程(胎盘娩出期)	**从胎儿娩出到胎盘娩出**	约需5～15分钟，**一般不超过30分钟**

（五）产程护理

1. 第一产程妇女的观察和护理

（1）临床表现

1）规律宫缩：产程开始时，宫缩持续时间较短(约30秒)，间歇期较长(约5～6分钟)。随着产程进展，持续时间延长(约50～60秒)，且强度不断增加，间歇期逐渐缩短(约2～3分钟)。当宫口近开全时，宫缩持续时间可长达1分钟或以上，间歇期仅为1分钟或稍长。

2）宫颈扩张：第一产程又分为潜伏期和活跃期。阴道检查可以确定宫口扩张程度。

3）**胎头下降程度：是决定能否经阴道分娩的重要观察项目**。

4）胎膜破裂：当羊膜腔内压力增加到一定程度时，胎膜自然破裂，称为破膜。**破膜多发生于宫口近开全时**(亲：胎膜如在临产前自然破裂即为胎膜早破)。

（2）护理措施

1）待产妇于临产后入院，当发生特殊情况如胎膜早破、阴道流血量多等，应紧急入院。

A. 待产环境应安静，室内空气新鲜，温湿度适宜。

B. 医护人员应介绍产房环境，加强沟通，消除待产妇紧张的情绪。

C. 监测生命体征及行胎儿监护。

D. 宫缩不强且未破膜的**待产妇可在室内走动**，可有助于加速产程进展。但有合并症的待产妇，如**阴道流血多，头晕、眼花等自觉症状，应卧床取左侧卧位**。

E. **破膜后应立即卧床，抬高臀部**，听胎心音，记录破膜时间，羊水量及性状。

F. 鼓励待产妇少量多次进食，吃高热量、易消化的食物，以保证精力和体力充沛。

G. 预防尿潴留，**临产后应每2～4小时排尿1次，以防止膀胱过胀影响胎先露下降及子宫收缩**，延长产程，必要时导尿。

H. 协助待产妇做好生活护理。破膜的待产妇，应保持会阴清洁，给予会阴擦洗或冲洗。

I. 精神支持：产妇精神状态可影响宫缩和产程进展，鼓励产妇克服紧张和恐惧感，有助于分娩顺利进行。

2）产程护理

A. **产程图**：以临产时间(h)为横坐标，以宫颈扩张度(cm)为纵坐标，胎头下降程度在右侧，画出宫颈扩张和胎头下降的曲线。

B. 勤听胎心音：可用胎心听诊器或胎儿监护仪，每0.5～1小时一次，正常胎心率为110～160次/min。

C. 观察子宫收缩，常用方法包括腹部触诊及仪器监测。

D. 在宫缩时进行肛门检查。若有**异常阴道流血或怀疑有前置胎盘，应禁止肛诊**，以免诱发出血。

E. 阴道检查应在严密消毒外阴后进行，戴无菌手套。

初产妇宫口开全至10cm，经产妇宫口开大3～4cm且宫缩好，可护送产房准备接生。

2. 第二产程妇女的观察和护理

（1）临床表现：宫缩持续时间长，间歇时间短。宫口开全后，待产妇有排便感，宫缩时不由自主地向下屏气用力，体力消耗很大，常表现为大汗淋漓，腰骶酸痛，小腿肌肉痉挛。若仍未破膜，常影响胎头下降，应行人工破膜。随着产程进展，会阴逐渐膨隆和变薄，肛门松弛。胎头于宫缩时暴露于阴道口，当宫缩间歇时又缩回阴道内，称为**胎头拨露**。若在宫缩间歇时，胎头也不再回缩，称为**胎头着冠**(亲：在宫缩间歇期，胎头回缩即为拨露、胎头不回缩即为着冠)。

（2）辅助检查：用胎儿监护仪监测胎心率可及时发现异常，及时处理。

（3）护理措施

1）产房准备：备有母婴的抢救设备和药品。

2）**指导待产妇正确使用腹压**：应严密观察待产妇的一般情况，测血压，应勤听胎心，每5～10分钟听一次。指导待产妇**在宫缩时屏气用力**，增加腹压，将胎儿娩出，是**第二产程的首要护理目标**。待产妇一般采取半坐卧位，在宫缩间歇

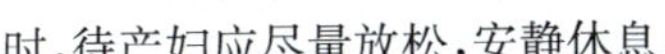

时，待产妇应尽量放松，安静休息。

3）胎儿监护：有条件时可使用胎心监护仪。

4）消毒外阴：先用温水洗去外阴部的血迹、黏液，然后进行两遍外阴清洁和一遍消毒。

5）**接生准备**：开启产包，备好无菌生理盐水，新生儿吸痰器。

6）胎头娩出：会阴过紧或胎头过大，应行会阴切开术。

7）脐带处理：用无菌纱布擦净脐根周围后，用75%乙醇消毒脐带，进行脐带结扎。用5%聚维酮碘或20%高锰酸钾均匀涂擦脐带断端，注意高锰酸钾不可触及新生儿皮肤，以免皮肤烧伤。

3. 第三产程妇女的观察及护理

（1）临床表现

1）胎盘剥离：胎儿娩出后子宫腔容积突然明显缩小，胎盘与子宫壁发生错位而剥离排出。

胎盘剥离征象：**子宫体变硬呈球形，子宫底升高达脐上**；阴道少量流血；阴道口**外露的一段脐带自行延长**；用手掌尺侧在产妇耻骨联合上方轻压子宫下段，**子宫体上升而外露的脐带不再回缩**。

2）胎儿娩出后，子宫底降至平脐，宫缩暂停，几分钟后又重新出现。

（2）护理措施

1）协助胎盘娩出：当确定胎盘完整剥离时，应在宫缩时用左手握住宫底轻压子宫，产妇稍向下用力，同时右手轻轻牵拉脐带，协助胎盘娩出。助产士**切忌在胎盘尚未完全剥离之前，用手按揉、下压宫底或牵拉脐带，以免引起胎盘部分剥离**而出血或拉断脐带，甚至造成子宫内翻。胎盘娩出后，按摩子宫减少出血。

2）检查胎盘胎膜：若发现有残留，应在无菌操作下手入宫腔取出残留组织。

3）检查软产道：如有裂伤，应立即缝合。

4）预防产后出血：胎儿娩出后，遵医嘱使用缩宫素。

5）新生儿即时护理：新生儿娩出后，采用阿普加(Apgar)评分法判断新生儿有无窒息或窒息的程度。以出生后1分钟时的**心率、呼吸、肌张力、喉反射及皮肤颜色**五项体征为依据，每项0～2分，满分10分。8～10分为正常新生儿。**4～7分为轻度窒息，0～3分为重度窒息**。

A. 新生儿保暖：新生儿出生后应立即给予保暖，在辐射开放台上进行新生儿擦拭。

B. 早开奶：**出生30分钟～1小时即可哺乳**。通过新生儿吸吮母亲的乳房，可促使母乳及早分泌及预防产后出血。

C. 眼睛护理：出生后用眼药水滴双眼，以预防经过产道时新生儿眼睛受感染。

D. 新生儿测量体重、身长，与母亲核实信息后为新生儿系上手腕条，将婴儿右脚底纹和母亲拇指纹印在婴儿病历上。

6）产后即时护理：**分娩后继续在产房内观察2小时**。因为**此阶段产妇易发生并发症，最常见的是产后出血**。应**观察子宫收缩，宫底高度**，膀胱充盈度，**阴道流血量**，会阴阴道内有无血肿。每15～30分钟测量一次血压、脉搏，询问产妇有无头晕、乏力等。

考点练习

考点：影响分娩的因素（A1型题）

1. 产力**不包括**
   A. 腹肌收缩力
   B. 肛提肌收缩力
   C. 子宫收缩力
   D. 膈肌收缩力
   E. 盆底肌收缩力

2. 分娩时的主要产力是
   A. 腹肌收缩力
   B. 肛提肌收缩力
   C. 子宫收缩力
   D. 膈肌收缩力
   E. 盆底肌收缩力

3. 临产后最主要的产力是
   A. 子宫收缩力
   B. 腹肌收缩力
   C. 膈肌收缩力
   D. 肛提肌收缩力
   E. 骨骼肌收缩力

4. 影响正常分娩的因素**不包括**
   A. 产力
   B. 产道
   C. 胎盘
   D. 胎儿
   E. 精神心理因素

5. 下列关于临产后正常子宫收缩特点的描述，**错误**的是
   A. 子宫收缩由弱到强、由强到弱，直至进入间歇期
   B. 在分娩过程中，子宫收缩频率逐渐增加，强度逐渐加强
   C. 正常宫缩每次开始于宫底
   D. 子宫底部收缩力最强、最持久，向下逐渐减弱
   E. 宫缩后子宫肌纤维不能完全恢复到原来长度

6. 第二产程中可协助胎先露在骨盆内完成内旋转及仰伸的产力是
   A. 腹肌收缩力
   B. 肛提肌收缩力
   C. 子宫收缩力

D. 膈肌收缩力
E. 盆底肌收缩力

7. 临床上通过B超测量下列哪条径线可以判断胎儿大小
A. 双顶径
B. 枕额径
C. 枕下前囟径
D. 枕颏径
E. 枕下后囟径

8. 确定胎位的重要标志是囟门和
A. 冠状缝
B. 矢状缝
C. 人字缝
D. 额缝
E. 颞缝

考点：枕先露的分娩机制（A1 型题）

9. 临床上最多见的胎方位是
A. 臀先露
B. 头先露
C. 枕左前位
D. 枕右前位
E. 枕横位

10. 枕左前位时，胎头娩出后的第一个动作是
A. 俯屈
B. 复位
C. 仰伸
D. 外旋转
E. 胎儿娩出

11. 临产后胎头下降的标志为
A. 骶尾关节
B. 坐骨棘
C. 坐骨结节
D. 耻骨联合上缘
E. 耻骨联合下缘

12. 在胎儿分娩过程中，贯穿于整个产程的是
A. 衔接
B. 下降
C. 俯屈
D. 仰伸
E. 内旋转

考点：先兆临产和临产诊断（A1 型题）

13. 孕妇，妊娠 37 周，宫缩规律，间隔 10～20 分钟，持续约 20 秒，宫口未开。诊断为
A. 先兆临产
B. 早产临产
C. 假临产
D. 足月临产
E. 生理性宫缩

14. 临产的可靠先兆是
A. 见红
B. 胎儿下降
C. 腹痛
D. 不规则子宫收缩
E. 规则子宫收缩

考点：产程分期（A1、A2 型题）

15. 从胎儿娩出到胎盘娩出一般<u>不超过</u>
A. 15 分钟
B. 30 分钟
C. 60 分钟
D. 90 分钟
E. 120 分钟

16. 进入第二产程的主要标志为
A. 规律宫缩
B. 破膜
C. 拨露
D. 宫口开全
E. 阴道口见先露

17. 进入第二产程的标志是
A. 宫口开全
B. 胎头拨露
C. 胎头着冠
D. 胎膜已破
E. 外阴膨隆

18. 正常分娩胎膜破裂的时间一般是
A. 临产前
B. 潜伏期
C. 活跃期
D. 第二产程
E. 第三产程

19. 初产妇，27 岁，妊娠足月。现出现规律宫缩，约 5 分钟一次，每次持续 30 秒。正常情况下至宫口开大 6cm <u>不超过</u>
A. 8 小时
B. 10 小时
C. 20 小时
D. 14 小时
E. 24 小时

考点：产程的护理（A1、A2、A3/A4 型题）

20. 胎膜自然破裂多发生于
A. 规律宫缩开始时
B. 宫颈管消失时
C. 子宫颈扩张至 3cm 时
D. 子宫颈扩张至 5cm 时
E. 宫口近开全时

21. 可以动态监测产妇产程进展和识别难产的重要手段是
A. 胎儿监护
B. 多普勒听胎心
C. 产程图
D. 阴道检查
E. 肛门检查

22. 经阴道分娩时胎头出现如图所示的改变，属于

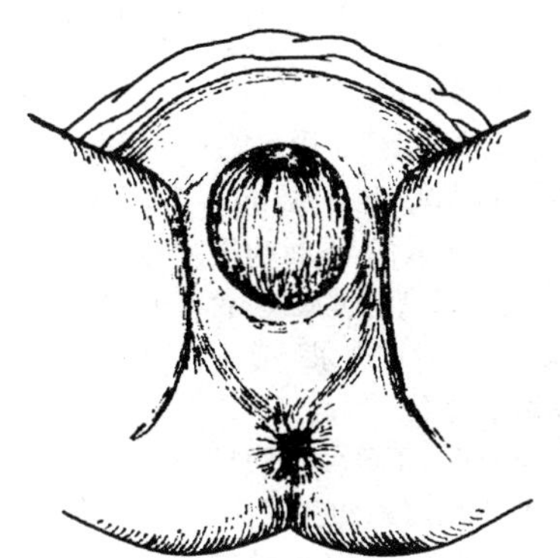

A. 俯屈
B. 衔接
C. 拨露
D. 着冠
E. 仰伸

23. 新生儿 Apgar 评分的依据是
A. 心率、呼吸、体重、哭声、皮肤颜色
B. 心率、呼吸、脐血管充盈度、羊水性状、皮肤颜色
C. 心率、呼吸、肌张力、喉反射、皮肤颜色
D. 心率、呼吸、喉反射、哭声、脐血管充盈度
E. 心率、呼吸、喉反射、哭声、皮肤颜色

24. 新生儿出生后进行 Apgar 评分的评价指标**不包括**
A. 皮肤颜色
B. 角膜反射
C. 心率
D. 呼吸
E. 肌张力

25. 胎儿娩出后，护士首先进行的护理措施是
A. 保暖
B. 擦干羊水
C. 结扎脐带
D. 清理呼吸道
E. 新生儿 Apgar 评分

26. 胎盘剥离的征象**不包括**
A. 子宫体变硬呈球形
B. 子宫底高达脐上
C. 阴道少量流血
D. 阴道口外露的一段脐带自行延长
E. 在耻骨联合上方轻压子宫下段时脐带回缩

27. 初产妇，孕 40 周。20 小时前出现规律宫缩，现宫口开大 2cm。此情况属于
A. 产程正常
B. 潜伏期延长
C. 第二产程延长
D. 活跃期延长
E. 产程停滞

28. 某产妇，25 岁。自然分娩后 1 小时在产房观察，责任护士应重点注意
A. 泌乳量
B. 会阴切口
C. 心理状态
D. 体温
E. 宫缩情况

29. 某孕妇，35 岁，妊娠 40 周待产，G_1P_0，LOA，子宫口近开全时，胎膜自然破裂，听胎心 170 次/min，立即给予左侧卧位，吸氧，静脉注射葡萄糖和维生素 C，持续进行胎心电子监护，并做好手术助产的准备。此时给予葡萄糖和维生素 C 的主要目的是
A. 加强胎儿对缺氧的耐受性
B. 加强母体和胎儿营养
C. 加强胎儿能量和抵抗力
D. 加强母体对缺氧的耐受性
E. 加强母体能量和抵抗力

30. 病人，女性，25 岁，双胎妊娠。孕 38 周时经阴道分娩。当第 2 个胎儿娩出后，阴道出血量约为 600ml，色暗红，可凝。检查产道无裂伤。胎盘、胎膜完整，子宫体软，轮廓不清，血压 110/80mmHg。为明确其出血原因，应重点评估的是
A. 胎盘、胎膜娩出情况
B. 血压
C. 血液是否凝固
D. 子宫收缩情况
E. 软产道是否有裂伤

31. 孕妇临产 2 小时后，出现胎儿窘迫，护士向其家属解释发生的最可能原因是
A. 胎儿的先露部下降
B. 母体血氧含量不足
C. 胎儿先天发育异常
D. 母体胎盘已经老化
E. 子宫收缩逐渐增强

（32～33 题共用题干）

初产妇，28 岁，孕 38 周。昨晚出现宫缩，每次持续时间为 5 秒，间隔时间为 20 分钟。同时产妇自觉有轻微腰酸、下腹酸胀。

32. 上述情况属于
A. 规律宫缩
B. 进入第一产程
C. 进入第二产程
D. 先兆临产
E. 未临产

33. 今晨产妇入院后感腹痛，宫缩每次持续时间为 50 秒，间隔期约为 5～6 分钟。该情况属于
A. 规律宫缩
B. 进入第二产程
C. 进入第三产程
D. 先兆临产
E. 未临产

（34～38 题共用题干）

某产妇，30 岁，孕 38 周，因临产由急诊收入产房。护士为其做产前检查：宫口开大 10cm，胎心 140 次/min。

34. 该产妇应考虑为
A. 未进入产程
B. 进入第一产程
C. 进入第二产程

D. 进入第三产程
E. 进入第四产程

35. 针对该产妇的护理，正确的是
A. 导尿
B. 灌肠
C. 做好接生准备
D. 协助产妇沐浴
E. 每1小时听胎心一次

36. 胎儿娩出后，护士首先进行的护理措施是
A. 保暖
B. 擦干羊水
C. 结扎脐带
D. 清理呼吸道
E. 新生儿 Apgar 评分

37. 正常情况下产后需继续留产房观察的时间是
A. 1小时
B. 2小时
C. 3小时
D. 4小时
E. 5小时

38. 在第三产程中，对产妇的评估最重要的是
A. 乳汁分泌的情况
B. 宫缩情况，阴道流血的量及颜色
C. 生命体征
D. 疼痛
E. 会阴伤口情况

（39～40题共用题干）

初产妇，35岁。孕39周。临产10小时。查体：规律宫缩，枕左前位，胎心146次/min，宫口开大5cm，胎膜未破。产妇精神非常紧张，不断叫嚷"痛死了，不生了"。

39. 此时，对该产妇进行健康指导，正确的是
A. 鼓励2～4小时排尿一次
B. 建议减少进食
C. 指导宫缩时，正确使用腹压
D. 告知使用缩宫素的注意事项
E. 叮嘱绝对卧床，宫缩间歇期充分休息

40. 在分娩过程中，因产妇的精神心理因素<u>不会</u>带来的改变是
A. 胎儿窘迫
B. 血压升高
C. 胎位异常
D. 呼吸急促
E. 产程延长

41. 某产妇，28岁。产后2小时内在产房观察期间，重点评估内容应<u>除外</u>
A. 饮食情况
B. 宫底高度
C. 阴道有无血肿
D. 子宫收缩及阴道出血量
E. 膀胱充盈情况

参考答案

序号	1	2	3	4	5	6	7	8	9	10	11	12	13	14	15	16
答案	E	C	A	C	C	B	A	B	C	B	B	B	A	A	B	D
序号	17	18	19	20	21	22	23	24	25	26	27	28	29	30	31	32
答案	A	C	C	E	C	D	C	B	D	E	B	E	A	D	B	D
序号	33	34	35	36	37	38	39	40	41							
答案	A	C	C	D	B	B	A	C	A							

第四节　产褥期妇女的护理

扫二维码
免费看视频

考情分析

年份	主要考点
2019	产褥期妇女心理调适的正确叙述；产褥期的错误宣教（4小时喂奶一次）；会阴伤口的错误护理（产后2小时红外线照射）；乳头牵拉练习的错误指导
2020	产妇分娩后1周阴道大量流血伴随的心理变化；产后最初3日的正常恶露；产褥期的错误指导（避免母乳喂养）；产后母乳喂养的指导；护士指导乳母增加汤汁类饮食的主要目的
2021	产后乳房过度肿胀婴儿无法吸吮时的处理方法（用吸乳器将乳汁吸出）；护士指导产妇产后坚持纯母乳喂养的时间；产妇产后多久可恢复性生活；产后10天宫底的高度
2022	产后血性恶露的持续时间；产后会阴切口水肿使用的湿敷溶液，产后会阴切口的错误护理（高锰酸钾坐浴）；分娩后应在多长时间内开奶（30分钟内）
2023	产后怕热、多汗的持续时间（1周）

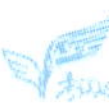

考点导航

从胎盘娩出至产妇除乳腺外全身各器官恢复至非孕期状态的一段时期称为产褥期，一般为6周。

好礼相送

考试复习多个"6"（主编总结，严禁转载，违者必究）

1. 日光曝晒消毒时需在太阳下曝晒6小时。
2. 洗胃在6小时内进行最有效。
3. 断肢再植应力争在6小时内进行。
4. 腰麻后去枕平卧6～8小时，清创缝合应争取在6～8小时内进行。
5. 产褥期为6周，产后6周可恢复性生活。
6. 抢救时未来得及书写的病历应在抢救结束6小时内据实补记，并注明。

一、产褥期母体变化

（一）产褥期妇女的生理调适

1. 生殖系统

（1）子宫：产褥期子宫变化最大。自胎盘娩出后的子宫状态逐渐恢复至非孕状态的过程，称为子宫复旧。

1）子宫体肌纤维的缩复：**产后第一天子宫底平脐，产后10天，子宫降至骨盆腔内，腹部检查测不到子宫底**，产后6周恢复到正常未孕期大小。

2）子宫内膜的再生：约产后3周，除胎盘附着面外，子宫腔内膜基本完成修复，**胎盘附着处的子宫内膜修复需6周**。

3）子宫颈：产后2～3天，宫口仍能通过两指。**产后4周时子宫颈完全恢复非孕状态**。

（2）阴道及外阴：分娩后外阴有轻度水肿，产后2～3天后自行消退。

（3）盆底组织：产褥期内过早劳动，可导致阴道壁膨出甚至发生子宫脱垂。

温馨提示

关于产妇产后子宫的变化可记忆为："产后1日底平脐，10日降至骨盆里，内膜修复需3周，胎盘附着（处）6周毕。"

2. 内分泌系统　不哺乳产妇一般于产后6～10周恢复月经，哺乳产妇月经复潮延迟，平均在产后4～6个月恢复排卵。产后较晚恢复月经者，首次月经来潮常有排卵，故**哺乳妇女在月经恢复前也有受孕的可能**。

3. 乳房　主要是泌乳。**初乳是指产后7天内分泌的乳汁**，初乳易于消化吸收，防御感染并有利于排出胎粪的作用。**一般产后7天，乳房开始分泌过渡乳**。**产后14天以后乳房分泌成熟乳**，呈白色。**母乳是婴儿理想的天然食品**。

4. 腹壁　腹壁紧张度需在产后6～8周恢复。

5. 血液及循环系统　血容量于分娩后2～3周可恢复至未孕状态。产后72小时内，原有心脏病的产妇易发生心力衰竭。产褥早期血液仍处于高凝状态，有利于减少产后出血。

6. 泌尿系统　产后1周尿量明显增加。在分娩过程中，膀胱因过分受压，导致膀胱黏膜充血、水肿，加之产后外阴伤口疼痛，不习惯卧床排尿等原因，**容易发生尿潴留**。

7. 消化系统　分娩后1～2天内产妇常感口渴，喜进汤食，但食欲欠佳，以后逐渐好转。产后易发生便秘。

（二）产褥期妇女的心理调适（表7-4-1）

表7-4-1　产褥期妇女的心理分期

	依赖期	依赖-独立期	独立期
心理分期	产后1～3天	产后3～14天	产后2周～1个月
特点	产妇的很多需要是通过别人来满足	产妇表现出较为独立，练习护理孩子	新家庭形成并运作

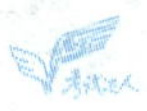

二、产褥期妇女的护理

（一）临床表现

1. **体温、脉搏、呼吸、血压** 有些产妇产后24小时内体温略有升高，但一般不超过38℃。未母乳喂养的产妇或未做到及时有效的母乳喂养，通常于产后3～4天因乳房血管、淋巴管极度充盈可有发热，称为**泌乳热**，体温高达39℃，一般仅持续数小时，最多不超过16小时，体温即下降，**不属病态**。产后脉搏约60～70次/min，呼吸14～16次/min（亲：产妇的泌乳热、外科的手术热均为正常现象哦）。

2. 褥汗 产褥早期皮肤排泄功能旺盛，出汗多，尤其以夜间睡眠和初醒时更明显。

3. 产后宫缩痛 产褥早期因子宫收缩，常引起**阵发性腹部剧烈疼痛**，称为**产后宫缩痛，一般持续2～3天后会自行消失**。

4. 子宫复旧 胎盘娩出后，子宫收缩变得圆而硬，宫底在脐下一横指。产后第一天，宫底稍上升至平脐，以后每天下降1～2cm，**产后10天子宫降入骨盆腔内**。

5. 会阴 产后会阴可有轻度水肿，一般于产后2～3天自行消退。

6. 恶露 产后随子宫蜕膜特别是胎盘附着处蜕膜的脱落，含有血液、坏死蜕膜等组织经阴道排出，称为恶露（表7-4-2）。

表7-4-2 恶露的类型及表现

	血性恶露	浆液恶露	白色恶露
持续时间	持续3～4天	持续10天左右	持续3周干净
特点	血量渐减少，浆液增加，转变为浆液	浆液逐渐减少，白细胞增多，变为白色	

（二）护理措施

1. 一般护理

（1）环境：室温22～24℃左右，湿度为55%～60%为宜。

（2）个人卫生：每天梳头刷牙，要勤用热水擦身或淋浴，勤换衣裤、会阴垫及床单等。

（3）生命体征：产后24小时内应密切观察血压、脉搏、体温、呼吸的变化。

（4）休息与活动：产后12小时内以卧床休息为主，若生命体征平稳，可逐渐增加活动量。早期下床活动可增强血液循环，促进子宫收缩、恶露排出、会阴伤口愈合，促进大小便排泄通畅，并可预防盆腔或下肢静脉血栓形成。2周后可从事少量家务活动，以免导致子宫脱垂。

（5）营养：产后即可进食易消化、营养丰富的饮食，少量多餐，汤汁类可促进乳汁分泌。

2. 生殖器官的观察与护理

（1）子宫收缩：**产后2小时内，易发生产后出血**。应**严密观察宫缩及恶露情况**，每15～30分钟检查一次。

（2）恶露：包括量、色和气味的变化。

（3）会阴护理：做好外阴的清洁卫生，预防感染，促进伤口愈合。每日用0.02%碘伏液冲洗外阴两次，垫消毒会阴垫。冲洗外阴时，观察伤口情况，**水肿严重者局部可用50%硫酸镁湿热敷**，每日2～3次，每次20分钟。**如有侧切伤口，采取健侧卧位**。

3. 尿潴留和便秘 **因充盈的膀胱可影响子宫收缩**，故**产后4小时应排尿**。如有尿潴留，应积极处理。协助产妇坐起或下床小便、用温开水冲洗外阴或听流水声音诱导排尿反射，也可按摩膀胱，无效时，应导尿并留置导尿管，开放引流24～48小时。

产后产妇易发生便秘。产妇应多饮水，多食蔬菜及水果，尽早下床运动，以防便秘发生。

4. 乳房护理 每次哺乳前，产妇应洗净双手，用湿毛巾擦净乳房。产妇因各种原因不能哺乳时，应及时退奶。

5. 心理护理 产后1～2天，产妇被动性、依赖性显著增加，护理人员在做好基础护理及婴儿护理的同时，进行卫生宣教工作。产后3～4天，护理人员应指导产妇掌握护理孩子的知识与技能，以增强产妇的自信心。

知识拓展

产后抑郁的表现和治疗

1. 概念 产后抑郁是指产妇在产褥期发生的非精神病性抑郁综合征。发病率有上升趋势。一般发生在产后2周，症状可持续数月，少数持续1年以上。

2. 表现 主要表现为**疲劳、注意力不集中、失眠、乏力、对事物缺乏兴趣、自责、自罪**、担心自己或婴儿受到伤害，严重者有自我伤害或伤害婴儿的行为。

3. 治疗 通过心理咨询，解除致病的心理因素，对产妇多关心照顾，帮助其调整好家庭关系。重症者需住院治疗，应用抗抑郁药物。

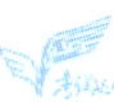

(三)健康教育

1. 出院指导　产妇在出院前1天，护士应认真评估其护理孩子及自我护理的能力，若有疑问应及时指导，嘱产妇产后42天到医院随访。

2. 性生活指导　应在**产后6周检查完毕，生殖器官已复原的情况下，恢复性生活**。产后即使月经未恢复，也应采取避孕措施。

3. 产后复查　告知产妇于分娩后6周进行复查。

三、母乳喂养

(一)母乳喂养的优点

1. 对婴儿有益

(1)提供营养及促进发育：母乳中所含营养物质最适合婴儿消化吸收。

(2)提高免疫功能：有较强的抗感染作用。

(3)有利于牙齿的发育和保护：吸吮时的肌肉运动有助于面部正常发育。

(4)初乳具有轻泻的作用，可减轻新生儿黄疸的发生。

(5)母乳喂养可增进母子感情。

2. 对母亲有益　促进子宫收缩，预防产后出血；可减低母亲患乳腺癌、卵巢癌的发病率；延长排卵时间。

3. 母乳温度适宜，无污染，喂养方便，节省经济。

(二)母乳喂养指导

1. 纯母乳喂养与母婴同室

(1)**纯母乳喂养**：指**纯母乳喂养可至生后6个月，除给母乳外不给婴儿其他食品及饮料，包括水，称为纯母乳喂养**。

(2)母婴同室：指产后母婴24小时在一起，母婴分离不应超过1小时。

2. 护理措施

(1)产前喂养知识教育。

(2)产前乳房护理：妊娠37周后用湿毛巾擦洗乳头，每日1次，擦洗时用力适当，不要损伤皮肤，不能用肥皂和酒精。产前经常擦洗乳头能使乳头、乳晕皮肤坚韧，可预防喂奶时乳头疼痛和皲裂。

(3)母乳喂养技巧指导

1)母亲的体位：母亲**可采取坐位**或卧位，全身肌肉放松抱好婴儿。婴儿的头与身体呈一直线，脸对着乳房，鼻子对着乳头，婴儿身体紧贴母亲。

2)婴儿含接姿势：婴儿的下颌接触到乳房，**将乳头和大部分乳晕都含在婴儿口内**。

> **温馨提示**
>
> 出生后30分钟内应进行母乳喂养，因为新生儿吸吮能力在30分钟内最容易被唤起。

(4)乳头皲裂的护理：**发生皲裂后**，若症状较轻，可**先喂健侧乳房，再喂患侧**。喂奶结束时，母亲用食指轻轻向下按压婴儿下颌，避免在口腔负压情况下拉出乳头而引起局部疼痛或皮肤损伤。每次哺乳后，再**挤出数滴奶涂抹于皲裂的乳头、乳晕上**，并将乳房暴露在新鲜的空气中，使乳头干燥，有利于伤口愈合。

> **温馨提示**
>
> 乳头皲裂者，应先喂健侧，后喂患侧，这是因为婴儿刚开始时吸吮力强，易引起患侧乳房疼痛。

(5)**乳房肿胀的护理**

1)原因：产后开奶时间晚、婴儿含接姿势不良、未做到按需哺乳。

2)预防：**分娩后马上吸吮**，确保正确的含接姿势，**做到充分有效地吸吮，鼓励按需哺乳**。

3)处理：如果婴儿能吸吮应采取正确的含接姿势频繁喂养，若因乳房过度肿胀，婴儿无法吸吮时应将乳汁挤出喂哺婴儿，挤奶前先刺激射乳反射。可采用热敷、按摩、拍打等方法，母亲应精神放松，然后再用手或吸奶器将乳汁挤出，每次挤奶时间一般为20～30分钟。

(6)平坦或凹陷乳头的护理：帮助母亲喂奶时采取正确的喂奶体位，试行不同的喂奶体位，如环抱式。

考点练习

考点：产褥期母体变化(A1、A2型题)

1. 关于产褥期妇女心理调适的叙述，正确的是
   A. 依赖期为产后前3天
   B. 依赖期为产后前5天
   C. 依赖-独立期为产后3～10天
   D. 依赖-独立期为产后15～20天
   E. 独立期为产后20～42天
2. 产褥期妇女变化最大的器官是
   A. 阴道
   B. 外阴
   C. 子宫
   D. 乳房
   E. 卵巢
3. 产后第1天子宫底的位置是在
   A. 脐上一指
   B. 脐上两指
   C. 平脐
   D. 脐下一指
   E. 脐下两指
4. 产后胎盘附着处子宫内膜完全修复的时间为
   A. 产后4周
   B. 产后6周
   C. 产后8周
   D. 产后10周
   E. 产后12周
5. 关于产褥期妇女生理变化的描述，**错误**的是
   A. 胎盘附着处的子宫内膜修复需3周
   B. 产后1周尿量明显增加
   C. 产褥早期血液仍处于高凝状态
   D. 不哺乳产妇一般于6～10周恢复月经
   E. 容易发生尿潴留
6. 关于产褥期产妇内分泌系统变化的描述，**错误**的是
   A. 不哺乳产妇一般于6～10周恢复月经
   B. 哺乳产妇因泌乳素的分泌可抑制排卵
   C. 哺乳产妇平均在产后4～6个月恢复排卵
   D. 哺乳产妇在月经恢复前不会受孕
   E. 哺乳产妇月经复潮延迟
7. 产妇，30岁，自然分娩1男婴。腹部检查：耻骨联合上方扪不到子宫底。此产妇大约在产后的
   A. 第1天
   B. 第2～3天
   C. 第4～6天
   D. 第8～9天
   E. 第10～14天
8. 某初产妇，27岁。自然分娩后第2天，行身体评估，下列指标正常的是
   A. 呼吸24次/min
   B. 出汗量多
   C. 体温39.2℃
   D. 尿量400ml/24h
   E. 宫底脐上3指
9. 产后血性恶露持续的时间一般是
   A. 1～2天
   B. 3～4天
   C. 8～10天
   D. 10～15天
   E. 15～20天
10. 某初产妇，26岁，正常分娩后，子宫复旧符合正常规律的是
    A. 产后2周在腹部扪及宫底
    B. 产后6周子宫如孕50天大小
    C. 产后6周子宫内膜全部修复
    D. 产后6周时宫颈恢复正常形态
    E. 产后第2周为血性恶露
11. 初产妇，27岁。顺产后第14天，护士评估其子宫复旧情况。下列情况说明子宫复旧不良的是
    A. 宫颈内口关闭
    B. 宫颈外口呈“一”形
    C. 子宫内膜尚未充分修复
    D. 耻骨联合上方可触及宫底
    E. 产妇有白色恶露

考点：产褥期妇女的护理和健康教育(A1、A2型题)

12. 未母乳喂养或未做到及时有效的母乳喂养的产妇，通常可于产后3～4天因乳房血管、淋巴管极度充盈可有发热，称为
    A. 产褥热
    B. 产后热
    C. 泌乳热
    D. 急性乳腺炎
    E. 产褥感染
13. 产后宫缩痛一般持续
    A. 1～2天
    B. 2～3天
    C. 3～5天
    D. 5～7天
    E. 8～10天
14. 产后4～6小时应积极处理产妇出现的
    A. 便秘
    B. 恶露
    C. 褥汗
    D. 尿潴留
    E. 疲乏
15. 产后可以恢复性生活的时间是
    A. 产后4周
    B. 产后5周
    C. 产后6周
    D. 产后7周
    E. 产后8周

16. 经产妇,2 天前经阴道分娩 1 健康男婴。当产妇出现下列哪种情况时护士应及时通知医生
 A. 体温达 38.5℃
 B. 夜间睡眠时出汗多
 C. 下腹部阵发性疼痛
 D. 脉率为 109 次/min
 E. 排尿次数频繁
17. 产妇会阴伤口水肿严重者可用
 A. 75%乙醇湿敷
 B. 95%乙醇湿敷
 C. 冰袋冷敷
 D. 50%硫酸镁湿热敷
 E. 热水袋热敷
18. 产后血性恶露一般持续
 A. 1~2 天
 B. 3~4 天
 C. 5~6 天
 D. 7~10 天
 E. 10~12 天
19. 某产妇自然分娩后即将出院,护士对其进行产褥期健康教育,正确的是
 A. 多食辛辣食品
 B. 保证足够睡眠
 C. 居室门窗关闭
 D. 禁止洗澡洗头
 E. 严格卧床休息
20. 35 岁经产妇,因胎儿宫内窘迫性低位产钳术娩出一活婴。产后 3 天诉会阴部疼痛难忍。查体:会阴部肿胀,左侧切口红肿、有触痛。以下处理**不正确**的是
 A. 红外线照射
 B. 50%硫酸镁湿敷切口
 C. 每日冲洗外阴
 D. 取健侧卧位
 E. 1∶5 000 高锰酸钾液坐浴
21. 初产妇,顺产后第 4 天,新生儿采用母乳喂养,产妇诉乳房胀,乳汁排出不畅。首先应采取的措施是
 A. 冷敷乳房
 B. 生麦芽煎服
 C. 新生儿多吸吮
 D. 芒硝外敷乳房
 E. 口服己烯雌酚
22. 初产妇,35 岁。自然分娩。产程延长,手取胎盘。出院时,责任护士告知其预防产褥感染的措施,**错误**的内容是
 A. 加强营养
 B. 不能外出
 C. 注意卫生
 D. 禁止盆浴
 E. 防止感冒
23. 初产妇,29 岁。自然分娩后第 2 天。诉下腹部阵痛。检查:子宫硬,宫底脐下 2 横指,血性恶露,量少。护士对产妇指导时,介绍产后引起腹部疼痛原因正确的是
 A. 产时应用缩宫素所致
 B. 产后宫缩痛
 C. 不可应用止痛药物
 D. 减少新生儿吸吮,以缓解疼痛
 E. 通常一周后消失
24. 某产妇,26 岁。于今晨 2:00 出现规律宫缩,阴道流液入院就诊。11:00 查宫口开全。于当日 12:50 行会阴侧切分娩一 3 600g 活男婴。产后对会阴伤口的护理措施,**错误**的是
 A. 用 0.05%聚维酮碘液擦洗外阴
 B. 若会阴水肿,用 50%硫酸镁湿热敷
 C. 嘱产妇健侧卧位
 D. 产后 2 小时红外线照射
 E. 若伤口有硬结,可用芒硝外敷

考点:母乳喂养(A1、A2 型题)

25. 某产妇,28 岁。足月妊娠,阴道分娩后第 3 天,于出院前接受产褥期保健知识宣教后,向护士复述的内容,**错误**的是
 A. 饮食营养丰富、易消化
 B. 经常擦浴,勤换衣裤
 C. 每 4 小时喂哺一次婴儿
 D. 卧室清洁,注意通风
 E. 常进行缩肛锻炼
26. 关于乳腺炎的护理,**错误**的是
 A. 热敷并按摩乳房
 B. 喂奶时先喂患侧
 C. 按摩患侧乳房,充分吸空乳汁
 D. 喂奶后,给予清淡饮食
 E. 体温高时应多喝水
27. 28 岁产妇,2 天前经阴道分娩一女婴。今日查房发现其乳头皲裂。为减轻母乳喂养时的不适,正确的护理措施是
 A. 先在损伤较重的一侧乳房哺乳
 B. 为减轻疼痛应减少喂哺的次数
 C. 哺乳前用毛巾和肥皂水清洁乳头和乳晕
 D. 喂哺后挤出少许乳汁涂在乳头和乳晕上
 E. 哺乳时让婴儿含吮乳头即可
28. 初产妇,22 岁。足月儿自然分娩后 3 天,乳头凹陷,婴儿吸吮困难。护士给予护理健康教育时,**不正确**的是
 A. 可佩戴乳头罩
 B. 乳头伸展练习时,应将两食指平放在乳头两侧,逐渐将乳头向两侧外方平行延伸
 C. 乳头牵拉练习,应用一只手托起乳房,另一只手的拇指和中、示指抓住乳头向外牵拉
 D. 指导产妇牵拉乳头练习,每日 3 次,每次反复牵拉重复 10~20 次
 E. 指导产妇做乳头伸展练习,每日 2 次,每次 15 分钟

参考答案

序号	1	2	3	4	5	6	7	8	9	10	11	12	13	14	15	16
答案	A	C	C	B	A	D	E	B	B	C	D	C	B	D	C	D
序号	17	18	19	20	21	22	23	24	25	26	27	28				
答案	D	B	B	E	C	B	B	D	C	B	D	D				

第五节 流产病人的护理

考情分析

年份	主要考点
2019	早期流产的错误护理(口服己烯雌酚)
2020	流产类型的判断
2021	关于不同类型流产的正确描述
2022	先兆流产的判断
2023	先兆流产的判断(少量阴道流血,宫口未开);先兆流产与难免流产主要的鉴别要点(宫口是否开大)

考点导航

凡妊娠不足28周、胎儿体重不足1 000g而终止者,称为流产。发生于妊娠12周以前者称**早期流产**,发生在妊娠12周至不足28周者称**晚期流产**。

温馨提示

考生可将流产与早产、足月产、过期产联系起来记忆。妊娠满28周至不满37周为早产,妊娠满37周至不满42周为足月产,妊娠超过42周为过期产。

一、病　因

1. 胚胎因素　**胚胎或胎儿染色体异常是主要原因**。
2. 母体因素　如全身性疾病、生殖器官疾病、内分泌功能失调、身体或精神创伤等。
3. 胎盘因素　滋养细胞的发育和功能不全是胚胎早期死亡的主要原因。
4. 环境因素　过度接触放射线和甲醛、砷、铅等化学物质。

二、临床表现

停经、腹痛及阴道出血是流产的主要临床症状。

1. 先兆流产　停经后少量阴道流血,量比月经少,有时伴有轻微下腹痛和腰痛。**子宫大小与停经周数相符,宫颈口未开**,胎膜未破,妊娠产物未排出。

2. 难免流产　阴道流血量增多,阵发性腹痛加重。妇科检查:子宫大小与停经周数相符或略小,**宫颈口已扩张,但组织尚未排出**;晚期难免流产可见胚胎组织或胎囊堵于宫口。

3. 不全流产　妊娠产物已部分排出体外,尚有部分残留于宫内,阴道出血可持续不止,下腹痛减轻。妇科检查:一般**子宫小于停经周数**,**宫颈口已扩张**,不断有血液自宫颈口内流出,有时尚可见胎盘组织堵塞宫颈口,或**部分妊娠产物已排出于阴道内,而部分仍留在宫腔内**。

4. 完全流产　妊娠产物已完全排出,阴道出血逐渐停止,腹痛逐渐消失。妇科检查:子宫接近未孕大小或略大,宫颈口已关闭。

5. 稽留流产 指胚胎或胎儿已死亡，滞留在宫腔内尚未自然排出者。

6. 复发性流产 指同一性伴侣**自然流产连续发生3次或3次以上的自然流产**。每次流产多发生在同一妊娠月份。

温馨提示

考生可将先兆流产、难免流产、不全流产进行比较（表7-5-1）。

表7-5-1 不同流产类型比较

流产类型	子宫大小	宫颈口	妊娠产物
先兆流产	与停经周数相符	宫颈口未开	未排出
难免流产	相符或略小	已扩张	尚未排出
不全流产	小于停经周数	已扩张	部分排出，部分在子宫内

三、辅助检查

1. 妇科检查 在消毒条件下行妇科检查，了解宫颈口及子宫情况等。
2. 实验室检查 多采用放射免疫法对绒毛膜促性腺激素，如测定的结果低于正常值，提示有流产的可能。
3. B超可显示有无胎囊、胎动、胎心等。

四、治疗原则

1. 先兆流产处理原则是**卧床休息，禁止性生活；减少刺激**；对于黄体功能不足的孕妇，每日肌注黄体酮保胎。
2. **难免流产**一旦确诊，**尽早使胚胎及胎盘完全排出**。
3. **不全流产**一经确诊，**应行吸宫术或钳刮术**以清除宫腔内残留组织。
4. 完全流产如无感染征象，一般不需特殊处理。
5. 稽留流产应及时促使胎儿和胎盘排出。**处理前应做凝血功能检查**。
6. 复发性流产以预防为主。

五、护理问题

1. 有感染的危险 与阴道出血时间过长、宫腔内有残留组织等因素有关。
2. 焦虑 与担心胎儿健康等因素有关。

六、护理措施

1. 先兆流产孕妇的护理 须**卧床休息，禁止性生活**。禁用肥皂水灌肠。
2. 妊娠不能继续者的护理 积极采取措施，及时做好终止妊娠的准备。
3. 预防感染 监测病人体温、血象及阴道流血，分泌物的性质、颜色、气味等，并严格执行无菌操作规程，加强会阴部护理，护士发现征象后应及时报告医生。

七、健康指导

1. 让孕妇及家属指导对流产有正确的认识，指导下一次妊娠。
2. 早期妊娠时应避免性生活，禁重体力劳动，预防流产的发生。
3. 有复发性流产史的孕妇在下一次妊娠确诊后应卧床休息，加强营养，禁止性生活，补充维生素等，**治疗期必须超过以往发生流产的妊娠月份**。
4. **宫颈内口松弛者**应在**妊娠14～18周**时**行子宫内口缝扎术**。
5. 嘱病人流产后1个月返院复查，确定无禁忌证后方可开始性生活。

考点练习

考点：流产的病因和临床表现（A1、A2型题）

1. 早期流产最常见的病因是

A. 胚胎染色体异常

B. 宫颈内口松弛

C. 子宫畸形
D. 子宫肌瘤
E. 母儿血型不合

2. 先兆流产最先出现的症状是
A. 停经
B. 阵发性腹痛
C. 少量阴道流血
D. 子宫停止增大
E. 妊娠试验由阳性转为阴性

3. 下列各种流产的临床特点，正确的是
A. 完全流产：腹痛，宫口松
B. 先兆流产：宫口未开，阴道出血量少于月经量
C. 难免流产：阴道出血少，未破水
D. 不全流产：宫口闭，阴道出血减少
E. 稽留流产：胚胎或胎儿在宫内已死亡超过10周

4. 孕妇，28岁，孕12周，出现阵发性下腹痛，阴道排出一妊娠产物，继而阴道大量出血。妇科检查：宫口已开，有组织堵塞宫口，子宫较停经周数略小。最可能的诊断是
A. 先兆流产
B. 复发性流产
C. 不全流产
D. 难免流产
E. 稽留流产

5. 病人，女性，27岁。停经67天，下腹阵痛，阴道出血多于月经量。妇科检查：子宫如孕2个月大小，子宫颈口开大，尿妊娠试验阳性，应考虑为
A. 先兆流产
B. 难免流产
C. 不全流产
D. 完全流产
E. 稽留流产

6. 病人，女性，26岁。停经52天，阴道点滴流血2天，伴轻微下腹部阵发性疼痛，尿妊娠试验(+)。查体宫口闭，子宫如孕7周大小，最可能的诊断是
A. 先兆流产
B. 难免流产
C. 不全流产
D. 稽留流产
E. 复发性流产

7. 病人，女性，26岁。妊娠10周，今日突然出现阵发性下腹痛，阴道大量流血伴小块组织物排出，血压90/60mmHg。该病人可能发生了
A. 不全流产
B. 先兆流产
C. 习惯性流产
D. 完全流产
E. 难免流产

考点：流产的辅助检查和治疗要点(A1、A2型题)

8. 下列哪种流产处理前应做凝血功能检查
A. 先兆流产
B. 复发性流产
C. 不全流产
D. 难免流产
E. 稽留流产

9. 病人，女性，27岁，妊娠45天后出现阴道流血伴阵发性腹痛。妇科检查妊娠产物已部分排出体外，尚有部分残留于宫内。此时应采取以下哪项处理措施
A. 卧床休息
B. 立即行清宫手术
C. 不须特殊处理
D. 做凝血功能检查
E. 行子宫内口缝扎术

考点：流产的护理问题、护理措施和健康教育(A1型题)

10. 关于复发性流产的护理措施，错误的是
A. 妊娠确诊后应该卧床休息，禁止性生活
B. 在下次妊娠前尽可能查明流产的原因
C. 黄体功能不足者，给黄体酮治疗
D. 治疗期必须达到以往发生流产的妊娠月份
E. 如宫颈内口松弛者可在妊娠14～18周时行子宫内口缝扎术

11. 先兆流产的处理原则是
A. 及时促使胎儿和胎盘排出
B. 卧床休息，减少刺激
C. 行吸宫术或钳刮术
D. 一般无须特殊处理
E. 以预防为主

12. 病人，女性，29岁。平素月经规律，停经42天，诊断为早孕。阴道出血1天，量少许，腹部轻微疼痛，妊娠试验(+)。下列措施中不妥的是
A. 己烯雌酚5～10mg口服
B. 安静卧床休息
C. 维生素E口服
D. 密切观察阴道出血
E. 禁止性生活

参考答案

序号	1	2	3	4	5	6	7	8	9	10	11	12
答案	A	C	B	C	B	A	A	E	B	D	B	A

第六节　早产病人的护理

考情分析

年份	主要考点
2020	针对早产病人的错误指导
2022	早产儿使用地塞米松的目的(促进胎肺成熟)

考点导航

早产是指妊娠满28周至不满37足周之间分娩者。此时娩出的新生儿称早产儿，**出生体重多小于2 500g**。

一、病　因

1. 孕妇因素　如合并有感染性疾病、子宫肌瘤，急、慢性疾病及妊娠并发症。
2. 胎儿、胎盘因素　如前置胎盘、胎盘早剥、胎儿窘迫、胎膜早破。

二、临床表现

主要是子宫收缩，最初为不规则宫缩，伴有少许阴道血性分泌物或出血，可发生胎膜早破，继之可发展为规律宫缩，以后进展与足月临产相似。诊断为早产临产的依据是**妊娠晚期者子宫收缩规律(20分钟≥4次或60分钟≥8次)，伴以宫颈管消退≥80%，以及进行性宫口扩张1cm以上**。

三、治疗原则

若胎儿存活，胎膜未破，无胎儿窘迫，通过休息和药物治疗**控制宫缩**，尽量维持妊娠至足月；若胎膜已破，则尽可能提高早产儿的存活率。

四、护理问题

1. 有新生儿受伤的危险　与早产儿发育不成熟有关。
2. **焦虑**　与担心早产儿预后有关。

五、护理措施

1. 预防早产　做好孕期保健，孕妇应保持心情平静，避免做诱发宫缩的活动。高危孕妇须多**左侧卧床休息，慎做肛诊和阴道检查，宫颈内口松弛者应于孕14～18周做宫颈环扎术**。
2. 药物治疗　**先兆早产的主要治疗为抑制宫缩**；积极控制感染，感染是早产的重要诱因，应用抗生素治疗可能有益；同时治疗合并症和并发症。①β肾上腺素受体激动剂：不良反应为心跳加快、血压下降、血糖增高、血钾降低、恶心、出汗、头痛等；②硫酸镁。
3. 预防新生儿合并症　在保胎过程中，应行胎心监护，教会孕妇自测胎动。在分娩前按医嘱给予孕妇糖皮质激素等促胎肺成熟。
4. 为分娩做准备　如早产已不可避免，应尽早决定合理分娩的方式，估计胎儿成熟度低，而产程又需较长时间者，可选用剖宫产术结束分娩；经阴道分娩者，应考虑尽可能缩短产程。
5. 心理支持。

考点练习

考点：了解早产的病因(A1型题)

1. 早产是指
   A. 妊娠满24周不满32周
   B. 妊娠满28周不满32周
   C. 妊娠满28周不满37周
   D. 妊娠满32周不满37周
   E. 妊娠满37周不满42周
2. 早产儿出生体重多低于

A. 1 000g
B. 1 500g
C. 2 000g
D. 2 500g
E. 3 000g

3. 下列因素中最易引发早产的是
A. 轻度贫血
B. 骨盆狭窄
C. 子宫畸形
D. 羊水偏少
E. 慢性乙肝

考点：早产的临床表现、治疗要点和护理措施(A1、A2型题)

4. 孕妇，孕35周，宫缩规律，间隔5～6分钟，每次持续约40秒，查宫颈管消退80%，宫口扩张3cm。应诊断为
A. 先兆临产
B. 早产临产
C. 假临产
D. 足月临产
E. 生理性宫缩

5. 病人，女性，28岁。妊娠32周出现少量阴道流血，以往曾有3次早产史。主要的处理原则是
A. 抑制宫缩，促进胎儿肺成熟
B. 左侧卧位
C. 迅速结束分娩
D. 等待自然分娩
E. 给氧

6. 关于早产的护理措施，**错误**的是
A. 鼓励产妇下床活动
B. 慎做肛门和阴道检查
C. 遵医嘱使用抑制宫缩的药物
D. 教会产妇自己数胎动
E. 做好早产儿保暖和复苏的准备

7. 妊娠满28周不足37周孕妇，出现下列哪种情况**不能**作为判断早产的依据
A. 宫颈管缩短≥75%
B. 羊水量超过2 000ml
C. 宫颈管完全消失
D. 出现规律性宫缩
E. 宫口扩张大于2cm

参考答案

序号	1	2	3	4	5	6	7
答案	C	D	C	B	A	A	B

第七节 过期妊娠病人的护理

考情分析

年份	主要考点
2019	超过预产期1周未临产应采取的措施
2022	过期妊娠的定义

考点导航

凡平时月经周期规律，**妊娠达到或超过42周**尚未分娩者称过期妊娠。

一、病 因

包括雌、孕激素比例失调，头盆不称，无脑儿畸胎又没有发生羊水过多时，遗传因素等。

二、辅助检查

1. 核实孕周 诊断过期妊娠之前必须仔细核实孕周。
2. 超声检查。
3. 胎盘功能检查 妊娠超过40周孕妇，通过计数胎动进行自我监测尤为重要，**胎动计数>30次/12h为正常**。
4. 胎儿监护仪检测。

三、治疗原则

应根据胎盘功能、胎儿大小、宫颈成熟度等综合分析，选择恰当的分娩方式。可以试产，但应放宽剖宫产指征。以下

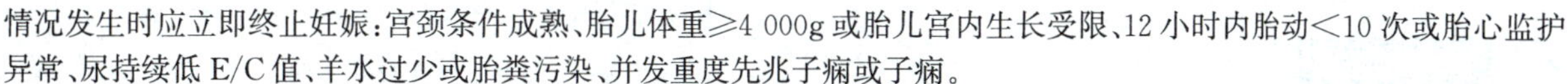

情况发生时应立即终止妊娠：宫颈条件成熟、胎儿体重≥4 000g 或胎儿宫内生长受限、12 小时内胎动<10 次或胎心监护异常、尿持续低 E/C 值、羊水过少或胎粪污染、并发重度先兆子痫或子痫。

四、护理问题

1. 知识缺乏：缺乏对过期妊娠危害的知识。
2. 潜在并发症：胎儿窘迫、难产。

五、护理措施

1. 一般护理　指导孕妇积极休息，鼓励营养摄入。
2. 病情监测　进入产程后，鼓励产妇侧卧位，勤听胎心，密切监护胎心变化。
3. 配合治疗　对于宫颈条件成熟引产者，可在人工破膜后羊水清亮时，采取密切监护下经阴道分娩；若宫颈条件不成熟则促使宫颈成熟，若出现了胎盘功能减退征象或胎儿窘迫现象，应立即剖宫产结束分娩。

六、健康教育

1. 督促孕妇要定期进行产前检查。
2. 嘱咐孕妇超过预产期 1 周未临产者，必须到医院检查。
3. 嘱孕妇每日胎动计数，做胎心监护每 3 天 1 次。

考点练习

考点：过期妊娠的病因和临床表现（A1 型题）

1. 过期妊娠是指孕妇妊娠期达到或超过
   A. 37 周
   B. 39 周
   C. 40 周
   D. 42 周
   E. 44 周

考点：过期妊娠的治疗要点和护理措施（A1 型题）

2. 过期妊娠应立即终止妊娠的指征**不包括**
   A. 宫颈条件成熟
   B. 胎儿体重大于 4 000g
   C. 12 小时内胎动<10 次/min
   D. 妊娠>42 周
   E. 尿 E/C 值持续低

3. 某孕妇，27 岁，孕 42^{+2} 周。孕期无其他异常，现规律宫缩 2 小时入院。为其实施的护理措施中，最重要的是
   A. 左侧卧位，吸氧
   B. 准备剖宫产手术
   C. 测量血压
   D. 测量宫高腹围
   E. 数胎动

4. 孕妇超过预产期 1 周未临产，应采取最恰当的措施是
   A. 吸氧
   B. 运动
   C. 数胎动
   D. 听胎心音
   E. 住院待产

参考答案

序号	1	2	3	4
答案	D	D	A	E

第八节　妊娠期高血压疾病病人的护理

扫二维码
免费看视频

考情分析

年份	主要考点
2021	妊娠高血压疾病的高危因素；妊娠高血压疾病的基本病理变化；硫酸镁中毒的首要表现；妊娠期高血压疾病产妇在胎儿娩出后禁用的止血药（麦角新碱）；妊娠高血压疾病于妊娠的第几周开始出现（妊娠 20 周）
2022	重度子痫分期的依据（蛋白尿）
2023	子痫前期首选的解痉药物

考点导航

一、高危因素与病因

（一）高危因素

高血压、慢性肾炎；孕前糖尿病或妊娠期糖尿病；孕前肥胖；母亲或姐妹患有子痫前期病史；多胎妊娠；孕早期收缩压≥130mmHg，或舒张压≥80mmHg等。

（二）病因学说

1. 免疫机制。
2. 子宫螺旋小动脉重铸不足。
3. 血管内皮细胞受损。
4. 遗传因素。
5. 营养缺乏 妊娠期高血压疾病的发生可能与钙缺乏有关。

（三）病理生理

妊娠期高血压疾病的**基本病理变化为全身小动脉痉挛**。

二、分类及临床表现（表7-8-1）

表7-8-1 妊娠期高血压疾病分类与临床表现

分类	临床表现
妊娠期高血压	妊娠20周后出现高血压，收缩压≥140mmHg和/或舒张压≥90mmHg，于产后12周内恢复正常；**尿蛋白(−)**；产后方可确诊
子痫前期	妊娠20周后**收缩压≥140mmHg和/或舒张压≥90mmHg，伴有尿蛋白≥0.3g/24h**，或随机尿蛋白(+)；或虽无蛋白尿但合并下列任何一项者： ● 血小板减少（血小板<100×10⁹/L） ● 肝功能损害（血清转氨酶水平为正常值2倍以上） ● 肾功能损害（血肌酐水平>1.1mg/dl或为正常值2倍以上） ● 肺水肿 ● 新发生的中枢神经系统异常或视觉障碍
子痫	子痫前期基础上**发生不能用其他原因解释的抽搐**
慢性高血压并发子痫前期	慢性高血压妇女妊娠前无蛋白尿，妊娠20周后出现蛋白尿；或妊娠前有蛋白尿，妊娠后蛋白尿明显增加，或血压进一步升高，或出现血小板<100×10⁹/L，或出现其他肝肾功能损害、肺水肿、神经系统异常或视觉障碍等
妊娠合并慢性高血压	妊娠20周前收缩压≥140mmHg和/或舒张压≥90mmHg（除外滋养细胞疾病），妊娠期无明显加重；或妊娠20周后首次诊断高血压并持续到产后12周后

温馨提示

孕妇血压≥140/90mmHg，未出现蛋白尿，考虑为妊娠高血压性疾病；血压≥140/90mmHg，同时尿蛋白阳性，考虑为子痫前期；出现抽搐，考虑为子痫。

子痫一般发生在病情逐渐加重的重度子痫前期病人，但也有部分轻度子痫前期或仅有妊娠期高血压的病人也出现子痫。子痫多发生在产前或产时，但约25%的子痫发生在产后，因而对于妊娠期高血压疾病病人，产后也应预防子痫的发生。

子痫抽搐进展迅速，前驱症状短暂，表现为抽搐、面部充血、口吐白沫、深昏迷；随之深部肌肉僵硬，很快发展成典型的全身高张阵挛惊厥、有节律的肌肉收缩和紧张，持续1～1.5分钟，其间病人无呼吸动作；此后抽搐停止，呼吸恢复，但病人仍昏迷，最后意识恢复，但困惑、易激惹、烦躁。

三、辅助检查

1. 血液检查

(1) 测定血红蛋白、血细胞比容、血浆黏度、全血黏度以了解血液浓缩程度；重症者应测定血小板计数、凝血时间。

（2）测定血电解质及二氧化碳结合力，以及时了解有无电解质紊乱及酸中毒。

2. 肝、肾功能测定。

3. 尿常规检查。

4. 眼底检查　重度妊娠期高血压疾病时，眼底小动脉痉挛，动静脉比例可由正常的2:3变为1:2，甚至1:4或出现视网膜水肿、渗出、出血，甚至视网膜剥离，一时性失明。

四、治疗原则

治疗目的是在保证母体安全的前提下，尽量延长孕周，提高胎儿存活率和远期预后。子痫前期病人应镇静、解痉、根据血压情况降压，适当予以利尿，适时终止妊娠。

（一）妊娠期高血压

保证充足的睡眠，**取左侧卧位，每天休息不少于10小时**。可给予镇静剂，如地西泮。密切监护母儿状态；间断吸氧，改善全身主要脏器和胎盘的氧供。保证充足的蛋白质、热量，不限盐和液体，但对于全身水肿者应适当限制盐的摄入。

（二）子痫前期

重度子痫前期应住院治疗，防止子痫及并发症的发生。治疗原则为休息、镇静、解痉、降压、合理扩容和必要的利尿，密切监测孕妇和胎儿的状态，适时终止妊娠。

1. 镇静药物　选用地西泮，具有较强的镇静、抗惊厥、肌肉松弛作用；或者用冬眠药物可广泛抑制神经系统，有助于解痉降压，控制子痫抽搐。

2. **解痉药物**　**首选硫酸镁**，因为镁离子可抑制运动神经末梢释放乙酰胆碱，阻断神经肌肉接头间的信息传导，使骨骼肌松弛。

3. 降压药物　选择的原则：对胎儿无毒副作用，不影响心每搏量、肾血浆流量及子宫胎盘灌注量，不致血压急剧下降或下降过低。如肼屈嗪、拉贝洛尔、硝苯地平、硝普钠等药物。

4. 利尿药物　不主张常规应用，仅用于全身性水肿、急性心力衰竭、肺水肿、血容量过多且伴有潜在性肺水肿者。常用利尿剂有呋塞米、甘露醇等。

5. 终止妊娠的方法　引产和剖宫产。

（三）子痫的处理

子痫是最严重的阶段，为导致母儿死亡的主要原因，**应立即左侧卧位**，减少误吸，开放呼吸道，建立静脉通道。

处理原则：**控制抽搐**，纠正缺氧和酸中毒，控制血压，抽搐控制后终止妊娠。

五、护理问题

1. 体液过多　与增大的子宫压迫下腔静脉使血液回流受阻或营养不良性低蛋白血症有关。
2. 有受伤的危险　与发生抽搐有关。
3. 有胎儿受伤的危险　与子宫肌层、蜕膜及其他部分血管发生动脉硬化影响母体血流对胎儿的供应有关。
4. 有中毒的危险　与较长时间使用硫酸镁解痉降压有关。
5. 焦虑　与担心胎儿受损或疾病控制不满意发生子痫、胎盘早剥有关。
6. 潜在并发症：胎盘早期剥离。

六、护理措施

（一）一般护理

加强对孕妇的健康教育，定期产前检查，保证充分休息，以左侧卧位为宜。如有头痛头晕等症状时立即休息，采取预防跌倒的措施。适当的保护措施。指导病人合理饮食，适当增加蛋白质(100g/d左右)，补充维生素、钙和铁剂，不需严格限制食盐摄入。指导病人自数胎动，观察有无胎盘早剥表现。备好抢救物品和药品，外出检查时需有人陪同。

（二）病情观察

观察病人血压变化，遵医嘱使用降压药物。观察病人有无头痛、头晕、视物不清和恶心呕吐等不适主诉。观察胎心、胎动及子宫张力的变化，及时发现胎儿宫内窘迫及胎盘早剥的表现。

（三）子痫前期、子痫期孕妇的护理

1. 用药护理　**硫酸镁是目前治疗子痫前期和子痫期的首选解痉药物**。

（1）用药方法：硫酸镁可采用肌内注射或静脉用药。①肌内注射，通常于用药2小时后血药浓度达高峰，注射时应注意使用长针头行**深部肌内注射**；②静脉用药：可行静脉滴注或推注。

（2）毒性反应：通常主张硫酸镁的滴注**速度以1～1.5g/h为宜，不超过2g/h**。每日维持用量15～20g。硫酸镁中毒现象**首先表现为膝反射减弱或消失**，随着血镁浓度的增加可出现全身肌张力减退及呼吸抑制，严重者心脏骤停。

（3）注意事项：护士在用药前及用药过程中均应监测孕妇血压，同时还应监测以下指标：①**膝腱反射必须存在**；②**呼吸不少于16次/min**；③**尿量每24小时不少于600ml或每小时不少于25ml**，尿少提示排泄功能受抑制，镁离子易蓄积而发生中毒。由于钙离子可与镁离子争夺神经细胞上的同一受体，阻止镁离子的继续结合，因此应随时准备好**10%的葡萄糖酸钙注射液**，以便**出现毒性作用时及时予以解毒**。

2. 子痫病人的护理

（1）控制抽搐：病人一旦发生抽搐，应尽快控制。**硫酸镁为首选药物**，必要时可加用强有力的镇静药物。

（2）专人护理，防止受伤：在子痫发生后，应立即**保持病人的呼吸道通畅**，并立即给氧，用开口器置于**上、下磨牙间放置一缠好纱布的压舌板**，**用舌钳固定舌头以防咬伤唇舌**或发生舌后坠。病人取头低侧卧位，以防黏液吸入呼吸道或舌头阻塞呼吸道。必要时，用吸引器吸出喉部黏液或呕吐物，以免窒息。在**病人昏迷或未完全清醒时，禁止给予一切饮食和口服药**，防止误入呼吸道而致吸入性肺炎。

（3）减少刺激，以免诱发抽搐：**病人应安置于单人暗室**，保持绝对安静，空气流通，**避免声、光刺激**；一切治疗活动和护理操作尽量轻柔且相对集中。限制探视。

（4）严密监护：**密切注意血压、脉搏、呼吸、体温及尿量**（留置尿管），记出入量。及时进行必要的血、尿化验和特殊检查，及早发现脑出血、肺水肿、急性肾衰竭等并发症。

（5）纠正缺氧：面罩和气囊吸氧。

子痫发作者往往在发作后自然临产，应严密观察及时发现产兆，并做好母子抢救准备。如经治疗病情得以控制仍未临产者，应在孕妇清醒后24～48小时内引产，或子痫病人经药物控制后2小时，需考虑终止妊娠。

（四）分娩期及产褥期的护理

根据母儿的情形决定孕妇的分娩方式。若经阴道分娩，在第一产程中，应密切监测病人的血压、脉搏、尿量、胎心及子宫收缩情况以及有无自觉症状；第二产程应尽量缩短，避免产妇用力，初产妇可行会阴侧切并用产钳或胎吸助产。在第三产程中，须预防产后出血，在**胎儿娩出前肩后立即静脉推注催产素（禁用麦角新碱）**及时娩出胎盘并按摩宫底，观察血压变化。病情较重者于分娩开始即开放静脉。胎儿娩出后测血压，病情稳定者，方可送回病房。重症病人产后应继续硫酸镁治疗1～2日，产后24小时至5日内仍有发生子痫的可能，故不可放松治疗及护理。

孕妇在产褥期仍需继续监测血压，产后48小时内应至少每4小时观察1次血压。即使产前未发生抽搐，产后48小时亦有发作的可能，故产后48小时内仍应继续硫酸镁的治疗和护理。使用大量硫酸镁的孕妇，产后易发生子宫收缩乏力，恶露较多，因此应严密观察子宫复旧情况，严防产后出血。

考点练习

考点：妊娠期高血压疾病的病因（A1、A2型题）

1. 妊娠期高血压疾病的基本病理变化是
   A. 脑血管痉挛
   B. 胎盘血管痉挛
   C. 肾小血管痉挛
   D. 冠状动脉痉挛
   E. 全身小动脉痉挛

2. 病人，女性，38岁。妊娠30周，自觉头痛、眼花1天。检查发现：血压160/110mmHg，胎心、胎位正常，双下肢水肿，尿蛋白>0.5g/24h。入院后诊断为子痫前期。病人出现以上症状的原因是
   A. 全身小动脉痉挛
   B. 水钠潴留
   C. 静脉淤血
   D. 动脉硬化
   E. 心功能不全

考点：妊娠期高血压疾病的临床表现和辅助检查（A2型题）

3. 孕妇，29岁，孕36周，因抽搐数次急诊入院。查体：眼球固定，瞳孔散大，牙关紧闭，双手紧握，血压170/120mmHg。应考虑为
   A. 子痫前期
   B. 子痫
   C. 癫痫
   D. 妊娠水肿
   E. 妊娠合并高血压

考点：妊娠期高血压疾病的治疗要点和护理措施（A1、A2型题）

4. 妊娠期高血压疾病使用硫酸镁解痉时，应停用药物的指征是
   A. 尿量700ml/24h
   B. 呼吸18次/min
   C. 膝反射消失
   D. 血压130/90mmHg
   E. 自觉症状减轻

5. 使用硫酸镁治疗妊娠期高血压疾病时要注意
   A. 使用前应测体温、脉搏
   B. 尿量每日>360ml，每小时>15ml
   C. 呼吸每分钟不少于16次
   D. 膝腱反射增强提示中毒
   E. 严格控制滴注速度，以2g/h为宜

6. 某孕妇，足月临产，先兆子痫，轻微头痛，血压为140/

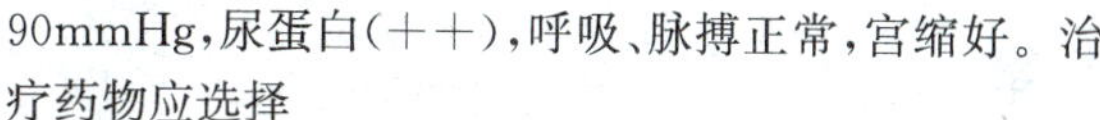

90mmHg，尿蛋白（＋＋），呼吸、脉搏正常，宫缩好。治疗药物应选择
A. 冬眠合剂
B. 硫酸镁
C. 安定
D. 葡萄糖酸钙
E. 低分子右旋糖酐

7. 某孕妇，28 岁，孕 34 周，因“头晕、头痛”就诊。查体：血压 160/115mmHg。实验室检查：水肿（＋），尿蛋白定量 5.5g/24h。临床诊断为重度子痫前期。首选的解痉药物是
A. 安定
B. 阿托品
C. 硫酸镁
D. 冬眠合剂
E. 卡托普利

8. 硫酸镁中毒时最先出现的反应是
A. 膝反射消失
B. 肌张力减退
C. 呼吸抑制
D. 尿量减少
E. 心脏停搏

9. 病人，女性，35 岁。因妊娠期高血压疾病入院，入院后给予硫酸镁治疗。在治疗过程中病人出现膝反射消失，呼吸减慢，每分钟 10 次。此时应立即给予
A. 5％葡萄糖静脉滴注
B. 肌注山莨菪碱
C. 静推 50％葡萄糖
D. 静推 10％葡萄糖酸钙
E. 低分子右旋糖酐静脉滴注

10. 孕 38 周孕妇，因先兆子痫入院。目前病人轻微头痛，血压 140/90mmHg，尿蛋白（＋＋），呼吸、脉搏正常。在应用硫酸镁治疗过程中，护士应报告医师停药的情况是
A. 呼吸 18 次/min
B. 膝反射消失
C. 头痛缓解
D. 血压 130/90mmHg
E. 尿量 800ml/24h

考点：妊娠期高血压疾病的护理问题和护理措施（A1、A2、A3/A4 型题）

11. 妊娠期高血压疾病病人发生抽搐时，首要的护理措施是
A. 使病人取头低侧卧位，保持呼吸道通畅
B. 加床挡，防止坠床
C. 密切观察生命体征
D. 用舌钳固定舌头，防止舌头咬伤
E. 置病人于安静、暗光的单人病室

（12～13 题共用题干）

孕妇，25 岁，孕 38 周。因头晕、眼花、恶心、呕吐 12 小时入院。查体：BP 160/110mmHg，下肢水肿，尿蛋白 2g/h。

12. 考虑该病人为
A. 子痫前期
B. 子痫
C. 癫痫
D. 妊娠水肿
E. 妊娠合并高血压

13. 首选的药物是
A. 冬眠合剂
B. 硫酸镁
C. 安定
D. 葡萄糖酸钙
E. 低分子右旋糖酐

14. 针对该病人的护理措施，**错误**的是
A. 保持病室安静，避免各种刺激
B. 监测胎心、胎动的变化
C. 以 5g/h 的速度滴注硫酸镁
D. 协助产妇取左侧卧位
E. 观察硫酸镁的毒性反应

15. 病人，女性，35 岁，孕 34 周。突然出现全身抽搐，持续约 1 分钟，家人即将其送往医院。查体：血压 150/100mmHg，胎头先露，胎心率 132 次/min。医嘱使用硫酸镁，下列说法**错误**的是
A. 该药能控制子痫的发作
B. 24 小时用量不得超过 10g
C. 尿量小于 25ml/h，呼吸不足 16 次/min 时停止使用
D. 发现中毒现象用葡萄糖酸钙缓慢推注
E. 中毒的首要表现是膝反射消失

16. 针对该孕妇的护理措施，**错误**的是
A. 孕妇一旦再次发生抽搐，应尽快控制
B. 密切关注生命体征
C. 专人护理，防止受伤
D. 病室光线宜亮，方便观察病情
E. 为终止妊娠做好准备

17. 初产妇，24 岁。孕 36 周。近 1 周来水肿加重，并有头痛。查体：BP 160/120mmHg。实验室检查：水肿（＋＋），尿蛋白（＋＋＋）。护理该孕妇时，应特别注意的是
A. 严格限制食盐摄入
B. 平卧休息
C. 服用镇静剂
D. 不能服用降压药物
E. 使用硫酸镁时有无中毒现象

18. 某孕妇，26 岁。因重度子痫前期应用硫酸镁治疗，发生中毒现象。除应停用硫酸镁外，还应立即使用
A. 肌内注射山莨菪碱
B. 静脉滴注 50％葡萄糖
C. 静脉滴注低分子右旋糖酐
D. 静脉滴注 5％的葡萄糖
E. 静脉缓慢推注 10％葡萄糖酸钙

参考答案

序号	1	2	3	4	5	6	7	8	9	10	11	12	13	14	15	16
答案	E	A	B	C	C	B	C	A	D	B	A	A	B	C	B	D
序号	17	18														
答案	E	E														

第九节　异位妊娠病人的护理

考情分析

年份	主要考点
2019	异位妊娠受精卵最常见的着床部位
2020	异位妊娠的主要病因
2021	输卵管妊娠最常见的病因；异位妊娠最简单可靠的诊断方法；异位妊娠化疗时最常用的药物
2022	输卵管妊娠最常见的部位；异位妊娠非手术治疗时全身用药应选择(甲氨蝶呤)；异位妊娠问诊最重要的是(停经史)；与异位妊娠发病无关的是(教育背景)
2023	最常发生异位妊娠破裂的部位(输卵管峡部妊娠)；异位妊娠病人阴道后穹隆穿刺抽出血液的特点(暗红色不凝固血)

考点导航

受精卵在子宫体腔外着床发育时，称为异位妊娠。**在异位妊娠中，输卵管妊娠最为常见**。**输卵管妊娠以壶腹部妊娠多见**，其次为峡部，伞部和间质部妊娠少见(图7-9-1)。

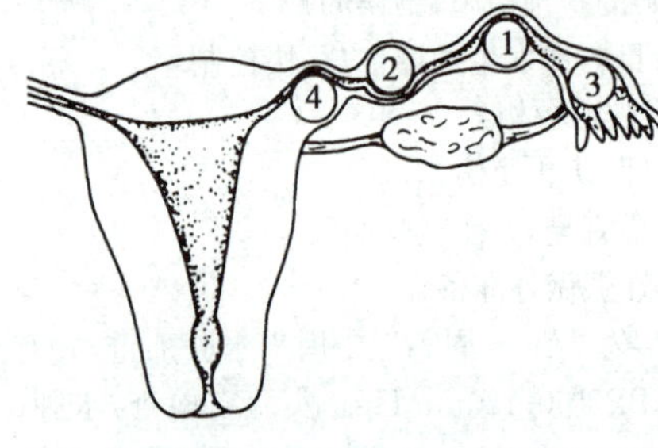

图7-9-1　输卵管妊娠的发生部位

1. 壶腹部妊娠；2. 峡部妊娠；3. 伞部妊娠；4. 间质部妊娠

一、病　　因

（一）病因

1. **输卵管炎症是最主要的原因**，慢性炎症妨碍了受精卵的通过和运行。

2. 输卵管发育不良或功能异常。

3. 输卵管手术。

4. 其他　精神因素引起输卵管痉挛和蠕动异常，干扰受精卵运行，造成异位妊娠。另外，内分泌失调、放置宫内节育器及子宫内膜异位症等引起异位妊娠。

（二）病理

1. **输卵管妊娠流产**　**多见于壶腹部妊娠**，多在妊娠8～12周发生。由于输卵管妊娠时管壁形成的蜕膜不完整，发育中的囊胚常向管腔突出，最终突破包膜而出血，若整个囊胚剥离落入管腔并经输卵管逆蠕动排入腹腔，即**形成输卵管完全流产，出血一般不多**。若囊胚剥离不完全，则为**输卵管不完全流产，持续出血、量较多**(图7-9-2)。

2. **输卵管妊娠破裂**　多见于峡部妊娠，多在孕6周左右发生。当囊胚生长时绒毛侵蚀管壁的肌层及浆膜，以至穿破浆膜，形成输卵管妊娠破裂(图7-9-3)。

3. **继发性腹腔妊娠**　输卵管妊娠流产或破裂后，胚胎排入腹腔，存活胚胎的绒毛组织种植于腹腔后继续生长发育形成继发性腹腔妊娠。

4. 陈旧性宫外孕　输卵管妊娠流产或破裂后未及时治疗，或内出血已逐渐停止，病情稳定，时间过久，胚胎死亡或被吸收。

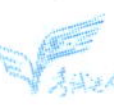

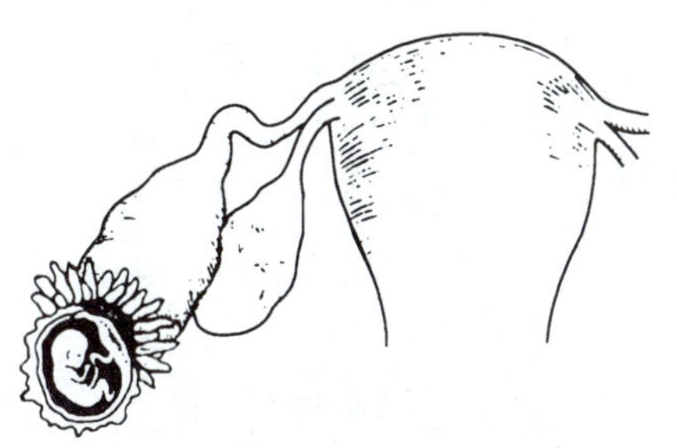
图 7-9-2　输卵管妊娠流产

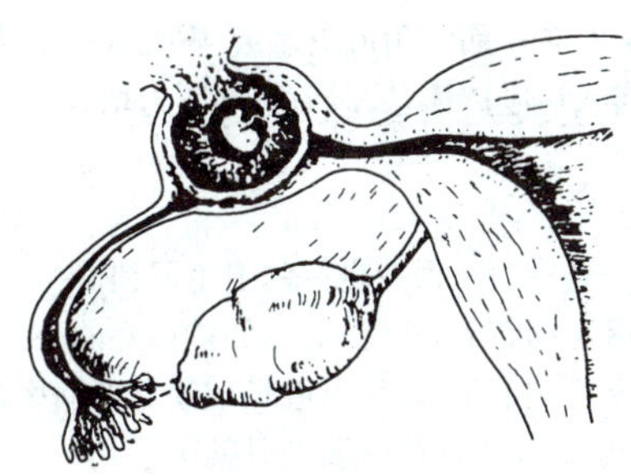
图 7-9-3　输卵管妊娠破裂

二、临床表现

(一) 症状

1. 停经　多数病人会在停经 6～8 周后出现不规则阴道流血。

2. **腹痛　是输卵管妊娠病人就诊的常见就诊原因**。未发生流产或破裂前，常为一侧下腹隐痛或酸胀感；发生流产或破裂时，突感一侧下腹撕裂样疼痛，随后全腹疼痛，甚至放射到肩部。

当血液积聚于直肠子宫陷凹处，可出现肛门坠胀感。

3. 阴道流血　常有不规则阴道流血，色暗红或深褐，一般不超过月经量。

4. **晕厥与休克**　以内出血为主，内出血的症状常与阴道流血量不成比例。

5. 腹部包块　当输卵管妊娠流产或破裂后所形成的血肿时间过久，可因血液凝固，逐渐机化变硬并与周围器官发生粘连而形成包块。

(二) 体征

病人可呈贫血貌。腹部检查：下腹压痛、反跳痛明显，出血较多时叩诊有移动性浊音。

三、辅助检查

1. 腹部及盆腔检查　流产或破裂者，**阴道后穹隆饱满，有宫颈抬举痛或摇摆痛**，是输卵管妊娠的主要体征之一。腹腔内出血多时检查子宫呈漂浮感。

2. 妊娠试验　放射免疫法测血中 hCG 有助于诊断。

3. 器械检查阴道　**后穹隆穿刺是一种简单可靠的诊断方法**。B 超也有助于诊断。

温馨提示

阴道后穹隆与子宫直肠陷凹紧邻，子宫直肠陷凹是盆腔最低部位，腹腔中如有游离的血液、渗出液、脓液，常积聚于此，输卵管妊娠破裂时，血液流至此部位。通过后穹隆穿刺抽出不凝血可协助诊断输卵管妊娠。

四、治疗原则

以手术治疗为主，其次是药物治疗。

1. 手术治疗　严重内出血，甚至休克的病人应在积极纠正休克的同时进行手术治疗。

2. 非手术治疗　适用于尚未破裂或流产的早期病人，或内出血少、病情稳定的病人，尤其是有生育要求的年轻妇女。可用化疗药物**甲氨蝶呤治疗**。但在治疗过程中**若有严重内出血征象(腹痛加重)**、可疑输卵管间质部妊娠或胚胎继续生长时**应及时手术治疗**。

五、护理问题

1. **潜在并发症：出血性休克**。

2. 恐惧　与担心手术失败有关。

六、护理措施

1. 手术治疗病人的护理　护士在严密监测病人生命体征的同时，立即开放静脉，交叉配血，做好输血、输液的准备。同时做好病人的心理护理。

2. 非手术治疗病人的护理

（1）护士密切观察病人生命体征，尤应注意阴道流血量与腹腔内出血量不成比例。

（2）随时**观察病人阴道出血量、腹痛程度**等症状的发展，及时发现病情变化。

（3）**病人应卧床休息，避免腹部压力增大**。

七、健康教育

1. 指导教育病人保持良好的卫生习惯。
2. 术后加强营养，注意休息，保持良好的心态。
3. 注意外阴清洁，发生盆腔炎后须立即彻底治疗。
4. 告诫病人，下次妊娠要及时就医。

考点练习

考点：异位妊娠的病因和临床表现（A1 型题）

1. 异位妊娠最多见于
A. 卵巢
B. 腹腔
C. 输卵管
D. 子宫颈
E. 大网膜

2. 下列哪项是异位妊娠最主要的原因
A. 输卵管发育不良
B. 子宫内膜异位症
C. 放置宫内节育器
D. 输卵管炎
E. 精神因素

3. 输卵管妊娠病人前来就诊时，最常见的主诉是
A. 腹痛
B. 胸痛
C. 咳嗽
D. 咯血
E. 呼吸急促

4. 关于输卵管妊娠的结局，下列哪项正确
A. 输卵管妊娠流产多见于峡部妊娠
B. 输卵管妊娠完全流产一般出血较多
C. 输卵管妊娠破裂多见于壶腹部妊娠
D. 输卵管妊娠不完全流产可导致反复出血
E. 输卵管妊娠破裂多发生在妊娠 8 周左右

考点：异位妊娠的辅助检查和治疗要点（A2 型题）

5. 病人，女性，28 岁。停经 45 天，阴道少量流血 1 天。晨 5 时突发下腹剧痛，伴恶心、呕吐及一过性晕厥。面色苍白，血压 70/50mmHg，脉搏 120 次/min。妇科检查：阴道畅，有少量血液，宫颈举痛明显，后穹隆触痛（+）。入院后初步诊断为输卵管妊娠。此时最有价值的辅助检查方法是
A. 腹部 B 超
B. 血 hCG
C. 阴道后穹隆穿刺
D. 腹腔镜检查
E. 输卵管造影

考点：异位妊娠的护理问题和护理措施（A2、A3/A4 型题）

（6～8 题共用题干）

病人，女性，28 岁，停经 50 天，1 天前出现少量阴道出血，2 小时前突感下腹剧痛，伴肛门坠胀感，晕厥一次。入院查体：面色苍白，血压 70/50mmHg，脉搏 120 次/min，下腹明显压痛，反跳痛。妇科检查见阴道后穹隆饱满，有宫颈抬举痛，子宫略大稍软。

6. 该病人最可能的诊断是
A. 前置胎盘
B. 异位妊娠
C. 难免流产
D. 先兆流产
E. 急性盆腔炎

7. 该病人目前存在的主要护理问题是
A. 体液不足
B. 恐惧
C. 焦虑
D. 知识缺乏
E. 疼痛

8. 针对该病人的护理措施，**错误**的是
A. 取半卧位
B. 保暖，给氧
C. 密切监测生命体征
D. 迅速开放静脉通路
E. 做好腹部手术前准备

9. 病人，女性，24 岁。已婚，平素月经周期规律现停经 45 天，阴道少量出血伴左下腹部隐痛 1 天来诊。B 超提示左侧宫旁见低声区并探及胚芽。诊断“左侧输卵管妊娠”采用甲氨蝶呤治疗。病人在治疗期间提示病情发展的指征是
A. 腹痛加剧
B. 腹泻
C. 食欲减退
D. 脱发
E. 药物性皮炎

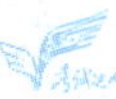

参考答案

序号	1	2	3	4	5	6	7	8	9
答案	C	D	A	D	C	B	A	A	A

第十节 胎盘早剥病人的护理

考情分析

年份	主要考点
2021	隐性胎盘早剥的判断(图片题)
2022	胎盘早剥的病因不包括(羊水过少);胎盘早剥的处理措施(终止妊娠)
2023	前置胎盘的主要原因(子宫内膜损伤);前置胎盘剥离后孕妇应采取的体位(左侧卧位)

考点导航

妊娠20周后或分娩期,正常位置的胎盘在胎儿娩出前,部分或全部从子宫壁剥离,称为胎盘早剥。

一、病　因

1. 血管病变　妊娠期高血压疾病、慢性高血压和肾炎病人常并发胎盘早剥。
2. 机械性因素　如腹部受撞击、挤压,摔伤。脐带过短或相对较短时,胎儿下降牵拉脐带造成胎盘早剥。
3. 宫腔内压力骤然改变　羊水过多,破膜后短时间内大量羊水流出,或双胎妊娠的第一胎娩出过快,可导致胎盘自子宫壁剥离。
4. 子宫静脉压突然升高　孕产妇长时间取仰卧位时,巨大的妊娠子宫压迫下腔静脉,子宫静脉压升高,导致蜕膜静脉床淤血或破裂,部分或全部胎盘自子宫壁剥离。
5. 其他　一些高危因素包括吸烟、营养不良、吸毒等。

二、临床表现

临床特点是妊娠晚期突然发生的**腹部持续性疼痛**,伴有或不伴有阴道出血。病人症状、体征与病理类型、剥离时间及出血量有关。根据病情严重程度,临床上推荐Page分级标准,见表7-10-1。

表7-10-1　胎盘早剥的Page分级标准

分级	标准
0级	分娩后回顾性产后诊断
Ⅰ级	外出血,子宫软,无胎儿窘迫
Ⅱ级	胎儿宫内窘迫或胎死宫内
Ⅲ级	产妇出现休克症状,伴或不伴弥散性血管内凝血

三、辅助检查

1. 产科检查　评估子宫松弛程度和宫底是否升高。
2. B超检查　超声检查阴性结果不能完全排除胎盘早剥。
3. 实验室检查　主要了解病人贫血程度、凝血功能及肾功能。
4. 胎心监护　协助判断胎儿宫内情况。

四、治疗原则

胎盘早剥处理不及时,严重危及母儿生命,应及时诊断,积极治疗。

1. **纠正休克** 病人入院时，情况危重、处于休克状态，**应积极补充血容量，及时输入新鲜血**，尽快改善病人状况。
2. 终止妊娠 **胎盘早剥一旦确诊，必须及时根据病情**采取剖宫产或经阴道分娩**终止妊娠**。

温馨提示

胎盘一旦剥离，胎儿失去了母体的血液供应，缺血、缺氧，因此应及时终止妊娠。

3. 并发症处理 积极、及时处理凝血功能障碍、产道出血、肾衰竭等并发症。

五、护理问题

1. 潜在并发症：失血性休克、弥散性血管内凝血。
2. **恐惧 与担心自身及胎儿生命安全有关。**
3. 有胎儿受伤的危险 与胎盘功能障碍和胎盘剥离面积有关。

六、护理措施

1. 纠正休克 迅速开放静脉，积极补充血容量。同时密切监测胎儿状态。
2. 严密观察病情变化 及时发现并发症。
3. 终止妊娠 做好分娩或剖宫产术前准备。
4. 预防产后出血 分娩后及时给予宫收缩剂并按摩子宫，同时预防晚期产后出血。
5. 产褥期护理 加强营养，纠正贫血。及时更换消毒会阴垫，保持会阴清洁，防止感染。
6. 心理护理 在抢救的同时安慰产妇以解除病人的恐惧。

七、健康教育

根据产妇情况给予母乳喂养指导。对死产者及时给予退乳措施，可在分娩后 24 小时内尽早使用退乳药物。

考点练习

考点：胎盘早剥的病因（A1 型题）

1. 胎盘早剥的主要病理变化是
   A. 底蜕膜出血
   B. 小动脉痉挛
   C. 羊水栓塞
   D. 凝血功能障碍
   E. 急性肾衰竭

考点：胎盘早剥的临床表现（A1、A2 型题）

2. 关于重型胎盘早剥的临床表现，**错误**的是
   A. 子宫硬如板状，有压痛
   B. 以外出血为主
   C. 突然发生持续性腹痛
   D. 腹痛程度与胎盘后积血多少呈正相关
   E. 子宫比妊娠周数大
3. 病人，女性，30 岁，孕 3 产 0。此次妊娠 38 周后突感剧烈腹痛伴有少量阴道流血。检查：血压 170/120mmHg，子宫似足月妊娠大小，硬如板状，有压痛，胎心 90 次/min，胎位不清。最大的可能是
   A. 子痫
   B. 胎膜早破
   C. 前置胎盘
   D. 胎盘早剥
   E. 先兆子痫
4. 孕妇，30 岁。妊娠 37^{+5} 周。因“突发持续性腹痛，伴阴道少量流血”就诊。腹部检查：子宫硬如板状，有压痛。该孕妇最可能
   A. 胎盘早剥
   B. 羊水栓塞
   C. 前置胎盘
   D. 先兆早产
   E. 子宫破裂
5. 孕妇，28 岁，G_3P_0，孕 38 周。今突感剧烈腹痛伴有少量阴道流血。查体，血压 150/110mmHg，子宫似足月妊娠大小，硬如木板，有压痛，胎心 90 次/min，胎位不清。其最可能发生了
   A. 临产
   B. 先兆子宫破裂
   C. 早产
   D. 胎盘早剥
   E. 前置胎盘

考点：胎盘早剥的治疗要点、护理问题和护理措施（A1、A3/A4 型题）

6. 胎盘早剥的处理原则是
   A. 镇痛
   B. 纠正休克，及时终止妊娠
   C. 使用止血剂
   D. 抑制宫缩
   E. 镇静

(7～8 题共用题干)

孕妇，妊娠 28 周，因车祸碰撞腹部后出现持续性腹痛。查体：子宫硬如板状，有压痛，子宫比妊娠周数大，阴道无流血，胎心、胎动消失。诊断为重型胎盘早剥。

7. 正确的处理原则是
   A. 滴缩宫素引产
   B. 纠正休克，终止妊娠
   C. 等待胎儿自己娩出
   D. 产钳助产
   E. 水囊引产

8. 该孕妇最易出现的并发症是
   A. 心衰
   B. 呼吸窘迫综合征
   C. 羊水过少
   D. 弥散性血管内凝血
   E. 胎膜早破

参考答案

序号	1	2	3	4	5	6	7	8
答案	A	B	D	A	D	B	B	D

第十一节　前置胎盘病人的护理

考情分析

年份	主要考点
2019	前置胎盘病人应取的卧位；诊断前置胎盘的方法
2021	前置胎盘确诊的方法，针对前置胎盘的错误护理；妊娠 35 周前置胎盘孕妇出现阴道流血、无宫缩，胎心 136 次/min，最恰当的处理办法(期待疗法)

考点导航

妊娠 28 周后，**胎盘附着于子宫下段，甚至胎盘下缘达到或覆盖宫颈内口**，其位置低于胎儿先露部，称为前置胎盘。

一、病　因

可能与子宫内膜病变或损伤，胎盘异常，受精卵滋养层发育迟缓等因素有关。

二、临床表现及分类

妊娠晚期或临产时，发生无诱因、**无痛性反复阴道流血是前置胎盘的主要症状**，偶有发生于妊娠 20 周左右者。阴道流血时间的早晚、反复发作的次数、流血量的多少与前置胎盘的类型有关。按胎盘边缘与子宫颈内口的关系前置胎盘分为以下几种类型(图 7-11-1)。

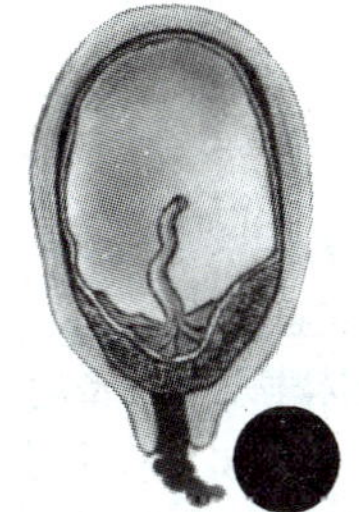
(1) 完全性前置胎盘

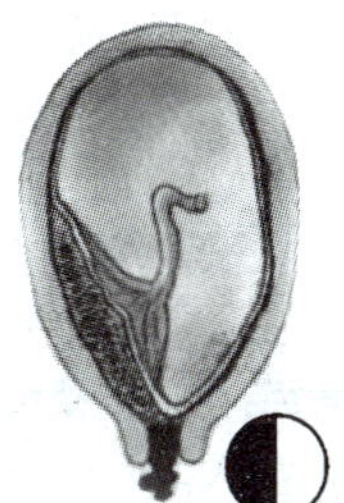
(2) 部分性前置胎盘

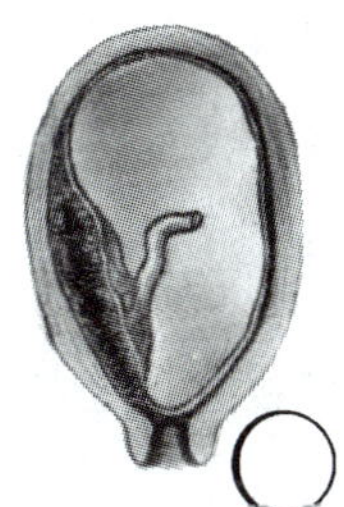
(3) 边缘性前置胎盘

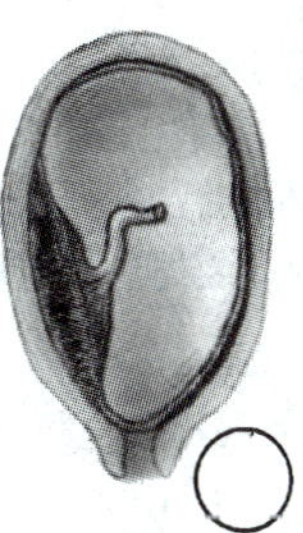
(4) 低置胎盘

图 7-11-1　前置胎盘的类型

1. 完全性(中央型)前置胎盘　胎盘组织完全覆盖宫颈内口。
2. 部分性前置胎盘　胎盘组织部分覆盖宫颈内口。

3. 边缘性前置胎盘　胎盘附着于子宫下段，下缘到达但未超越宫颈内口。

4. 低置胎盘　胎盘附着于子宫下段，边缘距宫颈内口<2cm。

病人可出现贫血，贫血程度与出血量成正比，出血严重者可发生休克，还可导致胎儿缺氧、宫内窘迫，甚至死亡。**前置胎盘**常合并胎位异常、**胎先露下降受阻**；分娩时易出现产后大出血；产后易发生产褥感染。

三、辅助检查

1. 产科检查子宫大小与停经月份一致，胎方位清楚，先露高浮，胎心可正常或异常。

2. **超声检查**是目前最安全、有效的首选方法。

> **温馨提示**
>
> 妊娠诊断、前置胎盘、多胎妊娠、葡萄胎、子宫肌瘤、胆道疾病、肝癌的定位诊断均首选B型超声检查。

3. **阴道检查一般不主张应用**。

四、治疗原则

治疗原则是：抑制宫缩、制止出血、纠正贫血、预防感染和适时终止妊娠。

1. **期待疗法**　适用于**妊娠不足36周**，阴道流血量不多，孕妇全身情况良好，胎儿存活者。

2. 终止妊娠　适用于入院时出血性休克者，或期待疗法中发生大出血或出血量虽少，但妊娠已近足月或已临产者。**剖宫产术是主要手段**。阴道分娩适用于边缘性前置胎盘，胎先露为头位、临产后产程进展顺利并估计能在短时间内结束分娩者。

五、护理问题

1. 组织灌注量不足　与阴道出血有关。

2. **恐惧　与出血所致休克，危及母儿生命有关**。

3. 有感染的危险　与细菌易经阴道上行感染有关。

4. 潜在并发症：出血性休克、胎儿窘迫。

六、护理措施

1. 需立即终止妊娠者，**孕妇取去枕侧卧位**，开放静脉通路，配血，做好输血准备。在抢救休克的同时，做好术前准备。

2. 接受期待疗法孕妇的护理　①有活动性出血的前置胎盘孕妇需绝对卧床休息，以**左侧卧位为佳**，定时、间断吸氧。进行腹部检查时动作要轻柔，**慎做阴道检查及肛诊**。②纠正贫血。③**监测病情变化**。严密观察并记录孕妇生命体征，**阴道流血的量、色**，监测胎儿宫内状态。④预防产后出血和感染。

七、健康教育

1. 保持清洁，防止感染。

2. 加强孕期保健，妊娠期出血无论量多少均应及时就医。

3. 对期待疗法有效的孕妇出院后，嘱其多休息，避免剧烈活动，学会自我监测，**若再出血，随时就诊**。

考点练习

考点：前置胎盘的病因（A1型题）

1. 前置胎盘是指妊娠28周后胎盘附着于

A. 子宫前壁

B. 子宫后壁

C. 子宫下壁

D. 子宫底部

E. 子宫下段，甚至胎盘下缘达宫颈内口处

2. 前置胎盘的病因**不包括**

A. 子宫内膜病变

B. 多次刮宫

C. 胎盘面积过大

D. 受精卵发育迟缓

E. 妊娠期高血压疾病

考点：前置胎盘的临床表现（A2型题）

3. 病人，女性，28岁。孕32周，阴道流血2次，量不多。今日突然阴道流血多于月经量，无腹痛，查血压100/80mmHg，脉搏96次/min，宫高30cm，腹围85cm，臀先露，未入盆，胎心140次/min。应考虑为

A. 胎膜早破

B. 先兆临产

C. 早产
D. 前置胎盘
E. 胎盘早期剥离

考点：前置胎盘的辅助检查和治疗要点（A1 型题）

4. 诊断前置胎盘最安全有效的方法是
A. 产科检查
B. 肛门检查
C. 阴道检查
D. X 线检查
E. B 超

5. 前置胎盘病人**禁忌**做下列哪项检查
A. B 超
B. 血常规检查
C. 肛门检查
D. 产科检查
E. 腹部触诊

6. 初孕妇，29 岁，因无痛性阴道流血就诊，医生怀疑为前置胎盘，最适合的检查是
A. 产科检查
B. 肛门检查
C. 阴道检查
D. X 线检查
E. 腹部 B 超

考点：前置胎盘的护理问题和护理措施（A2、A3/A4 型题）

（7～8 题共用题干）

孕妇，28 岁，孕 34 周，4 小时前出现无痛性阴道出血，量较少。B 超结果提示为边缘性前置胎盘。检查：血压 120/80mmHg，胎心率 140 次/min。

7. 此时适宜的处理措施是
A. 阴道检查
B. 人工破膜
C. 输血
D. 期待疗法
E. 立即行剖宫产

8. 针对该病人的护理措施，**错误**的是
A. 鼓励孕妇下床活动
B. 禁做阴道检查和肛诊
C. 严密观察阴道流血情况
D. 监测胎儿宫内情况
E. 定时间断吸氧

9. 病人，女性，30 岁。妊娠 35 周，因阴道流血就诊，诊断为前置胎盘，拟急行剖宫产收入院。护士首先应为病人做的是
A. 办理入院手续
B. 进行沐浴更衣
C. 检查阴道出血情况
D. 进行会阴清洗
E. 用平车送入病区

10. 孕妇 29 岁，孕 37 周，G_2P_0，前置胎盘入院，现有少量阴道流血。孕妇担心胎儿安危会产生的心理问题是
A. 无助感
B. 恐惧
C. 悲哀
D. 自尊低下
E. 倦怠

（11～13 题共用题干）

病人，女性，29 岁。孕 35^{+3} 周。晨起醒来发现阴道流血，量较多。入院后查体：宫高 26cm，腹围 83cm，胎心 154 次/min，未入盆。

11. 最可能的诊断是
A. 早产
B. 流产
C. 前置胎盘
D. 胎盘早剥
E. 子宫破裂

12. 病人入院后非常紧张，不停地询问“对胎儿影响大吗？我有生命危险吗？”目前对其首要的护理是
A. 心理护理，减轻恐惧
B. 输液输血
C. 抗生素预防感染
D. 吸氧
E. 给予镇静剂

13. 在进行身体评估时，**错误**的是
A. 监测血压、脉搏、呼吸
B. 腹部检查时注意胎位有无异常
C. 做输血输液的准备时做阴道检查
D. 做肛门检查
E. 超声检查

14. 某孕妇，31 岁。因“孕 38 周，阴道反复无痛性流血”入院。查体：血压 85/60mmHg，脉搏 110 次/min。护士应为孕妇安置
A. 半坐卧位
B. 截石位
C. 头高足低位
D. 左侧卧位
E. 膝胸卧位

参考答案

序号	1	2	3	4	5	6	7	8	9	10	11	12	13	14
答案	E	E	D	E	C	E	D	A	C	B	C	A	D	D

第十二节　羊水量异常病人的护理

考情分析

年份	主要考点
2020	羊水过多的判断
2022	羊水过多时一次放羊水的量；针对羊水过多孕妇的错误指导(休息时取平卧位)；放羊水后腹部放置沙袋的目的；孕妇腹围增长过快考虑为(羊水过多)
2023	一次放羊水量不超过(1 500ml)

考点导航

一、羊水过多病人的护理

凡在妊娠期间**羊水量超过2 000ml者**，称为羊水过多。

(一) 病因

包括**多胎妊娠**，胎儿畸形，孕妇患病如妊娠糖尿病，胎盘脐带病变等。

(二) 临床表现(表7-12-1)

表7-12-1　羊水过多的临床表现

分类	发生时间	临床表现
急性羊水过多较少见	**妊娠20～24周**	呼吸困难，不能平卧，甚至出现发绀，孕妇表情痛苦，下肢及外阴部水肿、静脉曲张
慢性羊水过多较多见	**妊娠晚期**	羊水可在数周内逐渐增多，多数孕妇能适应。**孕妇子宫大于妊娠月份**，腹部膨隆，腹壁皮肤发亮、变薄

(三) 辅助检查

1. B超检查　是重要的辅助检查，能了解羊水量和胎儿情况。
2. 孕妇血糖检查　排除妊娠期糖尿病。
3. 甲胎蛋白测定　甲胎蛋白明显增高提示胎儿畸形。
4. 孕妇血型检查　胎儿水肿应检查孕妇Rh、ABO血型，排除母儿血型不合。
5. 胎儿染色体检查　做染色体核型分析，了解染色体数目、结构有无异常。

(四) 治疗原则

1. 经诊断为羊水过多合并胎儿畸形者应及时终止妊娠。
2. 羊水过多但仍为正常胎儿者，则应根据羊水过多的程度与胎龄决定处理方法。

(五) 护理问题

1. 有胎儿受伤的危险　与破膜时易并发胎盘早剥、脐带脱垂、早产等有关。
2. 舒适改变　与子宫异常增大引起的呼吸困难、不能平卧等有关。

(六) 护理措施

1. 一般护理　嘱卧床休息，指导孕妇摄取低钠饮食，减少增加腹压的活动。
2. 病情观察　观察孕妇的生命体征，定期测量宫高、腹围和体重。观察胎心、胎动及宫缩，及早发现胎儿宫内窘迫及早产征象。**人工破膜时应密切观察胎心和宫缩，及时发现胎盘早剥和脐带脱垂**的征象。
3. 配合治疗　放羊水时应防止速度过快、量过多，**一次放羊水量不超过1 500ml，放羊水后腹部放置沙袋或用腹带包扎**。注意无菌操作，防止感染，给予抗生素。

温馨提示

一次放羊水如果太多，会造成宫腔内压力骤降，造成胎盘剥离，同时血液涌向盆腔，外周脏器缺血，出现休克。

4. 心理护理　耐心解答疑问。

（七）健康教育

1. 出院后注意休息，加强营养，增加机体抵抗力，防止产后出血和感染的发生。
2. 指导产妇再次受孕应进行遗传咨询和产前检查，加强孕期检查，严格进行高危监护。

二、羊水过少病人的护理

妊娠晚期**羊水量少于 300ml** 称为羊水过少。

（一）病因、病理

包括母体因素，胎儿畸形，胎盘功能异常，羊膜病变，胎膜早破等。

（二）临床表现

孕妇于胎动时感觉腹痛，检查时发现**宫高、腹围小于同期正常妊娠孕妇**，子宫的敏感度较高，临产后阵痛剧烈，宫缩不协调，宫口扩张缓慢，产程延长。羊水过少胎儿可发生肺发育不全、胎儿生长受限、胎儿宫内窘迫与新生儿窒息。

（三）辅助检查

1. B超检查　是重要的辅助检查，能了解羊水量和胎儿情况。
2. 直接测量羊水量　破膜时羊水量少于 300ml 即可诊断。
3. 产科检查　测宫高、腹围及电子胎心监护。

（四）治疗原则

监测羊水量的变化，怀疑羊水过少者，积极寻找原因，必要时及时终止妊娠。

（五）护理问题

1. 有胎儿受伤的危险　与羊水过少导致胎儿粘连或宫内发育迟缓等有关。
2. 恐惧　与担心胎儿畸形有关。

（六）护理措施

1. 一般护理　教会孕妇胎动的监测方法和技巧。
2. 病情观察　观察孕妇的生命体征，定期测量宫高、腹围和体重。
3. 配合治疗　为合并过期妊娠、胎儿生长受限等须及时终止妊娠者做好阴道助产或剖宫产的准备。

（七）健康教育

1. 出院后注意休息，加强营养，增加机体抵抗力，防止产后出血和感染的发生。
2. 指导产妇再次受孕应进行遗传咨询和产前检查，加强孕期检查，严格进行高危监护。

温馨提示

羊水过多与过少的区别，见表 7-12-2。

表 7-12-2　羊水过多与过少的区别

	急性羊水过多	慢性羊水过多	羊水过少
病理	较少见，多发生于妊娠 20～24 周	较多见，多发生于妊娠晚期	
特点	呼吸困难，不能平卧，发绀、水肿、静脉曲张	孕妇子宫大于妊娠月份，腹部膨隆	宫高、腹围小于同期正常妊娠孕妇

考点练习

考点：羊水过多、过少的病因（A1 型题）

1. 羊水过多是指羊水量超过
   A. 600ml
   B. 800ml
   C. 1 000ml
   D. 1 500ml
   E. 2 000ml
2. 羊水量过少是指少于
   A. 200ml
   B. 300ml
   C. 8 000ml
   D. 1 000ml
   E. 1 500ml
3. 羊水过多常见于
   A. 多胎妊娠
   B. 过期妊娠
   C. 胎膜早破
   D. 孕妇脱水

E. 胎儿先天性肾缺如

考点：羊水过多、过少的临床表现(A1 型题)

4. 羊水过少的临床表现**不包括**
A. 腹围、宫高大于孕周
B. 临产后阵痛加剧
C. 子宫的敏感度较高
D. 产程延长
E. 胎儿可发生肺发育不全

考点：羊水过多、过少的护理问题和护理措施(A1、A2 型题)

5. 腹腔穿刺放羊水时一次**不宜**超过
A. 500ml
B. 1 000ml
C. 1 500ml
D. 2 000ml
E. 3 000ml

6. 某孕妇，30 岁，G_1P_0，孕 37 周。羊水过多行羊膜腔穿刺术后为该孕妇腹部放置沙袋的目的是
A. 减轻疼痛
B. 减少出血
C. 预防休克
D. 预防血栓形成
E. 预防感染

7. 某孕妇，30 岁。停经 28^{+5} 周，G_2P_0。行产前检查时，B 超：羊水最大暗区垂直深度 8.5cm，被诊断为"羊水过多"。给予该孕妇的指导中，**错误**的是
A. 减少增加腹压的活动
B. 一次放羊水量不超过 1 500ml
C. 密切观察胎心及胎动
D. 休息时去枕平卧
E. 定期测量宫高及腹围

参考答案

序号	1	2	3	4	5	6	7
答案	E	B	A	A	C	C	D

第十三节 多胎妊娠和巨大胎儿病人的护理

考情分析

年份	主要考点
2019	巨大儿发生的原因；与双胎妊娠发生无关的是；双胎妊娠的健康指导
2021	双胎分娩第一个胎儿娩出后，应立即肌注或静脉滴注(缩宫素)
2023	双胎分娩时，第一个胎儿娩出后，等待多少分钟无宫缩，可人工破膜以促进宫缩

考点导航

一、多胎妊娠

多胎妊娠是指一次妊娠同时有两个或两个以上的胎儿。

(一) 分类

1. 双卵双胎　是由两个精子与两个卵子受精而发育成的双胎。每一胎儿有独立的胎盘、绒毛膜和羊膜，他们的循环各自独立，面貌与遗传因子可能完全不同。

2. 单卵双胎　是单卵受精后分裂形成的双胞胎，单卵双胎有相同的基因型、性别、构造与外貌相同。

(二) 临床表现

1. 症状　妊娠期早孕反应较重，子宫大于妊娠孕周，尤其妊娠 24 周以后。因子宫增大明显，使横膈抬高，引起呼吸困难；孕妇会感到极度疲劳和腰背部疼痛。孕妇自诉**多处有胎动**。

2. 体征　**宫底高度大于正常孕周，腹部可触及两个胎头、多个肢体**，胎动的部位不固定且胎动频繁，在腹部的不同部位**可听到两个胎心音，且两者速率不一、相差大于 10 次/min**。

(三) 辅助检查

1. 妊娠 12 周之后，若子宫过大，孕妇体重剧增时应考虑有双胎妊娠的可能。

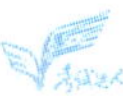

2. **B型超声检查**　在孕7～8周时见到两个妊娠囊，孕13周后清楚显示两个胎头光环及各自拥有的脊柱、躯干、肢体等。

(四) 治疗原则

1. 妊娠期　加强孕期的管理，**增加产前检查的次数**，注意休息，加强营养，预防贫血、妊娠高血压疾病的发生，防止早产、羊水过多、产前出血的发生。

2. 分娩期　密切观察产程进展和胎心变化。根据双胎胎位选择分娩方式，如双胎为双头位可行阴道试产。

3. 产褥期　**第二个胎儿娩出后立即肌注或静滴缩宫素，以防止产后出血的发生，同时腹部放置沙袋，防止腹压骤降引起休克**。

(五) 护理问题

1. 舒适改变　与双胎妊娠引起的食欲下降，下肢水肿等有关。
2. 焦虑　与担心母儿的安全有关。
3. 有受伤的危险　与双胎妊娠引起早产有关。
4. 潜在并发症：早产、**脐带脱垂和胎盘早剥**。

(六) 护理措施

1. 一般护理

(1) 建议孕妇加强营养，**一般双胎妊娠期体重以增加16～18kg为宜**。

(2) 注意休息，尤其是妊娠最后3个月。防止跌倒，**卧床时最好取左侧卧位**，增加子宫、胎盘的血供，以减少早产的发生。

(3) 增加孕期检查次数，密切监测血压、宫高、腹围和体重的变化。

2. 心理护理

(1) 帮助双胎妊娠的孕妇完成两次角色转变。

(2) 告知孕妇及家属有关双胎妊娠方面的知识，消除对母儿安危的担心。

(3) 指导家属准备双份新生儿用物，并协助父母做好照顾双胞胎的心理及环境准备。

3. 产后护理

(1) 护理人员应陪伴产妇及家属接受新生儿。

(2) 注意观察产妇阴道出血量和子宫收缩情况，防止产后出血。

(七) 健康教育

指导产妇正确进行母乳喂养。帮助产妇选择有效的避孕方法。

二、巨　大　儿

体重达到或超过4 000g的胎儿，称为巨大胎儿。如产道、产力及胎位均正常，仅胎儿大，可因头盆不称而发生分娩困难。

(一) 高危因素

1. **糖尿病孕妇**。
2. 孕期营养过剩、肥胖、孕期增重过多等。
3. 身材高大父母巨大胎儿发生率高。
4. 巨大胎儿多见于经产妇。
5. 过期妊娠巨大胎儿发生率高。
6. 巨大儿分娩史。

(二) 临床表现

1. 孕期体重增长迅速。
2. 孕妇常在妊娠后期出现呼吸困难，自觉腹部沉重及两肋胀痛。

(三) 辅助检查

1. 腹部检查　视诊腹部明显膨隆，宫底高；触诊胎体大，**先露部高浮**；听诊胎心正常但位置偏高。
2. B型超声检查　胎体大，测胎头双顶径及腹围两个参数有助于判定巨大胎儿。

(四) 处理原则

1. 妊娠期间检查发现胎儿大或既往分娩巨大胎儿者，应检查孕妇有无糖尿病。如为糖尿病孕妇，应积极治疗。
2. **胎儿体重≥4 000g合并糖尿病者宜剖宫产**，胎儿体重≥4 000g无糖尿病者可阴道试产，且应放宽剖宫产。

(五) 护理问题

1. 有胎儿受伤的危险　与分娩过程的损伤有关。

2. 有感染的危险 与分娩过程中母体软产道损伤及产程延长有关。

3. 恐惧 与难产及胎儿发育异常的结果有关。

（六）护理措施

1. 密切监测产程的进展 巨大儿常使产程延长，增加胎儿窘迫的机会。临产过程中，密切监测胎心率、宫缩及产程进展，及早发现产程异常及胎儿宫内窘迫。随时做好剖宫产准备。

2. 检查新生儿的健康状况 分娩后检查经阴道分娩的巨大儿，有无分娩时的产伤，如锁骨骨折等。**糖尿病母亲所生的新生儿要注意有无低血糖的表现**。

3. 产后母亲的监测 产后宜持续监测母亲的生命体征、子宫底高度、恶露量，以及早发现产后出血。

4. 心理护理 针对产妇及家属的疑问、焦虑与恐惧，给予充分的解释，给予松弛身心、抚摸腹部等持续关照。消除其精神紧张状态。

（七）健康教育

向产妇及家属解释与新生儿健康相关的问题及照顾方法。

考点练习

考点：多胎妊娠的诊断（A3/A4 型题）

（1～2 题共用题干）

孕妇，35 岁，妊娠 32 周，早孕反应重，有呼吸困难。检查：子宫体积明显大于正常孕周，下肢水肿，阴道静脉曲张。在子宫不同部位闻及频率相差 10 次/min 以上的胎心音。

1. 确定诊断的最佳方法是
   A. 胎心监测
   B. 血 hCG
   C. B 超
   D. 羊水检查
   E. 胎动计数

2. 符合该孕妇的诊断是
   A. 巨大胎儿
   B. 多胎妊娠
   C. 羊水过多
   D. 胎盘早剥
   E. 肝腹水

（3～4 题共用题干）

初产妇，26 岁。停经 50 天，确诊为双胎妊娠。

3. 与双胎发生无关的是
   A. 饮食习惯
   B. 孕妇年龄
   C. 遗传
   D. 种族
   E. 胎产次

4. 该产妇妊娠 30 周时来院孕检，护士的健康教育中不妥的是
   A. 左侧卧位
   B. 注意休息
   C. 每 2 周复查一次
   D. 配合检查
   E. 加强营养

考点：巨大儿（A1 型题）

5. 关于易引起巨大胎儿的原因，正确的叙述是
   A. 妊娠合并心脏病
   B. 妊娠期高血压综合征
   C. 妊娠合并肝炎
   D. 妊娠合并糖尿病
   E. 妊娠剧吐

参考答案

序号	1	2	3	4	5
答案	C	B	A	C	D

第十四节 胎儿宫内窘迫病人的护理

考情分析

2019—2023 年，本节未涉及相关考题。

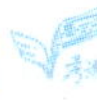

考点导航

胎儿窘迫是指胎儿在宫内有缺氧征象，危及胎儿健康和生命者。胎儿窘迫是一种综合症状，主要发生在临产过程，也可发生在妊娠后期。发生在临产过程者，可以是发生在妊娠后期的延续和加重。

一、病因、病理

胎儿窘迫的病因主要是：①母体因素：孕妇有内科疾病或烟酒嗜好；创伤、急产、缩宫素使用不当、产程延长等；产妇长期仰卧位，镇静、麻醉剂使用不当等。②胎儿因素：胎儿畸形、胎儿溶血、胎儿贫血、胎儿宫内感染等。③脐带、胎盘因素：脐带长度异常、缠绕、打结等。

胎儿窘迫的**基本病理生理变化是缺血、缺氧**引起的一系列变化。

二、临床表现

胎儿窘迫的主要临床表现为胎心音改变、胎动异常或消失、羊水胎粪污染或羊水过少。根据其临床表现可分为急性胎儿窘迫和慢性胎儿窘迫（表 7-14-1）。

表 7-14-1 急性胎儿窘迫与慢性胎儿窘迫的区别

急性胎儿窘迫	慢性胎儿窘迫
多发生在**分娩期**	多发生在**妊娠末期**
主要表现为**胎心率加快**或减慢	主要表现为**胎动减少**或消失
羊水胎粪污染和胎儿头皮血 pH 下降	胎儿生长受限，胎盘功能减退，羊水胎粪污染
嘱产妇左侧卧位，吸氧，如胎心率变为正常，可继续观察	**孕妇采取左侧卧位**，间断吸氧，密切监护病情变化
如宫口开全，胎先露部已达坐骨棘平面以下 3cm，应尽快助产经阴道娩出胎儿	根据孕周、胎儿成熟度和窘迫程度决定处理方案

1. 急性胎儿窘迫

(1) **胎心率异常**：是胎儿窘迫最早出现的临床征象。缺氧初期交感神经兴奋，使胎心率加快>160 次/min，甚至>180 次/min；严重缺氧时，导致迷走神经兴奋，胎心率减慢而不规则，<120 次/min，**当<100 次/min 时，提示胎儿危险**。

(2) 羊水胎粪污染：胎儿严重缺氧致迷走神经兴奋，肠蠕动增强，肛门括约肌松弛，导致胎粪排入羊水中而被污染。羊水污染程度分 3 度：**Ⅰ度呈淡绿色，Ⅱ度呈黄绿色、混浊，Ⅲ度呈棕黄色、黏稠**。

(3) 胎动异常：**缺氧初期胎动频繁，缺氧严重时胎动次数减少并转弱**，进而消失。

2. 慢性胎儿窘迫 **临床表现主要为胎动减少**和胎儿生长受限。最早的信号是胎动减少，随缺氧程度的加重胎动逐渐消失，一般胎动 24 小时后胎心音也消失。因此，孕妇在妊娠 30 周后应每天进行胎动计数，**如<10 次/12h，应及时就诊**。

急性胎儿窘迫主要发生在分娩期，慢性胎儿窘迫主要发生在妊娠晚期，常延续至临产并加重，可伴有胎儿宫内发育迟缓。

三、治疗原则

产程中急性胎儿宫内窘迫首先采取对因治疗，如宫缩过强者应停止缩宫素静脉滴注或给予宫缩抑制剂等。如采取对因治疗后仍不缓解者，根据产程进展情况尽快采取阴道助娩或剖宫产结束分娩。慢性胎儿宫内窘迫根据孕周、病因、胎儿成熟度、缺氧程度等决定。

四、护理问题

1. 气体交换障碍 与子宫-胎盘血流改变/中断（脐带受压）、血流速度减慢有关。
2. 焦虑 与胎儿窘迫未缓解，需要立即终止妊娠有关。

五、护理措施

1. 一般护理 **孕妇左侧卧位，间断吸氧**。严密监测胎心变化并注意胎心变化型态。
2. 做好术前准备或阴道助娩准备。
3. 做好新生儿抢救和复苏的准备。

4. 心理护理

(1) 向孕妇夫妇提供有关信息，将真实情况告知孕产夫妇，有助于减轻焦虑，必要时陪伴他们，对他们的疑虑给予适当的解释。

(2) 对于胎儿不幸死亡的父母，应安排一个远离其他婴儿和产妇的单人房间，陪伴或安排家人陪伴。

六、健康教育

1. 指导产前检查，教会孕妇自数胎动。
2. 高危妊娠应酌情增加检查次数，有异常征象及时汇报并及时处理。

考点练习

考点：胎儿宫内窘迫的病因（A1 型题）

1. 胎儿宫内窘迫的病因**不包括**
   A. 产程延长
   B. 妊娠期高血压疾病
   C. 母亲轻度贫血
   D. 胎膜早破
   E. 脐带打结
2. 胎儿宫内窘迫的基本病理生理变化是
   A. 羊水污染
   B. 代谢性酸中毒
   C. 缺血、缺氧
   D. 循环障碍
   E. 呼吸障碍

考点：胎儿宫内窘迫的临床表现和治疗要点（A1 型题）

3. 胎儿窘迫的主要表现**不包括**
   A. 胎心音改变
   B. 胎动异常
   C. 羊水污染
   D. 羊水减少
   E. 代谢性碱中毒
4. 急性胎儿窘迫早期胎心音的变化是
   A. 加快
   B. 减弱
   C. 消失
   D. 不变
   E. 减慢
5. 急性胎儿窘迫最早出现的症状是
   A. 胎动减少
   B. 胎动消失
   C. 胎心率加快
   D. 胎儿生长受限
   E. 胎盘功能减退
6. Ⅰ度羊水胎粪污染的颜色为
   A. 浅绿色
   B. 深绿色
   C. 黄绿色
   D. 棕黄色
   E. 淡黄色
7. 慢性胎儿窘迫时，孕妇应取
   A. 平卧位
   B. 左侧卧位
   C. 右侧卧位
   D. 头高足低位
   E. 去枕平卧位
8. 下列属于胎儿窘迫的临床表现是
   A. 胎心率大于 120 次/min
   B. 胎心率小于 160 次/min
   C. 胎心率大于 140 次/min
   D. 胎心率小于 100 次/min
   E. 胎心率小于 80 次/min
9. 胎儿在子宫内急性缺氧初期，主要表现为胎动
   A. 减弱
   B. 消失
   C. 增强
   D. 频繁
   E. 次数减少

考点：胎儿宫内窘迫的护理问题和护理措施（A1 型题）

10. 下列关于急性胎儿窘迫的护理措施，**错误**的是
    A. 做好新生儿抢救和复苏的准备
    B. 产妇取平卧位
    C. 间断吸氧
    D. 严密监测胎心变化
    E. 尽快终止妊娠

参考答案

序号	1	2	3	4	5	6	7	8	9	10
答案	C	C	E	A	C	A	B	D	D	B

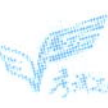

第十五节　胎膜早破病人的护理

考情分析

年份	主要考点
2021	胎膜早破时孕妇应取的卧位

考点导航

胎膜早破是指在**临产前胎膜自然破裂**，是常见的分娩期并发症（亲：正常情况下，胎膜多在宫口近开全时破裂）。胎膜早破可引起早产、脐带脱垂和宫腔感染，其中**脐带脱垂是严重威胁胎儿生命的并发症**。

一、病　　因

1. 营养因素　缺乏维生素、锌及铜，可使胎膜张力下降而破裂。
2. 生殖道病原微生物上行性感染。
3. 羊膜腔内压力增高　常见于双胎、羊水过多及妊娠晚期性交。
4. 胎膜受力不均。
5. 宫颈内口松弛。
6. 其他　细胞因子、妊娠晚期性生活等。

二、临床表现

1. 孕妇突感**有较多液体自阴道流出**，可混有胎脂及胎粪，继而少量间断性排出。当咳嗽、打喷嚏、负重等腹压增加时，羊水即流出。
2. 行肛诊检查，触不到羊膜囊，上推胎儿先露部可见到流液量增多。

三、辅助检查

1. 阴道液酸碱度检查　羊水 pH 为 7.0～7.5，正常阴道液 pH 为 4.5～6.0。(*)
2. 阴道液涂片检查　阴道液干燥片检查有**羊齿状结晶**。
3. 超声检查　羊水量减少可协助诊断。

四、治疗原则

胎膜早破的病人处理原则应根据孕周、胎儿有无畸形、有无宫内感染等考虑。

妊娠 24 周内的胎膜早破应终止妊娠；妊娠 28～33 周的孕妇无妊娠禁忌、无宫内感染，可以在严密监护下延长孕周，并**给予糖皮质激素促胎肺成熟**；妊娠大于 34 周的孕妇，原则上不予保胎；**足月胎膜早破 2～12 小时给予引产**。存在宫内感染、胎儿窘迫者无论孕周多少，均不宜保胎。**胎膜早破大于 12 小时，给予抗生素预防感染**。如有脐带脱垂，应在数分钟内终止妊娠。

五、护理问题

1. 有感染的危险　与胎膜破裂后，下生殖道内病原体上行感染有关。
2. 有胎儿受伤的危险　与脐带脱垂和早产儿肺部不成熟有关。

六、护理措施

1. 住院待产期间，严密观察胎心及胎动变化，**胎先露部未衔接者绝对卧床休息，抬高臀部，以防脐带脱垂引起胎儿缺氧或宫内窘迫**。卧床休息期间多进食富含粗纤维的食物，保持大小便通畅。
2. 定时观察并记录羊水性状，严密观察产妇生命体征。
3. 保持外阴清洁，勤换消毒会阴垫，每日擦洗会阴部 2 次。
4. **破膜 12 小时以上者应预防性使用抗生素**。
5. 针对孕妇的心理问题，给予心理疏导并讲解胎膜早破的相关知识，解除孕妇的焦虑和担心。

七、健康教育

1. 指导孕妇重视妊娠期卫生保健，积极预防和治疗下生殖道感染。
2. 告知孕妇妊娠后期禁止性交，避免负重及腹部受压。
3. **宫颈内口松弛者**，应卧床休息，并于**妊娠14～18周行宫颈环扎术**。

考点练习

考点：胎膜早破的概念和病因（A1型题）

1. 胎膜早破是指
   A. 胎膜在临产前破裂
   B. 胎膜在第一产程末破裂
   C. 胎膜在第二产程末破裂
   D. 胎膜在宫缩开始破裂
   E. 胎膜在妊娠37周前破裂

考点：胎膜早破的临床表现（A2型题）

2. 初产妇，孕35周，因有液体从阴道流出入院。查体无腹痛，肛诊时触不到羊膜囊，上推胎儿先露部可见到流液量增多。应考虑为
   A. 先兆流产
   B. 先兆早产
   C. 临产
   D. 胎膜早破
   E. 胎盘早剥

考点：掌握胎膜早破的辅助检查和治疗要点（A1、A2型题）

3. 胎膜早破孕妇最重要的辅助检查方法是
   A. 听胎心音
   B. 测阴道液酸碱度
   C. 阴道液涂片检查
   D. B超
   E. 查胎方位
4. 孕妇，32岁，孕36周。2小时前自觉阴道有液体流出，无腹痛，入院后诊断为胎膜早破。护士查体发现其脐带脱垂。此时应立即采取的措施是
   A. 数分钟内结束分娩
   B. 等待自然分娩
   C. 保持外阴清洁
   D. 使用抗生素
   E. 定时听胎心
5. 孕妇，26岁，孕36周。2小时前阴道流出液体，有宫缩痛。入院后诊断为胎膜早破。查体：脐带脱垂，宫口开大3cm。护士应首先采取的措施是
   A. 做好剖宫产准备，迅速结束分娩
   B. 促进子宫收缩，加快产程
   C. 等待自然分娩
   D. 勤听胎心音
   E. 观察羊水性状

考点：胎膜早破的护理问题、护理措施和健康教育（A1、A2型题）

6. 胎膜早破孕妇宜取
   A. 平卧位
   B. 右侧卧位
   C. 半坐卧位
   D. 头高足低位
   E. 左侧卧位，抬高臀部
7. 孕妇，32岁，孕36周。2小时前自觉阴道有液体流出，无腹痛，入院后诊断为胎膜早破。护士应协助病人取
   A. 平卧位
   B. 右侧卧位
   C. 半坐卧位
   D. 头高足低位
   E. 头低足高位
8. 病人，女性，31岁，妊娠38周，因阴道持续性流液2小时入院。医生诊断为胎膜早破，护士协助其采用的卧位应为
   A. 平卧位
   B. 头低足高位
   C. 头高足低位
   D. 截石位
   E. 膝胸卧位
9. 下列关于胎膜早破的护理措施，**错误**的是
   A. 休息时取半卧位
   B. 绝对卧床休息，禁灌肠
   C. 严密观察流出羊水的性状
   D. 严密观察胎心音
   E. 指导孕妇自测胎动
10. 宫颈内口松弛的孕妇行宫颈环扎术的时间是
    A. 妊娠10～12周
    B. 妊娠12～14周
    C. 妊娠14～18周
    D. 妊娠16～18周
    E. 妊娠18～20周
11. 36岁孕妇，产前检查漏斗骨盆。现足月妊娠，胎膜早破来诊。查体：胎头未入盆。医嘱：入院行各项检查，拟次日行剖宫产术。护士对其进行健康教育，**不正确**的内容是
    A. 说明产道异常对母儿的影响
    B. 说明剖宫产的必要性
    C. 解释剖宫产术前、术后注意事项
    D. 嘱其保持会阴清洁
    E. 鼓励术前适当下床活动
12. 某孕妇，26岁。孕32周，突然阴道不自主流液4小时入院。入院后医嘱肌注地塞米松，其目的是
    A. 促进胎儿肾脏发育

B. 促进胎儿心脏发育
C. 促进胎儿肺成熟
D. 促进胎儿肝脏发育
E. 促进胎儿大脑发育

参考答案

序号	1	2	3	4	5	6	7	8	9	10	11	12
答案	A	D	C	A	A	E	E	B	A	C	E	C

第十六节　妊娠期合并症病人的护理

考情分析

年份	主要考点
2019	妊娠合并心脏病孕妇产后大出血时禁用的药物；妊娠10周出现心衰时的处理措施；妊娠合并心脏病出现哪种症状需要报告医生；妊娠合并糖尿病孕妇所分娩巨大儿的正确护理(按高危儿护理)
2020	妊娠合并糖尿病的错误指导(口服降糖药)
2021	妊娠合并心脏病易引起心衰的孕周是；妊娠合并心脏病孕妇能否继续妊娠的依据；妊娠11周的孕妇使用哪种药物对胎儿不会产生影响(胰岛素)

考点导航

一、妊娠合并心脏病病人的护理

(一) 心脏病与妊娠的相互影响

1. 妊娠及分娩对心脏病的影响

(1) 妊娠期：孕妇总循环血量于妊娠第6周开始逐渐增加，**32～34周达高峰**，约增加30%～45%。此后维持较高水平，产后2～6周逐渐恢复正常。总循环血量的增加引起心排出量增加和心率增快，易使患心脏病的孕妇发生心力衰竭而危及生命。

(2) **分娩期：是心脏负担最重的时期**。在第一产程中，每次子宫收缩约250～500ml的血液被挤入体循环。第二产程中，除子宫收缩外，腹肌和骨骼肌的收缩使外周循环阻力增加，心脏前后负荷显著加重。第三产程，胎儿娩出后胎盘循环停止，**子宫收缩使子宫血窦内约500ml血液进入体循环**，使回心血量骤增，极易诱发心力衰竭。

(3) 产褥期：产后3天内，子宫收缩和缩复使大量血液进入体循环，且产妇体内组织间隙内潴留的液体也回流至体循环，加之产妇伤口和宫缩疼痛、分娩疲劳、新生儿哺乳等负担，仍需预防心衰的发生。

总之，**妊娠32～34周、分娩期及产后的最初3天内**，是患有心脏病的孕妇最危险的时期。

2. 心脏病对妊娠分娩的影响　不宜妊娠的心脏病病人一旦受孕，则流产、早产、死胎、胎儿生长受限、胎儿宫内窘迫及新生儿窒息的发生率明显增加，围生儿死亡率增高。

根据病人所能耐受的日常体力活动将心功能分为四级：

心功能Ⅰ级：一般体力活动不受限。

心功能Ⅱ级：一般体力活动稍受限制，休息时无自觉症状。

心功能Ⅲ级：心脏病病人体力活动明显受限，休息时无不适，轻微日常活动即感不适，心悸，呼吸困难或既往有心力衰竭病史者。

心功能Ⅳ级：不能进行任何体力活动，休息状态下即出现心衰症状，体力活动后加重。

温馨提示

心功能Ⅰ～Ⅱ级的产妇可以妊娠，产后可以哺乳；心功能Ⅲ～Ⅳ级的产妇不宜妊娠，产后不宜哺乳。

（二）临床表现（表 7-16-1）

表 7-16-1 妊娠合并心脏病的临床表现

早期心衰	左心衰	右心衰	全心衰
①轻微活动胸闷、心悸、气短；②休息时心率超过110次/min；③夜间常因胸闷而需坐起；④肺底部出现少量持续性湿啰音，咳嗽后不消失	以肺淤血及心排出量降低为主要临床表现	以体静脉淤血的临床表现为主	右心衰继发于左心衰而形成全心衰

（三）辅助检查

1. 血液检查 心肌酶，必要时查血气分析。
2. 心电图检查。
3. X线检查。
4. 超声心动图 更精确地反映各心腔大小的变化，心瓣膜结构及心功能情况。
5. 胎儿电子监护仪 预测宫内胎儿储备能力，评估胎儿健康。

（四）治疗原则

心脏病孕妇的主要死亡原因是心力衰竭和严重的感染。

1. 非孕期 根据孕妇所患心脏病类型、病情及**心功能状态，确定是否可以妊娠**。
2. 妊娠期 ①决定能否继续妊娠：**凡不宜妊娠却已怀孕者，应在妊娠12周前行人工流产术**；妊娠超过12周者应密切监护。对顽固性心力衰竭孕妇应在严密监护下行剖宫产术终止妊娠。②定期产前检查：及早发现心衰的早期征象。
3. 分娩期 **心功能Ⅰ～Ⅱ级**，胎儿不大，胎位正常，宫颈条件良好者，**在严密监护下可经阴道分娩**，第二产程时需助产。心功能Ⅲ～Ⅳ级，胎儿偏大，宫颈条件不佳，合并其他并发症者，可选择剖宫产终止妊娠。
4. 产褥期 产后3天内，尤其24小时内，仍是心力衰竭发生的危险期，产妇应充分休息且需严密监护。按医嘱应用广谱抗生素。**心功能Ⅲ级或以上者不宜哺乳**。**不宜再妊娠者，建议1周后行绝育术**。

（五）护理问题

1. 活动无耐力 与心排出量下降有关。
2. 如厕自理缺陷 与心功能不全需绝对卧床休息有关。
3. 潜在并发症：心力衰竭，胎儿窘迫。
4. 焦虑 与害怕不确定的妊娠结果有关。

（六）护理措施

1. 妊娠期 ①加强孕期保健，定期进行产前检查或家庭访视。**心功能Ⅰ～Ⅱ级者，应在妊娠36～38周入院待产**。②预防心力衰竭，保证孕妇每天至少10小时的睡眠且中午宜休息2小时，休息时采取左侧卧位或半卧位。注意营养的摄取，指导孕妇应摄入高热量、高维生素、低盐低脂饮食且富含多种微量元素如铁、锌、钙等，少量多餐。③预防治疗诱发心力衰竭的各种因素，尤其是上呼吸道感染等。④发生急性心力衰竭时，病人应取坐位，双腿下垂；立即高流量加压吸氧；按医嘱用药，如利尿剂、血管扩张剂、强心剂等。⑤进行入量指导，合理控制入量。
2. 分娩期 ①严密观察生命体征、有无心衰征象。产程中可以给予抬高床头、鼓励产妇适当休息，必要时给予吸氧。观察产程进展，及时发现有无难产征象。②缩短第二产程，放宽进行阴道切开术或阴道助产术。③遵医嘱放宽使用抗生素预防感染。④**胎儿娩出后，立即在产妇腹部放置沙袋，减少腹腔压力骤减对血液循环的影响**。⑤产程中合理控制入量，遵医嘱适当给予镇痛药物。⑥产后给予缩宫素预防产后出血**（禁用麦角新碱）**。⑦给予心理支持，减轻产妇焦虑和紧张情绪。
3. 产褥期 ①产后72小时内严密监测生命体征，产妇应半卧位或左侧卧位，保证充足休息，必要时镇静，在心功能允许时，鼓励早期下床适度活动。②**心功能Ⅰ～Ⅱ级的产妇可以母乳喂养；Ⅲ级或以上者，应及时回乳**。③遵医嘱继续使用抗生素预防感染。

二、妊娠合并糖尿病病人的护理

（一）糖尿病与妊娠的相互影响

1. 妊娠对糖尿病的影响 妊娠可使原有糖尿病病人的病情加重，使隐性糖尿病显性化，使既往无糖尿病的孕妇发生糖尿病。分娩过程中，产妇易发生低血糖。胎盘娩出后，若未及时下调胰岛素剂量，则易导致产妇低血糖症状的发生。妊娠期胰岛素的需要量增加，糖耐量减低。由于体内激素水平变化，孕妇极易发生酮症酸中毒。
2. 糖尿病对妊娠的影响

（1）对孕妇影响：流产率、妊娠期高血压疾病、羊水过多、手术产率、产伤及产后出血发生率相对较高。

（2）对胎儿的影响：**巨大儿**、胎儿畸形、早产和胎儿生长受限发生率明显增高。

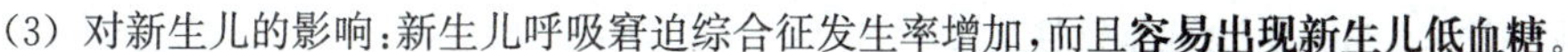

(3) 对新生儿的影响:新生儿呼吸窘迫综合征发生率增加,而且**容易出现新生儿低血糖**。

(二) 辅助检查

1. 血糖测定　妊娠前未进行过血糖检查但存在糖尿病高危因素的病人,首次产前检查时达到以下任何一项标准者诊断为妊娠合并糖尿病:①空腹血糖≥7.0mmol/L(126mg/dl)。②糖化血红蛋白(GHbA1c)≥6.5%。③伴有典型的高血糖或高血糖危险症状,同时任意血糖≥11.1mmol/L(200mg/dl)。

2. 中孕期75g糖耐量测定　在妊娠24～28周及以后,对所有尚未被诊断为糖尿病的孕妇进行75g OGTT试验。OGTT试验方法:OGTT前1日晚餐后禁食至少8小时至次晨(最迟不超过上午9点),OGTT试验前连续3日正常体力活动、正常饮食,即每日进食碳水化合物不少于150g,检查期间静坐、禁烟。检查时,5分钟内口服75g葡萄糖的液体300ml,分别抽取服糖前、后1小时,2小时的静脉血(从开始饮用葡萄糖水计算时间)。空腹及服糖后1小时、2小时的血糖值分别为5.1mmol/L、10.0mmol/L、8.5mmol/L。任何一点血糖值达到或超过上述标准即诊断为GDM。

3. 肝、肾功能　检查24小时尿蛋白定量、尿酮体及眼底等相关检查。

(三) 治疗原则

严重的妊娠合并糖尿病的女性不宜妊娠。糖尿病合并妊娠和妊娠期糖尿病在妊娠期间加强孕期监护,运用饮食、运动和胰岛素药物治疗,维持正常血糖水平,预防酮症酸中毒,以期得到良好的母儿结局。妊娠期糖尿病血糖控制标准:孕妇无明显饥饿感,空腹和餐前30分钟血糖控制在3.3～5.3mmol/L,餐后2小时血糖在4.4～6.7mmol/L,夜间血糖在4.4～6.7mmol/L。同时糖化血红蛋白小于6%,尿酮体阴性。不需要胰岛素治疗且无母儿并发症的GDM孕妇,严密监测到预产期,未自然临产者采取措施终止妊娠。血糖控制满意的孕前糖尿病或胰岛素治疗GDM,一般于妊娠38～39周终止妊娠。糖尿病不是剖宫产指征。妊娠期血糖控制不好,胎儿偏大或既往有死胎、死产史者,适当放宽剖宫产指征。

温馨提示

因磺脲类及双胍类降糖药均能通过胎盘对胎儿产生毒性反应,故孕妇不能口服降糖药治疗,首选胰岛素治疗。

(四) 护理问题

1. 营养失调:低于或高于机体需要量　与血糖代谢异常有关。
2. 知识缺乏:缺乏饮食控制的相关知识。
3. 有胎儿受伤的危险　与血糖控制不良导致胎盘功能低下、巨大儿、畸形儿有关。

(五) 护理措施

1. 非孕期　指导糖尿病妇女在妊娠前寻求咨询。严重的糖尿病病人不宜妊娠。

2. 妊娠期　①指导孕妇正确控制血糖,使其**掌握注射胰岛素的正确过程**。②孕期监测血糖变化,并进行肾功能监测及眼底检查。③通过B超等了解胎儿健康状况。④控制孕妇饮食,合理分餐。⑤适度运动。⑥提供心理支持。

3. 分娩期　术日停止皮下注射胰岛素,产程不宜过长。阴道分娩时,应严密监测血糖、尿糖和尿酮体。鼓励产妇左侧卧位。密切监护胎儿状况。

无论新生儿体重大小均按早产儿提供护理。**在新生儿娩出30分钟后定时滴服葡萄糖液防止低血糖**,同时预防低血钙、高胆红素血症及呼吸窘迫综合征的发生。多数新生儿在出生后6小时内血糖值可恢复正常。糖尿病产妇,鼓励母乳喂养。

4. 产褥期　**分娩后胰岛素减至原用量的1/2～1/3**,并根据产后空腹血糖值调整胰岛素用量。

(六) 健康教育

1. 保持外阴清洁,预防产褥感染。
2. 鼓励母乳喂养。
3. 指导产妇定期接受产科和内科复查。
4. 产后注意避孕,不宜使用避孕药及宫内节育器。

三、贫　血

(一) 贫血与妊娠的相互影响

1. 对母体的影响　妊娠可使原有贫血病情加重,而贫血则使孕妇妊娠风险增加。

2. 对胎儿的影响　因孕妇骨髓和胎儿在竞争摄取母体血清铁的过程中,一般以胎儿组织占优势,故**一般情况下胎儿缺铁程度不会太严重**。若母体缺铁严重,会影响骨髓造血功能致重度贫血,造成胎儿生长受限、胎儿宫内窘迫、早产、死胎或死产等不良后果。

(二) 辅助检查

1. 血象　呈小细胞低色素性贫血。血红蛋白<100g/L,血细胞比容<0.33或红细胞计数<3.5×10^{12}/L,则可诊断为妊娠期贫血。

2. 血清铁测定 **孕妇血清铁<6.5μmol/L，为缺铁性贫血**。

（三）治疗原则

解除病因，补充铁剂。如**血红蛋白<60g/L**，接近预产期或短期内行剖宫产术者，宜**少量多次输血**。同时积极预防产后出血和产褥感染。

（四）护理问题

1. 活动无耐力 与贫血引起的疲倦有关。
2. 有受伤的危险 与贫血引起的头晕，眼花等症状有关。
3. 有感染的危险 与贫血导致机体抵抗力下降有关。

（五）护理措施

1. 预防 妊娠前积极治疗慢性失血性疾病，改变长期偏食等不良饮食习惯，适度增加营养，必要时补充铁剂，以增加铁的储备。

2. 妊娠期

（1）饮食护理：建议孕妇摄取高铁、高蛋白质及高维生素C食物。多食富含铁的食物，如瘦肉、动物肝脏等。

（2）正确服用铁剂：铁剂的补充应**首选口服制剂，补充铁剂的同时服维生素C及稀盐酸可促进铁的吸收**。指导**饭后或餐中服用铁剂**。对于妊娠末期重度缺铁性贫血或口服铁剂胃肠道反应较重者，可采用深部肌内注射法补充铁剂。血红蛋白在70g/L以下者应休息，以减轻机体对氧的消耗，避免因头晕而发生意外。

温馨提示

小儿、成人缺铁性贫血，孕妇合并缺铁性贫血治疗均首选口服硫酸亚铁，服用时间为餐后。

（3）加强产前检查和母儿监护措施，并积极预防感染。

3. 分娩期 临产前备新鲜血。严密观察产程，第二产程酌情给予阴道助产。预防产后出血。**胎儿前肩娩出时，给予宫缩剂**。

4. 产褥期 密切观察子宫收缩及阴道流血，继续应用抗生素预防和控制感染，补充铁剂，纠正贫血。饮食指导，注意休息。

（六）健康教育

1. 饮食指导，注意休息。
2. 提供家庭支持。
3. 增加休息和营养，避免疲劳。

考点练习

考点：掌握心脏病与妊娠的相互影响和妊娠期心脏病的临床表现（A1、A2型题）

1. 妊娠合并心脏病孕妇最易发生心衰的时间是
   A. 妊娠24～28周
   B. 妊娠28～30周
   C. 妊娠30～32周
   D. 妊娠32～34周
   E. 妊娠36～38周
2. 初产妇，25岁。妊娠28周。诊断为心脏病、心功能Ⅱ级，当护士为她提供护理措施时，需护士立即与医生联系的情况是
   A. 1个月之内体重增加0.45kg
   B. 休息时呼吸困难加重
   C. 每日睡眠13小时左右
   D. 脚踝轻度水肿
   E. 心绪低落

考点：妊娠期心脏病的辅助检查和治疗要点（A1、A2型题）

3. 妊娠合并心脏病孕妇不宜妊娠者，人工流产的时间是
   A. 妊娠12周前
   B. 妊娠16周前
   C. 妊娠20周前
   D. 妊娠24周前
   E. 妊娠28周前
4. 关于妊娠合并心脏病孕妇的治疗原则，**错误**的是
   A. 不宜妊娠者应在妊娠24周前行人工流产术
   B. 心功能Ⅰ～Ⅱ级者可在严密监护下经阴道分娩
   C. 心功能Ⅲ～Ⅳ级合并其他并发症者应选择剖宫产终止妊娠
   D. 产后24小时内需严密监护
   E. 心功能Ⅲ级或以上者不宜哺乳
5. 孕妇，36岁，妊娠10周，休息时仍感胸闷、气急。查体：脉搏120次/min，呼吸22次/min，心界向左侧扩大，心尖区有Ⅱ级收缩期杂音，肺底有湿啰音。应采取的处理措施是
   A. 加强产前监护
   B. 立即终止妊娠

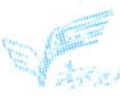

C. 限制钠盐摄入
D. 控制心衰后继续妊娠
E. 控制心衰后终止妊娠

考点：妊娠期心脏病的护理问题和护理措施（A1、A2、A3/A4 型题）

6. 心功能Ⅰ～Ⅱ级的孕妇入院待产的时间是
A. 妊娠 24～28 周
B. 妊娠 28～32 周
C. 妊娠 32～36 周
D. 妊娠 36～38 周
E. 妊娠 38～40 周

7. 病人，女性，34 岁。孕 16 周时出现心慌、气短，经检查发现心功能Ⅱ级。经过增加产前检查次数，严密监测孕期等，目前孕 37 周，自然临产。针对该产妇的护理措施**错误**的是
A. 严密观察产程进展，防止心力衰竭
B. 缩短第二产程
C. 胎儿娩出后，立即在产妇腹部放置沙袋
D. 给予生理和情感支持
E. 静脉注射麦角新碱预防产后出血

8. 妊娠合并心脏病孕妇的护理措施，**错误**的是
A. 心功能Ⅰ～Ⅱ级者，应在妊娠 36～38 周入院待产
B. 妊娠 16 周后，每日食盐量不超过 4～5g
C. 预防各种感染尤其是上呼吸道感染
D. 为防止产后出血，可静脉注射麦角新碱
E. 心功能Ⅰ～Ⅱ级者可以母乳喂养

9. 妊娠合并心脏病孕妇正常分娩后阴道出血较多时**禁用**
A. 缩宫素
B. 止血芳酸
C. 凝血酶
D. 麦角新碱
E. 卡孕栓

10. 孕妇，患风湿性心脏病，妊娠 36 周入院待产。查体：心功能Ⅱ级，宫口开全。此时护士应采取的重要措施是
A. 准备包被
B. 准备器械助产
C. 准备沙袋
D. 准备缩宫素
E. 吸氧

（11～12 题共用题干）

病人，32 岁，初次怀孕，孕 16 周后出现心慌、气短，经检查发现心功能Ⅱ级。经过增加产前检查次数，严密监测孕期等，目前孕 37 周，自然临产。

11. 该产妇休息时宜取
A. 左侧卧位
B. 右侧卧位
C. 平卧位
D. 俯卧位
E. 头高足低位

12. 该病人分娩时，护士采取的护理措施中**错误**的是
A. 常规吸氧
B. 注意保暖
C. 采取产钳助产
D. 合理饮食，补充营养
E. 胎盘娩出后腹部放置沙袋

（13～14 题共用题干）

病人，女性，25 岁。孕 8 周，先天性心脏病，妊娠后表现为一般体力活动受限制，活动感觉心悸、轻度气短，休息时无症状。

13. 病人现在很紧张，询问是否能继续妊娠。护士应告诉她决定的依据主要是
A. 年龄
B. 心功能分级
C. 胎儿大小
D. 心脏病种类
E. 病变发生部位

14. 病人整个妊娠期心脏负担最重的时期是
A. 孕 12 周内
B. 孕 24～26 周
C. 孕 28～30 周
D. 孕 32～34 周
E. 孕 36～38 周

考点：糖尿病与妊娠的相互影响（A1 型题）

15. 有关糖尿病对妊娠的影响，**错误**的是
A. 巨大儿发生率低
B. 泌尿系感染多见
C. 羊水过多发生率增加
D. 妊娠高血压综合征发生率增加
E. 早产发生率明显增加

考点：妊娠期糖尿病的护理问题和护理措施（A1、A2、A3/A4 型题）

16. 妊娠合并糖尿病首选的降糖药物是
A. 优降糖
B. 消渴丸
C. 降糖灵
D. 胰岛素
E. 拜糖平

17. 妊娠合并糖尿病孕妇娩出胎儿 30 分钟后应给新生儿滴服
A. 温开水
B. 牛奶
C. 25%葡萄糖溶液
D. 5%葡萄糖溶液
E. 0.9%生理盐水

18. 妊娠合并糖尿病孕妇产后 24 小时胰岛素用量
A. 减至原量的 1/2
B. 减至原量的 2/3
C. 维持原量
D. 增至原量的 2 倍

E. 增至原量的 3 倍

19. 某妊娠合并糖尿病产妇孕期无其他合并症。予妊娠 39 周剖宫产一健康男婴，对于该新生儿应重点监测的内容是
   A. 大小便
   B. 体重
   C. 黄疸
   D. 血糖
   E. 体温

20. 某初产妇，24 岁。妊娠 39 周。妊娠期糖尿病，平时饮食控制血糖，因"腹痛伴阴道流液 10 小时"入院待产。入院后遵医嘱给予缩宫素 2.5U，静脉滴注的方法是
   A. 缩宫素＋生理盐水 500ml 静脉滴注，以 4 滴/min 开始
   B. 缩宫素＋生理盐水 500ml 静脉滴注，以 10 滴/min 开始
   C. 缩宫素＋葡萄糖盐水 500ml 静脉滴注，以 10 滴/min 开始
   D. 缩宫素＋5%葡萄糖 500ml 静脉滴注，以 10 滴/min 开始
   E. 缩宫素＋5%葡萄糖 500ml 静脉滴注，以 4 滴/min 开始

(21～22 题共用题干)

某孕妇，26 岁，妊娠 30 周，测空腹血糖，2 次均大于 5.8mmol/L，诊断为妊娠期糖尿病。

21. 该病人最适宜的治疗方法是
   A. 单纯饮食控制
   B. 运动治疗
   C. 注射胰岛素
   D. 口服降糖药
   E. 饮食治疗＋口服降糖药

22. 治疗过程中，病人出现头晕、恶心、出冷汗表现，该病人可能出现了
   A. 过敏反应
   B. 酮症酸中毒
   C. 低血糖反应
   D. 晕厥
   E. 高渗透性昏迷

23. 关于妊娠合并糖尿病的孕妇所分娩的巨大儿的护理，描述正确的是
   A. 出生后 30 分钟应皮下注射胰岛素
   B. 限制新生儿对单糖的摄入
   C. 出生后应立即检查新生儿眼底情况
   D. 无论体重大小均按高危儿处理
   E. 劝告使用胰岛素治疗的产妇放弃母乳喂养

考点：贫血与妊娠的相互影响(A1 型题)

24. 关于贫血与妊娠的相互影响，**错误**的是
   A. 妊娠可使母亲贫血病情加重
   B. 重度贫血可导致母亲贫血性心脏病
   C. 一般情况下胎儿缺铁程度严重
   D. 母体缺铁严重可致重度贫血
   E. 贫血使孕妇妊娠风险增加

考点：妊娠期贫血的辅助检查和治疗要点(A1 型题)

25. 诊断妊娠合并缺铁性贫血的标准是血清铁
   A. ＜5.0μmol/L
   B. ＜6.0μmol/L
   C. ＜6.5μmol/L
   D. ＜7.0μmol/L
   E. ＜8.0μmol/L

考点：妊娠期贫血的护理问题和护理措施(A2、A3/A4 型题)

26. 孕妇，28 岁，妊娠 20 周后被诊断为缺铁性贫血，现须口服硫酸亚铁，补充铁剂。正确的服药时间是
   A. 餐前
   B. 餐后
   C. 晨起
   D. 睡前
   E. 空腹时

(27～28 题共用题干)

孕妇，26 岁，妊娠 8 周，早孕反应严重，恶心、呕吐，皮肤黏膜苍白，无力、头晕、气短。实验室检查：Hb＜100g/L，血细胞比容＜0.30，血清铁 6.0μmol/L。

27. 该病人最可能的诊断是
   A. 原发性血小板减少症
   B. 贫血性心脏病
   C. 缺铁性贫血
   D. 再生障碍性贫血
   E. 巨幼红细胞性贫血

28. 针对该病人的护理措施，**错误**的是
   A. 加强产前检查和母儿监护
   B. 补充铁剂首选口服
   C. 指导孕妇餐前服用铁剂
   D. 服用铁剂时同时服维生素 C
   E. 摄取高铁、高蛋白、高维生素 C 食物

参考答案

序号	1	2	3	4	5	6	7	8	9	10	11	12	13	14	15	16
答案	D	B	A	A	E	D	E	D	D	B	A	E	B	D	A	D
序号	17	18	19	20	21	22	23	24	25	26	27	28				
答案	C	A	D	A	C	C	D	C	C	B	C	C				

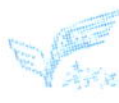

第十七节　产力异常病人的护理

考情分析

年份	主要考点
2020	缩宫素使用过程中持续观察的指标不包括(胎儿大小)
2022	产妇子宫收缩过强时应立即采取的处理措施(停用缩宫素)

考点导航

产力是分娩的动力，在无其他因素影响和作用下，有效的产力能使宫口扩张，胎先露下降，产程不断进展；相反，如果受到来自胎儿、产道或待产妇精神、心理因素的影响即可出现产力异常。产力包括子宫收缩力、腹肌和膈肌收缩力、肛提肌收缩力，其中以子宫收缩力为主。

在分娩过程中，子宫收缩的节律性、对称性及极性不正常或强度、频率有改变，称为子宫收缩力异常。临床上分为子宫收缩乏力和子宫收缩过强两类，每类又分为协调性子宫收缩和不协调性子宫收缩。

一、病　　因

(一) 子宫收缩乏力

1. 头盆不称或胎位异常。
2. 子宫局部因素　如子宫发育异常、子宫肌瘤等。
3. 精神因素　初产妇精神过度紧张。
4. 内分泌失调　临产后，产妇体内激素变化，可影响肌细胞收缩，导致宫缩乏力。
5. 药物影响　临产后不适当地使用大剂量镇静剂、镇痛剂。

(二) 子宫收缩过强

1. 急产　发生于经产妇，其主要原因是软产道阻力小。
2. 缩宫素使用不当　如引产时剂量过大。
3. 过度疲劳、精神紧张等。
4. 阴道内操作过多或不当。

二、临 床 表 现

1. 子宫收缩乏力

(1) 协调性子宫收缩乏力：表现为子宫收缩具有正常的节律性、对称性和极性，但**收缩力弱，持续时间短**，间歇期长且不规律。

(2) 不协调性子宫收缩乏力：表现为子宫收缩的极性倒置，宫缩的兴奋点不是起自两侧子宫角部，而是来自子宫下段的一处或多处，但宫缩时宫底部不强，中段或下段强，宫缩间歇期子宫壁不能完全松弛。这种宫缩易使**产妇自觉宫缩强，持续腹痛，拒按，精神紧张**，体力消耗，产程延长或停滞，严重者出现脱水、电解质紊乱、肠胀气、尿潴留。由于胎儿-胎盘循环障碍，可出现胎儿宫内窘迫。

(3) 产程曲线异常，见表 7-17-1。

表 7-17-1　产力曲线异常

类型	含义
潜伏期延长	**从临产规律宫缩开始至活跃期起点(6cm)称为潜伏期。**[*] **初产妇>20 小时、经产妇>14 小时称为潜伏期延长**
活跃期延长	**从活跃期起点(6cm)至宫颈口开全称为活跃期。**[*] 活跃期宫颈口扩张速度<0.5cm/h 称为活跃期延长
活跃期停滞	当破膜且宫颈口扩张≥6cm 后，若宫缩正常，宫颈口停止扩张≥4 小时；若宫缩欠佳，宫颈口停止扩张≥6 小时称为活跃期停滞
第二产程延长	**初产妇>3 小时，经产妇>2 小时**(硬膜外麻醉镇痛分娩时初产妇>4 小时，经产妇>3 小时)，产程无进展(胎头下降和旋转)，称为第二产程延长
胎头下降延缓	第二产程初产妇胎头先露下降速度<1cm/h，经产妇<2cm/h，称为胎下降延缓
胎头下降停滞	第二产程胎头先露停留在原处不下降>1 小时，称为胎头下降停滞
滞产	**总产程超过 24 小时**

温馨提示

这一部分是考查的重点内容，通常以病例的形式出题，考生应结合三个产程分期的内容进行针对性训练。

2. 子宫收缩过强

(1) 协调性子宫收缩过强：子宫收缩的节律性、对称性和极性均正常，仅子宫收缩力过强、过频。分娩在短时间内结束，**总产程不足 3 小时称为急产**。产妇往往有痛苦面容，大声叫喊。

(2) 不协调性子宫收缩过强

1) 强直性子宫收缩：产妇持续性腹痛、拒按腹部、烦躁不安。胎位触诊不清，胎心音听不清。**有时可在脐下或平脐处见一环状凹陷，即病理缩复环**(图 7-17-1)。

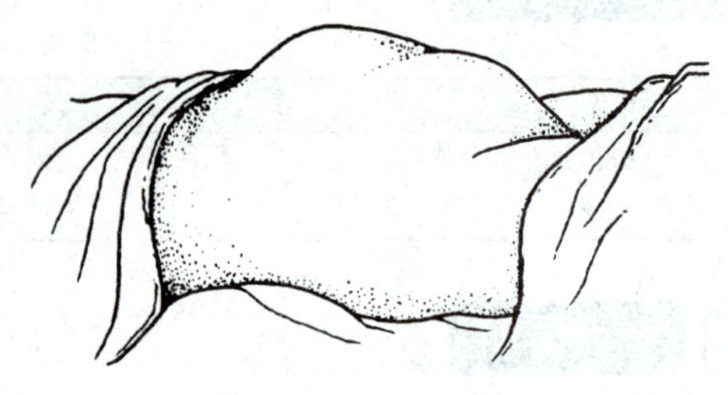

图 7-17-1 病理缩复环

2) 子宫痉挛性狭窄环：狭窄环持续不放松。产妇持续性腹痛，烦躁，宫颈扩张缓慢，胎先露部下降停滞，胎心率不规则，阴道检查可触及狭窄环。此环特点是不随宫缩上升。

三、对母儿的影响

1. 子宫收缩乏力

(1) 对产妇的影响：由于产程长，影响产妇进食、休息，严重时可发生脱水、酸中毒、低钾；盆底受压过久，形成生殖道瘘；乏力易致产后出血。另外，感染机会亦增多。

(2) 对胎儿的影响：增加手术机会，胎儿产伤增加，易发生胎儿窘迫。

2. 子宫收缩过强

(1) 对产妇的影响：可致初产妇宫颈、阴道及会阴撕裂，子宫破裂，产褥感染，胎盘滞留或产后出血。

(2) 对胎儿的影响：易发生胎儿窘迫、新生儿窒息或死亡。新生儿易发生感染、坠地并导致骨折、外伤。

四、治疗原则

1. 子宫收缩乏力

(1) 协调性子宫收缩乏力：①一般处理：鼓励多进食，**给予镇静剂**；②加强子宫收缩：**人工破膜、静脉滴注缩宫素**；③第二产程：如无头盆不称，可加强宫缩，双顶径已通过坐骨棘平面，行产钳助产；④第三产程：预防产后出血。

(2) 不协调性子宫收缩乏力：**可酌情给镇静剂，禁用缩宫素**。伴有胎儿宫内窘迫或伴有头盆不称，应行剖宫产。

2. 子宫收缩过强

(1) 协调性子宫收缩过强：①**有急产史的产妇，注意临产征象及时住院待产**。提前做好接生及新生儿窒息抢救准备工作。②对于已发生产程进展过快的产妇，应指导产妇不要向下屏气，减缓分娩速度。③若急产来不及消毒及新生儿坠地者，**新生儿应肌注维生素 K_1**、破伤风抗毒素和抗生素。产后仔细检查宫颈、阴道、外阴，如有撕裂应及时缝合，并给予抗生素预防感染。

(2) 不协调性子宫收缩过强：①强直性子宫收缩：及时给予**宫缩抑制剂**，若属梗阻性原因，应立即行剖宫产术；②子宫痉挛性狭窄环：及时给予纠正；使用镇静剂消除异常宫缩，若不能缓解，宫口未开全，胎先露部高或伴有胎儿窘迫征象，应行剖宫产术。

五、护理问题

1. 子宫收缩乏力

(1) 疲乏　与产程延长、孕妇体力消耗、水电解质紊乱有关。

(2) 有体液不足的危险　与产程延长、过度疲乏影响摄入有关。

2. 子宫收缩过强

(1) 急性疼痛　与过频过强的子宫收缩有关。

(2) 焦虑　与担心自身及胎儿安危有关。

六、护理措施

1. 子宫收缩乏力

(1) 提供心理支持，消除精神紧张，增强信心。

(2) 鼓励产妇多进食；注意检查有无头盆不称，注意及时排空直肠和膀胱。

(3) 有条件的选择镇痛分娩。

(4) 加强产程监护,及早发现异常;对使用缩宫素的产妇,要持续评估以了解产程进展。

(5) 缩宫素的静脉使用:将缩宫素 2.5U 加于 0.9%生理盐水 500ml 内,从 4~5 滴/min 开始静脉滴注并观察反应,根据宫缩的强弱进行调节,**通常不超过 60 滴/min**。宫缩间隔 2~3 分钟,持续 40~60 秒。若出现 10 分钟内宫缩超过 5 次、宫缩持续 1 分钟以上或胎心率有变化,应立即停止滴注。

(6) 对产程延长的产妇特别注意有无感染的征兆。

2. 子宫收缩过强

(1) 预防宫缩过强对母儿的损伤,待产妇有便意时,先判断宫口大小及胎先露情况,以免发生意外。

(2) 密切观察宫缩与产程进展:提供缓解疼痛、减轻焦虑的支持性措施。鼓励做深呼吸,提供背部按摩。给予宫缩抑制剂,嘱其不要向下屏气,以减慢分娩过程。

(3) 正确处理分娩期:分娩时尽可能做会阴侧切术,**新生儿按医嘱肌注维生素 K_1**,预防颅内出血。

(4) 做好产后护理:观察宫体复旧、会阴伤口、阴道出血、生命体征等。

(5) 心理护理:通过交谈分散待产妇注意力,减轻其焦虑与紧张。

考点练习

考点:产力异常的病因(A1 型题)

1. 协调性子宫收缩乏力的子宫收缩特点**不包括**
   A. 有正常的节律性和对称性
   B. 极性倒置
   C. 持续时间短
   D. 间歇期长且不规律
   E. 收缩力弱

2. 不协调性子宫收缩乏力的子宫收缩特点**不包括**
   A. 兴奋点来自子宫下段
   B. 极性倒置
   C. 节律不协调
   D. 宫缩间歇期子宫壁完全松弛
   E. 宫腔内压力高,但宫底部不强

考点:产力异常的临床表现(A1、A2 型题)

3. 子宫收缩乏力的病因**不包括**
   A. 产妇精神紧张
   B. 胎位异常
   C. 子宫肌瘤
   D. 大剂量使用缩宫素
   E. 内分泌失调

4. 子宫收缩乏力对母儿的影响**不包括**
   A. 形成生殖道瘘
   B. 产后出血
   C. 感染机会增多
   D. 软产道裂伤
   E. 胎儿宫内窘迫

5. 子宫收缩过强对母儿的影响**不包括**
   A. 子宫破裂
   B. 产后出血
   C. 软产道组织受压缺血、坏死
   D. 软产道裂伤
   E. 新生儿颅内出血

6. 急产是指
   A. 总产程不超过 3 小时
   B. 总产程超过 24 小时
   C. 宫口开大 3cm 至宫口开全超过 8 小时
   D. 宫口开全后初产妇超过 2 小时,经产妇超过 1 小时尚未分娩
   E. 从临产规律宫缩至宫口扩张 3cm,超过 16 小时

7. 潜伏期延长是指
   A. 总产程不超过 3 小时
   B. 总产程超过 24 小时
   C. 宫口开大 3cm 至宫口开全超过 8 小时
   D. 宫口开全后初产妇超过 2 小时,经产妇超过 1 小时尚未分娩
   E. 从临产规律宫缩至宫口扩张 6cm,初产妇超过 20 小时

8. 病理性缩复环可出现在
   A. 协调性子宫收缩乏力
   B. 不协调性子宫收缩乏力
   C. 协调性子宫收缩过强
   D. 不协调性子宫收缩过强
   E. 正常宫缩

9. 初产妇,孕 39 周,规律宫缩 16 小时,肛诊宫口开大 6cm,宫缩转弱,每 5~6 分钟 1 次,每次持续 25~30 秒,6 小时后,肛诊宫口仍开大 6cm。该产程曲线属于
   A. 潜伏期延长
   B. 活跃期延长
   C. 活跃期停滞
   D. 胎头下降延缓
   E. 第二产程停滞

10. 产妇,李某,孕 38 周,临产 10 小时,胎心 136 次/min,宫口开大 6cm。6 小时后再次肛诊宫口扩张无进展,应考虑为
    A. 第一产程停滞
    B. 潜伏期延长

C. 活跃期延长
D. 活跃期停滞
E. 滞产

考点：产力异常的治疗原则(A1、A2型题)

11. 下列哪种情况须立即行剖宫产术
A. 不协调性子宫收缩乏力
B. 痉挛性狭窄环
C. 病理缩复环
D. 协调性子宫收缩过强
E. 第二产程延长

12. 初产妇，28岁，妊娠38周入院待产。入院后出现规律性宫缩20小时，宫口开大2cm。查体：协调性子宫收缩乏力，无头盆不称。最佳的处理措施是
A. 静脉滴注催产素
B. 产钳助产
C. 使用镇静剂
D. 暂不处理，密切观察
E. 剖宫产

考点：产力异常的护理问题和护理措施(A2、A3/A4型题)

(13～15题共用题干)

初产妇，妊娠37周入院待产。查体：左枕前位，胎心140次/min，规律宫缩达20小时，宫口开大2cm，宫缩间歇期长，宫缩持续时间短，宫缩达高峰时子宫体不隆起和变硬，无头盆不称。

13. 应考虑该产妇为
A. 潜伏期延长
B. 活跃期延长
C. 活跃期停滞
D. 胎头下降延缓
E. 第二产程延长

14. 针对上述情况，应采取的处理措施是
A. 静脉滴注催产素
B. 产钳助产
C. 使用镇静剂
D. 行胎头吸引术
E. 立即行剖宫产

15. 针对该产妇的护理措施，**错误**的是
A. 鼓励产妇进食
B. 指导产妇6～8小时排尿一次
C. 提供心理支持
D. 加强胎心监测
E. 避免过多使用镇静药物

16. 产妇，28岁，因子宫收缩过强出现急产，产后对于其新生儿的护理措施，最重要的是
A. 早吸吮
B. 出生后半小时内喂葡萄糖水
C. 按医嘱给维生素 K_1 肌注
D. 与母亲皮肤接触
E. 新生儿抚触

参 考 答 案

序号	1	2	3	4	5	6	7	8	9	10	11	12	13	14	15	16
答案	B	D	D	D	C	A	E	D	C	D	C	A	A	A	B	C

第十八节 产道异常病人的护理

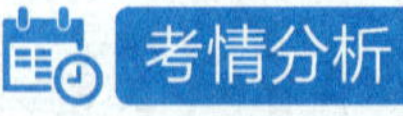

年份	主要考点
2019	均小骨盆的定义；头盆不称产妇试产时的心理护理
2023	骨盆出口平面狭窄程度的判断

考点导航

一、骨产道异常的临床表现

1. **骨盆入口平面狭窄** 入口平面呈横扁圆形，**常见于扁平骨盆**。表现为胎头衔接受阻，不能入盆，前羊水囊受力不均，易致胎膜早破，或**胎头骑跨在耻骨联合上方(即跨耻征阳性)**。

2. 中骨盆及骨盆出口平面狭窄 两侧骨盆壁向内倾斜，状似漏斗，坐骨棘间径小于10cm，坐骨结节间径小于8cm，耻骨弓角度小于90°。坐骨结节间径与出口后矢状径之和<15cm。临产后先露入盆不困难，但容易形成持续性枕横位

或枕后位，使产程进展缓慢，甚至停滞。

3. 骨盆三个平面狭窄　骨盆入口、中骨盆及出口平面均狭窄，**每个平面径线均小于正常值 2cm 或更多**，称为均小骨盆。

4. 畸形骨盆　如骨软化症骨盆、偏斜骨盆。

二、软产道异常的临床表现

1. 阴道异常　阴道横膈、阴道纵隔、阴道包块（包括阴道囊肿、阴道肿瘤和阴道尖锐湿疣）。

2. 宫颈异常　宫颈外口黏合、水肿、坚韧、瘢痕、宫颈癌和宫颈肌瘤。

软产道异常可影响胎头娩出，容易发生软产道裂伤、出血和感染。

三、护理问题

1. 有感染的危险　与胎膜早破、产程延长、手术操作有关。

2. 有新生儿窒息的危险　与产道异常、产程延长有关。

3. 潜在并发症：子宫破裂、胎儿窘迫。

四、护理措施

1. 产程的护理

（1）了解骨盆和软产道情况，协助医生采取相应措施并做好手术准备。

（2）临产后严密观察产程进展。

（3）**可疑头盆不称，协助医师试产**。试产的护理要点为：专人守护，保证良好的产力；少肛诊，禁灌肠，试产中一般不用镇静、镇痛药；密切观察胎儿情况及产程进度，注意有无脐带脱垂；**试产 2~4 小时，胎头仍未入盆，并伴胎儿窘迫，停止试产**；注意先兆子宫破裂的征象。

（4）中骨盆和出口平面狭窄：遵医嘱做好阴道手术助产和剖宫产的术前准备。

2. 减少新生儿受伤

（1）及时发现胎儿窘迫征象。

（2）仔细检查新生儿有无产伤并重点监护。

3. 预防感染及产后出血

（1）胎儿娩出后，及时按医嘱使用宫缩剂、抗生素，预防产后出血及感染。防止产程延长和滞产，减少肛诊次数，需作阴道检查时应严格消毒。

（2）保持外阴清洁，每日擦洗会阴 2 次，防止感染。

（3）观察生命体征，及时发现其他感染征象。

4. 新生儿护理　严密观察颅内出血或其他损伤的症状。

考点练习

考点：掌握骨产道、软产道的临床表现（A1 型题）

1. 骨盆入口前后径短，横径正常者，属于
   A. 漏斗骨盆
   B. 均小骨盆
   C. 男性骨盆
   D. 扁平骨盆
   E. 畸形骨盆

2. 下列哪种情况可行试产
   A. 漏斗骨盆
   B. 均小骨盆
   C. 骨盆入口平面轻度狭窄
   D. 横位
   E. 宫颈瘢痕

3. 下列关于漏斗骨盆的描述，**错误**的是
   A. 坐骨棘间径小于 10cm
   B. 坐骨结节径小于 8cm
   C. 坐骨结节径与出口后矢状径之和小于 15cm
   D. 临产后先露入盆困难
   E. 容易形成持续性枕横位或枕后位

4. 临产 2 小时，胎头依然高浮，应立即评估以下哪项指征
   A. 坐骨棘间径小于 10cm
   B. 坐骨结节间径小于 8cm
   C. 骶耻外径小于 18cm
   D. 漏斗骨盆
   E. 耻骨弓角度小于 90°

5. 骨盆外形属于女性骨盆，但骨盆入口、中骨盆及骨盆出口每个平面的径线均小于正常值 2cm 以上称为
   A. 男性型骨盆
   B. 女性型骨盆
   C. 扁平型骨盆

D. 均小骨盆
E. 类人猿型骨盆

考点：产道异常的护理问题和护理措施（A1、A2 型题）

6. 可疑头盆不称者试产时间为
A. 2～4 小时
B. 4～6 小时
C. 6～8 小时
D. 8～10 小时
E. 12～24 小时

7. 某产妇，28 岁。已临产，胎头仍高浮。检查示骨盆入口Ⅰ级狭窄，医生决定给予试产妇产机会。护士在产程中，对该产妇给予的心理护理正确的是
A. 告知以往失败病例的处理方法
B. 诱导产妇马上选择剖宫产结束分娩
C. 详细告知产道异常对母儿的危害
D. 承诺试产的成功率为百分之百
E. 安慰、鼓励并陪伴产妇

参考答案

序号	1	2	3	4	5	6	7
答案	D	C	D	C	D	A	E

第十九节 胎位异常病人的护理

考情分析

年份	主要考点
2019	属于正常胎位的是；臀位产新生儿家属的心理护理
2020	分娩过程中胎头内旋转受阻可引起的异常胎位是
2021	最常见的异常胎位（臀先露）
2022	孕妇骨盆狭窄、胎儿体重 4 200g，考虑的分娩方式（剖宫产）
2023	孕妇妊娠 30 周矫正胎位时应取的体位（膝胸卧位）

考点导航

分娩时除枕前位为正常胎位外，其余均为胎位异常，是造成难产的原因之一，其中胎头位置异常约占 6%～7%，常见于持续性枕后位或枕横位。

一、临床表现

1. **持续性枕后位、枕横位** 临产后胎头衔接较晚及俯屈不良：枕后位时，产妇自觉肛门坠胀及排便感，致使宫口尚未开全而过早使用腹压，**容易导致宫颈前唇水肿和产妇疲劳**，影响产程进展。**持续性枕后位、枕横位常致第二产程延长**。

2. 臀先露 臀先露是最常见的胎位异常。

（1）**孕妇常感肋下有圆而硬的胎头**。

（2）腹部检查：宫底部可触到胎头；若未衔接，耻骨联合上方可触到胎臀，胎心在脐上方听得最清楚；衔接后，胎臀位于耻骨联合之下，胎心听诊以脐下最明显。

（3）阴道检查：若胎膜已破，可触到胎臀、外生殖器及肛门。此时应注意与颜面相鉴别。

（4）对母儿的影响：易导致软产道损伤，增加了产褥感染及产后出血的机会。同时，易致胎膜早破、脐带脱垂、胎儿窘迫甚至死亡、新生儿窒息、新生儿产伤等。

3. 肩先露 胎体横卧于宫腔，其纵轴与母体纵轴垂直为横产式，称横位，先露部为肩部称肩先露。

二、治疗原则

1. 临产前 胎位异常者提前 1 周住院，以决定分娩方式。

2. 临产后 根据产妇和胎儿具体情况综合分析，以对产妇和胎儿造成最少的损伤为原则，采取阴道助产或剖宫产术。

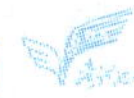

三、护理问题

1. 有新生儿窒息的危险　与分娩因素有关。
2. 恐惧　与难产及胎儿发育异常的结果有关。

四、护理措施

1. 有明显的胎位异常的孕妇，做好剖宫产术的术前准备。
2. 选择阴道分娩的孕妇做好如下护理

(1) 鼓励进食，指导合理用力。**枕后位者，嘱其不要过早屏气用力，以防宫颈水肿及疲乏**。

(2) 防止胎膜早破：少活动，一旦胎膜早破，立即观察胎心，抬高床尾，及早发现脐带脱垂情况。

(3) 协助医师做好阴道助产和新生儿抢救的准备，按医嘱应用宫缩剂与抗生素，预防产后出血与感染。

3. 心理护理　做好解释工作，将孕妇及胎儿状况及时告诉本人及家属。

考点练习

考点：胎位异常的临床表现、护理措施(A1、A2 型题)

1. 持续性枕后位典型的临床表现是
   A. 阴道检查胎头前囟在骨盆后方
   B. 不易发生宫颈水肿
   C. 产妇过早感觉肛门坠胀而屏气向下用力
   D. 胎心在脐上方一侧听诊最清楚
   E. 可致第一产程延长

2. 某初孕妇，28 岁。妊娠 30 周，胎儿臀位。为减轻孕妇的焦虑情绪，护士对孕妇的指导，**不正确**的是
   A. 可采用胸膝卧位矫正
   B. 矫正无效时，可提前住院待产
   C. 胸膝胸卧位须排空膀胱
   D. 可行外转胎位术矫正
   E. 胎位可自行转为头先露

3. 属于正常胎位的是
   A. 臀位
   B. 横位
   C. 枕前位
   D. 持续性枕后位
   E. 持续性枕横位

4. 如图所示，最常见的胎位异常是

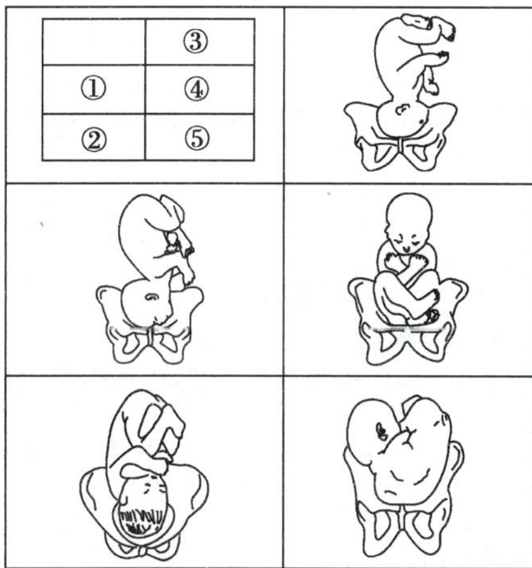

   A. ①
   B. ②
   C. ③
   D. ④
   E. ⑤

5. 如图所示的胎位异常是
   A. 双膝先露
   B. 单足先露
   C. 单臀先露
   D. 单膝先露
   E. 混合臀先露

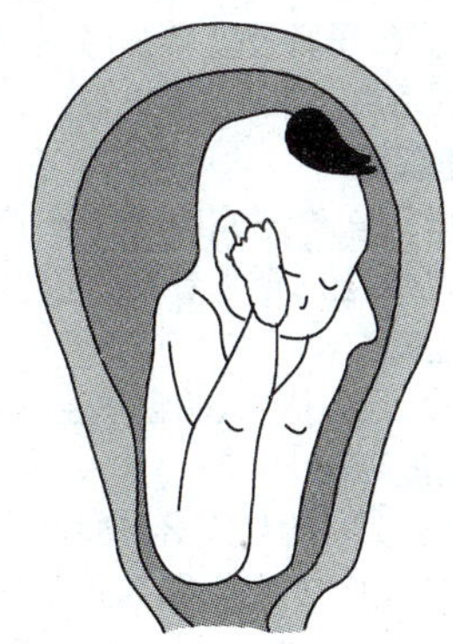

6. 下列**不属于**臀先露的表现是
   A. 耻骨联合上方可触及胎臀
   B. 宫底部触及圆而硬的胎头
   C. 自觉肋下圆硬的胎头
   D. 肛查可触及胎臀、足、膝
   E. 衔接后胎心听诊脐上最清楚

7. 某新生儿，臀位产，出生时窒息。生后 24 小时突发惊厥，烦躁不安，前囟微隆。护士对患儿家长进行心理护理，**错误**的是
   A. 针对家长心理状况进行针对性辅导
   B. 鼓励家长正确认识疾病，积极配合治疗
   C. 倾听家长诉说，教会家长适当宣泄情绪
   D. 告知家长本病预后良好，无须担忧
   E. 告知患儿的发病可能与臀位产有关

参考答案

序号	1	2	3	4	5	6	7
答案	C	E	C	D	C	E	D

第二十节　产后出血病人的护理

考情分析

年份	主要考点
2019	子宫收缩乏力的判断；子宫收缩乏力时首要的处理措施；胎盘残留的判断；胎盘残留引起产后大出血的处理；预防产后大出血的措施不包括（产褥期避免性生活）

考点导航

产后出血是指**胎儿娩出后24小时内阴道分娩者出血量≥500ml，剖宫产者≥1 000ml**。产后出血**在我国居产妇死亡原因的首位**。

一、病　　因

（一）子宫收缩乏力

子宫收缩乏力是产后出血的最主要原因。

1. 全身因素　产妇精神过度紧张，产程时间过长或难产；临产后过多使用镇静剂、麻醉剂；产妇合并有急、慢性的全身性疾病。

2. 局部因素　①子宫过度膨胀，如多胎妊娠、羊水过多、巨大儿等；②多产妇；③子宫肌水肿；④子宫肌纤维发育不良；⑤胎盘影响；⑥膀胱、直肠过度充盈。

（二）软产道裂伤

软产道裂伤常因**急产、子宫收缩过强**、产程进展过快、胎儿过大、保护会阴不当、助产手术操作不当引起。软产道裂伤常见会阴、阴道、宫颈裂伤，严重者裂伤可达阴道穹、子宫下段，甚至盆壁形成腹膜后血肿，阔韧带内血肿而致大量出血。

（三）胎盘因素

胎盘剥离不全、胎盘嵌顿、胎盘粘连、胎盘植入、胎盘和/或胎膜残留。

（四）凝血功能障碍

包括两种情况：其一为妊娠合并凝血功能障碍性疾病，如血小板减少症、白血病、再生障碍性贫血、重症肝炎等；其二为妊娠并发症导致凝血功能障碍，如重度妊娠期高血压疾病、重度胎盘早剥、羊水栓塞、死胎滞留过久均可影响凝血功能，发生弥散性血管内凝血。

二、临床表现

1. 宫缩乏力

（1）症状：宫缩乏力多发生在产后2小时内，表现为**宫底升高，子宫轮廓不清，阴道出血多**，产妇可**出现失血性休克**表现：面色苍白、出冷汗、主诉口渴、心慌、头晕，脉细弱及血压下降。

（2）体征：检查腹部时往往感到**子宫轮廓不清，松软如袋状**，摸不到宫底或宫底升高。

2. 软产道裂伤

（1）症状：胎儿娩出后立即发生阴道流血，血液鲜红能自凝。阴道壁血肿的产妇会有尿频或肛门坠胀感，且有排尿疼痛。

（2）体征：**子宫收缩良好**，检查**宫颈有裂伤**。**阴道裂伤**多在阴道壁、后壁和会阴部。

3. 胎盘因素　胎盘或胎膜残留时，在胎盘娩出后仔细检查胎盘、胎膜时，发现**胎盘母体面有缺损或胎膜有缺损**而边缘有断裂的血管。大量血液自宫腔流出。

4. 凝血功能障碍

（1）症状：孕前或妊娠期已有全身性出血倾向。

（2）体征：胎盘剥离或产道有损伤时，出现凝血功能障碍，血不凝、不易止血。

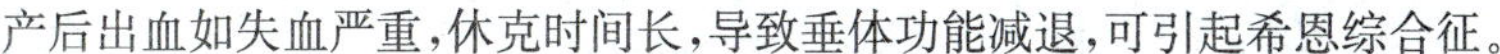

产后出血如失血严重，休克时间长，导致垂体功能减退，可引起希恩综合征。

三、辅助检查

1. 实验室检查　尿常规、血常规、血小板计数、纤维蛋白原、凝血酶原时间等。
2. 评估产后出血　注意阴道出血是否凝固，同时估计出血量。

四、治疗原则

1. 因产后**子宫收缩乏力造成的大出血**，可以通过**使用宫缩剂、按摩子宫**等方法达到止血的目的。

(1) **按摩子宫：为常用有效的方法**。

(2) **应用宫缩剂**：可根据产妇情况采用肌内注射、静脉滴注或宫体直接注射宫缩剂。

(3) **填塞宫腔**：应用无菌纱布条填塞宫腔，有明显局部止血作用。填塞后，**24 小时取出纱布条**，取出前应先肌注宫缩剂。**宫腔填塞纱布条后应密切观察生命体征及宫底高度**和大小。

(4) 子宫压缩缝合术：适用于经宫缩剂和按压子宫无效者，尤其适用于宫缩乏力导致的产后出血。常用 B-Lynch 缝合法。

(5) 结扎盆腔血管止血：上述方法无效时，可结扎子宫动脉或结扎髂内动脉以及经导管动脉栓塞术，必要时行子宫次全切除术。

2. 软产道撕裂伤造成的大出血　**及时准确地修复缝合**。若为阴道血肿所致要首先切开血肿，清除血块，缝合止血，同时注意补充血容量。
3. 胎盘因素导致的大出血　要及时将胎盘取出，并做好必要的刮宫准备(表 7-20-1)。
4. 凝血功能障碍者所致出血　应针对不同病因、疾病种类进行治疗，如血小板减少症、再生障碍性贫血等病人应输新鲜血或成分输血，如发生弥散性血管内凝血应进行抗凝与抗纤溶治疗，全力抢救。
5. 补充血容量纠正失血性休克。
6. 防治感染。

表 7-20-1　不同原因引起产后大出血的表现和处理

产后出血原因	临床表现	处理
子宫收缩乏力	失血性休克，**子宫轮廓不清，松软如袋状，摸不到宫底或宫底升高**	**按摩子宫、加强宫缩**，必要时填塞宫腔
软产道裂伤	阴道壁血肿者有尿频或肛门坠胀感、排尿疼痛。**子宫收缩良好，宫颈、阴道有裂伤**	**及时准确地修复缝合**
胎盘和/或胎膜残留	**胎盘母体面有缺损或胎膜有缺损**、边缘有断裂的血管	**刮宫**

温馨提示

关于产后出血的治疗原则，考生可简单地记为：子宫收缩乏力——按摩；软产道裂伤——缝合；胎膜残留——“刮”；胎盘植入——“切”；胎盘嵌顿——“麻”。

五、护理问题

1. **潜在并发症：出血性休克**。
2. 有感染的危险　与失血后抵抗力降低及手术操作有关。

六、护理措施

(一) 预防产后出血(表 7-20-2)

表 7-20-2　预防产后出血

项目	护理
产前预防	做好孕前及孕期保健，孕早期即开始产前检查监护；不宜妊娠者及时在早孕时终止妊娠
高危预防	高危产妇如多孕、多产及多次宫腔手术者，高龄初产妇或低龄孕妇，合并糖尿病、血液病者，妊娠期高血压疾病者，死胎者等，应及时治疗，并提前住院待产

续表

项目	护理
产时预防	第一产程密切观察产程进展，保证产妇的休息，防止产程延长； 第二产程指导产妇正确使用腹压，适时适度作会阴侧切，胎头、胎肩娩出要慢，**胎肩娩出后**立即肌注或静脉**滴注缩宫素**； 第三产程正确处理胎盘娩出，**胎盘未剥离前，不可过早牵拉脐带或按摩、挤压子宫（过早牵拉易引起胎盘剥离不全）**，待胎盘剥离征象出现后，及时协助胎盘娩出，并仔细检查胎盘、胎膜是否完整
产后预防	**胎盘娩出后2小时内，产妇需留在产房接受监护**。密切观察其子宫收缩、阴道出血及会阴伤口情况。**督促产妇及时排空膀胱，以免影响宫缩致产后出血**。早期哺乳，可刺激子宫收缩，减少阴道出血量

（二）迅速止血，纠正失血性休克及控制感染

1. 针对原因迅速止血　针对出血原因采取针对性治疗措施。

2. 失血性休克的护理　应及早补充血容量；保持平卧、吸氧、保暖；严密观察病人的意识状态、皮肤颜色、血压、脉搏、呼吸及尿量；观察子宫收缩情况，阴道出血量等。

3. 预防感染　遵医嘱使用抗生素预防感染，给予会阴擦洗，保持会阴清洁。

（三）鼓励产妇进食营养丰富易消化饮食

多进富含铁、蛋白质、维生素的食物，注意少量多餐。

七、健康教育

1. 定期进行产前检查。
2. 临产后及时为产妇提供心理支持，避免精神紧张，注意水和营养的补充。
3. 告知产后子宫复旧及恶露的变化情况，发现异常，及时就诊。
4. 产褥期禁止盆浴及性生活。

考点练习

考点：产后出血的概念和病因（A1型题）

1. 产后出血是指
   A. 胎儿娩出后24小时内出血超过500ml
   B. 胎盘娩出后24小时内出血超过500ml
   C. 胎儿娩出后24小时内出血超过1 000ml
   D. 胎盘娩出后24小时内出血超过100ml
   E. 胎儿娩出后48小时内出血超过500ml
2. 产后出血最常见的原因是
   A. 胎盘残留
   B. 软产道损伤
   C. 子宫收缩乏力
   D. 胎盘嵌顿
   E. 弥散性血管内凝血

考点：产后出血的临床表现（A2型题）

3. 孕妇，25岁，妊娠足月临产，胎盘娩出后，产妇出现持续性阴道流血，量达800ml。查体：子宫体柔软。其出血原因最可能是
   A. 子宫收缩乏力
   B. 软产道损伤
   C. 胎盘剥离不全
   D. 子宫破裂
   E. 凝血功能障碍
4. 孕妇，28岁，妊娠足月产，巨大儿。当胎儿娩出后，产妇阴道流出大量鲜红色血液，但很快凝集成块。查体：子宫收缩良好，胎盘完全剥离，胎膜完整。该产妇出血的可能原因为
   A. 胎盘残留
   B. 软产道损伤
   C. 子宫收缩乏力
   D. 胎盘嵌顿
   E. 弥散性血管内凝血

考点：产后出血的治疗要点（A1、A2型题）

5. 产后出血的处理原则为
   A. 输血、抗凝、抗感染、抗休克
   B. 纠酸、扩容、抗感染
   C. 切除子宫、扩容、抗感染
   D. 止血、扩容、抗休克、抗感染
   E. 病情观察、不急于处理
6. 子宫收缩乏力引起的大出血可采取的止血措施是
   A. 按摩子宫
   B. 缝合止血
   C. 刮匙刮取残留组织
   D. 子宫切除
   E. 麻醉松弛狭窄环
7. 胎盘部分残留引起的大出血可采取的止血措施是
   A. 按摩子宫
   B. 缝合止血
   C. 刮匙刮取残留组织
   D. 子宫切除
   E. 麻醉松弛狭窄环
8. 胎盘嵌顿引起的大出血可采取的止血措施是
   A. 按摩子宫

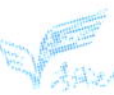

B. 缝合止血
C. 刮匙刮取残留组织
D. 子宫切除
E. 麻醉松弛狭窄环

9. 产妇，妊娠39周分娩，在会阴部左侧切开顺产一活婴，胎盘胎膜娩出完整。产后30分钟阴道出血增多，测血压90/60mmHg，P 90次/min。宫底位于脐上3横指，子宫软，按压宫底排出血液及血块约500ml。首要的处理原则是
A. 抗休克
B. 抗感染
C. 检查软产道
D. 加强宫缩
E. 清理宫腔

考点：产后出血的护理问题和护理措施（A1、A2、A3/A4型题）

10. 为了预防产后出血，静脉滴注缩宫素的时间是
A. 胎膜破裂时
B. 胎头娩出后
C. 胎肩娩出后
D. 胎盘娩出后
E. 胎儿娩出后

11. 产妇，李某，28岁，双胎妊娠，37周分娩。产后1小时阴道出血达200ml。查体：子宫轮廓不清，血压100/60mmHg，首要的处理措施是
A. 快速输液
B. 检查软产道
C. 阴道填塞纱布条
D. 应用子宫收缩剂
E. 查血小板和出凝血时间

（12～13题共用题干）

38岁经产妇，妊娠39周，因阴道分娩后子宫收缩乏力导致阴道流血不止。给予子宫按摩及使用宫缩剂，止血效果差，阴道流血达1 000ml。产妇贫血貌，四肢湿冷，心率130次/min，呼吸36次/min，血压80/50mmHg，遵医嘱行宫腔填塞无菌纱布。

12. 无菌纱布条留置宫腔的时间是
A. 8小时
B. 12小时
C. 16小时
D. 24小时
E. 72小时

13. 宫腔填塞无菌纱布条后应警惕的是
A. 宫底高度下降
B. 宫腔内继续出血，但阴道未见出血的止血假象
C. 子宫缩小
D. 纱布条脱出
E. 感染

14. 预防产妇发生产后出血的措施不包括
A. 观察产妇子宫收缩、阴道出血及会阴伤口情况
B. 产褥期禁止性生活
C. 观察产妇血压、脉搏、体温、呼吸
D. 进行早期皮肤接触与早吸吮
E. 督促产妇排空膀胱

（15～16题共用题干）

病人，女性，35岁。孕5产0，人流3次，引产1次。现孕40周顺产一活婴。产后半小时胎盘未娩出，阴道流血较多，有血块。检查：子宫较硬，轮廓清楚，宫底平脐，软产道无裂伤。

15. 该病人产后出血的原因
A. 宫缩乏力
B. 凝血功能障碍
C. 软产道因素
D. 血小板减少
E. 胎盘因素

16. 最主要的治疗措施是
A. 按摩子宫
B. 静点缩宫素
C. 子宫切除
D. 徒手剥离胎盘
E. 继续观察

参考答案

序号	1	2	3	4	5	6	7	8	9	10	11	12	13	14	15	16
答案	A	C	A	B	D	A	C	E	D	C	D	D	B	B	E	D

第二十一节　羊水栓塞病人的护理

考情分析

年份	主要考点
2019	羊水栓塞的判断
2020	羊水栓塞患者最适宜的给氧方式
2022	刮宫术中突发呼吸困难，考虑为(羊水栓塞)

考点导航

羊水栓塞是由于羊水进入母体血液循环而引起肺动脉高压、低氧血症、循环衰竭、DIC及多器官功能衰竭等一系列病理生理变化的过程。以起病急骤、病情凶险、难以预测、病死率高为临床特点，是极其严重的分娩期并发症。

一、病　因

羊水栓塞是由羊水中有形成分进入母体血液引起的。常见的诱发因素包括：子宫收缩过强、急产、胎膜早破、前置胎盘、子宫破裂、剖宫产等，这些诱发因素引起的羊膜腔内压力过高、血窦开放、胎膜破裂等，羊水由开放血管或血窦进入母体血液循环导致本病发生。

二、临床表现

羊水栓塞发病特点是起病急骤、来势凶险。多发生在分娩过程中，尤其是胎儿娩出前后的短时间内。在极短的时间内可因心肺功能衰竭、休克而使病人死亡。典型的临床表现可分为三个渐进阶段：

1. 心肺功能衰竭和休克 **在分娩过程中**，尤其是刚刚破膜不久，**产妇突然发生寒战、呛咳、气急、烦躁不安**等症状，随后出现**发绀、呼吸困难**、心率加快、抽搐、昏迷、血压下降，出现循环衰竭和休克状态。

温馨提示

羊水栓塞时→羊水经破裂的静脉窦进入母体血液循环→肺栓塞→病人出现呼吸困难、发绀。

2. DIC引起的出血　表现为大量阴道流血、血液不凝固，切口及针眼大量渗血，全身皮肤黏膜出血，有时可有消化道或泌尿道大量出血，出现呕血、便血及血尿等。

3. 急性肾衰竭　由于全身循环衰竭，最后可致肾衰竭。

三、辅助检查

1. 血涂片找羊水中有形物质　抽取下腔静脉血5ml，放置沉淀为三层，取上层物做涂片用Wright-Giemsa染色体镜检。见到鳞状上皮细胞、毳毛、黏液或脂肪球等羊水有形物质。

2. 床旁胸部X线摄片。

3. 床旁心电图或心脏彩色多普勒超声检查。

4. 与DIC有关的实验室检查。

四、治疗原则

羊水栓塞一旦确诊，应立即抢救产妇。主要原则为：**改善低氧血症**；抗过敏和抗休克；防治DIC和肾衰竭；预防感染。

五、护理问题

1. 气体交换受损　与肺动脉高压导致肺血管阻力增加及肺水肿有关。

2. 组织灌流量改变　与失血及DIC有关。

3. 潜在并发症：休克、肾衰竭、DIC、胎儿宫内窘迫。

4. 恐惧　与病情危重，濒死感有关。

六、护理措施

(一) 羊水栓塞的预防

加强产前教育，注意诱发因素，及时发现前置胎盘、胎盘早剥等并发症并及时处理；严密观察产程进展，正确掌握催产素的使用方法，防止宫缩过强，**严格掌握破膜时间，人工破膜宜在宫缩的间歇期**，破口要小并注意控制羊水的流出速度。

(二) 羊水栓塞病人的处理配合

1. **首先是纠正缺氧**；解除肺动脉高压；防止心衰；抗过敏；抗休克（亲：羊水栓塞、急性呼吸窘迫综合征病人首要的处理措施均为纠正缺氧哦）。

(1) 吸氧：取半卧位，加压给氧，必要时行气管插管或气管切开，保证供氧，减轻肺水肿，改善脑缺氧。

(2) 抗过敏：在改善缺氧的同时，迅速抗过敏。

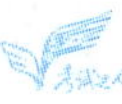

（3）解除肺动脉高压：遵医嘱使用罂粟碱：为解除肺动脉高压的首选药物；阿托品：心率慢时应用 1mg，每 10～20 分钟静注，直至病人面色潮红，微循环改善。与罂粟碱合用效果佳；氨茶碱：可扩张冠状动脉及支气管平滑肌；酚妥拉明：有抗休克作用。

2. 抗休克

（1）补充血容量：用低分子右旋糖酐静脉滴注，每日量不超过 1 000ml。抗休克时滴速为 20～40ml/min，并应补充新鲜血液和血浆。

（2）升压药物：多巴胺：开始滴速为 20 滴/min，根据血压情况调整滴速。间羟胺：滴速为 20～30 滴/min。

（3）纠正酸中毒：可用 5%碳酸氢钠 250ml 静脉滴注。早期及早应用能较快纠正休克和代谢失调。

（4）纠正心衰：用毛花苷 C 加于葡萄糖液中静脉推注。

3. 防治 DIC　早期应用抗凝剂是控制 DIC 发展的关键。

4. 预防肾衰　在抢救过程中应注意尿量。当血容量补足后仍少尿给予 20%甘露醇静脉滴注。有心衰者慎用。尿量仍少，可给予呋塞米加于葡萄糖液中静脉缓注。

5. 产科处理

（1）临产者监测产程进展、宫缩强度与胎儿情况。在第一产程发病者应立即考虑行剖宫产结束分娩；在第二产程发病者可在条件允许的情况下阴道助产结束分娩；并密切观察出血量、血凝情况，若有产后大出血，做好子宫切除术的术前准备。

（2）中期妊娠钳刮术中或于羊膜腔穿刺时发生者应立即终止手术，进行抢救。

（3）发生羊水栓塞时如正在滴注催产素应立即停止，同时严密监测病人的生命体征变化并记录，做好出入量记录。

七、健康教育

1. 对治愈出院的病人讲解保健知识，增加营养，产后 42 天检查时，应作尿常规及凝血功能的检查。

2. 指导采用合适的避孕方法，待身体状态完好的情况下，到产科门诊咨询后可再次怀孕。

考点练习

考点：羊水栓塞的病因和临床表现（A1、A2 型题）

1. 羊水栓塞最早出现的症状是
   A. 弥散性血管内凝血
   B. 急性肾衰竭
   C. 急性呼吸衰竭
   D. 急性心力衰竭
   E. 消化道出血

2. 某产妇，26 岁，宫口开全胎膜破裂后突然出现呛咳、烦躁、呼吸困难，随即昏迷，血压 50/30mmHg。应考虑为
   A. 胎盘早破
   B. 子宫破裂
   C. 产时子痫
   D. 胎儿窘迫
   E. 羊水栓塞

3. 某产妇，孕 1 产 0，28 岁，妊娠 29 周，阴道有液体流出。在保胎治疗过程中，突发寒战、恶心、呕吐和气急等症状，继而出现呛咳、呼吸困难和发绀，进入昏迷状态，继而皮肤上出现血斑。应考虑为
   A. 胎盘早剥
   B. 胎膜早破
   C. 羊水栓塞
   D. 先兆子宫破裂
   E. 早产

考点：羊水栓塞的治疗要点（A1 型题）

4. 产妇发生羊水栓塞时，首要的处理措施是
   A. 纠正酸中毒
   B. 解除肺动脉高压
   C. 加压给氧
   D. 抗休克
   E. 抗过敏

考点：羊水栓塞的护理问题和护理措施（A1 型题）

5. 产妇发生羊水栓塞时，首要的护理问题是
   A. 组织灌注不足
   B. 恐惧
   C. 气体交换受损
   D. 知识缺乏
   E. 潜在并发症：DIC

6. 为预防产妇发生羊水栓塞，护理措施<u>不正确</u>的是
   A. 宫缩时人工破膜
   B. 严密观察产程进展
   C. 使用缩宫素时防止宫缩过强
   D. 帮助产妇消除思想顾虑
   E. 注意产妇有无胸痛、烦躁、寒战等表现

参考答案

序号	1	2	3	4	5	6
答案	C	E	C	C	C	A

第二十二节 子宫破裂病人的护理

考情分析

年份	主要考点
2023	产妇分娩过程中出现病理性缩复环，考虑为(先兆子宫破裂)；先兆子宫破裂首选的治疗措施(抑制宫缩)；先兆子宫破裂紧急处理措施中错误的是(协助医生进行阴道检查)

考点导航

子宫破裂是指妊娠晚期或分娩过程中子宫体部或子宫下段发生的破裂。

一、病 因

1. 梗阻性难产 骨盆狭窄，头盆不称，软产道阻塞，胎位异常，胎儿异常等。
2. 子宫瘢痕 近年由于剖宫产率增高，瘢痕子宫破裂有上升的趋势。
3. 宫缩剂使用不当 缩宫素使用指征及剂量掌握不当。
4. 手术创伤 若宫口未开全行产钳术、胎头吸引术，内转胎位术操作不慎等。

二、临床表现

(一) 先兆子宫破裂

先兆子宫破裂的四大主要临床表现是：**子宫形成病理性缩复环、下腹部压痛、胎心率改变及血尿出现**。

常见于梗阻性难产因素的产妇表现为**烦躁不安，呼吸、心率加快，下腹剧痛难忍**；膀胱受压充血，出现排尿困难、血尿。胎心率改变或听不清，胎动频繁。

(二) 子宫破裂

1. 不完全性子宫破裂 子宫破裂肌层部分或全部断裂，浆膜层尚未穿破，宫腔与腹腔未相通，胎儿及附属物仍在宫腔内，称不完全性子宫破裂。在不全破裂处有明显压痛，不完全破裂累及子宫动脉，可导致急性大出血。

2. 完全性子宫破裂 子宫肌壁全层破裂，宫腔与腹腔相通，称完全性子宫破裂。子宫破裂常发生于瞬间，**产妇突感腹部撕裂样剧烈疼痛**，子宫收缩骤然停止，腹痛可暂时缓解。即出现面色苍白，出冷汗，脉搏细数，呼吸急促，血压下降等休克征象。体检：全腹有压痛和反跳痛，可在腹壁下清楚地扪及胎体，胎动和胎心消失。

三、辅助检查

1. 腹部检查。
2. 血常规、尿常规检查 白细胞计数增加，尿常规可见红细胞或肉眼血尿。
3. B超 能协助确定破口部位及胎儿与子宫的关系。

四、治疗原则

1. 先兆子宫破裂 停止缩宫素使用，使用宫缩抑制剂抑制宫缩，吸氧，立即备血，同时尽快行剖宫产术，尽快结束分娩。

2. 子宫破裂 在输液、输血、吸氧和抢救休克的同时，一旦确诊，无论胎儿是否存活，均尽快手术治疗。手术前后应给予大量广谱抗生素预防感染。

五、护理问题

1. 疼痛 与强直性子宫收缩，病理性缩复环或子宫破裂血液刺激腹膜有关。
2. 潜在并发症：休克。
3. 有感染的危险 与多次阴道检查、宫腔内操作、大量出血、胎盘剥离创面有关。
4. 预感性悲哀 与子宫破裂后胎儿死亡，大量出血濒死感有关。

六、护理措施

(一) 预防子宫破裂

1. **有子宫破裂高危因素者，应在预产期前1～2周入院待产**。
2. 严格掌握宫缩剂的应用指征和方法。应用缩宫素引产，需**将缩宫素稀释后小剂量静脉缓慢滴注**。

(二) 先兆子宫破裂病人的护理

1. 提高观察产程的能力，注意胎心的变化。
2. 待产时，仔细观察子宫收缩，发现产妇下腹部压痛或腹部出现病理性缩复环时，立即报告医师并停止催产素引产和一切操作，同时测量产妇的生命体征，给予抑制宫缩，吸氧及做好剖宫产的术前准备。

(三) 子宫破裂病人的护理

1. 迅速给予输液、输血，短时间内补足血容量；纠正酸中毒；积极进行抗休克处理。
2. 术中、术后按医嘱应用大剂量抗生素预防感染。
3. 严密观察并记录生命体征、出入量，密切观察出血量。
4. 做好手术前准备。

(四) 心理支持

1. 向产妇及家属做好解释工作。
2. 对胎儿已死亡的产妇，认真倾听产妇诉说内心的感受，帮助产妇尽快调整情绪，接受现实，以适应现实生活。
3. 给予生活上的帮助和陪伴。

七、健康教育

1. 避孕指导子宫破裂者**2年内不宜再次妊娠，应做好避孕**。
2. 再怀孕时及时到产科门诊检查。
3. 出院时，为产妇提供产褥期休养计划。

考点练习

考点：子宫破裂的病因和临床表现(A2型题)

1. 产妇，32岁，孕40周，待产过程中突然出现烦躁不安，呼吸、心率加快，下腹剧痛难忍。查体：下腹部压痛、出现病理性缩复环。应考虑为
   A. 潜伏期延长
   B. 活跃期停滞
   C. 先兆子宫破裂
   D. 子宫收缩乏力
   E. 子宫强直性收缩

考点：子宫破裂的辅助检查、治疗要点和护理措施(A1、A2型题)

2. 初产妇，孕38周，临产10小时，产妇突感腹部撕裂样剧烈疼痛，随即出现面色苍白，出冷汗，呼吸急促。查体：全腹有压痛和反跳痛，腹壁可扪及胎体，胎动和胎心消失。应首选哪项处理
   A. 肥皂水灌肠
   B. 人工破膜
   C. 静脉滴注小剂量缩宫素
   D. 肌内注射哌替啶
   E. 立即行剖宫产
3. 某产妇，29岁，G_1P_0，孕39周。因胎儿畸形分娩时子宫破裂行子宫修补术。该患者术后再次妊娠至少需要
   A. 3个月
   B. 6个月
   C. 1年
   D. 2年
   E. 3年
4. 关于预防子宫破裂措施的叙述，**错误**的是
   A. 瘢痕子宫者提前入院待产
   B. 应用缩宫剂时应有专人监护
   C. 有剖宫产史者应按高危妊娠管理
   D. 避免多次人工流产
   E. 羊水过多破膜时，应使羊水迅速流出

参考答案

序号	1	2	3	4
答案	C	E	D	E

第二十三节 产褥感染病人的护理

考情分析

年份	主要考点
2021	产后 4 天出现下腹痛，恶露多、有臭味，考虑为(子宫内膜炎)

考点导航

产褥感染是指分娩时及产褥期生殖道受病原体感染引起局部和全身的炎性变化。

一、病 因

(一) 诱因因素

1. 女性生殖系统的自然防御能力在妊娠期及分娩期降低，受病原体感染后易致病。

2. 产妇伴有贫血、产程延长、胎膜早破、产道损伤、产后出血、胎盘残留、手术分娩或器械助产等情况，使其抵抗力下降或为细菌入侵繁殖创造条件。

(二) 病原体

产褥感染以混合感染多见。**以厌氧菌为主**。许多非致病菌在特定环境下可以致病。

(三) 感染途径

1. 外源性感染 由外界的病原体侵入生殖道而引起的感染。

2. 内源性感染 正常孕产妇生殖道或其他部位寄生的病原体，当抵抗力降低时可致病。

二、临床表现

1. 全身表现，如寒战、高热等表现，严重者可出现感染性休克表现。

2. 盆腔外阴感染表现 **下腹部疼痛，恶露有异味**等，严重者出现腹膜刺激征。

知识拓展

产褥感染的分类及临床表现

1. 急性外阴、阴道、宫颈炎 外阴炎表现为局部灼热、疼痛、下坠感、切口红肿并有脓性分泌物。阴道、宫颈感染表现为黏膜充血、溃疡、分泌物增多并呈脓性。

2. **急性子宫内膜炎**、子宫肌炎 轻者**下腹疼痛及压痛**、低热、**恶露增多伴臭味**，重者头痛、高热、寒战、心率增快、白细胞增多，下腹部压痛轻重不一，恶露多少不一。

3. **急性盆腔腹膜炎及弥漫性腹膜炎** 出现全身症状及**腹膜炎症状和体征**，如高热、恶心、呕吐、腹胀，**腹部压痛、反跳痛**，因产妇腹壁松弛，腹肌紧张多不明显。

4. 血栓性静脉炎 产后 1～2 周继子宫内膜炎后出现反复发作寒战、弛张热，持续数周。若为下肢血栓性静脉炎，病变多在股静脉、腘静脉及大隐静脉，病人除有弛张热外，还有**下肢持续性疼痛**，局部静脉压痛或触及硬索条状物，血液回流受阻引起下肢水肿、**皮肤发白称“股白肿”**。

三、辅助检查

1. 血液检查 血常规、血培养。

2. B 超检查。

四、治疗原则

1. 支持疗法 纠正贫血和水、电解质紊乱，加强营养和休息，增强机体抵抗力。

2. 抗生素的应用 抗生素的选择要依据细菌培养和药敏试验结果。

3. 清除感染物 采取切开引流、穿刺、清创等方法清除感染物。

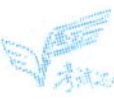

4. 对**血栓性静脉炎**病人，在应用大剂量抗生素的同时，可**加用肝素**，用药期间监测凝血功能，口服双香豆素、阿司匹林等，也可用活血化瘀中药治疗。

五、护理问题

1. 体温过高　与感染因素的存在以及产后机体抵抗力下降有关。
2. 急性疼痛　与产褥感染有关。
3. 体液不足　与发热消耗，摄入降低有关。
4. 营养失调：低于机体需要量　与发热消耗增多，摄入量降低有关。
5. 焦虑　与担心疾病预后有关。

六、护理措施

1. **采取半卧位**或抬高床头，促进恶露引流（亲：盆腔腹膜吸收能力较差，取半卧位有利于减轻中毒症状和炎症局限），使炎症局限，防止感染扩散。
2. 做好病情观察和记录。
3. 保证产妇获得充足休息和睡眠；给予高蛋白、高热量、高维生素饮食。
4. 做好会阴部护理，及时更换会阴垫，保持床单位及衣物清洁。
5. 需要手术引流病人做好配合及观察。
6. 对病人出现高热、疼痛、呕吐时按症状进行护理。

七、健康教育

1. 培养良好的卫生习惯。
2. 指导饮食、休息、用药、定时复查等自我康复保健护理。

考点练习

考点：产褥感染的概念、病因（A1、A2 型题）

1. 引起产褥感染最常见的病原菌是
   A. 产气荚膜杆菌
   B. 厌氧菌
   C. 金黄色葡萄球菌
   D. 阴道杆菌
   E. 大肠埃希菌
2. 产褥感染的诱因**不包括**
   A. 生殖系统的自然防御能力降低
   B. 产程延长
   C. 器械助产
   D. 使用缩宫素
   E. 产道损伤
3. 病人，女性，26 岁，分娩后第 2 天起，连续 3 天体温持续在 38℃左右。查体：子宫硬、无压痛，会阴侧切口红肿、疼痛，恶露淡红色，无臭味，双乳软，无红肿。该产妇发热的原因可能是
   A. 产褥感染
   B. 急性乳腺炎
   C. 上呼吸道感染
   D. 急性子宫内膜炎
   E. 会阴侧切口感染

考点：产褥感染的临床表现（A2 型题）

4. 产妇，31 岁，产后 3 天出现低热，下腹痛，恶露增多伴臭味。查体：子宫体软，子宫底脐上 1 指。应考虑为
   A. 子宫内膜炎
   B. 下肢血栓性静脉炎
   C. 急性盆腔结缔组织炎
   D. 急性盆腔腹膜炎
   E. 急性宫颈炎
5. 产妇，21 岁，产后 1 周出现寒战、弛张热，下肢持续性疼痛、水肿，皮肤发白。最可能的诊断是
   A. 子宫内膜炎
   B. 下肢血栓性静脉炎
   C. 急性盆腔结缔组织炎
   D. 急性盆腔腹膜炎
   E. 急性宫颈炎
6. 产妇，24 岁，产后第 3 天出现畏寒、高热，体温高达 40℃，伴有恶心、呕吐，下腹部压痛、反跳痛。最可能的诊断是
   A. 子宫内膜炎
   B. 下肢血栓性静脉炎
   C. 急性盆腔结缔组织炎
   D. 急性盆腔腹膜炎
   E. 急性宫颈炎

考点：产褥感染的辅助检查和治疗要点（A1、A2 型题）

7. 关于产褥感染的治疗原则，**错误**的是
   A. 加强营养和休息
   B. 根据细菌培养和药物敏感试验选择抗生素
   C. 感染严重者，不宜加用肾上腺糖皮质激素

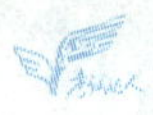

D. 清除子宫残留物
E. 血栓性静脉炎病人可加用肝素

8. 某产妇，37岁。行胎盘剥离术后第6天，出现下腹部疼痛，恶露增多，混浊有臭味，体温37.8℃，宫底脐下2指。宫体软，边界不清且有明显压痛，最可能的诊断是
A. 急性盆腔炎
B. 急性外阴、阴道炎
C. 急性宫颈炎
D. 急性子宫内膜炎
E. 盆腔血栓性静脉炎

考点：产褥感染的护理问题和护理措施（A1、A2、A3/A4型题）

9. 产后患子宫内膜炎的产妇宜取
A. 平卧位
B. 半卧位
C. 左侧卧位
D. 右侧卧位
E. 中凹卧位

10. 下列关于产褥感染的护理措施，**错误**的是
A. 取平卧位
B. 保证充分休息和睡眠
C. 给予高蛋白、高热量、高维生素饮食
D. 及时更换会阴垫
E. 出现高热时给予物理降温

（11～12题共用题干）

产妇，28岁，产后第3天出现高热，体温达39.0℃，下腹压痛，恶露增多，有臭味。查体：子宫体软，子宫底脐上1指，余无明显异常。

11. 应考虑该产妇为
A. 子宫内膜炎
B. 下肢血栓性静脉炎
C. 急性盆腔结缔组织炎
D. 急性盆腔腹膜炎
E. 急性宫颈炎

12. 针对该产妇的护理措施，**错误**的是
A. 及时更换会阴垫，保持会阴部清洁
B. 给予物理降温
C. 遵医嘱给予抗生素
D. 盆浴
E. 取半卧位

13. 初产妇，35岁。自然分娩。产程延长，手取胎盘。出院时，责任护士告知其预防产褥感染的措施，**错误**的内容是
A. 加强营养
B. 不能外出
C. 注意卫生
D. 禁止盆浴
E. 防止感冒

14. 关于产褥感染的护理措施，**错误**的叙述是
A. 保证足够液体摄入
B. 每4小时测体温1次
C. 给予高蛋白饮食
D. 产妇取平卧臀部抬高位
E. 遵医嘱使用广谱抗生素

参考答案

序号	1	2	3	4	5	6	7	8	9	10	11	12	13	14
答案	B	D	E	A	B	D	C	D	B	A	A	D	B	D

第二十四节 晚期产后出血病人的护理

扫二维码
免费看视频

考情分析

年份	主要考点
2019	晚期产后出血多发生于产后（1～2周）；清宫术后的错误指导；胎膜残留导致的晚期产后出血的首选治疗，晚期产后出血的诊断
2023	晚期产后出血多发生的时间（产后1～2周）；晚期产后出血最常见的原因

考点导航

分娩24小时后，在产褥期内发生的子宫大量出血，称晚期产后出血。**以产后1～2周发病最常见**，亦有迟至产后6周发病者。

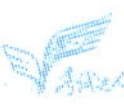

一、病 因

1. **胎盘、胎膜残留** 这是**最常见的原因**，多发生于产后10天左右。

2. 蜕膜残留 蜕膜多在产后1周内脱落，并随恶露排出。蜕膜剥离不全，长时间残留，可影响子宫复旧，继发子宫内膜炎症，引起晚期产后出血。

3. 子宫胎盘附着面感染或复旧不全 多发生在2周左右。

4. 剖宫产术后切口愈合不良。

二、临床表现

产后24小时后出现的反复出血或突然大量流血。贫血明显者可有全身贫血的表现，伴有感染者可有发热等。

三、辅助检查

1. 血、尿常规 了解贫血和感染情况。

2. 超声检查 了解宫腔有无残留物及子宫切口愈合情况。

3. 宫腔分泌物培养或涂片检查。

4. 血hCG测定 有助于排除胎盘残留及绒毛膜癌。

5. 病理检查。

四、治疗原则

针对出血原因针对性治疗，同时予抗生素预防并给予对症、支持治疗。

五、护理问题

1. 体液不足 与产后出血有关。

2. 有感染的危险 与阴道流血时间过长、侵入性操作、贫血易造成感染有关。

3. 焦虑 与担心自身健康和婴儿喂养有关。

4. 潜在并发症 失血性休克。

六、护理措施

观察生命体征、**子宫复旧和阴道出血情况**。给予营养支持，提供高蛋白高热量饮食。遵医嘱给予抗生素预防感染，需要刮宫者做好配合。保持会阴清洁，减少上行感染。

考点练习

考点：晚期产后出血的概念、病因、临床表现和护理措施(A1、A2、A3/A4型题)

1. 晚期产后出血多发生在产后
   A. 24小时
   B. 48小时
   C. 1～2周
   D. 2～3周
   E. 3～4周

2. 晚期产后出血最常见的原因是
   A. 胎盘、胎膜残留
   B. 蜕膜残留
   C. 剖宫产术后子宫伤口裂开
   D. 感染
   E. 子宫胎盘附着部位复旧不全

3. 患者女，30岁。分娩后两周发生阴道大量出血入院。护士对患者进行健康评估时，与病情**最不相关**的是
   A. 了解患者的分娩史
   B. 评估患者的血压、脉搏、呼吸、神志情况
   C. 观察患者阴道出血量
   D. 了解宫底的大小及有无压痛
   E. 母乳喂养情况

4. 某产妇，30岁。3周前剖宫产分娩一男婴，3小时前开始阴道出血，量多。最可能的诊断是
   A. 功能失调性子宫出血
   B. 产褥感染
   C. 晚期产后出血
   D. 产后出血
   E. 葡萄胎

（5～6题共用题干）

某产妇，30岁。G_2P_1，自然分娩后7天，出现阴道流血，量约360ml。妇科检查：子宫复旧不全，宫口松弛。B超检查可见宫内残留胎盘及胎膜组织，诊断为晚期产后出血。

5. 晚期产后出血多发生于产后

A. 1～2 周
B. 48 小时内
C. 3～4 周
D. 5～6 周
E. 24 小时内

6. 病人进行了清宫术，准备出院。针对该产妇的出院健康指导。不正确的是
A. 产褥期完全卧床休息
B. 产褥期增加营养
C. 产褥期禁止盆浴和性生活
D. 教会产妇继续观察子宫复旧和阴道恶露情况
E. 告知产妇产后复查的时间、目的和意义

7. 某产妇，34 岁。孕足月顺产。3 周后血性恶露持续不断，B 超提示部分胎膜残留。首先应采取的治疗措施为
A. 给予抗生素
B. 继续观察
C. 刮宫治疗
D. 剖腹探查
E. 给予缩宫素

（8～9 题共用题干）

初产妇，31 岁。G_1P_1，孕 39 周时顺产一女婴。现产后 2 周，血性恶露仍未净，阴道流血量较多，同时有血凝块排出。检查发现子宫复旧不全，宫口松弛，可触及胎盘胎膜残留组织。

8. 应考虑病人的情况为
A. 慢性盆腔炎
B. 晚期产后出血
C. 早期产后出血
D. 凝血功能障碍
E. 产褥感染

9. 最佳的治疗方案是
A. 给予广谱抗生素
B. 行清宫术
C. 支持疗法
D. 口服酚磺乙胺
E. 结扎子宫动脉

参考答案

序号	1	2	3	4	5	6	7	8	9
答案	C	A	E	C	A	A	C	B	B

第二十五节　剖宫产妇女的护理

考情分析

年份	主要考点
2021	剖宫产时通常选择切口的位置（子宫下段）

考点导航

剖宫产术是经腹切开子宫取出胎儿及其附属物的手术。

一、手术方式

1. 子宫下段剖宫产术　是目前临床上最常用的剖宫产术式。
2. 子宫体部剖宫产术　也称古典式剖宫产术，仅用于胎盘前置不能做子宫下段剖宫产术者。
3. 腹膜外剖宫产术　此术式虽较复杂，但不进入腹腔，可减少术后腹腔感染的风险，对有宫腔感染者尤为适用。

二、适应证

1. 产力异常、骨盆狭窄、软产道异常、头盆不称、横位、臀位、巨大儿、珍贵儿等。
2. 出现不宜经阴道分娩的妊娠并发症和妊娠合并症。
3. 脐带脱垂、胎儿宫内窘迫者。

三、禁忌证

死胎及胎儿畸形。

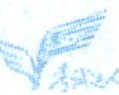

四、麻醉方式

以持续硬膜外麻醉为主。

五、术前评估

1. 评估产妇心理状况，告知产妇剖宫产术的目的，耐心解答其疑问，缓解其焦虑情绪。
2. 评估产妇生命体征及胎心率变化。
3. 评估产妇手术史、药物过敏史等。
4. 评估产妇宫缩情况、胎先露下降程度、会阴情况等。

六、护理措施

(一) 术前准备

1. 物品准备　剖宫产手术包1个。
2. 产妇准备
(1) 做药物过敏试验、交叉配血试验、备血(估计术中出血超过1 500ml)等准备。
(2) 腹部准备。
(3) **术前禁用呼吸抑制剂**，以防发生新生儿窒息。
(4) 作好新生儿保暖和抢救工作，如气管插管、氧气、急救药品等。
(5) **协助产妇取左侧卧位倾斜10°～15°**，防止仰卧位低血压综合征发生。

(二) 术中配合

1. 密切观察产妇生命体征及胎心音变化。
2. 若因胎头入盆太深致取胎头困难，助手可在台下戴无菌手套自阴道向宫腔方向上推胎头。
3. 建立静脉通路、遵医嘱使用缩宫素等。
4. 麻醉后行留置导尿，观察并记录尿液颜色、性状及量。
5. 当**刺破胎膜时，注意产妇有无咳嗽、呼吸困难等症状，预防羊水栓塞**发生。
6. 配合进行新生儿抢救与护理。

(三) 术后护理

1. 密切观察并记录产妇生命体征变化。
2. 评估产妇子宫收缩及阴道流血状况，**术后24小时产妇取半卧位，以利恶露排出**。
3. 评估手术切口有无红肿、渗出。
4. **留置导尿管24小时**，拔管后指导产妇自行排尿。
5. 鼓励产妇勤翻身并尽早下床活动，6小时后进流食，根据肠道功能恢复情况指导饮食。
6. 指导产妇进行母乳喂养。
7. 指导产妇出院后保持外阴部清洁；**落实避孕措施，至少应避孕2年**；鼓励符合母乳喂养者坚持母乳喂养；做产后保健操，促进骨盆肌及腹肌张力恢复；若出现发热、腹痛或阴道流血过多等应及时就医；**产后42日去医院做健康检查**。

第八章　新生儿和新生儿疾病的护理

第一节　正常新生儿的护理

考情分析

年份	主要考点
2020	足月儿的正确护理(生后半小时内让母亲怀抱新生儿使其吸吮)
2022	足月新生儿的特点
2023	小于胎龄儿的判断(图片题);巨大儿的判断(出生体重>4 000g);足月儿的判断

考点导航

新生儿指**从脐带结扎到生后28天内**的婴儿。**正常足月儿**是指**胎龄≥37周并<42周,出生体重≥2 500g并≤4 000g**,无畸形或疾病的活产婴儿。

(一) 根据胎龄分类

1. **足月儿**　**37周≤胎龄<42周(259～293天)**的新生儿。
2. **早产儿**　**胎龄<37周(<259天)**的新生儿。
3. **过期产儿**　**胎龄≥42周(≥294天)**的新生儿。

(二) 根据出生体重分类

出生体重指出生1小时内的体重。

1. 正常出生体重儿　出生体重≥2 500g并≤4 000g的新生儿。
2. **低出生体重儿**　**出生体重<2 500g的新生儿**。其中**出生体重<1 500g称极低出生体重儿;出生体重<1 000g称超低出生体重儿**。
3. 巨大儿　出生体重>4 000g者。

(三) 根据出生体重和胎龄关系分类

1. 适于胎龄儿　指出生体重在同胎龄儿平均体重的第10～90百分位者。
2. 小于胎龄儿　指出生体重在同胎龄儿平均体重的第10百分位以下的新生儿。我国习惯上将胎龄已足月而体重在2 500g以下的新生儿称足月小样儿,是小于胎龄儿中最常见的一种,多由于宫内发育迟缓引起。
3. 大于胎龄儿　指出生体重在同胎龄儿平均体重的第90百分位以上的新生儿。

(四) 高危儿

高危儿指已发生或有可能发生危重情况而需要密切观察的新生儿。包括以下几种情况:

1. 母亲异常妊娠史的新生儿　母亲有糖尿病、妊娠期高血压疾病、先兆子痫、阴道流血、感染、吸烟、酗酒史及母亲为Rh阴性血型等;母亲过去有死胎、死产史等。
2. 异常分娩的新生儿　各种难产如高位产钳、臀位娩出,分娩过程中使用镇静和止痛药物等。
3. 出生时有异常的新生儿　如出生时Apgar评分低于7分、脐带绕颈、各种先天性畸形等,以及早产儿、小于胎龄儿、巨大儿、多产儿等。

一、新生儿喂养

母乳喂养的好处:母乳能够提供6个月孩子的同时期生长发育的营养;易于消化、吸收,促进孩子的生长发育。初乳是孩子的第一次免疫,能减少婴儿患感染性疾病。母乳促进婴儿胃肠道的发育,提高对母乳营养素的消化、吸收、利用。母乳促进婴儿神经系统发育。母乳减少成年后代谢性疾病的发生;母乳喂养儿生后1～2年生长正常,减少成年后肥胖、

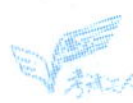

高血压、高血脂、糖尿病、冠心病发生的概率。

保证新生儿得到充足乳汁的措施：出生后母婴皮肤接触，**早吸吮，早开奶**，生后半小时即可吸吮母乳，实行母婴同室，鼓励**按需哺乳**，不给新生儿其他的辅食及饮料，做到纯母乳喂养是保证新生儿得到充足乳汁的关键。

二、皮肤护理

新生儿沐浴：检查**室温在26～28℃**以上，关闭门窗，水温39～41℃左右，先放凉水，后放热水。动作轻柔，注意保暖，避免受凉及损伤。沐浴时勿使水进入小儿耳、鼻、口、眼内。

正常儿臀部护理

1. 选用柔软吸水性良好、大小适中的尿布，每次喂奶前、排便后及时更换，保持臀部皮肤清洁干燥。
2. **大便后用温水洗净臀部，或用婴儿护肤湿巾从前向后擦拭干净**，并涂护臀膏。
3. 保持臀部干燥，尿布必须包裹整个臀部和外阴，经常查看尿布有无污湿，做到及时发现，及时更换。
4. 尿布不可过紧、过松，**不宜垫橡胶单或塑料布**。

三、脐带护理

沐浴后的脐部护理：沐浴后用无菌棉签蘸干脐窝里的水及分泌物。保持脐带干燥，不要用脐纱包扎脐带。尿布的上端勿遮挡脐部，避免尿粪污染脐部。可用干净的衣物轻轻盖住脐部。

脐带脱落后的护理：脐带脱落后应继续用酒精消毒脐部直到分泌物消失。

四、新生儿保暖

1. 分娩室新生儿保暖

(1) 分娩室室温应该在**26～28℃之间**，相对湿度55%～65%，新生儿出生后放在辐射台上保暖。

(2) 给新生儿擦干，出生后将新生儿放在温暖、干净、干燥的布单上，用干毛巾擦干新生儿全身和头发，去掉身下湿布单。

(3) 皮肤密切接触：出生后，鼓励产妇和新生儿尽可能皮肤密切接触。

2. 母婴同室新生儿的保暖

(1) 保持室温在22～24℃。母婴注意保暖，如果室温偏低，加盖被子或进行母婴皮肤密切接触。

(2) 给产妇讲解新生儿保暖的重要性。

(3) 医院为新生儿准备好清洁舒适的衣服、被子、毯子。皮肤接触后立即给新生儿穿上衣服，包裹被子，戴上帽子给新生儿保暖。

(4) **实行24小时母婴同室**，没有合并症则母婴不能分离。

(5) 评价保暖情况，如果新生儿体温不能保持在正常范围内**(36.5～37.5℃)**，加盖毯子，或让产妇拥抱新生儿。半小时后再评价。

(6) 应在出生6小时后给新生儿洗澡。**沐浴室温度在26～28℃**。**沐浴的水温39～41℃为宜**。洗澡后立即擦干新生儿，继续保暖。

(7) 不要给新生儿包裹太紧，使其手脚能自由活动。

五、新生儿的特殊生理状态

新生儿的特殊生理状态见表8-1-1。

表8-1-1 新生儿的特殊生理状态

特殊生理状态	发生原因	表现	处理
生理性体重下降	生后体内水分丢失较多，胎粪排出	体重下降，**一般不超过10%，生后10日左右**恢复到出生时体重	
生理性黄疸	胆红素生成较多，运转胆红素能力不足，肝功能不完善	**生后2～3日即出现黄疸，4～5日最重，足月儿最迟2周内，早产儿可延迟到3～4周消退**	
乳腺肿大	母体的**孕酮和催乳素**经胎盘至胎儿体内，出生后**突然中断所致**	生后3～5日，**乳腺触到蚕豆到鸽蛋大小的肿块**，多于2～3周消退	不需处理
假月经	母体**雌激素**在孕期进入胎儿体内，**出生后突然消失**引起	部分女婴生后5～7日，可见**阴道流出少量的血液**，持续1周	
“马牙”	上皮细胞堆积或黏液腺分泌物积留	新生儿上颚中线和齿龈上有黄白色小斑点，民间称“马牙”，又称“上皮珠”，数周后自然消失	

考点练习

考点：正常新生儿的护理(A1型题)

1. 低出生体重儿是指出生1小时内体重不足
   A. 1.0kg
   B. 1.5kg
   C. 2.0kg
   D. 2.5kg
   E. 4.0kg
2. 我国围生期是指
   A. 自胎儿娩出、脐带结扎到生后满28天
   B. 出生后7天以内
   C. 妊娠28周至出生后7日
   D. 自出生到满1岁
   E. 自出生后到满3周岁
3. 早产儿是指
   A. 胎龄满14周至未满28周的新生儿
   B. 胎龄满28周至未满37周的新生儿
   C. 胎龄满28周至未满42周的新生儿
   D. 胎龄满37周至未满42周的新生儿
   E. 胎龄满42周以上的新生儿
4. 男婴，胎龄42^{+1}周，出生体重3 850g，其体重位于同龄标准体重的第80百分位，以下诊断正确的是
   A. 足月儿，适于胎龄儿
   B. 过期产儿，大于胎龄儿
   C. 足月儿，大于胎龄儿
   D. 过期产儿，适于胎龄儿
   E. 足月儿，巨大儿
5. 胎龄37周末至未满42周，出生体重2 350g的新生儿称
   A. 正常足月新生儿
   B. 足月小样儿
   C. 小于胎龄儿
   D. 适于胎龄儿
   E. 大于胎龄儿

考点：新生儿的特殊生理状态(A1、A2型题)

6. 新生儿生理性体重下降一般<u>不超过</u>
   A. 5%
   B. 10%
   C. 15%
   D. 20%
   E. 25%
7. 新生儿生理性体重下降的恢复时间为出生后
   A. 3天左右
   B. 5天左右
   C. 10天左右
   D. 15天左右
   E. 20天左右
8. 某新生儿，日龄5天。出生体重3kg，目前体重2.8kg。妈妈很担心孩子的体重会继续降低，护士向妈妈解释孩子的体重将会恢复正常，下列解释正确的是
   A. 3天内恢复正常
   B. 7天内恢复正常
   C. 10天内恢复正常
   D. 2周内恢复正常
   E. 3周内恢复正常
9. 部分女婴在出生后3～5天，可见阴道流出少量血液，这是因为
   A. 阴道黏膜炎症
   B. 阴道腺体未成熟
   C. 受母体雌激素的影响而出现的假月经
   D. 细菌感染
   E. 产道感染
10. 一健康女婴，足月顺产后五天，因出现阴道血性分泌物被父母送来医院。该现象最可能是
    A. 假月经
    B. 阴道直肠瘘
    C. 尿道阴道瘘
    D. 会阴损伤
    E. 血友病
11. 新生儿女，日龄4天。出生后第三天发现乳腺肿大。目前应采取的护理措施为
    A. 立即报告医生，及时诊疗
    B. 将内容物挤出，以免病情变化
    C. 预防性使用抗生素
    D. 无需处理，并告知家长正确认识
    E. 对患儿乳房进行常规消毒
12. 新生儿生理性黄疸出现的时间为
    A. 出生后24小时内
    B. 出生后24～48小时
    C. 出生后48～72小时
    D. 出生后72～96小时
    E. 出生后10天
13. 患儿女，足月新生儿。出生后10天，吃奶差，精神欠佳。脐部出现红疹、渗液，最可能的诊断是
    A. 新生儿败血症
    B. 新生儿脐炎
    C. 新生儿湿疹
    D. 新生儿破伤风
    E. 新生儿感染
14. 健康足月新生儿生后第2天，对其脐部的护理，<u>错误</u>的是
    A. 勤换尿布，衣物柔软
    B. 脐部保持清洁、干燥
    C. 接触新生儿前后要洗手
    D. 严格执行无菌技术
    E. 用3%过氧化氢液清洗脐部

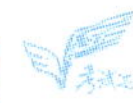

15. 关于预防新生儿臀红的护理措施，**错误**的是
    A. 每次大小便后用温水洗净
    B. 适当暴露臀部，用烤灯疗法
    C. 勤换尿布
    D. 氧化锌软膏涂抹患部
    E. 垫塑料布防止弄湿床单

参考答案

序号	1	2	3	4	5	6	7	8	9	10	11	12	13	14	15
答案	D	C	B	D	B	B	C	C	C	A	D	C	B	E	E

第二节　早产儿的护理

考情分析

年份	主要考点
2020	早产儿的错误护理(坚持禁食)；早产儿最佳的保温措施
2021	早产儿的外观特征不包括

考点导航

1. 环境　早产儿与足月儿分室居住，**室内温度保持在24～26℃**，相对湿度55%～65%。

2. 保暖　根据早产儿的体重、成熟度及病情，给予不同的保暖措施，**一般体重小于2.0kg者，应尽早置于婴儿暖箱或远红外辐射床保暖**，体重越轻箱温应越高；没有条件者，采取简易保暖方法，或母亲"袋鼠式"怀抱。**维持体温在36～37℃**。因头部面积大，散热量大，应戴绒布帽，以降低耗氧和散热量；各种操作应集中，最好在远红外辐射床保暖下进行，并尽量缩短操作时间。定时监测体温，注意体温的变化。

3. 合理喂养

(1) 开奶时间：出生体重在1.5kg以上而无青紫的患儿，可**出生后2～4小时喂10%葡萄糖水**2ml/kg，无呕吐者，可在6～8小时喂乳。出生体重在1.5kg以下或伴有青紫者，可适当延迟喂养时间。

(2) 喂奶量：喂奶量应根据消化道的消化及吸收能力而定，以不发生胃内潴留及呕吐为原则。胎龄越小，出生体重越低，每次喂乳量越少，喂奶间隔越短，并且根据喂奶后有无腹胀、呕吐、胃内残留(管饲喂养)及体重增长情况调整(理想者每日增长10～15g)。

(3) 喂养方式：早产儿最好用母乳喂养，无法母乳喂养者以早产婴配方奶为宜。

(4) 喂养方法：有吸吮无力及吞咽功能不良者，可用滴管或鼻饲喂养，必要时，静脉补充高营养液。喂养后，**患儿宜取右侧卧位**，并注意观察有无青紫、溢乳和呕吐的现象发生。

(5) 准确记录24小时出入量，每日晨起空腹测体重一次，并记录。

4. 维持有效呼吸　早产儿呼吸中枢不健全，易发生缺氧和呼吸暂停。有缺氧症状者给予氧气吸入，**维持动脉血氧分压50～80mmHg或皮血氧饱和度维持在88%～93%为宜**，一旦缺氧症状改善立即停用，防止发生早产儿视网膜病变。

5. 预防出血　早产儿易缺乏维生素K依赖凝血因子，**出生后应补充维生素K，肌内注射维生素K_1，连用3日**，预防出血症。

6. **预防感染　早产儿免疫功能不健全，应加强口腔、皮肤及脐部的护理**，脐部未脱落者，可采用分段沐浴，沐浴后保持脐部皮肤清洁、干燥。每日口腔护理1～2次。制定严密的消毒隔离制度，工作人员接触患儿时，接触前、后均应洗手。

考点练习

考点：早产儿的护理(A1、A2型题)

1. 为了预防出血症，早产儿出生后应注射
    A. 维生素K_1
    B. 维生素C
    C. 维生素B_{12}
    D. 维生素B_6
    E. 维生素B_1

2. 患儿，女，15天，早产儿，母乳喂养，每天8～10次，体重3.2kg。该患儿室内温度应保持在
    A. 18～22℃

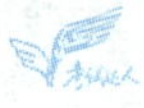

B. 20～22℃
C. 22～24℃
D. 24～26℃
E. 26～28℃

3. 出生体重低的早产儿应尽早置婴儿于培养箱保暖，体重越轻，箱温应越高。一般是指体重低于
A. 1.0kg
B. 1.5kg
C. 2.0kg
D. 2.5kg
E. 3.0kg

4. 有关早产儿喂养的描述，错误的是
A. 出生后2～4小时试喂10%葡萄糖水
B. 喂养量应根据消化道的吸收能力而定
C. 喂养方式首选母乳喂养
D. 喂养后患儿取右侧卧位
E. 早产儿生长发育快，生后即供给高能量

5. 早产儿喂养后应取
A. 平卧位
B. 左侧卧位
C. 右侧卧位
D. 俯卧位
E. 半坐位

6. 新生儿女，胎龄35周，生后第1天，基本情况可，其母尚无乳汁分泌。为预防新生儿低血糖，护理措施重点是
A. 可试喂米汤
B. 及时喂葡萄糖水
C. 应果断进行人工喂养
D. 配合进行静脉滴注葡萄糖液
E. 等待母亲乳汁开始分泌再开奶，坚持母乳喂养

7. 患儿男，孕32周早产，体重1 450g，体温不升，呼吸50次/min，血氧饱和度95%，胎脂较多。护士首先应采取的护理措施是
A. 将患儿置于暖箱中
B. 给予鼻导管低流量给氧
C. 立即擦净胎脂
D. 接种卡介苗
E. 立即向患儿家长进行入院宣教

8. 早产儿产热少易出现体温低于正常的原因是
A. 体表面积小
B. 肌肉组织少
C. 棕色脂肪少
D. 皮下脂肪多
E. 汗腺功能旺盛

9. 早产儿，生后2天，胎龄34周。因发绀给予氧气吸入。为预防其氧中毒，正确的做法是
A. 维持动脉血氧分压在80～90mmHg
B. 维持经皮血氧饱和度在88%～93%
C. 连续吸氧时间不超过7天
D. 吸氧浓度在70%～80%
E. 给予机械正压通气

10. 某早产儿出生后因Apgar评分低转入新生儿病房，治疗后好转。今日医生通知家长出院，护士在出院指导时应向家长重点强调
A. 及时添加辅食
B. 预防感染
C. 培养良好生活习惯
D. 预防外伤
E. 及早训练按时排便

参考答案

序号	1	2	3	4	5	6	7	8	9	10
答案	A	D	C	E	C	B	A	C	B	B

第三节 新生儿窒息的护理

考情分析

年份	主要考点
2021	Apgar评分的计算，新生儿窒息复苏步骤中的“A”是指
2022	Apgar评分的指标不包括(体重)；新生儿窒息会引起的水电解质紊乱(低血钠)

考点导航

新生儿窒息是指胎儿娩出后1分钟，仅有心跳而无呼吸或未建立规律呼吸的缺氧状态。

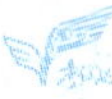

一、病因病理

胎儿窘迫；胎儿吸入羊水、黏液致呼吸道阻塞，造成气体交换受阻；缺氧、滞产、产钳术使胎儿颅内出血及脑部长时间缺氧致呼吸中枢受到损害；胎儿娩出时使用麻醉剂、镇静剂，抑制了呼吸中枢；以及早产、肺发育不良、呼吸道畸形等都可引起新生儿窒息。

二、临床表现

根据窒息程度分轻度窒息和重度窒息（表 8-3-1），以 Apgar 评分（表 8-3-2）为其指标，8～10 分为正常新生儿。

表 8-3-1 新生儿窒息的临床表现

分型	Apgar 评分	皮肤颜色	呼吸	心率	反射及肌张力
轻度（青紫）窒息	**4～7 分**	面部与全身**皮肤呈青紫色**	呼吸表浅或不规律	心跳规则有力，**心率减慢（80～120 次/min）**	**肌张力好，四肢稍屈**；对外界刺激有反应，喉反射存在
重度（苍白）窒息	**0～3 分**	**皮肤苍白，口唇暗紫**	无呼吸或仅有喘息样微弱呼吸	心跳不规则；**心率<80 次/min 且弱**	对外界刺激无反应，喉反射消失，**肌张力松弛**

出生后 5 分钟 Apgar 评分对估计预后很有意义。评分越低，酸中毒和低氧血症越严重，如 5 分钟的评分数<3 分，则新生儿死亡率及日后发生脑部后遗症的机会明显增加。

知识拓展

表 8-3-2 Apgar 评分的计分方法

体征	出生一分钟内		
	0	1	2
皮肤颜色	全身青紫或苍白	躯干红、四肢紫	全身红
心率/（次·min^{-1}）	0	<100	≥100
呼吸	无	呼吸浅表，哭声弱	呼吸佳，哭声响
肌张力	松弛（伸展）	四肢屈曲	四肢活动好
弹足底或导管插鼻反应	无反应	有些动作，如皱眉	反应好

三、治疗原则

以预防为主，一旦发生及时抢救，动作迅速、准确、轻柔，避免发生损伤。估计胎儿娩出后有窒息的危险应做好复苏准备，如人员、药品、器械、氧气等。如果发生了窒息，要及时按**A（清理呼吸道）**、B（建立呼吸，增加通气）、C（维持正常循环）、D（药物治疗）、E（评价）步骤进行复苏。

四、护理问题

（一）新生儿

1. 气体交换受损　与呼吸道内存在羊水、黏液有关。
2. 有受伤的危险　与抢救操作、脑缺氧有关。

（二）母亲

1. 功能障碍性悲伤　与现实的或预感的失去孩子及孩子可能留有后遗症有关。
2. 恐惧　与新生儿的生命受到威胁有关。

五、护理措施

1. 配合医生**按 ABCDE 程序进行复苏**

A（清理呼吸道）：胎头娩出后用挤压法清除口鼻咽部黏液及羊水，胎儿娩出断脐后，继续用吸痰管吸出新生儿咽部黏液和羊水，必要时用气管插管吸取，动作轻柔，避免负压过大而损伤气道黏膜。

B(建立呼吸)：对无呼吸或心率<100 次/min 的新生儿应进行正压人工呼吸。正压人工呼吸的频率是 40～60 次/min。正压人工呼吸 30 秒后若心率<60 次/min，应进入下一步胸外按压。

C(维持正常循环)：胸外按压：使新生儿仰卧于硬垫上，垫上肩垫，颈部轻度仰伸，用双拇指环绕法或双指法有节奏地**按压两乳头连线中点下方或胸骨下 1/3 处，按压频率为 100～120 次/min**，按压深度至少为胸廓前后径的 1/3。

D(药物治疗)：建立有效静脉通道，保证药物应用。

E(评价)：复苏过程中要每 30 秒评价新生儿情况，以确定进一步采取的抢救方法。

2. 保暖 **在整个抢救过程中必须注意保暖，应在 30～32℃的抢救床上进行抢救，胎儿出生后立即揩干体表的羊水及血迹**，减少散热。

3. 复苏后护理 加强新生儿护理，保证呼吸道通畅，密切观察面色、呼吸、心率、体温，预防感染。

4. 对母亲的护理 提供情感支持。刺激子宫收缩，预防产后出血。选择适宜的时间告知新生儿情况，抢救时避免大声喧哗，以免加重产妇的思想负担。

考点练习

考点：新生儿窒息的病因及临床表现(A1 型题)

1. 引起新生儿窒息的因素不包括
   A. 母亲患糖尿病
   B. 孕母吸烟
   C. 手术产
   D. 早产儿
   E. 遗传
2. 新生儿娩出后 1 分钟内，Apgar 评分为 3 分，该患儿为
   A. 正常新生儿
   B. 轻度窒息
   C. 青紫窒息
   D. 重度窒息
   E. 急性窒息

考点：新生儿窒息的治疗要点、护理问题和护理措施

(A1、A2、A3/A4 型题)

3. 新生儿出生后无呼吸，心率<80 次/min，全身苍白、四肢瘫软，应首先采取的抢救措施是
   A. 注射呼吸兴奋剂
   B. 人工呼吸
   C. 鼻导管给氧
   D. 气管插管加压给氧
   E. 清理呼吸道
4. 新生儿抢救过程中要注意保暖，肛温应该维持在
   A. 30～32℃
   B. 34～36℃
   C. 36～36.5℃
   D. 36.5～37℃
   E. 37～38℃
5. 关于新生儿窒息的护理措施，**错误**的是
   A. 迅速清除呼吸道分泌物
   B. 建立呼吸，增加通气
   C. 胸外心脏按压的频率为 130 次/min
   D. 立即给予药物治疗
   E. 维持患儿肛温在 36.5～37℃

(6～7 题共用题干)

足月新生儿，出生后 1 分钟，心率 70 次/min，呼吸弱而不规则，全身皮肤青紫，四肢肌张力松弛，喉反射消失，Apgar 评分为 2 分。

6. 该患儿为
   A. 正常新生儿
   B. 轻度窒息
   C. 青紫窒息
   D. 重度窒息
   E. 急性窒息
7. 应首先采取的抢救措施是
   A. 给氧
   B. 保暖
   C. 清理呼吸道
   D. 人工呼吸
   E. 心外按摩
8. 某新生儿出生时全身青紫，四肢伸展，无呼吸，心率 80 次/min，用洗耳球插鼻有皱眉动作。该患儿 Apgar 评分是
   A. 0 分
   B. 1 分
   C. 2 分
   D. 3 分
   E. 4 分
9. 患儿女，足月儿，因脐带绕颈，出生后 1 分钟 Apgar 评分为 1 分。经窒息复苏后，目前患儿仍嗜睡、反应差、呕吐。此时对该患儿不恰当的护理是
   A. 头罩吸氧
   B. 监测生命体征
   C. 立即开奶
   D. 配合亚低温治疗
   E. 注意保暖

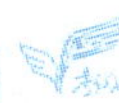

参考答案

序号	1	2	3	4	5	6	7	8	9
答案	E	D	E	D	C	D	C	C	C

第四节　新生儿缺氧缺血性脑病的护理

考情分析

年份	主要考点
2019	新生儿缺氧缺血性脑病惊厥发作时首选的止惊药
2022	新生儿缺血缺氧性脑病的诊断(有窒息史,出生后出现嗜睡)

考点导航

新生儿缺氧缺血性脑病(HIE)是由于各种围生期因素引起的部分或完全缺氧和脑血流减少或暂停而导致胎儿和新生儿的脑损伤。是新生儿窒息后的严重并发症,其脑损伤的部位与胎龄有关,**足月儿主要累及脑皮质、矢状窦旁区,早产儿则易发生脑室周围白质化**。

一、病　因

缺氧是 HIE 发病的核心,其中围生期窒息是最主要的病因。另外,出生后肺部疾患、心脏疾患及严重失血或贫血也可引起脑损伤。

二、临床表现

根据意识、肌张力、原始反射改变、有无惊厥、病程及预后等,临床分为轻、中、重三度(表 8-4-1)。

表 8-4-1　新生儿缺氧缺血性脑病的临床分度

分度	轻度	中度	重度
意识	激惹	嗜睡	昏迷
肌张力	正常	减低	松软或增高
拥抱反射	活跃	减弱	消失
吸吮反射	正常	减弱	消失
惊厥	可有肌阵挛	常有	多见,可呈持续状态
中枢性呼吸衰竭	无	有	明显
瞳孔变化	正常或扩大	缩小	不等大,对光反射迟钝
前囟张力	正常	正常或稍饱满	饱满、紧张
病程	<3 天	<14 天	数周
预后	良好	可能有后遗症	病死率高,多有后遗症

三、辅助检查

1. 血清肌酸磷酸激酶同工酶(CPKBB)　正常值<10U/L,脑组织受损时升高。
2. 神经元特异性烯醇化酶(NSE)　正常值<6μg/L,神经元受损时此酶活性升高。
3. 脑电图　可客观反映脑损害的程度。轻度脑电图正常。中度可见癫痫样波或电压改变,重度脑电图及影像诊断明显异常。脑干诱发电位也异常。

4. 头颅B超　可见脑室及其周围出血，具有较高的特异性。

5. **CT扫描**　有助于了解水肿范围、颅内出血类型，对预后的判断有一定的参考价值，**最适合的检查时间为生后2～5日**。

四、治疗原则

本病以支持疗法、控制惊厥和治疗脑水肿为主。

1. 支持疗法　给氧、改善通气，纠正酸中毒、低血糖；维持血压稳定。

2. **控制惊厥　首选苯巴比妥钠**，20mg/kg，于15～30分钟静脉滴入；若不能控制惊厥，1小时后可加用10mg/kg，12～24小时后给维持量，每日3～5mg/kg。肝功能不全者改用苯妥英钠，顽固性抽搐者加用地西泮或水合氯醛。

3. 治疗脑水肿　控制入量，颅内压增高时可用**呋塞米(速尿)静脉推注**，严重者可用20%甘露醇。

4. 亚低温治疗　采用人工诱导方法将体温下降2～4℃，减少脑组织的基础代谢率，保护神经细胞。降温的方式可以采用全身性或选择性头部降温，前者能迅速、稳定地将脑部温度降到预期的温度，但易出现新生儿硬肿症，而后者能避免其缺点，又能发挥保护脑组织作用。目前亚低温治疗新生儿缺血缺氧性脑病，仅适用于足月儿，对早产儿尚不宜采用。

五、护理问题

1. 低效性呼吸型态　与中枢系统损害有关。

2. 营养失调：低于机体需要量。

3. 潜在并发症：颅内出血、呼吸衰竭。

六、护理措施

1. 保持呼吸道通畅，选择适宜的给氧方式，维持血氧饱和度的稳定。

2. 观察神志、肌张力、前囟张力、瞳孔、体温、呼吸、心率、血压、尿量和窒息所致各系统症状。遵医嘱应用脱水药物，避免外渗，观察用药反应。

3. 合理喂养，保证足够的热量供给，不能经口喂养者，可鼻饲喂养。保证患儿的生理需要量。

4. **有功能障碍者**，固定肢体在功能位，病情平稳后，**早期开展动作训练，给予感知刺激的护理干预措施，促进脑功能恢复**。

5. 亚低温治疗的护理　①降温：亚低温治疗时采用循环水冷却法进行选择性头部降温，至体温35.5℃开启体部保暖，使脑温下降至34℃的时间应控制在30～90分钟。②亚低温治疗的同时必须注意保暖，同时要注意亚低温的温度要求，**患儿给予持续的肛温测试，维持肤温在35.5℃左右**。③复温：复温宜缓慢，时间大于5小时，保证体温上升速度不超过0.5℃/h。因此**复温过程中仍须监测肛温**。体温恢复正常后，须每4小时测体温1次。④**监测**：给予持续动态心电监测、**肛温监测**、血氧饱和度监测、呼吸监测及每小时测量血压，同时观察患儿的面色、反应、末梢循环情况，总结24小时出入液量。在护理过程中应注意心率的变化，如出现心率过缓或心律失常，及时与医生联系是否停止亚低温的治疗。

七、健康教育

向家长介绍疾病的治疗、护理过程，减轻家长的恐惧心理。**恢复期指导家长掌握康复训练的内容**，坚持有效的功能训练。定期医院随访，根据患儿的康复状态，指导康复训练的内容，促进康复。

考点练习

考点：新生儿缺血缺氧性脑病的病因和临床表现(A1型题)

1. 新生儿缺血缺氧性脑病的主要表现是
   A. 意识改变及肌张力变化
   B. 眼部症状
   C. 颅内压增高
   D. 瞳孔改变
   E. 呼吸系统表现

考点：新生儿缺血缺氧性脑病的辅助检查、治疗要点、护理问题和护理措施(A1、A2型题)

2. 新生儿缺血缺氧性脑病惊厥发作时，首选的治疗药物为
   A. 吗啡
   B. 苯巴比妥钠
   C. 水合氯醛
   D. 苯妥英钠
   E. 地西泮

3. 治疗新生儿缺血缺氧性脑病出现颅内压增高时首选的药物是
   A. 地塞米松
   B. 呋塞米
   C. 甘露醇
   D. 50%葡萄糖溶液
   E. 10%低分子右旋糖酐

4. 患儿，男性，10天。新生儿缺氧缺血性脑病后出现后遗症。出院时护士应重点给予的指导是
   A. 合理喂养，保证足够热量
   B. 避免上呼吸道感染
   C. 定期随访
   D. 进行功能训练和智力开发的意义
   E. 多晒太阳预防佝偻病
5. 某胎龄38周的新生儿，围生期窒息出现嗜睡、肌张力低下，拥抱、吸吮反射减弱，诊断为缺血缺氧性脑病，进行亚低温（头部降温）治疗。此时，护士应持续监测的是
   A. 头罩温度
   B. 暖箱温度
   C. 腋下温度
   D. 肛门温度
   E. 环境温度

参考答案

序号	1	2	3	4	5
答案	A	B	B	D	D

第五节　新生儿颅内出血的护理

考情分析

年份	主要考点
2020	新生儿颅内出血的判断
2023	新生儿颅内出血的护理不包括(母乳喂养后抱起拍背)

考点导航

新生儿颅内出血是新生儿期最严重的脑损伤性疾病。主要是因缺氧、早产、外伤引起，以早产儿多见，病死率高，存活者常留有神经系统后遗症。

一、病　因

1. 32周以下的早产儿，因毛细血管发育不成熟、脆弱，当动脉压突然升高时，易导致毛细血管破裂、出血。缺血缺氧窒息时，引起低氧及高碳酸血症，可导致颅内出血的发生。

2. 外伤　常见**产伤性颅内出血，以足月儿多见**。胎头过大、急产、产程过长、高位产钳，多次吸引器助产等，均可使胎儿头部受挤压而导致小脑天幕撕裂，硬脑膜下出血，大脑表面静脉撕裂常伴有蛛网膜下腔出血。

3. 其他　高渗透压的液体输入过快、机械通气不当、操作时对头部按压过重均可引起颅内出血。

二、临 床 表 现

症状、体征与出血部位及出血量有关，一般出生后数小时至1～2天出现。常见症状包括：

1. **神志改变**　**激惹、过度兴奋**或表情淡漠、嗜睡、昏迷等。
2. 眼征　凝视、斜视、眼球震颤等。
3. 颅内压增高表现　前囟隆起、脑性尖叫、惊厥、血压增高等。
4. 呼吸改变　呼吸增快、减慢、不规则或暂停等。
5. 肌张力改变　早期肌张力增高，以后减低。
6. 瞳孔　双侧瞳孔不等大，对光反应差。
7. 其他　拥抱反射减弱或消失，低体温，黄疸与贫血等。

三、辅 助 检 查

少数病例需与其他中枢神经性疾病相鉴别时可行脑脊液检查。CT和B超等有助于诊断和判断预后。

四、治 疗 原 则

1. 支持疗法　保持安静，**尽可能减少搬动、刺激性操作**。维持正常PaO_2、$PaCO_2$、pH等。

2. 止血及对症处理　控制惊厥(**首选苯巴比妥**)、**降低颅内压(首选呋塞米静脉推注)**。

五、护理问题

1. 潜在的并发症：颅内压增高。
2. 低效性呼吸型态　与中枢神经压迫有关。
3. 营养失调：低于机体需要量　与中枢神经系统受损有关。

六、护理措施

1. 密切观察病情，降低颅内压

(1) 严密观察病情并记录：①呼吸、心率、体温；②神志与反射；③瞳孔；④囟门；⑤肌张力等。

(2) 保持安静、降低颅内压：**患儿保持头高位(抬高头肩部15°～30°)**，**所有操作应集中进行**，护理操作要轻、稳、准，**尽量减少对患儿移动和刺激**。遵医嘱及时使用降颅内压药物。

2. 保持呼吸道通畅，合理用氧，及时清除呼吸道分泌物，保持患儿呼吸道通畅。根据缺氧程度给氧，**足月儿血氧饱和度维持在85%～98%，早产儿维持在88%～93%**。呼吸衰竭或严重呼吸暂停时需气管插管、机械通气等。

3. 供给热量，维持体温稳定，出血早期禁止直接哺乳。病情稳定后让患儿直接吸吮，观察患儿的吃奶情况，如有明显的呕吐、反射消失，提示颅内压增高。体温过高时进行物理降温，体温过低时注意保暖。

4. 健康教育　告知家长病情的严重程度、治疗效果及可能的预后，鼓励坚持治疗及随访。如**有后遗症者，尽早进行功能训练和智力开发**。

七、健康教育

向家长讲解颅内出血的严重性，可能会出现的后遗症。鼓励家长坚持治疗和随访，**发现有后遗症时，尽早对患儿进行功能训练和智力开发**，减轻脑损伤影响。

考点练习

考点：新生儿颅内出血的病因、临床表现、治疗要点和护理措施(A1、A2型题)

1. 产伤性颅内出血常见于
   A. 早产儿
   B. 足月儿
   C. 巨大儿
   D. 未成熟儿
   E. 低体重儿
2. 新生儿颅内出血的早期症状是
   A. 易激惹
   B. 前囟隆起
   C. 呼吸不规则
   D. 肌张力降低
   E. 双侧瞳孔不对称
3. 为降低新生儿颅内压出血引起的颅内高压，可选用
   A. 25%葡萄糖
   B. 50%葡萄糖
   C. 呋塞米
   D. 地塞米松
   E. 大剂量甘露醇
4. 关于新生儿颅内出血的治疗原则，错误的是
   A. 尽可能减少搬动
   B. 注射维生素 K_1 止血
   C. 控制惊厥首选苯巴比妥
   D. 使用大剂量甘露醇降低颅内压
   E. 必要时腰穿放脑脊液
5. 关于新生儿颅内出血的护理措施，错误的是
   A. 使用头皮静脉穿刺输液
   B. 住院3天以内除臀部护理以外免除一切清洁护理
   C. 不能进食者，应给予鼻饲
   D. 密切观察患儿生命体征、神志、瞳孔的变化
   E. 遵医嘱使用止血药
6. 早产儿，32周，出现神经系统症状，诊断为新生儿颅内出血。护理措施正确的是
   A. 保持头低脚高位
   B. 惊厥时晃动患儿
   C. 每小时测1次体温
   D. 每2小时喂奶一次
   E. 避免搬动患儿

参考答案

序号	1	2	3	4	5	6
答案	B	A	C	D	A	E

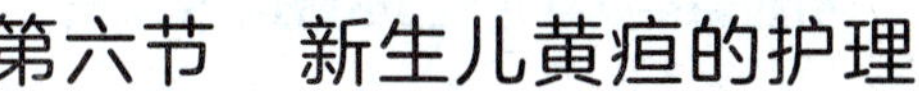

第六节　新生儿黄疸的护理

考情分析

年份	主要考点
2019	病理性黄疸患儿入院时重点评估的内容(母婴血型)
2022	G-6-PD 缺陷者禁食的食物(蚕豆)
2023	光疗时应注意观察的指标

考点导航

新生儿黄疸是新生儿时期由于胆红素在体内积聚，而引起巩膜、皮肤、黏膜、体液和其他组织被染成黄色的现象，可分为生理性黄疸和病理性黄疸两种。引起黄疸的原因多而复杂，病情轻重不一，**重者可导致胆红素脑病(核黄疸)**，常引起严重后遗症。

一、病因及发病机制

新生儿胆红素生成较多，运转胆红素能力不足，肝功能发育不完善，肝细胞处理胆红素能力差，肠道细菌少，不能将肠道内的胆红素还原成粪胆原和尿胆原，肠肝循环增加。上述特点使得新生儿极易产生黄疸。新生儿病理性黄疸的病因可分为三类。

1. 胆红素生成过多　如红细胞增多症、感染、血型不合等。

2. 肝脏胆红素代谢障碍　由于肝细胞摄取和结合胆红素的功能低下，使血清未结合胆红素升高。

3. 胆汁排泄障碍　如肝炎、胆管阻塞等。

二、新生儿黄疸分类

新生儿毛细血管丰富，当血清胆红素超过 85μmol/L(5mg/dl)，则出现肉眼可见的黄疸。

1. **生理性黄疸**　特点为：①一般情况良好。②**足月儿生后 2~3 天出现黄疸，4~5 天达高峰，5~7 天消退**，但**最迟不超过 2 周；早产儿黄疸多于生后 3~5 天出现，5~7 天达高峰，7~9 天消退，最长可延迟到 3~4 周**。③每日血清胆红素升高＜85μmol/L(5mg/dl)或每小时上升＜8.5μmol/L(0.5mg/dl)。④通常认为**足月儿血清胆红素＜221μmol/L(12.9mg/dl)，早产儿＜257μmol/L(15mg/dl)**是生理性的，但目前多数学者已接受采用日龄或小时龄胆红素值进行评估，同时根据不同胎龄和生后小时龄以及是否存在高危因素来评估和判断。

2. **病理性黄疸**　特点为：①**生后 24 小时内出现黄疸**。②血清总胆红素达到相应日龄及相应危险因素下的光疗干预标准，或**每日上升＞85μmol/L(5mg/dl)**或每小时＞8.5μmol/L(0.5mg/dl)。③**黄疸持续时间长，足月儿＞2 周，早产儿＞4 周**。④血清结合胆红素＞34μmol/L(2mg/dl)。⑤**黄疸退而复现**。具备以上任何一项者均可诊断为病理性黄疸(表 8-6-1)。

表 8-6-1　生理性黄疸与病理性黄疸的区别

不同点	生理性黄疸	病理性黄疸
出现时间	足月儿 2~3 天，早产儿 3~5 天	生后 24 小时
程度	每日血清胆红素升高小于 85μmol/L(5mg/dl)	足月儿＞221μmol/L(12.9mg/dl)，早产儿＞257μmol/L(15mg/dl)或每日上升＞85μmol/L(5mg/dl)
消退时间	足月儿不超过 2 周，早产儿不超过 3~4 周	足月儿大于 2 周，早产儿大于 4 周
退而复现	无	有

知识拓展

引起新生儿病理性黄疸的常见疾病

1. 新生儿溶血病

(1) ABO血型不合：**母亲多为O型，新生儿A型或B型多见**。

(2) Rh血型不合：**主要发生在Rh阴性孕妇，Rh阳性胎儿**。

2. 母乳性黄疸 母乳中β-葡萄糖醛酸苷酶活性高，肠道中非结合胆红素产生及吸收增加。**母乳喂养后4~5日出现黄疸，持续升高，2~3周达高峰，1~4个月逐渐消退**。患儿一般状态良好，停喂母乳2~4日黄疸明显下降。

3. 先天性胆道闭锁 生后1~3周出现黄疸，逐渐加重，皮肤呈黄绿色，肝脏进行性增大，质硬、光滑，**粪便呈灰白色（陶土色）**。

4. 新生儿肝炎 生后2~3周出现，逐渐加重伴拒食、体重不增、大便色浅，尿色深黄，肝（脾）大。以结合胆红素增高为主，伴肝功能异常。

5. 新生儿败血症及其他感染 由于细菌毒素作用，加快红细胞破坏、损坏肝细胞所致。黄疸于1周内出现，或黄疸退而复现并进行性加重，伴全身中毒症状，有感染病灶。

三、治疗要点

找出原因，采取相应的治疗，适当的输入人体血浆和白蛋白，必要时应用蓝光疗法，防止胆红素脑病发生。

四、护理问题

1. 潜在的并发症：胆红素脑病 与血清胆红素过高有关。
2. 潜在的并发症：发热、腹泻、皮疹等 与光照疗法有关。

五、护理措施

1. 密切观察病情

(1) **观察患儿黄疸部位**、程度及进展，如仅是面部黄染，为轻度黄疸；躯干部皮肤黄染，为中度黄疸；如果四肢和手足心出现黄染，则为重度黄疸。

(2) **观察患儿神经系统及精神反应情况，判断有无胆红素脑病发生**，表现为烦躁、食欲缺乏、拒乳、尖叫、凝视、角弓反张甚至抽搐等症状。

(3) 观察排泄情况：大小便次数、颜色、性质及量。如有胎粪延迟排出，给予灌肠处理。

(4) 观察体温、脉搏、呼吸：维持体温在36~37℃之间，避免低体温时游离脂肪酸过高与胆红素竞争和白蛋白结合。早产儿放置在暖箱中。

2. 生活护理 遵医嘱**尽早开奶，促进胎便排出**，利于肠道正常菌群建立，减少胆红素的肝肠循环。保证入量，吸吮能力差的患儿给予鼻饲喂养，不能经口进食或入量不足者，根据医嘱给予静脉营养。

3. 用药护理 遵医嘱给予肝酶诱导剂，输血浆或**白蛋白，促进游离的未结合胆红素与白蛋白结合，预防胆红素脑病发生**。

4. 光照治疗（图8-6-1） 蓝光光源（主峰波长450nm）。

(1) 遵医嘱选择光源，蓝光最好；选择方法，包括单面光疗法、双面光疗法、毯式光纤黄疸治疗法；选择光疗时间，连续或间歇照射，前者为24小时连续照射，后者为照射10~12小时，停歇12~14小时。

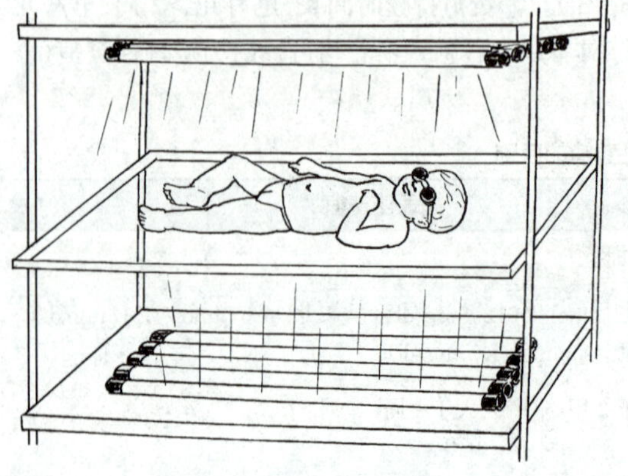

图8-6-1 蓝光照射

(2) 光疗灯管准备，保证每根灯管蓝光亮度，擦净灯管污迹及灰尘；光疗箱要预热，待灯下温度30℃左右放入患儿。

(3) 患儿进行光照治疗时，**全身裸露，以增加照射面积**；穿好尿裤并**戴遮光眼罩，以保护会阴部和眼睛**。**单面光疗箱每2小时更换体位1次**，使皮肤受光均匀并防止压伤；俯卧时要有专人巡视，以免口鼻受压而影响呼吸。

(4) 密切监测血清胆红素浓度，一般12~24小时测定一次。光疗结束后，观察有无反跳现象。目前认为光照治疗相当安全，可能出现一过性的并发症的表现，如发热、腹泻、皮疹、维生素B_2缺乏、青铜症及低钙血症等。

(5) 光疗中密切观察患儿体温变化，使**体温保持在36.5~37.2℃之间**，并根据体温调节蓝光箱温度。**如肛温超过37.8℃或低于35℃，要暂停光疗**。

(6) **光照治疗时不显性失水增加，遵医嘱静脉输液及喂奶、喂**

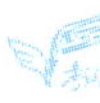

水，保证营养及水分供给。

(7) 预防呕吐，防止窒息：喂养时避免患儿哭吵，应保持安静，喂食速度不宜过快，进食后 30 分钟内给予头肩部抬高，用柔软布类固定患儿背部使其成右侧卧位。及时清理患儿呕吐物、汗水等，保持光疗箱清洁、干燥。

(8) 加强巡视，及时安抚患儿，减少哭闹。当患儿身体移至床周边时，及时将患儿移至床中央区以保证光疗效果。

(9) 皮肤、臀部以及脐部护理。避免皮肤损伤，必要时戴手套及脚套保护手足。

(10) 光疗停止后，消毒擦拭蓝光箱备用。

六、健康教育

1. 向家长讲解黄疸的病因、临床表现及并发症，使家长了解疾病的转归。

2. **适当晒太阳，有助于黄疸消退**。室内光线充足时，可将患儿皮肤暴露，照射时注意保暖，不让阳光直射眼睛，避免损伤。

3. 母乳性黄疸的患儿，**可根据黄疸程度暂停母乳喂养 1～3 日，或改为隔次母乳喂养**，黄疸消退后再恢复母乳喂养。

4. 红细胞 6-磷酸葡萄糖脱氢酶缺陷者，出院时给予忌食食品及药品等宣传卡，如**忌食蚕豆及其制品，保管患儿衣物时勿放樟脑丸**，遵医嘱使用药物，以免诱发溶血。

5. 出院后遵医嘱定期随访。出现黄疸加重、精神不好、拒乳等表现时需立即就诊。发生胆红素脑病后遗症时，及时给予康复治疗，提高生活质量。

考点练习

考点：新生儿黄疸的病因和临床表现(A1、A2 型题)

1. 关于新生儿胆红素代谢特点，**错误**的是
   A. 每日生成的胆红素比成人少
   B. 联结运送胆红素能力弱
   C. 肝脏对胆红素摄取能力差
   D. 肝脏酶系统功能不完善
   E. 肠肝循环较成人有特殊性

2. 患儿，女，生后 7 天，近日来，皮肤发黄明显，来医院就诊。查体：体温：36.8℃，P 132 次/min，R 24 次/min，食欲及大小便均正常。其黄疸可能是
   A. 病理性黄疸
   B. 生理性黄疸
   C. 胆道闭锁
   D. 新生儿脐炎
   E. 新生儿败血症

3. 某新生儿，生后 16 小时出现黄疸，血清胆红素浓度 260μmol/L，此时寻找病因，应重点评估的是
   A. 有无产伤
   B. 有无感染
   C. 有无窒息
   D. 有无母婴血型不合
   E. 有无胆道闭锁

4. 病理性黄疸的特点是
   A. 生后 24 小时内出现，且程度重，进展快
   B. 生后 2～3 天出现黄疸，第 4～5 天加重，7～14 天消退
   C. 生后 13 周出现，并逐渐加重，大便呈陶土色
   D. 母乳喂养 4～5 天后出现黄疸，2～3 周达高峰，1～4 个月逐渐消退
   E. 生后 2～3 周出现，并逐渐加重，伴畏食、体重不增，尿色深黄

5. 下列哪种母子血型关系可引起新生儿溶血
   A. 母亲 B 型，新生儿 O 型
   B. 母亲 A 型，新生儿 O 型
   C. 母亲 AB 型，新生儿 O 型
   D. 母亲 AB 型，新生儿 A 型
   E. 母亲 O 型，新生儿 A 型

6. 早产儿，生后 2 天。全身皮肤黄染，诊断为新生儿溶血病。患儿出现拒食、嗜睡、肌张力减退。考虑该患儿并发了
   A. 败血症
   B. 颅内出血
   C. 胆红素脑病
   D. 病毒性脑炎
   E. 缺血缺氧性脑病

7. 某新生儿，出生 5 天，面部黄染，血清胆红素 5mg/dl，吃奶好，大小便正常。家属询问出现黄疸的原因，护士正确的回答是
   A. 生理性黄疸
   B. 新生儿肝炎
   C. 新生儿败血症
   D. 新生儿溶血症
   E. 新生儿胆道闭锁

考点：新生儿黄疸的辅助检查和治疗要点(A1、A2、A3/A4 型题)

8. 为降低游离胆红素，防止胆红素脑病，常用的方法是
   A. 输白蛋白
   B. 蓝光治疗
   C. 激素口服
   D. 控制病毒感染
   E. 换血疗法

9. 患儿女，生后 7 天，诊断为新生儿黄疸收入院行蓝光照射治疗。光疗时，护士应特别注意的是
   A. 保护眼睛
   B. 及时喂养
   C. 监测血压
   D. 保持安静
   E. 皮肤清洁

(10～11 题共用题干)

新生儿，男，出生后 3 天，因皮肤，巩膜出现黄染入院。查体：T 36.8℃、P 132 次/min、R 24 次/min，精神差，食欲及大小便均正常。

10. 该男婴最可能为
    A. 颅内出血
    B. 病理性黄疸
    C. 生理性黄疸
    D. 败血症
    E. 先天性胆道闭锁
11. 此时最佳的处理措施是
    A. 给予白蛋白
    B. 给予蓝光治疗
    C. 观察黄疸变化
    D. 补液
    E. 暂停母乳喂养

考点：新生儿黄疸的护理问题和护理措施（A1、A2、A3/A4型题）

12. 新生儿脐部如有脓性分泌物，可使用的清洗液是
    A. 50%乙醇溶液
    B. 75%乙醇溶液
    C. 碘酊
    D. 碘伏
    E. 3%过氧化氢溶液

（13～15题共用题干）

新生儿男，生后3天。体重3 200g，皮肤巩膜发黄，血清胆红素280μmol/L。

13. 根据该新生儿的临床表现，应考虑为
    A. 正常新生儿
    B. 生理性黄疸
    C. 高胆红素血症
    D. 新生儿低血糖
    E. 新生儿颅内出血
14. 应立即采取的处理措施是
    A. 换血疗法
    B. 光照疗法
    C. 验全血
    D. 输血浆
    E. 输白蛋白
15. 对该新生儿最主要的观察重点是
    A. 尿量
    B. 瞳孔
    C. 体重
    D. 体温变化
    E. 皮肤、巩膜黄染的程度
16. 关于新生儿黄疸健康教育的叙述，<u>错误</u>的是
    A. 保管患儿衣服时勿放樟脑丸
    B. 保持患儿大便通畅
    C. 母乳性黄疸的患儿须中断母乳喂养
    D. 红细胞G6PD缺陷的患儿，禁食蚕豆
    E. 有后遗症的患儿，给予康复治疗和功能锻炼
17. 某产妇，孕38^{+1}周顺产一女婴，出生体重3 400g，新生儿采用母乳喂养，第3天皮肤逐渐出现黄染。目前为生后第5天，食欲及大小便均正常，经皮肤测胆红素值为6mg/dl。护士对产妇进行健康指导，目前对婴儿正确的处置是
    A. 蓝光照射治疗
    B. 多晒太阳
    C. 抗感染治疗
    D. 及时补充维生素D
    E. 暂停母乳喂养
18. 新生儿男，生后1天。体重3 200克，皮肤巩膜发黄，给予蓝光疗法，对于蓝光疗法的护理措施，<u>不妥</u>的是
    A. 暴露全身皮肤
    B. 入箱前剪短指甲
    C. 双眼戴遮光眼罩
    D. 男婴注意保护阴囊
    E. 单面照射每4小时翻身1次

参考答案

序号	1	2	3	4	5	6	7	8	9	10	11	12	13	14	15	16
答案	A	B	D	A	E	C	A	A	A	C	C	E	C	B	E	C
序号	17	18														
答案	B	E														

第七节　新生儿寒冷损伤综合征的护理

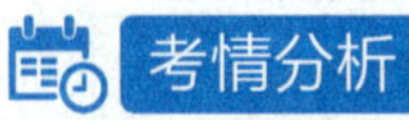

年份	主要考点
2019	新生儿寒冷损伤综合征硬肿程度的判断
2020	新生儿寒冷损伤综合征复温的原则；对判断寒冷损伤综合征患儿病情最有价值的是

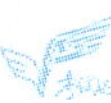

考点导航

新生儿寒冷损伤综合征又称新生儿硬肿病，是指新生儿期由多种原因引起的皮肤和皮下脂肪变硬和水肿的一组疾病。以早产儿发病率高。由于**新生儿棕色脂肪产热不足**；使皮肤血管痉挛收缩，造成组织缺氧、代谢性酸中毒和微循环障碍，引起弥散性血管内凝血和全身多器官损伤，甚至多器官衰竭。

一、病 因

病因尚未完全清楚，但**寒冷、早产、低体重、感染和窒息**可能是其致病因素。

二、临床表现

一般以生后3日内早产新生儿多见。夏季发病者，大多是严重感染、重度窒息引起。表现为食欲减退或**拒乳**，反应差，**哭声低**，心音低钝，心率减慢，尿少，**体温低**，皮肤发凉、硬肿，颜色暗红，不易捏起，按之如硬橡皮，**硬肿发生顺序为：**小腿—大腿外侧—整个下肢—臀部—面颊—上肢—全身，严重者可导致肺出血、循环和呼吸衰竭及肾脏等多脏器损害，合并弥散性血管内凝血而危及生命。临床根据体温及皮肤硬肿范围分为轻、中、重三度（表8-7-1）。

表8-7-1 新生儿寒冷损伤综合征

分度	体温	皮肤硬肿范围
轻度	≥35℃	＜20%
中度	＜35℃	20%～50%
重度	＜30℃	＞50%，伴器官功能障碍

温馨提示

新生儿寒冷损伤综合征的临床表现可记为“三不”，即不吃、不哭、体温不升。

三、辅助检查

监测血常规、电解质、血糖及动脉血气等。

四、治疗原则

复温；支持疗法；合理用药；对症处理。

五、护理问题

1. **体温过低** 与体温调节中枢不健全，**棕色脂肪少**有关。
2. 皮肤完整性受损的危险 与皮肤水肿、局部循环不良有关。
3. 营养失调：低于机体需要量 与吸吮无力、热量摄入不足有关。
4. 潜在并发症：肺出血、弥散性血管内凝血。

六、护理措施

1. **复温** **是治疗护理的关键措施**，复温的原则是循序渐进，逐步复温。如**肛温＞30℃**，腋-肛温差为正值的轻、中度硬肿的**患儿可置入已预热，至中性温度的暖箱中**，根据体温恢复的情况逐渐调整到30～34℃的范围内，**6～12小时恢复正常体温**。无条件者用温暖的襁褓包裹，置于25～26℃室温环境中，并用热水袋保暖（水温从40℃逐渐升至60℃）；也可用热炕、母亲怀抱保暖。**如肛温＜30℃**，腋-肛温差为负值的重度患儿，先**将患儿置于比肛温高1～2℃的暖箱**中，并逐步提高暖箱的温度，**每小时提高箱温1～1.5℃，箱温不超过34℃**，每小时监测肛温、腋温1次，**于12～24小时恢复正常体温**。体温恢复正常后，将患儿放置调至中性温度的暖箱中。

温馨提示

不同肛温患儿箱温设定值、复温时间不同，考生应注意比较，详细情况见表 8-7-2。

表 8-7-2 不同肛温患儿箱温设定值、复温时间

肛温	暖箱温度	复温时间
>30℃	中性温度	6～12 小时
<30℃	比肛温度 1～2℃	12～24 小时

2. 合理喂养 提供能量与水分，保证足够热量供给。

3. 预防感染 加强消毒管理，严格遵守操作规范，保持患儿皮肤完整性。

4. 观察病情 详细记录护理单，监测体温、心率、呼吸及硬肿范围。记录出入量，发现问题及时与医生取得联系。观察暖箱及室内温度、湿度的变化并及时调整。

七、健康教育

向家长解答病情，介绍有关硬肿症的疾病知识，嘱母亲坚持排乳、保持母乳通畅，避免因患儿住院而造成断奶，介绍相关保暖、喂养、防感染、预防接种等育儿知识。

考点练习

考点：新生儿寒冷损伤综合征的病因和临床表现（A1、A2 型题）

1. 新生儿寒冷损伤综合征硬肿最先出现在
   A. 小腿
   B. 大腿外侧
   C. 下肢
   D. 臀部
   E. 上肢

2. 患儿男，出生后 15 天。因皮肤硬肿 2 天入院，查体：患儿精神差，反应差，体温 32℃，P 120 次/min，R 25 次/min，皮肤有硬肿，硬肿部位如图所示中阴影部分（含臀部），根据患儿情况，其病情分度为
   A. 重度
   B. 危重度
   C. 中度
   D. 轻度
   E. 极重度

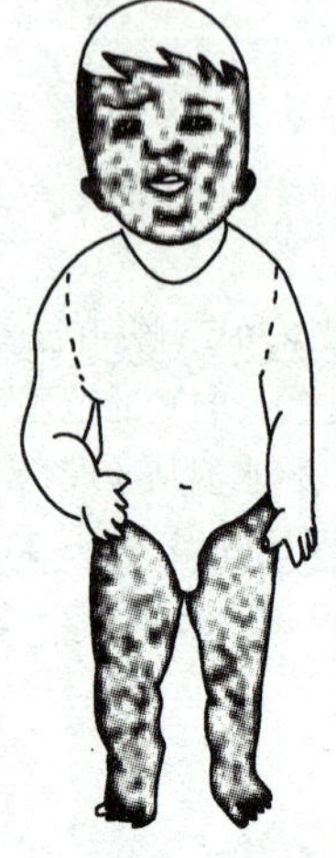

考点：新生儿寒冷损伤综合征的辅助检查和治疗要点（A2 型题）

3. 患儿，男，早产儿，胎龄 37 周，出生后 7 天，两日来发现患儿不哭，拒食、反应低下。体温 34℃，双面颊、肩部、臀部、下腹部、大腿及小腿外侧皮肤发硬，按之如橡皮样，考虑为新生儿寒冷损伤综合征。首选的治疗是
   A. 支持治疗
   B. 合理用药
   C. 对症处理
   D. 复温
   E. 控制感染

考点：新生儿寒冷损伤综合征的护理问题、护理措施和健康教育（A2、A3/A4 型题）

（4～5 题共用题干）

患儿，男，生后 2 天，因拒乳、反应差、哭声低入院。体检：心音低钝，双下肢红肿如橡皮，测肛温 29.5℃。

4. 该患儿可能患
   A. 新生儿败血症
   B. 新生儿黄疸
   C. 新生儿颅内出血
   D. 新生儿寒冷损伤综合征
   E. 肢体坏疽

5. 下列护理措施中正确的是
   A. 将患儿放入 34℃暖箱中复温
   B. 6 小时内将患儿的体温恢复至正常
   C. 60℃热水袋保暖
   D. 放入比肛温高 1～2℃的温箱中复温
   E. 每小时箱温提高 2℃

（6～7 题共用题干）

新生儿女，出生第 5 天。因全身冰冷，拒奶 24 小时入

院。查体:T 35℃,反应差,皮肤呈暗红色,心音低钝,双小腿皮肤如硬橡皮样,脐带已脱落。

6. 最可能的诊断是
   A. 新生儿水肿
   B. 新生儿红斑
   C. 新生儿寒冷损伤综合征
   D. 新生儿败血症
   E. 新生儿皮下坏疽
7. 应首先采取的护理措施是
   A. 指导母乳喂养
   B. 复温
   C. 加强脐部护理
   D. 给氧气吸入
   E. 遵医嘱用抗生素
8. 患儿,女,日龄 4 天,足月顺产。现该患儿反应低下,拒乳,哭声低弱,下肢及臀部皮肤暗红、发硬,压之凹陷,拟诊为寒冷损伤综合征。在进一步收集的评估资料中,对判断病情最有价值的是
   A. 体重
   B. 体温
   C. 呼吸
   D. 脉搏
   E. 血压
9. 某患儿因"新生儿硬肿症"入院,家长可能出现的心理反应中**不包括**
   A. 焦虑不安
   B. 否认疾病
   C. 角色紊乱
   D. 害怕担忧
   E. 自我责怪

参考答案

序号	1	2	3	4	5	6	7	8	9
答案	A	A	D	D	D	C	B	B	C

第八节 新生儿脐炎的护理

考情分析

年份	主要考点
2019	新生儿脐炎的健康教育
2020	新生儿脐炎最可能出现的并发症
2022	金黄色葡萄球菌引起新生儿脐炎应选择的抗生素;新生儿脐部消毒使用的溶液

考点导航

新生儿脐炎是指细菌从断脐残端入侵并繁殖所引起的急性炎症。**常见金黄色葡萄球菌**。其次为大肠埃希菌、铜绿假单胞菌、溶血性链球菌等。

一、病　　因

多由断脐时或生后处理不当而引起的细菌感染。

二、临床表现

轻者**脐轮与脐部周围皮肤轻度发红;可有少量浆液**。重者**脐部及脐周皮肤明显红肿发硬,脓性分泌物多并带有臭味**;可向周围皮肤或组织扩散引起腹壁蜂窝织炎、腹膜炎、败血症等疾病。轻症者除脐部有异常外,体温及食欲均正常,重症者则有发热、吃奶少等非特异性表现。

三、辅助检查

血常规:重症者白细胞增高,脐部分泌物培养阳性(必须有脐炎表现)。

四、治疗原则

清除局部感染灶,选用适宜抗生素(**首选青霉素或第一、第二代头孢菌素**),对症治疗。

五、护理问题

1. 潜在并发症：败血症。
2. 皮肤完整性受损的危险 与脐部损伤有关。

六、护理措施

1. 彻底清除感染伤口，从脐的根部由内向外环形彻底清洗消毒。轻者局部用3%过氧化氢溶液或碘伏清洗，每日2～3次；重度感染者，遵医嘱应用抗生素。
2. 洗澡时，**注意不要洗湿脐部**，洗澡完毕，用消毒干棉签吸干脐窝水，并用**75%乙醇**消毒，保持局部干燥。
3. 观察脐带有无潮湿、渗液或脓性分泌物，炎症明显者可外涂抗生素软膏或按医嘱使用抗生素。

七、健康教育

保持皮肤清洁、干燥，接触患儿要洗手，污染物品要焚毁消灭，防止污染。

考点练习

考点：新生儿脐炎的护理（A2、A3/A4型题）

（1～2题共用题干）

患儿，男，足月顺产，生后6天，有不洁接生史。出生第3天出现食奶量明显减少，皮肤出现黄染。入院查体：体温38.0℃，脐部周围皮肤红肿，诊断为新生儿脐炎。

1. 该病最常见的病原体是
   A. 大肠埃希菌
   B. 铜绿假单胞菌
   C. 溶血性链球菌
   D. 金黄色葡萄球菌
   E. 破伤风杆菌
2. 针对上述情况，应选用哪种消毒液消毒脐部
   A. 30%乙醇
   B. 50%乙醇
   C. 0.1%新洁尔灭
   D. 95%乙醇
   E. 75%乙醇
3. 患儿女，足月新生儿。出生后10天，吃奶差，精神欠佳。脐部出现红肿、渗液，最可能的诊断是
   A. 新生儿感染
   B. 新生儿脐炎
   C. 新生儿湿疹
   D. 新生儿破伤风
   E. 新生儿败血症
4. 新生儿脐炎最常见的致病菌是金黄色葡萄球菌，治疗时应首选的抗生素是
   A. 林可霉素
   B. 氯霉素
   C. 头孢呋辛
   D. 丁胺卡那霉素
   E. 庆大霉素
5. 某男婴，生后8天。脐部表现如图所示，家长表示担心，遂来保健科咨询。下列叙述正确的是

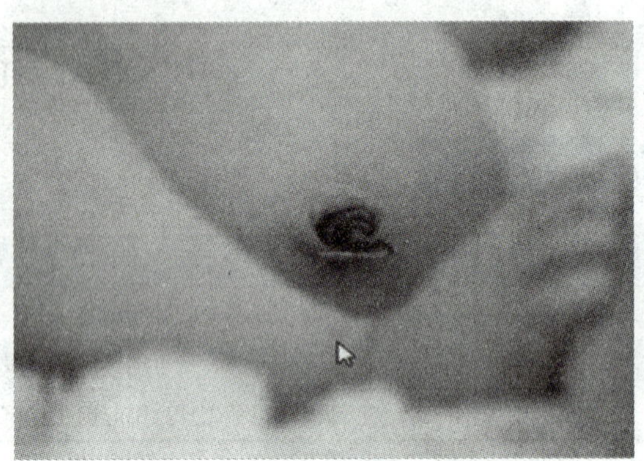

   A. 发生了脐炎
   B. 发生了脐疝
   C. 脐部突出部是脐部肉芽肿
   D. 脐部发黑是出现了感染症状
   E. 新生儿脐部正常脱落过程的表现
6. 患儿男，生后3天。因“脐窝湿润，吃奶差”来院就诊。护士为其父母进行健康教育，正确的是
   A. 指导家长正确的消毒方法
   B. 护理脐带时不用洗手
   C. 脐带脱离前不需护理
   D. 用5%过氧化氢清洗脐部
   E. 尿布应包于脐带上方

参考答案

序号	1	2	3	4	5	6
答案	D	E	B	C	E	A

第九节　新生儿低血糖的护理

考情分析

在2019—2023年的全国护士执业资格考试中，本节均没有出现相应考题。

考点导航

全血血糖<2.2mmol/L(40mg/dl)，应诊断为新生儿低血糖，而不考虑出生体重、胎龄和日龄。

一、病　　因

1. 暂时性低血糖　低血糖持续时间较短，不超过新生儿期。①葡萄糖储存不足，**主要见于早产儿**、窒息缺氧、小于胎龄儿、先天性心脏病等。②葡萄糖利用增加，多见于糖尿病母亲的婴儿，Rh溶血病等。

2. 持续性低血糖　指低血糖持续到婴儿或儿童期。常见于胰岛细胞瘤、先天性垂体功能不全、遗传代谢病等。

二、临床表现

大多数低血糖者无临床症状。少数可出现如喂养困难、淡漠、嗜睡、青紫、哭声异常、颤抖、震颤、易激惹、肌张力减低，甚至惊厥、呼吸暂停等非特异性表现。在静脉注射葡萄糖液后，上述症状消失、血糖恢复正常者，称症状性低血糖。

三、辅助检查

1. 血糖测定　对可能发生低血糖者，可在生后持续进行血糖监测。

2. 持续性低血糖者，根据病情测定血胰岛素、胰高糖素、生长激素等。

四、治疗原则

保持血糖稳定，防止低血糖发生。无症状低血糖者，可口服葡萄糖，并密切监测血糖，不能纠正者，可按6～8mg/(kg·min)速率输注；**有症状低血糖者，应静脉注射葡萄糖**。对持续或反复低血糖者，除静脉注射葡萄糖外，根据病情需要可增加氢化可的松、胰高糖素治疗。

五、护理问题

1. 潜在并发症：惊厥。

2. 营养失调：低于机体需要量　与摄入不足、葡萄糖利用增加有关。

六、护理措施

1. 定期监测患儿血糖，防止低血糖发生。

2. 无症状能进食者，可先进食。并密切观察血糖变化。如口服不能纠正者，可静脉滴注葡萄糖，根据血糖测定结果调节输注葡萄糖的速度。

3. 静脉输入葡萄糖时，**须定期监测血糖变化**，及时调整输液速度，保证血糖浓度稳定。

4. 密切观察病情变化，发现问题及时处理。

七、健康教育

向家长解释病因与预后，让家长了解低血糖发生时的表现，定期门诊复查。

考点练习

考点：新生儿低血糖的护理(A3/A4型题)

(1～3题共用题干)

患儿，女，32周早产小于胎龄儿，生后哭声异常，阵发性青紫，肢体抖动。实验室检查：血糖1.6mmol/L。诊断为新生儿低血糖。

1. 该疾病的主要病因是

A. 足月儿

B. 巨大儿

C. 早产儿
D. 低体重儿
E. 过期产儿

2. 如果患儿不能经口进食，需要静脉补充葡萄糖，其浓度是
A. 1～2mg/(kg·min)
B. 3～4mg/(kg·min)
C. 4～5mg/(kg·min)
D. 6～8mg/(kg·min)
E. 8～10mg/(kg·min)

3. 输注葡萄糖时，应重点注意
A. 给予高糖饮食
B. 给予高蛋白饮食
C. 监测血糖变化
D. 防止昏迷
E. 注意保暖

参考答案

序号	1	2	3
答案	C	D	C

第十节 新生儿低钙血症的护理

考情分析

在2019—2023年的全国护士执业资格考试中，本节均未出现相应考题。

考点导航

低钙血症是指血清总钙低于1.8mmol/L(7mg/dl)或血清游离钙低于0.9mmol/L(3.5mg/dl)称为低钙血症。新生儿低血钙是新生儿惊厥常见原因之一。**主要与暂时性的生理性甲状旁腺功能低下有关**。

一、病因

妊娠晚期母血甲状旁腺激素水平高，分娩时脐血总钙和游离钙均高于母血水平，使胎儿和新生儿甲状旁腺功能暂时受到抑制。出生后，母体供钙停止、外源性供钙不足，新生儿甲状旁腺功能低下，骨质钙不能入血，导致低钙血症。

早期低血钙指生后72小时内发生。常见早产儿、小于胎龄儿及感染、窒息等新生儿。

晚期低血钙指生后72小时以后发生。常见人工牛乳喂养的足月儿。主要是牛乳中钙磷含量比例不适宜，导致血磷过高，血钙沉积于骨，出现低钙血症。其他还可见于母体甲状旁腺功能亢进、先天性永久性甲状旁腺功能不全(X连锁性隐性遗传)等。

二、临床表现

症状多出现在生后5～10天，轻重不一，**主要是神经、肌肉兴奋性增高，表现为烦躁不安、肌肉抽动及震颤，可见惊跳、手足搐搦**，常伴有不同程度呼吸改变，心率增快和青紫等，严重时呼吸暂停、喉痉挛等。发作间期一般情况良好。

三、辅助检查

血清总钙<1.8mmol/L(7mg/dl)或血清游离钙<0.9mmol/L(3.5mg/dl)，血清磷>2.6mmol/L(8mg/dl)，碱性磷酸酶多正常。心电图QT间期延长(早产儿>0.2秒，足月儿>1.9秒)。

四、治疗原则

主要是针对病因**静脉或口服补充钙剂及抗惊厥治疗**。

五、护理问题

有窒息的危险 与血清钙降低、**喉痉挛有关**。

六、护理措施

1. 迅速提高血清总钙水平，降低神经肌肉的兴奋性 如患儿**发生惊厥，遵医嘱稀释后每次静脉缓慢注射或滴注**

10%葡萄糖酸钙。**如心率低于80次/min,应暂停注射**。避免钙浓度过高抑制窦房结引起心动过缓,甚至心脏停搏。

2. 尽量选择粗直、避开关节、易于固定的静脉。穿刺成功后,连接注射含钙液体进行滴注或推注,完毕后,用生理盐水注射器连接头皮针冲洗后再拔针,以保证钙剂完全进入血管。**一旦发生药液外渗,应立即停止注射,给予25%～50%硫酸镁湿纱布局部湿敷**,以免造成组织坏死。

3. 口服氯化钙溶液时可稀释后服用,较小婴儿服用此药一般不宜超过1周。

4. 提倡母乳喂养或母乳化奶粉喂养,保持适宜的钙磷比例,防止低钙血症发生。

5. 严密观察病情变化　备好抢救物品及器械,避免不必要操作,防止惊厥和喉痉挛的发生。

七、健康教育

向家长解释病因及预后,鼓励母乳喂养,合理搭配营养素,坚持户外活动,减少低血钙的发生。

考点练习

考点:新生儿低钙血症的护理(A2型题)

1. 患儿男,生后10天,人工喂养,进食后,出现烦躁不安、肌肉抽动及震颤,3分钟后好转,1日内出现数次,发作期间,身体状况良好。查体:精神良好,眼睛能随物转动。实验室检查:血清游离钙<0.9mmol/L(3.5mg/dl),血清磷>2.6mmol/L(8mg/dl)。该患儿可能是
   A. 新生儿低血糖
   B. 新生儿颅内出血
   C. 新生儿低钙血症
   D. 新生儿破伤风
   E. 新生儿寒冷损伤综合征
2. 某新生儿确诊为低钙血症,医嘱:静脉注射10%葡萄糖酸钙。治疗时护士要注意观察的是
   A. 防止心动过缓,保持心率>80次/min
   B. 防止心动过缓,保持心率>90次/min
   C. 防止心动过缓,保持心率>100次/min
   D. 防止心动过速,保持心率<80次/min
   E. 防止心动过速,保持心率<100次/min

参考答案

序号	1	2
答案	C	A

第九章 泌尿生殖系统疾病病人的护理

第一节 泌尿系统解剖生理

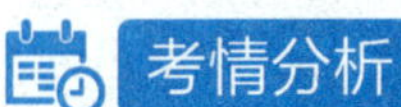

年份	主要考点
2022	肾小体的组成单位

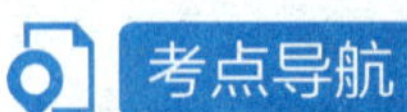

一、泌尿系统的解剖结构和生理功能

泌尿系统的解剖结构和生理功能见图 9-1-1，图 9-1-2。

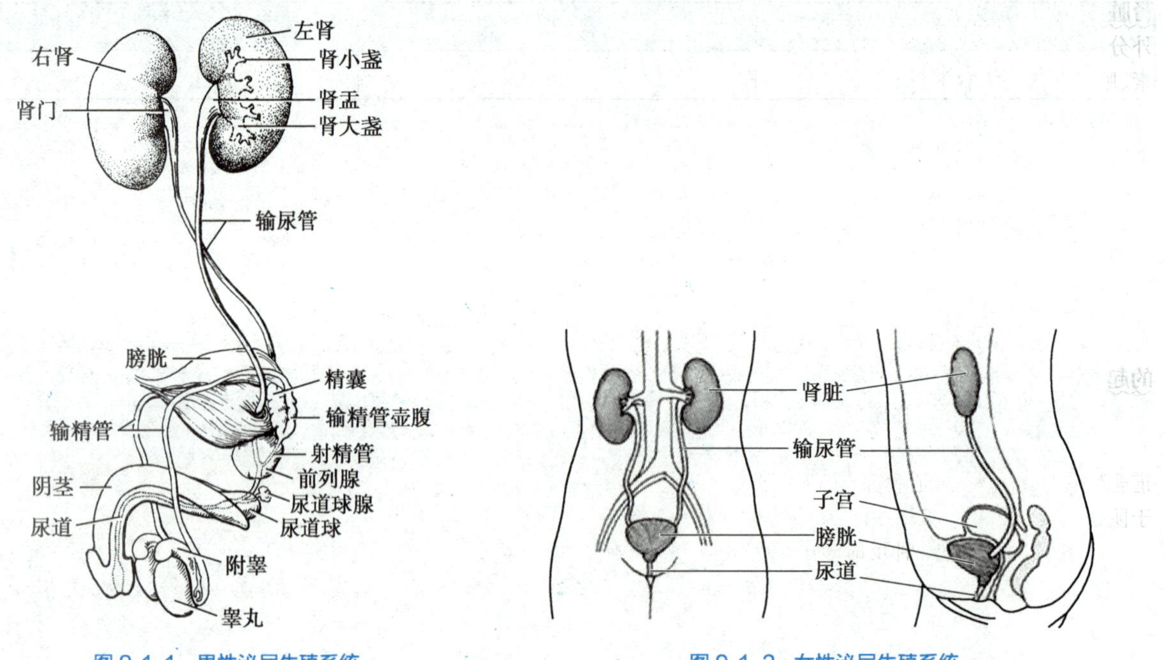

图 9-1-1 男性泌尿生殖系统

图 9-1-2 女性泌尿生殖系统

(一) 肾

肾为实质性器官，左右各一，位于腹膜后脊柱两侧的脂肪囊中，右肾位置略低于左肾。肾的皮质和髓质内含有大量肾单位和许多集合管，构成肾的实质部分。**每个肾由约 100 万个肾单位组成，肾单位是肾脏结构和功能的基本单位**，每个**肾单位由肾小体及与之相连的肾小管组成**。

1. 肾小体 **肾小体是由肾小球及肾小囊构成的球状结构**。肾小球也称为血管球，是一团毛细血管网丛，与入球及出球小动脉相连。肾小囊由内外 2 层组成，内层为肾小囊的脏层，紧紧包在肾小球毛细血管及球内血管系膜区的周围，在脏层和毛细血管内皮间有共同的基膜；外层称为壁层，是肾小囊的外壁，壁层与近端小管曲部的管壁相连接。肾小囊

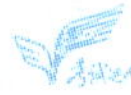

内外 2 层之间为一囊腔，与近端小管的管腔相连通，原尿经肾小球滤出后经该囊腔进入肾小管。**肾单位中滤过膜(滤过屏障)是最为重要的结构**，可分为 3 层：肾小球毛细血管的内皮细胞层、基底膜和肾小囊脏层上皮细胞(足细胞)构成。上述**任何一种屏障损伤均可引起蛋白尿**。肾小球具有滤过功能，正常成人安静时的双肾血流量约为 1L/min(图 9-1-3)。

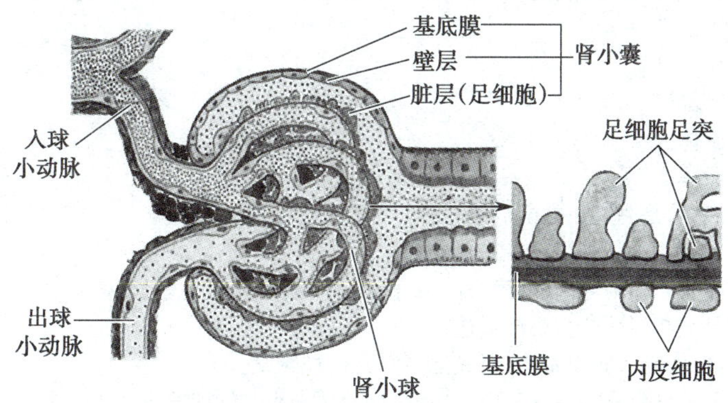

图 9-1-3　肾小球及滤过膜示意图

2. 肾小管　肾小管分为近端小管、细段和远端小管 3 部分。近、远端小管又分为曲部和直部两段。肾小管的主要功能有：①重吸收功能：原尿流经肾小管时，绝大部分物质被选择性地重吸收而回到肾小管周围的毛细血管，其中近曲小管的重吸收量最大。②分泌和排泄功能：肾小管上皮细胞将本身产生的或血液内的物质分泌或排泄到尿中，借此调节人体电解质和酸碱平衡。③浓缩和稀释功能：正常人在机体缺水时，血浆晶体渗透压升高，通过渗透压感受器促进抗利尿激素的分泌，使远端小管和集合管对水的重吸收增加，尿比重上升，尿液浓缩；反之，尿比重降低，尿液稀释而排出机体多余的水分。

3. 肾小球旁器　肾小球旁器位于皮质肾单位，由球旁细胞、致密斑和球外系膜细胞三者组成。

4. 肾的内分泌功能　肾分泌的血管活性激素包括肾素、前列腺素、激肽释放酶等。非血管活性激素如肾皮质可产生 1α-羟化酶，使 25-羟维生素 D_3 转化为有活性的 1，25-二羟维生素 D_3，从而调节钙、磷代谢。此外，**当机体组织缺氧时，肾脏产生红细胞生成素(EPO)增多**，刺激骨髓红系增殖、分化，使红细胞数目增多和血红蛋白合成增多。同时，肾脏是肾外分泌的许多激素如甲状腺激素、抗利尿激素、降钙素等作用的重要靶器官，也是降解一些肾外激素如促胃液素、胰岛素、胰高血糖素等的主要场所。

温馨提示

肾脏分泌红细胞生成素，合成红细胞和血红蛋白。肾衰竭时，红细胞生成素减少，病人出现贫血时治疗首选重组人红细胞生成素。

(二) 输尿管、膀胱和尿道

1. 输尿管　输尿管起于肾盂、止于并开口于膀胱，全长 25～30cm。输尿管全长粗细不等，有 3 个狭窄部，即**输尿管的起始部、跨越髂血管处、穿入膀胱壁内**，是结石易滞留之处。

2. 膀胱　膀胱是贮存尿液的肌性囊状器官，有较大的伸缩性，成人一般容量为 300～500ml。

3. 尿道　尿道是膀胱通到体外的排尿管道。男性尿道起始于膀胱的尿道内口、终于尿道外口，成人平均长 18cm，尿道全程有尿道内口、尿道膜部、尿道外口 3 处狭窄，是下尿路结石最易滞留处。**女性尿道**起于尿道内口，以尿道外口开口于阴道前庭，长约 3～5cm，由于**女性尿道宽、短、直，后方又邻近阴道、肛门等原因，因而易患尿路逆行感染**。

4. 排尿　排尿是一种反射动作，副交感神经兴奋时可促进排尿；交感神经兴奋时则阻止排尿。

二、女性生殖系统炎症特点

女性生殖系统炎症是指子宫、卵巢、输卵管、盆腔腹膜、盆腔结缔组织以及外阴、阴道、宫颈的炎症。

(一) 女性生殖系统解剖生理特点

1. 两侧大阴唇自然合拢，遮掩尿道口、阴道口。

2. 在盆底肌的作用下阴道口闭合，阴道前、后壁紧贴，可以防止外界的污染。

3. **阴道具有自净作用**　阴道上皮在雌激素的作用下增生变厚，增加了对病原体的抵抗力。阴道上皮内含有丰富的**糖原，在阴道杆菌的作用下糖原分解为乳酸，维持正常的阴道酸性环境(pH 4～5)，使适应弱碱环境中繁殖的病原体受到抑制**。

4. 宫颈黏膜为柱状上皮细胞，黏膜层中的腺体分泌的碱性黏液形成黏液栓将宫颈管与外界隔开。

5. 宫颈阴道部为鳞状上皮细胞，它们具有较强的抗感染能力。

6. 输卵管的蠕动以及输卵管黏膜上皮细胞的纤毛向子宫腔方向摆动，对阻止病原体的侵入有一定的作用。

7. 育龄期妇女子宫内膜周期性脱落，可及时消除子宫腔内的感染。

（二）引起生殖系统炎症的病原体

1. 需氧菌　大肠埃希菌、乙型溶血型链球菌、淋病奈瑟菌（简称淋菌）、阴道嗜酸杆菌等。
2. 厌氧菌　脆弱类杆菌、消化链球菌、消化球菌、放线菌属等。
3. 原虫　如阴道毛滴虫。
4. 真菌　如白念珠菌。
5. 病毒　如人乳头瘤病毒。
6. 螺旋体　如梅毒螺旋体。
7. 衣原体　如沙眼衣原体。
8. 支原体　为条件致病菌，是阴道正常菌群的一种。

（三）感染途径

1. 沿生殖道黏膜上行蔓延　葡萄球菌、淋病奈瑟菌、沙眼衣原体多沿此途径蔓延。
2. 经血液循环播散　是结核杆菌的主要传播途径。
3. 经淋巴系统蔓延　链球菌、大肠埃希菌、厌氧菌多沿此途径感染。
4. 直接蔓延　腹腔脏器感染后直接蔓延到内生殖器，如阑尾炎引起输卵管炎。

第二节　肾小球肾炎病人的护理

考情分析

年份	主要考点
2019	急性肾炎的健康教育
2020	急性肾小球肾炎的首发症状
2021	急性肾小球肾炎最初的表现；急性肾小球肾炎必有的临床表现（镜下血尿）
2022	急性肾小球肾炎患儿水肿最早出现的部位；患儿因血尿送急诊，一直问会不会死，其心理反应是（恐惧）

考点导航

一、急性肾小球肾炎病人的护理

急性肾小球肾炎简称急性肾炎，以急性起病，血尿、蛋白尿、水肿、高血压为特点，可伴一过性肾功能损害。临床上绝大多数属于链球菌感染后肾小球肾炎。

（一）病因

本病是由**β-溶血性链球菌“致肾炎菌株”**感染引起的一种**免疫复合物性肾小球肾炎**。

（二）临床表现

本病**好发于儿童，以5～14岁高发**，男性多见。通常于前驱感染（常为链球菌所致的上呼吸道感染，如急性化脓性扁桃体炎、咽炎、淋巴结炎等）后经1～3周无症状潜伏期而急性起病。

1. 典型表现　**水肿、血尿、高血压及程度不等的肾功能受损**。

（1）**水肿：是最常见的症状**。**初仅累及眼睑及颜面**，晨起重；重者波及全身，**呈非凹陷性**，少数可伴胸、腹腔积液。

（2）**血尿**：几乎全部病人均有肾小球源性血尿，**镜下血尿为主**；肉眼血尿时尿色可呈洗肉水样。通常肉眼血尿1～2周后即转为镜下血尿，少数持续3～4周。

（3）**高血压**：见于30%～80%的病例，一般为轻或中度增高。系**因水钠潴留血容量增加所致**。

2. 其他　常有乏力、恶心、呕吐、头晕。

3. 并发症　主要有**充血性心力衰竭、高血压脑病和急性肾衰竭**。其中**急性肾衰竭是病人死亡的主要原因**。

（三）辅助检查

1. 尿液检查　尿液镜下检查，尿中红细胞多为变形红细胞（肾小球源性），还可见**红细胞管型，是急性肾炎的重要特点**。尿沉渣常见肾小管上皮细胞、白细胞、大量透明和颗粒管型。尿蛋白通常为（+）～（++）。

2. 血液检查　红细胞计数及血红蛋白可稍低。白细胞计数可正常或增高，血沉增快，2～3个月内恢复正常。

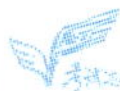

3. 肾功能检查 肾小球滤过率(GFR)呈不同程度下降,临床常见一过性氮质血症,血中尿素氮、肌酐增高。

4. 血补体测定 早期血总补体及C3均明显下降,**8周内恢复正常**。

(四)治疗原则

本病为自限性疾病,无特异治疗,主要以卧床休息和对症治疗为主。

1. 卧床休息 急性期卧床休息,待**肉眼血尿消失、血压恢复正常、水肿消退即可逐步增加室内活动量**。**3个月内宜避免剧烈体力活动**。

2. 对症治疗 宜限制盐、水、蛋白质摄入,利尿、降压治疗。

3. 控制感染病灶,**使用青霉素**,疗程10~14天。

4. 透析治疗 发生急性肾衰竭且有透析指征者,应及时给予短期透析治疗,以度过危险期。

(五)护理问题

1. **体液过多 与肾小球滤过率下降有关**。

2. 活动无耐力 与钠、水潴留,血压升高有关。

3. 皮肤完整性受损的危险 与水肿有关。

4. 潜在并发症:充血性心力衰竭、高血压脑病、急性肾衰竭。

(六)护理措施

1. 休息 **水肿消退、血压正常、肉眼血尿消失,可在室内轻度活动**。

2. 饮食管理 给予**高糖、高维生素、适量蛋白质和脂肪的低盐饮食**。**急性期1~2周内,应控制钠的摄入,每日1~2g**,水肿消退后每日3~5g。水肿严重、尿少、氮质血症者,应限制水及蛋白质的摄入。**水肿消退、血压恢复正常后,逐渐由低盐饮食过渡到普通饮食**。

3. 观察病情

(1)水肿:每周测体重2次,水肿严重者,每天测体重一次,观察水肿的变化程度。每周留晨尿2次,进行尿常规检查。准确记录24小时出入量。

(2)血压:每天测血压2次,定时巡视病房,**观察病人有无剧烈头痛、呕吐、视物不清**等症状,发现问题及时通知医生。

4. 预防并发症的护理 密切观察病人生命体征的变化,水肿严重者如出现烦躁不安、呼吸困难、心率增快、不能平卧、双肺底湿啰音、肝脏增大等,要立即报告医生,同时给予半卧位和吸氧,遵医嘱给予利尿剂,还可静滴硝普钠或酚妥拉明,降低循环血量,减轻心脏负荷,必要时给予洋地黄制剂。

5. 用药护理 降压药如利尿剂、肾素血管紧张素转换酶抑制剂等药物进行治疗。效果不好者,可静脉输入硝普钠,其作用是使血管平滑肌舒张,迅速达到降压效果,同时还可扩张肾血管,改善肾血流,并有减轻心脏前后负荷的作用,故对高血压脑病尤其伴肺水肿者适宜。用药时需监测血压变化,视血压情况调整速度。此药滴注过程中应避光,溶液应新鲜配制,如放置>4小时或液体变色,不能再用。

(七)健康教育

避免链球菌感染,彻底清除病灶是预防本病的关键。平日应加强锻炼,注意皮肤清洁卫生,以减少呼吸道及皮肤感染。如一旦感染则应及时治疗。感染后2~3周应检查尿常规以及时发现异常。

附:小儿肾小球肾炎的特点

1. 小儿尿量的特点(*) 新生儿出生后2天内正常尿量一般为1~3ml/(kg·h),平均尿量为30~60ml/d。各年龄段小儿正常尿量见表9-2-1。新生儿尿量<1.0ml/(kg·h)为少尿,<0.5ml/(kg·h)为无尿。**婴幼儿每日尿量<200ml,学龄前儿童每日尿量<300ml,学龄期儿童每日尿量<400ml为少尿;每日尿量<50ml为无尿**。

表9-2-1 各年龄段小儿正常尿量

年龄	正常尿量/(ml·d^{-1})	年龄	正常尿量/(ml·d^{-1})
3~10天	100~300	3~5岁	600~700
2个月	250~400	5~8岁	600~1 000
2个月~1岁	400~500	8~14岁	800~1 400
1~3岁	500~600	>14岁	1 000~1 600

温馨提示

考生在记忆异常尿量时,可将小儿与成人进行对比。对成人而言,24小时尿量<400ml或每小时尿量<17ml,称为少尿。24小时尿量<100ml,称为无尿。24小时尿量>2 500ml,称为多尿。

2. 急性期的严重并发症

(1) 充血性心力衰竭：轻者仅有轻度呼吸增快，肝大；严重者出现明显气急、端坐呼吸、咳嗽、咳泡沫痰甚至为粉红色，两肺布满湿啰音，心脏扩大，心率增快，有时可出现奔马律等表现，危重病例可因急性肺水肿于数小时内死亡。

(2) **高血压脑病**：血压(尤其舒张压)骤升，学龄前儿童≥120/80mmHg，学龄儿童≥130/90mmHg，临床上出现**头痛、烦躁不安、恶心、呕吐**、一过性失明，严重者突然出现惊厥和昏迷。若能及时控制高血压，上述症状可迅速消失。

(3) 急性肾衰竭：急性肾炎患儿在严重少尿或无尿时可出现电解质紊乱和代谢性酸中毒及慢性肾衰竭症状。一般持续3～5日，在尿量逐渐增多后，病情好转。若持续数周仍不恢复，则预后严重。

3. 急性肾小球肾炎护理措施 一般起病2～3周应卧床休息，**待水肿消退、血压降至正常、肉眼血尿消失后，可下床轻微活动或户外散步**；1～2个月内活动量宜加限制，3个月内避免剧烈活动；尿内红细胞减少、**血沉正常可上学，但需避免体育活动；尿沉渣细胞绝对计数正常后恢复正常生活**。

温馨提示

这一部分是考查重点，考生应掌握急性肾小球肾炎患儿何时可下床活动，何时可上学，何时可恢复正常生活。

二、慢性肾小球肾炎病人的护理

慢性肾小球肾炎是一组病情迁延、病变进展缓慢，最终将发展成为终末期肾衰竭的原发性肾小球疾病。以中青年男性居多，临床上以水肿、高血压、蛋白尿、血尿及肾功能损害为基本表现。

(一) 病因

慢性肾炎的致病原因仍不甚清楚，少数病人由急性肾炎迁延不愈转变而来，大多数病人隐匿起病，**发病的起始因素是免疫介导炎症**，多数病例肾小球内有免疫复合物沉积。

(二) 临床表现

1. 尿液改变 ①**蛋白尿：是本病必有的表现**。(+)～(+++)，24小时尿蛋白量常在1～3g。②血尿：大多为镜下血尿。③尿量：尿量一般在每日1 000ml以下；肾小管功能损害明显者，可逐渐出现夜尿增多(>750ml)。

2. **轻、中度水肿** **多为眼睑、颜面水肿**和/或双下肢水肿。

3. 高血压 多数病人可有不同程度的高血压，部分病人以高血压为突出表现。

4. 肾功能呈进行性损害 可因感染、劳累、血压升高或肾毒性药物而急剧恶化，早期可逐渐出现夜尿增多，进一步发展则出现疲倦、乏力、头痛、头晕、失眠、恶心、呕吐、食欲减退、营养不良、贫血等表现。

(三) 辅助检查

1. 尿液检查 **蛋白尿，(+)～(+++)**，24小时尿蛋白定量常在1～3g；尿中多形性红细胞及管型尿(颗粒管型、透明管型)等；尿比重多在1.020以下，晚期常固定在1.010。

2. 血液检查

(1) 血常规检查：血红蛋白下降至中度正色素性贫血。

(2) 肾功能检查：内生肌酐清除率下降，血尿素氮、血肌酐上升。

3. B超检查 双肾对称性缩小。

4. 肾活组织检查 可确定慢性肾炎的病理类型。

(四) 治疗原则

本病的治疗原则为防止和延缓肾功能进行性恶化，改善临床症状及防止严重并发症为主要目的。

1. 应避免劳累、受凉，防治感染，避免使用肾毒性药物。

2. **低蛋白低磷饮食**，以减轻肾小球高灌注、高压力和高滤过状态，延缓肾小球硬化和肾功能减退。选优质蛋白食物。

3. 水肿、高血压病人应限制盐(<3g/d)的摄入。

4. 利尿、降压、抗凝治疗。**降压药物选择血管紧张素转换酶抑制剂(ACEI)或血管紧张素Ⅱ受体拮抗剂(ARB)，除具有降压作用外，还有减少尿蛋白和延缓肾功能恶化**的肾脏保护作用。

(五) 护理问题

1. 体液过多 与肾功能受损、肾小球滤过率下降导致水钠潴留等有关。

2. 营养失调：低于机体需要量 与慢性病程消耗过多及限制蛋白质摄入等有关。

3. 焦虑 与病程长、治疗效果不理想有关。

4. 潜在并发症：慢性肾衰竭。

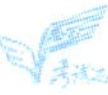

(六)护理措施

1. 一般护理

(1) 休息:可减轻肾脏负担,减少蛋白尿及水肿。

(2) 饮食:帮助病人制订合理的饮食计划:

1) **蛋白质的摄入量为每日每千克体重 0.6~0.8g**,其中 60%以上为**优质蛋白质**。

2) 饱和脂肪酸和非饱和脂肪酸比为 1∶1,其余热量由糖供给。

3) 摄盐每日 1~3g,并补充多种维生素。

2. 病情观察

(1) 观察水肿、**高血压**及贫血的程度,**中度以上的高血压如控制不佳,可出现肾功能急剧恶化,预后较差**。

(2) 观察尿液改变和肾功能减退程度。

(3) 观察各种征象

1) 注意有无慢性肾衰竭早期征象,如食欲减退、恶心、呕吐、尿少等。

2) 注意有无心脏损害的征象,如心悸、脉率增快、交替脉、心律失常,严重时可出现呼吸困难,夜间不能平卧、烦躁不安等心力衰竭表现。

3) 注意有无**高血压脑病**征象,如**剧烈头痛、呕吐、黑曚和抽搐**等,须定时测血压。

3. 用药指导

(1) **指导病人遵医嘱坚持长期用药,以延缓或阻止肾功能恶化**。

(2) 使用降压药时不宜降压过快、过低。

(3) 避免肾毒性药物的使用。

(七)健康教育

1. 指导病人注意生活规律,避免过劳,防止受凉,**注意个人卫生,预防感染,以免复发**。

2. 按医嘱坚持用药,不得自行停药或减量,**避免应用对肾脏有毒性的药物如链霉素、庆大霉素和卡那霉素等**。

3. **女性病人不宜妊娠**。

考点练习

考点:急性肾小球肾炎的病因及临床表现(A1、A2 型题)

1. 引起急性肾小球肾炎的最常见病原体是
   A. 病毒
   B. 支原体
   C. 衣原体
   D. 链球菌
   E. 真菌

2. 病人,女性,28 岁。7 天前受凉后,出现乏力、恶心、颜面水肿,测血压 150/100mmHg,可见肉眼血尿。应初步考虑为
   A. 急性肾盂肾炎
   B. 急性肾小球肾炎
   C. 肾病综合征
   D. 急性肾衰竭
   E. 慢性肾小球肾炎

3. 关于急性肾小球肾炎的叙述,正确的是
   A. 女性多见
   B. 大量蛋白尿多见
   C. 镜下血尿多见
   D. 血压明显升高
   E. 常发生于感染后 1 周

考点:急性肾小球肾炎的辅助检查和治疗要点(A1、A2 型题)

4. 急性肾小球肾炎患儿一般血清总补体恢复正常的时间是
   A. 起病后 1~2 周
   B. 起病后 2~4 周
   C. 起病后 4~6 周
   D. 起病后 6~8 周
   E. 起病后 8~10 周

5. 病人,男性,28 岁。因上呼吸道感染 5 天伴血尿 1 天入院,住院 2 天后出现剧烈头痛、头晕、恶心等症状,随后出现意识障碍,测血压 220/110mmHg。此时应立即给予
   A. 硝苯地平
   B. 硝普钠
   C. 甘露醇
   D. 硝酸甘油
   E. 呋塞米

6. 病人,女性,30 岁。7 天前受凉后,出现乏力、恶心,颜面水肿,测血压 160/110mmHg,可见肉眼血尿。应采取的主要治疗措施是
   A. 免疫抑制剂治疗
   B. 激素治疗
   C. 休息和对症治疗
   D. 鼓励病人多饮水
   E. 饮食治疗

7. 由急性肾小球肾炎引起的急性肾功能衰竭病人可以选择下列哪种抗生素
   A. 头孢菌素
   B. 庆大霉素

C. 青霉素
D. 链霉素
E. 新霉素

考点：急性肾小球肾炎的护理问题、护理措施和健康教育(A1、A2 型题)

8. 急性肾小球肾炎患儿可恢复正常生活的指征是
A. 肉眼血尿消失
B. 水肿消退
C. 血压降至正常
D. 血沉正常
E. Addis 计数正常

9. 急性肾小球肾炎患儿突然出现血压升高，剧烈头痛、呕吐、惊厥等，提示可能发生了
A. 急性心力衰竭
B. 脑疝
C. 高血压脑病
D. 低血糖
E. 高钾血症

10. 患儿男，7 岁。因“急性扁桃体炎 1 周，水肿、血尿 1 天”入院，诊断为急性肾炎。目前针对该患儿的健康教育，**不恰当**的是
A. 绝对卧床休息
B. 每天钠盐摄入量＜3g
C. 控制水的摄入
D. 住院期间摘除扁桃体
E. 加强病情观察

考点：慢性肾小球肾炎病人的病因(A1 型题)

11. 慢性肾小球肾炎发病的起始因素是
A. 病毒感染
B. 链球菌感染
C. 免疫介导炎症
D. 感染后毒素作用
E. 代谢产物潴留

考点：慢性肾小球肾炎的临床表现、辅助检查和治疗要点(A1、A2 型题)

12. 慢性肾小球肾炎必有的临床表现是
A. 血尿
B. 蛋白尿
C. 水肿
D. 高血压
E. 贫血

13. 病人，女性，28 岁。因反复出现蛋白尿(＋)～(＋＋)、镜下血尿、轻度水肿入院。查血压 180/100mmHg，肾功能检查血肌酐持续升高。可能的诊断是
A. 急性肾小球肾炎
B. 急进性肾衰竭
C. 急性肾盂肾炎
D. 肾病综合征
E. 慢性肾小球肾炎

14. 可确定慢性肾小球肾炎病理类型的检查是
A. 尿常规
B. 免疫学检查
C. 肾活组织检查
D. 肾功能检查
E. 病原学检查

15. 慢性肾小球肾炎的治疗原则为
A. 以消除蛋白尿及血尿为目标
B. 使用激素治疗为主
C. 早期透析治疗
D. 防止和延缓肾功能减退，改善症状
E. 休息、饮食治疗为主

16. 慢性肾小球肾炎治疗中可降压、延缓肾功能减退的措施是
A. 卧床休息
B. 低蛋白、低磷饮食
C. 利尿药
D. 血管紧张素转换酶抑制剂
E. 抗血小板药物

17. 病人，男性，45 岁。既往有肾小球肾炎病史。近几个月来双下肢水肿，血压升高，来院复查，证实为慢性肾炎急性发作。为迅速缓解症状，最佳措施是
A. 卧床休息，下肢抬高
B. 抗生素治疗
C. 免疫抑制剂治疗
D. 利尿降压
E. 激素治疗

18. 病人，男性，35 岁。因血尿伴中度水肿 2 个月余就诊，测血压 140/95mmHg，诊断为“慢性肾炎”。下列治疗措施中**错误**的是
A. 利尿剂
B. 抗血小板药物
C. 糖皮质激素
D. 血管紧张素转换酶抑制剂
E. 低蛋白低磷饮食

考点：慢性肾小球肾炎病人的护理问题、护理措施和健康教育(A1、A2、A3/A4 型题)

19. 对慢性肾炎病人的饮食指导，**错误**的是
A. 蛋白质摄入量每日每千克体重 0.6～0.8g，其中 60%以上为高生物效价蛋白质
B. 保证每日充足热量摄入
C. 不必限制水的摄入
D. 补充多种维生素
E. 盐的摄入量为每日 1～3g

20. 病人，女性，40 岁。慢性肾小球肾炎病史 10 年，因反复发作不愈影响生活和工作，病人表现非常焦虑。护士针对该病人采取的心理护理内容中，重要性最低的是
A. 注意观察病人心理活动
B. 及时发现病人不良情绪
C. 主动与病人沟通

D. 与家属共同做好病人的疏导工作
E. 向病人讲解慢性肾小球肾炎的病因

(21～22 题共用题干)

病人，男性，55 岁。慢性肾小球肾炎 10 年，1 周前受凉后出现食欲减退。恶心、呕吐晨起最明显，夜尿增多。内生肌酐清除率为 30ml/min。

21. 病人饮食中蛋白质的选择正确的是
A. 大量动物蛋白
B. 大量植物蛋白
C. 少量动物蛋白
D. 少量植物蛋白
E. 禁食蛋白质

22. 为了维持水电解质、酸碱平衡，下列护理措施不正确的是
A. 食用含钾高的食物
B. 限制磷的摄入
C. 补充活性维生素 D_3
D. 限制钠、水摄入
E. 补充钙、铁

23. 患儿男，5 岁，因全身水肿，尿少 6 天入院。查体：全身水肿明显，血压 90/50mmHg，尿蛋白(＋＋＋＋)，每高倍镜视野红细胞 1～2 个。目前患儿最主要的护理问题是
A. 营养失调：低于机体需要量
B. 潜在并发症：高血压性脑病
C. 有感染的危险
D. 体液过多
E. 活动无耐力

24. 病人，男性，30 岁，因慢性肾小球肾炎收入院。目前主要临床表现为眼睑及双下肢轻度水肿，血压 150/100mmHg。护士在观察病情中应重点关注
A. 精神状态
B. 水肿情况
C. 血压变化
D. 心率变化
E. 营养状况

参考答案

序号	1	2	3	4	5	6	7	8	9	10	11	12	13	14	15	16
答案	D	B	C	D	B	C	C	E	C	D	C	B	E	C	D	D
序号	17	18	19	20	21	22	23	24								
答案	D	C	C	E	C	A	D	C								

第三节 肾病综合征病人的护理

考情分析

年份	主要考点
2019	原发性肾病综合征的常见病因；肾病综合征病人水肿的特点；肾病综合征病人出现低钠血症时的指导重点；肾病综合征病人使用激素期间的指导重点；肾病综合征的错误护理(高蛋白饮食)；肾病综合征的饮食指导
2020	肾病综合征病人口服激素后体重增加 6kg，拒绝服药，病人主要的心理问题；肾病综合征病人腹腔积液、呼吸困难时应取的体位
2021	肾病综合征病人发生水肿的原因；原发性肾病综合征的主要病因(免疫因素)
2023	肾病综合征病人的饮食要求(优质蛋白、低脂、低盐、高纤维素)

考点导航

一、病因及发病机制

(一) 病因

肾病综合征按病因分为原发性和继发性。**原发性肾病综合征**的病因及发病机制至今并未完全清楚，**较肯定的是免疫因素(表 9-3-1)**。

表9-3-1 肾病综合征病因

分类	病因	常见疾病
原发性	原发于肾脏本身疾病	急性肾炎、急进性肾炎、慢性肾炎等
继发性	继发于全身系统疾病或先天遗传性疾病	糖尿病肾病、肾淀粉样变、狼疮性肾炎、过敏性紫癜、感染等

（二）病理生理

1. **大量蛋白尿　是肾病综合征最根本和最重要的病理生理改变**。由于**肾小球滤过膜通透性增加，大量血浆蛋白漏出**，形成大量蛋白尿。尿蛋白>3.5g/d。

2. **低白蛋白血症**　血浆蛋白从尿中丢失，出现低白蛋白血症。血浆白蛋白<30g/L。

3. **高脂血症**　当肝脏代偿合成蛋白质时，脂蛋白合成亦随之增加，导致高脂血症。其中以高胆固醇血症最为常见。

4. **水肿　低白蛋白血症导致血浆胶体渗透压减低，水分外渗，形成水肿**。另外，部分水肿病人循环血容量不足，激活肾素-血管紧张素-醛固酮系统，水钠潴留加重，产生水肿。严重水肿者可出现胸腔、腹腔和心包积液。

温馨提示

考生应理解肾病综合征的临床表现。蛋白尿→低蛋白血症→血浆胶体渗透压下降→水肿。同时低蛋白血症所致的胶体渗透压降低及(或)尿内丢失一种调节因子而引起肝脏对胆固醇、甘油三酯及脂蛋白的合成增加→高脂血症。

口诀：肾病综合征，"三高一低"征；血中蛋白降，尿中蛋白升；水肿不减轻，血中血脂升。

二、临床表现

1. **水肿　为最常见表现**，且较重。水肿多从下肢部位开始，呈可凹性、对称性，严重时出现腹腔、胸腔积液，伴有尿量减少。

2. 高血压　部分病人有高血压，水肿明显者可随水肿消退而降为正常。

3. 其他　面色苍白，疲乏无力，头晕，站立时或体位由卧位变为立位时，常易晕厥，与低蛋白血症致血容量不足、低血压有关。

4. 并发症

(1) **感染：是主要并发症和致死原因**。常发生呼吸道、泌尿道、皮肤感染。引起感染的因素很多，如组织水肿使局部抵抗力下降，大量免疫球蛋白从尿中丢失，血浆白蛋白低下使抗体形成减少，大量免疫抑制剂使用等。

(2) 血栓及栓塞：多数肾病综合征病人血液呈高凝状态，常可自发形成血栓，多见于肾静脉、下肢静脉。

(3) 动脉粥样硬化：长期高脂血症易引起动脉粥样硬化、冠心病等心血管并发症。

(4) 急性肾衰竭。

三、辅助检查

1. 尿检查　尿常规检查示大量蛋白尿，**24小时尿蛋白定量测定>3.5g**，尿沉渣检查常见颗粒管型及红细胞。

2. 血液检查　**血清白蛋白低于30g/L，血清胆固醇及甘油三酯可升高**。

3. 肾功能　肌酐清除率可正常或降低，血尿素、肌酐可正常或升高。

4. 肾活检病理检查　可以确定病理类型。

四、治疗原则

1. 休息　严重水肿、体腔积液时需卧床休息。

2. 饮食　采用正常量的**优质蛋白**（富含必需氨基酸的动物蛋白），要保证充分热量，每日每千克体重不少于126～147kJ(30～35kcal)。水肿时应低盐饮食（食盐<3g/d）。

温馨提示

除肾病综合征应摄取正常量优质生物蛋白以外，其他肾脏疾病均为低蛋白饮食。

3. 利尿消肿　噻嗪类利尿药与保钾利尿药合用。

4. 减少尿蛋白　**血管紧张素转换酶抑制剂能直接降低肾小球内高压，从而减少尿蛋白排泄**，并延缓肾功能损害。

 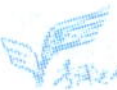

5. 药物治疗

(1) **糖皮质激素治疗**，**糖皮质激素能抑制免疫反应**，减少醛固酮和抗利尿激素分泌，是原发性肾病综合征的**首选药**。应用时应遵从下列用药原则：

1) 起始用量要足。

2) 减撤药物要慢。

3) 维持用药要久，服半年至1年或更久。

温馨提示

肾病综合征是一种免疫性疾病，治疗药物首选糖皮质激素。

(2) 细胞毒药物：以**环磷酰胺最常用**，不良反应有**骨髓抑制**、**中毒性肝炎**、**出血性膀胱炎及脱发**等。

(3) 环孢素：激素及细胞毒药物治疗无效的难治性肾病综合征可试用环孢素5mg/(kg·d)，分2次口服，服3个月后缓慢减量，共服半年左右。

知识拓展

糖皮质激素的副作用

1. 静脉迅速给予大剂量可能发生全身性过敏反应，包括面部、鼻黏膜、眼睑肿胀，荨麻疹，气短，胸闷，喘鸣。

2. 长程用药可引起以下副作用 **医源性库欣综合征面容和体态**、体重增加、下肢水肿、紫纹、易出血倾向、创口愈合不良、痤疮、月经紊乱、肱或股骨头缺血性坏死、**骨质疏松或骨折**(包括脊椎压缩性骨折、长骨病理性骨折)、肌无力、肌萎缩、低血钾综合征、胃肠道刺激(恶心、呕吐)、胰腺炎、**消化性溃疡**或肠穿孔，**儿童生长受到抑制**、青光眼、白内障、良性颅内压升高综合征、糖耐量减退和糖尿病加重。

3. 病人可出现精神症状 欣快感、激动、不安、谵妄、定向力障碍，也可表现为抑制。精神症状尤易发生于患慢性消耗性疾病者及以往有过精神不正常者。每日强的松用量达40mg或更多，用药数日至2周即可出现。

4. **并发感染为糖皮质激素的主要不良反应**。以真菌、结核菌、葡萄球菌、变形杆菌、铜绿假单胞菌和各种疱疹病毒感染为主。多发生在中程或长程疗法时，但亦可在短期用大剂量后出现。

5. 下丘脑-垂体-肾上腺轴受抑制，为激素治疗的重要并发症，其发生与制剂、剂量、疗程等因素有关。每日用强的松20mg以上，历时3周以上，以及出现医源性库欣综合征时，应考虑肾上腺功能已受到抑制。

五、护理问题

1. **体液过多 与血浆清蛋白下降引起血浆胶体渗透压下降有关**。

2. 营养失调：低于机体需要量 与大量蛋白丢失，食欲下降有关。

3. 有感染的危险 与抵抗力下降及使用激素和免疫抑制剂有关。

4. 有皮肤完整性受损的危险 与皮肤高度水肿有关。

5. 活动无耐力 与低蛋白血症有关。

6. 焦虑 与担心疾病愈合有关。

六、护理措施

(一) 一般护理

1. 适当的休息和活动，减轻肾脏负担。

2. 饮食护理

(1) 蛋白质：一般给予**正常量[1.0g/(kg·d)]的高生物效价的优质蛋白(动物蛋白)**。

(2) 脂肪占供能的30%～40%，饱和脂肪酸和非饱和脂肪酸比为1∶1，少进富含饱和脂肪酸的食物(如动物油脂)，多吃不饱和脂肪酸(植物油及鱼油)，以减轻高脂血症。其余热量由糖供给。

(3) 盐的摄入量不超过3g/d。

(4) 水的摄入量应根据病情而定，高度水肿而尿量少者应严格控制入量。准确记录出入量。

(5) 及时补充各种维生素及微量元素。

3. 皮肤护理

(1) 保持皮肤清洁、干燥。

(2) 避免皮肤长时间受压，经常更换体位，并有适当支托，预防水肿部位皮肤摩擦或损伤。

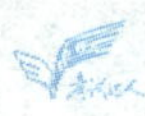

(3) 避免医源性皮肤损伤，注射时用5～6号针头，拔针后压迫一段时间。

(二) 用药护理

1. 激素和细胞毒药物 **长期使用激素**应注意有无**消化性溃疡、继发感染、骨质疏松**、高血压、糖尿病、**满月脸及向心性肥胖**等不良反应。应用**环孢素**的病人，服药期间应注意监测血药浓度，观察有无不良反应的出现，如**肝肾毒性、高血压、高尿酸血症、高钾血症、多毛及牙龈增生**等。

2. **利尿药物** 观察**是否出现低钾、低钠、低氯血症性碱中毒**等。使用大剂量呋塞米时，应注意观察有无恶心、直立性眩晕、口干、心悸等。注意初始利尿不能过猛，以免血容量不足，诱发血栓形成和损伤肾功能。

3. 输注血浆制品 不可过多过频，因长时间的肾小球高滤过及肾小管高重吸收，有可能造成肾小球及肾小管上皮细胞的损伤，从而损害肾功能，也影响激素的疗效，对伴有心脏病的病人亦要慎用此法利尿。

(三) 预防感染

1. 使用激素期间应限制探视，房间每日紫外线消毒1小时，病人应戴口罩。
2. 严格执行无菌技术。
3. 病室定时通风，每次20～30分钟，每日2次。

七、健康教育

1. 应注意休息，避免劳累和剧烈体育运动；避免受凉、感染。
2. 保持情绪乐观、开朗，树立战胜疾病的信心。
3. 适度活动，避免产生血栓等并发症。
4. 有水肿时注意限盐。
5. **遵医嘱用药，勿自行减量或停用激素**，了解激素及细胞毒素药物的常见不良反应。
6. 定期门诊随访，密切监测肾功能的变化。

考点练习

考点：原发性肾病的病因及辅助检查(A1、A2型题)

1. 原发性肾病综合征的病因及发病机制中，较肯定的因素是
A. 感染引起的直接损害
B. 免疫因素
C. 变态反应
D. 肾小动脉硬化
E. 淀粉样变性

2. 肾病综合征最根本的病理生理改变是
A. 水肿
B. 高血压
C. 低蛋白血症
D. 大量蛋白尿
E. 高胆固醇血症

3. 某肾病综合征病人入院治疗。查体：双下肢水肿。实验室检查：尿蛋白4.5g/d，血浆白蛋白20g/L。该病人水肿的主要原因是
A. 醛固酮增多
B. 球-管失衡
C. 饮水过多
D. 肾小球滤过率下降
E. 血浆胶体渗透压下降

4. 病人，男性，22岁，尿蛋白(＋＋＋＋)，全身水肿1个月，测血压165/100mmHg。入院后诊断为肾病综合征。引起该病人蛋白尿最主要的原因是
A. 肾小球滤过率增加
B. 血浆胶体渗透压下降
C. 尿量增加
D. 感染
E. 肾功能下降

考点：原发性肾病的临床表现、治疗要点和护理措施(A1、A2型题)

5. 原发性肾病综合征病人最常见体征是
A. 疲乏无力
B. 头晕
C. 高血压
D. 水肿
E. 高血脂

6. 肾病综合征病人最突出的体征是
A. 高血压
B. 水肿
C. 肾区叩击痛
D. 嗜睡
E. 昏迷

7. 病人，男性，20岁。因双下肢水肿、蛋白尿收入院。查尿蛋白(＋＋＋)，胆固醇轻度升高，血清蛋白20g/L。入院后诊断为肾病综合征。上述疾病最主要的并发症是
A. 感染
B. 动脉粥样硬化
C. 肾功能不全
D. 心功能不全

E. 心力衰竭

8. 肾病综合征病人易自发形成血栓的主要原因是

A. 血管内皮易受损伤

B. 红细胞增多

C. 组织因子释放

D. 高脂血症

E. 血小板增多

9. 病人，男性，36岁。尿蛋白(＋＋＋＋)，全身水肿1个月，测血压165/100mmHg。入院后诊断为肾病综合征。引起该病人水肿最主要的因素为

A. 低钾血症

B. 低钠血症

C. 低蛋白血症

D. 高脂血症

E. 氮质血症

考点：原发性肾病综合征的辅助检查和治疗要点(A1、A2型题)

10. 能确定肾病综合征的病理类型的检查项目是

A. 中段尿培养

B. 尿蛋白定量

C. 肾功能检查

D. 肾活检

E. 血脂全套

11. 下列不符合肾病综合征诊断标准的是

A. 大量蛋白尿(＞3.5g/d)

B. 高脂血症

C. 高血压

D. 水肿

E. 低白蛋白血症

12. 患儿男，5岁。因“肾病综合征”以肾上腺皮质激素治疗5个月，出现水肿减轻、食欲增加、双下肢疼痛。最应关注的药物副作用是

A. 高血压

B. 骨质疏松

C. 白细胞减少

D. 消化性溃疡

E. 库欣综合征

考点：原发性肾病的护理问题、护理措施和健康教育(A2、A3/A4型题)

13. 病人，女性，36岁。发热、头晕、乏力、晨起眼睑水肿3天。查体：体温38.8℃，血压140/95mmHg，24小时尿蛋白定量3.9g，初步诊断为肾病综合征。下列护理措施中错误的是

A. 用高生物效价优质蛋白

B. 限制水钠摄入

C. 避免皮肤长时间受压

D. 迅速利尿，以减轻症状

E. 适度活动，避免产生肢体血栓等并发症

(14～16题共用题干)

患儿男，8岁。双眼睑水肿、尿少3天，以肾病综合征入院。查体：双下肢水肿明显。实验室检查：血浆白蛋白27g/L，尿蛋白定性(＋＋＋)。

14. 目前患儿最主要的护理问题是

A. 焦虑

B. 知识缺乏

C. 体液过多

D. 有感染的危险

E. 有皮肤完整性受损的危险

15. 最常见的并发症是

A. 感染

B. 电解质紊乱

C. 血栓形成

D. 急性肾衰竭

E. 生长延迟

16. 最主要的护理措施是

A. 绝对卧床休息

B. 给予高蛋白饮食

C. 增加钠盐、水的摄入量

D. 加强皮肤护理

E. 限制热量的摄入

17. 肾病综合征应给予的饮食类型为

A. 低胆固醇饮食

B. 低蛋白、低脂饮食

C. 高蛋白、高脂饮食

D. 正常蛋白、低脂饮食

E. 低蛋白、高脂饮食

18. 患儿男，10岁。反复水肿、蛋白尿1年，诊断为“原发性肾病综合征”，家长长期给予患儿低盐饮食。近3天来，患儿感乏力，反复呕吐、食欲差，精神萎靡，今日突然发生抽搐一次，考虑出现低钠血症。护士给家长进行的健康教育，应重点强调的是

A. 药物的副作用

B. 卧床休息，以免加重病情

C. 水肿期间低盐饮食的注意事项

D. 患儿抵抗力极低，应严格预防感染

E. 规律用药，避免突然停药

19. 病人男，15岁。因眼睑水肿1周入院，诊断为肾病综合征，并使用泼尼松治疗。针对该患者的情况，下列护理措施不正确的是

A. 保持口腔、皮肤、会阴部卫生

B. 出现感冒发热时，自服抗生素即可

C. 保持病房环境清洁

D. 每日观察病情变化

E. 减少人员探视

20. 病人女，60岁。肾病综合征病史4年，因“双下肢水肿”入院，遵医嘱应用速尿治疗。下列护理措施中不正确的是

A. 每日观察体重变化

B. 观察意识状态，以防出现淡漠

C. 详细记录每天尿量

D. 观察电解质，以防出现低钾血症
E. 给予高蛋白饮食

21. 病人男，48岁。2型糖尿病病史6年。近半月来常感乏力，头晕，食欲下降，排尿时有泡沫。辅助检查：尿蛋白(+++)，血清白蛋白28g/L，甘油三酯升高，肌酐清除率正常，血压170/110mmHg，双下肢凹陷性水肿，诊断为"肾病综合征"。针对该患者的饮食指导，正确的是
A. 应尽量摄入富含必需氨基酸的动物蛋白
B. 应多进食富含饱和脂肪酸的食物
C. 蛋白质摄入量应高于正常量，即每日每千克体重>1.0g
D. 减少热量摄入以免增加肾脏负担
E. 不必限制盐的摄入

22. 患儿男，4岁。因肾病综合征收入院。在为患儿进行饮食指导时，正确的是
A. 多吃香蕉，补充钾离子
B. 根据患儿的意愿饮食
C. 多吃脂肪含量高的食品，保证热量供给
D. 水肿时低盐饮食，勿吃腌制食品
E. 患儿尿中流失大量蛋白，需高蛋白饮食

参考答案

序号	1	2	3	4	5	6	7	8	9	10	11	12	13	14	15	16
答案	B	D	E	A	D	B	A	D	C	D	C	B	D	C	A	D
序号	17	18	19	20	21	22										
答案	D	C	B	E	A	D										

第四节 慢性肾衰竭病人的护理

考情分析

年份	主要考点
2019	慢性肾衰竭病人出现高钾血症时可多进食(冬瓜)
2021	慢性肾衰竭最早、最常见的临床表现
2023	治疗慢性肾衰竭病人贫血的首选药物

考点导航

一、病　因

慢性肾衰竭是指各种原发性或继发性慢性肾脏病进行性发展引起肾小球滤过率下降和肾功能损害，出现代谢产物潴留引起全身各系统症状，水、电解质紊乱及酸碱平衡失调的一组临床综合征。

1. 原发性肾脏疾病　如肾小球肾炎、慢性肾盂肾炎。
2. 继发于全身疾病的肾脏病变　如高血压肾病、系统性红斑狼疮、糖尿病等引起的肾损害。
3. 慢性尿路梗阻性肾病　如结石、前列腺肥大等。
4. 先天性疾病　如多囊肾、遗传性肾炎、肾发育不良等。

我国以**慢性肾小球肾炎**、梗阻性肾病、糖尿病肾病、狼疮肾炎、高血压肾小动脉硬化症等较**多见**。

二、临床表现

1. 消化系统　**食欲减退、恶心、呕吐，是最早、最常出现的症状**。此外，病人多有腹泻、消化道出血、**口腔尿臭味**。
2. 心血管系统
(1) **高血压**：大部分病人有不同程度的高血压，**主要与水钠潴留有关**。
(2) 心力衰竭：是尿毒症病人最常见死亡原因。与高血压、水钠潴留、贫血、尿毒症性心肌病等有关。
(3) 尿毒症性心包炎：表现为胸痛、心前区可听到心包摩擦音，多与尿毒症毒素沉着有关。
(4) 动脉粥样硬化：病人常有高甘油三酯血症及轻度胆固醇升高。
3. 呼吸系统　**酸中毒时呼吸深而长**。代谢产物潴留可引起慢性肾衰竭性支气管炎、胸膜炎、肺炎。
4. 血液系统　**贫血主要是由于红细胞生成减少**和破坏增加，同时伴有缺铁、营养不良、出血等因素可加重贫血。并

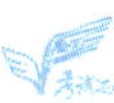

有出血现象，如鼻出血、严重呕血及便血。

温馨提示

肾脏除了排泄代谢废物以外，还具有分泌促红细胞生成素。当肾衰竭时，红细胞生成素减少，导致病人出现贫血。

5. 精神、神经系统　肾衰早期常表现为精神萎靡、疲乏、失眠，逐渐出现精神异常，幻觉、抑郁、淡漠，严重者昏迷。

6. 骨骼系统　慢性肾衰可引起肾性骨营养不良症，又称**肾性骨病**。病人可有**骨酸痛、行走不便**等。肾性骨病是由于**缺乏活性维生素 D_3，继发性甲状旁腺功能亢进**、营养不良等因素引起。

7. 皮肤表现　皮肤失去光泽，干燥、脱屑；尿素随汗在皮肤排出，可形成**尿素霜**，刺激皮肤引起瘙痒。

8. 性功能障碍　女性病人月经不规则甚至闭经。男性病人常有阳痿现象。

9. 代谢紊乱　尿毒症时毒素可干扰胰岛素作用，加强外周组织对胰岛素的抵抗性，表现为空腹血糖轻度升高，糖耐量异常。因长期恶心、呕吐使蛋白质摄入不足，出现负氮平衡及低蛋白血症。

10. 继发感染　与免疫系统功能低下、白细胞功能异常有关。**以肺部及泌尿系统感染多见**。

11. 水、电解质和酸碱平衡失调

(1) 脱水或水肿：早期多尿、夜尿多，常有畏食、呕吐或腹泻，易引起脱水；晚期病人尿量可少于 400ml/d，引起水、钠潴留，出现水肿、高血压甚至心力衰竭。

(2) **高血钾及低血钾**：由于利尿、呕吐、腹泻、摄入不足可出现低血钾。终末期病人常发生高血钾，主要因尿量少，进食水果、肉类等钾摄入过多，及使用保钾利尿剂造成。

(3) **酸中毒**：慢性肾衰竭病人都有轻重不等的代谢性酸中毒，因肾脏对酸、碱平衡的调节能力下降，导致酸性代谢产物在体内潴留。

(4) **低钙血症与高磷血症**：由于尿磷排出减少，出现高磷血症。钙缺乏主要与钙摄入不足，活性维生素 D_3 缺乏，高磷血症等多种因素有关。高磷低钙刺激甲状旁腺分泌增加，导致骨钙脱出，血钙增加。

温馨提示

肾衰竭少尿期的水、电解质、酸碱平衡失调可简单地记为“三高、三低”，三高即高钾、高磷、高镁，三低为低钠、低钙、低氯。多尿期水、电解质、酸碱平衡失调为低钠、低钾。

三、辅助检查

1. 血常规　血红蛋白多在 80g/L 以下，最低可达 20g/L。白细胞与血小板正常或偏低。

2. 尿常规　尿蛋白(+)～(+++)，晚期可阴性。**尿沉渣有管型，蜡样管型对诊断有意义**；可有红细胞、白细胞，若数量增多表示病情活动或有感染。尿量可正常但夜尿多，尿比重低，严重者尿比重固定在 1.010～1.012。

3. 肾功能检查　血肌酐、尿素氮、尿酸增高；**内生肌酐清除率降低，是肾衰竭的敏感指标**；血钙偏低，血磷增高。血清钾、钠浓度可正常、降低或增高，有代谢性酸中毒等。

4. 其他检查　B 型超声检查示双肾体积小，肾萎缩。

四、治疗原则

(一) 治疗原发病和纠正加重肾衰的可逆因素是关键

如防治水电解质紊乱、感染、尿路梗阻、心力衰竭等。饮食**选用优质低蛋白**如鸡蛋、牛奶、瘦肉、鱼等，应保证供给充足的热量，并补充多种维生素，限盐。**每日液体入量为前 1 天出液量和不显性失水(呼吸、大便等)加 500ml 来计算**。高钾血症者应限制含钾高的食物，使用胰岛素促进钾离子流向细胞内，或透析治疗等。

(二) 对症治疗

1. 高血压容量依赖型病人，限水钠、配合利尿剂及降压药等综合治疗；对肾素依赖型高血压，应首选血管紧张素转换酶抑制剂。

2. 应积极控制感染，避免使用肾毒性药物。

3. 纠正水、电解质、酸碱平衡失调。

4. 纠正贫血，**重组人红细胞生成素是治疗肾性贫血的首选药**。

5. 重者如出现心力衰竭等，行血液透析治疗。

五、护理问题

1. 体液过多　与肾小球滤过功能降低导致水钠潴留或补液不当等因素有关。

2. 营养失调：低于机体需要量 与食欲减退、限制蛋白质摄入、透析等有关。
3. 有感染的危险 与营养不良、贫血、机体抵抗力下降有关。
4. 活动无耐力 与心脏病变、贫血、水电解质和酸碱平衡紊乱有关。

六、护理措施

（一）一般护理

1. 休息 慢性肾衰竭期应卧床休息以减轻肾脏负担，当出现烦躁不安、抽搐或昏迷时应有专人护理，采取保护性措施。
2. 饮食 给予**高维生素、高热量、低钠、优质低蛋白、低磷、高钙饮食**，主食最好采用麦淀粉。
3. 心理护理 护理人员应鼓励病人参加力所能及的社会活动，争取工作单位和家属配合，帮助病人适应特殊治疗要求，培养自我护理能力。

（二）病情观察

1. 意识改变如嗜睡、谵妄、昏迷。
2. 有无恶心、呕吐、顽固性呃逆与消化道出血。
3. 注意血压、心率与心律，有无心衰及心包摩擦音。
4. 了解贫血的进展及有无出血倾向。
5. 有无电解质紊乱表现，如**高血钾**、心律失常。
6. 观察体重、尿量变化，以及液体出入量情况，并准确记录。

（三）对症护理

1. 胃肠道症状 注意口腔护理和饮食调节，对顽固性呃逆者可用耳针、针灸或肌内注射哌甲酯（利他林）。
2. 神经系统症状 应安置病人于光线较暗的病室，注意安全，适量使用镇静剂。
3. 心血管系统症状

（1）高血压脑病病人需迅速按医嘱快速降压、控制抽搐和降低颅内压。

（2）出现急性肺水肿或严重心律失常时，应积极配合抢救。

4. 造血系统症状 有出血倾向应避免应用抑制凝血药物如解热镇痛剂、右旋糖酐及纤溶药物，以免诱发出血，出血严重者除局部止血外，应防止局部黏膜受刺激，必要时可输鲜血。
5. 少尿、高钾血症

（1）观察血钾检验报告和心电图情况，及时与医师取得联系。

（2）**采集血钾标本时针筒要干燥，采血部位结扎勿过紧，血取出后沿试管壁注入**，以防溶血。

（3）**忌进含钾量高的食物和药物**（包括钾盐青霉素、螺内酯等）。

（4）**忌输库存血**，因库存血含钾量较高（贮存5～8天，每1 000ml血液的血浆中含有22mmol的钾）。

（四）心理护理

护理人员应鼓励病人参加力所能及的社会活动，争取工作单位和家属配合，帮助病人适应特殊治疗要求，培养自我护理能力。

七、健康教育

1. 向病人及家属介绍慢性肾衰竭的临床过程和治疗的进展，介绍透析治疗的重要性。
2. 注意个人卫生，预防呼吸道感染，如避免受凉，皮肤痒时切勿用力搔抓，以免皮肤破损引起感染，注意会阴部的清洁卫生。
3. 强调合理饮食的重要性，尤其是蛋白质的合理摄入和钠、钾的限制。
4. 适当的活动，以增强机体的抵抗力，避免劳累和重体力活动。
5. 告知病人必须遵医嘱用药，避免使用肾毒性药物，如氨基糖苷类抗生素等。
6. 定期复查肾功能、血清电解质等，准确记录每日的尿量、血压、体重。
7. 指导病人保持乐观情绪。

考点练习

考点：慢性肾衰竭的病因和临床表现（A1、A2型题）

1. 慢性肾衰竭在我国最主要的病因是
   A. 慢性肾小球肾炎
   B. 慢性肾盂肾炎
   C. 肾结石
   D. 糖尿病肾病
   E. 前列腺增生
2. 慢性肾衰竭最早出现的症状是
   A. 厌食、恶心、呕吐
   B. 嗜睡、定向力障碍

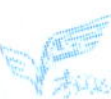

C. 咳嗽、胸痛
D. 皮肤黏膜出血
E. 血压升高

3. 慢性肾衰竭病人出现的水、电解质、酸碱失衡的常见类型**不包括**
A. 低钙血症
B. 低磷血症
C. 脱水或水肿
D. 高血钾及低血钾
E. 酸中毒

4. 病人，男性，46 岁，患尿毒症 2 年，血常规提示 RBC $2.35\times10^{12}/L$，Hb 70g/L。导致该病人贫血的最主要原因是
A. 出血
B. 低蛋白
C. 促红细胞生成素缺乏
D. 缺铁
E. 叶酸缺乏

5. 慢性肾衰竭少尿期**不易出现**
A. 水中毒
B. 高磷血症
C. 低钙血症
D. 高钾血症
E. 高钠血症

6. 肾衰竭病人出现电解质失调，危害最严重的是
A. 低钠血症
B. 高磷血症
C. 低钙血症
D. 高镁血症
E. 高钾血症

7. 尿毒症晚期病人的呼气中可有
A. 尿味
B. 樱桃味
C. 大蒜味
D. 甜味
E. 烂苹果味

8. 病人，男性，18 岁。以"慢性肾小球肾炎"入院。查体：血压 182/102mmHg，意识清醒，实验室检查：血肌酐 708μmol/L，Hb 80g/L，肾小球滤过率 10ml/min，血钙 1.6mmol/L。该病人可能发生了
A. 肾性骨病
B. 内分泌失调
C. 运动神经损伤
D. 营养不良
E. 脑血管意外

考点：慢性肾衰竭的辅助检查和治疗要点（A1、A2 型题）

9. 病人，女性，45 岁。慢性肾功能不全 5 年，查尿蛋白（++），血肌酐 410mmol/L，尿比重 1.012，其中尿常规检查。对诊断最有意义的是
A. 红细胞管型
B. 白细胞管型
C. 透明管型
D. 蜡样管型
E. 颗粒管型

10. 病人，女性，32 岁，有慢性肾炎病史。厌食、恶心、呕吐伴乏力 3 个月，内生肌酐清除率 20ml/min，血肌酐 514μmol/L，尿素氮 30mmol/L，诊断为慢性肾衰竭。以下处理措施中**错误**的是
A. 优质低蛋白饮食
B. 保证供给充足的热量
C. 每日液体入量为前 1 天出量
D. 限制含磷丰富食物的摄入
E. 尿量超过 1 000ml，一般无须限钾

考点：慢性肾衰竭的护理问题、护理措施和健康教育（A1、A2、A3/A4 型题）

11. 慢性肾衰病人的饮食护理，**错误**的是
A. 高蛋白
B. 高热量
C. 高维生素
D. 高钙
E. 视病情限制入量

12. 病人，男性，45 岁。发现慢性肾衰竭 3 年，其饮食护理正确的是
A. 低热量饮食
B. 低生物效价蛋白饮食
C. 高磷饮食
D. 低钙饮食
E. 高钾血症应限制含钾高食物

（13～15 题共用题干）

病人，女性，59 岁。慢性肾炎 12 年，伴高血压 4 年。近 1 个月来食欲下降，恶心、呕吐，精神萎靡，失眠，头晕疲乏，皮肤干燥、瘙痒。肾功能检查：尿素氮 35.8mmol/L，肌酐 780μmol/L，电解质检查示血钾轻度升高。

13. 该病人出现皮肤瘙痒的主要原因是
A. 尿素霜刺激皮肤
B. 继发真菌感染
C. 体内毒素潴留
D. 皮肤干燥
E. 钙沉着于皮肤

14. 该病人出现食欲下降，恶心、呕吐的主要原因是
A. 水钠潴留
B. 贫血
C. 体内毒素刺激胃肠黏膜
D. 糖代谢紊乱
E. 缺钙

15. 针对该病人的护理措施，**错误**的是
A. 高维生素、高热量、高生物效价低蛋白饮食
B. 卧床休息以减轻肾脏负担
C. 注意口腔护理和饮食调节
D. 若严重贫血，可输入库存血
E. 观察体重、尿量变化及液体出入量情况

16. 病人，男性，46岁。患慢性肾小球肾炎2年，近因感冒发热，出现恶心，腹部不适，血压173/105mmHg。GFR 50ml/L，Scr 360μmol/L，尿蛋白(＋)，尿沉渣有白细胞颗粒管型。诊断为慢性肾衰竭收住院。护士为病人提供的饮食是
A. 高蛋白饮食
B. 高盐饮食
C. 含充足水分的食物
D. 高钾饮食
E. 高热量饮食

(17～19题共用题干)

病人，男性，54岁。患慢性肾小球肾炎2年，一周前尿量减少，出现恶心、呕吐、腹部不适等症状。入院查体：血压180/130mmHg。尿蛋白(＋)，尿沉渣有白细胞颗粒管型。诊断为慢性肾衰竭收住院。

17. 引起该病人高血压的主要原因是
A. 肾小球滤过率下降
B. 水钠潴留
C. 肾素活性增高
D. 低蛋白血症
E. 动脉粥样硬化

18. 该病人应**避免**食用
A. 橘子
B. 西红柿
C. 冬瓜
D. 马铃薯
E. 蘑菇

19. 该病人每天的摄入水量为
A. 前1天的尿量加上500ml
B. 前1天的尿量加上1 000ml
C. 前1天的出量加上500ml
D. 前1天的出量加上1 000ml
E. 生理需要要量加上500ml

20. 病人男，71岁。诊断慢性肾衰竭5年，有便秘史7年。因出现恶心、呕吐，四肢麻木入院。查体：贫血貌，双下肢中度水肿。心电图：T波高尖。血生化：K^+ 6.5mol/L。为配合治疗，护士可以建议患者多食用的食物是
A. 冬瓜
B. 香蕉
C. 带鱼
D. 豆腐
E. 海带

参考答案

序号	1	2	3	4	5	6	7	8	9	10	11	12	13	14	15	16
答案	A	A	B	C	E	E	A	A	D	C	A	E	A	C	D	E
序号	17	18	19	20												
答案	B	A	C	A												

第五节　急性肾衰竭病人的护理

考情分析

年份	主要考点
2019	急性肾衰竭少尿期常见的电解质紊乱；急性肾衰竭进入多尿期的标志；急性肾衰竭少尿期最重要的处理(限钾)；急性肾衰竭少尿期的错误护理(液体入量充足)
2020	急性肾功能衰竭少尿期病人每日蛋白质的摄入量
2022	属于肾性肾衰竭的是(急性肾小管坏死)

考点导航

急性肾衰竭是指由各种病因引起的肾功能在短期内(数小时或数日)急剧下降的临床综合征。主要表现为少尿或无尿，血尿素氮和肌酐迅速升高，水、电解质、酸碱失衡及尿毒症症状。

一、病　因

(一) 肾前性急性肾衰竭

1. 急性血容量不足　如呕吐、腹泻、大出血、中暑、大面积烧伤引起低血容量性休克、腹膜炎、坏死性胰腺炎等。

2. 心血管疾病 由于心排血量严重不足导致肾灌注不足，见于充血性心力衰竭、急性心肌梗死、心脏压塞、大面积肺梗死、严重心律失常。

3. 肾血管阻力增加 见于大手术后及麻醉时，肝肾综合征，前列腺素抑制剂引起前列腺素分泌减少，肾动脉栓塞或血栓形成。

4. 末梢血管扩张或感染中毒 见于血压降低过快过猛或感染中毒性休克。

（二）肾性急性肾衰竭

1. 急性肾小管坏死 见于急性溶血综合征、妊娠高血压疾病等引起的肾实质损伤。

2. 急性肾毒性物质 如抗生素、造影剂、工业毒物、重金属盐类等。

3. 肾小球疾病 如肾小球肾炎、肾病综合征、急进性肾炎等。

4. 急性间质性肾炎 是一组引起肾间质损害的疾病。

（三）肾后性急性肾衰竭

由于急性尿路梗阻所致，如输尿管结石、前列腺增生肥大和肿瘤、膀胱肿瘤、盆腔肿瘤压迫尿路、神经源性膀胱等。

温馨提示

肾前性肾衰竭主要是因肾血流量减少引起；肾性肾衰竭主要是因肾脏本身疾病引起，肾后性肾衰竭主要是因尿路梗阻因素引起。

二、临床表现

急性肾衰竭临床上将其分为少尿期、多尿期及恢复期三个阶段。

1. 少尿期

(1) 少尿或无尿：一般持续 1～2 周。**每日尿量持续少于 400ml 为少尿，少于 100ml 为无尿**。尿色深而混浊，尿内有蛋白、红细胞、白细胞、上皮细胞及其碎片和颗粒管型。尿比重常为 1.010～1.015(早期则可达 1.018)。

(2) 进行性氮质血症：血肌酐绝对值每日升高 44.2μmol/L，或在 24～72 小时内血肌酐相对值增加 25%～100%。在创伤、高热等情况时，血尿素氮、肌酐、钾和有机酸的浓度增长较迅速。

(3) 水、电解质和酸碱平衡失调：表现水过多，严重者可导致急性心衰、肺水肿或脑水肿；**高钾血症**可诱发各种心律失常，重者心室颤动、心脏骤停；代谢性酸中毒；可有**高磷、低钙、低钠、低氯血症**等。心力衰竭是本病的主要死因之一。

(4) 其他表现：有高血压、心力衰竭、心律失常、心包炎等心血管表现；恶心、呕吐、腹泻、食欲低下等消化系统症状甚至消化道出血；常伴有肺部、尿路感染，以及其他重要脏器的衰竭。

高钾血症是急性肾衰竭最严重的并发症，是死亡最常见的原因。

2. 多尿期 尿量增加的速度较快，经 5～7 日左右达到多尿高峰，甚至每日尿量可达 3 000～5 000ml 或更多。**是肾功能开始恢复的标志，多尿期每日尿量超过 400ml**。多尿期早期仍可有高钾血症，后期则易发生低钾血症。此外，此期仍易发生感染、心血管并发症和上消化道出血等。此期通常持续 1～3 周。

3. 恢复期 少尿型病人尿量进行性增加，每天尿量可达 3 000～5 000ml，通常持续 1～3 周，继续逐渐恢复正常。病情稳定，各项化验指标平稳。

三、辅助检查

1. 血常规 ①轻至中度贫血，白细胞增多，血小板减少。②血尿素氮和肌酐进行性升高。③电解质：血清钾升高＞5.5mmol/L。血清钠、血清钙降低，血清磷升高。④血 pH：低于 7.35。

2. 尿液检查 ①尿量：少尿型，每日尿量在 400ml 以下；非少尿型尿量正常或增多。②尿常规：外观浑浊，尿色深、有时呈酱油色；尿呈酸性；尿蛋白定性(＋)～(＋＋)；尿沉渣镜检可见肾小管上皮细胞、上皮细胞管型、颗粒管型及少许红细胞、白细胞等。③尿渗透浓度与血渗透浓度之比低于 1.1。④尿肌酐与血肌酐之比常低于 10。⑤尿钠增高，多在 40～60mmol/L。⑥钠滤过排泄分数大于 1。⑦肾衰竭指数常大于 1。

四、治疗原则

1. 积极治疗原发病、去除病因。

2. 少尿期 保持液体平衡，一般采用“量出为入”的原则，**每日进水量为前一天液体总排出量加 500ml**。予以高糖、适量脂肪及限制蛋白饮食；注重钾平衡、纠正酸中毒、积极控制感染。

3. 多尿期 最初 1～2 天仍按少尿期的治疗原则处理。尿量明显增多，注重水及电解质的监测，尤其是钾的平衡。

4. 恢复期的治疗 除继续病因治疗外，一般无须特殊治疗，注重营养，避免使用损害肾脏的药物。

五、护理问题

1. 体液过多　与急性肾衰竭致肾小球滤过功能受损、水分控制不严有关。

2. 营养失调：低于机体需要量　与营养摄入不足及透析等原因有关。

3. 有感染的危险　与饮食限制蛋白质摄入、机体抵抗力低下及透析有关。

4. 潜在并发症：高钾血症、代谢性酸中毒、高血压脑病、急性左心衰竭、心律失常、DIC、多脏器功能衰竭。

六、护理措施

1. 一般护理　安置病人绝对卧床休息，以减轻肾脏负担，注意活动下肢，防止静脉血栓形成；床铺、衣裤干燥平整、柔软，防止皮肤破损；操作尽量集中进行，避免影响病人的休息。

2. 饮食护理

(1) **限制蛋白质摄入**，降低血尿素氮，减轻慢性肾衰竭症状，可给予高生物价优质蛋白(如瘦肉、鱼、禽、蛋、奶类)饮食，每日每千克体重 0.8g；接受透析的病人给予蛋白质饮食，蛋白质摄入量为每日每千克体重 1.0～1.2g。

(2) 保证热量供给：可减少体内蛋白质的消耗，保持机体的正氮平衡。热量供给一般为每日每千克体重 135～145kJ，其中 2/3 由碳水化合物供给，1/3 由脂类供给。并注意供给富含维生素 C、维生素 B 族和叶酸的食物。

(3) 维持水平衡：少尿期应严格计算 24 小时的出入液量，按照"量出为入"的原则，24 小时的补液量应为显性失液量及不显性失液量之和减去内生水量。显性失液量即前一日的尿量、粪、呕吐、出汗、引流液、透析超滤量等。不显性失液量是指从皮肤蒸发丢失的水分(约 300～400ml)和从呼气中丢失的水分(约 400～500ml)。

(4) **减少钾的摄入：尽量避免食用含钾多的食物**，如白菜、萝卜、榨菜、**橘子**、香蕉、梨、桃、葡萄、西瓜等；禁输库存血。

3. 病情观察　对急性肾衰竭病人应监测的内容包括：①**严格记录病人 24 小时的液体出入量**，入量包括饮水量、补液量、食物所含水量等，出量包括尿量、呕吐物、粪便、透析的超滤液量等。②定期测量病人的生命体征、意识变化。③观察水肿的情况，包括水肿的分布部位、特点、程度及消长等，定期测量病人的体重、腹围，观察病人有无出现胸腔积液、腹腔积液等全身严重水肿的征象及水中毒或稀释性低钠血症的症状，如头痛、嗜睡、意识障碍、共济失调、昏迷、抽搐等。④观察病人有无出现呼吸道、泌尿道、皮肤、胆道等部位感染的征象。⑤配合医生做好肾功能各项指标和血钠、血钾、血钙、血磷，血 pH 等变化的观察，并进行心电监护以及早发现高钾血症。⑥监测重要器官的功能情况，如有无上消化道出血、心衰、肺梗死、高血压脑病等表现。

4. 用药护理　发生**高血钾时配合医生进行紧急处理**：①立即建立静脉通道。②静脉滴注 5%碳酸氢钠 100～200ml，尤其适用于伴代谢性酸中毒者；或**缓慢静脉注射 10%葡萄糖酸钙 10ml，以拮抗钾离子对心肌及其他组织的毒性作用**；或静滴 25%葡萄糖 300ml＋胰岛素 15IU，以促进糖原合成，使钾离子转入细胞内。③钠型离子交换树脂 20～30g 加入 25%山梨醇 100～200ml 做高位保留灌肠。

5. 防治感染　①尽量将病人安置在单人房间，做好病室的清洁消毒，减少探视人员和时间。②注意无菌操作，透析的各个环节应严格执行无菌操作，置管处每日严格按无菌原则进行换药。需留置尿管的病人应加强消毒、定期更换尿管和进行尿液检查。③协助卧床病人定期翻身，防止压力性损伤和肺部感染的发生；协助做好口腔护理，保持口腔清洁、舒适，以促进食欲，饭后漱口。

6. 心理护理　体贴、关心病人，解释本病的有关知识，指导病人避免和消除精神紧张、恐惧、焦虑等不良心理反应。

七、健康教育

1. 向病人及家属讲述急性肾衰竭的临床过程和早晨透析治疗的重要性，以减轻其不安和恐惧的心理，指导病人保持乐观情绪，配合治疗和护理。

2. 告知病人与家属有关的家庭护理知识　①恢复期病人应加强营养，注意合理膳食，如勿食过咸和含钾高的食物，增强体质，适当锻炼。②注意个人清洁卫生，注意保暖，防止受凉、潮湿，注意预防呼吸道、皮肤感染。③不使用对肾功能有害的药物，尽量避免行大剂量造影剂的 X 线检查。④避免妊娠、手术、外伤等。⑤定期门诊随访，监测肾功能、尿量等。

考点练习

考点：急性肾衰竭的病因病理(A1 型题)

1. 下列哪种外伤最容易引起急性肾衰竭

A. 肾挫伤

B. 关节扭伤

C. 大腿挤压伤

D. 头皮撕脱伤

E. 前臂裂伤

2. 引起急性肾衰竭的肾前性因素是

A. 挤压伤

B. 休克

C. 大面积烧伤
D. 双肾结石
E. 头皮撕脱伤

3. 引起急性肾衰竭的肾后性因素是
A. 挤压伤
B. 休克
C. 肾小球肾炎
D. 双肾结石
E. 头皮撕脱伤

4. 严重挤压引起肾衰竭,其肾衰竭原因属于
A. 肾前性
B. 肾后性
C. 肾性
D. 肾前性及肾性
E. 肾后性及肾性

考点:急性肾衰竭临床表现和治疗要点(A1 型题)

5. 成人少尿是指 24 小时尿量少于
A. 100ml
B. 200ml
C. 300ml
D. 400ml
E. 500ml

6. 急性肾衰竭少尿期引起病人死亡的最常见原因是
A. 代谢性酸中毒
B. 尿毒症
C. 高钾血症
D. 水中毒
E. 出血倾向

7. 急性肾衰竭病人少尿期水、电解质及酸碱平衡紊乱的常见表现是
A. 低钠血症
B. 低钾血症
C. 高钙血症
D. 代谢性碱中毒
E. 呼吸性酸中毒

8. 急性肾衰竭病人由少尿期转入多尿期的标志是
A. 24 小时尿量增至 200ml
B. 24 小时尿量增至 300ml
C. 24 小时尿量增至 400ml
D. 24 小时尿量增至 500ml
E. 24 小时尿量增至 800ml

9. 急性肾衰竭多尿期容易出现的水电解质酸碱失衡是
A. 高镁血症
B. 高钠血症
C. 低钾血症
D. 低钙血症
E. 高磷血症

10. 评价急性肾衰竭少尿期补液是否合适的指标**不包括**
A. 体重每日减轻 0.5kg
B. 血钠维持在 130mmol/L
C. 中心静脉压基本正常
D. 血钾降至正常
E. 无肺水肿、脑水肿等并发症

考点:急性肾衰竭护理问题和护理措施(A1、A3/A4 型题)

11. 下列关于急性肾衰竭血液透析的护理措施,**错误**的是
A. 保持水电解质的平衡
B. 监测凝血时间
C. 保持各种管道的通畅
D. 积极预防感染
E. 充分补足体液

12. 急性肾衰竭多尿期的补液量是补充
A. 排出量
B. 排出量的 1/2 或 1/3
C. 排出量的 2/3
D. 排出量的 2 倍
E. 排出量的 3 倍

(13～15 题共用题干)

病人,男性,28 岁。因大腿挤压伤后出现急性肾衰竭,24 小时尿量为 300ml,尿常规提示尿比重为 1.010,尿中含有蛋白质、红细胞等。

13. 该病人处于急性肾衰竭的
A. 少尿期
B. 无尿期
C. 多尿期
D. 恢复期
E. 末期

14. 上述时期应重点观察的电解质是
A. 血钠
B. 血钾
C. 血钙
D. 血镁
E. 血磷

15. 针对该病人的护理措施,**错误**的是
A. 给予高蛋白饮食
B. 严格限制入量,准确记录出入量
C. 留置尿管,记录尿量及尿比重
D. 严禁含钾食物及含钾药物
E. 禁输库存血

16. 高钾血症引起心律失常时,静脉注射应首选的药物是
A. 10%硫酸镁溶液
B. 5%碳酸氢钠溶液
C. 5%氯化钙溶液+等量 5%葡萄糖溶液
D. 利尿剂
E. 5%葡萄糖溶液+胰岛素

17. 病人,男性,34 岁。因大面积烧伤入院。病人入院后第 2 天出现急性肾功能衰竭,第 8 天护士测得 24 小时尿量为 200ml,此时护士给病人最重要的处理是
A. 预防感染
B. 卧床休息
C. 严格控制钾摄入

D. 限制蛋白质摄入
E. 保持情绪稳定

18. 病人，男性，15 岁。因急性肾衰竭收入院，近日表现为食欲下降、烦躁不安，每日尿量约为 400ml，尿色深而混浊，尿比重<1.015。针对该病人的护理措施，**不正确**的是
A. 保证液体入量充足
B. 限制钾的摄入
C. 预防感染
D. 限制蛋白质摄入
E. 保证患者热量供给

参考答案

序号	1	2	3	4	5	6	7	8	9	10	11	12	13	14	15	16
答案	C	B	D	C	D	C	A	C	C	D	E	B	A	B	A	C
序号	17	18														
答案	C	A														

第六节 尿石症病人的护理

考情分析

年份	主要考点
2019	诊断尿路结石首选的检查方法
2020	肾结石病人非手术治疗期间的错误指导（控制体重）
2021	尿路结石的主要症状
2022	下尿路结石是指（图片题）

考点导航

尿路结石也称尿石症，是泌尿外科最常见疾病之一。尿路结石包括肾结石、输尿管结石、膀胱结石和尿道结石。尿路结石可引起泌尿系统损伤、梗阻、感染和肾衰竭。

一、病　因

尿路结石病因极为复杂，目前已知，尿液中形成结石的盐类呈过饱和的状态，尿中结晶抑制物的含量不足，以及核基质的存在，构成了结石形成的三大主要因素。但尿路结石的形成机制尚未明确，可能和下列因素有关。

（一）流行病学因素

包括年龄、性别、职业、饮食成分和结构、水分摄入量、气候、代谢和遗传等因素。

（二）代谢异常

1. 形成结石物质排出过多　尿液中钙、草酸或尿酸排出量增加，易形成结石。结石成分不同，其特性也各异，上尿道结石大多为草酸钙结石，膀胱原发结石以磷酸镁结石为主，其中最常见的结石类型是草酸钙结石（表 9-6-1）。

表 9-6-1　结石类型及其特点

特点	类型				
	草酸钙	磷酸钙	尿酸	胱氨酸	黄嘌呤
质地	硬	易碎	硬	坚	坚实
表面	粗糙	粗糙	光滑	光滑蜡样	光滑
形状	桑葚样	鹿角形	颗粒样	不规则	圆形
颜色	棕褐色	灰白、黄色	黄色	淡黄色	棕黄
平片	易显影	多层现象	不显影	不显影	不显影

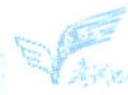

2. 尿 pH 改变　**磷酸钙及磷酸镁铵结石易在碱性尿中形成，尿酸结石和胱氨酸结石在酸性尿中形成。**

3. 尿液浓缩及尿中抑制晶体形成物质不足。

4. 尿量减少(*)　使尿中盐类和有机物的浓度增高。

(三) 局部因素

尿路淤滞、感染及异物。

二、临床表现

1. **肾和输尿管结石**　主要表现是**与活动有关的疼痛和血尿**。其程度与结石部位、大小、活动与否及有无损伤、感染、梗阻等有关。

(1) **疼痛**：肾结石可引起**肾区疼痛伴肋脊角叩痛**。当结石在肾盂输尿管处嵌顿时，可出现**肾绞痛**，表现为突然发生的剧烈疼痛，并**沿输尿管向下腹部及会阴部放射**，同时伴有恶心、呕吐。

(2) **血尿**：病人少数为肉眼血尿，多为镜下血尿。**血尿为结石损伤黏膜所致**，疼痛和血尿相继出现是肾和输尿管结石的特点，多为镜下血尿，损伤严重时有肉眼血尿。

(3) 其他症状：结石引起严重的肾积水时，可触到增大的肾脏；继发急性肾盂肾炎或肾积脓时，可有发热、畏寒、脓尿、肾区压痛。双侧上尿路完全性梗阻时可导致无尿。

2. **膀胱结石**　**膀胱结石的典型症状是排尿突然中断，改变体位后可继续排尿。**

3. 尿道结石　表现为排尿困难、点滴状排尿及尿痛，甚至造成急性尿潴留（图 9-6-1）。

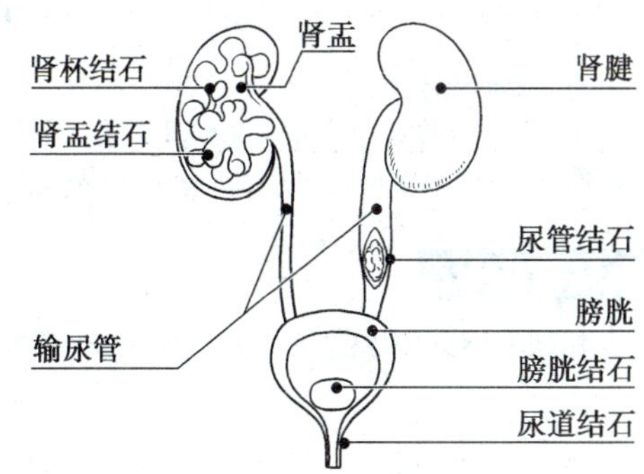

图 9-6-1　泌尿系结石示意图

三、辅助检查

(一) 实验室检查

1. 尿液检查　可有镜下血尿，合并感染时可见脓细胞。尿液生化检查可测定钙、磷、尿酸、草酸等，有助于结石原因分析。

2. 血液分析(*)　检测血钙、尿酸和肌酐等的水平。

3. 结石成分分析　是制定预防措施的依据。

(二) 影像学检查

1. **泌尿系 X 线平片**　**90%以上的结石能在正、侧位平片中发现。**

温馨提示

X 线平片是骨折、气胸、肾结石、胃肠穿孔和肠梗阻首选的检查方法。

2. 排泄性尿路造影　可显示结石所致的尿路形态和肾功能改变。

3. B 型超声检查　可发现平片不能显示的小结石和透 X 线结石，还能显示肾结构改变和肾积水等。

4. 逆行肾盂造影　仅适用于其他方法不能确诊时。

5. 肾图　可判断泌尿系统梗阻程度及双侧肾功能。

(三) 输尿管肾镜检查

适用于其他方法不能确诊或同时进行治疗时。

四、治疗原则

1. 非手术治疗　**适用于结石小于 0.6cm**，光滑、无尿路梗阻或感染、肾功能正常者。包括自行排石和药物排石。

2. 体外冲击波碎石(ESWL)　大多数上尿路结石，其结石以下输尿管通畅、无狭窄适用此法，**最适宜于直径<2.0cm 的结石**。**两次治疗间隔时间至少 10～14 天**(*)。

3. 手术治疗

(1) 非开放手术：输尿管肾镜取石或碎石术、经皮肾镜取石或碎石术。

(2) 开放手术：仅少数病人，如结石远端存在梗阻、部分泌尿系畸形、结石嵌顿紧密及非手术治疗失败、肾积水感染严重或病肾无功能等，需开放手术治疗。

五、护理问题

1. 疼痛 与梗阻存在或结石活动刺激有关。
2. 有体液不足的危险 与胃肠反射引起恶心、呕吐、腹泻有关。
3. 尿潴留 与梗阻存在致排尿不畅有关。
4. 体温过高 与感染性肾结石有关。
5. 知识缺乏：缺乏上尿路结石的致病因素和治疗过程，以及家庭治疗及预防复发知识。
6. 焦虑 与担心肾衰竭、结石复发有关。
7. 潜在并发症：出血、感染。

六、护理措施

（一）非手术治疗

1. 大量饮水，**每日饮水量3 000ml以上**，保持每日尿量在2 000ml以上，降低尿中形成结石物质的浓度，减少晶体沉淀。有感染时，尿量多可促进引流，有利于感染的控制。

温馨提示

泌尿系感染、尿路结石、腹泻、尿失禁、高热、痰液黏稠、支气管扩张、支气管哮喘等病人均需多饮水。

2. 当结石合并感染时，应注意体温及全身情况的观察，遵医嘱应用抗生素。
3. **肾绞痛的病人**，应嘱其卧床休息、深呼吸、肌肉放松以减轻疼痛。**遵医嘱给予解痉止痛药物**。
4. 调节尿液pH，根据结石的成分碱化或酸化尿液，口服柠檬酸钾或氯化铵等。
5. 中西医结合疗法包括中西药、解痉、利尿、针刺等，可促进排石。
6. 在病情允许的情况下指导病人进行**适当跳跃活动，有助结石排出**。
7. 体外冲击波碎石治疗后应注意生命体征、排尿情况及尿液性状的观察，卧床休息1周，**注意碎石排出情况，宜用过滤网过滤尿液**。
8. 根据结石分析结果，指导病人合理饮食，影响代谢的药物别嘌醇可降低血和尿的尿酸含量。
9. 根据结石部位，指导体外冲击波碎石治疗后的排石体位。对于肾结石体外冲击波碎石治疗后嘱病人向**患侧卧位48～72小时**，以后逐渐间断起立，以防碎石过多地积聚于输尿管内，可引起“石街”现象，出现肾绞痛、发热、尿闭等症状。

温馨提示

肾结石体外冲击波碎石术后取患侧卧位，可减慢结石碎末流出的速度，防止结石碎末在流出过程中再次形成结石。

（二）手术治疗

1. 手术前护理 了解疼痛部位、性质，观察血尿情况及有无结石排出。**对于输尿管切开取石的病人，术前应通过检查进行结石定位**。故拍摄后应保持定位时的体位。遵医嘱给予抗生素控制感染。
2. 手术后护理 注意伤口及引流管的护理，肾盂造瘘者，不常规冲洗，以免引起感染。必须冲洗时，应严格无菌操作，低压冲洗，冲洗量不超过5～10ml，并在医生指导下进行。**肾实质切开取石及肾部分切除的病人，应绝对卧床2周，以减轻肾的损伤，防止再出血**。耻骨上膀胱切开取石术后应保持切口清洁干燥，敷料被浸湿时要及时更换。记尿量，观察引流液的颜色、性质和量。

七、健康教育

1. 饮水防石 饮水起到利尿作用，常规每天须饮水3 000ml以上，并且要平均分于全天，尤其是睡前及半夜饮水效果更好。为预防结石的复发，每天尿量应维持在2 000～3 000ml，以稀释尿液，减少尿中晶体沉积。
2. 饮食指导 根据结石成分调节饮食。动物蛋白和食糖的摄入要适量（除主食外，每天需补充蛋白质25～30g）。**含钙结石者宜食用含纤维丰富之食物，限制含钙、草酸成分多的食物**，如浓茶、菠菜、番茄、土豆、芦笋等含草酸量高，牛奶、奶制品、豆制品、巧克力、坚果含钙量高。**尿酸结石者不宜服用含嘌呤高的食物，如动物内脏**。
3. 药物预防 根据结石成分，血、尿钙磷，尿酸，胱氨酸和尿pH，采用药物降低有害成分，碱化或酸化尿液，预防结石复发。出院前教会病人自测尿液pH，因pH下降（4.5～5.5）易形成结石。
4. **体外冲击波碎石的病人，要注意过滤尿液中的结石**。

5. 预防骨脱钙　伴甲状旁腺功能亢进者，必须摘除腺瘤或增生组织。鼓励长期卧床者功能锻炼，防止骨脱钙，减少尿钙排出。

6. 按规定时间复诊，观察有无复发及残余结石情况。**若出现腰痛、血尿等症状，及时就诊**。放置输尿管支架的可根据病情**术后1~3个月拔管**。

考点练习

考点：掌握尿路结石的病因（A1 型题）

1. 关于尿路结石的说法，正确的是
   A. 大多发生在女性
   B. 胱氨酸结石易在碱性尿中形成
   C. 磷酸钙结石易在酸性尿中形成
   D. 磷酸镁铵结石易在酸性尿中形成
   E. 尿酸结石易在酸性尿中形成

考点：尿路结石的临床表现（A1、A2 型题）

2. 上尿路结石发生肾绞痛是因为
   A. 结石合并上尿路感染
   B. 结石活动或引起输尿管完全性梗阻
   C. 结石嵌顿引起输尿管黏膜充血水肿
   D. 结石压迫输尿管壁，引起输尿管壁坏死
   E. 结石堵塞输尿管，引起肾积水
3. 上尿路结石的主要症状是
   A. 尿潴留
   B. 排尿困难
   C. 尿频、尿急、尿痛
   D. 无痛性全血尿
   E. 与活动有关的疼痛和血尿
4. 病人，男性，26 岁。运动后突发右下腹阵发性剧痛伴恶心、呕吐，镜下血尿（+++）。应初步考虑为
   A. 急性阑尾炎
   B. 右侧腹膜炎
   C. 急性胆囊炎
   D. 右输尿管结石
   E. 右侧结肠梗阻
5. 病人，男性，39 岁。排尿时突然中断，剧烈疼痛，改变体位后方可继续排尿，考虑病人为
   A. 肾结石
   B. 输尿管结石
   C. 膀胱结石
   D. 尿道结石
   E. 膀胱肿瘤

考点：尿路结石的辅助检查（A3/A4 型题）

（6~7 题共用题干）

病人，男性，46 岁。突发性右腰部刀割样绞痛，并向下腹部和外阴部放射。入院查体：右肾区叩击痛，尿常规镜检见血尿。

6. 该病人可能患
   A. 肾癌
   B. 膀胱癌
   C. 膀胱结石
   D. 前列腺增生
   E. 上尿路结石
7. 上述疾病首选的检查方法是
   A. B 超
   B. X 线
   C. 静脉尿路造影
   D. 逆行肾盂造影
   E. 输尿管肾镜

考点：尿路结石的治疗要点（A1、A2 型题）

8. 非手术治疗于治疗尿路结石时，结石应小于
   A. 0.5cm
   B. 0.6cm
   C. 1.0cm
   D. 1.5cm
   E. 2.0cm
9. 体外冲击波碎石治疗上尿路结石时，最适宜于结石小于
   A. 1cm
   B. 2cm
   C. 2.5cm
   D. 3cm
   E. 5cm
10. 病人，女性，45 岁。右下腹突发性绞痛，右肾区酸胀，恶心、呕吐，伴肉眼血尿，入院诊断为肾结石，拟行保守治疗。下列治疗措施中**错误**的是
    A. 使用止痛剂解痉
    B. 做跳跃运动
    C. 每日饮水量 1 000ml 左右
    D. 必要时使用抗生素
    E. 适当减少蛋白质摄入
11. 上尿路结石病人非手术治疗时，每日饮水量应多于
    A. 1 500ml
    B. 2 000ml
    C. 2 500ml
    D. 3 000ml
    E. 500ml

考点：尿路结石的护理问题、护理措施和健康教育（A1、A3/A4 型题）

（12~13 题共用题干）

病人，男性，60 岁。上腹部隐痛 2 个月余，伴肾区叩击痛，镜下血尿。B 超示双肾各有一结石，直径约 0.8cm×0.9cm。IVP 示肾功能正常，双侧输尿管通畅。

12. 目前适宜的治疗方法是
    A. 中药排石
    B. 多饮水
    C. 体外冲击波碎石
    D. 经皮肾镜取石
    E. 经肾切开取石

13. 上述治疗后病人应取的体位是
A. 平卧位24小时
B. 患侧卧位24～48小时
C. 健侧卧位24～48小时
D. 患侧卧位48～72小时
E. 健侧卧位48～72小时

14. 肾实质切开取石及肾部分切除的病人，应绝对卧床
A. 1～2周
B. 2～4周
C. 4～6周
D. 6～8周
E. 8～10周

15. 输尿管结石病人若为含钙结石，宜多食用
A. 韭菜
B. 菠菜
C. 土豆
D. 坚果
E. 牛奶

16. 尿酸结石病人<u>不宜</u>食用
A. 菠菜
B. 番茄
C. 土豆
D. 牛奶
E. 动物内脏

参考答案

序号	1	2	3	4	5	6	7	8	9	10	11	12	13	14	15	16
答案	E	C	E	D	C	E	B	B	B	C	D	C	D	B	A	E

第七节　泌尿系统损伤病人的护理

考情分析

年份	主要考点
2019	提示肾损伤病人病情加重的指征；骑跨伤致尿道损伤时的主要表现
2020	尿道损伤病人尿道扩张时的错误护理（告知病人在操作过程中尽可能忍受疼痛）

考点导航

泌尿系统包括上尿路和下尿路，上尿路包括肾和输尿管，下尿路包括膀胱和尿道。泌尿系统损伤中以男性尿道损伤最常见。

一、肾　损　伤

（一）病因

1. 开放性损伤　因枪弹、刀刃等锐器所致，常伴有胸、腹部等其他器官的复合型损伤，病情较严重。

2. 闭合性损伤　因直接暴力或间接暴力等所致的损伤。直接暴力时由于腹部或腰背部**受到外力冲撞或挤压是肾损伤最常见的原因**。根据损伤程度分为肾挫伤、肾部分裂伤、肾全层裂伤和肾蒂损伤。

（二）病理和分类（表9-7-1）（图9-7-1）

表9-7-1　泌尿系统损伤的分类及病理改变

分类	损伤部位	病理改变
肾挫伤（大多为此类损伤）	肾实质轻微受损，肾包膜及肾盂肾盏黏膜完好	包膜下血肿，损伤如涉及肾集合系统可有少量血尿
肾部分裂伤	肾实质部分裂伤伴肾包膜破裂或肾盂肾盏黏膜破裂	形成肾周血肿或明显血尿
肾全层裂伤	肾实质、包膜和肾盂肾盏黏膜受损	引起广泛的肾周血肿、严重血尿和尿外渗
肾蒂损伤	肾蒂血管部分或全部撕裂	引起大出血，常来不及诊治即已死亡

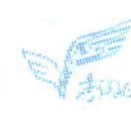

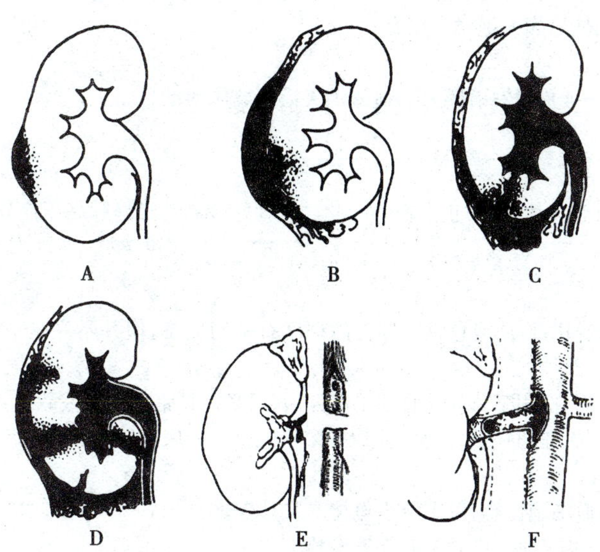

图 9-7-1　肾损伤

A. 肾挫伤；B. 肾浅层裂伤；C. 肾全层裂伤；D. 肾横断；E. 肾蒂血管断裂；F. 肾动脉内膜断裂及血栓形成

（三）临床表现

1. **血尿**　**是肾损伤的常见症状**，轻微肾损伤仅见镜下血尿，肾挫伤或严重肾部分裂伤则呈明显肉眼血尿；肾蒂血管断裂或输尿管断裂时，血尿可不明显，甚至无血尿。

2. 疼痛　由于肾实质损伤及肾包膜张力增加所致。血块通过输尿管时可发生肾绞痛。血液或尿液渗入腹腔或合并腹内脏器损伤时，出现全腹疼痛和腹膜刺激症状。

3. 腰腹部肿块　肾周围血肿和尿外渗使局部形成肿块，有明显触痛和肌紧张。

4. 发热　尿外渗易继发感染并形成肾周脓肿，出现全身中毒症状。

5. 休克　单纯性肾挫伤，可无休克表现或多不严重，可在数小时内恢复。肾裂伤时休克为进行性。**肾蒂裂伤或合并其他脏器损伤时，因创伤和失血常发生休克**，甚至危及生命。

（四）辅助检查

1. 实验室检查　**血尿是诊断肾损伤的重要依据**，尿常规检查见大量红细胞，肾组织损伤可释放大量乳酸脱氢酶，尿中含量增高。血红蛋白与血细胞比容持续性降低提示有活动性出血。

2. B超　能提示肾损伤的部位和程度，对肾周血肿、尿外渗有诊断意义。

3. 静脉尿路造影　明确肾损伤的程度与范围。

4. 肾动脉造影　若尿路造影未能充分了解肾情况，尤其是当伤侧肾不显影时，作腹主动脉造影，可显示肾动脉和肾实质损伤情况。若伤侧肾动脉完全梗阻，表示为外伤性血栓形成，宜紧急施行手术。有持久性血尿者亦应作动脉造影，以确定有无肾动脉瘘或创伤性肾动脉瘤。

5. **CT**　可清晰显示肾皮质裂伤，尿外渗和血肿范围，显示无活力的肾组织，并可了解肝、脾、胰腺及大血管等的情况，为**首选检查**。

（五）治疗原则

若无合并其他脏器损伤，多数**肾挫裂伤可经非手术治疗而治愈**，仅少数需要手术治疗。伴休克者，应迅速给予输血、输液、复苏，并确定其有无合并其他脏器损伤，做好手术探查准备。

1. 非手术治疗　绝对卧床休息，**一般休息 2～4 周，过早下地活动可能再度出血**。**密切观察**生命体征、**血尿颜色**和腰腹部肿块的变化，及时补充血容量和能量，应用广谱抗生素预防感染，使用止痛、镇静和止血药物，定期进行血、尿常规及B超检查，必要时行 CT 检查。(*)

2. 手术治疗　包括肾修补、肾部分切除或肾切除术或选择性肾动脉栓塞术；血或尿外渗引起肾周脓肿时则行肾周引流术。

（六）护理问题

1. 焦虑、恐惧　与担心肾损伤后肾切除有关。
2. 组织灌注量改变　与肾损伤、出血有关。
3. 疼痛　与肾损伤后肾周血肿、肾包膜紧张有关。
4. 体温过高　与血肿或尿外渗造成继发感染有关。
5. 知识缺乏　与缺乏肾损伤后治疗及康复的知识有关。

6. 生活自理缺陷　与肾损伤后病人绝对卧床有关。

（七）护理措施

1. 休息　**绝对卧床休息2～4周，待病情稳定，血尿消失后可离床活动。**

温馨提示

肾脏损伤的病人应绝对卧床休息，防止出血。除此之外，肝癌术后、门静脉高压症分流术后也应卧床休息。

2. 病情观察

（1）**动态观察血尿颜色的变化**，血尿颜色常与损伤的程度有密切关系，但并不完全一致。若血尿颜色逐渐加深，说明有活动性出血。

（2）观察疼痛的部位及程度，伤侧躯体或上腹部出现钝痛，因肾被膜张力增加或软组织损伤所致。准确测量并记录腰腹部肿块的大小、观察腹膜刺激征的轻重，以判断渗血、渗尿情况。如尿液、血液渗入腹腔或同时有腹腔内脏损伤，可出现腹部疼痛及腹膜刺激症状。

（3）定时检测血红蛋白和血细胞比容，以了解出血情况及其变化。

（4）定时观察体温和血白细胞计数，以判断有无继发感染。

（5）严密监测血压、脉搏、呼吸、神志并注意病人全身症状。

3. 维持水电解质及血容量平衡　及时输液，在病情允许下鼓励病人经口摄入，保持足够尿量；应用止血药物，减少或控制出血，根据病情及时补充血容量，预防休克发生。

4. 有手术指征者，在抗休克同时，积极进行各项术前准备。危重病人尽量少搬动去做检查，以免加重损伤和休克。

5. 术后做好引流管护理。[*]

（八）健康教育

1. **肾损伤病人应绝对卧床休息**，是因为肾组织比较脆弱，损伤后4～6周肾挫裂伤才趋于愈合，**过早活动易使血管内凝血块脱落，发生继发性出血**。恢复后2～3个月不宜从事重体力劳动，不宜做剧烈运动。

2. **多饮水，保持尿路通畅**，减少尿液对损伤创面的刺激。

3. 经常注意尿液颜色、排尿通畅程度及伤侧肾局部有无胀痛感觉。

4. 五年内定期复查，以便及时发现并发症。

5. **严重损伤致肾脏切除后，病人应注意保护对侧肾脏。**

6. 用药指导[*]　行肾切除术者，须注意保护健侧肾脏，慎用对肾功能有损害的药物。

二、膀胱损伤

膀胱损伤是指膀胱壁在受到外力的作用时发生膀胱浆膜层、肌层、黏膜层的破裂，引起膀胱腔完整性破坏、血尿外渗。

（一）病因

1. 闭合性损伤　可由直接或间接暴力所致，可合并腹部其他器官损伤或尿道损伤。**大多数闭合性膀胱破裂是由于骨盆骨折所致。**

2. 开放性损伤　大多数为火器、利刃损伤，多见于战时，且多并发其他器官损伤。

3. 医源性损伤　常见原因是分娩异常，盆腔肿瘤手术，经尿道膀胱肿瘤或前列腺电切术等误伤膀胱。

4. 自发性破裂[*]　有病变的膀胱因过度膨胀而发生破裂。

（二）临床表现

1. 休克　骨盆骨折合并大出血，膀胱破裂致尿外渗或腹膜炎，常发生休克。

2. 腹痛和腹膜刺激征　**膀胱内破裂**时，尿液流入腹腔引起**全腹压痛、反跳痛及肌紧张，并有移动性浊音。腹膜外破裂时，下腹部疼痛、压痛及肌紧张**。膀胱壁轻度挫伤时，仅有下腹部疼痛和少量终末血尿（图9-7-2）。

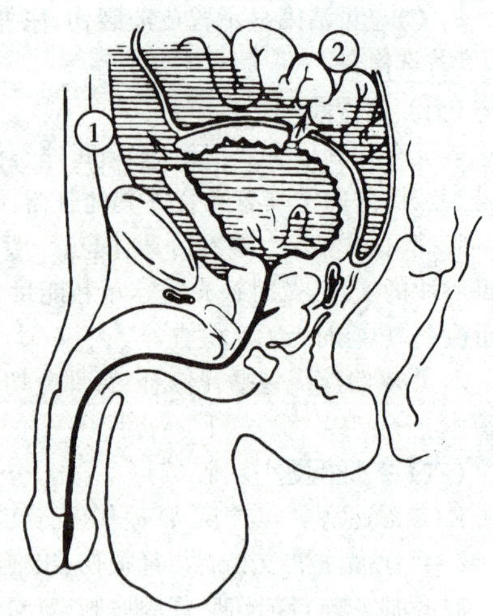

图9-7-2　膀胱破裂
①腹膜外破裂；②腹膜内破裂

3. 血尿和排尿困难　有尿意，但不能排尿或仅排出少量血尿，其原因是尿液流入腹腔或膀胱周围。

4. 尿瘘　膀胱破裂与体表、直肠或阴道相通时，引起伤口漏尿、膀胱直肠瘘或膀胱阴道瘘。

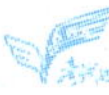

(三) 辅助检查

1. **膀胱造影**　**是确诊膀胱破裂的主要手段**。可显示膀胱周围造影剂外溢或造影剂进入腹腔，从而可确切地判断有无膀胱破裂。

2. X线检查　腹部平片还可显示骨盆的骨折。

3. 导尿检查　怀疑膀胱破裂的病人可进行导尿，膀胱破裂时导尿管可顺利插入膀胱（尿道损伤不易插入），但仅流出少量血尿或无尿流出。

4. **膀胱注水试验**　在无其他诊断条件下可以应用，但必须严格注意无菌操作。从导尿管注入灭菌生理盐水200ml，片刻后吸出。**若液体进出量差异很大，提示膀胱破裂**。

(四) 治疗原则

1. 紧急处理　对严重损伤、出血导致休克者，积极抗休克治疗。膀胱破裂应尽早应用抗生素预防感染。

2. 非手术治疗　膀胱挫伤或早期较小的膀胱破裂，膀胱造影时仅有少量尿外渗，**留置导尿管持续通畅引流尿液7~10天，伤口可自愈**。

3. 手术治疗　较重的膀胱破裂，须尽早手术。

(五) 护理问题

1. 潜在并发症：休克。

2. 疼痛　与组织损伤、尿外渗后并发腹膜炎有关。

3. 有泌尿系统感染的危险　与留置尿管有关。

4. 排尿异常　与膀胱损伤有关。

5. 恐惧、焦虑　与膀胱损伤后疼痛和出现血尿有关。

6. 知识缺乏：缺乏有关膀胱损伤后康复的知识。

(六) 护理措施

1. 密切观察病人体温、脉搏、呼吸和血压的变化。

2. **任何原因引起的腹膜内膀胱破裂和开放性膀胱损伤应首先防治休克**，根据损伤的部位、程度，积极准备手术治疗。

3. 排尿情况的观察　有无排尿困难和血尿。

4. 疼痛的观察　观察疼痛的性质、程度和部位。腹膜外破裂疼痛限于下腹部，腹膜内破裂，疼痛可由下腹部扩散至全腹部。

5. **耻骨上膀胱造瘘的护理**

(1) 保持引流管通畅：注意有无血块堵塞，导管扭曲、受压、脱落等情况。正确固定造瘘管，防止过度牵拉造成病人不适。

(2) 冲洗导管：术后如出血量多需冲洗，**冲洗速度每分钟60滴**，每隔30分钟开放导管1次，待血色变淡时，可改为间断冲洗或每日2次。**每次冲洗量不宜超过100ml**，膀胱部分切除术者每次冲洗量应少于50ml。

(3) 选择冲洗液：可选用**无菌生理盐水**或遵医嘱。

(4) 保护造瘘口周围皮肤：伤口敷料浸湿时应及时更换，清洁造瘘管周围的皮肤，外涂氧化锌软膏，避免尿液刺激。

(5) 拔管时间：**一般为5~10天**[*]。拔管前先夹闭此管，观察病人排尿情况良好后再拔除膀胱造瘘管。拔管后造口有少量漏尿为暂时现象。长期留置者应每隔4周，在无菌的条件下更换造瘘管。

(七) 健康教育

1. 膀胱造瘘或留置导尿管在拔除之前要进行膀胱功能训练，如夹闭导尿管，使膀胱扩张到一定程度，以达到训练目的。

2. 膀胱破裂合并骨盆骨折的病人，其中部分病人会有勃起障碍，在伤愈后应加强心理性勃起训练，或采取辅助治疗方法。

三、尿道损伤

尿道损伤多见于男性。男性尿道损伤部位以尿生殖膈为界，分为前、后两段。前尿道包括球部和阴茎体部，损伤以球部多见；后尿道包括前列腺部和膜部，损伤以膜部多见。按尿道损伤程度分为三种类型：尿道挫伤、尿道裂伤、尿道断裂。

(一) 病因

1. 开放性损伤　因弹片、锐器伤所致。

2. 闭合性损伤　常因外来暴力所致，多为挫伤或撕裂伤。**会阴部骑跨伤可引起尿道球部损伤**，是最多见的尿道损伤。**骨盆骨折引起膜部尿道撕裂或撕断**，是后尿道损伤最常见的原因。经尿道**器械操作不当可引起球膜部交界处尿道损伤**。

(二) 临床表现

尿道损伤最主要的临床表现是尿道出血，排尿困难及尿潴留。**常伴有休克，特别是骨盆骨折后尿道损伤**或合并其他内脏损伤者。休克的程度常与损伤严重程度一致，出血性休克常为早期死亡原因之一。

1. 休克　骨盆骨折所致后尿道损伤，可引起损伤性或失血性休克。

2. 疼痛　**尿道球部损伤时会阴部肿胀、疼痛**，排尿时加重。**后尿道损伤表现为下腹部疼痛，可放射至肛门周围、耻骨后**[*]，**局部肌紧张、压痛**。合并骨盆骨折者，移动时疼痛加剧。

3. 尿道出血　前尿道破裂时可见尿道外口流血，后尿道破裂时可无尿道口流血或仅少量血液流出。

4. 排尿困难　排尿困难程度与尿道损伤程度有关。[*]尿道挫裂伤后因局部水肿或疼痛性括约肌痉挛，发生排尿困难。尿道断裂时，则可发生尿潴留。

5. 血肿及尿外渗　尿道骑跨伤或后尿道损伤引起尿生殖膈撕裂时，会阴、阴囊部出现血肿及尿外渗，并发感染时则出现全身中毒症状。

（三）辅助检查

1. **导尿**　**导尿可以检查尿道是否连续、完整**。在严格无菌操作下，如能顺利插入导尿管并有尿液流出，则说明尿道连续而完整。一旦插入导尿管，应留置导尿以引流尿液并支撑尿道。

2. 逆行尿道造影　**是确定尿道损伤程度的主要方法**，可确定尿道损伤的部位，尿道断裂可有造影剂外渗，尿道损伤则无外渗征象。

（四）治疗原则

1. 紧急处理　**合并休克者首先应抗休克治疗**。骨盆骨折病人须平卧，勿随意搬动，以免加重损伤。尿潴留不宜导尿或未能立即手术者，可行耻骨上膀胱穿刺或造瘘术。

2. 非手术治疗　闭合性损伤应首先在严格无菌条件下试插导尿管，如试插成功，应**留置导尿管7～14天作为支架，以利于尿道的愈合**。

3. 手术治疗　试插导尿管不成功者可考虑手术治疗。

（五）护理问题

1. 疼痛　与局部受伤、尿液刺激损伤的尿道等有关。
2. 有感染的危险　与尿道损伤，尿外渗有关。
3. 排尿异常　与尿道损伤有关。
4. 焦虑　与担心尿道损伤影响排尿及生育功能有关。
5. 知识缺乏：缺乏尿道损伤后治疗及预后的相关知识。

（六）护理措施

1. 密切观察生命体征，防治休克。
2. **术后常规留置导尿管2～4周**[*]，应做好引流管的护理，以预防泌尿系统感染。
3. 因病人卧床时间较长，为保持大便通畅，术后第3天开始服用缓泻剂。
4. 合并骨盆骨折者，应执行骨盆骨折护理常规。
5. **尿道狭窄者须定期进行尿道扩张**，做好健康教育，确保病人坚持治疗。

温馨提示

尿道损伤术后应定期做尿道扩张术，以防止尿道狭窄，但间隔时间不少于3天。

（七）健康教育

1. 前、后尿道损伤经手术治疗修复后，病人常出现尿道狭窄，表现为排尿不畅，尿线变细、滴沥，尿液混浊等，需**定期进行尿道扩张以避免尿道狭窄导致的排尿困难**。

2. 继发性性功能障碍的病人应训练心理性勃起加辅助治疗。

考点练习

考点：肾损伤的病因（A1型题）

1. 最常见的肾损伤是
   A. 肾部分裂伤
   B. 肾全层裂伤
   C. 肾实质受损
   D. 肾蒂损伤
   E. 肾挫伤

考点：肾损伤的临床表现（A1、A2型题）

2. 病人男，35岁。被电动车撞击左腰部半小时后来急诊就医，诊断为肾损伤，留院观察。护士对病人进行评估时，提示病情加重的变化是
   A. 血压下降
   B. 持续疼痛
   C. 血尿颜色由鲜红色变为淡红色
   D. 体温38.4℃
   E. 肾区明显皮下淤血

3. 病人，男性，32岁。因右腰部撞击伤后伴右腰部疼痛2小时入院。查体：右腰部可扪及包块，肉眼血尿，神志

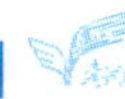

淡漠，脉搏细速，血压 80/60mmHg，应初步考虑为
A. 急性腹膜炎
B. 尿道损伤
C. 膀胱损伤
D. 肾损伤
E. 尿潴留

考点：肾损伤的辅助检查和治疗要点（A1 型题）

4. 诊断肾损伤的重要依据是
A. 血尿
B. 腹痛
C. 发热
D. 肾绞痛
E. 腰部肿块

5. 可采取非手术治疗的肾损伤是
A. 肾蒂裂伤
B. 肾挫伤
C. 肾全层裂伤
D. 严重肾裂伤
E. 肾损伤合并腹内脏器损伤

考点：肾损伤的护理问题、护理措施和健康教育（A1 型题）

6. 肾损伤病人须绝对卧床休息的时间为
A. 1～2 周
B. 2～4 周
C. 5～6 周
D. 休克纠正后
E. 血尿消失后

7. 关于肾损伤的护理，**错误**的是
A. 严密监测生命体征及全身症状
B. 严密观察血尿的次数、量及浓度
C. 观察疼痛的部位及程度
D. 血尿消失即可下床活动
E. 及时补充血容量

8. 针对肾损伤病人的健康教育，**错误**的是
A. 尽量不服用对肾脏有损害的药物
B. 尽量少饮水，以减少尿液对损伤创面的刺激
C. 恢复后 2～3 个月不宜做剧烈运动
D. 注意观察尿液颜色、排尿通畅程度
E. 绝对卧床休息以防继发性出血

考点：膀胱损伤的病因（A1 型题）

9. 膀胱损伤后腹膜完整，出现下腹部疼痛、压痛及肌紧张，属于
A. 腹膜内型膀胱损伤
B. 腹膜外型膀胱损伤
C. 膀胱挫伤
D. 膀胱裂伤
E. 膀胱断裂

考点：膀胱损伤的临床表现（A2 型题）

10. 病人，男性，40 岁，车祸后 3 小时入院。查体：下腹部疼痛，少量肉眼血尿。置导尿管顺利，注水试验提示进出水量差异很大。应考虑为
A. 肾损伤
B. 输尿管损伤
C. 膀胱损伤
D. 前尿道损伤
E. 后尿道损伤

考点：膀胱损伤的辅助检查、治疗要点和护理措施（A1、A2 型题）

11. 诊断膀胱破裂最简单的方法是
A. 膀胱造影
B. 导尿试验
C. 膀胱测压
D. 膀胱穿刺
E. 静脉尿路造影

12. 病人，男性，38 岁。下腹部受到剧烈撞击后出现全腹压痛，腹肌紧张，腹部移动性浊音阳性，导尿试验阳性。应考虑为
A. 肾损伤
B. 膀胱破裂
C. 输尿管损伤
D. 前尿道损伤
E. 后尿道损伤

13. 膀胱损伤病人非手术治疗时留置尿管的时间为
A. 1～2 天
B. 3～4 天
C. 5～7 天
D. 7～10 天
E. 10～14 天

考点：尿道损伤的病因（A1 型题）

14. 男性病人若发生骑跨伤时，最常见的损伤部位是

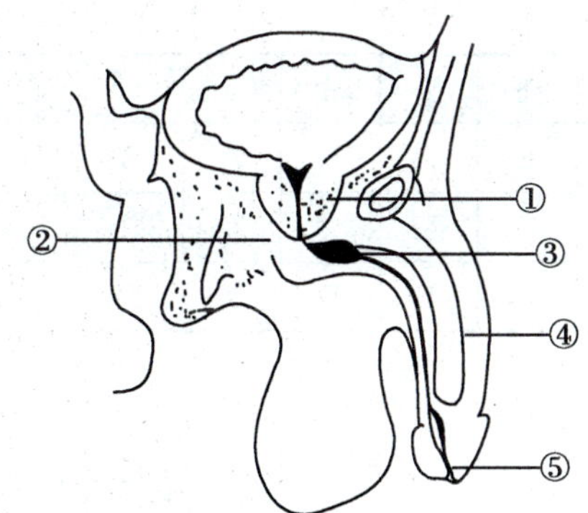

A. ①
B. ②
C. ③
D. ④
E. ⑤

15. 尿道球部损伤多见于
A. 骑跨伤
B. 枪弹、锐器伤
C. 骨盆骨折
D. 腰部撞击伤
E. 尿道器械操作不当

16. 尿道膜部损伤多见于
    A. 骑跨伤
    B. 枪弹、锐器伤
    C. 骨盆骨折
    D. 腰部撞击伤
    E. 尿道器械操作不当
17. 尿道球膜部交界处损伤多见于
    A. 骑跨伤
    B. 枪弹、锐器伤
    C. 骨盆骨折
    D. 腰部撞击伤
    E. 尿道器械操作不当

考点：尿道损伤的临床表现(A1、A2型题)

18. 病人男，57岁。建筑工人，从脚手架跌下撞击会阴部，发生骑跨伤致尿道损伤。病人可出现
    A. 终末血尿
    B. 尿道口滴血
    C. 无出血
    D. 全程血尿
    E. 直肠触及血肿
19. 病人，男性，18岁。会阴部被踢伤5小时，会阴部疼痛，稍肿胀，排尿不畅，且排尿时疼痛加重，但可以排尿，见尿道外口血液流出，查体无特殊体征。应考虑为
    A. 肾损伤
    B. 膀胱损伤
    C. 后尿道损伤
    D. 前尿道损伤
    E. 输尿管损伤

考点：尿道损伤的辅助检查和治疗要点(A1型题)

20. 关于尿道损伤病人的治疗，**错误**的是
    A. 严重损伤合并休克者，首先应抗休克治疗
    B. 骨盆骨折病人须平卧，勿随意搬动
    C. 尿潴留不宜导尿者可行耻骨上膀胱穿刺
    D. 闭合性损伤应首先在严格无菌条件下试插导尿管
    E. 后尿道和前尿道部分及完全断裂者首选手术治疗

考点：尿道损伤的护理问题、护理措施和健康教育(A1型题)

21. 闭合性尿道裂伤病人非手术治疗时尿管留置时间为
    A. 1～2天
    B. 3～4天
    C. 5～7天
    D. 7～14天
    E. 2～4周
22. 关于尿道损伤的护理，**错误**的是
    A. 术后禁用缓泻剂
    B. 密切观察生命体征，防治休克
    C. 术后常规留置导尿2～3周
    D. 拔除导尿管后，须定期做尿道扩张术
    E. 做好引流管护理，预防泌尿系统感染
23. 病人，男性，34岁。外伤导致尿道球部断裂，行手术治疗。护士为了预防术后尿道狭窄，可采取的护理措施是
    A. 预防感染
    B. 长期留置尿管
    C. 多饮水
    D. 定期做尿道扩张
    E. 增强体育锻炼

参考答案

序号	1	2	3	4	5	6	7	8	9	10	11	12	13	14	15	16
答案	E	A	D	A	B	B	D	B	B	C	B	B	D	C	A	C
序号	17	18	19	20	21	22	23									
答案	E	B	D	E	D	A	D									

第八节　尿路感染病人的护理

考情分析

年份	主要考点
2019	急性肾盂肾炎的判断；尿培养标本应收集(中段尿)；尿路感染时尿培养的结果
2020	尿路感染病人口服氨苄西林进期间可多进食；减轻尿路刺激征的措施(口服碳酸氢钠)
2021	尿路感染时尿常规白细胞数大于(5个/HP)
2022	肾盂肾炎的主要体征(肋脊角压痛)
2023	尿路感染的主要途径；尿液细菌培养诊断肾盂肾炎的标准

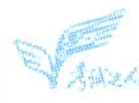

考点导航

尿路感染可分为上尿路感染和下尿路感染，前者指肾盂肾炎，后者包括膀胱炎和尿道炎。

一、病因

(一) 致病菌

致病菌以革兰氏阴性杆菌为主，其中以**大肠埃希菌(大肠杆菌)**最为多见，其次为克雷伯菌、变形杆菌、葡萄球菌、铜绿假单胞菌、产碱杆菌、粪链球菌等，偶见厌氧菌、真菌、原虫及病毒等。

温馨提示

下列几种疾病的主要致病菌是大肠埃希菌：急性肾盂肾炎、继发性腹膜炎、细菌性肝脓肿等。

(二) 感染途径

1. **上行感染** **是最常见的感染途径**，当机体抵抗力下降或尿道黏膜有损伤时，或者细菌毒力大，细菌沿尿路上行引起感染。

2. 血行感染 较少见，多为体内感染灶的细菌侵入血液循环到达肾脏引起肾盂肾炎。

3. 淋巴管感染 更少见，多因盆腔、肠道炎症时，细菌经该处淋巴管与肾周围淋巴管交通支进入肾脏引起炎症。

4. 直接感染 偶见外伤或肾周围器官发生感染时，该处细菌直接侵入肾脏引起感染。

温馨提示

尿路感染多见于女性，由于女性的尿道口邻近阴道、肛门，所以上行感染是尿路感染最常见的感染途径。

(三) 易感因素

1. **尿路梗阻** 如结石、肿瘤等，引起尿路梗阻，导致尿流不畅，有利于细菌生长、繁殖，其感染率比无梗阻者高 10 倍，是最重要的易感因素。

2. 机体抵抗力降低 如糖尿病或长期应用糖皮质激素的病人等。

3. **女性尿道宽、短、直**，尿道口与肛门、阴道相近；女性经期、妊娠期、绝经期因内分泌等因素改变而更易发病。

4. 泌尿系统局部损伤与防御机制的破坏 如外伤、手术、导尿导致黏膜损伤，使细菌进入深部组织而发病。

5. 尿道口周围或盆腔有炎症。

二、临床表现

尿路感染病人的临床表现见表 9-8-1。

表 9-8-1 尿路感染病人临床表现

分类	临床表现
膀胱炎	约占尿路感染的 60%，主要表现为**尿频、尿急、尿痛**，伴耻骨弓上不适。一般无全身感染的症状
急性肾盂肾炎	**全身症状**：起病急骤、畏寒、**发热**、体温可达 40℃，常伴头痛、全身不适、疲乏无力、食欲减退、恶心、呕吐等
	泌尿系统表现：尿频、尿急、尿痛及下腹部不适，可有**腰痛、肾区叩击痛、肋脊角压痛**，部分病人膀胱区、输尿管走行区压痛，尿液浑浊或有血尿 轻症病人无明显全身症状，仅有尿路刺激征及尿液改变
慢性肾盂肾炎	多因急性肾盂肾炎治疗不彻底发展而来，表现多不典型，病程长，迁延不愈，反复发作。急性发作时可有全身及尿路刺激症状。部分病人仅有低热、乏力，多次尿细菌培养阳性，但无尿路感染的症状，称为“无症状性菌尿”，还有病人以高血压、轻度水肿为首发表现。慢性肾盂肾炎后期有肾功能减退症状
并发症	多见于严重急性肾盂肾炎，包括肾周围炎、肾脓肿、败血症等

三、辅助检查

1. 尿常规 尿白细胞增多，亚硝酸盐阳性，尿蛋白少量，**尿沉渣白细胞、红细胞增多**，其中以**白细胞最常见，>5 个/HP**。若见**白细胞(或脓细胞)管型，对肾盂肾炎有诊断价值**。

2. 血常规 急性期血白细胞计数和中性粒细胞可增高，慢性期血红蛋白可降低。

3. **尿细菌定量培养** 临床常用**清洁中段尿作细菌培养**、菌落计数，当尿**菌落计数≥10^5/ml可确诊为尿路感染**，10^4～10^5/ml为可疑阳性，<10^4/ml则可能是污染。

4. 肾功能检查 慢性期可出现持续性肾浓缩功能减退，如夜尿多、尿渗透浓度下降；肌酐清除率降低，血尿素氮、肌酐增高。

四、治疗原则

治疗目的是纠正诱因，采取合理药物杀灭细菌，辅以全身支持疗法。

(一) 膀胱刺激征明显者

除鼓励多饮水外，可应用丙胺太林、阿托品等药物。

(二) 应用抗菌药物

一般首选对革兰氏染色阴性杆菌有效的药物。

1. 急性肾盂肾炎 可选择喹诺酮类(如氧氟沙星)、青霉素类及头孢菌类。用药疗程通常是症状完全消失，尿检查阴性后，继续用药3～5天，然后停药观察，以后**每周复查尿常规和尿细菌培养1次，共2～3周，若均为阴性**，可认为临床治愈。

考点汇总

"事不过三"（主编总结，严禁转载，违者必究）

1. 肾盂肾炎治愈的标准为每周复查尿常规和尿细菌培养1次，共2～3周，均为阴性。
2. 中毒性细菌性痢疾患儿应采取肠道隔离至临床症状消失后1周或连续3次粪便培养阴性为止。
3. 病人的传染性分泌物经3次培养，结果均为阴性，经医生开出医嘱方可解除隔离。
4. 复发性流产是指自然流产连续发生3次或3次以上者。

2. 慢性肾盂肾炎急性发作者按急性肾盂肾炎治疗。反复发作者，在急性发作控制后应积极寻找易感因素加以治疗，可参照药物敏感试验给小剂量抗菌药物，联合间歇交替使用，每疗程约2周，总疗程2～4个月。

3. **碱化尿液** **碳酸氢钠片口服，以碱化尿液**，增强药物抗菌活性，减轻尿路刺激症状，**避免尿路结晶形成**。

五、护理问题

1. 疼痛：腰痛 与肾脏炎症致肾被膜牵拉有关。
2. 体温过高 与细菌感染有关。
3. 排尿异常 与膀胱炎症刺激有关。

六、护理措施

(一) 一般护理

1. 急性发作期的第1周应卧床休息，慢性肾盂肾炎病人一般也不宜从事重体力活动。
2. 进食清淡、丰富营养的食物，补充多种维生素。**多饮水，一般每天饮水量要在2 500ml以上**。

温馨提示

高热、支气管扩张、支气管哮喘、肾结石、肾盂肾炎、尿失禁、腹泻等病人均需多饮水。

3. 高热护理 参照高热护理常规。

(二) 疼痛的护理

肾区疼痛为肾脏炎症所致。减轻疼痛的方法为卧床休息，采用屈曲位，尽量不要站立或坐位，因为站立时肾脏受到牵拉，会加重疼痛。

(三) 药物护理

口服复方磺胺甲噁唑时指导病人多饮水，并同时服用碳酸氢钠，以碱化尿液、增强疗效，减少磺胺结晶形成，避免引起肾损伤。喹诺酮类可引起轻度消化道反应、皮肤瘙痒等；**氨基糖苷类抗生素对肾脏和听神经均有毒性，使用期间注意监测病人的听力、肾功能**。

(四) 清洁中段尿培养标本的采集

1. **宜在使用抗生素药物前或停药后5天收集标本**，不宜多饮水，并保证尿液在膀胱内停留6～8小时，以提高阳性率。
2. **留取标本前用肥皂水清洗外阴，不宜使用消毒剂**。

3. 指导病人留取中间一段尿置于无菌容器内，于1小时内送检，以防杂菌生长。

七、健康教育

1. 肾盂肾炎的诱因主要有劳累、感冒、会阴部不清洁及性生活等。教育病人避免过度劳累；注意个人卫生，每天清洗会阴部，避免尿路感染反复发作；局部有炎症时要及时诊治（**治愈后不宜长期使用抗菌药物，以免诱发机体耐药**）。

2. **多饮水、勤排尿、少憋尿是最简便有效的预防尿路感染的措施**。

3. 清淡饮食，保持大便通畅，禁止盆浴。

4. 如尿路感染与性生活有关，可在性生活后排尿，并口服抗生素。

考点练习

考点：肾盂肾炎的病因和临床表现（A1、A2型题）

1. 尿路感染女性发病率高于男性，是因为女性尿道较男性尿道
   A. 短而宽
   B. 长而窄
   C. 扁而平
   D. 宽而长
   E. 短而窄
2. 肾盂肾炎的主要感染途径是
   A. 血行感染
   B. 淋巴道感染
   C. 上行感染
   D. 直接感染
   E. 下行感染
3. 病人，女性，37岁。出租车司机，每天工作10小时。今日以尿频、尿急、尿痛1天，诊断为肾盂肾炎入院。护士向其进行健康宣教时，应说明最可能的感染途径是
   A. 上行感染
   B. 下行感染
   C. 血液感染
   D. 直接感染
   E. 淋巴感染系统播散
4. 肾盂肾炎最常见的致病菌是
   A. 葡萄球菌
   B. 真菌
   C. 厌氧菌
   D. 大肠埃希菌
   E. 链球菌
5. 病人女，23岁。主诉“尿频、尿急、尿痛”。查体：T 38.6℃，R 24次/min，P 90次/min，BP 110/80mmHg，尿常规检查可见大量白细胞管型，应考虑为
   A. 慢性肾炎
   B. 急性肾盂肾炎
   C. 泌尿系结石
   D. 急性肾炎
   E. 肾脏肿瘤

考点：肾盂肾炎的辅助检查、诊断要点和护理措施（A1、A2、A3/A4型题）

6. 尿常规检查中对肾盂肾炎的诊断最有价值的是
   A. 红细胞管型
   B. 白细胞管型
   C. 透明管型
   D. 蜡样管型
   E. 颗粒管型
7. 病人，女性，25岁。因“血尿、尿痛、尿急2天”就诊。诉寒战，查体：T 39℃，HR 106次/min，R 19次/min，BP 115/72mmHg，医嘱尿培养做细菌学检查，确诊为尿路感染。该患者尿培养结果最可能是
   A. 新鲜中段尿细菌定量培养菌落数≥10^4/ml
   B. 新鲜中段尿细菌定量培养菌落数≥10^3/ml
   C. 新鲜中段尿细菌定量培养菌落数≥10^2/ml
   D. 新鲜中段尿细菌定量培养菌落数≥10^6/ml
   E. 新鲜中段尿细菌定量培养菌落数≥10^5/ml
8. 关于肾盂肾炎病人的治疗原则，正确的是
   A. 限制饮水
   B. 应在使用抗菌药物之前留取尿标本
   C. 急性肾盂肾炎疗程为症状完全消失即可
   D. 不可用碳酸氢钠
   E. 慢性肾盂肾炎总疗程为2～3周
9. 病人，女性，28岁。2天前因经期性交后出现尿频、尿急和尿痛，体温39.5℃。给予抗生素等治疗，1周后好转。请问急性肾盂肾炎临床治愈的标准为
   A. 临床症状消失
   B. 临床症状消失＋尿常规转阴
   C. 临床症状消失＋尿培养1次转阴
   D. 临床症状消失＋2周、6周复查尿菌培养转阴
   E. 6周后尿培养阴性
10. 服用磺胺类药物治疗尿路感染时，加服碳酸氢钠的作用是
    A. 抗炎
    B. 增加尿路
    C. 碱化尿液
    D. 保护尿路黏膜
    E. 增加肾脏血流量
11. 病人，女性，60岁。近2天出现尿频、尿急、尿痛、耻骨弓不适，且有肉眼血尿，初诊为急性膀胱炎。最适宜的口服药物是
    A. 红霉素
    B. 氧氟沙星
    C. 甲硝唑
    D. 氨苄西林
    E. 碳酸氢钠

12. 病人，女性，30 岁。高热伴寒战，腰痛，尿频，尿急，肾脏有明显叩击痛，尿蛋白(++)，白细胞脓球(+++)，红细胞 5 个/高倍视野，尿培养为大肠埃希菌。考虑该病人为
A. 尿道炎
B. 肾结石
C. 肾结核
D. 急性肾盂肾炎
E. 急性肾小球肾炎

(13～16 题共用题干)

病人，女性，28 岁，近 3 天发热，腰痛，伴尿急、尿频、尿痛，尿镜检白细胞增多，达 25 个/HP。

13. 考虑该病人为
A. 急性肾小球肾炎
B. 慢性肾小球肾炎
C. 急性肾盂肾炎
D. 急进性肾炎
E. 肾病综合征

14. 该病的主要病因为
A. 免疫缺陷
B. 细菌感染
C. 遗传因素
D. 过敏
E. 营养过剩

15. 针对该病人的护理措施，**错误**的是
A. 第 1 周卧床休息
B. 鼓励多饮水
C. 加强营养，补充多种维生素
D. 避免劳累
E. 憋尿，减少尿频、尿痛的症状

16. 该病最简便而有效的预防措施是
A. 做好会阴部卫生
B. 体育锻炼
C. 加强营养
D. 服用抗生素
E. 多饮水、勤排尿

17. 对尿路感染病人的健康教育中，**错误**的是
A. 鼓励病人多饮水
B. 长期预防性服用抗生素
C. 及时治疗尿路结石
D. 及时治疗尿道损伤
E. 保持会阴部清洁

18. 病人，女性，28 岁。因尿频、尿急、尿痛入院。入院后需收集尿标本做细菌培养，但病人入院前服用了抗生素。护士应在病人停用抗生素治疗后多少天留取尿标本
A. 1 天
B. 2 天
C. 3 天
D. 5 天
E. 7 天

19. 病人女，55 岁。泌尿系统感染。医嘱：尿培养。留取尿标本的正确方式是
A. 留取晨尿
B. 留取随机尿
C. 收集 12 小时尿
D. 留取中段尿
E. 收集 24 小时尿

参考答案

序号	1	2	3	4	5	6	7	8	9	10	11	12	13	14	15	16
答案	A	C	A	D	B	B	E	B	D	C	B	D	C	B	E	E
序号	17	18	19													
答案	B	D	D													

第九节 良性前列腺增生病人的护理

考情分析

年份	主要考点
2019	前列腺增生病人急性尿潴留时的处理措施；出现排尿困难和尿潴留给前列腺增生病人带来极大身心痛苦时的护理措施
2020	前列腺增生病人急性尿潴留时的错误处理(口服利尿剂)；前列腺增生病人急性尿潴留时首要的处理措施
2021	前列腺增生最主要的症状(进行性排尿困难)
2022	前列腺增生电切术后膀胱冲洗选择的冲洗液
2023	60 岁男性病人前列腺电切术后出现尿液细长时应采取的处理措施(尿道扩张术)

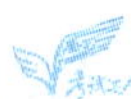

考点导航

良性前列腺增生简称前列腺增生，是老年慢性常见病。男性自 45 岁以后前列腺可出现不同程度的增生，50 岁以后出现临床表现。前列腺增生能引起尿路梗阻，最终可导致病人肾功能的损害(图 9-9-1)。

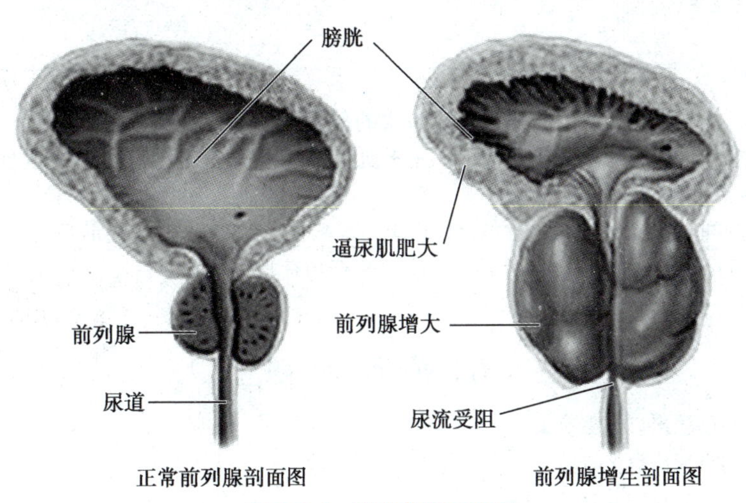

图 9-9-1　前列腺增生示意图

一、病　　因

病因尚不明确。目前认为**高龄及有功能的睾丸是前列腺增生的两个重要因素**[*]，两者缺一不可，其中男性激素、多种生长因子、类固醇激素受体等与前列腺增生有一定的关系。

二、临床表现

1. **尿频**　是前列腺增生病人**最初出现的症状**。早期排尿次数增加，随梗阻加重，夜尿次数逐渐增多。

2. **进行性排尿困难**　是前列腺增生病人的**典型症状**。表现为排尿迟缓、断续、尿后滴沥。尿路梗阻严重时排尿费力、射程缩短，尿线细而无力，终呈滴沥状。

3. 尿失禁、尿潴留　梗阻严重者膀胱残余尿增多，长期可导致膀胱收缩无力，发生尿潴留，并可出现充溢性尿失禁。前列腺增生的任何阶段，可**因气候变化、受凉、劳累、饮酒、便秘、久坐等使前列腺突然充血、水肿，发生急性尿潴留**。

4. 继发症状　合并感染时出现膀胱刺激征；合并膀胱结石表现为尿流中断；**长期排尿困难易导致肾积水、肾衰竭**；长期用力增加腹压排尿还可合并疝、痔或脱肛。

温馨提示

考生在复习外科护理学中应注意区别疾病的最早症状和最典型的症状。如前列腺增生的早期症状是尿频，典型症状是进行性排尿困难；食管癌的早期症状是哽噎感，典型症状是进行性吞咽困难。

三、辅助检查

1. **直肠指诊　是诊断前列腺增生最简单易行的方法**。应在膀胱排空后进行，可保证检查的准确性。

2. **B 型超声检查**　可**测量前列腺体积**，检查内部结构是否突入膀胱。目前**常用超声法测残余尿**，检查前嘱病人先自行排尿且尽量排空膀胱，经直肠超声检查更为精准[*]。

3. 尿流动力学检查　包括尿流率、膀胱压及尿道压测定，是判断逼尿肌功能及损害程度的检查方法。正常尿流率为 25ml/s；如最大尿流率<15ml/s 表明排尿不畅，如<10ml/s 则表明梗阻较为严重，常是手术指征之一。测定时尿量应保证>150ml 才有效。

4. **血清前列腺特异抗原(PSA)测定**　以排除合并前列腺癌的可能性。

四、治疗原则

1. 前列腺增生无临床症状，无残余尿者须观察随访，一般无须治疗。**当前列腺增生引起急性尿潴留时应首选导尿**，引流出尿液，解除病人的痛苦。

2. 药物治疗 对症状轻的病例有良好疗效。目前可应用各种药物以达到抗雄激素、抗雌激素，缩小前列腺缓解梗阻的目的。

3. 手术治疗 方式有经尿道前列腺切除术(TURP)、耻骨上经膀胱前列腺切除术、耻骨后前列腺切除术。

4. 其他疗法 用于尿道梗阻较重而又不适宜手术者。如激光治疗、经尿道气囊高压扩张术、经尿道高温治疗、体外高强度聚焦超声，改善梗阻症状。

知识拓展

前列腺增生的药物治疗

1. **α_1 受体拮抗剂** 可有效降低膀胱颈及前列腺平滑肌张力，减少尿道阻力，改善排尿功能。常用药物有特拉唑嗪、哌唑嗪及坦索罗辛。

2. **5α 还原酶抑制剂** 为激素类药物，在前列腺内阻止睾酮转变为双氢睾酮，使前列腺体积缩小，改善排尿症状。一般服药3个月后见效，停药后复发，需长期服用。常用药物有非那雄胺。

五、护理问题

1. 排尿型态改变 与膀胱出口梗阻有关。
2. 睡眠型态紊乱 与夜尿次数多有关。
3. 潜在并发症 感染、出血、TURP综合征。
4. 疼痛 与手术后膀胱痉挛有关。
5. 知识缺乏 缺乏前列腺增生的治疗、护理及预防并发症的相关知识。

六、护理措施

(一) 术前护理

1. 每日询问病人的排尿情况，嘱病人**食用粗纤维、易消化食物，以防便秘**；**忌饮酒及辛辣食物**；鼓励病人多饮水，严禁憋尿，以免诱发急性尿潴留。**如出现严重的排尿困难和急性尿潴留，应实行导尿或留置导尿**，必要时也可施行耻骨上膀胱造瘘术。

2. 引流尿液 残余尿量多或有尿潴留致肾功能不全者，应留置导尿持续引流，改善膀胱逼尿肌和肾功能。

(二) 术后护理

1. 严密观察病人意识状态及生命体征。病人多为高龄，常患有心血管疾病，由于麻醉和手术刺激可引起血压下降或诱发心、脑、肺并发症，因此应加强观察和护理。

2. **术后早期护理的重点是观察和防治出血**。**手术后利用三腔气囊尿管的水囊压迫前列腺窝控制出血**，将30～50ml生理盐水注入气囊内，稍牵引尿管并将尿管固定在大腿内侧，将**水囊放在前列腺窝处**，需告知病人不可自行移开，防止因坐起、肢体活动致气囊移位影响压迫止血效果，直至解除牵引为止。

3. 术后6小时病人无恶心、呕吐，可进流质，鼓励多饮水，1～2天后无腹胀即可恢复正常饮食，宜进食富含营养与纤维的食物，以防便秘。

4. 维持膀胱冲洗通畅 术后常规用生理盐水**持续膀胱冲洗1～3天**(*)，以防血块堵塞尿管。冲洗液的温度控制在25～30℃，可有效预防膀胱痉挛发生。**冲洗速度可根据尿色而定**，**色深则快、色浅则慢**。若尿色深红或逐渐加深，说明有活动性出血，应及时通知医师处理。若引流不畅应及时施行高压冲洗，抽吸血块，以免造成膀胱充盈、膀胱痉挛而加重出血。膀胱冲洗期间应准确记录冲洗量和排出量，尿量=排出量－冲洗量。

温馨提示

颜色深提示膀胱出血量多，因此应加快冲洗速度，防止血凝块堵塞尿管口。

5. 膀胱痉挛的护理 术后膀胱痉挛可引起阵发性剧痛、诱发出血。嘱病人做深呼吸，以放松腹部肌肉张力。术后留置硬脊膜外麻醉导管，按需定时注射小剂量吗啡有良好效果。严重者遵医嘱给予解痉药物。

6. 不同手术方式的护理

(1) 经尿道切除术(TURP)：观察有无**TURP综合征**，原因是术中大量的冲洗液被吸收使血容量急剧增加，形成**稀**

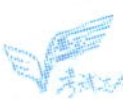

释性低钠血症，病人可在术后几小时内出现**烦躁、恶心、呕吐、抽搐、昏迷**等。此时应减慢输液速度，给高渗盐水、利尿剂、脱水剂等对症处理。**TURP 术后3～5天尿液颜色清澈，即可拔除导尿管**。

（2）开放手术：耻骨后引流管术后3～4天待引流量很少时拔除；**耻骨上前列腺切除术后7～10天**[*]**，耻骨后前列腺切除术后7～9天拔出导尿管**；术后10～14天拔除膀胱造瘘管。若膀胱造瘘口有漏尿，可用凡士林填塞瘘口，随时换药处理，保持膀胱造瘘口干燥。

7. 预防感染　术后应观察体温及白细胞的变化，观察有无睾丸、附睾肿大及疼痛，观察有无畏寒、发热症状。早期应用抗生素，每日用消毒棉球擦拭尿道外口2次，以免引起泌尿系统逆行感染。

8. 并发症的预防及护理

（1）出血：术后最初几天通常会出现血尿，术后第1天会有鲜血，以后逐渐清澈。出血也可能出现在术后6～10天，此时出血的原因可能是组织坏死或是用力解大便及久坐所引起。TURP 术后1～4周[*]可因感冒、酗酒、刺激及活动量增加致电凝痂皮脱落出血，术后早期禁止灌肠、肛管排气。

（2）血栓和栓塞：鼓励病人翻身、适当腿部活动和早下床活动，以预防血栓形成。

（3）尿失禁：拔除导尿管后尿液不随意流出，多为暂时性，一般无须药物治疗，可在膀胱区及会阴区热敷、针灸等，指导病人做提肛训练，预防术后尿失禁。

七、健康教育

1. 生活指导　①采用药物或其他非手术疗法者，应避免因受凉、劳累、饮酒、便秘而引起急性尿潴留。②术后进易消化、含纤维多的食物，预防便秘，必要时可服缓泻剂；**术后1～2个月内避免剧烈活动，如提重物、跑步、骑自行车、性生活等，防止继发性出血**。

2. 康复指导　①术后前列腺窝的修复需3～6个月，因此术后可能仍会有排尿异常现象，应多饮水，定期化验尿、复查尿流率及残余尿量。②如有尿失禁现象，应指导病人进行肛提肌锻炼，以尽快恢复尿道括约肌功能。其方法是：吸气时缩肛，呼气时放松肛门括约肌。

3. 心理指导　前列腺切除术后常会出现逆行射精，不影响性交。原则上，**经尿道前列腺电切术后1个月，经膀胱前列腺切除2个月后可恢复性生活**。少数病人出现阳痿，可先采取心理治疗，同时查明原因，作针对性治疗。

4. 复查指导[*]　术后1个月复查病人总体恢复情况及有无出现术后早期并发症；术后3个月行尿流率检查、残尿测定、国际前列腺症状评分（IPSS）等。

考点练习

考点：良性前列腺增生的病因和临床表现（A1、A2 型题）

1. 前列腺增生病人最早出现的症状是
   A. 尿潴留
   B. 血尿
   C. 尿频
   D. 尿急
   E. 尿痛
2. 良性前列腺增生的典型症状是
   A. 尿频
   B. 尿痛
   C. 进行性排尿困难
   D. 尿潴留
   E. 血尿
3. 病人，男性，60岁，因夜尿次数增多伴进行性排尿困难4个月入院。直肠指诊发现前列腺明显肿大，血清 PSA 测定未见明显升高。首先应考虑为
   A. 膀胱结石
   B. 前列腺癌
   C. 前列腺增生
   D. 膀胱炎
   E. 肾结核

考点：良性前列腺增生的辅助检查和治疗要点（A1、A2 型题）

4. 前列腺增生病人简便而重要的检查方法是
   A. 尿流率测定
   B. 直肠指诊
   C. PSA 测定
   D. 膀胱镜
   E. B超
5. 病人男，78岁。因前列腺肥大出现排尿困难，腹胀、腹痛，16小时未排尿。护士为病人采取最恰当的护理措施是
   A. 行导尿术
   B. 用温水冲洗会阴部
   C. 下腹部给予热敷
   D. 协助患者更换体位排尿
   E. 给患者听流水声

考点：良性前列腺增生的护理问题、护理措施和健康教育（A1、A2、A3/A4 型题）

6. 前列腺摘除术后控制出血的主要措施是
   A. 静脉滴入止血药
   B. 避免便秘和灌肠
   C. 采用低温膀胱冲洗液

D. 在膀胱冲洗液中加入止血药
E. 气囊导尿管固定在大腿的内侧并稍加牵引

7. 前列腺增生病人术后用生理盐水持续膀胱冲洗的时间
A. 1～2 日
B. 1～3 日
C. 1～5 日
D. 3～5 日
E. 5～7 日

8. 病人，男性，72 岁，患前列腺增生。入院后经尿道行前列腺切除术，术后护理中发现病人血钠较低，其主要原因是
A. 输液量过多
B. 输液速度过快
C. 引流不畅造成膀胱充盈、膀胱痉挛
D. 膀胱痉挛引起阵发性剧痛、诱发出血
E. 术中大量的冲洗液被吸收，形成稀释性低钠血症

9. 关于前列腺增生病人术后引流管拔除的时间，**错误**的是
A. 耻骨后引流管术后 3～4 日待引流量很少时拔除
B. 耻骨上经膀胱前列腺切除术后 7～10 日拔出导尿管
C. 耻骨后前列腺切除术后 7～9 日拔出导尿管
D. 术后 2～3 周，若排尿通畅可拔除膀胱造瘘管
E. TURP 术后 3～5 日尿液颜色清澈，即可拔除导尿管

10. 前列腺切除术后早期的护理重点是
A. 观察和防治出血
B. 防止血栓和栓塞
C. 防止尿道狭窄
D. 防止膀胱痉挛
E. 防止尿潴留

11. 病人，男性，50 岁，患前列腺增生。入院后经尿道行前列腺电切术，术后给予膀胱冲洗，现病人膀胱出血鲜红。护士应该
A. 遵医嘱给予止血药
B. 给冰盐水冲洗
C. 加快冲洗速度
D. 夹闭输尿管
E. 加快引流速度

12. 病人，男性，71 岁。因前列腺增生行前列腺切除术。术后留置气囊导尿管的主要目的是
A. 引流膀胱
B. 防止感染
C. 膀胱冲洗
D. 观察尿量
E. 压迫前列腺窝

13. 病人，男性，56 岁。前列腺切除术后行膀胱冲洗，冲洗液引流不畅。护士应首先采取的护理措施是
A. 夹闭冲洗管，暂停冲洗
B. 继续冲洗
C. 加快冲洗速度
D. 检查引流管是否通畅
E. 通知医生

14. 针对前列腺增生病人术后的健康教育，**错误**的是
A. 避免受凉、劳累、饮酒等
B. 必要时可服缓泻剂
C. 术后 2 周可以骑自行车、有性生活
D. 宜进食易消化、含纤维多的食物
E. 如有尿失禁现象，应指导病人进行肛提肌锻炼

（15～17 题共用题干）

病人，男性，66 岁。进行性排尿困难 1 年，夜尿 3～5 次，直肠指诊见前列腺明显肿大，中央沟消失，无压痛。

15. 最有可能的诊断是
A. 膀胱炎
B. 尿道狭窄
C. 膀胱癌
D. 前列腺增生
E. 膀胱结石

16. 该病人夜间睡眠时有尿液从尿道流出，此为
A. 真性尿失禁
B. 充溢性尿失禁
C. 压力性尿失禁
D. 急迫性尿失禁
E. 尿瘘

17. 此病人若发生急性尿潴留，应首选的处理方法是
A. 留置导尿管
B. 耻骨上膀胱穿刺抽吸尿液
C. 诱导排尿
D. 膀胱造瘘
E. 开放手术

18. 病人，男性，50 岁。因前列腺增生症入院，行经尿道前列腺电切术治疗。术后健康教育措施中，**错误**的是
A. 进食高纤维食物
B. 多饮水
C. 尽早锻炼如跑步等
D. 进行盆底部肌肉锻炼
E. 2 个月后可行性生活

19. 病人，男性，66 岁。前列腺增生 5 年。面对排尿困难和尿潴留给病人带来的极大的身心痛苦，护士应该
A. 给予病人药物止痛
B. 鼓励患者多饮水，勤排尿
C. 若病人出现不适，及时发现并处理
D. 协助病人做好生活护理
E. 理解病人，帮助其更好的适应前列腺疾病所带来的不便

20. 病人，男性，65 岁。入院行前列腺摘除术，护士对其进行术后宣教，**不正确**的是
A. 疼痛难以忍受时可寻求医生应用止痛药
B. 准确记录出入量
C. 饮食清淡，多吃蔬菜，保持大便通畅

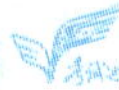

D. 避免剧烈运动
E. 嘱患者少喝水，减少排尿

21. 前列腺切除术后病人避免剧烈活动的时间是
A. 7～8 个月
B. 3～4 个月
C. 1～2 个月
D. 5～6 个月
E. 9～10 个月

参考答案

序号	1	2	3	4	5	6	7	8	9	10	11	12	13	14	15	16
答案	C	C	C	B	A	E	B	E	D	A	C	E	D	C	D	B
序号	17	18	19	20	21											
答案	A	C	C	E	C											

第十节　外阴炎病人的护理

考情分析

年份	主要考点
2019	外阴炎坐浴时使用的溶液

考点导航

外阴炎主要指外阴部皮肤与黏膜的炎症，由于与肛门、阴道、尿道相邻且暴露于外界，因此外阴极易发生炎症。

一、病　因

1. 由于**月经血、阴道分泌物、产后恶露、尿液、粪便的刺激，可引起外阴部出现不同程度的炎症**。
2. 内裤过紧或穿化纤内裤及经期使用卫生巾造成会阴部通透性差，易引起外阴炎。

二、临床表现

1. 症状　**外阴瘙痒、疼痛、红肿、烧灼感**，性交、排尿、排便后加重，严重者可出现外阴溃疡。
2. 体征　外阴部充血、肿胀、糜烂，有抓痕，重者溃疡或湿疹；慢性病人外阴皮肤或黏膜增厚、粗糙、皲裂。

三、辅助检查

1. 阴道分泌物检查　在阴道分泌物中寻找病原体，必要时做细菌培养。
2. 其他　必要时检查血糖，以及除外蛲虫病。

四、治疗原则

1. 病因治疗　寻找病因，积极治疗糖尿病，及时对尿瘘、粪瘘的病人进行修补。保持外阴部清洁、干燥、透气，消除局部刺激。

2. 局部治疗　使用 0.1%聚维酮碘液和 **1∶5 000 高锰酸钾液坐浴**，每日 2 次[*]，每次 15～30 分钟左右。**高锰酸钾可通过氧化菌体的活性基团，发挥杀菌作用**。有溃疡者坐浴后局部可涂抹抗生素软膏。

3. 物理治疗　急性期局部照射微波或红外线。

五、护理问题

1. 舒适的改变　与外阴瘙痒、灼痛有关。
2. 焦虑　与疾病影响正常性生活及治疗效果不佳有关。
3. 皮肤完整性受损　与病原体的侵蚀、炎症分泌物刺激有关。

六、护理措施

（一）一般护理

1. **重点评估病人的卫生习惯**，针对病因指导病人保持外阴清洁、干燥，消除局部刺激。

2. 患病期间减少辛辣食物的摄入。

3. 避免局部使用刺激性药物或清洗液。

（二）疾病护理

1. 治疗指导 教会病人坐浴方法及注意事项。

（1）局部使用0.1%聚维酮碘液和**1∶5 000高锰酸钾溶液坐浴，水温在40℃左右，每次15～30分钟左右，每日1～2次**。若有溃疡可用抗生素软膏涂抹。

（2）坐浴时应将会阴部浸没于浸泡液中。

（3）**月经期间禁止坐浴**。

2. 指导病人做好外阴部的护理，减少局部摩擦和混合感染的发生。

七、健康教育

1. 讲解引起外阴炎症的原因及预防护理的相关知识。

2. 指导病人保持外阴清洁、干燥，注意经期、孕期、分娩期及产褥期卫生。

3. 指导病人纠正不正确的饮食及生活习惯。不饮酒，限制辛辣饮食的摄入。

4. 加强生活指导，教育尿瘘、粪瘘病人注意个人卫生，便后及时清理会阴，更换内裤。

5. 指导糖尿病病人自我检测血糖，并注意个人卫生，保持外阴清洁、干燥。

考点练习

考点：外阴炎的病因、临床表现、治疗要点和护理措施

（A1、A2型题）

1. 病人，女性，35岁。1个月来出现外阴瘙痒，检查时见外阴充血、肿胀，阴道分泌物无明显异常，评估诱因时应重点询问
   A. 饮食习惯
   B. 卫生习惯
   C. 孕产史
   D. 性生活史
   E. 月经史

2. 病人，女性，主诉外阴部瘙痒，入院后诊断为外阴炎，医生建议其坐浴。坐浴液应选择
   A. 温水
   B. 盐水
   C. 2%碳酸氢钠溶液
   D. 0.02%呋喃西林溶液
   E. 用1∶5 000高锰酸钾溶液

3. 病人，女性，52岁。因外阴瘙痒入院，入院后诊断为外阴炎，护士对其进行指导，正确的是
   A. 搔抓瘙痒处
   B. 瘙痒处涂抗生素
   C. 穿紧身内衣
   D. 使用抗生素
   E. 坐浴

4. 治疗外阴炎时，使用1∶5 000高锰酸钾溶液坐浴的最主要作用是
   A. 杀菌
   B. 止痒
   C. 止痛
   D. 消肿
   E. 除臭

5. 病人，女性，52岁。外阴瘙痒5年。双侧大、小阴唇及其外周皮肤充血肿胀，局部呈点片状湿疹样变；阴道分泌物无异常。医嘱高锰酸钾坐浴，其浓度应是
   A. 1∶20
   B. 1∶100
   C. 1∶500
   D. 1∶1 000
   E. 1∶5 000

参考答案

序号	1	2	3	4	5
答案	B	E	E	A	E

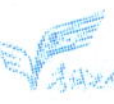

第十一节　阴道炎病人的护理

考情分析

年份	主要考点
2019	滴虫阴道炎的正确描述；萎缩性阴道炎的判断
2020	滴虫阴道炎常用的治疗药物
2021	外阴瘙痒、白带呈豆腐渣样提示(外阴阴道假丝酵母菌感染)；念珠菌性阴道炎白带的特点
2022	滴虫阴道炎的判断；滴虫阴道炎避免夫妻交叉感染的主要措施(夫妻同时治疗)
2023	滴虫阴道炎的判断及局部用药(图片题)；哺乳期产妇患阴道炎服用甲硝唑治疗时的哺乳方法

考点导航

一、滴虫阴道炎

滴虫阴道炎是**由阴道毛滴虫引起**。

(一) 病因

引起此病的病原体为阴道毛滴虫，它在不同的环境中都具有较强的生存能力。**滴虫适宜在 pH 5.2～6.6** 中生存，温度在 25～40℃时生长繁殖。阴道毛滴虫能在 3～5℃中存活 21 日，在 46℃时生存 20～60 分钟，在半干燥的环境中能存活 10 小时。**滴虫阴道炎可通过性交直接传播(主要传播途径)**或经公共浴池、浴盆、毛巾、坐便器等间接传播；也可通过污染的器械、敷料等发生医源性传播。

(二) 临床表现

1. 潜伏期　4～28 天。

2. 症状　**稀薄的泡沫状白带**增多及外阴瘙痒，可伴有烧灼感，疼痛和性交痛，如伴尿道感染时，有尿频、尿急、尿痛或血尿。阴道毛滴虫具有阻碍乳酸生成、吞噬精子的能力，可造成不孕。

3. 体征　阴道黏膜充血，严重者有散在出血斑点；白带呈灰白色、黄白色或黄绿色脓性泡沫状。

(三) 辅助检查

1. **生理盐水悬滴法**　低倍显微镜下找寻滴虫，阳性率可达 80%～90%。具体方法：在玻片上加 1 滴温生理盐水，自阴道侧壁取少许典型分泌物混于生理盐水中，用低倍光镜检查，如有滴虫可见其呈波动运动而移动位置。

2. 培养法　可疑者但悬滴法多次未找到滴虫时，可送培养，阳性率可达 98%左右。

(四) 治疗原则

1. 全身用药　**口服甲硝唑**，治愈率为 90%～95%。口服甲硝唑 400mg，每天 3 次，7 天为一疗程。初次感染者可单次口服甲硝唑 2g，可收到同样效果。

2. 局部用药　**1%乳酸或 0.1%～0.5%醋酸溶液**阴道灌洗后，每晚阴道放入甲硝唑泡腾片，200mg，7～10 日为一疗程。

(五) 护理问题

1. 舒适的改变　与外阴瘙痒、灼痛及白带增多有关。
2. 焦虑　与治疗效果不佳，反复发作及孕妇担心对胎儿有影响有关。
3. 知识缺乏：缺乏阴道炎的相关知识。
4. 皮肤完整性受损　与外阴阴道炎症有关。
5. 睡眠型态改变　与局部不适有关。

(六) 护理措施

1. 一般护理

(1) 保持外阴、阴道清洁，避免不洁性生活。

(2) 饮食指导：避免进食辛辣等刺激性食物。

(3) 教会病人自我护理的方法，将**内裤煮沸消毒 5～10 分钟**以消灭病原体，避免交叉感染。

2. 疾病护理

(1) 治疗期间勤换内裤，避免性生活。

(2) 指导病人注意局部用药前、后手的卫生，减少感染的机会。

(3) 指导阴道用药的病人，在**用酸性溶液灌洗阴道后再采取下蹲位将药片送入阴道后穹隆部**。

(4) **指导病人配偶同时进行治疗**，如口服甲硝唑或替硝唑 2g 顿服，并告知病人甲硝唑用药期间及停药 24 小时内，替硝唑用药期间及停药 72 小时内禁饮酒。

(5) 哺乳期全身用药，因甲硝唑可通过乳汁排泄，**服药期间及服药后 12～24 小时内不宜哺乳**，服用替硝唑期间及服药后 72 小时内不宜哺乳。

(6) **甲硝唑应餐后服用，服用后部分病人可出现胃肠道反应，如食欲缺乏、恶心、呕吐**等。偶见头痛，白细胞减少，发现用药后的不良反应及时停药，并报告医生。

(七) 健康教育

1. 指导病人配合检查，讲解滴虫的特性，提高滴虫检出率。
2. 告知病人治愈的标准及随访要求 滴虫阴道炎易于月经期后复发，应在月经干净后复查，**连续三次滴虫检查阴性者为治愈**。
3. 教育病人养成良好的卫生习惯，避免无保护性交，减少疾病的发生。
4. 告知病人**复查白带前 24～48 小时禁止阴道用药和同房**，以免影响检查结果。

二、外阴阴道假丝酵母菌病

(一) 病因

引起外阴阴道假丝酵母菌病的病原体 80%～90%为白假丝酵母菌。白假丝酵母菌是一种寄生于阴道、口腔、肠道的条件致病菌。它适宜在温度为 25～40℃，酸性，潮湿环境中生长。当机体抵抗力下降，阴道内糖原增加，阴道 pH 下降或性激素水平增高时，均可引起该菌的生长繁殖。常见于妊娠、糖尿病病人、大量接受雌激素或大量应用免疫抑制剂治疗者。外阴阴道假丝酵母菌可**通过自身传染**，性交直接传染，接触被污染的衣物间接传染。

温馨提示

在外阴阴道炎症中除外阴阴道假丝酵母菌病通过内源性途径传播外，其余均通过性途径传播。

(二) 临床表现

1. 症状 外阴瘙痒，灼痛，**白带呈豆渣样**。
2. 体征 外阴有抓痕，小阴唇内侧及阴道黏膜附有白色膜状物，急性期可见糜烂及浅表溃疡。

(三) 辅助检查

1. 悬滴法 将阴道分泌物涂片滴入 10% 氢氧化钾溶液中，在镜下找芽孢和假菌丝，阳性率为 60%。
2. 革兰氏染色法 首选的检查法，阳性率为 80%。
3. 培养法 阳性率很高，多用于难治性外阴阴道念珠菌病或复发性外阴阴道念珠菌病病人的检查。

(四) 治疗原则

1. 消除诱因 积极治疗糖尿病，及时停用广谱抗生素、雌激素、皮质类固醇激素。
2. 局部用药 **首选 2%～4%碳酸氢钠溶液**坐浴，或冲洗阴道并阴道上咪康唑栓剂、克霉唑栓剂或制霉菌素栓剂。

温馨提示

在几种阴道炎中，除外阴阴道假丝酵母菌病用碳酸氢钠灌洗外，其余均用醋酸灌洗。

3. 全身用药 适用于未婚无性生活女性，外出不方便局部用药或月经来潮者。
4. 性伴侣的治疗 无需对性伴侣行常规治疗，性伴侣有龟头炎症者应进行相关检查及治疗。

(五) 护理问题

1. 舒适的改变 与外阴瘙痒、灼痛及白带增多有关。
2. 焦虑 与治疗效果不佳，反复发作及孕妇担心对胎儿影响有关。
3. 知识缺乏：缺乏对阴道炎感染途径的认识及预防知识。
4. 皮肤完整性受损 与外阴阴道炎症有关。

(六) 护理措施

1. 一般护理

(1) 温水清洗外阴，避免使用刺激性洗液。

（2）保持外阴清洁干燥，非月经期不使用卫生护垫，选择使用棉质且通透性好的内裤。

（3）饮食指导：患病期间避免进食辛辣等刺激性食物。

（4）治疗期间勤换内裤，避免性生活。

（5）指导病人注意局部用药前、后手的卫生，减少感染的机会。

2. 疾病护理

（1）指导阴道用药的病人在放药前，用**2%～4%碳酸氢钠溶液灌洗阴道**后再采取下蹲位将药片送入阴道后穹隆部。

（2）妊娠期合并感染者，为避免胎儿感染，应坚持局部治疗。

（3）注意糖尿病病人的血糖变化，消除病因，减少刺激。

（七）健康教育

1. 为妊娠患病妇女讲解坚持治疗的意义，消除顾虑配合治疗。

2. 教育病人养成良好的卫生习惯，保持会阴清洁、勤换棉制内裤。

3. 教育病人避免长期使用或滥用抗生素。

4. 强调坚持用药，按时复查。

5. 告知病人**复查白带前24～48小时禁止阴道用药和同房**。

6. 告知病人随访要求，外阴阴道假丝酵母菌病容易在月经前复发，经过治疗后应**在月经前复查阴道分泌物**。

三、细菌性阴道病

（一）病因

细菌性阴道病为**阴道内菌群失调**所致的一种混合感染，当阴道内的优势菌乳酸杆菌减少，其他细菌大量繁殖，破坏了正常阴道菌群之间的相互平衡时将引起阴道疾病。

（二）临床表现

1. 症状　10%～40%病人无任何症状，有症状者主诉白带增多并有难闻的**臭味或鱼腥味**。可有轻度外阴瘙痒或烧灼感。

2. 体征　白带为均匀一致的量较多的稀薄白带，阴道黏膜无红肿或充血等炎症表现。

（三）辅助检查

1. 胺试验　将阴道分泌物涂抹在玻片上，滴1～2滴10%氢氧化钾溶液产生烂鱼样腥臭味即为阳性。

2. 线索细胞检查　将阴道分泌物涂抹在玻片上，滴1滴生理盐水混合后，高倍显微镜下寻找线索细胞，当线索细胞＞20%时为阳性。

3. 阴道pH检查　pH＞4.5。

（四）治疗原则

1. 全身用药　口服甲硝唑连续服药7天。

2. 局部用药　甲硝唑置于阴道内，连续7天。

3. 性伴侣治疗　对于反复发作或难治性细菌性阴道病病人的性伴侣应给予治疗。

4. 妊娠妇女的治疗　因本病在妊娠期有合并上生殖道感染的可能，故对于有无症状的孕妇都应给予治疗。口服甲硝唑连续服药7天。

（五）护理问题

1. 舒适度减弱　与阴道分泌物增多及外阴瘙痒有关。

2. 焦虑　与疾病反复发作及外阴异常气味有关。

（六）护理措施

1. 一般护理

（1）注意性卫生，避免过频或无保护的性生活。

（2）孕期注意个人卫生，保持外阴阴道卫生。

（3）教会病人自我护理的方法，保持外阴清洁干燥，避免交叉感染。

2. 疾病护理

（1）治疗期间勤换内裤，减少性生活。

（2）指导病人注意局部用药前、后手的卫生，减少感染的机会。

（3）指导阴道用药的病人在放药前，用酸性溶液灌洗阴道后再采取下蹲位将药片送入阴道后穹隆部。

（4）**指导病人配偶同时进行治疗**，如**口服甲硝唑或替硝唑2g顿服，并告知病人口服上述药后需12～24小时内禁酒，替硝唑口服后72小时内禁酒**。

（5）哺乳期全身用药，因甲硝唑可通过乳汁排泄，**服药期间及服药后12～24小时内不宜哺乳**，服用替硝唑期间及服药后72小时内不宜哺乳。

(七) 健康教育

1. 向病人讲解发生细菌性阴道病的原因及疾病治疗护理的相关知识。
2. 为妊娠患病妇女讲解治疗的必要性，消除顾虑配合治疗。
3. 教育病人养成良好的卫生习惯，平日切勿进行阴道冲洗。
4. 避免不洁的性行为。

四、萎缩性阴道炎

萎缩性阴道炎常见于自然绝经及卵巢切除术后妇女。

(一) 病因

绝经后妇女**卵巢功能减退，雌激素水平降低**，阴道黏膜萎缩变薄，乳酸杆菌减少，局部抵抗力下降，阴道pH上升，局部抵抗力下降，引起致病菌侵入和繁殖，从而引发阴道炎症。

(二) 临床表现

1. 症状　阴道分泌物增多，**白带呈稀薄淡黄色**或血性白带，外阴瘙痒、灼热感及尿频、尿痛、尿失禁等。
2. 体征　检查见阴道呈萎缩性改变；上皮萎缩，皱襞消失；上皮平滑，菲薄；阴道黏膜充血，常有小出血点。长期慢性炎症、溃疡还可引起阴道粘连，若炎症分泌物引流不畅可形成阴道积脓，甚至宫腔积脓。

(三) 辅助检查

1. 阴道分泌物检查　显微镜下可见大量白细胞及基底层细胞，无滴虫及假丝酵母菌。
2. 宫颈防癌涂片检查　与子宫恶性肿瘤相鉴别。
3. 局部活组织检查　阴道溃疡者与阴道癌相鉴别。

(四) 治疗原则

1. 补充雌激素：可局部涂抹雌三醇软膏，每日1～2次，连用14日，也可口服替勃龙2.5mg，每日1次。补充雌激素，乳腺癌及子宫内膜癌者慎用。
2. 抑制细菌生长：阴道局部应用抗生素，如**诺氟沙星制剂100mg，放于阴道深部**，每日1次，7～10日为1个疗程。
3. 增加阴道酸度：**1%乳酸或0.5%醋酸液冲洗阴道**每日1次。

温馨提示

对于几种阴道炎的鉴别，考生可从传播途径、阴道分泌物的特点、阴道灌洗液等方面进行判断(表9-11-1)。

表9-11-1　四种阴道炎的鉴别

阴道炎	主要病因	白带特点	阴道灌洗液	局部用药
滴虫阴道炎	阴道毛滴虫(性交感染)	**稀薄泡沫状**	醋酸	甲硝唑
外阴阴道假丝酵母菌病	白假丝酵母菌(自身传染)	**豆渣样**	**碳酸氢钠溶液**	**制霉菌素**
细菌性阴道病	阴道内菌群失调	**臭味或鱼腥味**	醋酸	甲硝唑
萎缩性阴道炎	雌激素水平降低	**稀薄淡黄色**	醋酸	诺氟沙星

(五) 护理问题

1. 舒适的改变　与外阴瘙痒、灼痛及白带增多有关。
2. 焦虑　与治疗效果不佳，反复发作有关。
3. 知识缺乏：缺乏对阴道炎感染途径的认识及预防知识。
4. 皮肤完整性受损　与外阴阴道炎症有关。

(六) 护理措施

1. 一般护理

(1) 注意个人卫生，常换内裤，保持会阴部清洁干燥。

(2) 加强锻炼，增强机体抵抗力。

(3) 不用过热或有刺激性的清洗液清洗外阴。

2. 疾病护理

(1) 治疗期间勤换内裤，避免性生活。

 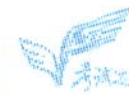

（2）指导病人注意局部用药前、后手的卫生，减少感染的机会。

（3）指导阴道用药的病人在放药前，**用酸性溶液灌洗阴道后再采取下蹲位将药片送入阴道后穹隆部**。

（4）由于老年人阴道放药有一些困难，应将放药的方法告知家属或护士按医嘱给药。

（七）健康教育

1. 教育病人养成良好的卫生习惯，尽量避免使用盆浴，必要时专人专盆。
2. 指导病人便后擦拭应遵循从前到后的顺序，防止粪便污染外阴。
3. 教育病人注意性生活卫生，必要时可用润滑剂以减少对阴道的损伤。
4. 讲解有关老年性阴道炎病因及预防的相关知识。
5. 告知病人，**复查白带前24～48小时禁止阴道用药和同房**，以免影响检查结果。

五、婴幼儿外阴阴道炎

婴幼儿阴道炎是由大肠埃希菌及葡萄球菌、链球菌、淋菌、滴虫等病原体通过患病母亲或保育员的手、衣物、浴盆、毛巾等引起的炎症。常见于5岁以下幼女。

（一）病因

婴幼儿外阴未发育，不能遮盖尿道口及阴道前庭，加之缺乏雌激素、阴道上皮较薄，细菌极易侵入；阴道pH呈中性适合病原菌生长和繁殖；婴幼儿卫生习惯不良，大便污染、外阴不洁、外阴损伤或蛲虫感染等都会引起炎症。

（二）临床表现

1. 外阴瘙痒　患儿常烦躁不安、哭闹不止或手抓外阴部。
2. 分泌物增多，外阴、阴蒂、尿道口、阴道口黏膜充血、水肿，有脓性分泌物自阴道口流出。
3. 部分患儿伴泌尿系感染，出现尿频、尿急、尿痛。

（三）辅助检查

1. 阴道分泌物检查找滴虫或白念珠菌。
2. 阴道分泌物涂片染色做病原学检查。
3. 阴道分泌物做细菌培养。

（四）治疗原则

1. 针对病原体选择相应的口服抗生素治疗。
2. 可用吸管将抗生素溶液滴入阴道。
3. 保持外阴清洁、干燥，减少摩擦。对症处理。

（五）护理问题

1. 舒适的改变　与外阴瘙痒、灼痛有关。
2. 皮肤完整性受损　与外阴炎症有关。

（六）护理措施

1. 一般护理

（1）保持外阴清洁、干燥，减少摩擦。避免穿开裆裤，减少污染机会。

（2）养成良好的卫生习惯，便后清洗外阴。防止交叉感染，专盆专用。

2. 疾病护理

（1）指导患儿家长注意为患儿局部用药前、后手的卫生，减少感染的机会。

（2）保持患儿外阴清洁，干燥，治疗期间勤换内裤。

（3）协助患儿保持双手清洁，避免搔抓引起感染加重。

（七）健康教育

1. 教育家长及时治疗自身所患疾病，防止将病原体传染给孩子。
2. 教会家长对所用物品进行消毒。
3. 指导家长对患儿会阴进行护理。
4. 指导家长用药的方法。

考点练习

考点：滴虫阴道炎的病因（A1、A2型题）

1. 病人，女性，16岁。高中生，去公共浴池游泳后，出现外阴瘙痒，阴道分泌物增多，呈黄绿色泡沫状，到医院就诊，白带常规滴虫（+），关于该病的情况，护士回答正确的是

A. 多由公共用物传播
B. 病原体属于原虫
C. 医源性传染多见
D. 只传染女性
E. 病原体属于细菌

2. 滴虫阴道炎最主要的直接传播途径是
A. 血液
B. 性交
C. 污染的器械
D. 游泳池
E. 衣服、浴巾

考点：滴虫阴道炎的临床表现（A2 型题）

3. 病人，女性，25 岁。因不洁性交后出现白带增多及外阴瘙痒。入院后诊断为滴虫阴道炎。该疾病白带的典型特点是
A. 稀薄泡沫状
B. 干酪样白带
C. 豆渣样白带
D. 稀薄，呈淡黄色
E. 白带呈脓性，有臭味

考点：滴虫阴道炎的辅助检查和治疗要点（A1 型题）

4. 为滴虫阴道炎病人做阴道灌洗，灌洗液应选择
A. 生理盐水
B. 1∶5 000 高锰酸钾
C. 0.5%醋酸
D. 0.02%碘伏
E. 2%～4%碳酸氢钠

5. 需要夫妇同时治疗的生殖系统炎症是
A. 淋病
B. 慢性宫颈炎
C. 滴虫阴道炎
D. 念珠菌性阴道炎
E. 前庭大腺炎

考点：滴虫阴道炎的护理问题、护理措施和健康教育（A1、A2 型题）

6. 关于滴虫阴道炎病人的护理措施，**错误**的是
A. 病人内裤应煮沸消毒 5～10 分钟
B. 治疗期间禁止性生活
C. 哺乳期妇女坚持哺乳
D. 保持外阴清洁、干燥
E. 坚持治疗直至症状消失

7. 滴虫阴道炎的治愈标准是
A. 白带涂片检查阴性
B. 月经干净后白带复查连续 2 次阴性
C. 月经干净后白带复查连续 3 次阴性
D. 分泌物恢复正常
E. 外阴瘙痒消失

8. 病人，女性，25 岁，患滴虫阴道炎。护士应指导病人选择哪种阴道灌洗液
A. 0.5%醋酸溶液
B. 1∶5 000 高锰酸钾
C. 2%～4%碳酸氢钠
D. 生理盐水
E. 0.02%淀粉酶

9. 病人，女性，36 岁。长期吸烟，患有滴虫阴道炎，前来咨询避孕措施。护士应指导其选用
A. 口服避孕药
B. 长效避孕针
C. 安全期避孕
D. 阴茎套
E. 宫内节育器

考点：外阴阴道假丝酵母菌病的病因和临床表现（A1、A2 型题）

10. 外阴阴道假丝酵母菌病主要的传染方式是
A. 内源性传染
B. 性交传播
C. 血液传染
D. 污染器械传染
E. 游泳池间接传染

11. 病人，女性，45 岁。既往有糖尿病史，最近阴道分泌物呈豆渣样白带。最有可能患的疾病是
A. 滴虫阴道炎
B. 老年性阴道炎
C. 外阴阴道假丝酵母菌病
D. 慢性宫颈炎
E. 前庭大腺炎

12. 病人，女性，38 岁。自诉 3 天来外阴奇痒，灼痛，坐卧不宁，并伴有尿频、尿痛。妇科检查：阴道黏膜红肿并附有白色膜状物，皮肤有抓痕，阴道分泌物呈豆渣样。应诊断为
A. 淋病
B. 尖锐湿疣
C. 前庭大腺炎
D. 滴虫性阴道炎
E. 外阴阴道假丝酵母菌病

13. 病人，女性，已婚，45 岁。近日发现外阴瘙痒，白带多。查体：阴道壁充血，宫颈光滑，白带呈豆渣样。应考虑为
A. 滴虫阴道炎
B. 老年性阴道炎
C. 外阴阴道假丝酵母菌病
D. 慢性宫颈炎
E. 前庭大腺炎

考点：外阴阴道假丝酵母菌病的辅助检查和治疗要点（A2 型题）

14. 病人，女性，28 岁。门诊诊断为外阴阴道念珠菌病。护士指导病人应选择下列哪种阴道灌洗液
A. 0.5%醋酸
B. 1%乳酸
C. 2%～4%碳酸氢钠溶液
D. 0.02%呋喃西林溶液
E. 用 1∶5 000 高锰酸钾溶液

考点：外阴阴道假丝酵母菌病的护理问题、护理措施和健康教育（A1 型题）

15. 关于外阴阴道假丝酵母菌病病人的护理措施，**错误**的是
A. 病人内裤应煮沸消毒
B. 嘱病人每日清洗外阴
C. 孕妇要积极治疗
D. 治疗后在月经前复查白带
E. 性伴侣必须同时坚持治疗

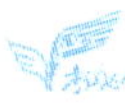

考点：细菌性阴道病的病因、临床表现和辅助检查（A2型题）

16. 病人，女性，25岁。因外阴瘙痒烧灼感入院。入院后氨试验：有烂鱼样腥臭味。该病人可能患
    A. 外阴阴道念珠菌病
    B. 细菌性阴道病
    C. 外阴瘙痒症
    D. 非特异性阴道炎
    E. 滴虫阴道炎
17. 病人，女，35岁，已婚。主诉近日白带增多，外阴瘙痒伴灼痛1周。妇科检查：阴道内多量灰白色泡沫状分泌物，阴道壁散在红斑点。有助于诊断的检查是
    A. 阴道分泌物涂片检查
    B. 宫颈刮片
    C. 盆腔B超
    D. 诊断性刮宫
    E. 阴道镜检查

考点：细菌性阴道病的治疗原则、护理问题和护理措施（A2型题）

18. 病人，女性，29岁，已婚。主诉白带增多并有难闻的腥味。入院后诊断为细菌性阴道病，护士对其指导，正确的是
    A. 用碱性溶液进行阴道灌洗
    B. 性伴侣必须同时治疗
    C. 孕20周前可用甲硝唑治疗
    D. 勤换内裤，减少性生活
    E. 性生活时不需戴避孕套

考点：老年性阴道炎的病因及临床表现（A2型题）

19. 病人女，60岁。绝经10余年，近一个月阴道分泌物增多。稀薄，呈淡黄色，外阴瘙痒不适。妇科检查：阴道呈萎缩性改变，上皮皱襞消失、萎缩，阴道黏膜充血。此病人最有可能的诊断是
    A. 念珠菌性阴道炎
    B. 子宫内膜癌
    C. 滴虫阴道炎
    D. 宫颈癌
    E. 萎缩性阴道炎
20. 病人，女性，56岁，卵巢癌术后。近几天出现外阴瘙痒，灼热感，白带增多伴血性，呈淡黄色。最有可能的诊断是
    A. 卵巢癌复发
    B. 外阴炎
    C. 外阴阴道假丝酵母菌病
    D. 萎缩性阴道炎
    E. 滴虫性阴道炎

考点：老年性阴道炎的治疗要点和护理措施（A1、A2型题）

21. 关于老年性阴道炎的治疗原则，**错误**的是
    A. 用0.5%醋酸行阴道灌洗
    B. 灌洗后局部应用抗生素
    C. 可口服小剂量雌激素
    D. 阴道可涂抹雌激素软膏
    E. 乳腺癌病人可使用雌激素制剂
22. 病人，女性，65岁，因稀薄淡黄色白带，外阴瘙痒就诊。入院后诊断为老年性阴道炎。护士指导其选择阴道灌洗液，正确的是
    A. 冷水
    B. 碱性溶液
    C. 温水
    D. 酸性溶液
    E. 盐水

参考答案

序号	1	2	3	4	5	6	7	8	9	10	11	12	13	14	15	16
答案	B	B	A	C	C	C	C	A	D	A	C	E	C	C	E	B
序号	17	18	19	20	21	22										
答案	A	D	E	D	E	D										

第十二节　宫颈炎和盆腔炎性疾病病人的护理

扫二维码
免费看视频

考情分析

年份	主要考点
2019	重度宫颈糜烂病人局部物理治疗期间禁止性生活的时间

考点导航

一、宫颈炎病人的护理

宫颈炎包括宫颈阴道部及宫颈管黏膜炎症。临床有急性和慢性两种，急性子宫颈炎常与急性子宫内膜炎或急性阴道炎同时发生，临床上以慢性宫颈炎为常见。

（一）病因

1. 急性宫颈炎　**常见病因是由淋菌、沙眼衣原体引起的感染**。它们均感染宫颈柱状上皮，可累及宫颈黏膜的腺体，并沿着黏膜表面扩散或致浅层感染。以宫颈病变最为明显，淋菌同时还会侵袭尿道上皮、尿道旁腺及前庭大腺。

2. 慢性宫颈炎　此病的病原体**主要为葡萄球菌、链球菌、大肠埃希菌及厌氧菌**，多由急性宫颈炎治疗不彻底转变而来，多见于流产、分娩或手术损伤宫颈后，病原体侵入而引起的感染。

（二）临床表现

1. 急性宫颈炎　**大量脓性白带**、腰酸、下腹坠痛、尿频、尿急，体温升高，检查见**宫颈充血、肿大，有脓性白带从宫口流出**。

2. **慢性宫颈炎**

（1）症状：**白带增多**，腰骶部疼痛，性交后出血，盆腔部下坠痛或者不孕，尿路刺激症状。

（2）体征：妇科检查可见宫颈糜烂、肥大，有时质较硬，有时可见息肉、裂伤、外翻及宫颈腺囊肿。

3. 宫颈糜烂分度和分型（表9-12-1，图9-12-1）

表9-12-1　宫颈糜烂分度和分型

分类依据	类型	含义
糜烂面积大小	**轻度**	**糜烂面积小于整个宫颈面积的1/3**
	中度	**糜烂面积占整个宫颈面积的1/3~2/3**
	重度	**糜烂面积占整个宫颈面积2/3以上**
宫颈糜烂的深浅程度	单纯型、颗粒型和乳突型	

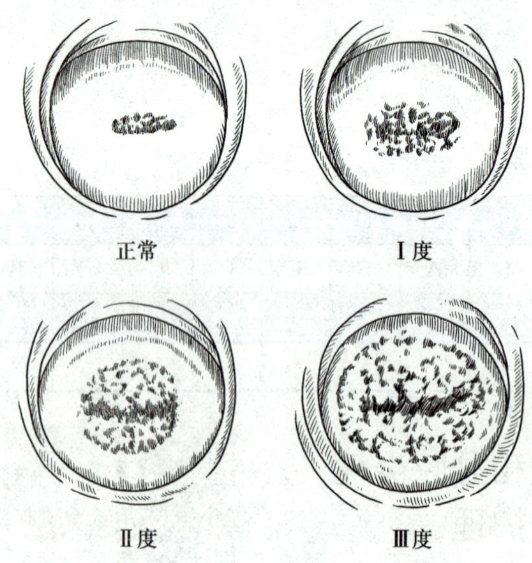

图9-12-1　宫颈糜烂分度

（三）辅助检查

1. 阴道分泌物悬滴法　显微镜下找滴虫及多形核白细胞。

2. 宫颈分泌物涂片检查　革兰氏染色查找淋菌，此法女性病人的检出率低。

3. 培养法　阳性率较高，同时可做药敏实验。

4. 聚合酶链反应（PCR）　此方法灵敏度高，特异性强，是检测和确诊淋病奈瑟菌感染的主要方法。

5. 宫颈刮片细胞学检查　已婚妇女每年一次宫颈癌筛查，宫颈及宫颈管炎症需除外恶变者。

（四）治疗原则

1. 急性宫颈炎的治疗　针对病原体给予**全身抗生素治疗**，同时禁止性生活。沙眼衣原体、淋病奈瑟菌感染的病人应对其性伴侣进行检查及治疗。

2. **慢性宫颈炎的治疗　以局部治疗为主**。①**物理治疗**：是目前治疗糜烂最常用的有效治疗方法。常用激光、冷冻、微波等，其原理是将糜烂面单层柱状上皮破坏，使其坏死脱落后，由新生的鳞状上皮覆盖。②药物治疗：局部上药。③手术治疗：息肉摘除或宫颈锥切术。

（五）护理问题

1. 组织完整性受损　与宫颈糜烂有关。

2. 焦虑　与出现血性白带及性交后出血，担心癌变有关。

3. 疼痛　与局部炎症刺激有关。

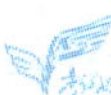

（六）护理措施

1. 急性宫颈炎的护理措施

（1）一般护理：做好生活护理，保证病人充分休息。及时更换衣物，保持外阴及阴道清洁。给予高蛋白、高维生素饮食。

（2）疾病护理：积极治疗急性宫颈炎，预防慢性宫颈炎。遵医嘱针对病原给予全身抗生素治疗。体温增高者给予物理降温。

2. 慢性宫颈炎的护理措施

（1）一般护理：注意个人卫生，保持局部清洁干燥。指导育龄妇女如何采取避孕措施，减少人工流产的发生。

（2）疾病护理

1）药物治疗：指导病人注意局部用药前、后手的卫生，减少感染发生。教会病人正确的放药方法，使药物送达位置准确。

2）手术及物理治疗术前后护理：

术前：治疗时间为**月经干净后3～7天内**，无同房史，无急性生殖器炎症，治疗前先行**宫颈防癌涂片，排除宫颈癌方可治疗**。手术前测血压及体温并指导病人排空膀胱。

术后：保持外阴清洁，每日清洗外阴2次；嘱病人于手术后**次日晨(24小时)将阴道内纱条取出**；术后10天左右为局部脱痂期，应避免剧烈活动及搬运重物以免引起出血量过多；**禁同房和盆浴2个月**，并于术后2周、4周、2个月复查；宫颈息肉手术摘除术后做病理检查。

（七）健康教育

1. 教育病人养成良好的卫生习惯，避免不洁及无保护的性生活。
2. 指导病人局部用药，提高慢性宫颈炎的治疗效果。
3. 指导妇女定期体检，及时发现宫颈病变并给予治疗。
4. 采取预防措施避免分娩时或器械损伤宫颈。

二、盆腔炎性疾病病人的护理

盆腔炎是指女性生殖道的一组感染性疾病，主要包括子宫内膜炎、输卵管炎、输卵管卵巢囊肿、盆腔腹膜炎。炎症可局限一个部位也可累及多个部位。盆腔炎多发生在性活跃期的育龄妇女。分为急性和慢性两类。盆腔炎性疾病治疗不及时可引起弥漫性腹膜炎、败血症、感染性休克，甚至危及生命。盆腔炎性疾病后遗症可分为：慢性子宫内膜炎、慢性输卵管炎与输卵管积水、输卵管卵巢炎及输卵管卵巢囊肿、慢性盆腔结缔组织炎。

（一）病因

导致盆腔炎的病原体有两个来源，一个是来自原寄生在阴道的菌群，另一个是来自外界的病原体。盆腔炎性疾病常见于产后感染、宫腔内手术操作后感染、性生活不洁或过频、经期不注意卫生、邻近器官炎症蔓延等。盆腔炎性疾病后遗症常见于盆腔炎性疾病治疗不彻底或机体抵抗力低下病程迁延不愈，以致慢性输卵管、卵巢、盆腔组织的炎症而形成的瘢痕粘连、盆腔充血。

（二）临床表现

1. 盆腔炎性疾病

（1）症状：**下腹痛伴发热**，严重者可出现高热、寒战等，可有消化系统症状(腹膜炎时)、膀胱刺激症状或直肠刺激症状。

（2）体征：病人呈急性病容，体温升高，心率加快，下腹有压痛、反跳痛，宫颈充血有举痛，**子宫体增大，有压痛**，活动受限，双侧附件压痛明显。

2. 盆腔炎性疾病后遗症

（1）症状：下腹坠痛、腰骶部酸痛，月经前后加重；月经量增多，可伴有不孕。全身症状可有低热，易感疲倦。

（2）体征：子宫常呈后倾后屈位，子宫及双侧附件有轻度压痛，子宫一侧或双侧有增厚、压痛，宫骶韧带增粗、变硬、有触痛。

（三）辅助检查

1. 宫颈或阴道分泌物检查　有淋菌和/或结核菌感染。
2. 血液检查　血沉增快，白细胞增高，C反应蛋白增高。
3. 影像学检查　有盆腔或输卵管积液，输卵管卵巢肿物。
4. **阴道后穹隆穿刺　怀疑盆腔脓肿时做此项检查**。

（四）治疗原则

1. 盆腔炎性疾病的治疗

（1）支持疗法：卧床休息，**取半坐卧位**以利于脓液积聚于直肠子宫陷凹；给予高热量、高蛋白、高维生素流食；高热者给予物理降温。

(2) **抗生素药物治疗**。

(3) 中药治疗。

(4) 手术治疗：腹腔镜检查及治疗。

2. 盆腔炎性疾病后遗症的治疗

(1) 一般治疗：消除病人思想顾虑，增加营养，提高机体抵抗力。

(2) **物理治疗**：改善局部血液循环，促进炎症的吸收和消退。

(3) 药物治疗：中药以清热利湿，活血化瘀为主；西药治疗主要应用抗生素及松解粘连药物。

(4) 手术治疗：手术以彻底治愈为原则。

(五) 护理问题

1. 体温过高　与盆腔急性感染有关。

2. 腹痛　与盆腔急性感染有关。

3. 知识缺乏：缺乏预防盆腔感染的知识。

(六) 护理措施

1. 盆腔炎性疾病的护理措施

(1) 一般护理

1) 做好生活护理，保证病人获得充分的休息和睡眠。注意保暖，出汗后及时更换衣裤，保持内衣清洁干燥，避免着凉。

2) 评估生命体征，尤其是体温、观察热型及伴随症状。评估下腹疼痛的程度，有无压痛及反跳痛。

3) 给予高热量、高蛋白、高维生素、易消化的饮食。

4) 禁止经期性生活、热敷、按摩腹部等。**禁止阴道灌洗及不必要的妇科检查**，防止炎症扩散。向病人讲明连续彻底用药的重要性，避免转为盆腔炎性疾病后遗症。

(2) 疾病护理

1) 协助病人保持**半坐卧位**，以促进脓液局限，减少炎症扩散。

温馨提示

盆腔腹膜抗感染性较强，吸收性能差。盆腔炎性疾病病人取半卧位，可减少炎症的扩散和毒物的吸收，从而减轻中毒反应。

2) 每4小时测量体温、脉搏和呼吸。体温突然升高或骤降时，要随时测量并记录。

3) 遵医嘱静脉给予足量抗生素，注意观察输液反应。

4) 对高热病人给予物理降温，注意观察体温变化及不适。

5) 观察病人疼痛的改变，及早发现病情恶化给予积极处理。

6) 对腹胀严重的病人给予胃肠减压，注意保持减压管通畅。

7) 预防炎症扩散，禁止阴道冲洗，尽量避免阴道检查。

2. 盆腔炎性疾病后遗症的护理措施

(1) 一般护理

1) 为病人提供心理支持，减轻病人心理压力。

2) 指导病人养成良好的卫生习惯，**经期不要盆浴、游泳、性交、过度劳累等**，注意性生活卫生，减少疾病的发生。

3) 保持生活规律，锻炼身体，增强机体抵抗力，预防盆腔炎性疾病后遗症急性发作。

(2) 疾病护理

1) 指导病人遵医嘱用药，不中途停药，确保疗效。

2) 减轻病人不适，遵医嘱给予镇静止痛药，注意观察用药后反应。

(七) 健康教育

1. 教育病人保护良好的卫生习惯，注意劳逸结合，增强机体抵抗力，预防盆腔炎性疾病后遗症急性发作。

2. 做好经期、孕期、产褥期的卫生教育及性卫生教育，避免不洁的性生活，减少性传播疾病，禁止经期性行为。

3. 为病人讲解盆腔炎发病原因及预防复发的相关知识。

4. 做好心理疏导减轻病人心理压力，并取得病人的配合。

5. 指导病人遵医嘱坚持用药，防止转为盆腔炎性疾病后遗症。

6. 按时就诊随访。

考点练习

考点：子宫颈炎症的病因(A2 型题)

1. 病人，女性，42 岁。被诊断为慢性宫颈炎，病人思想压力较大，认为自己得了性病，护士向她正确的解释慢性宫颈炎常见的病理改变是
   A. 宫颈糜烂
   B. 宫颈息肉
   C. 宫颈黏膜炎
   D. 宫颈裂伤
   E. 宫颈管炎

考点：子宫颈炎症的临床表现(A1、A2 型题)

2. 子宫颈炎症的主要症状是
   A. 外阴皮肤瘙痒
   B. 阴道分泌物稀薄
   C. 白带增多
   D. 泡沫状白带
   E. 腹痛
3. 关于慢性子宫颈炎临床表现的描述，**错误**的是
   A. 分泌物呈稀薄泡沫状
   B. 病人可有腰骶部疼痛、下坠感
   C. 阴道分泌物增多
   D. 不孕
   E. 宫颈有不同程度的糜烂、囊肿、息肉
4. 病人，女性，25 岁。因“白带增多 7 天”就诊。妇科检查：外阴阴道正常，宫颈糜烂，糜烂面积占宫颈面积的 1/2，护士评估该病人宫颈糜烂的程度是
   A. 轻度
   B. 重度
   C. 中度
   D. 极轻度
   E. 特重度

考点：子宫颈炎症的治疗方法和护理措施(A2、A3/A4 型题)

(5～6 题共用题干)

病人，女性，35 岁，已婚。因白带增多，腰骶部疼痛，性交后出血就诊。妇科检查宫颈重糜烂。

5. 上述疾病最好的治疗方法是
   A. 物理治疗
   B. 药物治疗
   C. 手术疗法
   D. 化学疗法
   E. 阴道灌洗
6. 治疗最佳的时间是
   A. 月经来潮前 3～7 天
   B. 月经来潮前 1～2 天
   C. 月经期
   D. 月经干净后 1～2 天
   E. 月经干净后 3～7 天
7. 病人，女性，42 岁。因宫颈重糜烂行局部物理治疗。术后病人禁止性生活和盆浴的时间为
   A. 2 周
   B. 4 周
   C. 6 周
   D. 8 周
   E. 10 周

考点：盆腔炎性疾病的病因(A1 型题)

8. 盆腔炎性疾病的病因**不包括**
   A. 经期卫生不良
   B. 产后感染
   C. 盆腔炎性疾病后遗症急性发作
   D. 急性肠炎
   E. 子宫腔内手术操作后感染

考点：盆腔炎性疾病的临床表现和辅助检查(A2、A3/A4 型题)

9. 病人，女性，1 年前患急性子宫内膜炎，未接受正规治疗。本次体检发现子宫一侧可触及条索状肿物。应考虑为
   A. 慢性子宫内膜炎
   B. 慢性输卵管炎
   C. 慢性盆腔结缔组织炎
   D. 慢性腹膜炎
   E. 输卵管卵巢囊肿
10. 病人，女性，45 岁。因急性下腹痛伴高发热就诊。妇科检查：宫颈充血有抬举痛。医生初步考虑为盆腔炎性疾病合并盆腔脓肿。为确诊盆腔脓肿是否存在，须进一步检查的项目是
    A. 宫颈分泌物培养
    B. 后穹隆穿刺抽出脓液
    C. 尿培养
    D. 血培养
    E. B 超

(11～12 题共用题干)

病人，女性，25 岁，已婚。5 天前行人工流产术后出现下腹痛，伴里急后重感。查体：腹部压痛、反跳痛，宫颈举痛。

11. 该病人最可能的诊断是
    A. 异位妊娠
    B. 盆腔炎性疾病
    C. 急性宫颈炎
    D. 急性阑尾炎
    E. 卵巢囊肿蒂扭转
12. 上述疾病最主要的治疗手段是
    A. 后穹隆切开引流
    B. 取半卧位
    C. 剖腹探查
    D. 抗生素治疗
    E. 阴道灌洗

考点：盆腔炎性疾病的治疗要点（A1型题）

13. 盆腔炎性疾病主要的治疗手段是
A. 支持疗法
B. 抗生素治疗
C. 手术疗法
D. 中药治疗
E. 腹腔灌洗

考点：盆腔炎性疾病的护理措施（A1型题）

14. 盆腔炎性疾病病人宜取
A. 平卧位
B. 半坐卧
C. 俯卧位
D. 头低足高位
E. 侧卧位

参考答案

序号	1	2	3	4	5	6	7	8	9	10	11	12	13	14
答案	A	C	A	C	A	E	D	D	B	B	B	D	B	B

第十三节　功能失调性子宫出血病人的护理

考情分析

年份	主要考点
2019	无排卵性功血首先应进行的检查；明确诊断无排卵性功血的方法；无排卵性功血刮宫术前的心理护理
2021	围绝经期功血的特点
2022	判断有无排卵最简单有效的方法（体温）；无排卵性功血的判断（基础体温呈单相）

考点导航

功能失调性子宫出血简称“功血”，是指由内、外因的影响，引起调节生殖的**神经内分泌轴功能紊乱**，所引起的异常子宫出血，**与全身及内外生殖器官本身的器质性病变无关**。功血可发生在任何年龄，约20%发生于青春期，30%发生于育龄期，50%发生于绝经前期。功血分为排卵性功血和无排卵性功血。**无排卵性功血，多发生于青春期与绝经过渡期妇女**。**青春期下丘脑-垂体-卵巢轴间的调节功能尚未发育成熟，与卵巢间尚未建立稳定的**协调关系；绝经过渡期妇女则因卵巢功能衰退，剩余卵泡对垂体促性腺激素反应低下，不能发育成熟而无排卵。**排卵性功血，多发生于生育年龄妇女**，常见有两种类型：黄体功能不足与子宫内膜不规则脱落。详见表9-13-1。

表9-13-1　功血分型及发生机制

分型	好发人群	发生机制
无排卵性功血	**青春期与绝经过渡期妇女**	青春期下丘脑-垂体-卵巢轴间的调节功能尚未发育成熟，与卵巢间尚未建立稳定的协调关系，垂体分泌的FSH相对不足，无正常月经周期中血LH高峰形成，导致卵巢不能排卵
		绝经过渡期妇女则因卵巢功能衰退，剩余卵泡对垂体促性腺激素反应低下，不能发育成熟而无排卵
排卵性功血	**生育年龄妇女**	黄体功能不足：月经周期中有卵泡发育及排卵，但黄体期孕激素分泌不足或黄体过早衰退，导致子宫内膜分泌反应不良
		子宫内膜不规则脱落：在月经周期中，有排卵，黄体发育良好，但萎缩过程延长导致子宫内膜不规则脱落

一、病　　因

应激、恐惧、忧伤、精神过度紧张、气候和环境变化、过度劳累和某些疾病等因素通过大脑皮质和神经递质，引起下丘脑-垂体-卵巢轴的功能调节异常。长期营养不良、严重贫血及代谢紊乱也可影响激素的合成、转运和代谢，而导致月经异常或持续无排卵。

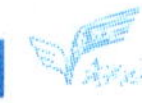

二、临床表现

1. 无排卵性功血　①**月经过多:周期规则,经期延长(>7 日)或经量过多(>80ml)**。②子宫不规则出血过多:周期不规则,经期延长,经量过多。③子宫不规则出血:周期不规则,经期延长而经量正常。④月经过频:月经频发,周期缩短,<21 日。

2. 有排卵性功血(黄体功能异常)　①**黄体功能不足:月经周期缩短,表现为月经频发**(周期<21 日),以致病人不易受孕或早期流产。②**子宫内膜不规则脱落:月经周期正常,经期延长,可达 9~11 日**,出血量可多可少。

三、辅助检查

1. 妇科检查　盆腔检查无器质性病灶发现。

2. **诊断性刮宫**　目的是止血和明确子宫内膜病理诊断。不规则阴道流血或大量出血时,可随时刮宫。**拟确定卵巢排卵功能或了解子宫内膜增生程度时,宜在经前期或月经来潮 6 小时内刮宫。子宫内膜不规则脱落在月经第 5~7 日行诊断性刮宫。**(*)无性生活史病人,若激素治疗失败或疑有器质性病变,应经病人或家属知情同意后行诊刮。

3. 宫腔镜检查　可直视病变部位取活检以诊断宫腔病变。

4. **基础体温测定**　是测定排卵的简易可行方法。不仅有助于判断有无排卵,还可了解黄体功能。**无排卵功血者 BBT 无上升改变而呈单相曲线**(图 9-13-1)。**黄体功能不足者 BBT 双相型,但高温相<11 日**(图 9-13-2)。**子宫内膜不规则脱落者 BBT 呈双相型,但高温相下降缓慢**(图 9-13-3)。

5. 宫颈黏液结晶检查　判断有无排卵。

6. 阴道脱落细胞涂片检查　可了解有无排卵及雌激素水平。

7. 血激素水平测定　测定血清孕酮值,了解有无排卵;测定血催乳素及甲状腺素,可排除其他内分泌疾病。

温馨提示

孕激素有升高体温的作用,因此有排卵者的基础体温曲线呈双向型,无排卵者基础体温始终处于较低水平。

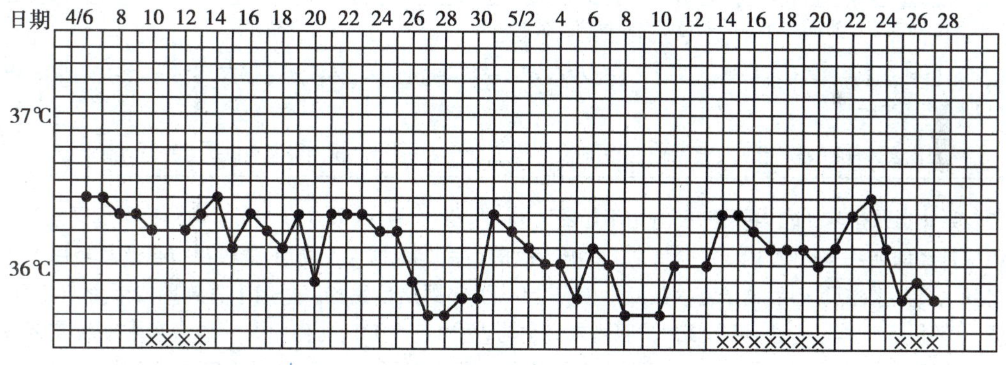

图 9-13-1　基础体温单相型(无排卵性功血)

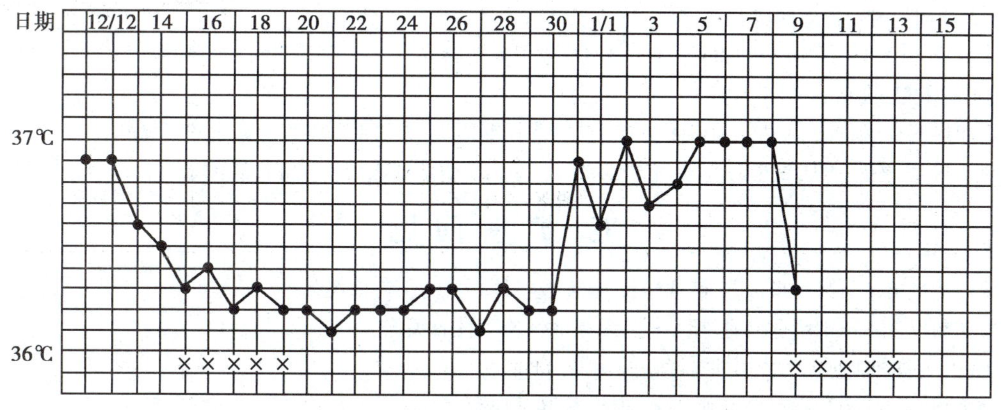

图 9-13-2　基础体温双相型(黄体功能不足)

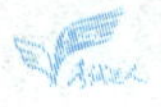

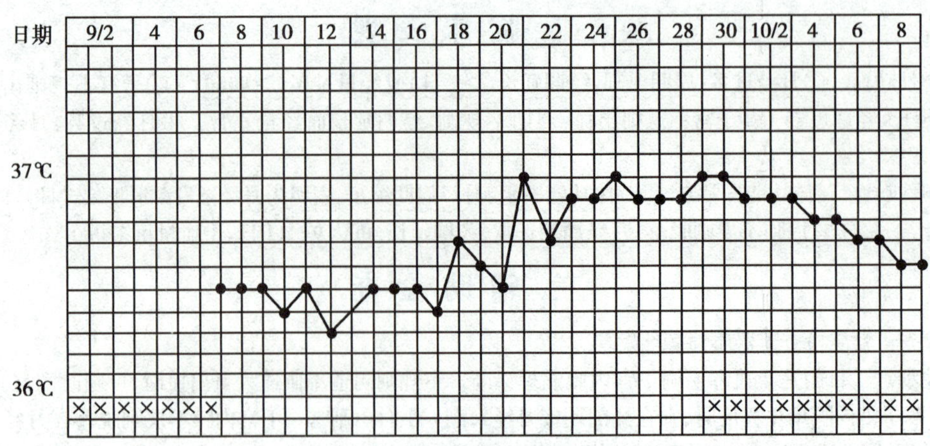

图 9-13-3 基础体温双相型（黄体萎缩不全）

四、治疗原则

(一) 无排卵性功血

1. 支持治疗　加强营养，保证休息，防止感染，纠正贫血。

2. 药物治疗　**青春期病人**以**止血**、**调整月经周期**、**促使卵巢排卵**为原则。**绝经过渡期病人**以**止血**、**调整月经周期**、**减少经血量**、防止子宫内膜恶变为原则。

(1) 止血：大出血的病人要求在性激素治疗 8 小时内见效，24～48 小时内出血基本停止，若在 96 小时以上仍不止血，应考虑器质性病变。

1）性激素止血（表 9-13-2）

表 9-13-2 性激素止血机制与适用范围

激素	作用机制	适用范围
雌激素	大剂量雌激素促使子宫内膜生长，**短期内修复创面而止血**	青春期功血
孕激素	使增生期子宫内膜转化为分泌期，停药后内膜脱落，出现撤药性出血，即“药物性刮宫”	体内有一定雌激素水平，尤其是淋漓不断出血者
雄激素	拮抗雌激素、增强子宫平滑肌及子宫血管张力而减少出血	围绝经期功血病人的辅助治疗

2）**刮宫术：止血及排除子宫内膜癌变**，适用于年龄>35 岁，药物治疗无效或存在子宫内膜癌高危因素的病人。

(2) 调整月经周期：一般连续用药 3 个周期。①雌、孕激素序贯法：即人工周期，通过模拟自然月经周期中卵巢的内分泌变化，将雌、孕激素序贯应用，使子宫内膜发生相应变化，引起周期性脱落。适用于青春期或生育期功血，可诱发卵巢自然排卵。②雌、孕激素联合法：可周期性口服短效避孕药，适用于生育期功血内源性雌激素水平较高者或绝经过渡期功血。③后半周期疗法：于月经周期后半周期开始服用甲羟孕酮。适用于青春期或绝经过渡期功血。

(3) 促排卵：适用于青春期和生育期功血病人，尤其不孕者。常用药物氯米芬(CC)、人绒毛膜促性腺激素(hCG)等，诱发排卵。青春期一般不提倡使用。

3. 手术治疗　治疗无效者必要时行子宫内膜切除或子宫切除术。

(二) 有排卵性功血

1. 促进卵泡发育，刺激黄体功能和黄体功能替代。常用**雌激素**、人绒毛膜促性腺激素和黄体酮。

2. 调节下丘脑-垂体-卵巢轴的功能，促进黄体萎缩。常用孕激素和人绒毛膜促性腺激素。

五、护理问题

1. 有感染的危险　与月经量过多、经期延长、贫血及机体抵抗力下降有关。

2. 焦虑　与反复不规则阴道出血，担心预后及疾病性质不佳有关。

3. 知识缺乏：缺乏如何正确使用性激素相关知识。

4. 活动无耐力　与子宫不规律出血、月经过多、引起贫血有关。

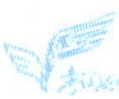

六、护理措施

（一）一般护理

1. 休息与活动指导　出血期间卧床休息，适当限制活动及探视时间，保证病人充分休息。保持充足的睡眠，避免过度劳累，减少体力消耗。

2. 饮食护理　鼓励病人进食高蛋白、高维生素及含铁量高的食物，如猪肝、鸡蛋、红枣等含铁高的食物。同时注意多食粗纤维食物，以保持大便的通畅。

3. 保持会阴清洁，勤换卫生护垫和内裤，预防逆行性感染。

4. 出血期间禁止性生活及坐浴。

5. 保持环境安静以减少感官刺激，避免与其他焦虑病人接触。告知病人有关疾病防治及护理知识，解除其思想顾虑。

6. 保持室内空气新鲜，每日通风两次，每次 20 分钟。

（二）疾病护理

1. 注意观察病人阴道出血情况、皮肤及黏膜苍白的程度。严密观察与感染有关的症状体征，监测白细胞计数和分类。

2. 严密观察与感染有关的症状体征，监测白细胞计数和分类。

3. 大出血的病人应绝对卧床休息，注意观察生命体征及意识状态。详细记录病人的生命体征及出入量，嘱病人保留会阴垫及内裤等以便准确估计出血量。对出血多者，要绝对卧床休息，遵医嘱做好配血、输血、止血等工作。

4. 配合医师的止血措施，做好手术止血准备，如刮宫术。

5. 遵医嘱准确用药，注意观察口服抗生素与激素类药物出现的不良反应，并及时与医师联系。

七、健康教育

1. 教育病人保持良好的生活及饮食习惯，保证睡眠，避免过度劳累、情绪激动的不良刺激，平稳过渡青春期和围绝经期。

2. 告知病人使用激素治疗时应严格按照医嘱服药以达到疗效。

3. 教育病人注意经期卫生，保持会阴部清洁，防止继发感染。

4. 教会病人使用放松技术，如看电视、看书、听音乐等。

考点练习

考点：功能失调性子宫出血的病因（A1 型题）

1. 功能失调性子宫出血是指
   A. 青春期妇女的异常子宫出血
   B. 生育期妇女的异常子宫出血
   C. 更年期妇女的异常子宫出血
   D. 伴有轻度子宫内膜炎的子宫出血
   E. 由于神经内分泌功能失调引起的异常子宫出血

2. 功能失调性子宫出血的病因**不包括**
   A. 精神紧张
   B. 环境、气候骤变
   C. 过度劳累
   D. 严重贫血
   E. 子宫肌瘤

考点：功能失调性子宫出血的临床表现（A1、A2 型题）

3. 无排卵性功能失调性子宫出血的特点**不包括**
   A. 月经周期紊乱
   B. 经期长短不一
   C. 多见于育龄妇女
   D. 出血量时多时少
   E. 出血多者可出现贫血

4. 无排卵性功能失调性子宫出血的最常见症状是
   A. 腹痛
   B. 痛经
   C. 不规则子宫出血
   D. 贫血
   E. 月经周期紊乱

5. 病人，女性，17 岁。初潮年龄为 13 岁，最近半年因学习压力大而出现月经周期不规则，2～3 个月来潮一次，每次经期持续 10 余天，量多，无痛经。应考虑为
   A. 黄体功能不足
   B. 子宫内膜不规则脱落
   C. 月经过多
   D. 无排卵性功血
   E. 排卵性功血

6. 病人，女性，婚后 3 年不孕。基础体温测定显示：连续 3 个月每日清晨测得体温呈一规则水平线，说明其
   A. 卵巢有排卵
   B. 卵巢无排卵
   C. 卵巢发育不良
   D. 黄体功能不全

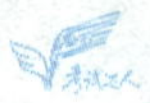

E. 黄体萎缩不全

考点：功能失调性子宫出血的辅助检查和治疗要点（A1、A2 型题）

7. 诊断无排卵性功血简单易行的方法是
A. 基础体温测定
B. 诊断性刮宫
C. 宫腔镜检查
D. 宫颈黏液结晶检查
E. 激素测定

8. 病人，女性，18 岁。原发性痛经 3 年。月经周期 30～35 天，为了解排卵及黄体功能状况。自测基础体温如图所示。该体温结果提示的是

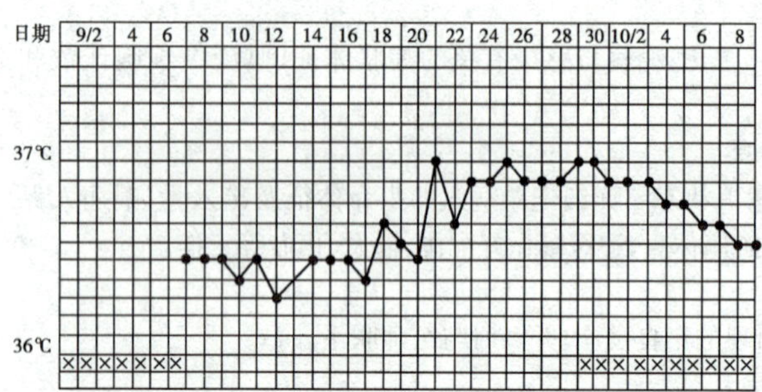

A. 有排卵，黄体功能正常
B. 有排卵，黄体萎缩不全
C. 无排卵，黄体功能正常
D. 有排卵，黄体功能延长
E. 无排卵，黄体功能不全

9. 青春期无排卵性功血的治疗原则是
A. 刮宫
B. 止血、调整周期
C. 止血、防止子宫内膜病变
D. 调整周期、减少经量
E. 止血、调整周期、促排卵

10. 病人，女性，18 岁，经期持续 10 天，量较多，诊断为功能失调性子宫出血，给予口服大剂量己烯雌酚治疗。病人询问用药目的，护士正确的解释是
A. 促进女性生殖器官全面发育而止血
B. 促进子宫内膜迅速转化而止血
C. 促进子宫内膜呈分泌期而止血
D. 增强子宫平滑肌张力而减少出血
E. 短期内修复子宫内膜创面而止血

考点：功能失调性子宫出血的护理问题、护理措施和健康教育（A1 型题）

11. 关于功血病人的护理措施，**错误**的是
A. 盆浴
B. 保持外阴清洁卫生
C. 多食高蛋白、高维生素及含铁量高的食物
D. 禁止性生活
E. 禁止使用未消毒器械做阴道检查

12. 病人女，32 岁。无排卵性功能失调性子宫出血，拟行刮宫术止血，护士进行常规的入院评估时，病人表达了她对手术的恐惧，护士恰当的回答是
A. “您要相信医生的技术水平。”
B. “您这么害怕会影响治疗效果的。”
C. “刮宫一点都不疼，放心吧！”
D. “您这么害怕的原因是什么呢？”
E. “止血后就不会感觉这么乏力了。”

参考答案

序号	1	2	3	4	5	6	7	8	9	10	11	12
答案	E	E	C	C	D	B	A	B	E	E	A	D

第十四节　痛经病人的护理

扫二维码
免费看视频

考情分析

年份	主要考点
2019	与原发性痛经直接相关的激素
2020	布洛芬治疗痛经的作用机理

考点导航

痛经常在月经前后或月经期出现下腹部疼痛、坠胀、腰酸或其他不适如头痛、头晕、乏力、恶心等，严重者可影响生活和工作。痛经分为原发性痛经和继发性痛经，其中原发性痛经占痛经的 90% 以上，本节仅叙述原发性痛经。

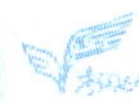

一、病　因

1. 子宫收缩异常　子宫收缩不协调造成子宫血流减少、缺血引起痛经。

2. **前列腺素合成和释放异常**　主要与月经时子宫内膜**前列腺素增高**，刺激子宫收缩有关。

> **温馨提示**
>
> 子宫肌瘤主要与雌激素有关，痛经主要与前列腺素有关，乳腺癌主要与雌激素、孕激素有关，前列腺增生主要与雄激素有关。

3. 血管紧张素和缩宫素的作用　经期血管紧张素增高可使子宫过度收缩和缺血；血管紧张素可影响缩宫素受体，加重痛经。

4. 精神神经因素　恐惧、焦虑、精神过度紧张、寒冷刺激、经期剧烈运动等可引起痛经。

二、临床表现

1. 原发性痛经多发生于青春期，初潮 1～2 年内。

2. 主要表现为**阵发性、痉挛性下腹疼痛**。疼痛可放射到外阴、肛门、腰骶部、大腿内侧。最早出现疼痛为经前 12 小时，第 1 天来潮最剧烈，2～3 天后缓解。

3. 常伴有恶心、呕吐、腹泻、乏力、头痛等症状。

4. 妇科检查无器质性病变。

三、辅助检查

1. 超声波检查　排除继发性痛经。

2. 腹腔镜、宫腔镜等检查，用于排除子宫内膜异位症、盆腔粘连、子宫肌瘤、充血及感染等。

四、治疗原则

1. 以精神治疗为主　避免精神刺激或过度疲劳。

2. 对症治疗　给予镇痛、镇静、解痉类药物。

3. 病因治疗　**口服避孕药抑制子宫内膜生长**，减少子宫内膜前列腺素含量；也可用前列腺素合成酶抑制剂（布洛芬、酮洛芬、双氯芬酸）以减少前列腺素的释放，达到减轻疼痛的目的。

五、护理问题

1. 疼痛　与月经期子宫痉挛性收缩有关。

2. 恐惧/焦虑　与长期痛经所致的精神过度紧张有关。

3. 睡眠型态紊乱　与经期疼痛有关。

六、护理措施

（一）一般护理

1. 为病人提供有关经期生理卫生知识，消除病人恐惧心理。

2. 鼓励病人积极锻炼身体，改善不良生活习惯。

（二）疾病护理

1. 缓解症状　遵医嘱给予止痛药、镇静剂；腹部热敷或进食热饮。

2. 经期经常服用止痛剂的病人，应注意观察药物依赖症状的出现。

3. 避孕药物治疗　**适用于有避孕要求的痛经妇女**。

七、健康教育

1. 向病人介绍有关月经的生理卫生及保健知识。

2. 教育病人养成良好的生活习惯，合理休息，保证充足睡眠，鼓励摄取足够的营养。

3. 鼓励病人积极参加体育锻炼，增强体质（亲：经期要避免剧烈运动哦）。

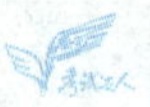

考点练习

考点：痛经的病因（A1 型题）

1. 原发性痛经的病因主要是
   A. 雌激素水平异常
   B. 子宫自主神经敏感性增加
   C. 经期子宫内膜前列腺素过度合成
   D. 子宫内膜组织缺氧
   E. 子宫内膜异位

考点：痛经的临床表现、治疗要点和护理措施（A1、A2 型题）

2. 痛经的主要症状是
   A. 下腹疼痛
   B. 腰酸
   C. 月经量异常
   D. 恶心
   E. 头痛、头晕

3. 痛经病人疼痛的性质主要是
   A. 针刺样疼痛
   B. 刀割样疼痛
   C. 坠胀感
   D. 烧灼样疼痛
   E. 牵扯痛

4. 13 岁女生，因月经初潮来门诊咨询。该女生自述对月经初潮来临很紧张，害怕身体出现疾病，近期情绪难以控制，心神不定，烦躁不安，常与他人争吵。护士针对其进行保健指导，以下**不正确**的是
   A. 告知其月经是女性的正常生理现象
   B. 嘱其月经期以卧床休息为主
   C. 讲授有关青春期生理知识、性教育
   D. 鼓励其多与他人交流，适当参与文娱活动
   E. 月经期注意保暖，最好不游泳

参 考 答 案

序号	1	2	3	4
答案	C	A	C	B

第十五节 围绝经期综合征病人的护理

考情分析

年份	主要考点
2019	围绝经期综合征最典型的症状
2020	围绝经期女性最常见的症状；围绝经期综合征不必做的检查
2022	围绝经期女性常见的全身症状（潮热、出汗）
2023	围绝经期综合征的早期症状

考点导航

围绝经期是指妇女从性成熟期进入老年期的过渡时期，包括绝经前期、绝经期和绝经后期。围绝经期综合征是指由于**性激素减少**出现月经紊乱、精神神经症状、生殖系统器官萎缩、心血管系统和骨骼方面的一系列变化。多发生在 45～55 岁妇女。绝经是指月经完全停止 1 年以上。

一、病　因

1. 内分泌因素　由于**卵巢功能衰退，致雌激素水平下降**，使下丘脑-垂体-卵巢轴之间平衡失调，从而引发一系列自主神经功能失调的症状。卵巢切除或放疗损伤卵巢的病人由于雌激素水平急剧下降，围绝经期症状尤为明显。

2. 神经递质　围绝经期病人血 β-内啡肽及自身抗体含量明显降低，出现神经内分泌调节紊乱。而神经递质 5-羟色胺水平的异常，与情绪变化密切相关。

3. 其他因素　如个体人格特征、职业、受教育的程度及神经类型都与围绝经期综合征的发病及症状严重程度有关。

二、临床表现

1. **月经改变** 主要症状为**月经紊乱**、闭经。主要表现为月经频发、月经稀发、不规则子宫出血和闭经。

2. 全身症状 血管舒缩症状和精神神经症状,如**阵发性潮热**、出汗、情绪不稳定、激动易怒、情绪低落、忧郁、多疑、不能自我控制、记忆力减退、行动迟缓、性欲下降等。

3. 心血管症状 血压不稳定,心悸、胸闷等。绝经后动脉粥样硬化、心肌梗死、高血压和脑出血的发生率逐渐增高。

4. 泌尿生殖道症状 生殖器官萎缩,阴道黏膜变薄,分泌物减少,阴道发干,性交困难,反复发作的阴道炎;尿道括约肌松弛,常出现尿失禁,排尿困难,反复尿路感染等症状。

5. 代谢障碍 表现为**骨质疏松、体格变小,易出现骨折**;脂肪堆积,腰腹围增大;血糖耐量降低,易出现糖耐量异常、2型糖尿病。

三、辅助检查

1. 妇科检查 阴道壁黏膜充血、萎缩,分泌物减少;宫颈、子宫及卵巢萎缩。

2. 实验室检查

(1) 性激素检查:测血FSH、LH等激素,了解卵巢功能状况。

(2) 心电图、心脏超声波检查:了解心血管状况。

(3) 骨密度检查:了解有无骨质疏松情况。

(4) 血生化检查:了解钙磷代谢及脂代谢的改变。

四、治疗原则

1. 一般治疗

(1) 精神心理治疗:针对不同的心理状态给予相应的治疗。

(2) 对症治疗:给予镇静剂改善睡眠,谷维素调节自主神经功能,加强体育锻炼预防骨质疏松。

(3) **补充钙剂(阿仑膦酸钠)、维生素D、降钙素等预防骨质疏松**。

知识拓展

阿仑膦酸钠的药理作用、用法和不良反应

1. 药理作用 阿仑膦酸钠是骨代谢调节剂,可抑制破骨细胞活性,从而起到抑制骨吸收的作用。临床上用于绝经后妇女骨质疏松症的治疗。

2. 用法 口服,每日**早餐前至少30分钟空腹**用200ml温开水送服,一次10mg,一日1次。

3. 不良反应 腹痛,腹泻,恶心,便秘,消化不良,如不按规定方法服用者可有食管溃疡。偶有血钙降低,短暂白细胞升高,尿红细胞、白细胞升高。

2. **激素替代治疗** **适用于因性激素缺乏而出现或将要出现健康问题的妇女**。激素替代治疗以补充雌激素为关键。有不明原因的**子宫出血、肝胆疾病、血栓性静脉炎等病人不适宜使用激素替代治疗**。雌激素替代治疗在制剂选择上应注意:有子宫者应同时应用雌激素和孕激素,单纯的雌激素治疗只适于子宫已切除者。采用最小有效量。口服给药可维持血药浓度稳定,阴道给药主要用于治疗下泌尿生殖道局部的低雌激素症状。**雌激素替代治疗的不良反应包括:乳房胀痛、水肿、色素沉着,还可增加子宫内膜癌的风险**。

五、护理问题

1. 焦虑 与内分泌改变,治疗效果不佳,家庭及社会环境改变有关。

2. 有感染的危险 与绝经期阴道及膀胱黏膜变薄有关。

六、护理措施

(一) 一般护理

1. 饮食指导 注意补充足够蛋白质,**多食富含钙的食物,鼓励多晒太阳以利于钙的吸收**。

2. 心理护理 使病人理解围绝经期是一个正常的心理阶段。

(二) 疾病护理

1. 指导病人正确用药 **告知病人激素治疗的目的、剂量、用药方法及可能出现的不良反应**。

2. 协助医生做好术前术后的护理 **对围绝经期异常阴道出血的妇女,应取子宫内膜活检以排除恶性病变**。

七、健康教育

1. 协助病人了解围绝经期的生理过程，为已经发生或将要发生的变化做心理准备。帮助病人解决各种心理矛盾、情绪障碍等问题，使其以乐观的态度迎接老年期的到来。广泛宣传有关围绝经期的常识，让更多的人理解、爱护、帮助围绝经期妇女。

2. 耐心解答病人提出的问题，关心、指导病人性要求及性生活。

3. 宣传激素替代疗法的相关知识，积极预防围绝经期妇女常见病、多发病。**长期使用雌激素治疗者应定期随访，一旦出现子宫不规则出血，应及时做妇科检查及诊断性刮宫，防止发生子宫内膜癌**。

4. 指导病人**坚持适度的体育锻炼**，有助于分散注意力。

考点练习

考点：围绝经期综合征的病因和临床表现（A1 型题）

1. 女性围绝经期最早的变化是
   A. 下丘脑功能衰退
   B. 垂体功能衰退
   C. 子宫功能衰退
   D. 卵巢功能衰退
   E. 肾上腺功能衰退

2. 围绝经期常见的症状是
   A. 潮热
   B. 月经紊乱
   C. 尿失禁
   D. 激动易怒
   E. 骨质疏松

3. 围绝经期综合征的临床表现不包括
   A. 月经紊乱
   B. 潮热
   C. 阴道分泌物增多
   D. 骨质疏松
   E. 忧郁、激动易怒

考点：围绝经期综合征的治疗要点、护理问题和护理措施（A1、A2 型题）

4. 病人，女性，51 岁。主诉“月经紊乱半年伴潮热、焦虑、睡眠差”就诊，医嘱给予激素治疗。病人询问激素替代治疗的主要目的，护士的正确回答是
   A. 调整周期
   B. 纠正与性激素不足有关的健康问题
   C. 促使卵巢功能的恢复
   D. 减少月经量
   E. 防止子宫内膜病变

5. 病人，女性，65 岁。遵医嘱每天服用补钙制剂阿仑膦酸钠 1 次。正确的服药时间是
   A. 睡前
   B. 晚饭前
   C. 午饭后
   D. 早饭后
   E. 晨起

6. 下列关于围绝经期病人的护理措施，错误的是
   A. 通过心理护理使病人认识到围绝经期是一个正常的生理阶段
   B. 指导病人合理用药
   C. 多食富含钙的食物
   D. 有异常阴道出血者应取子宫内膜活检排除恶变
   E. 减少户外活动以预防骨折

参考答案

序号	1	2	3	4	5	6
答案	D	B	C	B	E	E

第十六节　子宫内膜异位症病人的护理

扫二维码
免费看视频

考情分析

年份	主要考点
2019	子宫内膜异位症发病的原因
2021	子宫内膜异位症的典型表现，子宫内膜异位症引起卵巢囊肿的常见类型（巧克力囊肿）；子宫内膜异位症的判断
2023	子宫内膜异位症的好发部位（卵巢）；关于子宫内膜异位症的错误描述（避孕用 UID，不能用避孕药）

考点导航

子宫内膜异位症是指当具有生长功能的子宫内膜组织出现在子宫腔被覆黏膜以外的其他部位。**异位子宫内膜**可侵犯全身任何部位，但大多数种植于盆腔脏器和盆腔腹膜，**以卵巢最常见**。子宫内膜异位症一般见于生育年龄妇女，多发于25～45岁。

一、病　　因

其病因尚未完全阐明，目前有下列学说。

1. 子宫内膜种植学说　经血中的子宫内膜细胞随经血经输卵管流入腹腔，种植在卵巢和邻近的盆腔腹膜。**种植在卵巢者，易形成卵巢子宫内膜异位囊肿，内含暗褐色似巧克力黏糊状陈旧血，又称为巧克力囊肿**。

2. 体腔上皮化生学说　卵巢激素或经血及慢性炎症的反复刺激，可将体腔上皮激活转化为子宫内膜样组织。

3. 诱导学说　未分化的腹膜组织在内源性生物化学因素诱导下发展成子宫内膜组织。

4. 遗传学说　子宫内膜异位症可通过多基因或多因素遗传。

5. 免疫调节学说　子宫内膜异位症病人的IgG及抗子宫内膜抗体明显增加，具有自身免疫性疾病的特征。

6. 其他因素　子宫内膜异位症病人腹腔液血管生成因子增多，导致异位内膜种植和生长等。

二、临床表现

（一）症状

1. **疼痛　为本病的主要症状**。

（1）**痛经**：病人多为**继发性痛经且呈进行性加重**，疼痛部位多在腰骶及下腹部，可放射到会阴、肛门及阴道等部位。常于月经来潮开始一直持续到月经结束。

（2）非月经期下腹痛及深部性交痛。

（3）急腹症和盆腔外疼痛。

2. 不孕　发病率为40%，与盆腔广泛粘连有关。

3. 月经异常　表现为月经淋漓不尽、经量增加、经期延长。

（二）体征

妇科检查可触及较大异位囊肿及子宫粘连的肿块，肿块破裂时可出现腹膜刺激征，双合诊检查可发现子宫后倾固定，直肠子宫陷凹、宫颈骶韧带扪及触痛性结节。单侧或双侧附件与子宫相连，活动差，有轻压痛。

三、辅助检查

1. 超声波检查　了解异位囊肿的位置、大小和形状。

2. 血清癌胚抗原125(CA125)值测定　主要用于监测疗效和复发。

3. **腹腔镜检查　是诊断子宫内膜异位症最佳方法**。

四、治疗原则

1. 期待治疗　病人每3～6个月随访一次。适用于症状较轻、有生育要求的病人。

2. 药物治疗

（1）采用**性激素抑制治疗**使病人假孕或假绝经。性激素抑制治疗的目的是抑制雌激素合成，使异位的子宫内膜萎缩。大剂量孕激素连续使用，可造成类似妊娠的人工闭经，称假孕疗法。达那唑可使子宫内膜萎缩，造成暂时性闭经，称假绝经疗法。常用药物有**孕三烯酮和达那唑**。

（2）抑制疼痛：采用非甾体抗炎药，如吲哚美辛。

3. **手术治疗　腹腔镜为首选手术方法**。适用于重度病人。有生育要求者只行病灶切除保留生育功能；无生育要求的年轻病人采用保留卵巢功能的手术，年长病人考虑切除子宫及卵巢。

五、护理问题

1. 疼痛　与疾病引起的局部病变有关。

2. 恐惧/焦虑　与疗程长、药物及手术治疗效果不佳、不孕和不能正常性生活有关。

3. 知识缺乏：缺乏疾病、手术及性激素的相关知识。

六、护理措施

（一）一般护理

1. 告知病人疼痛的原因，使病人以积极的心态应对不适。

2. 指导病人经期注意保暖、休息、进食热的流食以缓解疼痛。

（二）疾病护理

1. 病情观察 注意观察疼痛的程度、月经紊乱情况、药物治疗的效果及副作用。

2. 指导病人正确用药，提高疗效。**性激素抑制剂一般应至少用药6个月，指导病人遵医嘱规范用药**，不可随意停药，注意药物疗效和不良反应。**达那唑的不良反应有痤疮、头痛、多毛、性欲低下、体重增加及肝功能损害**。

3. **做好手术病人的术前、术后护理，减少并发症**的发生。

七、健康教育

1. 加强疾病知识的教育，**防止经血逆流**。

(1) 有先天生殖畸形的病人应指导其尽早手术。

(2) **经期避免盆腔检查、重力挤压子宫及性生活**。

(3) **经期避免过度劳累和剧烈活动**。

2. 指导育龄妇女正确使用避孕药物，抑制排卵，促进子宫内膜萎缩，减少子宫内膜异位症的发生。

3. 教育妇女定期进行妇科体检，尽早发现子宫内膜异位症，以免丧失治疗该病的最佳时机。

考点练习

考点：子宫内膜异位症的病因、辅助检查(A1、A2型题)

1. 子宫内膜异位症最常见的部位是
   A. 卵巢
   B. 直肠子宫陷凹
   C. 阔韧带
   D. 宫骶韧带
   E. 直肠

2. 子宫内膜异位症病人卵巢病变最常见的类型是
   A. 卵巢恶性肿瘤
   B. 卵巢黄体囊肿
   C. 卵巢滤泡囊肿
   D. 卵巢炎性包块
   E. 卵巢巧克力囊肿

3. 病人，女性，45岁。因“继发性痛经逐渐加重10年”就诊，双侧卵巢囊性增大，考虑为子宫内膜异位症。既能诊断又能治疗该疾病的最佳方法是
   A. 双合诊
   B. 三合诊
   C. 腹腔镜
   D. CA125
   E. 盆腔B超

考点：子宫内膜异位症的临床表现(A1、A2型题)

4. 子宫内膜异位症病人的典型症状是
   A. 撕裂样疼痛
   B. 继发性腹痛
   C. 继发性渐进性痛经
   D. 脐周疼痛
   E. 牵拉性疼痛

5. 病人，女性，36岁，结婚12年未孕，月经量多，经期较长，深部性交痛9年。妇科检查：子宫略有增大。B超显示：子宫前倾固定，血CA125升高。应考虑为
   A. 子宫内膜异位症
   B. 子宫内膜炎
   C. 功血
   D. 盆腔炎
   E. 不孕症

考点：子宫内膜异位症的护理措施(A1、A2型题)

6. 关于子宫内膜异位症的预防措施，**不妥当**的是
   A. 平素进行有规律的体育锻炼
   B. 月经期可施行输卵管通畅术
   C. 尽量避免多次的子宫腔手术操作
   D. 培养良好的生活习惯，禁止酗酒
   E. 月经期避免剧烈运动、性交

7. 病人，女性，33岁，子宫内膜异位症，拟行腹腔镜手术。术前护士对其进行健康评估，重点评估的内容是
   A. 经济情况
   B. 病人工作能力
   C. 病人日常家庭活动
   D. 核对术前各项化验检查
   E. 自理能力

8. 为了减轻伤口疼痛，子宫内膜异位症病人术后卧位应为
   A. 半卧位
   B. 去枕平卧位
   C. 头低脚高位
   D. 侧卧位
   E. 头高脚低位

9. 病人，女性，32岁，痛经2年，呈进行性加重。查体：子宫后倾固定，子宫后壁触及3个硬性结节，给予达那唑治疗。目前最重要的护理措施是
   A. 给予清淡饮食
   B. 指导规范用药
   C. 湿热敷下腹部
   D. 避免剧烈活动
   E. 保持心情愉快

10. 为预防子宫内膜异位症的发生，月经期正确的做法是
   A. 保持外阴清洁
   B. 热敷下腹部

C. 禁食刺激性食物
D. 禁止性生活
E. 避免寒冷刺激

11. 关于子宫内膜异位症防治的叙述，不正确的是
A. 尽量避免多次的宫腔手术操作
B. 鼓励婚后痛经的妇女及时生育
C. 经期一般不做盆腔检查
D. 易引发经血外流受阻的生殖道畸形，应及时治疗
E. 宫颈部手术应在月经干净后7～12天内进行

参考答案

序号	1	2	3	4	5	6	7	8	9	10	11
答案	A	E	C	C	A	B	D	A	B	D	E

第十七节 子宫脱垂病人的护理

考情分析

年份	主要考点
2019	导致子宫脱垂的最主要原因
2020	子宫脱垂分度的判断
2021	子宫脱垂术后避免重体力劳动的时间，Ⅲ度子宫脱垂的判断；Ⅰ度重型子宫脱垂的判断；确诊子宫脱垂的方法；子宫脱垂病人放置子宫托后最严重的不良反应
2023	子宫脱垂分度的判断；子宫脱垂术后病人应安置的体位(平卧位)

考点导航

子宫从正常位置沿着阴道下降，宫颈外口达到坐骨棘水平以下，甚至子宫全部脱出于阴道口以外，称为子宫脱垂。根据病人平卧用力向下屏气时子宫下降的程度，子宫脱垂分为3度(表9-17-1，图9-17-1)。

表9-17-1 子宫脱垂分度

分度	分型	表现
Ⅰ度	轻型	宫颈外口距处女膜缘<4cm，未达处女膜缘
	重型	当宫颈外口已达处女膜缘，但未超出该缘
Ⅱ度	轻型	宫颈已脱出阴道口，宫体仍在阴道内
	重型	宫颈和部分宫体已脱出阴道口
Ⅲ度		宫颈及宫体全部脱出阴道口外

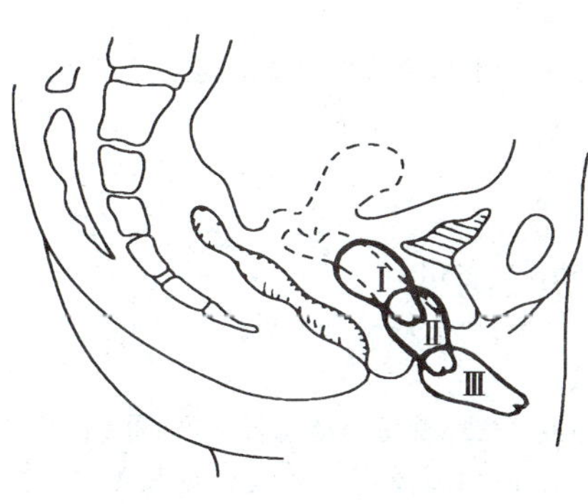

图9-17-1 子宫脱垂的分度

一、病因

1. **分娩损伤 这是最主要的病因**。由于阴道分娩或第二产程延长，造成盆底肌、筋膜和子宫韧带过度延伸，张力下降、撕裂而未进行修补或修补欠佳，致使支持子宫的筋膜和韧带不能恢复正常。

2. 产褥期过早进行体力劳动 产后支持子宫的筋膜和韧带需要42天才可恢复，产妇过早参加重体力劳动，致使过高的腹压将子宫推向阴道。

3. 腹压长期过高 如长期排便困难、慢性咳嗽、重体力劳动；腹腔巨大肿瘤及腹水等，都可造成腹压增高，将子宫向下推移。

4. 盆底组织退行性变或发育不良 老年病人或长期哺乳的妇女，体内雌激素缺乏可导致盆底组织弹性降低、萎缩、退化而出现子宫脱垂或使脱垂加重。

二、临床表现

（一）症状

主要为Ⅱ～Ⅲ度病人的表现，Ⅰ度病人一般无自觉症状。

1. **腰背酸痛及下坠感**　常发生在走路、长时间站立、下蹲及重体力劳动后。

2. **肿物自阴道中脱出**　常在腹压增加时出现，严重者需用手将子宫还纳至阴道内。

3. 排便异常　可出现张力性尿失禁或尿潴留等排尿困难，严重者可出现尿频、尿急、尿痛等泌尿系感染症状；合并直肠膨出者可出现便秘，排便困难。

（二）体征

1. 检查时可见子宫脱出，膀胱及直肠膨出。

2. 宫颈及阴道黏膜增厚，宫颈肥大，宫颈及阴道壁溃疡，少量出血或脓性分泌物。

三、治疗原则

（一）保守治疗

1. 改善营养状况，增强机体的抗病能力；注意休息，避免过重的体力劳动。

2. 积极治疗致使腹压增高的慢性病。

3. **加强盆底肌的训练，增强盆底组织的弹性**。

4. **运用子宫托治疗**，使子宫及阴道壁维持在阴道内。

（二）手术治疗

凡保守治疗无效或**Ⅱ、Ⅲ度子宫脱垂者**均可根据年龄、生育要求、全身状况采取不同的手术方式。

四、护理问题

1. 焦虑　与长期子宫脱垂影响正常工作、生活及对手术效果不能预知有关。

2. 慢性疼痛　与宫颈和阴道溃疡及子宫下垂牵拉韧带有关。

3. 有感染的危险　与脱出物长期摩擦有糜烂、溃疡有关。

4. 排尿型态改变

（1）尿潴留　与膀胱脱出、盆底组织松弛有关。

（2）压力性尿失禁　与盆底组织松弛有关。

五、护理措施

（一）一般护理

1. 加强营养，鼓励病人进食高蛋白、高维生素膳食。

2. 保持外阴清洁干燥，**局部脱出组织每日用1∶5 000的高锰酸钾坐浴**，并擦干后涂抹含抗生素的软膏于溃疡面上。**禁止使用酸性或碱性等刺激性药液**。

3. 会阴冲洗后嘱病人更换干净的棉质紧内裤，或用清洁丁字带，以有效地支托下垂的子宫，避免或减少摩擦。

4. 评估病人体温、脉搏、白细胞计数、子宫脱垂程度，表面溃疡程度。评估膀胱膨出的程度以及排尿型态，下腹部膨胀情况。排尿的量、次数和性状。

5. 鼓励适量饮水，保持尿液呈酸性。

6. 指导病人练习床上仰卧位排尿，必要时放置导管训练膀胱收缩功能。

7. **及时就医并将脱出物还纳，避免长时间摩擦**。不能还纳者需卧床休息，减少下地活动次数及时间。

（二）疾病护理

1. 使用子宫托病人的护理

（1）为病人选择合适型号的子宫托，教会病人放置的方法。

（2）保持子宫托及阴道的清洁。子宫托应每天**早上放入阴道，睡前取出消毒后备用**。

（3）定期复查：上托后应于第1、3、6个月时到医院复查1次，以后每3～6个月到医院检查1次。

2. 术前护理

（1）阴道准备：术前5日开始，Ⅰ度脱垂病人应用1∶5 000的高锰酸钾或0.2‰碘伏坐浴每日2次；Ⅱ、Ⅲ度子宫脱垂者阴道冲洗后局部涂抹40%紫草油或含抗生素的软膏，并更换内裤。阴道黏膜溃疡的病人要创面愈合后方可手术。

（2）胃肠准备：按清洁灌肠准备。

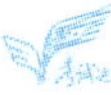

(3) 皮肤准备:常在术前1天进行,其范围上至耻骨联合上10cm,下包括外阴部、肛门周围、臀部及大腿内侧上1/3。
(4) 术晨用消毒液行阴道和宫颈消毒,必要时宫颈涂甲紫。

3. 术后护理

(1) 按一般外阴、阴道手术病人的护理。
(2) **术后卧床休息7~10天**,根据不同术式遵医嘱保留尿管,期间按保留尿管常规护理。大便后冲洗会阴1次至拔尿管。
(3) 遵医嘱使用抗生素,同时注意观察阴道流血量及阴道分泌物和外阴伤口情况,防止感染的发生。
(4) 保持会阴部的清洁,每日行外阴擦洗。
(5) 流食或无渣半流食1~2天,后改普食。术后可服缓泻剂,防便秘发生。
(6) 子宫脱垂**术后病人宜采取平卧位**,可降低外阴、阴道张力,促进切口的愈合。

温馨提示

外阴部手术如疝气术后、子宫脱垂术后均需取平卧位,以降低外阴的张力,促进切口愈合。

六、健康教育

1. 做好出院指导

(1) **术后休息3个月,避免重体力劳动半年,禁止性生活及盆浴**。
(2) 告知病人复诊时间为出院后1个月、3个月时进行复查。
(3) 告知病人须在医生检查后,确认已完全恢复后,方可恢复性生活。

2. 预防指导

(1) 实行计划生育,避免多孕、多胎。
(2) 进行产后体操锻炼,帮助机体恢复。
(3) 产后避免过早从事重体力劳动,以免影响盆底支持组织的恢复。
(4) **盆底肌肉组织的锻炼**:每日做收缩肛门的运动,**用力收缩放松盆底肌肉2~3次,每次10~15分钟**。
(5) 积极治疗使腹压增加的疾病,如咳嗽、便秘等;避免长时间的站立、行走及久蹲。
(6) 更年期及绝经期的妇女在医生的指导下使用激素替代疗法,并定期复查。
(7) 注意饮食结构,保证营养物质及粗纤维的摄入,防止便秘。
(8) 注意体育锻炼,提高身体素质。

考点练习

考点:子宫脱垂的病因(A1型题)

1. 子宫脱垂最主要的发病因素是
   A. 分娩损伤
   B. 过早从事体力劳动
   C. 长期腹压增加
   D. 盆底肌肉松弛
   E. 便秘

考点:子宫脱垂临床表现和治疗要点(A1、A2型题)

2. 病人,女性,50岁,孕4产2。因腰骶部酸痛伴下坠感6个月入院。查体:宫颈已达处女膜缘,阴道可见子宫颈。该病人子宫脱垂的程度为
   A. Ⅰ度轻型
   B. Ⅰ度重型
   C. Ⅱ度轻型
   D. Ⅱ度重型
   E. Ⅲ度
3. 病人,女性,46岁。自觉阴道口脱出肿物1年。妇科检查:宫颈及部分宫体脱出阴道口外,应诊断为
   A. Ⅰ度轻型
   B. Ⅰ度重型
   C. Ⅱ度轻型
   D. Ⅱ度重型
   E. Ⅲ度
4. 病人,女性,50岁,G_3P_1。主诉腰骶部酸痛,有下坠感。妇检:病人平卧向下屏气用力时宫颈脱出阴道口,宫体仍在阴道内。其子宫脱垂为
   A. Ⅰ度轻型
   B. Ⅰ度重型
   C. Ⅱ度轻型
   D. Ⅱ度重型
   E. Ⅲ度

考点:子宫脱垂的护理问题、护理措施和健康教育(A1、A2、A3/A4型题)

5. 子宫脱垂病人使用子宫托的目的是
   A. 有利于恢复盆底组织张力
   B. 使病人局部清洁
   C. 减轻病人痛苦
   D. 防止外阴部继发感染

E. 手术治疗前的准备

6. 下列关于子宫脱垂的护理措施，**错误**的是
   A. 及时将脱出物回纳，避免过久的摩擦
   B. 保持外阴部的清洁、干燥
   C. 每日用酸性药液冲洗外阴
   D. 冲洗后嘱病人更换干净的棉质紧内裤
   E. 使用纸垫时需选择吸水性、透气性均佳的用品

（7～8 题共用题干）

病人，女性，30 岁，孕 2 产 1。3 年前分娩后无人照顾，产后 20 天即开始参加体力劳动，最近半年感腰背酸痛并有下坠感，清洗外阴可触及一肿物。入院后查体：宫颈已脱出阴道口，宫体仍在阴道内。诊断为子宫脱垂。

7. 该产妇子宫脱垂的分度为
   A. Ⅰ度轻型
   B. Ⅰ度重型
   C. Ⅱ度轻型
   D. Ⅱ度重型
   E. Ⅲ度

8. 术后病人适宜取
   A. 半坐位
   B. 截石位
   C. 平卧位
   D. 侧卧位
   E. 俯卧位

9. 病人，女性，32 岁。因“腰酸背痛及下坠感，当在走路、蹲位，重体力劳动后加重，卧床休息后减轻 2 月余”就诊。经妇科医生检查确诊为压力性尿失禁，医生建议进行盆底肌肉锻炼。护士指导病人用力使盆底肌肉收缩后放松
   A. 每日 2～3 次，每次 15～20 分钟
   B. 每日 1～2 次，每次 15～20 分钟
   C. 每日 2～3 次，每次 10～15 分钟
   D. 每日 1～2 次，每次 10～15 分钟
   E. 每日 3～5 次，每次 10～15 分钟

参考答案

序号	1	2	3	4	5	6	7	8	9
答案	A	B	D	C	A	C	C	C	C

第十八节　急性乳腺炎病人的护理

扫二维码
免费看视频

考情分析

年份	主要考点
2019	急性乳腺炎的判断
2020	子宫脱垂分度的判断
2022	急性乳腺炎的判断（产后 3 天乳房红肿、胀痛）；乳房深部脓肿的判断（图片题）

考点导航

急性乳腺炎是乳腺的急性化脓性感染，**好发于产后 3～4 周**，病人多是**产后哺乳期的妇女，以初产妇多见**。

一、病　　因

1. **乳汁淤积　是最常见的原因**。乳汁是细菌理想的培养基，当乳头发育不良（过小或凹陷）妨碍正常哺乳，或乳汁过多、婴儿吸乳过少、乳管不通畅等导致不能完全排空乳汁时，出现的乳汁淤积将有利于入侵细菌的生长。

2. 细菌入侵　主要途径是乳头破损或皲裂使**细菌沿淋巴管入侵**。细菌也可直接入侵乳管，上行至腺小叶而致感染，如婴儿患口腔炎或口含乳头睡眠所致。**多为金黄色葡萄球菌感染所致**，少数为链球菌感染。

温馨提示

致病菌主要为金黄色葡萄球菌的疾病有：急性血源性骨髓炎、急性乳腺炎、疖、痈、手部感染、化脓性关节炎、新生儿脐炎、急性感染性心内膜炎等。

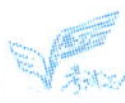

二、临床表现

1. 局部 病人**患侧乳房胀痛,局部红、肿、发热、压痛**,常有患侧淋巴结肿大和压痛。患侧乳房可同时存在数个炎性病灶而先后**形成多个脓肿**,脓肿可以是单房或多房性。脓肿可自行向外溃破,深部脓肿也可向深部穿透,至乳房与胸肌间的疏松组织中,形成乳房后脓肿。

2. 全身 随炎症发展,病人继之出现高热、寒战,脉率加快。感染严重者,可并发脓毒症。

三、辅助检查

1. 实验室检查 血白细胞计数及中性粒细胞比例均升高。

2. 诊断性穿刺 在乳房肿块搏动最明显的部分或压痛最明显的区域进行穿刺,**抽到脓液表明脓肿已形成**,脓液应作细菌培养和药物敏感试验。

四、治疗原则

1. **一般处理** **患乳停止哺乳**,并排空乳汁,**局部热敷或理疗**以利于早期炎症消散;水肿明显者可用25%硫酸镁溶液湿热敷。感染严重或并发乳瘘者常需停止哺乳,可口服溴隐亭、己烯雌酚或肌内注射苯甲酸雌二醇,至乳汁停止分泌为止。

2. 抗生素的应用 选用青霉素治疗或耐青霉素酶的苯唑西林,或根据细菌培养结果调整抗生素。使用原则为早期、足量。

3. 中药治疗 服用蒲公英、野菊花等清热解毒类中药及用金黄散或鱼石脂软膏局部外敷。

4. 脓肿处理 **脓肿形成后**,主要治疗措施是**及时作脓肿切开引流**。为避免损伤乳管而形成乳瘘,切口**呈放射状至乳晕处**;**乳晕部脓肿**可沿乳晕边缘**作弧形切口**;分离脓肿的多房间隔以利引流;**深部脓肿**波动感不明显,可在超声波引导下定位穿刺,明确诊断后再**在乳房下缘作弓形切口**。为保证引流通畅,引流条应放在脓腔最低部位,必要时另加切口作对口引流(图9-18-1)。

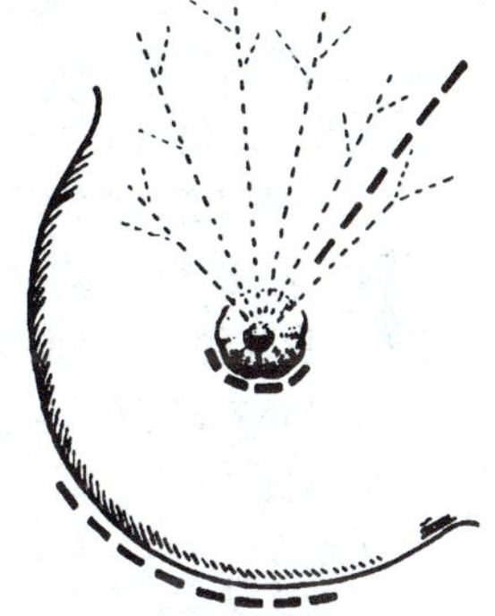

图9-18-1 急性乳腺炎脓肿切开方法

五、护理问题

1. 焦虑 与担心乳腺炎症影响婴儿喂养有关。

2. 发热 与炎症有关。

3. 疼痛 与乳腺炎症引起胀痛有关。

六、护理措施

1. 一般护理

(1) 饮食:高蛋白、高热量、高维生素、低脂肪食物,保证足够液体入量。

(2) 休息:保证充足的休息,并适当运动。

(3) 个人卫生:养成良好的哺乳期卫生习惯,保持乳房清洁、勤更衣、定期沐浴。

2. 疾病护理

(1) 病情观察:定时测量体温、脉搏、呼吸,了解血白细胞计数及分类变化。必要时作细菌培养及药物敏感试验。

(2) 防止乳汁淤积:**患乳暂停哺乳**,定时用吸乳器吸空乳汁,或用手、梳子背沿乳管方向加压按摩。

(3) 促进局部血液循环:局部热敷或用宽松的胸罩托起两侧乳房,以减轻疼痛、促进血液循环。

(4) 对症处理:高热者予以物理降温,必要时应用解热镇痛药物。

(5) 引流护理:脓肿切开后,保持引流通畅,及时更换敷料。

七、健康教育

1. **避免乳汁淤积** **告知病人此乃预防的关键**,每次哺乳之后应将剩余的乳汁吸空。

2. 保持清洁 每次哺乳前、后均需清洁乳头,以保持局部干燥和洁净。

3. 防治乳头、乳晕破损 可用自身乳汁涂抹,因其有抑菌、滋润、促表皮修复功能。**一旦出现破损,应暂停哺乳**,用吸乳器吸出乳汁哺育婴儿;局部用温水清洗后涂以抗生素软膏,待愈合后再行哺乳。

4. 养成良好的哺乳习惯　每次哺乳时让婴儿吸净乳汁，如有淤积及时用吸乳器排空乳汁；避免婴儿养成含乳头睡眠的好习惯；注意婴儿口腔卫生，及时治疗婴儿口腔炎症。

5. 保持婴儿口腔卫生，及时治疗口腔炎症。(*)

好礼相送

急性乳腺炎口诀（主编总结，严禁转载，违者必究）

初产妇，没经验，容易得上乳腺炎；葡萄菌，淋巴侵，乳汁淤积是主因；
红肿热痛是主症，中间波动是脓肿；脓肿切开很重要，放射切口要记牢。

考点练习

考点：急性乳腺炎的病因（A1 型题）

1. 下列关于急性乳腺炎的说法，**错误**的是
   A. 好发于产后 3～4 周
   B. 以初产妇多见
   C. 多为链球菌感染
   D. 乳汁淤积是主要病因
   E. 属急性化脓性感染

2. 急性乳腺炎的致病菌主要为
   A. 金黄色葡萄球菌
   B. 链球菌
   C. 真菌
   D. 大肠埃希菌
   E. 铜绿假单胞菌

考点：急性乳腺炎的临床表现（A1、A2 型题）

3. 初产妇，26 岁。产后 3 周，自诉体温升高 2 天就诊。查体：体温 39.2℃，脉搏 112 次/min，呼吸 20 次/min，血压 112/70mmHg，子宫复旧良好，少量白色恶露，无臭味；左侧乳房胀痛明显，伴有乳头皲裂。该产妇体温升高最可能的原因是
   A. 尿路感染
   B. 呼吸道感染
   C. 乳腺炎
   D. 子宫内膜炎
   E. 腹膜炎

4. 病人，女性，28 岁。产后 20 天出现右侧乳房胀痛，全身畏寒、发热。体检：右侧乳房皮肤红、肿，同侧腋窝淋巴结肿大。该病人应首先考虑为
   A. 乳腺癌
   B. 乳房纤维腺瘤
   C. 急性淋巴结炎
   D. 急性乳腺炎
   E. 乳腺囊性增生病

考点：急性乳腺炎的辅助检查和治疗要点（A1、A2 型题）

5. 下列有关乳腺脓肿的处理措施，**错误**的是
   A. 及时切开引流
   B. 切口应呈放射状至乳晕
   C. 乳晕脓肿可沿乳晕做弧形切口
   D. 深部脓肿可在超声下定位穿刺
   E. 深部脓肿明确诊断后应在乳房下缘做弧形切口

6. 产妇，足月顺产一男婴，产后 3 周出现发热，体温 39.2℃，检查发现双乳红肿热痛，有硬结。诊断为乳腺炎，目前最恰当的处理措施是
   A. 无须处理
   B. 新生儿吸吮
   C. 局部湿热敷
   D. 抗生素治疗
   E. 按摩乳房

考点：急性乳腺炎的护理问题、护理措施和健康教育（A1、A2 型题）

7. 关于急性乳腺炎的护理措施，**错误**的是
   A. 双侧乳房立即停止哺乳
   B. 定时吸空乳汁
   C. 局部热敷
   D. 高热者给予物理降温
   E. 脓肿切开后保持引流通畅

8. 病人，女性，26 岁，足月顺产后出院。为预防乳腺炎，护士对其进行健康教育时，最关键的内容是
   A. 避免乳汁淤积
   B. 保持乳头清洁
   C. 防止乳头破裂
   D. 纠正乳头内陷
   E. 养成良好的哺乳习惯

9. 为避免乳头皲裂，护士指导产妇哺乳时应注意的是
   A. 让新生儿勤吸吮乳头
   B. 哺乳前清水清洗乳头
   C. 哺乳前碘伏消毒乳头
   D. 让新生儿含住乳头及大部分乳晕
   E. 苯甲酸雌二醇涂抹乳头防止皲裂

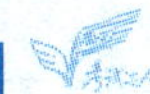

参考答案

序号	1	2	3	4	5	6	7	8	9
答案	C	A	C	D	E	C	A	A	D

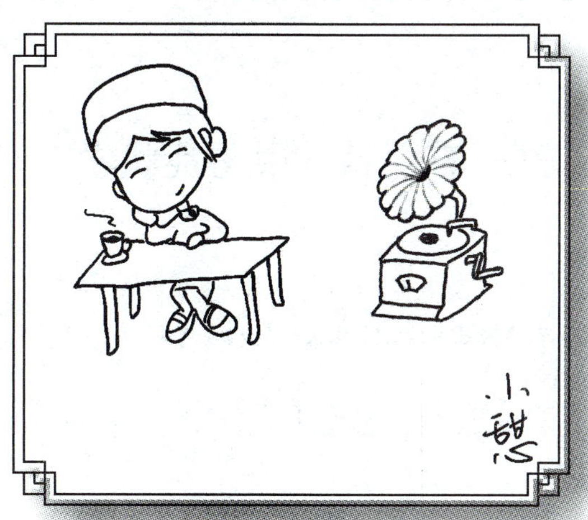

第十章　精神障碍病人的护理

第一节　精神障碍症状学

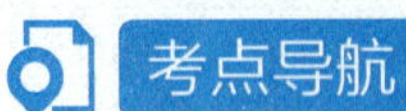

在 2019—2023 年的全国护士执业资格考试中，本节均未出现相应考题。

考点导航

一、概　述

异常的精神活动可通过人的外显行为如言谈、书写、表情、动作行为等表现出来，称之为精神症状。

每一精神症状均有其明确的定义，并具有以下特点：①症状的出现不受病人意志的控制；②症状一旦出现，难以通过转移令其消失；③症状的内容与周围客观环境不相称；④症状会给病人带来不同程度的社会功能损害。

人的精神活动包括感知、思维、情感和意志行为等心理过程。

二、常见精神症状

（一）感觉障碍

1. 感觉过敏(*)　对外界一般强度的**刺激产生强烈的感觉体验**，如感到阳光特别刺眼，声音特别刺耳等。

2. 感觉减退(*)　对外界一般的强度刺激产生轻微的感觉体验或完全不能感知。

3. 内感性不适　是躯体内部产生的各种不舒适和/或难以忍受的异样感觉，如牵拉、挤压、游走、蚁爬感等。**性质难以描述，没有明确的定位**。

（二）知觉障碍

1. 错觉　指**对客观事物歪曲的知觉**。如将地上的一条绳索看成一条蛇（亲：杯弓蛇影、草木皆兵、风声鹤唳为错觉的典型例子哦）。

2. 幻觉　指没有现实刺激作用于感觉器官时出现的知觉体验，是一种虚幻的知觉。

（1）幻听：最常见，病人可听到单调的或复杂的声音。**最具有诊断意义的是言语性幻听**，内容通常是对病人的命令、赞扬、辱骂或斥责，病人常为之苦恼和不安，并产生拒食、自伤或伤人行为。其中**评论性幻听、议论性幻听和命令性幻听为诊断精神分裂症的重要症状**。有时幻听的内容就是病人心里想的事，病人体验到自己的思想同时变成了言语声，自己和他人均能听到，称为**思维化声**。多见于精神分裂症。

（2）幻视：较幻听少见。病人看到外界不存在的事物，从单调的光、色，到人物、景象等。

（3）幻嗅：病人闻到一些难闻的气味，如腐败的尸体气味、化学物品烧焦味等。

（4）幻味：病人尝到食物内有某种特殊的、令人不愉快的怪味道，因而拒食。常与被害妄想同时出现。(*)

（5）幻触：也称皮肤与黏膜幻觉。病人感到皮肤或黏膜上有某种异常的感觉，如虫爬感、针刺感等。

（6）内脏幻觉：是病人**对躯体内部某一部位或某一脏器虚幻的知觉体验**，如感到肠扭转、肝破裂、心脏穿孔、腹腔内有虫爬行等。

温馨提示

内脏幻觉与内感性不适的主要区别是内脏幻觉病人能说出具体部位或脏器，而内感性不适的病人说不出具体部位。

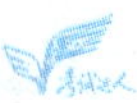

幻觉按体验的来源分为真性幻觉和假性幻觉。

真性幻觉:病人体验到的幻觉形象鲜明,如同外界客观事物形象一样,**存在于外部客观空间**,是**通过感觉器官而获得**。

假性幻觉:**生于病人的主观空间**如脑内、体内。幻觉**不是通过感觉器官而获得**。

3. 感知综合障碍　病人对客观事物**整体的感知是正确的,但对这一事物的某些个别属性**,如形状、大小、位置、距离、空间及颜色等**的感知与实际情况不符**(亲:如病人感觉自己眼睛一大一小,大的如鸡蛋,小的如绿豆,即为感知综合障碍)。

(三) 思维障碍

1. 思维形式障碍

(1) 联想障碍

1) 思维奔逸:指联想速度加快、数量增多、内容丰富生动。病人表现为健谈,说话滔滔不绝,自述脑子反应快,特别灵活,思维敏捷,概念一个接一个地不断涌现出来,**说话的主题极易随环境而改变**(随境转移),也可有音联或意联。多见于躁狂症。

2) 思维迟缓:即联想抑制,联想速度减慢、数量减少和困难。病人表现**言语缓慢、语量减少,语声甚低,反应迟缓,但思维内容并不荒谬,能够正确反映现实**。病人自觉"脑子不灵了""脑子迟钝了",多见于抑郁症。

3) 思维贫乏:指联想数量减少,概念与词汇贫乏,脑子空洞无物。病人表现为**沉默少语,答话时内容大致切题,但单调空洞或词穷句短**,常回答"不知道""什么也没想"。

4) 思维散漫:又称思维松弛,是指病人在意识清晰的情况下,思维的目的性、连贯性和逻辑性障碍。思维活动缺乏主题思想,内容和结构都散漫无序,不能把联想集中于他所要解释的问题上。表现为**说话东拉西扯,对问话的回答不切题**。

5) 思维破裂:指概念之间联想的断裂,建立联想的各种概念内容之间缺乏内在联系。表现为病人的言语或书写内容的句子之间含义互不相关,变成语句堆积,令人不能理解。严重时,**言语支离破碎,成了语词杂拌**。多见于精神分裂症。

6) 病理性赘述:思维活动停滞不前,迂回曲折,联想枝节过多,做不必要的过分详尽的累赘描述,无法使他讲得扼要一点,一定要按他原来的方式讲完,进行速度缓慢,但最终可以表达其意。见于癫痫、脑器质性及老年性精神障碍。

(2) 思维逻辑障碍

1) 象征性思维:**以无关的具体概念或行动代表某一抽象概念,不经病人解释,旁人无法理解**。如某病人经常反穿衣服,以表示自己为"表里合一、心地坦白"。

2) 语词新作:指概念的融合、浓缩以及无关概念的拼凑。**病人自创一些新的符号、图形、文字或语言并赋予特殊的概念,不经病人本人解释,别人难以弄清其含义**。

3) 逻辑倒错性思维:主要特点为推理缺乏逻辑性,既无前提也无根据,或因果倒置,推理离奇古怪,不可理解。如一病人说:"因为电脑感染了病毒,所以我要死了"。

(3)异己体验:这组症状的共同特征是思维的归属性不属于自己,也不受自己控制,是诊断精神分裂症的重要症状。

1) 思维中断:病人在意识清晰的情况下,谈话中思路突然中断,思维变成空白,停顿片刻再开口时已经换成另一个全新的主题。

2) 强制性思维:又称思维云集,指病人头脑中出现了大量的不属于自己的思维,这些思维不受病人意愿的支配,强制性地在大脑中涌现,好像在神奇的外力作用下别人思想在自己脑中运行。

3) **思维被揭露感或被洞悉感**:病人觉得自己的思想还未表达就已被人知道,尽管病人说不清自己的思想是如何被探知的。

温馨提示

考生应注意思维化声和思维被洞悉感的区别。思维化声是指自己的思想变成了语言,被自己和他人听见,思维被洞悉感是指自己的思想未表达别人已经知道了。

2. 思维内容障碍(*)　**妄想是一种病理性的歪曲信念**,具有以下特征:①妄想无关于事实存在与否,而在于信念偏离常理或专业知识的程度;②病人对自己的想法坚信不疑,不能被事实所纠正;③内容为个人所独有,与亚文化或亚文化群体的某些共同信念不同,如迷信观念。

(1) 被害妄想:是最常见的妄想。病人无中生有地**坚信周围某些人或某些集团对其进行打击、陷害**、谋害、破坏等不利的活动。

(2) 关系妄想:病人**认为环境中与他无关的事物都与他有关**。如认为别人吐痰是在蔑视他。

(3) 物理影响妄想:又称被控制感。病人**觉得他自己的思想、情感或意志行为受到某种外界力量**,如电波、超声波,或某种先进仪器的**控制而不能自主**。如病人觉得自己的大脑已被电脑控制,自己已是机器人。

(4) 夸大妄想:指自我夸耀和自视过高的妄想,才智、容貌、体力、财富、名誉、权势和血统等都可以是夸大的内容。

(5) 罪恶妄想:又称自罪妄想。病人毫无根据地坚信自己犯了严重错误、不可宽恕的罪恶,应受严厉的惩罚,要求劳

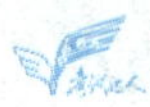

动改造以赎罪(亲：如病人用了单位的一个信封后认为自己犯了滔天大罪，不可饶恕，即为罪恶妄想)。

(6) 疑病妄想：病人毫无根据地坚信自己患了某种严重躯体疾病或不治之症，因而到处求医。

(7) 钟情妄想：**病人坚信自己被异性钟情**。

(8) 嫉妒妄想：**病人无中生有地坚信自己的配偶对自己不忠诚，另有外遇**。

(四) 注意障碍

注意是指个体的精神活动集中地指向于一定对象的过程。注意与感知觉、思维、记忆、智能及意识活动密切相关。注意障碍分为以下几型：

1. 注意增强　即主动注意的增强。在某种精神病态情况下，病人特别容易注意某些事物。如有被害妄想的病人，对环境保持高度警惕，过分地注意别人的一举一动；有嫉妒妄想的病人时刻关注配偶的活动与行踪；有疑病观念的病人高度关注身体的各种细微变化。见于焦虑症、偏执型精神分裂症、抑郁症等。

2. 注意减退　指主动、被动注意兴奋性减弱。注意的广度缩小、注意稳定性下降。病人注意力难以长时间集中在一件事上。多见于焦虑症、器质性精神障碍及伴有意识障碍时。

3. 注意涣散　指主动注意的不易集中，注意的稳定性降低所致。多见于焦虑症、精神分裂症和儿童多动症。

4. 注意转移(随境转移)　指主动注意不能持久，注意稳定性降低，很容易受外界环境影响而注意的对象不断转换。病人表现为兴奋状态，注意随境转移，不能持久，做事忙忙碌碌。见于躁狂症。

5. 注意狭窄　指注意范围的显著缩小，当注意集中于某一事物时，不能再注意与之有关的其他事物。见于意识障碍病人。

(五) 记忆障碍

记忆是在感知和思维基础上建立起来的精神活动，为既往事物或经验的重视，包括识记、保存、再认或回忆[*]。识记是指对事物的反复感知在大脑内留下痕迹的过程；保持是指避免识记留下的痕迹消失，识记的内容在头脑中巩固的过程；再认是指把现实刺激与以往的痕迹联系的过程；回忆是指脑中痕迹重新再现的过程。人不可能把所有感知与体验都记住，越是新近识记的事物越易发生遗忘，遗忘总是由近事遗忘逐渐向远事遗忘发展。临床上常见的记忆障碍包括：

1. 记忆增强　病态的记忆增强，对病前不能够且不重要的事都能回忆起来。见于躁狂发作、轻躁狂或偏执性精神障碍病人。

2. 记忆减退　是指记忆的三个基本过程普遍减退。轻者表现近记忆的减弱，严重时远记忆也减退。可见于正常老年人、神经衰弱及痴呆病人。

3. 遗忘　指部分或全部地不能回忆以往的经历。一段时间的全部经历的丧失称完全性遗忘，仅仅是对部分经历或事件不能回忆称部分遗忘。按遗忘发生的时间阶段将遗忘主要分为：①**顺行性遗忘：紧接着疾病发生后一段时间的经历不能回忆**。②**逆行性遗忘：指回忆不起疾病发生前某一阶段内的事件**。③进行性遗忘：指记忆的丧失随着病情的发展而发展，而不仅仅是存在某一时间阶段的遗忘。④**界限性遗忘**(选择性或阶段性遗忘)：**指对生活中某一特定阶段的经历完全遗忘，通常与这一阶段发生的不愉快事件有关**。

4. **错构**　是记忆的错误。对过去曾经历过的事件，在发生的地点、情节、特别是在时间上出现错误回忆，并坚信不疑。多见于老年性、动脉硬化性、脑外伤性痴呆和酒精中毒性精神障碍。

5. **虚构**　是指由于遗忘，病人以想象的、未曾亲身经历过的事件来填补记忆缺损。多见于各种原因引起的痴呆。**当虚构和近事遗忘、定向障碍合并存在时称为柯萨可夫综合征，又称遗忘综合征**。多见于酒精所致精神障碍和颅脑外伤所致精神障碍等。

(六) 智能障碍

智能(又称智力)，一般是指接受知识、运用知识、解决新问题、形成新概念的能力。智能是一个复杂的综合的精神活动，包括观察力、注意力、记忆力、想象力、分析综合能力、判断力、一般知识的保持和计算力等。临床上将智能障碍分为精神发育迟滞和痴呆两大类。

1. 精神发育迟滞　是指先天或在生长发育成熟以前(18岁以前)由于各种致病因素，如遗传、感染、中毒、头外伤、内分泌异常或缺氧等因素，使大脑发育不良或受阻，智能发育停留在一定的阶段。随年龄增长智能明显低于正常同龄人。

2. 痴呆　是一种综合征，是后天获得的智能、记忆和人格的全面受损，但没有意识障碍。其发生具有脑器质性病变基础。主要表现为创造性思维受损，抽象、理解、判断推理能力、记忆力、计算力下降。后天获得的知识丧失，工作和学习能力下降或丧失。

临床上可见在强烈的精神创伤后可产生一种类似痴呆的表现，而大脑组织结构无器质性损害，经治疗后智能可完全恢复正常，称假性痴呆。

(1) **心因性假性痴呆**：即对简单问题给予近似而错误的回答，给人以故意做作或开玩笑的感觉。如一位20岁的病人，当问到她一只手有几个手指时，答“4个”，对简单的计算如2+3=6以近似回答。

(2) **童样痴呆**：以行为幼稚、模仿幼儿的语言行为特征。即成人病人表现为类似一般儿童稚气的样子，学着幼童讲

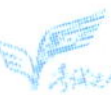

话的声调，自称自己才3岁，逢人就喊阿姨、叔叔。

(3) 抑郁性痴呆：指严重的抑郁病人在精神运动性抑制的情况下，出现认知能力的降低，表现为痴呆早期的症状，如计算能力、记忆力、理解判断能力的下降、缺乏主动性。但病人有抑郁的体验可以鉴别，抑郁消失后智能完全恢复。

(七) 定向力障碍

定向力是指一个人对时间、地点、人物以及自身状态的认识能力。包括对周围环境的认识和对自身状况的认识两方面。定向力障碍是指对周围环境或自身状况认识能力的丧失或部分丧失，是判断意识障碍的一个重要标志，多见于脑器质性精神障碍和躯体疾病所致精神障碍伴有意识障碍时。

1. 对周围环境的定向障碍　包括时间、地点、人物三方面的认识。时间定向力指对昼夜、上下午、年月日、季节的认识；地点定向力指对所处地点的认识，如医院、住址；人物定向力指辨别周围环境中人物的身份及与病人的关系。

2. 自我定向障碍　是指病人对自己的姓名、年龄、职业等情况的认识和意识。

(八) 情感障碍

1. 情感高涨　情感活动明显增强，表现为与环境不相符的自我感觉良好，过分的兴高采烈、喜笑颜开，眉飞色舞。常见于躁狂状态。

2. 欣快　病人经常面带微笑，似乎十分满意和幸福愉快，但说不清高兴的原因，表情单调刻板，难以引起周围人的共鸣，给人以痴笑的感觉。

3. 情绪低落　病人情绪低沉，整日忧心忡忡，愁眉不展，唉声叹气，悲观绝望，感到自己一无是处，以致生趣索然，大有“度日如年”“生不如死”之感，甚至出现自杀观念和自杀企图。**情绪低落是抑郁症的主要症状**。

4. 焦虑　**在缺乏相应的客观因素情况下，病人表现为顾虑重重**、紧张恐惧、搓手顿足，似有大祸临头，惶惶不可终日，伴有心悸、出汗、手抖等自主神经功能紊乱症状。

5. 情感淡漠　病人对外界任何刺激均缺乏相应情感反应，即使一般能引起极大悲伤或高度愉快的事件，如**生离死别、久别重逢等也泰然处之，无动于衷**。

6. 情感爆发　这是一种**在精神因素作用下突然发作的、爆发性的情感障碍**。病人表现哭笑无常、叫喊吵骂、打人毁物等，有时捶胸顿足、手舞足蹈、狂笑不已，有时则又满地打滚，整个过程显得杂乱无章。

(九) 意志障碍

1. 意志增强　指意志活动增多。

2. 意志减退　指意志活动的减少。病人表现动机不足，缺乏积极主动性及进取心，对周围一切事物无兴趣。多见于抑郁症。

3. 意志缺乏　指意志活动缺乏。表现为对任何活动都缺乏动机、要求，生活处于被动状态，处处需要别人督促和管理。

4. 木僵　指动作行为和言语的抑制或减少。病人经常保持一种固定姿势，**不语、不动、不食**、面部表情固定，大小便潴留，对刺激缺乏反应，如不予治疗，可维持很长时间。

5. 蜡样屈曲　在木僵的基础上出现。**病人的肢体任人摆布，即使是不舒服的姿势，也较长时间似蜡塑一样维持不动**。如将病人头部抬高似枕着枕头的姿势，病人的头部也可以维持很长时间不落下，称之为**“空气枕头”**。

(十) 自知力

自知力又称内省力，是指病人对自己精神疾病认识和判断能力。**自知力缺乏是精神病特有的表现**。精神病病人一般均有不同程度的自知力缺失，他们不认为有病，因而拒绝治疗。**自知力完整是精神病病情痊愈的重要指标之一**。

考点练习

考点：感觉障碍(A2型题)

1. 病人男性，36岁。来门诊进行体检时，用针头轻戳病人皮肤，病人即大声喊叫，此感觉障碍的类型为
   A. 感觉过敏
   B. 感觉倒错
   C. 感觉缺失
   D. 感觉减退
   E. 感觉异常

2. 某病人近2年来总感到肚子里有虫爬，很不舒服，但说不出具体的部位。此症状为
   A. 内感性不适
   B. 错觉
   C. 幻触
   D. 感知综合障碍
   E. 感觉过敏

考点：知觉障碍(A1、A2型题)

3. “草木皆兵”是一种
   A. 感觉过敏
   B. 幻觉
   C. 非真实感
   D. 错觉
   E. 感知综合障碍

4. “杯弓蛇影”是一种
   A. 感觉障碍

B. 错觉
C. 幻觉
D. 感知综合障碍
E. 感觉过敏

5. 最常见的幻觉是
A. 幻听
B. 幻视
C. 幻嗅
D. 幻味
E. 幻触

6. 病人，女性，25岁。因大叶性肺炎接收输液治疗，在输液时将输液管看成是条蛇。此症状为
A. 幻觉
B. 错觉
C. 虚构
D. 错构
E. 感知综合障碍

7. 病人，女性，18岁。某日照镜子时感觉自己眼睛一大一小，大的如鸡蛋，小的如绿豆。此症状属于
A. 错觉
B. 视幻觉
C. 运动性幻觉
D. 心因性幻觉
E. 感知综合障碍

8. 病人听到脑子里有声音骂自己，称为
A. 思维鸣响
B. 内心被揭露感
C. 假性幻听
D. 功能性幻听
E. 真性幻听

9. 病人，男性，40岁，患精神分裂症，经常趴在自家阳台，俯耳侧听，自言自语。此症状属于
A. 幻听
B. 幻视
C. 注意力增强
D. 被害妄想
E. 意志活动减退

考点：思维障碍(A1、A2、A3/A4型题)

10. 思维联想过程障碍<u>**不包括**</u>
A. 思维奔逸
B. 思维破裂
C. 象征性思维
D. 思维贫乏
E. 思维迟缓

11. 病人认为环境中与他无关的事物都与他有关是
A. 钟情妄想
B. 关系妄想
C. 疑病妄想
D. 嫉妒妄想
E. 被害妄想

12. 某病人对大夫说自己“脑子变聪明了”“脑子想问题像抹了油一样”，此症状很可能是
A. 夸大妄想
B. 思维奔逸
C. 思维破裂
D. 超价观念
E. 情感高涨

13. 一病人想上街购物，但并未向别人讲，即听到外界一“上街去购物”的言语声。这是
A. 思维被夺
B. 思维鸣响
C. 思维被广播
D. 思维被控制体验
E. 思维化声

14. 病人把衣服泡在大水缸中，并解释说我要洗刷自己的耻辱，这一症状是
A. 被害妄想
B. 离奇行为
C. 强迫洗涤
D. 病理性象征性思维
E. 关系妄想

15. 病人，女性，45岁。近来总认为自己全身不舒服，患了不治之症，全国四处求医，惶惶不可终日。此病人的症状属于
A. 夸大妄想
B. 疑病妄想
C. 被害妄想
D. 嫉妒妄想
E. 焦虑症

16. 病人，女性，36岁，夫妻关系和睦。近段时间来其怀疑自己丈夫与人有不轨行为，反复检查其丈夫的手机、衣服口袋，并派人对丈夫进行跟踪。此病人的症状属于
A. 关系妄想
B. 夸大妄想
C. 嫉妒妄想
D. 被害妄想
E. 物理影响妄想

17. 病人，女性，34岁，未婚。每晚都关注某电视台一著名男性主持人，并告诉家人，此男主持人每晚主持节目时都对她含情脉脉，其错误想法虽经很多人纠正，仍深信不疑。此病人的症状属于
A. 关系妄想
B. 夸大妄想
C. 嫉妒妄想
D. 被害妄想
E. 钟情妄想

(18～20题共用题干)

病人，男性，23岁，性格内向，近两周来表现健谈，说话滔滔不绝，自觉脑子快，好像机器加了“润滑油”，无法安静下来正常学习，由同学和老师送入医院治疗。

18. 该病人表现的症状是
   A. 思维迟钝
   B. 思维奔逸
   C. 思维贫乏
   D. 思维散漫
   E. 焦虑症
19. 上述症状属于
   A. 思维形式障碍
   B. 思维逻辑障碍
   C. 异己体验
   D. 语言障碍
   E. 思维内容障碍
20. 该症状多见于
   A. 癫痫
   B. 精神分裂症
   C. 抑郁状态
   D. 躁狂症
   E. 焦虑症

考点：注意障碍、记忆障碍、智能障碍、定向力障碍(A1、A2 型题)

21. 记忆力障碍在脑器质性精神障碍的初期主要表现为
   A. 虚构
   B. 错构
   C. 近事遗忘
   D. 远事遗忘
   E. 选择性遗忘
22. 记忆力障碍在初期主要表现为
   A. 错构
   B. 近事遗忘
   C. 顺行性遗忘
   D. 远事遗忘
   E. 选择性遗忘
23. 病人，女性，28 岁。忽知爱人车祸身亡，突然时哭时笑。检查问"您多大岁数?"答:"20 岁"。问"2+3 等于多少?"答:"等于 7"。以上病人的精神症状最大可能是
   A. 记忆障碍
   B. 情绪不稳
   C. 意识障碍
   D. 假性痴呆
   E. 童样痴呆
24. 定向力障碍常在下列哪些疾病中出现
   A. 神经症
   B. 抑郁症
   C. 阿尔茨海默病
   D. 精神分裂症
   E. 焦虑症

考点：情感障碍(A2 型题)

25. 病人常因小事大发脾气、激动、吵闹、喊叫、扯头发，以上表现属于下述哪个症状
   A. 情绪不稳
   B. 易激惹
   C. 情感爆发
   D. 情感脆弱
   E. 情感高涨
26. 青年病人，近 1 年来对家人亲友冷淡，对个人生活不关心，对家里和周围发生的任何事情都表现出无所谓。这些表现属于
   A. 情绪不稳
   B. 情感淡漠
   C. 情绪低落
   D. 情感倒错
   E. 情感破裂

考点：意志障碍和自知力(A1 型题)

27. "蜡样屈曲"这一症状最常见于
   A. 抑郁症
   B. 精神分裂症
   C. 癔症
   D. 脑器质性精神障碍
   E. 强迫症
28. "空气枕头"属于
   A. 模仿动作
   B. 蜡样屈曲
   C. 违拗
   D. 作态
   E. 意志增强
29. 精神病特有的表现是
   A. 幻觉
   B. 生活自理能力缺乏
   C. 病程长
   D. 自知力缺乏
   E. 妄想

参考答案

序号	1	2	3	4	5	6	7	8	9	10	11	12	13	14	15	16
答案	A	A	D	B	A	B	E	C	A	C	B	B	E	D	B	C
序号	17	18	19	20	21	22	23	24	25	26	27	28	29			
答案	E	B	A	D	C	B	D	C	B	B	B	B	D			

第二节 精神分裂症病人的护理

考情分析

年份	主要考点
2019	精神分裂症的发病与哪种神经生化因素有关(多巴胺);精神分裂症的用药指导;精神分裂症使用氟哌啶醇的目的(改善阳性症状);精神分裂症病人拒绝进食时的正确做法;精神分裂症首次发作病情稳定后继续服药的时间
2020	属于精神分裂症思维障碍的是(思维破裂);精神分裂症病人认知评估的重点
2022	精神分裂症的主要病因(5-羟色胺代谢障碍);精神分裂症病人的临床表现不包括(记忆障碍);精神分裂症病人看电视时觉得电视中的人说话是在议论自己,这属于(关系妄想)

考点导航

精神分裂症是一组病因未明的精神疾病,常缓慢起病,具有认识、思维、情感、行为等多方面障碍。

一、发病的相关因素

(一) 生物因素

1. **遗传因素　遗传因素在精神分裂症的发病中起着重要的作用**,一级亲属中同患本病的患病率约为 4%～14%,约是一般人群的 10 倍,若双亲均患精神分裂症,其患病率可高达 40%。在患者的二级亲属中,患病率约高于一般人群的 3 倍。

2. 神经免疫、内分泌因素　相当一部分精神分裂症患者有免疫功能的异常,包括细胞免疫和液体免疫两个方面。

(二) 社会环境因素

1. 病前的个性特征　部分患者在病前就存在一些特殊的个性特征,如孤僻、内倾、害羞、敏感、思维缺乏逻辑性、好幻想等。

2. 环境因素　分为家庭和家庭以外两方面。目前倾向于把家庭因素看成是慢性精神分裂症患者复发的可能诱发因素。

3. 社会文化因素　低社会阶层及贫民区的人群因精神疾病而住院的比率明显高于生活较安定的高社会阶层人群。有研究显示移民中精神疾病包括精神分裂症发病率较高。

4. 心理应激　有研究表明,症状的变化与生活事件刺激强度关系密切,甚至超过与疾病本身之间的关系。

(三) 神经生物学改变

对精神分裂症患者的病理解剖研究发现,慢性患者大脑皮质轻度萎缩和脑室扩大;许多学者认为,早年中枢神经系统病毒或类病毒感染可能是精神分裂症产生的先决条件,主要病毒种类有疱疹病毒、巨细胞病毒、腺病毒。

二、临 床 表 现

(一) 前驱症状

精神分裂症症状之前,病人常伴有异常行为方式和态度变化。由于这种变化进展缓慢,并不具有特异性,所以不太引人注目,一般常易被误解为病人思想或性格发生了问题,而不易被人理解为病态,有的是在追溯病史时才会发现。

1. 个性改变　为对亲属、同事或同学的态度从热情变得冷淡,生活懒散,从过去的循规蹈矩逐步变得不遵守劳动纪律,性格反常、孤僻、无故发脾气、执拗、难以接近。

2. 类神经症症状　表现为不明原因的焦虑、抑郁、失眠、头痛、易疲劳、注意力不集中、工作缺乏热情以及学习工作能力下降等。

3. 言行古怪　有的病人出现不可理解的言行。如有一名女病人,病前职业为护士,在精神分裂症典型症状出现前 6 个月,她将科室内的体温表均编上号,试表时必须床号与编号相对应,如果不对应就要重新试。

4. 多疑、敌对及困惑感　有的病人出现对周围环境恐惧、害怕,虽然从理智上自己也觉得没有什么不妥,但就是感到对于周围环境的恐惧和对某些人不放心。病人往往相信日常生活中具有专门针对自己的、特殊意义的处境。

(二) 感知觉障碍

精神分裂症**最突出的感知觉障碍是幻觉,以幻听最为常见**。精神分裂症幻听内容多半是言语性的,有的幻听内容为

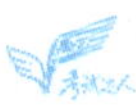

争论性的，如有声音议论病人好坏；或评论性的，声音不断对病人的所作所为评头论足，幻听可以是命令性的，如不许病人吃饭，让病人跳楼等。**评论性幻听和命令性幻听是精神分裂症具有的特征性幻听**。其他类型幻觉虽然少见，但也可在精神分裂症病人身上见到。

精神分裂症的幻觉体验可以非常具体、生动，也可以是朦胧模糊，会给病人思维、行动带来显著影响，病人会在幻觉的支配下做出违背本性、不合常理的举动。如有的病人在幻听的影响下辱骂甚至殴打亲人，有的病人为了躲避幻听的"骚扰"而外跑。具有幻听的病人在病房中常常表现为自言自语，自笑，或者侧耳倾听，又或者对空怒骂、表情愤怒、具有冲动行为等。

（三）思维障碍

1. 妄想　妄想的荒谬性往往显而易见。在疾病初期，病人对自己的某些明显不合常理的想法还持将信将疑的态度，但随疾病发展，病人逐渐与病态信念融为一体。

最多见的妄想是被害妄想与关系妄想。涉及的对象从最初与病人有过矛盾的某个人渐渐扩展到同事、朋友、亲人，直至陌生人。他人的一颦一笑、一举一动都暗有所指，寒暄问候、家常聊天都别有深意。严重者甚至连报纸期刊、广播电视的内容都认为与己有关。

妄想的内容与病人的生活经历、教育背景有一定程度的联系。

2. 被动体验　正常人对自己的精神和躯体活动有着充分的自主性，即能够自由支配自己的思维和运动，并在整个过程中时刻体验到这种主观上的支配感。但在精神分裂症病人中，常常会出现精神与躯体活动自主性方面的问题。病人丧失了支配感，相反，感到自己的躯体运动、思维活动、情感活动、冲动都是受人控制，有一种被强加的被动体验，常常描述思考和行动身不由己。

被动体验常常会与被害妄想联系起来。病人对这种完全陌生的被动体验赋予种种妄想性解释，如"受到某种射线影响""被骗服了某种药物""身上被安装了芯片"等等。

3. 思维联想与思维逻辑障碍　有经验的精神科医生通过与病人的一般性交谈，仅凭直觉就可以做出倾向精神分裂症的判断。这种直觉具体说来就是同精神分裂症病人交谈"费劲"。确实，同精神分裂症病人交谈，即使为了收集一般资料，也需要较多的耐心和较高的技巧；而要想同病人深入交谈，往往会十分困难。读病人书写的文字材料，往往不知所云。由于原发的精神活动损害，精神分裂症病人在交谈中忽视常规的修辞、逻辑法则，在言语的流畅性和叙事的完整性方面往往出现问题。

病人在交谈时经常游移于主题之外，尤其是在回答医生的问题时，句句说不到点子上，但句句似乎又都沾点儿边，令听者抓不住要点（思维散漫）。病情严重者言语支离破碎，根本无法交谈（思维破裂）。

病人言谈令人难以理解的另一个原因是逻辑关系混乱。如一位女病人说："我脑子里乱哄哄的，都是因为我太聪明了。我的血液里全是聪明，又浓又稠。

4. 思维贫乏　根据病人言语的量和言语内容加以判断。语量贫乏，缺乏主动言语，在回答问题时异常简短，多为"是""否"，很少加以发挥。同时病人在每次应答问题时总要延迟很长时间。即使病人在回答问题时语量足够，内容却含糊、过于概括，传达的信息量十分有限。

（四）情感障碍

主要表现为情感平淡或淡漠。情感平淡并不仅仅表现为表情呆板、缺乏变化，病人同时还有自发动作减少、缺乏体态语言，在谈话中很少或几乎根本不使用任何辅助表达思想的手势和肢体姿势，讲话语调单调、缺乏抑扬顿挫，同人交谈时很少与对方有眼神接触，多茫然凝视前方；病人丧失了幽默感及对幽默的反应，检查者的诙谐很难引起病人会心的微笑；病人对亲人感情冷淡，亲人的伤病痛苦对病人来说无关痛痒。少数病人有情感倒错，如一位病人在接到父亲意外死亡的电话时却哈哈大笑。

（五）意志与行为障碍

1. 意志减退　病人在坚持工作、完成学业、料理家务方面有很大困难，往往对自己的前途毫不关心、没有任何打算，或者虽有计划，却从不施行。活动减少，可以连坐几个小时而没有任何自发活动。有的病人自称"我就喜欢在床上躺着。"病人忽视自己仪表，不知料理个人卫生。

2. 紧张综合征　以病人全身肌张力增高而得名，包括紧张性木僵和紧张性兴奋两种状态，两者可交替出现，是精神分裂症紧张型的典型表现。木僵时以缄默、随意运动减少或缺失以及精神运动无反应为特征。严重时病人保持一个固定姿势，不语不动、不进饮食、不自动排便，对任何刺激均不起反应。在木僵病人中，可出现蜡样屈曲，特征是病人的肢体可任人摆布，即使被摆成不舒服的姿势，也较长时间似蜡塑一样维持不变。如将病人头部抬高，好像枕着枕头，病人也能保持这样的姿势一段时间，称之为"空气枕头"。木僵病人有时可突然出现冲动行为，即紧张性兴奋。

三、治疗原则

精神分裂症的治疗中，**抗精神病药物起着重要的作用，但是支持性心理治疗、认知心理治疗、心理社会康复措施也在**

预防复发和提高病人的社会适应能力中起到举足轻重的作用。精神分裂症的治疗是以降低复发率，最大限度地改善病人的社会功能和提高生活质量为目的。

1. 药物治疗

(1) 治疗原则：早发现、早诊断、早治疗、降低未治率；足量足程，提高治疗依从性；尽量单一用药，提高用药安全性；**以促进病人回归社会为治疗最终目标**。

1) 早期治疗：影响精神分裂症预后的关键时期是在精神疾病前驱期至发病后的头5年，精神功能的损害至此保持在一个平台期，如果及时治疗，效果较明显。因此，精神分裂症的第一次发病是治疗的关键，药物治疗在此时效果最好，所需药量也较小，如能及时、系统、有效的控制疾病，痊愈的机会很大，预后也较好。

2) 足疗程治疗：精神分裂症的药物治疗可分为急性期、巩固期、维持期治疗。**急性期治疗时间一般4～6周，巩固期治疗至少6个月**。维持期治疗时间多数建议：对于首次发病者维持治疗至少1年[*]，多次复发的病人维持治疗时间至少5年或更长，部分病人可能终生服药；对急性发作、缓解迅速、彻底的病人，维持治疗时间可相应较短，但应告知病人及监护人停药可能的后果、复发早期症状及应对措施。

(2) 抗精神病药物种类

1) 经典抗精神病药物：**氯丙嗪、奋乃静、氟哌啶醇、舒必利**等。但是此类药物也存在一定的局限性：①不能改善认知功能；②对阴性症状及伴发抑郁症状疗效不确切；③引发锥体外系和迟发性运动障碍的比例高，常导致病人服药依从性差。

2) 非典型抗精神病药物：**氯氮平、利培酮、奥氮平和喹硫平**等。此类药物不但对阳性症状疗效较好，而且对阴性症状、认知症状和情感症状有效。

2. **改良电抽搐治疗**　可用于**治疗精神分裂症病人中极度兴奋躁动、冲动伤人者，拒食、违拗和紧张性木僵者**，精神药物治疗无效或对药物治疗不能耐受者。在药物治疗的基础上合并电休克治疗，可缩短对病人阳性症状治疗的时间，减少病人住院期，对病人尽快康复和出院有利。

3. 心理社会干预　心理社会干预是治疗精神分裂症的另一种重要手段。药物结合心理社会干预可以降低复发率、促进功能恢复、提高生活质量，改善结局。精神分裂症的心理社会干预方法主要包括家庭干预、社会技能训练、职业康复训练、认知行为治疗等。同时，家庭成员对病人的不正确态度，生活中的不良心理应激均可影响病人的病情、预后或导致复发。通过对病人家庭的心理教育或对病人进行社交技能训练等干预措施，可减少来自家庭社会中的不良刺激，降低复发率。当前，精神病的防治工作正逐渐从医院转向社区，以期促使慢性精神病病人及早返回社会，以利于精神病病人的心理社会康复。

四、护理问题

1. **有暴力行为的危险**(对自己或他人)。
2. 不合作。
3. 思维过程改变。
4. 有受伤的危险。
5. 营养失调(低于或高于机体需要量)。
6. 部分生活自理缺陷(进食/沐浴/穿衣/如厕)。
7. 睡眠型态紊乱。

五、护理措施

(一) 护理评估

1. 躯体功能　生命体征、睡眠、排泄、进食、身体卫生与安全等。

2. 心理社会功能

(1) 对住院的态度：是否主动住院，治疗依从性如何。

(2) 感知觉障碍：**评估病人有无幻觉，尤其是命令性幻听**，幻觉出现的时间、频率、内容，病人对幻听内容的感受如何，将采取什么反应。

(3) 思维：评估妄想的种类、内容、性质、出现时间、涉及范围是否固定，有无泛化的趋势，对病人行为的影响。

(4) 情感：有无情感淡漠、情感迟钝、情感反应与周围环境是否相符；是否存在抑郁情绪，有无自杀的想法等。

(5) 意志行为：是否意志行为减退，行为是否被动、退缩；**有无攻击、自杀、伤人等行为**，病人对未来打算如何。

评估时要注意三点：①要关心和了解病人的需求；②要重视家属、朋友、同事提供的资料；③对病人心理、社会功能的评估可借助于一些量表。

(二) 安全护理

安全护理是精神科护理中最重要的组成部分，是精神科护理开展的必要基础。

1. 病房安全管理 做好安全检查工作,保证病人安全,禁止将危险物品带入病房,以防意外。危险物品包括:玻璃制品、绳索物品(鞋带、腰带、购物袋等)、刀具(水果刀、削皮刀、剪指甲刀等)、打火机等。对于危险物品应在病人入院、外出活动返回、探视返回时进行检查,并在此前向病人家属做好宣教工作。在每日晨间护理时,再次检查床头桌、床下、床垫下、衣物内有无危险物品。严格执行安全检查制度,如病房门窗、锁、桌椅等物品损坏时,及时进行维修。对于护士办公室、病人活动室等地,人走锁门,防止医疗器械成为危险物品。

2. 严密观察,掌握病情 在日常生活中,护理人员要对每位病人的病情、诊断、护理要点做到心中有数,对于高护理风险的病人做到合理到位的评估。严格遵守分级护理制度,**每15~30分钟巡视病房一次,对于重点病人要做到心中有数,24小时不离视线**。护理过程中加强重点病人、关键环节、特殊时段的护理:做好特护及危重、兴奋等高意外风险病人的安全评估及护理;同时护理过程中注重探视、急救、医嘱执行及高危药品管理等关键环节;加强晨晚间护理、午间及夜间护士稀少时间段的巡视,确保病人安全。

(三)生活护理

1. 饮食护理

(1) 评估进食情况,分析原因:病人在症状支配下,出现拒食行为。①幻嗅、被害妄想病人,认为饭菜不能吃,是毒害他的,而拒绝进食;②虚无妄想的病人,认为自己的胃或肠子不存在了,而不进食或是只吃些流食;③罪恶妄想的病人,认为自己是罪人,不应该吃饭,而拒绝进食;④病人受命令性幻听内容的影响,认为有人说他"不能吃饭",而拒绝进食;⑤对于精神分裂症衰退或者服药后有不良反应的病人,吞咽功能下降,导致进食困难,入量不足;⑥对于木僵病人,无法自行进食。对于这些进食障碍的病人,如果护理上不加以注意及预防,必然会导致入量不足,机体抵抗力下降,引发各种躯体疾病发生。所以,必须加强病人饮食管理,保证入量。

(2) 拒绝进食或严重摄入不足病人的护理:分析病人拒绝进食的原因,对症处理。如:对于被害妄想的病人,采取集体进餐制,或者采取示范法,让病人看到其他病人取走食物的场景;对于自责自罪的病人,把饭菜拌在一起,让其感觉是剩饭,以达到诱导进食的作用;对于衰退的病人,专人看护,耐心等待,不可催促;对于不合作、木僵的病人,诱导进食无效时应采取必要措施,如通知医生,给予静脉输液或鼻饲,以保证病人机体营养需要量。

(3) 防噎食的护理:对于兴奋躁动可能出现抢食、暴饮暴食的病人,尽量安排其单独进餐,专人看护,以防噎食,适当限制病人进食量,以防营养过剩而导致肥胖。**由于服用精神科药物或年龄较大导致吞咽功能较差的病人,应专人看护,给予软食或流食,并适当限制病人进餐速度,以防噎食**。

2. 保证充足睡眠 精神分裂症病人多伴失眠、早醒、入睡困难、多梦、睡眠过多等。对于精神分裂症病人,睡眠质量的高低常预示病情的好坏,严重的睡眠障碍会使病人焦虑、紧张、愁苦、郁闷,并可发生意外,良好的睡眠可促进病情早日康复。

(1) 为病人创造良好睡眠环境,环境安静,温度适宜,避免强光刺激,与兴奋躁动的病人分开,护士巡视病房时要做到"四轻",即说话轻,走路轻,关门轻,操作轻。

(2) 观察病人睡眠情况,针对不同的原因对症处理。

(3) 夜间巡视病房,掌握睡眠障碍的表现。如发现病人具有睡眠障碍的症状,要观察病人病情有无波动,精神症状尤其是幻觉妄想是否加重,是否有心理因素影响等。对于严重的睡眠障碍病人,如果经诱导无效,可通知医生给予药物治疗。

3. 卫生护理 精神分裂症病人由于疾病原因,注意力集中在病态体验之中,常常生活不能自理,严重影响了病人生活质量,因此精神分裂症病人的卫生护理是获得良好治疗效果的前提。

(1) 生活可以自理的病人,在护士督促或协助下料理个人卫生。

(2) 生活不能自理的病人,应有专人做好口腔护理和皮肤护理。

(四)心理护理

1. 建立良好的护患关系 精神分裂症病人通常意识清楚,智能完整,病人常常不暴露思维内容,戒备心强,只有与病人建立良好护患关系,取得病人信任,才能深入了解病情,更好地护理病人。

(1) 病人入院后,护理人员主动、热情接待病人,介绍病房环境、生活制度,使病人感到温暖,消除顾虑,取得信任。

(2) 尊重病人的人格,**体谅病人病态行为,对病人的精神症状予以理解接纳,不能嘲笑、歧视病人,对病人的观点及想法不批判**,理解病人的真实感受。

(3) 娴熟的技术是取得病人信任、建立和维持良好护患关系的重要环节。

2. 正确应用沟通技巧 在病人治疗期间,应恰当应用沟通技巧。护理人员耐心倾听病人诉说,鼓励其用语言表达内心感受而非冲动行为,并做出行为约定。在倾听时不随意打断病人谈话,对病人谈话内容要有反应,适当运用共情,更好地理解帮助病人。

3. 恢复期心理护理 当病人处于恢复期时,病人自知力恢复,可能会产生自卑、自罪的情绪,此时应耐心安慰病人,教导病人出院后遵照医嘱,按时服药,防止复发。

（五）特殊症状的护理

1. **暴力行为的危险** 冲动、伤人。

（1）危险因素及诱因：**患者受妄想或幻觉的影响**，易出现攻击他人或破坏周围环境的行为。患者情绪不稳，易激惹或紧张恐惧，冲动控制能力下降。

（2）护理措施：①对于此类患者，做好病房的安全管理，提供安静、舒适的环境。减少及避免因环境因素在患者兴奋、冲动时伤及自己及他人。②对于兴奋、冲动风险较高的患者应给予监护，患者单独住在一个病室，防止患者冲动伤及其他患者。③加强患者精神症状的治疗，及时控制患者的精神症状，减少冲动的风险。④加强治疗的同时，护士应根据患者幻觉、妄想的内容，有针对性地加强风险评估，特别需要**评估患者的妄想有无针对工作人员及病友的内容**，特别是存在被害妄想及命令性幻听的患者，要高度重视，及时采取措施。对妄想伴有幻觉的患者，要密切观察患者的言语、情绪和行为表现，掌握患者出现幻觉的具体内容、次数和时间，掌握患者对症状的应对方式并采取相应的干预措施。

2. 自杀、自伤的风险

（1）危险因素及诱因：部分患者在命令性幻听，被害妄想等的支配下，自认为能飞或幻听命令他从高楼跳下，此类患者自杀行为带有冲动性，无具体计划。与自杀相关的危险因子还包括病情起伏不定、病耻感、对药物反应不佳、社交隔离、对未来感到无望、病前病后的成就差距太大等心理社会因素，此类患者自杀行为往往具有周密计划，实施隐秘且不易被发现，成功率高。

（2）护理措施：①首先对患者是否存在自杀的风险及风险等级进行详细评估，对风险等级较高的患者应实施精神科特护或监护，确保患者安全。②根据不同的诱因给予相应的干预，对于受疾病影响的自杀、自伤行为应确保患者安全，保证患者精神药物治疗的实施；对由于病耻感、社会隔离等心理社会因素导致的自杀风险，护士应做好心理护理，给予患者尊重、理解，改变患者的负性认知，提升患者回归社会的信心。

3. 拒绝治疗的风险

（1）危险因素及诱因：患者无自知力，否认有病；行为紊乱不配合治疗；药物反应导致不舒适，患者拒绝服药。

（2）护理措施：①对于精神分裂症的患者，护士首先要加强患者治疗依从性的评估，了解患者不服从治疗的原因，给予针对性护理。对于担心药物不良反应的患者，护士应向患者详细、耐心解释药物的作用及注意事项，告知患者自我观察的重点，有不舒服的症状时及时寻求帮助，与患者达成遵守治疗的安全治疗协议。对于没有自知力的患者不愿服药时，护士应耐心劝导并严格执行操作规程，劝说、看护患者服药，鼓励患者表达对治疗的感受和想法。对于症状较重拒绝治疗的患者，应选择注射药物或口崩片等药物的特殊剂型，确保患者治疗的实施。对于藏药的患者，护士应特别关注，如单独看护服药，与餐同服，服药后注意观察患者口腔、水杯是否藏有药物。②掌握患者所服药物的不良反应，观察患者用药后精神症状的改善情况及有无不良反应，患者出现药物不良反应时应与医生联系并及时处理。减少由于药物不良反应造成患者治疗的不依从，增加患者服药的依从性。

4. 外走的风险

（1）危险因素及诱因：患者无自知力，认为自己没病不愿住院治疗；受精神症状支配，感觉医院不安全及对治疗、住院环境恐惧，思念亲人等。

（2）护理措施：①了解患者不安心住院的原因，给予安慰、解释，并与患者达成不擅自外走的协议。②对由于症状支配下的外走患者，护士应严密看护，患者活动范围不离工作人员视线，严防患者外走。

5. 康复护理

（1）危险因素及诱因：精神分裂症患者由于疾病症状导致患者生活自理能力、学习生活能力、人际交往能力及遵守社会规则的能力部分或全面受损。

（2）护理措施：评估患者社会功能受损的程度，根据疾病特点及治疗的不同阶段，为患者制订个性化的康复措施，实施个案管理计划，安排患者参加不同的康复活动，最大限度地保持或提高患者的社会功能。

（六）药物治疗的护理

对于服用抗精神病药物的病人应加强护理，提高病人的服药依从性，减少复发。

1. 确保药物服下 急性期精神分裂症病人大部分无自知力，不承认自己有病，常会出现藏药、拒服药的行为，护理人员在发药过程中，**应一人发药，一人检查口腔，确保药物服下**。对拒不服药且劝说无效者，与医生协商，改用其他给药方式，如肌注长效针剂等。

2. 注意观察服药后的反应及服药效果 抗精神病药物在治疗精神症状的同时，也会存在各种不良反应。药物的不良反应严重影响了病人的服药依从性、生活质量及身体健康。精神分裂症病人往往缺乏主诉，所以密切观察病人用药后的效果，及时发现药物的不良反应，并予以恰当的处理。

3. 提高病人服药依从性

（1）分析原因：①病人无自知力，认为自己没有病，不需要吃药而拒服药；②病人难以耐受药物不良反应；③病人受

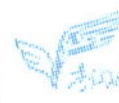

症状的支配而拒服药；④病人未充分认识到坚持服药的重要性，有的病人认为自己的病已经好了，不需要再服药了，而擅自停药；⑤病人因为经济或结婚生子等原因而停药。

（2）健康宣教：向病人及家属讲解有关精神分裂症的药物治疗知识，使其了解疾病的预后与药物治疗的关系，引导病人真正认识到抗精神病药的重要性。详细讲解药物知识、药物维持治疗与疾病预后的关系，同病人一起讨论评价维持治疗的重要作用，消除其对药物的错误认识和对不良反应的曲解，提高病人服药依从性。

六、健康教育

精神分裂症病人的护理中，预防疾病复发是非常重要的。具体措施包括：①彻底治疗，特别是首次治疗要听从医生的意见，足疗程治疗；②**坚持服药，是目前认为减少复发的最有效办法**；③正确对待自己的疾病，罹患精神病之后，要有乐观主义精神，要树立战胜疾病的信心；④保持和谐的家庭关系和良好的家庭气氛，多和家人沟通，适当的参加一些家务劳动；⑤注意复发的早期症状，如失眠、早醒、多梦等睡眠障碍；头痛、头晕、疲乏、心悸等；烦躁易怒、焦虑忧郁等情绪障碍时，及时到医院就诊，听从医生指导；⑥养成规律的生活和卫生习惯，戒除不良嗜好，多参加社交活动，提高社会适应能力。

考点练习

考点：精神分裂症的病因和临床表现（A1、A2 型题）

1. 精神分裂症最重要的致病因素是
   A. 脑发育异常
   B. 遗传因素
   C. 环境因素
   D. 生化因素
   E. 心理社会因素

2. 精神分裂症的遗传方式最可能的是
   A. 单基因遗传
   B. 双基因遗传
   C. 多基因遗传
   D. 常染色体显性遗传
   E. 常染色体隐性遗传

3. 精神分裂症的特征性症状不包括
   A. 幻听
   B. 情感淡漠
   C. 被害妄想
   D. 联想障碍
   E. 感觉障碍

4. 精神分裂症最主要的症状是
   A. 情感淡漠
   B. 紧张性木僵
   C. 幻听
   D. 意志活动增多
   E. 思维联想障碍

5. 精神分裂症的幻听中更有诊断价值的是
   A. 机械性幻听
   B. 功能性幻听
   C. 言语性幻听
   D. 评论性幻听
   E. 要素性幻听

6. 精神分裂症最常见的情感障碍是
   A. 焦虑
   B. 欣快
   C. 情感淡漠
   D. 情感高涨
   E. 情绪不稳

7. 下列哪项不属于精神分裂症阴性症状
   A. 情感淡漠
   B. 思维贫乏
   C. 意志减退
   D. 被动体验
   E. 兴趣减退

8. 精神分裂症病人最常见的阳性症状不包括
   A. 幻觉
   B. 妄想
   C. 无快感体验
   D. 思维形式障碍
   E. 被动体验

9. 某精神分裂症病人认为有某种特殊的仪器在控制自己。这属于
   A. 物理影响妄想
   B. 内心被揭露感
   C. 精神自动症
   D. 语词新作
   E. 关系妄想

10. 某精神分裂症病人回答问题时，句句说不到点子上，但句句似乎又沾点边儿，令听者抓不到要点。这属于
    A. 思维破裂
    B. 思维散漫
    C. 思维贫乏
    D. 思维奔逸
    E. 思维缓慢

考点：精神分裂症的治疗原则（A2 型题）

11. 病人，男性，28 岁。精神分裂症首次发作，经药物治疗后症状缓解，自知力部分恢复。病人家属询问医生继

续服药的时间是
A. 医生指导下长期治疗
B. 医生指导下不少于1年
C. 医生指导下不少于2年
D. 医生指导下不少于3年
E. 医生指导下不少于5年

考点：精神分裂症的护理问题和护理措施(A2、A3/A4型题)

12. 病人，男性，35岁。半年前无明显诱因出现敏感、多疑，认为同事在背后说他的坏话，阻碍其工作，常出现冲动行为，诊断为“精神分裂症”入院治疗。对该病人的护理措施中，恰当的是
A. 尽量满足病人的一切要求
B. 隔离病人，避免与其他人接触
C. 避免在病人面前低声交谈
D. 协调病人与同事关系
E. 让病人认识到其感觉是疾病症状

(13～15题共用题干)

病人，男性，31岁。其父有精神分裂症史，近3个月以来，敏感多疑，经常怀疑有人在他饭菜里下毒而不敢吃饭，最近一直说外面有人害他，整日不敢出门，不敢睡觉，家属发现异常后将其送入医院。

13. 应初步考虑该病人为
A. 焦虑症
B. 抑郁症
C. 强迫症
D. 精神分裂症
E. 睡眠障碍

14. 该病人思维属于
A. 关系妄想
B. 夸大妄想
C. 被害妄想
D. 罪恶妄想
E. 物理妄想

15. 该病人主要的护理问题是
A. 社交障碍
B. 睡眠型态紊乱
C. 思维过程改变
D. 营养失调
E. 生活自理能力降低

16. 病人，男性，28岁，精神分裂症。第2次复发住院治疗后拟于明日出院。护士在对病人进行出院指导时，应首先重点强调的是
A. 规律生活
B. 锻炼身体
C. 加强营养
D. 维持药物治疗
E. 参与社会工作

(17～18题共用题干)

病人，男性，43岁。因“失眠、食欲缺乏、凭空闻语3个月余，加重1个月”来诊，以精神分裂症收入院。病人病前性格内向，多疑。入院时神志清醒，接触差，多问少答。

17. 针对该病人失眠，**错误**的护理措施是
A. 白天适当参加娱乐活动
B. 睡前不喝浓茶、咖啡
C. 临睡前排尿
D. 睡前访谈病人
E. 创造良好的睡眠环境

18. 病人住院治疗1个月后，病情好转准备出院。正确的出院指导是
A. 低盐、低脂饮食
B. 鼓励家人照顾病人日常生活
C. 症状消失后可停止药物治疗
D. 鼓励病人增加人际交往，回归社会生活
E. 出院1年后再复查

19. 病人，女性，23岁。主因“间断凭空闻声、疑心被害2年余”住院治疗，诊断为“精神分裂症”。患者由于担心药物副作用未坚持服药。护士在给患者进行健康教育时，下列说法**不正确**的是
A. 原则上单一用药
B. 应早期足量、足疗程治疗
C. 急性期治疗6～8周
D. 第一次发病治疗效果最好
E. 症状完全消失后及时停药

20. 病人男，28岁。精神分裂症，敏感多疑，认为饭中有毒而拒食。此时护士正确的做法是
A. 为避免冲突，不勉强患者进食
B. 约束患者，强行喂食
C. 让患者单独进食
D. 带去餐厅与其他病友一起进食
E. 约束患者，直至同意进食为止

参考答案

序号	1	2	3	4	5	6	7	8	9	10	11	12	13	14	15	16
答案	B	C	E	C	D	C	D	C	A	B	B	C	D	C	C	D
序号	17	18	19	20												
答案	D	D	E	D												

第三节 抑郁症病人的护理

考情分析

年份	主要考点
2019	与抑郁症发病机制无关的是；抑郁症最可能出现的病理改变；重度抑郁症的健康教育（坚持服药治疗）
2020	抑郁症病人营养失调时的错误护理（强迫进食）
2021	抑郁症的早期表现（表情淡漠）
2022	属于抑郁核心症状的是（情绪低落）；西酞普兰属于哪种类型的抗抑郁药（选择性 5-羟色胺再摄取抑制剂）
2023	吩噻嗪类抗抑郁药的作用机制

考点导航

抑郁症是以与现实处境不相称的，显著而持久的情绪低落为基本临床特点的一类心境障碍。(*)

一、发病相关因素

（一）遗传因素

家系调查、双生子调查、寄养子调查均显示遗传因素与抑郁症发病相关。

（二）心理社会因素

1. 生活事件与环境应激事件　在情感障碍发作前常常会存在应激性生活事件。

2. 心理学理论　认知理论认为：抑郁症病人存在一些认知上的误区，如对生活经历的消极的扭曲体验，消极的自我评价，悲观无助。

二、临床表现

1. 核心症状　包括**心境或情绪低落，兴趣减退以及乐趣丧失**三主征。诊断抑郁状态时至少应包括此三种症状中的一个。

（1）情绪低落：病人体验到情绪低，悲伤。情绪的基调是低沉、灰暗的。病人常常诉说自己心情不好，高兴不起来。在抑郁发作的基础上病人会感到绝望、无助与无用。

（2）兴趣减退：是指病人对各种以前喜爱的活动缺乏兴趣。典型者对任何事物无论好坏都缺乏兴趣，离群索居，不愿见人。

（3）乐趣丧失：是指病人无法从生活中体验到乐趣，或称为快感缺失。

2. 心理症状群

（1）焦虑：焦虑与抑郁常常伴发，经常是抑郁症的主要症状之一。

（2）自责自罪：病人对自己既往的一些轻微过失或错误痛加责备，认为自己的一些作为让别人感到失望。

（3）精神病性症状：主要是妄想或幻觉。内容与抑郁状态和谐的称为与心境相和谐的妄想，如罪恶妄想、无价值妄想。

（4）认知症状：主要是注意力和记忆力的下降。

（5）**自杀观念和行为**：抑郁症病人半数左右会出现自杀观念。

（6）精神运动性迟滞或激越：精神运动性迟滞病人在心理上表现为思维发动的迟缓和思流的缓慢。同时会伴有注意力和记忆力的下降。在行为上表现为运动迟缓，工作效率下降。严重者可以达到木僵的程度。

（7）自知力：大部分抑郁症病人自知力完整，主动求治。

3. 躯体症状群

（1）**睡眠紊乱**：是抑郁状态最常伴随的症状之一，**早醒**也是不少病人的主诉。

（2）食欲紊乱：主要表现为食欲下降和体重减轻。

（3）性功能减退。

（4）精力丧失：表现为无精打采，疲乏无力，懒惰，不愿见人。

（5）**晨重夜轻**：即**情绪在晨间加重，在下午和晚间则有所减轻**。

三、治疗原则

抑郁症的药物治疗倡导全程治疗。全程治疗分为急性期治疗、巩固期治疗和维持期治疗。

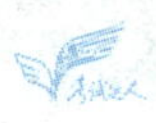

1. 急性期治疗(*) 推荐8～12周。目标为控制症状，尽量达到临床痊愈。**治疗抑郁症时一般药物2～4周起效**。如果用药治疗4～6周无效，改用同类其他药物或作用机制不同的药物。

2. 巩固期治疗(*) 治疗至少4～9个月，此期病人病情不稳，复发风险较大，原则上应继续使用急性期治疗有效的药物，剂量不变。

3. 维持期治疗 抑郁症为高复发性疾病，因此需要维持治疗以防止复发。WHO推荐用于仅发作1次、症状轻、间歇期长(≥5年)者，一般可不维持治疗。多数意见认为首次抑郁发作维持治疗为6～8个月；有2次以上的复发，特别是近5年有2次发作者应维持治疗，一般至少2～3年，多次复发者主张长期维持治疗。

常用的抗抑郁剂：

(1) 传统的三环类抗抑郁剂：氯米帕明、丙咪嗪等，不良反应较大。

(2) 单胺氧化酶抑制剂：异丙肼、苯乙肼、吗氯贝胺等。

(3) **选择性5-羟色胺再摄取抑制剂(SSRIs)**，如**氟西汀(百忧解)**、**帕罗西汀(赛特乐)**、**舍曲林(左洛复)**等已成为一线药物等。

抗抑郁剂使用原则：①**治疗方案个体化**：个体对抗抑郁药物的治疗反应存在很大差异，治疗方案应考虑性别、年龄、身体情况、是否同时使用其他药物以及病人经济能力等，还要根据病人用药后反应随时调整药物和剂量。②**尽可能单一用药**：一般不主张联合用两种以上的抗抑郁药。仅在足量、足疗程治疗和换药无效时才考虑联合使用。③**足量、足疗程**：小剂量疗效不佳时，酌情增至足量和够长的疗程。④逐渐递增剂量：尽可能采用最小有效量，以减少不良反应，提高服药依从性。⑤症状缓解后不要立即停药：突然停药易导致反复，病情加重；其次，突然停药易产生撤药反应。⑥联合心理治疗：通过个体化、足量足疗程等治疗可获50%～80%的成功率，如果其他因素相同，药物联合心理治疗，总体疗效可超过80%。

四、护理问题

1. **自杀的危险**。
2. 有暴力行为的危险。
3. 睡眠型态紊乱。
4. 穿着/修饰自理缺陷。
5. 社会交往障碍。
6. 营养失调：低于机体需要量。

五、护理措施

(一) 护理评估

1. 躯体功能 进食、睡眠、情绪、行为等有无阳性体征。

2. 心理社会功能

(1) 个人成长发育史、既往史、生活方式、特殊嗜好、家族史、过敏史等。

(2) 病前性格特征、病前生活事件、病人应付挫折与压力的方式及效果。

(3) 对住院治疗的态度、社会支持系统等。

(4) **有无自杀观念**，可借助评定量表进行评估。

(二) 抑郁状态的护理

改善病人低落情绪、悲观厌世心境，调整病人基本生理活动状况，保障病人生命安全，帮助其建立起正性的人际交往、沟通能力。

1. 做好躯体症状的护理，维持正常生理活动

(1) 保证营养供给：抑郁病人常有食欲减退、不思饮食，甚至受精神症状影响，自责自罪而拒绝进食。护理人员应根据病人的不同具体情况，制定出相应的护理对策，给予高热量、高蛋白、高维生素的饮食，保证病人的营养摄入。如对自罪自责而拒绝进食的病人可将饭菜拌杂，使病人误认为是他人的残汤剩饭而促使进食等。

(2) 改善睡眠状态：睡眠障碍是抑郁病人最常见症状之一，**以早醒最多见**。由于**抑郁症有晨重夜轻的特点**，早醒时恰为病人一天中抑郁情绪最重时，很多病人的意外事件，如自杀、自伤等，就是在这种情况下发生的。因此，改善抑郁病人的睡眠状态是一项非常重要的工作。

(3) 协助做好日常生活护理工作：抑郁病人常诉疲乏、无力料理日常生活，甚至连最基本的起居、梳理都感吃力，护理人员应设法改善病人的消极状态，鼓励和支持病人建立生活信心。最好是在耐心劝慰下，鼓励病人自行解决，同时给予积极性的言语鼓励，给病人以支持和信心。同时辅以信任、关切的表情与眼神，使病人逐步建立起生活信心。对重度抑郁，生活完全不能自理的病人，护理人员应协助做好日常生活护理工作。

2. 加强安全护理，防范意外事件的发生 抑郁病人常因症状影响而出现悲观厌世、自责自罪，多数病人在抑郁发作的较长时间内有自杀的危险，严重危及病人生命。因此，**保证抑郁病人安全的需要是重要的护理工作内容之一**。

(1) **及时辨认出抑郁症病人自杀意图的强度与可能性和可能采取的自伤、自杀方式，是有效地防止病人发生意外事**

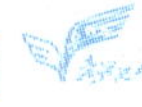

件，保证病人安全的有效措施：护理人员应密切观察病情变化，对病人言语、行为、去向等情况做到心中有数，尽可能多地与病人保持接触。若病人出现较为明显的情绪转变，言谈中表情欠自然；交代后事；书写遗书；反复叮嘱重要的问题，如重要纪念日、银行存款、账号、财产放置地点等情况时，均视为危险行为的先兆。

（2）妥善安置病人，做好危险物品管理，是防止意外事件发生的重要措施：护理人员应谨慎地安排病人居住环境，在急症期切忌让病人独居一室，房间陈设要尽可能简单、安全，对各种危险物品，如：绳带、玻璃、刀剪等和各类药品，要妥善保管，以免被病人利用而发生意外。病人病情严重时，常没有精力实施自杀行为。当疾病有所好转时，由于精神运动抑制的改善在先，抑郁情绪尚无明显改善，可使病人的自杀意念付诸行动。另外，意外事件多发生于夜间、节假日、周末及工作人员忙碌的时候，对此护理人员必须高度重视，加强防范意识。参加有兴趣的工娱活动和增加户外活动，有助于缓解病人悲观情绪，但必须在护理人员的可视范围内进行。

3. 症状护理

（1）进行有效的治疗性沟通，鼓励病人抒发内心体验：①在与抑郁病人交流沟通时，需要护理人员具有高度的耐心和同情心，理解病人痛苦。在与病人交谈时，保持一种稳定、温和与接受的态度，适当放慢语速，允许病人有足够反应和思考时间，耐心倾听病人述说，不可表现出不耐烦、冷漠，甚至嫌弃的表情和行为。②当抑郁症病人做出自杀选择时，反而会平静下来，在病人眼里，至少还有最后一条路可走。感到绝望的病人会想尽一切办法、采取一切手段、利用各种工具，寻找各种机会自杀。此时单凭一些限制性措施来阻止病人自杀行为，是较为被动的预防手段，难以奏效。医护人员应毫不回避地同病人谈论有关自杀，谈论自杀对个人、家庭、他人的影响。相比之下，加强与病人的接触、沟通，打消或动摇、缓解病人死亡的意念，对于预防自杀十分重要。③在与病人语言交流的同时，重视非语言的作用。护理人员可通过眼神、手势等表达和传递对病人的关心与支持。有时静静陪伴、关切爱护的目光注视、轻轻地抚摸等非言语性沟通方式，能使严重抑郁症病人从中感到关心和支持，会对病人起到很好的安抚作用。

（2）**改善病人消极情绪，协助建立新的应对技巧**：①抑郁症病人的思维方式总是呈现出一种“负性定式”，对周围一切事物，总是认为对自己不利，是自己的无能和无力造成的。对此**护理人员应设法减少病人的负性思考**，帮助病人认识这些想法是负性的、消极的。②护理人员在与抑郁病人交谈时，应积极地创造和利用一切个体和团体人际接触的机会，协助病人改善以往消极被动的交往方式，逐步建立起积极健康的人际交往能力，增加社会交往技巧。应改善病人处处需要他人关照和协助的心理，并通过教育学习、行为矫正训练的方式，改变病人旧有的因应观念，树立起全新的应对技巧。

4. 保证用药安全及用药护理　这类病人在护理时要多考虑其自杀因素。一般对这种病人需要一日三次药，**每顿药都要认真看着病人服下去**。严重抑郁症病人在治疗过程中随病情缓解，自杀风险增加，仔细观察病人所表露出的一些自杀先兆，此外，在病人用药过程中，护理人员要注意观察药物不良反应，**选择性5-羟色胺再摄取抑制剂**可出现恶心、呕吐、厌食、腹泻、**口干**、**便秘等副作用**，出现时应向病人做好解释工作。这些不良反应并不妨碍继续用药，多在2周内病人会逐渐适应，鼓励其多喝水，多食富含纤维素的食物，以缓解上述不良反应。若无特殊情况，决不可间断用药或随意删减剂量。**对于病情好转处于康复期的病人，护理人员应督促其维持用药，千万不可病刚好就停药**。

六、健康教育

1. 讲解抑郁症的相关疾病知识　从疾病发生、发展、治疗、预后等方面宣教，使用通俗易懂的言语，使病人、家属对疾病知识有比较全面的了解和认识。

2. 讲解维持量药物治疗的重要性和常见不良反应　由于抗抑郁药副作用大，病人不愿服药。因此要使病人了解坚持服药的必要性和掌握处理不良反应的方法。

3. 讲解疾病复发可能出现的先兆　如睡眠不佳、情绪不稳、烦躁、疲乏无力等，尽早识别复发症状，及时就医。并嘱病人即使病情稳定，也要**按时门诊复查，在医生的监护、指导下服药，巩固疗效。不可擅自加药、减药或停药**。

4. 培养健康的身心和乐观积极的态度，生活规律，积极参加娱乐活动，避免精神刺激，保持稳定心境。

考点练习

考点：抑郁症的病因和临床表现（A1、A2型题）

1. 抑郁发作病人的抑郁情绪波动的特点是
   A. 晨轻夜重
   B. 晨重夜轻
   C. 上午轻下午重
   D. 上午重下午轻
   E. 早上轻中午重
2. 抑郁发作的核心症状不包括
   A. 情绪低落
   B. 兴趣缺乏
   C. 乐趣丧失
   D. 自责自罪
   E. 心境低落
3. 病人，女性，22岁。诉说自己心情不好，高兴不起来；对任何事物无论好坏都缺乏兴趣，不愿见人。入院后诊断为抑郁症。诊断为该病的核心症状是
   A. 情绪低落，兴趣减退、乐趣丧失
   B. 思维贫乏、情感低落、乐趣丧失
   C. 意志减退、情感低落、乐趣丧失
   D. 意志减退、情感低落、妄想

E. 意志减退、情感低落、注意力减退

4. 抑郁症病人情绪低落的表现在一天中的规律是
A. 晨轻夜重
B. 晨重夜轻
C. 晨轻夜轻
D. 晨重夜重
E. 无规律

5. 抑郁症病人的核心表现是
A. 情绪低落
B. 思维迟缓
C. 情感淡漠
D. 睡眠障碍
E. 自责自杀

考点：抑郁症的治疗原则（A2 型题）

6. 病人，女性，25 岁，诊断为抑郁症，药物治疗一周后没有效果。问护士抗抑郁药的起效时间是
A. 1～2 周
B. 2～4 周
C. 1 周左右
D. 4～5 周
E. 5～6 周

考点：抑郁症的护理问题和护理措施（A1、A2、A3/A4 型题）

（7～9 题共用题干）

病人，女性，25 岁。5 年来间歇性情绪低落，经常说自己心情不好，高兴不起来，对前途感到失望，认为自己无出路，对任何事物都缺乏兴趣，每天都唉声叹气，觉得活着没意思。

7. 该病人应诊断为
A. 精神分裂症
B. 躁狂发作
C. 抑郁发作
D. 偏执性精神障碍
E. 焦虑症

8. 该病人的首选治疗药物为
A. SSRIs
B. 三环类抗抑郁药
C. 万拉法新
D. 米氮平
E. 地西泮

9. 评估该病人时特别要注意
A. 病人的情绪状态
B. 病人的思维过程
C. 病人有无自杀先兆
D. 病人的人际关系
E. 病人的生活自理能力

10. 病人，女，30 岁。近 3 年来出现情绪低落，食欲、性欲减退，觉得自己患了不治之症，给家人带来许多麻烦，生不如死，近 2 周症状加重，诊断为抑郁症。对该病人进行健康评估的重点是
A. 抑郁心境评估
B. 自杀行为评估
C. 认知行为评估
D. 意志活动评估
E. 睡眠质量评估

（11～12 题共用题干）

病人，男性，35 岁。因失眠、乏力、少语、少动 3 个月，加重两周就诊。查体：意识清，精神疲倦，消瘦、语音低，情绪低落，诉“不想活了”。诊断为抑郁症收入院。

11. 评估该病人时首先要注意的问题是
A. 躯体的营养状况
B. 认知与感知状况
C. 有无自伤、自杀行为
D. 睡眠与休息状况
E. 注意安慰开导

12. 针对该病人首要的心理护理是
A. 鼓励病人抒发自己的内心情感
B. 调动病人的积极情绪
C. 帮助病人学习新的应对技巧
D. 与病人建立良好的护患关系
E. 劝阻病人的自杀想法

（13～14 题共用题干）

病人，男性，36 岁。患类风湿关节炎 20 年，全身关节活动受限，生活部分自理。3 天前病人企图自杀被家人发现，及时将其送往医院接受治疗，门诊以“重度抑郁症”收治入院。

13. 在实施病人的入院护理时，需要避免的做法是
A. 将病人安排在离护士站近的房间
B. 将病人安排在单人间
C. 严格检查病人入院携带的物品
D. 向病人介绍主管护士
E. 向病人介绍同病房的其他病人

14. 对病人实施给药护理时，正确的做法是
A. 将药物放在床头柜上，让病人自行服用
B. 将药物交给家属，让其自行服用
C. 将药物混合在病人食物内，一同服用
D. 护士看护病人服药，确认服下后离开
E. 病人拒绝服药时，应以命令或强制的方式执行

15. 抑郁症病人出现负性思考时，护士正确的做法是
A. 指出病人的想法不符合实际
B. 调动病人的积极情绪阻断负性思考
C. 给病人讲解负性思考的危害
D. 给予药物治疗
E. 隔离病人以免发生危险

16. 病人，女性，42 岁，患抑郁症。护士与其沟通时病人诉说：“我很失败，什么事都做不了。”，护士应该
A. 保持沉默
B. 告诉病人的想法不对
C. 立即打断病人，转移话题
D. 倾听其倾诉并给予安慰
E. 将病人的诉说告诉其家人

17. 抑郁症病人，近日病情加重入院，晚上失眠，医生开了安定。护士给药时正确的做法是
A. 监测生命体征
B. 将药物交给家属，让其督促病人服用
C. 将药物混合在病人的食物内，一同服用

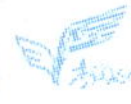

D. 护士看病人服药，确认服下后离开
E. 病人拒绝服药时，应以命令或强制的方式执行

18. 关于对重度抑郁症病人的健康教育，正确的叙述是
A. 生活中回避压力，不要主动挑起对抗
B. 坚持服药治疗，不要漏服或随意停药
C. 建议患者进行自我心理调整为主，用药为辅
D. 尽量减少社会活动，避免受人关注
E. 鼓励病人安静休息，避免声光刺激

参考答案

序号	1	2	3	4	5	6	7	8	9	10	11	12	13	14	15	16
答案	B	D	A	B	A	B	C	A	C	B	C	E	B	D	B	D
序号	17	18														
答案	D	B														

第四节　焦虑症病人的护理

考情分析

年份	主要考点
2019	焦虑症的用药指导
2020	针对焦虑症病人的错误护理(对病人的防御行为不予理睬)；针对焦虑症病人的错误护理(限制病人的病态行为)
2023	抗焦虑药物苯二氮䓬的作用机制

考点导航

焦虑症是以广泛和持续的焦虑或以反复发作的惊恐不安为主要特征的精神障碍的总称。(*)

一、病　因

1. 遗传　Kendler 等报告广泛焦虑障碍的一组女性双生子，本病的遗传度约为 30%。
2. 生化　脑内苯二氮䓬受体系统异常可能为焦虑的生物学基础。
3. 心理　弗洛伊德认为焦虑是一种生理的紧张状态，起源于未获得解决的无意识冲突。

二、临床表现

焦虑症病人临床表现见表 10-4-1。

表 10-4-1　焦虑症病人的临床表现

广泛性焦虑症	惊恐障碍
见于任何年龄，40 岁之前较多见。缓慢起病，**以泛化且持久、无明显对象的烦恼、过分担心和紧张不安为特征** ①**精神方面：过分担心而引起的焦虑体验为其核心症状**，病人不能意识到他担心的对象或内容，而只是一种提心吊胆、惶恐不安的强烈的内心体验 ②**躯体方面**：运动不安，肌肉紧张，自主神经功能紊乱(**心跳加速、胸闷气短、皮肤潮红或苍白、口干、便秘或腹泻、出汗、尿急尿频**等) ③**警觉性增高**：外界过于敏感、注意力难以集中、易受干扰、难以入眠、睡眠中易于警醒、情绪激惹、易出现惊跳反应 ④**其他症状**：常合并疲劳、抑郁、强迫、惊恐发作及人格解体等症状	**又称急性焦虑发作，伴濒死感和自主神经功能紊乱，突然出现**，历时 5～20 分钟，**自行缓解**，发作后一切正常、不久后可再发作 ①**惊恐发作**：病人日常活动时，**突然出现强烈的恐惧感，感到自己马上就要失控(失控感)、即将死去(濒死感)**，这种感觉使病人痛苦万分，有时伴冷汗、头晕、震颤、面部潮红或苍白、手脚麻木等自主神经症状 ②**回避及求助行为**：在发作时的极度恐惧感使得病人做出各种求助行为。因担心再次发作时无人在场，或发作时被围观的尴尬，而采取明显的回避行为 ③**预期焦虑**：大多数病人会一直担心是否会再次发作、什么时间会再次发作、下次发作在什么地点等，从而在发作间期表现紧张不安、担心害怕等明显的焦虑情绪

三、治疗原则

1. **药物治疗**

（1）苯二氮䓬类：常用的药物有**地西泮，阿普唑仑、劳拉西泮，氯硝西泮**。

（2）丁螺环酮：对广泛焦虑障碍有效。

（3）抗抑郁药物：对负性情绪和认知症状较苯二氮䓬类为佳。

2. **心理治疗**

（1）心理教育：教给病人本病的性质，让病人对疾病具有一定的自知力。

（2）认知行为疗法：包括焦虑控制训练和认知重建。采用想象或现场诱发焦虑，然后进行放松训练。对导致焦虑的认知成分，则运用认知重建，矫正病人的歪曲认知，进行矫治。

（3）生物反馈疗法：利用生物反馈信息训练病人放松，以减轻焦虑，对治疗广泛焦虑障碍有效。

四、护理问题

1. **有自杀、自伤的危险**[*]。
2. 情绪失控[*]。
3. 睡眠障碍。
4. 舒适度减弱。
5. 有营养失调的危险。
6. 生活自理能力降低。

五、护理措施

1. 护理评估

（1）躯体功能：生命体征及营养状况、睡眠障碍（有无入睡困难或早醒）、病人的情绪（易烦躁、激惹、坐卧不安，面容紧张，发抖），是否突然出现心悸、气短、胸闷、出汗、头晕等症状。

（2）心理社会功能

1）病前性格：性格是否开朗、孤僻，兴趣爱好，工作、学习、生活能力保持情况。

2）寻求焦虑源：近期有无重大生活事件，生活事件的强度、内容，对病人的影响程度；焦虑、担忧或恐惧的内容；是否有回避的场景或内容；焦虑发作频率和持续时间。

3）病人应付挫折与压力的方式及效果；家属对疾病的认知程度和对病人的态度。

2. 密切观察病人的情绪变化，**对有抑郁情绪、自杀、自伤倾向的病人，注意防范发生自杀、自伤情况**。[*]

3. 建立信任的护患关系　护士对病人时既要尊重、同情、关心，又要保持沉着、宁静、坚定的态度；语言亲切，但要简明扼要，注意倾听病人的诉说。

4. 改善环境对病人的不良影响，准备好接受治疗的住院环境，尽量排除其他病人的不良干扰，满足病人的合理需求，帮助其尽快适应新的环境，减少压力。

5. **教导放松技巧**　①**鼓励病人以语言表达的方式疏泄情绪**，表达病人的焦虑感受；②**督导病人进行放松调适**，如：在光线柔和的环境里，随着护士的指导语和音乐进行肢体放松、深呼吸或是慢跑等；③**鼓励其多参加工娱治疗活动，从而转移注意力**，减轻焦虑情绪。

6. 帮助病人认识焦虑时所呈现的行为模式，**护士要接受病人的病态行为，不加以限制和批评**；在良好的治疗关系的前提下，可用说明、解释、分析、推理等技巧使病人认识其病态症状。

7. 做好基础护理，关注其睡眠环境，尽量满足其合理要求。

六、健康教育

1. 要给予病人和家属有关疾病的相关知识。

2. 与病人共同探讨其产生焦虑的压力源和诱因，以及其焦虑时的行为模式，制订和尝试适合于病人减轻焦虑的应对方式，并加以训练和强化，鼓励其要坚持不懈按计划做并给予支持。

考点练习

考点：焦虑症的临床表现、治疗原则和护理措施（A1、A2型题）

1. 焦虑性神经症发作有两种形式，一种为广泛性焦虑障碍，另一种为

A. 恐惧症

B. 惊恐发作

C. 强迫症
D. 疑病症
E. 癔症

2. 关于焦虑症的叙述,正确的是
A. 焦虑发作是先天的对可怕情景的条件反射
B. 焦虑是害怕某些环境刺激所形成的条件反射
C. 女性患病率明显低于男性
D. 发作时紧张程度与现实环境相符
E. 焦虑人格特质与遗传无关

3. 病人女,43 岁,以广泛性焦虑障碍入院,广泛性焦虑障碍的症状不包括
A. 坐卧不安
B. 出汗、心跳加快
C. 尿频、尿急
D. 莫名恐惧
E. 濒死感

4. 对焦虑症病人生命安全威胁最大的因素是
A. 自杀、自伤倾向
B. 药物不良反应
C. 暴力行为冲动
D. 噎食
E. 特殊治疗的并发症

5. 常规治疗焦虑症的药物不包括
A. 地西泮
B. 咪达唑仑
C. 阿普唑仑
D. 劳拉西泮
E. 奋乃静

6. 病人,女性,18 岁,诊断为焦虑症。病人整日处于惶恐不安中,感觉"太难受了",有自杀企图,正服苯二氮䓬类药物治疗。目前最重要的护理措施是
A. 观察药物不良反应
B. 保护病人安全,降低焦虑程度
C. 改善睡眠环境
D. 深入了解引发病人焦虑的来源
E. 鼓励病人参加工娱治疗

7. 关于焦虑症病人的护理措施,不恰当的是
A. 帮助病人认识症状
B. 护士应接受病人的病态行为
C. 关注病人过多不适的主诉
D. 鼓励病人以语言表达的方式疏泄情绪
E. 尽量满足病人的合理要求

8. 病人,男性,70 岁。2 年前被诊断为焦虑症,常因小事发脾气。护士下列用语不当的是
A. "您能谈谈您的焦虑感受吗?"
B. "请您在我的指导下进行放松。"
C. "您是因为胃炎可能癌变才觉得焦虑吗?"
D. "下面我给您介绍一下焦虑症的性质。"
E. "我们可以想一些办法来缓解身心不适。"

参考答案

序号	1	2	3	4	5	6	7	8
答案	B	B	E	A	E	B	C	C

第五节　强迫症病人的护理

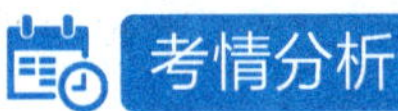

年份	主要考点
2019	强迫症发病的相关因素;强迫症的诊断;强迫症的治疗方法
2022	不属于强迫行为的是(强迫回忆);减轻强迫症患儿反复洗手的措施(逐渐减少洗手次数)

考点导航

强迫症是以反复出现强迫行为为主要临床表现的精神疾病。(*)强迫观念是以刻板形式反复进入病人意识领域的思想、表象或意向。这些思想、表象或意向对病人来说,是没有现实意义的。

一、病　　因

1. 遗传　强迫行为的某些素质是可以遗传的。

2. 生化证据　提示5-羟色胺(5-HT)系统功能增高与强迫症发病有关。

3. 解剖　强迫症的发病可能与选择性基底节功能失调有关。

4. 心理　弗洛伊德学派认为由于防御机制不能处理好强迫性格形成的焦虑，于是产生强迫症状。

二、临床表现

强迫障碍的基本症状是强迫观念和强迫行为。

1. 强迫思想　一些字句、话语、观念或信念，反复进入病人意识领域，干扰了正常思维过程，但又无法摆脱。

(1) 强迫怀疑：病人对自己言行的正确性反复产生怀疑；明知毫无必要，但又不能摆脱。

(2) **强迫性穷思竭虑**：病人**对日常生活中的一些事情或自然现象，寻根究底，反复思索**，明知缺乏现实意义，没有必要，但又不能自我控制(亲：病人长期反复思考"先有鸡还是先有蛋"即为强迫性穷思竭虑)。

(3) 强迫联想：病人脑子里出现一个观念或看到一句话，便不由自主地联想起另一个观念或语句。由于观念的出现违背病人的主观意愿，常使病人感到苦恼(亲：病人一想到"和平"立即想到"战争"即为强迫联想)。

(4) 强迫表象：在头脑里反复出现生动的视觉体验(表象)，常具有令人厌恶的性质，无法摆脱。

(5) 强迫回忆：病人经过的事件，不由自主地在意识中反复呈现，无法摆脱，感到苦恼。

2. 强迫情绪　表现为对某些事物的担心或厌恶，明知不必要或不合理，自己却无法摆脱。

3. **强迫意向**　病人反复体验到**想要做某种违背自己意愿的动作或行为的强烈内心冲动**。病人明知这样做是荒谬的，不可能的，努力控制自己不去做，但却无法摆脱这种内心冲动(亲：病人一想到要抱抱孩子，就想去掐他，即为强迫意向)。

4. 强迫行为　是指反复出现的、刻板的仪式动作；病人明知不合理，但又不得不做。以强迫检查和强迫清洗最常见，常继发于强迫怀疑。

(1) 强迫检查：是病人为减轻强迫性怀疑引起的焦虑所采取的措施。

(2) 强迫清洗：是为了消除对受到脏物、毒物或细菌污染的担心。

5. 强迫询问　是病人常常不相信自己，为了消除疑虑或穷思竭虑给病人带来的焦虑，常反复要求他人不厌其详地给予解释或保证。

6. 强迫性仪式动作　是一些重复出现的动作，他人看来是不合理的或荒谬可笑的，但却可减轻或防止强迫观念引起的紧张不安(亲：病人每次进门要先进两步，再退一步，即为强迫性仪式动作)。

7. 强迫性迟缓　可因仪式动作而行动迟缓；这类病人往往并不感到焦虑。

三、治疗原则

1. **药物治疗**　5-HT重摄抑制剂**氯丙咪嗪、氟西汀最为常用**，苯二氮䓬类药物常用于对抗焦虑情绪，如氯硝西泮(氯硝安定)。一般而言**强迫症药物治疗不短于6个月**。

2. **心理治疗**　解释性心理治疗、支持性心理治疗、行为治疗及精神分析，均可用于强迫症治疗。另据报道，森田治疗对部分强迫症有很好的疗效。心理治疗可以使病人正确认识自身个性特征及疾病特点，客观的判断现实情况和周围环境。治疗重点在于使病人克服性格缺陷，不过分追求完美，接受现实的不完美感，学习合理的应对方式，增强自信。治疗过程不能急于求成，也不要过分迁就病人。

四、护理问题

1. 焦虑。
2. 睡眠障碍。
3. 社交障碍。
4. 有皮肤完整性受损的可能。
5. 有暴力行为的危险。
6. 部分自理能力缺陷。

五、护理措施

1. 护理评估

(1) 躯体功能

1) 强迫症状出现的诱发因素，强迫症状的内容、持续时间，对躯体有无伤害。

2) 生命体征、皮肤情况、睡眠情况(强迫症状对睡眠影响程度)。

3) 进食、有无特殊饮食习惯，进食规律有无改变，进食量如何。排泄情况，二便是否规律，有何异常改变，如厕时间有无改变。生活自理能力，洗涤时间有无改变。

(2) 心理方面

1) 病前性格如何:处事特点是否有仔细、谨慎,优柔寡断,凡事要求完美等。

2) 有无重大生活事件:对其影响程度,是否造成心理上的冲突。

3) 家庭环境及教育方式如何。

4) 社会支持系统如何:家属对病人强迫症状的看法,对病人的影响程度。

5) 对强迫症状的情绪和态度:有无焦虑情绪、自卑心理、冲动行为,要求治疗的程度。

2. 护士要同情、关心、充分理解病人,尽量避免其他病人的不良干扰。满足病人的合理要求,赢得信任;在此基础上密切观察病人的症状表现及其情绪变化,耐心倾听病人对疾病体验的诉说。

3. 让病人共同参与护理计划的制订,能够使病人感受到被关注、被信任和支持,会减少其焦虑情绪和无助感。

4. 以预防法、自我控制法、阳性强化法等行为治疗理论为指导,**帮助病人减少和控制症状**。

(1) 在病人自愿的前提下,**当病人出现强迫症状之前向护士汇报**。

(2) 护士可帮助病人分析此时的心态和不良感受,而后**转移其注意力,引导其参与使其愉悦的活动**。

(3) **当病人按计划执行,立即给予奖励和强化**,使病人及时体验成功。

(4) 第一次的尝试很重要,并且治疗中护士一定要始终陪伴病人,给予支持和鼓励。

(5) 重视了解病人的体验,根据具体情况及时调整护理措施,尽量避免给予病人过大压力。

5. 主要护理问题及护理措施

(1) 焦虑情绪

1) 危险因素及诱因:患者面对强迫思维及强迫行为时应对无效,强迫思维或强迫行为被打断时患者出现的不安、烦躁、害怕等负性情绪。

2) 护理措施

A. 向患者做好入院环境介绍,详细介绍医院的规章制度、主管医生、主管护士以及病房的病友,以减轻患者的焦虑情绪。

B. 详细收集病史资料,掌握病情,了解患者发病原因、发病经过、主要症状、患者的性格特征以及焦虑时的主要临床表现。

C. 做好支持性心理护理,**对患者的症状给予接纳、关心和理解**,与患者建立信赖、协调的护患关系。

D. 鼓励及接受患者以适当的方式表达其对生活的压力、焦虑及害怕等情绪,减少其心理负担。

E. 教会患者应对强迫症状,**当患者出现强迫症状时,护士可以以语言或行为帮助患者减少强迫动作的持续时间和次数,或采取转移其注意力的方式缓解症状**。

F. 减少环境的刺激,以免增加焦虑。

G. 教会患者使用缓解或减轻焦虑的方法,如做深呼吸运动及肌肉松弛的技巧、静坐、散步、慢跑等。

H. 鼓励患者积极参加工娱文体活动,以分散注意力,减轻对强迫症状的关注。

I. 患者严重焦虑时,护士应陪伴患者,必要时遵医嘱给予抗焦虑药物,以减轻患者的痛苦体验。

J. 教会患者掌握"森田疗法"**顺其自然、为所当为**的理论,并要求患者带着症状去做该做的事情,在行动中改变自我。

(2) 有皮肤完整性受损的危险

1) 危险因素及诱因:反复洗涤、使用对皮肤刺激较大的洗涤剂,过冷、过热的水温、皮肤护理的知识缺乏。

2) 护理措施

A. 每日评估患者洗涤处皮肤的健康状况,了解损伤程度,做好交班记录。

B. 指导患者使用性质温和的、对皮肤刺激小的洗涤剂,嘱患者临睡前在皮肤上涂护肤的营养霜及药膏。

C. 患者洗涤时的水温要适宜,不可过热或过冷,以免烫伤或冻伤皮肤。为患者制订每日活动计划,**督促患者多参加工娱治疗活动,减少患者洗涤的时间**。必要时,协助患者减少接触洗涤的环境,以减少患者洗涤的次数和时间。

D. 保证患者合理饮食,有助于提高机体及皮肤的抵抗能力,预防皮肤损伤。

(3) 部分生活自理能力缺陷的危险

1) 危险因素及诱因:过度的强迫行为或强迫思维,刻板的仪式化动作。

2) 护理措施

A. 评估患者生理及营养状况,患者的进食量、饮水量、如厕、沐浴、着装等基本生理需求是否由于其强迫症状受到影响及影响程度,根据不同受损程度给予有针对性地干预,保证基本生理需求得到满足。

B. 根据患者的具体情况与患者一起制订日常生活计划,计划的制订要具体、可行,患者在强迫症状的影响下生活自理有困难时护士应及时给予帮助。**协助患者带着强迫症状实现自我基本生理需求的满足**,从而提升患者的自尊,增加患者应对强迫症状的能力。

(4) 个人应对无效:无法独立应对强迫症状

1) 危险因素及诱因:患者无法自我应对强迫思维及强迫行为。

2) 护理措施

A. 向患者讲解强迫症的治疗知识，药物治疗的同时，患者自身参与治疗的动机及行为矫正的实施对患者的治疗至关重要。

B. 对于过度强迫行为的患者，与其达成矫正计划，**对于其独立完成的行为矫正计划给予正向性强化**，增强患者的治疗动机。

C. 教会患者"顺其自然，为所当为"的森田理论，**督促患者带着痛苦去做自己应该做的事情，在行动中增强战胜疾病的信心**。

D. 教会患者身心放松法、正念减压法等身心调节的方法，应对强迫症状带来的焦虑情绪，从而促进患者更好地应对强迫症状。

6. 做好安全护理

(1) 密切观察强迫症状行为对躯体的损害情况，采取相应的保护措施。

(2) 对自身伤害严重时，立即给予制止，对伤害部位及时进行处理。

(3) 掌握病人的心理状况，避免激惹病人，尊重病人的行为模式，采取有效的保护措施，及时疏导和安慰。

(4) 对有自杀和伤害他人行为的病人，要严密看护，必要时清除危险物品。

六、健康教育

1. 有关强迫症的相关知识，病因、临床表现、药物不良反应等。

2. 教导病人怎样调试心态，自我控制训练和放松方法，用合理的行为模式代替原有的不良行为模式，减少强迫症状和焦虑情绪。

3. 帮助病人家属了解疾病的知识和病人的心理状态，教导配合病人实施自我控制的阳性强化技能，鼓励和支持病人控制强迫症状，使其认识到这是一个时间较长的任务，需要不懈的努力。

考点练习

考点：强迫症的病因和临床表现(A1、A2型题)

1. 强迫症最常见的发病年龄是
A. 学龄前期
B. 学龄期
C. 青少年期
D. 成年期
E. 老年期

2. 病人，女性，21岁。大学生。近半年来经常脑内反复思考问题，如做数学题时，反复核对答案，明知不对，但又无法控制。该病人最可能发生了
A. 疑病症
B. 恐惧症
C. 强迫症
D. 焦虑症
E. 神经衰弱

3. 病人反复思索为什么1加1等于2，而不等于3，这属于
A. 强迫怀疑
B. 强迫性穷思竭虑
C. 强迫联想
D. 强迫表象
E. 强迫意向

4. 病人，女性，40岁，平常向来小心谨慎。最近1个月每次出门后，明知门与电已经关了，但她仍不放心，一而再，再而三地重复检查。该病人的情况属于
A. 强迫行为
B. 强迫意向
C. 强迫联想
D. 强迫思想
E. 强迫回忆

5. 病人，男性，20岁。自述"在天桥上看到火车开过来，就出现想跳下去自杀的念头"。虽不伴有相应的行动，但却因此感到焦虑、紧张。护士评估时考虑为
A. 强迫怀疑
B. 强迫性穷思竭虑
C. 强迫情绪
D. 强迫意向
E. 强迫行为

6. 病人，女性，20岁。在日常生活中会反复检查是否锁门或不停地洗手，这最可能属于哪类疾病的症状
A. 强迫症
B. 焦虑症
C. 自闭症
D. 恐惧症
E. 抑郁症

考点：强迫症的治疗要点、护理问题和护理措施(A2、A3/A4型题)

(7～8题共用题干)

病人，女性，30岁。每次出门时，必先向前走两步，再向后退一步，然后才走出门，否则病人便感到强烈的紧张不安。自感无法控制而去门诊就医。

7. 该病人的表现属于
A. 强迫意向
B. 强迫检查
C. 强迫性仪式动作

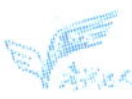

D. 强迫性迟缓
E. 强迫怀疑

8. 该病人用氯米帕明的整个治疗时间不短于
A. 3个月
B. 4个月
C. 5个月
D. 6个月
E. 8个月

9. 病人，女性，19岁。主诉因“怕脏反复洗手，双手变得粗糙皲裂，明知没必要却无法控制”来就诊。最佳的治疗方案是
A. 药物治疗+心理治疗
B. 抗精神病药物治疗
C. 工娱治疗
D. 电休克治疗
E. 精神分析治疗

10. 对于强迫症病人，在其自愿参与下，要求病人在出现强迫动作前与护士主动沟通。该护理措施的主要目的是
A. 建立护患关系
B. 落实护理计划
C. 减少和控制症状
D. 减少诱发因素
E. 改善错误的认知

11. 病人，女性，29岁，强迫清洗，病人明知不应该又无法控制，因此产生强烈焦虑情绪。医嘱：地西泮 5mg p.o.。护士应注意观察药物的不良反应是
A. 依赖性、成瘾性
B. 皮疹
C. 共济失调
D. 嗜睡
E. 兴奋、多语、幻觉

参考答案

序号	1	2	3	4	5	6	7	8	9	10	11
答案	C	C	B	A	D	A	C	D	A	C	D

第六节　癔症病人的护理

考情分析

年份	主要考点
2019	癔症主要的治疗方法(暗示治疗)；癔症病人最重要的护理措施(避免激惹)
2022	癔症病人情感障碍的特点(情感爆发)

考点导航

分离性障碍，又称癔症，是一类由精神因素，如重大生活事件、内心冲突、情绪激动、暗示或自我暗示，作用于易病个体引起的精神障碍。

一、病　　因

1. 精神因素　特别是**精神紧张、恐惧是引发本病的重要因素**。情绪不稳定、易接受暗示、常自我催眠、文化水平低、迷信观念重、青春期或更年期的女性，较一般人更易发生分离(转换)性障碍。

2. 遗传学　是一种多因素遗传模式。

3. 神经生理学解释　认为意识状态改变是分离(转换)性障碍发病的神经生理学基础。

4. 病理心理学解释　转换是泛指通过躯体症状表达心理痛苦的病理心理过程。分离是一种积极的防卫过程，它的作用在于令人感到痛苦的情感和思想从意识中排除掉。

二、临 床 表 现

(一) 解离性障碍

起病常与精神因素密切相关，病前往往有较明显的人格缺陷，大多数病人的症状是无意识的，但表现出的症状常与其有密切关系的亲友所具有的躯体或精神症状类似，而且会给旁人一种病人通过患病获得同情、帮助，摆脱困境等的感觉。

1. 分离性遗忘 在没有器质性病变或损伤的基础上，突然丧失对某些事件的记忆，被遗忘的事件往往与病人的精神创伤有关，遗忘常具有选择性，也有部分病人表现为丧失全部记忆。

2. 分离性漫游 发生在觉醒状态下，突然离开日常生活环境进行旅行。病人给人清醒正常的感觉，能自我照顾、进行简单的人际交往，有明确的目的地，有些病例甚至采取新的身份去完成旅行。往往持续几天，突然结束，若与病人深入接触可以发现其意识范围缩小，自我身份识别障碍等，且事后均有遗忘。

3. 分离性身份识别障碍 病人表现为两种或两种以上的人格交替出现，不同人格间的转换很突然，常遗忘身份而以另一身份进行日常活动，每种人格都较完整，甚至可与病人的病前人格完全对立，首次发作常与精神创伤关系密切。

4. 分离性精神病 包括分离性木僵和分离性附体障碍。

(1) 分离性木僵：往往发生于精神创伤或创伤体验后，成木僵或亚木僵状态，但姿势、肌张力等无明显异常，数十分钟可缓解。

(2) 分离性附体障碍：发病时病人意识范围缩小，往往只局限于当前环境的一两个方面，处于自我封闭状态。常见亡灵、鬼神附体，从言谈到举止都似被外界力量控制，这个过程是病人不能控制的，有别于迷信活动的鬼神附体。

(二) 转化性障碍

病人的躯体症状没有任何可以证实的相应的器质性改变。旁人可以明确感到病人症状带有的情绪性，如逃避冲突、对内心欲求或怨恨的指向等，但病人一概予以否认，有时还会伴寻求他人关注的行为。

1. **运动障碍** 临床可表现为肢体瘫痪、肢体震颤、起立或步行不能、缄默症或失音症。肢体瘫痪可以使单瘫、截瘫或偏瘫，**没有相应的神经系统阳性体征**，慢性病例可以出现失用性肌肉萎缩。肌肉震颤可以是肌肉粗大阵挛、不规则抽动。有些病人不能站立，或不能行走，或行走时双足并拢呈雀式跳行。不能用语言而用手势或文字表达的症状成为缄默症；想说话但不能发声，或只能用耳语、用嘶哑声音交谈，检查无发声系统障碍，称为失音症。

2. 抽搐发作 一般在受到暗示或情绪激动时突然发生，或缓慢躺倒不语不动，或翻滚扭动，或撕衣揪发、捶胸咬人，数十分钟后可自行缓解。

3. 感觉障碍 临床可表现为感觉缺失、感觉过敏、感觉异常、视觉障碍和听觉障碍。感觉缺失可以是半身痛觉缺失、也可以表现为手套或袜套式感觉消失。感觉过敏一般是局部皮肤对触摸特别敏感，很轻的触摸都会感觉到疼痛不堪。视觉障碍可表现为失明、弱视、管状视野、单眼复视等，可突然发生突然恢复，视觉诱发电位正常。听见异常多数表现为听觉突然消失，而电测听和听觉诱发电位无异常。

三、治疗原则

1. 心理治疗 较常用的是暗示治疗、催眠治疗、解释性心理治疗、分析性心理治疗、行为治疗和家庭治疗。

2. 药物治疗 根据病情选择对症药物。如失眠、紧张可用抗焦虑药，情感爆发、朦胧状态可选用地西泮或抗精神病药注射，以尽快恢复意识状态。

四、护理问题

1. 自我认同紊乱。
2. 皮肤完整性受损。
3. 焦虑。
4. 个人恢复能力障碍。
5. 有外伤的危险。
6. 感知觉紊乱。

五、护理措施

1. 护理评估

(1) 躯体功能

1) 生命体征、全身营养状况、睡眠情况(有无入睡困难、早醒等睡眠规律改变)。

2) 是否有器官、肢体功能障碍，程度如何(有无肌肉萎缩)。

(2) 心理社会功能

1) 病前性格特点，是否有自恋倾向、多疑、对自身关注过多等，是否容易接受暗示。

2) 有无明显的精神因素，是否有重大生活事件及对病人的影响程度。

3) 家庭环境氛围，各成员之间的关系是否融洽，家属对其疾病的态度如何以及对病人的影响。

4) 病人受教育程度，对相关医学知识的知晓程度。

5) 观察躯体功能障碍程度有无改变，改变的相关因素有哪些，暗示效果怎样。

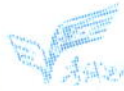

2. 接纳病人并接受其症状，建立良好的关系，运用良好的沟通技巧，**保持不批判的态度来接纳病人躯体症状**，要给予恰当的关心和照顾，需耐心倾听病人的诉说和感受。

3. **在病人疑病的相关问题上，医、护一定要保持高度一致**，防止医源性的不良影响。

4. 帮助病人寻找与症状出现的相关心理因素和生活事件，分析这些事件对病人心理的影响；引导病人学会放松，调试心态的方法，减轻压力造成的焦虑情绪。

5. 保证病人的入量和营养；协助病人料理生活，但要以暗示法逐渐训练病人自身的生活能力。

6. 鼓励其多参加工娱治疗活动，发泄过多的精力，转移对躯体的注意力。

7. 特殊护理

(1) 在分离性障碍发作时及时采取保护措施，将病人和家属隔离。**不过分关心，不表示轻视，不表现惊慌失措，避免其他病人围观**，避免不良因素对病人的暗示作用。

(2) 当分离性障碍相关的焦虑反应表现为挑衅和敌意时，须加以适当限制。如出现情感爆发或痉挛发作，应安置在单间，适当约束。

(3) 病人存在意识朦胧时，须加强生活护理和观察，防止发生意外。同时强化其原来身份，促使恢复自我定向。

(4) 严密观察病人情绪反应，加强与病人沟通，防止其做作性自杀企图。

(5) 对分离性障碍性失明、失聪病人，应让其了解功能障碍是短暂的，在暗示治疗见效时，应加强功能训练。

(6) 对病人当前的应对方式表示认同，但不过分关注。

(7) 注意倾听病人主诉，接纳其症状及其感受，以减轻病人的内心痛苦。

(8) 在发作间歇期教会病人放松技术。

(9) 遵照医嘱使用相应治疗药物，控制分离性障碍发作。

(10) 做好家属工作，争取家庭和社会对病人的支持。

六、健康教育

1. 向病人及家属介绍疾病的相关知识，端正家属对病人的态度，教给家属暗示治疗的原则和技巧。

2. 注意营造一个温馨、和谐和民主的家庭气氛，不要给病人施加更大的压力。

3. 对病人非适应性行为经常予以迁就或不适当强化，均不利于康复。

考点练习

考点：癔症的病因和临床表现（A1、A2 型题）

1. 影响癔症发病最主要因素是病人的
   A. 器质性病变
   B. 心理因素
   C. 血型
   D. 年龄
   E. 经济状况

2. 关于癔症病人的描述，正确的是
   A. 人格衰退
   B. 仅见于女性
   C. 起病突然、症状多样，易复发
   D. 发病与精神因素无关
   E. 与病前性格无关

3. 最容易导致癔症的性格特征是
   A. 孤僻
   B. 敏感
   C. 固执
   D. 冲动任性
   E. 富于幻想

4. 病人，女性，22 岁。与家人吵架后倒地翻滚，号啕大哭，之后肢体抽动。随即四肢瘫痪，无法站立行走。下列护理评估中关于情感评估内容的是
   A. 有无幻听、幻视
   B. 有无冲动，易激惹
   C. 有无自知力
   D. 婚姻状况
   E. 家庭关系

考点：癔症的治疗要点、护理问题和健康教育（A1、A3/A4 型题）

（5～7 题共用题干）

病人，女性，46 岁。病人因关窗户而扭伤腰部无法下床活动，每天多数时间卧床，要求家人带其去检查。骨科医生认为腰伤不会导致病人不能下床活动。后其丈夫提出离婚，病人情绪激动不愿意离婚，哭泣，腰部不适加重不能行走，整日卧床，生活不能自理。

5. 该病人的症状属于
   A. 分离性神游症
   B. 分离性运动障碍
   C. 分离性身份障碍
   D. 分离性木僵状态
   E. 其他分离障碍

6. 该病人主要护理问题是
   A. 自伤的危险
   B. 睡眠型态紊乱
   C. 有受伤的危险
   D. 个人应对无效

E. 有失用综合征的危险

7. 有效的护理措施是
   A. 尊重病人的行为模式
   B. 尽量满足其合理要求
   C. 正确认识心理社会压力
   D. 重建或学习适应性应对方法
   E. 暗示法训练病人自身的生活能力

8. 癔症病人抽搐发作时，紧急处理最常用的药物是
   A. 地西泮
   B. 氯氮平
   C. 奋乃静
   D. 百忧解
   E. 丙咪嗪

9. 病人，女性，55岁。工人，和老伴一起生活。平时个性争强好胜，受不了任何委屈。30分钟前因为家庭琐事与老伴发生争吵，当即出现表情茫然，全身僵直，四肢颤抖，继而倒地不起，四肢抽搐，呼之不应，家人立即将其送往医院。途中病人症状缓解，能回忆发病过程。入院后各项检查均无异常，诊断为癔症。对此类病人，最常用的治疗方法是
   A. 家庭治疗
   B. 药物治疗
   C. 放松治疗
   D. 暗示治疗
   E. 催眠治疗

参考答案

序号	1	2	3	4	5	6	7	8	9
答案	B	C	E	B	B	E	E	A	D

第七节 睡眠障碍病人的护理

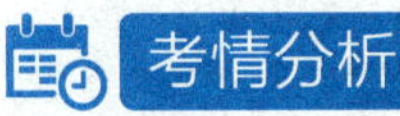

考情分析

年份	主要考点
2019	失眠症病人连续使用镇静催眠药的时间不得超过（4周）
2020	针对失眠的错误处理（尽早使用镇静催眠药物）
2022	针对失眠病人的错误指导（睡前喝大量牛奶）

考点导航

一、失　眠

失眠是指在有充分睡眠机会和良好睡眠环境的情况下，主诉睡眠始动、维持困难或醒得太早，或长期存在睡眠后不能恢复精力或质量令人不满意，并伴随明显的苦恼或影响到日间的社会、职业功能。

（一）病因

素质性因素如遗传、较高年龄、个性特点等；诱发因素如各种生活事件、生活和/或工作环境改变、患某种躯体或精神疾病、药物治疗等；维持因素包括为失眠焦虑、对卧室和床形成负性条件发射、不良睡眠卫生习惯、使用镇静催眠药等使失眠慢性化的心理和行为变化。

（二）临床表现

1. 适应性失眠（急性失眠）　起病与明确的应激有关，病期相对短暂，从数天到数周，在脱离或适应了特定的应激源后失眠即缓解。

2. 心理生理性失眠　是较高的生理性唤醒水平引起的失眠，伴随清醒时的功能下降。

3. 矛盾性失眠　也称睡眠感缺失，主诉严重失眠，但没有客观的睡眠异常的证据，日间功能受损的程度也和所诉的睡眠缺乏的程度不相符。

（三）治疗原则

1. 心理行为治疗　包括刺激控制、生物反馈、放松疗法、认知行为治疗、反意向控制等。

2. 镇静催眠类药物治疗　包括苯二氮䓬类和非苯二氮䓬类药物，使用的原则是按需间断使用，首选代谢半衰期较短

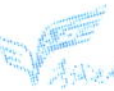

的药物，如咪哒唑仑、唑吡坦、佐匹克隆、扎兰普隆等，**连续使用一般不宜超过4周**。

二、过度嗜睡

过度嗜睡是指日间睡眠过度，或反复短暂睡眠发作，或觉醒维持困难的状况，并无法用睡眠时间不足来解释，且影响到职业和社会功能。

(一) 病因

常见于发作性睡病和病情较重的睡眠呼吸障碍，也可见于脑炎等躯体疾病和抑郁症、精神分裂症等精神疾病。

(二) 治疗原则

对特发性过度嗜睡尚无特效的治疗方法，但其预后尚好。发作期间可给予中枢兴奋剂如**哌甲酯**，对部分病人可减轻嗜睡对社会功能的影响；莫达芬尼疗效与哌甲酯相同，而安全性和依赖性可能更有优势。

三、护理问题

1. 焦虑。
2. 有危险事件发生的可能。
3. 睡眠型态紊乱。

四、护理措施

1. 护理评估

(1) 躯体功能：失眠发生的时间、失眠的表现、失眠的原因、既往治疗的效果。

(2) 心理社会功能：对失眠的态度和认知。

(3) 睡眠情况：可借助匹兹堡质量指数量表、睡眠个人信念和态度量表评估。

2. 对失眠症的护理

(1) 要了解其原因：如果是精神症状的诱因，可以遵照医嘱镇静安眠药，同时加强精神病的治疗与护理，及时缓解焦虑与恐惧情绪。

(2) 消除环境中的不良刺激：及时处理兴奋病人，执行睡前的作息制度，护理人员做到“四轻”。

(3) 安排规律生活，建立良好的睡眠习惯：日间除必须卧床病人外，须督促所有病人起床活动，促进病人的集体活动和体育锻炼。防止白天睡觉，夜间不睡。

(4) 入睡前避免过度兴奋：如阅读亲人来信，看惊险刺激的文学作品，过度运动与游戏，聊天或者讨论重要问题。

(5) 夜间病人入睡后，尽量避免操作，可能的情况下可以等病人醒后进行。

(6) 及时解除疼痛不适：室内温度湿度适宜，空气流通，有条件时可建议睡前温水泡脚。

(7) 个别病人情绪焦虑，要求睡前一定要服用安眠药，可以采取暗示疗法。

3. 对嗜睡症病人的护理　嗜睡病人表现为过度的白天或夜间的睡眠。清醒时达到完全觉醒的状态的过渡时间延长，在不恰当时间入睡，常与不愉快的经历联系，与一定的心理因素有关。护理中要注意观察病人的睡眠情况，记录病人的入睡时间，追踪病人的心理反应。针对病人的心理反应，做好心理护理，指导病人不要从事危险工作，避免发生意外。注意观察意识状态、抑郁情绪的变化。

五、健康教育

1. 向病人及家属讲解疾病性质，减轻其心理压力，克服睡前焦虑。严格遵守作息时间，每日准时入睡和起床。
2. 生活要规律，白天多参加社会活动，体育锻炼。

考点练习

1. 可能造成睡眠障碍的因素**不包括**
   A. 急性应激反应
   B. 饮用浓咖啡
   C. 过度担心失眠
   D. 睡前进食过多
   E. 安静环境

2. 病人因焦虑症入院，每天晚上总是躺在床上翻来覆去睡不着觉，一直到凌晨1点。病人的表现属于睡眠障碍的哪一种
   A. 入睡困难
   B. 时睡时醒
   C. 睡眠规律倒置
   D. 彻夜难眠
   E. 浅睡眠

3. 病人，女性，21岁。因研究生入学考试压力大，近几个月来出现入睡困难，睡眠表浅，多梦早醒，醒后不易入睡。该病人最可能出现了
   A. 嗜睡症

B. 夜惊症
C. 睡行症
D. 梦魇症
E. 失眠症

4. 评估睡眠障碍最重要的检查方法是
A. 头颅 CT
B. 脑电图
C. 头颅 DSA
D. 头颅 MRI
E. 头颅 X 线

5. 治疗失眠症一般选择半衰期较短、不良反应和依赖性较少的抗焦虑、镇静催眠药物，连续用药一般**不宜**超过
A. 1周
B. 2周
C. 3周
D. 4周
E. 5周

参考答案

序号	1	2	3	4	5
答案	E	A	E	B	D

第八节　阿尔茨海默病病人的护理

考情分析

年份	主要考点
2019	阿尔茨海默病的主要症状(近事遗忘)；乙酰胆碱酯酶抑制剂的不良反应(消化道症状)；阿尔茨海默病的判断；针对阿尔茨海默病病人的护理目标(维持现有生活技能)
2021	阿尔茨海默病早期记忆障碍表现
2022	阿尔茨海默病早期出现的情绪改变(情感淡漠)；针对有记忆障碍的阿尔茨海默病病人的重点护理(安全护理)
2023	阿尔茨海默病病人出现尿失禁时的护理措施(定时引导病人如厕)

考点导航

阿尔茨海默病(简称 AD)是一种不可逆的神经系统变性疾病[*]，主要临床相是痴呆综合征。其特点是形态学上出现**大脑皮质萎缩**，并伴有神经元纤维缠结及老年斑。

一、病　因

1. 遗传学　家系研究显示 AD 与一级和二级亲属的痴呆家族史有关。
2. 社会心理因素　**病前性格孤僻，兴趣狭窄**，重大不良生活事件与 AD 的发病相关。

二、临床表现

1. **记忆障碍**　是 AD 的早期**突出症状或核心症状**。其特点是**近事遗忘先出现**，记不住新近发生的事，对原有工作不能胜任。主要累及短时记忆、记忆保存和学习新知识困难。

视空间和定向障碍：是 AD 的早期症状之一。如常在熟悉的环境或家中迷失方向，找不到厕所在哪里，走错卧室、外出找不到回家的路。时间定向差，不知道今天是何年、何月、何日，甚至深更半夜起床要上街购物。

2. **言语障碍**　首先出现语义学障碍，表现为找词困难、用词不当或张冠李戴。讲话絮叨，病理性赘述。可以出现阅读和书写困难，进而出现命名困难。最初仅限于少数物品，以后扩展到普通常见的物体命名。

3. **失认和失用**　失认是指感觉功能正常，但不能认识或鉴别物体，如不能识别物体、地点和面容(不认识镜中自己像)。失用是指理解和运动功能正常，但不能执行运动，表现为不能正确完成系列动作，如先装好烟斗再打火；不能按照指令执行可以自发完成的动作如不会穿衣，把裤子套在头上，不会系鞋带，系裤带等。

4. **智力障碍**　**全面的智力减退**，包括理解、推理、判断、抽象概括和计算等认知功能。

5. 人格改变　多见。病人变得孤僻，不主动交往，自私，行为与身份与原来的素质与修养不相符合，情绪变化变得

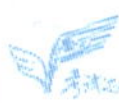

容易波动，易激惹。

6. 进食、睡眠和行为障碍 病人常食欲减退，约半数病人出现正常睡眠节律的紊乱或颠倒，白天卧床，晚上则到处活动，干扰他人。动作刻板重复、愚蠢笨拙，或回避交往，表现得退缩、古怪、纠缠他人。

7. 精神症状

(1) 错认和幻觉：可出现错认，把照片或镜子中的人错认为真人而与之对话；少数病人出现听幻觉，并与之对话。

(2) 妄想：多为非系统的偷窃、被害、贫穷和嫉妒内容。

(3) 情绪障碍：情感淡漠是早期常见的症状。

8. 灾难反应 病人主观意识到自己智力缺损，却极力否认，在应激的状况下产生继发性的激越。如掩饰记忆力减退，病人用改变话题、开玩笑等方式转移对方注意力。一旦被识破或对病人的生活模式加以干预，如强迫病人如厕或更衣，病人就不能忍受而诱发"灾难"反应，即突然而强烈的言语或人身攻击发作。

9. 神经系统症状 多见于晚期病人，如下颌反射，强握反射，口面部不自主动作如吸吮、噘嘴等。

三、心理学检查

心理学检查是诊断有无痴呆及痴呆严重程度的重要方法。

1. 简易智力状况检查(MMSE)。
2. 长谷川痴呆量表(HDS)。
3. 日常生活能力量表(ADL)。

四、治疗原则

1. 促智药或改善认知功能的药物

(1) **乙酰胆碱酯酶抑制剂**：①**多奈哌齐**(安理申)：改善认知功能，服用6个月治疗期间，可见到症状无进一步恶化，**主要不良反应为：腹泻、肌肉痉挛、乏力、恶心及失眠**等。②卡巴拉汀(艾斯能)：是选择性的作用于脑皮质和海马的乙酰胆碱酯酶抑制剂。艾斯能治疗可以延缓阿尔茨海默病病人症状的进展速度，可在6个月内没有恶化。③石杉碱甲(哈伯因)：对认知功能、日常生活能力有改善。主要不良反应是消化道症状。

(2) 促进脑代谢及推迟痴呆进程：二氢麦角碱，有扩张血管作用，促进大脑对葡萄糖和氧的作用，提高大脑神经细胞代谢功能，对痴呆病人警觉性，焦虑抑郁等有一定改善作用。

2. 对症治疗 主要针对痴呆伴发的各种精神症状。

(1) 抗焦虑药物：如有焦虑、激越、失眠症状，可考虑应用短效苯二氮䓬类，以劳拉西泮、奥沙西泮、阿普唑仑最常用。

(2) 抗抑郁药：约20%～50%的AD病人可出现抑郁症状。首先予以心理社会支持、改善环境，必要时应用抗抑郁药。

(3) 抗精神病药：有助于控制病人的行为紊乱、激越、攻击性和幻觉妄想等。

五、护理问题

1. 有受伤的危险。
2. 自尊紊乱。
3. 个人应对无效。
4. 有暴力行为的危险。
5. 自理能力缺陷。

六、护理措施

1. 护理评估

对AD患者的护理评估除了通过家属提供的主观资料外，需要对患者总体认知功能水平、执行功能、语言能力、运用功能、视空间和结构能力、精神行为症状进行详细评估，除此之外，对患者的日常生活能力评定尤为重要。日常能力包括两个方面：基本日常能力(BADL)和工具性日常生活能力量表(IADL)。前者指独立生活所必需的基本功能，如穿衣、吃饭、如厕等；后者包括复杂的日常和社会能力，如打电话、购物、做家务、洗衣、使用交通工具、服药和理财等。

2. 主要护理问题及措施

(1) 沟通障碍

1) 危险因素及诱因：AD患者常有言语障碍，言语含糊、刻板啰唆、不得要领，患者表现为找词困难、用词不当或张冠李戴，也可出现阅读和书写困难，继而出现命名困难。

2) 护理措施：①痴呆患者在不同阶段会表现出交流困难，早期常表现为找词困难、理解表达困难、主动交流的意愿

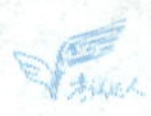

减退，这时需要护理人员耐心倾听，鼓励患者主动表达，并**建议患者使用记事本等协助记忆**。②与患者交流时使用清晰、简短、简单的句子，避免用成语和不明确的词语表达，不使用命令性语言，应用温和、委婉的话语对患者进行劝导。③交流时从正面靠近，保持目光接触，避免开放性问题，帮助减少选择性，不与患者争论，交流时保持耐心和镇静。④护理人员要通过适当的手势、平和的声音、温柔的触摸以及微笑来传递信息，从患者的身体语言、含混不清的语言甚至喊叫中体会患者的意图与需求。

（2）生活自理能力下降

1）危险因素及诱因：AD患者存在智能障碍。AD患者全面性的智能减退，包括理解、推理判断、抽象概括和计算等认知功能。

2）护理措施

A. 进食护理：一日三餐定时、定量，尽量保持患者平时的饮食习惯，选择营养丰富、荤素搭配、无刺、无骨、易消化的食物。多吃水果、蔬菜，督促患者喝足够的水。提供安静、舒适、固定的进食环境。**鼓励患者自行进食，延缓功能衰退**。缓慢进食，不催促患者，以防噎食及呛咳。暴饮暴食者应适当限制入量，防止出现呕吐、腹泻，注意患者异食情况。不停要求吃东西的可以少量给予饼干、水果等，不宜过多，以免影响正餐的进食量。根据患者牙齿和咀嚼功能调整饮食种类，如流食、半流食或软食，进食困难者必要时给予喂食，喂食时速度要慢，食物要碎，患者身体要坐直，进食时预防呛咳和呛噎，吞咽困难的患者必要时给予鼻饲或静脉补液。

B. 大小便管理：痴呆患者会出现大小便不知如厕，找不到厕所，随地大小便或**尿湿衣裤的情况，所以厕所要有明显标识，定时引导患者如厕**。尽量采取坐位，避免疲劳。避免大便秘结，及时处理便秘。及时发现患者排便示意，避免患者因找不到厕所而发怒或随地大小便。对于大小便失禁的患者，定时督促患者如厕，如尿湿衣裤应及时更换，保持会阴部皮肤清洁干燥。

C. 个人卫生照料：协助患者做好个人卫生，定时督促协助患者完成生活自理，如帮助患者时可从后面或旁边进行，减少患者压力。洗澡之前做好沟通，取得患者配合，如患者拒绝，要了解原因，给患者恰当的解释劝说，可以让患者比较亲近或信赖的人与患者沟通。洗澡时先洗身体再洗头，注意水温。如用浴盆，水不要放得太满，注意安全，防止滑倒。卧床患者应定时进行肢体关节的被动活动，保持肢体功能位置，防止关节畸形和肌肉萎缩。保护患者皮肤，定时翻身进行皮肤按摩，促进血液循环，预防压力性损伤。

D. 衣着照料：患者衣物单独存放，只放简单应季的衣服，避免过多，减少患者因认知下降出现的选择错误。护理人员可协助患者挑选应季衣物，患者难以选择衣物时，照料者应帮助选择，避免患者有较大情绪反应。衣服要穿脱方便，避免拉锁、扣子较多，较为繁琐的衣物。疾病晚期，照料者要手把手指导患者穿衣、穿袜子、系扣子等，尽量保持患者自理能力。

（3）睡眠障碍

1）危险因素及诱因：约半数患者白天卧床，晚上到处活动、骚扰他人。EEG显示REM睡眠潜伏期长，慢波睡眠减少。

2）护理措施

A. 帮助患者安排合理的作息时间表，督促患者按时起床、按时就寝，养成良好的作息习惯。

B. 创造良好的睡眠环境，房间不要太黑，可以开暗灯，消除患者产生恐惧感。

C. 调整患者睡眠颠倒的情况，**白天尽量不让患者睡觉，可安排患者做一些益智游戏和手工活动**，减少白天打盹的情况，以保证夜间睡眠质量。

D. **睡前给患者温水泡脚**，听一些安神催眠的音乐让患者精神放松、舒适入睡。

E. 睡前做好安全措施，如门、窗、水、电等，以防意外。半夜患者吵闹，不要突然开灯，也不要大声斥责患者，对患者要轻声解释，引导入睡。

（4）潜在的安全风险

1）危险因素及诱因：患者失忆、失认、智能障碍等致其失去使用工具的能力，而煤气灶、电水壶等家用电器成为威胁患者安全的因素。

2）护理措施

A. 照料者管理好厨房用具，如刀、叉、剪刀等应上锁保存，电器不用时应拔掉插销或关掉电源，电源插座应加放电源封口。在患者可视范围内，保证摆放物品对患者安全。

B. 照料者协助患者管理药品，在患者经常活动的区域关掉电和煤气。

C. **禁止患者单独外出，以免走失**。

（5）精神行为问题

1）危险因素及诱因：痴呆的非认知行为症状，有焦虑、抑郁、幻觉、妄想等，这些症状会增加患者意外的风险。

2）护理措施

A. **患者尽量生活在自己熟悉的环境，不随意改变生活环境**。频繁更换住所会加重患者视空间障碍，如房子装修也应尽量保留老人比较熟悉的东西，减少不良刺激。患者应有适当的活动空间，保证活动空间的安全性。

B. 调整生活节奏：生活简单有规律，可让患者参与购物、散步、逛公园、做简单家务，让患者白天有事可做，不勉强做能力达不到的事，不要伤害患者自尊心，**对患者多鼓励、多表扬，不取笑、不批评**。

C. 积极识别诱发因素：精神行为问题的发生会有一定的诱发因素，如被强迫做不愿意做的事时患者会发脾气、骂人，甚至会有冲动伤人行为。环境改变会使患者感到紧张、恐惧、不知所措，继而出现行为问题。照料者要细心观察，避免诱发因素导致的行为问题。

3. 基础护理

(1) 生活护理：协助病人洗澡、更衣、修剪指(趾)甲，保持皮肤清洁，防止皮肤感染。

(2) 维持正常的营养代谢：提供软食或流质饮食，维持机体水、电解质的平衡。暴饮、暴食病人要控制其进食量；拒绝进食病人，鼓励与他人一起进餐，以增进食欲；进食量不够或完全不能进食者，协助喂食。

(3) 排泄护理：训练定时排泄习惯，二便失禁病人须及时处理。

(4) 睡眠护理：创造睡眠环境，晚餐不宜过饱，晚餐后不宜多饮水，不宜参加引起兴奋的娱乐活动；日间增加活动时数，保证夜间睡眠，必要时给予药物辅助。

4. 安全护理

(1) 建立舒适安全的病房环境，确保病人安全，使其获得安全感和归属感。

(2) 增加现实感：不随意变更病人病室内的物品陈设。

(3) 建立良好的护患关系：介绍病房环境，帮助病人确认周围环境；尊重病人其原有的生活习惯，以便记忆。

(4) 床位的安置：安排在重点病室重点照顾，并提供方便病人自理生活的设施；病室布置注意保持对病人适当的感觉刺激；室内采光柔和无危险物品。

(5) 环境的安全：注意预防跌倒、骨折、外伤等。提供病人穿着轻便、防滑的软底鞋。

(6) 专人陪护：**病人外出时须有人陪伴**。**给病人佩戴身份识别卡(姓名、地址、联系人、电话等)，走失方便寻找**。

5. 症状护理

(1) 协助病人制定日常生活时间表，尽量保持规律性生活方式，**鼓励病人做力所能及的事，以延缓功能退化**。

(2) 观察病情变化，长期卧床病人，定时翻身、按摩、进行肢体功能活动，预防压力性损伤发生。

(3) 帮助病人日常活动和个人卫生料理，穿衣、洗澡、如厕等，对自理能力不足者，按严重程度分别进行生活料理操作训练，由简而繁，重复强化，帮助病人保持现有的自理能力。

(4) 对行为退缩懒散的病人进行行为训练，鼓励病人参加工娱治疗活动，促使病人记忆和行为等有不同程度的改善。

(5) 对有自杀、自伤或攻击行为的病人，密切观察其情绪反应，及时发现轻生观念和暴力倾向，去除危险因素，严禁单独活动；必要时采取保护性约束，必要时专人护理。

七、健康教育

1. 给病人和家属介绍疾病特征、临床表现，指导家属为病人提供日常生活照顾，防止发生并发症。

2. 教育家属正确认识痴呆病人的生理和心理变化特征，以及如何帮助病人进一步恢复生活功能和社会功能，延缓痴呆进展速度。

3. 青年期要不断培养个人兴趣爱好和开朗性格。老年期必须坚持学习、坚持体力活动和社会活动，要始终保持积极向上的乐观情绪。

考点练习

考点：阿尔茨海默病的病因和临床表现(A1、A2 型题)

1. 阿尔茨海默病病人的首发症状是
   A. 妄想
   B. 人格改变
   C. 记忆障碍
   D. 语言功能障碍
   E. 视空间技能障碍

2. 阿尔茨海默病的临床表现**不包括**
   A. 以记忆障碍为早期症状
   B. 人格改变为典型症状
   C. 起病隐渐，进行性发展
   D. 痴呆为部分性的
   E. 脑 CT 检查可有弥漫性萎缩

3. 病人，男性，60 岁，对其他事情没有兴趣。常忘记和客户约会的时间，已熟悉的工作流程，近日也常忘记，他常自编说法，以弥补忘记的东西。情绪易怒、易激动，与病前判若两人。诊断为阿尔茨海默病，此病最先出现的症状是
   A. 记忆障碍
   B. 智力障碍
   C. 人格障碍
   D. 语言障碍

E. 定向力障碍

4. 病人，女性，73岁，2年前丈夫病故，现出现近期记忆下降、丢三落四等表现。该病人可能患有

A. 抑郁症
B. 早期阿尔茨海默病
C. 脑梗死
D. 焦虑症
E. 睡眠障碍

考点：癔症的治疗要点、护理问题和健康教育（A1、A2、A3/A4 型题）

5. 病人，男性，71岁。诊断为阿尔茨海默病。目前临床最常用的治疗药物是

A. 抗焦虑药物
B. 抗抑郁药物
C. 抗精神药物
D. 乙酰胆碱酯酶抑制剂
E. 促脑代谢药物

（6～7题共用题干）

病人，男性，68岁。半年前与儿女一起居住，情绪变得易激惹，性格变得挑剔、自私。近期出现重复购买相同的物品，做饭忘记关火，多次丢失贵重物品等，近期记忆力差，1周前自行外出，找不到回家的路。

6. 该病人的记忆障碍表现为

A. 记忆丧失
B. 选择性遗忘
C. 近期记忆减退
D. 逆行性遗忘
E. 顺行性遗忘

7. 该病人住院后3天无大便，护士应采取的措施为

A. 病人多食高维生素食物
B. 嘱病人多饮水
C. 给予缓泻药
D. 给病人进行腹部热敷
E. 继续观察

8. 在护理阿尔茨海默病病人时，<u>错误</u>的做法是

A. 促进病人多料理自己的生活，积极维持自理能力
B. 反复强化训练病人用脑，维持大脑活力
C. 多鼓励病人回忆往事，锻炼记忆力
D. 病人回忆出现错误并坚持己见时，要坚持说服其接受正确的观点
E. 保证夜间休息，保证充足的睡眠

9. 病人，男性，65岁。1年前诊断为“阿尔茨海默病”，由其老伴照顾。前几日，病人独自外出后未归，后被家人找到。社区护士家庭访视时，注意到其老伴照料病人的过程中采取以下做法，其中<u>**不正确**</u>的是

A. 为防止病人走失，老伴不让其外出，把他整日关在家里
B. 为防止病人走失，老伴在他衣服上写名字和家中电话
C. 老伴尽量让病人自己刷牙、洗脸、穿衣、吃饭
D. 老伴时常会让病人帮忙做一些家务
E. 为帮助病人恢复记忆老伴会常和他一起看过去的生活照片

10. 某阿尔茨海默病病人家属向护士咨询，服用乙酰胆碱酯酶抑制剂可能出现的不良反应是

A. 肌肉痉挛
B. 失眠
C. 全身乏力
D. 消化道症状
E. 头痛

（11～13题共用题干）

病人男，72岁。退休工人。近2年来经常丢三落四，近1年来有时把裤子当衣服穿，不认识镜子中的自己，2周前外出找不到回家的路，说不出自己的名字和家庭地址，被邻居遇见带回家。

11. 该病人最可能的诊断是

A. 精神分裂症
B. 抑郁症
C. 分离/转换障碍
D. 阿尔茨海默病
E. 精神发育迟滞

12. 关于该病的叙述，正确的是

A. 病情发展迅速
B. 病情呈进行性加重
C. 好发于青壮年
D. 早期突出症状是近事遗忘
E. 主要针对病因治疗

13. 对该病人的护理目标，正确的是

A. 生活能够完全自理
B. 能够恢复记忆力
C. 能够有效语言沟通
D. 能认识所患疾病的严重性
E. 能够维持现有的生活自理技能

参考答案

序号	1	2	3	4	5	6	7	8	9	10	11	12	13
答案	C	D	A	B	D	C	C	D	A	D	D	D	E

第十一章　损伤、中毒病人的护理

第一节　创伤病人的护理

考情分析

年份	主要考点
2021	伤口化脓、创面脓液多且有臭味，换药时应选择（优琐湿敷）

考点导航

创伤是指机械力作用于人体所造成的损伤。

一、分　类

软组织的创伤根据皮肤完整性可分为闭合伤和开放伤两类。

（一）闭合伤

受伤部位皮肤、黏膜仍保持完整，多由钝性暴力所致。

1. 挫伤　钝性暴力所致皮下组织、肌肉和小血管损伤，重者甚至伤及内脏。表现为伤部肿胀、疼痛和皮下淤血。

2. 扭伤　外力使关节异常扭转引起关节囊、韧带、肌腱损伤，出现关节疼痛、肿胀和活动障碍。

3. **挤压伤**　人体肌肉丰富部位，遭受重物较长时间、较大范围的挤压造成受压部位肌肉广泛缺血坏死，严重者可发生以**肌红蛋白尿**和**高血钾**为特征的**急性肾衰竭**及休克，临床称为**挤压综合征**。

4. 爆震伤　是由爆炸产生的冲击波造成的损伤，体表多无明显伤痕，可引起内脏损伤，以含气的肺组织、肠管及鼓膜多见。

（二）开放伤

受伤部位皮肤、黏膜的完整性遭到破坏，有伤口和出血，有细菌侵入，感染机会增加。

1. 擦伤　皮肤被粗糙物摩擦，造成浅层组织损伤。创面有擦痕、小出血点和浆液渗出。

2. 刺伤　尖锐物体刺入人体所造成的损伤。创口小而深，有时可伤及深部器官。

3. 切割伤　由锐利器械所造成的损伤。创缘整齐，周围组织损伤较少，易造成血管、神经、肌腱等深部组织损伤。

4. 裂伤　钝物打击引起软组织、皮肤裂开。创缘不整齐，周围组织破坏较重，易发生坏死和感染。

5. 撕脱伤　暴力的卷拉或撕扯，造成皮肤、皮下组织、肌肉、肌腱等组织的剥脱，损伤严重，出血多且易感染。

6. 火器伤　由枪、炮等武器的发射物所致的损伤。伤情复杂，易伤及深部器官，组织破坏多，污染重，常有异物存留。

二、病 理 生 理

1. 局部反应　局部变化是在多种细胞因子参与下，发生的创伤性炎症反应、细胞增生和组织修复过程。

2. 全身性反应　是因受到严重创伤，机体受刺激所引起的非特异性应激反应及代谢反应，为维持自身稳定所必需。

三、创伤的修复

1. 创伤修复的基本过程

（1）炎症反应：伤后立即发生，约持续 3～5 天。主要是血管和细胞反应免疫应答。血液凝固和纤维蛋白的溶解，目的在于清除受损和坏死组织。

（2）细胞增殖与肉芽形成：浅表的损伤一般通过上皮细胞的增殖、迁移，可覆盖创面而修复，但大多数软组织损伤需要通过**肉芽组织生成**的形式来完成。创伤性炎症出现不久，局部新生的**成纤维细胞、内皮细胞和毛细血管等共同构成肉芽组织**，新生上皮也开始由创缘向中心生长，直至伤口修复。

（3）组织塑形：随着成纤维细胞合成胶原纤维的增多，伤口强度迅速增大并趋于稳定，肉芽组织变成坚韧的**瘢痕组织**。

2. 创伤愈合类型

（1）一期愈合：组织修复**以原来细胞为主**，仅含少量纤维组织，创缘对合整齐、愈合快、功能良好。

（2）二期愈合：**以纤维组织修复为主**，愈合时间长、瘢痕明显、功能欠佳。

3. 影响创伤修复的因素　包括局部和全身两个方面。**在局部因素中伤口感染是最常见的原因**。全身性因素主要有营养不良，尤其是蛋白质、维生素C、铁、锌等元素缺乏。

四、临床表现

1. 局部表现

（1）疼痛[*]：疼痛对伤情判断有意义，因此在**诊断明确前应慎用麻醉性止痛药**。常在受伤2～3天后逐渐缓解。

（2）肿胀和瘀斑[*]：是局部出血和/或炎性渗出所致。伤后2～3天达到高峰。

（3）功能障碍：组织结构破坏直接造成功能障碍，局部的疼痛也使活动受限。

（4）伤口与出血：见于开放性损伤。

2. 全身表现　轻伤病人无明显的全身症状，较重者可出现：①发热：并发感染时可出现高热；②生命体征的改变：当发生大出血和休克时，则血压降低、脉搏细数、呼吸加快；③其他可有口渴、尿少、食欲减退、乏力、体重减轻等，妇女可有月经失调。

3. 并发症　重度创伤病人继发感染或伴有休克时，可诱发多系统器官功能障碍。

五、辅助检查

1. 实验室检查　血常规和血细胞比容可判断失血或感染情况；尿常规可提示泌尿系统损伤。

2. 影像学检查　X线透视或摄片、B超、CT、MRI、选择性血管造影等。

3. 穿刺和导管检查　**胸、腹腔穿刺可证实有无内脏破裂、出血**；导尿有助于了解尿道和膀胱有无损伤；监测中心静脉压可辅助判断血容量和心功能。

4. 其他　对严重创伤病人，采用多功能监护仪和其他实验室检查方法，监测心、肺、脑、肾等重要器官的功能，以利于观察病情变化，及时采取治疗措施。

六、治疗原则

1. 全身治疗　积极抗休克、保护器官功能、加强营养支持、预防继发性感染和破伤风等。

2. 局部治疗

（1）闭合性损伤：如无内脏合并伤，多不需特殊处理，可自行恢复。如骨折脱位应及时复位、固定，早期进行功能锻炼；如颅内血肿、内脏破裂等，应紧急手术。

（2）开放性损伤：清洁伤口应及早清创缝合、应用抗生素，**伤后12小时内使用破伤风抗毒素**。如伤口已有明显感染现象，则应加强换药，积极控制感染。

清创术是用手术方法彻底地清理污染伤口，使之变为清洁伤口，以减少感染机会，常能达到一期愈合。**清创术应争取在伤后6～8小时内施行**，但**对污染较轻、头面部的伤口、早期已应用有效抗生素等情况，清创缝合的时限可延长至伤后12小时**。

温馨提示

考试复习多个“6”：日光照射消毒需曝晒6小时，洗胃在6小时内进行最有效，断肢再植应力争在6小时内进行，溶栓应在6小时内进行，腰麻后去枕平卧6～8小时，清创最好在伤后6～8小时内施行，烧伤病人体液渗出6～8小时最快，产褥期为6周，抢救病人时未来得及书写病历应在6小时内据实补记。

七、护理问题

1. 疼痛　与损伤刺激神经末梢、炎性物质刺激有关。

2. 组织完整性受损　与开放性伤口、皮肤的防御和保护功能受损等有关。

3. 体液不足　与组织出血、体液丢失有关。

4. 潜在并发症：休克、挤压综合征、多器官功能障碍综合征。

八、护理措施

（一）急救

救治工作原则：保存生命第一，恢复功能第二，顾全解剖完整性第三。

1. 抢救生命　**优先处理危及生命的紧急情况**，如**心脏骤停**、窒息、活动性大出血、**张力性或开放性气胸**、休克、腹腔内脏脱出等。

2. 判断伤情　经紧急处理后，迅速进行全面、有重点的检查，注意有无内脏损伤情况。

3. 呼吸支持　**立即清理口腔异物，开放气道，维持呼吸道通畅**。

4. 迅速有效止血　以无菌或清洁的敷料包扎伤口。用压迫法、肢体加压包扎、止血带或器械迅速控制伤口大出血。**使用止血带止血时，一般每隔0.5～1小时放松2～3分钟**，避免引起肢体缺血性坏死。

5. 维持循环功能稳定　主要是止痛、有效止血和扩容。

6. 包扎伤口　颅脑、胸部、腹部伤应用无菌敷料或干净布料包扎，封闭开放性气胸的胸壁伤口，用敷料或器具保护腹腔脱出的内脏。

7. 妥善固定骨折　可用夹板，也可用躯体或健肢来固定骨折肢体，注意远端血运。

8. 安全转运病人　待伤情稳定，专人迅速护送病人到医院。搬动前四肢应妥善固定，**疑有脊柱骨折**，应三人以平托法或滚动法将病人**平卧于硬板床上**，防止脊髓损伤；**胸部损伤重者，宜取伤侧向下的低斜坡卧位**，以利健侧呼吸；**运转途中病人的头部应朝后**（与运行方向相反），避免脑缺血突然死亡。保证有效输液，给予止痛、镇静，预防休克。

（二）软组织闭合性创伤的护理

1. 观察病情　密切观察生命体征的变化，注意有无深部组织器官损伤，**对挤压伤病人应观察尿量、尿色、尿比重，注意是否发生急性肾衰竭**。

2. 局部制动　**抬高患肢15°～30°，以减轻肿胀和疼痛**。伤肢选用夹板、绷带等方法固定制动。

温馨提示

下肢损伤或手术，除骨筋膜室综合征、毒蛇咬伤时患肢应降低外，其余均抬高患肢。

3. 配合局部治疗　**早期局部冷敷**，以减少渗血和肿胀。**24小时后可热敷和理疗**[*]，促进吸收和炎症消退。

4. 促进功能恢复　病情稳定后，配合应用理疗、按摩和功能锻炼，促进伤肢功能尽快恢复。

（三）软组织开放性创伤的护理

1. 对污染伤口进行清创缝合

（1）密切观察病情：严密观察伤口情况，如出现感染征象时，应及时处理。**注意伤肢末梢循环情况，如发现肢端苍白或发绀、皮温降低、动脉搏动减弱**时，报告医生处理。

（2）加强支持疗法：输液、输血，防治水、电解质紊乱，纠正贫血。

（3）预防感染：尽早选用合适的抗生素，受伤后及时用破伤风抗毒素。

（4）心理护理：安慰病人，稳定情绪。尤其对容貌受损或有致残可能的病人，多作心理疏导，减轻其心理的压力，积极配合治疗。

（5）功能锻炼：病情稳定后，鼓励并协助病人早期活动，指导病人进行肢体功能锻炼。

2. 感染伤口应加强换药，积极控制感染

（1）伤口换药顺序：**先清洁伤口、再污染伤口、最后感染伤口**。

（2）换药的次数：一期缝合伤口术后2～3日换药1次，如无感染至拆线时再换药；分泌物不多，肉芽组织生长良好的伤口，每日或隔日换药1次；脓性分泌物多，感染重的伤口，每日1次或数次。

（3）浅表肉芽伤口的处理：①肉芽生长健康：以生理盐水棉球拭去分泌物后，外敷生理盐水纱布或凡士林纱布即可；②肉芽生长过度：可将其剪平，以棉球压迫止血；③**肉芽水肿**：可用**5%氯化钠溶液**湿敷；④创面脓液量多而稀薄：可用0.1%依沙吖啶或0.02%呋喃西林溶液纱布湿敷；⑤**创面脓液稠厚且坏死组织多**，应用**硼酸溶液（优琐）**等湿敷。

（四）深部组织或器官创伤的护理

疑有颅脑、胸部、腹部等部位的损伤，应严密观察病情变化，加强心、肺、肾、脑等重要器官功能的监测。采取积极的措施防治休克和多器官功能障碍，最大限度地降低病人死亡率。

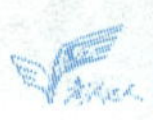

考点练习

考点：创伤的分类和病理生理(A1、A2型题)

1. 闭合性损伤和开放性损伤的区别是
   A. 皮肤完整性
   B. 致伤因素
   C. 受伤部位
   D. 伤情轻重
   E. 发病原因
2. 下列属于闭合性创伤的是
   A. 挤压伤
   B. 擦伤
   C. 刺伤
   D. 裂伤
   E. 火器伤
3. 容易引起高钾血症和急性肾衰竭的创伤是
   A. 挫伤
   B. 挤压伤
   C. 扭伤
   D. 裂伤
   E. 火器伤
4. 病人，男性，20岁。因工程塌方被石板压迫4小时，伤肢严重肿胀，组织广泛坏死。该损伤属于
   A. 扭伤
   B. 挤压伤
   C. 挫伤
   D. 冲击伤
   E. 撕裂伤

考点：创伤的修复和临床表现(A1型题)

5. 创伤修复的哪个时期具有止血和封闭创面的功能
   A. 细胞增生期
   B. 组织塑形期
   C. 纤维蛋白充填期
   D. 细胞修复期
   E. 组织修复期
6. 下列有关伤口愈合的说法，**错误**的是
   A. 一期愈合又称为原发愈合
   B. 一期愈合以同类细胞修复为主
   C. 二期愈合又称瘢痕愈合
   D. 二期愈合以纤维组织修复为主
   E. 一期愈合主要通过肉芽组织增生和伤口收缩达到愈合
7. 开放性创伤特有的征象是
   A. 疼痛
   B. 局部肿胀
   C. 功能障碍
   D. 感染
   E. 伤口或创面

考点：损伤的辅助检查和治疗要点(A1、A2型题)

8. 可判断内脏受损破裂情况的是
   A. 胸腹腔穿刺
   B. 留置导尿
   C. 放置胃管
   D. 膀胱灌洗
   E. 中心静脉穿刺
9. 患儿，男，6岁。在玩耍时不慎被砸碎的玻璃划破手臂，伤口深、出血多，压迫止血后6小时来医院就诊。查体发现一长约2cm的伤口，边缘整齐，无明显污染。此时采取的处理方法是
   A. 清创后一期缝合
   B. 清创后二期缝合
   C. 清创后不缝合
   D. 伤口冷敷
   E. 控制感染，加强换药

考点：损伤的护理问题和护理措施(A1、A2型题)

10. 病人，男性，28岁。车祸造成多发性损伤，应首先处理的情况是
    A. 开放性骨折
    B. 休克
    C. 张力性气胸
    D. 脾破裂
    E. 骨盆骨折
11. 下列伤员中应首先给予抢救的是
    A. 下颌骨骨折
    B. 脑挫伤
    C. 心脏骤停
    D. 小肠脱出
    E. 休克
12. 病人，男性，19岁。车祸致伤，即来院急诊。神志蒙眬、咯血、口鼻均有泥沙夹血外溢，呼吸困难、烦躁不安。左胸侧严重擦伤，肿胀，心率98次/min，血压120/90mmHg，左大腿中下段中度肿胀，有瘀斑和严重擦伤。此时最紧迫的抢救措施是
    A. 请胸外科医师会诊处理
    B. 清除上呼吸道异物，保持呼吸道通畅
    C. 开放静脉通道，输血
    D. 鼻导管低流量吸氧
    E. 左下肢夹板固定
13. 使用止血带止血时放松止血带的间隔时间是
    A. 5～10分钟
    B. 10～20分钟
    C. 20～30分钟
    D. 30～60分钟
    E. 60～120分钟
14. 下列关于损伤病人的转送方法，**错误**的是
    A. 四肢骨折的病人，搬运前妥善固定
    B. 疑有脊柱骨折，应三人以平托法将病人轻放于硬板

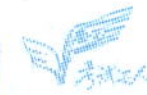

床上
C. 重型胸部损伤者，应卧于患侧
D. 转运途中病人头部朝前
E. 保证有效输液，预防休克

15. 病人，男性，18岁。踢球时不慎扭伤踝关节，2小时后来医院就诊。可采取的处理措施是
A. 局部按摩
B. 热水泡脚
C. 局部使用热水袋
D. 局部用冰袋
E. 局部理疗

16. 病人，男性，35岁。右外踝软组织损伤半天，局部青紫、肿胀。目前应采取的措施是
A. 热湿敷
B. 冰袋冷敷
C. 红外线灯照射
D. 局部按摩
E. 早期功能锻炼

17. 清创最好在伤后多长时间内进行
A. 1～2小时
B. 2～4小时
C. 4～6小时
D. 6～8小时
E. 10～12小时

18. 创面出现肉芽水肿时，应用下列哪种溶液湿敷
A. 0.9%生理盐水
B. 5%葡萄糖
C. 3%～5%氯化钠
D. 3%过氧化氢
E. 75%乙醇

19. 病人，男性，45岁。胃大部切除术后切口化脓，创面脓液量多，有臭味。换药处置时应选择
A. 3%氯化钠溶液湿敷
B. 70%乙醇湿敷
C. 优琐湿敷
D. 10%硝酸银烧灼
E. 过氧化氢

20. 病人，女性，25岁。右小腿有10cm×5cm的肉芽组织水肿创面。换药时应选择的湿敷溶液是
A. 等渗盐水
B. 0.02%呋喃西林溶液
C. 0.1%依沙吖啶溶液
D. 含氯石灰硼酸溶液
E. 5%氯化钠溶液

参考答案

序号	1	2	3	4	5	6	7	8	9	10	11	12	13	14	15	16
答案	A	A	B	B	C	E	E	A	A	C	C	B	D	D	D	B
序号	17	18	19	20												
答案	D	C	C	E												

第二节　烧伤病人的护理

考情分析

年份	主要考点
2019	浅Ⅱ度烧伤的深度；烧伤面积计算；头面颈部烧伤病人评估的重点（呼吸道烧伤）；Ⅲ度烧伤的隔离种类；浓硫酸烧伤颜面部的紧急处理措施；磷烧伤后应用解毒剂硫酸铜的浓度（1%）；被浓硫酸烧伤颜面部时的紧急处理措施
2020	脚趾大水疱患儿的烧伤程度；烧伤现场的错误急救措施（用手拍打灭火）；烧伤病人出现悲观情绪时的正确护理（讲述医学知识，增强生活信心）
2021	被浓硫酸烧伤颜面部时最紧急的处理措施
2022	烧伤病人现场应立即采取自救的措施（就地打滚）；头面部烧伤病人1年后禁忌（避免暴晒）；烧伤病人被送到医院后出现呼吸困难时，最应关注的并发症是（窒息）
2023	浅Ⅱ度烧伤的判断

考点导航

烧伤是由热力（火焰、热水、蒸汽及高温金属）、电流、放射线以及某些化学物质作用于人体所引起的局部或全身损

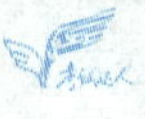

害，其中以热力烧伤最为常见。

一、临床分期

1. 急性体液渗出期(休克期) **休克**是烧伤后**48小时内**导致病人**死亡的主要原因**。大面积烧伤的热力作用，使毛细血管通透性增加，导致大量血浆外渗至组织间隙及创面，引起有效循环血量锐减，从而发生低血容量性休克。组织烧伤后的立即反应是体液渗出，伤后2～3小时最为急剧，8小时达高峰。

2. 感染期 创面从渗出逐渐转化为吸收为主，创面及组织中的毒素和坏死组织分解产物吸收入血，引起中毒症状。加之烧伤使皮肤失去防御功能，污染创面的细菌易在坏死组织中生长繁殖并产生毒素。烧伤越深、面积越大，感染机会越多、感染越严重。

3. 修复期 组织烧伤后，在炎症反应的同时，创面已开始了修复过程。浅度烧伤多能自行修复。深Ⅱ度烧伤如无感染等并发症，约3～4周后自愈，留有瘢痕。Ⅲ度烧伤或严重感染的深Ⅱ度烧伤均需靠皮肤移植修复。

4. 康复期(*) 深度创面愈合后可形成瘢痕，严重者影响外观和功能，需通过锻炼、工疗、体疗和整形加以恢复；深Ⅱ度和Ⅲ度创面愈合后，常有瘙痒或疼痛、反复出现水疱，甚至破溃，并发感染，形成残余创面，持续时间较长；严重大面积深度烧伤愈合后，由于大部分汗腺被毁，机体散热调节体温能力下降，夏季多感全身不适，常需2～3年的调整与适应。

二、临床表现

(一) 烧伤面积

1. 中国新九分法(表11-2-1，图11-2-1)

表11-2-1 人体表面积中国新九分法

部位	成人各部位面积/%	小儿各部位面积/%
头颈	9×1＝9(**发部3 面部3 颈部3**)	9＋(12－**年龄**)
双上肢	9×2＝18(**双手5 双前臂6 双上臂7**)	9×2
躯干	9×3＝27(**腹侧13 背侧13 会阴1**)	9×3
双下肢	9×5＋1＝46(**双臀5 双大腿21 双小腿13 双足7**)	46－(12－**年龄**)

温馨提示

烧伤面积可记为3(头)、3(面)、3(颈)、5(双手)、6(双前臂)、7(双上臂)；13(前胸)，13(后背)、21(大腿)；双臀占5会阴1；小腿13双足7。

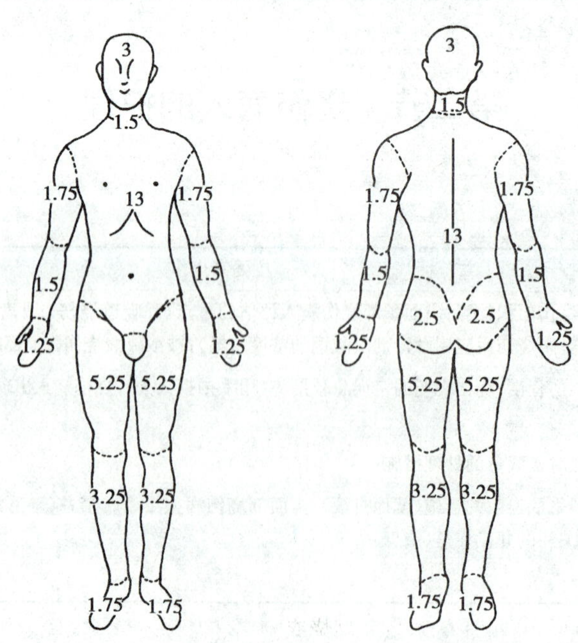

图11-2-1 人体各部所占的烧伤面积(正面和背面)

2. 手掌法 以病人本人五指并拢的**1个手掌面积约为1%计算**，适用于较小面积烧伤的估测。

(二)烧伤深度(表11-2-2,图11-2-2)

表11-2-2 烧伤分度及其表现

烧伤深度	组织损伤	局部表现	预后	考点巧记
Ⅰ度	表皮浅层	表面红斑状、干燥,烧灼感	3~7日脱屑痊愈,短期有色素沉着	红斑、烧灼感
浅Ⅱ度	表皮的生发层及真皮乳头层	局部红肿明显,**水疱形成**,内含淡黄色澄清液体,水疱皮如剥脱,创面红润、潮湿,**疼痛剧烈**	2周左右愈合,有色素沉着	水疱,疼痛剧烈
深Ⅱ度	真皮层	有小水疱,疱壁较厚、基底苍白与潮红相间、创面湿润,**痛觉迟钝**	3~4周愈合,常有瘢痕增生	水疱,痛觉消失
Ⅲ度	皮肤全层,甚至达皮下、肌肉及骨骼	痛觉消失,创面无水疱,呈蜡白或焦黄色甚至炭化成焦痂	须靠植皮而愈合	碳化、焦痂

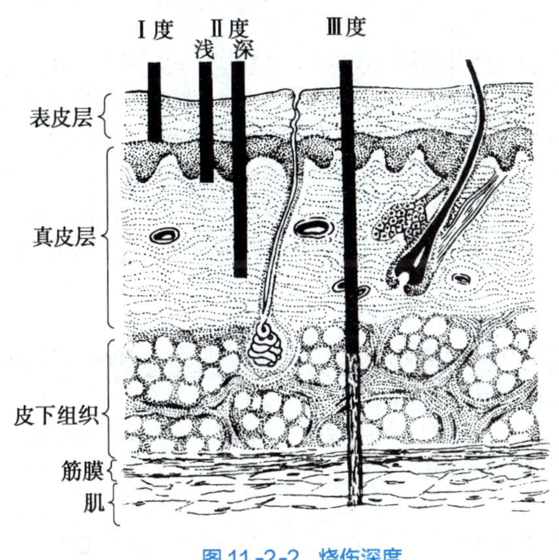

图11-2-2 烧伤深度

(三)烧伤严重程度

1. **轻度烧伤 Ⅱ度烧伤面积<10%。**

2. **中度烧伤 Ⅱ度烧伤面积10%~30%,或Ⅲ度烧伤面积<10%。**

3. **重度烧伤 烧伤总面积31%~50%,或Ⅲ度烧伤面积11%~20%**,或Ⅱ度、Ⅲ度烧伤面积不足上述百分比,但并发休克、呼吸道烧伤或合并较重的复合伤。

4. 特重烧伤 总面积>50%或Ⅲ度烧伤面积>20%,或已有严重并发症。

(四)吸入性损伤

以往称为"呼吸道烧伤",常与**头面部烧伤同时发生**,系吸入浓烟、火焰、蒸汽、热气或吸入有毒、刺激性气体所致。可有呛咳、声嘶、吞咽疼痛、呼吸困难、发绀、肺部哮鸣音等表现,**易发生窒息或肺部感染**。

三、治疗原则

小面积浅表烧伤的治疗原则是及早清创、保护创面,防治感染,促进愈合。

大面积深度烧伤的治疗原则是:①**早期及时输液**,维持呼吸道通畅,**积极纠正低血容量休克**;②深度烧伤组织应早期切除,自体、异体皮肤移植覆盖;③及时纠正休克,控制感染,同时维护重要器官功能,防治多系统器官功能障碍;④重视形态、功能的恢复。

四、护理问题

1. **有窒息的危险 与吸入性呼吸道烧伤有关。**
2. 体液不足 与创面大量渗出有关。
3. 皮肤完整性受损 与烧伤导致皮肤组织破坏有关。
4. 疼痛 与组织破坏、烧伤后炎症反应有关。
5. 有感染的危险 与皮肤屏障功能丧失、创面污染、机体免疫力低下有关。
6. 焦虑和恐惧 与病情严重、担心预后有关。

五、护理措施

(一)现场救护

1. 迅速脱离热源 如火焰烧伤应尽快灭火,脱去燃烧衣物,就地翻滚或跳入水池,熄灭火焰。切忌用手扑打火焰、奔跑呼叫,以免增加损伤。**热液浸渍的衣裤,可冷水冲淋后剪开取下**,以免强力剥脱而撕脱水疱皮。小面积烧伤立即用清水连续冲洗或浸泡,既可止痛,又可带走余热。酸、碱烧伤,即刻脱去或剪开沾有酸、碱的衣服,以大量清水冲洗为首选,且冲洗时间宜适当延长。**如系生石灰烧伤,可先去除石灰粉粒,再用清水长时间地冲洗**,以避免石灰遇水产热加重损伤。磷烧伤时立即将烧伤部位浸入水中或用大量清水冲洗，同时在水中拭去磷颗粒。电击伤时迅速使病人脱离电源，呼吸心跳停止者，立即行口对口人工呼吸和胸外心脏按压等。

2. 抢救生命 **是急救的首要原则**，要配合医生首先处理窒息、心脏骤停、大出血、开放性气胸等危急情况。**对头、颈部烧伤或疑有呼吸道烧伤时，应备齐氧气和气管切开包**等抢救物品，并保持口、鼻腔通畅。

3. 预防休克 稳定病人情绪、镇静和止痛。合并呼吸道烧伤或颅脑损伤者忌用吗啡。伤后尽早实施补液方案，**尽量避免饮白开水**。若病情平稳，**口渴者可口服淡盐水**。中度以上烧伤须转运者，须建立静脉通道，必要时按医嘱快速静脉输入平衡盐溶液1 000～1 500ml及右旋糖酐500ml，途中须持续输液。

4. 保护创面和保温 暴露的体表和创面，应立即用无菌敷料或干净床单覆盖包裹，协助病人调整体位，避免创面受压。

5. 尽快转送 大面积烧伤早期应避免长途转运，休克期最好就近抗休克或做气管切开，待病情平稳后再转运。途中应持续静脉输液，保持呼吸道通畅。转运前和转运中避免使用冬眠药物和呼吸抑制剂。**抬病人上下楼时，头朝下方；用汽车转运时，病人应横卧或取头在后、足在前的卧位**，以防脑缺血。

（二）静脉输液的护理

烧伤后2日内，因创面大量渗出而致体液不足。液体疗法是防治烧伤休克的主要措施。首先应建立通畅的静脉输液通道。

1. 早期补液方案 我国常用的烧伤补液量计算公式：**第一个24小时补液量＝体重(kg)×烧伤面积(%)×1.5ml，另加每日生理需水量2 000ml**，即为补液总量。**电解质液和胶体溶液的比例一般为2∶1**，深度烧伤为1∶1，即每1%烧伤面积每千克体重补充电解质溶液和胶体溶液各0.75ml。**伤后第二个24小时补液量为第一个24小时计算量的一半**，日需量不变。

2. 液体的种类与安排 **晶体液首选平衡盐液**，其次选用等渗盐水等。**胶体液首选血浆**，以补充渗出丢失的血浆蛋白，也可用血浆代用品和全血，Ⅲ度烧伤应多输新鲜血。生理日需量常用5%～10%葡萄糖液补充。因为烧伤后第1个8小时内渗液最快，**应在首个8小时内输入上述总量的1/2**，其余在而后的16小时内输完。**补液原则**一般是**先晶后胶、先盐后糖、先快后慢，胶、晶液体交替输入**。

3. 观察指标

(1) 尿量：如肾功能正常，**尿量是判断血容量是否充足的简便而可靠的指标**。**成人每小时尿量大于30ml，有血红蛋白尿时要维持在50ml以上**，但儿童、老年人、心血管疾病病人，输液要适当限量。

(2) 其他指标：病人安静，成人脉搏在100次/min(小儿140次/min)以下，心音强而有力，肢端温暖，收缩压在90mmHg以上，中心静脉压0.59～1.18kPa(6～12cmH$_2$O)，说明血容量已基本补足。

（三）创面护理

1. 创面的早期处理 病人休克基本控制后，在良好的麻醉和无菌条件下应尽早进行简单性清创。清创顺序一般自头部、四肢、胸腹部、背部和会阴部顺序进行。剃净创面附近的毛发、剪短指(趾)甲，擦净创周皮肤。用灭菌水冲洗创面，轻拭去表面黏附物，使创面清洁。创面的完整水疱予以保留，只需抽去水疱液。已脱落的水疱皮予以去除。根据情况取暴露疗法或包扎疗法。Ⅲ度焦痂保持干燥，外涂碘酊，可早期切痂并立即植皮，也可待其自然溶痂脱落再植皮。清创术后注射破伤风抗毒素，必要时及时使用抗生素。

2. 包扎疗法的护理 适用于四肢Ⅰ度、Ⅱ度烧伤。采用敷料对烧伤创面包扎封闭固定的方法，目的是减轻创面疼痛，预防创面感染，同时一定的压力可部分减少创面渗出、减轻创面水肿。创面包扎后，每日检查有无松脱、臭味或疼痛，注意肢端末梢循环情况，敷料浸湿后及时更换，以防感染；肢体包扎后应注意抬高患肢，保持关节各部位的功能位。一般可在伤后5日更换敷料。如创面渗出多、有恶臭，且伴有高热、创面跳痛，需及时换药检查创面。

3. 暴露疗法的护理 适用于Ⅲ度烧伤、特殊部位(头面部、颈部或会阴部)及**特殊感染**(如**铜绿假单胞菌**、真菌)的创面、大面积创面。**创面用1%磺胺嘧啶银霜等涂抹**，磺胺嘧啶银具有抗菌和收敛作用，可**预防创面感染，促进创面干燥、结痂和愈合**。

4. 去痂、植皮护理 Ⅲ度烧伤创面应早期采取切痂、削痂并植皮。

5. 感染创面的处理 及时清除脓液及坏死组织，采用湿敷、半暴露(薄层药液纱布覆盖)、浸浴疗法清洁创面(亲：创面感染引起的脓毒症是重度烧伤后病人死亡的最主要原因。**常见致病菌为铜绿假单胞菌**、金黄葡萄球菌、大肠埃希菌)。

6. 特殊部位烧伤护理

(1) **吸入性损伤**：①床旁备急救物品，如气管切开包、吸痰器、气管镜等。②**保持呼吸道通畅**，如气管切开者，做好气管造口护理。③及时吸氧。④密切观察，并积极预防肺部感染。

(2) 头颈部烧伤：多采用暴露疗法，安置病人取半卧位，观察有无呼吸道烧伤，必要时给予相应处理。做好五官护理，如及时用棉签拭去眼、鼻、耳分泌物，保持清洁干燥；双眼使用抗生素眼药水或眼药膏，避免角膜干燥而发生溃疡；耳郭创面应防止受压。口腔创面用湿纱布覆盖，加强口腔护理，防止口腔黏膜溃疡及感染。

(3) 会阴部烧伤：保持局部干燥，将大腿外展、使创面暴露；避免大小便污染，便后使用生理盐水清洗肛门、会阴部，

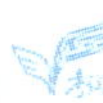

注意保持创面周围的清洁。

（四）防治感染的护理

1. 一般护理 做好降温、保持呼吸道通畅。加强皮肤护理，保护骨隆突处，暴露的创面尽可能避免受压，使用烧伤专用翻身床或气垫床，同时确保操作安全。并做好疼痛病人的对症处理。

2. 密切观察病情变化 密切观察生命体征、意识变化、胃肠道症状，注意是否存在脓毒症的表现。同时观察创面局部变化，如果创面水肿、渗出液增多、肉芽颜色转暗，创缘出现水肿等炎症表现，或上皮停止生长，原来干燥的焦痂变得潮湿、腐烂，创面有出血点等都是感染的现象。

3. 合理应用抗生素 做好创面细菌培养和抗生素敏感试验，合理选用抗生素。

4. 加强营养，维护器官功能 加强营养，补充高蛋白、高热量以及多种维生素，提高免疫力。依据病人具体病情给予口服、鼻饲或肠外营养，促使肠黏膜屏障的修复及身体功能的康复。大面积烧伤者，可遵医嘱适时输入适量血浆或全血或人体血清蛋白，以增强抵抗力，防止休克。

5. **做好消毒隔离**工作 病房用具应专用，工作人员出入病室要更换隔离衣、口罩、鞋、帽，接触病人前后要洗手，做好病房的终末消毒工作。**采取保护性隔离措施**，防止交叉感染。严格遵守无菌操作原则，加强各种治疗性导管的护理。

（五）心理护理

导致病人心理失衡的原因包括：伤后强迫性体位，使其独立性减少有挫折感，顾虑容貌和形体丑陋，担心永久性残疾；担忧可能发生或已存在的生活改变；惧怕死亡。

护理过程中以真诚的态度加强与病人的沟通与交流，理解并接受病人非理智的发泄行为。帮助病人面对烧伤的事实，鼓励其树立信心，配合治疗。鼓励病人参与力所能及的自理活动，增强其自信心与独立能力，促进其尽早回归社会。

六、健康教育

烧伤肢体维持并固定于功能位，如**颈部烧伤应取后伸位，四肢烧伤取伸直位，手部固定在半握拳的姿势且指间垫油纱以防粘连**。

鼓励病人尽早下床活动，与病人及家属共同制订康复计划，指导病人坚持常规的肢体和关节功能锻炼。肢体烧伤采用包扎疗法者，予以适当加压包扎，必要时按医嘱涂布瘢痕软化剂。瘢痕创面避免机械性刺激，防止紫外线和红外线过多照射，以免加重瘢痕增殖。

考点练习

考点：烧伤的病理生理（A1、A2 型题）

1. 烧伤后 48 小时内导致病人死亡的主要原因是
   A. 休克
   B. 感染
   C. 代谢性酸中毒
   D. 疼痛
   E. 多器官功能衰竭
2. 烧伤后体液渗出最快的时间是
   A. 1～2 小时内
   B. 2～4 小时内
   C. 4～6 小时内
   D. 6～8 小时内
   E. 12～24 小时内
3. 病人，女性，38 岁，大面积烧伤后 5 小时入院。心率 120 次/min，血压 70/50mmHg，尿少。发生上诉状况最可能的原因是
   A. 大量红细胞丧失造成肺换气障碍
   B. 大量水分蒸发造成脱水
   C. 疼痛所致的生理反应
   D. 大量体液从血管内渗出引起低血容量性休克
   E. 创面细菌感染造成感染性休克

考点：烧伤的临床表现（A1、A2 型题）

4. 患儿，男，3 岁，两下肢（包括臀部）Ⅱ度烫伤。其烧伤面积是
   A. 30%
   B. 37%
   C. 41%
   D. 43%
   E. 46%
5. 病人，男性，20 岁，头面颈部、双手及右前臂深Ⅱ度烧伤。其烧伤面积约为
   A. 14%
   B. 17%
   C. 20%
   D. 27%
   E. 30%
6. 患儿，6 岁，头颈部全部烧伤。其烧伤面积约占全身体表面积的
   A. 6%
   B. 10%
   C. 12%
   D. 15%

E. 20%

7. 一成年女性，左肘关节以下包括左前臂和左手，被开水烫伤。烧伤面积约为
A. 21%
B. 18%
C. 11%
D. 9%
E. 5%

8. 病人，男性，18岁。右足、右小腿、右大腿外侧被开水烫伤，有水疱伴剧痛，创面基底部肿胀发红，该患者烧伤面积和深度判断为
A. 19%，深Ⅱ度
B. 24%，深Ⅱ度
C. 24%，浅Ⅱ度
D. 19%，浅Ⅱ度
E. 15%，浅Ⅱ度

9. 如图所示（附文末彩图23），该病人的烧伤深度是

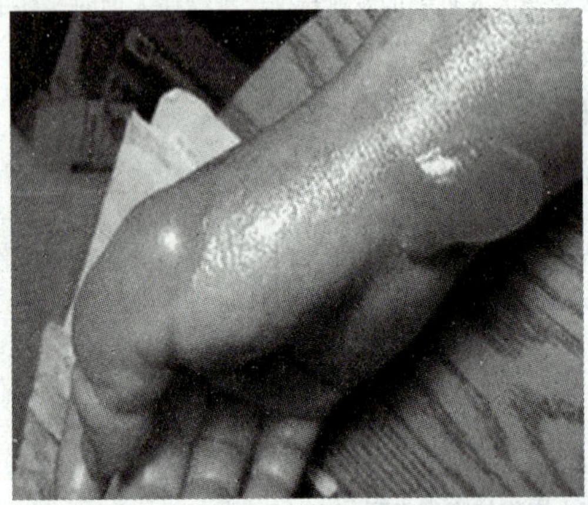

A. Ⅳ度
B. Ⅲ度
C. 浅Ⅱ度
D. Ⅰ度
E. 深Ⅱ度

10. 病人，男性，38岁。双手和双膝关节以下被开水烫伤4h，创面明显水肿，剧烈疼痛，局部有大小不等的水疱。该病人烫伤深度达到了
A. 真皮乳头层
B. 真皮全层
C. 皮下组织
D. 皮肤全层
E. 表皮浅层

11. 病人，男性，25岁，体重60kg。被沸水烫伤颈部，左上肢，胸腹部，双小腿和双足，创面布满水疱，有剧痛，右大腿散在约5个掌面烧伤，创面焦痂呈皮革样，不痛。目前病人烧伤面积和深度分别为
A. Ⅱ度54%，Ⅲ度5%
B. Ⅱ度48%，Ⅲ度10%
C. Ⅱ度40%，Ⅲ度10%
D. Ⅱ度60%，Ⅲ度5%
E. Ⅱ度45%，Ⅲ度5%

考点：烧伤的治疗要点（A1型题）

12. 关于烧伤病人的现场急救措施，**错误**的是
A. 迅速脱离热源
B. 镇静止痛
C. 保持呼吸道通畅
D. 创面可涂药保护
E. 大面积烧伤早期应避免长途转运

13. 烧伤病人补液首选的晶体溶液是
A. 生理盐水
B. 平衡盐
C. 5%葡萄糖盐水
D. 5% $NaHCO_3$
E. 10%葡萄糖

考点：烧伤的护理问题和护理措施（A1、A2、A3/A4型题）

14. 病人，男性，22岁。因火灾致面部烧伤入院，体检发现，病人声音嘶哑，口鼻处有黑色分泌物，鼻毛烧焦。该病人目前最主要的危险是
A. 呼吸衰竭
B. 肺部感染
C. 肺水肿
D. 窒息
E. 呼吸性碱中毒

15. 病人，男性，33岁，炼钢工人，工作中不慎被烧伤，Ⅲ度烧伤面积60%。应采用隔离方式是
A. 接触隔离
B. 消化道隔离
C. 呼吸道隔离
D. 保护性隔离
E. 严密隔离

16. 病人，女，烧伤后休克期。护士调整补液速度最有效的观察指标为
A. 意识
B. 脉搏
C. 血压
D. 末梢循环
E. 尿量

17. 病人，男性，20岁，体重60kg，双上肢及躯干深Ⅱ度烧伤。该病人第1个24小时需要补液的总量约为
A. 4 000ml
B. 5 000ml
C. 6 000ml
D. 7 000ml
E. 8 000ml

18. 病人，女性，29岁。全身躯干、会阴、下肢深Ⅱ度烧伤入院。为防止休克，可输入
A. 甘露醇
B. 白蛋白
C. 葡萄糖
D. 维生素

E. 脂肪乳

19. 病人，男性，25 岁，体重 60kg。被沸水烫伤颈部，左上肢，胸腹部，双小腿和双足，创面布满水疱，有剧痛，右大腿散在约 5 个掌面烧伤，创面焦痂呈皮革样，不痛。伤后第一个 24 小时为病人补液的量应是

A. 3 500ml
B. 4 500ml
C. 6 500ml
D. 7 500ml
E. 5 000ml

（20～23 题共用题干）

病人，男性，40 岁，体重 70kg，锅炉房工人，在烧锅炉时不慎被开水烫伤，双下肢出现水疱、红肿，疼痛剧烈。

20. 该病人的烧伤面积是

A. 9%
B. 18%
C. 27%
D. 46%
E. 50%

21. 该病人的烧伤深度是

A. Ⅰ度烧伤
B. 浅Ⅱ度烧伤
C. 深Ⅱ度烧伤
D. Ⅲ度烧伤
E. 红斑烧伤

22. 病人第一个 24 小时补液总量是

A. 4 830ml
B. 5 830ml
C. 6 830ml
D. 5 000ml
E. 6 000ml

23. 病人第一个 24 小时补充的胶体液约为

A. 1 610ml
B. 2 300ml
C. 4 600ml
D. 5 000ml
E. 4 000ml

（24～28 题共用题干）

病人，女性，16 岁。因煤气泄漏爆炸致头面部、双上肢烧伤入院。查体：烧伤部位有大量水疱，痛觉迟钝。

24. 采用中国九分法估计该病人的烧伤面积约为

A. 18%
B. 21%
C. 24%
D. 27%
E. 54%

25. 病人的烧伤严重程度是

A. 轻度
B. 中度
C. 中重度
D. 重度
E. 特重度

26. 根据病人烧伤部位的特点，护士应重点观察

A. 呼吸功能
B. 上肢血液循环
C. 意识
D. 疼痛程度
E. 血压

27. 不正确的补液方案是

A. 尽早开始
B. 见尿补钾
C. 先晶后胶
D. 先糖后盐
E. 先快后慢

28. 病人入院第 5 天出现发热。体温 39.2℃，创面有黄绿色分泌物伴恶臭味。引起感染的细菌考虑为

A. 溶血性链球菌
B. 大肠埃希菌
C. 金黄色葡萄球菌
D. 铜绿假单胞菌
E. 梭形芽孢杆菌

29. 病人，男性，36 岁。背部大片烫伤后感染，创面脓液为绿色，特殊的甜腥臭味。感染的细菌是

A. 金黄色葡萄球菌
B. 溶血性链球菌
C. 变形杆菌
D. 铜绿假单胞菌
E. 白念珠菌

30. 病人经 1 个月的治疗拟于近日出院，由于烧伤部位瘢痕要严重，病人自觉不愿见人，不想离开医院。对其心理护理措施不妥的是

A. 理解病人并倾听其诉说
B. 动员尽快出院
C. 介绍后期整形美容治疗方法
D. 鼓励自理，增强独立性
E. 不回避问题，尽量稳定情绪

31. 对头面颈部烧伤的患者进行护理评估时，应特别警惕是否伴有

A. 口腔烧伤
B. 呼吸道烧伤
C. 耳部烧伤
D. 面颊烧伤
E. 眼部烧伤

32. 病人，女性，20 岁。工作中不慎被浓硫酸烧伤颜面部。该病人采取的紧急处理措施应是

A. 拨打急救电话
B. 用干净的布擦干面部硫酸
C. 用大量清水冲洗颜面，勿忘冲洗眼部
D. 到医院就医
E. 用碱性溶液予以中和处理

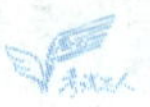

参考答案

序号	1	2	3	4	5	6	7	8	9	10	11	12	13	14	15	16
答案	A	D	D	B	B	D	E	E	C	A	E	D	B	D	D	E
序号	17	18	19	20	21	22	23	24	25	26	27	28	29	30	31	32
答案	C	B	C	D	B	C	A	C	B	A	D	D	D	B	B	C

第三节 咬伤病人的护理

考情分析

年份	主要考点
2019	毒蛇咬伤现场首先应采取的急救措施；儿童上学途中被蛇咬伤经治疗后好转但不愿上学，主要的护理问题及护理措施
2021	无毒蛇咬伤对身体无害的是(细小齿痕)；毒蛇咬伤时使用胰蛋白酶的目的；毒蛇咬伤时使用甘露醇的目的(利尿，减轻蛇毒的吸收)
2022	神经毒素的毒蛇咬伤后出现的症状(神经麻痹)；毒蛇咬伤后的错误处理(抬高患肢)；银环蛇咬伤后的死因(呼吸衰竭)；银环蛇咬伤后的正确处理(离伤口近心端 10cm 处包扎)；关于狂犬病的错误描述(不一定有恐水症)
2023	蛇咬伤的现场处理不包括(抬高患肢)

考点导航

一、毒蛇咬伤病人的护理

毒蛇咬伤主要发生在南方农村和山区，一般以夏秋季最为多见。毒蛇咬人时，毒液从其唇腭上的一对唇上腺排出，经过毒牙上的导管注入人体，通过淋巴和静脉回流到达全身，引起严重的全身中毒而危及伤者生命。

(一) 病因病理

蛇毒是含有多种毒性蛋白质、溶组织酶以及多肽的复合物。

(二) 临床表现

毒蛇咬伤后出现**局部疼痛**，**肢体肿胀**，并向肢体近端蔓延，伤口周围有大片瘀斑、血疱甚至局部组织坏死，有淋巴结肿大。全身虚弱、烦躁不安、头晕目眩、呼吸困难、语言不清、视物模糊、恶心呕吐、吞咽困难、口周感觉异常、肢体软瘫或麻木、腱反射消失。

(三) 治疗原则

立即在伤口**近端环形缚扎伤肢**，延缓毒素吸收扩散；尽快局部清创排毒，全身应用蛇药、抗蛇毒血清等中和蛇毒。

(四) 护理问题

1. 恐惧 与毒蛇咬伤、生命受到威胁有关。
2. **潜在并发症：休克、弥散性血管内凝血、呼吸衰竭、肾衰竭**。

(五) 护理措施

1. 现场急救

(1) 镇静：病人**切勿惊慌奔跑**，以免加速蛇毒的吸收和扩散。

(2) 环形缚扎：立即在伤口的**近心端** 10cm 用止血带或布带等**环形结扎**。

(3) 伤口排毒：大量冷水冲洗伤口，用手**自上而下向伤口挤压**，排出伤口内蛇毒。伤口冲洗后，用锐器在咬痕处挑开，深达真皮下，扩大创口排出蛇毒。血液毒蛇咬伤者禁忌切开，防止出血不止。

(4) 转送病人：转运途中注意病情变化，**伤肢不宜抬高**。

2. 急诊护理

(1) 病情观察：密切监测生命体征、意识、呼吸循环功能、尿量等，注意肢体肿胀、伤口引流情况等。

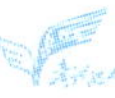

（2）伤口处理：**患肢下垂**，用尖刀在伤口周围多处切开，用拔火罐、吸乳器等方法抽吸残余蛇毒。用3%过氧化氢溶液或1∶5 000高锰酸钾溶液冲洗伤口。局部降温可减少毒素吸收速度。

温馨提示

各种原因引起的下肢损伤，除骨筋膜室综合征、毒蛇咬伤病人应放低以外，其余均抬高患肢。毒蛇咬伤时放低下肢可减少静脉血液回流，减少毒素吸收。

（3）解毒措施：静脉输液，促进蛇毒排出。应用单价和多价抗蛇毒血清，用前须做过敏试验，结果阳性应用脱敏注射法。**胰蛋白酶有直接分解蛇毒作用**，可取2 000U加入0.05%普鲁卡因20ml，在伤口四周做局部浸润或在伤口上方作环状封闭。

（4）对症及支持疗法护理：鼓励病人多饮水，不能进食者给予静脉补液以利排毒和纠正水、电解质和酸碱平衡紊乱。选用抗生素防止合并感染，注射破伤风抗毒素。

（六）健康教育

在野外工作时，尽可能不赤足。在丛林茂密处，用木杆打草惊蛇的方法，驱赶毒蛇，随身携带蛇药。夜间走路要带上手电筒等照明工具。宣教毒蛇咬伤的自救方法。

二、犬咬伤病人的护理

狂犬病是狂犬病毒引起的急性传染病，人兽共患，多见于犬、狼、猫等肉食动物，人多因被病兽咬伤而感染。临床表现为特有的恐水、怕风、咽肌痉挛、进行性瘫痪等。因恐水症状比较突出，故本病又称恐水症。我国的**狂犬病主要由犬传播，家犬可成为无症状携带者**，所以表面“健康”的犬对人的健康危害很大，故应加强预防措施。

（一）病因病理

主要由狂犬病毒通过动物传播给人致病。狂犬病毒的糖蛋白能与乙酰胆碱结合，决定了狂犬病毒的噬神经性。**传染源主要为病犬**、其次为病猫及病狼等。人被患病动物咬伤后，动物唾液中的病毒通过伤口进入人体发病，少数病人也可因眼结膜被病兽唾液污染而患病。

狂犬病病毒进入人体后首先感染肌细胞，于伤口附近肌细胞内小量增殖，而后病毒沿周围神经的轴索向中枢神经做向心性扩散，并不沿血液扩散，主要侵犯脑干和小脑等处的神经元。沿神经下行到达唾液腺、角膜、鼻黏膜、肺、皮肤等部位。

（二）临床表现

潜伏期长短不一，多数在3个月以内，潜伏期长短与年龄（儿童较短）、伤口部位（头面部咬伤的发病较早）、伤口深浅（伤口深者潜伏期短）、入侵病毒数量及毒力等有关。其他如清创不彻底、外伤、受寒、过度劳累等，均可能使疾病提前发生。典型表现分为3期：

1. 前驱期或侵袭期　在兴奋症状出现之前，大多数病人有低热、食欲减退、恶心、头痛、倦怠、全身不适等，酷似“感冒”；继而出现恐惧不安，对声、光、风、痛等较敏感，并有喉咙紧缩感。**较有诊断意义的早期症状是伤口及其附近感觉异常，有麻、痒、痛及蚁走感**等，此乃病毒繁殖时刺激神经元所致，持续2～4日。

2. 兴奋期　病人逐渐进入高度兴奋状态，突出表现为**极度恐惧、恐水、怕风、发作性咽肌痉挛、呼吸困难、排尿排便困难及多汗流涎**等。本期持续1～3日。**恐水是狂犬病的特殊症状**，典型者见水、饮水、听流水声甚至仅提及饮水时均可引起严重咽喉肌痉挛。怕风也是常见症状之一，微风或其他刺激如光、声、触动等，均可引起咽肌痉挛，严重时全身疼痛性抽搐。

3. 麻痹期　痉挛停止，病人逐渐安静，但出现弛缓性瘫痪，尤以肢体软瘫为多见。眼肌、颜面肌肉及咀嚼肌也可受累，表现为斜视、眼球运动失调、下颌下坠、口不能闭、面部缺少表情等，本期持续6～18小时。

狂犬病的整个病程一般不超过6日，偶见超过10日者。此外，尚有已瘫痪为主要表现的“麻痹型”或“静型”，也称哑狂犬病，该型病人无兴奋期及恐水现象，而以高热、头痛、呕吐、咬伤处疼痛开始，继而出现肢体软弱、腹胀、共济失调、肌肉瘫痪、大小便失禁等。病程长达10日，**最终因呼吸肌麻痹与延髓性麻痹而死亡**。吸血蝙蝠啮咬所致的狂犬病常属此型。

（三）治疗原则

1. **单室严格隔离**，专人护理　嘱病人卧床休息，**防止一切音、光、风等刺激，一旦发生痉挛，立即遵医嘱使用巴比妥类镇静药**等。

2. 对症处理，防治各种并发症

（1）神经系统：有恐水现象者禁食禁饮，尽量减少各种刺激。痉挛发作给予苯妥英钠、地西泮等。脑水肿给予甘露醇及呋塞米等脱水剂，无效时行侧脑室引流。

（2）垂体功能障碍：抗利尿激素过多者应限制水分摄入，尿崩症者静脉补液，用垂体后叶升压素。

（3）呼吸系统：保持呼吸道通畅，呼吸困难者气管切开，机械通气辅助呼吸。

（4）心血管系统紊乱：多数为室上性心动过速，低血压者给予血管收缩剂及扩容补液。心力衰竭者限制水分，应用地高辛等强心剂。心脏骤停者立即实施心肺复苏术。

（5）其他：贫血及胃肠出血者给予输血。

（四）护理问题

1. **恐惧**　与犬咬伤所致恐水有关。

2. **潜在并发症：窒息**。

（五）护理措施

1. 避免发生窒息，保持气道通畅。

（1）保持病室安静，避免光、声、风的刺激，防止痉挛发作。

（2）尽量集中或在应用镇静药后进行各项护理操作。

（3）保持呼吸通畅：气道分泌物多时及时用吸引器吸出，必要时气管切开或插管。

2. 输液和营养支持护理　发作期病人因不能饮水和多汗，常呈缺水状态，需静脉输液，维持体液平衡。

3. 预防感染

（1）加强伤口护理：早期患肢下垂，严格执行无菌操作规程，保持伤口清洁和引流。

（2）抗感染：遵医嘱按时使用抗菌药物并观察用药效果。

（3）加强隔离防护：医护人员须戴口罩及手套、穿隔离衣。病人分泌物、排泄物及其污染物，均须严格消毒。

（六）健康教育

1. 加强宣传，**对被允许豢养的犬，定期进行疫苗注射**，注射后登记、挂牌。

2. 教育儿童不要接近、抚摸或挑逗犬，防止发生意外。

3. **若被犬抓伤但无明显伤痕，或被犬舔，或疑与病犬有密切接触者，尽早注射疫苗**。

4. 犬咬伤后，尽早处理伤口及注射疫苗。

（1）**立即、就地、彻底冲洗伤口是预防狂犬病的关键**。**用大量清水反复、彻底冲洗伤口，并用力挤压周围软组织**，设法将玷污在伤口的犬的唾液和血液冲洗干净。

（2）**及时到正规医院继续处理创面和注射狂犬病疫苗**。

考点练习

考点：毒蛇咬伤的病因、临床表现和治疗原则（A2型题）

1. 患儿，男，8岁，在草丛中玩耍时不慎被蛇咬伤。下列急救中**错误**的是

A. 立即呼救

B. 在伤口近端环形缚扎伤肢

C. 抬高伤肢

D. 伤口排毒

E. 嘱患儿切勿奔跑

考点：毒蛇咬伤的护理问题和护理措施（A1、A2、A3/A4型题）

（2～4题共用题干）

病人，女性，35岁。在田间作业时被蛇咬伤，局部皮肤出现一对大而深的齿痕，伤口出血不止，周围皮肤迅速出现瘀斑、血疱。

2. 应首先采取哪种急救措施

A. 立即呼救

B. 冲洗伤口

C. 早期绑扎伤处近心端的肢体

D. 反复挤压伤口

E. 行走去医院急救

3. 为减慢毒素吸收，伤肢应

A. 抬高

B. 制动并下垂

C. 局部按摩

D. 与心脏处于同一水平

E. 局部热敷

4. 为降解伤口内蛇毒，可用于伤口外周封闭的是

A. 糜蛋白酶

B. 淀粉酶

C. 脂肪酶

D. 胰蛋白酶

E. 普鲁卡因

5. 狂犬病毒感染机体后，侵犯的主要器官是

A. 唾液腺

B. 血管内皮

C. 肌肉

D. 中枢神经系统

E. 肝脏

6. 狂犬病最有意义的早期症状是

A. 喉头紧缩感

B. 恐惧

C. 愈合的伤口及其神经支配区有痒、痛、麻及蚁走等异样感觉

D. 高度兴奋

E. 发热

7. 关于狂犬病临床表现的描述，**错误**的是

A. 前驱期表现为低热、烦躁不安

B. 伤口及其附近皮肤有异常感觉

C. 兴奋期极度兴奋、恐惧、恐水、咽肌痉挛
D. 少数病人无兴奋期表现，而出现发热、进行瘫痪，昏迷等临床经过
E. 兴奋期主要有高热、抽搐、意识障碍等临床表现

8. 狂犬病的主要治疗措施是
A. 严格隔离，对症处理和维持呼吸循环功能
B. 使用抗病毒药物
C. 使用免疫增强剂
D. 使用免疫抑制剂
E. 使用抗狂犬病毒免疫血清

9. 关于狂犬病的预防措施，**错误**的是
A. 捕杀野犬
B. 病犬、病猫、病兽击毙深埋或焚烧
C. 正确处理被咬伤口
D. 被狂犬咬伤后接种狂犬疫苗
E. 易感人群应在未被咬伤前即应预防性接种狂犬疫苗

10. 患儿，男，8 岁。因被邻居家的宠物犬咬伤小腿就诊。接诊护士询问其在家中处理方法并检查伤口，告知其**不正确**的处理方法是
A. 立即包扎伤口
B. 患肢下垂
C. 立即就地用大量清水清洗伤口
D. 冲洗后用 75%乙醇消毒伤口
E. 用力挤压伤口周围软组织

(11～12 题共用题干)

患儿女，10 岁。在上学途中被蛇咬伤右下肢后，出现头晕、乏力、呼吸困难，局部发麻肿胀，有瘀斑，经处理后症状已好转，但患儿从此不愿上学。

11. 目前该患儿首要的护理问题/诊断是
A. 疼痛
B. 潜在并发症：呼吸衰竭
C. 皮肤完整性受损
D. 恐惧
E. 知识缺乏

12. 针对该情况，首要的护理措施是
A. 局部清创处理
B. 心理指导
C. 蛇咬伤知识指导
D. 建议患儿转学
E. 用止痛药物

参考答案

序号	1	2	3	4	5	6	7	8	9	10	11	12
答案	C	C	B	D	D	C	E	A	E	A	D	B

第四节 腹部损伤病人的护理

考情分析

年份	主要考点
2019	空腔脏器破裂时最常见的致病菌(大肠埃希菌)；脾破裂致休克时的处理，腹部损伤病人使用哪种药需要再次核对(吗啡)；脾破裂术后的饮食指导；脾破裂术后当日的饮食原则(禁食)；腹部损伤病人出现休克时的处理措施(补充血容量)；腹部损伤病人术后的错误护理(使用镇静剂)；腹部损伤病人术后引流管的错误护理(7 天拔除)；腹部损伤病人术后病情稳定后的体位
2020	结肠破裂造口术后的错误护理(无条件满足患者的一切需求)；肠管外露时的错误处理(将肠管回纳至腹腔)；腹部损伤病人出现恐惧情绪的主要原因(担心病情严重)；左上腹损伤最可能损伤的脏器；腹部损伤做腹腔穿刺时穿刺液的性质
2021	诊断腹腔内实质性脏器损伤的主要依据(腹腔穿刺抽出不凝血)；下列哪种器官受损引起的细菌性腹膜炎最严重(胃)
2022	肝破裂的判断(车祸时方向盘撞击右上腹)

考点导航

一、病因与分类

腹部损伤根据腹壁有无伤口分为开放性和闭合性两大类。开放性损伤常由利器或火器所致，腹壁伤口有腹膜破损者为穿透伤；无腹膜破损者为非穿透伤。闭合性损伤多由挤压、冲击、碰撞和爆震等钝性暴力引起。无论是开放性还是闭合性腹部损伤，都可能仅有腹壁损伤或同时兼有腹腔内脏器损伤，单纯腹壁伤一般病情较轻，无须特殊处理。合并腹

腔内脏器损伤时有腹腔内出血、休克和急性腹膜炎的表现，病情严重需紧急手术治疗。常见受损内脏在**闭合性腹部损伤中依次是脾**、肾、小肠、肝、肠系膜等。**评估腹部损伤的关键是确定有无腹内脏器的损伤**。

二、临床表现

1. 单纯腹壁损伤　在暴力打击部位的腹壁有局限性肿胀、疼痛和压痛，有时可见皮下瘀斑。开放性腹壁伤有伤口流血。

2. 腹腔内脏器损伤　见表11-4-1。

表11-4-1　腹腔内脏器损伤病人临床表现

分类	受损脏器	临床表现
实质性脏器破裂	肝、脾、肾和大血管	1. 主要表现为**腹腔内出血**，病人面色苍白、出冷汗、脉搏细速、血压下降、尿少等**失血性休克表现** 2. 腹痛呈持续性，多不严重，腹部压痛、反跳痛和腹肌紧张不剧烈 3. 出血多者有腹胀和移动性浊音 4. 肝、肾、胰腺破裂时，因胆汁、尿液或胰液进入腹腔，出现明显的腹膜刺激征
空腔脏器破裂	胃肠道、胆囊、膀胱	1. **以腹膜炎表现为主**，主要表现为持续性剧烈腹痛和全身中毒症状 2. 体征：明显的腹膜刺激征，腹腔内游离气体致肝浊音界缩小或消失，随之出现肠麻痹而有腹胀，严重者发生感染性休克

某些闭合性腹部损伤病人早期症状不明显，如肝、脾包膜下破裂者暂时不发生大出血，间隔一段时间后，当病人腹内压增高时致紧张的肝、脾包膜破裂，突然出现失血性休克；又如肠道小穿孔被外翻的黏膜所堵塞，而不发生弥漫性腹膜炎，随着时间推移消化液外溢增多，逐渐出现弥漫性腹膜炎症状。

三、辅助检查

1. 实验室检查　实质性脏器破裂出血可有红细胞、血红蛋白、血细胞比容下降，白细胞计数则略升高；空腔脏器破裂时，白细胞计数可明显上升。**血尿是泌尿器官损伤的重要标志**。**胰腺损伤时多有血/尿淀粉酶值升高**。

2. 影像学检查　B型超声对内脏的外形、大小、腹腔内积液、肝脾包膜下出血的检查有一定帮助。立位腹部平片可观察到膈下游离气体以及某些脏器的大小、形态和位置的改变，但处于休克状态病人，不宜此项检查。

3. **诊断性腹腔穿刺**及灌洗　**诊断性腹腔穿刺**对判断腹腔内脏器有无损伤和哪一类脏器损伤有很大帮助。凡怀疑有腹腔内脏损伤者，一般检查方法尚难明确诊断的情况下，均可进行此项检查。若诊断性腹腔穿刺阴性而又高度怀疑腹腔内脏有严重损伤，可采取诊断性腹腔灌洗术进一步检查。

四、治疗原则

对疑有内脏损伤者，应严密观察病情变化，以免延误抢救时机。**对确认肝脾破裂致腹腔内进行性大出血者，在抗休克的同时紧急剖腹止血**。空腔脏器穿破者，休克发生较晚，一般应在纠正休克的前提下进行手术。高度怀疑有内脏损伤者，应做好紧急手术前准备，进行剖腹探查术，待查明损伤部位或器官后再作针对性处理。

五、护理问题

1. 有体液不足的危险　与腹腔内出血、渗出及呕吐有关。
2. 疼痛　与腹膜炎症刺激或手术创伤有关。
3. 焦虑/恐惧　与意外创伤所致的疼痛、出血，及担心疾病的预后有关。
4. 潜在并发症：腹腔脓肿、失血性休克。

六、护理措施

（一）急救

应先抢救威胁生命的伤情，如呼吸心脏骤停、**窒息**、**开放性气胸**、明显的外出血等应迅速予以处理。维持呼吸道通畅，应积极预防休克如保暖、保持病人安静，止痛（**未明确诊断前禁用吗啡等止痛剂**）和补充液体，以尽快恢复血容量。

伤员应**禁食**、**胃肠减压**，及早应用抗生素、破伤风抗毒素。当发现腹部有伤口时，应立即予以包扎，**对有内脏脱出者，一般不可回纳腹腔以免污染，可用消毒或清洁碗盖住脱出之内脏**，防止受压，外面再加以包扎。如果脱出的肠管有绞窄的可能，则可将内脏送回腹腔。经急救处理后，在严密的观察下，尽快护送到医院。

（二）对疑有腹腔内脏损伤病人的护理

病人应绝对卧床，不随意搬动，尽量取半卧位；做好常规腹部手术前准备，并做到“四禁”，即**禁食禁饮**、**禁忌灌肠**、**禁**

用泻药、禁用吗啡等止痛药物；尽早输液和使用抗生素。严密观察生命体征，腹痛范围、程度及腹膜刺激症状，动态观察红细胞计数、血细胞比容和血红蛋白值。

在观察期间**出现以下情况时，应及时进行手术探查**：①**腹痛和腹膜刺激征有进行性加重**或范围扩大者；②肠鸣音逐渐减弱、消失或出现腹胀明显者；③全身情况有恶化趋势，出现口渴、烦躁、脉率增快或体温及白细胞计数上升者；④红细胞计数进行性下降者；⑤**血压由稳定转为不稳定甚至下降者**；⑥胃肠道出血者；⑦经积极抗休克治疗情况不见好转反而继续恶化者（亲：当病人出现上述表现提示腹腔内有活动性出血，应考虑剖腹探查）。

（三）手术治疗病人的护理

1. 手术前护理　严密的病情观察，通知病人禁食禁饮，建立静脉输液通道，遵医嘱输液输血，及早使用有效的抗生素，胃肠减压，协助做好各项检查，备皮备血，药物过敏试验，心理护理，术前用药，必要时导尿等。

2. 手术后护理

（1）体位：先按麻醉要求安置体位，待全麻清醒或硬膜外麻醉平卧 6 小时后，**血压平稳者改为半卧位**。

（2）禁食、胃肠减压：**术后禁食 2～3 天**，并做好胃肠减压的护理。**待肠蠕动恢复、肛门排气后停胃肠减压**，若无腹胀不适可拔除胃管，**从进少量流质饮食开始**，根据病情逐渐恢复半流质饮食。

（3）静脉输液与用药：禁食期间静脉补液，维持水、电解质和酸碱平衡。必要时给予完全胃肠外营养，以满足机体高代谢和修复的需要，并提高机体抵抗力。术后继续使用有效的抗生素，控制腹腔内感染。

（4）观察病情变化：严密监测生命体征的变化，危重病人加强呼吸、循环和肾功能的监测。注意腹部体征的变化，及早发现腹腔脓肿等并发症。

（5）手术切口护理：保持切口敷料干燥、不脱落，如有渗血、渗液时及时更换，观察切口愈合情况，及早发现切口感染的征象。缝合伤口，拆线时间：**头面颈部手术后 4～5 日，下腹部及会阴部 6～7 日，胸部、上腹部和背臀部 7～9 日，四肢 10～12 日，减张伤口 14 日**。对于年老体弱、营养不良病人应适当延迟拆线时间。

温馨提示

拆线时间口诀：头面颈部四五天，下腹会阴六七天，胸背部七九天，四肢十到十二天，减张缝合十四天。

（6）鼓励早期活动：手术后病人多翻身，及早下床活动，预防肠粘连。

（7）腹腔引流护理：术后应正确连接引流装置，如有多根引流管时应贴上标签，并妥善固定。保持引流通畅，引流管不能高于腹腔引流出口，以免引起逆行感染。观察并记录引流液的性质和量，如发现引流液突然减少，病人有腹胀伴发热，应及时检查管腔有无堵塞或引流管滑脱。

（四）腹腔脓肿的防治

1. **盆腔脓肿**　最为常见。主要表现为**直肠或膀胱刺激症状**，如下腹坠胀不适、**里急后重**、大便频而量少、黏液便、尿急、尿频、排尿困难等。直肠指检触及直肠前窝饱满且有触痛的包块，可有波动感（亲：盆腔脓肿、溃疡性结肠炎、直肠癌病人均可出现里急后重的症状哟）。

盆腔脓肿较小或未形成时，全身应用抗生素并配合热水坐浴、温盐水保留灌肠等疗法，脓肿可自行吸收；脓肿较大时，应协助医生经直肠前壁行切开引流术。

2. 膈下脓肿　以**右膈下脓肿多见**。一般多在原发病后又出现明显的全身中毒症状，**患侧季肋部持续性钝痛，深呼吸时加重，并向肩背部放射，可伴有呃逆**。体检患侧下胸壁肋间隙饱满，有深压痛和水肿，肝浊音界扩大，患侧下胸部呼吸音减弱或有胸膜摩擦音，白细胞计数明显升高及中性粒细胞比例增高。

膈下脓肿较小时，病人取半卧位，应用有效抗生素和支持疗法，必要时经皮穿刺抽脓并置管引流。

3. 肠间脓肿　是指脓液被包围在肠管、肠系膜与网膜之间的脓肿，可形成单发或多个大小不等的脓肿。病人表现为发热、腹胀、腹痛、腹部压痛或扪及有压痛包块，B 超、CT 检查可显示脓肿的范围和大小。

肠间脓肿多数经全身应用抗生素、物理透热及支持疗法，脓肿能吸收消散。若非手术治疗无效或发生肠梗阻时应剖腹探查并进行引流术。

七、健康教育

1. 宣传劳动保护、安全生产、遵守交通规则等知识，避免意外损伤。

2. 普及各种急救知识，在发生意外损伤时，能进行简单的自救或急救。

3. 无论腹部损伤的轻重，都应经专业医务人员检查，以免贻误诊治。

4. 出院后要适当休息，加强锻炼，增加营养，促进康复。**若有腹痛、腹胀、肛门停止排气排便、伤口红肿热痛等症状，应及时就诊**。

考点练习

考点：腹部损伤病人的病因和临床表现（A1、A2型题）

1. 闭合性损伤最容易损伤的脏器是
   A. 肝
   B. 小肠
   C. 脾
   D. 胃
   E. 肾
2. 病人男，35岁。左上腹外伤后出现面色苍白，四肢冰冷，血压下降，全腹轻度压痛、反跳痛，伴肌紧张，腹部叩诊有移动性浊音。该病人最可能发生了
   A. 小肠破裂
   B. 结肠破裂
   C. 脾破裂
   D. 肝破裂
   E. 胃破裂

考点：腹部损伤病人的辅助检查和治疗要点（A1、A2型题）

3. 某腹部闭合性损伤病人，需要进行腹腔穿刺操作以明确诊断，如图所示，穿刺点选择正确的是
   A. ①
   B. ②
   C. ③
   D. ④
   E. ⑤

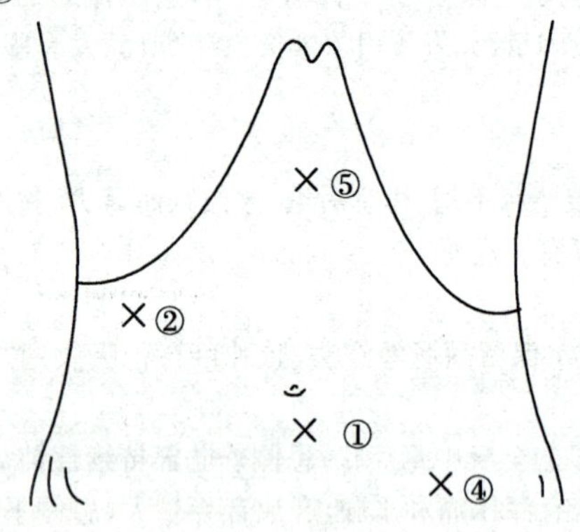

4. 腹部损伤的病人出现血尿提示可能伤及
   A. 肾
   B. 肝
   C. 十二指肠
   D. 乙状结肠
   E. 胃
5. 病人，男性，25岁。因外伤被家人送至急诊。查体：面色苍白，意识模糊；腹部膨隆，右上腹有一刀刺伤口不断流血，如图所示。该病人最可能受伤的腹腔脏器是
   A. 肝
   B. 脾

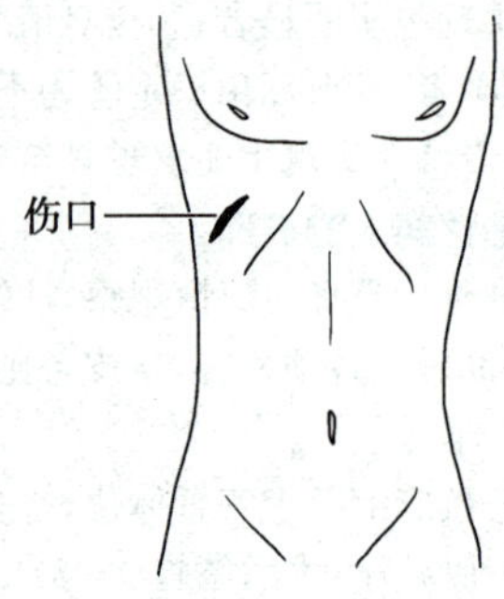

   C. 胃
   D. 胰
   E. 结肠
6. 病人，男性，20岁。因车祸撞伤右上腹部，表现有明显的腹膜刺激征。应首先考虑的是
   A. 肝破裂
   B. 脾破裂
   C. 胆囊破裂
   D. 胃破裂
   E. 肾破裂
7. 诊断腹腔内实质性脏器出血的主要依据是
   A. 腹痛
   B. 膈下游离气体
   C. 腹肌紧张
   D. 腹腔穿刺抽出浑浊液体
   E. 腹腔穿刺抽出不凝血

考点：腹部损伤病人的护理问题和护理措施（A1、A2型题）

8. 关于腹部损伤病人非手术治疗的方法，<u>错误</u>的是
   A. 不随意搬动病人
   B. 未明确诊断前不注射止痛药
   C. 积极补充血容量
   D. 给予流质饮食
   E. 应用广谱抗生素
9. 病人，男性，36岁。因车祸后致腹部开放性损伤，同时伴有肠管脱出。正确的处理措施是
   A. 迅速将脱出肠管回纳腹腔
   B. 敞开伤口，迅速转运
   C. 消毒碗覆盖肠管，初步包扎伤口后迅速转送
   D. 用消毒棉垫加压包扎
   E. 用凡士林纱布覆盖肠管，棉垫加压包扎
10. 病人，男性，28岁。因从高空作业坠落致腹部闭合性损伤，B超提示疑有小肠破裂。当病人出现下列哪项指征时应考虑手术探查
   A. 腹膜刺激征呈进行性加重
   B. 肠鸣音无明显减弱
   C. 全身情况无恶化趋势
   D. 腹腔内出血停止

E. 经抗休克治疗情况好转

11. 病人，男性，38 岁。车祸伤及腹部入院后半小时，腹部疼痛加重，护士在遵医嘱给下列药物时需要再次核对的是
A. 甲硝唑
B. 庆大霉素
C. 5%葡萄糖溶液
D. 吗啡
E. 奥美拉唑

12. 病人，男性，32 岁。因车祸致脾破裂入院手术治疗。术后对该病人的饮食指导，正确的是
A. 肠蠕动前禁食，可饮水
B. 术后禁饮食、胃肠减压，同时给予肠外营养
C. 术后麻醉反应消失后给予普食
D. 术后立即肠内营养
E. 术后直接给予高维生素饮食

13. 病人，男性，31 岁。外伤致脾破裂急诊手术。术后当日的饮食原则是
A. 半流食
B. 流食
C. 软食
D. 普食
E. 禁食水

14. 病人，男性，50 岁。半年前确诊原发性肝癌，未手术。2 小时前被车撞及腹部，自行来院，入急诊室后片刻晕倒，面色苍白，血压 70/50mmHg，脉搏 120 次/min。首先应给予
A. 腹腔穿刺
B. 扩充血容量
C. 腹部 B 超
D. 送入手术室
E. 三腔管止血

考点：腹腔脓肿的防治(A2 型题)

15. 病人，男性，40 岁。急性胃肠穿孔术后 5 天，突然出现寒战、发热、出汗等全身中毒症状，伴有上腹痛、呃逆。体检：季肋部压痛、叩击痛。应考虑为
A. 盆腔脓肿
B. 膈下脓肿
C. 急性腹膜炎
D. 败血症
E. 肠间脓肿

16. 病人，男性，23 岁。阑尾炎术后第 5 天出现体温升高，脉速，大便次数增多伴里急后重感；直肠指诊在直肠前壁可触及向直肠腔内膨出、有波动感的肿块。考虑可能为
A. 盆腔脓肿
B. 膈下脓肿
C. 急性腹膜炎
D. 肠瘘
E. 切口感染

参考答案

序号	1	2	3	4	5	6	7	8	9	10	11	12	13	14	15	16
答案	C	C	D	A	A	A	E	D	C	A	D	B	E	B	B	A

第五节 一氧化碳中毒病人的护理

考情分析

年份	主要考点
2019	中毒程度的判断；CO 中毒首要的急救措施
2020	急性 CO 中毒用 20%甘露醇的目的
2022	CO 中毒的典型表现(口唇樱桃红)
2023	CO 中毒应最先采取的处理措施(脱离环境)

考点导航

由于人体短期内吸入过量一氧化碳可导致全身组织缺氧，最终发生脑水肿和中毒性脑病。

一、病 因

一氧化碳是无色、无味的气体，含碳物质燃烧不完全时，可产生一氧化碳（CO），俗称煤气。一氧化碳经呼吸道进入血液，与红细胞内血红蛋白结合形成稳定的碳氧血红蛋白（COHb），由于CO与血红蛋白的亲和力比氧与血红蛋白的亲和力大240倍，而碳氧血红蛋白的解离较氧合血红蛋白的解离速度慢3 600倍，故易造成碳氧血红蛋白在体内的蓄积。**COHb不能携氧**，而且还影响氧合血红蛋白正常解离，即氧不易释放到组织，从而**导致组织和细胞的缺氧**。此外，CO还可抑制细胞色素氧化酶，直接抑制组织细胞内呼吸。这些因素更加重组织细胞缺氧。CO中毒时，**脑、心对缺氧最敏感，常最先受损**。

二、临床表现

根据临床症状的严重程度及血液中碳氧血红蛋白的含量，将急性CO中毒分为轻、中、重三度（表11-5-1）。

表11-5-1 急性一氧化碳中毒分度及临床表现

分度	表现	COHb浓度
轻度中毒	头痛、头晕、四肢无力、胸闷、耳鸣、眼花、恶心、呕吐、心悸、嗜睡或意识模糊。如及时脱离中毒环境，吸入新鲜空气，症状较快消失	**10%～30%**
中度中毒	除上述症状加重外，病人出现浅昏迷、脉快、皮肤多汗、面色潮红、**口唇呈樱桃红色**。如及时脱离中毒环境，给予加压吸氧后，数小时后清醒，一般无明显的并发症	**30%～50%**
重度中毒	深昏迷、抽搐、呼吸困难、呼吸浅快、面色苍白、四肢湿冷、周身大汗，可有大小便失禁、血压下降。最后**因脑水肿、呼吸循环衰竭死亡**	**50%以上**

迟发性脑病：重度中毒病人抢救清醒后，经过2～60天的“假愈期”，可出现迟发性脑病的症状，如精神意识障碍等症状，去大脑皮质状态、帕金森病综合征、肢体瘫痪、癫痫、周围神经病变。**多在急性中毒后1～2周内发生**。昏迷时间超过48小时者，迟发性脑病发生率较高。

三、辅助检查

1. **血液碳氧血红蛋白测定** **轻度**中毒时血液碳氧血红蛋白浓度为**10%～30%**，**中度**中毒时血液碳氧血红蛋白浓度为**30%～50%**，**重度**中毒时为**50%以上**。

2. 脑电图检查 可见缺氧性脑病的波形。

根据一氧化碳接触史、急性中毒的症状和体征及血液碳氧血红蛋白试验阳性，可以诊断为一氧化碳中毒。**血液碳氧血红蛋白测定是对确诊有价值的指标**。采取血标本一定要及时，否则离开现场后数小时碳氧血红蛋白会逐渐消失。

四、治疗原则

1. **立即将病人转移到空气新鲜处**，松解衣服，注意保暖，保持呼吸道通畅。

2. 纠正缺氧 **轻中度中毒病人鼻导管高流量吸氧，8～10L/min；严重中毒病人给予高压氧治疗**，可**加速碳氧血红蛋白解离，促进一氧化碳排出**。高压氧舱治疗能增加血液中溶解氧，提高动脉血氧分压，可迅速纠正组织缺氧。呼吸停止时应及时进行人工呼吸，或使用呼吸机。

3. 对症治疗

（1）控制高热：采用物理降温，体表用冰袋，头部用冰帽，降低脑代谢率，增加脑对缺氧的耐受性。必要时可用冬眠药物。

（2）**防治脑水肿**：应及时使用脱水治疗，**最常用20%甘露醇250ml静脉快速滴注**，每日2次。

（3）促进脑细胞功能恢复：补充促进脑细胞功能恢复的药物，常用的有三磷腺苷、细胞色素C、辅酶A和大剂量维生素C、维生素B等。

（4）防治并发症及迟发性脑病：昏迷期间保持呼吸道通畅，定时翻身以防发生压力性损伤和肺炎。**急性CO中毒病人苏醒后，应该休息观察2周，以防迟发性脑病和心脏后发症的发生**。

五、护理问题

1. 头痛 与一氧化碳中毒引起脑缺氧有关。
2. 急性意识障碍：昏迷 与一氧化碳中毒有关。
3. 潜在并发症：迟发性脑病。
4. 知识缺乏：缺乏对一氧化碳毒性的认识。

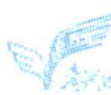

六、护理措施

1. 病情观察　定时测量生命体征，观察神志变化，记出入量及护理记录。观察病人有无头痛、喷射性呕吐等脑水肿征象。了解碳氧血红蛋白测定结果。

2. 迅速给病人吸**高浓度(>60%)高流量(8～10L/min)氧，有条件可用高压氧舱治疗**。呼吸停止者应做人工呼吸，备好气管切开包及呼吸机。

温馨提示

一氧化碳中毒时，只有通过高浓度甚至高压给氧才能将血红蛋白从碳氧血红蛋白中置换出来，从而缓解缺氧的症状。

3. **高热惊厥**　应**遵医嘱给地西泮**，并给予物理降温，头戴冰帽，体表大血管处放置冰袋。
4. 保持呼吸道通畅，**平卧位头偏向一侧**，及时清除口咽分泌物及呕吐物。
5. 用药护理　脑水肿者遵医嘱给予20%甘露醇静脉快速滴注，以达脱水目的。并按医嘱静脉滴注ATP、细胞色素等。
6. 恢复期护理　病人清醒后仍要休息2周，可加强肢体锻炼，以促进肢体功能恢复。

七、健康教育

1. 家庭用火炉、煤炉要安装烟筒或排风扇，定期开窗通风。
2. 厂矿应加强劳动防护措施，煤气发生炉和管道要经常维修，定期测定空气中CO浓度。
3. 在可能产生CO的场所停留，若出现头痛、头晕、恶心等先兆，应立即离开。**居民家中一旦发现有中毒者，应立即将其转移到空气新鲜处**，松解衣领腰带，保持呼吸道通畅。
4. 进入高浓度CO环境内执行紧急任务时，应注意戴好防毒面具及系好安全带。

好礼相送

CO中毒口诀（主编总结，严禁转载，违者必究）

煤气中毒，脑先受损，樱桃红色，典型体征，碳氧测定，最能确诊，一旦发生，脱离环境，导管给氧，八至十升，清醒以后，休息2周，以免发生，迟发脑病。

考点练习

考点：急性一氧化碳中毒的病因(A1型题)

1. CO中毒的发病机制是
   A. 大脑受抑制
   B. 呼吸中枢受抑制
   C. 细胞中毒
   D. 血红蛋白不能携氧
   E. 肺水肿
2. CO中毒时最先受损的脏器是
   A. 肺
   B. 肝
   C. 脑
   D. 心
   E. 肾

考点：急性一氧化碳中毒的临床表现(A2型题)

3. 病人，女性，50岁。冬天在家用煤炉烤火后出现浅昏迷症状、心率130次/min、皮肤多汗、面色潮红，急救120送至医院。初步考虑为中度煤气中毒。其典型体征是
   A. 意识模糊
   B. 口唇樱桃红色
   C. 瞳孔散大
   D. 四肢无力
   E. 呼吸衰竭
4. 病人，男性，50岁。因煤气中毒6小时后入院，深昏迷，休克，尿少，血COHb 60%，血压：80/50mmHg。诊断为急性一氧化碳中毒。该病人的中毒类型为
   A. 轻度中毒
   B. 中度中毒
   C. 重度中毒
   D. 慢性中毒
   E. 极重度中毒

考点：急性一氧化碳中毒的辅助检查和治疗要点(A1、A2型题)

5. 血液COHb浓度达到下列哪项时，提示一氧化碳重度中毒
   A. 5%～10%
   B. 15%～20%
   C. 25%～30%

D. 35%～40%
E. 50%以上

6. 病人，女性，28岁。被人发现昏迷呈休克状态，屋内有火炉，并且发现有安眠药空瓶。查体：体温36.0℃，BP 90/60mmHg，四肢厥冷，腱反射消失，血液中的COHb为60%。对该病人首要的治疗方法是
A. 高压氧疗法
B. 血液透析
C. 20%甘露醇250ml快速静脉滴注
D. 冬眠疗法
E. 能量合剂疗法

7. 病人，女性，60岁。冬天生煤火取暖，晨起感到头痛、头晕、视物不清而摔倒，被他人发现后送至医院。急查血液碳氧血红蛋白试验呈阳性。首要的治疗原则是
A. 纠正缺氧
B. 注意保暖
C. 保持呼吸道通畅
D. 静脉输液
E. 降颅内压

8. 病人，男性，50岁。因CO中毒1天后入院，病人处于浅昏迷状态、脉搏130次/min、皮肤多汗、面色潮红、口唇呈樱桃红色。护士给病人吸氧，氧流量应为
A. 1～2L/min
B. 2～4L/min
C. 4～6L/min
D. 6～8L/min
E. 8～10L/min

9. CO中毒病人首要的处理措施是
A. 将病人转移到空气新鲜处
B. 高流量吸氧
C. 控制高热
D. 防治脑水肿
E. 促进脑细胞功能恢复

10. 高压氧疗治疗一氧化碳中毒的主要机制是
A. 增加血液中溶解氧量使易向细胞内弥散
B. 促进血液中碳氧血红蛋白解离
C. 保护主要脏器供氧
D. 加速体内血液循环
E. 增加椎动脉血容量

考点：急性一氧化碳中毒的护理问题和护理措施（A1、A2、A3/A4型题）

11. 关于CO中毒病人的护理措施，**错误**的是
A. 观察病人有无头痛、呕吐等征象
B. 高浓度、高流量给氧
C. 高热惊厥者给予地西泮
D. 平卧时头偏向一侧
E. 病人清醒后即可恢复活动

12. 病人，女性，58岁。因CO中毒1天后入院，病人处于浅昏迷状态、脉搏130次/min、皮肤多汗、面色潮红、口唇呈樱桃红色。其潜在的并发症是
A. 昏迷
B. 水、电解质紊乱
C. 肺水肿
D. 迟发性脑病
E. 脑水肿

（13～14题共用题干）

病人，女性，50岁。一氧化碳中毒2小时入院。病人深昏迷，呼吸规则，血碳氧血红蛋白(COHb)55%。

13. 为促进一氧化碳的排出，最佳的措施是
A. 应用呼吸机
B. 高压氧舱治疗
C. 间断高浓度给氧
D. 持续低流量给氧
E. 应用呼吸兴奋剂

14. 此时，护士应将病人安置的体位是
A. 端坐位
B. 侧卧位
C. 中凹卧位
D. 头低足高位
E. 平卧位、头偏向一侧

15. 关于社区开展预防一氧化碳中毒的健康教育，正确的叙述是
A. 关闭门窗
B. 煤气淋浴器安装在浴室里
C. 定期检查管道安全
D. 使用不带有自动熄火装置的煤灶
E. 通气开关可长期开放

16. 病人，女性，16岁。因一氧化碳中毒送入急诊救治。口唇黏膜呈樱桃红色，自诉头痛剧烈，四肢无力。该病人属于
A. 轻度中毒
B. 中度中毒
C. 重度中毒
D. 迟发型脑病
E. 急危重中毒

参考答案

序号	1	2	3	4	5	6	7	8	9	10	11	12	13	14	15	16
答案	D	C	B	C	E	A	A	E	A	B	E	D	B	E	C	B

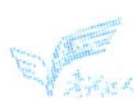

第六节　有机磷中毒病人的护理

考情分析

年份	主要考点
2020	有机磷中毒的主要机制；属于烟碱样症状的是(肌肉震颤)；有机磷农药中毒瞳孔的特点、呼出气体的气味
2021	有机磷农药中毒病人使用阿托品治疗时需要继续用药的指标(皮肤湿润)；阿托品化的指标不包括(心率>120 次/min)
2022	有机磷农药中毒毒蕈碱症状的判断
2023	有机磷中毒 M 样症状不包括(四肢瘫痪)

考点导航

有机磷农药是目前我国农业应用广泛的杀虫剂。绝大多数有机磷农药为淡黄至棕色油状液体，一般难溶于水，在酸性环境中较稳定，在碱性条件下易水解失效，但**敌百虫在碱性溶液中则变为毒性更强的敌敌畏**。

一、病因及发病机制

(一) 病因

1. 职业性中毒　多由于生产有机磷农药的生产设备密闭不严或在使用中违反操作规定而造成。
2. 生活性中毒　多由于误服、误用引起；此外，还有服毒自杀及谋杀他人而中毒者。

(二) 发病机制

有机磷农药毒性作用是与体内胆碱酯酶迅速结合，形成磷酸化胆碱酯酶而**失去酶活性**，丧失分解乙酰胆碱的能力，导致**乙酰胆碱在体内大量蓄积，引起胆碱能神经先兴奋后抑制**，从而产生一系列临床中毒症状。

温馨提示

有机磷农药中毒时→有机磷农药与体内的胆碱酯酶形成磷酸化胆碱酯酶→乙酰胆碱酯酶失活→乙酰胆碱在体内蓄积→产生一系列临床中毒症状。

二、临床表现

1. 急性中毒全身损害　一般经皮肤吸收，症状常在接触农药 2～6 小时内出现。口服中毒可在 10 分钟至 2 小时内出现症状(表 11-6-1)。

表 11-6-1　有机磷中毒临床表现

症状	发生机制	临床表现
毒蕈碱样症状	副交感神经末梢过度兴奋，腺体分泌增加、平滑肌痉挛	头晕、头痛、多汗、流涎、恶心、呕吐、腹痛、腹泻、**瞳孔缩小**、视物模糊、支气管分泌物增多、呼吸困难
烟碱样症状	横纹肌运动神经过度兴奋，肌肉痉挛	**肌纤维颤动**，常先从眼睑、面部、舌肌开始，逐渐发展至四肢，全身肌肉抽搐，后期出现肌力减退和瘫痪，如发生呼吸肌麻痹可诱发呼吸衰竭。还可引起血压增高、心率加快和心律失常
中枢神经系统症状	**大脑中乙酰胆碱酯酶浓度小于 60%**	早期有头晕、头痛、乏力，逐渐出现烦躁不安、谵妄、抽搐及昏迷。严重时可发生**呼吸中枢衰竭或脑水肿死亡**

2. 局部损害　可引起过敏性皮炎、结膜充血和瞳孔缩小。

三、辅助检查

全血胆碱酯酶活力测定：是诊断有机磷农药中毒、判断中毒程度、疗效及估计预后**的主要指标**。正常人血胆碱酯酶

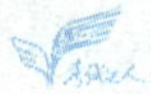

活力为100%，**低于80%则属异常**。

有机磷农药接触史，典型症状和体征，**特殊大蒜气味**及全血胆碱酯酶活力测定均为诊断重要依据。

温馨提示

呼吸气有大蒜味提示有机磷中毒，呼吸气有烂苹果味提示糖尿病酮症酸中毒，呼吸气呈尿味提示慢性肾衰竭（尿毒症）。

根据症状轻重，将急性有机磷中毒分为轻、中、重三级（表11-6-2）。

表11-6-2 急性有机磷中毒分度

分级	表现	全血胆碱酯酶活力
轻度中毒	头晕、头痛、恶心、呕吐、多汗、流涎、视物模糊、瞳孔缩小	**50%～70%**
中度中毒	除上述症状外，肌纤维颤动、瞳孔明显缩小、轻度呼吸困难、大汗、腹痛、腹泻、意识清楚或轻度障碍，步态蹒跚	**30%～50%**
重度中毒	除上述症状外，发生肺水肿、惊厥、昏迷及呼吸麻痹	**30%以下**

四、治疗原则

1. 迅速清除毒物 口服中毒者要反复洗胃，可用清水、**2%碳酸氢钠（敌百虫禁用）**或1∶5 000高锰酸钾溶液（对硫磷忌用）进行洗胃，**直至洗清至无大蒜味为止**。**皮肤黏膜吸收中毒者应立即脱离现场，脱去污染衣服**，用肥皂水反复清洗污染皮肤、头发和指甲缝隙部位，**禁用热水或乙醇擦洗**，以防皮肤血管扩张促进毒物吸收。眼部污染可用2%碳酸氢钠溶液、生理盐水或清水连续冲洗。敌百虫中毒禁用2%碳酸氢钠溶液。

2. 解毒药物的使用（表11-6-3）

表11-6-3 有机磷中毒解毒药物的使用

药物类型	作用机制	用法和注意事项
抗胆碱药（**阿托品**）	**解除平滑肌痉挛，抑制支气管腺体分泌**	**原则：早期、足量反复给药** 轻度中毒：皮下注射阿托品1～2mg，每1～2小时一次 中重度中毒：静脉给药 **阿托品化（瞳孔较前散大、颜面潮红、口干、皮肤干燥、肺部湿啰音减少或消失、心率加快）：减量或停药** 阿托品中毒（瞳孔扩大、烦躁不安、意识模糊、谵妄、抽搐、昏迷和尿潴留）：及时停药观察，必要时用毛果芸香碱拮抗
胆碱酯酶复能剂（碘解磷定、氯解磷定和双复磷）	**使抑制的胆碱酯酶恢复活性**，改善烟碱样症状	不良反应：如短暂眩晕、视物模糊或复视、血压升高等 碘解磷定剂量过大出现口苦、咽痛、恶心。注射速度过快可致暂时性呼吸抑制 双复磷毒不良反应较明显，用量过大可引起室性期前收缩、室颤或传导阻滞 中重度中毒时，阿托品与胆碱酯酶复能剂合用可提高疗效，但阿托品应减量

温馨提示

阿托品化的口诀为：阿托品化看扩瞳，唇干舌燥面转红，心率增快啰音失，到此用药应暂停。

3. 对症治疗 **有机磷中毒的死因主要为呼吸衰竭**。及时给氧、吸痰、保持呼吸道通畅；必要时气管插管、气管切开或应用人工呼吸机；防治感染应早期应用抗生素；输液可加速毒物排出，并可补偿丢失的液体、电解质，纠正酸碱平衡和补充营养。

五、护理问题

1. 急性意识障碍：昏迷 与有机磷农药中毒有关。
2. 体液不足：脱水 与有机磷农药中毒致严重呕吐、腹泻有关。
3. 气体交换受损 与有机磷农药中毒致细支气管分泌物过多有关。

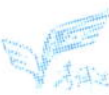

4. 有误吸的危险　与意识障碍有关。
5. 低效性呼吸型态：呼吸困难　与有机磷农药中毒致肺水肿、呼吸肌麻痹、呼吸中枢受抑制有关。
6. 知识缺乏：缺乏有机磷农药使用及管理和中毒的有关知识。

六、护理措施

1. 病情观察　急性有机磷农药中毒，常因肺水肿、脑水肿、呼吸衰竭而死亡。定时检查和记录生命体征、尿量和意识状态。及时做好配合抢救的工作，记出入量。
2. 吸氧　给予**高流量吸氧4～5L/min**，每天要换鼻导管，并插入另一侧鼻孔。
3. 体位　病人体位应有利于呼吸运动，如清醒者可取半卧位，昏迷者头偏一侧。
4. 保持呼吸道通畅　昏迷者除头偏一侧外，注意及时清除呕吐物及痰液，并备好气管切开包、呼吸机等。
5. 药物护理　遵医嘱定时给予静脉小壶阿托品，注意病人体征是否达到阿托品化，并避免阿托品中毒，早期给予足量的碘解磷定或氯解磷定。必要时给予呼吸中枢兴奋剂尼可刹米，**忌用抑制呼吸中枢的药物如吗啡、巴比妥类**。

七、健康教育

1. 喷洒农药时要穿质厚的长袖上衣及长裤，扎紧袖口、裤管，戴口罩、手套。如衣服被污染要及时更换并清洗皮肤。
2. 凡接触农药的器物均需用清水反复冲洗。盛过农药的容器绝不能再盛食物。接触农药过程中出现头晕、胸闷、流涎、恶心、呕吐等有机磷中毒先兆时应立即就医。

考点练习

考点：急性有机磷农药中毒的病因和临床表现（A1、A2型题）

1. 有机磷中毒时，代谢失常的神经递质是
   A. 多巴胺
   B. 乙酰胆碱
   C. 5-羟色胺
   D. 肾上腺素
   E. 去甲肾上腺素
2. 有机磷农药中毒的机制是
   A. 血氧运输障碍
   B. 体温调节异常
   C. 激活胆碱酯酶
   D. 胆碱酯酶失活
   E. 抑制丙酮酸氧化酶系统
3. 有机磷农药中毒时，瞳孔变化的特点是
   A. 散大
   B. 缩小
   C. 不等大
   D. 正常
   E. 对光反射消失
4. 有机磷农药中毒时“中间综合征”发生的时间是
   A. 6～8小时
   B. 8～10小时
   C. 12～16小时
   D. 16～24小时
   E. 24～96小时
5. 有机磷农药中毒病人发生迟发性神经病的主要临床表现是
   A. 下肢瘫痪
   B. 去大脑皮质状态
   C. 下肢感觉异常
   D. 癫痫
   E. 周围神经病变
6. 病人，男性，48岁，昏迷，被他人送入急诊科，呼气带有大蒜味，急查全血胆碱酯酶活力为50%。最可能是
   A. 肝性脑病
   B. 糖尿病酮症酸中毒
   C. 有机磷农药中毒
   D. 酒精中毒
   E. 尿毒症
7. 有机磷农药中毒病人的尿液气味呈
   A. 蒜臭味
   B. 烂苹果味
   C. 粪臭味
   D. 氨臭味
   E. 腥臭味
8. 有机磷农药中毒的烟碱样症状是
   A. 大汗淋漓
   B. 呼吸困难
   C. 肌纤维颤动
   D. 呕吐物呈大蒜味
   E. 瞳孔缩小如针尖
9. 有机磷农药中毒时瞳孔缩小是由于
   A. 烟碱样作用
   B. 迷走神经兴奋
   C. 交感神经兴奋
   D. 毒蕈碱样作用
   E. 迟发性神经病
10. 病人，女性，35岁。因与家人争吵后自服敌敌畏100ml，2小时后送医院不治身亡。该病人死亡的原因

最有可能是
A. 肺部感染
B. 脑水肿
C. 中间综合征
D. 心脏骤停
E. 呼吸衰竭

考点：急性有机磷中毒的辅助检查和治疗要点（A1、A2型题）

11. 有机磷农药中毒诊断的主要指标是
A. 口唇颜色
B. 特殊气味
C. 瞳孔大小
D. 全血胆碱酶测定
E. 意识状态

12. “阿托品化”的指标不包括
A. 瞳孔散大
B. 颜面潮红
C. 皮肤干燥
D. 肺部湿啰音消失
E. 心率减慢

13. 病人，女性，60岁。诊断为“有机磷农药中毒”，已经给予洗胃等处理，遵医嘱给予阿托品药物治疗。当病人出现下列哪种情况时应及时通知医师给予停药
A. 颜面潮红
B. 皮肤干燥、口干
C. 体温37.2℃
D. 心率110次/min
E. 烦躁不安、抽搐

14. 急性有机磷农药中毒病人使用胆碱酯酶复能剂的原则，正确的是
A. 应该尽量地少用
B. 应该尽早地使用
C. 不与阿托品合用
D. 只用于轻度中毒
E. 只用于重度中毒

15. 病人，男性，50岁。农药厂工人，在生产有机磷农药工作中违反操作规定，出现恶心、呕吐，多汗、流涎、瞳孔缩小，呼吸困难、大汗、肺水肿、惊厥等症状。全血胆碱酯酶活力降至30%以下，在治疗时使用阿托品静脉给药。当出现阿托品中毒时应采取的治疗措施是
A. 立即停药
B. 密切观察
C. 对症处理
D. 应用解磷定
E. 应用毛果芸香碱

16. 氯解磷定治疗有机磷农药中毒的作用机制是
A. 抑制腺体分泌
B. 解除平滑肌痉挛
C. 恢复胆碱酯酶活性
D. 促进毒物排泄
E. 减轻毒蕈碱症状

17. 病人，女性，35岁。以有机磷中毒住院，入院后诊断为重度有机磷中毒。其血胆碱酯酶活性测定结果应为
A. 血胆碱酯酶活性80%～60%
B. 血胆碱酯酶活性70%～50%
C. 血胆碱酯酶活性50%～30%
D. 血胆碱酯酶活性<50%
E. 血胆碱酯酶活性<30%

18. 病人，女性，35岁。在田间喷药农药时不慎污染衣服。为了避免农药经皮肤黏膜吸收而发生中毒。该女性应立即
A. 去医院就诊
B. 脱离现场、脱去污染衣服
C. 肥皂水清洗皮肤
D. 用热水冲洗皮肤
E. 用乙醇清洗皮肤

参考答案

序号	1	2	3	4	5	6	7	8	9	10	11	12	13	14	15	16
答案	B	D	B	E	A	C	A	C	D	E	D	E	E	B	A	C
序号	17	18														
答案	E	B														

第七节　镇静催眠药中毒病人的护理

考情分析

年份	主要考点
2023	巴比妥类药物中毒病人死亡的主要原因；静脉滴注碳酸氢钠解救苯巴比妥类药物中毒的机制

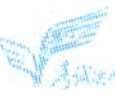

考点导航

一、病　　因

1. 苯二氮䓬类

(1) 长效类(半衰期>30 小时):氯氮䓬、地西泮、氟西泮。

(2) 中效类(半衰期 6～30 小时):阿普唑仑、奥沙西泮、替马西泮。

(3) 短效类:三唑仑。

2. 巴比妥类

(1) 长效类:巴比妥、苯巴比妥。

(2) 中效类:戊巴比妥、异戊巴比妥、布他比妥。

(3) 短效类:司可巴比妥、硫喷妥钠。

3. 非巴比妥非苯二氮䓬类(中效～短效)　水合氯醛、格鲁米特(导眠能)、甲喹酮(安眠酮)。

4. 吩噻嗪类(抗精神病药)　又称强安定剂或神经阻断剂。

二、临 床 表 现

1. 急性中毒

(1) 巴比妥类中毒:①轻度中毒:嗜睡、情绪不稳定、注意力不集中、记忆力减退、共济失调、步态不稳、眼球震颤。②重度中毒:进行性中枢神经系统抑制,由嗜睡到深昏迷。呼吸抑制由呼吸浅而慢到呼吸停止;心血管功能由低血压到休克;体温下降常见;肌张力松弛,腱反射消失。

(2) **苯二氮䓬类中毒**:中枢神经系统抑制较轻,主要症状是**嗜睡、头晕、言语含混不清、意识模糊、共济失调**。

(3) 非巴比妥非苯二氮䓬类中毒:其症状虽与巴比妥类中毒相似,但各有其特点。

1) 水合氯醛中毒:可有心律失常、肝肾功能损害。

2) 格鲁米特(导眠能)中毒:意识障碍有周期性波动。有抗胆碱能神经症状,如瞳孔散大等。

3) 甲喹酮中毒:可有明显的呼吸抑制,出现锥体束体征如肌张力增强、腱反射亢进、抽搐等。

4) 甲丙氨酯中毒:常有血压下降。

(4) 吩噻嗪类中毒:最常见的为锥体外系反应:①震颤麻痹综合征;②静坐不能;③急性肌张力障碍反应如斜颈、吞咽困难、牙关紧闭等。

2. 慢性中毒

(1) 意识障碍和轻躁狂状态:出现一时性躁动不安或意识模糊状态。言语兴奋、欣快、易疲乏,伴有震颤、咬字不清、步态不稳等。

(2) 智能障碍:记忆力、计算力、理解力均有明显下降,工作学习能力减退。

(3) 人格变化:病人丧失进取心,对家庭和社会失去责任感。

3. 戒断综合征　长期服用大剂量镇静催眠药的病人,突然停药或迅速减少药量时,可发生戒断综合征。主要表现为自主神经兴奋性增高和轻、重症神经精神异常。

三、辅 助 检 查

1. 血液、尿液、胃液中药物浓度测定　对诊断有参考意义。

2. 血液生化检查　血糖、尿素氮、肌酐、电解质等。

3. 动脉血气分析。

四、治 疗 原 则

1. 急性中毒的治疗

(1) 维持昏迷病人的重要脏器功能:①保持气道通畅:深昏迷病人气管插管;②维持血压:急性中毒出现低血压多由于血管扩张所致,应输液补充血容量;③心脏监护:如出现心律失常,给予抗心律失常药;④促进意识恢复:给予葡萄糖、维生素 B_1、纳洛酮。用纳洛酮每次 0.4～0.8mg 静脉推注,可根据病情间隔 15 分钟重复一次。

(2) 清除毒物:①洗胃;②活性炭:对吸附各种镇静催眠药有效;③强化碱性化利尿:用呋塞米和碱性液,只对长效巴比妥类有效;④血液透析、血液灌流:对苯巴比妥和吩噻嗪类中毒有效,危重病人可考虑应用。

(3) 特效解毒疗法:氟马西尼是苯二氮䓬类拮抗剂,能通过竞争抑制苯二氮䓬受体而阻断苯二氮䓬类药物的中枢神经系统作用。

(4) 对症治疗：吩噻嗪类药物中毒无特效解毒剂。因此，首先要彻底清洗胃肠道。治疗以对症及支持疗法为主。

2. 慢性中毒的治疗原则

(1) 逐步缓慢减少药量，停用镇静催眠药。

(2) 请精神科医师会诊，进行心理治疗。

3. 戒断综合征 用足量镇静催眠药控制戒断症状，稳定后，逐渐减少药量以至停药。

五、护理问题

1. 清理呼吸道无效 与咳嗽反射减弱或消失、药物对呼吸中枢抑制有关。

2. 组织灌注量改变 与急性中毒致血管扩张有关。

3. 有皮肤完整性受损的危险 与昏迷、皮肤大疱有关。

4. 潜在并发症：肺炎。

六、护理措施

1. 严密观察病情，保持呼吸道通畅，注意有无缺氧、呼吸困难、窒息等症状，监测动脉血气分析值，观察呼吸的变化。清醒者鼓励咳嗽，并叩击背部，以促进有效排痰，昏迷病人痰多时给予吸痰，呼吸困难、发绀者给予高流量持续给氧。

2. 密切观察生命体征的变化，监测病人的体温、肢体温度、末梢循环、皮肤黏膜的湿度和弹性等，及早发现休克先兆，并迅速建立静脉通道，遵医嘱补液。

3. 保持床单清洁、干燥、平整，定时翻身，避免推、拖、拉等动作；注意皮肤卫生，定期给予床上擦浴；做好口腔护理，观察黏膜情况；为避免潮湿的刺激，在出汗多或尿床时及时更换；观察皮肤大疱有无破溃，受压处有无压力性损伤早期症状。

4. 指导病人预防肺部感染的方法，如咳嗽、经常更换体位、叩背促进有效排痰，饮食、饮水时取半坐卧位，防误吸。定期通风，保持室内空气新鲜，冬天注意保暖，防止受凉感冒。减少探视，避免医院感染。若并发肺炎，高热时给予物理降温，及时更换衣服、被服等。静脉输液时，注意速度不宜过快，以免引起急性肺水肿加重病情。

5. 饮食护理 加强营养，给予高蛋白的鼻饲流质或静脉补充营养物质，以提高机体的抵抗力。

6. 心理护理。

七、健康教育

1. 对情绪不稳定和精神不正常的人，镇静药、催眠药的使用保管应严加管理，同时要防止药物依赖。

2. 长期服用大量催眠药的人，包括**长期服用苯巴比妥的癫痫病人，不能突然停药，应逐渐减量后停药**。

第八节 酒精中毒病人的护理

考情分析

年份	主要考点
2020	酒精中毒的错误叙述(长期酗酒会造成热量缺乏)
2021	属于急性酒精中毒兴奋期表现的是(情绪不稳定)；地西泮最常见的副作用(嗜睡)
2023	酒精中毒共济失调期血液中酒精浓度(达到33mmol/L)

考点导航

当一次饮入过量的酒精或酒类饮料，引起中枢神经系统由兴奋转为抑制的状态，称为酒精中毒。

一、病　因

酒中有效成分是乙醇，能与水和大多数有机溶剂混溶，更易溶于水。乙醇用作工业溶剂。酒是含乙醇的饮料。谷类或水果发酵制成的酒中含乙醇浓度较低，啤酒为3%～5%，黄酒12%～15%，葡萄酒10%～25%；蒸馏形成烈性酒，如白酒、白兰地、威士忌等含乙醇40%～60%。

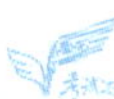

二、临床表现

1. 急性中毒

(1) **兴奋期**:血**乙醇浓度达到** 11mmol/L(50mg/dl)即感头痛、欣快、兴奋。血乙醇浓度超过 16mmol/L(75mg/dl),可有健谈、饶舌、情绪不稳定、自负、易激怒、粗鲁行为或攻击行动。浓度达到 22mmol/L(100mg/dl)时,驾车易发生车祸。

(2) **共济失调期**:血**乙醇浓度达到** 33mmol/L(150mg/dl),**肌肉运动不协调,行动笨拙**,言语含混不清,眼球震颤,视物模糊,复视,步态不稳,**出现明显共济失调**。浓度达到 43mmol/L(200mg/dl),出现恶心、呕吐、困倦。

(3) **昏迷期**:血**乙醇浓度升至** 54mmol/L(250mg/dl),病人**进入昏迷期**,表现昏睡、瞳孔散大、体温降低。**血乙醇超过** 87mmol/L(400mg/dl)病人陷入深昏迷,心率快、血压下降,呼吸慢而有鼾音,可出现呼吸、循环麻痹而危及生命。

2. 戒断综合征

(1) 单纯性戒断反应:在减少饮酒后 6~24 小时发病。出现震颤、焦虑不安、兴奋、失眠、心动过速、血压升高、大量出汗、恶心、呕吐。多在 2~5 天内缓解自愈。

(2) 酒精性幻觉反应:病人意识清醒,定向力完整。幻觉以幻听为主,也可见幻视、错觉及视物变形。多为迫害妄想,一般可持续 3~4 周后缓解。

(3) 戒断性惊厥反应:往往与单纯性戒断反应同时发生,也可在其后发生癫痫大发作。

(4) 震颤谵妄反应:在停止饮酒 24~72 小时后,也可在 7~10 小时后发生。病人精神错乱,全身肌肉出现粗大震颤。谵妄是在意识模糊的情况下出现生动、恐惧的幻视,可有大量出汗、心动过速、血压升高等交感神经兴奋的表现。

3. 慢性中毒　长期酗酒可造成多系统损害。

(1) 神经系统

1) **Wernicke 脑病:眼部可见眼球震颤、外直肌麻痹**。有类似小脑变性的**共济失调和步态不稳**。

2) **Korsakoff 综合征:近记忆力严重丧失,时空定向力障碍**,对自己的缺点缺乏自知之明,用虚构回答问题。

3) 周围神经麻痹:双下肢远端感觉运动减退,跟腱反射消失,手足感觉异常麻木、烧灼感、无力。

(2) 消化系统:①胃肠道疾病:可有反流性食管炎、胃炎、胃溃疡、胰腺炎。②酒精性肝病:由可逆的脂肪肝、酒精中毒性肝炎转化为肝硬化。脂肪肝有肝大、肝功能异常。酒精中毒性肝炎有食欲减退、恶心、呕吐、发热、肝大、黄疸、肝功能异常。肝硬化有门脉高压症和肝功能异常。

(3) 心血管系统:酒精中毒性心肌病往往未被发现,有逐渐加重的呼吸困难、心脏增大、心律失常以及心功能不全。

(4) 造血系统:贫血可为巨幼细胞贫血或缺铁性贫血。由于凝血因子缺乏或血小板减少和血小板凝聚功能受抑制可引起出血。

(5) 呼吸系统:肺炎多见。

(6) 代谢疾病和营养疾病:①代谢性酸中毒多为轻度;②电解质失常:血钾、血镁轻度降低;③低血糖症:明显降低时可诱发抽搐;④维生素 B_1 缺乏:可引起 Wernicke 脑病和周围神经麻痹。

(7) 生殖系统:男性性功能低下,睾酮减少。女性宫内死胎率增加。酒精中毒可致胎儿出现畸形、发育迟钝、智力低下。

三、辅助检查

1. 血清乙醇浓度　急性酒精中毒时呼出气中乙醇浓度与血清乙醇浓度相当。

2. 动脉血气分析　急性酒精中毒时可见轻度代谢性酸中毒。

3. 血清电解质浓度　急慢性酒精中毒时可见低血钾、低血镁和低血钙。

4. 血清葡萄糖浓度　急性酒精中毒时可见低血糖症。

5. 肝功能检查　慢性酒精中毒性肝病时可有明显肝功能异常。

四、治疗原则

1. 急性中毒

(1) 轻症病人无须治疗,兴奋躁动的病人必要时加以约束。

(2) 共济失调病人应休息,避免活动以免发生外伤。

(3) 昏迷病人应注意是否同时服用其他药物。重点是维持生命脏器的功能:①维持气道通畅:供氧充足,必要时气管插管。②维持循环功能:注意血压、脉搏,静脉输入 5%葡萄糖盐水溶液。③心电图监测心律失常和心肌损害。④保暖:维持正常体温。⑤维持水、电解质、酸碱平衡。治疗 Wernicke 脑病,可肌注维生素 B_1 100mg。⑥保护大脑功能,应用纳洛酮 0.4~0.8mg 缓慢静脉注射。

(4) 严重急性中毒时可用**血液透析**促使体内乙醇排出。**透析指征**有:**血乙醇含量>108mmol/L(500mg/dl)**,伴酸中毒或同时服用甲醇。静脉注射 50%葡萄糖 100ml,肌注维生素 B_1、维生素 B_6 各 100mg,以加速乙醇在体内氧化。

2. 戒断综合征　病人应安静休息，保证睡眠。加强营养，给予维生素 B_1、维生素 B_6。有低血糖时静脉注射葡萄糖。重症病人宜选用短效镇静药控制症状，而不致嗜睡和共济失调。**常选用地西泮**。症状稳定后，可给予维持镇静的剂量，每 8～12 小时服药一次。**有癫痫病史者可用苯妥英钠**。**有幻觉者可用氟哌啶醇**。

3. 慢性中毒 Wernicke 脑病注射维生素 B_1 100mg 有明显效果。同时应补充血容量和电解质。葡萄糖应在注射维生素 B_1 后再给，以免在葡萄糖代谢过程中大量消耗维生素 B_1 使病情急剧恶化。Korsakoff 综合征治疗同 Wernicke 脑病。还应注意加强营养，治疗贫血和肝功能不全。

五、护理问题

1. 意识障碍　与酒精作用于中枢神经系统有关。
2. 低效性呼吸型态　与药物抑制呼吸中枢有关。
3. 组织灌注量改变　与药物作用于血管运动中枢有关。
4. 知识缺乏：缺乏酒精对人体毒性的认识。

六、护理措施

1. 催吐　直接刺激病人咽部进行催吐，使胃内容物呕出，减少乙醇的吸收。
2. 保持呼吸道通畅　**取平卧位头偏向一侧，及时清除呕吐物及呼吸道分泌物**，防止窒息。
3. 严密观察病情　对神志不清者要细心观察意识状态、瞳孔及生命体征的变化。
4. **按医嘱尽快使用纳洛酮**　应注意病人应用纳洛酮后清醒的时间，若超过平均清醒时间或用后昏迷程度加深，要追问病史，是否存在其他情况（如颅内血肿等）及时对症处理。
5. 安全防护　病人多数表现烦躁，兴奋多语，四肢躁动，应加强巡视，使用床挡，必要时给予适当的保护性约束，防止意外发生。要做好病人的安全防护外，还要防止伤害他人（包括医务人员）。
6. 注意保暖　急性酒精中毒病人全身血管扩张，散发大量热量，有些甚至寒战。此时应采取适当提高室温，加盖棉被等保暖措施。

七、健康教育

在病人清醒及情绪稳定后向其及家属宣传酒精及代谢产物**乙醛可直接损伤肝细胞**。一次过量饮酒其危害不亚于一次轻型急性肝炎，经常过量则会导致酒精性肝硬化。而且一般酗酒常在晚餐发生，导致的严重后果是酒后驾车，受晚上光线的影响易造成交通事故，身心受伤甚至危及他人的生命。

考点练习

考点：酒精中毒的病因和临床表现（A2 型题）

1. 病人，男性，32 岁。参加同学聚会大量饮酒后被送入医院。查体：呼吸慢而有鼾音，心率 130 次/min，血压 80/60mmHg，血液乙醇浓度达 97mmol/L。该病人处于急性酒精中毒的哪一期
   A. 兴奋期
   B. 共济失调期
   C. 嗜睡
   D. 浅昏迷
   E. 深昏迷
2. 病人，男性，26 岁。参加朋友聚会大量饮酒后被送入医院。查体见瞳孔散大，血乙醇浓度为 54mmol/L（250mg/dl），此时病人处于急性酒精中毒的哪一期
   A. 嗜睡
   B. 戒断综合征
   C. 共济失调期
   D. 昏迷期
   E. 兴奋期
3. 病人，男性，55 岁。有 25 年饮酒史，每天饮白酒约 400ml，近日出现眼球震颤、步态不稳、精神错乱等症状。考虑该病人为酒精慢性中毒的
   A. 酒精性幻觉反应
   B. Korsakoff 综合征
   C. 震颤谵妄反应
   D. 周围神经麻痹
   E. Wernicke 脑病
4. 病人，男性，50 岁。有饮酒史 30 余年，每天饮白酒约半斤，近日出现近记忆力严重丧失，时空定向力障碍。考虑该病人为酒精慢性中毒的
   A. 酒精性幻觉反应
   B. Korsakoff 综合征
   C. 震颤谵妄反应
   D. 周围神经麻痹
   E. Wernicke 脑病
5. 病人，男性，20 岁。因“饮酒后昏迷，抽搐 3 小时”急诊入院。病人于 3 小时前饮白酒 800ml 后逐渐胡言乱语，昏睡，继之昏迷，伴有剧烈抽搐，口吐白沫，无双眼上翻，未咬破舌尖。最可能的诊断是

A. 癫痫
B. 中风
C. 脑水肿
D. 酒精中毒
E. 食物中毒

6. 病人，男性，26岁。于晚间饮用高度白酒约500ml后神志不清，呼吸困难、口唇发绀急诊入院。查体：T 36.9℃，P 141次/min，R 38次/min，BP 95/72mmHg；嗜睡、半卧位，呼吸急促；腹部轻压痛，无肌紧张。分诊护士判断该病人最可能为
A. 急性胰腺炎
B. 癔症
C. 呼吸衰竭
D. 脑疝
E. 酒精中毒

考点：酒精中毒的辅助检查、治疗要点和护理措施（A2型题）

7. 病人，男性，76岁。饮用红酒600ml后出现言语含混不清、视物模糊、步态不稳。下列处理措施**错误**的是
A. 纳洛酮缓慢静脉注射
B. 肌注维生素 B_1
C. 静脉注射5%葡萄糖盐水
D. 静滴抗生素
E. 维持正常体温

8. 病人，男性，40岁。有饮酒史20余年，昨晚外出就餐，饮白酒约半斤后陷入昏迷状态。入院后查体：心率132次/min、血压85/60mmHg，呼吸慢而有鼾音。医生建议透析治疗。透析指征应是当血乙醇含量达到
A. >128mmol/L
B. >108mmol/L
C. >87mmol/L
D. >54mmol/L
E. <33mmol/L

9. 病人，男性，50岁。饮酒史近20年，昨天与同事一起饮白酒6两后出现明显的烦躁不安、过度兴奋状。针对目前病人的情况，可选用的镇静药物是
A. 哌替啶
B. 地西泮
C. 吗啡
D. 苯巴比妥类
E. 水合氯醛

10. 病人，男性，45岁。因大量饮酒后出现呕血，护士应协作病人取
A. 俯卧位
B. 半卧位
C. 平卧位，头偏向一侧
D. 中凹卧位
E. 头低足高位

11. 针对酒精中毒病人的护理措施，**错误**的是
A. 躁动时可用苯巴比妥
B. 卧床、保暖
C. 维持体液平衡
D. 呼吸和循环支持
E. 必要时透析护理

参考答案

序号	1	2	3	4	5	6	7	8	9	10	11
答案	E	D	E	B	D	E	D	B	B	C	A

第九节　中暑病人的护理

扫二维码
免费看视频

考情分析

年份	主要考点
2019	热射病重点评估的内容；热射病病人担心疾病影响以后干农活时的心理反应
2020	中暑的预防措施中错误的是（炎热天气可穿绝缘服装）；热射病的错误护理（室温10～15℃）；热射病病情观察要点错误的是（患者四肢末梢厥冷发绀提示降温有效）
2022	热射病伴休克病人的降温方式；非劳力性热射病的主要症状（无汗、干热）；引起热射病的病因不包括（低血糖）；热射病"三联征"是指（高热、无汗、意识障碍）
2023	为预防中暑，高温作业的工人宜饮用（含盐饮料）；热射病的临床表现

考点导航

中暑是指在**高温环境下或受到烈日暴晒**引起体温调节功能紊乱、汗腺功能衰竭和水、电解质过度丧失所致的疾病。

临床上分为先兆中暑、轻度中暑和重度中暑，重度中暑可分为热射病、热衰竭和热痉挛三种类型。

一、病　因

正常人的体温一般恒定在37℃左右，是通过下丘脑体温调节中枢的作用，使产热和散热处于动态平衡的结果。当环境温度较高(室温超过35℃)、强辐射热，或气温虽未达高温，但湿度高及通风不良的环境下无足够防暑降温措施，在此环境中劳动到一定时间均可发生中暑。人体散热方式有辐射、蒸发、对流及传导。当**环境温度较高，潮湿及空气流通不畅**，以上4种**散热方式均发生障碍**时，热量在体内聚集而致中暑。年老体弱、慢性病病人或过度疲劳而对高温的耐受性降低者更易发生。

二、临床表现

先兆中暑出现大汗、口渴、头晕、胸闷、乏力、体温基本正常；轻度中暑除上述症状外，有面色潮红、大汗、脉搏快速，体温在38℃以上，重度中暑临床表现见表11-9-1。

表11-9-1　重度中暑临床表现

分类	发生机制	临床表现
热衰竭(中暑衰竭)	**大量出汗导致失水、失钠**，血容量不足而引起周围循环衰竭	**头痛、头晕、口渴**、皮肤苍白、出冷汗、**脉搏细速、血压下降**、昏厥或意识模糊，体温基本正常
热痉挛(中暑痉挛)	大量出汗后口渴而饮水过多，盐分补充不足，使**血液中钠、氯浓度降低**	**肌肉痉挛**。以腓肠肌痉挛最为多见，体温多正常
热射病(中暑高热)	高温环境下大量出汗仍不足以散热或体温调节功能障碍出汗减少致汗闭，可造成体内热蓄积	**高热、无汗、意识障碍"三联征"为典型表现**。早期出现头痛、头昏、全身乏力、多汗，继而体温迅速升高，可达40℃以上，出现皮肤干热，无汗、谵妄和昏迷 严重者出现休克、脑水肿、肺水肿、DIC及肝肾功能损害甚至昏迷等

温馨提示

热衰竭因大量失水、失钠导致血容量不足而发生周围循环衰竭；热痉挛是大量出汗后补充大量水分，未补充盐分导致血液低渗而出现肌肉痉挛；热射病是由于体温中枢功能障碍而致无汗导致散热不足、热蓄积而出现高热、意识障碍。

三、治疗原则

1. **热衰竭**　**纠正血容量不足**，静脉补充生理盐水及葡萄糖液、氯化钾。一般半小时至数小时可恢复。
2. **热痉挛**　**给予含盐饮料**，若痉挛性肌肉疼痛反复发作，可静脉滴注生理盐水。
3. **热射病**　**迅速采取各种降温措施**，若抢救治疗不及时，死亡率高。

(1) 物理降温用冰袋或酒精擦浴；头部戴冰帽，颈、腋下、腹股沟等处放置冰袋。**肛温降至38℃时应暂停降温**。

(2) 药物降温可与物理降温并用，降温效果会更佳。**常用药物为氯丙嗪**，其作用有抑制体温调节中枢，扩张血管加速散热，降低器官代谢及耗氧量。

(3) 对症治疗：**抽搐时可肌内注射地西泮**10mg或用10%水合氯醛10～20ml保留灌肠。昏迷者应保持呼吸道通畅并给氧，酌情用抗生素，防治感染。脱水、酸中毒者应补液纠正酸中毒。并发休克、脑水肿、心力衰竭、急性肾衰竭或弥散性血管内凝血时，应给予相应及时治疗。**中暑高热伴休克时的降温措施是动脉快速推注4℃ 5%葡萄糖盐水**。

四、护理问题

1. 体液不足：脱水　与中暑衰竭引起血容量不足有关。
2. 疼痛：肌肉痉挛性痛　与中暑后补充钠、氯不足引起中暑痉挛有关。
3. 急性意识障碍：昏迷　与中暑引起头部温度过高有关。
4. 体温过高　与中暑高热有关。

五、护理措施

1. 病情观察　昏迷者应定时测生命体征、观察意识状态及体温的变化，并记录。
2. 症状护理

(1) 双下肢腓肠肌发作痉挛时，协助病人按摩局部以减轻疼痛。

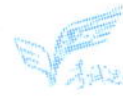

(2) **高热者可在大血管处放置冰袋,可用冰水或酒精全身擦浴**,同时**按摩四肢、躯干皮肤,防止皮肤血管收缩血流淤滞,使血管扩张促进散热**。同时使用药物降温时注意观察该药物副作用,每15分钟测肛温1次。**热射病物理降温时应暂停降温的肛温是38℃**。

(3) 昏迷者按昏迷护理常规进行,如头偏向一侧,吸痰、翻身、拍背以保持呼吸道通畅,做好口腔、皮肤清洁,预防感染。

(4) **惊厥者遵医嘱用地西泮静脉或肌内注射**,使用开口器以防舌被咬伤。

3. 保持室温以**20~25℃**为宜,要有良好通风。

4. 要注意输液速度,对老年人及原有心脏病者,输液速度要适中,避免发生左心衰竭。

六、健康教育

1. 加强防暑降温知识的宣传,外出戴防晒帽,对高温气候耐受差的老人、产妇、体弱病者,更应做好防暑,出现中暑症状应及时治疗。

2. **高温作业工人、夏季田间劳动的农民,每天补充含盐0.3%的饮料**。

3. 夏季要补充大量水分,并适当增加食物含盐量。

考点练习

考点:中暑的病因和临床表现(A1、A2型题)

1. 病人,男性,60岁。烈日下从事田间劳动约1小时后,感觉口渴、头晕、胸闷、恶心、四肢无力,紧急送往医院治疗。查体温37.8℃,脉搏100次/min,未发现其他异常,休息约半小时后症状消失。该病人出现上述症状,应首先考虑的原因是
   A. 过度劳累
   B. 睡眠不足
   C. 高温环境
   D. 身体虚弱
   E. 饮食过饱

2. 由于大量出汗导致失水、失钠等引起的周围循环衰竭属于
   A. 热射病
   B. 日射病
   C. 热痉挛
   D. 热衰竭
   E. 中暑高热

3. 热射病的"三联征"是指
   A. 高热、无汗、意识障碍
   B. 高热、烦躁、嗜睡
   C. 高热、灼热、无汗
   D. 高热、疲乏、眩晕
   E. 高热、多汗、心动过速

考点:中暑的治疗要点和护理措施(A1、A3/A4型题)

4. 热痉挛病人需要补充的是
   A. 蛋白质
   B. 脂肪
   C. 糖
   D. 盐
   E. 水

5. 在高温环境下劳动的工人,为预防中暑宜饮
   A. 含糖饮料
   B. 含盐饮料
   C. 冷开水
   D. 矿泉水
   E. 含维生素C饮料

(6~8题共用题干)

病人,男性,48岁,建筑工人。在高温闷热的建筑工地工作,近日出现全身乏力,体温有时可达40℃以上,同时伴有皮肤无汗、谵妄和抽搐。入院后诊断为热射病。

6. 首要的治疗措施是
   A. 降温
   B. 吸氧
   C. 抗休克
   D. 治疗脑水肿
   E. 纠正水、电解质紊乱

7. 上述病人最适宜的降温措施是
   A. 冰帽
   B. 冬眠合剂
   C. 冰盐水灌肠
   D. 静脉滴注4℃等渗盐水
   E. 动脉快速推注4℃ 5%葡萄糖盐水

8. 上述病人采取物理降温时,肛温降至多少应暂停
   A. 36℃
   B. 36.5℃
   C. 37℃
   D. 37.5℃
   E. 38℃

(9~10题共用题干)

病人,女性,40岁。1小时前在烈日下干农活时突然晕倒,被家人送至急诊,确诊为热射病。

9. 护士在观察病情时应着重评估
   A. 血氧饱和度
   B. 呼吸
   C. 脉搏

D. 体温
E. 血压

10. 病人清醒后，看到身上有监护仪进行监测，十分担心自己的身体情况，害怕影响干农活。此时该病人的心理状态是
A. 抑郁
B. 自闭
C. 恐惧
D. 自我形象紊乱
E. 焦虑

参考答案

序号	1	2	3	4	5	6	7	8	9	10
答案	C	D	A	D	B	A	E	E	D	E

第十节　淹溺病人的护理

考情分析

年份	主要考点
2019	淹溺者被救起后首要的急救措施
2020	淹溺者心肺复苏成功后的正确护理(对患者所遇到的困难表示关心)；淹溺者应特别警惕的并发症
2021	海水淹溺和淡水淹溺最主要的区别；淹溺病人首要的救治措施(保持呼吸道通畅)
2022	淹溺病人出现心跳停止后的首要处理(清理呼吸道)

考点导航

淹溺又称溺水，是人淹没于水中，由于水、泥沙、杂草等堵塞呼吸道，或发生反射性喉痉挛引起缺氧、窒息。

一、病因与发病机制

淹溺分为干性淹溺和湿性淹溺。干性淹溺是指人入水后，因惊慌、恐惧、骤然寒冷等强烈刺激，引起喉头痉挛导致窒息。呼吸道和肺泡很少或无水吸入。湿性淹溺是指人淹没于水中，由于缺氧不能坚持屏气而被迫深呼吸，使大量水进入呼吸道和肺泡，堵塞呼吸道和肺泡发生窒息，心脏因缺氧而发生心脏骤停。

二、临床表现

病人被救出水后往往已处于昏迷状态，皮肤黏膜苍白和发绀、四肢厥冷、呼吸和心跳微弱或停止，口、鼻充满泡沫或污泥、杂草，腹部常隆起伴胃扩张。复苏过程中可出现各种心律失常，甚至心室颤动，并伴有心力衰竭和肺水肿。24～48小时后出现脑水肿、急性呼吸窘迫综合征、急性肾衰竭或DIC的各种临床表现，合并肺部感染较为常见。因此，应特别警惕迟发性肺水肿的发生。

三、辅助检查

动脉血气分析显示低氧血症和酸中毒。**淡水淹溺者的血钠、钾、氯化物可有轻度降低，有溶血时血钾往往增高**，尿中出现游离血红蛋白。**海水淹溺者，其血钙和血镁增高**。

胸部X线检查有肺间质纹理增粗，肺野中有大小不等的絮状渗出或炎症改变，或有两肺弥漫性肺水肿的表现。

四、救护原则与护理措施

迅速将病人救出水，立即恢复有效通气，施行心肺脑复苏，根据病情对症处理。

(一) 现场救护

1. 迅速将病人救出水。
2. 保持呼吸道通畅　**立即清除口、鼻腔内淤泥**、杂草及呕吐物，有义齿者取下义齿，确保呼吸道通畅。

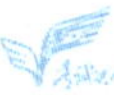

3. 倒水处理　采用**头低脚高**的体位将肺内及胃内积水排出。

4. 心肺复苏对呼吸和心跳停止的病人立即进行心肺复苏术。

(二) 医院内救护

1. 维持呼吸功能　保持呼吸道通畅是维持呼吸功能的前提。自主呼吸未恢复者，应行气管内插管进行机械辅助呼吸，同时静脉注射呼吸兴奋剂，严密监测血气分析。

2. 维持循环功能　继续实施心脏复苏术。

3. 监测病情变化　密切观察体温、脉搏、呼吸、血压的变化，观察意识、瞳孔对光反射是否存在；检测电解质及血气分析；对于肺水肿者，应给予强心利尿药，预防迟发性肺水肿的发生。

4. 复温和保温　注意保持室内的温度，使病人体温在较短时间内升至正常。

5. 对症处理　①纠正血容量：**对淡水溺水者可静脉滴注3%氯化钠溶液**500ml，或输入全血，减轻肺水肿；对**海水淹溺者可予5%葡萄糖溶液**或低分子右旋糖酐纠正血液浓缩。②防治脑水肿：可静滴地塞米松和脱水剂连续2～3天，冰帽头部降温。③及时应用保护肝肾功能、促进脑功能恢复的药物。

考点练习

考点：淹溺的病因、临床表现、治疗要点和护理措施(A1型题)

1. 急救溺水病人时首先应
   A. 胸外心脏按压
   B. 倒水处理
   C. 口对口人工呼吸
   D. 保持呼吸道通畅
   E. 给强心利尿药

2. 为溺水病人进行倒水处理时，应选择的体位是
   A. 平卧位
   B. 头低脚高位
   C. 头高脚低位
   D. 侧卧位
   E. 俯卧位

3. 患儿，男，8岁。玩耍时不慎溺水，现意识丧失，呼吸暂停。护士到达急救现场后应该采取的处理措施是
   A. 人工呼吸
   B. 胸外心脏按压
   C. 寻求医生帮助
   D. 清除口鼻分泌物和异物
   E. 建立静脉通路

参 考 答 案

序号	1	2	3
答案	D	B	D

第十一节　细菌性食物中毒病人的护理

扫二维码
免费看视频

考情分析

年份	主要考点
2019	细菌性食物中毒的临床表现不包括(肠鸣音减弱)；大肠杆菌引起食物中毒时首选的抗生素；副溶血弧菌引起食物中毒可选择的抗生素；毒蘑菇中毒时首要的治疗措施
2021	下列哪种食物可引起肉毒杆菌食物中毒(肉罐头)
2022	引起食物中毒后呕吐最严重的病原体(金黄色葡萄球菌)；毒蘑菇中毒首选的处理措施(洗胃)

考点导航

细菌性食物中毒是由于食用被细菌或细菌毒素污染的食物后，引起的急性感染性中毒性疾病。

本病的流行特征有季节性，**多发生于夏秋季**。有共同的传染源，**发病较集中**，以暴发和集体发作的形式表现。传染源是被感染的人和动物。传播途径是通过食用被细菌或其毒素污染的食物而传播。

一、病因

1. **沙门菌属** **是引起胃肠型食物中毒最常见的病原菌之一**，其中鼠伤寒沙门菌、肠炎沙门菌、猪霍乱沙门菌、病牛沙门菌等较为常见。沙门菌在自然环境中抵抗力较强，可在水、牛奶、蛋、肉类中存活数月，在22～30℃的适宜温度下，可大量繁殖。**此菌不耐热，在56℃煮沸25～30分钟，可将其灭活**。

2. 副溶血性弧菌 广泛存在于海鱼、海虾、墨鱼等海产品和含盐较高的咸菜、咸肉等腌制品中。此菌在自然环境中抵抗力较强，可生存1个月以上，但对热和酸极为敏感，在1%盐酸中5分钟可被杀灭；在食醋中1～3分钟可灭活；在56℃热的情况下5～10分钟可死亡。

3. 金黄色葡萄球菌 **以A型最常见**。适宜的温度下，此菌在污染的牛奶、蛋类、淀粉类食物中，大量繁殖并产生肠毒素而致病。肠毒素耐高温，煮沸30分钟仍保持毒性。

4. 大肠埃希菌 ①**产肠毒素大肠埃希菌，是导致婴幼儿、旅游者腹泻的主要原因**；②致病性大肠埃希菌，是引起婴儿腹泻、大规模食物中毒的主要致病菌；③侵袭性大肠埃希菌，可引起类似细菌性痢疾；④肠出血性大肠埃希菌，可导致出血性肠炎。

二、临床表现

潜伏期短，沙门菌感染为4～24小时，副溶血性弧菌感染为6～12小时，金黄色葡萄球菌感染为1～5小时，大肠埃希菌感染为2～20小时。

起病急，主要表现为**腹痛、腹泻、呕吐等**症状，先腹部不适，继而出现上腹部或脐周疼痛，呈阵发性或持续性绞痛，上腹部、脐周有轻度压痛，肠鸣音亢进，多伴有恶心、呕吐症状。呕吐物为食用的食物，严重者可呕出胆汁、胃液，甚至可含有血液。**金黄色葡萄球菌性食物中毒呕吐最严重**。腹泻可每日多次甚至数十次，常为黄色稀水便或黏液便。

三、辅助检查

对可疑食物、病人呕吐物、粪便进行细菌培养。查到病原体即可确诊。

四、治疗原则

1. 适当休息 沙门菌感染者应按消化道隔离措施执行。

2. 食用易消化流质或半流质饮食，注意水和电解质的平衡，有脱水症状要口服补充液体，必要时静脉补充葡萄糖盐水。

3. 根据不同的病原菌选用敏感抗生素，如**沙门菌感染食物中毒者可用喹诺酮类或氯霉素**等，副溶血性弧菌感染食物中毒可选用氯霉素和四环素或喹诺酮类等，**大肠埃希菌感染食物中毒可选用阿米卡星**等。

4. 对症治疗 腹痛剧烈者可用解痉剂如阿托品0.5mg肌内注射；发生酸中毒者可酌情给予5%碳酸氢钠等药物纠正。

五、护理问题

1. 有体液不足的危险 与呕吐、腹泻有关。
2. 腹泻 与细菌及毒素导致胃肠型食物中毒有关。
3. 疼痛：腹痛 与胃肠道炎症和功能紊乱有关。
4. 潜在并发症：酸中毒、水及电解质紊乱、休克。

六、护理措施

1. 休息 急性期卧床休息，以减少体力消耗。

2. 病情观察 严密观察呕吐、腹泻的性质、量、次数，及时将呕吐物、大便送检；观察伴随症状如畏寒、发热、恶心呕吐等，观察腹痛的部位及性质；注意监测重症病人生命体征变化，尤其注意血压、神志、面色和皮肤的弹性、温度及湿度的情况。

3. 皮肤护理 每日沐浴，**保持病人会阴部、肛周清洁**。每次排**便后清洗肛周，并涂以润滑剂，减少刺激**。每日可用温水或1∶5 000高锰酸钾溶液坐浴，防止感染。

4. 对症护理 ①对于腹痛病人应注意腹部保暖，禁用凉食、冷饮。必要时可遵医嘱使用解痉剂。②对于呕吐者**一般不主张止吐处理，因呕吐有助于清除胃肠道的毒素**。病人呕吐后应帮助病人及时清除呕吐物、清水漱口，保持病人口腔清洁及床单位整洁，给予易消化、清淡流质或半流质饮食，呕吐严重者可暂时禁食。③**早期不用止泻剂**。④为补充丢失的水和电解质，要**鼓励病人多饮水或饮淡盐水**。有脱水症状者要及时口服补盐液或遵医嘱静脉补充生理盐水和葡萄糖盐水。

七、健康教育

1. 预防本病的根本措施是做好饮食卫生，向大众宣传预防细菌性食物中毒的卫生知识。

2. 在夏秋季应注意不要暴饮暴食，不吃不洁、腐败变质食物。

3. 加强爱国卫生运动，消灭蟑螂、苍蝇、老鼠等传播媒介，防止食品被污染。

4. 加强对食品生产、流通、销售过程的卫生管理，贯彻《食品卫生法》，卫生检疫部门要对食物的生产、加工、储存、运输等过程，实行严格监督，对从事服务性行业的人员要定期进行健康查体，及时发现并治疗带菌者。群众要自觉抵制出售病死牲畜和腐败变质食物。

5. 发现可疑病例及时送检，并严格执行消化道隔离措施。

考点练习

考点：细菌性食物中毒的病因、临床表现和辅助检查（A1、A2 型题）

1. 引起胃肠型食物中毒最常见的病原菌是
   A. 金黄色葡萄球菌
   B. 副溶血性弧菌
   C. 沙门菌属
   D. 大肠埃希菌
   E. 溶血性链球菌

2. 下列哪种细菌引起食物中毒后呕吐最严重
   A. 金黄色葡萄球菌
   B. 副溶血性弧菌
   C. 沙门菌属
   D. 大肠埃希菌
   E. 溶血性链球菌

3. 某建筑工地 20 多人，中午在工地食堂就餐 2 小时后出现腹痛、腹泻、呕吐等症状，并伴有恶心、呕吐，呕吐物为食用的食物。最有可能的是
   A. 急性胃肠炎
   B. 细菌型痢疾
   C. 细菌性食物中毒
   D. 中暑
   E. 胃溃疡

4. 下列关于细菌性食物中毒临床表现的描述，**不正确**的是
   A. 腹痛
   B. 呕吐
   C. 肠鸣音减弱或消失
   D. 腹泻
   E. 发热、乏力

考点：细菌性食物中毒的治疗要点和护理措施（A1、A2 型题）

5. 某幼儿园 20 余名学生，中午在学校食堂就餐，2 小时后出现腹痛、腹泻、呕吐等症状，并伴有恶心、呕吐，呕吐物为食用的食物，后被送至医院就诊。入院后对病人呕吐物、粪便进行细菌培养，查到了沙门菌。在治疗时应首选的抗生素是
   A. 氯霉素
   B. 四环素
   C. 阿米卡星
   D. 青霉素
   E. 大环内酯类

6. 某工厂 30 余名工人中午在食堂就餐，4 小时后陆续出现腹痛、腹泻、恶心、呕吐，呕吐物为食用的食物，被送至医院就诊。入院后对患者呕吐物、粪便进行细菌培养，查到了大肠埃希菌，在治疗时应首选的抗生素是
   A. 青霉素
   B. 环丙沙星
   C. 庆大霉素
   D. 阿米卡星
   E. 氯霉素

7. 病人，男性，52 岁。因进食海虾约半斤后出现腹痛、腹泻、恶心、呕吐 6 小时，呕吐物中检出副溶血弧菌，以“食物中毒”入院。其抗菌治疗首选
   A. 阿米卡星
   B. 阿莫西林
   C. 克林霉素
   D. 左氧氟沙星
   E. 青霉素

8. 某患者一家四口因晚餐时进食在野外采摘的蘑菇后出现呕吐、腹痛来急诊。作为当班护士应首先进行的处理是
   A. 了解进食蘑菇的形状
   B. 了解采集蘑菇的地方
   C. 要求将未吃完的蘑菇送来医院
   D. 详细了解过往有无相同病史
   E. 安排人力和设备尽快给患者洗胃

9. 关于细菌型食物中毒病人的护理措施，**错误**的是
   A. 对于腹痛病人应注意腹部保暖
   B. 每次排便后清洗肛周，并涂以润滑剂
   C. 对于呕吐者应尽早应用止吐剂
   D. 呕吐严重者可暂时禁食
   E. 早期不用止泻剂

参考答案

序号	1	2	3	4	5	6	7	8	9
答案	C	A	C	C	A	D	D	E	C

第十二节 小儿气管异物的护理

考情分析

年份	主要考点
2019	气管异物的好发年龄(5岁以下)
2020	小儿支气管异物的主要症状；针对小儿支气管异物的错误指导(误吸时家长尽量第一时间自行处理)
2021	支气管异物确诊的方法(支气管镜检查)；气管内异物和肺炎的鉴别要点，最主要的是(纤维支气管镜检查)
2022	小儿支气管异物的急救方法(海姆立克法)

考点导航

气管与支气管异物是异物因误吸滑入气管和支气管，产生以咳嗽和呼吸困难为主要表现的临床急症。多见于5岁以下儿童。

一、病　因

儿童多在进食或口含物品时，因说话、哭、笑、跌倒等原因不慎将异物吸入气管和支气管。常见异物种类有花生、黄豆、果核、笔帽、纽扣、硬币等，也有幼儿在吮食果冻类食品时误吸。少数为全麻或昏迷病人的呕吐物误吸所致。

二、临床表现

1. 异物进入气管和支气管，即发生**剧烈呛咳、喘憋、面色青紫**和不同程度的呼吸困难，片刻后缓解或加重。

2. **阵发性、痉挛性咳嗽是气管、支气管异物的一个典型症状**。大部分患儿可照常玩耍，在活动、睡眠时翻身及安静时均可有阵发性、痉挛性咳嗽，有时呈“空空”音，但发音正常，偶有咳嗽时咳出异物而症状缓解或消失者，也可因咳至声门或声门下嵌顿停留，症状突然加重。

3. 气管异物患儿多有不同程度的呼吸困难，重者可出现“三凹征”、面色发绀等。气管内异物因上下活动，听诊可闻异物“拍击音”，似金属声。支气管异物主要症状是阵发性咳嗽伴喘息，由于病史时间长，可有肺部感染体征及血象增高。

4. 常见并发症　肺不张、肺气肿、支气管肺炎。

三、辅助检查

常用检查为胸部X线拍片。如不能确诊，应行**支气管镜检查，多能直接发现管腔内异物**。

四、治疗原则

及时取出异物，控制感染，保持呼吸道通畅。

五、护理问题

1. **有窒息的危险　与气管、支气管内异物有关**。
2. 气体交换受损　与异物阻塞气管、支气管有关。
3. 有感染的危险　与异物刺激气管、支气管黏膜，影响分泌物排出有关。

六、护理措施

1. **减少患儿哭闹，以免因异物变位，发生急性梗阻，出现窒息危及生命**。
2. 做好手术宣教，使家长了解气管异物的治疗方法，减轻家长焦虑情绪。
3. 术前护理

(1) 准备氧气、气管切开包、负压吸引器、急救药品等。

(2) 密切观察患儿病情，如有烦躁不安、呼吸困难加重，三凹征明显，口唇发绀等情况应及时通知医生。

(3) 内镜下取出异物,是唯一有效的治疗方法。支气管镜检查前需禁食6~8小时,吃奶的婴儿为4小时。

4. 术后护理　观察有无喉头水肿、纵隔气肿、皮下气肿引起的呼吸困难。内镜检查取出异物后,患儿需在4小时后方可进食。

七、健康教育

向患儿或家长等介绍气管、支气管异物的相关知识,预防为主,养成良好的进食习惯,成人不要在小孩进食时对其责备、挑逗、追逐等,防止因哭、笑、跌倒而误吸。教育儿童不要口含物品玩耍。3岁以下儿童避免进食硬壳类食物。疑似气管支气管异物应及时到医院就诊。

考点练习

考点:气管与支气管异物的病因和临床表现(A1型题)

1. 气管异物的好发年龄是
   A. 5岁以下
   B. 6岁以下
   C. 7岁以下
   D. 8岁以下
   E. 9岁以下
2. 气管、支气管异物的典型症状是
   A. 呼吸困难
   B. 阵发性、痉挛性咳嗽
   C. 三凹征
   D. 面色发绀
   E. 喘憋

考点:气管与支气管异物的辅助检查和治疗要点(A2型题)

3. 患儿,男,3岁。玩钢珠时不慎误食,后出现突然剧咳、面色发绀。入院后查体:听诊可闻及似金属声的"拍击音",急拍X线胸片未见异物。为明确诊断,应考虑的检查方法是
   A. 胸部CT
   B. 食管镜
   C. 支气管镜
   D. 血气分析
   E. 喉镜
4. 10岁男孩,因误吸笔帽入院。术前患儿活动时突然剧烈咳嗽,口唇及颜面发绀明显。护士应立即采取的措施是
   A. 通知医生
   B. 吸氧
   C. 将患儿扶回病床
   D. 用力叩击患儿背部
   E. 进行心电监测

考点:气管与支气管异物的护理问题、护理措施和健康教育(A1、A2型题)

5. 患儿,男,2岁。进食花生时不慎误吸,随即出现呛咳,呼吸困难,面色发绀,神志不清。护士应采取的护理措施是
   A. 人工呼吸
   B. 高流量给氧
   C. 做好协助气管取异物的准备
   D. 将患儿平卧,头偏一侧
   E. 清理呼吸道
6. 小儿支气管异物时,为防止异物变位而发生急性喉梗阻,最重要的护理措施是
   A. 吸氧
   B. 患儿取侧卧位
   C. 禁食、禁水
   D. 减少患儿哭闹
   E. 及时清除痰液
7. 患儿,男,3岁。因进食花生时突然剧咳,面色发绀。护士告诉家长内镜取出异物后该患儿可以进食的时间是
   A. 24小时后
   B. 即刻
   C. 12小时后
   D. 1小时后
   E. 4小时后
8. 针对支气管异物患儿家长的健康教育,**错误**的是
   A. 进食时勿说话
   B. 2岁以上儿童可以进食花生米、豆类等
   C. 教育儿童不要口含物品玩耍
   D. 进食时不要责备或打骂孩子
   E. 婴幼儿应避免吮食大块果冻
9. 婴儿发生气道异物梗阻时,正确的急救方法是
   A. 卧位颈部挤压法
   B. 卧位腹部冲击法
   C. 立位胸部冲击法
   D. 立位腹部冲击法
   E. 俯卧背部叩击法

参考答案

序号	1	2	3	4	5	6	7	8	9
答案	A	B	C	D	C	D	E	B	E

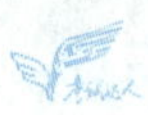

第十三节 破伤风病人的护理

考情分析

年份	主要考点
2019	破伤风病人痉挛时最先累及的肌群；破伤风病人的入院护理(病室暗化)；破伤风病人的正确护理(隔离病人)；破伤风病人保持呼吸道通畅的措施
2021	破伤风抗毒素治疗破伤风的机制是(中和游离外毒素)；外伤后应在多长时间内注射破伤风抗毒素；破伤风病人全身肌肉强直性收缩的顺序；破伤风病人应采取的隔离种类
2022	破伤风面容的判断；破伤风病人注射破伤风抗毒素的主要目的
2023	破伤风病人的隔离种类及颜色标志(接触性隔离，蓝色)；破伤风病人换下衣服的处理方法(消毒→清洗→灭菌)；破伤风病人死亡的主要原因(窒息)

考点导航

破伤风杆菌广泛存在于泥土和人畜粪便中，是一种**革兰氏染色阳性厌氧芽孢杆菌**。破伤风杆菌经体表破损处侵入人体组织，并在缺氧的环境中生长繁殖，产生毒素引起感染。是以牙关紧闭，全身肌肉僵直痉挛为特点的急性感染性疾病(亲：破伤风、产褥感染等均为厌氧菌感染)。

一、病　因

破伤风杆菌不能侵入正常的皮肤和黏膜，但一切开放性损伤，如**火器伤、开放性骨折、烧伤，甚至细小的木刺或锈钉刺伤**等，一旦形成了一个适合该菌生长繁殖的缺氧环境，均可能引起破伤风。

二、临床表现

1. 潜伏期　**平均为7～8天**，最短24小时，最长可达数月。潜伏期越短，预后越差。

2. 前驱症状　全身乏力、头晕、头痛、失眠、多汗、咀嚼无力、烦躁不安等。**以张口不便为特点**。常持续12～24小时。

3. 典型症状　在肌肉紧张性收缩(肌强直、发硬)的基础上，呈阵发性强烈痉挛。**起始表现为咀嚼不便、张口困难**，随后牙关紧闭；面肌痉挛时可出现蹙眉、口角下缩、咧嘴"苦笑"；颈项肌痉挛时可形成弓背，而四肢呈屈膝、弯肘、半握拳等痉挛姿态，共同形成"角弓反张"或"侧弓反张"状；膀胱括约肌痉挛可引起尿潴留；呼吸肌群痉挛可导致面唇发绀，呼吸困难，甚至呼吸暂停，以致危及生命。在肌肉持续紧张收缩的基础上，任何轻微的刺激，如光线、声响、接触、震动或触碰病人身体，均可诱发全身肌群的痉挛和抽搐。

发作间歇期长短不一，病情严重时，发作频繁，持续时间长，间隔时间短。每次发作持续时间由数秒至数分钟不等，发作时神志清楚。病程一般为3～4周，痉挛发作通常在3天内达高峰，5～7天保持稳定，10天以后痉挛发作次数逐渐减少，程度减轻，1～2周后消失。恢复期间还可出现一些精神症状，如幻觉、言语、行为错乱等，但多数能自行恢复。

4. 其他症状　少数病人仅有局部肌肉持续性强直，可持续数周或数月，以后逐渐消退。新生儿破伤风，因其肌肉纤弱而症状不典型，常表现为不能啼哭和吸吮乳汁、活动少、呼吸弱甚至呼吸困难。

> **温馨提示**
>
> 破伤风又称"七日风""锁口风"，因此其潜伏期和典型症状就不难理解和记忆。

三、辅助检查

伤口渗出物做涂片检查可发现破伤风杆菌。

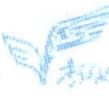

四、治疗原则

1. 清除毒素来源　彻底清除坏死组织和异物，**用3%过氧化氢溶液冲洗，敞开伤口**，充分引流。

2. **中和游离毒素**　①**注射破伤风抗毒素**：应**尽早使用，用药前应作过敏试验**；②深部肌内注射破伤风人体免疫球蛋白一次，早期应用有效。

3. **控制并解除痉挛　是治疗的重要环节**。目的是使病人镇静，减少对外界刺激的敏感性而控制并解除痉挛。包括保持环境安静，减少一切不必要的刺激，根据病情交替使用镇静及解痉药物。新生儿破伤风要慎用镇静解痉药物。

4. 防治并发症　包括保持呼吸道通畅，给予支持疗法和应用抗生素，首选的抗生素是**青霉素**。

温馨提示

肺炎链球菌肺炎、猩红热、梅毒、破伤风、风湿热、小儿肾小球肾炎合并链球菌感染等疾病均首选青霉素。

五、护理问题

1. **有窒息的危险　与持续性喉头和呼吸肌痉挛、误吸、痰液堵塞气道有关**。
2. 有受伤的危险　与强烈的肌痉挛有关。
3. 有体液不足的危险　与反复肌痉挛消耗、大量出汗有关。
4. 恐惧　与抽搐有关。
5. 尿潴留　与膀胱括约肌痉挛有关。
6. 体温过高　与感染有关。
7. 自理缺陷　与全身肌肉痉挛、强直有关。
8. 有肺部感染的危险　与病人不能有效咳痰，导致痰液淤积有关。
9. 有伤口交叉感染的危险　与病人不了解伤口交叉感染的因素，病人有引起伤口交叉感染的行为有关。
10. 营养失调：低于机体需要量　与肌痉挛消耗、摄入障碍有关。

六、护理措施

1. 一般护理

(1) 环境要求：将病人安置于隔离病室，**保持安静，减少一切刺激，遮光，防止噪声**，温度15～20℃，湿度约60%。**治疗、护理等各项操作尽量集中**，可在**使用镇静剂30分钟内进行**，以免刺激打扰病人而引起抽搐（亲：破伤风、癫痫和子痫病人病室宜暗，防止引起抽搐）。

(2) 协助病人大小便、穿衣、进食，向病人及家属解释自理能力下降的暂时性，消除病人及家属的焦虑情绪。向病人及家属介绍恢复早期开始活动的方法及重要性。定期帮助病人活动四肢关节，如伸屈。鼓励病人主动在床上或下床活动，可适当为病人提供活动用具。

(3) 保持静脉输液通路通畅：在每次抽搐发作后检查静脉通路，防止因抽搐致静脉通路堵塞、脱落而影响治疗。

(4) 遵医嘱给予镇静、解痉药物并观察疗效。

(5) 严格隔离消毒：破伤风杆菌具有传染性，为防止播散，应**执行接触隔离**，所有器械、敷料均需专用。使**用后器械用0.5%有效氯溶液浸泡30分钟，或用1%的过氧乙酸浸泡10分钟**，清洗后高压蒸汽灭菌，**敷料应焚烧**，用过的大单布类等包好，送环氧乙烷室灭菌后再送洗衣房清洗、消毒，病人的用品和排泄物均应消毒。护理人员应穿隔离衣，防止交叉感染。尽量给病人住单人房间，病室定期空气消毒，如每天用3%的过氧乙酸喷雾，向病人及家属解释探视频繁可增加交叉感染的机会，使之配合，尽量减少探视人员。

温馨提示

被破伤风、气性坏疽、铜绿假单胞菌、肺结核病人痰液污染的敷料均可采用焚烧的方法处理。

2. 呼吸道管理

(1) 保持呼吸道通畅：如发生呼吸道梗阻，应立即通知医生行紧急气管切开。如突发窒息，可立即将16号针头刺入环甲膜，使空气进入气管，然后再作气管切开，以赢得抢救时间。

(2) 在痉挛发作控制后的一段时间内，给予雾化吸入，协助病人翻身、叩背，以利排痰。

(3) 病人进食时注意避免呛咳、误吸。

3. 加强营养 协助病人进食高热量、高蛋白、高维生素的饮食；进食应少量多次，以免引起呛咳、误吸。病情严重者提供肠内、外营养，以维持人体正常需要。

4. 保护病人，防止受伤

（1）防止病人坠床：**使用带护栏的病床**。

（2）采用保护措施：必要时使用约束带，防止痉挛发作时病人坠床和自我伤害；关节部位放置软垫保护，防止肌腱断裂和骨折；应用合适的牙垫，防止舌咬伤。

5. 严密观察病情变化 设专人护理，每4小时测量体温、脉搏、呼吸1次，必要时随时测量，体温超过39℃时，可用冰敷、乙醇拭浴等物理方法进行降温，半小时后复测体温。遵医嘱合理使用药物降温，如冬眠疗法。如病人大量出汗后，应及时遵医嘱进行静脉补液，以防虚脱及电解质紊乱。寒战时，注意保暖，根据需要测血压。病人抽搐发作时，要及时观察、记录抽搐的次数、时间、症状。准确、及时应用抗痉挛药物。注意痉挛发作前的征兆，以便及时加大药量，控制痉挛的发作。

6. 人工冬眠护理 应用人工冬眠过程中，做好各项监测，随时调整冬眠药物的用量，使病人处于浅睡状态。

7. 留置导尿管 保持持续导尿并给予会阴部护理，防止感染。

七、健康教育

1. 宣传破伤风的发病原因和预防知识，指导公众加强自我保护意识，避免皮肤受伤。普及科学分娩知识，**避免不洁接产**。

2. **创伤后预防破伤风最有效、最可靠的方法是彻底清创和注射TAT**，TAT可引起非特异性免疫球蛋白**IgE介导的Ⅰ型变态反应**，可有过敏等现象，用前需做皮试。**儿童应定期注射破伤风类毒素，以获得自动免疫**。

3. 出现下列情况应及时到医院就诊，注射破伤风抗毒素：①任何较深的外伤切口，如木刺、锈钉刺伤；②伤口虽浅，但沾染人畜粪便；③医院外的急产或流产，未经消毒处理者；④陈旧性异物摘除术前。一般**伤后12小时内注射1 500U(1ml)**，成人、儿童剂量相同，如就医较晚或伤口污染严重剂量加倍，必要时2～3天后可重复注射。注射前需作过敏试验，只有阴性者一次全量皮下或肌内注射，如过敏试验阳性要脱敏注射。

好礼相送

破伤风口诀（主编总结，严禁转载，违者必究）

破伤风，厌氧菌；伤口深，易入侵；潜伏期，一星期；咀嚼肌，先受累；张口难，先出现；呼吸肌，一痉挛，要注意，免窒息；控痉挛，中心环；青霉素，控感染；病房暗，免抽搐；敷料烧，防传染。

考点练习

考点：破伤风的病因（A1型题）

1. 破伤风的致病菌为
   A. 破伤风杆菌
   B. 金黄色葡萄球菌
   C. 乙型溶血性链球菌
   D. 大肠埃希菌
   E. 白念珠菌

考点：破伤风的临床表现（A1型题）

2. 破伤风病人出现强直性痉挛，一般最先累及的肌群是
   A. 面肌
   B. 咀嚼肌
   C. 颈肌
   D. 背腹肌
   E. 四肢肌

3. 破伤风病人最早出现的症状是
   A. 咀嚼不便
   B. 牙关紧闭
   C. 苦笑面容
   D. 角弓反张
   E. 颈项强直

考点：破伤风的治疗要点（A1、A2型题）

4. 注射破伤风抗毒素的目的是
   A. 控制痉挛
   B. 抑制破伤风杆菌生长
   C. 中和血液中的游离毒素
   D. 中和与神经结合的毒素
   E. 杀死破伤风杆菌

5. 病人，男性，36岁。在建筑工地施工时足底不慎被锈钉刺伤，7天后出现全身肌肉强直性收缩，阵发性痉挛，入院后诊断为破伤风。其中重要的治疗环节是
   A. 应用TAT
   B. 使用青霉素
   C. 控制并解除痉挛
   D. 隔离
   E. 冲洗伤口

6. 病人，男性，45岁。因足底部被锈钉刺伤后数日出现咀嚼

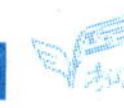

不便，张口困难，随后牙关紧闭及全身肌肉强直性收缩，阵发性痉挛，入院后被诊断为破伤风。首选的抗生素是

A. 红霉素
B. 青霉素
C. 氯霉素
D. 庆大霉素
E. 新霉素

考点：破伤风的护理问题、护理措施和健康教育（A1、A2、A3/A4 型题）

7. 预防破伤风最可靠的方法是
A. 尽早应用抗生素
B. 彻底清洁伤口
C. 注射破伤风类毒素
D. 注射破伤风抗毒素
E. 注射免疫球蛋白

8. 病人，男性，15 岁，破伤风病人，抽搐时引起窒息，应首先采取的措施是
A. 镇静
B. 给氧
C. 气管切开
D. 注射破伤风抗毒素
E. 雾化吸入

9. 病人，男性，45 岁。在田野作业时足底被锈钉刺伤后出现全身肌肉强直性收缩，阵发性痉挛，入院后诊断为破伤风。该病人主要的护理问题是
A. 体液不足
B. 窒息
C. 肺部感染
D. 尿潴留
E. 体温过高

（10～13 题共用题干）

病人，男性，28 岁。因足底被锈钉刺伤后出现全身肌肉强直性收缩，阵发性痉挛，牙关紧闭，角弓反张，四肢抽搐。入院后诊断为破伤风。

10. 用于冲洗该病人伤口的溶液是
A. 75%乙醇
B. 0.1%碘酊
C. 蒸馏水
D. 3%过氧化氢
E. 0.9%生理盐水

11. 在护理过程中，护士应重点观察是否出现了
A. 伤口感染
B. 坠床
C. 窒息
D. 意识障碍
E. 静脉通路堵塞

12. 该病人伤口换药后的敷料，正确的处理方法是
A. 高压蒸汽灭菌
B. 过氧乙酸浸泡
C. 日光曝晒
D. 直接丢弃
E. 焚烧

13. 针对该病人采取的护理措施，**错误**的是
A. 将病人置于隔离病室，保持安静
B. 病室光线充足
C. 治疗、护理操作尽量集中
D. 护理操作可在应用镇静剂 30 分钟内进行
E. 应用牙垫，防止舌咬伤

14. 病人，男性，20 岁。铁钉扎伤 1 周后，出现张口受限，苦笑面容、角弓反张，抽搐频繁。护理措施**不正确**的是
A. 注射破伤风抗毒素
B. 保持病室安静避光
C. 病情严重时少食多餐
D. 密切观察病情
E. 做好消毒隔离

15. 护士为破伤风病人处理伤口后，换下的敷料应
A. 统一填埋
B. 高压灭菌
C. 集中焚烧
D. 日光曝晒
E. 浸泡消毒

16. 病人，男性，45 岁。因足底被生锈的铁钉刺伤就诊，医嘱注射破伤风抗毒素，病人诉一周前使用过破伤风抗毒素。引起该病人发生过敏的特异性抗体是
A. IgA
B. IgM
C. IgG
D. IgC
E. IgE

17. 病人，男性，24 岁。因破伤风入院治疗，下列护理措施正确的是
A. 病室需暗化，环境避光
B. 需进食低脂、低维生素饮食
C. 必要时对患者使用约束带
D. 对病人实行保护性隔离
E. 若进食有困难，可将流质食物缓慢灌入

18. 病人，男性，57 岁。在工地上搬运砖头时左脚不慎踩锈铁钉被戳破，6 天后来院就诊。查体：病人烦躁不安，牙关紧闭，角弓反张。该病人的病室应
A. 湿度 70%～80%
B. 光线充足
C. 隔离
D. 开窗通风
E. 室温 22～24℃

19. 病人，女性，35 岁。手指被生锈的刀片割破，未及时处理。2 周后出现头晕、头痛，继而咀嚼肌阵发性强烈痉挛。入院后为了保证其呼吸道通畅，下列护理措施**不正确**的是
A. 如发展到频繁抽搐，应禁止经口进食

B. 必要时进行人工辅助呼吸
C. 禁止给患者叩背
D. 床旁备好气管切开包
E. 可采用吸引器吸出呼吸道分泌物

参考答案

序号	1	2	3	4	5	6	7	8	9	10	11	12	13	14	15	16
答案	A	B	A	C	C	B	C	C	B	D	C	E	B	C	C	E
序号	17	18	19													
答案	A	C	C													

第十四节 肋骨骨折病人的护理

考情分析

年份	主要考点
2019	开放性肋骨骨折继发感染时最常见的病原菌；多根多处肋骨骨折时现场急救措施；肋骨骨折出现胸痛时可使用的止痛药；胸部外伤的病人出现连枷胸考虑为；胸部外伤的病人出现反常呼吸考虑为(图片题)；胸带包扎的错误方法
2020	肋骨最容易骨折的是；多根多处肋骨骨折最需要解决的问题
2021	多根多处肋骨骨折的特征性表现；胸部外伤后出现胸廓软化是由于；多根多处肋骨骨折不会出现的病理改变(肌肉震颤)
2022	单根单处肋骨骨折时首选的处理措施(固定胸廓)；多根多处肋骨骨折的判断及处理
2023	多根多处肋骨骨折的判断；多根多处肋骨骨折发生反常呼吸的原因(胸廓软化)；多根多处肋骨骨折的处理方法(厚棉垫加压包扎)

考点导航

肋骨骨折指暴力直接或间接作用于肋骨，使肋骨的完整性和连续性中断，是最常见的胸部损伤。第1～3肋骨粗短，且有锁骨、肩胛骨保护，不易发生骨折。**第4～7肋骨长而薄，最易折断**。第8～10肋骨前段肋软骨形成肋弓与胸骨相连，而第11～12肋骨前端游离，弹性较大，均不易发生骨折，若发生骨折，应警惕腹内脏器损伤和膈肌损伤。

一、病因病理

单根或数根肋骨单处骨折，其上、下有完整的肋骨支持胸廓，对呼吸功能的影响不大。相邻**多根**、**多处骨折**因前后端失去支撑，使该部胸廓软化，**产生反常呼吸运动**，即**吸气时**，胸腔内负压增高，**软化部分向内凹陷**；**呼气时**，胸腔内负压减低，该部**胸壁向外凸出**，又称**连枷胸**。如果软化区较广泛，在呼吸时两侧胸膜腔内压力不平衡，可使纵隔左右扑动，影响静脉血液回流，导致缺氧和二氧化碳潴留，**严重者可发生呼吸和循环衰竭**(亲：当病人发生多根多处肋骨骨折时，护士应重点评估病人的呼吸状况，判断病人是否存在气体交换受损引起呼吸衰竭的情况)。根据骨折断端是否与外界相通，分为开放性肋骨骨折和闭合性肋骨骨折。根据损伤程度，分为单根单处肋骨骨折、单根多处肋骨骨折、多根单处肋骨骨折和多根多处肋骨骨折。[*]

温馨提示

正常情况下，吸气时胸廓外展，呼气时胸廓回缩。多根多处肋骨骨折时，胸壁失去了支撑，产生反常呼吸运动。其机制为：吸气时→胸腔内压下降→低于胸壁外的大气压→导致胸廓内陷；呼气时→胸廓内压增大→高于胸壁外的大气压→胸壁向外鼓出。

二、临床表现

1. 症状和体征　肋骨骨折可刺激肋间神经产生局部疼痛，在深呼吸、咳嗽或转动体位时疼痛加剧。受伤处胸壁肿胀、压痛，还可见皮下瘀血斑，**胸廓挤压征阳性**，即前后挤压胸部时或左右**挤压胸部时骨折局部疼痛加重**，甚至产生骨摩擦音，从而可以与胸壁软组织挫伤鉴别。**连枷胸**的病人出现**胸壁反常呼吸运动**，病人常伴有明显的呼吸困难(图 11-14-1)。

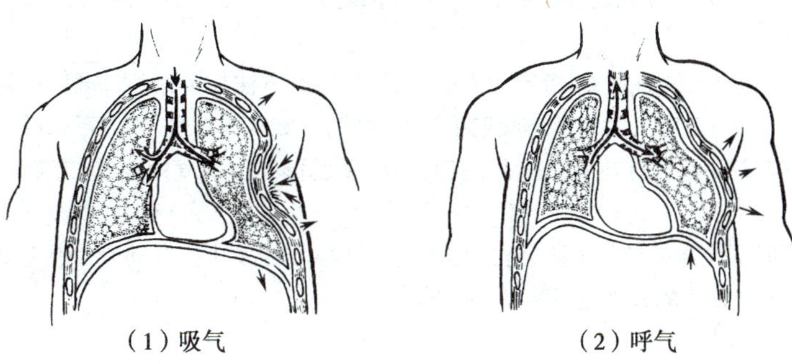

（1）吸气　　（2）呼气

图 11-14-1　反常呼吸

2. **并发症**　胸痛使呼吸变浅、咳嗽无力，呼吸道分泌物增多、潴留，可以导致肺不张和肺部感染。骨折断端向内移位可能刺破胸膜、肋间血管和肺组织，产生**血胸、气胸、皮下气肿或咯血**。

三、辅助检查

1. 胸部 X 线片　可显示骨折和断端错位，但肋软骨骨折并不显示骨折线征象。并发血、气胸时出现胸膜腔积气、积液征象。

2. CT 胸廓成像　可以显示肋骨、胸部的完整性，并且可以显现肋软骨，是诊断肋骨骨折的有效手段。

四、治疗原则

1. **闭合性单处肋骨骨折**　重点是镇痛、**固定胸廓**和防治并发症(亲：单处肋骨骨折后，骨折断段可刺破肺，造成气胸，因此首要的处理措施是固定胸廓)。可采用药物或用肋间神经阻滞镇痛。使用多头胸带、肋骨带或宽胶布固定胸部。鼓励、协助病人咳嗽排痰，减少呼吸系统并发症的发生。

2. **闭合性多根多处肋骨骨折**　现场急救用**坚硬的垫子或手掌施压于胸壁软化部位**。病情危重者，要保持呼吸道通畅，对咳嗽无力、不能有效排痰或呼吸衰竭者，需行气管插管或气管切开，以利于吸痰、给氧和施行呼吸机辅助呼吸。软化区应用**包扎(小范围用厚棉垫加压包扎)**、牵引(范围大)和内固定法(骨折错位较大)**固定软化的胸壁**。

3. 开放性肋骨骨折　清创胸壁伤口，固定骨折断端，如胸膜腔已穿破，行胸膜腔闭式引流。手术后应用抗生素。

五、护理问题

1. **气体交换受损**　与肋骨骨折导致的疼痛、胸廓运动受限、反常呼吸运动有关。

2. 疼痛　与胸部组织损伤有关。

3. 潜在并发症：肺部和胸腔感染。

六、护理措施

1. **维持有效气体交换**

(1) 现场急救：**对于出现反常呼吸的病人，可用厚棉垫加压包扎**以减轻或消除胸壁的反常呼吸运动。

(2) 清理呼吸道分泌物，鼓励病人咳出分泌物和血性痰。对气管插管或切开，应用呼吸机辅助呼吸者，加强呼吸道护理，包括吸痰和湿化。

(3) **密切观察生命体征、神志、胸腹部活动以及气促、发绀、呼吸困难等情况**，若有异常，及时报告医师并协助处理。

2. 减轻疼痛　遵医嘱行胸带、肋骨带或宽胶布条固定，必要时应用镇痛、镇静剂或用 1%普鲁卡因作肋间神经封闭；病人咳痰时，协助或指导其用双手按压患侧胸壁。

3. 预防感染

(1) 密切观察体温，若体温超过 38.5℃，应通知医师及时处理。

(2) 鼓励并协助病人有效咳痰。

(3) 对开放性损伤者，及时更换创面敷料，保持敷料洁净干燥和引流管通畅。

(4) 遵医嘱合理使用抗菌药。

七、健康教育

1. 胸部损伤病人常需作胸膜腔穿刺、胸膜腔闭式引流，操作前向病人及家属说明治疗的目的、意义及注意事项，以取得配合。

2. 向病人说明深呼吸、有效咳嗽的意义，指导病人练习腹式呼吸，方法如下：病人仰卧，腹部安置3～5kg重沙袋，吸气时保持胸部不动，腹部上升鼓起，呼气时尽量将腹壁下降呈舟状；呼吸动作缓慢、均匀，每分钟8～12次或更少。

3. 胸部损伤后出现肺功能下降或严重肺纤维化的病人，活动后可能出现气短症状，应嘱病人戒烟或避免刺激物的吸入。

4. 病人出院时给予及时的健康指导　①注意安全，防止意外事故的发生。②肋骨骨折病人3个月后复查X线片，以了解骨折愈合情况。③根据损伤的程度注意休息和营养。

考点练习

考点：肋骨骨折的病因病理（A1、A2型题）

1. 最容易骨折的肋骨是
   A. 第2～3肋骨
   B. 第3～4肋骨
   C. 第4～7肋骨
   D. 第8～10肋骨
   E. 第11～12肋骨
2. 胸部外伤后出现胸部软化是由于
   A. 一根肋骨多处骨折
   B. 胸骨骨折
   C. 锁骨骨折
   D. 多根多段肋骨骨折
   E. 胸肌大面积损伤
3. 病人，男性，28岁。胸部损伤，多根多处肋骨骨折，出现反常呼吸，是因为
   A. 疼痛
   B. 胸壁软化
   C. 肋间神经损伤
   D. 气胸
   E. 血胸
4. 病人，男性，35岁。15分钟前因汽车撞伤造成肋骨骨折入院，肋骨断端向内移位，该病人最<u>不可能</u>发生的是
   A. 气胸
   B. 咯血
   C. 皮下气肿
   D. 胸腔积液
   E. 血痰

考点：肋骨骨折的临床表现、辅助检查、治疗要点和护理措施（A1、A2型题）

5. 闭合性单处肋骨骨折最明显的症状是
   A. 呼吸改变
   B. 局部疼痛
   C. 排痰困难
   D. 休克
   E. 发热
6. 病人，女性，28岁。右胸部外伤后，局部疼痛，咳嗽时加重，且胸壁局部出现反常呼吸运动，应首先考虑为
   A. 多根多处肋骨骨折
   B. 单根单处肋骨骨折
   C. 胸壁软组织挫伤
   D. 闭合性气胸
   E. 血胸
7. 可出现反常呼吸的是
   A. 脓胸
   B. 桶状胸
   C. 漏斗胸
   D. 连枷胸
   E. 血气胸
8. 病人，男性，24岁。车祸后出现左胸壁局部软化，出现反常呼吸运动，应首先考虑为
   A. 胸壁软组织损伤
   B. 单根单处肋骨骨折
   C. 多根多处肋骨骨折
   D. 气胸
   E. 血胸
9. 判断肋骨骨折，胸部检查最可靠的依据是
   A. 局部肿胀
   B. 皮下淤血
   C. 皮下气肿
   D. 直接和间接压痛
   E. 胸式呼吸消失
10. 闭合性单处肋骨骨折的处理重点是
    A. 骨折对线
    B. 骨折对位
    C. 应用抗生素
    D. 功能锻炼
    E. 固定胸廓
11. 病人，男性，28岁。右胸外伤后发生肋骨骨折入院，病人极度呼吸困难，发绀，右胸壁可见反常呼吸运动。首要的急救措施是
    A. 加压给氧
    B. 气管插管
    C. 剖胸探查

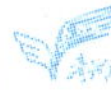

D. 固定胸壁
E. 气管切开

12. 多根多处肋骨骨折发生胸壁软化后的处理措施是
A. 骨折断端内固定
B. 给氧
C. 止痛
D. 加压包扎固定胸壁
E. 胸腔闭式引流

13. 病人，男性，45 岁。胸部被撞伤 1 小时入院。自觉左侧胸痛，面色发绀，呼吸急促，左胸部出现反常呼吸运动。最重要的护理评估内容是
A. 血压
B. 体温
C. 呼吸
D. 脉搏
E. 意识

14. 病人，男性，43 岁。因胸部挤压伤收入院。查体：左侧胸廓塌陷畸形，左侧第 3～7 肋骨骨折，右侧第 3～8 肋骨骨折。此时该病人首要的评估内容是
A. 生命体征是否平稳
B. 体温是否异常
C. 是否有药物过敏史
D. 疼痛是否可以耐受
E. 是否可以维持有效气体交换

参考答案

序号	1	2	3	4	5	6	7	8	9	10	11	12	13	14
答案	C	D	B	D	B	A	D	C	D	E	D	D	C	E

第十五节　常见四肢骨折病人的护理

考情分析

年份	主要考点
2019	易导致骨折不愈合的骨折类型(图片题)；人工关节置换术后的健康教育
2020	Colles 骨折病人出现“银叉畸形”的原因
2021	属于骨折晚期并发症的是
2022	“餐叉样”畸形的判断(图片题)
2023	骨折后出现“餐叉样”畸形考虑为哪种类型的骨折；骨筋膜室综合征的好发部位(前臂、小腿)；骨折后需要多长时间修复

考点导航

一、骨折概述

骨的完整性或连续性发生部分或完全中断即为骨折。

(一) 病因及分类

1. 病因(表 11-15-1)

表 11-15-1　骨折病因

病因	含义	举例
直接暴力	外力作用部位发生骨折	压轧、撞击、火器伤等引起的骨折
间接暴力	着力点以外的部位发生骨折	高处坠下足部着地引起脊椎骨折
肌肉牵拉	肌肉突然猛烈收缩拉断其附着部位的骨折	投掷手榴弹用力不当引起肱骨结节撕脱骨折
疲劳性骨折	骨质持续受到轻度劳损引起的骨折	长途行军导致第 2、3 跖骨骨折
病理性骨折	骨骼本身患有病变，当受到轻微外力即发生骨折	骨肿瘤、骨结核等引起的骨折

2. 分类(表 11-15-2)

表 11-15-2 骨折分类

分类依据	类型	含义
骨折端与外界是否相通	闭合性骨折	骨折处皮肤或黏膜完整，骨折端与外界不通
	开放性骨折	骨折处皮肤或黏膜不完整，骨折端与外界相通，易引起感染
骨折的程度及形态	**不完全骨折**	骨骼连续性没有完全中断，包括**青枝骨折、裂缝骨折**等
	完全骨折	骨骼连续性完全中断，包括**横形骨折、斜形骨折、螺旋形骨折、粉碎性骨折、嵌插骨折、压缩骨折、凹陷骨折**和骨骺分离等
骨折处的稳定性	**稳定性骨折**	骨折端不易移位或复位后不易再移位的骨折，如不完全性骨折及**横形骨折、嵌插骨折**等
	不稳定性骨折	骨折端易移位或复位后易再移位的骨折，如**楔形骨折、螺旋形骨折、粉碎性骨折**等

(二) 临床表现

1. 全身表现

(1) **休克**：较大的骨折或多发性骨折，可引起失血性休克和神经性休克，如**骨盆骨折**及股骨干骨折。

(2) 发热：当骨折大量出血后吸收可引起低热，开放性骨折感染发热。

2. 局部表现

(1) 一般表现：疼痛和压痛、肿胀和瘀斑、功能障碍。

(2) **骨折专有体征：畸形、假关节活动(反常活动)、骨擦音或骨擦感**。

(三) 辅助检查

1. **X 线检查** 可明确诊断并明确骨折类型及移位情况。

2. CT、MRI 检查 可明确了解骨折类型和脊髓损伤的程度。

温馨提示

除颅底骨折根据临床表现(脑脊液漏)进行诊断外，其余骨折均首选 X 线检查。

(四) 骨折的并发症

1. 早期并发症

(1) 休克：重要脏器损伤及骨折本身，如股骨干骨折、**骨盆骨折及多发性骨折出血量较大易引起失血性休克**。

(2) 血管损伤：如肱骨髁上骨折可损伤肘窝部的血管肱动脉、股骨下 1/3 骨折可损伤腘动、静脉，胫骨上 1/3 骨折可损伤胫后动脉。

(3) 神经损伤：肱骨干骨折可损伤桡神经、肘关节周围骨折可损伤尺神经、正中神经、胫腓骨干骨折合并腓骨致移位者可损伤腓总神经、脊椎骨折可引起脊髓损伤。

(4) 脏器损伤：颅骨骨折引起脑损伤，**骨盆骨折可损伤膀胱、尿道**和直肠等。

(5) 骨筋膜室综合征：骨筋膜室内压力增高，使软组织血液循环障碍，肌肉、神经急性缺血而出现的一系列早期综合征，**常见于前臂和小腿骨折**，主要表现为**肢体剧痛、肿胀、指(趾)呈屈曲状、活动受限、局部肤色苍白或发绀**，常由骨折血肿、组织水肿或包扎石膏过紧引起。

(6) 脂肪栓塞：骨折端血肿张力大，使骨髓腔内脂肪微粒经破裂的静脉窦进入血液循环，可引起肺、脑、肾等血管栓塞，典型表现有进行性呼吸困难、发绀，胸部摄片有广泛性肺实变，病情危急者突然死亡。

2. 晚期并发症

(1) 关节僵硬：患肢长期固定，关节周围组织浆液渗出和纤维蛋白沉积，发生纤维性粘连，及关节囊和周围肌肉挛缩所致。

(2) 骨化性肌炎：关节附近骨折，骨膜剥离形成骨膜下血肿，由于处理不当血肿扩大、机化并在关节附近软组织内骨化，严重影响关节活动。

(3) 愈合障碍：由于整复固定不当、局部血液供应不良可引起延迟愈合或不愈合。

(4) 畸形愈合：整复不好或固定不牢发生错位而愈合。

(5) 创伤性关节炎：发生在关节内骨折易引起创伤性关节炎。

(6) 缺血性骨坏死：如**股骨颈骨折时的股骨头缺血性坏死**。

(7) 缺血性肌挛缩：如发生在前臂掌侧即"**爪形手**"畸形。

(8) 感染：开放性骨折易造成化脓性感染和厌氧菌感染，以化脓性骨髓炎多见。

(9) 坠积性肺炎:主要发生于因骨折长期卧床不起者。

(10) 压力性损伤:骨突处受压时,局部血液循环障碍易形成压力性损伤。

(11) 下肢深静脉血栓形成:多见于骨盆骨折或下肢骨折的病人。

(五) 骨折愈合过程及影响骨折愈合的因素

1. 骨折愈合过程(表 11-15-3)

表 11-15-3　骨折愈合分期及特点

愈合分期	特点	所需时间
血肿炎症机化期(纤维愈合期)	骨折后几天新生的毛细血管、成纤维细胞和吞噬细胞侵入血块,形成纤维组织,**由纤维组织将骨折端连接在一起**	2～3 周
原始骨痂形成期(临床愈合期)	骨折断端的骨内、外膜增生,血管长入,骨折端形成的**骨样组织骨化成新骨**,称为膜内成骨,成为内、外骨痂。此期能抵抗肌肉收缩及成角、剪力和旋转力,达到临床愈合	4～8 周
骨痂改造塑形期(骨性愈合期)	在应力轴线的骨痂不断加强,而应力轴线以外的骨痂不断被清除,最后使原始骨痂改造为永久骨痂,骨髓腔相通,骨折的痕迹已完全消失,达到骨性愈合	8～12 周

2. 影响骨折愈合的因素　骨折愈合需要三个先决条件,即要有足够的接触面、牢固的固定、充分的血供。

(六) 治疗原则

1. 复位　复位是骨折治疗的首要步骤。

(1) 按复位程度分为:①解剖复位:两骨折端接触面和两骨折端在纵轴线上的关系完全良好,恢复了正常的解剖关系;②功能复位:两骨折端对位欠佳,但对线基本良好,愈合后肢体功能恢复正常。

(2) 复位方法:①手法复位:是最常用的复位方法;②切开复位:手术切开骨折部位,在直视下将骨折复位;③持续牵引复位:对骨折行持续牵引复位,同时也有固定作用,包括骨牵引、皮牵引。

2. 固定

(1) 外固定:常用方法有小夹板固定或石膏绷带固定。①**小夹板固定:主要适用于四肢长骨的较稳定骨折**,固定范围不包括骨折处的上下关节,利于早期功能锻炼;②石膏绷带固定:可按肢体形状塑形,干固后固定可靠,固定范围大,不易发生再移位,但不利于功能锻炼。

(2) 持续牵引固定:皮牵引和骨牵引。骨牵引较直接且力量大,利于开放性伤口观察及换药,利于功能锻炼,但不能早期下床活动;皮牵引较间接且力量小,多应用于儿童及股骨近端骨折的病人。

(3) **内固定:复位准确且固定牢靠但具有创伤的缺点**。

3. 功能锻炼　固定后即可开始功能锻炼,直至痊愈(表 11-15-4)。

表 11-15-4　功能锻炼分期及内容

锻炼时期	锻炼内容	考点巧记
早期(伤后 1～2 周)	**主要进行患肢肌肉的收缩和舒张练习**	锻炼患肢肌肉
中期(伤后 3～6 周)	**进行骨折部位上、下两个关节的活动**	骨折处的远近关节
晚期(伤后 6～8 周)	骨折已达临床愈合标准,行患肢全面功能锻炼	锻炼全身的重点关节

(七) 护理问题

1. 有周围神经血管功能障碍的危险　与骨和软组织创伤、石膏固定不当有关。
2. 疼痛　与骨折、软组织损伤、肌痉挛和水肿有关。
3. 有感染的危险　与组织损伤、开放性骨折、牵引或应用外固定架有关。
4. 潜在并发症　与肌萎缩、关节僵硬及深静脉血栓形成等。
5. 有皮肤完整性受损的危险　与骨折、软组织损伤或长期卧床有关。

(八) 护理措施

1. 促进神经循环功能的恢复

(1) 预防和纠正休克:根据医嘱输液、输血;及时处理出血。

(2) 保暖:注意室温和躯体保暖,以改善微循环。

(3) 取合适体位,促进静脉回流:休克病人取平卧位;**患肢肿胀时抬高患肢**,使之高于心脏水平,以促进静脉回流和减轻水肿。但若疑有**骨筋膜室综合征发生时,则禁止抬高患肢,以免影响局部血供**。患肢制动后,固定关节于功能位;股骨转子间骨折牵引治疗者,患肢需取外展中立位,足踝保持于功能位,避免受压,造成足下垂畸形。

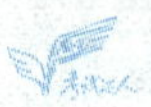

(4) 加强观察：观察病人的意识状态、体温、脉搏、血压、呼吸、尿量和末梢循环，如毛细血管再充盈时间、患肢骨折远端脉搏情况、皮温和色泽、有无肿胀及感觉和运动障碍。

2. 减轻疼痛

(1) 药物镇痛：按医嘱给予镇痛药物。

(2) 物理方法止痛：可用**局部冷敷、抬高患肢**等方法减轻疼痛。热疗和按摩可减轻肌痉挛引起的疼痛。

3. 预防感染

(1) 监测病人有无感染症状和体征：定时测量体温和脉搏。

(2) 加强伤口护理：严格按无菌技术清洁伤口和更换敷料，保持敷料干燥。

(3) 合理应用抗菌药物。

(4) 体位：无禁忌者可经常变更卧姿，预防压力性损伤和坠积性肺炎的发生。

4. 牵引的护理

(1) 观察病情：观察肢体血管神经功能，注意肢体远端颜色、温度、感觉和运动功能。

(2) 对抗牵引：一般**下肢牵引时抬高床尾，颅骨牵引时应抬高床头 15～30cm 以对抗牵引力量**。

(3) 保持有效牵引：随时观察牵引的有效性，注意牵引绳是否脱轨，滑轮是否灵活，牵引重锤是否拖地等现象。不可随意增减牵引重量。

(4) 并发症的护理

1) 皮肤破溃、压力性损伤：皮肤牵引之前涂安息香酸酊保护皮肤，出现水疱及时处理，必要时改骨牵引。

2) 牵引针滑脱：主要是钻孔过浅，重量过大引起骨质撕脱。预防方法选好钻孔部位和注意深度，重量不要过大，颅骨牵引每日检查并拧紧牵引弓螺母。

3) 牵引针孔感染：保持牵引针孔周围皮肤清洁，防止牵引针左右滑动，**在针孔处滴 75%乙醇**，每日 2 次，无菌敷料覆盖。如针孔感染，应及时处理，必要时拔针换位牵引。

4) 定时测量：**每日测量肢体长度，两侧对比，防止牵引力量不足或过度牵引**。

5) 足下垂：牵引时足部保持功能位，卧位时足部不要压重物，盖棉被要有护架。

6) 关节僵硬：骨折复位固定后，要遵循循序渐进的原则进行功能锻炼。

7) 坠积性肺炎：鼓励病人深呼吸，有效咳嗽，协助翻身，给予拍背、雾化吸入等。

8) 泌尿系感染和结石：鼓励病人多饮水，增加尿量，预防泌尿系感染和结石。

5. 石膏的护理

(1) 石膏干固前护理

1) 禁止搬动和压迫：打好石膏后用软枕垫好，在干固前易折断和变形，**搬动时用手掌托起，严禁用手指托扶和压迫，以防局部向内凹陷**。

温馨提示

石膏在未干固前，如用手指托扶，会造成石膏凸凹不平，会引起病人不舒适甚至压力性损伤的发生。

2) 加速干固：可提高室温、加强通风、暖灯烘烤、红外线照射等。

(2) 保持石膏清洁：会阴部易受大小便污染，在包扎石膏时开窗应大小适宜。在换药之前，用纱布将换药窗口围好，防止换药或冲洗伤口时污染石膏。**石膏如轻微污染，可用湿布擦拭，但不要浸湿石膏**。

(3) 观察血液循环和神经：包好石膏后，**患肢抬高**，以利于静脉回流，注意观察肢体远端颜色、温度、感觉和运动。**如有疼痛、苍白、冰冷、发绀、麻木时，要警惕石膏过紧**。

(4) 并发症的预防及护理

1) 压力性损伤：包扎石膏前，加好衬垫，尤其骨突起处加较厚棉垫。**包扎石膏时严禁指尖按压，要用手掌托扶**。协助病人翻身，更换体位。**嘱病人和家属不可向石膏内塞垫，必要时更换石膏**。

2) 失用性骨质疏松和关节僵硬：长期卧床，石膏制动，引起骨质脱钙，疏松。关节固定不动发生关节僵硬。

3) 化脓性皮炎：长期石膏固定，皮肤脱屑、出汗和石膏摩擦，都可使皮肤瘙痒、出现水疱，或用异物伸入石膏抓痒，使局部损伤感染。

4) 骨筋膜室综合征：两种原因可引起骨筋膜室综合征。**一是骨筋膜内肿胀、出血**，压力增高，此种**常见于前臂或小腿骨折**。**另一种肢体包扎过紧**，尤其石膏包扎。预防方法是石膏包扎不要过紧，密切观察，及时发现，**迅速减压**。

5) 石膏综合征：大型石膏或包扎过紧，导致病人**呼吸费力，进食困难，胸部发憋**，腹部膨胀。预防方法是包扎石膏时适当留有余地，食量不要过多，上腹开窗等。

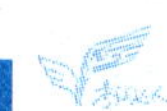

6. 指导功能锻炼 肢体固定部位进行肌肉等长收缩，未固定部位进行主动或被动的关节活动，鼓励病人生活自理。

（九）健康教育

1. 安全指导 指导病人及家属评估家庭环境的安全性、有无影响病人活动的障碍物。

2. 长期坚持功能锻炼 告知病人出院后检查功能锻炼的方法和意义。

3. 辅助工具的使用 指导病人使用轮椅、步行辅助物，提高病人自我照顾的能力。

1）拐杖的应用：应指导病人使用拐杖，拐杖应加垫，以防滑和避免损伤腋部；**当手握把柄时，屈肘不超过30°**。

2）助行器的应用：助行器常用于老年人，以提供支持和保持平衡。

3）手杖的应用：当患肢仅需轻微的支持时，可用手杖。直手杖提供的支持最小，四脚手杖因支撑面积大，支持力大。手杖用于患侧，顶部应与股骨大转子平行。

4. 定期复查 告知病人如何识别并发症。若病人肢体肿胀或疼痛明显加重，骨折远端肢体感觉麻木、肢端发凉，夹板、石膏或外固定器械松动等，应立即到医院复查。

二、四肢骨折病人的护理

（一）肱骨干骨折

肱骨干骨折是发生在肱骨外科颈下1～2cm至肱骨髁上2cm段内的骨折。常见于青年和中年人。

1. 病因 由直接或间接暴力引起。直接暴力常由外侧打击肱骨干中段导致横形或粉碎性骨折。间接暴力常由于手掌或肘部着地，导致肱骨中下1/3段斜形或螺旋形骨折。

2. 临床表现 伤侧上臂疼痛、肿胀、畸形、皮下瘀斑及功能障碍。查体可见反常活动、骨擦感、患肢短缩等。主要并发症是桡神经损伤和肱动脉损伤。合并桡神经损伤时可出现垂腕、各手指掌指关节不能背伸，拇指不能伸，前臂旋后障碍；手背桡侧皮肤感觉减弱或消失。

3. 治疗原则与护理 一般采取手法复位，复位后可用石膏或小夹板固定。切开复位后用加压钢板螺钉或带锁髓内钉作内固定。术后指导病人进行患肢的主动运动，包括手指、掌和腕关节活动，以减轻水肿，促进静脉回流；伤后2～3周，开始肩、肘关节的主动运动，防止肩关节僵硬或萎缩。

（二）肱骨髁上骨折

肱骨髁上骨折是发生在肱骨干与肱骨髁交界处的骨折。**多见于10岁以下儿童**。

1. 病因与分类

（1）**伸直型较常见**。多因间接暴力引起，如跌倒时肘关节呈半屈状。骨折近侧端常损伤肱前肌，压迫或损伤正中神经和肱动脉，造成前臂缺血性肌挛缩。骨折远侧端向侧方移位可挫伤桡神经或尺神经。

（2）屈曲型少见。跌倒时肘关节屈曲、肘后部着地，导致髁上部屈曲型骨折。很少合并血管和神经损伤。

2. 临床表现 **肘关节明显肿胀、压痛，功能障碍**；有时可出现皮下淤血或皮肤水疱。伸直型骨折时，鹰嘴与远侧骨折端向后方突出，近侧骨折端向前移，外形如肘关节脱位，但**保持正常的肘后三角**，可有骨擦音、反常活动等；可伴有正中、桡、尺神经损伤，表现为手的感觉、运动功能障碍。肱动脉挫伤或受压者因发生血管痉挛可致前臂缺血，出现剧痛、手部皮肤苍白、发凉、麻木，被动伸指疼痛，桡动脉搏动减弱或消失等表现。与肱骨髁上骨折相关的缺血性肌挛缩，可导致**爪形手**。

3. 治疗原则与护理 肘部肿胀较轻、桡动脉搏动正常者，可行手法复位和后侧石膏托固定。**伸直型骨折复位后固定肘关节于60°～90°屈曲或半屈位**。对受伤后时间较长、肘部肿胀严重并有水疱形成，但末梢血运良好者，可行尺骨鹰嘴牵引，牵引重量1～2kg；待3～5天后肿胀消退，即可进行手法复位。复位固定后，尽早开始手指及腕关节屈伸活动，如握拳、伸指、腕关节屈伸及肩关节活动；4～6周后在去除外固定后，进行肘关节屈伸功能锻炼。手术切开复位内固定的病人，术后2周即可活动肘关节。

（三）桡骨远端伸直型骨折（Colles骨折）

发生于桡骨远端关节面约3cm内的骨折，以老年人多见，由间接暴力所致。跌倒时前臂旋前，腕关节背伸，手掌着地。

1. 临床表现 局部疼痛、肿胀、压痛、功能障碍，典型的畸形表现为**侧面观“餐叉样”畸形**，正面观**“枪刺样”畸形**。

2. 治疗原则与护理 主要采用手法复位，小夹板或石膏固定在屈腕、尺偏、旋前2周，之后改用中立位固定2周。术后指导病人早期进行拇指及其他手指的主动运动、用力握拳、充分屈伸五指的练习，以减轻水肿，增加静脉回流。同时进行肩、肘关节功能锻炼，防止关节僵硬或肌萎缩。伤后2周进行腕关节背伸和桡侧偏斜练习，同时进行前臂旋转运动。

（四）股骨颈骨折

股骨颈骨折多发生于老年人，以女性为多。

1. 病因和分类

(1) 按骨折线部位分类可分成：①头下骨折；②经颈骨折；③基底骨折。

头下骨折和经颈骨折属于关节囊内骨折，由于股骨头的血液循环大部分中断，因而骨折不易愈合和**易造成股骨头缺血坏死**。基底骨折由于两骨折端的血液循环良好而较易愈合。

(2) 按骨折线角度(X线片表现)分类：①内收骨折：远端骨折线与两髂嵴连线的延长线所形成的角度(Pauwels 角)大于 50°，属于不稳定骨折。②外展骨折：Pauwels 角小于 30°，属于稳定骨折。

2. 临床表现　老年人跌倒后**髋部疼痛，移动患肢时疼痛更明显**，不敢站立或行走；**患肢有短缩**，呈 45°～60°外旋畸形；**髋部有压痛**，叩击足跟部或大粗隆部时髋部疼痛，大转子明显突出。

3. 治疗原则

(1) 非手术治疗：适用于无明显移位的骨折、外展型或嵌插型等稳定性骨折。①牵引复位：可采用穿防旋鞋、持续皮牵引(如 Buck 牵引)、骨牵引或石膏固定方法达到复位和固定作用，卧床 6～8 周；②手法复位：先作皮牵引或骨牵引，并尽早在 X 线透视下手法复位。

(2) 手术治疗：适用于内收型骨折或有移位的骨折、65 岁以上头下型骨折难以牵引复位或手法复位者。

1) 闭合复位内固定：在 X 线透视下手法复位成功后，在股骨外侧作内固定或 130°角钢板固定。

2) 切开复位内固定：用于手法复位失败、固定不可靠或陈旧骨折病人。

3) 人工股骨头或全髋关节置换术：适用于全身情况较好、有明显移位或旋转且股骨头缺血坏死的高龄股骨头下骨折病人或已合并骨关节炎者。

4. 护理和健康教育

(1) 保持适当的体位，防止骨折移位。

1) 患肢制动：卧床时两腿之间放一枕头，使**患肢呈外展中立位**，可穿防旋矫正鞋固定，防止髋关节外旋或脱位。

2) 变换体位：卧床休息，经医师允许后方可患侧卧位。**更换体位时，应避免患肢内收、外旋或髋部屈曲，防止骨折移位**。

3) 正确搬运病人：**尽量避免搬运或移动病人，必须搬运移动时，注意将髋关节与患肢整个托起**，防止关节脱位或骨折断端造成新的损伤。

(2) 指导病人正确活动

1) 练习股四头肌的等长舒缩：指导病人进行患肢股四头肌的等长舒缩、踝关节屈伸及足部活动。

2) 指导病人进行双上肢及健侧下肢的全范围关节活动和功能锻炼。

3) 髋关节功能锻炼：行人工全髋关节置换术 1 周后，遵医嘱尽早帮助病人坐在床边进行髋关节功能锻炼，动作应缓慢，活动范围由小到大，活动幅度和力量逐渐加大。指导病人借助吊架和床挡更换体位。

4) 转移和行走训练：指导病人坐起、移到轮椅上和行走的方法。非手术治疗的病人 8 周后可逐渐在床上坐起，坐起时双腿不能交叉盘腿，3 个月后可逐渐使用拐杖，患肢在不负重情况下练习行走，6 个月后弃拐行走。行人工全髋关节置换术的病人，允许下床后，指导病人在有人陪伴下正确使用助行器或拐杖行走。

(五) 股骨干骨折

股骨干骨折是指股骨转子与股骨髁之间的骨折，多见于青壮年。多由强大的直接或间接暴力所致。

1. 临床表现　局部疼痛、肿胀、功能障碍、畸形，检查时局部有压痛、异常活动、可发现骨擦音。股骨骨折出血较多，病人可出现休克。中下 1/3 骨折易引起血管神经损伤，检查时注意肢体远端血运、感觉和运动功能。

2. 治疗原则与护理　皮牵引适于 3 岁以下的儿童，采用垂直悬吊牵引，双下肢垂直向上悬吊，牵引重量以使儿童臀部刚好离开床面为宜。骨牵引适于成人各类型股骨干骨折。手术治疗后指导病人练习患肢股四头肌的等长舒缩，同时练习膝关节及踝关节屈伸活动，以促进静脉回流，减轻水肿，防止肌萎缩和关节僵硬。

(六) 胫腓骨干骨折

胫腓骨干骨折是指发生在胫骨平台以下至踝以上部分的胫腓骨骨折，**是长骨骨折中最多见的一种，多见于青壮年和儿童**。多为直接暴力打击和压轧所致。骨折线呈斜形或螺旋形，腓骨的骨折面高于胫骨的骨折面，软组织损伤小，骨折尖端穿破皮肤可造成开放性骨折。儿童胫腓骨干骨折多为青枝骨折。

1. 临床表现　局部疼痛、肿胀、压痛、功能障碍，呈短缩或成角畸形，异常活动，可发现骨擦音或骨擦感。开放性骨折有骨端外露，如有胫前动脉损伤，足背动脉搏动消失，肢端苍白、冰凉，需考虑并发骨筋膜室综合征。

2. 治疗原则与护理　横断和短斜骨折可手法复位，长腿石膏或夹板固定。斜形、螺旋形和轻度粉碎骨折可行跟骨结节牵引治疗。对手法复位失败、严重的开放性或粉碎性骨折行手术治疗。**伤后早期进行股四头肌的等长舒缩练习**、髌骨的被动活动；同时练习足部及趾间关节活动。

考点练习

考点：骨折的病因和分类(A1 型题)

1. 下列属于不完全骨折的是
   A. 裂缝骨折
   B. 螺旋骨折
   C. 凹陷骨折
   D. 嵌插骨折
   E. 压缩骨折
2. 下列属于不稳定骨折的是
   A. 裂缝骨折
   B. 青枝骨折
   C. 螺旋骨折
   D. 嵌插骨折
   E. 横形骨折
3. 按骨折的程度及形态分类可将骨折分为
   A. 闭合性骨折和开放性骨折
   B. 新鲜骨折和陈旧骨折
   C. 稳定性骨折和不稳定性骨折
   D. 不完全骨折和完全骨折
   E. 青枝骨折和裂缝骨折

考点：骨折的临床表现和诊断(A1、A2 型题)

4. 骨折的专有体征是
   A. 压痛与疼痛、局部脓肿和瘀斑、功能障碍
   B. 疼痛与压痛、局部肿胀与瘀斑、骨擦音或骨擦感
   C. 异常活动、局部肿胀和瘀斑、骨擦音或骨擦感
   D. 畸形、异常活动、骨擦音或骨擦感
   E. 畸形、局部肿胀与瘀斑、骨擦音或骨擦感
5. 患儿，男，5 岁。摔倒后左肘关节着地送来急诊。分诊护士判断该患儿是否发生骨折的最重要依据是
   A. 左上臂疼痛
   B. 局部肿胀
   C. 左上臂畸形
   D. 局部压痛
   E. 肘关节活动度减少
6. 病人，男性，24 岁，疑有肱骨嵌插骨折。下列哪项检查是最可靠的诊断依据
   A. 局部畸形
   B. 局部剧烈疼痛
   C. 骨擦音
   D. X 线摄片
   E. 活动障碍

考点：熟练掌握骨折的并发症(A1、A2、A3/A4 型题)

7. 下列属于骨折早期并发症的是
   A. 脂肪栓塞
   B. 关节僵硬
   C. 缺血性骨坏死
   D. 创伤性关节炎
   E. 畸形愈合
8. 骨筋膜室综合征主要见于
   A. 前臂和小腿骨折
   B. 大腿骨折
   C. 骨盆骨折
   D. 脊柱骨折
   E. 颅骨骨折
9. 引起骨筋膜室综合征的主要原因是
   A. 肌肉痉挛
   B. 细菌繁殖
   C. 骨筋膜室内压高
   D. 主要神经损伤
   E. 血管内膜损伤
10. 以“爪形手”为典型表现的骨折并发症是
    A. 关节僵硬
    B. 骨化性肌炎
    C. 畸形愈合
    D. 缺血性肌挛缩
    E. 创伤性关节炎
11. 病人，女性，28 岁。小腿行石膏绷带包扎后 1 小时，出现脚趾剧痛，苍白发凉，足背动脉搏动减弱。应首先采取的措施是
    A. 注意保暖
    B. 抬高患肢
    C. 给予止痛药
    D. 做下肢被动活动
    E. 适当松解石膏绷带
12. 病人，男性，65 岁。因有股骨颈骨折后给予持续性皮牵引。该病人最易发生的并发症是
    A. 关节僵硬
    B. 骨化性肌炎
    C. 愈合障碍
    D. 缺血性肌挛缩
    E. 缺血性骨坏死

(13～14 题共用题干)

病人，男性，18 岁。因车祸致左前臂骨折后行石膏管型固定。4 小时后左侧手指苍白、发凉，桡动脉搏动减弱。

13. 该病人可能出现了
    A. 压力性损伤
    B. 失用性骨质疏松
    C. 化脓性皮炎
    D. 骨筋膜室综合征
    E. 石膏综合征
14. 针对上述情况，应采取的措施是
    A. 热敷
    B. 迅速减压
    C. 给予止痛剂
    D. 抬高患肢

E. 功能锻炼

考点：骨折的愈合过程和影响愈合的因素(A1型题)

15. 骨折纤维愈合期约需
A. 1～2周
B. 2～3周
C. 4～8周
D. 8～12周
E. 12～14周

16. 骨折临床愈合期约需
A. 1～2周
B. 2～3周
C. 4～8周
D. 8～12周
E. 12～14周

考点：骨折的治疗要点(A1、A2型题)

17. 对有骨折或疑有骨折的病人在转运前最重要的是
A. 抬高患肢
B. 固定患肢
C. 现场复位
D. 使用止痛药
E. 使用TAT和抗生素

18. 复位准确、固定牢靠但具有创伤缺点的是
A. 手法复位+内固定
B. 手法复位+外固定
C. 切开复位+内固定
D. 切开复位+外固定
E. 持续牵引复位+外固定

19. 小夹板固定主要适用于
A. 四肢长骨的不稳定骨折
B. 四肢长骨的稳定骨折
C. 躯干骨的不稳定骨折
D. 躯干骨的稳定骨折
E. 儿童骨折

20. 病人，男性，28岁。因车祸后致左胫腓骨骨折，骨折端外露，伤口有活动性出血。下列急救措施中**错误**的是
A. 现场复位
B. 固定患肢
C. 迅速转运
D. 检查是否有其他合并伤
E. 用清洁布加压包扎伤口

21. 病人，男性，28岁。车祸中致股骨开放性骨折伴有大出血，面色苍白、脉细速。现场急救首先采取的措施是
A. 夹板固定
B. 输液
C. 止血
D. 止痛
E. 立即转送

考点：骨折的护理问题、护理措施和健康教育(A1、A2型题)

22. 病人，男性，18岁。因胫骨干骨折行持续性骨牵引。针对该病人的护理措施，**错误**的是
A. 保持有效牵引
B. 定时测量肢体长度
C. 抬高床头15～30cm
D. 每天在牵引针孔处滴75%乙醇
E. 指导病人进行功能锻炼

23. 骨折牵引时，预防过度牵引的措施是
A. 患肢抵床尾
B. 患肢功能锻炼
C. 定时测量肢体长度
D. 防止牵引针左右移动
E. 定时放松牵引装置

24. 病人，男性，28岁。因车祸后致左下肢胫腓骨开放性骨折。入院后给予切开复位内固定术并行下肢托型石膏固定。针对该病人的护理措施，正确的是
A. 在石膏干固后开窗，便于伤口换药
B. 患肢疼痛时可自行服用止痛药
C. 严密观察肢端血运
D. 石膏松动时可向石膏腔内填塞棉花
E. 石膏内肢体有痒感时，可伸入异物抓痒

25. 病人，男性，28岁。车祸中发生骨盆、左股骨及胫腓骨多处骨折，可能引起的并发症是
A. 休克
B. 脂肪栓塞
C. 骨筋膜室综合征
D. 骨折部位感染
E. 缺血性肌痉挛

26. 病人，男性，26岁。肱骨骨折后行石膏绷带包扎，术后1小时病人自觉手指剧痛，护士观察见手指发凉发绀，不能自主活动，首先应考虑为
A. 室温过低
B. 石膏绷带包扎过紧
C. 神经损伤
D. 体位不当
E. 动脉缺血

27. 病人，男性，36岁。因脊柱骨折行石膏背心固定。固定后病人出现持续性恶心，反复呕吐、腹胀及腹痛，呼吸费力，应考虑为
A. 脂肪栓塞
B. 脊神经损伤
C. 骨筋膜室综合征
D. 石膏综合征
E. 急性腹膜炎

考点：四肢骨折病人的护理(A1、A2、A3/A4型题)

28. 肱骨髁上骨折多见于
A. 屈曲型骨折
B. 伸直型骨折
C. 开放性骨折
D. 直接暴力所致
E. 骨折远端向前，近端向后移位

29. 缺血性肌挛缩常继发于
A. 肱骨干骨折
B. 桡骨下端骨折
C. 肘关节脱位
D. 肱骨髁上骨折
E. 肩关节脱位
30. 最易引起股骨头坏死的是
A. 股骨干骨折
B. 股骨头下骨折
C. 股骨颈骨折
D. 股骨颈基底骨折
E. 股骨转子间骨折
31. 长骨骨折中最常见的是
A. 股骨干骨折
B. 胫腓骨干骨折
C. 股骨颈骨折
D. 肱骨髁上骨折
E. 桡骨远端伸直型骨折
32. 患儿，女性，5 岁。右肘关节半屈位跌倒，手掌着地，出现右肘关节明显肿胀、畸形，肘后三角正常。最可能的诊断是
A. 孟氏骨折
B. 肘关节脱位
C. 肱骨下段骨折
D. 伸直型肱骨髁上骨折
E. 屈曲型肱骨髁上骨折
33. 患儿，男性，8 岁。右肘关节外伤，当地拍 X 线片诊断肱骨髁上骨折，经两次手法复位未成功，来院时为伤后 48 小时。查体右肘关节半屈位，肿胀较重，压痛明显，手指活动障碍，桡动脉搏动弱，手指凉，麻木。应考虑为肱骨髁上骨折合并
A. 广泛软组织挫伤
B. 主要静脉损伤
C. 肱动脉损伤
D. 肌肉断裂伤
E. 正中尺、桡神经损伤
34. 病人，女性，65 岁。外伤后致桡骨远端伸直型(Colles)骨折，骨折对位对线良好，并有嵌插，该病人应选择
A. 牵引治疗
B. 对症治疗
C. 手术治疗
D. 消肿治疗
E. 夹板固定或石膏固定
35. 病人，女性，59 岁。跌倒时手掌撑地，局部疼痛、肿胀明显，侧面观“餐叉样”畸形。最可能的诊断是
A. 锁骨骨折
B. 肱骨髁上骨折
C. 肘关节后脱位
D. Colles 骨折
E. Smith 骨折
36. 病人，女性，65 岁。被自行车撞倒后，右髋痛，但仍能扶拐行走，次日疼痛加重，检查右下肢外旋位，轻度短缩。最可能的诊断是
A. 软组织挫伤
B. 髋关节扭伤
C. 股骨大粗隆骨折
D. 股骨颈骨折
E. 髂骨骨折
37. 病人，男性，37 岁。右小腿被汽车压伤 24 小时就诊，查体：右小腿严重肿胀畸形，足趾苍白、发凉，足背动脉搏动摸不清，被动活动足趾感剧痛，X 线片示右胫腓骨中断粉碎性骨折。最适当的处理是
A. 急诊开放完全内固定
B. 继续观察，石膏固定
C. 立即切开深筋膜减压
D. 抬高患肢，配合高压氧治疗
E. 抬高患肢加跟骨牵引
38. 病人，男性，28 岁。高处坠下时，左小腿肿胀，压痛，膝下 8cm 处成角畸形，小腿短缩，胫骨前侧有 10cm 皮肤裂口，足背动脉搏动消失。最可能的诊断是
A. 左胫骨上 1/3 骨折伴静脉血管损伤
B. 左胫骨上 1/3 开放性骨折，伴动脉损伤
C. 左胫骨上 1/3 骨折伴胫前神经损伤
D. 左胫骨上 1/3 骨折伴骨筋膜室综合征
E. 左胫骨上 1/3 开放性骨折，伴胫后神经损伤

(39～41 题共用题干)

病人，女性，65 岁。在浴室摔倒后出现右髋部疼痛，不能站起行走。查体：右髋部压痛、肿胀、右髋关节活动障碍、右大腿粗隆上移、右下肢呈外旋位。

39. 该病人应考虑为
A. 股骨干骨折
B. 尾骨骨折
C. 股骨颈骨折
D. 骨盆骨折
E. 股骨头脱位
40. 该病人最易发生的并发症是
A. 畸形愈合
B. 骨筋膜室综合征
C. 股骨头缺血性坏死
D. 骨化性肌炎
E. 缺血性肌挛缩
41. 该病人术后患肢应采取的体位是
A. 外展内旋位
B. 外展中立位
C. 内收外旋位
D. 外展外旋位
E. 内收内旋

参考答案

序号	1	2	3	4	5	6	7	8	9	10	11	12	13	14	15	16
答案	A	C	D	D	C	D	A	A	C	D	E	E	D	B	B	C
序号	17	18	19	20	21	22	23	24	25	26	27	28	29	30	31	32
答案	B	C	B	A	C	C	C	C	A	B	D	B	D	C	B	D
序号	33	34	35	36	37	38	39	40	41							
答案	C	E	D	D	C	B	C	C	B							

第十六节　骨盆骨折病人的护理

考情分析

年份	主要考点
2019	骨盆骨折最重要的体征；骨盆骨折常伴有的严重并发症；骨盆骨折病人不能准确评估的内容（体重）
2020	骨盆骨折常见的并发症
2021	骨盆骨折最重要的体征（骨盆分离挤压试验阳性）

考点导航

一、病　　因

骨盆骨折**多由直接暴力挤压骨盆所致**，多伴有合并症和多发伤。年轻人骨盆骨折主要是由于交通事故和高处坠落引起。老年人骨盆骨折最常见的原因是摔倒。

二、临 床 表 现

局部肿胀、压痛、畸形、会阴部瘀斑，肢体长度不对称，若膀胱和尿道损伤可出现血尿，腹内器官损伤可出现急腹症症状和休克症状。严重者伴大量出血时，常合并休克。

骨盆分离试验和骨盆挤压试验阳性。检查者双手交叉撑开病人的两髂嵴，使两骶髂关节的关节面更紧贴，而骨折的骨盆前环产生分离，如出现疼痛即为骨盆分离试验阳性。双手挤压病人的两髂嵴，伤处仍出现疼痛为骨盆挤压试验阳性。

三、辅 助 检 查

X线和CT检查能直接反映是否存在骨盆骨折及其类型。

四、治 疗 原 则

首先处理休克和各种危及生命的合并症，再处理骨折。

1. 非手术治疗

(1) 卧床休息：骨盆边缘骨折、骶尾骨骨折应根据损伤程度卧硬板床休息3～4周，以保持骨盆的稳定。

(2) 复位与固定：不稳定性骨折可用**骨盆兜悬吊牵引**、髋人字石膏、骨牵引等方法达到复位与固定的目的。

2. 手术治疗

(1) 骨外固定架固定术：适用于骨盆环两处骨折病人。

(2) 切开复位钢板内固定术：适用于骨盆环两处以上骨折病人，以保持骨盆的稳定。

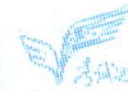

五、护理问题

1. 组织灌注量不足　与骨盆损伤、出血等有关。
2. 排尿和排便型态异常　与膀胱、尿道、腹内脏器或直肠损伤有关。
3. 有皮肤完整性受损的危险　与骨盆骨折和活动障碍有关。
4. 躯体活动障碍　与骨盆骨折有关。

六、护理措施

1. 补充血容量和维持正常的组织灌注

(1) 观察生命体征：**骨盆骨折常合并静脉丛及动脉出血，易出现低血容量性休克**。应注意观察病人的意识、脉搏、血压和尿量。

(2) 建立静脉输液通路：及时按医嘱输血和补液，补充血容量。

(3) 及时止血和处理腹腔内脏器损伤：若经抗休克治疗仍不能维持血压，应及时通知医师，并协助做好手术准备。

2. 维持排尿、排便通畅

(1) 观察：**注意病人尿量、色泽及有无排尿困难**(亲：骨盆骨折常合并膀胱尿道损伤，因此护士应注意观察病人的尿量、颜色等)；有无腹胀和便秘。

(2) 导尿护理：对于尿道损伤致排尿困难者，予以留置导尿，并加强尿道口和导尿管的护理；保持导尿管通畅。

(3) 饮食：**鼓励病人多食富含膳食纤维的食物、新鲜水果和蔬菜，多饮水，以防便秘**。

(4) 通便：便秘的病人可根据医嘱给予开塞露等通便。

3. 皮肤护理

(1) 保持个人卫生清洁：注意卧床病人的皮肤护理，保持皮肤清洁和床单平整干燥；按时按摩受压部位；防止发生压力性损伤。

(2) 体位：协助病人更换体位，骨折愈合后方可向患侧卧位。

七、健康教育

指导病人合理活动，根据骨折的稳定性和治疗方案，与病人一起制订适宜的锻炼计划并指导其实施。部分病人在手术后几天内即可完全持重，行牵引的病人需 12 周以后才能持重。对于长时间卧床的病人，指导其练习深呼吸、进行肢体肌肉的等长舒缩；每天多次，每次 5～20 分钟。

考点练习

考点：骨盆骨折的病因和临床表现(A1、A2 型题)

1. 骨盆骨折常并发
   A. 压力性损伤
   B. 缺血性肌挛缩
   C. 膀胱、尿道损伤
   D. 周围神经损伤
   E. 缺血性骨坏死
2. 骨盆骨折最重要的体征是
   A. 畸形
   B. 反常活动
   C. 肿痛和瘀斑
   D. 骨擦音或骨擦感
   E. 骨盆挤压和分离试验阳性
3. 病人，男性，42 岁。车祸后发生骨盆及胫腓骨等多处骨折。护士应着重观察病人是否出现
   A. 休克
   B. 脂肪栓塞
   C. 骨筋膜室综合征
   D. 骨折部位感染
   E. 尿道损伤
4. 病人，男性，36 岁。下楼梯时摔倒，臀部着地，X 线检查：骶尾骨骨折。导致该病人骨折的最可能原因是
   A. 扭转作用
   B. 直接暴力
   C. 挤压作用
   D. 疲劳应力
   E. 传导作用

考点：骨盆骨折的治疗要点、护理问题和护理措施(A1、A2 型题)

5. 病人，女性，20 岁，外伤致骨盆骨折。查体：生命体征平稳，X 线摄片示耻骨联合分离，右侧骶髂关节向上方移位。最合适的处理是
   A. 骨盆兜悬吊加下肢牵引
   B. 切开复位内固定
   C. 手法复位外固定
   D. 卧石膏床

E. 卧硬板床

6. 病人，男性，35岁。双耻骨骨折，伤后10小时无尿，血压、脉搏正常。为诊断合并尿道损伤，最简捷的方法是

A. 静脉肾盂造影

B. 放置导尿管

C. 膀胱镜检查

D. 逆行性输尿管造影

E. 腹部及盆腔B超

7. 病人，女性，28岁。车祸后急诊入院，初步诊断为骨盆骨折后并腹膜后出血。静脉通路宜建立在

A. 上肢或下肢

B. 下肢或颈部

C. 上肢或颈部

D. 左下肢

E. 右下肢

8. 关于预防骨盆骨折病人发生便秘的护理措施，**错误**的是

A. 嘱多进食新鲜水果蔬菜

B. 鼓励多喝水

C. 给予腹部按摩

D. 每日灌肠通便

E. 有便意时及时排便

9. 病人，女性，37岁。因车祸造成骨盆骨折，拟接受保守治疗。此时应用的固定装置是

A. 枕颌带牵引

B. 骨盆悬吊牵引

C. 皮牵引

D. 骨盆带牵引

E. 骨牵引

10. 病人，女性，63岁。因外伤后骨盆骨折，平车入院。入院评估时，护士**不能**准确测量的指标是

A. 脉搏

B. 呼吸

C. 血压

D. 体温

E. 体重

参考答案

序号	1	2	3	4	5	6	7	8	9	10
答案	C	E	A	B	A	B	C	D	B	E

第十七节　颅骨骨折病人的护理

考情分析

年份	主要考点
2019	颅中窝骨折的判断（图片题）；针对颅底骨折病人的错误指导（冲洗鼻腔）
2020	颅骨骨折病人情绪低落时的护理措施（进行疾病相关知识宣教）；颅底骨折伴脑脊液漏时的错误护理（耳、鼻滴抗生素预防感染）
2022	颅前窝骨折的判断（熊猫眼）

考点导航

一、病　　因

颅骨骨折是指颅骨受暴力作用致颅骨结构改变。其临床意义不在于骨折本身，而在于骨折所引起的脑膜、脑、血管和神经损伤，可合并脑脊液漏、颅内血肿及颅内感染等。

按骨折部位可分为颅盖骨折与颅底骨折；按骨折形态分为线形骨折和凹陷骨折；依骨折部位是否与外界相通分为闭合性骨折和开放性骨折。

二、临床表现

1. 颅盖骨折　线形骨折常合并有头皮损伤，骨折本身依靠触诊很难发现。凹陷范围较大的骨折者，软组织出血不多时，触诊多可确定，但小的凹陷骨折需经X线摄片才能发现。凹陷骨折的骨片陷入颅内，使局部脑组织受压或合并有

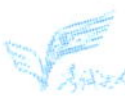

颅内血肿，临床上出现相应的症状和体征。

2. 颅底骨折 多为强烈间接暴力引起，常伴有硬脑膜破裂，引起脑脊液外漏或颅内积气(表 11-17-1)。

表 11-17-1 颅底骨折的临床表现

骨折部位	瘀斑部位	脑脊液漏	可能损伤的脑神经
颅前窝	**"熊猫眼征""兔眼征"**	**鼻漏**	嗅神经、视神经
颅中窝	**耳后乳突区**	**耳、鼻漏**	面神经、听神经
颅后窝	耳后及枕下部、咽后壁	无	第Ⅸ～Ⅻ对脑神经

三、辅助检查

1. X线检查 **颅盖骨折主要靠颅骨X线摄片确诊**。对于凹陷性骨折，X线摄片可显示骨折片陷入颅内的深度。**诊断颅底骨折主要依靠合并脑脊液漏的临床表现**。

2. **CT检查** **有助于了解骨折情况和有无合并脑损伤**。

四、治疗原则

颅盖骨线形骨折或凹陷性骨折下陷较轻，一般不需处理；骨折凹陷范围超过 3cm、深度超过 1cm，兼有脑受压症状者，则需手术整复或摘除陷入的骨片。**颅底骨折**本身无特殊处理，**重点是预防颅内感染**，脑脊液漏一般在 2 周内愈合。**脑脊液漏 4 周不自行愈合者，可考虑做硬脑膜修补术**。

五、护理问题

1. 有感染的危险 与脑脊液外漏有关。

2. 潜在并发症：颅内出血、颅内压增高、颅内低压综合征。

六、护理措施

1. **预防颅内感染**，促进漏口早日闭合。

(1) 体位：嘱病人**采取半坐位，头偏向患侧**，维持特定体位至停止漏液后 3～5 日，借重力作用使脑组织移至颅底硬脑膜裂缝处，促使局部粘连而封闭漏口。

温馨提示

颅底骨折合并脑脊液漏、咯血、胸痛、气胸、肾结石碎石术后的病人均取患侧卧位。

(2) 保持局部清洁：每日 2 次清洁、消毒外耳道、鼻腔或口腔，注意**棉球不可过湿，以免液体逆流入颅**。**劝告病人勿挖鼻、抠耳。注意不可堵塞鼻腔**。

(3) 避免颅内压骤升：**嘱病人勿用力屏气排便、咳嗽、擤鼻涕或打喷嚏**等，以免颅内压骤然升降导致气颅或脑脊液逆流。

(4) 对于脑脊液鼻漏者，不可经鼻腔进行护理操作，**严禁从鼻腔吸痰或放置鼻胃管，禁止耳、鼻滴药，冲洗和堵塞，禁忌作腰穿**。

(5) 遵医嘱应用抗菌药及 TAT 或破伤风类毒素。

2. 病情观察

(1) 明确有无脑脊液外漏：鉴别脑脊液与血液、脑脊液与鼻腔分泌物，可将血性液滴于白色滤纸上，若血迹外周有月晕样淡红色浸渍圈，则为脑脊液漏。有时颅底骨折虽伤及颞骨岩部，且骨膜及脑膜均已破裂但鼓膜尚完整时，脑脊液可经耳咽管流至咽部进而被病人咽下，故应观察并询问病人是否经常有腥味液体流至咽部。

(2) 准确估计脑脊液外漏量：在鼻前庭或外耳道口松松地**放置干棉球，随湿随换**，记录 24 小时浸湿的棉球数，以估计脑脊液外漏量。

(3) 注意有无颅内继发性损伤：颅骨骨折病人可合并脑组织、血管损伤，导致癫痫、颅内出血、继发性脑水肿、颅内压增高等。脑脊液外漏可推迟颅内压增高症状的出现，一旦出现颅内压增高的症状，救治更为困难。因此，严密观察病人的意识、生命体征、瞳孔及肢体活动等情况，以及时发现颅内压增高及脑疝的早期迹象。

(4) 注意**颅内低压综合征**：若脑脊液外漏多，可使颅内压过低而导致颅内血管扩张，出现**剧烈头痛、眩晕、呕吐、厌食、反应迟钝、脉搏细弱、血压偏低**。头痛在立位时加重，卧位时缓解。若病人出现颅压过低表现时可遵医嘱补充大量水分以缓解症状。

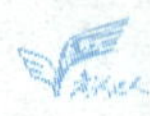

七、健康教育

颅底骨折病人要**避免用力咳嗽、打喷嚏和擤鼻涕，勿挖耳、抠鼻或屏气排便**，以免鼻窦或乳突气房内的空气被压入颅内，引起气脑或颅内感染。告诉门诊病人和家属若出现剧烈头痛、频繁呕吐、发热、意识模糊应及时到医院就诊。颅底骨折病人要避免颅内压骤然升降的因素。

考点练习

考点：颅骨骨折的临床表现（A1、A2型题）

1. 颅脑损伤后出现"熊猫眼征"的是
   A. 颅中窝骨折
   B. 颅前窝骨折
   C. 颅后窝骨折
   D. 硬膜下血肿
   E. 颅盖骨折
2. 颅前窝骨折的临床特征为
   A. 在乳突部皮下有瘀血斑
   B. 枕部区皮下淤血
   C. 咽部黏膜下出现瘀血斑
   D. 熊猫眼
   E. 脑脊液漏
3. 颅前窝骨折皮下瘀斑的典型体征是
   A. 三主征
   B. "熊猫眼征"
   C. 三凹征
   D. Murphy征
   E. 五联征
4. 诊断颅底骨折最可靠的临床表现是
   A. 皮下血肿
   B. 脑脊液漏
   C. 意识障碍
   D. 颅底骨质凹陷
   E. 血性脑脊液
5. 病人，男性，31岁。自高处坠落，额部着地，双眼眶青紫淤血，鼻腔出血且有脑脊液流出，诉视力有所下降。应考虑为
   A. 鼻出血
   B. 脑挫伤
   C. 颅前窝骨折
   D. 颅中窝骨折
   E. 颅后窝骨折
6. 病人，男性，因从高空坠落后急诊入院，查体：眶周和球结膜下瘀斑，鼻腔有血性液体流出。应初步考虑为
   A. 颅内血肿
   B. 硬脑膜下血肿
   C. 颅前窝骨折
   D. 颅中窝骨折
   E. 颅后窝骨折

考点：颅骨骨折的辅助检查和治疗要点（A1型题）

7. 颅底骨折诊断的主要依据是
   A. 意识障碍
   B. 骨擦感
   C. 临床表现
   D. X线
   E. 血常规
8. 颅底骨折治疗的重点是
   A. 手术整复
   B. 预防颅内感染
   C. 硬脑膜修补
   D. 颅内血肿清除
   E. 降颅内压

考点：颅骨骨折的护理措施（A1、A3型题）

9. 下列关于脑脊液漏的护理措施，正确的是
   A. 可行腰椎穿刺降低颅内压
   B. 每天2次清洁、消毒鼻前庭或外耳道
   C. 经外耳道滴入抗生素以防感染
   D. 鼻腔有液体流出时，可以用力擤出
   E. 颅前窝骨折病人取平卧位
10. 颅中窝骨折病人，宜采取的卧位是
    A. 平卧位
    B. 侧卧位
    C. 头低脚高位
    D. 患侧卧位
    E. 半坐卧位
11. 下列关于颅前窝骨折病人的护理措施，**错误**的是
    A. 昏迷者床头抬高30°，取患侧卧位
    B. 禁止腰椎穿刺
    C. 避免用力咳嗽、擤鼻涕
    D. 禁忌堵塞鼻腔
    E. 用抗生素溶液冲洗鼻腔
12. 病人，男性，23岁。车祸伤及头部，出现右外耳道流出淡血性液体，右耳听力下降，CT示颅内积气，拟诊断为"颅中窝骨折"。伤后3天病人剧烈头痛、呕吐、厌食、反应迟钝、脉搏细弱、血压偏低。该病人可能出现了
    A. 颅内压增高
    B. 颅内压过低
    C. 低血糖
    D. 颅内感染
    E. 颅内出血
13. 患儿男，3岁。奔跑时摔倒，接诊时发现患儿鼻腔、耳道流出淡红色液体，可疑脑脊液漏，护士对患儿母亲

进行入院教育，**不正确**的是

A. 每日用清水清洗耳道和鼻腔

B. 保持患儿大便通畅，勿用力屏气、咳嗽、擤鼻涕

C. 安慰、解释治疗的重要性

D. 避免患儿头部剧烈活动或碰撞

E. 患儿取平卧位，头稍抬高，偏向一侧

参考答案

序号	1	2	3	4	5	6	7	8	9	10	11	12	13
答案	B	D	B	B	C	C	C	B	B	D	E	B	A

第十二章　肌肉骨骼系统和结缔组织疾病病人的护理

第一节　腰腿痛和颈肩痛病人的护理

考情分析

年份	主要考点
2021	腰椎间盘突出症的诊断和首选检查方法（CT）；腰椎间盘突出症术后进行腰背肌锻炼的方法（图片题）
2022	针对腰椎间盘突出症病人的错误指导（睡软床）；神经根型颈椎病做封闭止痛最适宜的药物（利多卡因）；腰椎间盘突出症的好发部位

考点导航

颈肩痛是指颈、肩、肩胛等处疼痛，有时伴有上肢痛或颈脊髓损伤症状；较典型的是颈椎病。腰腿痛是指发生在下腰、腰骶、骶髂和臀部等处一侧或两侧的疼痛，可伴有一侧或双侧下肢痛及马尾神经受压症状；较具代表性的是椎间盘突出症。

一、颈椎病病人的护理

颈椎病是指颈椎间盘退行性变及其继发椎间关节退行改变，所致相邻神经、脊髓、椎动脉、食管等受累，产生了相应的临床症状和体征。好发部位依次在**颈5～6、颈6～7节段**。

（一）病因

1. 颈椎间盘退行性病变(*)　是颈椎病发生和发展最基本的原因。

2. 急、慢性损伤　病人常有过度劳累，长期某种工作体位或不良睡眠姿势，可使颈部肌肉和颈椎处于慢性疲劳、损伤状态。部分病人有急性外伤史，如车祸、高处坠落事故等，使颈部受到暴力损伤。这些急、慢性损伤因素常能促进颈椎病发生。

3. 先天性颈椎管狭窄(*)　少数病人因先天性颈椎畸形或发育性颈椎管狭窄，而较早出现了颈椎病症状。

（二）临床表现（表12-1-1）

表12-1-1　颈椎病病人临床表现

分型	发生机制	临床表现
神经根型颈椎病最常见	神经根被刺激或压迫	**颈肩部疼痛**，向上肢放射，**颈部僵硬，上肢麻木**。体征：颈肌痉挛，颈肩部有压痛，颈肩关节活动受限，受累神经根支配区皮肤感觉减退、感觉过敏、相关肌肉肌力减弱。**上肢牵拉试验阳性，压头试验也可为阳性**
脊髓型颈椎病（最严重）	脊髓受到刺激或压迫	**上肢有手部麻木，活动不灵，精细活动失调，握力减退；或下肢麻木，步态不稳，有踩棉花样感觉，足尖拖地**；躯干部可有束胸感。随着病情加重，出现排便排尿功能障碍。随病情加重可发生自下而上的上运动神经元性瘫痪体征
椎动脉型颈椎病	椎动脉供血不足	**颈性眩晕，头痛，突然摔倒**，视觉障碍，耳鸣，听力降低，颈部压痛，活动受限(*)。眩晕的发作与颈部活动关系密切
交感神经型颈椎病	颈椎不稳定、刺激颈交感神经	症状复杂，中年妇女多发。出现一系列**交感神经兴奋或抑制的症状**。临床症状多而客观体征少，呈神经症表现。如面部或躯干麻木，痛觉迟钝；易出汗或无汗；感觉心悸，心动过速或过慢，心律不齐；血压升高或降低；耳鸣，听力下降；视力下降或眼部胀痛、干涩或流泪；失眠，记忆力下降等

除上述常见的4种类型外，临床上也有同时兼有两种或多种类型颈椎病表现的病人，被称为“复合型颈椎病”，这类病人临床表现特点是以某种类型为主，伴有其他类型的部分表现。少数病人可因椎体前缘增生的较大骨赘压迫了前方

的食管，引起吞咽不适或困难，称为“食管型颈椎病”。

（三）辅助检查

1. X线检查　颈椎六位X线正、侧位平片显示颈椎生理前凸变小或消失，椎间隙变窄，骨质增生，钩椎关节增生；左、右斜位见椎间孔变形、缩小；过伸、过屈位可见颈椎节段性不稳等征象。

2. CT、MRI检查(*)　可见椎间盘突出、颈椎矢状径变小，神经、脊髓受压情况等。

3. 椎动脉造影　可显示椎动脉局部受压、梗阻、血流不畅迹象。

（四）治疗原则

1. **非手术治疗**　主要**适用于神经根型、椎动脉型、交感神经型颈椎病**。包括颌枕带颈椎牵引、领围或颈托制动、理疗、推拿按摩、药物对症治疗、改善不良工作体位与睡眠姿势等，椎动脉型颈椎病还可结合高压氧治疗。一般病人酌情选用2～3种方法，经过一段时间正规治疗后，其症状多能得到缓解或消失。**脊髓型颈椎病不适宜牵引，忌用推拿按摩**。

2. **手术治疗**　适用于神经根型、椎动脉型、交感神经型颈椎病经非手术治疗半年以上而无效者，或症状较重影响生活、工作者；**脊髓型颈椎病**症状进行性加重时，**应及时采用手术治疗**。

前路手术后1～3天内易发生呼吸困难，其原因是：①切口内出血，颈部形成血肿压迫气管；②手术刺激及反复、持续牵拉气管，致喉头水肿；③手术中不慎损伤脊髓；④植骨块松动、脱落压迫气管。

（五）护理问题

1. 焦虑或恐惧　与颈椎病影响学习、工作、生活或担心手术预后有关。

2. 疼痛、肢体麻木、眩晕、耳鸣　与颈椎病发作有关。

3. 躯体移动障碍　与颈椎病所致神经根或脊髓损害有关。

4. 潜在并发症：失用性肌萎缩，**手术后呼吸困难**，呼吸、泌尿系感染等。

5. 知识缺乏：缺乏疾病防治知识和手术后康复知识。

（六）护理措施

1. 非手术治疗病人的护理

（1）心理护理：同情并尊重病人；做好解释与安慰，消除病人的焦虑情绪；使病人以积极的心态配合治疗和护理。

（2）注意休息，避免劳累：即避免诱发症状发作。如果眩晕症状明显，应卧床休息、颈部制动，以减轻症状。

（3）**纠正不良的工作体位和睡眠姿势：避免长时间头颈部固定在一种位置状态下工作，应定时活动颈部。睡觉时选用合适的枕头，要求平卧时颈椎不前屈为宜；侧卧时枕头高度以肩的宽高为宜**，以保持颈肌于松弛状态。

（4）颌枕带牵引：取坐位或卧位牵引均可。间断牵引时，每次15～30分钟，每日2次(*)，重量2～6kg；采取持续牵引时，一般取卧位牵引，每日持续牵引6～8小时。2周为1个疗程。

2. 手术前护理　做好骨科手术前常规准备；指导适应手术卧位的练习，如低枕平卧或俯卧位；**前路手术者**，手术前3～5天练习**推移气管训练**。

3. 手术后护理

（1）注意颈部伤口渗血及引流情况：保持引流畅通，当渗出液浸透伤口敷料时应及时更换。**引流条一般在手术后2～3天拔除**。

（2）**观察呼吸变化**：尤其**前路手术在手术后1～3天应严密观察其呼吸情况**，注意呼吸频率(*)，尤其是12小时内一旦出现憋气、面色发绀，及时报告医生，必要时拆线清除血肿或作气管切开。**手术后常规床头备气管切开包，以备急用**。

> **温馨提示**
>
> 甲状腺切除术后、颈椎病前路手术后均需在床旁放置气管切开包，以便血肿压迫气管时，紧急行气管切开。

（3）防治喉头水肿，手术后2～3天作超声雾化吸入，每日1～2次。

（4）避免受凉感冒，卧床期间鼓励病人深呼吸，多咳嗽、咳痰。定时翻身，翻身时保持头、颈、躯干中立位，预防发生并发症。

（5）防止植骨块脱落移位。骨块脱落移位多发生在术后5～7天。(*) **手术后保持稳定的头颈部体位，颈部用颈围或颈托制动，头颈两侧垫枕或沙袋**。避免头颈过多屈伸，控制旋转活动。在用力咳嗽、打喷嚏，或用力排便时，用手轻按颈部切口处，以防植骨块脱落移位。当植骨块移位时，向前可压迫气管而致呼吸困难甚至窒息，向后可压迫脊髓造成感觉、运动功能障碍。

（6）鼓励早期进行四肢功能锻炼，防止肌萎缩和静脉血栓形成。不能下床者在床上做主动练习，或由他人协助练习，定时按摩四肢肌肉。手术后症状缓解比较快，而疾病的恢复是较漫长的过程，所以鼓励并指导病人要坚持肢体功能锻炼。

（7）手术后头颈胸石膏固定者，按石膏固定病人常规护理。截瘫者则按截瘫病人常规护理。

（七）健康教育

1. 养成良好的坐、站、行及工作姿势；睡眠调整枕高；平时转头动作要轻而慢。

2. 一般在手术后2～3周时协助病人下床活动，坚持四肢肌肉锻炼；一年内避免负重劳动、便秘、受凉以及颈部的过度活动。

3. 由于疾病恢复期较长，要调整好心理状态，增强耐心和信心。遵医嘱定期来医院复查。

二、肩关节周炎病人的护理

肩关节周炎是肩关节囊、滑囊、肌腱及肩周肌的慢性损伤性炎症，简称肩周炎。多发于50岁左右人群，女性多于男性。

（一）病因

多为继发性。中老年人多由于软组织退行性变及对外力承受力减弱引起。此外，肩部的急、慢性损伤或因上肢外伤、手术或其他原因长期固定肩关节亦是诱发因素。

（二）临床表现

早期**肩部疼痛**，逐渐加重，可放射至颈部和上臂中部；夜间明显，影响睡眠。后期肩关节僵硬，逐渐发展，直至各个方向均不能活动。局部怕冷，不敢吹风。(*) 检查肩关节活动受限，以外展、外旋和后伸受限最明显。三角肌有轻度萎缩，斜方肌痉挛。

（三）辅助检查

X线摄片可见颈肩部骨质疏松征象；**肩关节造影见关节囊体积明显缩小**。

（四）治疗原则

以非手术治疗为主，急性期肩部制动，局部温热治疗。慢性期坚持锻炼并配合理疗、针灸、推拿等。疼痛明显者口服或外用非甾体类消炎药。指导病人做被动肩关节牵拉训练，以恢复关节活动度。常用的方法包括爬墙外展、爬墙上举、弯腰垂臂旋转及滑车带臂上举等。

（五）护理问题

1. 躯体活动障碍　与肩关节损伤或粘连固定有关。

2. 卫生、穿衣等自理缺陷　与肩关节疼痛和活动受限有关。

（六）护理措施

1. 肩关节功能锻炼　坚持有效的肩关节功能锻炼。早期被动作肩关节牵拉训练，恢复关节活动度。后期坚持按计划自我锻炼。

2. 日常生活能力训练　随着肩关节活动范围的逐渐增加，指导病人进行日常生活能力训练，如穿衣、梳头、洗脸等。

三、腰椎间盘突出症病人的护理

腰椎间盘突出症是指**椎间盘退行性改变**以后，由于椎间盘变性，(*) 纤维环破裂和髓核组织突出，刺激、压迫了神经根或马尾神经而引起的一种综合征。

（一）病因

1. 年龄因素　好发年龄为20～50岁，男性多于女性，临床表现多在**腰4～腰5与腰5～骶1间隙**。

2. 急、慢性损伤史　病人多数有弯腰猛力抬（抱）重物，或扭转腰部猛力投物等急性腰部损伤史。部分病人有慢性腰部损伤史，例如司机、重体力劳动者和举重运动员等长期处于与职业有关的不当体位、动作或姿势。

3. 其他因素　妊娠期间妇女，由于脊柱所受负荷和应力改变，腰部整个韧带松弛，易发生腰椎间盘膨出；个别病人有家族遗传史；腰骶椎先天异常，使下腰椎承受异常应力，也是造成腰椎间盘损伤的因素之一。

（二）临床表现

1. **腰痛及坐骨神经痛**　因髓核膨出或突出，压迫了纤维环外层、后纵韧带及神经根所致。早期病人表现仅有**腰痛**，可呈急性剧痛或慢性隐痛，以后逐渐发生坐骨神经痛。部分病人腰痛与坐骨神经痛表现同时出现。**坐骨神经痛是沿坐骨神经走行方向的放射痛，从下腰部放射向臀部、大腿后方，甚至到小腿外侧、足背或足外侧**，同时伴有麻木感。咳嗽、排便或打喷嚏时，因腹压增高而使疼痛加剧。

2. 体征

（1）腰椎侧凸：因疼痛致腰部活动受限，以前屈受限最明显。由于疼痛引起腰背肌保护性痉挛，可出现腰部强直，生理前凸消失，腰椎侧弯。

（2）压痛、叩击痛：在相应的病变椎间隙、棘突旁侧有深压痛、叩痛，并伴有下肢放射痛。

（3）直腿抬高试验及加强试验阳性：即让病人仰卧，膝伸直，被动抬高患侧下肢至20°～40°时则发生坐骨神经痛，为**直腿抬高试验阳性**；此时稍降低患肢高度至疼痛缓解，再将踝关节被动背屈，如又出现坐骨神经痛为加强试验阳性。

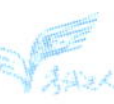

(4) 感觉、腱反射异常，肌力下降：常见腰5神经根受损，小腿前外侧及足背内侧痛觉、触觉减退，足趾背伸力减弱。骶1神经根受损时，外踝附近及足外侧痛觉、触觉减退，踝反射减弱或消失。

3. 马尾神经受压综合征 是因中央型突出或巨大型突出的髓核组织压迫马尾神经所致。表现为会阴区感觉麻木，排便排尿功能障碍，双下肢疼痛等感觉、运动异常。

(三) 辅助检查

X线平片可显示腰椎及椎间盘退化情况；CT、MRI可显示髓核突出，压迫神经根的部位和程度；神经电生理检查可推断神经损伤的节段，对本病辅助诊断有一定的实用价值(*)。

(四) 治疗原则

1. 非手术治疗 对于年轻病人、初次发作的病人、症状较轻或病程较短者，以及休息后症状可自行缓解的病人等，可采用非手术治疗。主要方法包括绝对卧床休息，持续骨盆水平牵引，硬膜外隙封闭，理疗及推拿按摩。**中央型椎间盘突出不宜推拿**。腰椎间盘突出症**局部用药**包括非甾体类抗炎药、皮质类固醇，**其主要作用是镇痛、抗炎、减轻神经根粘连及肌痉挛**。

2. 手术治疗 不适合非手术治疗者或经严格的非手术治疗无效者，马尾神经受压者需采用手术治疗。行髓核摘除术，经皮穿刺髓核切吸术等。但手术治疗有可能发生椎间隙感染、神经根损伤或手术后粘连症状等并发症，故应引起高度重视。

(五) 护理问题

1. 疼痛 与椎间盘突出压迫神经根有关。

2. 躯体移动障碍 与腰腿痛及限制躯体活动有关。

3. 知识缺乏：缺乏疾病治疗和预防知识。

4. 潜在并发症：下肢静脉血栓形成、肌肉萎缩、手术后神经根粘连等。

(六) 护理措施

1. 非手术治疗的护理

(1) 心理护理：了解病人的心理活动，给予解释和安慰，解除病人的焦虑或顾虑。

(2) 卧床休息：为减轻脊柱负荷，缓解或消除疼痛，急性期须绝对卧硬板床休息，要求病人吃饭、排便排尿均在卧床体位下进行。翻身时嘱病人张口呵气，并给予协助。在生活方面给予病人以良好的照顾。**卧床时间须4周或至疼痛症状缓解**，然后戴腰围下床活动，3个月内不做弯腰持物活动。病情缓解、允许病人起床时，指导病人采取正确的起床方法，先将身体翻向一侧，抬高床头，将腿放于床的一侧，用上肢支撑上身起来。然后坐在床缘，双脚踩地，缓慢站起。以后可按相反的顺序回到床上。

(3) 持续骨盆水平牵引的护理：根据个体差异牵引重量在7～15kg，床的足端抬高15～30cm以作反牵引，持续2周。亦可采用间断牵引法，每日2次，每次1～2小时。但后者不如前者的效果好。孕妇、高血压、心脏病病人禁用骨盆牵引治疗。

(4) 硬脊膜外隙封闭的护理：常用醋酸泼尼松龙＋利多卡因行硬脊膜外隙封闭，以减轻神经根周围的炎症和粘连。

2. 手术病人的护理

(1) 体位：**手术后平卧硬板床，根据手术创伤情况，一般需卧床1～3周**(亲：椎间盘突出症病人卧硬板床可减轻对神经的压迫，缓解疼痛)。

(2) 伤口及引流的护理：注意观察伤口渗血、渗液情况，以及引流管是否通畅，引流液量、质，有无脑脊液漏出。一般手术后24小时后拔除引流管。如渗出量多，或疼痛加剧，下肢感觉、运动障碍加重，应及时报告医生处理。

(3) 功能活动：手术后要求病人坚持深呼吸练习。定时进行四肢尤其是双下肢活动，**给予小腿、大腿肌肉按摩，每日温水洗脚1次，预防静脉血栓形成及静脉炎的发生**。**手术后2～3天后指导并督促、鼓励病人进行腰背肌锻炼**，预防肌萎缩，增强脊柱稳定性。逐步练习**直腿抬高动作，防止神经根粘连**。制订活动计划，指导病人按时下床活动。坐起前，先抬高床头，再将病人两腿放到床边，使其上身竖直；行走时，有人在旁，直至病人无眩晕和感觉体力可承受后，方可独立行走并注意安全。

(4) 预防并发症(*)：常见的并发症包括神经根粘连、脑脊液漏。

(七) 健康教育

1. 保持良好的姿势，在平时生活中注意坐、站、行和劳动姿势。

2. 开展体育活动，加强腰背肌及腿部肌肉的锻炼，增加脊柱的稳定性。

3. 腰部用力强度大的职业人员可佩戴弹性腰围，以使用力时保护腰部。参加剧烈运动前进行准备活动。

4. 治疗后的病人应佩戴腰围，同时应加强背肌锻炼。

5. 定时到医院复诊。

四、腰椎管狭窄症病人的护理

腰椎管狭窄症指腰椎管因某种因素产生骨性或纤维性结构异常，发生一处或多处管腔狭窄，致马尾神经或神经根受

压所引起的一种综合征。多见于40岁以上人群。

（一）病因和病理

腰椎管狭窄症分为先天性和后天性。在**椎管发育不良**的基础上发生退行性变是腰椎管狭窄症最多见的原因。先天性椎管狭窄由于骨发育不良所致。后天性椎管狭窄常见于椎管的退行性变。椎管发育不良及退行性变使椎管容积减少，压力增加，导致其内的神经、血管和组织受压或缺血，出现马尾神经或神经根受压症状。

（二）临床表现

1. 症状

（1）神经源性马尾间歇性跛行：多见于中央型椎管狭窄或重症病人。[*] 多数病人在行走数百米或更短的距离后，出现下肢疼痛、麻木和无力，需蹲下、弯腰或休息数分钟后，方可继续行走。

（2）腰腿痛：可有腰背痛、腰骶部痛和/或下肢痛。下肢痛为单侧或双侧，多在站立、过伸或行走过久时加重；前屈位、蹲位及骑自行车时疼痛减轻或消失。

（3）马尾神经受压症状：表现为双侧大小腿、足跟后侧及会阴部感觉迟钝，大、小便功能障碍。

2. 体征　体征多轻于症状。

（1）腰部后伸受限及压痛：病人常取腰部前屈位。腰椎生理前凸减少或消失，下腰椎棘突旁有压痛。

（2）感觉、运动和反射改变：常为多条神经根轻微受压引起，故体征不典型，常轻于症状。

（三）辅助检查

1. X线检查　腰部X线摄片可显示椎体、椎间关节和椎板的退行性变。

2. CT检查　可显示中央椎管和侧隐窝狭窄、黄韧带肥厚和腰椎间盘突出。

3. 椎管造影　有较高的辅助诊断价值，但有一定不良反应。

（四）治疗原则

1. 非手术治疗　多数病人经非手术治疗（参见腰椎间盘突出症）能缓解症状。

2. 手术治疗　主要目的是解除对硬膜及神经根的压迫。适用于：

（1）症状严重、经非手术治疗无效者。

（2）神经功能障碍明显，特别是马尾神经功能障碍者。

（3）腰骶部疼痛加重，有明显间歇性跛行或影像学检查椎管狭窄严重者。[*]

（4）多数混合性椎管狭窄症。手术方法包括：半椎板切除，上关节突、椎板切除，神经根管扩大及神经根粘连松解术等，必要时同期行脊柱融合内固定术。

（五）护理问题

1. 疼痛　与椎管狭窄、神经根受压有关。

2. 躯体活动障碍　与疼痛、椎管狭窄及神经根受压有关。

（六）护理措施

1. 减轻疼痛　保持正确的体位，减少活动。活动时可戴腰围。必要时遵医嘱给予镇痛药物。

2. 合理功能锻炼　指导病人进行各种日常生活自理能力训练，以提高生活自理能力。

考点练习

考点：颈椎病的病因（A1型题）

1. 颈椎病的基本原因是颈椎间盘的
   A. 感染
   B. 肿瘤
   C. 化脓性炎症
   D. 结构性缺陷
   E. 退行性变

考点：颈椎病的分型及临床表现（A1、A2型题）

2. 最常见的颈椎病是
   A. 颈神经根型
   B. 交感神经型
   C. 脊髓型
   D. 椎动脉型
   E. 食管型

3. 椎动脉型颈椎病的主要表现是
   A. 吞咽不适
   B. 肢体发紧、发麻，无力感
   C. 肢体的不规则感觉障碍区
   D. 疼痛放射到上臂、前臂及手指
   E. 头晕、头痛、眩晕及猝倒

4. 病人，女性，52岁，工人。双下肢发紧、无力3个月，继而行走困难，双手持物力弱，查体：肌张力增高，肌力弱，有不规则感觉减弱区，Hoffmann征阳性，可能是
   A. 神经根型颈椎病
   B. 脊髓型颈椎病
   C. 原发性神经炎
   D. 椎动脉型颈椎病
   E. 脊髓空洞症

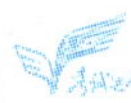

5. 病人，女性，47岁。今晨在转头时突然出现眩晕、头昏、恶心，既往在拾物中曾发生猝倒1次。首先考虑的诊断是
   A. 椎动脉型颈椎病
   B. 颈椎骨折脱位
   C. 神经根型颈椎病
   D. 急性多发性神经炎
   E. 脊髓型颈椎病

考点：颈椎病的辅助检查和治疗要点（A1型题）

6. 关于颈椎病的非手术治疗方法，**错误**的是
   A. 颌枕带牵引不适合脊髓型颈椎病
   B. 颈托和围领有利于增加颈椎稳定性
   C. 椎动脉型颈椎病禁用推拿按摩
   D. 高位硬脊膜外封闭
   E. 药物理疗
7. 脊髓型颈椎病症状进行性加重者适于
   A. 枕额吊带牵引
   B. 注射激素
   C. 按摩、推拿治疗
   D. 手术治疗
   E. 围领和颈托

考点：颈椎病的护理问题和护理措施（A1型题）

8. 颈椎病前路手术病人术前最重要的训练项目是
   A. 推移气管和食管训练
   B. 俯卧训练
   C. 颈部前屈
   D. 颈部后伸
   E. 颈部侧伸和侧转
9. 颈椎病前路手术术后最严重的并发症是
   A. 出血
   B. 感染
   C. 呼吸困难
   D. 血栓形成
   E. 颈深部血肿
10. 病人，男性，62岁。因颈椎病入院治疗。住院期间，护士对其进行健康指导，**错误**的是
   A. 转头时动作要轻而慢
   B. 养成良好的坐、站及工作姿态
   C. 睡眠时枕高以平卧时颈椎不前屈为宜
   D. 头上加压
   E. 定时活动颈部

考点：腰椎间盘突出症的病因（A1型题）

11. 腰椎间盘突出最易发生的部位是
   A. 胸1～2腰1
   B. 腰1～2
   C. 腰2～3
   D. 腰3～4
   E. 腰4～5
12. 腰椎间盘突出好发于腰4～5及腰5～骶1，是因为该部位
   A. 椎间盘较厚
   B. 韧带松弛
   C. 血供差
   D. 活动度大
   E. 肌肉松弛

考点：腰椎间盘突出症的临床表现（A1、A2型题）

13. 腰椎间盘突出症病人的常见症状是
   A. 腰僵硬
   B. 腰部活动受限
   C. 双下肢无力
   D. 腰痛
   E. 大小便失禁
14. 病人，男性，40岁。车工，因近两月以来经常加班劳动而引起腰背疼及活动障碍。约5天前又扭伤腰部，疼痛加剧，且向右下肢后侧放射，咳嗽时加重，跛行，脊柱向左侧凸，第4、5腰椎棘间和棘旁压痛，右小腿及右足背外侧痛、温觉减退，跟腱反射减弱，右侧直腿抬高试验(+)约25°，加强试验(+)，右足趾背伸力减弱，X线照片仅见腰部脊柱变直。应考虑为
   A. 腰肌劳损
   B. 腰椎结核
   C. 强直性脊柱炎
   D. 腰椎间盘突出症
   E. 棘上、棘间韧带损伤

考点：腰椎间盘突出症的辅助检查和治疗要点（A1型题）

15. 腰椎间盘突出症病人早期最基本的治疗方法是
   A. 理疗
   B. 止痛药
   C. 推拿按摩
   D. 卧硬板床
   E. 腰背肌锻炼
16. 中央型腰椎间盘突出症压迫马尾神经，出现大、小便障碍时的治疗方法是
   A. 卧床休息
   B. 推拿按摩
   C. 手术治疗
   D. 骨盆牵引
   E. 腰背肌锻炼
17. **不属于**腰椎间盘突出症局部用药的作用是
   A. 镇痛
   B. 消肿
   C. 抗炎
   D. 减轻肌痉挛
   E. 减轻粘连

考点：腰椎间盘突出症的护理问题和护理措施（A1型题）

18. 腰椎间盘突出症病人术后护理，**错误**的是
   A. 术后平卧24小时，禁翻身
   B. 持续卧床3天
   C. 采取3人搬运法搬运病人
   D. 采取2人翻身法翻身
   E. 引流管一般24～48小时后取出

19. 病人，男性，28 岁。诊断为腰椎间盘突出症，行髓核摘除术后第 2 天。病人应开始下列哪项锻炼
A. 腰背肌锻炼
B. 直腿抬高练习
C. 股四头肌等长收缩
D. 转移训练
E. 下床活动

20. 护士指导腰椎间盘突出症病人在手术后早期即进行直腿抬高练习，其目的是为了预防
A. 神经根粘连
B. 血肿形成
C. 骨质疏松
D. 伤口感染
E. 肌肉萎缩

参考答案

序号	1	2	3	4	5	6	7	8	9	10	11	12	13	14	15	16
答案	E	A	E	B	A	C	D	A	C	D	E	D	D	D	D	C
序号	17	18	19	20												
答案	B	B	A	A												

第二节 骨和关节化脓性感染病人的护理

考情分析

年份	主要考点
2019	急性血源性骨髓炎的判断
2020	右膝关节化脓性关节炎的评估内容不包括(腰腹部有无包块)

考点导航

一、化脓性骨髓炎病人的护理

化脓性骨髓炎是指骨膜、骨密质、骨松质及骨髓由化脓菌感染引起的炎症。依据感染途径可分血源性骨髓炎、创伤后骨髓炎、外来性骨髓炎。临床上**多见于儿童，以急性血源性骨髓炎多见**。

(一) 病因

致病菌最多见的是**金黄色葡萄球菌**，其次是乙型溶血性链球菌。

温馨提示

致病菌主要为金黄色葡萄球菌的疾病有：急性血源性骨髓炎、急性乳腺炎、疖、痈、手部感染、化脓性关节炎、新生儿脐炎、急性感染性心内膜炎等。

(二) 临床表现

起病急，出现寒战、高热，达 39℃以上。患儿可烦躁、惊厥，严重时发生休克或昏迷。**患处持续性剧痛及深压痛**，患肢活动受限。当骨膜下脓肿形成或已进入软组织中，患肢局部红、肿、热、痛或有波动感。脓肿可穿破皮肤形成窦道。合并化脓性关节炎时，出现关节红、肿、热、痛。

(三) 辅助检查

1. 实验室检查　血白细胞及中性粒细胞明显增高，中性粒细胞一般在 90%以上；红细胞沉降率加快；**血细菌培养**时要在**寒战、高热时取血**，最好在应用抗生素之前取血。

2. 局部分层穿刺　对早期诊断有重要价值。局部分层穿刺可能在骨膜下或骨质内抽出血性脓性浑浊液。

3. 影像学检查　早期 X 线检查无改变，**至少 2 周后才有所表现**，病骨干骺区骨质破坏，之后骨密质破坏变薄，后期可见密度很高的死骨形成。

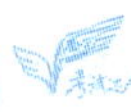

(四) 治疗原则

1. 抗生素治疗　早期**广谱、联合、大剂量应用抗生素**。抗生素应用越早越好,细菌培养结果对使用抗生素有指导作用。为巩固疗效,**退热后3周内不要停药**。

2. 支持疗法　高热病人降温,注意保持水、电解质和酸碱平衡,给营养丰富、易消化的饮食。

3. 局部制动　为减轻疼痛、防止发生肢体挛缩畸形和病理性骨折、脱位,应用局部持续皮牵引或石膏固定。

4. 手术治疗　早期经全身抗生素治疗48～72小时无效时即要手术。手术目的是引流脓液,控制病变发展。引流方法一是钻孔,二是开窗减压引流术和闭式引流术(*)(图12-2-1),于骨髓腔内置管,应用抗生素液持续冲洗引流。

(五) 护理问题

1. 体温过高　与急性感染有关。

2. 疼痛　与急性感染有关。

3. 组织完整性受损　与化脓性感染和骨质破坏有关。(*)

(六) 护理措施

1. 一般护理　卧床休息,多饮水,给营养丰富、易消化的饮食。抬高患肢,以利于淋巴和静脉回流,减轻肿胀。高热者酒精擦浴或温水擦浴进行物理降温,多饮水,补液。对于患肢疼痛、肿胀等遵医嘱给予相应处理。

2. 抗感染治疗　应用抗生素,注意药物效果及不良反应。

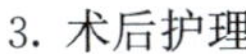

3. 术后护理

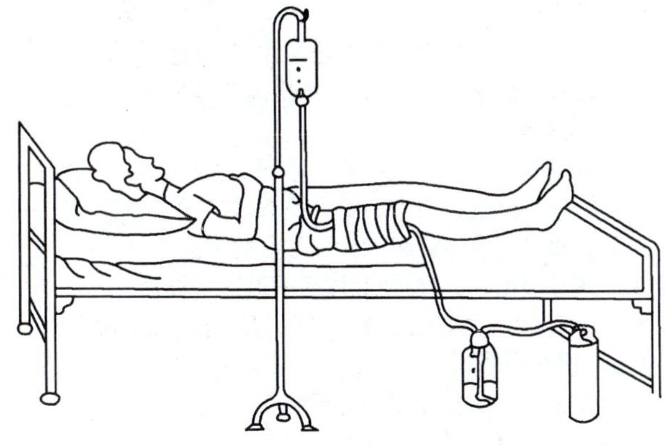

图12-2-1　骨髓炎开窗引流

(1) 切口观察及引流护理:保持引流通畅,防止阻塞和扭曲。**冲洗管输液瓶高于切口60～70cm,引流瓶低于切口50cm**,引流速度为术后第1日持续滴入,以后**每2小时快速冲洗1次**。

> **温馨提示**
>
> 灌肠时灌肠筒距离肛门的距离为40～60cm;膀胱冲洗时冲洗溶液距床面60cm;阴道灌洗时灌洗筒与床沿的距离不超过70cm;急性骨髓炎时滴入瓶高于床面60～70cm。

(2) 患肢护理:防止疼痛、挛缩、畸形和病理性骨折。**患肢制动**,但制动肢体可进行肌肉等长收缩,未制动部位进行功能锻炼,以防止肌肉萎缩和肌肉僵硬。

(3) 拔管指征(*):引流管留置3周,体温下降,引流液连续3次培养阴性,引流液清亮无脓时,先将冲洗管拔除,3天后再考虑拔除引流管。

(七) 健康指导

1. 适当讲解疾病的原因、表现、转归及预后,宣讲治疗与护理计划有关措施的方法及意义。

2. 教育病人和亲属及时住院治疗,争取早期诊断和处理,避免转化成慢性骨髓炎。

3. 适时指导肢体功能锻炼的方法与步骤。避免各种并发症或病理性骨折。

4. 告知出院后用药、功能活动、肢体保护、饮食营养、复诊时间等注意事项。

二、化脓性关节炎病人的护理

化脓性关节炎指发生在关节腔内的化脓性感染。好发于**髋关节和膝关节**。多见于小儿,尤以营养不良的小儿多见。

(一) 病因

多由身体其他部位或邻近关节部位的化脓性病灶内的细菌通过血液循环播散或直接蔓延至关节腔所致。约85%的致病菌为**金黄色葡萄球菌**。

(二) 临床表现

1. 症状　起病急骤,全身不适,乏力,食欲减退,寒战高热,体温可达39℃以上;可出现谵妄与昏迷,小儿多见惊厥。全身中毒症状严重。**病变关节处疼痛剧烈**。

2. 体征

(1) 浅表关节病变者:可见**关节红、肿、热,局部压痛明显;浮髌试验可为阳性**。病人为缓解疼痛,关节多处于半屈曲位。

(2) 深部关节病变者:如髋关节,因有皮下组织和周围肌覆盖,局部红肿、热不明显。由于疼痛,关节常处于屈曲、外展、外旋位,病人为避免疼痛,常拒绝作相关关节的检查。

（三）辅助检查

1. 实验室检查[*] 血白细胞计数和中性粒细胞比例增高，红细胞沉降率增快，C反应蛋白增加。寒战期间血培养可检出病原菌。

2. 影像学检查 早期X线片可见关节周围软组织肿胀、关节间隙增宽；中期可见周围骨质疏松[*]；后期关节间隙变窄或消失，关节面毛糙，可见骨质破坏或增生；甚至出现关节畸形或骨性强直。

3. **关节腔穿刺** 穿刺液呈浆液性、纤维蛋白性或脓性，镜下可见大量脓细胞，穿刺液细菌培养可明确致病菌。

（四）治疗原则

1. 非手术治疗

（1）全身治疗

1）应用抗生素：早期、足量、全身性使用抗菌药物。

2）支持治疗：加强支持治疗，以提高全身抵抗力。

（2）局部治疗

1）关节腔内注射抗生素：关节穿刺抽出积液后注入抗生素，每日1次，至关节积液消失、体温正常。

2）关节腔灌洗：适用于表浅大关节，如膝关节感染者。在关节部位取两个不同点进行穿刺，经穿刺套管置入灌注管和引流管。每日经灌注管滴入含抗生素的溶液2 000～3 000ml，直至引流液清澈、细菌培养阴性后停止灌流；待引流数天至无引流液吸出、局部症状和体征消退即可拔管。

2. 手术治疗 关节镜手术、关节切开引流、关节矫形术。

（五）护理问题

1. 体温过高 与关节的化脓性感染有关。
2. 疼痛 与关节感染和手术有关。
3. 有失用综合征的危险 与活动受限有关。

（六）护理措施

1. 维持病人正常体温

（1）降温：病人高热期间，采取有效的物理或药物等降温措施。

（2）控制感染：根据医嘱合理应用抗生素控制关节腔感染。

（3）保持创面清洁和引流通畅：及时更换创面敷料，注意观察引流液的量、颜色、性质。

2. 缓解疼痛

（1）休息和制动：急性期病人应适当休息、**抬高患肢**，促进局部血液回流和减轻肿胀；**保持患肢于功能位**，以预防关节畸形及病理性脱位。

（2）止痛：采取非药物措施如听音乐、聊天等或药物止痛。

3. 功能锻炼 为防止长期制动导致的肌萎缩或减轻关节粘连，急性期病人可作患肢骨骼肌的等长收缩运动；待炎症消退后，关节未明显破坏者可进行关节伸屈功能锻炼。

（七）健康教育

1. 按医嘱继续服药，重视出院后的功能锻炼，如股四头肌的收缩练习、髋膝关节的屈伸活动等，防止关节僵硬及萎缩的发生。

2. 定期复查，患有关节软骨破坏、关节畸形者更应该注意长期复查，及时与医生联系，进行必要的治疗。

考点练习

考点：化脓性骨髓炎的病因（A1型题）

1. 急性血源性骨髓炎多见于
A. 婴儿
B. 儿童
C. 老年人
D. 青年男性
E. 青年女性

2. 引起急性血源性骨髓炎最常见的致病菌是
A. 溶血性金黄色葡萄球菌
B. 嗜血流感杆菌
C. 白色葡萄球菌
D. 产气荚膜杆菌
E. 肺炎链球菌

3. 急性血源性骨髓炎的好发部位是长骨的
A. 骨膜下
B. 骨皮质
C. 干骺端
D. 骨髓腔
E. 骨骺

考点：化脓性骨髓炎的临床表现（A2型题）

4. 患儿，男性，7岁。高热、寒战5小时，左下肢活动受限。左胫骨上端剧痛，且有深压痛。血白细胞计数 21×10^9/L，中性粒细胞93%。X线检查未见异常。3天前有左膝部碰伤史。该患儿可能是
A. 左膝化脓性关节炎
B. 急性血源性骨髓炎

C. 急性蜂窝织炎
D. 膝关节结核
E. 创伤性关节炎

5. 患儿男，14 岁。出现高热、左膝上剧痛 3 天。查体：左大腿下端明显肿胀，局部皮温增高，行局部分层穿刺，在骨膜下抽出淡黄色混浊液体。该患儿最可能的诊断是
A. 膝关节类风湿性关节炎
B. 膝关节关节结核
C. 左膝关节化脓性关节炎
D. 左股骨慢性血源性骨髓炎
E. 左股骨急性血源性骨髓炎

考点：化脓性骨髓炎的辅助检查和治疗要点(A1 型题)

6. 急性血源性骨髓炎病人 X 线片上出现异常表现为发病后
A. 1 周
B. 2 周
C. 3 周
D. 4 周
E. 2 个月

考点：化脓性骨髓炎的护理问题和护理措施(A1 型题)

7. 关于急性血源性骨髓炎术后切口引流管的护理，**错误**的是
A. 保持引流通畅
B. 滴入瓶应高于床面 60～70cm
C. 引流瓶应低于床面 50cm
D. 术后第一天引流速度应慢
E. 观察引流液的量及颜色

考点：化脓性关节炎的病因(A1 型题)

8. 化脓性关节炎的主要致病菌为
A. 金黄色葡萄球菌
B. 链球菌
C. 白色葡萄球菌
D. 产气荚膜杆菌
E. 肺炎链球菌

考点：化脓性关节炎的临床表现(A1、A2 型题)

9. 化脓性关节炎好发于
A. 肩关节和肘关节
B. 肘关节和腕关节
C. 腕关节和髋关节
D. 髋关节和膝关节
E. 膝关节和踝关节

10. 病人，女性，7 岁。出现肘关节红、肿、热、痛 1 周，查血常规显示血白细胞计数为 20×10^9/L，应考虑为
A. 肘关节类风湿关节炎
B. 肱骨外上髁炎
C. 肘关节化脓性关节炎
D. 肘关节结核
E. 肘关节骨性关节炎

考点：化脓性关节炎辅助检查和治疗要点(A3/A4 型题)

(11～12 题共用题干)

患儿，男性，10 岁。突然全身乏力、寒战、高热 10 小时入院，查体：神志淡漠，精神差，膝关节疼痛剧烈、局部红肿，浮髌试验(+)；体温 39.4℃，心率 120 次/min，中性粒细胞 93%。有足部外伤史。

11. 该患儿最可能的诊断是
A. 风湿性膝关节炎
B. 化脓性膝关节炎
C. 急性血源性骨髓炎
D. 半月板损伤
E. 膝关节肿瘤

12. 该患儿早期最好的治疗方法是
A. 早期足量抗生素＋支持疗法
B. 早期足量抗生素＋石膏固定
C. 早期足量抗生素＋早期关节切开引流
D. 早期足量抗生素＋功能锻炼及理疗
E. 早期足量抗生素＋关节穿刺抽液及注入抗生素

考点：化脓性关节炎的护理问题和护理措施(A1 型题)

13. 关于化脓性关节炎的护理措施，**错误**的是
A. 急性期病人需卧床休息
B. 体温高的病人给以物理降温
C. 急性期病人不宜进行骨骼肌的收缩运动
D. 患肢制动，保持功能位
E. 遵医嘱应用抗生素控制感染

参考答案

序号	1	2	3	4	5	6	7	8	9	10	11	12	13
答案	B	A	C	B	E	B	D	A	D	C	B	E	C

第三节　脊柱与脊髓损伤病人的护理

考情分析

年份	主要考点
2021	针对脊柱损伤病人的错误护理(平卧位，头偏向一侧)

考点导航

一、脊柱骨折病人的护理

脊柱骨折以胸腰段骨折多见，颈椎骨折常伴有脱位、脊髓损伤，易致残或危及生命。

（一）病因

主要原因是暴力，多数由间接暴力引起。

（二）临床表现

局部疼痛、肿胀、脊柱活动受限，骨折处棘突有明显压痛和叩击痛；胸腰椎骨折常有后突畸形；合并截瘫时，损伤脊髓平面感觉、运动、反射障碍，高位截瘫可出现呼吸困难，甚至呼吸停止。

（三）辅助检查

1. X线　可显示骨折部位、类型、移位情况和程度，关节脱位，棘突间隙改变等。

2. CT、MRI　可进一步显示骨骼、关节和椎管的变化。

（四）治疗原则

病人伴有多发性损伤，如颅脑损伤、胸部损伤、腹部损伤、严重的内外出血以及休克等危及生命的急症应优先处理。

1. 胸腰椎骨折

（1）单纯压缩骨折：**椎体压缩不足1/3**的病人或老年病人不能耐受复位和固定者应卧硬板床，骨折部位加厚枕，使脊柱过伸，**3日后开始腰背肌锻炼**，初起臀部不离床左右移动，以后背伸，使臀部离开床面，逐渐加大力度，伤后第3个月可以少许下床，3个月后逐渐增加下床活动时间。**椎体压缩大于1/3的年轻病人**，可用**双踝悬吊法过伸复位**，复位后石膏背心固定3个月，固定期间坚持每日背肌锻炼。

（2）爆破型骨折：有神经症状和有骨折片挤入椎管内者，须手术治疗。

2. 颈椎骨折

（1）稳定型骨折：牵引复位，复位后石膏固定。

1）**颌枕带牵引**：轻度压缩骨折采用颌枕带卧位牵引复位，牵引重量3kg，复位后用头颈胸石膏固定3个月，石膏干固后可起床活动。

2）颅骨牵引：压缩明显或双侧椎间关节脱位采用持续颅骨牵引复位，牵引重量3～5kg，复位后再牵引2～3周后，头颈胸石膏固定3个月。

（2）爆破型骨折：原则上手术治疗，一般经前路手术，去除骨片、减压、植骨融合及内固定。

（五）护理问题

1. 有皮肤完整性受损的危险　与活动障碍和长期卧床有关。

2. 潜在并发症：脊髓损伤、失用性肌萎缩、关节僵硬等。

（六）护理措施

1. 急救搬运　脊柱骨折、脱位搬运不当很容易引起脊髓损伤，正确的搬运方法：三人平托病人，同步行动，将病人放在脊柱板、木板或门板上；也可将病人保持平直体位，整体滚动到木板上。**严禁弯腰、扭腰**。如有**颈椎骨折、脱位，需要另加一人牵引固定头部**，并与身体保持一致，同步行动。

> **温馨提示**
>
> 颈椎骨折的病人应采用四人搬运法，将病人平放在木板上，严禁肩扛、背驮，防止引起脊神经损伤。

2. 保持皮肤完整性，预防压力性损伤发生

（1）轴式翻身：损伤早期应每2～3小时翻身一次，分别采用仰卧和左、右侧卧位。侧卧时，两腿之间应垫软枕。每2小时检查皮肤一次。

（2）保持病床清洁干燥和舒适：有条件的可使用特制翻身床、波纹气垫等。注意保护骨突部位，使用气垫或棉圈等使骨突部位悬空，定时对受压的骨突部位进行按摩。

（3）避免营养不良：保证足够的营养素摄入，提高机体抵抗力。

3. 功能锻炼[*]　遵医嘱指导并鼓励病人早期开始腰背部锻炼，行肌肉锻炼。

二、脊髓损伤病人的护理

（一）病因

脊髓损伤是脊椎骨折、脱位的严重并发症，移位的椎骨或突入椎管内的骨折片，可压迫或损伤脊髓或马尾神经，引起

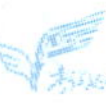

瘫痪。若损伤平面以下的感觉、运动、反射及括约肌功能部分丧失，为**不完全瘫痪**；若功能完全丧失为**完全瘫痪**。胸腰椎骨折引起脊髓损伤出现**下肢瘫痪**，称为**截瘫**；颈髓损伤后，双上肢也有神经功能障碍[*]，称为**四肢瘫痪**。脊髓损伤后出现瘫痪，但由于损伤的程度不同，用截瘫指数将瘫痪程度量化，截瘫指数分别用"0""1""2"表示：**"0"代表没有或基本没有瘫痪；"1"代表功能部分丧失；"2"代表完全或接近完全瘫痪**；一般记录**肢体的自主运动、感觉及两便**的三项功能，最后数字相加即是该病人的截瘫指数，指数越高，截瘫越严重。注意颈椎骨折应用四人搬运法（图 12-3-1）。

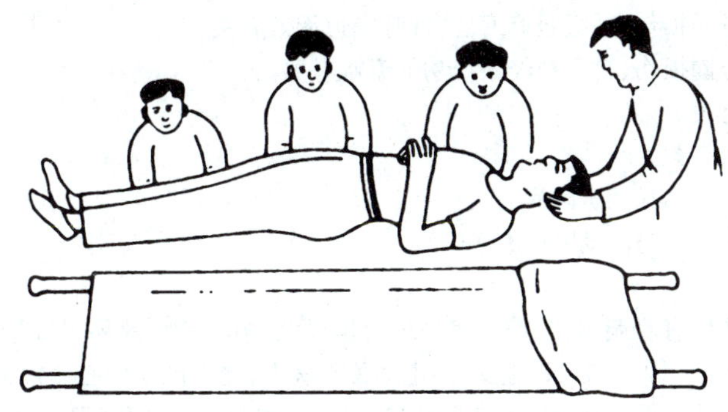

图 12-3-1　颈椎骨折四人搬运法

（二）临床表现（表 12-3-1）

表 12-3-1　脊髓损伤病人的临床表现

类型	表现
脊髓震荡	损伤后短暂功能障碍，表现为弛缓性瘫痪，损伤平面以下感觉、运动、反射及括约肌功能丧失，**数分钟、数小时或稍长时间逐渐恢复**
脊髓挫伤和脊髓受压	伤后出现损伤平面以下感觉、运动、反射及括约肌功能部分或完全丧失，可为单侧或双侧，双侧多在同一平面。其预后取决于脊髓损伤程度、受压解除的时间。一般 2～4 周后逐渐演变为痉挛性瘫痪，肌张力增高、腱反射亢进，出现病理性锥体束征。胸段脊髓损伤表现为截瘫，颈段损伤表现为四肢瘫，上颈段损伤表现为四肢痉挛性瘫痪，下颈段损伤表现为上肢弛缓性瘫痪，下肢为痉挛性瘫痪
脊髓半切征	损伤平面以下**同侧肢体的运动和深感觉丧失，对侧肢体的痛觉和温度觉丧失**
脊髓断裂	损伤平面以下的感觉、运动、反射和括约肌功能完全丧失，又称脊髓休克期[*]
脊髓圆锥损伤	成人脊髓终止于第 1 腰椎体下缘，当第 12 胸椎和第 1 腰椎骨折损伤脊髓圆锥，表现为会阴部皮肤鞍状感觉消失、括约肌功能及性功能障碍，而双下肢的感觉和运动功能保持正常

（三）辅助检查

1. X 线脊柱正、侧位摄片，观察骨折、脱位及移位情况。
2. CT、MRI 可显示脊髓受压和椎管内软组织情况。

（四）常见并发症

1. 瘫痪　高位颈髓损伤可导致死亡，低位颈髓损伤出现高位截瘫，即四肢瘫。

2. **呼吸系统并发症**　脊髓损伤瘫痪病人长期卧床，呼吸道内大量分泌物不能排出，引起坠积性肺炎。若为**颈髓损伤，呼吸功能直接受到影响，呼吸道感染和呼吸衰竭是脊髓损伤的严重并发症**。

温馨提示

呼吸衰竭与呼吸道感染是颈髓损伤的严重并发症。颈髓损伤时，由于肋间神经支配的**肋间肌完全麻痹**，胸式呼吸消失；当颈 4 节段损伤，膈肌麻痹，易导致呼吸衰竭。呼吸道感染是晚期死亡的主要原因，与呼吸肌力量不足、分泌物不易排出、久病卧床等有关。

3. 泌尿系感染和结石　脊髓损伤后括约肌功能障碍，排尿异常、长期留置尿管，导致泌尿道的感染和结石。长期卧床又易发生骨质脱钙，尿中钙盐增加，促使泌尿系结石的形成。

4. 压力性损伤　脊髓损伤瘫痪病人长期卧床，皮肤感觉丧失，于是皮肤压在骨突起与床褥之间，长时间压迫发生局部神经营养障碍，供血不足，皮肤坏死形成压力性损伤。

5. 其他

（1）体温异常：颈髓损伤后体温调节中枢丧失调节功能，病人可出现体温过高或过低。

(2) 腹胀、便秘：长期卧床胃肠功能受到抑制，出现腹胀和便秘。

(五) 治疗原则

为防止脊髓进一步损伤，应**及早采取合适的固定，尽早解除由椎骨骨折、脱位以及血肿等因素对脊髓的压迫**，以免发生不可恢复的损害，是保证脊髓功能恢复的关键。同时**应用激素、脱水利尿药物减轻脊髓水肿，如地塞米松、甲基泼尼松龙或甘露醇**等。尽早应用高压氧治疗效果较好。

(六) 护理问题

1. 低效性呼吸型态　与脊髓损伤、呼吸肌麻痹、清理呼吸道无效有关。
2. 体温过高或过低　与脊髓损伤、自主神经系统功能紊乱有关。
3. 尿潴留　与脊髓损伤有关。
4. 便秘　与脊髓神经损伤有关。
5. 自身形象紊乱　与躯体移动和感觉障碍有关。
6. 有皮肤完整性受损的危险　与活动障碍有关。

(七) 护理措施

1. 心理护理　脊椎骨折或伴有脊髓损伤，使病人心理负担很大，担心治疗效果、长期卧床、生活不能自理等，表现焦躁不安，性格改变，甚至轻生念头。因此加强心理支持，主动关心病人，增强治疗信心非常重要。

2. 生活护理　满足病人生活需要，做好基础、皮肤和口腔护理，加强大、小便管理。逐步做到生活自理。外伤性截瘫病人3个月后，指导病人练习坐起，逐渐使用拐杖或轮椅下地活动。

3. 饮食护理　提供富有营养的易消化饮食，鼓励病人多吃水果蔬菜，多饮水。

4. 体温异常的护理

(1) 高热护理：采用酒精擦浴、冰袋、冰帽等物理降温；药物降温；室内保持适宜的温、湿度；多饮水，给易消化饮食。

(2) 低温护理：注意保暖，提高室温，物理升温，给予易消化营养丰富饮食。

5. **截瘫并发症护理**

(1) **呼吸道护理**：鼓励病人深呼吸、有效咳嗽、翻身拍背，同时，可雾化吸入抗生素、地塞米松或糜蛋白酶，以稀释分泌物利于排出，必要时吸痰。对于应用呼吸机进行辅助呼吸的病人，做好呼吸机的监管。有气管切开的病人，保持呼吸道通畅，加强气管切开的护理。

(2) 泌尿系统护理：做好留置尿管的护理。早期留置尿管持续引流，2～3周后定时开放，每4～6小时开放1次，以使膀胱充盈，防止膀胱萎缩及感染。鼓励病人多饮水，可预防泌尿系统感染和结石的发生。

(3) 皮肤护理：截瘫长期卧床的病人，骨突起部位的皮肤长时间受压，易发生压力性损伤。预防的关键是间歇性解除压迫。防治方法是床褥平整、保持皮肤清洁、应用气垫或分区充气床垫、定时翻身，每2～3小时1次，24小时不间断。

(八) 健康教育

1. 病人出院后须继续康复锻炼，并预防并发症的发生。
2. 指导病人练习床上起坐，使用轮椅、助行器等上下床和行走方法。
3. 指导病人及家属应用清洁导尿技术进行间歇导尿，预防长期留置导尿而引起泌尿道感染。
4. 告知病人需定期返院检查，进行理疗有助于刺激肌收缩和功能恢复。

考点练习

考点：脊柱骨折的病因(A1型题)

1. 脊柱骨折的好发部位是
   A. 枢椎
   B. 颈5～6
   C. 胸腰段
   D. 胸11～12
   E. 腰2～3

考点：脊椎骨折的临床表现和治疗要点(A1、A2型题)

2. 椎体压缩大于1/3，无神经症状，无骨折片挤入椎管内的脊柱骨折病人应采取
   A. 手术治疗
   B. 卧硬板床3个月
   C. 双踝悬吊法复位
   D. 持续颅骨牵引复位
   E. 牵引复位，复位后石膏固定

3. 病人，男性，37岁。从3楼跌下，臀部着地两下肢完全不能活动，双侧腹股沟平面以下感觉丧失，小便不能自解。最可能的诊断是
   A. 骨盆骨折
   B. 颈椎骨折
   C. 股骨颈骨折
   D. 第10胸椎骨折
   E. 尾椎骨折

考点：脊椎骨折的护理措施(A1型题)

4. 脊柱损伤伤员的正确搬运方法是
   A. 二人分别抱头抱脚平放于硬板床上后运送

B. 二人用手分别托住伤员头、肩、臀和下肢，平放于帆布担架上后运送
C. 三人平托病人，动作一致将病人平放于门板担架上后运送
D. 一人抱起伤员放于门板担架上后运送
E. 无搬运工具时可背驮伤员运送

5. 病人，男性，36 岁。因车祸致下肢瘫痪来诊，初步诊断为腰椎骨折。运送病人时最佳的方式是
A. 轮椅运送法
B. 平车挪动法
C. 平车单人搬运法
D. 平车两人搬运法
E. 平车四人搬运法

考点：脊髓损伤的病因(A1 型题)

6. 脊髓震荡是指
A. 脊髓受压
B. 脊髓挫伤
C. 脊髓裂伤
D. 脊髓血运障碍
E. 脊髓暂时性功能抑制

7. 脊髓损伤预后最好的是
A. 脊髓挫伤
B. 脊髓震荡
C. 脊髓裂伤
D. 马尾损伤
E. 脊髓加神经根损伤

8. 颈椎骨折合并颈髓横断伤，早期可能出现
A. 呼吸衰竭
B. 心动过速
C. 瘫痪的肢体肌肉萎缩
D. 下肢关节畸形
E. 脂肪栓塞

9. 颈髓损伤最严重的并发症是
A. 压力性损伤
B. 腹胀
C. 体温失调
D. 泌尿系感染
E. 呼吸功能障碍及呼吸道感染

考点：脊髓损伤的临床表现、治疗要点和护理措施(A1、A3/A4 型题)

10. 下列哪种脊髓损伤会造成不可逆性瘫痪
A. 脊髓休克
B. 脊髓震荡
C. 脊髓断裂
D. 脊柱骨折
E. 脊椎脱位

11. 截瘫指数“1”代表
A. 没有瘫痪
B. 基本没有瘫痪
C. 功能部分丧失
D. 接近完全瘫痪
E. 完全瘫痪

12. 颈椎骨折合并脊髓损伤出现呼吸困难的最主要原因是
A. 腹胀引起膈肌上移
B. 呼吸肌麻痹
C. 水肿压迫呼吸中枢
D. 痰液堵塞气道
E. 气管受压

13. 颈椎骨折合并脊髓损伤的病人应如何搬运
A. 一人背起病人搬运
B. 一人抱起病人搬运
C. 二人搬运，其中一人抬头，另一人抬腿
D. 三人将病人平托到木板上搬运
E. 四人搬运，三人将病人平托到木板上，一人固定头颈部

(14～16 题共用题干)

病人，男性，41 岁。体重 82kg，因车祸致 T3～4 骨折。四肢瘫痪、呼吸困难，对自己的病情非常担心。

14. 导致呼吸困难的最主要原因是
A. 腹胀导致膈肌上移
B. 肺栓塞
C. 呼吸肌麻痹
D. 痰液分泌过多堵塞气道
E. 血块压迫气道

15. 搬运该病人的方法是
A. 单人背起病人搬运
B. 单人抱起病人搬运
C. 二人搬运，其中一人抬上身，另一人抬脚
D. 三人搬运，其中二人平托病人躯干部，一人抬脚
E. 四人搬运，其中三人将病人平托到木板上，一人固定头部

16. 在与病人的沟通中，会对病人的心理产生不良影响的是
A. 向病人介绍脊髓损伤的手术并发症
B. 指导病人进行功能锻炼
C. 安排康复较好的病人与其进行交流
D. 建议病人听柔和的音乐放松心情
E. 与病人共同探讨缓解症状的护理方案

参考答案

序号	1	2	3	4	5	6	7	8	9	10	11	12	13	14	15	16
答案	C	C	D	C	E	E	B	A	E	C	C	B	E	C	E	A

第四节　关节脱位病人的护理

考情分析

在 2019—2023 年的全国护士执业资格考试中，本节均没有出现相应考题。

考点导航

一、概　　述

骨的关节面失去正常的对合关系，为关节脱位。

（一）病因

1. **创伤性脱位**　多发生于青壮年，主要由外来暴力间接作用于正常关节引起。
2. 先天性脱位　由于胚胎发育异常，导致骨关节结构缺陷，出生后已发生脱位。
3. **病理性脱位**　骨关节患某种疾病使得骨关节结构破坏，关节失去稳定，受到轻微外力发生脱位。
4. 习惯性脱位　创伤性脱位破坏了关节囊、韧带，使关节结构不稳定，再受到轻微外力即引起脱位。

（二）临床表现

1. 一般表现　脱位的关节疼痛、肿胀、压痛、关节功能阻碍。
2. 特征表现　**畸形、弹性固定、关节盂空虚**。

（三）辅助检查

X 线检查确定有无脱位及脱位方向，并了解有无骨折。

（四）治疗原则

1. 复位　**手法复位为主**，早期进行效果好，最好在脱位 3 周内进行[*]。
2. 固定　复位后固定有利于关节囊、韧带及周围软组织得以修复，但时间不可过长，**一般固定 2～3 周**。
3. 功能锻炼　**固定后即开始功能锻炼，早期舒缩患部周围的肌肉**及其他关节，去除固定后，**逐渐活动患部关节，主动活动为主，被动为辅**。

（五）护理问题

1. 疼痛　与关节损伤有关。
2. 躯体移动障碍　与关节损伤及伤肢固定有关。
3. 有血管、神经受损的危险　与关节脱位有关。
4. 有皮肤完整性受损的危险　与外固定有关。

（六）护理措施

1. 体位护理[*]　抬高患肢并保持患肢与关节功能位，以利静脉回流，减轻肿大。
2. 受伤初期、复位与固定后或手术后，注意观察伤肢远端皮肤色泽、温度、感觉和指（趾）活动情况，触摸动脉搏动并与健侧相比较。
3. 遵医嘱给镇痛药物。
4. 受伤关节**早期可冷敷**，以减轻局部组织渗血和肿胀。**2～3 日后可热敷**，以促进积血和水肿吸收。
5. 维持受伤关节的功能位固定，执行外固定（石膏、牵引）的有关护理措施。

（七）健康教育

1. 教育病人要尽早就诊，及时进行复位，避免发展成陈旧性脱位。
2. 教育病人及家属充分认识患肢固定的要求及意义，预防习惯性脱位。
3. 伤肢固定期间指导病人进行脱位关节周围肌群的等长性舒缩活动，并增强患肢其他正常关节的主动运动；解除固定后逐渐增强受伤关节的活动范围及力度，促进该关节功能的恢复。

二、常见关节脱位

（一）肩关节脱位

1. 病因和病理　最常见，多为间接暴力引起。当身体侧位跌倒时，手掌或肘撑地，外展、外旋的暴力撕破关节囊前部，肱骨头滑出肩胛盂而脱位。肩关节脱位依暴力作用方向及受伤时体位分为前脱位、后脱位、盂下脱位、盂上脱位四种类型，**前脱位多见**。

2. 临床表现 肩部疼痛、肿胀，不能活动，以健手托扶患侧前臂，头部倾斜于患侧。三角肌塌陷，**呈“方肩”畸形**（图 12-4-1），**原关节盂处空虚**。**杜加试验阳性**，即患侧手掌搭在健侧肩部时，肘部不能紧贴胸壁，或患侧肘部紧贴胸壁时，手掌不能搭在对侧肩上，提示肩关节脱位。

3. 治疗原则

（1）复位：以手法复位为主。

（2）固定：**复位后将肩关节固定于内收、内旋、屈肘 90°**，用三角巾悬吊于胸前，固定 3 周。

（3）功能锻炼：固定期间活动手和腕，解除固定后逐渐活动肩关节。

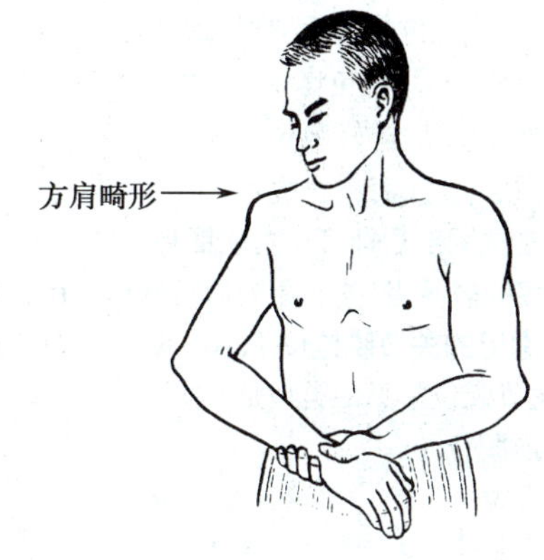

图 12-4-1 方肩畸形

（二）肘关节脱位

1. 病因病理 肘关节脱位较多见，仅次于肩关节脱位。多由间接暴力引起。跌倒时，上臂伸直，手掌着地，暴力传导至尺、桡骨上端，尺骨鹰嘴突产生杠杆作用，使尺、桡骨近端向后上移位，形成后脱位。肘关节处于内翻或外翻时遭受暴力，可发生尺侧或桡侧侧方脱位[*]。严重的肘关节脱位可导致神经、血管损伤，甚至发生 Volkmann 前臂缺血性挛缩。

2. 临床表现 肘部疼痛、肿胀、活动障碍，明显畸形，肘部弹性固定在半屈位，**肘后空虚**，可摸到凹陷，**肘后三点关系失常**。

3. 治疗原则

（1）复位：尽早手法复位。

（2）固定：复位后用关节夹板或长臂**石膏托固定肘关节于屈肘 90°，前臂三角巾悬吊于胸前，一般固定 2～3 周**。

（3）功能锻炼：固定期间，可做伸掌、握拳、手指屈伸等活动，同时在外固定保护下做肩、髋关节、手指活动。去除固定后练习肘关节的屈伸、前臂旋转活动及锻炼肘关节周围肌力。

（三）髋关节脱位

1. 病因和分类 髋关节脱位为间接外力所致，即当髋关节屈曲或伴有内收时，膝部受到强大的暴力作用，经股骨干传至股骨头向后冲出关节囊。髋关节脱位按脱位后股骨头的位置分为以下三类：后脱位、前脱位、中心脱位，以后脱位最多见。中心脱位都伴有骨盆骨折，甚至盆腔内脏器损伤，一般都出现失血性休克。

2. 临床表现 疼痛、功能障碍，**患肢出现典型的屈曲、内收、内旋、短缩畸形，臀部可触及股骨头**。

3. 治疗原则

（1）复位：髋关节脱位后宜尽早复位，最好在 24 小时内，超过 24 小时后再复位，十分困难。

（2）固定：**复位后置患肢于外展中立位**，用持续皮牵引或穿丁字鞋固定患肢。一般固定 2～3 周，严禁屈曲、内收、内旋动作，避免再脱位。

（3）功能锻炼：**固定期间做股四头肌等长收缩**，3 周后开始活动关节。4 周后扶拐下地，3 个月后可完全承重[*]。

考点练习

考点：关节脱位的病因（A1 型题）

1. 关节脱位的常见原因是
   A. 先天性脱位
   B. 创伤性脱位
   C. 病理性脱位
   D. 习惯性脱位
   E. 后天性脱位

2. 骨关节患某种疾病后受到轻微外力发生脱位属于
   A. 创伤性脱位
   B. 先天性脱位
   C. 病理性脱位
   D. 习惯性脱位
   E. 牵拉性脱位

考点：关节脱位的临床表现、治疗要点、护理措施和健康教育（A1 型题）

3. 脱位和骨折共有的特征是
   A. 疼痛
   B. 畸形
   C. 反常活动
   D. 骨擦音
   E. 关节功能丧失

4. 关节脱位的特有体征是
   A. 肿胀，畸形，功能障碍
   B. 压痛，肿胀，瘀斑
   C. 畸形，反常活动，关节空虚
   D. 畸形，反常活动，弹性固定
   E. 畸形，弹性固定，关节空虚

5. 关节脱位复位后固定的时间是
   A. ≤1 周
   B. 1～2 周
   C. 2～3 周
   D. 3～4 周
   E. ≥4 周

6. 关于关节脱位复位后护理，**错误**的是
A. 操作轻柔，避免疼痛
B. 抬高患肢，减轻肿胀
C. 伤后24小时内热敷
D. 复位固定后即开始功能锻炼
E. 疼痛较重者，查明原因后可酌情应用止痛剂

考点：常见的关节脱位（A1、A2、A3/A4型题）

7. 肩关节脱位常见的类型是
A. 前脱位
B. 后脱位
C. 下脱位
D. 侧方脱位
E. 盂上脱位

8. 病人，男性，在上臂外展外旋时肩部受外力作用，当即患肢不能活动，疼痛，呈"方肩"畸形，杜加试验阳性。应考虑为
A. 肱骨头骨折
B. 肱骨颈骨折
C. 肱骨干骨折
D. 锁骨骨折
E. 肩关节脱位

9. 出现方肩畸形的原因是
A. 锁骨骨折
B. 上臂明显肿胀
C. 肩关节盂空虚
D. 肱三头肌撕裂伤
E. 肱骨外科颈骨折

10. 病人，男性，20岁。骑自行车摔伤右肩入院。查体：右侧方肩畸形，肩关节空虚，弹性固定，诊断为肩关节脱位。复位后用三角巾悬吊。护士指导病人活动肩关节的时间是复位固定后
A. 立即开始
B. 1周
C. 2周
D. 3周
E. 4周

11. 病人，女性，57岁。跌倒，手掌撑地，肩外展外旋，出现肩痛，肿胀，活动受限，查体杜加试验阳性。该病人肩部的畸形是
A. 屈曲外展，外旋
B. 屈曲内收，内旋
C. 肩过度后伸
D. 肩过度膨隆
E. 方肩

12. 肘关节脱位的特有体征是
A. 患肘肿痛、不能活动
B. 以健侧手托患侧前臂
C. 肘后三角关系正常
D. 肘后三角关系失常
E. 肘关节处于半伸直位

13. 肘关节脱位的正确治疗是
A. 手法复位，肘部绷带包扎
B. 手术复位，石膏固定
C. 手法复位，石膏托固定，屈肘90°固定6周
D. 手法复位，石膏托固定，屈肘90°固定3周
E. 手法复位次日即开始局部按摩治疗

14. 关于髋关节脱位复位后护理，**错误**的是
A. 做好心理护理
B. 密切观察生命体征
C. 固定牢固并保持功能位
D. 伤后1个月后患肢可负重
E. 观察局部脱位症状复位后是否消失

（15～17题共用题干）

病人，男性，22岁。踢球时向后跌倒，摔伤右肩部来诊。检查见右肩部方肩畸形，肩关节空虚，弹性固定，杜加试验阳性。

15. 该病人应考虑为
A. 肘关节脱位
B. 肩关节脱位
C. 锁骨骨折
D. 肩峰骨折
E. 肱骨外科颈骨折

16. 首选的处理方法是
A. 手法复位外固定
B. 切开复位内固定
C. 骨牵引复位
D. 悬吊牵引复位
E. 皮牵引复位

17. 复位后正确的固定方法是
A. 小夹板固定
B. 外展支架固定
C. 三角巾悬吊
D. 石膏夹板固定
E. 皮牵引固定

（18～20题共用题干）

患儿，男，14岁。后仰摔伤左肘关节，局部疼痛、肿胀、功能障碍。体检：左肘关节明显肿胀、压痛，尺骨鹰嘴向后突出，肘关节半屈位，肘后三角关系破坏。

18. 该病人应考虑为
A. 左肘关节前脱位
B. 左肘关节后脱位
C. 左肱骨髁上骨折
D. 左尺骨鹰嘴骨折
E. 左桡骨小头脱位

19. 一旦确诊，首选的处理方法是
A. 切开复位
B. 手法复位
C. 骨牵引复位
D. 皮牵引复位
E. 外展支架固定

20. 复位后行长石膏托固定肘关节于
A. 屈曲 30°位
B. 屈曲 60°位
C. 屈曲 90°位
D. 屈曲 120°位
E. 伸直位

参考答案

序号	1	2	3	4	5	6	7	8	9	10	11	12	13	14	15	16
答案	B	C	B	E	C	C	A	E	C	D	E	D	D	D	B	A
序号	17	18	19	20												
答案	C	B	B	C												

第五节　风湿热病人的护理

考情分析

在 2019—2023 年的全国护士执业资格考试中，本节均未出现相应考题。

考点导航

风湿热是由于**A 组乙型溶血性链球菌**感染后发生的一种全身结缔组织病。本病常侵犯关节、心脏、皮肤，也可累及神经及其他脏器。7～16 岁学龄儿童发病较多见，多发于冬春阴雨潮湿季节。

好礼相送

链球菌感染的疾病（主编总结，严谨转载，违者必究）

1. 风湿性心瓣膜病　A 族乙型溶血性链球菌。
2. 小儿急性肾小球肾炎　A 族乙型溶血性链球菌。
3. 猩红热　A 族乙型溶血性链球菌。
4. 风湿热　A 族乙型溶血性链球菌。
5. 急性蜂窝织炎　溶血性链球菌。
6. 急性淋巴管炎和淋巴结炎　化脓性链球菌。
7. 亚急性细菌性心内膜炎　草绿色链球菌。

一、病　　因

链球菌感染是诱发风湿热的病因。有研究者提出病毒可能是风湿性心瓣膜病和风湿热的病因，也可能是细菌与病毒协同作用。

二、临床表现

(一) 前驱症状

发病前 1～6 周，常有咽喉炎或扁桃体炎等上呼吸道链球菌感染的临床表现，如发热、咽喉痛、颌下淋巴结肿大、咳嗽等症状。

(二) 典型的临床表现

1. 发热　约 50%～70%病人可有发热，热型不规则。轻病人常仅有低热或无发热。高热多见于少年儿童，成人多中等度发热。

2. 关节炎　典型的关节炎呈**游走性、多发性**，同时侵犯数个大关节，以膝、踝、肘、腕、肩关节较常见。急性发作时受累关节表现为红肿、灼热、疼痛和压痛，活动受限制。

3. 心脏炎　典型的心脏炎病人常主诉心悸、气短、心前区不适。瓣膜炎可有心尖区收缩期杂音，早期杂音响度有易变性。

4. **环形红斑** 为淡红色、环形、中央苍白，多分布在躯干、肢体的近端，大小不一，压之褪色，不痒(亲：系统性红斑狼疮皮肤损害的特点是蝶形红斑，小儿风湿热以环形红斑最常见)。有时几个红斑互相融合成不规则环形。

5. 皮下结节 多发现于关节伸侧的皮下组织，尤其在肘、膝、腕、枕或胸腰椎棘突处，与皮肤无粘连，无红肿炎症，稍硬、无痛的小结节。

6. 舞蹈病 多发生在儿童，在风湿热的后期出现。为一种无目的、不自主的躯干或肢体的动作。

三、辅助检查

(一) 急性炎症测定

1. 白细胞总数 轻、中度增高，中性粒细胞稍增高。

2. 红细胞沉降率加速，C反应蛋白阳性。

3. 血清糖蛋白或黏蛋白增高。α_1 糖蛋白是敏感的急性活动期指标。α_2 糖蛋白在急性期后期或迁延活动期持续增高时间较长，是反映急性期修复或慢性增殖期的炎症指标。

(二) 链球菌感染的检查

1. 咽拭子培养 阳性率在20%～25%之间。

2. 抗链球菌溶血素"O"滴度试验(*) 高于1∶400为阳性。本法是最常用的链球菌抗体血清试验。

(三) 免疫学检查

1. 免疫球蛋白增高，IgG和IgM变化较明显。

2. 补体C3、C4、C3c增高，发病第2天就有变化。

3. 循环免疫复合物增高，其阳性率为60%以上。

4. 心肌抗体测定 在风湿热病人心肌抗体>1∶20时有心脏受累的定位诊断意义。

5. 应用单克隆抗体分析T淋巴细胞及其亚群，可有CD4/CD8增高，提示本病有免疫调节的异常。

6. 外周血淋巴细胞促凝血活性试验，是较敏感和特异的细胞免疫方法，阳性率为80%。

(四) 二维超声心动图检查

风湿热心脏炎时，此检查可提示心脏增大、心包积液、心瓣膜增厚水肿及二尖瓣脱垂。

四、治疗原则

(一) 一般治疗

注意保暖，避免潮湿、受寒。急性关节炎病人早期应卧床休息，待血沉、体温正常然后开始活动。**青霉素是最有效的杀菌剂**。常用剂量为80万～160万U/d，分两次肌内注射，疗程为10～14天。对于慢性或迁延型风湿热，可采用：①苄星青霉素120万单位/每1～3周，待上呼吸道感染控制后，再维持1个月间隔的预防性治疗。②口服抗生素，如红霉素、林可霉素等。

> **温馨提示**
>
> 小儿急性肾小球肾炎、肺炎链球菌性肺炎、小儿风湿热均与链球菌感染有关，因此，这几种疾病均首选青霉素抗链球菌感染。

(二) 抗风湿治疗

首选药物为非甾体类抗炎药，常用阿司匹林，剂量4～6g/d，分3～4次口服。

对心脏炎一般采用**糖皮质激素治疗**，常用泼尼松30～40mg/d，分3～4次口服。病情严重者可静脉滴注地塞米松5～10mg/d或氢化可的松200mg/d。待病情稳定后，改为口服激素治疗。

单纯关节炎疗程为6～8周，心脏炎的疗程至少治疗12周。

五、护理问题

1. 疼痛 与关节炎症有关。

2. 自理能力受限 与发热、关节炎症有关。

3. 潜在的并发症：心脏病变、激素副作用。

六、护理措施

1. 心脏炎的护理 ①病情观察：注意心率、心律及心音，有无烦躁不安、面色苍白、多汗、气急等心力衰竭表现。②绝对卧床休息，**无心脏炎者2周，有心脏炎时轻者4周，重者6～12周**，伴心力衰竭者待心功能恢复后再卧床3～4周，血沉接近正常时方可逐渐下床活动。一般恢复至正常活动量所需时间是，无心脏受累者1个月，轻度心脏受累者2～3个月，严重心脏炎伴心力衰竭者6个月。③加强饮食护理，给予易消化、高蛋白、高维生素食品，有心力衰竭者适当地限制盐和水，少量多餐，详细记录出入水量，并保持大便通畅。④遵医嘱用泼尼松抗风湿治疗，有心力衰竭者加用洋地黄制剂，同时配合吸氧、利尿、维持水电解质平衡等治疗。

2. 关节炎的护理　关节痛时，可令病人保持舒适的体位，避免痛肢受压，移动肢体时动作轻柔。

3. 心理护理　关心爱护病人，耐心解释各项检查、治疗、护理措施的意义，争取合作。及时解除病人的各种不适感，如发热、出汗、疼痛等，增强病人战胜疾病的信心。

4. 正确用药并观察其副作用　抗风湿治疗疗程较长，重症病例泼尼松总疗程约8～12周，轻症病例用阿司匹林的总疗程约3～6周。服药期间应注意副作用。**阿司匹林可引起胃肠道反应、肝功能损害和出血**。**饭后服用或同服氢氧化铝可减少对胃的刺激**。加用维生素K防止出血。阿司匹林引起多汗时应及时更衣防受凉。**泼尼松可引起满月脸、肥胖、消化道溃疡**、肾上腺皮质功能不全、精神症状、血压增高、电解质紊乱、抑制免疫等。心力衰竭需用洋地黄治疗，心肌炎时对洋地黄敏感且易出现中毒，注意有无恶心呕吐、心律不齐、心动过缓等副作用，并应注意补钾。

七、健康教育

1. 注意卫生，居室要通风、防潮、保暖，尤其对人口较集中的场所尤为注意，以避免链球菌的传播。

2. 加强体育锻炼，提高抗病能力。

3. **对咽喉部链球菌感染情况应积极控制**。

4. **预防风湿热复发，首选苄星青霉素120万单位/月**，肌注。如有青霉素过敏可用红霉素或磺胺嘧啶，但需要注意血象，防止白细胞减少症发生。儿童病人最少预防至18岁，成人病人预防不短于5年。

5. 局部病灶处理。对慢性扁桃体炎或咽喉炎应积极处理，如药物治疗无效，可考虑手术摘除，但术前要无风湿活动，要进行青霉素预防性治疗。

考点练习

考点：风湿热的病因和临床表现(A1型题)

1. 引起风湿热的常见细菌为
   A. 肺炎双球菌
   B. 流感嗜血杆菌
   C. 白念珠菌
   D. 金黄色葡萄球菌
   E. A族乙型溶血性链球菌

2. 风湿热最严重的临床表现是
   A. 关节炎
   B. 心脏炎
   C. 皮下结节
   D. 环形红斑
   E. 舞蹈病

3. 风湿热最主要的临床表现是
   A. 多汗
   B. 发热
   C. 舞蹈病
   D. 腹痛
   E. 食欲差

4. 风湿热最常见的皮肤损害是
   A. 环形红斑
   B. 斑丘疹
   C. 蝶状红斑
   D. 结节性红斑
   E. 多形红斑

考点：风湿热的辅助检查和治疗要点(A1型题)

5. 抗小儿风湿热的主要药物是
   A. 青霉素
   B. 链霉素
   C. 氯霉素
   D. 红霉素
   E. 阿司匹林

6. 关于风湿热的治疗，正确的是
   A. 激素治疗的总疗程一般在6周以下
   B. 症状好转后即应停药
   C. 阿司匹林在关节肿痛消失后可停药
   D. 心脏炎时应早期使用肾上腺皮质激素
   E. 对青霉素过敏者可选用红霉素

7. 治疗风湿性心脏炎最重要的药物是
   A. 阿司匹林
   B. 泼尼松
   C. 青霉素
   D. 布洛芬
   E. 地高辛

考点：风湿热的护理问题和护理措施(A1型题)

8. 风湿热性心脏炎严重时须绝对卧床
   A. 1～2周
   B. 2～4周
   C. 4～6周
   D. 6～12周
   E. 12～15周

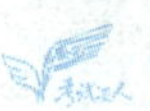

参考答案

序号	1	2	3	4	5	6	7	8
答案	E	B	B	A	A	D	B	D

第六节 类风湿关节炎病人的护理

考情分析

年份	主要考点
2019	类风湿关节炎特征性表现不包括（远端关节肿胀）；类风湿关节炎急性期的错误指导（尽早功能锻炼）；类风湿关节炎病人功能锻炼的目的；类风湿关节炎疼痛减轻后的主要护理问题和心理反应；类风湿关节炎病人发生贫血的原因；类风湿关节炎病人重点评估的内容（关节）
2020	类风湿关节炎病人血液中最常见的自身抗体
2023	阿司匹林的药理作用（解热镇痛）

考点导航

类风湿关节炎是一种主要表现为**周围对称性**的关节慢性炎症的**自身免疫性疾病**，我国的发病率是0.30%～0.32%，发病年龄在20～45岁，女性多见，男女发病比例为1∶2～1∶3，发病与环境、感染、遗传、性激素和神经精神状态等有关，伴有关节外的系统性损害，累及浆膜、心、肺、眼等器官，75%～80%的病人血清中出现类风湿因子。

一、病　因

一般认为：某些可疑病原体（细菌、病毒、支原体等）感染人体，在某些诱因（潮湿、寒冷、创伤等）作用下，侵及滑膜和淋巴细胞，引发自身免疫反应，产生**一种自身抗体IgM，称类风湿因子**（RF）。RF作为一种自身抗原与体内变性的IgM起免疫反应，形成抗原抗体复合物沉积在滑膜组织上，激活补体，产生多种过敏因素，引起**关节滑膜炎症**，使软骨和骨质破坏加重。

好礼相送

抗体知识知多少（主编总结，严禁转载，违者必究）

IgA：婴幼儿体内分泌型IgA（SIgA）低下，故易患呼吸道感染。

IgE：外源性哮喘产生的抗体。

IgG：可通过胎盘，使新生儿不易感染一些传染性疾病。

IgM：不能通过胎盘，婴儿易患消化道疾病；与类风湿关节炎的发生密切相关（自身抗体IgM，也称为类风湿因子，RF）。

二、临床表现

（一）全身表现

起病缓慢，在明显的关节症状前多有一段乏力，全身不适，发热，食欲减退，手足发冷等全身症状。

（二）关节症状

1. **晨僵**　病变的关节在静止不动后可出现半小时甚至更长时间的僵硬，活动受限，如胶黏着的感觉，适度活动后逐渐减轻，尤以晨起时最明显，称为晨僵。约95%以上的类风湿关节炎病人可出现晨僵。**晨僵的程度和持续时间可作为判断病情活动度的指标**。

2. 关节疼痛和肿胀　**关节痛**往往是最早的关节症状，最常出现的部位为**腕、掌指关节**，近端指关节、大关节亦常受累。**多呈对称性、持续性**，但时轻时重，常伴有压痛。

3. 关节畸形及功能障碍 关节畸形多见于较晚期病人。急性发作期由于滑液增加和关节外软组织的肿胀，使关节肿胀呈梭形，特别是近端指间关节，称梭状指。病变后期，因滑膜炎的绒毛破坏了软骨和软骨下的骨质，造成关节纤维性或骨性强直畸形，又因关节周围的肌腱、韧带受损使关节不能保持在正常位置，出现手指在掌指关节处偏向尺侧，或有关节半脱位，形成特异性的尺侧偏向畸形，形成关节活动障碍，影响病人生活自理。

4. 关节外表现 **类风湿结节是本病较特异的皮肤表现**，出现在20%～30%病人，多位于关节隆突部及受压部位皮下，如上肢鹰嘴突、腕、踝等关节。其大小不一，直径自数毫米至数厘米，黏附于骨膜、肌腱，坚硬如橡皮，无压痛，呈对称分布。类风湿结节的存在表示本病的活动。类风湿关节炎的关节外表现还有巩膜炎、结膜炎及脉络膜炎；肺部可有胸膜炎、胸腔积液；心脏损害如心包炎；神经系统损害可有周围神经病变。

三、辅助检查

1. 血液检查 有轻至中度贫血。血沉增快，是滑膜炎症的活动性指标。

2. 炎性标志物 C反应蛋白是炎症过程中出现的急性期蛋白，它的增高说明本病的活动性。

3. 免疫学检查 **类风湿因子(RF)在75%～80%的病人中，呈阳性，其滴度与本病活动性和严重性成正比。**

4. X线检查 早期表现为关节周围软组织肿胀，关节附近骨质疏松，稍后关节间隙因软骨的破坏而变得狭窄，晚期则出现关节半脱位和骨性强直畸形。以**手指和腕关节的X线片最有价值**。

四、治疗原则

早期诊断和尽早地进行合理治疗是本病治疗的关键。

（一）一般性治疗

急性期关节肿痛、发热、内脏受累，病人应卧床休息，给予高蛋白质及高维生素饮食。**恢复期进行适当的关节功能锻炼**，或做理疗，避免关节畸形。

（二）药物治疗

1. **非甾体类抗炎药** 常用药物有**阿司匹林、吲哚美辛、布洛芬**。通过抑制体内前列腺素的合成，达到消炎止痛的目的。此类药物在**服用后易出现胃肠道不良反应**，如胃部不适、恶心、反酸，甚至胃黏膜出血。

2. 慢作用抗风湿药 本类药物常用的有甲氨蝶呤(MTX)、雷公藤、青霉胺、硫唑嘌呤、环磷酰胺等。见效时间比非甾体类抗炎药缓慢，有控制病程进展的作用，临床上常与非甾体类抗炎药联合应用。本类药物的不良反应是胃肠道不适、黑便、头痛、口腔溃疡、肝功异常和骨髓抑制。

3. 肾上腺皮质激素 常用药物有**泼尼松**，每日量为30～40mg，症状控制后递减，以每日10mg维持，逐渐以非甾体类抗炎药代替。本药抗炎作用强，可使关节炎症状得到迅速缓解，但不良反应多，停药后易复发，适用于有关节外症状者。

（三）外科手术治疗

关节置换术适用于较晚期有畸形并失去正常功能的大关节，术后可改善关节功能。滑膜切除术可以使病情在一定程度上缓解。

五、护理问题

1. 疼痛 与关节肿胀、肌肉痉挛有关。

2. 生活自理能力缺陷 与关节疼痛、变形等有关。

3. 功能性悲哀 与关节功能丧失、缺乏亲属理解等有关。

4. 个人应对无效 与疾病迁延、自理能力缺陷等有关。

六、护理措施

1. 密切观察病情 观察病人关节疼痛的强度，肿胀畸形的程度、活动情况及病人自理能力，如个人卫生、穿衣、进食、如厕等，并进行评估，制订适宜的帮助计划。观察药物疗效和不良反应，评估用药效果。

2. 注意活动与休息 **活动期发热或关节肿胀明显时应卧床休息**，并保持正确的体位，勿长时间维持抬高头部和膝部的姿势，以免屈曲姿势造成关节挛缩致残。**病情缓解时指导病人进行功能锻炼**（亲：类风湿关节炎病人急性发作时应卧床休息，病情缓解后应加强功能锻炼，防止出现关节畸形）。可做关节的被动活动，也可训练日常生活技能，如穿脱衣服、进食、如厕等，保持生活自理能力。锻炼过程中应注意运动量要适当，循序渐进，不可操之过急，运动后可用热敷、热水浴、红外线等理疗方法改善血液循环，缓解肌肉挛缩。当病变发展至关节强直时，应保持关节的功能位置，必要时用夹板固定，以保持一定的生活自理能力。**双侧腕指关节肿胀畸形时应保持腕关节背伸20°～30°，指关节掌屈，半握拳；膝关节保持伸直位，足底放置护足板以预防足下垂。**

3. 晨僵及疼痛的护理 **晨僵病人戴手套保暖**。关节肿胀、疼痛剧烈时，遵医嘱给予消炎止痛剂，**缓解期帮助指导病**

人功能锻炼。采取解除或减轻疼痛的措施，如**每日清晨起床时进行15分钟温水浴或用热水泡手**。也可用谈话、听音乐等形式分散疼痛注意力。

4. 保持病人自理能力 评估自理能力后需制订可行的护理计划。改善类风湿关节炎病人的生活环境，为使病人自理创造条件，如穿防滑的鞋子、起床活动时提供拐杖以保证安全；提供稍高的轮椅，减少病人起立坐下时膝、髋关节的受力；在厕所内放置较高的马桶或便器，方便病人如厕，物品的码放应方便病人取用等；病人在改变体位时应先活动一下关节。对已经造成关节功能障碍的病人，在指导关节锻炼的同时，应有针对性地进行日常生活能力的训练。

5. 做好心理护理 以友好乐观的态度与病人交流，对其表示同情与理解。介绍疾病基本知识，强调病程较长，进展缓慢，合理的治疗与锻炼可延缓致残；介绍疗效显著的成功病例，并鼓励病员间的交流，鼓励病人自强；指导病人自我调整心理状态，保持乐观情绪；鼓励亲朋多关心、理解、照顾病人，使其获得感情上的支持与生活上的需求。

6. 药物护理 类风湿关节炎是一种慢性病，用药时间长，药物不良反应多，应指导病人按照治疗计划定时、定量服药，不可随意加、减药量或者停药。**非甾体抗炎药服用后易出现胃肠道反应，应餐后服用，并多饮水**。用药期间应密切观察药物副作用，如胃肠道反应、消化道出血、白细胞减少等。使用金制剂和青霉胺时应观察有无皮疹、蛋白尿、血尿，并定期做血、尿常规检查。

七、健康教育

1. 向病人及家属介绍疾病知识，避免诱因，如寒冷、潮湿、过度疲劳、精神刺激、感染等。
2. 介绍服药知识，**指导病人按时服药，特别是激素不能随意减量**。
3. 指导病人做好疼痛护理，减轻关节疼痛症状。
4. 指导病人功能锻炼，保持关节适当活动，提高病人自理能力。

考点练习

考点：类风湿关节炎的病因(A1型题)

1. 类风湿因子是一种
   A. 自身抗体
   B. 细胞免疫因子
   C. 抗原抗体复合物
   D. C反应蛋白
   E. 感染性抗原
2. 类风湿关节炎的基本病理改变是
   A. 免疫反应
   B. 关节畸形
   C. 骨质破坏
   D. 滑膜炎
   E. 补体激活
3. 对类风湿关节炎的描述不正确的是
   A. 基本病变是滑膜炎
   B. 发病与自身免疫有关
   C. 有皮下结节示病情活动
   D. 类风湿因子为阳性
   E. 不引起脏器损害
4. 类风湿关节炎病人的特点是
   A. 主要侵犯大关节
   B. 属于单系统性疾病
   C. 全身游走性疼痛
   D. 关节病变呈对称性改变
   E. 发病者男女之比为1∶2

考点：类风湿关节炎的临床表现、辅助检查和治疗要点(A1、A2型题)

5. 可作为判断类风湿关节炎病情活动度的指标是
   A. 晨僵
   B. 关节疼痛
   C. 关节肿胀
   D. 关节畸形
   E. 关节功能障碍
6. 类风湿关节炎最常出现的部位是
   A. 足趾
   B. 膝关节
   C. 踝关节
   D. 肘关节
   E. 腕、掌关节近端指关节
7. 类风湿关节炎的临床特征性表现不包括
   A. 类风湿结节
   B. 远端指间关节肿痛
   C. 近端指间关节肿痛
   D. 晨僵
   E. 腕、掌指关节肿痛
8. 病人，女性，50岁。2年前无明显诱因出现双腕、双手关节和双膝、踝、足、跖趾关节肿痛，伴晨僵，时间约10分钟，疼痛以夜间明显，影响行动。实验室检查：血沉55mm/L，RF(+)。关节X线检查：双手骨质疏松，腕部关节间隙变窄。最可能的诊断是
   A. 系统性红斑狼疮
   B. 风湿热
   C. 类风湿关节炎
   D. 骨性关节炎
   E. 骨质疏松症
9. 下图所示的畸形常见于
   A. 骨关节病晚期

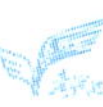

B. 类风湿关节炎晚期
C. 痛风性关节炎晚期
D. 风湿性关节炎晚期
E. 创伤性关节炎晚期

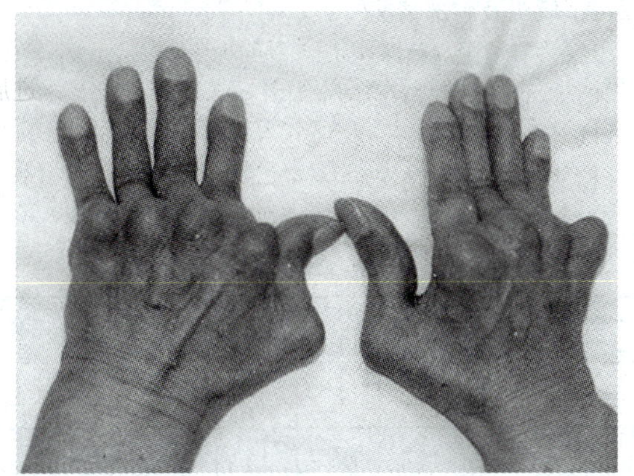

考点：类风湿关节炎的辅助检查和治疗要点（A1 型题）

10. 为缓解类风湿关节炎病人关节疼痛常选用
A. 阿司匹林
B. 甲氨蝶呤
C. 雷公藤
D. 布洛芬
E. 泼尼松

考点：类风湿关节炎的护理问题、护理措施和健康教育（A1、A2 型题）

11. 类风湿关节炎病人缓解期最重要的护理措施是
A. 卧床休息
B. 功能锻炼
C. 抬高膝部
D. 限制活动
E. 热敷关节部位
12. 类风湿关节炎活动期的护理措施，**错误**的是
A. 发热及关节肿痛时应卧床休息
B. 卧床时应注意体位及姿势
C. 加强皮肤护理
D. 保持关节功能位
E. 进行关节的功能锻炼
13. 病人，女性，60 岁。患风湿性关节炎 10 年。病人现仍有关节肿痛，双手尺侧偏向畸形，持物困难，生活不能自理。针对该病人的护理措施，**错误**的是
A. 卧床休息，减少活动
B. 服用阿司匹林，消炎止痛
C. 训练日常生活技能
D. 晨起用热水泡手 15 分钟
E. 保持关节功能位
14. 病人，女性，55 岁。双肘、腕、手指近端指间关节肿痛 3 年，加重 2 个月，以类风湿关节炎收入院。经休息、药物治疗后，现在病情缓解，下一步最主要的护理是
A. 嘱病人卧床休息，避免疲劳
B. 指导病人循序渐进地进行功能锻炼
C. 向病人做饮食指导，增进营养
D. 向病人介绍如何观察药物疗效
E. 介绍预防药物不良反应的方法
15. 在为预防类风湿关节炎病人发生晨僵而采取的护理措施中，**不正确**的是
A. 鼓励多卧床休息
B. 睡眠时使用弹力手套保暖
C. 晨起后用温水泡僵硬的关节 15 分钟
D. 遵医嘱服用抗炎药
E. 避免关节长时间不活动
16. 病人，女性，48 岁。类风湿关节炎 5 年。双侧腕、指关节肿胀畸形。为保持关节的功能，正确的做法是
A. 腕关节背伸、指关节背伸
B. 腕关节背伸、指关节掌屈
C. 腕关节掌屈、指关节侧屈
D. 腕关节掌屈、指关节背伸
E. 腕关节侧屈、指关节掌屈
17. 病人，女性，45 岁。患类风湿关节炎，自诉最近晨僵较严重。下列缓解晨僵的护理措施中正确的是
A. 早晨起床后先用冷水浸泡僵硬关节然后按摩
B. 夜间睡眠时戴弹力手套保暖
C. 尽量不要活动僵硬的关节
D. 关节内可注射透明质酸
E. 禁用止痛药
18. 病人，女性，35 岁，职员。因双肘、胸、手指近端指间关节肿痛 2 年，加重 2 周，以类风湿关节炎收入院，医嘱给予泼尼松、布洛芬和青霉胺等药物治疗。现病人诉恶心、反酸和胃部不适。护士向病人解释引起此症状的原因最可能是
A. 病情加重
B. 青霉胺的不良反应
C. 泼尼松的不良反应
D. 布洛芬的不良反应
E. 未按医嘱服药

（19～20 题共用题干）

病人，女性，46 岁。患类风湿关节炎 5 年。现关节肿痛已减轻，但两侧腕、掌指关节强直、被固定于屈曲位，并有消瘦、乏力，目前仍在继续治疗。

19. 目前该病人主要的护理问题是
A. 营养失调：低于机体需要量
B. 潜在药物副反应
C. 疼痛
D. 自理缺陷
E. 有废用综合征的危险
20. 该病人可能存在的心理反应是
A. 兴奋、烦躁
B. 惊恐、绝望
C. 依赖、被动
D. 忧虑、悲观

E. 孤独、多疑

（21～22 题共用题干）

病人，男性，58 岁。反复双侧指关节肿痛 15 年，活动障碍 8 年，已确诊类风湿关节炎 15 年。此次因关节肿痛加重伴心悸、侧指关节呈梭状畸形，活动障碍不能抓物入院。血常规：Hb 90g/L。

21. 导致该病人贫血可能的原因是
    A. 遗传因素
    B. 机械因素
    C. 药物因素
    D. 气候因素
    E. 慢性疾病

22. 对该病人进行身体评估时，应重点评估的是
    A. 呼吸及肺部情况
    B. 关节情况
    C. 饮食及睡眠情况
    D. 情绪变化情况
    E. 脉搏及心脏情况

参考答案

序号	1	2	3	4	5	6	7	8	9	10	11	12	13	14	15	16
答案	A	D	E	D	A	E	B	C	B	A	B	E	A	B	A	B
序号	17	18	19	20	21	22										
答案	B	D	D	D	E	B										

第七节 系统性红斑狼疮病人的护理

考情分析

年份	主要考点
2019	系统性红斑狼疮（SLE）病人避免接触紫外线的原因；SLE 病人反复询问镇静催眠药相关问题时应警惕（自杀企图）；SLE 病人注射免疫抑制剂时的操作方法（先注入生理盐水）；SLE 的临床表现
2020	哪种食物与 SLE 有关（蘑菇）；针对 SLE 的错误指导（多吃芹菜、无花果等）；狼疮性肾炎的临床特点不包括（水肿先从身体的下垂部位开始）；SLE 的正确描述（早期诊断、早期治疗）
2021	系统性红斑狼疮的特征性表现
2022	系统性红斑狼疮的标志性抗体
2023	系统性红斑狼疮的判断；系统性红斑狼疮的特征性表现；系统性红斑狼疮主要受累的脏器；系统性红斑狼疮最有特异性的检查；系统性红斑狼疮的饮食护理（不宜进食芹菜）

考点导航

一、病因及发病机制

1. 病因　系统性红斑狼疮（SLE）是病变可以累及全身多个系统的**自身免疫性疾病**。发病年龄多在 15～35 岁，育龄女性占病人的 90%～95%，**典型症状是面部出现蝶形红斑**，反复发作，迁延不愈，并伴有多脏器受累。

SLE 的病因尚不清楚，目前认为在病毒、**雌激素**、环境因素（**阳光照射**）、药物等因素作用下，易感机体丧失正常免疫耐受性，不能正确识别自身组织，继而出现**自身免疫反应**，产生以抗核抗体（ANA）为代表的多种自身抗体，体液和细胞免疫紊乱，导致组织炎症性损伤（亲：系统性红斑狼疮的主要病因是免疫，重要的诱因是日光照射）。

温馨提示

下列疾病均为免疫因素引起：系统性红斑狼疮、特发性血小板减少性紫癜、肾病综合征、甲亢、1 型糖尿病、溃疡性结肠炎、急性多发性神经炎等。

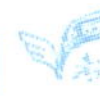

知识拓展

引起系统性红斑狼疮的环境因素

1. **日光** **紫外线使皮肤上皮细胞出现凋亡**，新抗原暴露而成为自身抗原。

2. 食物 某些**含补骨素的食物(如芹菜、无花果等)可增强SLE病人对紫外线的敏感性**。

3. 药物 某些病人在使用普鲁卡因、异烟肼、氯丙嗪、甲基多巴等药物后或用药过程中，出现狼疮样症状，停药后消失。

4. 病原微生物 SLE与某些病毒感染有关。

2. 病理生理 系统性红斑狼疮(SLE)的病理改变为炎症及炎症后病变，以**血管炎和血管病变**为突出，结缔组织有广泛的纤维蛋白样变性及淋巴细胞、浆细胞浸润；坏死性血管炎。特征性病变见表12-7-1。

表12-7-1 系统性红斑狼疮特征性病变

特征性病变	意义
苏木紫小体(狼疮小体)	抗核抗体作用于细胞和形成的蓝染圆形或椭圆形物质，**为诊断SLE的特征性依据**
"洋葱皮样"病变	脾中央动脉和其他小动脉周围显著的向心性纤维增生
疣状心内膜炎	在心瓣膜腱索上形成的赘生物
狼疮性肾炎	**几乎所有SLE病人均有肾损伤**，称为狼疮性肾炎，其病理改变可位于肾小球、肾间质、肾小管及肾血管

二、临床表现

SLE临床表现为病程迁延，反复发作。起病可为暴发性、急性或隐匿性，开始可为单一器官受累，也可多个系统同时受累，除关节痛、皮疹及脏器受累的相应症状外，常伴有发热、乏力、体重下降等全身症状，**几乎所有病人均有不同程度的肾脏损害，肾衰竭和感染**是SLE的**主要致死原因**。

1. 发热 无一定热型，初期仅有低热，急性活动期可有高热。

2. 皮肤黏膜损害 **80%的病人有皮肤黏膜损害**，常见于**暴露部位出现对称的皮疹**，典型者在**双面颊和鼻梁部**有深红色或紫红色**蝶形红斑**，表面光滑，有时可见鳞屑，病情缓解时红斑可消退，留有棕黑色色素沉着。在手掌的大小鱼际、指端及指(趾)甲周围也可出现红斑，这些都是血管炎的表现。活动期病人有脱发、口腔溃疡。

3. 关节与肌肉疼痛 90%以上病人有关节受累，大多数**关节肿痛是首发症状**，受累的关节常是**近端指间关节**、腕、足部、膝和踝关节，**呈对称分布**，较少引起畸形。肌痛见于50%的病人，有时出现肌炎，但很少引起肌肉萎缩。

4. 脏器损害 几乎所有SLE病人均有**肾脏损害**，约半数病人有**狼疮性肾炎**。表现为**肾小球肾炎或肾病综合征**，可见不同程度的水肿、血尿、蛋白尿、管型尿、高血压及肾功能不全，**一旦发展为尿毒症，则成为病人死亡的常见原因**。部分病人有肺部感染，体温升高，听诊有湿啰音。少数病人可发生各种急腹症，消化系统表现有腹泻、消化道出血、急性腹膜炎、肝脏肿大、黄疸等。20%的病人有神经系统损伤，出现**神经精神狼疮**，主要表现为：①**轻者可有偏头痛**、性格改变、记忆力减退或轻度认知障碍；重者可表现为脑血管意外、不同程度的意识障碍、**癫痫持续状态**及颅内高压等，其中**严重头痛可以是SLE的首发症状**。②脊髓损伤：少数病人可出现脊髓损伤，主要表现为截瘫、大小便失禁等，往往留有后遗症。出现中枢神经损害常预示病变活动、病情危重、预后不良。血液系统最常见的是正色素细胞性贫血。

三、辅助检查

(一) 血液检查

多数病人轻至中度贫血，病情活动时血沉增快，1/3的病人有血小板减少、白细胞计数减少。

(二) 免疫学检查(表12-7-2)

表12-7-2 免疫学检查指标

指标	意义
抗核抗体(ANA)	主要的筛查指标，阳性率达95%，但特异性不高
抗Sm抗体	特异性高达95%，但敏感性仅为25%，一般认为**抗Sm抗体是SLE的标志性抗体**
抗双链DNA抗体	特异性高达95%，敏感性仅为70%，对确诊SLE和判断狼疮的活动性参考价值大
补体	CH50(总补体)、C3、C4降低，有助于SLE的诊断，并提示狼疮活动，其阳性率约为70%

（三）免疫病理检验

肾穿刺活组织检查对治疗狼疮性肾炎和估计预后有价值。

四、治疗原则

（一）一般治疗

活动期病人应注意卧床休息，慢性期或病情稳定者可适当活动，但要注意劳逸结合；注意预防感染，一旦感染应积极治疗；夏天穿长袖衣服、戴帽子，**减少暴露部位，避免日晒**。

（二）药物治疗

1. **糖皮质激素** 是目前治疗SLE的**首选药，作用机制是抑制炎症反应和抗免疫作用**。用于急性暴发性狼疮、脏器受损、急性溶血性贫血、血小板减少性紫癜等。**通常采用泼尼松**，每日0.5～1mg/kg，根据病情调整剂量。病情稳定2周或6周后缓慢逐渐减量，防止反跳。对于**急性暴发性危重SLE，如狼疮性肾炎的急进性肾炎肾衰竭、神经精神狼疮癫痫发作**或出现明显精神症状、严重溶血性贫血等，可**采用激素冲击疗法**，即用甲泼尼龙500～1 000mg/d溶于5%葡萄糖250ml中，缓慢静滴，每天1次，连用3天为1个疗程，继而改用上述大剂量泼尼松治疗方法，如需要可于1周后重复使用，可很快控制SLE暴发。由于用药量大，应严密观察药物的不良反应。

温馨提示

系统性红斑狼疮、特发性血小板减少性紫癜、肾病综合征三种疾病均为免疫性疾病，所以这三种疾病的治疗均首选糖皮质激素。

2. 非甾体抗炎药 均为口服药，主要用于发热，关节、肌肉酸痛的轻症病人，而无明显血液病变的轻症病人，常用的有阿司匹林、吲哚美辛、布洛芬等。

3. 抗疟药 主要治疗**盘状狼疮**，通常用**磷酸氯喹**每日250～500mg，其可引起视网膜退行性病变，**故应定期查眼底**。

4. **免疫抑制剂** 应用于易复发但因严重不良反应而不能使用激素者。常用的有环磷酰胺（CTX）、硫唑嘌呤、长春新碱等。此类药毒性较大，使用中应定期查血象、肝功能。CTX口服剂量为每天1～2mg/kg，分两次服。**CTX有胃肠道反应、脱发、肝损害等不良反应**。尤其是血细胞减少，应定期检查血象。硫唑嘌呤主要不良反应是骨髓抑制、肝损害、胃肠道反应等，剂量每天1～2mg/kg。

五、护理问题

1. 疼痛 与自身免疫反应和免疫复合物沉积于关节、肌肉组织有关。
2. **皮肤完整性受损** 与SLE导致的皮损有关。
3. 预感性悲哀 与迁延不愈有关。
4. 有感染的危险 与免疫功能紊乱、应用激素和免疫抑制剂有关。
5. 知识缺乏：缺乏自我护理知识。

六、护理措施

1. 密切观察病情 护士应注意生命体征、意识、瞳孔的变化，注意观察受累关节、肌肉的部位及疼痛的性质和程度。注意观察易感部位如口腔、皮肤的黏膜情况，加强口腔及皮肤的护理。

2. 注意活动与休息 **急性期及疾病活动期应卧床休息**。卧床期间应注意翻身、被动活动，防止压力性损伤。缓解期可适当活动。

3. 做好皮肤护理 病人应**避免在烈日下活动**，必要时**穿长袖衣裤，戴遮阳帽、打伞，禁忌日光浴**。保持皮肤的清洁卫生，可用清水冲洗皮损处，每日3次；**用30℃左右温水湿敷红斑处**，每次30分钟。**忌用碱性肥皂，避免化妆品及化学药品，防止刺激皮肤**。保持口腔清洁及黏膜完整，坚持晨起、睡前、餐后用消毒液漱口，防止感染。有细菌感染者，用1∶5 000呋喃西林液漱口，局部涂以碘甘油；有真菌感染者用1%～4%碳酸氢钠液漱口。有口腔溃疡的病人，漱口后用中药冰硼散或锡类散涂敷。**脱发的病人应减少洗头次数**，每周2次为宜，**边洗边按摩**，也可用梅花针轻叩头皮，每日2次，每次15分钟，避免脱发加重。**忌染发、烫发、卷发**。鼓励病人采用适当方法遮盖脱发，可戴帽子、假发等。

4. **预防感染** SLE病人抵抗力差，易发生感染。病人宜住单间，减少探视；**注意观察感染迹象，监测生命体征及白细胞变化**，若体温达到38℃以上，局部皮肤黏膜红肿，出现咳嗽、咳痰、胸痛等征象应报告医生。保持皮肤干燥，注意口腔、皮肤、会阴等易感部位的卫生。

5. 药物护理　指导病人遵医嘱用药，勿随意减药、停药。激素类药物勿擅自停药或减量，以免造成疾病治疗“反跳”。**大剂量激素冲击疗法时，应预防继发感染**。**非甾体类抗炎药胃肠道反应多，宜饭后服**，具有肾毒性，伴肾炎者禁用。**抗疟药的衍生物排泄缓慢，可在体内蓄积，引起视网膜退行性病变，故应定期查眼底**。免疫抑制剂毒性较大，可导致胃肠不适、脱发、肝病、神经炎、骨髓抑制等，因此使用中应定期查血象、肝功能。

6. 饮食护理　给予高蛋白、富含维生素、营养丰富、易消化的食物，避免食用刺激性食物。**忌食含有补骨脂素的食物，如芹菜、香菜、蘑菇、无花果等**。肾功能损害者，应给予低盐饮食，适当限水，并记录24小时出入量；尿毒症病人应限制蛋白的摄入；心脏明显受累者，应给予低盐饮食；消化功能障碍者应给予无渣饮食。

7. 心理护理　疾病的迁延、反复以及给身体带来的损害会给病人造成很大的心理压力，护士应评估及治疗疾病导致的心理问题，如焦虑、悲哀、失望等。首先应加强与病人的沟通，鼓励病人倾诉悲哀的心情，并给予同情、理解及正确的引导，同时加强护理，防止病人发生意外。适时告知预后，介绍成功病例，增强病人战胜疾病的信心，鼓励亲人朋友多陪伴病人，使其获得感情支持。对疾病和治疗引起的一些容貌改变，适当遮掩，如戴假发等。

七、健康教育

1. 介绍本病早期诊断和好的治疗效果，使病人树立信心，心情愉快。
2. 讲解服药的方法和注意事项，告知药物的不良反应，嘱病人按时服药。
3. 介绍预防感染的方法，保持皮肤、口腔和其他部位清洁。
4. 指导病人做好皮肤防护，**嘱病人禁止日光浴、不用肥皂等刺激性的液体和化妆品清洁皮肤，可使用温水**。
5. 告诉病人注意避孕，应在医生指导下妊娠。

好礼相送

系统性红斑狼疮口诀（主编总结，严禁转载，违者必究）

系统狼疮较少见，蝶形红斑脸上现，肾脏损害最难办，抗核抗体要化验，激素治疗是首选，皮肤护理很关键，日光照射应避免，碱性肥皂不要用，化妆物品不要碰。

考点练习

考点：系统性红斑狼疮的病因（A1型题）

1. 系统性红斑狼疮发病的原因是
   A. 劳累
   B. 药物过敏
   C. 自身免疫
   D. 阳光照射
   E. 性激素
2. 护士告知系统性红斑狼疮病人应避免日光直射，其原因是
   A. 紫外线会破坏皮肤上皮细胞
   B. 紫外线会诱发感染
   C. 紫外线可致雌激素作用增强
   D. 紫外线会损害骨髓
   E. 紫外线会加重关节滑膜炎

考点：系统性红斑狼疮的临床表现（A1、A2型题）

3. 系统性红斑狼疮最常见的死亡原因是
   A. 心肌炎
   B. 神经系统损伤
   C. 肾衰竭和感染
   D. 消化道大出血
   E. 肺部感染
4. 病人女，28岁。近半年来不明原因乏力、低热、关节疼痛，免疫学检查：抗Sm抗体(+)，拟诊断为系统性红斑狼疮，与该病人的临床表现<u>不符</u>的是
   A. 可出现胸腔积液
   B. 可出现大量蛋白尿、血尿
   C. 可出现心包炎
   D. 晚期大多伴有关节畸形
   E. 日晒部位出现皮疹
5. 病人，女性，30岁。近1个月来双侧面颊和鼻梁部出现蝶形红斑，表面光滑，指掌部可见充血红斑。实验室检查：血沉65mm/h，尿蛋白(+++)，抗核抗体(+)，抗Sm抗体(+)。最可能的诊断是
   A. 急性肾炎
   B. 急性肾盂肾炎
   C. 慢性肾炎
   D. 系统性红斑狼疮
   E. 类风湿关节炎
6. 系统性红斑狼疮最常见的皮损是
   A. 蝶形红斑
   B. 紫癜
   C. 玫瑰疹
   D. 血肿
   E. 荨麻疹

考点：系统性红斑狼疮的辅助检查和治疗要点（A1、A2型题）

7. 系统性红斑狼疮的标志抗体是
   A. 抗核抗体(ANA)

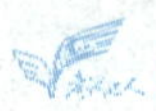

B. 抗 Sm 抗体
C. 抗双链 DNA 抗体
D. 抗单链 DNA 抗体
E. 补体 CH50

8. 系统性红斑狼疮病人首选的药物是
A. 泼尼松
B. 阿司匹林
C. 磷酸氯喹
D. 环磷酰胺
E. 长春新碱

9. 治疗盘状狼疮的主要药物是
A. 泼尼松
B. 阿司匹林
C. 磷酸氯喹
D. 环磷酰胺
E. 长春新碱

10. 糖皮质激素治疗系统性红斑狼疮的主要机制是
A. 抗休克，改善微循环
B. 抑制过敏反应
C. 控制炎症，抑制免疫反应
D. 降低内毒素反应
E. 抑菌，避免继发感染

11. 病人，女性，28 岁。SLE 病史 3 年，病情不稳定，近来无明显诱因出现持续性头痛，日渐加重，但血压正常，无发热，神志清醒，头颅 CT 未见异常。常规止痛治疗无效，目前最佳的治疗方案是
A. 口服非甾体抗炎药
B. 甘露醇快速静脉滴注
C. 口服小剂量激素
D. 大剂量激素冲击
E. 大剂量 CTX 冲击

12. 病人，女性，23 岁，发热，并出现特征性皮肤损害，如图所示。治疗本病的首选药物是

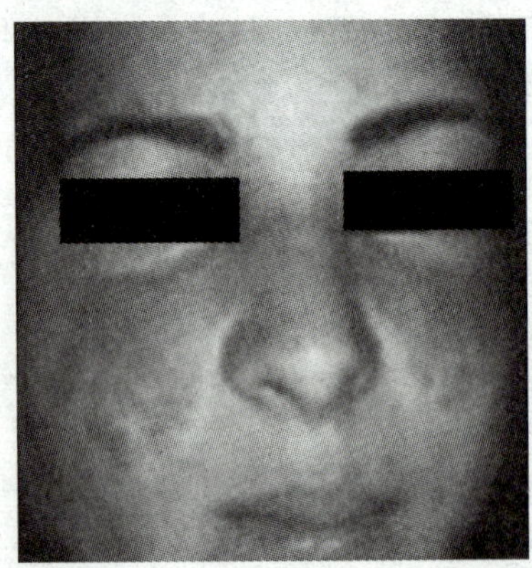

A. 环磷酰胺
B. 布洛芬
C. 阿司匹林
D. 吲哚美辛
E. 糖皮质激素

考点：系统性红斑狼疮的护理问题、护理措施和健康教育（A1、A2、A3/A4 型题）

13. 系统性红斑狼疮病人的皮肤护理，**错误**的是
A. 避免在烈日下活动
B. 常用清水清洗皮损处
C. 每日用 60℃左右的温水湿敷红斑处
D. 忌用碱性肥皂，避免化妆品
E. 避免阳光曝晒

（14～15 题共用题干）

病人，女性，28 岁。因患系统性红斑狼疮入院。查体：面颊部红斑明显，表面可见鳞屑。实验室检查示：血抗核抗体阳性，抗双链 DNA 抗体阳性。

14. 治疗本病的主要药物是
A. 糖皮质激素
B. 非甾体抗炎药
C. 抗疟药
D. 免疫抑制剂
E. 肾上腺皮质激素

15. 针对该病人的护理措施，**错误**的是
A. 急性期及疾病活动期应卧床休息
B. 用清水清洗皮损处
C. 病人住单间，减少探视
D. 脱发的病人应减少洗头次数
E. 可食芹菜、香菜等含补骨脂素食物

16. 病人，女性，25 岁。近 1 个月出现面部蝶形红斑，关节疼痛。实验室检查：Sm 抗体阳性，抗双链 DNA 抗体阳性。该病人首要的护理问题是
A. 乏力
B. 疼痛
C. 皮肤完整性受损
D. 有感染的危险
E. 输营养液

17. 病人，女性，24 岁。患系统性红斑狼疮入院，面部蝶形红斑明显。对该病人进行健康指导时，**错误**的是
A. 用清水洗脸
B. 不用碱性肥皂
C. 禁忌日光浴
D. 可适当使用化妆品
E. 坚持用消毒液漱口

18. 病人，女性，24 岁。因系统性红斑狼疮入院，使用大剂量甲泼尼龙冲击治疗。用药期间，护士应特别注意观察和预防的是
A. 继发感染
B. 消化道出血
C. 骨质疏松
D. 高血压
E. 骨髓抑制

19. 病人，女性，20 岁。因四肢关节肿痛、皮肤水肿入院，入院后诊断为系统性红斑狼疮。护士对其进行健康指导，正确的是

A. 急性期可适当活动
B. 可使用肥皂清洁皮肤
C. 优质低蛋白饮食
D. 可以进食蘑菇芹菜等食物
E. 避免在烈日下活动

20. 病人，女性，36 岁。系统性红斑狼疮入院治疗，病人反复询问有关镇静催眠药的安全剂量和中毒剂量，以及如何得到镇静催眠药的问题。对此现象，护士应
A. 协助病人购买相关药物
B. 给病人讲述该类药物的副作用
C. 警惕病人有自杀企图
D. 耐心解答病人有关疑问
E. 告诉病人此问题和其疾病无关

21. 病人，女性，23 岁。诊断系统性红斑狼疮 2 年，规律使用免疫抑制剂静脉注射治疗。护士正确的操作是
A. 选择血管从大到小
B. 不需要边注射，边抽回血
C. 备齐 0.9%生理盐水的注射器
D. 不需要缓慢静脉注射
E. 药物外渗不需要特殊处理

22. 病人，女性，33 岁。已婚。因“反复四肢关节疼痛 2 年，面颊部对称性红斑 2 个月”收入院。入院后诊断为系统性红斑狼疮。按医嘱服用肾上腺皮质激素及免疫抑制剂治疗。病人 1 年前有 1 次自然流产史，很担心以后的生育问题。作为护士，该如何对病人进行解释
A. “您目前可以怀孕。”
B. “病情控制后，即使吃小剂量激素您也是可以怀孕的。”
C. “一旦发现怀孕应立即停止妊娠。”
D. “只要是服用激素，就不能怀孕。”
E. “停药之后您就可以怀孕了。”

参考答案

序号	1	2	3	4	5	6	7	8	9	10	11	12	13	14	15	16
答案	C	A	C	D	D	A	B	A	C	C	D	E	C	A	E	C
序号	17	18	19	20	21	22										
答案	D	A	E	C	C	D										

第八节　骨质疏松症病人的护理

考情分析

年份	主要考点
2019	钙剂的服药方法；骨质疏松的治疗原则(不宜联合应用 2 种或更多种骨吸收抑制药)
2023	骨质疏松的判断(图片题)；骨质疏松的好发部位

考点导航

骨质疏松症是以骨量减少、骨钙溶出、骨的强度下降、骨的微观结构退化为特征，致使骨的脆性增加以及易于发生骨折的一种全身性骨骼疾病。

一、病因及分类

1. 原发性骨质疏松　随着年龄的增长必然发生的一组生理性退行病变。
2. 继发性骨质疏松　是由其他疾病或药物等因素所诱发的。
3. 特发性骨质疏松　多伴有遗传家族史。多见于 8～12 岁的青少年或成人，女性多于男性，妊娠妇女及哺乳期女性所发生的骨质疏松也列入特发性骨质疏松。

二、临床表现

1. **疼痛**　是骨质疏松症**最常见、最主要的症状，以腰背痛多见**。占疼痛病人的 70%～80%。疼痛沿脊柱向两侧扩散。仰卧或坐位时疼痛减轻，直立时后伸或久立久坐时疼痛加剧，日间疼痛轻，夜间和清晨醒来时加重，弯腰、肌肉运动、咳嗽、大便用力时加重。

2. **椎体压缩**(*) 是继腰背痛后出现的重要体征之一。特别是脊柱椎体前部，几乎多为松质骨组成，而且此部位是身体的支柱负重量大，尤其第11、12胸椎及第3腰椎负荷量更大，容易压缩变形使脊柱前倾背屈，加剧形成驼背。随着年龄增长骨质疏松加重，驼背曲度加大，致使膝关节挛缩显著。老年人骨质疏松时，每椎体缩短2mm左右，身长平均缩短3～6cm。

3. **骨折** 在扭转身体、持物等日常活动中，即使没有较大的外力作用也可发生骨折。骨折发生的部位比较固定，如胸腰椎骨折、桡骨远端骨折、股骨上段及踝关节骨折等。

4. 呼吸系统障碍 胸腰椎压缩性骨折导致脊椎后弯、胸廓畸形，可使肺活量和最大换气量显著减少，病人往往可出现胸闷、气短、呼吸困难等症状。

三、辅助检查

1. 生化检查 测定血、尿的矿物质及相关生化指标有助于判断骨代谢状态及骨更新率的快慢，对骨质疏松症的鉴别诊断有重要意义。

2. X线检查 是一种较易普及的检查骨质疏松症的方法。

3. 骨矿密度测量 单光子吸收测定法、双能X线吸收测定法等。

四、治疗原则

由于骨质疏松是由一组不同原因的疾病所致，且个体差异也大，故应采取病因治疗和对症治疗相结合的原则。

1. 病因治疗 针对各病因引起的骨质疏松给予相应处理。**绝经后骨质疏松采用性激素补充疗法，雌激素是首选药**。

2. 药物治疗 骨吸收抑制药物，促进骨形成药物，改善骨质量药物。

3. 一般治疗 适当运动，合理膳食。

五、护理问题

1. **疼痛** **与骨质疏松症有关**。

2. 营养失调 与钙摄入量缺乏、激素程度变化、不良饮食习气有关。

3. 活动无耐力 与逐步衰老、骨质疏松性骨折有关。

六、护理措施

1. 生活护理 注意保暖及寒冷刺激，平时洗用水宜温；冷暖交替时，注意衣服的添减，睡卧时盖好衣被，避免风寒侵袭；多走平地，勿持重物。睡硬板床，鼓励病人多进行户外活动，多晒太阳，注意减少和避免病人受伤的可能性。

2. 饮食护理 应进食高蛋白、高能量、高纤维素、高维生素饮食，**摄入足够的钙**。老年人应从膳食中摄取丰富的钙，才能满足骨中钙的正常代谢，**一般每日摄入钙应不少于850mg**。若已发生了骨质疏松症，则每日应不少于1 000～2 000mg。而且食物中的钙磷比值要高于2∶1，才有利于骨质疏松症的预防和治疗。

3. 疼痛护理 ①为减轻疼痛，可**使用硬板床，取仰卧位或侧卧位**，卧床休息数天到1周，疼痛可缓解。②使用骨科辅助物：背架、紧身衣等。③物理疗法：对疼痛部位给予湿热敷，可促进血液循环、减轻疼痛，也可借助超短波、微波疗法、低频及中频电疗法。

4. 用药的护理 ①**服用钙剂时注意增加饮水量，同时加用维生素D**。②**服用二磷酸盐(阿伦磷酸钠)**时，应指导病人**空腹服用**，同时饮清水200～300ml，至少**半小时内不能进食或喝饮料，也不能平卧，应采取立位或坐位**，以减轻对食管的刺激。③服用性激素必须在医生指导下使用。

5. 预防并发症的护理 对于卧床的病人要保持床单位整洁，定时翻身防止发生压力性损伤；鼓励病人做深呼吸和扩胸运动以防肺部感染；保持会阴部清洁，鼓励多喝水，以防泌尿系感染。对于患有股骨颈或股骨粗隆骨折的病人患肢置于外展中立位，防止外旋和内收。

6. 指导病人进行功能锻炼 如因骨痛需暂时卧床，也应鼓励在床上尽可能进行四肢和腹背肌肉的主动或被动运动。疼痛改善后，应早日争取起床进行行走锻炼。

7. 心理护理 针对不同病人的具体病情，给予必要安慰，适当说明，耐心解释，以解除他们肉体痛苦所带来的精神痛苦和顾虑，减轻思想负担。

七、健康教育

1. 提高对本病的认识 养成良好的生活习惯，不吸烟、不酗酒、不饮浓茶、咖啡等。**多吃含钙、蛋白质丰富的食物，如牛奶、虾皮、芝麻、豆制品**等，有助于矫正负氮平衡，防止骨质疏松和促进骨折愈合。

2. 加强体育锻炼 运动时肌肉收缩是增加骨质的重要因素，负重运动对发展和维持骨质量和骨密度很重要。

3. 促进体内钙的吸收　**多晒太阳**可促进肠钙吸收及肾小管对钙、磷的重吸收，因此**增加户外活动、多晒太阳可生成更多可利用的维生素 D，有利于防止骨质疏松症**。

考点练习

考点：骨质疏松症的临床表现、护理措施和健康教育（A1、A2 型题）

1. 骨质疏松病人最常见的症状是
   A. 疼痛
   B. 身高缩短
   C. 驼背
   D. 骨折
   E. 呼吸困难
2. 病人，女性，48 岁。因午后燥热、心悸等症状就诊。入院后诊断为骨质疏松症，采取激素替代疗法的同时应补充
   A. 钙剂
   B. 维生素 A
   C. 维生素 C
   D. 铁剂
   E. 维生素 B_{12}
3. 病人，女性，70 岁。主诉轻微骨痛，劳累或活动后加重，诊断为骨质疏松。目前对病人生活影响最大的危险因素是
   A. 疼痛
   B. 营养失调
   C. 有受伤的危险
   D. 躯体活动障碍
   E. 焦虑
4. 骨质疏松病人不宜食用的食物是
   A. 牛奶
   B. 黄花菜
   C. 鸡蛋
   D. 浓茶
   E. 海带
5. 病人女，60 岁。主诉间断腰背痛 5 年。查骨密度 $L_{3\text{-}4}$ 椎体 T 值 2.7SD，BMD 749mg/cm^2，Ca^{2+} 2.07mmol/L，PTH（甲状旁腺素）90pg/ml，临床诊断为骨质疏松。下列有关该病人治疗方案不妥的是
   A. 应尽早治疗
   B. 不应忽略对存在的特定病因的治疗
   C. 适当体育锻炼，增强肌力，防止跌倒
   D. 特别推荐直接增加富钙饮食，如牛奶和奶酪
   E. 联合应用 2 种或更多种骨吸收抑制药
6. 病人女，78 岁。因在公交车上跌到致腰背部疼痛伴活动受限 3 天入院。入院诊断为 T_9、L_2 压缩性骨折、骨质疏松。给予病人口服钙剂和维生素 D，并联合使用性激素治疗。护士在用药护理中，**错误**的指导是
   A. 钙剂不可与绿叶蔬菜一同服用
   B. 餐后服用钙剂效果最好
   C. 服用性激素期间定期进行妇科检查
   D. 服用钙剂后多饮水
   E. 服用性激素期间监测肝功能

参考答案

序号	1	2	3	4	5	6
答案	A	A	A	D	E	B

第十三章　肿瘤病人的护理

第一节　甲状腺癌病人的护理

考情分析

年份	主要考点
2022	甲状腺癌病人术前应练习的体位(头低、颈过伸位)；甲状腺癌病人术后应坚持颈部锻炼至出院后几个月(3个月)
2023	甲状腺癌最常见的病理类型(乳头状癌)

考点导航

甲状腺癌是常见的内分泌系统恶性肿瘤之一，位居头颈部肿瘤的首位。女性发病率高于男性。

一、病理及分类

甲状腺肿瘤的病理类型分类见表13-1-1。

表13-1-1　肿瘤的病理类型分类

分型	发生率	好发人群	特点
乳头状腺癌	**成人甲状腺癌的70%**和儿童的全部	中青年女性多见	低度恶性，生长较缓慢，较早出现颈淋巴结转移，但预后较好
滤泡状腺癌	约占15%	中年人多见	生长迅速，属中度恶性，经血液转移至肺、肝、骨和中枢神经系统，预后较乳头腺癌差
未分化癌	约占5%～10%	老年人多见	发展迅速，约一半的病人早期有颈淋巴结转移，属高度恶性
髓样癌	仅占7%	常伴家族史	预后比乳头状腺癌和滤泡状腺癌差

二、临床表现

发病初期多无明显症状，仅在颈部出现单个、质地硬而固定、表面高低不平，随吞咽上下移动的肿块。未分化癌肿块可在短期内迅速增大，并侵犯周围组织；因髓样癌组织可产生激素样活性物质，病人可出现腹泻、心悸、脸面潮红和血清钙降低等症状，并伴其他内分泌腺体的增生。

晚期癌肿除伴颈淋巴结肿大外，常因喉返神经、气管或食管受压而出现声音嘶哑、呼吸困难或吞咽困难等。压迫颈交感神经节可引起Horner综合征；若颈丛浅支受累可出现耳、枕和肩等处疼痛。甲状腺癌远处转移多见于扁骨(颅骨、椎骨、胸骨、盆骨等)和肺。

三、辅助检查

1. 实验室检查　测定甲状腺功能和血清降钙素有助于髓样癌的诊断。
2. 影像学检查
(1) B超检查：测定甲状腺大小，探测结节的位置、大小、数目和邻近组织的关系。
(2) X线检查：可了解有无气管移位、狭窄、肿块钙化及上纵隔增宽。
3. 细针穿刺细胞学检查　可明确甲状腺结节性质的有效方法。

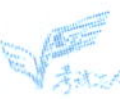

4. 放射性核素扫描　甲状腺癌的放射性^{131}I或^{99m}Tc扫描多提示为冷结节。

四、治疗原则

手术切除是各型甲状腺癌的基本的治疗方式(表13-1-2)。

表13-1-2　恶性肿瘤的治疗方法

首选手术治疗的恶性肿瘤	首选化疗的恶性肿瘤
甲状腺癌、食管癌、胃癌、原发性肝癌、胰腺癌、大肠癌、肾癌、膀胱癌、子宫颈癌、子宫肌瘤、卵巢癌、葡萄胎、骨肉瘤、颅内肿瘤、乳腺癌、子宫内膜癌、肺癌(除小细胞肺癌)	白血病、侵蚀性葡萄胎、绒毛膜癌、小细胞肺癌

1. 手术治疗　一般多行患侧腺体连同峡部全切除、对侧腺体大部分切除。

2. 内分泌治疗　甲状腺癌行次全或全切除者应终身服用甲状腺素片，以预防甲状腺功能减退和抑制TSH。

3. 放射性核素治疗术后　^{131}I治疗主要适用于45岁以上乳头状腺癌和滤泡状腺癌、多发性癌灶、局部侵袭性肿瘤及有远处转移者。

4. 放射外照射治疗　主要适用于未分化型甲状腺癌。

五、护理问题

1. 焦虑　与颈部肿块性质不明、环境改变、担心手术及预后有关。

2. 潜在并发症：呼吸困难和窒息、喉返和/或喉上神经损伤、手足抽搐等。

3. 清理呼吸道无效　与咽喉部及气管受刺激、分泌物增多及切口疼痛有关。

六、护理措施

1. 术前护理　充分而完善的术前准备和护理是保证手术顺利进行和预防术后并发症的关键。

(1) 告知病人有关甲状腺肿瘤及手术方面的知识，说明手术治疗的必要性及术前准备的意义。

(2) 多与病人交谈，消除其顾虑和恐惧。

(3) 指导病人进行练习颈仰卧位，以利术中手术野的暴露。

(4) 指导病人深呼吸、学会有效咳嗽的方法。

(5) 对精神过度紧张或失眠者，遵医嘱适当应用镇静剂或安眠药物。

(6) 协助完成手术前检查，了解甲状旁腺功能状态。

2. 术后护理

(1) 病情观察：密切监测病人生命体征的变化，**观察切口渗血情况**，注意引流液的量和颜色，及时更换浸湿的敷料，估计并记录出血量。

(2) 体位和引流：**病人血压平稳或全麻清醒后取半坐卧位，以利呼吸和引流切口内积血**。手术切口内引流管应正确连接引流装置，并观察切口内出血情况。如**有血肿压迫气管出现呼吸困难者，立即配合床旁抢救，拆除切口缝线、清除血肿**。

(3) 活动和咳痰：指导病人在床上变换体位，起身活动时可用手置于颈后部以支撑头部。指导病人深呼吸、有效咳嗽，并用手固定颈部以减少震动；亦可行超声雾化吸入，帮助病人及时排出痰液，保持呼吸道通畅，预防肺部并发症。

(4) 饮食：术后6小时清醒病人如无恶心、呕吐，先给予病人温或凉流质饮食，逐步过渡到半流质饮食或软食。

(5) 药物：对于甲状腺全切除的病人，应早期给予足够量的甲状腺素制剂。

(6) 并发症的防治

1) **呼吸困难和窒息**：病人回病室后取平卧位，待其血压平稳或全麻清醒后取高坡卧位，以利呼吸和引流。对手术野放置橡皮片或引流管者，一般会持续引流24～48小时，引流目的是为便于观察切口内出血情况和及时引流切口内积血，预防气管受压。

对因血肿压迫所致呼吸困难或窒息者，须立即配合进行床边抢救，对喉头水肿所致呼吸困难或窒息者，应即遵医嘱应用大剂量激素，如地塞米松30mg静脉滴注，若呼吸困难无好转，可行环甲膜穿刺或气管切开。

2) 喉返神经损伤：**一侧喉返神经损伤，多引起声音嘶哑**，可由健侧声带代偿性地向患侧过渡内收而恢复发音；**两侧返喉返神经损伤可导致两侧声带麻痹，引起失声**、呼吸困难，导致窒息，多需立即气管切开。

3) 喉上神经损伤：若**外支损伤，引起声带松弛、声调降低**。若**内支损伤**，病人在进食尤其饮水时，易发生**误咽和呛咳**。一般理疗后可自行恢复。

4) 手足抽搐：因误切甲状旁腺或术后早期甲状旁腺血供不足引起血钙下降所致。多在术后1～3天出现。多数病人症状轻且短暂。严重者可出现面肌和手足的疼痛性痉挛。**一旦发生抽搐，应立即遵医嘱静脉注射 10%葡萄糖酸钙或氯化钙 10ml 缓慢推注**。

七、健康教育

1. 心理调适 甲状腺癌病人术后存有不同程度的心理问题，指导病人调整心态，正确面对现实，积极配合治疗。

2. 功能锻炼 为促进颈部功能恢复，**术后病人在切口愈合后可逐渐进行颈部活动，直至出院后 3 个月**。颈淋巴结清扫术者，因斜方肌不同程度受损，功能锻炼尤为重要；故在切口愈合后即应开始肩关节和颈部的功能锻炼，并随时保持患侧上肢高于健侧的体位，以防肩下垂。

3. 治疗甲状腺全切除者应遵医嘱坚持服用甲状腺素制剂，以预防肿瘤复发；术后需加行放射治疗者应遵医嘱按时治疗。

4. 随访教会病人颈部自行体检的方法；病人出院后须定期随访，复诊颈部、肺部和甲状腺功能等。若发现结节、肿块或异常应及时就诊。

考点练习

考点：甲状腺癌的病因和护理措施（A1、A2 型题）

1. 甲状腺癌最常见的病理类型是
   A. 乳头状腺癌
   B. 滤泡状腺癌
   C. 未分化癌
   D. 髓样癌
   E. 滤泡样腺癌＋髓样癌

2. 甲状腺癌病人行甲状腺大部分切除，病人麻醉清醒后应取
   A. 平卧位
   B. 半坐卧位
   C. 俯卧位
   D. 侧卧位
   E. 头高脚低位

3. 甲状腺切除术后病人刚一清醒，护士就要求病人反复说出他本人的名字，目的是为了评估病人有无
   A. 出血
   B. 意识障碍
   C. 上呼吸道阻塞
   D. 神经损伤
   E. 气道受损

4. 双侧甲状腺大部切除术后第 3 天病人出现手足疼痛，持续抽搐。护士应准备下列哪个药物
   A. 葡萄糖酸钙
   B. 碳酸氢钠
   C. 氯化钠
   D. 硫酸镁
   E. 碘化钠

参考答案

序号	1	2	3	4
答案	A	B	D	A

第二节 食管癌病人的护理

考情分析

年份	主要考点
2019	食管癌术后痰多但咳痰无力时的处理措施（吸痰）；食管癌术后再次出现吞咽困难时的处理方法；食管癌术后的健康指导
2020	食管鳞癌病人最常用的化疗方案；食管癌切除术后第 1 天的正确护理（保持各类引流管通畅）
2021	食管癌的典型症状；食管癌确诊首选的检查方法是（食管镜）；食管癌早期筛查的方法；进食困难的食管癌病人术前营养支持的途径（肠外营养）；食管癌术后第 3 天胸腔闭式引流瓶引流出大量淡黄色液体，考虑为（乳糜胸）
2023	食管癌的发病与缺乏哪种微量元素无关（硒）

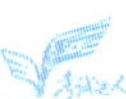

考点导航

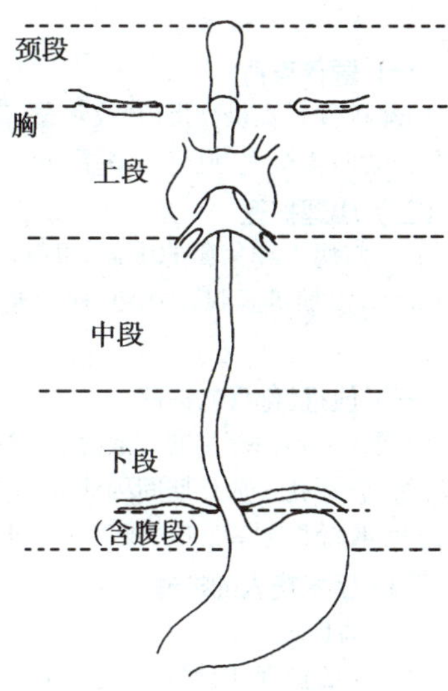

图 13-2-1　食管的分段

食管癌是常见的消化道肿瘤，发病年龄多在 40 岁以上，以 60～64 岁年龄组发病率最高男性多于女性。**食管癌以中胸段多见**，其次为下胸段及上胸段(图 13-2-1)。**绝大多数为鳞状上皮癌**，其次是腺癌。按病理形态分为髓质型、蕈伞型、溃疡型和缩窄型，其中以**髓质型最多见**，恶性程度高。癌肿最先向黏膜下层扩散，继而浸润肌层并向四周扩散，侵及邻近组织和器官。**淋巴转移**是食管癌的**主要转移途径**，血行转移较晚。

一、病　　因

1. 亚硝胺及真菌　**亚硝胺是公认的化学致癌物**，在高发区的粮食和饮水中，其含量显著增高，且与当地的食管癌患病率呈正相关。某些真菌能促进或合成亚硝胺。

2. 营养不良及微量元素缺乏　正常人饮食中缺乏动物蛋白、新鲜蔬菜和水果[*]、微量元素(钼、铁、锌、氟、硒)、维生素 A 或维生素 B，与食管癌变有关。

3. 饮食习惯　长期饮烈性酒、吸烟、饮食粗硬、过热或进食过快，可造成食管慢性刺激和损伤，增加了对致癌物的易感性。

4. 遗传因素和基因　食管癌的发病常有家族聚集现象。在食管癌高发家族中，染色体数目及结构异常者显著增多。

5. 其他因素[*]　黏膜损伤、慢性刺激、食管慢性炎症等慢性刺激，与食管癌的发生也有关系，遗传因素亦与食管癌发病有关。

二、临 床 表 现

早期症状多不明显，偶有咽下食物**哽噎感**、停滞感或异物感；胸骨后闷胀不适或疼痛，疼痛多为隐痛、刺痛或烧灼样痛。间歇期可无症状，易被病人忽视。**中、晚期的典型症状为进行性吞咽困难**，初为吞干食困难，继而半流质，最后流质也难以咽下。如食管梗阻严重，可将刚摄入的食物及唾液呕出，病人逐渐消瘦、脱水。随着病情发展，肿瘤侵及邻近器官并出现相应症状，如声音嘶哑、持续性胸背部痛。如形成气管食管瘘时，可出现进食呛咳和肺部感染；肿瘤发生淋巴转移时，可出现锁骨上淋巴结肿大。**晚期**病人可有不同程度**脱水、消瘦、贫血和低蛋白血症**等恶病质表现，以及出现肝大触及肿块，胸腔积液、腹水等。

温馨提示

食管癌早期，由于癌肿不大，对管腔的阻塞较小，食物还能通过食管，只是不顺畅即出现哽噎感。到中晚期，癌肿不断增大，对管腔的阻塞不断加重，病人吞咽越来越困难，即进行性吞咽困难。

三、辅 助 检 查

1. 细胞学检查　**带网气囊食管脱落细胞学检查**是一种简便易行的**普查筛选诊断方法**。

2. X 线食管吞钡造影检查　早期食管癌可见局限性食管黏膜皱襞增粗和中断，小的充盈缺损或龛影；中晚期食管癌可显示病变部位管腔不规则充盈缺损、管腔狭窄，病变段管壁僵硬等典型征象。

3. **内镜及超声内镜检查**　食管纤维内镜在直视下观察病变形态，并可钳取活组织作病理学检查超声内镜检查用于判断肿瘤侵犯深度、食管周围组织有无受累及局部淋巴结转移情况。

4. CT 和 MRI　显示向腔外扩展的范围，以及淋巴结转移情况。

四、治 疗 原 则

以手术治疗为主，配合放疗和化疗等综合治疗。

五、护 理 问 题

1. 营养失调：低于机体需要量　与吞咽困难、手术后禁食及消耗增加有关。

2. 焦虑　与对癌症的恐惧及担心疾病愈后有关。

3. 潜在并发症：吻合口瘘、肺部感染，乳糜胸、出血。

4. 体液不足 与吞咽困难、水分摄入不足等有关。(*)

六、护理措施

（一）营养支持

向能进食者提供**高蛋白、高热量、富含维生素的流质或半流质饮食**。不能进食者提供肠内、肠外营养，并做好血生化监测，必要时输全血、血浆或清蛋白，以纠正低蛋白血症和贫血。

（二）心理护理

加强与病人和家属的沟通，讲解治疗的新进展及配合治疗的重要性。实施耐心的心理疏导。为病人营造安静舒适的环境，以促进睡眠，必要时使用镇静类药物。争取亲属在心理和经济方面的积极支持和配合，解除病人的后顾之忧。

（三）放疗、化疗的护理

向病人解释治疗目的。**放疗2～3周时易出现放射性食管炎，表现为进食烧灼痛**，此时病人应避免进干、硬食物，以免发生食管穿孔。放疗期间因病变部位水肿使进食困难加重，应预先向病人作好解释工作。化疗病人常出现恶心、呕吐、脱发、骨髓抑制等反应，要采取降低副作用的措施。

（四）手术病人的护理

1. 术前护理

（1）一般护理：吸烟者术前2周戒烟。**训练病人深呼吸、有效咳嗽排痰的动作**。积极治疗口腔慢性病灶。

（2）胃肠道准备(*)：①**饮酒者，术前4周戒酒**；无胃肠道动力障碍者，**术前禁食6小时，禁饮2小时**，有吞咽困难或梗阻的病人应延长禁食、禁饮时间，避免因进食导致麻醉中误吸；②食管癌出现梗阻和炎症者，**术前1周遵医嘱给予病人分次口服抗生素（如链霉素溶液），可起到局部抗感染作用**；③进食后有滞留或反流者，术前1日晚，遵医嘱予以**生理盐水100ml＋抗生素经鼻胃管冲洗食管及胃**，可**减轻局部充血水肿**、减少术中污染、**防止吻合口瘘**。④**行结肠代食管者应做好肠道准备**。术前3～5日口服肠道抗生素，**如甲硝唑或新霉素**等；术前2日进食无渣流质，术前晚行清洁灌肠或全肠道灌洗后禁饮禁食。⑤手术日晨放置胃管及十二指肠营养管，**通过梗阻部位时不能强行插入，以免穿破食管**。通过有困难者，胃管置于梗阻部位上端，手术中由医生在直视下插入胃内。

温馨提示

食管癌病人术前可插胃管，但遇阻力时不应强插；而肝硬化合并食管胃底静脉曲张病人术前禁忌插胃管。

2. 术后护理

（1）一般护理：术后待病人麻醉清醒，**生命体征平稳后取半卧位**。术后2～3小时内每15～30分钟测量生命体征一次(*)，记录24小时出入量，观察伤口敷料有无脱落及渗血渗液等。

（2）做好胸腔闭式引流管护理：维持胸腔闭式引流通畅，观察引流液量、性状并记录。若术后**胸腔闭式每小时引流量超过200ml或4ml/(kg·h)，连续3小时**，呈鲜红色并有较多血凝块，病人出现烦躁不安、血压下降、脉搏增快、尿少等血容量不足的表现，应考虑**有活动性出血；若引流液量多，由清亮渐转浑浊，则提示有乳糜胸**。

（3）胃肠减压护理：食管癌切除行胃代食管术后，易发生胃内气体及液体潴留，膨胀的胃造成吻合口张力增加，并在胸内直接压迫心肺，干扰呼吸循环功能。胃肠减压应保持胃管通畅，若引流不畅时，可用少量生理盐水低压冲洗。**如胃管脱出后不应再盲目插入，避免戳穿吻合口**。结肠代食管手术后，如从管内吸出大量血性液体，或呕出大量咖啡样液体伴全身中毒症状，应考虑代食管的结肠有坏死的可能，需立即通知医生并协助处理。

（4）饮食的护理：**术后3～4日内严格禁饮禁食**，禁食期间持续胃肠减压，经静脉补充营养。术后禁食时间应适当延长，**待肛门排气后即可停止胃肠减压**。留置十二指肠营养管的病人，先滴入少量温盐水，次日开始滴入35～37℃的营养液，每次200～300ml，如无不适可逐渐增加至2 000～2 500ml/d。**术后第10天**拔除十二指肠营养管，**开始经口进流食，一般术后2周改半流食**。未留置十二指肠营养管者，**经禁食5～6日可给全清流食**，每2小时100ml，每日6次。**流食1周后改为半流食，半流食1周后可进普食**。

（5）并发症的观察与处理（表13-2-1）

3. 胃造瘘病人护理 食管癌晚期手术无法切除癌肿时，常采用胃造瘘作为姑息性减状手术，其方法是在胃前壁做一小口，向胃腔内置入一根橡皮管，此管从前壁戳创引出，手术72小时后，胃与腹壁的腹膜粘连形成一个瘘管。通过导管注入食物或手术后行胃肠减压。

（1）灌食前准备：①选择合适的食物，如牛奶、果汁、米汤、肉末汤、鸡汤等流质饮食。通常一天需要2 000～2 500ml流质饮食。食物最好现配现用。②灌食用物包括：灌食器、温水、导管、纱布和橡皮筋。

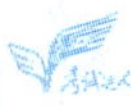

表13-2-1　食管癌术后并发症的处理措施

并发症	表现	处理（护理）
吻合口瘘	**最严重的并发症，多发生在术后5～10天**。消化道内容物漏入胸腔导致胸膜腔感染。表现为**持续高热、呼吸困难**、胸痛、患侧胸膜腔积气积液，全身中毒症状明显，重者发生休克	**立即禁食禁饮、胃肠减压**、胸腔闭式引流、抗感染治疗等
乳糜胸	多因伤及胸导管所致，多发生在术后2～10日。表现为**胸闷、气急、心悸，甚至血压下降**。如未及时治疗，可在短期内因全身消耗、衰竭死亡	**一旦发生乳糜胸，立即置胸腔闭式引流**，及时排除胸腔内乳糜液，促使肺膨胀
肺不张、肺部感染	由于疼痛限制病人呼吸、咳嗽，或胃上拉至胸腔内使肺受压等因素，术后易发生肺不张、肺感染	患慢性肺疾病者术前戒烟、控制肺感染；术后加强呼吸道管理，叩背、协助病人有效咳痰

（2）灌食方法[*]：**病人取半卧位**。①按时分次给予：适用于喂养管尖端位于胃内和胃肠功能良好者；将配好的肠内营养液用注射器分次缓慢注入；每次200ml左右，在10～20分钟内完成，每次间隔2～3小时，每日6～8次。②间隙重力滴注：将营养液置于吊瓶或专用营养液输注袋中，经输注管与喂养管相连，借助重力缓慢滴注；每次250～500ml，在2～3小时内完成，间隔2～3小时，每日4～6次。③持续经泵输注：在间隙重力滴注的基础上，使用肠内营养泵持续12～24小时输注。

（3）造瘘管护理：**胃造瘘管每周更换一次**，一个月后可以拔除造瘘管，在灌食前插入导管即可。保持造瘘口周围皮肤清洁，每次灌食后用温水擦拭皮肤，并在瘘口周围涂氧化锌软膏，或贴保护膜防止皮肤发生糜烂。

七、健康教育

1. 指导饮食　饮食应少食多餐，细嚼慢咽，温度适中，以高热能、高蛋白、易消化的软食为宜。若病人进食后出现**胸闷和呼吸困难**症状，多**因胸腔内胃膨胀压迫心肺所引起，预防方法是餐后2小时不能平卧；食物反流**症状较重者，**睡眠时应把枕头垫高**，防止胃液反流至食管引起恶心和呕吐症状，并服用抑制胃酸分泌的药物。要戒烟酒，避免过烫及辛辣等刺激性食物。禁止进食带骨、刺等硬质食物，质硬的药片或药丸，也应研碎后再服。长期胃造瘘者，应教会病人自我护理的方法。

2. 结肠代食管术后，因结肠逆蠕动，病人口腔常嗅到粪臭气味，应向病人耐心解释，一般经半年后症状会逐步减轻，并指导其注意口腔卫生。

3. 术后循序渐进地进行肩关节功能锻炼，避免长期制动造成肩关节僵硬和上肢肌肉萎缩。

4. 定期复查，坚持后续放疗、化疗。

考点练习

考点：食管癌的病因（A1型题）

1. 食管癌多见于
   A. 颈段
   B. 胸中段
   C. 胸上段
   D. 胸下段
   E. 贲门

2. 食管癌最主要的转移途径是
   A. 血行转移
   B. 淋巴转移
   C. 直接扩散
   D. 种植转移
   E. 消化道转移

考点：食管癌的临床表现（A1、A2型题）

3. 病人，男性，50岁。进行性吞咽困难半年，入院经X线钡餐透视诊断为食管癌。该病的早期症状是
   A. 进食时哽噎感
   B. 声音嘶哑
   C. 胸骨后针刺样疼痛
   D. 进行性吞咽困难
   E. 体重减轻、营养不良

4. 食管癌病人最典型的临床表现是
   A. 疼痛
   B. 异物感
   C. 呕血
   D. 进行性吞咽困难
   E. 声嘶

5. 病人，男性，56岁。1个月以来持续感觉胸背部疼痛，入院后经胸部CT、食管内镜等检查后，确诊为食管癌晚期。持续性胸背痛的主要原因是
   A. 癌肿部位有炎症
   B. 癌肿较大
   C. 有食管气管瘘
   D. 癌肿已侵犯食管外组织

E. 有远处血行转移

6. 病人，女性，54 岁。因近半年来进食吞咽困难就诊。身高 160cm，体重 40kg。由此判断病人为
A. 肥胖
B. 超重
C. 消瘦
D. 明显消瘦
E. 正常

考点：食管癌的辅助检查和治疗要点（A1 型题）

7. 筛查食管癌的简便易行方法是
A. 食管吞钡 X 线检查
B. 食管镜检查
C. 带网气囊食管脱落细胞学检查
D. CT
E. B 超

8. 食管癌首选的治疗方法是
A. 放射治疗
B. 手术治疗
C. 化学药物治疗
D. 中医治疗
E. 免疫疗法

考点：食管癌的护理问题、护理措施和健康教育（A1、A2 型题）

9. 术前采取下列哪项措施能明显减轻食管癌梗阻部位黏膜水肿
A. 术前禁食
B. 口腔护理
C. 营养支持
D. 生理盐水食管冲洗
E. 口服抗生素

10. 病人，男性，58 岁。诊断为食管癌拟进行结肠代食管手术。术前口服甲硝唑的最佳时间是
A. 术前 3 天
B. 术前 1 天
C. 术前 2 天
D. 术前 14 天
E. 术前 7 天

11. 下列关于食管癌术前胃肠道准备的说法，错误的是
A. 口服抗生素溶液
B. 术前 3 天改流质饮食，术前 1 天禁食
C. 梗阻明显者经鼻胃管冲洗食管
D. 结肠代食管者，术前 3～5 天口服新霉素
E. 术前放置胃管通过梗阻部位困难时，应强行插入

12. 病人，男性，67 岁。因食管癌入院准备手术。病人自述目前能进食米粥之类的食物，护士应指导病人的饮食为
A. 高热量、高蛋白、高脂肪半流食
B. 低热量、低蛋白、低脂肪流食
C. 高热量、高蛋白、高维生素半流食
D. 高热量、低蛋白、高维生素半流食
E. 高热量、高蛋白、高维生素普食

13. 关于食管癌根治术后胃肠减压的护理措施，错误的是
A. 妥善固定，防止脱出
B. 经常挤压胃管，防止堵塞
C. 胃管不畅时，可用少量生理盐水冲洗
D. 胃管脱出后应立即插入
E. 术后胃管放置 2～4 天，待肛门排气后拔除

14. 食管癌术后最严重的并发症是
A. 肺不张
B. 乳糜胸
C. 吻合口瘘
D. 肺部感染
E. 吻合口狭窄

15. 下列关于食管癌病人术后护理措施，错误的是
A. 肛门排气后即可进食
B. 监测胸腔闭式引流液
C. 妥善固定胃肠减压管，防止脱出
D. 维持水、电解质平衡
E. 鼓励病人深呼吸

16. 食管癌手术后鼓励患者咳嗽、深呼吸的主要目的是
A. 促进伤口愈合
B. 预防肺不张
C. 保持呼吸道通畅
D. 有利于引流通畅
E. 减少术后出血

17. 病人，男性，50 岁。患食管癌后行食管癌根治术。术后第 8 天进少量流质饮食后出现呼吸困难、高热。应考虑为
A. 肺不张
B. 乳糜胸
C. 吻合口瘘
D. 肺部感染
E. 吻合口狭窄

18. 病人，男性，50 岁，食管癌。食管胃吻合手术后第 5 天，突然出现高热、寒战、呼吸困难、胸痛，白细胞计数 $20\times10^9/L$。该病人最可能发生了
A. 乳糜胸
B. 吻合口狭窄
C. 吻合口瘘
D. 肺不张
E. 出血

19. 病人，男性，58 岁。食管癌根治术后，恢复顺利，未留置十二指肠营养管，可以经口进流食的时间一般是在术后
A. 3 天左右
B. 5 天左右
C. 7 天左右
D. 9 天左右
E. 10 天左右

20. 病人，男性，50 岁。食管癌术后第 5 天，出现高热、寒战、呼吸困难、胸痛，白细胞 18×10^9/L。应考虑为
A. 肺炎、肺不张
B. 吻合口瘘
C. 吻合口狭窄
D. 乳糜胸
E. 出血

21. 关于食管癌病人术后护理措施的叙述，正确的是
A. 术后立即取半卧位
B. 鼓励患者经口饮水，有助于保持胃管通畅
C. 拔出胃管后即可进食
D. 术后 3～5 天内严格禁饮进食
E. 胃管一旦脱出，立即重置

22. 病人，男性，54 岁。食管癌术后第 3 天，痰多，咳痰无力，出现呼吸浅快、发绀，听诊呼吸音减弱。护士应立即采取的护理措施是
A. 给予雾化吸入
B. 行鼻导管深部吸痰
C. 体位引流
D. 指导患者用力咳嗽
E. 协助翻身拍背

23. 病人，男性，60 岁。食管癌切除术后 3 周，出院后再次出现吞咽困难。此时，应该采取的措施是
A. 低蛋白饮食
B. 及时就诊
C. 吞咽功能训练
D. 继续监测
E. 加强营养

24. 病人，女性，70 岁。食管癌手术治疗后，目前该病人术后恢复良好，拟于明日出院。护士为其进行出院指导中，正确的是
A. 避免硬质食物
B. 高脂饮食
C. 多食少餐
D. 可少许饮酒
E. 餐后平卧

参考答案

序号	1	2	3	4	5	6	7	8	9	10	11	12	13	14	15	16
答案	B	B	A	D	D	D	C	B	D	A	E	C	D	C	A	C
序号	17	18	19	20	21	22	23	24								
答案	C	C	B	B	D	B	B	A								

第三节　胃癌病人的护理

考情分析

年份	主要考点
2019	胃癌根治术后应禁食的食物(油炸食品)
2020	胃癌术后拔除胃管的指征
2021	胃癌最常见的淋巴转移是(左锁骨上淋巴结)

考点导航

胃癌是消化道常见的恶性肿瘤，胃癌**多见于胃窦部**(图 13-3-1)，约占 50%，高发年龄为 40～60 岁。

一、病因及分类

1. 病因　尚未完全清楚。目前认为与胃溃疡、萎缩性胃炎、胃息肉恶变有关；胃幽门螺杆菌感染也是重要因素之一；其他与环境、饮食、生活因素及遗传和基因因素有关。长期食腌制、熏、烤食品者胃癌的发病率高。(*)

2. 分类

(1) 胃癌大体类型分为：早期胃癌和进展期胃癌。**早期胃癌：是指癌组织浸润仅限于黏膜或黏膜下层**，不论其有无

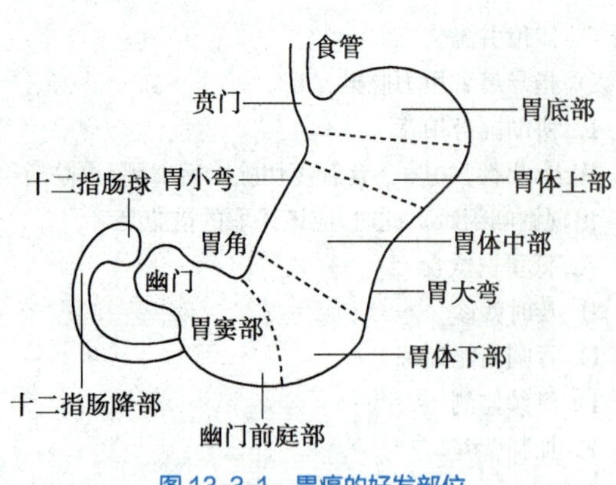

图 13-3-1 胃癌的好发部位

淋巴结转移。进展期胃癌：是癌组织已浸润肌层、浆膜层或浆膜外组织。**皮革胃：胃癌累及全胃致胃腔缩窄、胃壁僵硬如革囊状**。

（2）胃癌的组织类型（**腺癌最多见**）：按世界卫生组织的分类法分为：①乳头状腺癌；②管状腺癌；③腺癌（包括肠型和弥漫型）；④黏液腺癌；⑤印戒细胞癌；⑥未分化癌；⑦特殊类型癌，包括类癌、腺鳞癌、鳞状细胞癌、小细胞癌。

3. **转移途径** 有直接浸润、淋巴转移、血行转移及腹腔种植转移。**淋巴转移**是胃癌的主要转移途径，发生较早，多见于左锁骨上淋巴结转移，**晚期最常见的是肝转移**，其他如肺、脑、肾等。

二、临床表现

1. 症状 早期无明显症状，半数病人较早出现**上腹隐痛**，一般服药后可暂时缓解。当胃窦梗阻时有恶心、呕吐宿食，贲门部癌可有进食梗阻感。少量出血时粪便隐血试验阳性。晚期病人出现恶病质。

2. 体征 体检早期可仅有上腹部深压痛；晚期病人可扪及上腹部肿块。若出现肝脏等远处转移时，可有肝大、腹水、锁骨上淋巴结肿大。发生直肠前凹种植转移时，直肠指诊可摸到肿块。

三、辅助检查

1. 内镜检查 **纤维胃镜**是诊断早期胃癌的有效方法，可直接观察病变部位，并做活检确定诊断。超声胃镜能观察到胃黏膜以下各层次和胃周围邻近脏器的图像。

温馨提示

纤维胃镜是诊断急慢性胃炎、胃-十二指肠溃疡、胃癌、上消化道出血最有效的方法。

2. 影像学检查

（1）X 线钡餐检查：X 线气钡双重对比检查可发现较小而表浅的病变。

（2）腹部超声：主要用于观察胃的邻近脏器受浸润及淋巴结转移的情况。

（3）螺旋 CT：有助于胃癌的诊断和术前临床分期。

3. 实验室检查 粪便隐血试验常呈持续阳性。

四、治疗原则

早期发现、早期诊断和早期治疗是提高胃癌疗效的关键。手术是首选的方法，辅以化疗、放疗及免疫治疗等。

五、护理问题

1. 焦虑或恐惧 与胃癌确诊、手术危险性、并发症的发生有关。
2. 营养失调：低于机体需要量 与摄入食物不足，消化吸收不良等有关。
3. 舒适的改变 与顽固性呃逆、切口疼痛有关。
4. 潜在并发症：胃癌穿孔、出血、幽门梗阻、化疗副作用及手术后有关并发症。

六、护理措施

1. 缓解病人的焦虑与恐惧 根据病人的个体情况进行针对性的心理护理，以增强病人对手术治疗的信心。

2. 改善病人的营养状况

（1）术前营养支持：护士应根据病人的饮食和生活习惯，合理制定饮食。**给予高蛋白、高热量、高维生素、低脂肪、易消化和少渣的食物**；对不能进食者，应遵医嘱给予静脉输液，补充足够的热氮量，必要时输血浆或全血，以改善病人的营养状况，提高其对手术的耐受性。

（2）术后营养支持的护理

1）肠外营养支持：术后需及时补充病人所需要的水、电解质和营养素，必要时输血清白蛋白或全血，以改善病人的营养状况，促进切口愈合。同时应详细记录 24 小时出入量，为合理输液提供依据。

 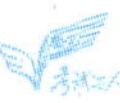

2）早期肠内营养支持：术后早期经喂养管实施肠内营养支持。护理应注意：①喂养管的护理：妥善固定喂养管，防止滑脱、移动、扭曲和受压；保持喂养管的通畅，防止营养液沉积堵塞导管，**每次输注营养液前后用20～30ml生理盐水或温开水冲管**，输液过程中每4小时冲管一次。②控制输入营养液的温度、浓度和速度：以37℃左右为宜，温度偏低会刺激肠道引起肠痉挛，导致腹痛、腹泻；温度过高则可能灼伤肠道黏膜，甚至可引起溃疡或出血；营养液浓度过高易诱发倾倒综合征。③并发症的观察：观察有无恶心、呕吐、腹痛、腹胀、腹泻和水电解质紊乱等并发症的发生。

3）饮食护理：**肠蠕动恢复后可拔除胃管，拔胃管后当日可少量饮水或米汤；第2日半量流质饮食**，每日50～80ml；**第3日进全量流质**，每次100～150ml，以蛋汤、菜汤、藕粉为宜；若进食后无腹痛、腹胀等不适，**第4日可进半流质饮食**，如稀饭；**第10～14日可进软食**。少食产气食物，忌生、冷、硬和刺激性食物。开始时每日5～6餐，以后逐渐减少进餐次数并增加每次进餐量，逐步恢复正常饮食。全胃切除术后，肠管代胃容量较小，开始全流质饮食时宜少量、清淡；每次进食后需观察病人有无腹部不适。

3. 采用有效措施，促进舒适感

（1）体位：**全麻清醒前去枕平卧位，头偏向一侧。麻醉清醒后若血压稳定取低半卧位**。

（2）保持有效胃肠减压：减少胃内积气、积液。

（3）镇痛：对切口疼痛所致的不适，可遵医嘱给予镇痛药物。

（4）休息：为病人创造良好的休息环境，保证病人休息和睡眠。

4. 并发症的观察、预防和护理

（1）术后出血：包括胃和腹腔内出血。

1）病情观察：**严密观察病人的生命体征**，包括血压、脉搏、心率、呼吸、神志和体温的变化。

2）禁食和胃肠减压：胃肠减压的负压要适当，避免负压过大损伤胃黏膜。**观察胃肠减压引流液量和颜色**。**胃手术后24小时内可有少量暗红色或咖啡色液体从胃管引出，一般不超100～300ml**，以后胃液逐渐转清。若**术后短期内从胃管引流出大量鲜红色血液**，持续不止，应**警惕术后出血**。

3）加强对腹腔引流的观察：观察和记录腹腔引流液的量、颜色和性质；**若术后持续从腹腔引流管引出大量新鲜血性液体，应怀疑有腹腔内出血**。

4）止血和输血：若病人术后发生胃出血，应遵医嘱应用止血药物和输新鲜血等，或用冰生理盐水洗胃。若经非手术疗法不能有效止血或出血量>500ml/h，应积极完善术前准备。

（2）感染

1）完善术前准备：术前良好的胃肠道和呼吸道准备，利于有效预防术后并发症。术前戒烟、进行有效咳嗽和深呼吸的训练。

2）体位：**全麻清醒前取去枕平卧位，头偏向一侧**，以免呕吐时发生误吸。**清醒后若血压稳定取低半卧位**，有利于腹腔渗出液积聚于盆腔，一旦感染，便于引流。

3）口腔护理：减少细菌的繁殖。

4）保持腹腔引流通畅：放置引流的目的是及时引流腹腔内的渗血、渗液，避免腹腔内液体积聚继发感染和脓肿形成。护理时应注意：①妥善固定引流管；②保持引流通畅；③观察和记录引流液的量、颜色和性质；④严格无菌操作，每日更换引流袋。

5）术后早期活动。

（3）吻合口瘘和残端破裂

1）充分的术前准备，改善营养状态，促进术后吻合口愈合。

2）维持有效胃肠减压：可防止胃肠道内积液、积气，减轻胃肠内压力。①妥善固定和防止滑脱；②保持通畅；③观察和记录引流液的量、颜色和性质。若胃管引流通畅而引流胃液量逐渐减少，则是胃肠蠕动恢复的标志。

3）加强观察和记录：注意观察病人的生命体征和腹腔引流情况。

4）保护瘘口周围皮肤。

5）支持治疗的护理：根据医嘱补液，维持水、电解质和酸碱平衡。

6）合理使用抗菌药：遵医嘱合理使用抗菌药物。

（4）**消化道梗阻**：若病人出现**恶心、呕吐、腹胀甚至腹痛和停止肛门排便排气，应警惕消化道梗阻**和残胃蠕动无力所致的胃排空障碍。

1）禁食、胃肠减压，记录出入水量。

2）维持水、电解质和酸碱平衡，给予肠外营养支持，纠正低蛋白。

3）应用促胃动力药物，如多潘立酮（吗丁啉）等。

4）非手术治疗无效时，做好术前准备。

（5）倾倒综合征

1）**早期倾倒综合征**：指导病人通过饮食加以调整，包括**少量多餐，避免过甜、过咸、过浓的流质饮食；宜进低碳水化合物、高蛋白饮食**；餐时限制饮水喝汤；进餐后平卧10～20分钟，多数病人可缓解。

2）晚期倾倒综合征：出现症状时稍进食，尤其是糖类即可缓解。饮食中减少碳水化合物含量，增加蛋白质比例，少量多餐可防止其发生。

（6）碱性反流性胃炎：对轻者，遵医嘱口服胃黏膜保护剂、胃动力药；对重者，准备手术。

七、健康教育

1. 向病人及家属讲解胃癌相关的防治知识，增强其自信心。
2. 对手术治疗的病人，讲解合理的饮食调理计划及注意事项，手术后并发症的表现及预防。
3. 对化疗的病人，解释化疗的必要性、药物的副作用及预防，治疗期的注意事项。
4. **嘱病人出院后定期检查**，并接受医护人员的康复指导，注意休息和适当的体育活动。

考点练习

考点：胃癌的病因和临床表现（A1型题）

1. 胃癌的好发部位是
   A. 胃体
   B. 胃窦
   C. 贲门
   D. 幽门
   E. 胃小弯
2. 最可能引起胃癌的前期疾病是
   A. 单纯性胃炎
   B. 急性糜烂性胃炎
   C. 慢性萎缩性胃炎
   D. 慢性胃窦炎
   E. 十二指肠溃疡
3. 胃癌晚期最常见的转移部位是
   A. 肺
   B. 肝
   C. 脑
   D. 肾
   E. 小肠
4. 下列属于特殊型胃癌的是
   A. 黏液腺癌
   B. 未分化癌
   C. 腺鳞癌
   D. 乳头状腺癌
   E. 印戒细胞癌
5. 胃癌的早期症状是
   A. 贫血
   B. 腹部肿块
   C. 上腹隐痛
   D. 上腹痛
   E. 恶心、呕吐
6. 关于原发性胃癌的叙述，**错误**的是
   A. 早期无明显症状及体征
   B. 手术是治疗胃癌的首选方法
   C. 好发于胃窦部
   D. 早期均出现恶心、呕吐宿食及进食梗阻感
   E. 血液转移为晚期胃癌最主要的转移途径

考点：胃癌的辅助检查和治疗要点（A1、A3/A4型题）

（7～9题共用题干）

病人，男性，45岁。1个月前觉上腹隐痛不适，食欲减退，并有反酸、嗳气，服抗酸药未见好转。3天前出现黑便。近1个月来体重下降明显。

7. 应初步考虑为
   A. 胃溃疡
   B. 胃出血
   C. 胃癌
   D. 胃息肉
   E. 萎缩性胃炎
8. 为尽快明确诊断，首选下列哪项检查
   A. X线钡餐
   B. 胃液分析
   C. 大便隐血试验
   D. 纤维胃镜
   E. 幽门螺杆菌测定
9. 根治胃癌首选的方法是
   A. 手术治疗
   B. 化学治疗
   C. 放射治疗
   D. 免疫治疗
   E. 内镜下治疗

考点：熟练掌握胃癌的临床表现和护理措施（A1、A2、A3/A4型题）

10. 某病人因胃癌行胃大部切除术。术后第1天除生命体征外，护士最应重点观察的是
    A. 神志
    B. 尿量

C. 肠鸣音
D. 腹胀
E. 胃管引流液

11. 预防胃大部切除术后倾倒综合征的护理措施中错误的是
A. 少食多餐
B. 避免过咸、过浓流质
C. 宜进高糖、低蛋白饮食
D. 宜进低糖、高蛋白饮食
E. 避免过甜、过浓流质

12. 病人，男性，50 岁。患胃癌后行毕Ⅱ式胃切除术，术后第 1 天，胃管引流出约 200ml 咖啡色液体。正确的处理措施是
A. 应用止血药
B. 胃管灌注冰盐水
C. 立即手术
D. 继续观察
E. 静脉输血

13. 病人，男性，45 岁。患胃溃疡 6 年。近 1 个月来出现上腹不适、疼痛、反酸、嗳气等。入院后诊断为胃癌，行胃大部切除术。术后针对胃管的护理措施，错误的是
A. 妥善固定和防止滑脱
B. 保持通畅
C. 观察引流液的颜色、性质和量
D. 若胃管堵塞可用大量生理盐水冲洗
E. 每日更换负压吸引壶

14. 病人，男性，26 岁。血友病 16 年。胃大部分切除术后 2 小时出现烦躁不安，术口敷料渗血。值班护士应首先采取的措施是
A. 监测血糖变化
B. 监测生命体征
C. 观察皮肤受压状况
D. 查看病人病历
E. 查看四肢活动情况

15. 病人，男性，45 岁。因胃癌行胃大部切除术后 13 天，痊愈出院。正确的出院指导是
A. 进流质饮食
B. 绝对卧床休息
C. 经常消毒伤口
D. 定期回院复查
E. 定期针灸理疗

（16～18 题共用题干）

病人，男性，41 岁。因胃癌收入院。今晨在全麻下行胃大部切除术。手术过程顺利，病人安返病房。

16. 交接时，责任护士应向手术室护士重点了解的内容是
A. 术中病理结果
B. 术中出血量
C. 麻醉用药
D. 出入液量
E. 主刀医生

17. 术后 3 天内最重要的护理措施是
A. 麻醉清醒 6 小时后予半流质饮食
B. 加强口腔护理
C. 鼓励病人尽早下床活动
D. 保持引流管通畅
E. 床上洗头，促进病人舒适

18. 病人术后留置尿管 3 天，为防止发生尿路感染，最重要的护理措施是
A. 严密观察尿量
B. 严格限制饮水
C. 每日尿道口护理 2 次
D. 每日更换集尿袋 2 次
E. 每日行膀胱冲洗 3 次

19. 病人，男性，61 岁。胃癌行全胃切除术，为避免术后发生倾倒综合征。对病人进行的饮食指导，错误的是
A. 饭后 1 小时内避免喝水
B. 进餐时限制饮水喝汤
C. 进食高蛋白，低碳水化合物的食物
D. 进餐后平卧 10～20 分钟
E. 少量多餐

20. 病人，男性，52 岁。胃癌就诊，行胃癌根治术后，护士对其进行饮食指导时，应建议禁食
A. 西红柿
B. 鸡蛋
C. 白菜
D. 豆角
E. 油炸食品

参考答案

序号	1	2	3	4	5	6	7	8	9	10	11	12	13	14	15	16
答案	B	C	B	C	C	D	C	D	A	E	C	D	D	B	D	B
序号	17	18	19	20												
答案	D	C	A	E												

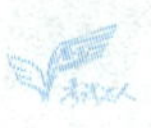

第四节　原发性肝癌病人的护理

考情分析

年份	主要考点
2019	与原发性肝癌发病有关的因素(黄曲霉素)；原发性肝癌最主要的转移途径；肝癌的诊断；肝癌的护理诊断；肝动脉插管化疗的护理；肝癌行介入治疗后的护理
2020	肝癌术后的饮食要求(保证总热量和糖类的摄入)；肝癌转移途径的正确描述(肝内血运转移发生最早)；肝癌术后并发肝性脑病的判断；肝癌病人介入治疗后应注意观察(体温、肝区疼痛、肢体感觉)
2021	原发性肝癌的筛查手段(甲胎蛋白)；原发性肝癌的主要病因(病毒性肝炎)；肝癌最常见的转移途径(肝内血运转移)；引起原发性肝癌最常见的病因；肝动脉插管栓塞化疗术后最常见的不良反应
2022	原发性肝癌肝叶切除术后病情稳定应安置的卧位(半卧位)；TACE 术后穿刺处拔管后按压的时间(15min)；肝癌术后并发膈下脓肿的判断，肝癌术后诊断膈下脓肿的方法(B 超)；哪种寄生虫感染可引起肝癌(华支睾吸虫)
2023	肝癌的判断(右上腹疼痛，腹腔穿刺抽出血性腹水)；原发性肝癌的晚期表现；原发性肝癌的肿瘤标志物

考点导航

原发性肝癌是指发生于肝细胞和肝内胆管上皮细胞的癌。肝癌流行于我国东南沿海地区，好发年龄段为 40～50 岁，男性比女性多见。

一、病因、分型及转移途径

1. 病因　原发性肝癌病因迄今未明，可能与**病毒性肝炎(特别是乙型肝炎)**、**肝硬化**、黄曲霉菌、亚硝胺类致癌物、水土因素等密切相关。在我国原发性肝癌**最常见的病因是乙型肝炎后肝硬化(图 13-4-1)**。临床注意到肝癌病人常有**急性肝炎→慢性肝炎→肝硬化→肝癌**的病史。

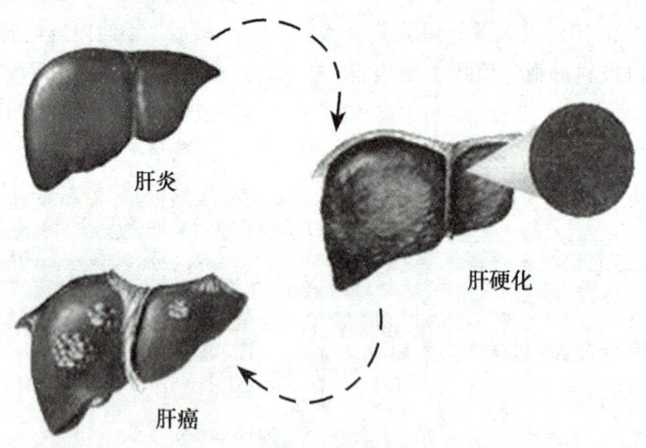

图 13-4-1　原发性肝癌发病三部曲

2. 分型　原发性肝癌大体可分为结节型、巨块型和弥漫型，**以结节型多见**，多伴有肝硬化。单个癌结节或两个癌结节之和直径小于 3cm 称为**小肝癌**。按组织学类型可分为肝细胞型、胆管细胞型和混合型三类，我国**以肝细胞型为主**。

3. 转移途径　原发性肝癌常先通过**肝内门静脉播散(最主要的转移途径)**，再出现肝外转移。肝外血运转移多见于肺，其次是骨、脑等。淋巴转移较少见，最多见于肝门淋巴结、其次为胰周、腹膜后、主动脉旁及锁骨上淋巴结。

二、临床表现

早期缺乏特异性表现，晚期可有局部和全身症状。

1. 症状

(1) **肝区疼痛:为最常见和最主要症状**,约半数以上病人以此为首发症状,多呈间歇性或**持续性钝痛**或刺痛。

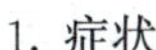

温馨提示

原发性肝癌病人,随着癌肿增大,肝包膜内容物增多,肝包膜承受的压力增大,病人表现为持续性胀痛(钝痛)。

(2) 消化道和全身症状:常表现为食欲减退、腹胀、恶心、呕吐或腹泻等。可有不明原因的持续性低热或不规则发热,抗菌药物治疗无效;早期病人消瘦、乏力不明显;晚期体重呈进行性下降,可伴有贫血、出血、水肿等恶病质表现。

(3) 癌旁综合征[*]:由于癌肿本身代谢异常或癌肿产生的一些物质进入血流并作用于远处组织,对机体产生各种影响而引起的一组症候群,主要有低血糖症,红细胞增多症、高钙血症和高胆固醇血症,也可有皮肤卟啉症、类癌综合征、肥大性骨关节病、高血压和甲状腺功能亢进等。

2. 体征　**肝大,为中、晚期肝癌的主要临床体征**。晚期病人可出现黄疸和腹水。

3. 其他　可有癌旁综合征的表现,如低血糖、红细胞增多症、高胆固醇血症及高钙血症。此外,病人还可出现**肝性脑病(为终末期最严重的并发症)**、上消化道出血、癌肿破裂出血及继发性感染等并发症。

三、辅助检查

1. 实验室检查　**甲胎蛋白(AFP)测定**是目前诊断原发性肝癌**最常用、最重要的方法**。持续4周以上AFP≥400μg/L或持续8周以上AFP≥200μg/L,并能排除妊娠、活动性肝病、生殖腺胚胎源性肿瘤及转移性肝癌者等,即可诊断为原发性肝癌。

2. 影像学检查　**B型超声检查**能发现直径为1～3cm或更小的病变,诊断正确率可达90%,**是目前肝癌定位检查中首选的一种方法**。CT和MRI检查可检出直径1.0cm左右的小肝癌,诊断符合率达90%以上。

3. **肝穿刺活组织检查**　多在B超引导下行细针**穿刺活检,具有确诊的意义**。肝血管瘤禁止采用该项检查。

4. 腹腔镜检查:对位于肝表面的肿瘤有诊断价值。

四、处理原则

1. 手术治疗　**肝切除术是目前治疗肝癌最有效的方法**。主要方式有肝叶切除、半肝切除、肝三叶切除或局部肝切除等。

2. 非手术治疗　手术不能切除的肝癌,可视病情单独或联合应用肝动脉结扎、肝动脉插管化疗、冷冻、激光、微波、射频等方法,有一定疗效。

3. 其他治疗　包括放疗、免疫治疗、靶向治疗、基因治疗等。

五、护理问题

1. 预感性悲哀　与担忧疾病预后和生存期限有关。

2. 疼痛　与肿瘤迅速生长导致肝包膜张力增加有关。

3. 营养失调:低于机体需要量　与厌食、化学药物治疗的胃肠道不良反应及肿瘤消耗有关。

4. 潜在并发症:出血、肝性脑病、膈下积液或脓肿等。

六、护理措施

1. 加强心理支持　**鼓励病人和家属说出有关对癌症诊断预后的感受**。告知病人手术切除可使早期肝癌病人获得根治的机会。

2. 减轻或有效缓解疼痛　对肝叶和肝局部切除术后疼痛剧烈者,应给予积极有效的镇痛,若病人有止痛泵则教会病人使用,并观察药物效果及不良反应。指导病人控制疼痛和分散注意力的方法。**术后48小时,若病情允许,可取半卧位,以降低切口张力**。

3. 改善营养状况

(1) 术前:原发性肝癌病人,宜采用高蛋白、高热量、高维生素饮食。选择病人喜爱的食物种类,安排舒适的环境,少量多餐。此外,还可给予营养支持、输血等,以纠正低蛋白血症,提高手术耐受力。

(2) 术后:术后禁食、胃肠减压,**待肠蠕动恢复后**逐步给予流质、半流质,直至正常饮食。病人术后肝功能受影响,易发生低血糖,禁食期间应从静脉输入葡萄糖液或营养支持。术后2周内适量补充血清蛋白和血浆,以提高机体抵抗力。

4. 并发症的预防和护理

(1) 出血

1) 术前:①改善凝血功能:**术前3天给维生素K_1肌内注射**,以改善凝血功能。②**癌肿破裂出血:是原发性肝癌常见**

的并发症。告诫病人尽量避免致肿瘤破裂的诱因，如剧烈咳嗽、用力排便等致腹内压骤升的动作。加强腹部体征的观察，若病人突然主诉**腹痛，伴腹膜刺激征**，应高度怀疑**肿瘤破裂出血**，应及时通知医师，积极配合抢救。

2）术后：手术后出血是肝切除术后常见的并发症之一。主要措施：①严密观察病情变化。②体位与活动：手术后若病人血压平稳，可给予半卧位，为防止术后肝断面出血，**一般不鼓励病人早期活动**。术后24小时内卧床休息，避免剧烈咳嗽，以免引起术后出血。③引流液的观察：**手术后当日可从肝旁引流管引流出血性液体100～300ml，若血性液体增多，应警惕腹腔内出血**。应再次做好手术止血的准备。

温馨提示

肝脏切面质脆，术后早期活动会导致切面出血，因此，肝癌病人术后应卧床休息。

（2）肝性脑病：病情观察，吸氧；避免肝性脑病的诱因；禁用肥皂水灌肠，便秘者可口服乳果糖，促使肠道内氨的排出。

（3）膈下积液及脓肿：膈下积液和脓肿是肝切除术后的一种严重并发症。

1）保持引流通畅，对经胸手术放置胸腔引流管的病人，应按闭式胸腔引流的护理要求进行护理。

2）加强观察：膈下积液及脓肿**多发生在术后1周左右，若病人术后体温正常后再度升高，或术后体温持续不降，出现肋缘下或剑突下持续性钝痛、呃逆；应疑有膈下积液或膈下脓肿**。

3）脓肿引流的护理，若已形成膈下脓肿，应穿刺抽脓，对穿刺后置入引流管者，加强冲洗和吸引护理。

4）加强支持治疗和抗菌药的应用护理。

5. 其他

（1）维持体液平衡的护理：对肝功能不良伴腹水者，积极保肝治疗，严格控制水和钠盐的摄入量，准确记录24小时出入水量，每天观察、记录体重及腹围变化。

（2）介入治疗护理：密切观察生命体征和腹部体征，若因胃、胆、胰、脾动脉栓塞而出现上消化道出血及胆囊坏死等并发症，及时通知医师并协助处理。**肝动脉栓塞化疗可造成肝细胞坏死，加重肝功能损害**，应及时注意观察病人的意识状态、黄疸程度，注意补充高糖、高能量营养素，积极给予保肝治疗，防止肝衰竭。

知识拓展

肝动脉栓塞化疗病人的护理

1. 术前护理 ①术前做心电图、出凝血试验、血常规、肝肾功能等检查，做皮试、备皮；②术前1天给易消化饮食，术前6小时禁食禁水。

2. 术中配合 监测生命体征、血氧分压等，如注射化疗药物后病人出现恶心、呕吐，协助病人头偏向一侧，指导病人深呼吸，严重者遵医嘱给予止吐药物。

3. 术后护理 术后肝动脉血供减少，病人出现腹痛、发热、恶心、呕吐、血清清蛋白降低、肝功能异常等，应作好相应护理：①观察生命体征，多数病人于术后4～8小时体温升高，持续1周左右，高热者应降温。②**术后禁食2～3天**，初期摄入流质并少量多餐，以减轻恶心、呕吐。③**穿刺部位压迫止血15分钟再加压包扎，沙袋压迫6～8小时，保持穿刺侧肢体伸直24小时**，观察穿刺部位有无血肿及渗血。注意观察肢体远端脉搏、皮肤颜色、温度，防止包扎过紧。④栓塞术1周后，常因肝缺血影响肝糖原储存和蛋白质合成，遵医嘱静脉输注清蛋白，适量补充葡萄糖。⑤观察病人有无肝性脑病前驱症状。

七、健康教育

1. 注意防治肝炎，不吃霉变食物。**有肝炎肝硬化病史者和肝癌高发区人群应定期体格检查，做AFP测定**、B超检查，以期早期发现、早期诊断。

2. 坚持后续治疗，根据医嘱坚持化疗或其他治疗。

3. 注意营养，多吃含能量、蛋白质和维生素丰富的食物和新鲜蔬菜、水果。食物以清淡、易消化为宜。

4. 保持大便通畅，防止便秘，可适当应用缓泻剂，预防血氨升高。

5. 病人应注意休息，如体力许可，可做适当活动或参加部分工作。

6. 自我观察和定期复查。嘱病人及家属注意有无水肿、体重减轻、出血倾向、黄疸和疲倦等症状，必要时及时就诊，定期随访。

7. 给予晚期病人精神上的支持，鼓励病人和家属共同面对疾病。

考点练习

考点：原发性肝癌的病因及分型(A1 型题)

1. 在我国诱发原发性肝癌的主要疾病是
   A. 甲型肝炎
   B. 乙型肝炎
   C. 肝脓肿
   D. 中毒性肝炎
   E. 肝棘球蚴病
2. 吃腌制食品与肝癌发病有一定的关系，是因为腌制食品中含有
   A. 亚硝酸盐
   B. 黄曲霉素
   C. 偶氮苯类物质
   D. 较高的铁
   E. 较高的苯
3. 原发性肝癌最主要的转移途径是
   A. 直接转移
   B. 直接浸润
   C. 种植转移
   D. 血行转移
   E. 淋巴转移

考点：原发性肝癌的临床表现(A1 型题)

4. 原发性肝癌最常见的症状是
   A. 腹水和黄疸
   B. 贫血
   C. 上消化道出血
   D. 肝区疼痛
   E. 肝脏进行性肿大
5. 病人女，40 岁。右上腹胀痛 2 个月，肝肋下 3cm，脾肋下 2cm，移动性浊音阳性，HbsAg 阳性，CT 检查见肝右叶有一直径 5cm 占位病变。最可能的诊断是
   A. 肝血管瘤
   B. 肝包虫病
   C. 肝硬化
   D. 肝癌
   E. 细菌性肝脓肿

考点：原发性肝癌的辅助检查和治疗要点(A1 型题)

6. 最有助于诊断原发性肝癌的实验室检查指标是
   A. ALK
   B. AFP
   C. rGP
   D. AAT
   E. CEA
7. 早期原发性肝癌最主要的治疗方法是
   A. 肝叶切除术
   B. 肝移植术
   C. 肝动脉栓塞化疗
   D. 免疫治疗
   E. 基因治疗

考点：原发性肝癌的护理问题、护理措施和健康教育(A1、A2 型题)

8. 肝叶切除病人的术后护理措施**不正确**的是
   A. 吸氧 3～4 天
   B. 半卧位
   C. 鼓励早期下床活动
   D. 早期禁食、胃肠减压
   E. 给予静脉补充营养
9. 肝叶切除术后病人不宜早期下床活动的主要原因是
   A. 防止肝断面出血
   B. 防止肝性脑病
   C. 有利于病人恢复体力
   D. 有利于病人伤口愈合
   E. 防止疾病复发
10. 肝癌病人术前准备措施，为改善凝血功能，肌内注射
    A. 维生素 B_1
    B. 维生素 B_{12}
    C. 维生素 K_1
    D. 维生素 C
    E. 维生素 D
11. 原发性肝癌病人突然主诉腹痛并伴有腹膜刺激征，最有可能出现的并发症是
    A. 癌肿破裂出血
    B. 上消化道出血
    C. 急性腹膜炎
    D. 肝性脑病
    E. 急性胃穿孔
12. 男性，50 岁，肝癌早期，行肝叶切除术。术后病情平稳后，应
    A. 取平卧位，避免过早活动
    B. 平卧位，尽早活动
    C. 半卧位，避免过早活动
    D. 半卧位，尽早活动
    E. 半卧位，不限制活动
13. 肝癌病人术前肠道准备中，口服新霉素的主要目的是
    A. 减轻腹压
    B. 增加肠蠕动
    C. 减少氨的产生
    D. 减少胃肠道出血
    E. 防止便秘
14. 某肝癌晚期病人住院期间情绪激动，常常指责或挑剔家属和医护人员。护士正确的护理措施是
    A. 给病人正确的死亡观和人生观教育
    B. 让病人尽可能的一个人独处
    C. 认真倾听病人的心理感受
    D. 诚恳地指出病人的不恰当做法
    E. 减少和病人的语言交流

15. 病人，男性，39岁。因单位体检时发现AFP数值较高故去医院就诊，经检查确诊为原发性肝癌，拟给予肝动脉栓塞术。术后穿刺部位正确的护理措施是
A. 包扎后压迫8小时，保持穿刺侧肢体伸直12小时
B. 包扎后压迫4小时，保持穿刺侧肢体伸直24小时
C. 包扎后压迫6小时，保持穿刺侧肢体伸直12小时
D. 包扎后压迫4小时，保持穿刺侧肢体伸直12小时
E. 包扎后压迫6小时，保持穿刺侧肢体伸直24小时

16. 病人男，58岁。原发性肝癌晚期，行肝动脉插管化疗。下列护理措施中，**不正确**的是
A. 注意观察有无化疗副作用
B. 妥善固定导管
C. 注药后用肝素稀释液冲洗导管，以防导管堵塞
D. 拔管后即可下床活动
E. 每次注药前消毒导管，注药后无菌纱布包扎，防止发生逆行感染

参考答案

序号	1	2	3	4	5	6	7	8	9	10	11	12	13	14	15	16
答案	B	A	D	D	D	B	A	C	A	C	A	C	C	C	E	D

第五节 胰腺癌病人的护理

考情分析

年份	主要考点
2019	胰腺癌术后发生胆瘘的判断；胰头癌病人上腹剧痛并向腰背部放射的原因；胰腺癌病人可减轻疼痛的体位
2020	胰腺癌的错误护理(鼓励病人忍受疼痛)
2021	化疗药最常见的不良反应
2022	原位膀胱的功能
2023	胰腺癌的早期表现(腹痛)；胰头癌的典型表现(进行性黄疸)

考点导航

一、病 因

胰腺癌是恶性度很高的消化系统肿瘤，40岁以上好发，男性多于女性。**胰腺癌好发于胰头部**(图13-5-1)，常浸润累及胰周围器官或组织，早期即可发生淋巴转移。壶腹部周围癌包括胆总管末端、壶腹部和十二指肠乳头附近的肿瘤。**组织学类型以导管细胞腺癌最多见**。

吸烟被认为是胰腺癌的主要危险因素。高蛋白和高脂肪饮食可增加胰腺对致癌物质的敏感性。此外，糖尿病、慢性胰腺炎病人发生胰腺癌的危险性高于一般人群。

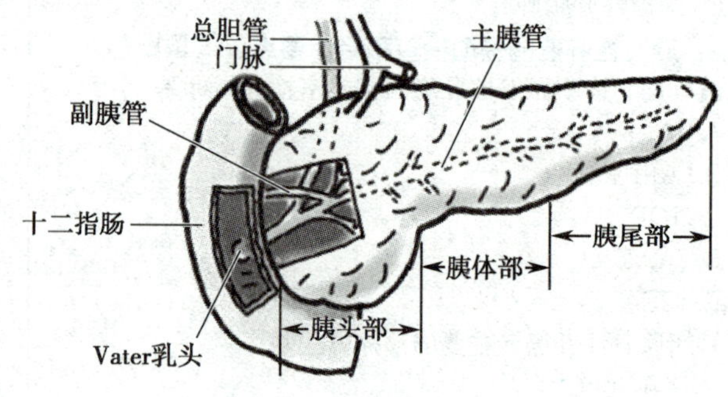

图13-5-1 胰腺癌的好发部位

二、临床表现

本病无特异症状，最常见的有腹痛、黄疸和消瘦。

1. **上腹痛和上腹饱胀不适　是最常见的首发症状**。早期由于胰胆管梗阻，管腔内压增高，呈上腹钝痛、胀痛，可放射至后腰部，少数病人呈剧痛。**胰体部癌则以腹痛为主要症状**，夜间较白天明显。晚期癌浸润神经丛，使腹痛加重，日夜腹痛不止，常取膝肘位缓解疼痛。

2. **黄疸　是胰头癌最主要的症状和体征**。黄疸一般是进行性加重，可伴有瘙痒。大便呈陶土色。

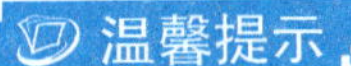

温馨提示

胰头靠近十二指肠乳头，当出现胰头癌时，癌肿压迫十二指肠乳头，导致胆汁排出受阻，病人出现黄疸。

胰头癌典型表现：黄疸进行性加重；食管癌主要表现：进行性吞咽困难；慢性阻塞性肺疾病典型表现：进行性加重的呼吸困难。

3. 消化道症状 如食欲减退、腹胀、消化不良、腹泻或便秘。部分病人可有恶心、呕吐。晚期癌瘤侵及十二指肠或胃，可出现上消化道梗阻或出血。

4. 乏力和消瘦 患病初期即有乏力、消瘦、体重下降，是由于饮食减少、消化不良、休息、睡眠不足和癌瘤增加消耗等因素所致。

三、辅助检查

1. 实验室检查 可有血淀粉酶、空腹血糖增高；血清碱性磷酸酶（AKP）增高；血清胆红素进行性增高，以直接胆红素升高为主。

2. 影像学检查

(1) B超：首选的检查方法。胰腺及壶腹部有增大肿块，胆管、胰管扩张，胆囊肿大等，可检出直径在2cm以上的癌肿。

(2) CT：是检查胰腺疾病可靠的方法，能较清晰地显示胰腺的形态、肿瘤的位置、肿瘤与邻近血管的关系及后腹膜淋巴结转移情况。

(3) 磁共振胆胰管成像（MRCP）：能显示胰、胆管梗阻的部位和胰胆管扩张的程度，了解阻塞受压部位和性质。

四、治疗原则

早期发现、早期诊断和早期手术治疗。**手术切除是胰头癌治疗的有效方法**。

五、护理问题

1. 焦虑或恐惧 与担心预后等因素有关。
2. 不舒适的改变：疼痛 与癌症浸润、扩散有关。
3. 营养失调：低于机体需要量 与食欲下降、肿瘤消耗等有关。
4. 潜在并发症：术后出血、胰瘘、胆瘘、继发性糖尿病、切口或腹腔感染等。

六、护理措施

（一）手术前护理

1. 改善营养状况 供给高蛋白高糖饮食，应大量补充维生素。口服胰酶制剂和胆盐。必要时采取鼻饲营养支持或肠外营养支持。

2. PTCD（经皮肝穿刺胆道引流）的护理 PTCD能有效缓解黄疸程度，改善手术前肝功情况。要妥善固定导管，始终保持通畅引流；**一般置管以2周为宜**，对有胆道感染者可适当延长引流日期，待炎症控制后考虑手术安排。

3. 积极采取保肝措施 至少在手术前1周执行保肝措施，使凝血酶原时间正常。**肌内注射补充维生素 K_1、维生素 K_2**。维生素 K_3、维生素 K_4 是水溶性的，可口服补充。

温馨提示

肝硬化、肝癌、新生儿颅内出血、胰腺癌病人均需注射维生素K。

4. 控制糖尿病 术前合并糖尿病者**遵医嘱用胰岛素控制血糖**。

5. 预防感染 遵医嘱手术前1天开始使用抗生素。有PTCD者，手术前2～3天即可用药。必要时手术前3天口服肠道抗生素，手术前1天清洁灌肠。

6. **皮肤护理 黄疸致皮肤瘙痒者，指导病人涂抹止痒药物，避免指甲抓伤皮肤。疼痛者给予有效止痛护理。**

7. 术前准备 手术前安置胃管。

（二）手术后护理

1. 密切观察 术后监测体温、呼吸、脉搏、血压2～3天；监测尿量、血常规、肝肾功能情况，注意意识和黄疸的变化。切除胰腺的70%，胰腺的内分泌功能就会明显下降，故对全胰切除或胰大部分切除者，**需监测血糖、尿糖和酮体变化**。

2. 补液治疗 静脉输液，维持水、电解质和酸碱平衡。继续保肝和营养支持，充分补给热量、氨基酸、维生素等。根据需要适时补给全血、血浆或清蛋白等。

3. 预防感染 遵医嘱继续使用抗生素。

4. 引流护理 观察与记录每日引流量和引流液的色泽、性质，警惕胰瘘或胆瘘的发生。**腹腔引流一般需放置5～7天**，胃肠减压一般留至胃肠蠕动恢复，**胆管引流需2周左右；胰管引流在2～3周后可拔除**。

5. 预防并发症 消化道出血（吻合口出血、应激性溃疡）、腹腔内出血、切口感染或裂开、腹腔感染、胰瘘或胆瘘、继发性糖尿病等（表13-5-1）。

表13-5-1 胰腺癌术后并发症

并发症	表现	处理
血糖异常	高血糖或低血糖	**动态监测血糖水平**，高血糖者调节饮食并遵医嘱注射胰岛素。**低血糖者适当补充葡萄糖**
胆瘘	**多发生于胰腺癌术后5～10日**，表现为发热、腹痛及胆汁性腹膜炎症状，T形管引流量突然减少，沿腹腔引流管或腹壁伤口溢出胆汁样液体	保持T形管引流通畅，每日做好观察和记录，保护周围皮肤
胰瘘	**最常见的并发症和死亡原因**，多发生于术后1周	持续负压吸引，保持引流通畅，遵医嘱给予生长抑素减少胰液分泌，保护周围皮肤
出血	术后1～2天出血因凝血功能障碍所致，术后1～2周出血因胆汁胆、胰液腐蚀所致	观察生命体征、伤口渗血和引流液。出血少者静脉补液，大量出血手术止血

七、健康教育

1. 40岁以上，近期出现持续性上腹痛、闷胀、食欲减退、消瘦，应及时去医院就诊。
2. 病人出院后如出现消化功能不良、腹泻等，多是由于胰腺切除后剩余胰腺功能不足，适当应用胰酶可减轻症状。
3. **鼓励病人吃高蛋白、高糖、低脂及富含脂溶性维生素饮食（如病人出现高血糖则应低糖饮食）**。
4. **嘱病人按期检测血糖、尿糖**，出现异常时及时药物治疗。
5. 每3～6个月复查1次，如出现发热、进行性消瘦、乏力、贫血等应及时诊断与处理。
6. 避免暴饮暴食，戒烟酒。

考点练习

考点：胰腺癌的病因和临床表现（A1、A2型题）

1. 胰腺癌的好发部位是
   A. 胰头
   B. 胰尾
   C. 胰体
   D. 全胰腺
   E. 胰体尾部
2. 胰腺癌最常见的首发症状是
   A. 上腹痛及上腹部饱胀不适
   B. 黄疸
   C. 食欲缺乏
   D. 消化不良
   E. 乏力、消瘦
3. 病人男，56岁。以晚期胰头癌收入院，上腹部出现持续性剧烈疼痛，向腰背部放射。提示癌肿可能侵及了
   A. 十二指肠乳头
   B. 肠系膜上淋巴结
   C. 胆总管括约肌
   D. 肠系膜下淋巴结
   E. 腹膜后神经组织
4. 胰头癌最主要的临床表现是
   A. 食欲缺乏
   B. 恶心呕吐
   C. 乏力消瘦
   D. 黄疸
   E. 上腹部饱胀不适
5. 病人，男性，46岁。近1个月来食欲差，上腹闷胀不适，皮肤黄疸进行性加重。查体：肝大，胆囊肿大，大便隐血试验阴性。可考虑是
   A. 慢性胆囊炎
   B. 胰头癌
   C. 胆管结石
   D. 急性胰腺炎
   E. 肝癌

考点：胰腺癌的辅助检查和治疗要点（A1型题）

6. 胰头癌的有效治疗方法是
   A. 手术切除
   B. 化学治疗
   C. 免疫治疗
   D. 放射治疗
   E. 中医中药治疗

考点：胰腺癌的护理问题、护理措施和健康教育（A1、A2型题）

7. 胰腺癌有明显黄疸的病人，术前需补充的维生素是
   A. 维生素A
   B. 维生素C

C. 维生素 D
D. 维生素 E
E. 维生素 K

8. 病人，女性，59 岁。胰腺癌根治术后第 6 天，体温 39.1℃，脉搏 106 次/min，主诉腹痛。查体：右上腹压痛、反跳痛、肌紧张，T 形管引流量突然减少，并可见腹壁伤口处溢出胆汁样液体。该病人可能发生了
A. 出血
B. 胰瘘
C. 感染
D. 胆瘘
E. 引流管脱落

9. 病人男，68 岁。行胰头十二指肠切除术（Whipple 术）后 4 小时，病人变换卧位后 30 分钟内，腹腔引流管突然引出 200ml 鲜红色血性液体。正确的措施是
A. 恢复原卧位
B. 加大吸引负压，促进引流
C. 严密观察生命体征，报告医生
D. 加快输液输血速度
E. 夹闭引流管，暂停引流

10. 病人，男性，45 岁。以胰腺癌收入院，查体：皮肤巩膜黄染。病人诉全身瘙痒。给予的护理措施<u>**不包括**</u>
A. 协助病人抓挠减轻瘙痒
B. 涂抹止痒药物
C. 用温水毛巾擦拭
D. 剪短病人指甲
E. 注意观察病人皮肤情况

11. 病人，女性，70 岁。因进行性黄疸伴皮肤瘙痒、消瘦入院。入院后诊断为胰腺癌，拟行手术治疗。为改善病人的营养状况，减少并发症，术前应
A. 输全血
B. 输白蛋白
C. 补充葡萄糖
D. 输血浆
E. 增加脂肪摄入

12. 病人，女性。因皮肤黄疸进行性加重入院，入院后诊断为胰头癌，行手术根治。出院前护士对其进行饮食指导，正确的是
A. 高脂，低糖，高维生素
B. 高脂，高糖，高维生素
C. 低脂，高糖，高维生素
D. 低蛋白，高糖，高维生素
E. 高蛋白，高脂，高维生素

13. 病人，男性，48 岁。因患胰腺癌入院拟行手术治疗，现空腹血糖 7.8mmol/L。术前给予注射胰岛素，其作用是
A. 促进蛋白质合成
B. 利于吻合口愈合
C. 抑制胰腺分泌
D. 抑制胰酶活性
E. 控制血糖

14. 胰腺癌术后胆瘘并发症发生的时间一般在
A. 5～10 天
B. 3～4 天
C. 15～20 天
D. 11～14 天
E. 1～2 天

15. 病人男，55 岁。胰腺癌术后第 7 天出现腹痛。查体：T 39.1℃，腹肌紧张，有压痛及反跳痛，T 管引流减少，腹腔引流管流出胆汁样液体。首先考虑的并发症是
A. 吻合口梗阻
B. 腹腔内出血
C. 腹腔脓肿
D. 胰瘘
E. 胆瘘

参考答案

序号	1	2	3	4	5	6	7	8	9	10	11	12	13	14	15
答案	A	A	E	D	B	A	E	D	C	A	C	C	E	A	E

第六节　大肠癌病人的护理

扫二维码
免费看视频

考情分析

年份	主要考点
2019	低位直肠癌的诊断；氟尿嘧啶最严重的副作用；结肠造口病人最主要的心理问题（自卑）
2020	结肠癌的症状不包括（里急后重感）；结肠癌术前准备错误的是（心肾功能不全者可考虑口服甘露醇清洁肠道）；结肠癌术后病人出现焦虑情绪时的正确护理（请专业人员心理疏导）
2022	直肠癌的诊断
2023	判断结肠癌预后的血清肿瘤标志物（CEA）；Dixon 手术后引流管引流出粪样液体应考虑为（吻合口瘘）

考点导航

大肠癌包括结肠癌和直肠癌，是胃肠道常见的恶性肿瘤，其发病率仅次于胃癌，好发于40～60岁。大肠癌的分布，在我国以**直肠癌最为多见，乙状结肠癌次之**。大肠癌转移途径：①直接浸润；②**淋巴转移：是大肠癌主要的转移途径**；③血行转移，多见于肝；④种植转移。按大体形态分为隆起型、溃疡型、浸润型和胶样型，其中溃疡型最多见。按组织学类型分为腺癌和鳞腺癌，**其中腺癌多见**。

一、病　　因

根据流行病学调查和临床观察结果，认为大肠癌的发生与个人生活史、既往疾病史及家族遗传史等因素有关。

1. 生活方式(*)　**长期高脂、高动物蛋白食物**能使粪便中的甲基胆蒽物质增多，甲基胆蒽可诱发大肠癌。少纤维食品使粪便通过肠道速度减慢，使致癌物质与肠黏膜接触时间延长，增加致癌作用。缺少适度体力活动者也易患大肠癌。糖尿病、肥胖、吸烟和大量饮酒者大肠癌发病风险增高。

2. 癌前病变　大肠慢性炎症性疾病史，如**溃疡性结肠炎、结肠克罗恩病等，已被列为癌前疾病**。慢性炎症使肠黏膜处于反复破坏和修复状态而癌变。结肠血吸虫病肉芽肿亦使肠黏膜反复破坏与修复。癌前疾病史如家族性肠息肉病发生癌变的概率是正常人的5倍；大肠腺瘤尤其是绒毛状腺瘤发生癌变的概率较高。

3. 遗传因素　流行病学调查发现，有为数不少的大肠癌家族，说明**大肠癌与遗传因素关系密切**，抑癌基因突变和遗传不稳定性使其成为大肠癌的易感人群。

二、临床表现

1. 结肠癌　由于癌肿病理类型和部位的不同，临床表现也有区别，一般**右侧结肠癌**以全身中毒症状、贫血、**腹部肿块**为主要表现；**左侧结肠癌则以慢性肠梗阻、便秘、腹泻、血便**等症状为显著。

(1) **排便习惯和粪便性状改变：最早出现的症状**，多表现为排便次数增多、腹泻、便秘、粪便带脓血或黏液等。

(2) 腹痛：常为定位不确切的持续性隐痛或仅为腹部不适或腹胀感。

(3) 腹部肿块：腹部可扪及肿块，质地坚硬，呈结节状。肿块固定，且有明显的压痛。

(4) 肠梗阻：晚期可发生慢性不全性结肠梗阻。左侧结肠癌有时以急性完全性结肠梗阻为首先表现。

(5) 全身症状：晚期出现恶病质和转移症状。

右半结肠癌以全身症状、贫血和**腹部肿块**等为主要表现。

左半结肠以肠梗阻、便秘、便血等为主要表现。

温馨提示

结肠癌的表现：左半结肠管腔细，发生梗阻很容易；右半结肠管腔粗，腹部肿块为常见。即左半结肠主要表现为肠梗阻，右半结肠主要表现为腹部肿块。

2. 直肠癌

(1) **排便习惯改变**：病人便意频繁，便前肛门下坠感，里急后重，有排便不尽感，或有腹泻等。

(2) 排便性状改变：大便表面带血及黏液，严重时出现脓血便。

(3) 肠壁狭窄症状：大便变形、变细。随着癌肿增大出现不完全肠梗阻征象。

(4) 转移症状：癌肿侵犯膀胱出现尿频、尿痛、血尿、排尿困难；癌肿侵及骶前神经时，出现骶尾部持续性剧烈疼痛。肝转移可引起肝大、黄疸、腹水等。

温馨提示

直肠癌、盆腔脓肿、溃疡性结肠炎等疾病可出现里急后重的症状。直肠癌主要表现为里急后重、黏液脓血便；盆腔脓肿多为腹腔手术脓液积聚盆腔刺激直肠出现里急后重；溃疡性结肠炎多出现里急后重和左下腹疼痛。

直肠癌的表现：直肠癌，脓血便，里急后重常出现，大便变细亦常见。

三、辅助检查

1. **直肠指检**　**是诊断低位直肠癌的首选检查方法**。

2. 实验室检查

(1) 大便潜血试验：可作为大规模**普查**时或对高危人群作为大肠癌的**初筛手段**，阳性者再做进一步检查。

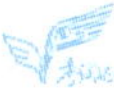

(2) 血液检查:**癌胚抗原测定(CEA)对大肠癌的诊断及监测复发**有一定价值。

3. 影像学检查

(1) 钡剂灌肠X线检查:是结肠癌的重要检查方法,能判断结肠癌的位置,并能了解有无多发性癌及结直肠息肉病等。

(2) B型超声波检查:普通B型超声波检查能显示腹部肿块、淋巴转移或肝转移等情况,大肠癌病人应常规进行B型超声波检查。

(3) CT检查:可了解直肠癌盆腔内扩散情况,有无侵犯膀胱、子宫及盆壁,是手术前常用的检查方法。腹部CT扫描可帮助判断有无肝转移等。

4. **内镜检查** **是诊断大肠癌最有效、可靠的方法**。

四、治疗原则

大肠癌的治疗是以手术切除为主的综合治疗。

1. 手术治疗

(1) 结肠癌根治性手术:切除范围包括癌肿所在的肠袢及其系膜和区域淋巴结。

(2) 直肠癌根治术:切除的范围应包括癌肿、足够的两端肠段、已侵犯的邻近器官的部分或全部、四周可能被浸润的组织及全直肠系膜和淋巴结。

1) 局部切除:适用于早期瘤体小、局限于黏膜或黏膜下层、分化程度高的直肠癌。

2) **腹会阴部联合直肠癌根治术(Miles手术):主要适用于腹膜返折以下的直肠癌**。不保留肛门。

3) **经腹直肠癌切除术(直肠前切除术,Dixon手术)**:是目前应用最多的直肠癌根治术,**适用于距肛缘5cm以上的直肠癌**。保留正常肛门。

4) 经腹直肠癌切除、近端造口、远端封闭手术(Hartmann手术):适用于全身一般情况很差,不能耐受Miles手术,或急性梗阻不宜行Dixon手术的直肠癌病人。

5) 姑息性手术:晚期直肠癌病人发生排便困难或肠梗阻时,可行乙状结肠双腔造口。

6) 其他手术:直肠癌侵犯子宫时,可一并切除子宫,称为后盆腔脏器清扫;直肠癌侵犯膀胱,行直肠和膀胱(男性)或直肠、子宫和膀胱切除时称全盆腔清扫。

2. 化学治疗 可作为辅助治疗,提高5年生存率。

3. 放射治疗 作为辅助疗法,有提高疗效的作用。

五、护理问题

1. 焦虑或恐惧 与畏惧癌症,对手术及预后的担忧,手术后的生活、工作受到影响有关。

2. 营养失调:低于机体需要量 与癌症的消耗及手术创伤、饮食控制等因素有关。

3. 有皮肤完整性受损的危险 与粪便刺激造瘘口周围皮肤有关。

4. 知识缺乏:缺乏有关手术前肠道准备及结肠造口的护理知识等。

5. 自我形象紊乱 与结肠造口、排便方式改变有关。

6. 社交障碍 与排便方式改变、存在异味及担心亲戚朋友产生反感有关。

7. 手术后潜在并发症:腹腔、盆腔或切口感染,尿潴留及泌尿系感染,肠吻合口瘘,造瘘口出血、坏死、狭窄、脱出或回缩,排便失禁等。

六、护理措施

(一) 手术前护理

1. 心理护理 与病人和亲属讨论他们关心的问题,给予心理支持。指导亲属对病人应多关心、多鼓励。

2. 加强营养支持 给予病人**高蛋白、高热量、富含维生素及易消化的少渣饮食**。必要时可少量多次输血,以纠正贫血和低蛋白血症。出现肠梗阻的病人有明显脱水时,应及时纠正水、电解质及酸碱平衡紊乱,提高机体对手术的耐受力。

3. **肠道准备** 是为了减少手术中污染,防止手术后腹胀和切口感染,有利于吻合口愈合,是**大肠癌手术前护理的重点**。

(1) 传统肠道准备法:手术前3日进少渣半流质饮食,手术前2日起进流质饮食;**手术前3日口服肠道抗菌药物**,如**卡那霉素**、**新霉素**、链霉素及**甲硝唑等**,**抑制肠道细菌**;手术前3日开始口服或肌内注射维生素K;手术前1日10时左右口服1次缓泻剂,如液状石蜡或蓖麻油20~30ml,或硫酸镁15~20g,也可给病人番泻叶6g代茶饮,以排出肠道内积存的粪便;手术前2日晚用1%~2%肥皂水灌肠1次,手术前1日晚及手术日晨清洁灌肠,灌肠时,宜选用粗细合适的橡胶肛管,轻柔插入,禁用高压灌肠,以防刺激肿瘤导致癌细胞扩散。若病人有慢性肠梗阻症状,应适当延长肠道准备的时间。目前有人主张直肠癌手术前不灌肠而只服泻剂。

(2) 全肠道灌洗法:可选用全肠道灌洗法。于手术前12~14小时开始口服37℃左右等渗平衡电解质溶液,引起容量性腹泻，以达到彻底清洗肠道的目的。一般灌洗全过程需3～4小时，灌洗液量不少于6 000ml。对年老体弱、心肾等重要器官功能障碍和肠梗阻的病人不宜选用。

(3) 口服甘露醇肠道准备法：病人于手术前1日午餐后0.5～2小时内口服5%～10%的甘露醇1 500ml左右，因甘露醇为高渗性溶液，口服后可保留肠腔水分不被吸收，并能促进肠蠕动，产生有效腹泻，达到清洁肠道的效果。但因甘露醇在肠道内可被细菌酵解，产生易爆气体，手术中使用电刀时应予注意。对年老体弱、心肾功能不全者禁用。

4. 坐浴及阴道冲洗　直肠癌病人手术前2日每晚用1∶5 000高锰酸钾溶液坐浴；女性直肠癌病人遵医嘱于手术前3日每晚冲洗阴道，以备手术中切除子宫及阴道。

5. 术晨准备　手术日晨放置胃管和留置导尿管。手术前常规放置胃管，有肠梗阻症状的病人应及早放置胃管，减轻腹胀；留置导尿管可排空膀胱，预防手术时损伤膀胱，并可预防手术后尿潴留。

（二）手术后护理

1. 严密观察病情　每半小时观察病人的意识并测量血压、脉搏、呼吸1次，做好记录。

2. 体位　**病情平稳时，宜改为半卧位**，以利引流。

3. 饮食　**禁饮食，持续胃肠减压**，通过静脉补充水、电解质及营养。准确记录24小时出入水量，防止体液失衡。**手术后2～3日肠蠕动恢复、肛门或人工肛门排气后可拔除胃管，停止胃肠减压，进流质饮食**。给流质后无不良反应，可逐步改为半流质饮食，**手术后2周左右可进普食**。食物以高蛋白、高热量、富含维生素及易消化的少渣食物为主。

4. 引流管及局部伤口护理　要保持腹腔及骶前引流管通畅，避免受压、扭曲、堵塞，防止渗血、渗液潴留于残腔；密切观察并记录引流液的色、质、量等，一般骶前引流管放置5～7日，当引流管引流量少、色清时，方可拔除。

5. 留置导尿管护理　直肠癌根治术后，导尿管一般放置1～2周，必须保持其通畅，防止扭曲、受压，观察尿液情况，并详细记录；做好导尿管护理，每日冲洗膀胱1次，尿道口护理2次；拔管前先试行夹管，每4～6小时或病人有尿意时开放，以训练膀胱舒缩功能。

6. 排便护理　大肠癌手术后尤其是Dixon手术后病人，可出现排便次数增多或排便失禁，应指导病人调整饮食；进行肛门括约肌舒缩练习；便后清洁肛门，并**在肛周皮肤涂抹氧化锌软膏以保护肛周皮肤**。

7. 结肠造口护理　造口护理是手术后护理的重点。

(1) 造口局部护理：用凡士林或0.9%氯化钠溶液纱布外敷结肠造口，外层敷料渗湿后应及时更换，防止感染。**手术后1周或造口处伤口愈合后，每日扩张造口1次，防止造口狭窄**。注意病人有无恶心、呕吐、腹痛、腹胀、停止排气排便等肠梗阻症状，若病人进食后3～4日未排便，可用液状石蜡或肥皂水经结肠造口作低压灌肠，注意橡胶肛管插入造口不超过10cm，压力不能过大，以防肠道穿孔。

(2) 保护腹壁切口：手术后2～3日肠功能恢复后，结肠造口排出粪样物增多。**一般宜取造口侧的侧卧位**，并用塑料薄膜将腹壁切口与造口隔开，以防流出的稀薄粪便污染腹壁切口而引起感染。及时清除流出的粪液，造口周围皮肤涂氧化锌软膏，以防粪液刺激造成皮肤炎症及糜烂。

温馨提示

结肠造口通常在左下腹，病人取左侧卧位，可防止流出的粪便污染伤口。

(3) 正确使用造口袋(肛袋)：病人起床活动时，协助病人佩戴造口袋。应选择袋口合适的造口袋，袋口对准造口并与皮肤贴紧，袋囊朝下，用有弹性的腰带固定造口袋；当**造口袋的三分之一容量被排泄物充满时，须及时更换**，每次更换新袋前先**用中性皂液或0.5%氯己定(洗必泰)溶液清洁造口周围皮肤**，再涂上氧化锌软膏，同时注意造口周围皮肤有无红、肿、破溃等现象。病人可备3～4个造口袋用于更换，**使用过的造口袋可用中性洗涤剂和清水洗净，用0.1%氯己定溶液浸泡30分钟**，擦干、晾干备用，也可使用一次性造口袋。

(4) 饮食指导：注意饮食卫生，避免食物中毒等原因引起腹泻；**避免食用产气性食物、有刺激性食物或易引起便秘的食物，鼓励病人多吃新鲜蔬菜、水果**。

(5) 结肠造口术后心理护理：鼓励病人及亲属说出对造口的感觉和接受程度，针对不同原因采取相应的教育措施，使病人能正视并接受造口的存在。

8. 并发症的防治

(1) 切口感染及裂开：观察病人体温变化及局部切口情况，保持切口清洁、干燥，及时更换敷料。加强支持，促进伤口愈合。Miles手术后病人，下肢外展适当限制，以免造成会阴部切口裂开；会阴部可于骶前引流管拔除后，开始用温热的1∶5 000高锰酸钾溶液坐浴，每日2次；手术后常规使用抗生素预防感染。

(2) **吻合口瘘**：多因手术前肠道准备不充分、低蛋白血症及手术造成局部血供差等所致。常发生于手术后1周左右。应注意观察病人有无腹膜炎的表现，有无腹腔内或盆腔内脓肿的表现，有无从**切口渗出或引流管引流出稀粪样肠内容物**等。**对有大肠吻合口的手术后病人，手术后7～10日内严禁灌肠**，以免影响吻合口的愈合。若发生瘘，应保持充分、有效的引流，若引流不畅，必要时可手术重新安置引流管；使用有效抗生素控制感染；给予 TPN 以加强营养支持。若瘘口大、渗漏粪液较多，伴有腹膜炎或盆腔脓肿者，则必须再次手术，做瘘口近侧结肠造口或将瘘口肠段外置，以转流粪便，同时手术中做腹腔清理，清除残留粪便以加速愈合。

七、健康教育

（一）防癌教育

告知病人合理搭配膳食营养，避免高脂肪、高动物蛋白饮食，多食新鲜蔬菜与水果；积极预防和治疗血吸虫病及大肠癌的癌前期疾病，如大肠息肉、腺瘤、溃疡性结肠炎、结肠克罗恩病等；积极参加防癌普查工作，40 岁以上成人每年应作一次直肠指检；对近期内出现腹泻、便秘或腹泻与便秘交替、粪便带脓血或黏液，持续性腹部隐痛或腹胀不适，原因不明的贫血、乏力或体重减轻以及腹部扪及肿块等，应及时到医院进行有关检查；对有家族史及癌前期疾病者，应进行筛选性及诊断性检查。

（二）手术前教育

手术前应向病人说明肠道准备的目的，解释肠道准备的方法，以取得病人的配合。

（三）手术后教育

1. 教会病人人工肛门的护理　介绍结肠造口的护理方法和护理用品。指导病人用适量温水（500～1 000ml）经导管灌入造口内，定时结肠造口灌洗以训练有规律的肠道蠕动，从而养成类似于正常人的排便习惯。

2. 出院后造口护理　每 1～2 周扩张造口 1 次，持续 2～3 个月。若发现造口狭窄，排便困难时，应及时到医院检查处理。

3. 饮食护理　应**摄入产气少、易消化的少渣食物，忌生冷、辛辣等刺激性食物，避免过多粗纤维食物摄入（芹菜、韭菜、竹笋等）**，避免饮用碳酸饮料；饮食必须清洁卫生。

4. 社交护理　参加适量活动，保持心情舒畅。平时可融入正常人的生活和社交。可建议造口病人出院后组织或参与造口病人协会，相互学习，交流彼此的经验和体会，学习新的控制排便方式，获得自信。

5. 出院随访　定期随访，一般在手术后每 3～6 个月复查 1 次。继续化疗的病人要定期检查血常规，尤其是白细胞和血小板计数。

6. 术后适当掌握活动强度，1～3 个月内勿参加重体力劳动。

考点练习

考点：大肠癌的病因和临床表现（A1、A3/A4 型题）

1. 结肠癌最早出现的症状是
   A. 腹痛
   B. 排便习惯及粪便性状改变
   C. 腹部包块
   D. 肠梗阻
   E. 全身中毒症状

2. 大肠癌的好发部位是

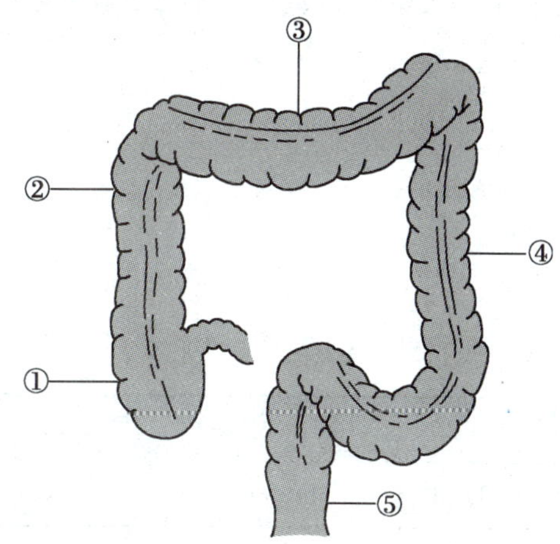

   A. ①
   B. ②
   C. ③
   D. ④
   E. ⑤

3. 病人女，40 岁，已婚。曾患混合痔，一直间断外用痔疮膏治疗。近期“大便变细，伴黏液血便一个月”就诊。门诊医生行直肠指诊，距肛门 4cm 处有一包块，退出时指套染血。该病人最可能的诊断是
   A. 低位直肠癌
   B. 内痔
   C. 高位直肠癌
   D. 混合痔
   E. 中位直肠癌

（4～5 题共用题干）

病人，男性，52 岁。近 4 个月来排便次数增加，每天 3～4 次，伴里急后重感，大便表面带血及黏液。

4. 该病人可能患
   A. 肠梗阻
   B. 肠扭转
   C. 结肠癌
   D. 直肠癌
   E. 肛门周围脓肿

5. 有助于确诊上述疾病的方法是
   A. 直肠指检

B. X线钡剂灌肠
C. CEA测定
D. 直肠镜
E. 大便潜血测定

6. 有关直肠癌的描述，**错误**的是
A. 多有里急后重、肛门下坠感
B. 常以完全性肠梗阻就诊
C. 组织学类型主要为腺癌
D. 多有带黏液的血便
E. 早期可表现为大便习惯改变

考点：掌握大肠癌的辅助检查和治疗要点（A1、A2型题）

7. 病人，男性，45岁。近3个月来排便次数增多，每天3～4次，黏液脓血便，有里急后重感。首选的检查方法是
A. 直肠指检
B. X线钡剂灌肠
C. CEA测定
D. 直肠镜
E. 大便潜血测定

8. 直肠癌根治术术式的选择主要取决于
A. 肿瘤的大小
B. 肿瘤是否转移
C. 病人全身状况
D. 肿瘤距肛缘距离
E. 肿瘤的类型

9. 下列哪项是诊断直肠癌最简便易行的方法
A. 直肠指检
B. 大便潜血试验
C. 内镜检查
D. CT检查
E. 气钡双重造影检查

考点：大肠癌的护理问题和护理措施（A1、A2型题）

10. 对结肠造口的护理措施，**错误**的是
A. 术后2～3天，取左侧卧位
B. 保护腹部切口不受污染
C. 用氧化锌软膏涂抹造口周围皮肤
D. 造口袋可以长期持续使用
E. 经常清洗消毒造口周围皮肤

11. 结肠造口病人术后应取
A. 平卧位
B. 半坐卧位
C. 左侧卧位
D. 右侧卧位
E. 头低脚高位

12. 病人，男性，45岁。直肠癌行根治术（Miles术）后，造口周围皮肤保护的健康指导**不包括**
A. 擦干后涂上锌氧油
B. 注意有无红、肿、破溃
C. 及时清洁皮肤
D. 常规使用乙醇消毒
E. 防止粪水浸渍

13. 病人，男性，65岁。因直肠癌入院治疗，择期行结肠造口。错误的宣教内容是
A. 术后5天开放造口
B. 避免粪便污染切口
C. 造口周围涂氧化锌软膏
D. 取左侧卧位
E. 避免食用产气性、刺激性食物

14. 结肠造口病人出院后可以进食的蔬菜是
A. 芹菜
B. 韭菜
C. 洋葱
D. 辣椒
E. 菜花

15. 病人，男性，30岁。因外伤致骨盆骨折、直肠损伤，行切开复位内固定及结肠造口术。**不正确**的术后护理措施是
A. 多食粗纤维食物
B. 置气垫床
C. 平卧和患侧卧位相互交替
D. 保持造口周围皮肤清洁
E. 进行上肢伸展运动

16. 病人，女性，29岁。低位直肠癌。行直肠癌根治术、肠造口术后，病人不愿与他人接触，认为终生佩戴人工肛袋会被他人嫌弃和歧视。该病人目前最突出的心理问题是
A. 自卑
B. 恐惧
C. 应对无效
D. 抑郁
E. 焦虑

参考答案

序号	1	2	3	4	5	6	7	8	9	10	11	12	13	14	15	16
答案	B	E	A	D	D	B	A	D	A	D	C	D	A	E	A	A

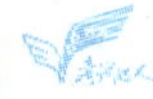

第七节　肾癌病人的护理

考情分析

年份	主要考点
2019	用于晚期肾癌病人免疫治疗的药物
2020	针对右肾癌根治术后的病人的错误护理(取右侧卧位)
2022	预防肾癌的主要措施(戒烟);肾癌三联征是指

考点导航

肾癌通常指肾细胞癌,也称肾癌,高发年龄为60～70岁,男性多于女性,男女比例为2∶1。占原发性肾肿瘤的80%～90%。[*]

一、病　因

肾细胞癌的病因不清,是常见的肾脏恶性肿瘤。目前认为肾癌与环境接触、职业暴露、染色体畸形、抑癌细胞基因缺失等有关。目前研究显示,**吸烟是唯一的危险因素**。此外,接触石棉、皮革制品也与肾细胞癌发病有关。遗传在肾细胞癌发病中也有重要作用。

肾癌穿透假包膜后直接侵犯肾筋膜和邻近器官组织,也可以通过肾静脉、下腔静脉形成癌栓,经血液和淋巴途径转移。**最常见的转移部位是肺**,其次为肝、骨骼、脑、肾上腺等。淋巴转移最先到肾蒂淋巴结。

肾癌有3种组织学类型,即透明细胞、颗粒细胞和梭形细胞,其中**以透明细胞癌多见**。

二、临床表现

1. **血尿**　是**肾癌最早出现的症状**,表现为**无痛间歇性全程肉眼血尿**,或有的只是镜下血尿。肾癌出血堵塞输尿管可产生肾绞痛。
2. **肿块**　肿瘤较大时可在腹部或腰部发现肿块,质坚硬。肾母细胞瘤常以肿块为首发症状,常见于幼儿。
3. **腰痛**　多为钝痛或隐痛。肿瘤侵犯周围脏器和腰大肌时疼痛较重且为持续性。
4. 肾外表现　低热、高血压(肾脏分泌肾素,肾癌使肾素分泌增多,血压升高)、红细胞沉降率较正常人快、贫血、精索静脉曲张且平卧位不消失。**因肿瘤消耗和血尿,晚期病人出现营养不良和恶病质**。

三、辅助检查

1. B型超声检查　简单易行,能鉴别肾实质性肿块与囊性病变。
2. X线检查　平片可见肾外形增大、不规则,偶有钙化影。造影可见肾盏、肾盂因受肿瘤挤压而有不规则变形、狭窄、拉长或充盈缺损。
3. CT、MRI、肾动脉造影　有助于早期诊断和鉴别肾实质内肿瘤的性质、肾囊肿及肾周组织情况等。

四、治疗原则

1. **以手术为主**　手术方法包括:部分肾切除术,根治性肾切除术。**肾癌为T_1a期,可以行保留肾组织的局部切除术**。如瘤体较大,可在手术前1天先行肾动脉栓塞治疗,使瘤体局限,减少术中出血,提高肿瘤的切除率和手术的安全性。
2. 其他　肾癌对放化疗不敏感。**免疫治疗如干扰素-α,白细胞介素-2对预防和治疗肾癌有一定疗效**。

五、护理问题

1. 疼痛　与肾癌的生长刺激或压迫有关。
2. 营养失调:低于机体需要量　与营养物质消耗增大有关。
3. 焦虑　与担心血尿失血过多、疾病的预后有关。
4. 躯体移动障碍　与术后卧床、输液和留置引流管有关。

六、护理措施

1. 术前护理

(1) 加强病人的心理护理，消除紧张悲观情绪，树立治疗信心。

(2) 注意引起低热原因的鉴别与观察。

(3) 注意病人尿液颜色的变化。

(4) 注意病人疼痛性质的观察，有无突然肾绞痛及腰部持续疼痛的发生。

(5) 如肿瘤过大，协助做好肾动脉栓塞术及肾动脉插管化疗的护理。

(6) 对贫血病人保证营养的摄入，遵医嘱给予输血等支持治疗。

2. 术后护理

(1) 观察生命体征：较大肾肿瘤行肾癌根治性切除术后，由于手术切除了肾脏、肾上腺、肾周围脂肪及肾门淋巴结，故手术创面大，渗血可能较多。严密观察生命体征、出血倾向，保证输血、输液通畅。

(2) 做好伤口引流管的观察和护理。术后定时测量生命体征，观察意识。根治性肾切除术腹膜后引流管术后24小时引流出血性液体，一般不超过100ml。**术后7天引流量少于10ml/d，可考虑拔管**。

(3) 根治性肾切除术病人术后麻醉期已过、血压平稳，可取半卧位。肾全切除术的病人术后一般卧床3～5日，**肾部分切除的病人应卧床3～5天**[*]**，以防出血**。

温馨提示

实质性脏器部分切除术后应卧床休息，以防止残面发生出血。如肾部分切除、肝部分切除术后等。

(4) 监测肾功能，准确记录24小时尿量。

(5) 注意观察病人有无憋气、呼吸困难等症状，以及早发现有无胸膜破裂的症状。

(6) 术后禁食，待肠功能恢复后可进食，需加强营养，增强机体抵抗力。

(7) 适当应用镇静剂，减轻疼痛，利于活动及有效咳嗽和排痰。

七、健康教育

1. 生活习惯[*] 低脂饮食，戒烟，减肥，坚持运动，避免感冒。

2. 定期复查[*] 包括B超、CT、实验室检查等，及时发现病情变化。

考点练习

考点：肾癌的病因病理(A1型题)

1. 关于肾癌的描述，**错误**的是
   A. 是最常见的肾脏恶性肿瘤
   B. 50～70岁为高发年龄
   C. 多累及双侧肾脏
   D. 亦称肾细胞癌
   E. 男女发病比约为2∶1

考点：肾癌的临床表现(A1型题)

2. 肾癌的血尿特点是
   A. 镜下血尿
   B. 肉眼血尿
   C. 腰痛伴血尿清洁
   D. 持续性全程血尿
   E. 无痛性间歇性全程肉眼血尿

考点：肾癌的辅助检查和治疗要点(A1型题)

3. 当肾癌直径小于多少时可以采取保留肾组织的局部切除术
   A. ＜1cm
   B. ＜2cm
   C. ＜3cm
   D. ＜4cm
   E. ＜5cm

4. 可用于晚期肾癌患者的免疫治疗的药物是
   A. 卡铂
   B. 环磷酰胺
   C. 白细胞介素-2
   D. 阿奇霉素
   E. 氟尿嘧啶

考点：肾癌的护理措施(A1型题)

5. 关于肾癌术后的护理措施，**错误**的是
   A. 严密监测肾功能
   B. 适当应用镇静剂以减轻疼痛
   C. 加强营养，增强机体抵抗力
   D. 肾部分切除术的病人应早期下床活动
   E. 注意观察病人有无憋气、呼吸困难等症状

6. 肾癌病人肾脏部分切除术后应卧床
   A. 1～2天
   B. 2～3天

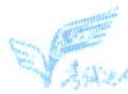

C. 3～5 天
D. 5～7 天
E. 7～14 天

7. 病人，男性，52 岁，肾癌行大部分切除术后 2 天。护士告知病人要绝对卧床休息，其主要目的是
A. 防止出血
B. 防止感染
C. 防止肿瘤扩散
D. 防止静脉血栓形成
E. 有利于肾功能恢复

参考答案

序号	1	2	3	4	5	6	7
答案	C	E	C	C	D	C	A

第八节 膀胱癌病人的护理

考情分析

年份	主要考点
2019	膀胱癌根治术后的健康教育

考点导航

膀胱癌是最常见的泌尿系统肿瘤，好发于 50～70 岁，男性多于女性，男∶女为4∶1。**多数为移行细胞癌**。

一、病因

研究发现在染料、橡胶、塑料、油漆等工业或生活中长期接触苯胺类化学物质，容易诱发膀胱癌。膀胱白斑、腺性膀胱炎、尿结石、色氨酸代谢异常可能是膀胱癌的诱因。吸烟是膀胱癌重要的致癌因素。大量摄入脂肪、胆固醇、油煎食物和红肉可增加膀胱癌的发病风险。环磷酰胺在代谢过程中有羟基化物质产生，其代谢产物从尿液中排出，可诱发膀胱癌的发生。[*]

膀胱癌好发于膀胱侧壁和后壁，其次是膀胱三角和顶部。膀胱癌病理以细胞分化和浸润程度最重要。**组织类型中上皮性肿瘤占 95%**。目前建议使用 WHO 2004 分级法。此分级法将尿路上皮肿瘤分为：乳头状瘤；低度恶性潜能尿路上皮乳头状瘤；乳头状尿路上皮癌，低级别；乳头状尿路上皮癌，高级别。[*]生长方式可分为原位癌、乳头状癌和浸润性癌。**淋巴转移常见**，晚期血行转移到肝、肺、骨和皮肤等处。

温馨提示

与吸烟密切相关的疾病：肺癌、慢性阻塞性肺疾病、血栓闭塞性脉管炎、胰腺癌、肾癌、膀胱癌。

二、临床表现

1. **血尿** 为膀胱肿瘤**最常见和最早出现的症状**，多数为**全程无痛肉眼血尿**，偶见终末或镜下血尿，血尿间歇出现，量多少不一。出血可自行停止，容易造成“治愈”或“好转”的错觉。

2. 尿急、尿频、尿痛 属晚期症状。

3. 排尿困难和尿潴留 发生于肿瘤较大或堵塞膀胱出口时。

4. 其他 肿瘤浸润输尿管口可引起肾积水。晚期有贫血、水肿、腹部肿块等表现。

三、辅助检查

1. 影像学检查

(1) B 型超声检查：可发现直径 0.5cm 以上的膀胱肿瘤。

（2）X 线检查：排泄性尿路造影可了解肾盂、输尿管有无肿瘤，膀胱造影可见充盈缺损。

（3）CT、MRI：可了解肿瘤浸润深度及局部转移病灶。

2. 实验室检查　尿脱落细胞检查可找到肿瘤细胞。

3. **膀胱镜检查　最重要的检查手段**，能直接观察肿瘤位置、大小、数目、形态、浸润范围等，并可取活组织检查，是膀胱癌诊断的金标准。

温馨提示

对于空腔脏器的确诊方法，均为内镜检查。一方面内镜可以观察病变部位，另一方面内镜可直接钳取病变组织进行活检（表 13-8-1）。

表 13-8-1　空腔脏器确诊方法

疾病	确诊方法	疾病	确诊方法
膀胱癌	膀胱镜	直肠癌	直肠镜
食管癌	食管镜	结肠癌	结肠镜
胃癌	胃镜	肺癌	纤维支气管镜

四、治疗原则

以手术治疗为主的综合治疗。原则上单发、表浅、较小的肿瘤可采取保留膀胱的手术；较大、多发、反复复发及三角区肿瘤，应行膀胱全切术。凡保留膀胱的手术治疗，术后 24 小时内应行膀胱内灌注化疗和维持膀胱灌注化疗，以预防或推迟肿瘤复发，**常用药物有卡介苗、丝裂霉素**、吡柔比星、阿霉素及羟喜树碱等，**每周灌注一次，6 次后改为每月 1 次，持续 2 年**。膀胱灌注化疗的主要不良反应是化学性膀胱炎。

五、护理问题

1. 焦虑/恐惧　与担心术后排尿方式改变有关。
2. 排尿异常　与尿流改道（留置引流管）有关。
3. 知识缺乏：缺乏膀胱癌的治疗、护理方面的相关知识。
4. 疼痛　与手术所致的组织损伤有关。
5. 自我形象紊乱　与膀胱癌手术后所致尿流改道有关。

六、护理措施

1. 术前护理

（1）心理护理：病人可表现为对癌症的否认，对预后的恐惧及不接受尿流改道，应根据病人的具体情况，做耐心的心理疏导，以消除其恐惧、焦虑的心理。

（2）**观察血尿程度**：血尿程度与肿瘤程度并不成正比，每日观察尿的颜色、性状。病程长、体质差、晚期肿瘤出现明显血尿者，应卧床休息，做好记录。

（3）观察有无膀胱刺激症状：出现时说明膀胱肿瘤瘤体较大或为数较多，或肿瘤侵入较深。

（4）饮食：嘱病人食用高蛋白，易消化、营养丰富的食物，以纠正贫血，改善全身营养状况。**多饮水可稀释尿液，以免血块引起尿路堵塞**。

（5）行膀胱全切肠代膀胱术的病人，按肠切除术前准备。

2. 术后护理

（1）观察生命体征：膀胱癌全切除术后，由于手术创面大，渗血可能较多。因此应严密观察生命体征，保证输血、输液通畅。早期发现休克的症状和体征，及时进行治疗和护理。

（2）**膀胱肿瘤电切术后常规冲洗 1～3 天**，应密切观察膀胱冲洗引流液的颜色，根据引流液颜色的变化，及时调整冲洗速度，防止血块堵塞尿管。停止膀胱冲洗后应指导病人多饮水，起到自然冲洗的作用。

（3）膀胱肿瘤电切术后 6 小时，病人即可进食，以营养丰富，粗纤维饮食为主，忌辛辣刺激食物，防止便秘。

（4）膀胱全切术后应持续胃肠减压，密切观察胃液的性质、颜色、量并做好记录。待胃肠功能恢复后拔除胃管开始进食，**从糖水、米汤开始，逐渐过渡到流食、半流食，直至普食**。密切观察病人进食后有无恶心、呕吐、腹泻、腹胀、腹痛、肠梗阻症状。

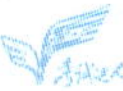

（5）回肠膀胱术后，应密切观察造瘘口的大小、形状、颜色，刚手术后正常造瘘口肿胀、鲜红、潮湿，**如果灰暗且发绀，则可能是由于血液供应受阻碍造成的**，需立即通知医生。保持伤口、造瘘口部位敷料清洁干燥。通常在造瘘口肿胀消退后，约手术后第7天即可测量造瘘口的大小，但在6～8周内造瘘口仍会持续地收缩。尿液颜色由血性逐渐变清澈，伴有黏性分泌物，这是尿液刺激肠黏膜所引起的正常现象。

（6）预防感染：定时测体温及血白细胞变化，观察有无感染发生。保持造瘘口周围皮肤清洁干燥，定时翻身、叩背、咳痰，若痰液黏稠，予雾化吸入，适当活动等措施可预防感染发生。

（7）引流管的护理

1）各种引流管，应贴标签分别记录引流情况，保持引流通畅。回肠膀胱或可控膀胱因肠黏膜分泌黏液，易堵塞引流管，注意及时挤压将黏液排出，有贮尿囊者可用生理盐水每4小时冲洗1次。

2）拔管时间：**回肠膀胱术后2～3周拔除输尿管引流管**，术后尽早佩戴皮肤造口袋；**可控膀胱术后8～10天拔除肾盂输尿管引流管**，12～14天拔除贮尿囊引流管，2～3周拔除输出道引流管。

七、健康教育

1. 术后适当锻炼，加强营养，增强体质。

2. 禁止吸烟，对密切接触致癌物质者加强劳动保护。

3. 用药指导　如情况允许，术后半月行放疗和化疗。膀胱保留术后病人能憋尿者，即行膀胱灌注化疗治疗（**灌注药物为卡介苗、丝裂霉素，卡介苗为非特异性免疫增强药，可增强体液免疫反应**）。每周灌注1次，共6次，以后每月1次，持续两年。灌注时插导尿管，排空膀胱中的尿液，**以蒸馏水或等渗盐水稀释的药液灌入膀胱**。

4. 定期复查

（1）浸润性膀胱癌术后定期复查肝、肾、肺等脏器功能，及早发现转移病灶。

（2）**放疗、化疗期间，定期查血、尿常规**。

（3）任何保留膀胱的手术后病人都应有严密的随访，须定期复查膀胱镜，术后第一年应每3个月做膀胱镜一次，2年无复发者酌情延长复查时间。**应反复强调复查的重要性**，并说服病人主动配合。

5. 自我护理　尿流改道术后腹部佩戴集尿袋者，应指导病人正确地使用集尿袋，学会自我护理，避免集尿袋的边缘压迫造口，保持清洁，定时更换尿袋。可控膀胱术后，开始每2～3小时导尿1次，逐渐延长间隔时间至每3～4小时1次，导尿时要注意保持清洁，定期用生理盐水或开水冲洗贮尿囊，清除黏液及沉淀物，若无残余尿，很少发生上行感染。

考点练习

考点：膀胱癌的病因和临床表现（A1型题）

1. 泌尿系统最常见的恶性肿瘤是
   A. 肾癌
   B. 阴茎癌
   C. 膀胱癌
   D. 前列腺癌
   E. 肾母细胞瘤

2. 膀胱癌最常见的组织类型是
   A. 腺癌
   B. 鳞癌
   C. 小细胞癌
   D. 移行细胞癌
   E. 黏液细胞癌

3. 膀胱癌的好发部位是
   A. 尖部
   B. 颈部
   C. 底部
   D. 体部
   E. 三角区和侧壁

4. 膀胱癌的主要扩散方式是
   A. 向周围组织浸润
   B. 直接向深部浸润
   C. 淋巴转移
   D. 血行转移
   E. 种植转移

5. 膀胱肿瘤病人排尿的特点是
   A. 无痛性全程肉眼血尿
   B. 终末血尿伴膀胱刺激征
   C. 初始血尿
   D. 疼痛伴血尿
   E. 血红蛋白尿

考点：膀胱癌的辅助检查和治疗要点（A1型题）

6. 确诊膀胱癌的首选方法是
   A. 膀胱造影
   B. 直肠双合诊
   C. 膀胱镜检查
   D. 排泄性尿路造影
   E. 尿液脱落细胞检查

考点：膀胱癌的护理问题、护理措施和健康教育（A1、A2、A3/A4型题）

7. 关于膀胱癌病人的术后护理，**错误**的是
   A. 密切观察生命体征

B. 给予高蛋白、易消化、营养丰富的饮食
C. 膀胱全切术后应持续胃肠减压
D. 嘱多饮水，以免血块引起尿路堵塞
E. 膀胱肿瘤电切术后常规冲洗5～7日

8. 关于膀胱癌病人术后化疗的护理，**错误**的是
A. 膀胱保留术后病人能憋尿者，即行膀胱灌注
B. 每周灌注1次，共6次，以后每月1次，持续2年
C. 灌注时先插导尿管排空膀胱尿
D. 以蒸馏水或等渗盐水稀释的药液灌入膀胱后平、俯、左、右侧卧位
E. 药液灌入膀胱后，病人取头低脚高位

（9～10题共用题干）

病人，男性，68岁。因间歇、无痛性肉眼血尿诊断为膀胱癌入院。

9. 诊断膀胱癌最可靠的方法是
A. B超
B. 双合诊
C. 血尿和膀胱刺激征
D. 尿脱落细胞学检查
E. 膀胱镜和活组织检查

10. 此病人经手术治疗后，在给病人留置导尿管的护理中，**错误**的是
A. 保持尿管通畅
B. 定时观察尿量、颜色及性质
C. 定期行膀胱冲洗
D. 导尿管每日更换一次
E. 用带气囊尿管，以免脱落

11. 某膀胱癌病人行保留膀胱术，术后应用膀胱灌注法治疗预防肿瘤复发，常用的灌注药物为
A. 新洁尔灭
B. 硼酸水
C. 卡介苗
D. 干扰素
E. 抗生素

12. 某病人行膀胱癌回肠膀胱成形术后，护士应指导病人在睡眠时调整尿袋底部位于如图所示的哪个位置

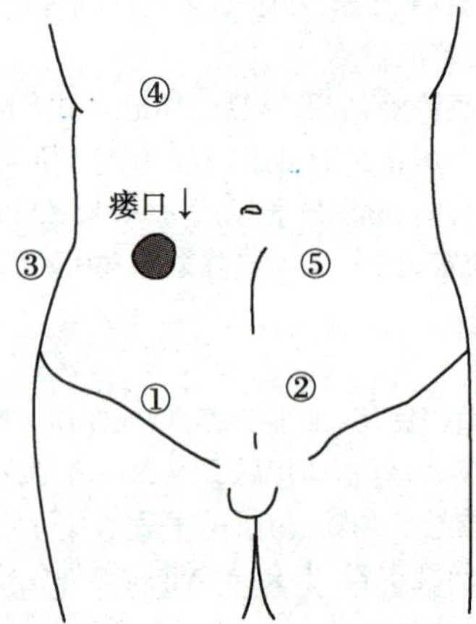

A. ④
B. ⑤
C. ②
D. ③
E. ①

13. 病人女，57岁。3周前出现无痛、全程、肉眼血尿，诊断为膀胱癌，在全麻下行膀胱癌根治术。此时护士对其进行健康教育，正确的是
A. 化疗药在膀胱内保留4小时
B. 膀胱灌注前可饮水
C. 不可排空膀胱
D. 化疗可预防肿瘤的复发
E. 灌注时保持平卧位

参考答案

序号	1	2	3	4	5	6	7	8	9	10	11	12	13
答案	C	D	E	C	A	C	E	E	E	D	C	D	D

第九节 子宫颈癌病人的护理

考情分析

年份	主要考点
2019	子宫颈癌发病的相关因素；子宫颈癌的转移途径
2021	子宫颈癌确诊的方法
2022	子宫颈癌的早期表现；子宫颈癌Ⅰb级首选的治疗方法
2023	子宫颈癌的确诊方法；宫颈刮片细胞学检查结果报告为巴氏Ⅲ级，考虑为(可疑癌史)

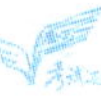

考点导航

子宫颈癌是**最常见的妇科恶性肿瘤，发病年龄分布呈双峰状**，35～39 岁和 60～64 岁多见。

一、概　　述

（一）病因

子宫颈癌的病因目前尚未完全明确，国内外大量临床和流行病学资料表明**性生活过早、早育、多产、宫颈慢性炎症以及有性乱史者**发病率明显增高；此外，**宫颈癌的发病还与经济状况、种族和地理因素有关**；近年来大量的研究表明，**人乳头瘤病毒(HPV)感染是宫颈癌发生的主要危险因素**。

（二）病理

子宫颈癌病变多发生在宫颈外口的**原始鳞柱交接部**与生理性鳞柱交接部间所形成的**移行带区**。子宫颈癌**以鳞状细胞癌最为多见**，其次为腺癌和鳞腺癌。宫颈癌的演变过程为宫颈上皮内瘤样病变→早期浸润癌→浸润癌。子宫颈癌的癌前病变称为宫颈上皮内瘤样变，其中包括宫颈不典型增生及宫颈原位癌。子宫颈癌有较长的癌前病变阶段。宫颈细胞学检查可使子宫颈癌得到早期诊断、早期治疗。

病变早期子宫颈外观正常或类似子宫颈糜烂，随病变发展，表现为**菜花或乳头状型、浸润型、溃疡型、颈管型等四种类型**。**宫颈癌以直接蔓延和淋巴转移为主**，血行转移少见。

二、临 床 表 现

（一）症状

1. **阴道出血**　**早期表现为接触性出血**，发生在性生活后或妇科检查后出血，以后可出现月经间期出血或绝经后出血，晚期出血量可增多，甚至癌肿破坏大血管造成大出血。

2. 排液　多发生在阴道出血后，早期量少，呈白色或淡黄色；晚期可出现脓性分泌物或米汤样恶臭排液。

3. 疼痛　为晚期的症状，由于侵犯宫旁组织和神经，可出现严重持续性腰骶部或坐骨神经痛。病灶压迫输尿管或直肠，可出现尿频、尿急、肛门坠胀等。

4. 晚期　由于病变广泛，可因静脉、淋巴回流受阻致输尿管积水、尿毒症。

（二）体征

早期无明显症状，随着宫颈癌的生长发展，宫颈局部可出现以下 4 种体征：

（1）**外生型(菜花型)**：宫颈表面有息肉样或乳头样赘生物向外生长，形成菜花状。

（2）**内生性(浸润型)**：宫颈肥大、质硬，表面光滑或有轻度溃疡，宫颈段膨大如桶状。

（3）**溃疡型**：癌组织脱落出现凹陷性溃疡或如火山口样空洞。

（4）**颈管型**：病灶隐蔽在宫颈管，是由特殊的浸润性生长扩散到宫颈管。**病灶浸润阴道壁时可形成冰冻骨盆**。

三、辅 助 检 查

1. **宫颈脱落细胞学检查**　是**宫颈癌筛查**的主要方法。**宫颈刮片细胞学检查多采用巴氏分级：Ⅰ级正常，Ⅱ级炎症，Ⅲ级可疑癌，Ⅳ级高度可疑癌；Ⅴ级癌细胞阳性**。

2. **宫颈和宫颈管活体组织检查**　是**确定宫颈癌的最可靠方法**。

3. 宫颈碘试验。

4. 阴道镜检查　有助于确定癌肿临床分期。

四、治 疗 原 则

根据病人的临床分期、年龄及全身情况确定治疗方案。常用的治疗方法为：

1. **手术治疗**　**适用于Ⅰa～Ⅱa 的早期病人**。采用子宫根治及盆腔淋巴清扫术。

2. 放射治疗　早期以腔内照射为主，晚期以外照射为主。

3. 手术及放射综合治疗　使用于病灶较大，术前放疗缩小病灶再行手术。

4. 化学药物治疗　主要用于晚期或复发转移的病人。**常用的化疗药物以顺铂较好(作用机制为破坏 DNA 结构)**，通常主张采用联合化疗方案。

五、护 理 问 题

1. 知识缺乏：缺乏术前准备及术后注意事项的相关知识。

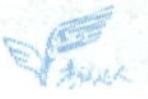

2. 焦虑　与恶性肿瘤有关。
3. 疼痛　与腹部手术伤口有关。
4. 有感染的危险　与腹部伤口、留置尿管、引流管有关。
5. 自我形象紊乱　与子宫、卵巢摘除，雌激素分泌不足有关。

六、护理措施

（一）一般护理

1. 心理护理　向病人及家属讲解手术范围、手术方法、术后可能出现的不适及应对方法，减轻病人心理压力，使病人做好充分的心理准备。给需要进行放、化疗的病人以心理支持，并告知病人辅助治疗的重要性，鼓励病人克服放化疗的副作用并坚持完成疗程，以提高生存率。

2. 饮食指导　指导病人**进食高蛋白、高热量、易消化、富含维生素的食物**。手术当日禁食，术后第一天可以进食流食，根据排气的情况逐渐进食半流食、普食。注意在排气前不能饮牛奶、豆浆、萝卜汤及含糖的饮料，以防止胀气的发生。

3. 活动指导　术前指导病人练习床上翻身及肢体活动，预防术后血栓形成。

（二）疾病护理

1. 手术前护理

（1）皮肤准备：术前一日备皮，剃除自**剑突下至大腿的上 1/3 处及会阴部的**阴毛，**两侧至腋中线范围内**的所有汗毛，并彻底清洁脐部。

（2）配血：**宫颈癌根治术常规配 800～1 000ml 血**，以备手术当中使用。

（3）**阴道准备**：术前 1 日用碘伏溶液冲洗阴道 2 次，冲洗时注意动作轻柔，防宫颈出血。

（4）肠道准备：按清洁洗肠要求，术前 3 日半流食，术前 2 日流食，术前 1 日禁食不禁水，同时予以补液。或术前 1 日口服洗肠溶液清洁肠道，晚上视排便的情况给予洗肠。术前 6～8 小时禁水，遵医嘱给予术前补液。

（5）留置尿管：**术日晨插尿管**，由于术后保留尿管 7～14 天。

（6）手术前取下所有首饰、活动的义齿、金属物品。

2. 手术后护理

（1）体位：根据手术情况按全麻或硬膜外麻醉术后护理常规，观察病人的神志、意识，保持呼吸道通畅，防止误吸。

（2）严密监测生命体征，常规使用心电监护。

（3）观察阴道出血的颜色、性质和量。

（4）观察伤口渗血的情况。

（5）保持各种引流管的通畅，并观察记录引流液的颜色、性质和量。

（6）**术后保留尿管 1～2 周**，观察尿的颜色、性质和量及病人尿道口的情况；**保留尿管期间每天擦洗尿道口及尿管 2 次，每天更换尿袋**；保持尿管通畅并使尿袋低于尿道口水平，防止逆行感染。**拔除尿管前 3 天开始夹管，每 2 小时开放一次，定时间断放尿以训练膀胱功能**，促使恢复正常排尿功能。拔除尿管后鼓励病人饮水、排尿，于拔除尿管 4～6 小时测残余尿量，低于 100ml 为合格，大于 100ml 以上或病人不能自主排尿的情况下需重新留置尿管。

（7）活动：手术后 6～8 小时后即可在床上翻身活动，**术后第 1 日取半卧位**，根据体力于下午或术后第 2 日下地活动。

（8）预防静脉血栓：术后正确穿着抗血栓压力带以促进下肢静脉的回流，减少静脉血栓的发生。

3. 晚期子宫颈癌病人的对症护理

（1）宫颈癌并发大出血：应及时报告医生，备齐急救药物和物品，配合抢救。

（2）有大量米汤样或恶臭脓样阴道排液者，可**用 1∶5 000 高锰酸钾溶液擦洗阴道**。擦洗时动作应轻柔，以免引起大出血。

（3）持续性腰骶部痛或腰腿痛者可适当选用止痛剂。

（4）有贫血、感染、消瘦、发热等恶病质表现者，应加强护理，预防肺炎、口腔感染、压力性损伤等并发症。

（三）子宫动脉栓塞化疗的护理

子宫颈癌Ⅱb 期及以上较晚期别的病人因肿瘤侵犯周围组织范围较宽，为了能够争取手术机会，在术前会先行子宫动脉栓塞化疗术，以使肿瘤组织局限。

1. 心理护理　讲解化疗的作用、副作用等相关知识。

2. 术前护理　①备皮：**术前一日备皮，范围是脐水平至大腿上 1/3，两侧至腋中线**。②术前测空腹体重、身高，以准确计算化疗药物的剂量。③术日晨禁食、禁水。

3. 术后护理　①术后 24 小时可适当床上翻身活动，但**插管侧下肢制动 24 小时**，同时注意观察同侧的足背动脉搏动。穿刺点局部加压包扎，**1kg 沙袋持续压迫股动脉穿刺处 6～8 小时**，护士应密切观察穿刺点有无渗血和血肿形成。②术后即可拔除尿管，指导病人床上排尿的方法。③严密观察阴道出血量和伤口出血量。④给病人讲解化疗药的副作用及应对措施，并遵医嘱给药，以减轻毒副反应。⑤术后疼痛遵医嘱给予止痛。

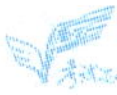

七、健康教育

1. 告知病人宫颈癌发病的相关高危因素及防范措施。

2. 教育已婚妇女定期进行防癌普查，积极治疗宫颈炎，阻断宫颈癌的发生。

3. 教育病人养成良好的卫生习惯，避免不洁及无保护性生活。

4. 教育病人要根据疾病恢复情况及复查结果并在医生的指导下逐渐恢复性生活。

5. 对病人进行术后性生活的指导，教育病人要根据疾病恢复情况及复查结果并在医生的指导下逐渐恢复性生活。

6. 告知病人肿瘤随访的目的和重要性。

(1) 随访时间：第1年内，出院后1个月行首次随访，治疗后2年内每3个月复查一次。[*] 3～5年后，每半年复查1次。从第6年开始每年复查1次。出现不适症状应立即就诊。

(2) 随访内容：内容包括盆腔检查、阴道脱落细胞学检查、胸部X线检查、血常规检查等。

7. 向病人讲解疼痛、腹胀的应对措施，指导病人使用放松技术，如缓慢的深呼吸、全身肌肉放松、听音乐等。疼痛严重时要通知医护人员给予相应治疗。

考点练习

考点：子宫颈癌的病因(A1型题)

1. 子宫颈癌的好发部位是
   A. 宫颈阴道部的鳞状上皮
   B. 宫颈管柱状上皮
   C. 宫颈外口鳞-柱状上皮交界处
   D. 宫颈内口与宫颈管交界处
   E. 宫颈管与宫颈外口交界处

2. 宫颈癌常见的转移途径是
   A. 直接蔓延和腹腔种植
   B. 直接蔓延和血行转移
   C. 淋巴转移和血行转移
   D. 直接蔓延和淋巴转移
   E. 血行转移和腹腔种植

3. 关于宫颈癌的叙述，正确的是
   A. 多为鳞癌和腺癌，以腺癌为主
   B. 转移途径以直接蔓延和淋巴转移为主，血行转移极少见
   C. 病变多发生在子宫颈外口处
   D. 宫颈原位癌不属于宫颈上皮内癌样变
   E. 可表现为菜花型、浸润型、溃疡型三种类型

考点：子宫颈癌的临床表现、辅助检查和治疗要点(A1、A2型题)

4. 病人，女性，52岁。妇科检查发现宫颈肥大，质地硬，有浅表溃疡，整个宫颈段膨大如桶状。考虑此病人宫颈癌的类型为
   A. 外生型
   B. 内生型
   C. 溃疡型
   D. 颈管型
   E. 增生型

5. 宫颈癌早期筛查常用
   A. 阴道镜检查
   B. 碘试验
   C. 宫颈刮片细胞学检查
   D. 宫颈和宫颈管活组织检查
   E. B超检查

6. 确诊宫颈癌最可靠的方法是
   A. 阴道镜检查
   B. 碘试验
   C. 宫颈刮片细胞学检查
   D. 宫颈和宫颈管活组织检查
   E. B超检查

7. 病人，女性，37岁，G_2P_1。3天前发现“性生活后阴道有血性白带”。子宫刮片细胞学检查结果为巴氏Ⅲ级。病人询问检查结果的意义，正确的解释是
   A. 轻度炎症
   B. 重度炎症
   C. 可疑癌变
   D. 高度可疑癌变
   E. 癌症

8. 病人，女性，52岁。宫颈癌Ⅱb期，拟行手术治疗。术前行子宫动脉栓塞化疗术，注入顺铂。请问顺铂的药理作用为
   A. 干扰核酸生物合成
   B. 破坏DNA结构
   C. 干扰转录过程和阻止RNA合成
   D. 抑制拓扑异构酶活性
   E. 抑制蛋白质合成与功能

考点：子宫颈癌的护理问题、护理措施和健康教育(A2、A3/A4型题)

9. 病人，女性，55岁。宫颈癌晚期须行子宫动脉栓塞化疗，术后穿刺点应加压包扎
   A. 4小时
   B. 6小时
   C. 8小时

D. 12小时
E. 24小时

(10～12题共用题干)

病人，女性，42岁。近日因宫颈癌，须做广泛性子宫切除和盆腔淋巴结清扫术。

10. 术前1日应重点准备的是
A. 阴道准备
B. 皮肤准备
C. 灌肠
D. 导尿
E. 镇静

11. 肠道准备时，无渣饮食的时间为
A. 术前1日
B. 术前2日
C. 术前3日
D. 术前5日
E. 术前7日

12. 该病人术后保留尿管时间为
A. 1～2天
B. 3～5天
C. 6～9天
D. 7～14天
E. 2～3周

13. 病人，女性，45岁。行宫颈癌根治术后第12天。护士在拔尿管前开始夹闭尿管，定期开放，以训练膀胱功能。开放尿管的时间为
A. 每1小时1次
B. 每2小时1次
C. 每3小时1次
D. 每4小时1次
E. 每5小时1次

14. 病人，女性，52岁。宫颈癌Ⅱb期，拟行手术治疗。术前行子宫动脉栓塞化疗术，注入顺铂。术后穿刺点加压包扎的时间是
A. 12小时
B. 24小时
C. 6小时
D. 3小时
E. 10小时

*15. 病人女，38岁。子宫颈癌。入院后，护士对患者相关健康因素进行评估，<u>不包括</u>
A. 月经情况
B. 性生活史
C. 婚育史
D. 经济状况
E. 高危男子接触史

参考答案

序号	1	2	3	4	5	6	7	8	9	10	11	12	13	14	*15
答案	C	D	B	B	C	D	C	B	B	A	C	D	B	C	A

*备注：子宫颈癌与性生活过早、多产、性乱等有关，同时还与经济状况、种族和地理位置有关。因此，15题选A。

第十节 子宫肌瘤病人的护理

考情分析

年份	主要考点
2019	子宫肌瘤病人得知病情后的心理反应及处理
2020	关于子宫肌瘤的正确描述(肌瘤小、症状轻，或已近绝经期，可3～6个月定期随访)
2021	浆膜下肌瘤的主要表现(月经量过多)；子宫肌瘤的判断(图片题)；子宫肌瘤最常见的临床表现
2022	子宫肌瘤的诊断
2023	子宫肌瘤病人入院后应重点评估(月经史)

考点导航

子宫肌瘤是由子宫平滑肌组织增生而形成的**女性生殖系统中最常见的良性肿瘤**。多见于育龄妇女。当肿瘤生长快、血运不足，发生缺血，造成一系列变性，可引起急性或慢性退行性变，常见变性有玻璃样变、囊性变、红色变、肉瘤变及钙化。

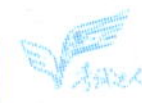

一、概　　述

(一) 病因

子宫肌瘤的确切病因目前尚未找到。有资料表明子宫肌瘤的发生和生长可能与以下因素有关：

1. **雌激素**　可以使子宫肌细胞增生肥大，肌层变厚，子宫增大。
2. 孕激素　可刺激子宫肌瘤细胞核分裂，促进肌瘤生长。
3. 神经中枢的调节控制也可影响卵巢功能及激素代谢，从而促进子宫肌瘤的发生和生长。

(二) 病理

子宫肌瘤为球形实质性肿瘤，多发或单个，大小不一，表面光滑，表面有一层由子宫肌层受肌瘤压迫而形成的假包膜。

(三) 分类

按肌瘤所在部位可分为子宫体肌瘤(占92%)和子宫颈肌瘤(占8%)。

按肌瘤与子宫肌层的位置关系分为3类：

1. 浆膜下肌瘤　约占20%。肌瘤向子宫浆膜面生长，向子宫表面突出，可触及下腹部包块。
2. **肌壁间肌瘤**　**最常见**，占总数的60%～70%。肌瘤位于子宫肌层内，周围被肌层包绕。
3. 黏膜下肌瘤　肌瘤向子宫腔方向生长并突出于子宫腔内，表面由子宫黏膜层覆盖，可造成出血量过大。

二、临 床 表 现

(一) 症状

与肌瘤的生长部位、有无变性有关，尤其是**与肌瘤的生长部位最密切**。

1. 月经异常　小肌瘤一般无月经量的改变，**大的肌壁间肌瘤可出现月经周期缩短，经期延长，月经量增大**，不规则阴道出血等。肌瘤发生坏死、溃疡、感染时，可出现持续性或不规则阴道出血或脓血性排液。

2. 腹部肿块　病人可于**下腹部扪及块状肿物**，尤其于清晨膀胱充盈将子宫推向上方，肿物更为明显易扪及。

3. 白带增多　由于肌瘤使宫腔面积变大，腺体分泌物增多，盆腔充血，使白带增多。当黏膜下肌瘤脱出于阴道内并发生感染时，白带增多且为脓性或血性，同时有腐烂组织自阴道排出。

4. 疼痛　一般病人无腹痛，当肌瘤压迫盆腔脏器、神经、血管时可出现腰酸、腰痛、下腹坠胀，且经期加重。**当浆膜下肌瘤发生蒂扭转时可出现急性腹痛**。肌瘤红色变性时，腹痛剧烈并伴有发热。

5. 压迫症状　肌瘤较大时可压迫邻近器官引起相应症状，如尿频、排尿障碍、尿潴留、便秘、排便困难等。

6. 不孕或流产　肌瘤压迫输卵管或使宫腔变形，造成流产或不孕。

7. 贫血　因长期月经过多可出现继发性贫血。

(二) 体征

其**体征与肌瘤的大小、位置**、数目及有无变性有关。肌瘤较大者在腹部可扪及。妇科检查时，**肌壁间肌瘤者常可触及增大的子宫，表面不规则、呈结节状**。浆膜下肌瘤者可扪及有蒂与子宫相连的质地较硬的球状物。黏膜下肌瘤的子宫多均匀增大，有时可在宫颈口或阴道内见到红色、表面光滑的肌瘤。肌瘤发生感染时，有渗出、表层有炎性物覆盖或溃疡形成。

三、辅 助 检 查

1. **超声波检查**　了解肌瘤大小、生长部位，数量。
2. 宫腔镜检查　主要用于观察黏膜下肌瘤的大小、位置。
3. 腹腔镜检查　主要用于观察肌壁间肌瘤和浆膜下肌瘤的大小，位置。

温馨提示

子宫肌瘤＝育龄期女性＋经量过度＋子宫增大

四、治 疗 原 则

根据病人年龄、症状、肌瘤大小、生育要求而选择治疗方案。可采用保守治疗方法和手术治疗方法。

1. 保守治疗

(1) 随访观察：肌瘤小且无症状者，特别是接近围绝经期者一般无须治疗，每3～6个月随访一次。

(2) **药物治疗**：诊断明确的肌瘤，**小于2个月妊娠子宫大小，症状不明显或较轻**，尤其近绝经年龄或全身情况不能耐受手术者，考虑药物对症治疗。

2. 手术治疗

(1) 肌瘤切除术：适用于35岁以下希望保留生育功能者，保留子宫。

(2) 子宫切除术：适用于肌瘤较大，症状明显，治疗效果不佳，无生育要求者。

五、护理问题

1. 有感染的危险 与长期反复出血造成贫血、机体抵抗力下降有关。
2. 焦虑 与反复阴道出血、担心影响生育有关。
3. 活动无耐力 与子宫不规律出血、月经过多、引起贫血有关。
4. 知识缺乏 与缺乏子宫肌瘤相关知识有关。

六、护理措施

(一) 一般护理

1. 营养支持 为病人提供高热量、高蛋白、高维生素、含铁丰富的食物。
2. 为病人提供安静、舒适的休养环境，保障病人充足睡眠。
3. 协助病人术后早期下床活动，**病情稳定后协助病人取半卧位**。
4. 保持外阴部的清洁干燥，留置尿管期间每日擦洗外阴。

(二) 疾病护理

1. 阴道出血量多的病人应住院观察和治疗。
2. 严密观察生命体征变化，如有无面色苍白、脉搏细速等症状。
3. **保留会阴垫以准确估计阴道流血量**。大出血时，应及时与医师联系，及时处理。
4. 注意观察手术后病人的体温、腹痛、手术切口及血常规的变化，及时发现感染征象。
5. 药物治疗的病人要注意观察用药后的反应。
6. 病人**如出现急性腹痛(提示蒂扭转)，体温升高，应立即住院观察处理**。

七、健康教育

1. 宣传月经的有关知识，提高病人自我保护意识。
2. 告知病人定期复诊，按时接受随访指导。
3. 指导病人出院后，应加强营养，适当活动，月经期间应多休息，避免疲劳。
4. 指导病人坚持按时药物治疗。
5. 全子宫切除的病人术后可有少量暗红色阴道流血，血量逐渐减少，若**术后7~8天出现阴道流血，多为阴道残端肠线吸收所致**，出血量不多者暂时观察；出血较多者可以明胶海绵压迫止血或缝合残端。**术后1个月应到医院随访**，检查伤口愈合情况。
6. 对于贫血需要补充铁剂的病人应告知服用铁剂的注意事项。

考点练习

考点：子宫肌瘤的病因(A1、A2型题)

1. 关于子宫肌瘤的叙述，**错误**的是
   A. 是一种卵巢激素依赖性肿瘤
   B. 通常分为肌壁间肌瘤，浆膜下肌瘤，黏膜下肌瘤三类
   C. 肌瘤一般呈白色，质软
   D. 黏膜下肌瘤周围有子宫内膜覆盖
   E. 是女性生殖器官中最常见的良性肿瘤
2. 病人，女性，35岁。因子宫肌瘤入院。护士告诉病人该病可能与下列哪种因素有关
   A. 性生活紊乱
   B. 绝经延迟
   C. 体内雌激素水平过高
   D. 未婚少育
   E. 单纯疱疹病毒感染

考点：子宫肌瘤的临床表现(A1、A2型题)

3. 病人，女性，50岁，体检时发现子宫肌壁间肌瘤。病人询问护士该疾病最常见的临床表现是
   A. 腹部肿块
   B. 不孕
   C. 月经量多，经期延长
   D. 白带增多
   E. 腰酸、下腹坠胀
4. 病人，女性，50岁，阴道不规则流血，阴道分泌物脓性、有臭味4个月。妇科检查：阴道内触及鸡蛋大实质肿物，其周围均有宫颈包绕，子宫正常大。最有可能的诊断是
   A. 宫颈巨大息肉
   B. 宫颈腺囊肿
   C. 宫颈癌
   D. 子宫内膜癌

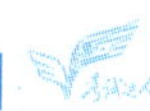

E. 子宫黏膜下肌瘤

5. 病人，女性，40岁，月经量增多，月经周期缩短2年。妇科检查：子宫增大约3个月大小，质硬，凸凹不平，双附件(－)。最可能的诊断是

A. 功能失调性子宫出血
B. 子宫内膜癌
C. 子宫颈癌
D. 子宫肌瘤
E. 围绝经期

6. 病人，女性，40岁。患有子宫肌瘤，引起月经增多。与经期延长最密切的因素是

A. 肌瘤的大小
B. 肌瘤的数目
C. 肌瘤的生长部位
D. 病人的年龄
E. 肌瘤的变性

考点：子宫肌瘤辅助检查和治疗要点(A1型题)

7. 诊断子宫肌瘤最常用的方法是

A. 诊断性刮宫
B. 阴道脱落细胞学检查
C. B超
D. 宫颈活体组织检查
E. 宫腔镜检查

考点：子宫肌瘤护理问题、护理措施和健康教育(A2型题)

8. 病人，女性，40岁。因月经异常入院就诊。入院后诊断为子宫肌瘤。护士在询问病史时应着重询问

A. 性生活史
B. 孕产史
C. 是否长期使用雌激素
D. 饮食习惯
E. 家族中是否有类似的疾病

9. 病人，女性，40岁，孕2产2。行子宫肌瘤切除手术后1天，此时应为病人采取的卧位是

A. 中凹卧位
B. 右侧卧位
C. 去枕平卧位
D. 半坐卧位
E. 左侧卧位

10. 一子宫肌瘤病人行子宫全切术，护士为其进行健康指导，告知病人术后阴道残端肠线吸收会可致阴道少量出血。上述现象一般在术后几天出现

A. 1～2天出现
B. 3～4天出现
C. 5～7天出现
D. 7～8天出现
E. 10～15天出现

11. 病人，女性，50岁。患多发子宫肌瘤5年余，定期随诊。近半年肌瘤明显增大，经量增大，伴有贫血症状，医生建议手术，正确的手术备皮范围是

A. 肚脐周围10cm
B. 剑突下至大腿内1/3处
C. 脐下至阴阜
D. 剑突下至阴阜
E. 阴阜周围10cm

(12～13题共用题干)

病人，女性，43岁。子宫肌瘤，拟行全子宫切除术。病人得知病情后沉默寡言，情绪低落，时不时表现出轻生的倾向。

12. 目前病人的心理反应主要为

A. 抑郁
B. 矛盾
C. 焦虑
D. 恐惧
E. 震惊

13. 此时首要的护理措施为

A. 尽快术前准备
B. 改善睡眠状态
C. 心理护理
D. 继续观察
E. 给予止血药物

参考答案

序号	1	2	3	4	5	6	7	8	9	10	11	12	13
答案	C	C	C	E	D	C	C	C	D	D	B	A	C

第十一节　卵巢癌病人的护理

考情分析

年份	主要考点
2020	卵巢肿瘤蒂扭转的判断；顺铂常见的严重副反应
2022	转移性卵巢癌最常见的原发部位

考点导航

卵巢癌是女性生殖器官的常见恶性肿瘤，可发生于任何年龄。早期无明显症状，一旦发现往往已属晚期。因此**死亡率居妇科恶性肿瘤之首**。卵巢癌主要通过直接蔓延及腹腔种植方式转移，横膈为转移的好发部位，血运转移者较少见。

一、病 因

可能与年龄、生育史、高胆固醇饮食、持续排卵和内分泌因素及家族遗传等因素有关。

二、临床表现

1. 症状

(1) **腹部不适**：早期主要表现为消化不良、腹胀、餐后常出现胃肠胀气伴腹痛等消化道症状。同时可有**腹部包块、腹水、腹围增大**。

(2) 内分泌功能异常：可出现月经紊乱、月经量增多或减少、闭经。

(3) 消瘦：常见于晚期病人，严重者可出现恶病质。

2. 体征　妇科检查**可触及腹部包块**，全身检查腹部有包块、腹水，叩诊可有移动性浊音；晚期全身淋巴结增大、肝脾肿大。

知识拓展

卵巢肿瘤的并发症

1. **蒂扭转**　**最常见，其典型症状是突然下腹一侧剧烈疼痛**，伴恶心、呕吐。
2. 破裂　有自发性和外伤性破裂两种，可出现程度不同的腹痛和腹膜刺激征。
3. 感染　较少见，主要表现为发热、腹痛、肿块压痛、腹肌紧张、白细胞升高。
4. **恶变**　早期多无症状，若肿瘤短时间内迅速增大或**出现血性腹水**，应考虑为恶变。

三、辅助检查

1. 盆腔彩超　实性或囊实性包块、血流丰富、腹水。

2. 肿瘤标记物　**CA125**是目前被认为对**卵巢上皮性肿瘤**较为敏感的肿瘤标记物，阳性率达80%～90%，但特异性不高，其他妇科疾病或恶性肿瘤也可以引起升高，所以CA125水平升高还必须结合临床综合分析。

3. 甲胎蛋白(AFP)　AFP是生殖细胞肿瘤的诊断标记物。内胚窦瘤可以合成AFP，因此AFP是诊断内胚窦瘤的特异性肿瘤标记物。

4. 细胞学检查　腹水中找癌细胞。

四、治疗原则

1. **手术治疗　是卵巢恶性肿瘤的主要治疗方法**。
2. 化学药物治疗　由于卵巢恶性肿瘤对化疗敏感，因此为重要的辅助治疗。

五、护理问题

1. 知识缺乏：缺乏术前准备及术后注意事项的相关知识。
2. 焦虑　与恶性肿瘤有关。
3. 疼痛　与腹部手术伤口有关。
4. 有感染的危险　与腹部伤口、留置尿管、引流管有关。
5. 自我形象紊乱　与子宫、卵巢摘除，雌激素分泌不足有关。

六、护理措施

(一) 一般护理

1. 饮食护理　鼓励病人进食高蛋白、高维生素饮食。进食不足或全身营养状况极差且胃肠道症状明显者，应给予静脉支持疗法，遵医嘱记出入量。

2. 肿瘤过大或伴有腹水，出现压迫症状，如心悸、气促，不能平卧者，可取半坐卧位。

3. 腹部膨隆过大的病人，应严密观察血压、脉搏、呼吸的变化，有呼吸困难者，应遵医嘱给予氧气吸入。

4. 长期卧床者，应加强生活护理，如口腔护理及皮肤护理，防止并发症的发生。

5. 教会病人有效咳嗽的方法。

6. 讲解术后可能出现的不适和应对措施，如疼痛、腹胀等。

7. 心理护理　了解病人的心理状态和接受能力，对性情开朗能够接受现实的病人讲解疾病的知识、如何配合治疗、饮食生活等各方面的常识以及之后的随访等多方面的知识，并列举身边预后良好的病人的事例来鼓励病人，树立战胜疾病的信心；对于性格内向的病人，可以跟其家属取得一致，善意的隐瞒病情，在手术后尽可能地利用家人的关心和医护人员的耐心劝导逐渐让病人接受事实并配合治疗。

8. 病人住院期间焦虑症状减轻，能说出应对焦虑的方法，表现为焦虑感减轻。

9. 保证足够的睡眠，提供良好的睡眠环境，以保证睡眠质量。

（二）疾病护理

1. 手术前护理

（1）向病人耐心讲解腹部术前常规准备的目的、可能采取的麻醉方式，术后可能出现的不适和应对措施。

（2）术前准备：**配血量要达到800～1 000ml**。

（3）手术前对于消瘦的病人可使用减压贴膜预防压力性损伤。

2. 手术后的护理

（1）体位：根据手术情况按全麻或硬膜外麻醉术后护理常规，观察病人的神志、意识，保持呼吸道通畅，防止误吸。

（2）严密监测生命体征，常规使用心电监护。

（3）观察阴道出血量的颜色、性质和量。

（4）观察伤口渗血的情况。

（5）保持各种引流管的通畅，并观察记录引流液的颜色、性质和量。

（6）术后保留尿管2～3天，观察尿的颜色、性质和量及病人尿道口的情况；**保留尿管期间每日会阴擦洗**，保持尿管通畅并使尿袋低于尿道口水平，防止逆行感染。拔除尿管时动作轻柔，避免损伤尿道黏膜，拔除尿管后鼓励病人多饮水、尽早排尿。

（7）饮食：手术当日禁食，术后第一天可以进食流食，根据排气的情况逐渐进食半流食、普食。行肠道切除手术的病人遵医嘱进食、水。注意在排气前不能饮牛奶、豆浆及含糖的饮料，以防止肠胀气的发生。

（8）活动：手术后6～8小时后即可在床上翻身活动，术后第一日可改半卧位，根据体力于下午或术后第二日下地活动。

（9）预防静脉血栓：术后正确穿着抗血栓压力带以促进下肢静脉的回流，减少静脉血栓的发生。

七、健康教育

1. 提高妇女保健、防病治病的意识。

2. 进食有营养、清淡、易消化的食物，少食多餐，改善营养状况。

3. 鼓励病人参加社交活动，调整心理状态，保持乐观态度，提高生活质量。

4. 给化疗病人以心理支持，并告诉病人辅助治疗的重要性，鼓励病人克服化疗的副作用并坚持完成疗程，以提高生存率。

5. 动员家庭成员关心和爱护病人，让病人体会到家庭社会的爱，提高战胜疾病的信心。

6. 指导病人和家属学会各种护理技术，如有造口的病人帮助病人更换造口袋，保持造口清洁等。

7. 指导病人定时随诊，尽早发现复发的先兆，及时检查和治疗。

考点练习

考点：卵巢癌的病因、临床表现、治疗要点和护理措施

（A1型题）

1. 女性生殖器恶性肿瘤死亡率最高的是
   A. 宫颈癌
   B. 绒毛癌
   C. 子宫内膜癌
   D. 外阴癌
   E. 卵巢癌

2. 病人，女性，38岁。因下腹部包块伴腹水，诊断为卵巢癌。该病人的腹水可能有哪项特征
   A. 血性
   B. 漏出液
   C. 脓性
   D. 能自凝
   E. 淡黄色

3. 卵巢恶性肿瘤的治疗原则是
   A. 随访观察
   B. 化学治疗
   C. 手术治疗
   D. 放射治疗
   E. 手术为主，化疗、放疗为辅

4. 病人，女性，54岁。患卵巢癌，拟行手术治疗。术前护

士应为病人配血

A. 200～400ml

B. 400～600ml

C. 600～800ml

D. 800～1 000ml

E. 1 500～2 000ml

5. 病人，女性，45 岁。患卵巢癌，术后留置导尿。下列护理正确的是

A. 每 2 天擦洗尿道口及尿管 1 次

B. 每天擦洗尿道口及尿管 1 次

C. 每天擦洗尿道口及尿管 2 次

D. 每天擦洗尿道口及尿管 3 次

E. 隔天擦洗尿道口及尿管 4 次

6. 某病人入院行卵巢癌根治术。术前 1 日，护士为其所做的准备工作中不包括

A. 灌肠

B. 导尿

C. 备血

D. 备皮

E. 皮试

参考答案

序号	1	2	3	4	5	6
答案	E	A	E	D	C	B

第十二节　绒毛膜癌病人的护理

考情分析

年份	主要考点
2019	绒毛膜癌病人化疗前称体重的主要目的
2020	绒毛膜癌病人出现悲伤情绪时的护理措施（倾听其倾诉并给予安慰）
2021	绒毛膜癌出现脑转移的判断；绒毛膜癌术后 1 年最常见的转移部位；妊娠滋养细胞肿瘤的主要治疗措施（化疗为主）
2022	绒毛膜癌首选的治疗方法

考点导航

绒毛膜癌是一种高度恶性的滋养细胞疾病。早期就可**通过血行转移**至全身各个组织器官，引起出血坏死。病人多为育龄妇女，其中 60%继发于葡萄胎，少数发生于足月产、流产及异位妊娠后。绒毛膜癌多发生在子宫，早期可以通过血液转移至全身，常见的转移部位依次为**肺**、阴道、脑及肝等。滋养细胞发生恶变，显微镜下检查典型的病变为滋养细胞极度不规则增生，增生与分化不良的滋养细胞，排列成片状，侵入子宫内膜和肌层，并伴有大量出血和坏死，**绒毛结构消失**。

温馨提示

浸润性葡萄胎与绒毛膜癌最主要的区别是绒毛结构是否消失。浸润性葡萄胎可见变性的或完好的绒毛结构，而绒毛膜癌的绒毛结构消失。

一、病　　因

大量研究显示其可能与营养状况、染色体异常、病毒感染及社会经济等因素有关。

二、临床表现

（一）原发灶表现

1. **阴道出血**　**葡萄胎清除后、流产或足月产后出现不规则阴道流血**，量多少不定，或月经恢复正常数月后又出现阴道流血。长期流血可致继发贫血。

2. 子宫复旧不全或不均匀增大　葡萄胎排空后 4～6 周子宫未恢复正常大小，质软，也可表现为子宫不均匀性增大。

3. 卵巢黄素化囊肿　葡萄胎清除后、流产或足月产后，卵巢黄素化囊肿可持续存在。

4. 腹痛　若肿瘤组织穿破子宫，可引起急性腹痛和腹腔内出血症状。黄素化囊肿发生扭转或破裂时也可出现急性腹痛。

5. 假孕症状　表现为乳房增大，乳头、乳晕着色，外阴、阴道、宫颈着色，生殖道质地变软。

（二）转移灶表现

症状和体征视转移部位而异。**主要经血行播散，最常见的转移部位是肺**（80%），其次是阴道（30%）、盆腔（20%）、肝（10%）、脑（10%）等。各转移部位的共同特点是局部出血。

1. **肺转移　常见症状为咳嗽、血痰或反复咯血、胸痛、呼吸困难**。常急性发作，少数情况下可出现肺动脉高压和急性肺衰竭。当转移灶较小时也可无任何症状。

2. 阴道、宫颈转移　转移灶常位于阴道前壁。局部呈现紫蓝色结节，破溃后可大出血。

3. 肝转移　预后不良，表现为上腹部或肝区疼痛，若病灶穿破肝包膜可出现腹腔内出血。

4. **脑转移**　预后凶险，**为主要的死亡原因**。

三、辅助检查

1. 人绒毛膜促性腺激素检查　持续高值。

2. 超声波检查　诊断子宫内病灶。

3. **X线检查　为肺转移的常规检查**。

4. CT和磁共振检查　主要用于诊断脑转移。

5. 组织学检查。

四、治疗原则

以化疗为主，手术和放疗为辅的综合治疗。

温馨提示

在外科和妇产科的恶性肿瘤中，除浸润性葡萄胎、绒毛膜癌、小细胞肺癌首选化疗，其余均首选手术治疗。

五、护理问题

1. 活动无耐力　与化疗副作用有关。

2. 潜在自尊低下　与长时间住院和接受化疗有关。

3. 潜在并发症：肺转移、阴道转移、脑转移。

4. 营养低下　与恶性肿瘤消耗及药物副作用有关。

5. 恐惧/焦虑　与担心疾病预后不良有关。

六、护理措施

1. 心理护理　评估病人及家属对疾病的心理反应，鼓励病人接受现实。对住院病人做好环境、病友及医护人员介绍，消除陌生感。向病人提供有关化疗及其护理的信息，减少恐惧感。主动听取病人、家属的意见，详细为病人解释各种疑惑，以减轻病人的心理压力，通过沟通帮助病人和家属树立战胜疾病的信心。

2. 严密观察病情

（1）腹痛：剧烈腹痛可能是肿瘤穿破子宫的信号，应做好手术准备，常规备皮、配血，准备好抢救物品及药品。

（2）阴道出血：记录阴道出血量，严密观察生命体征。

3. 做好治疗的配合　接受化疗的病人按化疗常规进行护理。化疗前测量生命体征，了解病人一般情况；**准确测量并记录体重**，以正确计算和调整药量，**一般在每个疗程的用药前和用药中各测量一次体重**，应在早上、空腹、排空大小便后进行测量，酌情减去衣服重量。如体重不准确，用药剂量过大，可发生中毒反应，过小则影响疗效。手术病人按妇科手术前后护理常规进行护理。

4. 减轻不适感觉　对疼痛、化疗副作用等症状应积极采取应对措施，减轻症状，尽可能满足病人的合理要求。

5. 转移病人的护理措施

（1）阴道转移

1）阴道转移病人应尽早开始应用化疗，以便结节尽快消失。

2）阴道转移结节未破溃的病人应**以卧床休息为主，活动时勿用力过猛过重**，以免因摩擦引起结节破溃出血。

3）**减少一切增加腹压的因素**，如病人出现恶心、呕吐、咳嗽时，应及时给予有效的处理，同时保持大便通畅，必要时给予缓泻剂。

4）注意饮食保证热量及蛋白质的需要，同时要粗细搭配及保证维生素的供给。

5）避免不必要的阴道检查及盆腔检查。如必须检查要先做指检，动作要轻柔，防止碰破结节引起出血。**阴道转移的病人严禁行阴道冲洗**。

（2）肺转移

1）卧床休息，减轻病人消耗，呼吸困难者半卧位并吸氧。

2）按医嘱给予镇静剂及化疗药。

3）大量咯血时有窒息、休克甚至死亡的危险，给予头低侧卧位并保持呼吸道的通畅，轻击背部，排除积血。

（3）脑转移

1）病室环境：脑转移病人应置于单间并有专人护理，暗化光线，防止强光引起病人烦躁、紧张、头疼而加重病情。抽搐的病人应安置床挡，防止发生意外。

2）病情观察：绒毛膜癌脑转移时病情已进入晚期，病人可出现因瘤栓引起的一过性症状，如猝然摔倒、一过性肢体失灵、失语、失明等，约数分钟或数小时可恢复。亦可因瘤体压迫致颅压增高，或瘤体破裂引起颅内出血，出现剧烈头痛、喷射性呕吐、偏瘫、抽搐、昏迷等，以上症状往往来势凶猛，护士应随时观察病人病情变化，认真倾听病人的主诉，以便能及时发现病情变化及时进行抢救。

3）皮肤护理：保持皮肤的清洁干燥及床单位的清洁无污物，偏瘫、昏迷的病人要定时翻身，防止压力性损伤的发生。

4）准确记录出入量：注意病人每天的总入量应限制在2 000～3 000ml，以防止加重脑水肿，同时应尽量控制脑转移病人钠的摄入量。应用脱水药物时，应根据药物的特性掌握好输入速度，以保证良好的药效。

5）脑转移抽搐的护理：当抽搐发生时应立即用开口器，以防舌咬伤。保持呼吸道通畅，定时吸痰，有义齿的病人取下义齿防止吞服。抽搐后病人常有恶心、呕吐，此时为防止病人吸入呕吐物，应去枕平卧，头偏向一侧。昏迷病人要定时翻身叩背，并做好口腔及皮肤护理，防止肺部并发症及压力性损伤的发生。

6. 预防感染　**化疗首先出现的反应是白细胞减少**，因此应预防感染的发生。

七、健康教育

1. 进食高蛋白、高维生素，易消化的饮食，鼓励病人多进食，以增加机体抵抗力。
2. 注意休息、不过分劳累，**阴道转移者应卧床休息，以免引起破溃大出血**。
3. 注意外阴清洁，以防感染。
4. 恢复期节制性生活，做好避孕。
5. 出院后严密随访，警惕复发。第1年每月随访1次，1年后每3个月随访1次，持续至3年后改为每年1次至5年，以后每2年1次。随访内容同葡萄胎，随访期间严格避孕，一般于化疗停止≥12个月方可妊娠。

考点练习

考点：绒毛膜癌的病因（A1型题）

1. 绒毛膜癌最常见的转移部位是
   A. 阴道
   B. 肝脏
   C. 肺
   D. 胃
   E. 脑
2. 绒毛膜癌与侵蚀性葡萄胎的主要区别是
   A. 阴道流血
   B. 盆腔包块
   C. 远处转移
   D. 有葡萄胎史
   E. 绒毛结构是否消失

考点：绒毛膜癌的临床表现、辅助检查和治疗要点（A1、A2型题）

3. 病人，女性，35岁，妊娠10周。行负压吸宫术后不规则阴道出血3个月余，在当地医院诊断为“绒毛膜癌”转本院做进一步治疗。病人主诉近来出现不明原因咳嗽、胸痛，反复咯血，X线胸片见肺部阴影。首先考虑该病人发生了
   A. 胸膜炎
   B. 肺炎
   C. 肺结核
   D. 肺脓肿
   E. 肺转移
4. 绒毛膜癌的治疗原则是
   A. 手术为主，化疗为辅
   B. 手术为主，放疗为辅
   C. 化疗为主，手术为辅
   D. 放疗为主，化疗为辅
   E. 放疗为主，手术为辅
5. 病人，女性，42岁。人工流产后4个月，阴道流血2周，

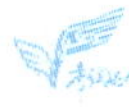

尿妊娠试验阳性，胸部平片显示双肺有散在粟粒状阴影，子宫刮出物镜检未见绒毛结构。首先考虑的诊断是

A. 葡萄胎
B. 恶性葡萄胎
C. 绒毛膜癌
D. 吸宫不全合并肺结核
E. 侵蚀性葡萄胎

考点：绒毛膜癌的护理问题和护理措施（A1、A2 型题）

6. 关于滋养细胞阴道转移病人的护理措施，**错误**的是

A. 尽早开始应用化疗
B. 阴道转移未破溃的病人可多下床活动
C. 减少一切增加腹压的因素
D. 做好大出血抢救的各项准备
E. 避免不必要的阴道检查

7. 病人，女性，30 岁。因"绒毛膜癌"入院治疗。为确保化疗药物剂量准确，护士应在什么时候为其测量体重

A. 每疗程用药前
B. 每疗程用药中
C. 每疗程用药后
D. 每疗程用药前和用药中
E. 每疗程用药前、用药中和用药后

8. 病人女，40 岁。因患绒毛膜癌需接受化疗，化疗前护士指导其准确测量体重的最主要目的是

A. 计算补液量
B. 估计化疗效果
C. 计算出入量
D. 计算营养需要量
E. 计算化疗药物剂量

参考答案

序号	1	2	3	4	5	6	7	8
答案	C	E	E	C	C	B	D	E

第十三节　葡萄胎及侵蚀性葡萄胎病人的护理

考情分析

年份	主要考点
2020	针对葡萄胎病人的心理护理，错误的是（对病人难以回答的疑问不予理睬）
2022	葡萄胎清宫术后选择的避孕方法

考点导航

一、葡　萄　胎

葡萄胎是一种良性滋养细胞疾病，又称良性葡萄胎。良性葡萄胎**病变局限于子宫内，不侵入肌层**，也不发生远处转移。其病理特点为滋养细胞呈不同程度的增生，间质水肿，间质内血管消失。

（一）病因

葡萄胎的发病原因尚不清楚，可能与营养不良、病毒感染、种族因素、卵巢功能失调、细胞遗传异常及免疫功能等因素有关。

（二）临床表现

1. **阴道流血**　**是最常见的症状**，多数病人**在停经 12 周左右发生不规则阴道出血**。

温馨提示

①宫颈癌是性交后阴道流血；②前置胎盘是突发的无痛性阴道流血；③胎盘早剥是妊娠晚期突发的持续性腹痛伴阴道流血；④葡萄胎是停经 12 周左右发生的不规则阴道出血。

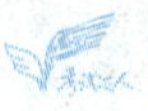

2. 子宫异常增大、变软 由于葡萄胎的迅速增长以及子宫腔内出血，子宫体积一般增长较快。

3. **卵巢黄素化囊肿** 葡萄胎病人滋养细胞过度增生，产生大量绒毛膜促性腺激素(hCG)，由于**大量绒毛膜促性腺激素的刺激，双侧或一侧卵巢往往呈多发性囊肿改变**，称为卵巢黄素化囊肿。

4. 妊娠呕吐及妊娠高血压疾病 在妊娠早、中期即可出现妊娠高血压疾病。

5. 腹痛 由于子宫急速扩张而引起下腹隐痛，一般发生在阴道流血前。如果是**黄素化囊肿急性扭转则为急腹痛**。

6. 咯血 少数葡萄胎病人有咯血的症状出现，在葡萄胎排出后多能自然消失。

7. 甲状腺功能亢进征象 约7%病人出现甲状腺的功能亢进，表现为心动过速，皮肤潮热和震颤，T_3、T_4 水平增高，部分葡萄胎病人可有完全性葡萄胎病人的大多症状，但程度较轻。

（三）辅助检查

1. 绒毛膜促性腺激素(hCG)测定。

2. **超声波检查 是诊断葡萄胎的重要检查方法**，可见增大的子宫区**充满长形雪花状光片**，未见胎体影像。

（四）治疗原则

1. 清除宫腔内容物 **葡萄胎的诊断一经确定后，应立即给予清除(清宫)**。

2. 子宫切除术 年龄超过40岁的病人，可直接切除子宫、保留附件。

3. 黄素化囊肿的处理 一般情况下不需要处理，但当发生囊肿扭转应手术治疗。

4. 预防性化疗 对于具有恶变倾向的葡萄胎病人选择性地采取预防性化疗。具有恶变倾向的葡萄胎病人包括：①年龄大于40岁；②葡萄胎排出前β-hCG异常升高；③葡萄胎清除后，hCG下降曲线不呈进行性下降，而是降至一定水平后即持续不降或始终处于较高值；④子宫明显大于停经月份；⑤黄素化囊肿直径大于6cm；⑥第二次清宫仍有滋养细胞高度增生；⑦无条件随访者。预防性化疗一般选用单药化疗，如氟尿嘧啶(5-FU)、放线菌素D(KSM)、甲氨蝶呤(MTX)等。

（五）护理问题

1. 焦虑 与担心清宫手术及预后有关。

2. 功能障碍性悲哀 与分娩的期望得不到满足及对未来妊娠担心有关。

3. 有感染的危险 与长期阴道出血、贫血造成免疫力下降有关。

（六）护理措施

1. 心理护理 仔细评估病人，确定主要的心理问题，以解除顾虑和恐惧心理，增强战胜疾病的信心。

2. 严密观察病情 严密观察病人腹痛及阴道流血情况，保留会阴垫准确记录出血量、性质。流血过多时，要注意观察病人的面色、皮肤情况，倾听病人的主诉，密切观察病人的生命体征变化并做好护理记录。

3. 做好治疗配合 **刮宫前配血，建立静脉通路**并备好催产素、抢救药品及物品，**以防大出血造成的休克**。

4. 预防感染 病人阴道出血期间，保持局部的清洁干燥，每日擦洗会阴2次，监测体温，及时发现感染征兆。

5. 清宫术的术前护理

(1) **术前建立有效的静脉通路，备血，防止术中大出血**，准备好抢救措施。

(2) 协助病人术前排空膀胱。

6. 术中护理 严密观察病人有无面色苍白、出冷汗、口唇发绀的表现，及时测量血压、脉搏，防止出血性休克发生。

7. 术后护理 **术后将刮出组织送病理检查**。同时注意观察阴道出血及腹痛情况。

（七）健康教育

1. 告知病人进高蛋白、高维生素、易消化饮食，适当活动，保持睡眠充足。

2. 保持外阴清洁，以防感染。

3. 教病人正确留取尿标本，要求正确留取中段尿。

4. 教育病人预防感染，保持外阴清洁，每日清洗外阴。**葡萄胎清宫术后禁止性生活1个月，以防止感染**。

5. 告知病人注意体温的变化，体温升高时随时就诊。

6. 做好避孕宣教，告知病人应**坚持避孕1年**，避孕方法最好**选用工具避孕(阴茎套或阴道隔膜)**。

7. 定期随访 ①**定期hCG测定**，葡萄胎清宫后每周一次，直至连续3次阴性，以后每个月一次共6个月，然后再每2个月一次共6个月，自第一次阴性后共计1年；②**询问病史，包括月经状况，有无阴道流血、咳嗽、咯血等症状**；③妇科检查，必要时选择超声、X线胸片或CT检查等。

二、侵蚀性葡萄胎

侵蚀性葡萄胎又称恶性葡萄胎，是指病变侵入子宫肌层或转移至近处或远处器官。肉眼可见水泡状物或血块。显微镜下可见葡萄胎组织的滋养细胞有不同程度的增生，并有出血和坏死，但仍**可见变形的或完好的绒毛结构(绒毛膜癌绒毛结构完全消失)**。

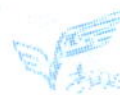

（一）病因

侵蚀性葡萄胎来自良性葡萄胎，有5%～20%的葡萄胎可发展成侵蚀性葡萄胎，**大多数侵蚀性葡萄胎发生在葡萄胎清除后6个月内**。

（二）临床表现

1. 病史　侵蚀性葡萄胎大多继发于良性葡萄胎，病人均有葡萄胎病史，**多发生在葡萄胎清除术后6个月以内**。

2. **阴道出血　是侵蚀性葡萄胎最常见的症状**。多发生在葡萄胎后，阴道不规则出血。合并有阴道转移结节破溃时可发生反复大出血。

3. 转移灶表现　侵蚀性葡萄胎**最常见的转移部位是肺**，其次是阴道、宫旁，脑转移较少见。**出现肺转移时，病人往往有咯血**。

（三）辅助检查

1. 血和尿的绒毛膜促性腺激素（hCG）测定。
2. 胸部X线摄片。
3. 超声波检查。
4. 组织学诊断。

（四）治疗原则

化疗为主，手术和放疗为辅。年轻未生育者可保留子宫，须手术治疗者主张先化疗，待病情稳定后再行手术。

（五）护理问题

1. 活动无耐力　与化疗副作用有关。
2. 自我认同角色紊乱　与长时间住院和接受化疗有关。
3. 潜在并发症：肺转移、阴道转移、脑转移。
4. 营养失调：低于机体需要量　与使用化疗药物有关。
5. 恐惧/焦虑　与担心疾病预后不良及对未来妊娠担心有关。

（六）护理措施

1. 心理护理

（1）评估病人及家属对疾病的心理反应，了解病人既往面对应激情况的反应、方式，并指导病人正确应对疾病。

（2）对病人做好病室环境、病友及医护人员的介绍，减轻病人的陌生恐惧感。

（3）讲解疾病的相关知识，帮助病人和家属树立信心。

（4）让病人诉说心理痛苦及失落感，接受事实。

（5）介绍化疗方案及药物的相关知识及自我护理的常识，以减少顾虑。

2. 严密观察病情　严密观察腹痛及阴道流血情况，记录出血量。流血多时密切观察生命体征，观察阴道排出物，有水泡样组织及时送检并保留纸垫，以便评估出血量及排出物的性质。

3. 做好术前准备　配血备用，建立静脉通道，准备好催产素及抢救物品及药品。

4. 转移病人的护理

（1）阴道转移

1）禁止做不必要的检查和使用窥阴器，尽量卧床休息，密切观察阴道有无破溃出血。

2）准备好各种抢救器械和物品、配血备用。

3）如发生转移灶破溃大出血时应立即通知医生并配合抢救。可用长纱条压迫止血，同时注意保持外阴清洁，严密观察出现情况和生命体征，同时观察有无感染及休克。**纱条必须于24～48小时取出**，取出时必须做好输液、输血及抢救的准备。

（2）肺转移

1）卧床休息，减轻病人消耗，呼吸困难者半卧位并吸氧。

2）按医嘱给予镇静剂及化疗药。

3）**大量咯血时**有窒息、休克甚至死亡的危险，**给予头低侧卧位**并保持呼吸道的通畅，轻击背部，排除积血。

（3）脑转移

1）严密观察病情。

2）按医嘱给予静脉补液、止血剂、脱水剂、吸氧、化疗等。

3）预防并发症：采取必要的护理措施预防跌倒、吸入性肺炎、压力性损伤等情况的发生。

4）做好hCG测定、腰穿的配合。

5）昏迷、偏瘫者按相应的护理常规实施护理。

5. 积极采取措施减轻病人化疗的副作用及疼痛等不适症状。

（七）健康教育

1. 进食高蛋白、高维生素、易消化的饮食，鼓励病人多进食，以增加机体抵抗力。

2. 注意休息，不过分劳累，**阴道转移者应卧床休息，以免引起破溃大出血**。

3. 注意外阴清洁，以防感染。

4. 恢复期节制性生活，做好避孕。

5. 出院后严密随访，警惕复发。第1年每月随访1次，1年后每3个月随访1次，持续至3年后改为每年1次至5年。随访内容同葡萄胎。

考点练习

考点：葡萄胎的病因和临床表现（A1型题）

1. 葡萄胎病人最常见的症状是
   A. 子宫异常增大
   B. 卵巢黄素化囊肿
   C. 阴道流血
   D. 腹痛
   E. 咯血

2. 葡萄胎的临床表现**不包括**
   A. 妊娠呕吐
   B. 子宫异常增大
   C. 停经后阴道流血
   D. 白带增多
   E. 卵巢黄素化囊肿

考点：葡萄胎的辅助检查和治疗要点，熟练掌握其护理措施（A1、A3/A4型题）

3. 确诊葡萄胎最重要的辅助检查是
   A. B超
   B. hCG测定
   C. X线
   D. CT
   E. MRI

（4～5题共用题干）

病人，女性，25岁。已婚未育，停经2个月，阴道不规则出血1周，尿妊娠实验阳性，血hCG高于正常妊娠月份，B超提示子宫大于正常妊娠月份，双侧卵巢有黄素化囊肿。

4. 可能的诊断为
   A. 异位妊娠
   B. 先兆流产
   C. 葡萄胎
   D. 不全流产
   E. 难免流产

5. 上述病人应选择的首要处理措施是
   A. 行清宫术
   B. 子宫切除
   C. 切除双侧附件
   D. 预防性化疗
   E. 以化疗为主，辅以手术治疗

6. 关于葡萄胎的处理方法，**错误**的是
   A. 一经确诊应立即行清宫术
   B. 清宫前应建立有效的静脉通路
   C. 所有病人均须预防性化疗
   D. 所有病人均须定期随访
   E. 一般情况下黄素化囊肿不需要处理

考点：葡萄胎的护理问题和健康教育（A1型题）

7. 良性葡萄胎随访的主要目的是
   A. 了解盆腔恢复情况
   B. 了解腹痛情况
   C. 及早发现恶变
   D. 及早发现妊娠
   E. 指导避孕

8. 葡萄胎病人随访时必须进行的常规检查是
   A. 阴道脱落细胞涂片检查
   B. 测尿中的hCG值
   C. B超检查有无胎囊
   D. 多普勒超声检查听取胎心
   E. CT检查脑转移情况

9. 葡萄胎病人最佳的避孕方法是
   A. 口服避孕药
   B. 宫内节育器
   C. 针剂避孕药
   D. 避孕套
   E. 安全期避孕

10. 葡萄胎病人清宫后，自hCG第一次阴性后至少随访
   A. 半年
   B. 1年
   C. 2年
   D. 3年
   E. 5年

11. 葡萄胎病人清宫术后，护士对其健康教育，**错误**的是
   A. 定期复查hCG
   B. 注意月经是否规则
   C. 观察有无阴道流血
   D. 注意有无咳嗽、咯血等转移症状
   E. 行安全期避孕

考点：侵蚀性葡萄胎的病因、辅助检查和治疗要点（A1、A2型题）

12. 鉴别侵蚀性葡萄胎与绒毛膜癌的主要依据是
   A. 肺转移
   B. hCG测定
   C. 病理检查无组织坏死
   D. 是否浸润至子宫深肌层

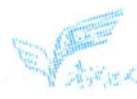

E. 病理检查无绒毛结构

13. 侵蚀性葡萄胎的治疗原则是
   A. 手术为主，化疗为辅
   B. 手术为主，放疗为辅
   C. 化疗为主，手术为辅
   D. 放疗为主，化疗为辅
   E. 放疗为主，手术为辅

14. 在手术切除标本的病理检查中，发现子宫肌层及输卵管中有滋养细胞并显著增生成团块状，细胞大小、形态均不一致，有出血及坏死，但绒毛结构完整。最可能的诊断是
   A. 葡萄胎
   B. 侵蚀性葡萄胎
   C. 绒毛膜癌
   D. 子宫体癌
   E. 卵巢肿瘤

考点：侵蚀性葡萄胎的临床表现及护理措施（A2 型题）

15. 病人，女性，28 岁。葡萄胎刮宫术后 5 个月，查血 hCG 明显升高，X 线显示双肺片状阴影。最可能的诊断是
   A. 葡萄胎
   B. 侵蚀性葡萄胎
   C. 绒毛膜癌
   D. 子宫颈癌
   E. 卵巢癌

16. 病人，女性，32 岁。1 年前诊断为侵蚀性葡萄胎。近来出现咳嗽，痰中带血，伴胸痛。该病人可能出现了哪个部位的转移
   A. 脑
   B. 肺
   C. 阴道
   D. 肝
   E. 腹膜

17. 病人，女性，40 岁。侵蚀性葡萄胎。给予 5-氟尿嘧啶和放线菌素 D 联合化疗 8 天。该病人可能出现的最严重不良反应是
   A. 恶心、呕吐
   B. 脱发
   C. 骨髓抑制
   D. 出血性膀胱炎
   E. 口腔溃疡

参考答案

序号	1	2	3	4	5	6	7	8	9	10	11	12	13	14	15	16
答案	C	D	A	C	A	C	C	B	D	B	E	E	C	B	B	B
序号	17															
答案	C															

第十四节　白血病病人的护理

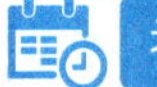

考情分析

年份	主要考点
2021	环磷酰胺化疗药物常见的不良反应是（出血性膀胱炎）
2022	血液病最重要的诊断检查方法（骨髓穿刺）；白血病骨髓移植前首选的治疗（化疗）
2023	白血病的发病原因不包括（免疫功能亢进）；中枢神经系统白血病的判断

考点导航

白血病是骨髓造血干细胞恶性克隆性疾病，系造血干细胞的恶性病变。特点是大量异常的白细胞及幼稚细胞（白血病细胞）在骨髓和其他造血组织中进行性、失控性、弥漫性异常增生，进入血流并浸润、破坏其他器官和组织，抑制正常造血功能，使**正常造血细胞减少**。临床表现以发热、出血、贫血和不同程度肝、脾、淋巴结大伴周围血中白细胞质和量的异常为特征。

一、概　　述

（一）病因

病因尚不完全清楚，可能与发病有关的因素如下：**病毒、放射（电离辐射）、化学因素、遗传因素**等。

1. 病毒　已经证明C型RNA肿瘤病毒是某些动物患白血病的病因。到目前为止已经证明人类T淋巴细胞病毒能引起成人T细胞白血病，并从恶性T细胞中分离出C型RNA病毒。

2. 放射　电离辐射可引起白血病。一次大剂量或多次小剂量照射均可引起白血病。

3. 化学因素　多种化学物质或药物均可诱发白血病，苯及其衍生物、氯霉素、保泰松、烷化剂及细胞毒药物均有可能引起白血病。

4. 遗传因素　遗传因素与白血病发病有关。同卵孪生子一个患白血病，另一个患病的机会约是20%，比双卵孪生子高12倍。

（二）分类

根据病情缓急及白血病细胞分化程度，白血病可分为急性和慢性两大类。急性白血病起病急、进展快、病程短，骨髓和周围血中以原始细胞及早期幼稚细胞为主，原始细胞一般超过30%；慢性白血病病情发展缓慢，病程相对较长，骨髓及外周血中以异常的成熟细胞为主，伴有幼稚细胞，原始细胞常不超过10%～15%。

二、急性白血病

（一）临床表现

多数起病急骤，常突然高热或有明显出血倾向；也可缓慢起病，出现进行性疲乏、苍白、低热、轻微出血等。本病主要表现为**发热、出血、贫血及各种器官浸润所引起的症状**和体征。

1. 贫血、发热和出血的原因及表现（表13-14-1）

表13-14-1　白血病的临床表现及其原因

	发生原因	临床表现
贫血	**正常红细胞生成减少**，无效性红细胞生成、溶血、出血	**常为首发症状**，随病情发展而加重
发热	**主要原因是感染。感染的最主要原因是成熟粒细胞缺乏**。常见致病菌：铜绿假单胞菌、肺炎克雷伯菌、大肠埃希菌、金黄色葡萄球菌等	1. 可低热也可高达39～40℃以上，常伴畏寒、出汗 2. 口炎最多见，牙龈炎、咽峡炎也常见，还有肺部感染及肛周炎、肛周脓肿。严重时出现菌血症或败血症 3. 疾病后期常伴真菌感染，与长期应用广谱抗生素、糖皮质激素、细胞毒类化疗药物有关
出血	**血小板减少**	1. 多数病人有出血表现，但出血程度不同 2. 出血部位遍及全身，常见皮肤瘀点、瘀斑、鼻出血、齿龈出血、口腔血肿、子宫出血，眼底出血可影响视力 3. **颅内出血：最为严重**，常表现为**头痛、呕吐、瞳孔大小不等、瘫痪**，甚至昏迷或突然死亡

2. 白血病细胞浸润不同部位的表现

（1）肝脾及淋巴结肿大：脾及浅表淋巴结肿大多见于急淋病人，肝脾一般轻度至中度肿大，表面光滑，偶伴轻度压痛。浅表淋巴结多为轻度肿大无压痛。

（2）骨骼和关节：胸骨下端局部压痛较为常见。四肢关节痛和骨痛以儿童多见。

（3）**中枢神经系统白血病：化疗药物不易通过血-脑脊液屏障**，隐藏在中枢神经系统的白血病细胞不能被有效杀伤，导致**中枢神经系统白血病**。随着急性白血病病人生存期延长，中枢神经系统白血病比早年多见，而且**多发生在疾病缓解期**，出现脑膜或中枢神经系统症状，表现为**头痛、呕吐、颈强直，重者抽搐、昏迷，但不发热**，脑脊液压力增高。

（4）皮肤黏膜浸润：皮肤浸润表现为弥漫性斑丘疹、结节性红斑等；牙龈增生、肿胀。

（5）白血病细胞浸润眼眶骨膜：眼球突出、复视或失明。睾丸受浸润表现为无痛性肿大，多为一侧性。此外尚可累及心、肺、胃肠等部位，但不一定出现相应的症状。

（二）辅助检查

1. 血象　**多数病人白细胞计数增多，甚至可大于10×10^9/L**，部分病人白细胞数正常或减少。分类中可发现原始细胞及幼稚细胞。贫血轻重不同，一般属正细胞正色素性贫血。早期血小板轻度减少或正常，晚期明显减少，可伴出血时间延长。

2. 骨髓象　**骨髓检查是诊断白血病的重要依据**，骨髓一般增生明显活跃或极度活跃，主要细胞为白血病原始细胞和幼稚细胞，正常粒系、红系细胞及巨核细胞系统均显著减少。

3. 细胞化学染色　白血病的原始细胞形态相似，因此用此法可帮助区分。

4. 免疫学检查　可用于急淋和急非淋的区别，以及T细胞和B细胞白血病的区别。

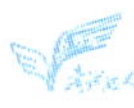

5. 其他　染色体和基因检查、白血病病人血液中尿酸浓度及尿液中尿酸排泄均增加，在化疗期间更显著，这是由于大量白血病细胞被破坏所致。

根据临床表现**贫血、出血、发热、骨痛及血象、骨髓象的检查可以确诊本病**。

（三）治疗原则

1. 对症支持治疗　病情较重的病人须卧床休息，最好是将病人安置在单间病室，骨髓移植病人应在无菌层流室进行治疗。

（1）防治感染：**严重感染是白血病病人主要死亡原因**。感染应作咽拭子及血培养和药敏试验，同时应用经验性抗生素治疗，待阳性培养结果出来后再更换细菌敏感的抗生素。有条件可多次输注浓缩粒细胞。

（2）控制出血：**血小板计数<20×10^9/L 而出血严重者，应输浓缩血小板悬液或新鲜血**。轻度出血可使用各种止血药。

（3）纠正贫血：严重贫血可输浓缩红细胞或全血。积极争取白血病缓解是纠正贫血最有效的方法。

（4）预防高尿酸血症肾病：由于大量白血病细胞被破坏，可产生尿酸结晶，形成肾结石，引起肾小管阻塞，严重者可致肾衰竭，病人表现为少尿或无尿。故**要求病人多饮水，给予别嘌醇以抑制尿酸合成**。

2. 化学治疗　急性白血病的化疗过程分为诱导缓解治疗及巩固强化治疗两个阶段。

（1）诱导缓解治疗：是指从化疗开始到完全缓解。完全缓解标准是白血病的症状、体征消失，血象和骨髓象基本正常。目前**急淋白血病首选 VP 方案**，即**长春新碱** 1～2mg/周，静脉注射，**泼尼松** 40～60mg/d，分次口服，可连续用药 4～5 周，若疗效不佳时，可改用 VDP 或 VAP 等方案。**急非淋巴细胞白血病一般常用 DA 方案**，即柔红霉素 40mg/d，第 1～3 天静注，阿糖胞苷 100～150mg/d，第 1、5、7 天，静注，间隔 1～2 周，开始第二疗程。或使用 HOAP 方案及其他方案。

（2）巩固强化治疗：巩固强化的目的是继续消灭体内残存的白血病细胞，防止复发，延长缓解期，争取治愈。急淋白血病共计治疗 3～4 年。急非淋白血病共计治疗 1～2 年。

3. **中枢神经系统白血病的防治**　所用药物是**甲氨蝶呤**。

4. 骨髓或外周造血干细胞移植。

温馨提示

急性淋巴细胞白血病首选 VP 方案；急性非淋巴细胞性白血病首选 DA 方案；慢性粒细胞白血病首选羟基脲；中枢神经系统白血病首选鞘内注射甲氨蝶呤。

（四）护理问题

1. 组织完整性受损　与血小板过低致皮肤黏膜出血有关。
2. 潜在并发症：脑出血　与血小板过低有关。
3. 活动无耐力　与白血病引起贫血、白血病致代谢率增高、化疗药物副作用有关。
4. 有感染的危险　与正常粒细胞减少，免疫力低下有关。
5. 体温过高　与白血病引起感染有关。
6. 疼痛：全身骨骼痛　与白血病细胞浸润骨骼有关。
7. 预感性悲哀　与白血病久治不愈有关。
8. 恐惧　与急性白血病疾病性质有关。
9. 知识缺乏：缺乏对急性白血病预防出血、感染的知识。

（五）护理措施

1. 病情观察　询问病人有无恶心、呕吐及进食情况，疲乏无力感有无改善。观察体温、脉率，口腔、鼻腔、皮肤有无出血，血象、骨髓象变化，以及肺部等感染征象，**贫血加重的征象及昏迷等颅内出血征象**，每日监测白细胞计数及分类。

2. 保证休息、活动和睡眠　据病人体力，活动与休息可以交替进行，以休息为主，静脉滴注后可下床活动 10～15 分钟，卧床休息 30 分钟再下床活动，病人若无不适，可以每天室内活动 3～4 次，以后逐渐增加活动时间或活动次数。每天睡眠 7～9 小时。

3. 饮食护理　给予高蛋白、高维生素、高热量饮食。让家属带给病人平日喜爱的饭菜和水果，对恶心、呕吐者，应在停止呕吐后指导病人进行深呼吸和有意识吞咽，以减轻恶心症状，可少量多次进食。同时保证每天饮水量。

4. **化疗不良反应的护理**（表 13-14-2）

（1）局部反应：合理使用静脉，应首选中心静脉置管。如果使用外周静脉，某些化疗药物，如柔红霉素、氮芥、阿霉素等多次静注可引起静脉炎，**发生静脉炎的局部血管停止静脉注射，患肢勿受压，尽量避免患侧卧位，抬高患肢，使用多磺酸黏多糖乳膏外敷**。当一些发泡性化疗药物外渗时应进行紧急处理：①立即停止药物注入；②尽量回抽渗入皮下的药液；③评估外渗部位；④局部给予毒剂；⑤**使用利多卡因局部封闭，或冷敷**。

表 13-14-2 白血病化疗药物的作用机制及不良反应

种类	药物	药理作用	主要不良反应
抗叶酸代谢	**甲氨蝶呤**(MTX)	干扰 DNA 合成	**口腔及胃肠道黏膜溃疡**,肝损害,骨髓抑制
抗嘌呤代谢	硫嘌呤(6-MP)	阻碍 DNA 合成	骨髓抑制,胃肠反应,肝损害
	氟达拉滨	同上	神经毒性、骨髓抑制、自身免疫现象
	足叶乙苷	同上	胃肠反应,脱发,骨髓抑制
抗嘧啶代谢	阿糖胞苷(Ara-C)	同上	消化道反应,肝功能异常,骨髓抑制,巨幼变
	环胞苷	同上	骨髓抑制,唾液腺肿大
烷化剂	**环磷酰胺**(CTX)	破坏 DNA	骨髓抑制,恶心呕吐,脱发,**出血性膀胱炎**
	苯丁酸氮芥	同上	骨髓抑制,胃肠道反应
	白消安(BUS)	同上	皮肤色素沉着,精液缺乏,停经,肺纤维化
	长春新碱(VCR)	抑制有丝分裂	末梢神经炎、腹痛、脱发
	高三尖杉酯碱(HHT)	同上	**骨髓抑制**、心脏损害、消化道反应
	依托泊苷	干扰 DNA、RNA 合成	骨髓抑制、脱发、消化道反应
抗生素类	**柔红霉素**	抑制 DNA、RNA 合成	骨髓抑制、**心脏损害**、消化道反应
	去甲氧柔红霉素	同上	同上
酶类	门冬酰胺酶	影响瘤细胞蛋白质合成	肝损害,过敏反应,高尿酸血症,高血糖,胰腺炎,氮质血症
激素类	泼尼松	破坏淋巴细胞	类库欣综合征,高血压,糖尿病
抗嘧啶、嘌呤代谢	羟基脲	阻碍 DNA 合成	消化道反应,骨髓抑制

(2) 骨髓抑制:在化疗中必须定期**查血象、骨髓象**,以便观察疗效及骨髓受抑制情况。

温馨提示

化疗药物最严重的不良反应是骨髓抑制,因此在化疗过程中应定期复查血常规、骨髓象。

(3) 胃肠道反应:某些化疗药物可以引起恶心、呕吐、食欲减退等反应。化疗期间病人饮食要清淡、易消化和富有营养,必要时可用止吐镇静剂。

(4) 其他:**长春新碱能引起末梢神经炎**、手足麻木感,停药后可逐渐消失。**柔红霉素**、高三尖杉酯碱类药物**可引起心肌及心脏传导损害**,用药时要缓慢静滴,注意听心率、心律,复查心电图。**甲氨蝶呤可引起口腔黏膜溃疡**,可用0.5%普鲁卡因含漱,减轻疼痛,便于进食和休息,亚叶酸钙可对抗其毒性作用,可遵医嘱使用。**环磷酰胺可引起脱发及出血性膀胱炎**所致血尿,嘱病人多饮水,有血尿必须停药。

温馨提示

上述化疗药物的不良反应可记为"长炎""红心""溃甲""酰血",即长春新碱引起末梢神经炎,柔红霉素引起心肌损害,甲氨蝶呤引起口腔溃疡,环磷酰胺引起出血性膀胱炎。

5. 预防感染　加强口腔护理、会阴护理,做好保护性隔离,防止交叉感染。

6. 输血或输血浆护理　病人全血减少或贫血明显,遵医嘱输血或血浆,以恢复抵抗力及体力。

(六) 健康教育

1. 长期接触放射核素或苯类等化学物质的工作者,必须严格遵守劳动保护制度,不可忽略防护措施,应定期查血象。

2. 坚持巩固治疗、建立养病生活方式,向病人及家属解释白血病是难治病,但目前治疗方法多,效果较好,坚持每月巩固强化治疗室争取长期缓解或治愈的重要手段,使其树立信心。

3. 出院后要安排适宜养病的生活方式,保证休息和营养,注意个人卫生,保持乐观情绪,少去人群拥挤的地方。定期门诊复查血象,有出血、发热及骨骼疼痛要及时就诊。向家属说明给予病人精神、物质支持是极重要的。

三、慢性髓细胞白血病

慢性髓细胞白血病又称慢粒,其临床特点为病程缓慢,粒细胞明显增多,可有脾大。慢粒以中年最多见,且男性多于女性。

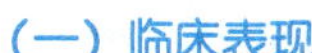

(一) 临床表现

1. 慢性期　起病缓慢、早期常无自觉症状。随着病情的发展,可出现乏力、消瘦、低热、多汗或盗汗等代谢亢进的表现。**脾大常为最突出体征**,随病情进展脾脏可达脐水平甚至可伸入盆腔。多数病例可有胸骨中下段压痛。慢性期可持续1～4年。

2. 加速期及急性变期　病后1～4年,约70%慢粒病人可进入加速期。加速期主要表现为不明原因的发热,骨关节痛,贫血、出血加重,脾脏迅速肿大。加速期从几个月至1～2年即进入急性变期,急性变期表现与急性白血病相似。

(二) 辅助检查

1. 血象　白细胞计数明显增高,疾病早期白细胞计数多大于20×10^9/L以下,晚期可达100×10^9/L以上。各阶段中性粒细胞均增多,以中幼、晚幼、杆状核粒细胞为主,原始粒及早幼粒<10%。早期血小板计数正常或增多;晚期血小板可明显下降,并可出现贫血。

2. 骨髓象　粒细胞系列增生明显至极度活跃,中幼粒、晚幼粒、杆状核粒细胞明显增多,慢性期原始粒细胞<10%,急性变期可明显增高达30%～50%或更高。

3. 染色体检查及其他　90%以上慢粒病人血细胞中出现Ph染色体。

4. 血生化检查　血及尿中尿酸浓度增高,与化疗后大量白细胞破坏有关。

(三) 治疗原则

1. 化学治疗　化疗药物有白消安、羟基脲、二溴甘露醇、氮芥类药物,其中**首选羟基脲**。

2. α干扰素　用干扰素治疗慢粒慢性期病人效果较好,约70%病人可获缓解。

3. 异基因造血干细胞移植　异基因骨髓移植需在慢粒慢性期缓解后尽早进行,移植成功者可获得长期生存或治愈。

4. 其他治疗　脾大明显而化疗效果不佳时,可做脾区放射治疗。**服用别嘌醇且每日饮水1 500ml以上,可以预防化疗期间细胞破坏过多过速引起的高尿酸肾病**。

(四) 护理问题

1. 有感染的危险　与正常粒细胞减少有关。

2. 活动无耐力　与慢粒贫血有关。

3. 知识缺乏:缺乏慢粒疾病知识。

4. 其他:慢粒白血病急变后同急性白血病。

(五) 护理措施

1. 休息与活动　治疗期间注意休息,尤其贫血较重病人(血红蛋白60g/L以下)以休息为主,不可过劳。注意病人安全,防止跌倒。

2. 饮食　给予高蛋白、高维生素食品,如瘦肉、鸡、新鲜蔬菜及水果,每日饮水1 500ml以上。

3. 症状护理　注意口腔卫生,少去人群多的地方,以预防感染。脾大显著,易引起左上腹不适,可采取左侧卧位。

4. 药物护理　**遵医嘱给病人服用白消安(或羟基脲),定期复查血象**。白消安可引起骨髓抑制、皮肤色素沉着、阳痿、停经。向病人说明药物副作用,使之能与医护人员配合,坚持治疗。

5. 病情观察　注意观察病人有无原因不明的发热、骨痛、贫血、出血加重及脾脏迅速肿大,有变化应及时就诊,以便及早得到治疗。

(六) 健康教育

1. 慢性期缓解后病人的指导　应向病人及家属讲解疾病知识,争取缓解时间延长;缓解时体内仍然存在白血病细胞,应使病人对此有所了解,便于积极主动自我护理。帮助病人建立长期养病生活方式,缓解后可以工作或学习,但不可过劳,要安排好休息、锻炼、睡眠、饮食,按时服药、定期门诊复查,保持情绪稳定,家庭应给予病人精神、物质等多方面支持。出现贫血、出血加重、发热、脾脏增大时,要及时去医院检查,以防急性变发生。

2. 饮食指导　给病人及其家属讲解饮食调理的重要性。由于病人体内白血病细胞数量较多,基础代谢增加,每天所需热量增加。因此,给病人提供高热量、高蛋白、高维生素的饮食,尽量给予易消化吸收、易于氧化分解的糖类食物以补充消耗的热量,防止体内蛋白质过度分解。

3. 定期门诊复查　出现贫血加重、发热、脾大时,要及时到医院检查。

考点练习

考点:急性白血病病人的病因(A1型题)

1. 与白血病发病无关的是
   A. 药物化学因素
   B. 病毒因素
   C. 物理因素
   D. 免疫功能亢进
   E. 遗传因素

考点:急性白血病病人的临床表现(A1型题)

2. 急性白血病的首发症状为
   A. 发热
   B. 出血
   C. 贫血

D. 肝脾肿大
E. 骨骼压痛

3. 急性白血病病人易发生感染，最主要的原因是
A. 长期贫血
B. 广泛出血
C. 成熟粒细胞减少
D. 白血病细胞广泛浸润
E. 红细胞减少

4. 急性白血病发生高热的主要原因是
A. 感染
B. 贫血
C. 白细胞浸润
D. 丙酸睾酮
E. 化疗药物不良反应

5. 急性白血病病人出血的主要原因是
A. 反复感染
B. 弥散性血管内凝血
C. 血小板质和量的异常
D. 白血病细胞浸润
E. 感染毒素对血管的损伤

6. 急性白血病病人缓解期出现中枢神经系统白血病的主要原因是
A. 免疫功能低下
B. 多数化疗药不能通过血-脑脊液屏障
C. 疗程不够
D. 化疗药剂量不足
E. 对化疗药产生耐药性

考点：掌握急性白血病病人的辅助检查和治疗要点（A1型题）

7. 确诊白血病的方法是
A. 外周血涂片检查
B. 网织红细胞计数
C. 血红蛋白测定
D. 骨髓检查
E. 淋巴结活检

8. 治疗中枢神经系统白血病的常用药物是
A. 长春新碱
B. 甲氨蝶呤
C. 泼尼松
D. 阿糖胞苷
E. 环磷酰胺

考点：急性白血病病人的护理问题和护理措施（A2、A3/A4型题）

（9～10题共用题干）

病人，男性，50岁，患急性白血病。住院期间病人活动时突然出现头痛、呕吐、昏迷。查体双侧瞳孔不等、瘫痪。

9. 该病人可能出现了
A. 失血性休克
B. 脑炎
C. 脑膜炎
D. 颅内出血
E. 败血症

10. 针对该病人采取的护理措施，**错误**的是
A. 绝对安静平卧
B. 头戴冰帽
C. 吸氧
D. 安置头低脚高位
E. 遵医嘱给予脱水剂

（11～12题共用题干）

病人，女性，35岁。因月经量增多4个月伴发热、咽痛1周入院，入院后诊断为急性淋巴细胞白血病。查体：T 39.8℃，全身多处皮肤瘀点、瘀斑，肝脾及淋巴结肿大。

11. 下列为该病人采取的降温措施，**错误**的是
A. 鼓励多饮水
B. 头戴冰帽
C. 乙醇擦浴
D. 冷敷
E. 遵医嘱给退热药

12. 护士为该病人静脉推注化疗药物时不慎将药液漏出血管外，下列处理措施中**错误**的是
A. 抬高患侧肢体
B. 普鲁卡因封闭
C. 热敷
D. 50%的硫酸镁湿敷
E. 泼尼松

13. 病人，男，10岁，患急性淋巴细胞白血病入院。治疗方案中有环磷酰胺。在化疗期间要特别加强监测的项目是
A. 体温
B. 血压
C. 脱发
D. 血常规
E. 食欲

14. 病人，女性，28岁。因皮肤瘀点、瘀斑就诊。入院后诊断为白血病，给予化学治疗，现病情好转准备出院。针对该病人的健康教育，**错误**的是
A. 定期门诊复查血象
B. 少去人群拥挤的地方
C. 若无新发出血可自行停药
D. 保证休息和应用
E. 有出血、发热及骨骼疼痛及时就诊

15. 某急性白血病病人，因“乏力、食欲减退、消瘦1个月余，伴发热1周”收入院。行化疗后出现恶心，但无呕吐。血常规检查：白细胞2×10^9/L，血小板150×10^9/L。该病人的护理问题**不包括**
A. 潜在的感染
B. 营养失调：低于机体需要量
C. 活动无耐力
D. 舒适的改变：发热、恶心

E. 潜在的颅内出血

16. 病人，男性，35岁，急性髓系白血病，应用高三尖杉酯碱化疗。静脉滴注该药物时的最佳滴数是低于
A. 20滴/min
B. 40滴/min
C. 50滴/min
D. 60滴/min
E. 70滴/min

（17～19题共用题干）

病人，女性，30岁。因"无明显诱因出现乏力伴胸闷、气急，活动后症状加重3周"就诊。实验室检查：Hb 77g/L，WBC $61.8\times10^9/L$，PLT $183\times10^9/L$，异常细胞88%。为进一步诊治收入血液科病房。

17. 为明确诊断，须行骨髓穿刺术，护士对病人解释穿刺的注意事项时，**错误**的内容是
A. 目的是帮助明确诊断
B. 穿刺时需采取膝胸卧位
C. 穿刺后可能会有酸胀的感觉
D. 穿刺后2～3天内不宜洗澡
E. 可以正常活动，不影响生活规律

18. 病人被确诊为急性单核细胞白血病，即予DAH方案化疗（D-柔红霉素、A-阿糖胞苷、H-三尖杉酯碱），应用化疗药物后，护士应重点观察的是
A. 心脏毒性表现
B. 骨髓抑制表现
C. 注射部位局部表现
D. 膀胱毒性表现
E. 神经毒性表现

19. 病人病情缓解拟于近日出院，护士为其进行健康教育，告知注意监测血常规指标，血小板开始低于多少时应限制活动
A. $<300\times10^9/L$
B. $<100\times10^9/L$
C. $<50\times10^9/L$
D. $<20\times10^9/L$
E. $<10\times10^9/L$

考点：慢性髓细胞白血病的临床表现、辅助检查、治疗要点和护理措施（A1、A2型题）

20. 慢性髓细胞白血病慢性期最突出的体征是
A. 胸骨下段压痛
B. 脾大
C. 发热
D. 骨关节痛
E. 贫血

21. 慢性髓细胞白血病首选的化疗药物是
A. 长春新碱
B. 甲氨蝶呤
C. 白消安
D. 羟基脲
E. 环磷酰胺

22. 病人，男性，43岁。患慢性髓细胞白血病，现病情缓解，准备出院。出院前护士应向病人着重指导
A. 以休息为主，不可过劳
B. 按时服药
C. 进食高蛋白、高维生素食物
D. 每日饮水1 500ml
E. 保持情绪稳定

23. 病人男，16岁。诊断为"急性淋巴细胞白血病"，用VDP方案治疗一疗程。近5日出现头痛、恶心及呕吐，左上臂静脉呈条索状。实验室检查：白细胞$30\times10^9/L$，血小板$10\times10^9/L$。护理观察最重要的是
A. 有无中枢神经系统感染
B. 化疗性静脉炎进展
C. 药物不良反应
D. 有无贫血
E. 有无颅内出血

参考答案

序号	1	2	3	4	5	6	7	8	9	10	11	12	13	14	15	16
答案	D	C	C	A	C	B	D	B	D	D	C	C	D	C	E	B
序号	17	18	19	20	21	22	23									
答案	B	A	C	B	D	B	E									

第十五节 骨肉瘤病人的护理

考情分析

年份	主要考点
2023	骨肉瘤的好发人群

考点导航

骨肉瘤是最常见的原发性恶性骨肿瘤。恶性程度高，预后差。发病年龄以10～20岁青少年多见。**好发于长管状骨干骺端**，股骨远端、胫骨和肱骨近端是常见发病部位。其组织学特点是瘤细胞直接形成骨样组织或未成熟骨，故又称成骨肉瘤。近年来，由于早期诊断和化疗的发展，使骨肉瘤的5年存活率大大提高。

一、临床表现

早期症状为疼痛，可发生在肿瘤出现以前，起初为间断性疼痛，渐转为持续性**剧烈疼痛，尤以夜间为甚**。骨端近关节处可见肿块，触之硬度不一，**有压痛，局部皮温高，静脉怒张**，可伴有病理性骨折。**肺转移发生率高**。

二、辅助检查

X线检查示骨质表现为成骨性、溶骨性或混合性骨质破坏，**病变多起于干骺端**。因肿瘤生长及骨膜反应可见三角状新骨，称**Codman三角**，或垂直呈放射样排列，称**日光射线现象**。

三、治疗原则

骨肉瘤的治疗原则遵循"诊断—术前化疗—手术—术后化疗"。[*]术前大剂量化疗，然后作根治性瘤段切除、灭活再植或置入假体的保肢手术。无保肢条件者行截肢术，截肢平面应超过病骨的近侧关节。术后仍需大剂量化疗。

四、护理问题

1. 躯体活动障碍　与疼痛、关节功能受限及制动有关。
2. 活动无耐力　与恶病质、长期卧床及化疗等有关。
3. 自我形象紊乱　与截肢和化疗引起的副作用有关。
4. 恐惧　与担心肢体功能丧失及预后不良有关。
5. 急性疼痛　与肿瘤浸润压迫周围组织、病理性骨折、手术创伤、术后幻肢痛有关。[*]

五、护理措施

1. 缓解疼痛，促进肌肉、关节功能恢复。

2. 增强耐力，加强化疗护理

(1) 改善营养状况：鼓励病人增加经口饮食，摄入蛋白质、能量和维生素丰富的食物。对经口摄入不足者，应根据医嘱提供肠内或肠外营养支持，并实施相应的护理措施。

(2) 化疗病人的护理：手术前后实施大剂量化疗，有利于骨肉瘤的根治。化疗药物的主要不良反应包括：胃肠道反应、骨髓抑制、肝功能受损、心肌受损、感染、溃疡等。因此，在病人接受大剂量化疗过程中，应加强护理。

1) 化疗期间的护理：化疗药物一般经静脉给药，药物的剂量严格根据体重进行计算。**药物应现配现用**，以防疗效降低。化疗药物对血管的刺激性较大，要注意保护血管，防止药液外渗。**联合使用多种药物时，每种药物之间应用等渗溶液间隔。一旦外渗，应立即停止静脉滴注，局部用50%硫酸镁湿敷**，防止皮下组织坏死。

2) 化疗后的观察和护理：①**胃肠道反应：最常见**，可在化疗前半小时给予止吐药物。②骨髓抑制：**定期检查血常规**，一般用药后7～10天，即可有白细胞和血小板的下降。**若白细胞降至3.5×10⁹/L、血小板降至80×10⁹/L，应停止用药**。③皮肤及附件受损：化疗病人均有脱发，可**在头部放置冰袋降温**，预防脱发。④心、肝、肾功能：定期检查肝、肾功能以及心电图。鼓励病人多饮水，尿量保持在每日3 000ml以上，预防泌尿系感染。

3. 促进病人对自我形象的认可，向病人解释脱发是暂时现象，停药后头发可再生，建议病人戴假发或帽子修饰。对于面部的色素沉着，可化淡妆掩饰，一般停药后可消退。对于截肢者，可向其介绍各类助行器或义肢。介绍有类似经历的病人的现身说法，消除病人的心理顾虑或障碍。加强心理护理，促使病人逐渐接受和坦然面对自身形象。

4. 截肢术后的护理

(1) 体位：**术后24～48小时应抬高患肢**，避免关节屈曲[*]，预防肿胀。下肢截肢者，每3～4小时俯卧20～30分钟，并将残肢以枕头支托，压迫向下；仰卧位时，不可抬高患肢，以免造成膝关节的屈曲挛缩。

(2) 观察和预防术后出血：注意观察截肢术后肢体残端的渗血情况，创口引流液的性质和引流量。对于渗血较多者，可用棉垫加弹性绷带加压包扎；若出血量较大，应立即扎止血带止血。故截肢术后病人床旁应常规放置止血带，以备急用。

(3) 幻肢痛：绝大多数截肢病人在术后相当长的一段时间内感到已切除的肢体仍然有疼痛或其他异常感觉，称为幻肢痛。疼痛多为持续性，尤以夜间为甚，属精神因素性疼痛。应用放松疗法等心理治疗手段逐渐消除幻肢感。对于持续时间长的病人，可轻叩残端，进行残端按摩[*]，或用理疗、封闭、神经阻断的方法消除幻肢痛。

(4) 残肢功能锻炼：**一般术后2周，伤口愈合后开始功能锻炼**。方法是：用弹性绷带每日反复包扎，均匀压迫残端，

 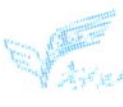

促进软组织收缩;残端按摩、拍打及蹬踩,增加残端的负重能力。制作临时义肢,鼓励病人拆线后尽早使用,可消除水肿,促进残端成熟,为安装义肢做准备。

六、健康教育

1. 保持平稳心态,树立战胜疾病的信心。
2. 恶性肿瘤病人应坚持按计划接受综合治疗。
3. 指导病人正确使用各种助行器,如拐杖、轮椅等,尽快适应新的行走方式。
4. 制订康复锻炼计划,指导病人按计划锻炼,调节肢体的适应能力,以最大限度恢复病人的生活自理能力。
5. 定期复诊。

考点练习

考点:骨肉瘤的病因和临床表现(A1、A2 型题)

1. 最易发生骨肉瘤转移的脏器是
   A. 脑
   B. 肺
   C. 肝
   D. 脾
   E. 肾
2. 青少年肿块生长迅速,局部疼痛日渐加重,局部皮温增高,X 线片示有骨膜反应的骨肿瘤。最可能是
   A. 瘤
   B. 骨瘤
   C. 软骨瘤
   D. 骨肉瘤
   E. 霍奇金淋巴瘤
3. 病人,女性,14 岁。左小腿上段肿胀疼痛 4 个月,近 1 个月来肿胀增长较快,夜间痛明显,体查:左胫骨上端肿胀严重,压痛明显,浅静脉怒张,扪及一 6cm×8cm 硬性肿块,固定,边界不清。X 线片示左胫骨上端呈虫蚀状溶骨性破坏,骨膜反应明显,可见 Codman 三角。最可能的诊断是
   A. 左胫骨慢性骨髓炎
   B. 左胫骨干骨结核
   C. 左胫骨骨肉瘤
   D. 左胫骨骨巨细胞瘤恶变
   E. 左腓骨骨软骨瘤恶变

考点:骨肿瘤的辅助检查、治疗要点和护理措施(A1 型题)

4. 骨肉瘤的 X 线表现是
   A. 方肩畸形
   B. Codman 三角
   C. 侧面观“餐叉样”畸形
   D. “葱皮样”改变
   E. 肥皂泡样改变
5. 下列**不属于**骨肉瘤 X 线表现的是
   A. 长骨干骺端骨质破坏,边界不清
   B. 排列紊乱的肿瘤骨,周围软组织肿胀
   C. 呈肥皂泡样改变,无骨膜反应
   D. Codman 三角
   E. “日光射线”现象

参考答案

序号	1	2	3	4	5
答案	B	D	C	B	C

第十六节 颅内肿瘤病人的护理

考情分析

年份	主要考点
2018	颅内肿瘤病人最常见的临床表现(颅内压增高)
2019	垂体瘤术后重点观察的项目(尿量)
2020	颅内肿瘤最多见的好发部位
2021	脑瘤的共同表现(颅内压增高)

考点导航

颅内肿瘤又称脑瘤，包括来源于脑组织、脑膜、脑血管、垂体、脑神经及残余胚胎组织的原发性肿瘤，以及来自颅外其他部位恶性肿瘤转移到颅内的继发性肿瘤。**原发性肿瘤以神经胶质瘤最为常见**，其次为脑膜瘤、垂体腺瘤、听神经瘤等。颅内肿瘤约半数为恶性肿瘤，**发病部位以大脑半球最多**，其次是蝶鞍、鞍区周围、小脑脑桥角、小脑等部位。无论是良性还是恶性肿瘤，随着肿瘤增大破坏或压迫脑组织，产生颅内压增高，造成脑疝而危及病人生命。

一、病　因

脑瘤的病因至今尚不明确。少数系先天发育过程中胚胎性残余组织演变而成。

二、临床表现

因肿瘤病理类型和所在部位不同，有不同的临床表现，但颅内压增高和神经功能定位症状(*)是其共同的表现。

1. 颅内压增高　约90%以上的病人出现颅内压增高症状和体征，通常呈慢性、进行性加重过程。随着肿瘤增大，若未得到及时治疗，轻者引起视神经萎缩，病人视力减退，重者可引起脑疝。

2. 定位症状与体征　一侧肢体运动和感觉障碍、精神异常、视觉障碍、共济失调等；鞍区肿瘤会引起视力改变和内分泌功能障碍。位于脑干等重要部位的肿瘤早期即出现局部症状，而颅内压增高症状出现较晚。

3. 癫痫(*)　颅内肿瘤病人的癫痫发病率高达30%～50%，瘤性癫痫的发生及发作类型与肿瘤部位有关。

三、辅助检查

1. 影像学检查　包括头颅X线摄片、脑血管造影、脑室造影以及超声波、CT和MRI检查。**CT和MRI是目前最常用的辅助检查**，对确定肿瘤部位和大小、脑室受压和脑组织移位、瘤周脑水肿范围有重要意义。

2. 血清内分泌激素检查　垂体腺瘤临床上出现内分泌功能障碍的表现，血清内分泌激素检查有助于确诊。

四、治疗原则

1. 手术治疗　**手术切除肿瘤是主要的治疗方法，辅以化疗和放疗**。

2. 放射治疗　肿瘤位于重要功能区或部位深者不宜手术者，对放射线敏感的恶性肿瘤可选用放射治疗。

3. 化学药物治疗　对于手术后残余的肿瘤组织或部分肿瘤对放疗不敏感的病例，化疗起到了进一步杀灭残余的肿瘤组织，防止肿瘤复发的重要作用。

五、护理问题

1. 自理缺陷　与肿瘤压迫导致肢体瘫痪或开颅手术有关。

2. 潜在并发症：脑疝、颅内出血、癫痫、尿崩症。

六、护理措施

（一）术前护理

1. 颅内压增高护理　严格卧床休息，**采取床头抬高30°的斜坡卧位**，利于颅内静脉回流，降低颅内压。避免剧烈咳嗽和用力排便，防止颅内压骤然升高导致脑疝的发生。**便秘时可使用缓泻剂，禁止灌肠**。

2. 预防意外损伤　评估病人生活自理的能力以及颅内压增高与癫痫发作的危险因素，采取相应的预防措施，防止跌倒及撞伤。

3. 皮肤准备　按头颅手术要求准备，病人手术前每日清洁头发，术前一天检查病人头部皮肤是否有破损或毛囊炎，**手术前2小时剃光头发后，需要消毒头皮戴上手术帽**。

（二）术后护理

1. 体位　全麻未清醒的病人，取平卧位头转向一侧或侧卧位，手术侧向上以避免切口受压。对于意识不清或躁动病人需要加床挡保护。**生命体征平稳后抬高床头15°～30°，以利颅内静脉回流**。为病人翻身时，应有人扶持头部，使头颈躯干成一直线，防止头颈部过度扭曲或震动。幕下开颅取去枕侧卧位或侧俯卧位。脑神经受损、吞咽功能障碍者取侧卧位，以免造成误吸。巨大占位性病变清除后，因颅腔留有较大空隙，24～48小时内手术区保持高位，以免突然翻动时发生脑和脑干移位。

2. 严密观察病情　观察生命体征、意识、瞳孔、肢体活动状况等，并按Glasgow昏迷计分法进行评分和记录。注意切口敷料及引流情况，**观察有无脑脊液漏，一旦发现有脑脊液漏，应及时通知医师**。**病人取半卧位，抬高头部以减少漏**

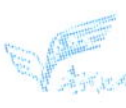

液，为防止颅内感染，头部包扎使用无菌绷带，枕上垫无菌治疗巾并经常更换，定时观察有无渗血和渗液。严密观察并及时发现手术后颅内出血、感染、癫痫以及应激性溃疡等并发症。

3. 保持呼吸道通畅 颅后窝手术或听神经瘤手术易发生舌咽、迷走神经功能障碍，病人咳嗽及吞咽反射减弱或消失，气管内分泌物不能及时排出，极易并发肺部感染。积极采取保持呼吸道通畅的措施，如翻身、拍背、雾化吸入、吸痰，必要时做好气管切开的准备。

4. 营养和补液 病人意识清醒，吞咽、咳嗽反射恢复可进流质饮食，以后逐渐过渡到普通饮食。昏迷病人需鼻饲，鼻饲后勿立即搬动病人，以免引发呕吐和误吸。

5. 创腔引流的护理 在肿瘤切除后的创腔内放置引流物，达到引流手术残腔内血性渗液和气体，使残腔逐步闭合的目的。

手术后创腔引流瓶/袋放置于头旁枕上或枕边，高度与头部创腔保持一致，以保证创腔内一定的液体压力，可避免脑组织移位，当创腔内压力升高时，血性液仍可自行流出。手术48小时后，可将引流瓶/袋略放低，以期较快引流出腔内残留的液体，使脑组织膨出，以减少残腔，避免局部积液造成颅内压增高，**引流管放置3～4日后，一旦血性脑脊液转清，即可拔除引流管**，以免形成脑脊液漏。

6. 手术后并发症的观察和护理

(1) **颅内出血**：多发生在手术后24～48小时内。**病人表现为意识清楚后又逐渐嗜睡，甚至昏迷或意识障碍进行性加重，并有颅内压增高和脑疝症状**。一旦发现病人有颅内出血征象，应及时报告医师，并做好再次手术止血的准备。

(2) 癫痫：癫痫发作时采取保护性措施，**立即松解病人衣领，头部偏向一侧，保持呼吸道通畅，使用牙垫防止舌咬伤**，保障病人安全。保持病室安静减少外界刺激，**禁止口腔测量体温**，应按时服用抗癫痫药，控制症状发作。

(3) **尿崩症**：垂体腺瘤等手术累及下丘脑影响抗利尿激素分泌，病人出现**多尿、多饮、口渴，每日尿量大于4 000ml**，尿比重低于1.005。在给予垂体后叶素治疗时，应准确记录出入液量，根据尿量的增减和血清电解质含量调节用药剂量。

(4) 脑脊液漏[*]：注意伤口、鼻、耳等处有无脑脊液漏。若出现脑脊液漏，应及时通知医生，并做好相应护理。

七、健康教育

1. 向病人和家属介绍后续治疗的必要性和方法。
2. 术后有功能障碍者，与病人和家属制订康复计划。
3. 出院后定期复查。

考点练习

考点：颅内肿瘤的和临床表现、治疗原则和护理措施

(A1、A2型题)

1. 下列属于颅咽管瘤常见临床表现的是
   A. 神经性耳聋耳鸣
   B. 肢端肥大症
   C. 视力障碍、视野缺损
   D. 闭经不育
   E. 库欣综合征
2. 病人，男性，65岁。因“反复头痛，呕吐2个月”入院。经检查诊断为脑星形细胞瘤。为降低颅内压，最佳的治疗方法是
   A. 脱水治疗
   B. 激素治疗
   C. 冬眠低温疗法
   D. 脑脊液外引流
   E. 手术切除肿瘤
3. 病人，男性，48岁，诊断为颅内肿瘤入院。病人有颅内压增高症状。护士给予病人床头抬高15°～30°，其主要目的是
   A. 有利于改善心脏功能
   B. 有利于改善呼吸功能
   C. 有利于颅内静脉回流
   D. 有利于鼻饲
   E. 防止呕吐物误入呼吸道
4. 病人，男性，40岁。脑肿瘤手术后留置脑室引流管。通常情况下每日引流量<u>不超过</u>
   A. 200ml
   B. 300ml
   C. 400ml
   D. 500ml
   E. 600ml
5. 病人，男性，65岁。因颅内肿瘤行开颅手术，术后当晚病人出现烦躁，呈嗜睡状，血压较前升高，脉搏、呼吸较前减慢，一侧肢体自主活动较前减少。该病人可能出现
   A. 颅内出血
   B. 脑水肿
   C. 肿瘤未切除彻底
   D. 术中损伤
   E. 颅内感染
6. 病人男，56岁。垂体瘤切除术后，护士为其进行健康指

导时，应重点告知家属应随时监测病人的

A. 血压

B. 心率

C. 呼吸

D. 意识状态

E. 尿量

参考答案

序号	1	2	3	4	5	6
答案	C	E	C	D	A	E

第十七节　乳腺癌病人的护理

考情分析

年份	主要考点
2019	乳腺癌的好发部位（图片题）；乳腺癌的诊断，乳腺癌确诊的方法；乳腺癌病人悲伤时护士的正确反应；乳腺癌术后功能锻炼的时间
2020	乳腺癌术后病人尿液为深黄色时应进一步评估（出入液量）；乳腺癌病人应重点评估的淋巴引流区域；乳腺癌病人发现肿块后失眠、食欲减退时的错误护理（告知目前的担心是不必要的）
2022	乳腺癌的诊断；乳腺癌病人的晚期体征；乳腺癌病人术后锻炼肩部的时间；乳腺癌术后负压引流的目的（防止皮瓣坏死）；乳腺癌病人术后做爬墙运动的目的（活动肩部，图片题）
2023	乳腺癌的早期症状；乳腺癌的特异性肿瘤标志物（CA 153）；乳腺癌术后最重要的辅助治疗方法（化疗）；乳腺癌根治术术后患侧上肢脉搏摸不清、肢端发绀、皮温降低，提示（腋窝血管受压）

考点导航

乳腺癌是女性常见的恶性肿瘤之一，其发病率仅次于子宫颈癌，部分城市居女性恶性肿瘤之首位。**多数乳癌起源于乳腺导管上皮**，少数起源于腺泡。病理分型分为非浸润性癌、早期浸润性癌、浸润性特殊癌、浸润性非特殊癌和其他罕见癌。其中临床最常见的是**浸润性非特殊癌**。

一、病　因

病因尚不清楚。大多数发生在40～60岁绝经期前后的妇女，其发病原因多数认为**与性激素紊乱有关**。乳腺是雌激素、孕激素及泌乳素等内分泌激素的靶器官，其中**雌酮及雌二醇与乳癌的发病有直接的关系**。乳腺癌发生的**易感因素见表13-17-1**。

表13-17-1　乳腺癌发生的易感因素

易感因素	含义
乳腺癌家族史	一级亲属中有乳腺癌病史者，发病危险性是普通人群的2～3倍
内分泌因素	月经初潮早于12岁、绝经期迟于50岁、40岁以上未孕或初次足月产迟于35岁与乳腺癌发病均有关
部分乳房良性疾病	乳腺小叶有上皮高度增生或不典型增生者可能与乳腺癌发病有关
营养过剩、肥胖、高脂饮食	可加强或延长雌激素对乳腺上皮细胞的刺激，从而增加发病机会
环境因素和生活方式	如北美、北欧地区发病率为亚、非、拉地区的4倍

二、临床表现

早期表现是**患侧乳房出现无痛、单发的小肿块**，病人多在无意中发现而就医。常发生在乳房的**外上象限**，其次在乳晕区和内上象限。肿块质硬，表面不光滑，边缘不整齐，与周围组织分界不清。早期尚可被推动，乳癌晚期可侵犯胸肌和胸壁，使肿块固定不易推动。乳腺癌与乳房肿块鉴别见表13-7-2。

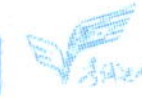

表 13-17-2　几种常见乳房肿块的鉴别

项目	纤维腺瘤	囊性增生病	乳管内乳头状瘤	乳腺癌
年龄	20～25 岁	25～40 岁	40～50 岁	40～60 岁
病程	缓慢	缓慢	缓慢	快
疼痛	无	**周期性乳房胀痛**	无	早期无
肿块数目	常为单个	大小不等结节状	常为单个	常为单个
肿块边界	清楚	不清	清楚	不清
乳头溢液	无	有	有	有
移动度	不受限	不受限	不受限	受限
转移病灶	无	无	无	淋巴结或血行转移

若**癌块侵犯**连接腺体与皮肤的 **Cooper 韧带**，使之收缩，导致皮肤表面凹陷，称为**"酒窝征"（特征性体征）**；如癌肿侵犯近乳头的大乳管，则可使乳头偏移、抬高或内陷，造成两侧乳头位置不对称；癌肿继续增大，与皮肤广泛粘连，当**皮内或皮下淋巴管被癌细胞堵塞时**，可出现皮肤淋巴水肿，在毛囊处形成许多点状凹陷，使**皮肤呈"橘皮样"改变**。若乳房较小，而肿块较大时，乳房局部隆起。乳腺癌晚期皮肤破溃形成菜花样溃疡，其表面易出血，且有恶臭的分泌物。

乳腺癌主要通过淋巴结转移，**淋巴结转移多见于同侧腋窝**，开始为少数散在的淋巴结肿大，质硬，无压痛，尚可推动。随后肿大的淋巴结增多，并融合成团，甚至与皮肤和深部组织粘连，不易推动。如果堵塞腋窝主淋巴管时，则发生上肢淋巴水肿。晚期可有锁骨上淋巴结转移及肺、肝、骨等远处转移症状。

三、辅助检查

1. 影像学检查　**X 线钼靶摄片**和干板照相检查，对区别乳房肿块性质有一定的价值，可**用于乳腺癌的普查**；超声显像能发现直径在 1cm 以上的肿瘤，属无损伤性检查，主要用于鉴别囊性肿块与实质性肿块。

2. **病理学检查**　可用细针穿刺肿块吸取组织细胞，做细胞学检查。

四、治疗原则

以手术治疗为主，辅以化学药物、内分泌、放射治疗和生物治疗等综合治疗。

温馨提示

关于外科、妇产科中恶性肿瘤的治疗，考生只要仔细一总结不难发现：只有浸润性葡萄胎、绒毛膜癌、小细胞肺癌首选化疗，其他全部首选手术治疗。

1. 手术治疗　手术方式有乳腺癌根治术、改良根治术、全乳切除术、保留乳房的乳腺癌切除术、前哨淋巴结活检术和腋淋巴结清扫术。[*]根据病理分型、临床分期及辅助治疗条件选择手术方式。

2. 化学药物治疗　是一种必要的全身性辅助治疗，在手术后近期内开始，联合化疗的效果优于单药化疗。

3. 放射治疗　属局部治疗方法之一，术前放疗可用于局部进展期乳腺癌；在保留乳腺的乳腺癌切除术后，放疗是一重要组成部分。

4. 内分泌治疗　癌肿细胞中雌激素受体含量高者，称激素依赖性肿瘤。可通过调节内分泌治疗，包括：①去势治疗；②抗雌激素治疗：常用他莫昔芬（三苯氧胺），该药可降低乳腺癌术后复发及转移，对雌激素受体、孕激素受体阳性的绝经后妇女效果尤为明显，同时可减少对侧乳腺癌的发生率；③芳香化酶抑制剂等。

5. 生物治疗　近年来逐渐推广使用曲妥珠单抗注射液。

五、护理问题

1. 身体意象紊乱　与乳腺癌切除术造成乳房缺失和术后瘢痕形成有关。
2. 有组织完整性受损的危险　与留置引流管、患侧上肢淋巴引流不畅、头静脉被结扎、腋静脉栓塞或感染有关。
3. 知识缺乏　缺乏有关术后患者功能锻炼的知识。

六、护理措施

（一）手术治疗护理

1. 手术前护理

（1）心理护理：护士要关心和尊重病人，耐心倾听病人的诉说。介绍手术的必要性，让治疗成功的病例现身说教，以解除其顾虑。有要求修复胸壁外形的病人，可建议作隆胸手术或乳房再造手术，可以弥补乳房切除后体形外观的改变，以提高病人的生活质量。

（2）**妊娠期或哺乳期的乳腺癌病人，前者应立即终止妊娠，后者应断乳**，以免因体内激素水平活跃而加快癌肿发展。

（3）手术前常规准备：应按手术范围准备皮肤，如需植皮者，要做好供皮区的皮肤准备。

2. 手术后护理

（1）卧位：**待血压平稳后取半卧位**，以利于引流和改善呼吸功能。

（2）观察病情：按时测生命体征；如有**胸闷、呼吸窘迫，应判断是否因术中损伤胸膜而发生了气胸**。注意观察患侧肢体远端的血液供应情况，伤口敷料有无渗血，以及引流液量和性质。

（3）预防患侧手臂水肿：**术后患侧上肢用软枕垫高**，并进行上肢远心端的按摩，以促进静脉和淋巴的回流。**禁止在术侧手臂测血压、注射或抽血**，以免加重循环障碍。

（4）伤口护理：①**保持引流通畅**。**皮瓣下引流管做持续负压吸引**，使皮瓣下的潜在间隙始终保持负压状态，有利于创面渗液的排出，也使皮瓣均匀地附着于胸壁，便于皮瓣建立新的血液循环。负压维持在3～6kPa为宜，并保持引流通畅，负压吸引器充盈1/3～1/2时应及时清除。更换敷料时发现皮瓣下积液，应在无菌操作下穿刺抽吸，然后再加压包扎；若发现皮瓣边缘发黑坏死时，应及时报告医生并协助将其剪除，待创面自行愈合，或待肉芽生长良好后再植皮。②防止皮瓣移动。术后伤口覆盖多层敷料并用胸带（或绷带）包扎，使胸壁与皮瓣紧密贴合。包扎松紧度要适当，包扎过紧会影响皮瓣血液循环，**若患侧上肢脉搏摸不清、肢端发绀、皮温降低，提示腋部血管受压，应调整绷带松紧度**。

（5）潜在并发症预防

1）患侧上肢肿胀：为乳腺癌根治术后，患侧腋窝淋巴结切除后上肢淋巴回流不畅或头静脉被结扎、腋静脉栓塞、局部积液或感染等因素导致回流障碍所致。指导病人**平卧时用软枕抬高患侧上肢**，**下床活动时用吊带托扶**；**需他人扶持时只能扶健侧**，以防腋窝皮瓣滑动而影响创面愈合；**按摩患侧上肢或进行握拳，屈、伸肘运动，以促进淋巴回流**；肢体肿胀严重者戴弹力袖套或使用弹力绷带以利于回流；局部感染者应用抗生素治疗。

2）**气胸**：乳腺癌扩大根治术有损伤胸膜可能，术后应加强观察。病人若感**胸闷、呼吸困难**，应作肺部听诊、叩诊和X线检查，以尽早治疗。

（6）功能锻炼

为尽快恢复患肢功能，应鼓励和协助病人早期开始患侧上肢功能锻炼。

1）**术后24小时内**：开始**活动手部及腕部**。

2）术后1～3日：进行**上肢肌肉的等长收缩**，利用肌肉泵作用促进血液、淋巴回流。

3）**术后4～7日**：鼓励病人**用患侧手洗脸、刷牙、进食等，并做以患侧手触摸对侧肩部及同侧耳朵**的锻炼。

4）术后1～2周：皮瓣基本愈合，开始可进行**肩部活动、手指爬墙运动**（逐渐递增幅度），**直至病人手指能高举过头、自行梳理头发**。指导病人做患肢功能锻炼时注意锻炼内容和活动量应根据病人实际情况而定，一般以每日3～4次，每次20～30分钟为宜；应循序渐进，功能锻炼的内容应逐渐增加；**术后7～10日内不外展肩关节，不要以患侧肢体支撑身体**，以防皮瓣移动而影响创面愈合。

温馨提示

乳腺癌病人术后功能锻炼可记为："一（24小时）动手，三（1～3天）动肘，顺着胳膊朝上走，4天可以动动肩，直到举手高过头"。

（7）心理护理：术后继续给予病人及家属心理支持。

（二）内分泌治疗的护理

使用雄激素对绝经前病人也有同样作用，但用雄激素治疗会出现多毛症、嗓音变粗等男性化现象，应事先做好解释工作，取得病人的合作。

七、健康教育

1. 活动 术后近期避免用患侧上肢搬动、提取重物。

2. 避孕 **术后5年内避免妊娠**，以免乳腺癌复发。

3. 化疗或放疗 **化疗期间定期复查血常规**，一旦**出现骨髓抑制现象，应暂停化疗**。放疗期间注意保护皮肤，出现放射性皮炎应及时就诊。

4. 义乳或假体 义乳和假体是病人改善自我形象的方法，向病人介绍其作用和应用。如出院时暂佩戴无重量的义乳，有重量的义乳在治愈后佩戴，**根治术后3个月行乳房再造术**。但有肿瘤转移或乳腺炎者，严禁假体植入。

5. 自我检查 定期乳腺自查有助于及早发现乳房病变，**最好在月经周期的第7～10天**。自查方法：①站在镜前以各种姿势(两臂放松垂于身体两侧、双手撑腰、向前弯腰或双手高举枕于头后),比较双侧乳腺大小形状是否对称、轮廓有无改变、乳头有无内陷及皮肤颜色;②于不同体位(平卧或侧卧),将手指平放于乳腺,从外向乳头环形触摸,检查有无肿块;③检查看两侧腋窝有无肿大淋巴结;④用拇指及食指轻轻挤压乳头查有无溢液。疑有异常及时就医。

6. 指导病人自我心理调节,保持豁达开朗的心境和稳定情绪。

考点练习

考点:乳腺癌的病因和临床表现(A1、A2 型题)

1. 乳腺癌早期的临床表现是
   A. 橘皮样改变
   B. 无痛性肿块
   C. 乳头溢血
   D. 乳头内陷
   E. 同侧淋巴结肿大粘连
2. 病人,女性,60 岁,乳腺癌病人。其乳房皮肤出现"酒窝征",是因为
   A. 癌肿与皮肤粘连
   B. 癌瘤与胸肌粘连
   C. 癌肿侵犯 Cooper 韧带
   D. 癌瘤侵犯筋膜
   E. 癌瘤堵塞淋巴管
3. 根据乳腺癌转移的主要途径,护理评估应重点关注的部位是
   A. 腹股沟
   B. 颌下
   C. 颈后
   D. 颈前
   E. 腋窝
4. 乳腺癌特征性的乳腺体征是
   A. 肿块
   B. 酒窝征
   C. 乳头内陷
   D. 乳头溢液
   E. 红肿热痛
5. 乳腺癌好发于乳房的

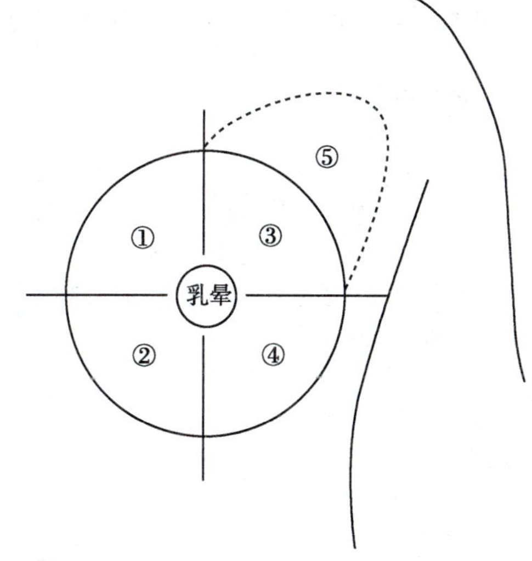

   A. ①
   B. ②
   C. ③
   D. ④
   E. ⑤
6. 病人,女性,39 岁,左乳肿块,界限不清,肿块多呈串珠状,周期性疼痛。考虑肿物最可能是
   A. 乳腺囊性增生病
   B. 乳腺脂肪瘤
   C. 乳腺囊肿
   D. 乳管内乳头状瘤
   E. 乳腺癌
7. 病人,女性,47 岁,近来发现乳头有少量血性液体流出,但乳房内并无明显肿块触及,亦无痛。可考虑
   A. 乳房囊肿
   B. 乳房内乳头状瘤
   C. 乳腺癌
   D. 乳房囊性增生病
   E. 乳腺脂肪瘤

考点:乳腺癌的辅助检查和治疗要点(A1、A2 型题)

8. 目前认为乳腺癌最有效的检查方法是
   A. X 线检查
   B. B 超
   C. 近红外线扫描
   D. 液晶热图像
   E. 活组织病理检查
9. 病人,女性,65 岁。发现右侧乳房肿块半年来院诊治,疑诊乳腺癌。下列检查对明确诊断最有价值的是
   A. B 型超声
   B. 红外线扫描
   C. 乳房钼靶 X 线
   D. 液晶热像图
   E. 活组织病理检查
10. 乳腺癌最主要的治疗方法是
   A. 药物治疗
   B. 基因治疗
   C. 内分泌治疗
   D. 中药治疗
   E. 手术切除

考点:乳腺癌的护理问题、护理措施和健康教育(A1、A2、A3/A4 型题)

11. 乳腺癌病人术后 24 小时可进行的活动是
   A. 活动腕部
   B. 活动肘部

C. 活动肩部
D. 手指爬墙运动
E. 举手过头

12. 乳腺癌病人术后几年内应避免妊娠
A. 1 年
B. 2 年
C. 3 年
D. 4 年
E. 5 年

13. 关于乳癌病人术后进行功能锻炼的说法，**错误**的是
A. 术后 24 小时内开始活动腕部
B. 术后 1～3 天活动肘部
C. 术后 3 天可进行肩部活动
D. 术后 1 周可进行手指爬墙运动
E. 患肢负重不宜过久

14. 病人，女性，45 岁，患乳腺癌。入院后接受乳腺癌改良根治术。术后患侧皮肤出现青紫、温度降低，脉搏不能扪及。提示
A. 伤口内出血
B. 伤口感染
C. 胸带包扎过紧
D. 引流管阻塞
E. 皮瓣坏死

15. 乳腺癌根治术后，利于伤口愈合的主要措施是
A. 患侧上肢功能锻炼
B. 加强营养
C. 应用抗生素，预防感染
D. 保持皮瓣下引流通畅
E. 抬高患肢

16. 病人，女性，52 岁，患乳腺癌。入院后接受乳腺癌扩大根治术。术后病人出现胸闷、呼吸困难。首先考虑为
A. 伤口内出血
B. 伤口感染
C. 胸带包扎过紧
D. 引流管阻塞
E. 气胸

(17～19 题共用题干)

病人，女性，38 岁，洗澡时无意发现左侧乳房肿块、无痛。入院后查体：肿块直径约为 2cm、质硬、不易推动，左侧腋下可扪及淋巴结肿大。

17. 该病人最可能的诊断是
A. 急性乳腺炎
B. 乳管内乳头状瘤
C. 乳腺囊性增生病
D. 乳腺癌
E. 乳房脓肿

18. 该病人宜选择的手术方法是
A. 脓肿切开引流
B. 乳房单纯切除
C. 乳癌根治术
D. 乳癌改良根治术
E. 乳癌扩大根治术

19. 针对该病人的术后护理措施，**错误**的是
A. 避免在患侧肢体测血压、抽血
B. 患侧皮瓣加压包扎
C. 保持引流管通畅
D. 术后 1～3 天活动肩部
E. 抬高患侧上肢

(20～21 题共用题干)

病人，女性，47 岁，发现右侧乳房内无痛性肿块 2 个月。体检：右侧乳房外上象限可扪及直径约 4cm 的肿块，边界不清，质地硬，局部乳房皮肤出现“橘皮样”改变，经活组织病理学检查证实乳腺癌。行乳腺癌改良根治术。

20. 该病人乳房皮肤出现“橘皮样”改变，是由于
A. 癌细胞堵塞皮下淋巴管
B. 癌肿侵犯乳房
C. 癌肿与胸肌粘连
D. 癌肿与皮肤粘连
E. 癌肿侵犯乳管

21. 术后第 2 天，对病人采取的护理措施**不正确**的是
A. 患侧垫枕以抬高患肢
B. 保持伤口引流管通畅
C. 观察患侧肢端血液循环
D. 指导患侧肩关节的活动
E. 禁止在患侧手臂测血压、输液

22. 病人，女性，39 岁。行右侧乳腺癌根治术，术后生命体征平稳。家属探视时感觉伤口包扎过紧，问护士“为什么包的这么紧啊?”护士的正确解释是
A. 防止感染
B. 保护伤口
C. 防止皮瓣坏死
D. 有利于引流
E. 利于肢体功能康复

23. 病人，女性，35 岁，患乳腺癌。入院后行右侧乳腺癌根治术，术后第 2 天，护士对其进行指导后，病人的讲述中正确的是
A. “这种病不会遗传”
B. “2 年内不能怀孕”
C. “能在右侧胳膊量血压”
D. “我要坚持右侧上肢的功能锻炼”
E. “下床时不可用吊带托扶右上肢”

24. 病人，女性，28 岁。乳腺扩大根治术后咨询护士可以妊娠的时间是术后
A. 1 年
B. 2 年
C. 3 年
D. 4 年
E. 5 年

25. 病人，女性，40 岁。因左乳乳腺癌行乳腺癌改良根治

术，现术后第 3 天，可以开展的功能锻炼是
A. 爬墙活动
B. 自行梳头
C. 肩关节活动
D. 屈肘活动
E. 上肢外展活动

26. 病人，女性，38 岁。昨日行双侧乳腺切除术。今早护士巡视病房时发现其情绪低落，躺在床上暗暗地流泪。此时护士的正确反应是
A. 佯装没看见
B. 悄悄离开病房
C. 安慰病人，让其说出伤心的原因
D. 静静地坐在床旁陪伴她
E. 询问同室病人

参考答案

序号	1	2	3	4	5	6	7	8	9	10	11	12	13	14	15
答案	B	C	E	B	C	A	B	E	E	E	A	E	C	C	D
序号	16	17	18	19	20	21	22	23	24	25	26				
答案	E	D	D	D	A	D	C	D	E	D	D				

第十八节 子宫内膜癌病人的护理

考情分析

年份	主要考点
2019	子宫内膜癌病人子宫全切术后雌激素治疗的护理
2020	子宫内膜癌首选的治疗方法；子宫内膜癌病人出院指导不包括(体力活动的程度)
2021	子宫内膜癌最常见的病理类型(内膜样腺癌)
2022	子宫内膜癌确诊的方法；子宫内膜癌普查的对象

考点导航

子宫内膜癌是指子宫体内膜发生的癌，**以腺癌为主**，又称子宫体癌。病变多发生在子宫底部的子宫内膜，**以两侧子宫角附近多见**。根据病变形态和范围可分为弥漫型和局灶型 2 种。显微镜下可见 5 种类型：内膜样腺癌、腺癌伴鳞状上皮分化、浆液性腺癌、黏液性癌、透明细胞癌。子宫内膜癌是女性生殖器官常见的三大恶性肿瘤之一，**多见于老年妇女**。

一、病　因

病因目前尚不清楚，可能与持续的**雌激素刺激**且无孕激素拮抗下发生子宫内膜增生症，甚至癌变有关。另外**未婚、未育、少育、肥胖、高血压、糖尿病、绝经延迟及其他心血管疾病**病人发生子宫内膜癌的比例增加。当前遗传因素日趋受到关注，约 20%的内膜癌病人有**家族史**。

二、临床表现

1. **阴道流血**　表现为不规则阴道流血，量一般不多。**绝经后以出现阴道流血为典型症状**；未绝经者表现为经量增多、经期延长或经间期出血。

2. 阴道排液　少数病人诉阴道排液增多，早期为浆液性或浆液血性白带，晚期合并感染时，可见脓性或脓血性排液，并有恶臭。

3. 疼痛　晚期癌肿浸润周围组织，压迫神经引起下腹部和腰骶部疼痛，并向下肢及足部放射。癌肿堵塞宫颈管引起宫腔积脓时，出现下腹部胀痛和痉挛性疼痛。

4. 全身症状　晚期出现贫血、消瘦、发热、衰竭等恶病质表现。

5. 体征　早期病人妇科检查无明显异常。病情发展，子宫逐渐增大，质稍软。晚期偶见癌组织自宫颈口脱出，质脆，触之易出血。

三、辅助检查

分段诊断性刮宫(简称分段诊刮)**是诊断子宫内膜癌最可靠的方法**。

四、治疗原则

根据子宫大小，肌层是否被癌肿浸润，癌细胞分化及转移等情况单选或综合应用治疗方案。包括**手术治疗**、放射治疗和药物治疗等。**早期以手术治疗为主**。

五、护理问题

1. 有感染的危险　与化疗药物引起的骨髓抑制、白细胞减少及用药后免疫力低下有关。
2. 有皮肤完整性受损的可能　与放疗有关。
3. 潜在并发症：排便、排尿异常　与放疗有关。
4. 恶心、呕吐　与化疗药物副作用有关。
5. 疲乏　与严重呕吐及癌症慢性消耗有关。
6. 口腔黏膜改变　与化疗药物副作用有关。
7. 腹泻　与化疗药物副作用有关。
8. 自我形象紊乱　与化疗引起面部色素沉着及头发脱落有关。
9. 焦虑　与癌症及化疗引起的难以忍受的恶心、呕吐有关。

六、护理措施

1. 一般护理　为病人提供安静的休养环境，保证病人的休息和睡眠时间。尽量集中医疗护理操作，减少对病人的医源性干扰。

2. 心理护理　要多与病人沟通，了解病人所处不同时期的心理特点，耐心倾听病人的倾诉，针对病人的不良心理问题提供个性化的心理支持，减轻病人的紧张情绪。给病人讲解子宫内膜癌的治疗方法和预后良好等情况，增强病人战胜疾病的信心。强调家属在疾病治疗中的重要作用，让病人充分感受到家庭的温暖与家人的支持和帮助，建立战胜疾病的信心。

3. 饮食护理　要尊重病人的饮食习惯，多进**食高蛋白、高热量、高维生素**的食物。

4. 身体恢复后适当地进行功能锻炼。

5. 并发症预防

(1) 预防压力性损伤：术后帮病人勤翻身，可使用液体敷料涂抹；特别瘦弱的病人可使用减压贴膜。

(2) 预防坠积性肺炎：术后勤翻身、采取半坐位、必要时雾化吸入，拍背促进病人排痰。

(3) 预防下肢深静脉血栓：术后教给病人正确穿着抗血栓压力带，使用气压循环驱动泵按摩下肢，促进血液回流。

6. 定期复查　**化疗病人定期检查血象、肝肾功能**。

七、健康教育

1. 普及防癌知识、让病人了解普查的重要性。**教育病人定期体检，中年妇女每年接受防癌检查一次**。**围绝经期月经紊乱或绝经后阴道流血应警惕子宫内膜癌，应做诊断性刮宫排除**。

2. 对绝经期有不规则阴道流血的高危妇女，合并高血压、糖尿病、肥胖的妇女应增加检查次数。

3. 严格掌握雌激素的使用指征，指导用药后的自我监护方法及随访措施。

4. 随访　治疗结束后应继续定期随访。随访时间：75%～95%复发在术后2～3年内，术后2～3年内每3个月1次，3年后每6个月1次，5年后每年1次；病人有不适感觉，应及时就诊检查。

考点练习

考点：子宫内膜癌的病因(A1型题)

1. 子宫内膜癌的高危因素**不包括**

A. 肥胖

B. 多育

C. 绝经延迟

D. 不孕不育

E. 长期持续的雌激素刺激

2. 下列关于子宫内膜癌的说法，**错误**的是

A. 发生于子宫内膜层，又称子宫体癌

B. 肥胖、高血压、糖尿病病人发病概率增多

C. 病变多发生在两侧子宫角

D. 以鳞癌为主

E. 未婚、少育、未育或有家族史妇女多见

考点：子宫内膜癌的临床表现(A1型题)

3. 子宫内膜癌的主要临床表现是

A. 绝经后阴道流血

B. 白带增多

C. 接触性出血

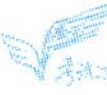

D. 月经紊乱
E. 疼痛

考点：子宫内膜癌的辅助检查和治疗要点(A1、A3/A4 型题)

4. 诊断子宫内膜癌的常用方法是
A. 宫颈刮片细胞学检查
B. 分段诊断性刮宫
C. B超
D. 宫颈活体组织检查
E. 宫腔镜检查

(5～6 题共用题干)

病人,女性,52 岁,绝经 4 年后出现阴道流血近 1 个月。妇科检查:宫颈光滑,子宫略饱满,两侧附件(—)。

5. 该病人可能患
A. 宫颈炎
B. 子宫肌瘤
C. 宫颈癌
D. 子宫内膜癌
E. 子宫内膜异位症

6. 为明确诊断可选择下列哪项检查
A. 宫腔镜检查
B. B超
C. 分段诊断性刮宫
D. 阴道涂片细胞学检查
E. 宫颈刮片细胞学检查

7. 病人,女性,55 岁,因绝经 5 年后出现阴道不规则流血入院,经检查诊断为子宫内膜腺癌。病人咨询本病最常用的治疗方案,护士正确的回答是
A. 化疗
B. 手术治疗
C. 中药治疗
D. 放疗
E. 放化疗结合

考点：子宫内膜癌的护理问题和护理措施(A1 型题)

8. 有关防治子宫内膜癌的措施,**错误**的是
A. 超过 50 岁的妇女定期盆腔检查
B. 绝经后的妇女长期口服雌激素
C. 围绝经期前后的妇女出现异常阴道流血及时就诊
D. 积极控制肥胖,治疗高血压、糖尿病
E. 定期妇科检查

9. 病人,女性,56 岁,因子宫内膜癌在全麻下行全子宫切除术,现术后 6 小时,肛门未排气,医嘱为流质饮食。家属前来询问可以吃什么,护士指导其可进食的食物是
A. 牛奶
B. 清鸡汤
C. 面汤
D. 豆浆
E. 糖水

10. 病人,女性,53 岁。子宫内膜癌,子宫全切除术后采取孕激素治疗。对该病人采取的护理措施,**不正确**的是
A. 告知病人服药后所致水、钠潴留会在停药后消失
B. 定期随访
C. 只能短期使用
D. 严格规范用药,不得擅自停药
E. 观察药物不良反应,及时对症处理

参考答案

序号	1	2	3	4	5	6	7	8	9	10
答案	B	D	A	B	D	C	B	B	C	C

第十九节 原发性支气管肺癌病人的护理

扫二维码
免费看视频

考情分析

年份	主要考点
2019	支气管肺癌确诊的方法;肺癌病人放疗的护理措施
2020	肺癌晚期病人询问病情时,护士的正确回答
2021	原发性支气管肺癌的起源部位(支气管黏膜上皮)
2022	全肺切除术后病人病情稳定后安置的卧位(1/4 患侧卧位);左肺肺叶切除术后病人清醒后安置的卧位

考点导航

肺癌多数起源于支气管黏膜上皮或肺泡上皮,因此也称支气管肺癌。发病大多在 40 岁以上,以男性多见,男女之比约(3～5)∶1。

一、病因与分类

（一）病因

尚不完全明确，认为与下列因素有关：

1. **长期大量吸烟** 资料表明，多年每日吸烟达40支以上者，肺鳞癌和小细胞癌的发病率比不吸烟者高4～10倍。

2. 环境污染及化学和放射性物质的致癌作用 某些工业部门和矿区职工，肺癌的发病率较高，可能与长期接触石棉、铬、镍、铜、锡、砷、放射性物质等有关。环境污染也是肺癌的风险因素。(*)

3. 身体内在因素 如免疫状态、代谢活动、遗传因素、肺部慢性感染等，也对肺癌的发生产生影响。

4. 生物学方面 近年来的研究表明，*p53* 基因、转化生长因子 β_1 基因、$mm23\text{-}H_1$ 基因表达的变化及基因突变与肺癌的发病有密切的联系。

（二）分类(表13-19-1)

表13-19-1 肺癌分类

分类	好发人群	类型	转移情况	特点
鳞癌	老年男性	中心型多见	先经淋巴转移，血行转移发生较晚	生长缓慢，病程较长
小细胞癌	老年男性	多为中心型	较早出现淋巴和血行转移	**恶性程度高**，生长快，对放化疗较敏感，但**预后差**
腺癌(最常见)		多为周围型	局部浸润和血行转移早期即可发生	一般生长缓慢
大细胞癌	老年男性	周围型多见	常发生在脑转移后才被发现	生长速度快，分化程度低，预后很差

温馨提示

小细胞癌恶性程度最高，对放化疗最敏感，即“小恶、小敏”。

（三）转移途径

直接扩散；**淋巴转移(最常见的扩散途径)**；血行转移。

二、临床表现

与肺癌的部位、大小，是否压迫、侵犯邻近器官以及有无转移等密切相关。

1. 呼吸系统表现 咳嗽(中央型出现较早，**阵发性、刺激性干咳为首发症状**)、咯血(间断或持续**痰中带血多见**)、胸痛、呼吸困难。

2. 全身表现 肿瘤组织坏死可引起癌性发热；若产生阻塞性肺炎或癌性脓肿时，体温更高。此外病人可出现食欲减退、消瘦、乏力。

3. 肿瘤蔓延和转移征象(表13-19-2) **声音嘶哑(压迫喉返神经)**、吞咽困难和气管-食管瘘、**上腔静脉压迫综合征**(肿瘤侵犯纵隔，压迫上腔静脉，使之回流受阻。头面部、颈部和上肢水肿以及前胸部淤血和静脉曲张)、Horner综合征(颈部交感神经受压，出现病侧眼睑下垂、瞳孔缩小、眼球内陷，同侧额部及胸部无汗或少汗)。

表13-19-2 肿瘤压迫部位及对应症状

压迫部位	症状
压迫或侵犯膈神经	同侧膈肌麻痹
压迫或侵犯喉返神经	声带麻痹、声音嘶哑
压迫上腔静脉	**面颈部、上肢和上胸部静脉怒张**，皮下组织水肿，上肢静脉压升高
侵犯胸膜	胸膜腔积液，常为血性；大量积液引起气促
癌肿侵犯胸膜及胸壁	有时出现持续性剧烈胸痛
侵入纵隔，压迫食管	引起吞咽困难
上叶顶部肺癌，亦称Pancoast肿瘤	侵入纵隔和压迫位于胸廓上口的器官或组织，如第1肋间、锁骨下动静脉、臂丛神经、颈交感神经等而产生**剧烈胸肩痛、上肢静脉怒张、上肢水肿、臂痛和运动障碍，同侧上眼睑下垂、瞳孔缩小、眼球内陷、面部无汗**等颈交感神经综合征(Horner征)

 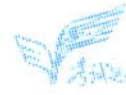

温馨提示

右心衰竭、缩窄性心包炎和肺癌病人均因压迫上腔静脉出现颈静脉怒张。

4. 胸外表现 又称副癌综合征，是指与肺癌有关，但与肿瘤的压迫，转移以及肿瘤的治疗均无关系的，神经肌肉或代谢异常的综合征。

5. 远处转移症状 转移至大脑时可引起头痛；**转移至骨骼，可引起骨痛和病理性骨折**；转移至肝，可出现肝区疼痛和肝大、黄疸等；转移至淋巴结，出现淋巴结肿大。

三、辅助检查

1. 胸部X线检查 在肺部可见块状阴影，边缘不清或呈分叶状，周围有毛刺。若有支气管梗阻，可见肺不张；若肿瘤坏死液化，可见空洞。

2. **痰细胞学检查** 起源于较大支气管的中央型肺癌，表面脱落的癌细胞随痰咳出，**若痰中找到癌细胞即可明确诊断**。

3. **支气管镜检查** 诊断中心型肺癌的阳性率较高，可在支气管腔内直接看到肿瘤大小、部位及范围，并可取或穿刺组织作病理学检查。

4. 常规CT检查 可发现早期肺癌病变，对明确纵隔淋巴结有无转移很有价值。

5. PET-CT检查(*) 能够对病灶进行精准定位和分期，可提高诊断的准确性。

6. 其他 纵隔镜、放射性核素扫描、经胸壁穿刺活组织、转移病灶活组织检查、胸腔积液检查等。

四、治疗原则

以手术治疗为主，结合放射、化学药物、中医中药以及免疫治疗等。

1. 手术治疗 目的是彻底切除肺部原发癌肿病灶和局部及纵隔淋巴结。肺切除术的范围取决于病变的部位和大小，分为扩大切除和局部切除。周围型肺癌，一般施行肺叶切除术；中心型肺癌，多施行肺叶或一侧全肺切除术。

2. 放射治疗 是从局部消除肺癌病灶的一种手段。**小细胞癌对放射疗法敏感性较高**，鳞癌次之，腺癌和细支气管肺泡癌最低。

3. **化学治疗** 对有些分化程度低的肺癌，**特别是小细胞癌，疗效较好**。亦可单独用于晚期肺癌，以缓解症状，或与手术、放射疗法综合应用，以防止癌肿转移复发，提高治愈率。

4. 中医中药治疗、免疫治疗等。按病人临床症状、脉象、舌苔等辨证论治，部分病人的症状可得到改善并延长生存期。

5. 免疫治疗 ①特异性免疫疗法：用经过处理的自体肿瘤细胞或加用佐剂后，作皮下接种治疗；②非特异性免疫疗法：用卡介苗、短小棒状杆菌、转移因子、干扰素、胸腺素等生物制品，或左旋咪唑等药物激发和增强人体免疫功能。

五、护理问题

1. 气体交换受损 与肺组织病变、手术、麻醉等因素有关。

2. 营养失调：低于机体需要量 与疾病引起机体代谢增加、手术创伤等有关。(*)

3. 焦虑/恐惧 与担心手术、疼痛、疾病的预后等因素有关。

4. 疼痛 与手术所致组织损伤有关。

5. 潜在并发症：出血、感染、肺不张、支气管胸膜瘘、肺水肿、急性呼吸窘迫综合征。

六、护理措施

(一) 术前护理

1. 心理护理 认真耐心地回答病人所提出的任何问题，以减轻其焦虑不安的情绪。向病人及家属详细说明手术方案及手术后可能出现的问题，各种治疗护理的意义、方法、大致过程、配合要点与注意事项，让病人有充分的心理准备。

2. 纠正营养和水分的不足 提供令人愉快的进食环境，提供色香味齐全的均衡饮食，注意口腔清洁，以促进食欲。伴营养不良者，经肠内或肠外途径补充营养。

3. 改善肺泡的通气与换气功能、预防手术后感染

(1) **戒烟：应指导并劝告病人停止吸烟**。

(2) **保持呼吸道通畅**：若有大量支气管分泌物，应先行体位引流。若痰液黏稠不易咳出，可行超声雾化，必要时经支

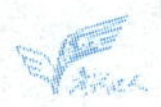

气管镜吸出分泌物。注意观察痰液的量、颜色、黏稠度及气味；遵医嘱给予支气管扩张剂、祛痰剂等药物，以改善呼吸状况。

(3) 口腔护理：注意口腔卫生，若有龋齿或上呼吸道感染应先治疗，以免手术后并发肺部感染等并发症。

(4) 预防感染：遵医嘱使用抗生素。

4. 术前指导

(1) 指导病人**练习腹式深呼吸、有效咳嗽和翻身**，可促进肺扩张，并利于术后配合。

(2) 指导病人练习使用深呼吸训练器，以有效配合术后康复，预防肺部并发症的发生。

(3) 指导病人在床上进行腿部运动以避免腓肠肌血栓的形成。

(4) 手术侧手臂及肩膀运动练习，可维持关节全范围运动及正常姿势。

(5) 介绍胸腔引流的设备，并告诉病人在手术后安放引流管(或胸管)的目的及注意事项。

(二) 术后护理

1. 维持呼吸道通畅

(1) 鼓励病人深呼吸，有效咳嗽、咳痰，必要时进行吸痰。

(2) 观察病人呼吸频率、幅度及节律，以及双肺呼吸音；病人有无气促、发绀等缺氧征象。

(3) 氧气吸入。常规给予鼻导管吸氧 2～4L/min，根据血气分析结果调整给氧浓度。[*]

(4) 稀释痰液：若病人呼吸道分泌物黏稠，可用糜蛋白酶、地塞米松、氨茶碱、抗生素等药物行氧气雾化或超声雾化，以达到稀释痰液、消炎、解痉、抗感染的目的。

2. 维持生命体征平稳　手术后 2～3 小时内，每 15 分钟测生命体征一次；脉搏和血压稳定后改为 30 分钟至 1 小时测量一次；注意有无呼吸窘迫的现象。

3. 体位

(1) 病人意识未恢复时取平卧位，头偏向一侧，以免误吸。

(2) **清醒且血压稳定后，采用半坐卧位**。

(3) 肺叶切除者采用左右侧卧位。

(4) **肺段切除术或楔形切除术者，应避免手术侧卧位，最好选择健侧卧位**，以促进患侧肺组织扩张。

(5) **全肺切除术者，应避免过度侧卧，可采取 1/4 患侧卧位**，以预防纵隔移位和压迫健侧肺而导致呼吸循环功能障碍。

(6) 咯血或支气管瘘管，应取患侧卧位。

(7) 避免采用头低足高仰卧位，以防因横膈上升而妨碍通气。

4. 减轻疼痛，增进舒适

(1) 适当给予止痛剂。同时观察病人呼吸频率，是否有呼吸受抑制的征象。

(2) 安排舒适的体位，半卧位时可在病人的头、颈下置枕头，以促进舒适，勿将枕头置于肩下或背部。

(3) 根据病人的需要及病情允许，协助并指导病人翻身，以增加病人的舒适度。

5. 维持液体平衡和补充营养

(1) 严格掌握输液的量和速度，防止前负荷过重而导致肺水肿。全肺切除术后病人应控制钠盐摄入量，**一般而言 24 小时补液量宜控制在 2 000ml 内，速度以 20～30 滴/min 为宜**。

温馨提示

急性左心衰竭、肺癌病人肺叶切除术后溶液滴速均为 20～30 滴/min。

(2) 记录出入水量，维持体液平衡。

(3) 当病人意识恢复且无恶心现象，拔除气管插管后即可开始饮水。

(4) 肠蠕动恢复后，即可开始进食清淡流质、半流质饮食；若病人进食后无任何不适可改为普食，饮食宜为高蛋白、高热量、丰富维生素、易消化。

6. 活动与休息

(1) 鼓励病人早期下床活动：目的是预防肺不张。术后第 1 日，生命体征平稳，应鼓励及协助病人下床或在床旁站立移步；严密观察病人病情变化，出现头晕、气促、心动过速、心悸和出汗等症状时，应立即停止活动。术后第 2 日起，可扶持病人围绕病床在室内或离室行走 3～5 分钟，以后根据病人情况逐渐增加活动量。

(2) 四肢活动：病人麻醉清醒后，护士可协助病人进行臂部、躯干和四肢的轻度活动，每 4 小时 1 次；术后第 1 日开始作肩臂的主动运动。全肺切除术后的病人，鼓励取直立的功能位，以恢复正常姿势。

7. 伤口护理　检查敷料是否干燥，有无渗血，发现异常及时报告医师。

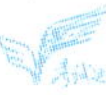

8. 维持胸腔引流通畅

(1) 按胸腔闭式引流常规进行护理。

(2) 密切观察引流液量、色、性状，**当引流出多量血液(每小时>100ml)，呈鲜红色、有血凝块，病人出现烦躁不安、血压下降等情况**(*)**时，应考虑有活动性出血**。

(3) 全肺切除术后所置的胸腔引流管一般**呈钳闭状态**，以保证术后患侧胸腔内有一定压力，使纵隔位于中间位置。**每次放液量不宜超过100ml，速度宜慢**，避免快速多量放液引起纵隔突然移位，导致心脏骤停。

9. 并发症的护理(*)　①胸腔出血；②肺部感染和肺不张；③心律失常；④支气管胸膜瘘；⑤肺水肿、肺栓塞。

七、健康教育

1. 告知病人出院返家后数星期内，仍应进行呼吸运动及有效的咳嗽。

2. 注意保持良好的口腔卫生，避免出入公共场所或与上呼吸道感染者接近。避免居住或工作于布满灰尘、烟雾及化学刺激物品的环境、戒烟。

3. 保持良好的营养状况，每天有充分的休息与活动。

4. **若有伤口疼痛、剧烈咳嗽及咯血等症状**，或有进行性倦怠情形，**应返院追踪治疗**。

5. **化疗药物有抑制骨髓造血功能**和胃肠道反应，治疗前应取得病人的同意，治疗过程中注意血象的变化，**定期到医院复查血细胞和肝功能**等，**当白细胞低于 3.5×10^9/L 时应停药**。

6. 早期筛查，40 岁以上人群应定期进行胸部 X 线或 CT 普查。

考点练习

考点：肺癌的病因和临床表现(A1 型题)

1. 肺癌的最主要致病因素是
   A. 遗传因素
   B. 肺部慢性感染
   C. 长期大量吸烟
   D. 职业性粉尘
   E. 免疫缺陷

2. 肺癌中恶性程度最高的一种组织类型是
   A. 鳞状上皮细胞
   B. 小细胞未分化癌
   C. 大细胞未分化癌
   D. 腺癌
   E. 肺泡癌

3. 肺癌的首发症状是
   A. 刺激性咳嗽
   B. 胸闷
   C. 咯血
   D. 胸痛
   E. 气促

4. 表示肺癌已有全身转移的表现是
   A. 痰中带血
   B. 持续性胸痛
   C. 股骨局部破坏
   D. 间歇性高热
   E. 持续性胸腔积液

考点：肺癌的辅助检查和治疗要点(A1、A2 型题)

5. 病人男，50 岁。刺激性咳嗽，痰中带血 3 周。X 线胸部正位片示右肺门阴影增大，确诊的检查方法是
   A. 胸部 CT
   B. 胸部超声波检查
   C. 支气管动脉造影
   D. 同位素肺扫描
   E. 纤维支气管镜活检

6. 放化疗效果最好的肺癌类型是
   A. 鳞状上皮细胞
   B. 小细胞未分化癌
   C. 大细胞未分化癌
   D. 腺癌
   E. 肺泡癌

7. 肺上叶肺癌，首选的治疗方法是
   A. 免疫治疗
   B. 化疗
   C. 手术
   D. 放射治疗
   E. 化疗加免疫治疗

考点：肺癌的护理问题和护理措施(A1、A2、A3/A4 型题)

8. 肺癌病人术后的输液速度为
   A. 20～30 滴/min
   B. 30～40 滴/min
   C. 40～50 滴/min
   D. 50～60 滴/min
   E. 60～70 滴/min

9. 病人，男性，62 岁。支气管肺癌手术后 3 天。目前一般情况尚可，但有痰不易咳出。最适宜采取的排痰措施是
   A. 指导深呼吸咳嗽
   B. 给予叩背
   C. 给予机械振荡
   D. 给予体位引流
   E. 给予吸痰

（10～11题共用题干）

病人，男性，50岁，近3个月来咳嗽，痰中带血，胸片示右肺门旁3cm×4cm左右肿块影，边缘模糊，右肺尖有钙化。初步诊断为肺癌。

10. 为了确立诊断，应选择的检查方法是
A. 痰液中查找癌细胞
B. 经胸壁穿刺活检
C. 支气管纤维镜检查
D. 胸部CT
E. X线检查

11. 术后针对该病人采取的护理措施，**错误**的是
A. 指导病人深呼吸
B. 适当使用止痛剂
C. 24小时补液量控制在2 000ml内
D. 取头低仰卧位
E. 病人生命体征平稳后，协助其床旁站立移步

12. 病人，男性，62岁，支气管肺癌手术切除病灶后准备出院。在进行出院健康指导时，应该告诉病人出现哪种情况时必须尽快返院就诊
A. 鼻塞流涕
B. 夜间咳嗽
C. 伤口瘙痒
D. 痰中带血
E. 食欲下降

（13～16题共用题干）

病人，男性，48岁，支气管肺癌，病理组织报告为“鳞状细胞癌”。

13. 按照解剖部位分类，该癌肿最常见的类型是
A. 周围型
B. 混合型
C. 边缘型
D. 中央型
E. 巨块型

14. 病人进行肺癌切除术后，需要进行化疗。输注化疗药前与病人沟通。最重要的注意事项是
A. 健康教育
B. 评估血管
C. 保护血管
D. 血液检验指标正常
E. 告知病人，并要求签署化疗同意书

15. 病人在输注化疗药过程中，突然感觉静脉穿刺处疼痛，紧急处理措施是
A. 安慰病人
B. 检查有无回血，如有回血继续输注
C. 拔掉液体
D. 立即停止输液，做进一步处理
E. 通知医生

16. 病人治疗过程中，白细胞低于多少时应停止化疗或减量
A. $6.5\times10^9/L$
B. $5.5\times10^9/L$
C. $4.5\times10^9/L$
D. $3.5\times10^9/L$
E. $2.5\times10^9/L$

（17～18题共用题干）

病人，男性，45岁，汽车修理工，间断咳嗽3个月，无痰。近20天出现咳嗽加剧。痰中带血，无发热、寒战等症状。查体：T 36.7℃，P 78次/min，R 19次/min，BP 110/70mmHg，浅表未扪及淋巴结，高度怀疑肺癌。

17. 在收集病人病史资料时，**不能**遗漏的重要信息是
A. 吸烟史
B. 服药史
C. 婚姻状况
D. 营养状况
E. 心理状态

18. 病人确诊为肺癌，给予化疗。输注化疗药前需建立静脉通道，首选的液体为
A. 5%葡萄糖溶液
B. 10%葡萄糖溶液
C. 5%葡萄糖盐水
D. 生理盐水
E. 林格液（复方氯化钠溶液）

19. 病人，男性，58岁。患肺癌，有吸烟史近20年。护士的行为**不妥**的是
A. 耐心地回答病人提出的任何问题
B. 指导并劝告病人停止吸烟
C. 为病人讲解吸烟的危害
D. 以该病人为例大力宣传吸烟的危害
E. 为病人提供一些戒烟的技巧

20. 病人，男性，60岁，因患肺癌行多次放疗，现照射部位皮肤出现红斑、有烧灼感。护士应指导病人
A. 使用肥皂清洗皮肤
B. 照射部位冷敷
C. 保持照射部位皮肤干燥，清洁
D. 照射部位热敷
E. 照射部位皮肤涂2%甲紫

21. 病人，女性，45岁，小学文化。刚刚知晓自己被诊断为原发性支气管肺癌，询问护士：“我是不是活不了多久了？”针对该病人的心理护理，**错误**的是
A. 耐心倾听病人的诉说
B. 讲解有关疾病知识及治疗措施
C. 安排家庭成员和朋友定期看望病人
D. 指导病人立遗嘱安排后事
E. 安慰病人，保持积极情绪

22. 病人，男性，60岁。因“原发性支气管肺癌”行左肺全切术。病理结果为小细胞癌。辅助胸部放疗。护士对病人进行健康教育。正确的是
A. 照射后不可饮水
B. 照射前需大量进食
C. 照射部位尽量多让日光直射
D. 照射前静卧半小时
E. 照射部位用肥皂清洗

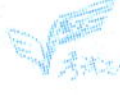

参考答案

序号	1	2	3	4	5	6	7	8	9	10	11	12	13	14	15	16
答案	C	B	A	C	E	B	C	A	E	C	D	D	D	E	D	D
序号	17	18	19	20	21	22										
答案	A	D	D	C	D	D										

附：全身麻醉病人的护理

全身麻醉是麻醉药作用于中枢神经系统并抑制其功能，以使病人全身疼痛消失的麻醉方法。

一、分类

按麻醉药进入体内的途径不同分为吸入麻醉和静脉麻醉。

1. 吸入麻醉　系将挥发性液体或气体麻醉药物经呼吸道吸入肺内，再经肺泡毛细血管吸收进入血液循环，到达中枢神经系统，产生全身麻醉的方法。由于麻醉药经肺通气进入体内和排出，故麻醉深度的调节较其他方法更为容易。

2. 静脉麻醉　系将麻醉药物经静脉注入血液循环，通过血液循环作用于中枢神经系统而产生全身麻醉的方法。其优点是诱导迅速，对呼吸道无刺激，不污染手术室，麻醉苏醒期也较平稳，使用时无需特殊设备；缺点为麻醉深度不易调节，容易产生快速耐药，无肌松作用，长时间用药后可致体内蓄积和苏醒延迟。

二、护理问题

1. 焦虑和恐惧　与对手术室环境陌生、担心麻醉安全性和手术等有关。

2. 知识缺乏：缺乏有关麻醉前和麻醉后须注意和配合的知识。

3. 潜在并发症：恶心、呕吐、窒息、麻醉药过敏、麻醉意外、呼吸道梗阻、低氧血症、低血压、高血压、心律失常、心脏停搏、坠积性肺炎等。

4. 有受伤的可能　与病人麻醉后未完全清醒或感觉未完全恢复有关。

5. 疼痛　与手术、创伤和麻醉药物作用消失有关。

三、护理问题

1. 麻醉前护理

(1) 了解病人近期有无呼吸道或肺部感染；既往手术、麻醉史；特殊嗜好和药物成瘾史；有无药物过敏史等；是否安有义齿；了解凝血机制障碍及贫血等异常。

(2) 了解麻醉后康复知识的认识程度；是否存在焦虑或恐惧等不良情绪反应。

(3) 告知和签署麻醉同意书。

(4) 麻醉前用药：一般在术前 30 分钟给病人应用麻醉前用药。

1) 用药目的：①镇静和催眠：消除病人紧张、焦虑及恐惧情绪。②镇痛：缓解麻醉操作可能引起的疼痛和不适。**③抑制腺体分泌：减少呼吸道腺体和唾液的分泌，保持呼吸道通畅**。④抑制不良反射：消除因手术或麻醉引起的不良反射，如牵拉内脏引起的迷走神经反射，维持血流动力学稳定。

2) 常用药物

①镇静催眠药：具有镇静、催眠、抗焦虑及抗惊厥作用。a. 巴比妥类：苯巴比妥钠(鲁米那)，成人肌内注射剂量为 0.1～0.2g。b. 苯二氮䓬类：地西泮(安定)，成人口服或静脉注射剂量为 5～10mg。

②镇痛药：具有镇静及镇痛作用，可减少麻醉药用量。常用药物：吗啡，成人肌内注射剂量为 10mg；哌替啶，成人肌内注射剂量为 25～50mg。

③抗胆碱能药：能拮抗 M 胆碱能受体，抑制腺体分泌，减少呼吸道和口腔分泌物。常用药物为阿托品，成人肌内注射剂量为 0.5mg；东莨菪碱，成人肌内注射剂量为 0.3mg。

④抗组胺药：可拮抗或阻滞组胺释放。H_2 受体拮抗剂作用于血管和平滑肌可解除其痉挛。常用药物有异丙嗪，肌内注射剂量为 12.5～25mg。

⑤全麻常用药[*]：a. 吸入麻醉药：氧化亚氮、七氟烷、地氟烷；b. 静脉麻醉药：氯胺酮、依托咪酯、丙泊酚、咪达唑仑、右旋美托咪定；c. 肌肉松弛药：去极化肌松药、非去极化肌松药。

(5) 术前禁食：**成人术前禁食 12 小时、禁饮 4 小时**，以保证胃排空，避免反流、呕吐或误吸。

(6) 麻醉药过敏试验。

2. 麻醉期间及恢复期的护理

(1) 了解病人的术中情况。

(2) 了解病人的意识状态、血压、心率、血氧饱和度是否正常。

(3) 了解病人有无术后不适及相应的情绪反应。

3. 并发症的观察及预防

(1) 恶心、呕吐：嘱病人放松情绪、深呼吸，以减轻紧张感。必要时按医嘱可予以甲氧氯普胺10mg经静脉或肌内注射。

(2) 窒息：麻醉未清醒时取平卧位，头偏向一侧；一旦病人发生呕吐，立即清理口腔，以免因口腔内残存物造成误吸。

(3) 麻醉意外：做好麻醉物品和急救物品的准备。

(4) 呼吸道梗阻：

1) 上呼吸道梗阻：指声门以上的呼吸道梗阻。常见原因为机械性梗阻，如舌后坠、口腔分泌物阻塞、异物阻塞、喉头水肿、喉痉挛等。不全梗阻表现为呼吸困难并有鼾声；完全梗阻时有鼻翼翕动和三凹征。一旦发生，迅速将下颌托起，将头后仰，放入口咽或鼻咽通气管，清除咽喉部分泌物和异物。喉头水肿者，给予糖皮质激素，严重者行气管切开。喉痉挛者，应解除诱因、加压给氧，无效时静脉注射琥珀胆碱，经面罩给氧，维持通气，必要时行气管内插管。

2) 下呼吸道梗阻：指声门以下的呼吸道梗阻。常见原因为气管导管扭折、导管斜面过长而紧贴在气管壁上、分泌物或呕吐物误吸、支气管痉挛等。轻者出现肺部啰音，重者出现呼吸困难、缺氧发绀、潮气量降低、气道阻力增高、发热、心率加快、血压下降。一旦发现，立即报告医师并协助处理。

(5) 低氧血症：当SpO_2＜90%、PaO_2＜8kPa(60mmHg)或吸入纯氧时PaO_2＜12kPa(90mmHg)即为低氧血症。应及时处理和护理。常见原因有吸入氧浓度过低、气道梗阻、弥散性缺氧、肺不张、肺水肿、误吸等。表现为呼吸急促、发绀、躁动不安、心动过速、心律失常、血压升高等。一旦发生，及时给氧，必要时行机械通气。

(6) 低血压：当麻醉病人的收缩压下降超过基础值的30%或绝对值＜80mmHg时，即为低血压。主要原因有麻醉过深、失血过多、过敏反应、肾上腺皮质功能低下、术中牵拉内脏等。长时间严重的低血压可致重要器官低灌注，并发代谢性酸中毒等。一旦发生，首先调整麻醉深度，补充血容量，必要时暂停手术操作，给予血管收缩药，待麻醉深度调整适宜、血压平稳后再继续手术。

(7) **高血压：是全身麻醉中最常见的并发症**。指麻醉期间收缩压高于基础值的30%或高于160mmHg。除原发性高血压者外，多与麻醉浅、镇痛药用量不足、未能及时控制手术刺激引起的应激反应有关。有高血压病史者，应在全麻诱导前静脉注射芬太尼，以减轻气管插管引起的心血管反应。术中根据手术刺激程度调节麻醉深度，必要时行控制性降压。

(8) 心律失常和心搏骤停：密切监测病人心律变化：一旦发现异常，应及时报告医师，并配合救治。以窦性心动过速和房性期前收缩多见。可因麻醉过浅、心肺疾病、麻醉药对心脏起搏系统的抑制、麻醉和手术造成的全身缺氧、心肌缺血而诱发。应保持麻醉深度适宜，维持血流动力学稳定，维持心肌氧供应平衡，处理相关诱因。

(9) 坠积性肺炎：保持呼吸道通畅；稀释痰液；促进排痰；加强观察；积极处理。

四、健康教育

对术后仍存在严重疼痛、需带自控镇痛泵出院的病人，教会其对镇痛泵的自我管理和护理。若出现镇痛泵脱落、断裂或阻塞情况应及时就诊处理。

考点练习

考点：全身麻醉的分类和护理措施(A1、A3/A4型题)

1. 麻醉前禁水、禁食的主要目的是
   A. 提高病人耐受力
   B. 预防呼吸道误吸
   C. 减少呼吸道内分泌物
   D. 防止术后腹胀
   E. 防止术后尿潴留
2. 吸入性麻醉前使用下列哪种药物可减少呼吸道分泌物
   A. 地西泮
   B. 哌替啶
   C. 阿托品
   D. 异丙嗪
   E. 吗啡
3. 预防全麻病人术后发生误吸的主要措施是
   A. 密切观察生命体征
   B. 禁食、禁水
   C. 去枕平卧，头偏向一侧
   D. 吸氧
   E. 放置口咽通气道
4. 病人全麻拔管后自主呼吸出现“三凹征”常见于

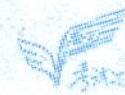

A. 呼吸暂停
B. 急性支气管痉挛
C. 肺不张
D. 上呼吸道梗阻
E. 误吸

5. 全身麻醉中最严重的并发症是
A. 高血压
B. 低血压
C. 心脏停搏
D. 恶心呕吐
E. 室性心律失常

6. 全麻病人发生高血压的原因**不包括**
A. 病人患原发性高血压
B. 麻醉过浅
C. 镇痛药用量不足
D. 未能及时控制手术刺激
E. 年老

（7～8 题共用题干）

病人，男性，56 岁，无肺部疾病史和吸烟史。在全麻下行肠切除术。术后麻醉未清醒，出现呼吸困难并有鼾声。

7. 全麻术后引起上呼吸道梗阻最常见的原因是
A. 呕吐物误吸
B. 舌后坠
C. 喉痉挛
D. 分泌物阻塞
E. 支气管痉挛

8. 针对上述情况，应采取的措施是
A. 气管插管
B. 气管切开
C. 托起病人下颌，头向后仰
D. 高浓度给氧
E. 吸痰

参考答案

序号	1	2	3	4	5	6	7	8
答案	B	C	C	D	C	E	B	C

第十四章　血液、造血器官及免疫疾病病人的护理

第一节　血液及造血系统解剖生理

考情分析

在2019—2023年的全国护士执业资格考试中，本节均未出现相应考题。

考点导航

血液及造血系统由血液及造血器官组成。血液由血细胞及血浆组成。造血器官有骨髓、胸腺、肝、脾和淋巴结。

一、血细胞的生成及造血器官

血细胞主要在骨髓生成。骨髓源源不断地输出新生细胞，补充血液中衰老死亡的血细胞，形成动态平衡。血细胞起源于卵黄囊的中胚层造血干细胞，又称多能干细胞，具有不断自我更新与多向分化增殖的能力。干细胞一分为二时，一方面仍保持干细胞的特性，另一方面则向各系细胞分化成为定向造血干细胞，即造血祖细胞。造血祖细胞在不同的集落刺激因子作用下，分别增殖分化成为淋巴细胞、浆细胞、红细胞、血小板、单核细胞及各种粒细胞等。

胚胎成形后造血干细胞随血流移居肝和脾，最后种植于红骨髓内。所以，在胚胎期24周前，胎肝为主要造血器官。**婴儿出生后**，肝、脾造血功能迅速停止，**红骨髓成为主要造血器官**，5～7岁以前的儿童全身骨髓都参与造血，随着年龄的增长，长骨的红骨髓逐渐被无造血功能的黄骨髓替代，仅留下髂骨、胸骨、肋骨、脊椎骨、颅骨和长骨近端骨骺处有活跃的造血功能，当机体需要时，黄骨髓又可转变为红骨髓恢复造血功能。**在骨髓造血不能完全代偿时，肝、脾可恢复部分造血功能，称为髓外造血**。但成年人如果出现骨髓外造血，则是造血功能紊乱的表现。淋巴细胞在淋巴器官和淋巴组织增殖，成为具有免疫活性的淋巴细胞和浆细胞。

二、血液组成及血细胞生理功能

(一) 血液组成

由血浆及血细胞组成。血细胞成分有红细胞、白细胞及血小板3种。

(二) 血细胞的生理特征及功能(表14-1-1)

表14-1-1　血细胞的功能和临床意义

分类	正常值	功能	临床意义
红细胞	男：(4.0～5.5)×10^{12}/L 女：(3.5～5.0)×10^{12}/L	**运输氧和二氧化碳**	**减少引起贫血** 增多见于缺氧性疾病，如法洛四联症、肺心病
血红蛋白	男：120～160g/L 女：110～150g/L		
白细胞	(4～10)×10^9/L	**抗感染**	**下降易引起感染、高热** 中性粒细胞升高见于细菌感染 淋巴细胞升高见于病毒感染 嗜酸性粒细胞升高见于过敏性疾病
血小板	(100～300)×10^9/L	**止血**	**减少引起出血**

注：1. 缺铁性贫血：红细胞和血红蛋白均下降。
2. 再生障碍性贫血：全血细胞(红细胞、白细胞和血小板)均下降。
3. 血小板减少性紫癜：血小板下降。
4. 白血病：白细胞(异常白细胞)升高，红细胞和血小板下降。

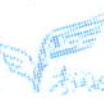

1. 红细胞　**主要成分为血红蛋白，主要功能是运输氧和二氧化碳**。

2. 白细胞　主要功能是参与人体对入侵异物的反应过程。

（1）粒细胞：①**中性粒细胞**，具有杀菌或抑菌作用，是机体抵抗病原微生物特别是**急性化脓性细菌入侵**的第一道防线；②**嗜酸性粒细胞**，主要功能是破坏嗜碱性粒细胞释放的生物活性物质，参与对蠕虫的免疫反应，具有**抗过敏**、**抗寄生虫**作用；③嗜碱性粒细胞，颗粒内含组胺、过敏性慢反应物质、嗜酸性粒细胞趋化因子等生物活性物质，主要与变态反应有关。

（2）单核细胞：单核细胞分化成巨噬细胞时，能吞噬、消灭细胞内的致病微生物（如真菌、疟原虫、病毒），清除衰老组织，识别、杀伤肿瘤细胞。

（3）淋巴细胞：淋巴细胞在免疫应答反应中起核心作用。其中T细胞参与细胞免疫，B细胞参与体液免疫。

3. **血小板**　主要**参与生理性止血和血液凝固**，保持毛细血管内皮的完整性。

4. 小儿血液特点

（1）红细胞和血红蛋白量：由于胎儿期处于相对缺氧状态，红细胞和血红蛋白量较高。**生后红细胞生成素减少**，骨髓造血功能暂时性降低，**红细胞破坏增加**，生长发育迅速、循环血量增加等因素，**生后2～3个月出现"生理性贫血"**，约至12岁达成人水平。

（2）白细胞计数及分类：白细胞总数8岁后接近成人水平。白细胞分类主要是中性粒细胞和淋巴细胞的两次交叉（比例相等），**第一次交叉出现在生后4～6天**，**第二次交叉出现在4～6岁**，6岁后逐渐与成人相似。

考点练习

考点：血液及造血系统的解剖结构和生理功能（A1型题）

1. 胎儿时期最初的造血器官是
   A. 卵黄囊　B. 肝
   C. 脾　D. 骨髓
   E. 淋巴结
2. 胎儿中期主要的造血器官是
   A. 卵黄囊　B. 肝
   C. 脾　D. 骨髓
   E. 淋巴结
3. 出生后主要的造血器官是
   A. 卵黄囊　B. 肝
   C. 脾　D. 骨髓
   E. 淋巴结
4. 婴幼儿发生各种感染时，可出现
   A. 卵黄囊造血
   B. 肝、脾、淋巴结参与造血
   C. 红骨髓造血
   D. 黄骨髓造血
   E. 红、黄骨髓均参与造血
5. 婴儿生理性贫血通常发生在
   A. 生后1～2个月　B. 生后2～3个月
   C. 生后4～5个月　D. 生后6～8个月
   E. 生后10～12个月
6. 小儿中性粒细胞和淋巴细胞两次交叉的时间出现在
   A. 生后2～3天，生后2～3岁
   B. 生后2～3天，生后4～6岁
   C. 生后4～6天，生后2～3岁
   D. 生后4～6天，生后4～6岁
   E. 生后4～6天，生后7～8岁

参考答案

序号	1	2	3	4	5	6
答案	A	B	D	B	B	D

第二节　缺铁性贫血病人的护理

考情分析

年份	主要考点
2019	铁剂的服药时间；缺铁性贫血患儿出现精神不振、学习成绩下降时的合理解释（脑组织缺血缺氧）
2020	缺铁性贫血病人首要的护理问题；铁剂不能与奥美拉唑同服的原因
2021	缺铁性贫血的判断
2022	成年女性 Hb 80g/L，考虑为（中度贫血）
2023	缺铁性贫血的诊断；铁剂的错误用药指导（与牛奶同服）；缺铁性贫血患儿服用铁剂的时间

考点导航

一、小儿贫血概述

贫血是指外周血中单位容积内的红细胞数或血红蛋白量低于正常值。小儿贫血的国内诊断标准是：新生儿期血红蛋白(Hb)<145g/L，1～4个月时Hb<90g/L，4～6个月时Hb<100g/L。6个月以上则按**WHO标准：6个月～6岁者Hb<110g/L，6～14岁者Hb<120g/L为贫血**。海拔每升高1 000m，Hb上升4%。

（一）小儿贫血的分度(表14-2-1)

表14-2-1 小儿贫血的分度

单位：g/L

		轻度	中度	重度	极重度
血红蛋白	新生儿	144～120	120～90	90～60	60
	儿童	**120～90**	**90～60**	**60～30**	**<30**

（二）贫血的病因学分类

1. 红细胞及血红蛋白生成不足 ①造血物质缺乏：**缺乏铁、维生素B_{12}、叶酸等，是小儿贫血最常见的原因**；②造血功能障碍：如再生障碍性贫血等。

2. 红细胞破坏过多(溶血性贫血) 如遗传性球形红细胞增多症、地中海贫血等。

3. 红细胞丢失过多(失血性贫血) 包括急性和慢性失血性贫血。

二、营养性缺铁性贫血

缺铁性贫血是由于**体内储存铁缺乏**导致**血红蛋白合成减少**而引起的一种**小细胞低色素性贫血**。是小儿贫血中最常见的类型，**6个月至2岁的婴幼儿发病率最高**。

（一）病因及发病机制

1. 铁的储存不足 如早产、双胎、孕母患缺铁性贫血等。

2. **铁摄入不足 是导致婴儿缺铁的主要原因**。未及时添加含铁丰富的食物，年长儿偏食等。

3. 生长发育快 对铁的需要量相对增多。

4. **铁的吸收及利用障碍** 慢性腹泻、反复感染及不合理的食物搭配等。**十二指肠及空肠上端是铁的主要吸收部位，胃大部切除或胃空肠吻合术**后，由于胃酸缺乏、肠道功能紊乱、小肠黏膜病变等均可**使铁吸收障碍**。

5. **铁的丢失过多** 长期慢性失血所致，**是成人缺铁性贫血的主要原因**。

温馨提示

小儿缺铁性贫血的主要原因与成人不同，小儿为铁摄入不足，成人女性多为慢性失血，胃大部切除术后则为铁的吸收障碍。

（二）临床表现

1. 一般贫血表现 **皮肤黏膜苍白，以口唇、甲床最明显**，睑结膜、口腔黏膜也可出现苍白。易疲乏，年长儿可诉无力、头晕等。

2. 髓外造血表现 肝、脾、淋巴结增大。

3. 非造血系统表现 ①消化系统：食欲减退、呕吐、腹泻等；②神经系统：注意力不易集中、记忆力减退、学习成绩下降等；③心血管系统：严重贫血时心率增快，心脏扩大，甚至发生心力衰竭；④其他：如头发枯黄无光泽，口角炎、舌炎，指甲薄脆、反甲(匙状甲)，常合并感染等。

（三）辅助检查

1. 血常规 为小细胞、低色素性贫血，**血红蛋白降低比红细胞数减少明显**。红细胞体积较小且大小不一，中心淡染区扩大；白细胞、血小板均正常。

2. 骨髓象 增生活跃，以中、晚幼红细胞增生为主。骨髓铁染色可反映体内贮存铁情况，缺铁性贫血常表现骨髓细胞外含铁血黄素消失，幼红细胞内含铁颗粒减少或消失。

3. 其他 血清铁降低，总铁结合力升高，血清铁蛋白降低，血清铁蛋白检查可准确反映体内贮存铁情况，能作为缺铁依据。

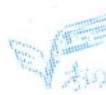

(四) 治疗原则

祛除病因和铁剂治疗，必要时输血。常用**硫酸亚铁**、富马酸亚铁等。如治疗反应满意，应**在Hb达正常水平后再继续使用4～6个月**，以增加铁储存。

(五) 护理问题

1. 活动无耐力　与贫血致组织器官缺氧有关。
2. 营养失调：低于机体的需要量　与铁的供应不足，吸收不良，丢失过多或消耗增加有关。
3. 知识缺乏：家长及年长儿缺乏本病的防护知识。
4. 有感染的危险　与机体免疫功能低下有关。

(六) 护理措施

1. 纠正不良饮食习惯，合理搭配饮食　告知家长**含铁丰富且易吸收的食物(肝、肾、动物血、海带、紫菜、木耳**、豆类、香菇等，谷类、蔬菜含铁低，乳类最低)；婴儿提倡母乳喂养，按时添加含铁丰富的辅食或补充铁强化食品；指导家长**对早产儿**和低体重儿自**2个月左右给予铁剂**。

2. 按医嘱服用铁剂时需注意　①**两餐之间服用(成人为餐后，小儿为两餐中间)**；②**可与维生素C、果汁等同服，促进铁吸收**；③牛奶、茶、蛋类、抗酸药物等可抑制铁的吸收，应避免与含铁食物同服；④**用吸管或服药后漱口**以防牙齿被染黑；⑤口服铁剂可致胃肠道反应(大便变黑，为正常现象)，宜从小剂量开始；⑥药物应妥善存放，以免误服过量而中毒。

温馨提示

考生只需记住能与铁剂同服的有稀盐酸、维生素C和果汁，不能同服的不须记忆。同时**铁剂治疗有效首先升高的是网织红细胞**。

3. 适当安排休息和活动　轻度贫血一般不需卧床休息，但应避免剧烈运动，活动间歇应充分休息，保证足够睡眠。严重贫血应根据其活动耐力下降情况制定活动强度、持续时间及休息方式，以不感到疲乏为度。

(七) 健康指导

向家长及病人讲解疾病的有关知识和护理要点。指导合理喂养，提倡母乳喂养。指导正确应用铁剂。强调贫血纠正后，仍要坚持合理安排饮食。

考点练习

考点：小儿贫血分类(A2型题)

1. 患儿，男，8个月，母乳喂养，未加辅食，约2个月前发现患儿活动少，不哭、不笑，面色蜡黄，表情呆滞，手及下肢颤抖。查体发现肝、脾增大，血红细胞 1×10^{12}/L，血红蛋白50g/L。该患儿的贫血为
   A. 轻度贫血
   B. 中度贫血
   C. 重度贫血
   D. 极重度贫血
   E. 生理性贫血

考点：营养性缺铁性贫血的病因和临床表现(A1、A2型题)

2. 营养性缺铁性贫血多见于
   A. 新生儿
   B. 6个月婴儿
   C. 6个月至2岁的婴幼儿
   D. 3至6岁的幼儿
   E. 6岁以上的儿童
3. 病人，男性，53岁。胃癌行胃大部及十二指肠切除术后半年，并发重度贫血。其最可能的原因是
   A. 胃酸分泌增加
   B. 便秘
   C. 胃癌复发
   D. 术中失血过多
   E. 手术切除了铁吸收的主要部位
4. 患儿，男，8个月。生后人工喂养，未加辅食。查体：营养差，皮肤、黏膜苍白，血常规显示：血红蛋白70g/L，红细胞 2.0×10^{12}/L，入院后诊断为营养性缺铁性贫血。导致该患儿缺铁的主要原因是
   A. 铁的贮存不足
   B. 铁摄入不足
   C. 生长发育快
   D. 铁的吸收和利用障碍
   E. 铁的丢失过多
5. 患儿，男，8个月，出生后奶粉喂养，未添加辅食。近1个月来食欲减退、腹泻并伴有异食癖。入院后查体：口唇、皮肤黏膜苍白，肝脾大，Hb 80g/L，血涂片显示：红细胞大小不等，以小细胞为多。该患儿可能患
   A. 生理性贫血
   B. 营养性缺铁性贫血
   C. 营养性巨幼细胞贫血
   D. 白血病
   E. 再生障碍性贫血
6. 患儿，女，11个月，被诊断为营养性缺铁性贫血。护士观察其皮肤黏膜苍白情况时，通常**不会**选择的部位是
   A. 甲床
   B. 手背
   C. 眼睑结膜
   D. 口唇

E. 口腔黏膜

考点：营养性缺铁性贫血的辅助检查和治疗要点(A1 型题)

7. 营养性缺铁性贫血病人血常规的特点**不包括**
 A. 呈小细胞低色素性贫血
 B. 红细胞减少较血红蛋白明显
 C. 红细胞大小不等，以小细胞为多
 D. 网织红细胞数正常或轻度减少
 E. 白细胞、血小板多正常

8. 营养性缺铁性贫血病人的治疗疗程是
 A. 网织红细胞上升
 B. 血红蛋白上升
 C. 血红蛋白正常后即停药
 D. 血红蛋白正常后 2 周左右停药
 E. 血红蛋白正常后 4～6 个月左右停药

考点：营养性缺铁性贫血的护理问题、护理措施和健康教育(A2、A3/A4 型题)

(9～13 题共用题干)

患儿，女，60 天。35 周早产，出生体重 2 400g，生后人工喂养。血常规显示：血红蛋白 90g/L，红细胞数 3.0×10^{12}/L。入院后诊断为营养性缺铁性贫血。

9. 护士指导家长对该患儿补充铁剂的时间是
 A. 2 月龄
 B. 3 月龄
 C. 4 月龄
 D. 5 月龄
 E. 6 月龄

10. 护士对家长进行铁剂的用药指导中**错误**的是
 A. 在饭前服用
 B. 应从小剂量服用
 C. 过量易致中毒
 D. 可与维生素 C 同时服用
 E. 疗程至 Hb 正常后 4～6 个月左右停药

11. 该患儿在服用铁剂的同时，可服用
 A. 维生素 C
 B. 茶
 C. 咖啡
 D. 牛乳
 E. 钙片

12. 该患儿经铁剂治疗有效后，首先出现的改变是
 A. 面色改变
 B. 心率快慢
 C. 食欲情况
 D. 血红蛋白量
 E. 网织红细胞升高

13. 护士指导患儿家长预防婴儿营养性缺铁性贫血，主要的是
 A. 母乳喂养
 B. 牛乳喂养
 C. 及时添加含铁丰富的辅食
 D. 母乳喂养，并及时添加含铁丰富的辅食
 E. 及时添加铁剂

14. 病人，女性，16 岁。诊断为缺铁性贫血入院。护士为其进行饮食指导时，最恰当的食物组合是
 A. 鱼、咖啡
 B. 瘦肉、牛奶
 C. 羊肝、橙汁
 D. 鸡蛋、可乐
 E. 豆腐、绿茶

15. 口服液体铁剂的正确方法是
 A. 饭前服
 B. 饭前测心率
 C. 吸管吸入
 D. 茶水送服
 E. 服后不宜立即饮水

16. 病人，女性，28 岁。乏力、心悸、头晕 2 个月就诊。病人面色苍白，皮肤干燥。医嘱血常规检查。护士在解释该检查目的时的正确说法是
 A. 检查是否有感染
 B. 检查是否有出凝血功能障碍
 C. 检查是否有贫血及其程度
 D. 检查肝脏功能是否有损害
 E. 检查肾脏功能是否有损害

17. 病人，女性，17 岁。患缺铁性贫血，需口服硫酸亚铁 0.3g，每日 3 次，护士指导病人服药方法正确的是
 A. 三餐饭前服药
 B. 任选时间服药
 C. 每间隔 8 小时服药一次
 D. 早晨 10 时、下午 3 时和睡前服药
 E. 三餐饭后服药

18. 患儿，女，7 岁。营养性缺铁性贫血。家长因患儿“精神不振，在课堂上不停地做小动作，学习成绩下降”而感到万分焦虑。此时护士对家长恰当的指导是
 A. “只要积极配合治疗，孩子学习成绩一定会提高的。”
 B. “您先别关注孩子的学习成绩，应该把注意力转移到治病上来。”
 C. “孩子是脑组织缺血缺氧导致的成绩下降。”
 D. “您就好好配合给孩子补充铁剂治疗吧。”
 E. “经过一段时间的补铁治疗，您会看到孩子的进步的。”

参考答案

序号	1	2	3	4	5	6	7	8	9	10	11	12	13	14	15	16
答案	C	C	E	B	B	B	B	E	A	A	A	E	D	C	C	C
序号	17	18														
答案	E	C														

第三节 营养性巨幼细胞贫血病人的护理

14-3 扫二维码 免费看视频

考情分析

年份	主要考点
2020	巨幼细胞性贫血病人的正确处理
2021	巨幼红细胞性贫血首选的治疗措施(补充维生素 B_{12}+叶酸) 维生素 B_{12} 缺乏引起的贫血属于(营养性巨幼细胞贫血)

考点导航

由于**维生素 B_{12} 和/或叶酸**缺乏所引起的一种大细胞性贫血,**多见于2岁以下婴幼儿**。

一、病因

1. 摄入不足 单纯母乳喂养而未及时添加辅食、人工喂养不当、严重偏食的婴幼儿,可引起**维生素 B_{12} 和叶酸缺乏**。
2. 需要量增加 生长发育迅速使需要量增加。
3. 吸收、转运障碍 慢性腹泻、严重营养不良等可造成吸收障碍。
4. 其他 药物影响。

二、临床表现

以6个月～2岁多见,起病缓慢。患儿多虚胖,毛发稀疏细黄,**面色苍黄或蜡黄**,口唇、指甲等处苍白,常伴肝脾大。**患儿烦躁、易怒、妄想**。**维生素 B_{12} 缺乏者表情呆滞、目光发直、少哭不笑、反应迟钝、嗜睡**,智力及动作发育落后,常有倒退现象。严重者可出现震颤,甚至抽搐、感觉异常。

三、辅助检查

1. 血常规 **红细胞减少较血红蛋白减少明显**。白细胞、血小板一般减低。
2. 骨髓象 增生活跃,以红细胞系统增生为主,各期幼红细胞巨幼变。
3. 维生素 B_{12}<100ng/L(正常200～800ng/L)、叶酸<3μg/L(正常5～6μg/L)。

四、治疗原则

祛除病因、**补充维生素 B_{12} 和/或叶酸**是治疗的关键。**有精神症状者,以维生素 B_{12} 治疗为主,不可单用叶酸治疗,以免加重精神神经症状**。**治疗有效首先是网织红细胞升高**。

五、护理问题

1. 活动无耐力 与贫血致组织缺氧有关。
2. 营养失调:低于机体的需要量 与维生素 B_{12} 和/或叶酸摄入不足有关。
3. 生长发育改变 与营养不足、贫血及维生素 B_{12} 缺乏影响生长发育有关。

六、护理措施

1. 根据患儿的活动耐受情况安排其休息与活动,一般不需卧床休息。严重者适当限制。烦躁、震颤、抽搐者遵医嘱用镇静剂,防止外伤。

2. 指导喂养,加强营养 改善哺乳母亲营养,**及时添加富含维生素 B_{12} 和叶酸的辅食(绿色蔬菜、水果、谷类和肉类食物含叶酸丰富,肉类、肝、肾、蛋类和海产品含丰富的维生素 B_{12})**。

3. 遵医嘱正确给药治疗 肌内注射维生素 B_{12} 应观察有无过敏反应并及时处理。叶酸可与维生素C同服提高疗效。用药后观察有低钾血症,必要时补钾。**用药4～6周后血红蛋白正常,半年至1年后神经症状改善**。

4. 监测生长发育 评估患儿体格、智力、运动发育情况,对发育落后者加强训练和教育。

七、健康教育

介绍本病的表现和预防措施，强调预防的重要性，提供营养指导。孕妇、哺乳期妇女必要时可口服小剂量叶酸或维生素 B_{12}。

考点练习

考点：营养性巨幼红细胞性贫血的病因和临床表现（A1型题）

1. 营养性巨幼细胞贫血多见于
   A. 新生儿
   B. 6个月以下婴儿
   C. 2岁以下婴幼儿
   D. 2岁至6岁的儿童
   E. 6岁以上的儿童
2. 营养性巨幼细胞贫血特异的临床表现是
   A. 皮肤、面色苍黄
   B. 肝脾肿大
   C. 心脏扩大
   D. 神经、精神症状
   E. 注意力不集中

考点：营养性巨幼红细胞性贫血的辅助检查和治疗要点（A1、A2型题）

3. 按形态学分类，营养性巨幼细胞贫血属于
   A. 单纯性小细胞性贫血
   B. 小细胞低色素性贫血
   C. 正细胞性贫血
   D. 大细胞性贫血
   E. 溶血性贫血
4. 患儿，男，1岁，因"皮肤、面色苍黄1个月"入院。入院后诊断为营养性巨幼细胞贫血。下列治疗措施正确的是
   A. 口服铁剂
   B. 深部肌内注射铁剂
   C. 口服维生素C
   D. 肌内注射维生素 B_{12}
   E. 肌内注射叶酸
5. 营养性巨幼细胞贫血患儿单纯缺乏维生素 B_{12} 不宜加用叶酸治疗，其原因是
   A. 延缓维生素 B_{12} 的吸收
   B. 以免加重毒副反应
   C. 无治疗作用
   D. 以免加重神经、精神症状
   E. 可造成水肿

考点：营养性巨幼红细胞性贫血的护理问题、护理措施和健康教育（A2、A3/A4型题）

（6～8题共用题干）

患儿，女，1岁，母乳喂养，未加辅食，近1个月来患儿出现皮肤、面色苍黄，表情呆滞，反应迟钝，少哭不笑。入院后检查发现肝脾轻度肿大，血红蛋白70g/L，叶酸正常，维生素 B_{12} 降低。

6. 该患儿可能患
   A. 生理性贫血
   B. 营养性缺铁性贫血
   C. 营养性巨幼细胞贫血
   D. 白血病
   E. 再生障碍性贫血
7. 该患儿的贫血程度为
   A. 轻度
   B. 中度
   C. 重度
   D. 极重度
   E. 极危重度
8. 针对该患儿的治疗措施，正确的是
   A. 口服铁剂
   B. 深部肌内注射铁剂
   C. 口服维生素C
   D. 肌内注射维生素 B_{12}
   E. 单纯口服叶酸
9. 患儿，男，7个月，单纯羊乳喂养。家长来医院咨询如何添加辅食，为预防营养性巨幼红细胞性贫血的发生，护士建议其饮食中应增加含叶酸较多的食物，下列哪项适合
   A. 蛋类
   B. 瘦肉
   C. 海带
   D. 牛奶
   E. 新鲜绿叶蔬菜
10. 关于巨幼细胞贫血患儿的健康教育，**错误**的叙述是
    A. 多食用凉拌蔬菜
    B. 按时服药
    C. 提倡多吃素食
    D. 均衡饮食，荤素搭配
    E. 烹调食物时不宜温度过高
11. 患儿，男，9个月。单纯母乳喂养，从未添加辅食，近来表情呆滞，面色蜡黄，舌面光滑，有轻微震颤，肝肋下4cm。实验室检查：Hb 90g/L，RBC 2×10^{12}/L，血清维生素 B_{12} 降低。针对该患儿的护理措施，正确的是
    A. 绝对卧床休息
    B. 口服铁剂
    C. 遵医嘱使用维生素 B_{12}
    D. 给予鼻饲饮食
    E. 及时添加富含维生素 B_{12} 和叶酸的食物

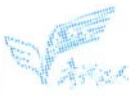

参考答案

序号	1	2	3	4	5	6	7	8	9	10	11
答案	C	D	D	D	D	C	B	D	E	C	E

第四节　再生障碍性贫血病人的护理

考情分析

年份	主要考点
2019	慢性再生障碍性贫血首选的药物
2021	再生障碍性贫血病人实施保护性隔离的依据(白细胞计数)
2022	再生障碍性贫血的表现不包括(肝、脾、淋巴结肿大)
2023	再生障碍性贫血病人服用叶酸和维生素 B_{12},其中维生素 B_{12} 的作用(促进叶酸吸收)

考点导航

再生障碍性贫血(简称再障)是一种可能由不同病因和机制引起的骨髓造血功能衰竭症。按病因分原发性再障和继发性再障,按起病方式和病情轻重分急性再障和慢性再障。

一、病　因

原发性再障多于继发性再障,病因未明,多见于青壮年。继发性再障与下列因素有关:

1. 药物及化学物质　最常见的是药物**氯霉素**,其毒性可引起骨髓造血细胞受抑制及损害骨髓微环境。苯是重要的骨髓抑制毒物,长期与苯接触危害性较大。

2. 物理因素　X线、γ射线等可干扰DNA的复制,使造血干细胞数量减少,骨髓微环境也受损害。

3. 生物因素　各型肝炎病毒均能损伤骨髓造血,EB病毒、流感病毒、风疹病毒等也可引起再障。

二、临床表现

主要表现为**进行性贫血、出血、反复感染而肝、脾、淋巴结多无肿大**。依据病人的病情、血象、骨髓象及预后,通常将再障分为重型和非重型。

1. **重型再障**　起病急、进展迅速,**早期表现为出血与感染**,随病程的延长出现进行性贫血。伴明显的乏力、头晕及心悸等。出血部位广泛,除皮肤黏膜外,还常有深部出血,如便血、血尿、子宫出血或**颅内出血,危及生命**。呼吸道感染最常见,其次有消道化、泌尿生殖道及皮肤黏膜感染,严重者可发生败血症,病情险恶。重型再障病人约1/3~1/2在数月至1年内死亡,**死亡原因为脑出血**和严重感染。

2. **非重型再障**　此型较多见,起病及进展较缓慢。**贫血往往是首发和主要表现**。出血较轻,以皮肤黏膜为主。除女性有子宫出血外,很少有内脏出血。感染以呼吸道多见,合并严重感染者少。少数病例病情恶化可演变为急性再障,预后极差。

三、辅助检查

1. 血象　**呈正细胞正色素性贫血,全血细胞减少**,重型较明显,但三种细胞减少的程度不一定平行。网织红细胞绝对值低于正常。白细胞计数多减少,以中性粒细胞减少为主。血小板减少,出血时间延长。

> **温馨提示**
>
> 在血象特点方面:缺铁性贫血主要表现为血红蛋白和红细胞的降低,营养性巨幼细胞性贫血主要表现为红细胞大小不等,再生障碍性贫血为全血细胞减少;特发性血小板减少性紫癜为血小板降低,过敏性紫癜为血小板计数与功能正常;白血病主要表现为异常白细胞升高,正常血细胞减少。

2. 骨髓象 骨髓穿刺骨髓颗粒极少，脂肪滴增多。

(1) 重型：骨髓显示增生低下或极度低下，粒、红二系明显减少，无巨核细胞。

(2) 非重型：由于造血组织有灶性增生，因此不同部位骨髓象不一致，受损部位造血细胞明显减少，增生部位粒红两系减少不显著。但共同点是巨核细胞都减少。

四、治疗原则

1. 去除病因 去除或避免周围环境中可能导致骨髓损害的因素，禁用对骨髓有抑制的药物。

2. 支持和对症治疗

(1) 预防和控制感染：做好个人卫生和环境的清洁消毒，减少感染的机会。发生感染时，早期使用抗生素，以防感染扩散。

(2) 当**血红蛋白低于60g/L**而且病人对贫血耐受较差时，**可输入红细胞**，但须注意避免输血过多。

(3) 止血：皮肤、鼻黏膜出血可用糖皮质激素。出血严重可输浓缩血小板或新鲜冷冻血浆。

(4) 输血：主要的支持疗法。特别是成分输血，如浓缩红细胞等。

温馨提示

血液病感染出现高热时应禁用乙醇或温水擦浴，以免局部血管扩张造成皮下出血，可在颈部、腋窝及腹股沟等大血管处放置冰袋。

3. **雄激素** **为治疗慢性再障首选药物**，作用机制可能是**刺激肾脏产生红细胞生成素**，对骨髓有直接刺激红细胞生成作用。常用药物为丙酸睾酮、司坦唑醇、十一酸睾酮，须治疗3～6个月才能判断疗效，**判断指标为网织红细胞或血红蛋白升高**。

4. **免疫抑制剂** 抗胸腺细胞球蛋白和抗淋巴细胞球蛋白能抑制病人T淋巴细胞或非特性免疫反应，**是目前治疗重型再障的首选药物**。

5. 造血细胞因子 主要用于重型再障，一般在免疫抑制剂治疗的同时或以后应用，有促进血象恢复的作用。

6. 骨髓移植 主要用于重型再障，40岁以下、未接受输血、未发生感染的病人，有供髓者可考虑。

7. 其他 脾切除，应用骨髓兴奋剂等。

五、护理问题

1. 活动无耐力 与贫血有关。

2. 组织完整性受损 与血小板减少有关。

3. 自我形象紊乱 与丙酸睾酮引起副作用有关。

4. 有感染的危险 与白细胞减少有关。

5. **潜在并发症：脑出血** **与血小板过低(<20×10⁹/L)有关**。

六、护理措施

1. 贫血的护理

(1) 病情观察：详细询问病人贫血症状、持续时间，观察口唇、甲床苍白程度、心率。了解有关检查结果，如血红蛋白及网织红细胞数。

(2) 评估病人目前活动耐力，防止跌倒受伤。

(3) 制定活动计划：与病人一起制定活动计划，依据贫血程度及目前活动耐力，决定病人活动量。**一般重度以上贫血(血红蛋白<60g/L)要以卧床休息为主；中轻度贫血应休息与活动交替进行**，活动中如出现心慌、气短应立刻停止活动。

(4) **药物护理**：遵医嘱给予病人**丙酸睾酮**，向病人说明该类药物的副作用，以便消除病人顾虑，坚持用药。副作用及护理：①该药为油剂，**需深层注射**；由于吸收慢，**注射部位易发生肿块，要经常检查注射部位**，发现硬块要及时理疗；②**男性化，如毛须增多、声音变粗、痤疮、女性闭经**等；上述副作用于停药后短期内会全部消失；③肝功能受损，用药过程中应**定期检查肝功能**。

(5) 输血：慢性严重贫血可输注浓缩红细胞。输血操作应严格按程序进行并观察输血反应。

2. 脑出血的护理

(1) 嘱病人多卧床休息，**观察病人有无脑出血先兆，如头痛、呕吐、精神烦躁不安**等。

(2) 若发生颅内出血，处理如下：①迅速通知医生；②病人平卧位，头偏一侧，保持呼吸道通畅；③开放静脉，按医嘱

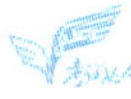

给予脱水剂、止血药或输浓缩血小板液；④观察病人意识状态、瞳孔大小、血压、脉搏及呼吸频率、节律。

3. 心理护理

(1) 与病人和家属建立融洽的护患关系，倾听并鼓励病人和/或家属表达其心理感受，对病人表示理解、同情和尊重。

(2) 耐心解释病情，认真而坦诚地回答病人提出的有关疾病治疗、预后和护理方面的问题，并介绍治疗成功病例。帮助病人认识到心境平和、精神乐观、生活充实而愉快，有利于病情的好转。

七、健康教育

1. 尽可能避免或减少接触与再障发病相关的药物和理化物质。针对危险高的职业性接触者，加强宣教，提高对工作环境危害的认识，增强自我保健意识，自觉遵守规章制度及劳动防护。**定期检查血象，有异常者及时就医**。

2. 病人不可随便用药，**滥用药物常是引起再障的重要原因，如氯霉素**、磺胺药、保泰松、阿司匹林等，需要时要在医生指导下使用。

3. **病人出院后要坚持治疗，预防出血、感染**，监测药物的不良反应，定期门诊复查。

考点练习

考点：再生障碍性贫血的病因和临床表现（A1、A2 型题）

1. 引起再生障碍性贫血最多见的药物是
   A. 氯霉素
   B. 保泰松
   C. 苯妥英钠
   D. 磺胺药
   E. 阿司匹林

2. 再生障碍性贫血的发生机制是
   A. 缺铁
   B. 基因缺陷
   C. 骨髓受抑制
   D. 缺维生素 B_{12}
   E. 脾功能亢进

3. 再生障碍性贫血病人常出现的体征应**除外**
   A. 面色苍白
   B. 肺部感染
   C. 口咽、肛周感染
   D. 肝、脾肿大
   E. 皮肤黏膜出血

4. 慢性再生障碍性贫血病人首发的表现是
   A. 贫血
   B. 皮肤黏膜出血
   C. 子宫出血
   D. 呼吸道感染
   E. 脑出血

5. 病人，女性，32 岁，因头晕 1 个月来医院就诊。血常规显示：红细胞 $3.0\times10^{12}/L$，血红蛋白 80g/L，白细胞为 $2.0\times10^{9}/L$，血小板 $40\times10^{9}/L$。应考虑为
   A. 缺铁性贫血
   B. 再生障碍性贫血
   C. 特发性血小板减少性紫癜
   D. 急性溶血
   E. 急性白血病

考点：再生障碍性贫血的辅助检查和治疗要点（A1 型题）

6. 慢性再生障碍性贫血病人首选的治疗药物是
   A. 雌激素
   B. 雄激素
   C. 糖皮质激素
   D. 甲氨蝶呤
   E. 抗胸腺细胞球蛋白

考点：再生障碍性贫血的护理问题、护理措施和健康教育（A1、A2 型题）

7. 关于雄激素治疗慢性再生障碍性贫血的说法，**错误**的是
   A. 作用机制是刺激肾脏产生促红细胞生成素
   B. 需治疗 3～6 个月，才能判断疗效
   C. 疗效判断指标为红细胞升高
   D. 此药不易吸收，须作深部肌内注射
   E. 长期使用可出现痤疮、水肿、体重增加等不良反应

8. 病人，男性，50 岁。患重型再生障碍性贫血。住院期间病人突然出现剧烈头痛、呕吐、双侧瞳孔大小不等、一侧肢体瘫痪。首先应考虑为
   A. 颅内感染
   B. 脑出血
   C. 脑膜炎
   D. 出血性休克
   E. 脑梗死

9. 病人，男性，43 岁。因皮肤黏膜广泛出血和反复感染就诊。入院后查血常规提示全血细胞减少，诊断为再生障碍性贫血。出院时护士对病人应着重强调
   A. 预防性使用抗生素
   B. 不可随便用药
   C. 预防感冒
   D. 坚持治疗
   E. 定期复查

10. 病人，男性，35 岁。因再生障碍性贫血入院。入院后查血常规显示：Hb 50g/L。护士应指导病人

A. 休息与活动交替进行
B. 无须限制体力活动
C. 卧床休息为主，间断床上及床边活动
D. 绝对卧床休息
E. 避免重体力活动

11. 病人，男性，28岁。因皮肤黏膜出血来诊，诊断为"再生障碍性贫血"入院，现病人有高热并且时有抽搐。此时最适宜的降温措施是
A. 温水擦浴
B. 酒精擦浴
C. 冰水灌肠
D. 口服退热药
E. 头部及大血管处放置冰袋

12. 病人，女性，32岁。因再生障碍性贫血接受丙酸睾酮注射治疗1个月余。护士每次在为病人进行肌内注射前应首先检查
A. 注射部位是否存在硬块
B. 面部有无痤疮
C. 有无毛发增多
D. 有无皮肤黏膜出血
E. 口唇、甲床的苍白程度

13. 病人，女性，40岁。因"再生障碍性贫血、发热"住院治疗，病人目前血红蛋白85g/L，血小板计数48×10^9/L，今日在治疗过程中出现高热抽搐。此时最适宜的护理措施是
A. 肌内注射退热剂
B. 乙醇擦浴
C. 冰水灌肠
D. 大血管处放置冰袋
E. 口服退热剂

参考答案

序号	1	2	3	4	5	6	7	8	9	10	11	12	13
答案	A	C	D	A	B	B	C	B	C	C	E	A	D

第五节　血友病病人的护理

考情分析

年份	主要考点
2020	血友病膝部肿胀时最主要的治疗方法(制动并热敷)
2021	血友病的遗传方式(X染色体隐性遗传)
2022	血友病的主要表现(凝血时间延长)；血友病的错误指导(外出打球锻炼)；血友病A应检查(凝血因子Ⅷ)
2023	血友病A缺乏的凝血因子(Ⅷ)

考点导航

血友病是一组最常见的遗传性**凝血因子缺乏**的出血性疾病。病理机制为凝血因子基因缺陷导致其水平和功能减退而使血液不能正常地凝固，临床主要表现为自发性关节和组织出血。根据病人所缺乏凝血因子的种类，分为血友病A(Ⅷ因子缺乏)、血友病B(Ⅸ因子缺乏)，**以血友病A最为常见**。

一、病　因

为遗传性疾病，绝大多数情况下只有男性患病，女性作为缺陷基因携带者。

二、临床表现

临床主要表现为出血。血友病A出血较重，血友病B出血较轻。

1. 血友病出血具备下列特征　①**出生即有，伴随终身**；②常表现为**软组织或深部肌肉内血肿**；③**负重关节**(如膝、踝关节等)**反复出血甚为突出**，最终可致关节疼痛、肿胀、僵硬、畸形，可伴骨质疏松、关节骨化及相应肌肉萎缩。

2. 皮肤紫癜极罕见　重型病人可发生呕血、咯血甚至颅内出血；血肿压迫周围神经可致局部疼痛、麻木及肌肉萎缩；压迫血管可致相应供血部位缺血性坏死或淤血、水肿；口腔底部、咽后壁、喉部及颈部出血可致呼吸困难甚至窒息，压迫输尿管致排尿障碍。

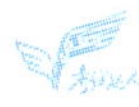

三、辅助检查

本病主要为内源性途径凝血障碍，**凝血时间和激活部分凝血活酶时间延长**，凝血酶原消耗（PCT）不良及简易凝血酶生成试验（STGT）异常。而**出血时间、血小板计数均正常**。

四、治疗原则

最有效的治疗方法仍是替代治疗，最好的治疗方式是预防性治疗。替代治疗的目的是将病人缺乏的凝血因子提高到止血水平，以预防或治疗出血。其原则是尽早、足量和维持足够时间。

五、护理问题

1. 组织完整性受损　与凝血因子缺乏有关。
2. 疼痛：肌肉、关节疼痛　与深部组织血肿或关节腔积血有关。
3. 有失用综合征的危险　与反复多次关节腔出血有关。

六、护理措施

1. 出血的护理

（1）防止外伤，预防出血。不要过度负重或做剧烈的接触性运动（拳击、穿硬底鞋或赤脚走路）；当使用刀、剪、锯等工具时应戴手套；避免手术治疗，必须手术时，应根据手术大小调节补充凝血因子的用量。

（2）尽量采用口服用药，**不用或少用肌注和静注**，必须时，**在注射完毕至少压迫针刺部位5分钟**，直至出血停止。尽量不使用静脉留置套管针，以免针刺点出血。

（3）注意口腔卫生，预防龋齿，避免拔牙；不食带骨、刺的食物，避免刺伤消化道黏膜。

2. 关节的护理　关节腔积血导致关节不能正常活动时，**应局部制动并保持肢体于功能位**。在肿胀未完全消退、肌肉力量未恢复之前切勿使患肢负重。在关节腔出血控制后，帮助病人进行主动或被动关节活动。

3. 病情观察　注意观察肌肉及关节血肿引起的表现，判断其程度，协助医生进行相应处理。定期监测血压、脉搏，观察病人有无呕血、咯血等内脏出血的征象；注意颅内出血的表现，如头痛、呕吐、瞳孔不对称，甚至昏迷等。

4. 用药护理　输注凝血因子，应在凝血因子取回后立即输注；使用冷沉淀物时，应在37℃温水中10分钟内融化，并尽快输入。遵医嘱用药，**禁忌使用阿托品、双嘧达莫**等抑制血小板聚集或使血小板减少的药物，以防加重出血。

七、健康教育

1. 教育病人日常的、适度的运动是有益的，如游泳、散步、骑自行车等。但应避免剧烈的接触性运动，如足球、篮球、拳击等，以降低外伤和出血的危险。

2. 指导病人注意口腔卫生，防止因拔牙等而引起出血。告诉病人一定要**避免使用阿司匹林**，因此类药能减弱血小板功能，增加出血的频率和严重度。

第六节　特发性血小板减少性紫癜病人的护理

扫二维码
免费看视频

考情分析

年份	主要考点
2019	特发性血小板减少性紫癜患儿的心理护理；特发性血小板减少性紫癜患儿使用激素时的健康指导
2020	特发性血小板减少性紫癜治疗首选的药物
2023	特发性血小板减少性紫癜的常见症状（皮肤、黏膜出血）

考点导航

特发性血小板减少性紫癜（简称ITP）是一种**自身免疫性**出血综合征，又称自身免疫性血小板减少症，是一种复杂

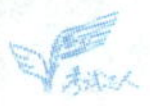

的、多种机制共同参与的获得性自身免疫性疾病。临床表现为自发性的皮肤、黏膜及内脏出血。

本病急性型大多数病人数周至4个月可恢复正常；慢性型常反复发作，多迁延不愈，可达数年或更长时间，很少自然缓解。

一、病 因

病因未明，可能与感染因素，免疫因素，肝、脾因素，雌激素水平增高等有关。

1. 感染 约80%的急性ITP病人在**发病前2周左右有上呼吸道感染史**；慢性ITP病人常因感染而使病情加重。

2. **免疫因素** 病人体内有病理性免疫所产生的抗血小板抗体，血小板与抗体结合后易遭破坏。抗体不仅导致血小板破坏同时也影响巨核细胞成熟，使血小板生成减少。

3. 肝、脾因素 体外培养证实慢性型病人脾能产生血小板特异性IgG，与抗体结合的血小板主要在脾脏遭到破坏，**正常人血小板平均寿命为7～11日，ITP病人血小板寿命明显缩短，约为1～3日**。另外，病人行脾脏切除后，多数病人血小板计数上升，表明脾脏在发病机制中可能起重要作用。肝在血小板的破坏中的作用与脾相似。

4. 其他因素 由于本病女性病人多见且多于40岁以前发病，推测本病可能与**雌激素**抑制血小板生成及增强单核-吞噬细胞对与抗体结合的血小板的破坏有关。

二、临床表现

临床表现见表14-6-1。

表14-6-1 特发性血小板减少性紫癜临床表现

分型	好发人群	前驱症状	临床表现	病程
急性型	**半数以上见于儿童**	**起病前1～2周常有上呼吸道感染史**，起病急骤	畏寒、发热，全身**皮肤、黏膜出血**，可有大片瘀斑，甚至血肿。鼻、齿龈，口腔黏膜及眼结膜出血常见，消化道及泌尿道出血也较常见。**颅内出血可危及生命**	病程多在4～6周恢复
慢性型	**青年女性多见**	常无前驱症状，起病缓慢隐匿	出血症状较轻，表现为反复发作的皮肤及黏膜瘀点、瘀斑，可伴轻度脾大，女性病人常以月经过多为主要表现	常持续数周或数月，可迁延多年

三、辅助检查

1. 血象 **血小板计数减少程度不一，急性型常低于20×10^9/L**，失血多可出现贫血，白细胞计数多正常，嗜酸性粒细胞可增多。

2. 骨髓象 骨髓巨核细胞数量增多或正常，形成血小板的巨核细胞减少。

3. 其他 **出血时间延长**，血块回缩不良，束臂试验阳性。血小板寿命明显缩短，最短者仅几小时，血小板相关免疫球蛋白(PAIgG)增高。

四、治疗原则

1. 一般疗法 血小板明显减少，出血严重者卧床休息，避免外伤。避免使用降低血小板数量及抑制血小板功能的药物。感染时使用抗生素。

2. **肾上腺糖皮质激素** **为首选药物**，该类药物可以**抑制血小板与抗体结合**，阻止单核-巨噬细胞吞噬破坏血小板（主要是在脾、肝），并降低血管壁通透性。口服**泼尼松**每次10～20mg，每日3次，病情急重可静脉滴注氢化可的松或地塞米松。一般用药后数日即可改善出血症状，但不能根治，停药后易复发。待血小板接近正常后，可逐渐减量，常用小剂量（每日5～10mg）维持3～6个月。**使用时应注意监测血压、血糖变化，预防感染，保护胃黏膜**。

温馨提示

系统性红斑狼疮、肾病综合征和特发性血小板减少性紫癜三种疾病均为免疫性疾病，这三种疾病的治疗均首选糖皮质激素。

3. 脾切除适应证 ①糖皮质激素治疗6个月以上无效者；②糖皮质激素治疗有效，但维持量必须大于30mg/d。脾切除作用机制是**减少血小板破坏及抗体的产生**。

4. 免疫抑制剂　用以上治疗方法无效、疗效差或不能切脾者，可加用免疫抑制剂，或单独使用免疫抑制剂。免疫抑制剂有抑制骨髓造血功能的副作用，使用时应慎重。

5. 输血和输血小板　适用于**危重出血者、血小板低于 $20\times10^9/L$ 者**、脾切除术前准备或其他手术及严重并发症，**输新鲜血或浓缩血小板悬液**有较好的止血效果。

6. 其他　中药、大剂量丙种球蛋白等也有一定疗效。

五、护理问题

1. 组织完整性受损：皮肤、黏膜出血　与血小板减少有关。
2. 有皮肤完整性受损的危险　与血小板减少有关。
3. 自我形象紊乱　与长期服用肾上腺皮质激素有关。
4. 焦虑　与反复发作血小板减少有关。
5. **潜在并发症：脑出血　与血小板过低 $<20\times10^9/L$ 有关。**

六、护理措施

1. 病情观察　注意出血部位、范围、出血量及出血是否停止，有无内脏出血，血小板计数。

2. 休息与活动　血小板计数 $<50\times10^9/L$，应减少活动，增加卧床休息时间。**血小板 $<20\times10^9/L$，必须卧床休息，**加强各种生活护理。

3. 饮食　富含高蛋白、高维生素、少渣饮食。

4. 症状护理　皮肤出血者不可搔抓皮肤，鼻腔出血不止，要用油纱条填塞。便血、呕血、阴道出血需卧床休息，对症处理。

5. 预防脑出血　**血小板计数 $<20\times10^9/L$ 应警惕脑出血**，便秘、剧烈咳嗽会诱发脑出血，故便秘时要用缓泻药或开塞露，剧咳者可用镇咳药。

6. 药物护理　**本病首选药物为糖皮质激素，用药期间向病人及家属解释药物副作用（库欣综合征）**，说明在减药、停药后副作用可以逐渐消失，以避免病人忧虑。还应定期为病人检查血压、尿糖、白细胞计数，发现可疑副作用及时报告医生。

7. 患儿护理要点

（1）密切观察病情变化：若患者烦躁、**嗜睡、头痛、呕吐，甚至惊厥、昏迷等提示**可能有**颅内出血，应重点监测患儿的血小板计数**。

（2）避免损伤：提供安全的环境，床头、床栏及家具的尖角用软垫子包扎，忌玩锐利玩具。

（3）消除恐惧心理：出血及止血技术操作均可使患者产生恐惧心理，表现为不合作、烦躁、哭闹等，而使出血加重。应关心、安慰患者及家长向其讲明道理，以取得合作。

七、健康教育

1. 慢性病人适当限制活动　**血小板 $<50\times10^9/L$，勿做较强体力活动**，可适当散步，预防各种外伤（表 14-6-2）。

2. 避免使用损伤血小板的药物　如**阿司匹林**、双嘧达莫、吲哚美辛、保泰松、右旋糖酐等。

3. 指导病人预防损伤　玩尖利的玩具和使用锐利工具，不做剧烈的、有对抗性的运动，常剪指甲，选用软毛牙刷等。教会家长识别出血征象和学会压迫止血的方法，一旦发现出血，立即到医院复查或治疗。

4. 指导病人遵医嘱**按时、按量、按疗程服药，不可自行增减药量或自行停药**。服药期间不与感染病人接触，去公共场所时戴口罩，避免感冒以防加重病情或复发。

好礼相送

表 14-6-2　血小板计数与护理指导（主编总结，严禁转载，违者必究）

血小板计数	护理指导
$<50\times10^9/L$	勿做较强体力活动，可适当散步，预防各种外伤
$<(30\sim40)\times10^9/L$	少活动，卧床休息
$<20\times10^9/L$	**警惕脑出血**（烦躁、嗜睡、头痛、呕吐，甚至惊厥、昏迷）
	监测血小板计数，输浓缩血小板悬液

考点练习

考点：特发性血小板减少性紫癜的病因(A1型题)

1. 特发性血小板减少性紫癜的主要发病机制是
   A. 病理性免疫产生抗血小板抗体
   B. 血小板功能异常
   C. 巨核细胞数量减少
   D. 毛细血管脆性增加
   E. 雌激素抑制血小板生产

考点：特发性血小板减少性紫癜的临床表现(A2型题)

2. 病人，女性，35岁。患特发性血小板减少性紫癜。血常规显示：红细胞 3.5×10^{12}/L，血红蛋白100g/L，白细胞 6.8×10^{9}/L，血小板 30×10^{9}/L。该病人最大的危险是
   A. 全身皮肤、黏膜出血
   B. 消化道出血
   C. 泌尿道出血
   D. 颅内出血
   E. 感染
3. 病人，女性，26岁。因月经量增多4个月伴牙龈出血2周入院。查体：下肢皮肤散在出血点与瘀斑；妇科检查未见明显异常；实验室检查提示Hb 70g/L，WBC 4.0×10^{9}/L，PLT 20×10^{9}/L。该病人最可能的诊断是
   A. 缺铁性贫血
   B. 再生障碍性贫血
   C. 特发性血小板减少性紫癜
   D. 慢性白血病
   E. 急性白血病
4. 病人，女性，26岁。反复发生皮肤黏膜瘀点、瘀斑入院，诊断为特发性血小板减少性紫癜。住院期间护士发现病人出现脉搏增快、视物模糊、瞳孔大小不等。病人最可能出现了
   A. 心力衰竭
   B. 眼部疾病
   C. 颅内出血
   D. 消化道出血
   E. 呼吸道出血

考点：特发性血小板减少性紫癜的辅助检查和治疗要点(A2型题)

5. 病人，女性，32岁。1年多来反复发生双下肢瘀斑，月经量增多。血红蛋白100g/L，红细胞 3.0×10^{2}/L，血小板 40×10^{9}/L。入院后诊断为慢性特发性血小板减少性紫癜。治疗时应首选
   A. 脾切除
   B. 糖皮质激素
   C. 免疫抑制剂
   D. 输血
   E. 输血小板

考点：特发性血小板减少性紫癜的护理问题、护理措施和健康教育(A1、A2型题)

6. 关于特发性血小板减少性紫癜的护理措施，**错误**的是
   A. 血小板计数在 $(30\sim40)\times10^{9}$/L以下者，可适当活动
   B. 给予高蛋白、高维生素、少渣饮食
   C. 鼻腔出血时可用油纱条填塞
   D. 严密观察出血部位、出现症状和出血量
   E. 血小板计数在 20×10^{9}/L以下者应警惕脑出血
7. 关于特发性血小板减少性紫癜的健康教育，**错误**的是
   A. 慢性病人适当限制活动
   B. 血小板低于 20×10^{9}/L，勿做强体力活动
   C. 避免各种外伤
   D. 避免使用阿司匹林等药物
   E. 定期复查，坚持治疗
8. 患儿男，10个月。今晨家长发现其眼眶周围密集针尖大小的出血点，经实验室检查诊断为特发性（急性型）血小板减少性紫癜。为及早识别的颅内出血的发生，应重点监测患儿的
   A. 骨髓象巨核细胞比例
   B. 血小板计数
   C. 红细胞计数
   D. 白细胞计数
   E. 血红蛋白含量
9. 病人，女性，20岁。诊断为特发性血小板减少性紫癜，由于病情反复发作，病人对治疗缺乏信心，住院期间多次拒绝服药，护士及时给予心理指导。现病情好转，准备出院，遵医嘱继续服用糖皮质激素。护士对其进行出院指导，**不正确**的是
   A. 预防感冒
   B. 如有不适随时就诊
   C. 加强营养
   D. 学会自我监测病情
   E. 根据自我感觉自行调药
10. 患儿女，11岁。患有特发性血小板减少性紫癜，在交流中，当患儿出现哪种情形时护士应重点加强心理护理
    A. 患儿害怕死亡，不愿吃饭谈话
    B. 患儿询问何时可以出院上学
    C. 患儿对静脉注射感到紧张
    D. 患儿询问皮肤为什么会有瘀点
    E. 患儿询问有没有同龄的小朋友一起玩耍
11. 病人，女性，37岁。因特发性血小板减少性紫癜入院，给予泼尼松口服治疗后症状好转，准备出院。护士对其进行出院前的健康教育，**错误**的是
    A. 少去人多的场所
    B. 若1个月后无出血，可停药
    C. 衣服要柔软、宽松
    D. 用软毛牙刷刷牙

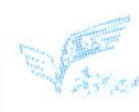

E. 保持情绪稳定，切勿激动

12. 患儿男，6 岁。诊断为特发性血小板减少性紫癜。护士为患儿测量生命体征测量时，发现患儿脉搏增快、瞳孔大小不等。该患儿最可能出现了
A. 急性肺水肿
B. 右心衰竭
C. 颅内出血
D. 消化道出血
E. 脑疝

13. 特发性血小板减少性紫癜病人使用泼尼松口服治疗，为减轻药物的不良反应，护士应指导病人
A. 减少服药次数
B. 饭前服药
C. 适当停药
D. 饭后服药
E. 减量服药

参考答案

序号	1	2	3	4	5	6	7	8	9	10	11	12	13
答案	A	D	C	C	B	A	B	B	E	A	B	C	D

第七节　过敏性紫癜病人的护理

考情分析

年份	主要考点
2022	与过敏性紫癜有关的主要抗体(IgA)

考点导航

过敏性紫癜是一种常见的**血管变态反应性疾病**，主要表现为皮肤紫癜、黏膜出血、腹痛、便血、皮疹、关节痛及血尿，多为自限性。**本病多见于儿童及青少年**，春秋季多发。多数病人仅有轻度肾损害，能逐渐恢复，肾型病人预后主要与肾脏损害程度有关，少数可转为慢性肾炎或肾病综合征，预后较差。死亡率低于 5%，主要死因为肾衰竭、肠套叠及肠梗阻。

一、病　　因

1. 感染　包括细菌（以 β 溶血性链球菌、金黄色葡萄球菌的感染为多）、病毒（如麻疹、水痘、风疹病毒）以及肠道寄生虫感染等。

2. 食物　主要是机体对异性蛋白质过敏，如鱼、虾、蟹、蛋及乳类等。

3. 药物　包括抗生素类（如青霉素、链霉素、红霉素、氯霉素以及头孢菌素类）、磺胺类、异烟肼、阿托品、噻嗪类利尿药及解热镇痛药（如水杨酸类、保泰松、吲哚美辛及奎宁类等）。

4. 其他　如花粉、尘埃、昆虫咬伤、寒冷刺激及疫苗接种等。

二、临床表现

本病**常见症状为皮肤紫癜**。根据病变累积部位所出现的表现可分为 5 型。

1. **单纯型（紫癜型）　最常见**。以**反复皮肤紫癜为主要表现**，多位于下肢及臀部，呈对称分布，分批出现，大小不等，可融合成片或略高出皮肤表面，一般数日内紫癜逐渐由紫红色变成紫色、黄褐色、淡黄色，经 7～14 天消退。可伴有皮肤水肿、荨麻疹。严重者紫癜可融合成大血疱，中心呈出血性坏死。

2. **腹型**　常由于胃黏膜水肿、出血而致**腹痛，伴恶心、呕吐、腹泻及血便**。腹痛呈阵发性绞痛或持续性钝痛，多位于脐周或腹部，发作时可因腹肌紧张、明显压痛及肠鸣音亢进而误诊为急腹症。幼儿可因肠壁水肿、蠕动增强等而致肠套叠。

3. 关节型　因关节部位血管受累出现关节肿胀、疼痛、压痛及功能障碍等表现。多发生于膝、踝、肘、腕等大关节，反复发作，呈游走性，一般在数月内消退，不留后遗症。

4. 肾型　多在紫癜发生后 1 周出现蛋白尿、血尿、管型尿。多数病人在 3～4 周内恢复，也可反复发作。严重者可发展为慢性肾炎或肾病综合征，伴有高血压、全身水肿，甚至发生尿毒症。

5. 混合型　具备 2 种以上类型的特点，称混合型。

三、辅助检查

部分病人束臂试验阳性，毛细血管镜检查可见毛细血管扩张，扭曲及渗出性炎症。血小板计数、出血时间及凝血各项试验均正常。

四、治疗原则

治疗原则是去除致病因素和药物治疗。药物治疗主要有：

1. 可选用抗阻胺药，如异丙嗪、氯苯那敏（扑尔敏）及静注钙剂等。

2. 增加血管壁抵抗力，降低血管壁通透性和脆性的药物，如大剂量维生素C、芦丁。

3. **糖皮质激素，对于腹型和关节型疗效较好，常用泼尼松**，重者可用氢化可的松或地塞米松，疗效不佳者可用免疫抑制剂环磷酰胺或硫唑嘌呤。

4. 肾型可用免疫抑制剂，也可用抗凝治疗或中药治疗。对慢性反复发作者可采用中药治疗。

五、护理问题

1. 皮肤完整性受损　与血管壁通透性和脆性增加有关。

2. 疼痛：腹痛、关节痛　与过敏性紫癜累及胃肠道和关节有关。

3. 潜在并发症：肾功能损害。

六、护理措施

1. 急性期　应卧床休息。**不要食用易引起过敏的鱼、虾、牛奶等**，多吃蔬菜、水果。

2. 症状护理　置病人于安静舒适的环境，以减少因周围环境刺激产生焦虑而加重疼痛，**腹痛时遵医嘱皮下注射阿托品以缓解疼痛**；关节型病人应保护病变部位，避免外伤，置受累关节于合适的位置，尽量减少活动，以减轻疼痛，促进出血的吸收。

3. 病情观察　①皮肤出血的部位及范围。②腹痛的性质、部位、程度以及持续时间，有无伴随症状，粪便颜色，并定时测量血压、脉搏，听肠鸣音，记录便血量。若肠鸣音消失，**出现腹胀和腹肌紧张，应警惕有肠梗阻或肠穿孔**发生的可能。若肠鸣音活跃，或伴有脉搏细速、血压下降及血便提示再次便血。③关节局部肿、热、痛的情况。④尿液的颜色变化，尿常规检查结果。

4. 用药护理　应向使用糖皮质激素治疗的病人及家属讲明可能出现的不良反应，并加强护理，**嘱应用环磷酰胺（可引起出血性膀胱炎）的病人多饮水**，并注意观察小便量及色泽改变。

七、健康教育

1. 预防上呼吸道感染。花粉季节，过敏性体质宜减少外出，外出时应戴口罩。不要滥用药物，用药前仔细阅读说明书，对有过敏反应的药物应避免使用，最好遵医嘱用药。

2. 指导病人经常参加体育锻炼，增强体质，保持心情轻松愉快。

3. 饮食宜清淡，主食以大米、面食、玉米面为主，多食瓜果蔬菜，注意营养和饮食卫生，避免食用不洁食物，饭前洗手，预防肠道寄生虫感染。**对病人食用后曾发生过敏的食物，如鸡蛋、牛奶、鱼、虾、蟹及其他海产品等应绝对禁忌，过敏体质者应避免食用**。

4. 不慎接触过敏原时，应仔细观察反应，发现症状及时就诊。

考点练习

考点：过敏性紫癜的病因及发病机制、临床表现（A1型题）

1. 过敏性紫癜最严重的类型是
   A. 单纯性
   B. 复型
   C. 混合型
   D. 关节型
   E. 肾型

2. 过敏性紫癜患儿常见的首发症状为
   A. 腹胀、便血
   B. 关节肿痛
   C. 水肿伴血尿
   D. 皮肤紫癜
   E. 腹痛伴呕吐

3. 紫癜伴腹痛、关节痛、肾脏病变是下列哪种疾病的特征
   A. 过敏性紫癜
   B. 单纯性紫癜
   C. 血友病

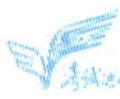

D. 特发性血小板减少性紫癜
E. 溃疡性结肠炎

考点：过敏性紫癜的辅助检查和治疗要点(A1 型题)

4. 过敏性紫癜的检查结果**不包括**
A. 血小板升高
B. 白细胞升高
C. 转氨酶升高
D. C 反应蛋白增高
E. 血清胆红素增高

5. 过敏性紫癜与血小板减少性紫癜的主要区别是
A. 毛细血管脆性试验阳性
B. 紫癜呈对称分布
C. 血小板正常
D. 下肢皮肤有紫癜
E. 有过敏史

考点：过敏性紫癜的护理措施(A1 型题)

6. 关于过敏性紫癜的护理措施，**错误**的是
A. 保持皮肤清洁、防止擦伤和小儿抓伤
B. 定时做尿常规检查
C. 观察有无腹痛、便血等情况
D. 避免接触可能的各种过敏原
E. 关节肿胀的患儿取平卧位，双腿伸直

参考答案

序号	1	2	3	4	5	6
答案	E	D	A	A	C	E

第八节　弥散性血管内凝血病人的护理

扫二维码
免费看视频

考情分析

在 2019—2023 年的全国护士执业资格考试中，本节均没有出现相应考题。

考点导航

弥散性血管内凝血(DIC)是一种发生在很多疾病基础上，由致病因素激活凝血及纤溶系统，导致全身微血管血栓形成，凝血因子大量消耗并继发纤溶亢进，引起全身出血及微循环衰竭的临床综合征。**微血栓形成是 DIC 的基本和特异性病理变化**，其发生部位广泛，多见于肺、肾、脑、肝、心、肾上腺、胃肠道及皮肤、黏膜等部位，主要为纤维蛋白血栓及纤维蛋白-血小板栓。

一、病　　因

感染性疾病最多见，常见的有败血症、斑疹伤寒、流行性出血热等；恶性肿瘤次之。

二、临床表现

DIC 按发展过程分为高凝血期、消耗性低凝血期、继发性纤溶亢进期，由于全身病变进展不同步，故各期之间不能截然分开。

1. **出血倾向**　为**自发性、多发性出血(是最常见的症状)**。可遍及全身，多见于皮肤、黏膜、伤口及穿刺部位出血；其次为内脏出血，如咯血、呕血、血尿、便血、阴道出血，重者可发生颅内出血。
2. 休克或微循环衰竭　为一过性或持续性血压下降，早期即出现肾、肺、脑等器官功能不全，表现为肢体湿冷、少尿、呼吸困难、发绀及神志改变等。
3. 微血管栓塞　①浅层栓塞：表现为皮肤发绀，进而发生坏死、脱落，多见于眼睑、四肢、胸背及会阴部；②深部器官栓塞：多见于肾、肺、脑等脏器，可表现为急性肾衰竭、呼吸衰竭、意识障碍、颅内高压综合征等。
4. 微血管病性溶血　表现为进行性贫血，贫血程度与出血量不成比例，偶见皮肤、巩膜黄染。

三、辅助检查

血小板减少、凝血酶原时间延长、D-二聚体水平升高或阳性、纤维蛋白原含量逐渐减低、3P 试验阳性等。

四、治疗原则

1. 治疗基础病，消除诱因　**是终止 DIC 最关键和最根本的治疗措施**。如抗感染，治疗肿瘤、产科及外伤。
2. **抗凝治疗**　原则上**使用肝素抗凝**。急性期，通常给肝素钠每日 10 000～30 000U/d，用量每 6 小时不超过

5 000U，静脉滴注，根据病情连用 3～5 日。目前临床趋向使用低分子肝素治疗，常用剂量为 75～150IU/(kg·d)，使用 3～5 日。一旦病因消除，DIC 被控制，应及早停用肝素治疗。

3. 补充所减少的血浆凝血因子及血小板、低分子右旋糖酐及抗纤溶药等。

4. 溶栓治疗　主要用于 DIC 后期。

五、护理问题

1. 组织灌注量改变。

2. 潜在并发症：出血、多器官功能衰竭。

六、护理措施

1. 对于神志清醒的病人解释病情，争取其积极配合治疗。安静卧床，避免病人情绪紧张。做好家属的工作，给予理解和配合。保持呼吸道通畅，持续吸氧，以改善组织缺氧状况及避免脑出血发生。

2. 病情观察　定时监测病人生命征，注意意识状态的变化，记录 24 小时尿量，观察皮肤颜色、温度、末梢感觉，有无各器官栓塞的症状和体征，如**肺栓塞表现为突然胸痛、呼吸困难、咯血**；**脑栓塞引起头痛、抽搐、昏迷**等；**肾栓塞会出现腰痛、血尿、少尿或无尿**，甚至发生急性肾衰竭；胃肠黏膜栓塞有消化道出血；皮肤栓塞出现干性坏死，手指、足趾、鼻、颈、耳部发绀。

3. 用药护理　遵医嘱给予预防低血压的药物，维持静脉输液畅通，以防止血压降低后进一步减少末梢循环血量。**遵医嘱准确给予肝素抗凝治疗(肝素最常见的不良反应是出血)**，护士应熟知肝素的药理作用、适应证和禁忌证，**使用时注意观察出血减轻或加重情况**，**定期测凝血时间**以指导用药，在肝素抗凝过程中，补充新鲜凝血因子，并注意观察输血反应。

4. 加强心理护理，减轻病人紧张、焦虑状态。

考点练习

考点：弥散性血管内凝血的病因、临床表现、治疗原则和护理措施(A1 型题)

1. 引起 DIC 最常见的原因是
   A. 严重创伤
   B. 恶性肿瘤
   C. 休克
   D. 感染
   E. 妊娠期高血压疾病

2. DIC 发生时，早期应使用的药物是
   A. 鱼精蛋白
   B. 肝素
   C. 维生素 K
   D. 氨甲环酸
   E. 6-氨基己酸

3. 对 DIC 病人使用肝素做抗凝治疗，应定期测定
   A. 血小板
   B. 血红蛋白
   C. 血常规
   D. 出血时间
   E. 凝血时间

参考答案

序号	1	2	3
答案	D	B	E

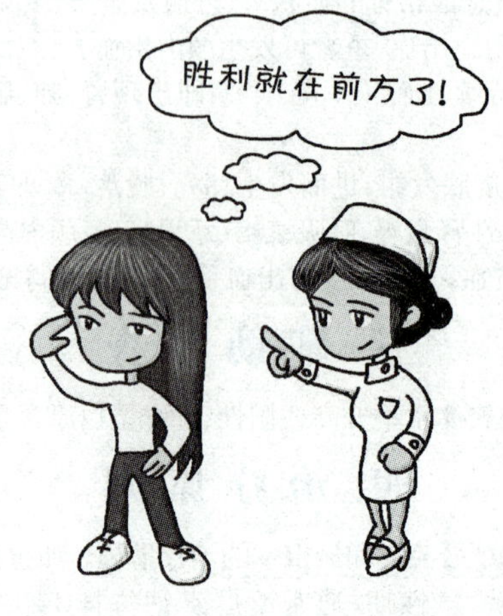

第十五章　内分泌、营养及代谢疾病病人的护理

第一节　内分泌系统解剖生理

考情分析

在2019—2023年的全国护士执业资格考试中，本节均没有出现相应考题。

考点导航

内分泌系统由人体内分泌腺及具有内分泌功能的脏器、组织及细胞组成。包括下丘脑、垂体、甲状腺、甲状旁腺、肾上腺、性腺、胰岛等。这些特殊的腺体所分泌的活性物质，称为激素，直接进入血液或淋巴。

内分泌系统是在神经支配和物质代谢反馈调节基础上释放激素，调节人体代谢过程、脏器功能、生长发育、生殖衰老等许多生理活动和生命现象，维持人体内环境稳定。

一、下　丘　脑

下丘脑是人体最重要的神经内分泌器官。①下丘脑分泌的释放激素有：促甲状腺激素释放激素(TRH)；促性腺激素释放激素(GnRH)，包括黄体生成激素释放激素和卵泡刺激素释放激素；促肾上腺皮质激素释放激素(CRH)；生长激素释放激素(GHRH)；泌乳素释放因子(PRF)；黑色素细胞刺激素释放因子(MRF)等。②下丘脑分泌的释放抑制激素有：生长激素释放抑制激素(GHRIH)；泌乳素释放抑制因子(PIF)；黑色素细胞刺激素释放抑制因子(MIF)。

二、垂　　体

垂体是人体内分泌系统中主要的中枢性内分泌腺，位于颅底蝶鞍内，外面覆有坚韧的硬脑膜，顶部以硬脑膜内层形成的鞍隔与颅腔分开。垂体分前、后两叶。在下丘脑神经激素及其相应靶腺激素等作用下：①腺垂体(前叶)分泌下列激素：促甲状腺激素(TSH)；促肾上腺皮质激素(ACTH)；黄体生成激素(LH)；卵泡刺激素(FSH)(LH及FSH又称促性腺激素，对周围相应靶腺合成及释放激素起调节作用)；**生长激素(GH)促进物质代谢与生长发育(生长激素分泌过多引起巨人症或肢端肥大症，分泌不足引起侏儒症)**；催乳素(PRL)起刺激泌乳、维持黄体分泌作用；黑色素细胞刺激素(MSH)作用于皮肤基底细胞层的黑色素细胞，促进黑色素沉着。②神经垂体(后叶)中贮存的抗利尿激素(ADH)受血浆渗透压增高和/或血容量不足等刺激后分泌入血液循环，主要作用于肾远曲小管及集合小管，使水分再吸收增加而使尿浓缩为高渗性，从而调节体内水量、有效血容量、渗透压及血压。催产素(OXT)主要在分娩时刺激子宫收缩，促进分娩后泌乳，也有轻度抗利尿作用。

三、甲　状　腺

甲状腺为人体内最大的内分泌腺体。甲状腺腺体被结缔组织分割成许多小叶，每个小叶均由许多滤泡构成，滤泡是甲状腺结构和分泌的功能单位，产生并分泌甲状腺素(T_4)及三碘甲状腺原氨酸(T_3)。甲状腺激素对热能代谢起促进作用，小剂量可促进酶及蛋白质合成，并加强热能的产生；大剂量则抑制蛋白质合成，血浆、肝及肌肉中游离氨基酸增高。**甲状腺素分泌过多引起甲状腺功能亢进，过少引起呆小病**。对糖代谢的作用呈两面性，除加快肠道对糖的吸收外，与胰岛素及儿茶酚胺呈协同作用。甲状腺滤泡旁C细胞分泌降钙素(CT)抑制骨钙的再吸收，与甲状旁腺激素(PTH)一起调节钙磷代谢，降低血钙水平。

四、甲 状 旁 腺

甲状旁腺含颗粒的主细胞等分泌甲状旁腺激素(PTH)。PTH促进破骨细胞活动，增加骨钙的再吸收；促进肾小管

钙的再吸收，减少尿钙排出；与降钙素及1,25-二羟维生素 D_3[1,25$(OH)_2D_3$]共同调节体内钙、磷代谢。

五、肾 上 腺

肾上腺有左、右两个，分别位于肾脏上方，分为皮质及髓质两部分，生理作用各异。①肾上腺皮质：分泌以醛固酮为主的盐类皮质激素、以皮质醇等为主的糖类皮质激素及脱氢睾酮等性激素。醛固酮促进肾远曲小管和集合管重吸收钠、水和排出钾；皮质醇参与物质代谢，能抑制蛋白质合成，促进其分解，使脂肪重新分布，有抑制免疫、抗炎、抗过敏、抗病毒和抗休克作用；性激素具有促进蛋白质合成及骨骺愈合的作用。②肾上腺髓质：分泌肾上腺素和去甲肾上腺素。肾上腺素作用于α和β受体，使皮肤、黏膜、肾血管、平滑肌收缩（因α受体占优势），以及参与体内物质代谢；去甲肾上腺素主要作用于α受体，有强烈的收缩血管作用而使血压升高。

六、胰 岛

目前发现人胰岛至少有五种分泌不同激素的细胞。①A细胞：约占25%，分泌胰高血糖素；②**B细胞：占60%以上，为胰岛的主要细胞，分泌胰岛素**；③D细胞：较少，约占10%，主要分泌生长激素释放抑制激素（SS）；④D1细胞：分泌肠血管活性肽（VIP）；⑤PP细胞：既见于胰岛周围，也散在于胰岛以外的胰腺外分泌细胞中，胃肠道黏膜中也有PP细胞存在，分泌胰多肽。胰岛素促进葡萄糖进入脂肪及肌肉细胞而被利用及肝糖原合成，抑制肝糖原异生，并促进三羧酸循环而使血糖下降，促进脂肪、蛋白质、DNA、RNA等合成，抑制脂肪分解而生成游离脂肪酸及酮体，抑制糖及蛋白质分解，以调节血糖的稳定。胰高血糖素能促进肝糖原分解而使血糖上升，促进脂肪、蛋白质分解，加强糖异生而使血糖升高，与胰岛素起拮抗作用。

七、性 腺

男性性腺为睾丸，位于阴囊内，其功能除产生精子外，主要分泌雄性激素。雄激素的作用是刺激男性性器官发育和男性第二性征的出现，并维持其成熟状态，促进蛋白质的合成、骨骼生长、毛发生成，以及促进曲精小管上皮生成精子等。

女性性腺为卵巢，是位于盆腔内成对的实质性器官，除产生卵子外，主要分泌雌激素和孕激素。雌激素的主要作用是刺激女性性器官发育和女性第二性征的出现，并维持其正常状态。**孕激素**主要为孕酮，由黄体所分泌，作用于子宫内膜，**使其在增生期基础上进入分泌期**，准备受精卵着床及正常妊娠的进行，并促进乳腺生长发育，还有致热作用，**使排卵后基础体温升高**，在水钠代谢方面有抗醛固酮作用。

八、内分泌系统的功能调节

下丘脑的神经细胞支配和控制垂体，垂体控制周围靶腺而影响全身。

在生理状态下，下丘脑、垂体和靶腺激素的相互作用处于相对平衡状态。当下丘脑、垂体功能减退时，靶腺功能也减退，腺体萎缩，分泌减少，如Sheehan综合征；当下丘脑、垂体功能亢进时，靶腺功能也亢进，激素分泌增多，如肾上腺皮质增生型皮质醇增多症。反之，当周围腺体功能减退时，下丘脑、垂体受反馈抑制的作用减弱而分泌相应促激素增多，如原发性甲状腺功能减退症时，血中TSH浓度升高；周围腺体功能亢进时，能通过对下丘脑、垂体的反馈抑制，使相应促激素分泌减少，如甲状腺功能亢进时，血中TSH浓度降低。

考点练习

考点：内分泌系统的解剖生理（A1型题）

1. 与婴幼儿智力发育密切相关的内分泌腺是
   A. 下丘脑
   B. 腺垂体
   C. 神经垂体
   D. 甲状腺
   E. 胰腺

2. 分泌胰岛素的主要细胞是
   A. 胰岛A细胞
   B. 胰岛B细胞
   C. 胰岛C细胞
   D. 胰岛D细胞
   E. 胰岛PP细胞

参 考 答 案

序号	1	2
答案	D	B

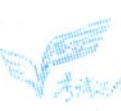

第二节　单纯性甲状腺肿病人的护理

考情分析

年份	主要考点
2021	甲状腺Ⅰ度肿大时首选的治疗方案(药物治疗)
2022	颈部肿块首选的检查方法(B超)
2023	单纯性甲状腺肿的病因不包括(肿瘤)

考点导航

单纯性甲状腺肿是因缺碘、先天性甲状腺激素合成障碍或致甲状腺肿物质等多种原因引起的非炎症性、非肿瘤性甲状腺肿大，**不伴甲状腺功能减退或亢进**表现。此病呈散发性分布，也可地方性分布。

一、原　因

1. **碘缺乏　是地方性甲状腺肿的主要原因**。

2. 甲状腺激素(TH)合成或分泌障碍　常是散发性甲状腺肿的原因，主要有：①摄碘过多；②致甲状腺肿的物质或药物；③先天性甲状腺激素合成障碍。

3. 甲状腺激素需要量增加　在部分轻度碘缺乏地区的人群中，在机体对TH需要量增加时，如妊娠、哺乳、青春期，可出现甲状腺肿。

4. 遗传和环境因素　遗传缺陷或基因突变引起甲状腺素合成障碍。

二、临床表现

甲状腺常呈轻、中度弥漫性肿大，表面平滑，质地较软。若进一步增大，可出现颈部增粗和颈前肿块，扪及甲状腺有多个(或单个)结节并引起压迫症状，如压迫气管可引起咳嗽、呼吸困难；压迫食管可引起吞咽不畅；压迫喉返神经引起声音嘶哑；胸骨后甲状腺肿使上腔静脉回流受阻，表现为面部青紫、水肿、颈部与胸部浅静脉扩张。病程较长者，甲状腺内形成的结节可有自主甲状腺激素分泌功能，出现自主性功能性甲亢。

在地方性甲状腺肿流行地区，如自幼碘缺乏严重，可出现地方性呆小病；病人摄入过多的碘时，可诱发甲状腺功能亢进症。

三、辅助检查

1. 甲状腺功能检查　**血清T_4、T_3正常**，TSH基本正常，TT_3/TT_4常增高。

2. 甲状腺摄^{131}I率及T_3抑制试验　摄^{131}I率增高但无高峰前移，可被T_3所抑制。当甲状腺结节有自主功能时，可不被T_3抑制。

3. 超声检查　为首选检查，可明确甲状腺肿特征和程度，**可见弥漫性、成结节性甲状腺肿，常呈均匀分布**。

四、治疗原则

1. 一般不需要治疗，碘缺乏者需改善碘营养状态，食盐碘化是目前公认的预防碘缺乏病的有效措施。

2. 手术治疗　**单纯性甲状腺肿一般不宜手术治疗**。当出现压迫症状、药物治疗无好转者，或疑有甲状腺结节癌变时应手术治疗。

五、护理问题

1. **自我形象紊乱　与颈部外形异常有关**。

2. 知识缺乏：缺乏单纯性甲状腺肿的相关防治知识。

六、护理措施

1. 一般护理　向病人阐明单纯性甲状腺肿的病因和防治知识，消除病人因形体改变而引起的自卑与挫折感，正确认识疾病所致的形体外观改变，指导病人利用服饰进行外表修饰，完善自我形象。指导病人多食海带、紫菜等海产品及

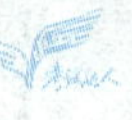

含碘丰富的食物。

2. 病情观察 观察病人甲状腺肿大的程度、质地，有无结节和压痛。

3. 用药护理 **指导病人遵医嘱准确服药，不可随意增多和减少**；观察甲状腺药物治疗的效果和不良反应。如病人出现心动过速、呼吸急促、食欲亢进、怕热多汗、腹泻等甲状腺功能亢进症表现，应及时向医生汇报。结节性甲状腺肿病人避免大剂量使用碘治疗，以免诱发甲亢。

七、健康教育

1. 在地方性甲状腺肿流行地区，指导病人**补充碘盐，指出这是预防缺碘性地方性甲状腺肿最有效的措施**。

2. 指导碘缺乏病人和妊娠期妇女多进食含碘丰富的食物，如海带、紫菜等海产类食品，并**避免摄入大量阻碍甲状腺激素合成的食物和药物，食物有卷心菜、花生、菠菜、萝卜等**，药物有硫氰酸盐、保泰松、碳酸锂等。

3. 嘱病人按医嘱准确服药和坚持长期服药，以免停药后复发。教会病人观察药物疗效及不良反应。

考点练习

考点：单纯性甲状腺肿的病因和临床表现（A1、A2型题）

1. 地方性甲状腺肿的主要原因是
   A. 摄碘过多
   B. 碘缺乏
   C. 服用硫脲类药物
   D. 服用碳酸锂药物
   E. 先天性甲状腺素合成不足

2. 病人，女性，18岁，因甲状腺肿大就诊。查甲状腺Ⅱ度肿大，无结节，TSH在正常范围，甲状腺功能正常。可能的诊断是
   A. 甲亢
   B. 单纯性甲状腺肿
   C. 慢性甲状腺炎
   D. 甲减
   E. 亚急性甲状腺炎

3. 病人，女性，19岁。因双侧甲状腺肿大住院，查血清T_4正常，甲状腺扫描可见弥漫性甲状腺肿，均匀分布。医生诊断单纯性甲状腺肿。单纯性甲状腺肿的甲状腺局部表现是
   A. 出现压迫症状
   B. 发生恶变
   C. 出现大小不等的结节
   D. 弥漫性肿大
   E. 闻及血管杂音

考点：单纯性甲状腺肿的护理问题、护理措施和健康教育（A1、A2型题）

4. 日常生活中使用加碘食盐主要是为了预防
   A. 甲状腺功能亢进
   B. 单纯甲状腺肿
   C. 甲状腺囊肿
   D. 甲状舌骨囊肿
   E. 甲状腺腺瘤

5. 病人，女性，50岁。单纯甲状腺肿。护士指导病人避免吃卷心菜、萝卜的理由是
   A. 减轻对胃黏膜的刺激
   B. 会阻碍甲状腺素合成
   C. 避免消化不良
   D. 避免过敏
   E. 减少纤维素摄入

参考答案

序号	1	2	3	4	5
答案	B	B	D	B	B

第三节 甲状腺功能亢进症病人的护理

15-3 扫二维码 免费看视频

考情分析

年份	主要考点
2019	甲亢复发的诱因；放射性^{131}I治疗甲亢后的主要并发症；甲状腺危象的判断
2020	甲亢突眼的护理；针对甲亢病人的错误指导（多食含碘高的食物）；甲亢术后48小时重点观察的是（呼吸）

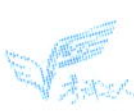

续表

年份	主要考点
2021	甲状腺功能亢进症手术治疗的禁忌证(轻度甲亢)
2022	Graves 病应检测(TSH);甲亢病人术后病情平稳后应取(半卧位);甲亢病人做^{131}I 试验禁忌的食物(紫菜);甲亢病人术后出现声音嘶哑考虑损伤了(喉返神经)
2023	甲亢的判断(图片题);抗甲状腺药物最常见的不良反应(粒细胞减少);甲亢病人行^{131}I 试验能吃的食物(土豆、西红柿)

考点导航

甲状腺功能亢进症简称甲亢,是指由多种病因导致甲状腺功能增强,从而分泌甲状腺激素(TH)过多所致的临床综合征。甲亢分为 Graves 病、多结节性甲状腺肿伴甲亢、高功能腺瘤、碘甲亢等,其中 Graves 病多见。

一、病　　因

本病女性多见,各年龄组均可发病,以 20～40 岁为多。

1. **自身免疫**　人体内 T、B 淋巴细胞功能缺陷,可合成多种针对自身甲状腺抗原的抗体。其中一种甲状腺刺激免疫球蛋白可直接作用于甲状腺细胞膜上的 TSH 受体,刺激甲状腺细胞增生,分泌亢进,**是本病的主要原因**。

温馨提示

甲亢、肾病综合征、系统性红斑狼疮、特发性血小板减少性紫癜、急性感染性多发性神经炎等均为免疫性疾病。

2. 遗传因素　该病有家族发病倾向。
3. 诱发因素　感染、创伤、精神刺激、劳累等因素破坏机体免疫稳定性,使有遗传性免疫监护和调节功能缺陷者发病。

二、临 床 表 现

(一) 甲状腺毒症表现

1. **高代谢综合征**　由于 T_3、T_4 分泌过多促进营养物质代谢,病人产热与散热明显增多,以致出现**怕热、多汗,皮肤温暖湿润,低热等**。多食易饥,体重下降。
2. **精神神经系统**　**神经过敏**,多言好动,**易激动**、紧张焦虑、注意力不集中、记忆力减退,失眠。腱反射亢进,伸舌和双手向前平伸时有震颤。
3. 心血管系统　心悸、胸闷、气短;心率增快、心肌收缩力增强致收缩压增高,外周血管扩张,舒张压降低致**脉压增大**(亲:脉压增大主要见于主动脉瓣关闭不全和甲亢)。由于心肌收缩力增强可有收缩期杂音,心律失常以心房颤动最常见,重则出现严重心律失常、心脏扩大、心力衰竭,称甲亢性心脏病。
4. 运动系统　部分病人有肌无力、肌萎缩,行动困难,临床上呈慢性甲亢性肌病。周期性瘫痪,多见于青年男性,可伴有重症肌无力。
5. 消化系统　病人食欲亢进、消瘦、严重者呈现恶病质;**病人胃肠蠕动增快,大便频繁,甚至慢性腹泻**。
6. 血液系统　白细胞计数偏低,血小板寿命短,可出现紫癜;部分病人有轻度贫血。
7. 生殖系统　女性常有月经稀少、闭经;男性多阳痿、乳房发育;男女生育率均下降。

(二) 甲状腺肿大

呈弥漫性、对称性肿大,随吞咽上下移动,质软、无压痛,有震颤及杂音,**为本病重要体征**。肿大程度与甲亢轻重无明显关系。

(三) 眼征(分为单纯性及浸润性突眼)

1. 单纯性突眼(良性突眼)　由于交感神经兴奋性增加,眼外肌群及上睑肌张力增高所致,随着治疗可恢复。
2. 浸润性突眼(恶性突眼)　与自身免疫有关,眼球后水肿、淋巴细胞浸润,突眼度>18mm;病人主诉怕光、复视、视力减退,可合并眼肌麻痹;由于眼球高度突出致角膜外露,易受外界刺激,引起充血、水肿、感染,重则失明。

(四) 甲状腺危象

系病情恶化时的严重症候群,可危及生命。其发生原因可能与交感神经兴奋,垂体-肾上腺皮质轴反应减弱,**大量 T_3、T_4 释放入血有关**。

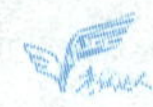

1. 诱因　**应激、感染、^{131}I 治疗反应、手术准备不充分**等。

2. 临床表现　①**T≥39℃**；②**心率≥140次/min**；③**恶心、厌食、呕吐、腹泻、大汗、休克**；④**神情焦虑、烦躁、嗜睡或谵妄**、昏迷；⑤可合并心衰、肺水肿等。

三、辅助检查

1. 基础代谢率(BMR)　正常BMR为－10%～＋15%。**测定应在禁食12小时、睡眠8小时以上、静卧空腹状态**下进行。常用BMR简易计算公式：**BMR＝脉压＋脉率－111**。**＋20%～＋30%为轻度甲亢，＋30%～＋60%为中度甲亢，＋60%以上为重度甲亢**。

2. 甲状腺摄^{131}I 率　正常2小时为5%～25%，24小时为20%～45%。

3. **血清总T_3、总T_4**(T_3、T_4)　为甲状腺功能基本筛选试验，不受外来碘干扰，**甲亢时增高**。

4. **血清游离T_4**(FT_4)、**游离三碘甲腺原氨酸**(FT_3)　是具有生理活性的甲状腺激素，不受TBG影响，是**诊断临床甲亢的首选指标**。

5. 促甲状腺激素(TSH)　血清TSH浓度的变化是反映甲状腺功能最敏感的指标。先于TT_3、TT_4、FT_3、FT_4出现异常。**甲亢时TSH降低**。

6. 促甲状腺激素释放激素(TRH)兴奋试验　甲亢时T_3、T_4增高，反馈抑制TSH，故TSH不受TRH兴奋；**TRH给药后TSH增高可排除甲亢**。本试验安全，可用于老人及心脏病病人。

温馨提示

单纯性甲状腺肿、甲亢、甲减T_3、T_4、TSH的比较，见表15-3-1。

表15-3-1　单纯性甲状腺肿、甲亢、甲减T_3、T_4、TSH的比较

疾病	T_3	T_4	TSH
单纯性甲状腺肿	正常	正常	正常
甲亢	增高	增高	降低
甲减	降低	降低	增高

四、治疗原则

(一) 一般治疗

保证休息及营养，避免情绪波动，可适当使用镇静催眠剂，还可给予β受体拮抗剂等。

(二) 抗甲状腺药物

分为**硫脲类(甲硫氧嘧啶、丙硫氧嘧啶)**及**咪唑类(甲巯咪唑、卡比马唑)**。作用机制为抑制甲状腺过氧化物酶，**阻断甲状腺激素的合成**，具有一定的免疫抑制作用。丙硫氧嘧啶可抑制T_4转变为T_3。

(三) 外科治疗

甲亢外科治疗的基本方法是甲状腺大部切除术。

1. 手术适应证　①中度以上的原发性甲亢；②继发性甲亢；③高功能腺瘤；④抗甲状腺药物或^{131}I 治疗后复发者或坚持长期用药困难者；⑤腺体较大，伴有压迫症状或胸骨后甲状腺肿等类型的甲亢；⑥妊娠早、中期(＜5个月)的甲亢病人具有上述指征者。

2. **手术禁忌证**　**青少年病人**、症状较轻者、老年病人或有严重器质性疾病不能耐受手术者(亲：甲状腺分泌甲状腺素，甲状腺素可促进青少年的生长发育，如切除甲状腺，会影响青少年的成长发育哦)。

(四) 放射性碘

利用^{131}I 释放的β射线破坏甲状腺腺泡上皮，减少甲状腺素的合成与释放。适用于30岁以上、不能用药物或手术治疗或复发者，禁用于妊娠哺乳期妇女、肝肾功能差、活动性肺结核等。放射性碘治疗可致永久性甲减。

(五) 甲状腺危象的治疗

1. 将病人安置在安静低温的环境中，密切观察神志变化，定时测量生命体征并作详细记录；昏迷者注意口腔及皮肤护理，预防压力性损伤及肺部感染。

2. 对症治疗及处理并发症

(1) 高热时可作药物或物理降温，必要时使用异丙嗪进行人工冬眠。**禁用阿司匹林**，因**阿司匹林可与甲状腺结合球蛋白结合而释放游离甲状腺激素，使病情加重**。

(2) 补充足量液体。

(3) 持续低流量给氧。

(4) 积极治疗感染、肺水肿等并发症。

3. **抑制甲状腺激素合成及 T_4 转变 T_3**　**首选丙硫氧嘧啶**。

4. **抑制已合成的甲状腺激素释放入血**　可选用碘化钠或**卢格碘液**。

五、护理问题

1. 营养失调：低于机体需要量　与机体高代谢致代谢需求超过能量摄入有关。

2. 活动无耐力　与蛋白质分解增加、甲亢性心脏病、肌无力等有关。

3. 组织完整性受损　与浸润性突眼有关。

4. 自我形象紊乱　与突眼和甲状腺肿大引起的身体外观改变有关。

5. 焦虑　与神经系统功能改变、甲亢所致全身不适等因素有关。

6. 潜在并发症：甲状腺危象。

六、护理措施

(一) 一般护理

1. 避免各种刺激　保持病室安静，室温保持在 20℃左右，避免强光和噪声刺激。避免有精神刺激的言行，使其安静休养。轻者可适当活动，但不宜紧张和劳累，重者则应卧床休息。

2. 饮食护理　给予**高热量、高蛋白、高脂肪、高维生素饮食**，**限制含纤维素高的食物**，注意补充水分。

温馨提示

甲亢是一种高代谢性疾病，因此需给予高热量、高蛋白、高脂肪、高维生素饮食；但甲亢病人大便频繁甚至慢性腹泻，因此需限制纤维素高的食物。

(二) 症状护理

病人易出汗，应勤洗澡更衣，保持清洁舒适。腹泻较重者，注意保护肛周皮肤。**有突眼者，应加强眼部护理，如经常点眼药，外出时戴茶色眼镜，以避免强光与灰尘的刺激，睡前涂眼药膏、戴眼罩，并抬高头部，低盐饮食**，以减轻眼球后软组织水肿。

(三) 药物护理

遵医嘱用药，并注意观察药物的疗效及其不良反应，**抗甲状腺药物的常见不良反应**有：①**粒细胞减少，严重者可致粒细胞缺乏症**。主要发生在治疗开始后 2～3 个月内，**需定期复查血常规**，当白细胞低于 3×10^9/L 或中性粒细胞低于 1.5×10^9/L 时应停药；②皮疹；③中毒性肝病，用药前后应检查肝功能。

(四) 手术前后护理

1. 术前护理

(1) 心理护理：**甲状腺肿大，特别是年轻女性手术者，怕影响外观，有碍自尊和社交活动**，对手术有恐惧感，护士应积极予以心理疏导，对病人热情，与病人亲切交谈，提供安静舒适的环境，避免各种不良刺激。过度紧张或失眠者，按医嘱给予镇静剂。

(2) 药物准备：为提高病人对手术的耐受力，预防术后并发症，通常**先用硫氧嘧啶**。待甲亢症状基本控制后，停用能使甲状腺肿大和动脉充血的抗甲状腺药物，**改服碘剂**。**碘剂能抑制甲状腺的释放，还能减少甲状腺血流量，使腺体充血减少，变小变硬**，有利于手术进行。常用的碘剂是复方碘溶液，用法：每日 3 次口服，第 1 日每次 3 滴，第 2 日每次 4 滴，依此类推，至每日 3 次，每次 16 滴为止，维持至手术日。服用碘剂的时间一般不要超过 3 周。**当病人情绪稳定，睡眠良好，体重增加，基础代谢率低于+20%，脉率稳定在 90 次/min 以下，腺体缩小变硬，就表明准备就绪，应及时手术**。

碘剂抑制甲状腺素释放的作用是暂时的，因此凡不准备手术的病人，一律不要服用碘剂。

对常规应用碘剂或合用抗甲状腺药物效果不佳，即未达到手术前要求指标的病人，可改用盐酸普萘洛尔(心得安)，每 6 小时服 20～60mg，一般 4～7 天即可达到手术前准备的要求。由于普萘洛尔在体内的半衰期不到 8 小时，所以手术前 1～2 小时再口服 1 次。

术前用药时禁忌使用阿托品，以免引起心动过速。

2. 手术后护理

(1) 一般护理

1) 卧位：**血压平稳后取半卧位**，利于伤口引流。应减少颈部张力，避免剧烈咳嗽、说话过多等，消除出血诱因。

2）伤口引流的护理：为引流伤口渗血、渗液，常放置有乳胶片引流或胶管引流。应始终保持引流通畅，严密观察敷料渗出情况及引流量。术后伤口引流量一般不超过100ml。引流物于术后24～48小时拔除。

3）增进舒适：指导病人使用放松技术，以减轻其对疼痛的敏感性；避免颈部弯曲、过伸或快速的头部运动，**起床时用手支持头部**，以防气管压迫或引起伤口牵拉痛。

4）严密观察病情，及时发现手术后并发症：定时测体温，每15～30分钟测脉搏、呼吸、血压1次，直至平稳。如病人高热、脉速、烦躁不安，应警惕甲状腺危象的发生。注意检查颈部伤口敷料有无渗血，有无颈部肿胀，如引流出血多而快，应立即通知医生，积极做好术前准备。

5）饮食：术后6小时如无恶心、呕吐，可进温凉流质饮食，少量慢咽。手术后第2天可进半流质饮食。

6）保持呼吸道通畅：指导和协助病人咳嗽、咳痰，以免痰液阻塞气管。**床边常规备气管切开包**、氧气瓶、吸痰设备以及急救药品。

7）药物应用：继续服用复方碘溶液，每日3次，以每次16滴开始，逐日每次减少1滴，至每次3滴为止。若手术前用普萘洛尔做准备者，手术后继续服用4～7天。

（2）主要并发症的预防与护理（表15-3-2）

表15-3-2 甲亢术后主要并发症的表现及处理

并发症	表现	处理
呼吸困难和窒息	**进行性呼吸困难、烦躁、发绀，甚至窒息**	剪开缝线，敞开伤口
单侧喉返神经损伤	声音嘶哑	**术后可由健侧声带向病侧过度内收而恢复发音**
双侧喉返神经损伤	**失声**、呼吸困难，甚至窒息	气管切开
喉上外支神经	**声带松弛和声调降低**	理疗
喉上内支神经	**进食、特别是饮水时，易发生误咽或呛咳**	
手足抽搐	面部、唇或手足部的针刺、麻木或强直感，严重者抽搐	**抽搐发作时立即静脉缓慢注射10%葡萄糖酸钙**

1）**术后呼吸困难和窒息**：**是最危急的并发症**，多发生于术后48小时内。临床表现为**进行性呼吸困难、烦躁、发绀，甚至窒息**（亲：发现上述情况时，须立即进行床旁抢救，及时剪开缝线，敞开切口，迅速除去血肿，结扎出血的血管）。

2）**喉返神经损伤**：**单侧喉返神经损伤**，大都引起**声音嘶哑**，虽可经健侧声带向患侧过度内收而代偿，但不能恢复其原有音色。**双侧喉返神经损伤**可因两侧声带麻痹致**失声**、呼吸困难，甚至窒息，需立即做气管切开。

3）喉上神经损伤：**外支受损**可使环甲肌瘫痪，引起**声带松弛和声调降低**。若**内支受损**会使喉部黏膜感觉丧失，在**进食、特别是饮水时，易发生误咽或呛咳**。一般经理疗后可自行恢复正常。

4）**手足抽搐**：多数病人症状轻且短暂，常在术后1～2日出现面部、唇或手足部的针刺、麻木或强直感；少数严重者可出现面肌和手足伴有疼痛的持续性痉挛，每天发作多次，每次持续10～20分钟或更长，甚至发生喉、膈肌痉挛和窒息。其主要**是手术时甲状旁腺被误切除**、挫伤或其血液供应受累，致血钙浓度下降，神经、肌肉应激性增高所致。**抽搐发作时，立即静脉缓慢注射10%葡萄糖酸钙或氯化钙10～20ml解除痉挛**。

5）甲状腺功能低下：须长期补充甲状腺素。常用的甲状腺制剂有甲状腺素片、左甲状腺素等。要使病人了解不正确用药可导致严重心血管并发症。告诉病人：①**每天按时服药**；②**出现心慌、多汗、急躁或畏寒、乏力、精神萎靡不振、嗜睡、食欲减退等甲状腺过多或过少表现时，不要随意自行停药或变更剂量**，应及时报告医生或护士，以便调整剂量；③**随年龄变化药物剂量有可能需要变更，所以最好每年到医院复查1次**。

6）**甲状腺危象**：**预防的关键是充分的术前准备**。术前稳定病人情绪，做好药物准备的护理，务必达到术前准备的要求；术后继续服用碘剂。一旦出现症状，应及时吸氧、物理降温、静脉输入葡萄糖溶液，并立即报告医生。遵医嘱滴注碘剂、氢化可的松、普萘洛尔等药物。

好礼相送

甲亢术后并发症（主编总结，严禁转载，违者必究）

单侧喉返损，病人声音嘶；双侧喉返损，病人声音失；
喉上外支损，病人声调降；喉上内支损，饮水易呛咳。

七、健康教育

1. 教育病人保持身心愉快，避免过度劳累和精神刺激，注意预防感染。

2. 提供有关甲亢的疾病知识，教会病人自我监护和自我护理的方法，如上衣领宜宽松，避免压迫肿大的甲状腺。**严禁用手挤压甲状腺**，以免甲状腺激素分泌过多而加重病情。

3. 坚持长期服药，并按时按量服用，不随意减量和停药。**服用抗甲状腺药物的开始3个月，每周查血象1次(监测有无粒细胞减少)**。

4. 每隔1～2个月做甲状腺功能测定，**每日清晨起床前自测脉搏，定期测量体重，脉搏减慢、体重增加是治疗有效的标志**。若出现高热、恶心、呕吐、腹泻、突眼加重等，应警惕甲状腺危象的可能，及时就诊。

5. 对妊娠期甲亢病人，禁用^{131}I治疗，慎用普萘洛尔，产后如需继续服药，则不宜哺乳。

温馨提示

甲亢口诀：甲亢病容真可怕，眼球凸出颈粗大；甲功增高价值大，硫脲类药能压下。

考点练习

考点：甲状腺功能亢进的病因(A1型题)

1. 关于甲状腺功能亢进病因的描述，**错误**的是
   A. 女性多见，各年龄组均可发病
   B. 20～40岁多见
   C. 与遗传因素有关，与免疫无关
   D. 感染、创伤、精神刺激、劳累等是诱因
   E. 有家族发病倾向

考点：甲状腺功能亢进的临床表现和辅助检查(A1、A2型题)

2. 甲亢病人的临床表现**不包括**
   A. 怕热、多汗
   B. 易激动
   C. 脉压减少
   D. 双手震颤
   E. 周期性瘫痪

3. 下列属于甲亢病人高代谢综合征表现的是
   A. 神经兴奋性增高
   B. 甲状腺肿大
   C. 怕热多汗
   D. 突眼
   E. 心动过速

4. 甲状腺功能亢进病人最常见的情绪改变是
   A. 神经过敏
   B. 抑郁
   C. 激动易怒
   D. 悲伤
   E. 注意力不集中

5. 甲亢病人重要的体征是
   A. 双手震颤
   B. 心动过速
   C. 眼球突出
   D. 甲状腺肿大
   E. 周期性瘫痪

6. 病人，男性，16岁，甲状腺功能亢进。入院查体：甲状腺肿大，血压130/70mmHg，脉搏100次/min。该病人的基础代谢率为
   A. 19%
   B. 29%
   C. 39%
   D. 49%
   E. 59%

7. 某甲状腺功能亢进症病人，行基础代谢率测定的时间宜在
   A. 下午6点、餐后和静卧
   B. 清晨、空腹和静卧
   C. 下午4点、静卧
   D. 午间12点、餐后和静卧
   E. 下午2点、静卧

考点：甲状腺功能亢进的治疗要点(A1、A2型题)

8. 病人，女性，30岁。患甲状腺功能亢进2年，现正在服用甲硫氧嘧啶。该药的作用机制是
   A. 破坏甲状腺组织
   B. 抑制T_4转变为T_3
   C. 阻断甲状腺的合成
   D. 阻断甲状腺素的释放
   E. 抑制TSH释放

9. 放射性^{131}I治疗甲亢后的主要并发症是
   A. 声音嘶哑
   B. 浸润性突眼
   C. 粒细胞减少
   D. 甲状腺癌变
   E. 甲状腺功能减退

考点：甲状腺功能亢进的护理问题和健康教育(A1、A2、A3/A4型题)

10. 甲亢病人应限制
    A. 高热量饮食
    B. 高蛋白饮食
    C. 高脂肪饮食
    D. 高维生素饮食
    E. 高纤维素饮食

11. 甲亢病人伴有突眼的护理措施，**错误**的是
    A. 经常点眼药
    B. 外出时戴茶色眼镜
    C. 睡前涂眼药膏

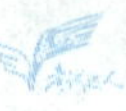

D. 低盐饮食
E. 去枕平卧

12. 甲亢伴突眼患者的眼部护理内容**不包括**
A. 佩戴有色眼镜
B. 睡前涂抗生素眼膏
C. 睡觉或休息时，抬高头部
D. 多食碘盐
E. 加盖眼罩防止角膜损伤

13. 甲状腺功能亢进症病人的心理护理，**错误**的是
A. 限制病人参与团体活动
B. 向病人家属解释病情
C. 与病人交谈鼓励病人表达内心的感受
D. 指导病人家属勿提供兴奋、刺激的消息
E. 理解同情病人，保持情绪稳定

14. 病人，女性，28 岁。双侧甲状腺肿大 2 年，突眼，食欲亢进。对该病人的心理疏导的措施**不包括**
A. 理解病人，态度温和与其沟通
B. 对病人关心的问题予以耐心解释
C. 适当的外表修饰可增加自信
D. 指导病人多做运动
E. 鼓励病人家属给予病人关爱和理解

(15～16 题共用题干)

病人，35 岁，患甲状腺功能亢进 2 年，一直服用丙硫氧嘧啶治疗。最近由于家庭遭遇变故，病人突然出现烦躁不安、四肢无力、心慌气短、多汗。入院查体：T 39.2℃，HR 150 次/min，嗜睡。

15. 该病人可能出现了
A. 低血糖反应
B. 甲状腺危象
C. 急性心力衰竭
D. 酮症酸中毒
E. 急性肺水肿

16. 针对该病人的护理措施，**错误**的是
A. 将病人安置在安静低温的环境中
B. 物理降温，必要时可使用阿司匹林
C. 监测生命体征
D. 持续低流量给氧
E. 避免精神刺激

17. 甲状腺手术一侧喉返神经损伤时，术后会发生
A. 吞咽困难
B. 声音嘶哑
C. 声调降低
D. 饮水呛咳
E. 手足抽搐

18. 喉上神经内支损伤时会出现
A. 音调降低
B. 吞咽困难
C. 饮水呛咳
D. 声音嘶哑
E. 手足抽搐

19. 颈部手术后 48 小时之内，护士在护理过程中应重点观察病人的
A. 体温
B. 脉搏
C. 呼吸
D. 血压
E. 神智

20. 病人，女性，22 岁。因甲亢住院行手术治疗。术后第 1 天病人出现声音嘶哑，表现焦虑。为了减轻不适感，正确的健康教育是告知病人
A. 轻微嘶哑是暂时的
B. 减少饮水量
C. 热敷局部
D. 平卧位
E. 及早练习发音

21. 病人，女性，53 岁，甲亢。甲状腺大部切除术后，留在伤口内的引流物取出的时间一般是在术后
A. 6～8 小时
B. 10～12 小时
C. 14～18 小时
D. 24～48 小时
E. 48～72 小时

22. 病人，女性，36 岁。既往甲亢病史。阑尾炎手术后出现心悸、呼吸急促。目前该病人可能出现了
A. 肾上腺危象
B. 甲状腺危象
C. 低血糖
D. 垂体危象
E. 低钾血症

23. 病人，女性，50 岁。甲状腺切除术后出现声音嘶哑，考虑是下列哪项损伤引起
A. 气管误伤
B. 甲状旁腺误切
C. 喉上神经损伤
D. 甲状腺切除过多
E. 喉返神经损伤

24. 病人，女性，25 岁，患甲亢 2 年，2 天前因感冒受凉，体温高达 39.0℃，恶心、呕吐、腹泻、心悸，心率 120 次/min，继而出现昏迷，诊断为甲亢危象，治疗过程中**禁用**的药物是
A. 异丙嗪
B. 阿司匹林
C. 抗生素
D. 丙基硫氧嘧啶
E. 补液

25. 病人，女性，34 岁。Graves 病。经治疗痊愈出院。护士应强调复发的诱因**不包括**
A. 避免各种感染
B. 避免精神刺激和创伤
C. 减轻工作压力
D. 不要过度劳累
E. 忌摄入含碘食物

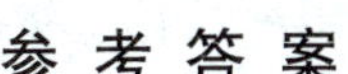

参考答案

序号	1	2	3	4	5	6	7	8	9	10	11	12	13	14	15	16
答案	C	C	C	C	D	D	B	C	E	E	E	D	A	D	B	B
序号	17	18	19	20	21	22	23	24	25							
答案	B	C	C	A	D	B	E	B	E							

第四节　甲状腺功能减退症病人的护理

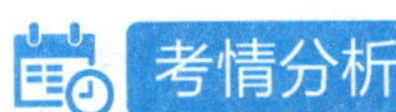

考情分析

年份	主要考点
2020	甲减病人行替代疗法时选择的激素
2022	原发性甲状腺功能减退的主要原因(自身免疫损伤);甲状腺功能减退的主要表现(黏液性水肿);甲状腺功能减退病人服用左甲状腺激素的时间(清晨空腹);甲状腺功能减退病人因需要终身服药而经常哭泣,此心理反应为(预感性悲哀)

考点导航

甲状腺功能减退症简称甲减,是由多种原因引起的TH合成、分泌或生物效应不足所致的一组内分泌疾病。按起病年龄分为3型:呆小病、幼年型甲减、成年型甲减。病情严重时各型均可表现为黏液性水肿。本节主要介绍成年型甲减,多见于中年女性,男女之比约为1∶5～1∶10。多数起病隐袭,发展缓慢,有时长达10余年后始有典型表现。

一、病　因

1. 原发性甲减　约占90%以上,系甲状腺本身疾病所引起,其病因有炎症(自身免疫反应或病毒感染等);放疗(如^{131}I治疗等);甲状腺大部或全部手术切除后;缺碘;遗传因素、甲状腺内广泛转移性癌等。

2. 中枢性甲减:由下丘脑和垂体病变引起的促甲状腺激素释放激素或者促甲状腺激素产生和分泌减少所致的甲减,其中下丘脑病变引起的甲减称为三发性甲减,垂体外照射、垂体大腺瘤、颅咽管瘤、产后大出血是引起中枢性甲减的常见原因。

3. 甲状腺激素抵抗综合征。

二、临床表现

1. 一般表现　有**畏寒**、**少汗**、**乏力**、少言、**体温偏低**、动作缓慢、食欲减退而体重增加。典型**黏液性水肿**病人呈现表情淡漠,眼睑水肿,面色苍白,唇厚舌大,皮肤干燥、增厚、粗糙、脱屑,毛发脱落,眉毛稀疏;少数病人指甲厚而脆,多裂纹,踝部呈非凹陷性水肿,手足掌面呈姜黄色。

温馨提示

甲减病人因甲状腺素分泌较少,导致基础代谢率低下,因此,病人可出现畏寒、体温偏低等表现。

2. 各系统表现　①精神神经表现:记忆力减退、智力低下、反应迟钝、嗜睡、精神抑郁、有神经质表现;严重者发展为猜疑型精神分裂症。后期呈痴呆、幻觉、木僵、昏睡或惊厥。黏蛋白沉积可致小脑功能障碍,出现共济失调、眼球震颤等。②心血管系统表现:窦性心动过缓、心浊音界扩大、心音减弱。超声检查可发现心包积液、胸腔或腹腔积液。久病者由于血胆固醇增高,易并发冠心病;因心肌耗氧量减少,心绞痛与心力衰竭少见。③消化系统表现:有畏食、腹胀、便秘等,严重者可出现麻痹性肠梗阻或黏液水肿性巨结肠。由于胃酸缺乏或维生素B_{12}吸收不良,可导致缺铁性贫血或恶性贫血。④呼吸系统表现:肺泡通气量减少,呼吸肌功能障碍,肺毛细血管活力减弱,毛细血管基底膜增厚,影响气体交换,氧分压降低,呈缺氧状态。⑤内分泌系统表现:有性欲减退,女性常月经过多、经期延长和不育;男性出现阳痿。⑥肌肉与关节表现：肌肉软弱乏力，寒冷时可有暂时性肌强直、痉挛、疼痛等。黏液性水肿病人可伴关节病变，偶有关节腔积液。

3. 黏液性水肿昏迷　见于病情严重者，冬季易发，老人多见，死亡率高。诱发因素有寒冷、感染、手术、严重躯体疾病、中断 TH 替代治疗和使用麻醉、镇静剂等。表现为嗜睡，低体温（体温<35℃），呼吸减慢，心动过缓，血压下降，四肢肌肉松弛，反射减弱或消失，甚至昏迷、休克，心肾功能不全而危及生命。

三、辅助检查

1. 一般检查　血细胞及血生化检查。①轻、中度贫血；②血糖正常或偏低；③血胆固醇、甘油三酯常增高。

2. 甲状腺功能检查　TT_4、FT_4 降低是诊断本病的必备指标。①**血清 TSH 升高**；②**血 TT_4（或 FT_4）降低**早于 TT_3（或 FT_3）；③血 TT_3（或 FT_3）下降仅见于后期或病重者；④甲状腺摄 ^{131}I 率降低。

3. 判定病变部位检查　①血 TSH：原发性甲减者增高；下丘脑-垂体性甲减者常降低。②TRH 兴奋试验：血清 TSH 无升高反应者提示垂体性甲减；延迟升高者为下丘脑性甲减；如 TSH 基值已增高，TRH 刺激后更高，提示原发性甲减。③血清 T_3、T_4 增高，血清 TSH 基值或对 TRH 兴奋试验反应正常或增高，临床无甲亢表现，提示为 TH 不敏感性甲减。④影像学检查：有助于异位甲状腺、下丘脑、垂体病变等的确诊。

四、治疗原则

甲减的治疗主要是对症处理和**甲状腺素替代治疗**。各种类型的甲减，均需用 TH 替代，永久性甲减者需终身服用。常规替代治疗者，**药物常用左甲状腺素口服**，初始剂量为每日 25～50μg，长期维持量约每日 75～150μg。亦可用甲状腺片口服，初始剂量为每日 15～30mg，视病情每周增加 10～20mg，长期维持量为每日 60～180mg。治疗的目标是用最小剂量纠正甲减而不产生明显不良反应，使血 TSH 值恒定在正常范围。

五、护理问题

1. 活动无耐力　与甲状腺激素合成分泌不足有关。
2. 体温过低　与机体基础代谢率降低有关。
3. 有皮肤完整性受损的危险　与皮肤组织营养障碍有关。
4. 社交障碍　与甲状腺功能低下致精神情绪改变有关。
5. 便秘　与胃酸缺乏或维生素 B_{12} 吸收不良有关。
6. 潜在并发症：黏液性水肿昏迷。

六、护理措施

1. 一般护理　①给予**高蛋白、高维生素、低钠、低脂肪饮食**，鼓励病人摄取足够水分以防止脱水。②调节室温在 22～23℃之间，加强保暖。③加强皮肤护理，每日观察皮肤弹性与水肿情况，观察皮肤有无发红、发绀、起水疱或破损等。**洗澡时避免使用肥皂**。协助病人按摩受压部位，预防压力性损伤。若有皮肤干燥、粗糙，可局部涂抹乳液和润肤油以保护皮肤，洗澡时避免使用肥皂。协助病人按摩受压部位，预防压力性损伤。

2. 便秘护理　①为卧床病人创造良好的排便环境，教育病人每日定时排便，养成规律排便的习惯。②指导病人每日进行适度的运动。③教育病人应多食粗纤维食物，如蔬菜、水果或全麦制品，促进胃肠蠕动，以保证大便通畅。④必要时根据医嘱给予轻泻剂，并观察大便的次数、性质改变。注意观察有无腹胀、腹痛等麻痹性肠梗阻的表现。

3. 病情观察　观察神志、体温、脉搏、呼吸、血压的变化及全身黏液性水肿情况，每日记录病人体重。

4. 用药护理　①**指导病人按时服用左甲状腺素**，清晨空腹服用，注意**观察有无发生药物服用过量的症状（心动过速、体重减轻）**。②对于有心脏病、肾炎、高血压的病人，应特别注意遵医嘱的剂量准确给药，不可任意减量或增量。③服用利尿剂时，需记录 24 小时液体出入量。④替代治疗效果最佳的指标为血 TSH 恒定在正常范围内，应告知长期替代者每 6～12 个月检测 1 次。

5. 黏液性水肿昏迷的护理　①迅速建立静脉通道，按医嘱补充甲状腺素，静脉注射左甲状腺素 40～120μg；静滴氢化可的松 200～300mg，以后每 6 小时给予 5～15μg，至病人清醒后改口服左甲状腺素片；同时每日静脉滴注 5%～10% 葡萄糖盐水 500～1 000ml，必要时输血。②注意保暖，保持呼吸道通畅，及时吸氧，必要时配合医生行气管插管或气管切开术。③监测生命体征、尿量及水、电解质、酸碱平衡、动脉血气分析的变化，记录液体出入量。④按医嘱控制感染，配合休克、昏迷的抢救。

七、健康教育

1. 告知病人发病原因及自我护理的注意事项，如地方性缺碘者可采用碘化盐，药物引起者应调整剂量或停药。

2. 做好个人卫生，冬季要注意保暖，避免出入公共场所，预防感染和创伤，慎用安眠、镇静、止痛、麻醉等药物，以免加

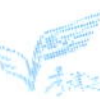

重病情。

3. **对需终身替代治疗者，向其解释终身服药的重要性和必要性，不可随意停药或变更剂量**，以防导致心血管疾病等严重后果。

4. 指导病人自我监测甲状腺素服用过量的症状，讲解黏液性水肿昏迷发生的原因及表现，使病人学会自我观察。**若出现低血压、心动过缓、体温降低(体温<35℃)等，应及时就医**。

考点练习

考点：甲状腺功能减退症的病因和临床表现(A3/A4型题)

(1～2题共用题干)

病人，女性，28岁。近1周来出现畏寒、乏力、少言、动作缓慢、食欲减退及记忆力减退、反应迟钝。

1. 该病人应考虑为
   A. 甲状腺功能亢进
   B. 单纯性甲状腺肿
   C. 慢性甲状腺炎
   D. 甲状腺功能减退
   E. 亚急性甲状腺炎
2. 诊断为上述疾病后，应使用下列哪种激素替代治疗
   A. 性激素
   B. 甲状腺素
   C. 肾上腺皮质激素
   D. 促甲状腺素
   E. 血管升压素

考点：甲状腺功能减退症的辅助检查、治疗要点和护理措施(A2型题)

3. 病人，女性，39岁。既往体健，近1个月来发现记忆力减退、反应迟钝、乏力、畏寒。住院检查：体温35℃，心率60次/min，黏液水肿，血TSH升高，血FT_4降低，可能的诊断是
   A. 甲状腺功能亢进
   B. 甲状腺功能减退
   C. 呆小症
   D. 痴呆
   E. 幼年型甲减

参 考 答 案

序号	1	2	3
答案	D	B	B

第五节　库欣综合征病人的护理

考情分析

在2019—2023年的全国护士执业资格考试中，本节均没有出现相应考题。

考点导航

库欣(Cushing)综合征是指由多种原因导致**肾上腺分泌过多糖皮质激素(主要是皮质醇)**所引起的症状群。主要表现有满月脸、多血质、**向心性肥胖、皮肤紫纹**、痤疮、糖尿病倾向、高血压和骨质疏松等。本症成人多于儿童，女性多于男性，20～45岁居多。

一、病　因

1. **Cushing病**　垂体分泌ACTH过多，导致双侧肾上腺增生，分泌大量的皮质醇，**此类型最多见**。
2. **异位ACTH综合征**　是由垂体以外的癌瘤产生ACTH，刺激肾上腺皮质增生，分泌过量的皮质醇。**最常见的是肺癌**。
3. 原发性肾上腺皮质肿瘤　可为腺瘤或腺癌。肿瘤分泌大量皮质醇，抑制垂体ACTH的释放。
4. 不依赖ACTH的双侧小结节性增生或大结节性增生。

二、临床表现

1. 代谢紊乱　体内脂肪分解与合成均受到促进，使脂肪转移重新分布，**形成典型的"向心性肥胖"**。

2. 蛋白质代谢障碍　蛋白质分解加速、合成抑制，致**皮肤菲薄形成紫纹**，以臀部外侧、下腹部、大腿内外侧等处多见，呈对称性分布；肌肉萎缩无力，腰酸背痛，严重时站立困难，行动不便；骨质疏松，以脊椎和肋骨明显，脊柱变性可发生自发性骨折。

3. 糖代谢障碍　皮质醇有拮抗胰岛素的作用，抑制糖利用，促进糖异生，而致血糖升高，出现糖尿病症状，称类固醇性糖尿病。

4. 电解质紊乱　皮质醇有潴钠排钾作用，可有水肿、低钾的表现。

5. 多器官功能障碍　①心血管病变：高血压常见；②性功能异常：女性月经稀少、不规则或闭经，多伴不孕，轻度脱毛，痤疮常见；男性性欲减退、睾丸变软、阴茎缩小，出现阳痿，背部及四肢体毛增多；③神经精神症状：情绪不稳定，烦躁、失眠，严重者精神变态，或可发生偏执狂；④皮肤色素沉着：异位 ACTH 综合征病人明显。

6. 感染　病人易发生各种感染，以肺部感染多见。同时机体御寒反应差，导致感染后炎症反应不显著，发热不明显。

三、辅助检查

1. 糖皮质激素分泌异常的检查　①**血浆皮质醇水平**增高且昼夜节律消失，早晨血浆皮质醇浓度高于正常，而晚上不明显低于清晨；②24 小时尿 17 羟皮质类固醇和尿游离皮质醇升高；③小剂量地塞米松抑制试验：尿 17 羟皮质类固醇不能被抑制到对照值的 50%以下。

2. 病因诊断检查　①大剂量地塞米松试验：能被抑制到对照值的 50%以下者，病变大多为垂体性；不能被抑制者，可能为原发性肾上腺皮质肿瘤或异位 ACTH 综合征；②ACTH 试验：垂体性病和异位 ACTH 综合征者有反应，高于正常；原发性肾上腺皮质肿瘤则大多数无反应。

3. 影像学检查　包括肾上腺超声检查、蝶鞍区断层摄片、CT、MRI 等，可显示病变部位的影像学改变。

四、治疗原则

主要治疗措施可归纳为手术、放射、药物 3 种方法。药物治疗，主要使用肾上腺皮质激素合成阻滞药，如米托坦、美替拉酮、氨鲁米特、酮康唑。

五、护理问题

1. **自我形象紊乱　与 Cushing 综合征引起身体外观改变有关。**
2. 体液过多　与糖皮质激素过多引起水钠潴留有关。
3. 有感染的危险　与皮质醇增多有关。
4. 有受伤的危险　与蛋白质代谢异常和钙吸收障碍有关。
5. 潜在并发症：心力衰竭、脑血管意外、类固醇性糖尿病。

六、护理措施

1. 一般护理　①提供安全、舒适的环境，保证病人的睡眠，尽量取平卧位，抬高双下肢，以利于静脉回流。②**给予高蛋白、高钾、高钙、低钠、低热量、低碳水化合物饮食**，以纠正因代谢障碍所致机体负氮平衡和**补充钾、钙，鼓励病人食用柑橘、枇杷、香蕉、南瓜等含钾高的水果**。避免刺激性食物，禁烟酒。③**病人因体态、外貌的改变，往往产生困扰和悲观情绪，应予耐心解释和疏导，并鼓励家属给予心理支持**。对有明显精神症状者，应多予关心照顾，尽量减少情绪波动，如发现病人情绪由兴奋转为抑郁，应加强保护设施。

2. 病情观察　①注意观察血压、心律、心率变化，以及早期发现高血压对心脏的影响。对血压明显升高，伴有左心室肥大的病人，一旦发现有左心衰竭的表现，应立即给予半卧位，氧气吸入，按医嘱进行抗心衰处理。②**观察有无低钾血症的表现，如出现恶心、呕吐、腹胀、乏力、心律失常等表现**。③注意观察病人进食量和有无糖尿病表现，必要时及早做糖耐量试验或测空腹血糖，以明确诊断。

3. 用药护理　应用肾上腺皮质激素合成阻滞药治疗时，应注意观察疗效和副作用。此类药物的主要副作用是引起食欲减退、恶心、呕吐、嗜睡、共济失调等。

4. 感染和外伤的预防和护理　①对病人及家属进行日常卫生指导，如保持皮肤、阴部、衣着、用具等清洁卫生，减少感染机会。观察体温变化，注意早期发现感染灶。②减少安全隐患，对有广泛骨质疏松和骨痛的病人，应嘱注意休息，避免过度劳累。移除环境中不必要的家具或摆设，浴室应铺上防滑脚垫，防止因碰撞或跌倒引起外伤或骨折。避免剧烈运动，严防摔伤，变换体位时动作轻柔，防止发生病理性骨折。给病人进行药物注射和护理操作时，动作应轻稳，避免碰击或擦伤皮肤，引起广泛性皮下出血。

七、健康教育

1. 告知病人有关疾病过程及治疗方法，指导病人正确使用肾上腺皮质激素合成阻滞药和学会观察药物疗效及不良

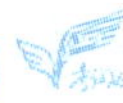

反应。

2. 教会病人自我护理，保持个人卫生，避免感染，保持心情愉快。
3. 定期检查血糖，如有高血糖情况需按糖尿病饮食要求和护理要求执行完成。
4. 告知病人在日常生活注意交通安全，防止剧烈活动，防止跌倒与创伤，以免发生骨折。
5. 指导病人合理饮食，以食用高蛋白、高钙、高钾饮食为原则。
6. 指导病人和家属有计划地安排力所能及的生活活动，让病人独立完成，增强其自信心和自尊感。

考点练习

考点：库欣综合征的病因和临床表现（A1、A2 型题）

1. 下列内分泌性疾病中属于功能亢进的是
   A. 尿崩症
   B. 糖尿病
   C. Cushing 综合征
   D. 呆小症
   E. 黏液性水肿
2. 病人，女性，25 岁。因血压、血糖升高，向心性肥胖，脸部皮肤薄红入院。入院查体：血压 170/100mmHg，月经量少不规则，CT 结果为垂体生长肿物，X 线显示骨质疏松。初步考虑该为
   A. 库欣综合征
   B. 糖尿病
   C. 高血压
   D. 子宫肌瘤
   E. 垂体瘤

考点：库欣综合征的辅助检查、治疗要点和护理措施（A1、A2 型题）

3. 病人，女性，30 岁。因向心性肥胖伴高血压。皮肤紫纹就诊。入院后最主要的检查是
   A. 24 小时尿 17 羟皮质类固醇
   B. 24 小时尿 17 酮皮质类固醇
   C. 血浆皮质醇
   D. 血浆 ACTH
   E. 小剂量地塞米松抑制试验
4. 关于库欣综合征饮食护理，**错误**的是
   A. 高蛋白
   B. 低碳水化合物
   C. 低钾
   D. 高钙
   E. 低热量

参考答案

序号	1	2	3	4
答案	C	A	C	C

第六节　糖尿病病人的护理

考情分析

年份	主要考点
2019	酮症酸中毒时的呼吸气味；空腹血糖受损是指；注射长效胰岛素发生低血糖反应的时间；糖尿病发生酮症酸中毒的诱发因素；糖尿病发生酮症酸中毒时的观察指标
2020	酮症酸中毒最具有特征性的表现；低血糖的处理措施
2021	糖尿病酮症酸中毒的发生机制；糖尿病患儿营养成分分配（糖 50%、蛋白质 20%、脂肪 30%）
2022	OGTT 试验时 75g 葡萄糖应加入多少毫升水
2023	1 型糖尿病发病的主要原因

考点导航

糖尿病是由多病因引起胰岛素分泌绝对或相对不足以及靶细胞对胰岛素敏感性降低，致使体内糖、蛋白质和脂肪代谢异常，以慢性高血糖为突出表现的内分泌代谢疾病。糖尿病的病因及发病机制极为复杂，至今仍未完全阐明。

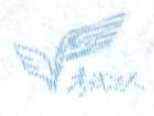

1. 胰岛素依赖型 即1型糖尿病，因胰岛B细胞破坏引起胰岛素绝对缺乏，胰岛呈现病毒性炎症或自身免疫破坏，可产生胰岛细胞抗体。1型糖尿病的发病与遗传、自身免疫和环境因素有关，**主要见于年轻人，易发生酮症酸中毒，需用胰岛素治疗**。

2. 非胰岛素依赖型 即2型糖尿病，**主要与遗传有关**，有家族性发病倾向，**多见于40岁以上成人**。

温馨提示

1型糖尿病的主要病因为自身免疫，多见于青少年，易发生酮症酸中毒，需用胰岛素进行治疗；2型糖尿病的主要病因为遗传因素，多见于成人，主要的治疗方法为饮食控制。

3. 其他特殊类型糖尿病、继发性糖尿病相对少见。

4. 妊娠期发生糖耐量减低称为妊娠期糖尿病。

一、1型糖尿病

（一）临床表现

儿童糖尿病起病较急剧，多数患儿常因感染、饮食不当或情绪激惹而诱发。**典型症状为多尿、多饮、多食和体重下降，即"三多一少"**。但婴幼儿多饮、多尿不易察觉，很快可发生脱水和酮症酸中毒。学龄儿可因遗尿或夜尿增多而就诊。年长儿可表现为精神不振、疲乏无力、体重逐渐减轻等。

约有40%患儿首次就诊即表现为糖尿病酮症酸中毒，常由于急性感染、过食或突然中断胰岛素治疗等而诱发，且年龄越小者发生率越高。此时除多尿、多饮、体重减少外，还有恶心、呕吐、腹痛、食欲减退，并迅速出现脱水和酸中毒征象，皮肤黏膜干燥，呼吸深长、呼气中有酮味，脉搏细速、血压下降，随即可出现嗜睡、昏迷甚至死亡。

（二）辅助检查

1. 尿液检查 通常分段收集一定时间内的尿液，以了解24小时内尿糖的动态变化，如晨8时至午餐前；午餐后至晚餐前；晚餐后至次晨8时等。餐前半小时内的尿糖定性更有助于胰岛素剂量的调整。**尿酮体阳性提示有酮症酸中毒；尿蛋白阳性提示可能有肾脏的继发损害**（怀疑糖尿病病人并发了肾病，首选尿蛋白测定）。

2. 血糖 **空腹血糖≥7.0mmol/L**（120mg/dl）。有典型糖尿病症状并且餐后任意时刻血糖≥11.1mmol/L（200mg/dl）。

3. 糖耐量试验 仅用于无明显临床症状、尿糖偶尔阳性而血糖正常或稍高的患儿。通常采用口服葡萄糖法：试验当日自0时起禁食，在清晨按1.75g/kg口服葡萄糖，最大量不超过75g，每克加水2.5ml，于3～5分钟服完，**在口服前（0分钟）和服后30分钟、60分钟、120分钟和180分钟，分别采血测定血糖**和胰岛素浓度。正常人0分钟血糖＜6.2mmol/L，口服葡萄糖后60分钟血糖＜10.0mmol/L、120分钟时血糖＜7.8mmol/L，糖尿病患儿的120分钟血糖＞11mmol/L，且血清胰岛素峰值低下。

4. 糖化血红蛋白检测 明显高于正常。

5. 血气分析 酮症酸中毒时，**pH＜7.30、HCO_3^-＜15mmol/L时即证实有代谢性酸中毒**存在。

6. 其他 胆固醇、甘油三酯及游离脂肪酸均增高，胰岛细胞抗体可呈阳性。

（三）治疗原则

采用**胰岛素替代**、饮食控制和运动锻炼相结合的综合治疗方案。治疗目的：消除临床症状，预防并纠正糖尿病酮症酸中毒，防止糖尿病引起的血管损害，使患儿获得正常生长发育，保证其正常的生活活动。

1. 糖尿病酮症酸中毒的治疗 **酮症酸中毒是儿童糖尿病急症死亡的主要原因**。

（1）**液体疗法**：纠正脱水、酸中毒和电解质紊乱。酮症酸中毒时脱水量约为100ml/kg，可按此计算输液量，再加继续丢失量后为24小时总液量。**补液开始先给生理盐水20ml/kg快速静脉滴入**，以扩充血容量，改善微循环，以后根据血钠决定给予1/2张或1/3张不含糖的液体。要求在**8小时输入总液量的一半**，余量在此后的16小时输入，同时见尿补钾。只有pH＜7.2时，才用碱性液纠正酸中毒。

（2）**胰岛素**的应用：采用**小剂量胰岛素持续静脉输入**。

2. 长期治疗措施

（1）饮食管理：进行计划饮食而不是限制饮食，其目的是维持正常血糖和保持理想体重。

（2）胰岛素治疗：**胰岛素是治疗1型糖尿病的关键**。新诊断的患儿，开始治疗一般用短效胰岛素，用量为0.5～1U/kg。分四次于**早、中、晚餐前30分钟、睡前皮下注射**（早餐前用量占30%～40%、中餐前20%～30%、晚餐前30%、临睡前10%）。根据血糖调整胰岛素用量。

（3）运动治疗：通过运动增加葡萄糖的利用，有利于血糖的控制。

（四）护理问题

1. 营养失调：低于机体需要量 与胰岛素缺乏所致代谢紊乱有关。

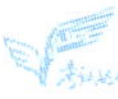

2. 潜在并发症：酮症酸中毒、低血糖。

3. 有感染的危险　与蛋白质代谢紊乱所致抵抗力低下有关。

（五）护理措施

1. 饮食控制　食物的热量要适合患儿的年龄、生长发育和日常活动的需要。每日所需热卡为1 000+[年龄（岁）×（80～100）]，全日热量分配为**早餐1/5，中餐和晚餐分别为2/5**，每餐中留出少量（5%）作为餐间点心。饮食中能源的分配为：**蛋白质20%，糖类50%，脂肪30%**。当患儿游戏增多时可给少量加餐或适当减少胰岛素的用量。每日进食应定时、定量，勿吃额外食品。饮食控制以能保持正常体重、减少血糖波动、维持血脂正常为原则。

2. 胰岛素的使用

（1）胰岛素的注射：每次注射尽量用**胰岛素专用注射器**，以保证剂量的绝对准确。**按照先短效、后中长效胰岛素顺序抽取药物**，混匀后注射。注射部位可选用股前部、腹壁、上臂外侧、臀部，**每次注射须更换部位**，1个月内不要在同一部位注射2次，以免局部皮下脂肪萎缩硬化。

（2）监测：根据血糖、尿糖监测结果，每2～3天调整胰岛素剂量1次，直至尿糖不超过“++”。鼓励和指导患儿及家长独立进行血糖和尿糖的监测。

（3）注意事项

1）防止胰岛素过量或不足：**胰岛素过量就是在午夜至凌晨时发生低血糖**，随即反调节激素分泌增加，使血糖陡升，以致凌晨血糖、尿糖异常增高，只需减少胰岛素用量即可消除。当胰岛素用量不足时可发生“**清晨现象**”，患儿不发生低血糖，却在清晨5～9时呈现血糖和尿糖增高，**可加大晚间胰岛素注射剂量或将注射时间稍往后移即可**。

2）根据病情发展调整胰岛素剂量：儿童糖尿病有特殊的临床过程，应在不同病期调整胰岛素用量：①急性代谢紊乱期：自症状出现到临床确诊，约数日至数周，一般不超过1个月，除血糖增高、糖尿和酮尿症外，部分患儿表现为酮症酸中毒，需积极治疗。②暂时缓解期：多数患儿经确诊和适当治疗后，临床症状消失、血糖下降、尿糖减少或转阴时，即出现暂时缓解期，此时胰岛β细胞恢复分泌少量胰岛素，患儿对外源性胰岛素的需要量减少，这种暂时缓解一般持续数周，最长可达半年以上。③强化期：经过缓解期后，患儿出现血糖增高、尿糖不易控制现象，必须注意随时调整胰岛素用量，直至青春期结束为止。④永久糖尿病期：青春发育期后，病情渐趋稳定，胰岛素用量亦较固定。

3. 运动锻炼　糖尿病患儿应每天做适当运动，但注意运动时间以**进餐1小时后**，2～3小时以内为宜，**不在空腹时运动**，运动后有低血糖症状时可加餐。

4. 糖尿病酮症酸中毒的护理

（1）密切观察病情变化，**监测血气、电解质以及血糖、尿糖和尿酮体的变化**。

（2）纠正水、电解质、酸碱平衡的紊乱，保证出入量的平衡。

（3）协助胰岛素治疗，严密监测血糖波动，随时调整用药方案。

5. 预防感染　避免皮肤的破损，坚持定期进行身体检查，特别是口腔、牙齿的检查。

6. 预防并发症　按时做血糖、尿糖测定，根据测定结果调整胰岛素的注射剂量、饮食量及运动量，定期进行全面身体检查。

（六）健康教育

向家长详细介绍有关知识，帮助患儿逐渐学会自我护理，以增强其战胜疾病的自信心，使其能坚持有规律的生活和治疗，同时加强管理制度，定期随访复查。做好家庭记录，包括饮食、胰岛素注射的次数和剂量、尿糖情况等。

二、2型糖尿病

（一）临床表现

主要表现为代谢紊乱综合征。当胰岛素缺乏时，葡萄糖通过细胞膜的速率降低，致使体内有过多的糖却又无法贮存利用，导致**血糖升高**；血中葡萄糖增多超过肾糖阈，多余的糖以尿的形式排出，出现**糖尿**；肾排出糖的同时伴随大量水分排出，产生**多尿**，病人尿量明显增多，可达3～5L/d以上。多尿失水，病人常**烦渴多饮**。葡萄糖供能不足，身体内贮存的脂肪、蛋白质转变成能量以供身体利用，使脂肪、蛋白质不断消耗，**体重下降**。

（二）并发症

1. 慢性并发症

（1）感染：以皮肤、泌尿系统多见。疖、痈等皮肤化脓性感染多见，女性病人常并发真菌性阴道炎。

（2）**血管病变：心、脑、肾等严重并发症是糖尿病病人的主要死亡原因**。大、中、小血管及微血管均可受累，引起高血压、冠心病、脑血管意外、视网膜病变、肾衰竭、下肢坏疽等。

（3）神经病变：以周围神经病变最为常见。表现为四肢麻木、刺痛感、蚁走感、袜套样感，感觉过敏或消失。晚期运动神经受累，肌张力下降，肌无力，肌肉萎缩以至瘫痪。

（4）眼部病变：视网膜血管硬化、脆弱、出血、纤维增生，最终导致视网膜脱离，视网膜病变是致盲的主要原因之一。

除视网膜病变外，白内障、青光眼均易发生。

(5) 糖尿病足：指与下肢远端神经异常和不同程度周围血管病变相关的足部溃疡、感染和/或深层组织破坏，是糖尿病最严重和治疗费用最多的慢性并发症之一，是糖尿病非外伤性截肢的最主要原因。

2. 急性并发症 **糖尿病酮症酸中毒最常见**。此并发症多见于1型糖尿病，2型糖尿病在某些诱因情况下也可发生。

(1) 诱因：①胰岛素、口服降糖药剂量不足或治疗中断；②感染；③生理压力(手术、妊娠、分娩)；④饮食不当。

(2) **临床表现**：早期酮症阶段仅有多尿、多饮、疲乏等，继之出现食欲减退、恶心、呕吐、头痛、嗜睡、**呼吸深大**(Kussmaul 呼吸)，**呼气中出现烂苹果味**(丙酮所致)；后期脱水明显、尿少、皮肤干燥、血压下降、休克、昏迷，以至死亡。

3. 低血糖 **一般将血糖≤2.8mmol/L作为低血糖的诊断标准**，而糖尿病病人血糖值≤3.9mmol/L就属于低血糖范畴，但因个体差异，有的病人血糖不低于此值也可出现低血糖症状。其表现为疲乏，**强烈饥饿感，出冷汗、脉速、恶心呕吐，重者可致昏迷**，甚至死亡。

(三) 辅助检查

1. 血糖 **空腹血糖≥7.0mmol/L**(126mg/dl)和/或餐后2小时血糖≥11.1mmol/L(200mg/dl)可确诊本病。

2. 尿糖 简便易行，除老年及肾功能不全者外，可作为判断疗效的指标。尿糖测定包括餐前一次尿糖定性、分段尿糖定性定量、24小时尿糖定量，可根据需要选择应用。

3. 口服葡萄糖耐量试验(OGTT) 对诊断有疑问者可进行，于服糖或静脉注射葡萄糖溶液后 **0.5、1、2、3小时取血测血糖**。

4. 糖化血红蛋白(GHb)测定 **可反映取血前8～12周的血糖水平**。

5. 血脂测定 本病多伴有血脂异常，应定期监测血清胆固醇、甘油三酯及高、低密度脂蛋白等。

6. 血、尿酮体测定 可及时发现酮症。

(四) 治疗原则

温馨提示

糖尿病的治疗可概括为"五驾马车"：饮食治疗、运动疗法、药物治疗、血糖监测、健康教育和心理治疗。其中饮食治疗是最基本的治疗措施。

1. 饮食治疗

(1) 饮食治疗：应以控制总热量为原则，实行**低糖、低脂**(以不饱和脂肪酸为主)、**适当蛋白质、高纤维素、高维生素饮食**。饮食治疗应特别强调定时、定量。

(2) 食物营养成分分配：**糖类占总热量的55%～60%**，以主食为主，**脂肪<30%，蛋白质15%**(平均1g/kg理想体重)。

(3) 三餐热量分配：可根据饮食习惯，**选择1/5、2/5、2/5或1/3、1/3、1/3**等均可。

2. 运动治疗 原则强调因人而异、循序渐进、相对定时、定量、适可而止。运动量的简单计算方法：**脉率=170−年龄**。

3. 药物治疗

(1) **磺脲类：直接刺激胰岛β细胞释放胰岛素**，适用于轻、中度2型糖尿病，尤其是胰岛素水平较低或分泌延迟者。

(2) **双胍类**：对胰岛无刺激作用，主要通过**增加外周组织对葡萄糖的摄取和利用**，抑制葡萄糖异生及肝糖原分解而起到降低血糖作用。**最适合超重的2型糖尿病**(亲：如血糖正常，二甲双胍没有降糖作用哦)。

(3) **葡萄糖苷酶抑制剂**：抑制小肠α葡萄糖苷酶活性，**减慢葡萄糖吸收**，降低餐后血糖。

(4) **胰岛素**

1) 适应证：①1型糖尿病；②**2型糖尿病急性并发症**：酮症酸中毒、非酮症高渗性昏迷、乳酸性酸中毒；③**对口服降糖药无效的2型糖尿病**；④糖尿病合并应激及其他情况：手术、**妊娠**、分娩、严重感染、心脑血管急症、肝肾疾患或功能不全等(亲：妊娠期糖尿病只能使用胰岛素降低血糖，不能服用降糖药物，因为降糖药物可通过胎盘达到胎儿体内)。

2) 剂型：根据作用时间分为速效(普通)、中效及长效制剂。一般初始先用速效制剂，小量开始，逐渐增量。

4. 酮症酸中毒的处理

(1) 胰岛素治疗：**小剂量持续静脉滴注速效胰岛素**，4～6U/h，每2小时依据血糖调整胰岛素剂量。

(2) **补液**：本病常有较严重的失水，需给予大量补充。**补液是治疗的关键**。

(3) 补钾。

(4) 纠正酸中毒：补充5%碳酸氢钠。

(5) 治疗并发症：积极抗感染、纠正脱水、休克、心衰等。

(五) 护理问题

1. 营养失调：低于机体需要量 与胰岛素分泌绝对或相对不足，导致糖、脂肪、蛋白质代谢紊乱有关。

 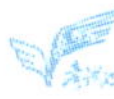

2. 有感染的危险 与营养不良及微循环障碍有关。

3. 潜在并发症:低血糖反应,酮症酸中毒,高渗性非酮症糖尿病昏迷。

(六)护理措施

1. 一般护理

(1) 生活有规律,身体情况许可,可进行适当的运动,以促进糖类的利用。

(2) 注意个人卫生,预防感染。

(3) 按时测量体重以作为计算饮食和观察疗效的参考。

(4) 必要时记录出入水量。

2. 病情观察

(1) 有无泌尿道、皮肤、肺部等感染,女性有无外阴部皮肤瘙痒(白念珠菌感染)。

(2) 有无饮食减退,恶心,呕吐,嗜睡,呼吸加快、加深,呼吸呈烂苹果样气味及脱水等酮症酸中毒表现。

(3) 有无低血糖及高血糖。

(4) 有无四肢麻木等周围神经炎表现。

(5) 嘱病人定期进行足部检查,并进行足部自我护理。

3. 饮食护理

(1) 应严格定时进食,对于使用胰岛素治疗的病人尤应注意。

(2) 控制饮食的关键在于控制总热量,出现饥饿时,可增加蔬菜、豆制品等副食。

(3) 定期测量体重。

4. 应用胰岛素的护理

(1) 胰岛素的保存,**胰岛素不宜冷冻,使用期间宜放在室温20℃以下**。

(2) 熟悉各种胰岛素名称、剂型及作用特点。

(3) **采用1ml注射器抽药时**,避免震荡。

(4) 两种胰岛素合用时,应**先抽吸普通胰岛素,后抽鱼精蛋白锌胰岛素**。

(5) **胰岛素采用皮下注射**时,宜选择皮肤疏松部位,如**上臂三角肌臀大肌、大腿前侧、腹部**等。**腹部吸收胰岛素最快,其次分别为上臂、大腿和臀部**。尽量每天同一时间在同一部位注射,并进行腹部、上臂、大腿外侧和臀部的"大轮换",如餐时注射在腹部,晚上注射在上臂等。

(6) **低血糖反应**:低血糖反应多发生在注射后作用最强的时间或因注射后没有及时进食而发生。其表现为**疲乏、强烈饥饿感、出冷汗、脉速**、恶心、呕吐,重者可致昏迷,甚至死亡。一旦发现低血糖反应,反应轻者,可用白糖以温水冲服,较严重者必须**静脉注射50%葡萄糖40ml**,一般注射几分钟后逐渐清醒,此时再让其进食,以防止再昏迷。

温馨提示

下列几种疾病病人可出现低血糖:糖尿病、营养不良、小儿腹泻、胃大部切除术后、使用胰岛素后。低血糖的主要表现为:出冷汗、肢冷、脉弱、血压下降等休克表现。出现上述表现可喂糖水或立即静脉注射25%~50%的葡萄糖溶液。

5. 口服降糖药的护理(表15-6-1)

表15-6-1 不同降糖药物的比较

类型	代表药物	作用机制	服用方法
磺脲类	格列吡嗪、格列美脲、格列喹酮(糖适平)、格列齐特(达美康)、格列苯脲(优降糖)、甲苯磺丁脲	**刺激胰岛B细胞释放胰岛素**	**饭前半小时**口服
双胍类	苯乙双胍、二甲双胍	**增加外周组织对葡萄糖的摄取和利用**	进餐时或**进餐后**服
葡萄糖苷酶抑制剂	阿卡波糖(拜糖平)、伏格列波糖	**减慢葡萄糖吸收,降低餐后高血糖**	**与第一口饭同时嚼服**

(1) **磺脲类**药物应在**饭前半小时口服**,主要不良反应为胃肠道反应、肝脏损害。

(2) **双胍类药物进餐时或进餐后服**,苯乙双胍胃肠反应较大,可引起酮尿、高乳酸血症,禁用于肝肾功能不良,心肺功能不全,低氧血症等。

(3) **阿卡波糖应与第一口饭同时嚼服**,不良反应有**腹胀、腹痛、腹泻或便秘**。溃疡病、胃肠炎症忌用。

6. 酮症酸中毒的护理

(1) 病情观察：①监测生命体征及神志变化，尤其注意血压、体温及呼吸的形态、气味。②尿量的变化，记录出入量。③监测血、尿糖，血、尿酮体，电解质，肾功能及血气分析。

(2) 遵医嘱补液，给予胰岛素，纠正水、电解质及酸碱平衡紊乱。

(3) 昏迷护理：对于昏迷者应加强口腔、皮肤护理，保持呼吸道通畅，预防呼吸系统、泌尿系统感染，防止血栓性静脉炎及肌肉萎缩，防止病人坠床受伤等。

7. 心理护理 向病人及家属指出心理治疗和心理护理对糖尿病的重要性，一是避免"满不在乎"，听之任之，产生严重的并发症。另一方面是"过分在乎"，悲观、失望、焦虑、惶然或"病急乱投医"，不利于治疗和康复。

(七) 健康教育

糖尿病教育的重点是让病人知晓糖尿病的心理、饮食、运动、药物治疗和病情监测的原则和重要性，以及如何预防、发现和治疗急、慢性并发症。

考点练习

考点：糖尿病的病因和临床表现(A1、A2 型题)

1. 1 型糖尿病的发病机制为
   A. 细菌感染
   B. 自身免疫
   C. 摄糖过多
   D. 供血不足
   E. 代谢不良
2. 关于 1 型糖尿病的说法，**错误**的是
   A. 与遗传、自身免疫和环境因素有关
   B. 易发生酮症酸中毒
   C. 多见于 40 岁以上的成年人
   D. 可产生胰岛素抗体
   E. 依赖胰岛素治疗
3. 关于 2 型糖尿病的说法，正确的是
   A. 主要与免疫有关
   B. 多见于年轻人
   C. 胰岛素绝对缺乏
   D. 有家族发病倾向
   E. 依赖胰岛素治疗
4. 糖尿病病人主要的死亡原因是
   A. 低血糖昏迷
   B. 酮症酸中毒
   C. 非酮症性高渗性昏迷
   D. 血管病变
   E. 感染
5. 糖尿病病人最常见的急性并发症是
   A. 感染
   B. 血管病变
   C. 神经病变
   D. 眼部病变
   E. 酮症酸中毒
6. 病人，女性，60 岁。患糖尿病 5 年，平常不规则服药，血糖波动在 8.5～10.8mmol/L，尿糖(++)～(+++)，近日感尿频、尿痛，昨日起突然出现神志不清，查血糖 28mmol/L，尿素氮 7.8mmol/L，血钠 148mmol/L，尿糖(+++)，酮体(++)。应考虑为
   A. 低血糖昏迷
   B. 糖尿病酮症酸中毒
   C. 乳酸性酸中毒
   D. 高渗性非酮症糖尿病昏迷
   E. 脑出血
7. 病人，男性，16 岁，患 1 型糖尿病。因感冒后中断胰岛素治疗 3 日，突发昏迷，深大呼吸，皮肤弹性差，脉细速，血压下降，尿量减少，血糖 33.3mmol/L，血尿素氮、肌酐偏高，白细胞 15×10^9/L，中性粒细胞 86%，尿糖、尿酮体强阳性。应考虑为
   A. 乳酸性酸中毒
   B. 糖尿病酮症酸中毒
   C. 糖尿病肾病
   D. 高渗性昏迷
   E. 感染性休克
8. 病人，女性，50 岁。因视力障碍入院。入院后查血糖，空腹血糖为 10mmol/L、餐后 2 小时血糖为 18mmol/L。该病人可能为
   A. 老花眼
   B. 糖尿病视网膜病变
   C. 动脉硬化
   D. 黄斑变性
   E. 角膜溃疡
9. 病人，女性，56 岁。患糖尿病 5 年，最近因感冒进食减少而中断胰岛素治疗。2 小时前病人突发昏迷，脉细速、血压下降、尿量减少。入院后诊断为酮症酸中毒。该病人呼吸气的特征性气味是
   A. 氨臭味
   B. 烂苹果味
   C. 大蒜味
   D. 尿素味
   E. 苦味
10. 糖尿病病人易发生糖尿病酮症酸中毒，其诱发因素**不包括**
    A. 饮食不当
    B. 外伤
    C. 胰岛素过量
    D. 感染

E. 手术

11. 病人,女性,70 岁,糖尿病病史 20 余年。诉视物不清,胸闷憋气,双腿及足底刺痛,夜间难以入睡多年,近来足趾渐变黑。护士在接诊后立即进行评估,发现该病人的并发症**不包括**

A. 视网膜病变

B. 冠心病

C. 神经病变

D. 肢端坏疽

E. 足部感染

12. 病人,男性,58 岁,糖尿病病史 30 余年,目前使用胰岛素治疗,但血糖未规律监测。近 3 个月出现眼睑及下肢水肿来诊。尿常规检查:尿糖(++),WBC (0~4)个/HP,尿蛋白(+++)。应优先考虑的是

A. 胰岛素性水肿

B. 肾动脉硬化

C. 肾盂肾炎

D. 急性肾炎

E. 糖尿病肾病

考点:糖尿病的辅助检查和治疗要点(A1、A2 型题)

13. 糖尿病的诊断标准为

A. 空腹血糖≥5.0mmol/L

B. 空腹血糖≥6.0mmol/L

C. 空腹血糖≥7.0mmol/L

D. 餐后 2 小时血糖≥10.0mmol/L

E. 餐后 2 小时血糖≥12.0mmol/L

14. 反映近 2~3 个月内血糖控制总体水平的检查是

A. 口服葡萄糖耐量试验

B. C-肽

C. 果糖胺

D. 糖化血红蛋白

E. 血酮体

15. 病人,男性,48 岁,诊断为 1 型糖尿病,病人拟在家中自行监测血糖。护士应告知其餐后 2 小时血糖的正常值是

A. <4.8mmol/L

B. <5.8mmol/L

C. <6.8mmol/L

D. <7.8mmol/L

E. <8.8mmol/L

16. 病人,男性,62 岁。诊断 2 型糖尿病 5 年,坚持口服降糖药治疗,血糖控制效果较好。病人拟计划春游,出发前测得空腹血糖低于哪个值应注意低血糖发生

A. 3.9mmol/L

B. 4.9mmol/L

C. 5.9mmol/L

D. 6.9mmol/L

E. 7.9mmol/L

17. 病人,男性,60 岁,农民,1996 年诊断为 2 型糖尿病,坚持服用优降糖,每日 3 次,每次 1 片。很少去医院查血、尿糖。近 1 个月来乏力明显,下肢出现水肿,血压 120/95mmHg。为早期判断有无糖尿病肾病,下列哪项化验最有价值

A. 血肌酐(Cr)

B. 血尿素氮(BUN)

C. 24 小时尿蛋白定量

D. 尿肌酐清除率

E. 尿微量白蛋白排泄率(UAER)

18. 空腹血糖受损是指

A. 7.8mmol/L≤空腹血糖<11.1mmol/L

B. 空腹血糖<6.0mmol/L

C. 空腹血糖≥11.1mmol/L

D. 6.0mmol/L≤空腹血糖<7.0mmol/L

E. 空腹血糖<7.8mmol/L

19. 2 型糖尿病最基本的治疗措施是

A. 饮食治疗

B. 运动治疗

C. 口服降糖药

D. 胰岛素治疗

E. 心理调节

20. 患儿,男,8 岁。因多饮、多尿、多食,体重下降入院。入院后诊断为 1 型糖尿病。其饮食中全日热量的分配方法是

A. 早餐 1/5,中餐 2/5,晚餐 2/5

B. 早餐 2/5,中餐 2/5,晚餐 1/5

C. 早餐 2/5,中餐 1/5,晚餐 2/5

D. 早餐 3/5,中餐 1/5,晚餐 1/5

E. 早餐 1/5,中餐 1/5,晚餐 3/5

21. 关于糖尿病的运动治疗,**错误**的是

A. 循序渐进、定时定量

B. 每日坚持半小时至 1 小时

C. 餐后 1 小时进行运动

D. 可空腹运动

E. 运动量的计算方法为:脉率=170-年龄

22. 糖尿病病人运动宜在

A. 餐前 2 小时

B. 餐前 1 小时

C. 餐前半小时

D. 餐后即刻

E. 餐后 1 小时

23. 患儿,女,10 岁。患 1 型糖尿病,应用胰岛素治疗。近日出现清晨 5~9 时血糖和尿糖增高,应调整治疗为

A. 加大早晨胰岛素用量

B. 减少早晨胰岛素用量

C. 加大晚间胰岛素用量

D. 减少晚间胰岛素用量

E. 加大运动量

24. 病人,男性,60 岁。患 2 型糖尿病 5 年。近 2 年靠饮食控制和运动疗法血糖控制良好。护士在指导该病

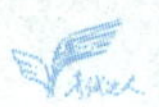

人进行有氧运动时，心率应控制在
A. 100次/min
B. 110次/min
C. 120次/min
D. 130次/min
E. 140次/min

25. 患儿，男，8岁。近一年来多饮、多尿、多食，体重下降，被诊断为1型糖尿病。其治疗的关键点是
A. 饮食治疗
B. 控制体重
C. 运动治疗
D. 胰岛素治疗
E. 口服降糖药

考点：糖尿病的护理问题、护理措施和健康教育（A1、A2、A3/A4型题）

26. 胰岛素最常见的不良反应是
A. 过敏反应
B. 低血糖反应
C. 胃肠道反应
D. 酮症反应
E. 肝功能损害

27. 关于胰岛素的使用方法，**错误**的是
A. 使用期间宜放在20℃以下
B. 采用1ml注射器抽取
C. 两种胰岛素合用时，先抽吸长效，再抽吸速效
D. 经常更换注射部位
E. 剂量必须准确

28. 降糖药物的服用方法，**错误**的是
A. 磺脲类药物在饭前半小时口服
B. 双胍类药物进餐时服
C. 双胍类药物进餐后服
D. 阿卡波糖应与第一口饭同时嚼服
E. 阿卡波糖应饭后服

（29～30题共用题干）

病人，男性，50岁。患2型糖尿病5年。晨练时出现疲乏、强烈饥饿感、出汗、脉速、恶心、呕吐，随即陷入昏迷。旁人见状后呼"120"急救。

29. 该病人可能出现了
A. 低血糖昏迷
B. 酮症酸中毒
C. 非酮症性高渗性昏迷
D. 糖尿病肾病
E. 急性心力衰竭

30. 医护人员到场后，首要的处理措施是
A. 静脉滴注胰岛素
B. 纠正酸中毒
C. 静滴碳酸氢钠
D. 静脉推注50%葡萄糖
E. 应用呼吸兴奋剂

（31～33题共用题干）

病人，男性，18岁。患1型糖尿病，依赖胰岛素治疗。最近2天因中断胰岛素治疗后出现食欲减退、恶心、呕吐、头痛、嗜睡。入院查体：血压90/60mmHg，呼吸深快，呼气中出现烂苹果味。

31. 该病人可能出现了下列哪种并发症
A. 低血糖昏迷
B. 酮症酸中毒
C. 非酮症性高渗性昏迷
D. 糖尿病肾病
E. 急性心力衰竭

32. 针对上述情况，首要的处理措施是
A. 胰岛素治疗
B. 大量补液
C. 静滴补钾
D. 纠正酸中毒
E. 纠正脱水、休克

33. 下列护理措施中**错误**的是
A. 监测生命体征尤其是呼吸的变化
B. 监测血糖、血酮体及血钾的变化
C. 大剂量静脉滴注胰岛素
D. 纠正酸中毒
E. 保持呼吸道通畅，预防呼吸道感染

34. 病人男性，64岁。患2型糖尿病5年，现出现糖尿病足。护士对其进行足部护理的指导，**错误**的是
A. 尽量不用热水袋保暖
B. 足部出现破损可自擦药物
C. 外出时不可穿拖鞋
D. 由足端向上按摩足部
E. 洗脚水温与体温相近即可

35. 对血糖在正常范围者**没有**降血糖作用的药物是
A. 胰岛素
B. 优降糖
C. 格列吡嗪
D. 格列喹酮
E. 二甲双胍

36. 在使用胰岛素的过程中，老年糖尿病病人更易发生低血糖的主要原因是
A. 对胰岛素敏感导致血糖降低
B. 肾糖阈降低导致尿糖排出过多
C. 胃肠功能差导致碳水化合物摄入减少
D. 进食不规律导致碳水化合物摄入减少
E. 肝功能减退导致对胰岛素灭活能力降低

37. 治疗糖尿病药物拜糖平正确的服药时间是
A. 空腹服用
B. 饭前1小时服用
C. 饭后1小时服用
D. 餐时服用
E. 睡前服用

38. 通过增加外周组织对葡萄糖摄取、抑制糖异生，从而降低血糖的药物是
A. 格列波脲

B. 格列苯脲
C. 二甲双胍
D. 噻唑烷二酮
E. α-葡萄糖苷酶抑制剂

39. 二甲双胍的降糖作用机制是
A. 使细胞内CAMP升高
B. 促进肝糖原合成
C. 增加肌肉组织中糖的无氧酵解
D. 增加外周组织对葡萄糖的摄取和利用
E. 刺激胰岛B细胞释放胰岛素

40. 某2型糖尿病病人，体态肥胖，“三多一少”症状不太明显，血糖偏高，长期采用饮食控制和口服降血糖药物治疗，但血糖仍偏高。针对此病人最应增加的措施是
A. 加大降糖药剂量
B. 注射胰岛素
C. 运动疗法
D. 应用抗生素
E. 碳酸氢钠

41. 关于二甲双胍治疗糖尿病的叙述，**错误**的是
A. 每天最大剂量不应超过2g
B. 服用时应与第一口饭同时咀嚼
C. 可改善胰岛素敏感性，减轻胰岛素抵抗
D. 可导致腹部不适、恶心、腹泻等不良反应
E. 治疗肥胖或超重的2型糖尿病的首选药

42. 糖尿病病人采用胰岛素治疗，如果清晨注射长效胰岛素，发生低血糖反应的时间常在
A. 午饭前
B. 晚餐前
C. 下午
D. 夜间
E. 注射后半小时

43. 病人，男性，18岁。以“1型糖尿病，糖尿病酮症酸中毒”急诊收入院。对该病人病情观察的重点**不包括**
A. 血糖
B. 血钾
C. 尿量
D. 血酮
E. 红细胞数

参考答案

序号	1	2	3	4	5	6	7	8	9	10	11	12	13	14	15	16
答案	B	C	D	D	E	B	B	B	B	C	E	E	C	D	D	A
序号	17	18	19	20	21	22	23	24	25	26	27	28	29	30	31	32
答案	E	D	A	A	D	E	C	B	D	B	C	E	A	D	B	B
序号	33	34	35	36	37	38	39	40	41	42	43					
答案	C	B	E	E	D	C	D	B	B	D	E					

第七节　痛风病人的护理

考情分析

年份	主要考点
2020	痛风病人的错误护理（指导病人宜低脂、高蛋白饮食）
2021	痛风病人可以进食（木耳炒鸡蛋）
2023	痛风病人首选的检查方法（关节滑囊液检查）

考点导航

痛风是嘌呤代谢障碍引起的代谢性疾病，其发病有明显的异质性，除高尿酸血症外可表现为急性关节炎、痛风石、慢性关节炎、关节畸形、慢性间质性肾炎和尿酸性尿路结石。

一、病　　因

病因尚不清楚，可能受地域、民族、饮食习惯的影响，高尿酸血症与痛风发病率差异较大。临床上仅有部分高尿酸血

症病人发展为痛风，在酸性环境下，尿酸可析出结晶，沉积在骨关节、肾脏和皮下等组织，造成组织病理学改变，导致痛风性关节炎、痛风性肾病和痛风石等，痛风性肾病是痛风特征性的病理变化之一。痛风病人常有家族史，属多基因遗传缺陷。

二、临床表现

临床多见于40岁以上的男性，女性多在更年期后发病。

(一) 无症状期

仅有波动性或持续性高尿酸血症，从血尿酸增高至症状出现的时间可长达数年至数十年，有些可终身不出现症状，但随年龄增长痛风的患病率增加，并与高尿酸血症的水平和持续时间有关。

(二) 急性关节炎期

1. **急性关节炎为痛风的首发症状**，多在**午夜或清晨突然起病，多呈剧痛**，数小时内出现受累关节的红、肿、热、痛和功能障碍，**单侧跖趾及第1跖趾关节最常见**，其余依次为踝、膝、腕、指、肘，可有关节腔积液伴发热。

2. 多于春秋发病，酗酒、过度疲劳、关节受伤、手术、感染、寒冷、摄入高蛋白和高嘌呤食物等为常见的诱因。

3. 初次发作常呈自限性，数日内自行缓解，此时受累关节局部皮肤出现脱屑和瘙痒，为本病特有的表现。

4. 可伴高尿酸血症，但部分病人急性发作时血尿酸水平正常。

(三) 痛风石及慢性关节炎期

痛风石是痛风的特征性临床表现，常见于耳轮、跖趾、指间和掌指关节，常有多关节受累，且多见于关节远端，表现为关节肿胀、僵硬、畸形及周围组织的纤维化和变性，严重时患处皮肤发亮、菲薄，破溃则有豆渣样的白色物质排出。形成瘘管时周围组织呈慢性肉芽肿，虽不易愈合但很少感染。

(四) 肾脏病变

1. 痛风性肾病　起病隐匿，早期仅有间歇性蛋白尿，随着病情的发展而呈持续性，伴有肾浓缩功能受损时，夜尿增多，晚期可发展为肾功能不全，表现为水肿、高血压、血尿素氮和肌酐升高。

2. 尿酸性肾石病　约10%～25%的痛风病人，有肾尿酸结石，呈泥沙样，常无症状，结石较大者可发生肾绞痛、血尿。引起梗阻时可导致肾积水、肾盂肾炎、肾积脓或肾周围炎。

三、辅助检查

1. **血尿酸测定**　正常男性为150～380μmol/L；女性为100～300μmol/L，男性＞420μmol/L，女性＞350μmol/L则可确定为高尿酸血症。

2. 24小时尿尿酸测定　限制嘌呤饮食5天后，每日尿酸排出量超过3.57mmol，可认为尿酸生成增多。

3. 滑囊液或痛风石内容物检查　偏振光显微镜下可**见针形尿酸盐结晶**，是**确诊本症的依据**。

4. X线检查　急性关节炎期可见非特征性软组织肿胀；慢性期或反复发作后可见软骨缘破坏，关节面不规则，特征性改变为穿凿样、虫蚀样圆形或弧形的骨质透亮缺损。

四、治疗原则

(一) 一般治疗

1. 控制饮食总热量，适当运动，防止超重、肥胖。

2. 限制饮酒和**限制高嘌呤食物如心、肝、肾等动物内脏的摄入**。

3. **多饮水，每天2 000ml以上**，增加尿酸的排泄。

4. 慎用抑制尿酸排泄的药物如噻嗪类利尿药等。

5. 避免各种诱发因素和积极治疗相关疾病。

(二) 高尿酸血症的治疗

1. 肾功能良好的病人，应用排尿酸药，用药期间应多饮水，并服碳酸氢钠3～6g/d。此类药物当内生肌酐清除率＜30ml/min时无效；已有尿酸盐结石形成，或每日尿排出尿酸盐＞3.57mmol(600mg)时不宜使用。

2. 尿酸生成过多或不适合使用排尿酸药物的病人，可应用抑制尿酸生成药物如别嘌醇，每次100mg，每日2～4次，最大剂量600mg/d，待血尿酸下降，可减量至最小剂量或应用别嘌醇缓释片250mg/d，与排尿酸药合用效果更好。不良反应有胃肠道刺激、皮疹、发热、肝损害、骨髓抑制等，肾功能不全者剂量减半。

3. 应用碱性药物，可**碱化尿液，使尿酸不易在尿中积聚形成结晶**。碳酸氢钠口服3～6g/d。

(三) 急性痛风性关节炎期的治疗

绝对卧床，抬高患肢，避免负重，迅速应用秋水仙碱。

1. **秋水仙碱**　**是治疗急性痛风性关节炎的特效药物**。口服用药：初始口服剂量为1mg，随后0.5mg/h或1mg/2h，

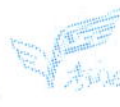

直到症状缓解,最大剂量 6~8mg/d。病人口服秋水仙碱后 48 小时内疼痛缓解。

2. 非甾体抗炎药 可有效缓解急性痛风的症状,常用药物:①吲哚美辛,初始剂量 75~100mg,随后每次 50mg,6~8 小时 1 次。②双氯芬酸钠,每次口服 50mg,每天 2~3 次。③布洛芬,每次 0.3~0.6g,每天 2 次。④罗非昔布 25mg/d。症状缓解应减量,5~7 天后停用。禁止同时服用两种或多种非甾体抗炎药,否则会加重不良反应。活动性消化性溃疡、消化道出血为禁忌证。

3. 糖皮质激素 在不能使用秋水仙碱和非甾体抗炎药时或治疗无效可考虑使用。

(四) 发作间歇期和慢性期的处理

实施高尿酸血症治疗,维持血尿酸正常水平。较大痛风石或经皮溃破者可手术剔除。

五、护理问题

1. 疼痛:关节痛 与尿酸盐结晶、沉积在关节引起炎症反应有关。
2. 躯体活动障碍 与关节受累、关节畸形有关。
3. 知识缺乏:缺乏与痛风有关的饮食知识。

六、护理措施

(一) 休息与体位

急性关节炎期,病人表现关节红、肿、热、痛和功能障碍,发热,**应绝对卧床休息,抬高患肢,避免受累关节负重**。也可在病床上安放支架支托盖被,减少患部受压。待关节痛缓解 72 小时后,逐渐恢复活动。

(二) 局部护理

手、腕或肘关节受累时,为减轻疼痛,可用夹板固定制动,也可在受累关节给予湿敷,发病 **24 小时内可使用冰敷或 25%硫酸镁湿敷**,减少局部炎性渗出,消除关节的肿胀和疼痛。**24 小时后可使用热敷**,促进局部组织渗出物的吸收。

(三) 饮食护理

1. 饮食宜清淡、易消化,忌辛辣和刺激性食物。每天热量应限制在 5 020~6 276kJ/d(1 200~1 500kcal/d)。蛋白质控制在 1g/(kg·d),碳水化合物占总热量的 50%~60%。

2. **避免进食高嘌呤食物,如动物内脏、鱼虾类、蛤蜊、蟹、肉类、菠菜、蘑菇、黄豆、扁豆、豌豆、浓茶、饮酒**等。

3. 指导病人**进食碱性食物,如牛奶、鸡蛋、马铃薯、各类蔬菜、柑橘类水果**,使尿液的 pH 在 7.0 或以上,减少尿酸盐结晶的沉积。

4. 多饮水。**每天应饮水 2 000ml 以上**,促进尿酸排泄。

(四) 病情观察

1. 观察关节疼痛的部位、性质、间隔时间,有无午夜因剧痛而惊醒等情况,观察病人受累关节局部有无红、肿、热和功能障碍。

2. 了解病人有无饱餐或食用高嘌呤饮食、饮酒、过度疲劳、寒冷、潮湿、紧张、脚扭伤等诱发因素。

3. 观察病人有无痛风石的体征,了解痛风石存在的部位及有无症状。如有局部皮肤破溃情况,要注意局部有无感染,加强局部清洁护理,防止感染发生。

4. 观察病人的体温变化,有无发热等。

5. 监测血尿酸、尿尿酸的变化。

(五) 用药护理

指导病人遵医嘱服药,严格按医嘱剂量、按时执行,观察药物疗效,及时处理不良反应,**口服秋水仙碱可引起恶心、呕吐、腹泻、腹痛等胃肠反应**,静脉注射可引起肝损害、骨髓抑制等。**嘱病人多饮水**。

七、健康教育

1. 知识宣教 向病人和家属讲解**本病是一种终身性疾病,但经积极有效治疗,病人可维持正常生活和工作**。

2. 心理护理 教育病人生活要有规律;肥胖者应减轻体重;应防止受凉、劳累、感染、外伤等。

3. 饮食指导 指导病人严格控制饮食,**避免进食高蛋白和高嘌呤的食物,忌饮酒,每天至少饮水 2 000ml,特别是在用排尿酸药时更应多饮水**,有助于尿酸随尿液排出。

4. 运动指导 教育病人在日常生活中要适度运动,注意保护关节。①运动后疼痛超过 1~2 小时,应暂时停止此项运动;②使用大肌群,如能用肩部负重者不用手提,能用手臂者不要用手指;③交替完成轻、重不同的工作,不要长时间持续进行重的(体力)工作;④经常改变姿势,保持受累关节舒适,若有局部温热和肿胀,尽可能避免其活动。

5. 自我保护的指导 自我观察病情,如平时用手触摸耳轮及手足关节处,检查是否产生痛风石。定期复查血尿酸,门诊随访。

考点练习

考点：痛风的病因和临床表现(A1、A2型题)

1. 痛风的首发症状是
   A. 尿路结石
   B. 间质性肾炎
   C. 痛风石
   D. 高尿酸血症
   E. 突发性跖趾关节疼痛
2. 病人，男性，50岁。下班后与朋友聚餐，午夜突然左脚第1跖趾关节剧痛，约3小时后局部出现的红、肿、热、痛和活动困难，急诊入院。检查血尿酸为500mol/L；X线提示：可见非特征性软组织肿胀。病人可能诊断是
   A. 痛风
   B. 假性痛风
   C. 风湿性关节炎
   D. 类风湿关节炎
   E. 化脓性关节炎

考点：痛风的辅助检查、治疗要点和护理措施(A1型题)

3. 诊断痛风的主要指标是
   A. 痛风石
   B. 尿酸性尿路结石
   C. 高尿酸血症
   D. 痛风性关节炎
   E. 非特征性软组织肿胀
4. 治疗急性痛风性关节炎的特效药物是
   A. 泼尼松
   B. 吲哚美辛
   C. 秋水仙碱
   D. 布洛芬
   E. 美洛昔康
5. 病人，男性，65岁。右侧跖骨、踝关节红肿疼痛，诊断为痛风性关节炎。首选的治疗药物是
   A. 美洛昔康
   B. 布洛芬
   C. 秋水仙碱
   D. 糖皮质激素
   E. 吲哚美辛
6. 病人，男性，45岁。因急性关节炎就诊，入院后诊断为痛风。护士指导病人可以吃的食物是
   A. 动物内脏
   B. 鱼虾类
   C. 菠菜
   D. 蘑菇
   E. 柑橘
7. 病人，女性，60岁。痛风病史5年。因担心疾病的预后，思想负担重，情绪低落。此时，护士给予最恰当的护理措施是向病人说明
   A. 疼痛会影响进食
   B. 疼痛会影响睡眠
   C. 痛风是一种终身性疾病
   D. 疾病反复发作会导致关节畸形
   E. 积极坚持规范的治疗可维持正常的生活

参考答案

序号	1	2	3	4	5	6	7
答案	E	A	C	C	C	E	E

第八节　蛋白质-能量营养不良病人的护理

考情分析

年份	主要考点
2019	营养不良患儿皮下脂肪消耗的顺序
2020	针对营养不良患者的饮食指导(由少到多，逐渐添加辅食)
2022	营养不良的早期表现；轻度营养不良的判断(2岁，体重10kg)；轻度营养不良患儿皮下脂肪的厚度

考点导航

蛋白质-能量营养不良是因缺乏能量和/或蛋白质引起的一种营养缺乏症，多见于3岁以下的婴幼儿。主要表现为

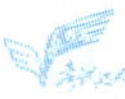

体重减轻、皮下脂肪减少和皮下水肿，常伴有各个器官不同程度的功能紊乱。

一、病　　因

1. 摄入不足　**喂养不当**是婴儿原发性营养不良的主要原因。

2. 消化吸收障碍　如唇裂、腭裂、幽门梗阻、迁延性腹泻、过敏性肠炎、肠吸收不良综合征等均可影响食物的消化和吸收。

3. 需要量增多　急、慢性传染病后的恢复期，双胎早产、生长发育快速时期等均可因需要量增多而造成相对不足。

4. 消耗量过大　糖尿病、大量蛋白尿、长期发热、烧伤、甲状腺功能亢进、恶性肿瘤等均可使蛋白质消耗或丢失过多。

二、临床表现

1. 营养不良的早期表现为**体重不增**，随营养不良加重，患儿体重逐渐下降。皮下脂肪逐渐减少以至消失，**皮下脂肪消耗的顺序依次是腹部、躯干、臀部、四肢，最后是面部**。**腹部皮下脂肪层厚度**是判断营养不良程度的重要指标之一(**测量小儿皮下脂肪的厚度常选用腹部**)。随着病程的进展，营养不良程度由轻变重，各种临床症状也逐步加重。有血清蛋白降低时可出现营养不良性水肿。婴儿常有饥饿性便秘或腹泻。

温馨提示

对成人来讲，营养不良的主要表现为体重下降；而小儿处在生长发育的过程中，体重在不断增加，小儿营养不良表现出来的体重不增即相当于成人的体重下降。

2. 并发症　营养不良患儿常因缺乏蛋白质及造血物质并发营养性贫血，以缺铁性贫血多见。因多种维生素(维生素A缺乏最常见)和微量元素缺乏，患儿易患各种感染，如上呼吸道感染、支气管肺炎、鹅口疮、结核病中耳炎、尿路感染等。**营养不良患儿还可并发自发性低血糖**，若不及时诊治，**可致死亡**。临床上根据各种症状的程度，将营养不良分为三度(表15-8-1)。

表15-8-1　婴幼儿不同程度营养不良的特点

	营养不良程度		
	Ⅰ度(轻)	Ⅱ度(中)	Ⅲ度(重)
体重低于正常均值	**15%～25%**	**25%～40%**	**40%以上**
腹部皮下脂肪厚度	**0.8～0.4cm**	**<0.4cm**	**消失**
身高(长)	尚正常	低于正常	明显低于正常
消瘦	不明显	明显	皮包骨样
皮肤	尚正常	干燥、苍白	明显苍白，可出现瘀点
肌张力	正常	明显降低、肌肉松弛	肌张力低下、肌肉萎缩
精神状态	正常	烦躁不安	萎靡，反应低下

三、辅助检查

最突出的表现是血清白蛋白浓度降低，但不够灵敏；**胰岛素样生长因子Ⅰ**水平反应灵敏，**是早期诊断营养不良的可靠指标**。还有多种血清酶活性、血糖、血浆胆固醇水平降低，各种维生素及微量元素缺乏。

四、治疗原则

尽早发现，早期治疗，采取综合性治疗措施，包括调整饮食以及补充营养物质；祛除病因，治疗原发病；控制继发感染；促进消化和改善代谢功能；治疗并发症。

五、护理问题

1. **营养失调：低于机体需要量**　与能量和/或蛋白质摄入不足和/或需要、消耗过多有关。

2. 有感染的危险　与机体抵抗力低下有关。

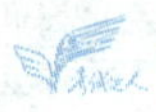

3. **潜在并发症：低血糖**。

4. 知识缺乏：患儿家长缺乏营养知识。

六、护理措施

（一）饮食管理

原则为循序渐进，逐渐补充。根据营养不良的程度、消化功能来调整饮食的量及种类。

1. 对于轻度营养不良患儿，在基本维持原膳食的基础上，较早添加含蛋白质和热量较高的食物。开始每日可供给热量 250～330kJ/kg(60～80kcal/kg)，以后逐渐递增。

2. 对于中、重度营养不良患儿，热能和营养物质的供给，**应由低到高，逐渐增加**。**供给热量从每日 165～230kJ/kg(45～55kcal/kg)开始**，逐步少量增加。若消化吸收能力较好，可逐渐增加到每日 500～727kJ/kg(120～170kcal/kg)，并按实际体重计算所需热能。待体重恢复，可供给正常生理需要量。**为中度和重度营养不良患儿补液时速度宜慢，补液量不宜过多**。

选择食物的原则：一是适合患儿的消化能力，轻度营养不良患儿，可从牛奶开始，逐渐过渡到带有肉末的辅食。中、重度营养不良患儿则可先给稀释奶或脱脂奶，再给全奶，然后才能给带有肉末的辅食。二要符合营养需要，即高蛋白、高能量、高维生素的饮食，还要根据情况适当补充铁剂。

温馨提示

轻度营养不良患儿消化功能正常，因此，可直接供给较高能量的食物。而中、重度营养不良患儿消化功能较差，尽管其需要更多的能量，但只能循序渐进、从低热量开始。

（二）促进消化、改善食欲

遵医嘱给予各种消化酶(胃蛋白酶、胰酶等)和B族维生素口服，以助消化。给予蛋白同化类固醇制剂如**苯丙酸诺龙肌内注射，以促进蛋白质的合成**和增进食欲。必要时少量多次输血或氨基酸、脂肪乳等静脉营养物质。

（三）预防感染

保持皮肤清洁、干燥、防止皮肤破损；做好口腔护理，保持生活环境舒适卫生，注意做好保护性隔离，防止交互感染。

（四）观察病情

密切观察患儿尤其是重度营养不良患儿的病情变化。**观察有无低血糖**、维生素A缺乏、酸中毒等临床表现。**当患儿在清晨突然出现头晕、面色苍白、出冷汗、神志不清**等表现，应**考虑为低血糖**，应立即报告医生，**遵医嘱静脉推注 20%～50%葡萄糖溶液**。治疗和护理开始后应每日记录进食情况及对食物的耐受情况，定期测量体重、身高及皮下脂肪的厚度，以判断治疗效果。

（五）提供舒适的环境，促进生长发育

合理安排生活，减少不良刺激，保证患儿精神愉快和有充足的睡眠。对住院治疗的患儿，鼓励父母陪伴；及时纠正先天畸形，进行适当的户外活动和体格锻炼，促进新陈代谢，利于生长发育。

好礼相送

小儿营养不良口诀（主编总结，严禁转载，违者必究）

营养不良，喂养不当；早期表现，体重不增；脂肪消瘦，先腹后面；营养分度，一定记清；

轻度十五，中度二五，重度四十；生长因子，最为敏感；早期诊断，可靠指标；

补充营养，最为关键；轻度患儿，直供所需；重度患儿，循序渐进；清晨观察，血糖反应。

七、健康教育

1. 向患儿家长解释导致营养不良的原因，介绍科学育儿知识。
2. 指导母乳喂养、混合喂养和人工喂养的具体执行方法，纠正小儿的不良饮食习惯。
3. 合理安排生活作息制度，坚持户外活动，保证充足睡眠。
4. 预防感染，按时进行预防接种。
5. 先天性畸形患儿应及时手术治疗。
6. 做好生长发育监测，每周称体重1次，每月测量身高1次，定期测量皮下脂肪厚度。

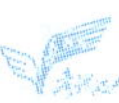

考点练习

考点：营养不良的病因和临床表现(A1、A2 型题)

1. 营养不良的早期表现为
   A. 脂肪逐渐消失
   B. 体重减轻
   C. 身高低于正常
   D. 身材矮小
   E. 体重不增
2. 营养不良时患儿皮下脂肪最先消失的部位是
   A. 四肢
   B. 腹部
   C. 面部
   D. 躯干
   E. 臀部
3. 轻度营养不良是指体重低于正常均值的
   A. 10%以下
   B. 10%～15%
   C. 15%～25%
   D. 25%～40%
   E. 40%以上
4. 患儿，女，11 个月。因母乳少，以米糊喂养，未添加其他辅食，诊断为营养不良。该患儿最先出现的症状是
   A. 皮肤干燥
   B. 肌张力低下
   C. 体重不增
   D. 身高低于正常
   E. 皮下脂肪减少
5. 营养不良患儿皮下脂肪消瘦的顺序是
   A. 躯干→臀部→四肢→腹部→面部
   B. 四肢→躯干→腹部→臀部→面部
   C. 躯干→臀部→腹部→四肢→面部
   D. 腹部→躯干→臀部→四肢→面部
   E. 腹部→躯干→面部→臀部→四肢

*6. 患儿，女，10 个月，现在的体重为 6.8kg，判断其营养不良的程度为
   A. 体重正常
   B. 轻度营养不良
   C. 中度营养不良
   D. 重度营养不良
   E. 极重度营养不良

7. 2 岁小儿，体检结果示体重 10kg，身高 81cm，腹壁皮下脂肪厚度 0.6cm，皮肤稍苍白。对该小儿的营养评价应为
   A. 营养良好
   B. 营养过剩
   C. 轻度营养不良
   D. 中度营养不良
   E. 重度营养不良
8. 营养不良患儿夜间睡眠中突然昏迷、死亡，其最常见的原因是
   A. 心力衰竭
   B. 休克
   C. 窒息
   D. 自发性低血糖
   E. 败血症
9. 营养不良患儿维生素缺乏常见的是
   A. 维生素 A
   B. 维生素 C
   C. 维生素 D
   D. 维生素 E
   E. 维生素 B_1

考点：营养不良的辅助检查和治疗要点(A1 型题)

10. 营养不良患儿最突出的表现是
    A. 血清白蛋白降低
    B. 血清酶活性降低
    C. 血糖降低
    D. 体重下降
    E. 血浆胆固醇水平降低

考点：营养不良的护理问题、护理措施和健康教育(A1、A2、A3/A4 型题)

11. 重度营养不良患儿调整饮食时，开始供给热量为
    A. 30～40kcal/kg
    B. 40～45kcal/kg
    C. 45～55kcal/kg
    D. 55～60kcal/kg
    E. 60～70kcal/kg
12. 关于营养不良患儿的护理措施，**错误**的是
    A. 对轻度营养不良的患儿，应较早添加蛋白质和热量较高的食物
    B. 对中、重度营养不良的患儿，应直接供给其所需要的热量
    C. 遵医嘱给予各种消化酶和 B 族维生素，以助消化
    D. 保持皮肤清洁干燥，防止皮肤破损
    E. 进行适当的户外活动和体格锻炼

(13～14 题共用题干)

凌晨护士巡视病房时发现一营养不良患儿面色苍白，神志不清，脉搏减慢，四肢厥冷。

13. 该患儿可能出现了
    A. 低钙血症
    B. 心力衰竭
    C. 低钠血症
    D. 低血糖症
    E. 继发感染
14. 针对上述情况，护士应采取的措施是
    A. 静脉注射肾上腺素

B. 静脉注射西地兰
C. 静脉注射20%的葡萄糖
D. 静脉注射葡萄糖酸钙
E. 静脉注射生理盐水

15. 患儿，女，10个月，足月产，反复腹泻1个月余，每天5～6次，时稀时稠，生后混合喂养，未添加辅食。查体：神清，表情呆滞，体重4.8kg，腹软。腹壁脂肪消失。患儿住院第2天晨起突然神志不清，面色苍白，脉搏细弱，呼吸表浅，出冷汗。首先应静脉注射的是
A. 地高辛
B. 葡萄糖
C. 地西泮
D. 洛贝林
E. 氨茶碱

参考答案

序号	1	2	3	4	5	*6	7	8	9	10	11	12	13	14	15
答案	E	B	C	C	D	C	C	D	A	A	C	B	D	C	B

*6解析：10月龄小儿的标准体重为(10+9)/2=9.5kg，该患儿体重低于正常均值(9.5−6.8)/9.5=28.4%，因此属于中度营养不良。

第九节 小儿维生素D缺乏性佝偻病的护理

考情分析

年份	主要考点
2019	佝偻病激期的护理措施
2020	针对佝偻病患儿的错误指导(为患儿进行站立等运动锻炼)
2021	方颅见于哪种疾病(维生素D缺乏性佝偻病)；佝偻病患儿初期的表现
2022	佝偻病初期的判断；佝偻病患儿补充钙剂的同时应补充(维生素D)

考点导航

维生素D缺乏性佝偻病是由于**体内维生素D缺乏**，导致钙、磷代谢紊乱，造成以**骨骼病变为特征**的全身慢性营养性疾病。主要见于**2岁以下的婴幼儿**。

一、病 因

1. 日光照射不足 体内维生素D的主要来源为**皮肤内7-脱氢胆固醇**经紫外线照射生成。在北方，因寒冷季节长、日照时间短，小儿户外活动少，紫外线量明显不足，可使内源性维生素D生成不足。

2. 维生素D摄入不足 天然食物含维生素D少，不能满足婴幼儿需要。若日光照射不足或未添加鱼肝油等，则易患佝偻病。

3. 生长过速 早产儿或双胎体内储存维生素D不足，出生后生长速度较快，所需维生素D多，若未及时补充，极易发生佝偻病。

4. 疾病与药物的影响 胃肠道、肝胆或肾脏疾病影响维生素D及钙磷的吸收和利用，致钙磷代谢障碍；长期服用抗惊厥药物可使维生素D加速分解为无活性的代谢产物；服用糖皮质激素可对抗维生素D对钙转运的调节。

二、临床表现

本病好发于3个月至2岁的小儿，主要表现为生长中的**骨骼改变**，肌肉松弛和**非特异性神经精神症状**。临床分期如下：

(一) 初期

多见于3个月以内的小儿，主要表现为**非特异性神经精神症状**，如**易激惹、烦躁、睡眠不安、夜间啼哭**。常伴与室温季节无关的多汗，尤其头部多汗而刺激头皮，致婴儿常**摇头擦枕，出现枕秃**。

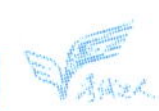

（二）激期

主要表现为骨骼改变，运动功能和精神发育迟缓。

1. 骨骼改变

（1）头部：**3～6个月患儿可见颅骨软化**，重者可有乒乓球样的感觉；7～8个月患儿可有**方颅或鞍形颅**；前囟增宽及闭合延迟；出牙延迟、牙釉质缺乏并易患龋齿。

（2）胸部：**胸廓畸形多见于1岁左右小儿**。胸部骨骼出现**肋骨串珠**，以第7～10肋最明显；膈肌附着处的肋骨受膈肌牵拉而内陷形成郝氏沟；胸骨突出或凹陷。

（3）四肢：6个月以上小儿腕、踝部肥厚的骨骺形成钝圆形环状隆起，称佝偻病手镯或脚镯；小儿开始行走后，由于骨质软化，因负重可出现下肢弯曲，形成**O形腿或X形腿**。久坐者可见脊柱后凸或侧弯。

2. 运动功能发育迟缓　患儿肌肉发育不良，肌张力低下，韧带松弛，表现为头颈软弱无力，坐、立、行等运动功能落后，腹肌张力下降，腹部膨隆如蛙腹。

3. 神经、精神发育迟缓　重症患儿脑发育受累，条件反射形成缓慢，患儿表情淡漠，语言发育迟缓，免疫功能低下，常伴发感染。

（三）恢复期

经适当治疗后，患儿临床症状和体征减轻或接近消失，精神活泼，肌张力恢复。

（四）后遗症期

多见于2岁以后小儿，临床症状消失，**仅遗留不同程度的骨骼畸形**。

温馨提示

在考试过程中，通常要求考生判断患儿处于佝偻病的哪一期。初期主要表现为神经和精神症状（激惹、枕秃）；极期主要为骨骼改变（方颅、鸡胸）；恢复期主要表现为症状减轻或消失，后遗症期主要为骨骼畸形。

三、辅助检查

初期常无明显骨骼改变，X线检查可正常或钙化带稍模糊；血清25-(OH)D_3下降，血钙正常或稍低，血磷降低，碱性磷酸酶正常或增高。

激期患儿血钙稍降低，血磷明显降低，碱性磷酸酶增高。X线检查长骨钙化带消失，干骺端呈毛刷样、杯口状改变，骨骺软骨带增宽，骨密度减低，可有骨干弯曲畸形或青枝骨折。

恢复期血清钙、磷渐恢复正常。碱性磷酸酶开始下降，约1～2个月恢复正常。

后遗症期血生化正常，X线检查骨骺干骺端病变消失。

四、治疗原则

治疗的目的在于控制病情活动，防止骨骼畸形。维生素D治疗：**活动期佝偻病患儿建议口服维生素D治疗，剂量为800IU/d(20μg/d)连服3～4个月或2 000～4 000IU/d(50～100μg/d)连服1个月，之后改为400IU/d(10μg/d)**。口服困难或腹泻等影响吸收时，可采用大剂量突击疗法，一次性肌注维生素D 15万～30万IU(3.75～7.5mg)。若治疗后上述症状改善，1～3个月后口服维生素D 400IU/d(10μg/d)维持。大剂量治疗中应监测血生化指标，避免高钙血症、高钙尿症。

除采用维生素D治疗外，应注意加强营养，及时添加辅食，坚持每日户外活动。膳食中钙摄入不足时，应适当补充钙剂。

严重骨骼畸形者需外科手术矫治。

五、护理问题

1. 营养失调：低于机体需要量　与日光照射不足和维生素D摄入不足有关。
2. 有感染的危险　与免疫功能低下有关。
3. 知识缺乏：患儿家长缺乏佝偻病的预防及护理知识。

六、护理措施

（一）户外活动

指导家长每日带患儿进行一定时间的户外活动，直接接受阳光照射。生后2～3周后即可带婴儿户外活动，**冬季也要保证每日1～2小时户外活动时间**。夏季阳光强烈，应避免太阳直射，可在阴凉处活动，尽量多暴露皮肤。冬季室内活动时开窗，让紫外线能够透过。

（二）补充维生素D

1. 提倡母乳喂养，按时添加辅食，给予富含维生素D、钙、磷和蛋白质的饮食。

2. 遵医嘱给予维生素D制剂，通常**足月儿（尤其是纯母乳喂养儿）生后2周开始补充400IU/d(10μg/d)，早产儿、双胎儿生后1周即补充800IU/d(20μg/d)，3个月后改为400IU/d(10μg/d)**。

（三）预防骨骼畸形和骨折

衣着柔软、宽松，床铺松软，**避免早坐、站、行；避免久坐、久站，以防发生骨骼畸形**。严重佝偻病患儿肋骨、长骨易发生骨折，护理操作时应避免重压和强力牵拉。

（四）加强体格锻炼

对已有骨骼畸形可采取主动和被动运动的方法矫正。如遗留胸廓畸形，可作俯卧位抬头展胸运动；下肢畸形可施行肌肉按摩，**O形腿按摩外侧肌，X形腿按摩内侧肌**，以增加肌张力，矫正畸形。对于行外科手术矫治者，指导家长正确使用矫形器具。

（五）预防感染

保持空气清新，温、湿度适宜，阳光充足，避免交叉感染。

七、健康教育

1. 给孕妇及患儿父母讲述有关疾病的预防、护理知识，鼓励多进行户外活动和晒太阳，选择富含维生素D、钙、磷和蛋白质的食物；宣传母乳喂养，尽早开始户外活动；**新生儿出生后每日给予维生素D 400～800IU**；对于处于生长发育高峰的婴幼儿更应加强户外活动，给予预防量维生素D和钙剂，并及时添加辅食，在预防用药的同时，告知家长过量服用可造成中毒。

2. 以示范和指导练习的方式教授户外活动、日光浴、服维生素D及按摩肌肉矫正畸形的方法。

考点练习

考点：维生素D缺乏性佝偻病的病因（A1型题）

1. 维生素D缺乏性佝偻病主要见于
   A. 1岁以内的婴儿
   B. 2岁以下的婴幼儿
   C. 3岁以下的幼儿
   D. 5岁以下的患儿
   E. 12岁以下的患儿

2. 体内维生素D的主要来源为
   A. 皮肤内7-脱氢胆固醇
   B. 维生素D制剂
   C. 植物性食物中的麦角固醇
   D. 动物性食物中的胆钙化醇
   E. 母乳中的维生素D

3. 维生素D缺乏性佝偻病的原因<u>不包括</u>
   A. 日光照射不足
   B. 维生素D摄入不足
   C. 生长速度快
   D. 免疫力低下
   E. 疾病与药物的影响

考点：维生素D缺乏性佝偻病的临床表现及辅助检查（A1、A2型题）

4. 维生素D缺乏性佝偻病的特征性病变的部位是
   A. 肌肉
   B. 血液
   C. 骨骼
   D. 大脑
   E. 皮肤

5. 患儿，男，5个月，被医生诊断为维生素D缺乏性佝偻病初期。下列属于初期症状的是
   A. 颅骨软化
   B. 肋骨串珠
   C. 肌肉松弛
   D. 佝偻病手镯
   E. 神经精神症状

6. 患儿，女，3个月，最近经常烦躁、睡眠不安、夜间啼哭，多汗，有枕秃。应考虑为
   A. 营养性缺铁性贫血
   B. 维生素D缺乏性佝偻病恢复期
   C. 维生素D缺乏性佝偻病后遗症期
   D. 维生素D缺乏性佝偻病初期
   E. 维生素D缺乏性佝偻病激期

7. 患儿，男，3岁。体检发现颅骨软化、鸡胸并伴有X形腿。血钙2.0mmol/L，血磷1.2mmol/L。该患儿处于
   A. 维生素D缺乏性佝偻病初期
   B. 维生素D缺乏性佝偻病激期
   C. 维生素D缺乏性佝偻病恢复期
   D. 维生素D缺乏性佝偻病后遗症期
   E. 骨软化期

8. 佝偻病初期患儿的临床表现是
   A. 颅骨软化
   B. 下肢畸形
   C. 有赫氏沟

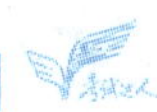

D. 出现枕秃
E. 形成鸡胸

考点：维生素 D 缺乏性佝偻病的治疗要点、护理问题、护理措施和健康教育(A1、A3/A4 型题)

9. 冬季出生小儿,生后 1 个月给予维生素 D 预防佝偻病,使用量为
A. 200～400IU
B. 400～800IU
C. 800～1 000IU
D. 1 000～1 200IU
E. 1 200～1 600IU

(10～12 题共用题干)

患儿,男,1 岁半,人工喂养,平时烦躁易惊、多汗。方颅、枕秃、鸡胸、血钙磷乘积<30,碱性磷酸酶增高。X 线检查:临时钙化带消失。临床诊断为维生素 D 缺乏性佝偻病

10. 该患儿为佝偻病的
A. 初期
B. 激期
C. 恢复期
D. 后遗症期
E. 缓解期

11. 针对该患儿提供的护理措施,**错误**的是
A. 遵医嘱给予维生素 D 制剂
B. 多晒太阳
C. 护理操作时避免重压和强力牵拉
D. 鼓励患儿尽早地站立、行走
E. 给予富含维生素 D 的食物

12. 对该患儿家长的健康教育,**错误**的是
A. 介绍佝偻病的预防、护理知识
B. 鼓励患儿多进行户外运动
C. 选择富含维生素 D 的食物
D. 多晒太阳
E. 新生儿出生 2 周给予维生素 D 800～1 000IU

(13～14 题共用题干)

护士向新生儿家长开展关于如何预防佝偻病的健康教育。

13. 小儿开始服用维生素 D 的时间是
A. 生后立即
B. 生后 2 周
C. 生后 2 月
D. 生后 4 月
E. 生后半年

14. 每日服用维生素 D 的剂量是
A. 100IU
B. 200IU
C. 300IU
D. 400IU
E. 1 000IU

15. 患儿,男,3 个月。因多汗、烦躁易惊、睡眠不安半月余,诊断为佝偻病初期。护士指导患儿正确的日光照射方法是
A. 每天在室内关窗晒太阳 1 小时
B. 每天在室内关窗晒太阳 2 小时
C. 每天要保证 30 分钟户外活动
D. 每天要保证 1～2 小时户外活动
E. 每天保证 8 小时户外活动

16. 患儿,女,9 个月。查体:方颅。前囟增宽,未出牙,诊断为佝偻病激期。以下护理措施中正确的是
A. 仅需饮食中补钙即可
B. 减少户外活动
C. 采用维生素 D 治疗
D. 指导患儿多站立
E. 指导患儿暂停辅食

参考答案

序号	1	2	3	4	5	6	7	8	9	10	11	12	13	14	15	16
答案	B	A	D	C	E	D	B	D	B	B	D	E	B	D	D	C

第十节　小儿维生素 D 缺乏性手足搐搦症的护理

考情分析

年份	主要考点
2019	佝偻病患儿突然四肢抽动时最主要的护理措施;维生素 D 缺乏性手足搐搦症患儿出院后的健康教育重点;维生素 D 缺乏性手足抽搦症患儿抽搐时的心理护理;6 个月大单纯母乳喂养的女婴户外活动后突然抽搐考虑为;推注钙剂时应重点观察(心率);维生素 D 缺乏性手足搐搦症首选的止痉药;使用地西泮时重点观察的指标(呼吸)
2020	喉痉挛的判断

考点导航

维生素D缺乏性手足搐搦症主要是由于**维生素D缺乏，血钙降低，导致神经肌肉兴奋性增高，出现惊厥、喉痉挛或手足抽搐**等症状。多见于6个月以内的婴儿。

一、病　因

血清钙离子降低是引起惊厥、喉痉挛、手足抽搐的直接原因。维生素D缺乏早期，钙吸收减少，血钙降低，而甲状旁腺分泌不足，不能促进骨钙动员和增加尿磷排泄，致血钙进一步下降。血钙的正常值为2.1～2.6mmol/L，当**血钙低于1.75～1.88mmol/L或血清钙离子浓度在1mmol/L**时，即可出现上述症状。

二、临床表现

典型的临床表现为惊厥、手足抽搐、喉痉挛发作，并有不同程度的活动期(激期)佝偻病的表现。

(一) 隐匿性

血钙多在1.75～1.88mmol/L，没有典型发作症状，可通过刺激神经肌肉引起下列体征：

1. 面神经征　以手指或叩诊锤轻击患儿颧弓与口角间的面颊，可引起眼睑和口角抽动者为阳性。
2. 陶瑟征　以血压计袖带包裹上臂打气后，使血压维持在收缩压与舒张压之间，5分钟之内该手出现痉挛状为阳性。
3. 腓反射　用叩诊锤骤击膝下外侧腓骨头上方腓神经处，可引起足向外侧收缩者为阳性。

(二) 典型发作

血清钙低于1.75mmol/L时，可出现惊厥、喉痉挛和手足抽搐。

1. **惊厥**　惊厥发作多见于婴儿，特别是佝偻病患儿，常于户外活动后发作。表现为突然发生两眼上翻，面肌抽动，四肢抽动，神志不清。发作时间持续数秒至数分钟，发作时间持续久者可有发绀。发作停止后意识恢复，精神萎靡而入睡，醒后活泼如常。发作次数可数日1次至1日数次甚至数十次。**一般不发热**，发作轻时仅有短暂的眼球上窜和面肌抽动，神志清楚(亲：高热惊厥与维生素D缺乏性手足搐搦症的患儿都会出现抽搐，但高热惊厥患儿通常出现高热，维生素D缺乏性手足搐搦症患儿体温正常)。
2. **手足抽搐**　表现为突然发生手足肌肉痉挛成弓状，手腕屈曲，手指僵直，拇指内收贴紧掌心，踝关节僵直，足趾弯曲向下，发作停止后活动自如。
3. **喉痉挛**　喉痉挛主要见于2岁以下的小儿。表现为喉部肌肉、声门突发痉挛，出现呼吸困难，吸气时喉鸣。**严重者可发生窒息而死亡**。

以上三种症状以无热惊厥最为常见。

三、辅助检查

血清总钙低于1.75～1.88mmol/L(7.0～7.5mg/dl)，离子钙浓度低于1mmol/L，血磷正常或偏高。

四、治疗原则

1. 急救处理　立即吸氧，保持呼吸道通畅；**控制惊厥与喉痉挛**，可用**10%水合氯醛每次40～50mg/kg，保留灌肠**；或**地西泮**，每次0.1～0.3mg/kg，肌内或静脉注射，**喉痉挛者需立即将舌头拉出口外**，进行人工呼吸或加压给氧，必要时行气管插管或气管切开。

> **温馨提示**
>
> 维生素D缺乏性搐搦症发作时的治疗措施依次为镇静—补充钙剂—补充维生素D，即首要的治疗措施为镇静。

2. 钙剂治疗　常用**10%葡萄糖酸钙**5～10ml，以**10%葡萄糖液稀释1～3倍后缓慢推注或滴注**。惊厥反复发作时可6小时重复一次，直至惊厥控制后改为口服钙剂。
3. 维生素D治疗　症状控制后按维生素D缺乏性佝偻病补充维生素D。

五、护理问题

1. **有窒息的危险**　与惊厥、喉痉挛发作有关。
2. 营养失调：低于机体需要量　与维生素D缺乏有关。

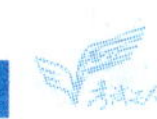

3. 知识缺乏：患儿家长缺乏维生素 D 缺乏性手足搐搦症相关知识。

六、护理措施

1. 控制惊厥、喉痉挛　**遵医嘱立即使用镇静剂、钙剂**。**静脉注射钙剂时需缓慢推注(10分钟以上)或滴注**，以免因血钙骤升，发生呕吐甚至心脏停搏；避免药液外渗，以免造成局部坏死(表15-10-1)。

表15-10-1　不同疾病引起抽搐首选药物

不同疾病引起的抽搐	首选药物
子痫	硫酸镁
甲状旁腺误切、大量输入库存血引起枸橼酸钠中毒	葡萄糖酸钙
新生儿缺血缺氧性脑病、新生儿颅内出血	苯巴比妥
煤气中毒、癫痫、高热惊厥、维生素 D 缺乏性抽搦症等	地西泮

2. 防止窒息　密切观察惊厥、喉痉挛的发作情况，做好气管插管或气管切开的术前准备。一旦发现症状应及时吸氧，**喉痉挛者需立即将舌头拉出口外，同时将患儿头偏向一侧，清除口鼻分泌物**，保持呼吸道通畅，避免吸入窒息；**对已出牙的小儿，应在上、下切牙间放置牙垫**，避免舌被咬伤，必要时行气管插管或气管切开。

3. 定期户外活动，补充维生素 D。

七、健康教育

指导家长合理喂养，合理安排儿童日常生活，坚持每天有一定时间的户外活动，**遵医嘱补充维生素 D，适量补充钙**，以预防维生素 D 缺乏性手足搐搦症复发及治疗佝偻病。**教会家长惊厥、喉痉挛发作时的处理方法**，如**使患儿平卧，松开衣领**，颈部伸直，头后仰，以保持呼吸道通畅，同时呼叫医护人员。

温馨提示

针对维生素 D 缺乏性搐搦症患儿家长的健康教育，最重要的是教会家长补充维生素 D 预防佝偻病复发以及喉痉挛发作时的处理措施。

考点练习

考点：维生素 D 缺乏性手足搐搦症的病因(A1型题)

1. 诱发血钙降低的原因**不包括**
   A. 春季开始，接触日光增多
   B. 使用维生素 D 治疗
   C. 使用含磷过高的奶制品
   D. 合并发热、感染饥饿时
   E. 血 pH 降低时

考点：维生素 D 缺乏性手足搐搦症的临床表现(A2型题)

2. 某女婴，6个月。单纯牛奶喂养，未添加辅食。平时睡眠不安、多汗。近日户外活动增多，突然出现全身抽搐，持续1min后自行缓解，随后一切活动正常，测体温为37℃。最可能的诊断是
   A. 维生素 D 缺乏性手足搐搦症
   B. 低血糖
   C. 高热惊厥
   D. 颅内感染
   E. 低钠血症

3. 患儿，男，7个月，冬季北方出生，人工喂养，平时睡眠不安、多汗，今日晒太阳后突然出现全身抽搐5～6次，每次1分钟左右，抽搐间期活泼如常，体温37.5℃。护士应首先考虑
   A. 癫痫
   B. 低血糖
   C. 高热惊厥
   D. 维生素 D 缺乏性佝偻病
   E. 维生素 D 缺乏性手足搐搦症

考点：维生素 D 缺乏性手足搐搦症的辅助检查和治疗要点(A1、A2型题)

4. 患儿，男，6个月。平日多汗，易惊，近日来间断抽搐就诊，发作时 T 37.5℃，意识丧失，两眼上翻，手足紧握抽动，可自行缓解入睡，醒后精神好，被诊断为维生素 D 缺乏性手足搐搦症。此时血钙的值多低于
   A. 2.45～2.68mmol/L
   B. 2.15～2.38mmol/L
   C. 2.05～2.28mmol/L
   D. 1.85～1.98mmol/L
   E. 1.75～1.88mmol/L

5. 维生素 D 缺乏性手足搐搦症发生惊厥时，治疗首选
   A. 注射维生素
   B. 给予镇静剂
   C. 吸氧
   D. 使用脱水剂

E. 强心药

考点：维生素D缺乏性手足搐搦症的护理问题、护理措施和健康教育(A1型题)

6. 关于维生素D缺乏性手足搐搦症的护理措施，**错误**的是
A. 快速推注钙剂
B. 患儿头偏向一侧
C. 喉痉挛者需立即将舌头拉出口外
D. 已出牙的小儿，在上下切牙间放置牙垫
E. 必要时行气管切开或气管插管

7. 针对维生素D缺乏性手足搐搦症患儿的健康教育，最重要的是
A. 合理喂养
B. 补充钙剂
C. 补充维生素D
D. 喉痉挛发作时的处理方法
E. 体育锻炼

8. 9月龄患儿，单纯牛乳喂养，未添加辅食，因抽搐2次入院，血清Ca^{2+} 0.8mmol/L。诊断维生素D缺乏性手足搐搦症。对该患儿护理措施**不正确**的是
A. 惊厥时及时清除口鼻分泌物
B. 遵医嘱应用镇静剂和钙剂
C. 补充钙剂时应快速静脉推注
D. 惊厥发作时保护患儿安全
E. 保持安静，减少刺激

9. 患儿男，3个月。因"维生素D缺乏性手足搐搦症经常性发作"入院，今日患儿突然出现抽搐，表现为双眼上翻，面肌和四肢抽动急诊入院。此时首要的处理是
A. 用水合氯醛保留灌肠
B. 立即给予吸氧
C. 尽快补充维生素D
D. 必要时气管插管
E. 补充钙剂时应缓慢静脉注射10分钟以上

10. 患儿男，4个月。半小时前突发抽搐，持续数秒后停止，意识恢复，活动如常，体温36.5℃，有枕秃，未出牙，血钙1.7mmol/L。对该患儿家长的健康教育重点是
A. 多饮水保持口腔清洁
B. 加强锻炼增强免疫力
C. 添加含铁丰富的食物
D. 指导患儿多晒太阳
E. 添加富含叶酸的食物

11. 患儿男，3个月。因惊厥收治入院，血清钙为1.7mmol/L，诊断为维生素D缺乏性手足搐搦症。针对该患儿的心理护理，**错误**的是
A. 解释当前采取的措施及原因
B. 告诉患儿家长以往相同病例的治疗效果
C. 解释本病的原因及预后
D. 告诉母亲不可陪伴患儿，以防诱发惊厥发作
E. 告诉该母亲缓解心理压力的方法

12. 患儿女，5个月。昨日突发惊厥，两眼上翻，四肢抽动入院。入院诊断为维生素D缺乏性手足搐搦症。入院后再次发生惊厥，应用镇静剂后，该患儿需要静脉注射钙剂。此时应注意监测患儿的
A. 心率
B. 呼吸
C. 尿量
D. 体温
E. 血压

(13～14题共用题干)

患儿男，6个月。维生素D缺乏性手足搐搦症。今日突然出现双眼上翻、四肢抽动，神志不清。

13. 首选的抗惊厥药物是
A. 20%甘露醇静脉注射
B. 10%葡萄糖酸钙静脉注射
C. 水合氯醛口服
D. 维生素D肌内注射
E. 地西泮缓慢静脉注射

14. 护士在使用上述药物的过程中应着重观察的是
A. 血氧饱和度
B. 呼吸
C. 心率
D. 血压
E. 意识

参考答案

序号	1	2	3	4	5	6	7	8	9	10	11	12	13	14
答案	E	A	E	E	B	A	D	C	A	D	D	A	E	B

第十一节　血脂异常和脂蛋白异常血症病人的护理

扫二维码
免费看视频

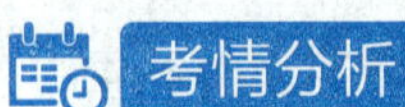

年份	主要考点
2022	血脂达高峰的年龄段

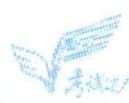

考点导航

血脂异常是指血浆中脂质的量和质的异常，包括血浆中胆固醇和/或甘油三酯（TG）升高以及高密度脂蛋白降低。

一、血脂、载脂蛋白和脂蛋白

1. 血脂　是血浆中的中性脂肪（胆固醇、甘油三酯）和类脂（磷脂、糖脂、固醇、类固醇）的总称。

2. 载脂蛋白（Apo）　是脂蛋白中的蛋白质，与脂质结合后在血浆中转运脂类。

3. 脂蛋白　是由蛋白质（载脂蛋白）、胆固醇、甘油三酯和磷脂等组成的球形大分子复合物。血浆脂蛋白分为乳糜微粒（CM）、极低密度脂蛋白（VLDL）、低密度脂蛋白（LDL）和高密度脂蛋白（HDL）。

二、病因与发病机制

脂蛋白代谢过程极为复杂，各种原因引起的脂质来源、脂蛋白合成、代谢过程关键酶异常或降解过程受体通路障碍等均可导致血脂异常。

1. 原发性血脂异常　一般认为是**多个基因与环境因素综合作用的结果**。**环境因素包括缺乏运动、摄入高热量食物、肥胖、吸烟、酗酒**等。

2. 继发性血脂异常

（1）全身系统性疾病：如糖尿病、甲状腺功能减退症、库欣综合征、肝肾疾病、系统性红斑狼疮、骨髓瘤等引起血脂异常。

（2）药物：如噻嗪类利尿剂、某些β受体拮抗剂等。长期大量使用糖皮质激素可促进脂肪分解、血浆总胆固醇（TC）和 TG 水平升高。

三、临床表现

多数病人无任何症状和体征，做血液生化检查时才发现。

1. 黄色瘤、早发性角膜环和视网膜脂血症　因脂质在局部沉积所致，其中以黄色瘤较为常见。早发性角膜环见于 40 岁以下病人，多伴血脂异常。严重的高甘油三酯血症可产生脂血症眼底改变。

2. 动脉粥样硬化　脂质在血管内皮沉积引起动脉粥样硬化、早发性和进展迅速的心脑血管和周围血管病变。血脂异常常与肥胖症、高血压、冠心病、糖耐量异常或糖尿病等疾病同时存在或先后发生。

四、实验室及其他检查

测定空腹（禁食 12～14 小时）血浆或血清 TC、TG、HDL-C、LDL-C。**抽血前一天晚餐忌食高脂食物，不饮酒**。《中国成人血脂异常防治指南（2016 年修订版）》中的血脂异常诊断及分层标准，见表 15-11-1。

表 15-11-1　血脂异常诊断及分层标准[*]

单位：mmol/L

分层	TC	LDL-C	HDL-C	非 HDL-C	TG
理想水平		＜2.60		＜3.40	
合适水平	＜5.20	＜3.40		＜4.10	＜1.70
边缘水平	5.20～6.19	3.40～4.09		4.10～4.89	1.70～2.29
升高	≥6.20	≥4.10		≥4.90	≥2.30
降低			＜1.00		

五、治疗原则

采取综合性治疗，包括生活方式干预、药物治疗，必要时考虑血浆净化治疗或手术治疗。继发性血脂异常以治疗原发病为主。

1. **生活方式干预**　是**首要的基本治疗措施**，具体包括：

（1）医学营养治疗（MNT）：是治疗血脂异常的基础，需长期坚持。根据病人血脂异常的程度、分型及性别、年龄和劳动强度等制定食谱。

（2）增加有规律的体力活动，控制体重，保持合适的体重指数。

(3) 其他：戒烟、限盐、限酒，禁烈性酒。

2. 药物治疗　常用调脂药物包括他汀类，苯氧芳酸类（贝特类），胆酸螯合剂（树脂类），烟酸类，依折麦布（适应证为高胆固醇血症和以胆固醇升高为主的混合性高脂血症），普罗布考（适应证为高胆固醇血症），n-3脂肪酸制剂（适应证为高甘油三酯血症和以甘油三酯升高为主的混合型高脂血症）。

3. 血浆净化疗法　通过滤过、吸附和沉淀等方法选择性去除血清LDL，是有创治疗。

4. 手术治疗　对于非常严重的高胆固醇血症，可考虑手术治疗，包括部分回肠末段切除术、门腔静脉分流术、肝移植术等。

六、护理问题

1. 知识缺乏　缺乏血脂异常饮食调节及药物治疗方面的知识。

2. 超重/肥胖　与能量摄入和消耗失衡等有关。

3. 潜在并发症：冠心病、脑卒中。

七、护理措施

1. 饮食与运动指导

(1) 饮食护理：制定个体化饮食计划，**避免进食高脂、高胆固醇饮食，摄入高纤维素饮食**，戒烟限酒，禁用烈性酒。

(2) 运动指导：提倡中、低强度的有氧运动方式，如**运动频率为每周5次以上，运动时间为每次30分钟**，有利于减轻体重、降低TC和TG，升高HDL-C。

2. 用药护理

(1) 他汀类药物：除阿托伐他汀和瑞舒伐他汀可在任何时间服药外，其余制剂均为每晚顿服。他汀类与其他调节血脂药合用时可增加药物不良反应，联合用药应慎重。

(2) 贝特类药物：主要不良反应为胃肠道反应，此类药可加强抗凝药作用，合用时抗凝药剂量宜减少。

(3) 烟酸类药物：严重不良反应使消化性溃疡恶化，偶见肝功能损害，应在饭后服用。

(4) 树脂类药物：主要不良反应为恶心、呕吐、腹胀、腹痛、便秘。也可干扰其他药物的吸收应在服用本类药物前1～4小时或4小时后服其他药物。

八、健康指导

1. 疾病预防指导　提倡均衡饮食，增加体力活动及体育运动，预防肥胖，建立良好生活习惯。对于45岁以上及有高血压、高血脂家族史的高危人群应定期监测血脂，早发现、早治疗。

2. 疾病知识指导　指导病人改变不良生活方式，坚持饮食控制和适当运动，控制体重。

3. 用药指导与病情监测　告知病人服用药物的重要性及长期调脂治疗的意义，使血脂保持在适当水平。

第十六章　神经系统疾病病人的护理

第一节　神经系统解剖生理

考情分析

在2019—2023年的全国护士执业资格考试中，本节均未出现相应考题。

考点导航

神经系统分为中枢神经系统和周围神经系统。中枢神经系统包括脑和脊髓，分别位于颅腔和椎管内。周围神经系统包括脑神经、脊神经和内脏神经三部分。

脑位于颅腔内，分为大脑、间脑、小脑和脑干四部分，脑干自上而下依次为中脑、脑桥和延髓。骨性颅腔被小脑幕分成幕上腔和幕下腔。幕上腔又被大脑镰分隔成左右两分腔，分别容纳左右大脑半球。中脑在小脑幕切迹裂孔中通过，其外侧与大脑颞叶的钩回、海马回相邻。动眼神经从中脑腹侧的大脑脚内侧发出，通过小脑幕切迹走行在海绵窦的外侧壁直至眶上裂。幕下腔容纳脑桥、延髓和小脑。颅腔与脊髓腔相连处的出口称为枕骨大孔，延髓下端通过此孔与脊髓相连，小脑扁桃体位于延髓下端的背面，其下缘与枕骨大孔后缘相对。

脊髓位于椎管内，由含有神经细胞的灰质和含上、下行传导束的白质组成。下端在成人平第1腰椎，新生儿约平第3腰椎下缘。脊髓两侧连有由神经纤维组成的神经根，前根由运动纤维组成，后根由感觉纤维组成，前根和后根有椎间孔处合成脊神经，**脊神经共有31对**，与每一对脊神经相连的一段脊髓称为一个脊椎节段。

脑和脊髓的表面有三层膜，由外向内依次为硬脑膜、蛛网膜和软脑膜。脊髓蛛网膜与软脊膜间的腔隙称蛛网膜下隙，内含脑脊液。脑脊液是无色透明的液体，由各脑室的脉络丛产生，流动于脑室及蛛网膜下隙内，它处于不断产生和回流的相对平衡状态。

神经调节的基本方式是反射。

神经系统在人体功能调节中起主导作用，它联络和调节体内各器官、系统的功能，使之互相联系、互相配合成为统一的有机整体，又对体内、外各种环境变化做出完善的适应性调节，从而维持机体内环境的相对稳定。

附：小儿神经系统解剖生理特点

（一）脑

小儿出生时大脑的重量约370g，占体重的10%～12%，大脑的外观已与成人十分相似，脑表面有主要沟回，但较浅且发育不完善，皮质较薄，细胞分化较差，髓鞘形成不全，对外来刺激反应缓慢且易泛化。**小儿的脑耗氧量**，在基础代谢状态下**占总耗氧的50%**，而成人则为20%，缺氧的耐受性较成人更差。

（二）脊髓

小儿脊髓的发育，在出生时已较为成熟，约重2～6g，是成人脊髓的1/5～1/4，脊髓的发育与运动发展的功能相平行，随着年龄的增长，脊髓加长增重，胎儿时，脊髓的末端在第2腰椎下缘，新生儿时达第3腰椎水平，4岁时达第1腰椎上缘。所以**腰椎穿刺时，新生儿应在第4、5腰椎间隙进针**。

（三）神经反射（表16-1-1）

表16-1-1　神经反射类型

神经反射	类型	举例
终身存在的反射	浅反射：**出生时即生存，终生不消失的反射**	**角膜反射、瞳孔反射、结膜反射、吞咽反射**
	腱反射	肱二头肌反射、肱三头肌腱反射、膝腱反射、跟腱反射
暂时性反射	出生时存在，以后逐渐消失的反射	**迈步反射、握持反射、拥抱反射、觅食反射、吸吮反射**
	出生时不存在以后逐渐出现并终生存在的反射	**降落伞反射9～10个月时出现；平衡反射10～12个月时出现**

考点练习

考点：神经系统的解剖生理(A1型题)

1. 小儿原始反射中消失最晚的反射是
   A. 吞咽反射
   B. 呼吸反射
   C. 瞳孔反射
   D. 吸吮反射
   E. 颈肢反射
2. 出生时存在，且永不消失的神经反射是
   A. 吸吮反射
   B. 觅食反射
   C. 拥抱反射
   D. 握持反射
   E. 吞咽反射
3. 由脊髓发出的脊神经数量是
   A. 31对
   B. 30对
   C. 32对
   D. 29对
   E. 28对

参考答案

序号	1	2	3
答案	D	E	A

第二节　颅内压增高与脑疝病人的护理

扫二维码
免费看视频

考情分析

年份	主要考点
2019	小脑幕切迹疝时患侧瞳孔早期改变；颅内压增高呼吸和脉搏变化特点；降颅内压首选的药物；20%甘露醇250ml滴完的时间；颅内压增高的护理措施；颅脑外伤病人出现右侧瞳孔散大，考虑为
2020	枕骨大孔疝的判断
2021	急性颅内压增高病人每日等渗液体的摄入量(不超过500ml)；急性颅内压增高伴随生命体征的改变(血压升高，脉搏缓慢，呼吸深慢)；颅内压增高的主要表现(头痛、呕吐、视神经盘水肿)
2022	小脑幕切迹疝瞳孔的典型改变(患侧瞳孔先缩小，后进行性散大)；颅内压增高病人昏迷后补充营养的途径；20%甘露醇250ml在30分钟内滴完，滴节的滴数应为

考点导航

颅内压是指颅腔内容物对颅腔壁所产生的压力，颅内容物包括脑组织、脑脊液和血液，三者与颅腔容积相适应，使颅内保持一定的压力，**正常值为70～200mmH_2O**(0.7～2.0kPa)，儿童为50～100mmH_2O(0.5～1.0kPa)。当颅腔内容物的体积增加或颅腔容积缩小超过颅腔可代偿的容量，使颅内压持续**高于200mmH_2O(2kPa)**，并出现**头痛、呕吐和视神经盘水肿**三大症状时，即称为**颅内压增高**。当颅内压增高到一定程度时，尤其是占位性病变使颅内各分腔之间的压力不平衡，使一部分脑组织通过生理性孔隙，从高压区向低压区移位，产生相应的临床症状和体征称为脑疝。**脑疝是颅内压增高的危象和引起死亡的主要原因**，常见的有小脑幕切迹疝和枕骨大孔疝。

一、病　　因

1. **颅内容物体积增加**　**脑水肿**是最常见的原因，如脑的创伤、炎症、脑缺血缺氧、中毒所致的脑水肿；脑脊液分泌或吸收失衡所致脑积水；二氧化碳蓄积和高碳酸血症时脑血管扩张导致脑血流量持续增加。
2. 颅内新生的占位性病变　如颅内血肿、肿瘤、脓肿等导致颅内压增高。
3. 颅腔容量缩小　如凹陷性骨折、狭颅症、颅底凹陷症等使颅腔空间缩小。

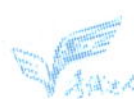

二、临 床 表 现

(一) 颅内压增高

1. **颅内压增高"三主征"**　**头痛、呕吐和视神经盘水肿**是颅内压增高的典型表现。**头痛**是颅内压增高**最常见的症状**，晨起或夜间较重[*]，咳嗽、低头、用力时加重，头痛部位常在前额、两颞。呕吐常在头痛剧烈时出现，呈喷射性，可伴有恶心，与进食无直接关系。**视神经盘水肿是颅内压增高的重要客观体征**，常为双侧性。早期多不影响视力，存在时间较久者有视力减退，严重者失明。

2. **生命体征改变**　早期代偿性出现**血压升高**，脉压增大，**脉搏慢而有力，呼吸深而慢（二慢一高）**，称为 Cushing 反应。病情严重者出现血压下降、脉搏快而弱、呼吸浅促或潮式呼吸，最终因呼吸、循环衰竭而死亡。

3. 意识障碍　急性颅内压增高时，常有进行性意识障碍。慢性颅内压增高病人，表现为神志淡漠、反应迟钝和呆滞，症状时轻时重。

4. 其他症状与体征　颅内压增高还可以引起展神经麻痹或复视、头晕、摔倒等。婴幼儿颅内压增高可见囟门饱满、颅缝增宽、头颅增大、头皮静脉怒张等。

(二) 脑疝

类型、临床表现见表 16-2-1，图 16-2-1，图 16-2-2。

表 16-2-1　脑疝的类型及临床表现

鉴别点	小脑幕切迹疝（颞叶钩回疝）	枕骨大孔疝（小脑扁桃体疝）
定义	**颞叶海马回、沟回通过小脑幕切迹向幕下移位**	**小脑扁桃体经枕骨大孔向椎管内移位**
意识障碍	**进行性意识障碍**	**意识障碍出现较晚**
瞳孔	**患侧瞳孔先缩小，后逐渐散大**，对光反射消失；严重者双侧瞳孔散大、对光反射消失	因脑干缺氧，瞳孔可忽大忽小
生命体征	改变晚，最后呼吸心跳停止而死亡	**改变较早**。当延髓呼吸中枢受压时，**病人早期即可突发呼吸骤停而死亡**
其他	病变对侧肢体瘫痪、肌张力增加、腱反射亢进、病理征阳性严重者四肢全瘫，去大脑强直	剧烈头痛，以枕后部疼痛为甚，反复呕吐，颈项强直或强迫体位

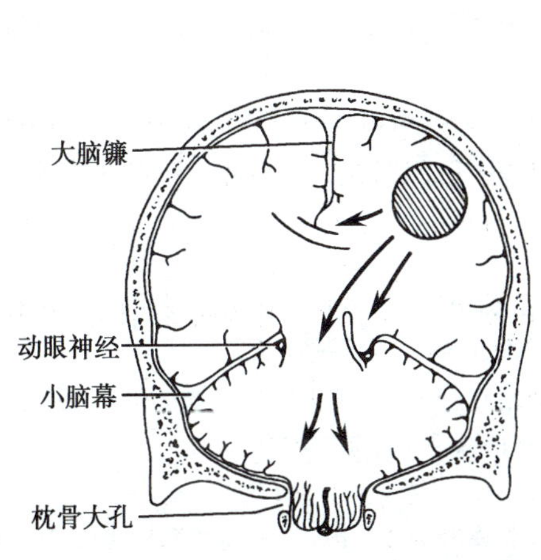

图 16-2-1　大脑镰下疝（上）、小脑幕切迹疝（中）和枕骨大孔疝（下）

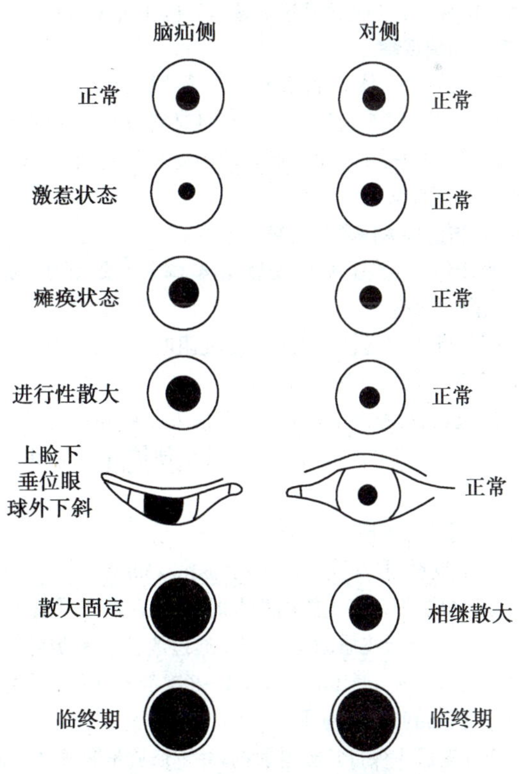

图 16-2-2　小脑幕切迹疝瞳孔变化

三、辅助检查

1. 腰椎穿刺　可以直接测量颅内压力，同时取脑脊液做化验。但**颅内压增高明显时，腰椎穿刺**有导致枕骨大孔疝的危险，**应避免进行**。

2. 影像学检查　CT、MRI、数字减影血管造影等检查有助于诊断病因和确定病变的部位。

四、治疗原则

病因治疗是最根本的治疗方法，如手术切除颅内肿瘤、清除颅内血肿、处理大片凹陷性骨折、控制颅内感染等。对原因不明或一时不能解除病因者，先采取限制液体入量，应用脱水剂和糖皮质激素，冬眠低温等治疗方法减轻脑水肿，达到降低颅内压的目的。对有脑积水的病人，先穿刺侧脑室作外引流术，暂时控制颅内高压，待病因诊断明确后再手术治疗。

一旦脑疝形成应立即应用高渗脱水剂、呋塞米、糖皮质激素等药物降低颅内压，争取时间尽快手术，去除病因。若难以确诊或虽确诊但无法切除者，选用脑脊液分流术、侧脑室体外引流术或病变侧颞肌下减压术等姑息性手术来降低颅内压。

五、护理问题

1. 疼痛　与颅内压增高有关。
2. 潜在并发症：脑疝。

六、护理措施

（一）一般护理

病人**床头抬高30°的斜坡位**(*)，有利于颅内静脉回流，减轻脑水肿。昏迷病人取侧卧位，便于呼吸道分泌物排出。保持呼吸道通畅，持续或间断吸氧。不能进食者，**成人每天静脉输液量在1 500～2 000ml**，其中等渗盐水不超过500ml，保持每日尿量不少于600ml，并且应控制输液速度，防止短时间内输入大量液体，加重脑水肿。神志清醒者给予普通饮食，但要限制钠盐摄入量。

加强生活护理，适当保护病人，避免意外损伤。**昏迷躁动不安者切忌强制约束**，以免病人挣扎导致颅内压增高。

维持正常体温并防治感染。遵医嘱应用抗生素预防并控制感染。对高热病人应及时给予有效的降温措施。(*)

（二）病情观察

观察意识、生命体征、瞳孔和肢体活动的变化。意识是分析病情进展的重要指标；急性颅内压增高早期病人的生命体征常有“二慢一高”现象；瞳孔的观察对判断病变部位具有重要的意义，颅内压增高病人出现患侧**瞳孔先小后大**，对光反应迟钝或消失，提示发生**小脑幕切迹疝的发生**；小脑幕切迹疝压迫患侧大脑脚，出现对侧肢体瘫痪，肌张力增高，腱反射亢进，病理反射阳性。

（三）防止颅内压骤然升高

1. 卧床休息　保持病室安静，清醒病人不要用力坐起或提重物。稳定病人情绪，避免情绪激烈波动，以免血压骤升而加重颅内压增高。

2. 保持呼吸道通畅　当呼吸道梗阻时，病人用力呼吸，致胸腔内压力增高，加重颅内压增高。昏迷病人或排痰困难者，应配合医生及早行气管切开术。

3. 避免胸、腹腔内压力增高　当病人咳嗽和用力排便时，胸、腹腔内压力增高，有诱发脑疝的危险。要预防和及时治疗上呼吸道感染和肺部感染。**已发生便秘者切勿用力屏气排便，可用缓泻剂或低压小量灌肠通便，避免高压大量灌肠**。

（四）用药的护理

1. 应用**脱水剂**　最常用**20%甘露醇250ml，在10～20分钟内快速静脉滴注**(*)，每日2～4次。若同时使用利尿剂，降低颅压效果更好。停止使用脱水剂时，应逐渐减量或延长给药间隔，以防止颅内压反跳现象。

2. **应用肾上腺皮质激素**　主要通过**改善血脑屏障通透性，预防和治疗脑水肿**，并能减少脑脊液生成，使颅内压下降。常用地塞米松5～10mg，每日1～2次静脉注射。**在治疗中应注意防止感染和应激性溃疡**。

（五）脑疝的急救与护理

脑疝发生后应保持呼吸道通畅，并予低流量吸氧(*)，**立即使用20%甘露醇**200～400ml＋地塞米松10mg静脉快速滴入，30分钟内滴完。呋塞米40mg静脉推注，以暂时降低颅内压。同时紧急做好术前检查和手术前准备，密切观察生命体征、瞳孔的变化。对呼吸功能障碍者，立即气管插管进行辅助呼吸。

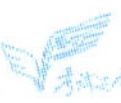

（六）脑室外引流的护理

（1）妥善固定：将引流管及引流瓶（袋）妥善固定在床头，使**引流管高于侧脑室平面** 10～15cm，以维持正常的颅内压。

（2）控制引流速度和量：**引流量每日不超过500ml为宜**，避免颅内压骤降。

（3）保持引流通畅：避免引流管受压和折叠，若引流管有阻塞，可挤压引流管，挤压时将近脑端阻断，防止引流液入颅(*)，将血块等阻塞物挤出，或在严格无菌操作下用注射器抽吸，**切不可用盐水冲洗**，以免管内阻塞物被冲入脑室系统，造成脑脊液循环受阻。

（4）注意观察引流量和性质：若引流出大量血性脑脊液提示脑室内出血，脑脊液混浊呈毛玻璃样或有絮状物(*)提示有感染。

（5）严格无菌操作：预防逆行感染，**每次更换引流袋时先夹住引流管**，防止空气进入和脑脊液逆流颅内。

（6）拔管指征：引流时间一般为1周，开颅术后脑室引流不超过3～4天；拔管前应行头颅CT检查，**并夹住引流管1天**，夹管期间应注意病人有无头痛、呕吐等颅内压升高的症状，观察无颅内压增高症状可以拔管，**拔管时先夹闭引流管**，以免管内液体逆流入颅内引起感染。拔管后要注意观察有无脑脊液漏出。严密观察病人意识、瞳孔、肢体活动变化，如发现异常及时通知医师给予处理。(*)

（七）冬眠低温疗法的护理

目的是降低脑耗氧量和脑代谢率，减少脑血流量，增加脑对缺血缺氧的耐受力，减轻脑水肿。**先按医嘱静脉滴注冬眠药物**，通过调节滴速来控制冬眠深度，**待病人进入冬眠状态，方可开始物理降温**。降温速度以每小时下降1℃为宜，体温降至**肛温32～34℃，腋温31～33℃较为理想**，体温过低易诱发心律失常。在冬眠降温期间翻身或移动体位时缓慢轻稳(*)，以防发生体位性低血压。严密观察生命体征变化，若脉搏超过100次/min，收缩压低于100mmHg，呼吸慢而不规则时，应及时通知医生停药。冬眠低温疗法时间一般为2～3日，**停止治疗**时**先停物理降温**，**再逐渐停用冬眠药物**，任其自然复温。

温馨提示

冬眠疗法时，遵循“先用后停”的原则，即先用药物降温，后用物理降温；复温时先停物理降温，后停药物降温。

（八）健康教育

1. 病人原因不明的头痛症状进行性加重，经一般治疗无效；或头部外伤后有剧烈头痛并伴有呕吐者，应及时到医院做检查以明确诊断。

2. 颅内压增高的病人要避免剧烈咳嗽、便秘、提重物等，防止颅内压骤然升高而诱发脑疝。

3. 对有神经系统后遗症的病人，要针对不同的心理状态进行心理护理，调动他们的心理和躯体的潜在代偿能力，鼓励其积极参与各项治疗和功能训练，如肌力训练、步态平衡训练、膀胱功能训练等，最大限度地恢复其生活能力。

4. 进行各种训练应注意安全，防止外伤发生。

考点练习

考点：颅内压增高的病因（A1型题）

1. 颅内压增高的常见原因是
   A. 颅内容物体积增加
   B. 颅底凹陷性骨折
   C. 颅内肿瘤
   D. 颅内血肿
   E. 狭颅症

2. 成人颅内压的正常值是
   A. 50～100mmH_2O
   B. 50～200mmH_2O
   C. 70～100mmH_2O
   D. 70～200mmH_2O
   E. 100～200mmH_2O

考点：颅内压增高的临床表现（A1、A2型题）

3. 颅内压增高“三主征”包括头痛、呕吐和
   A. 血压升高
   B. 呼吸减慢
   C. 脑水肿
   D. 视盘水肿
   E. 进行性意识障碍

4. 颅内压增高早期生命体征的变化是
   A. 血压升高，脉搏慢而有力，呼吸深而慢
   B. 血压升高，脉搏慢而有力，呼吸浅而快
   C. 血压降低，脉搏慢而有力，呼吸深而慢

D. 血压降低，脉搏慢而有力，呼吸浅而快
E. 血压降低，脉压减小，呼吸深而慢

5. 观察颅脑损伤病人时，下列哪一项提示为急性颅内压增高早期表现
A. 脉快，呼吸急促
B. 脉快，血压低
C. 脉快，血压高
D. 脉慢，呼吸慢，血压高
E. 脉慢，血压低

6. 颅内压增高最常见的症状是
A. 呕吐
B. 头痛
C. 视力减退
D. 意识障碍
E. 视盘水肿

7. 小脑幕切迹疝瞳孔变化和肢体瘫痪的特点是
A. 患侧瞳孔逐渐散大伴同侧肢体瘫痪
B. 患侧瞳孔逐渐散大伴对侧肢体瘫痪
C. 健侧瞳孔逐渐散大伴同侧肢体瘫痪
D. 健侧瞳孔逐渐散大伴对侧肢体瘫痪
E. 双侧瞳孔逐渐散大伴双侧肢体瘫痪

8. 下列哪项<u>不符合</u>枕骨大孔疝的临床表现
A. 头痛剧烈
B. 反复呕吐
C. 颈项强直
D. 早期即可出现呼吸骤停
E. 意识障碍出现早

9. 枕骨大孔疝与小脑幕切迹疝主要的<u>不同点</u>是
A. 头痛剧烈
B. 反复呕吐
C. 颈强直
D. 早期即可出现呼吸骤停
E. 意识障碍程度

10. 某化脓性脑膜炎患儿出现烦躁不安，频繁呕吐，四肢肌张力明显增高，双侧瞳孔大小不等、对光反射迟钝。应高度警惕患儿出现
A. 惊厥
B. 脱水
C. 脑疝
D. 呼吸衰竭
E. 代谢性酸中毒

11. 病人，男性，60岁，患高血压10余年。2小时前与人争吵后出现剧烈头痛、呕吐。入院后病人出现昏迷，瞳孔先缩小后散大，对光反射消失。应考虑为
A. 脑疝形成
B. 高血压危象
C. 呼吸衰竭
D. 脑梗死
E. 蛛网膜下腔出血

12. 病人男，46岁，因“急性脑出血”入院，护士在巡视时发现，病人出现一侧瞳孔散大，呼吸不规则。此时病人有可能会出现的并发症是
A. 动眼神经损害
B. 消化道出血
C. 癫痫发作
D. 脑疝
E. 呼吸衰竭

考点：掌握颅内压增高的辅助检查和治疗要点（A1型题）

13. 颅内压明显增高时禁忌腰穿的主要目的是为了避免
A. 大脑镰下疝
B. 枕骨大孔疝
C. 小脑幕切迹疝
D. 小脑扁桃体疝
E. 脑出血

14. 对原因不明或一时不能解除病因的颅内压增高病人，下列处理措施<u>不妥</u>的是
A. 限制液体入量
B. 应用脱水剂
C. 应用糖皮质激素
D. 冬眠低温疗法
E. 手术降低颅内压

15. 病人，女性，62岁。因颅内压增高，头痛逐渐加重，行腰椎穿刺脑脊液检查后突然呼吸停止，双侧瞳孔直径2mm，以后逐渐散大，血压下降。该病人最可能出现了
A. 小脑幕切迹疝
B. 枕骨大孔疝
C. 高血压性脑出血
D. 脑干缺血
E. 脑血管意外

16. 病人，男性，25岁。因脑挫裂伤入院。医嘱给予应用肾上腺皮质激素治疗。其目的是
A. 减轻脑出血
B. 减轻脑水肿
C. 预防应激性溃疡
D. 预防继发感染
E. 预防肌痉挛

考点：熟练掌握颅内压增高的护理措施（A1、A2型题）

17. 颅内压增高病人宜取
A. 平卧位
B. 半卧位
C. 头低足高位
D. 头高足低位
E. 侧卧位

18. 防止颅内压骤升的护理措施，<u>错误</u>的是
A. 稳定病人情绪，避免情绪激烈波动
B. 保持呼吸道通畅
C. 昏迷病人及早行气管切开术
D. 便秘者行大量不保留灌肠

E. 预防和及时治疗感冒

19. 为颅内压增高病人进行脱水治疗时，20%甘露醇250ml应在多长时间内滴完
 A. 15分钟
 B. 20分钟
 C. 45分钟
 D. 60分钟
 E. 90分钟

20. 降低颅内压首选的药物是
 A. 地塞米松
 B. 呋塞米
 C. 20%葡萄糖
 D. 50%葡萄糖
 E. 20%的甘露醇

21. 下列关于冬眠低温疗法的说法，**错误**的是
 A. 使用时先用冬眠药物，后用物理降温
 B. 降温速度以1℃/h为宜
 C. 肛温降至32～34℃较为理想
 D. 停用时先停冬眠药物，后停物理降温
 E. 使用时间一般为2～3日

22. 病人，女性，59岁。车祸导致剧烈头痛，夜间加重，并有喷射性呕吐，不能进食。查体：视乳头水肿。该病人每日输液量应为
 A. 1 000～1 500ml
 B. 1 000～2 000ml
 C. 1 500～2 000ml
 D. 1 500～2 500ml
 E. 2 000～2 500ml

23. 病人，女性，68岁。头部外伤后头痛、呕吐3小时入院，血压100/70mmHg，头颅CT提示硬膜外血肿。护士告知病人要保持大便通畅，勿用力排便，其主要目的是
 A. 防血压升高
 B. 减缓头痛
 C. 防止出血
 D. 预防脑疝
 E. 预防痔疮

24. 病人，男性，40岁。脑肿瘤手术后留置脑室引流管。通常情况下每日引流量<u>不超过</u>
 A. 200ml
 B. 300ml
 C. 400ml
 D. 500ml
 E. 600ml

25. 病人，女性，70岁，颅脑损伤后出现颅内高压，现剧烈头痛，呕吐、烦躁不安、便秘，护士对该病人家属进行健康教育，正确的是
 A. 稳定患者情绪，避免情绪剧烈波动
 B. 给予普通饮食，无须限制钠盐摄入
 C. 多饮水，保持电解质平衡
 D. 高压灌肠，缓解便秘
 E. 协助患者取端坐位，有利于颅内静脉回流

26. 病人，男性，60岁。诊断颅内左大脑半球肿瘤入院。入院当晚病人突发剧烈咳嗽致颅内压增高，发生小脑幕切迹疝。突发脑疝时，病人瞳孔最早发生的改变是
 A. 对侧瞳孔缩小
 B. 患侧瞳孔缩小
 C. 双侧瞳孔散大
 D. 患侧瞳孔散大
 E. 对侧瞳孔散大

27. 病人，女性，55岁。因脑室出血行侧脑室外引流。术后连接引流瓶，妥善固定引流管和引流瓶。引流管开口的位置在
 A. 低于侧脑室平面60cm
 B. 高于侧脑室平面10～15cm
 C. 低于侧脑室平面15～30cm
 D. 高于侧脑室平面25～30cm
 E. 与侧脑室平面平齐

28. 如图所示，容易早期形成呼吸骤停的脑疝部位是
 A. ①
 B. ②
 C. ③
 D. ④
 E. ⑤

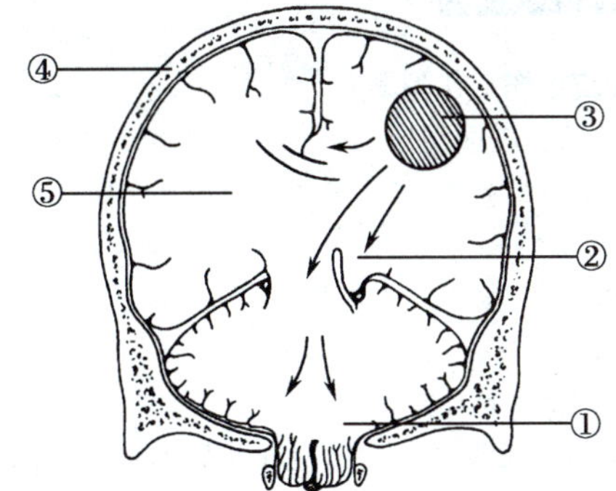

参考答案

序号	1	2	3	4	5	6	7	8	9	10	11	12	13	14	15	16
答案	A	D	D	A	D	B	B	E	D	C	A	D	B	E	B	B
序号	17	18	19	20	21	22	23	24	25	26	27	28				
答案	D	D	B	E	D	C	D	D	A	B	B	A				

第三节 头皮损伤病人的护理

考情分析

年份	主要考点
2019	头皮外伤急救处置措施不包括(穿刺抽血肿)

考点导航

头皮损伤包括头皮裂伤、头皮血肿和头皮撕脱伤三种。钝器常造成头皮挫伤、不规则的裂伤或血肿；锐器常造成整齐的裂伤；发辫卷入机器则可引起大片头皮撕脱伤。

一、头皮裂伤

多为锐器或钝器打击所致。出血较多，不易自行停止，严重时发生失血性休克。现场急救可加压包扎止血，**在伤后24小时内清创缝合**。

二、头皮血肿

多为钝器打击所致。皮下血肿比较局限，无波动，有时因周围组织肿胀较中心硬，易误诊为凹陷性骨折。**帽状腱膜下血肿位于**帽状腱膜下疏松组织层内，血肿易扩展，甚至可充满整个帽状腱膜下层，**触诊有波动感**。骨膜下血肿多由相应颅骨骨折或产伤所致，范围局限于某一颅骨，以骨缝为界，血肿张力较高，可有波动感。**头皮血肿**应加压包扎，**早期冷敷，24～48小时后热敷**；**血肿较大**时可在无菌操作下，行**血肿穿刺抽出积血，再加压包扎**。

三、头皮撕脱伤

是最严重的头皮损伤，多因长发被卷入转动的机器所致，使头皮自帽状腱膜下或连同骨膜一并撕脱，有时合并颈椎损伤。可分为不完全撕脱和完全撕脱两种。常因剧烈疼痛和大量出血而发生休克。

头皮撕脱的现场急救：应用无菌敷料覆盖创面后，加压包扎止血，同时使用抗生素和止痛药物。完全撕脱的头皮不作任何处理，**用无菌敷料包裹**，**隔水放置于有冰块的容器内**随病人一起迅速送至医院。不完全撕脱者争取在**伤后6～8小时内**清创后缝回原处。如头皮已完全撕脱，清创后行头皮血管吻合，再缝合撕脱的头皮，亦可进行植皮。

考点练习

考点：头皮损伤(A1型题)

1. 最严重的头皮损伤是
   A. 头皮裂伤
   B. 头皮血肿
   C. 骨膜下血肿
   D. 头皮撕脱伤
   E. 帽状腱膜下血肿
2. 头皮不完全撕脱病人应争取在伤后多长时间内进行清创缝合
   A. 1～2小时
   B. 2～4小时
   C. 4～6小时
   D. 6～8小时内
   E. 8～10小时内
3. 血肿局限于某一颅骨，以骨缝为界且有波动感的是
   A. 头皮血肿
   B. 帽状腱膜下血肿
   C. 骨膜下血肿
   D. 硬膜外血肿
   E. 硬膜下血肿
4. 头皮血肿病人，在抽吸出积血后应给予
   A. 热敷
   B. 红外照射
   C. 用力揉搓
   D. 切开引流
   E. 加压包扎
5. 关于对头皮撕脱伤病人急救的叙述，不正确的是
   A. 撕脱部位加压包扎止血
   B. 将撕脱的头皮浸泡在75%乙醇消毒
   C. 保护创面，避免污染
   D. 严密观察休克征象
   E. 迅速送往医院进行救治

6. 病人男，36 岁。交通事故致伤。头顶部有直径约 10cm 血肿。病人意识清楚，恶心、呕吐。急救处置措施不包括
A. 注意观察意识状态
B. 保持呼吸道通畅
C. 穿刺抽吸头皮下血肿
D. 必要时给予脱水剂
E. 血压、脉搏、呼吸监测

参考答案

序号	1	2	3	4	5	6
答案	D	D	C	E	B	C

第四节　脑损伤病人的护理

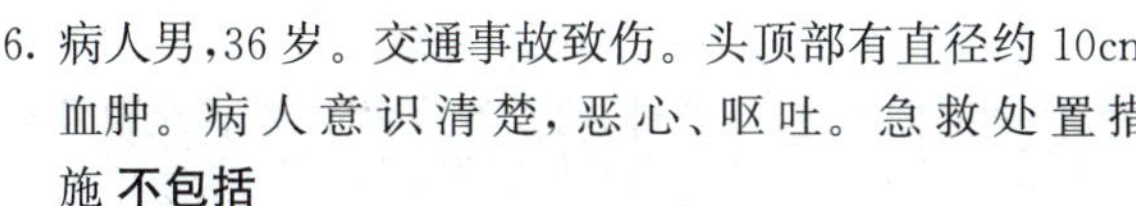

考情分析

年份	主要考点
2019	颅脑损伤病人家属出现痛不欲生时的沟通方式；Glasgow 昏迷量表的正确描述
2022	GCS 评分的计算；脑震荡的特征性表现（逆行性遗忘）；颅内血肿的处理方法
2023	颅底骨折病人出现鼻漏时的正确处理（收集脑脊液送检）

考点导航

暴力作用于头部后立即发生的损伤称为原发性脑损伤，主要有脑震荡和脑挫裂伤；头部受伤一段时间后出现的脑受损病变称为继发性脑损伤，主要有脑水肿和颅内血肿。按伤后脑组织与外界是否相通，分为闭合性和开放性脑损伤两类。

一、脑震荡

脑震荡是指头部受到撞击后，立即发生**一过性神经功能障碍和近事遗忘**，**无肉眼可见的神经病理改变**，但在显微镜下可见神经组织结构紊乱。

（一）临床表现

病人在伤后立即出现短暂的意识丧失，一般**持续时间不超过 30 分钟**，同时伴有面色苍白、出冷汗、血压下降、脉缓、呼吸浅慢，各生理反射迟钝或消失。意识恢复后对受伤时，甚至**受伤前一段时间内的情况不能回忆，而对往事记忆清楚**，此称为**逆行性遗忘**。清醒后常有头痛、头晕、恶心呕吐、失眠、情绪不稳定、记忆力减退等症状，一般可持续数日或数周。神经系统检查无明显阳性体征。

（二）治疗原则

脑震荡**无须特殊治疗，卧床休息 5～7 日**，给予镇静剂等对症处理，病人多在 2 周内恢复正常，预后良好。

典型案例

武哥年少轻狂，骑自行车曾摔成脑震荡

武哥上初中的时候，年少轻狂，有一次骑自行车飞奔，下坡时狂踩，然后不知道发生什么了。二十分钟后等武哥醒来时（**短暂意识障碍**），发现自己躺在地上，自行车也不见了，至于自己怎么从车上摔下来的，完全不记得了（**逆行性遗忘**）。武哥从地上起来后，感觉头昏、头痛，然后到处找自行车，后来在离摔倒地 200 米的地方找到了。未去医院治疗，在家休息几天后又重新去上学了。

武哥当时不知道这是什么情况，后来上大学学医后才知道这是脑震荡。

二、脑挫裂伤

脑挫伤指暴力作用头部后，脑组织遭受破坏较轻，软脑膜尚完整者；脑裂伤指软脑膜、血管及脑组织同时破裂，伴有外伤性蛛网膜下腔出血。两者常同时存在，故合称为脑挫裂伤。

(一) 临床表现

1. **意识障碍** 是脑挫裂伤**最突出的症状**，伤后立即出现昏迷，**昏迷时间超过 30 分钟**，可长达数小时、数日至数月不等，严重者长期持续昏迷。

2. 局灶症状与体征 脑皮质功能区受损时，伤后立即出现与脑挫裂伤部位相应的神经功能障碍症状或体征，如语言中枢损伤出现失语，运动区受损伤出现锥体束征等。

3. 头痛、呕吐 是脑挫裂伤最常见的症状，与颅内压增高或外伤性蛛网膜下腔出血有关。合并蛛网膜下腔出血时可有脑膜刺激征阳性，脑脊液检查有红细胞。

4. 颅内压增高与脑疝 因继发脑水肿和颅内出血引起颅内压增高。

5. CT 或 MRI 检查 可显示脑挫裂伤的部位、范围、脑水肿的程度及有无脑室受压及中线结构移位。

(二) 治疗原则

保持呼吸道通畅，防治脑水肿，加强营养支持和对症处理等非手术治疗。当病情恶化出现脑疝征象时，需行减压术或局部病灶清除术。

三、颅内血肿

颅内血肿是颅脑损伤中最常见、最严重且可逆的继发性脑损伤，如不及时处理常可危及病人的生命。颅内血肿按症状出现的时间分为急性血肿(伤后 3 日内出现症状)、亚急性血肿(伤后 3 日至 3 周出现症状)、慢性血肿(伤后 3 周以上才出现症状)。按血肿所在部位分为硬脑膜外血肿、硬脑膜下血肿、脑内血肿。

(一) 临床表现

1. **硬脑膜外血肿** 常因颞侧颅骨骨折致**脑膜中动脉破裂**所引起，大多属于急性型。病人的意识障碍有三种类型：①**典型的意识障碍**是伤后昏迷有**"中间清醒期"**，即伤后原发性脑损伤的意识障碍清醒后，在一段时间后颅内血肿形成，因颅内压增高导致病人再度出现昏迷(**即昏迷—清醒—昏迷**)；②原发性脑损伤严重，伤后昏迷持续并进行性加重，血肿的症状被原发性脑损伤所掩盖；③原发性脑损伤轻，伤后无原发性昏迷，至血肿形成后出现继发性昏迷。病人在昏迷前或中间清醒期常有头痛、呕吐等颅内压增高症状，幕上血肿大多有典型的小脑幕切迹疝表现。

2. 硬脑膜下血肿

(1) 急性硬脑膜下血肿：主要为**脑实质血管破裂**所致。因多数与脑挫裂伤和脑水肿同时存在，故表现为**伤后持续昏迷或昏迷进行性加重**，少有"中间清醒期"，较早出现颅内压增高和脑疝症状。

(2) 慢性硬脑膜下血肿：较少见，好发于老年人，病程较长。主要表现为慢性颅内压增高症状，有时可有智力下降、记忆力减退、精神失常等智力和精神症状。

3. 脑内血肿 多因脑挫裂伤导致脑实质内血管破裂引起，常与硬脑膜下血肿同时存在，临床表现与脑挫裂伤和急性硬脑膜下血肿的症状很相似。表现以进行性加重的意识障碍为主[*]。

(二) 辅助检查

CT 是目前最常用的检查方法，能清楚显示脑挫裂伤、颅内血肿的部位、范围和程度。MRI 能显示轻度脑挫裂伤病灶。

(三) 治疗原则

颅内血肿一经确诊原则上**手术治疗**，**手术清除血肿**，并彻底止血。

四、脑损伤病人的护理

(一) 护理问题

1. **清理呼吸道无效 与脑损伤后意识障碍有关**。
2. 营养失调：低于机体需要量 与脑损伤后高代谢、不能进食有关。
3. 躯体移动障碍 与病人意识不清及长期卧床有关。
4. 潜在并发症：颅内压增高、脑疝。
5. 意识障碍 与脑损伤、颅内压增高有关。

(二) 护理措施

1. 现场急救 现场急救首先**争分夺秒地抢救心搏骤停、窒息、开放性气胸、大出血**等危及病人生命的伤情，颅脑损伤救护时应做到保持呼吸道通畅，注意保暖，**禁用吗啡止痛**。

温馨提示

颅内压升高的病人、老年呼吸系统疾病的病人禁用吗啡，以免抑制呼吸；胆道疾病、胰腺疾病禁用吗啡，以免引起 Oddi 括约肌痉挛，加重疼痛；急腹症的病人禁用吗啡以免掩盖病情。

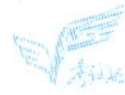

2. 一般护理

(1) 体位[*]：意识清醒者**抬高床头30°（头高足低位），有利于颅内静脉回流**。**昏迷病人**或吞咽功能障碍者宜**取侧卧位或侧俯卧位**，以免呕吐物、分泌物误吸。

(2) 营养支持：昏迷病人须禁食，早期应采用胃肠外营养。**每天静脉输液量在1 500～2 000ml**，其中含钠电解质500ml，输液速度不可过快。伤后3天仍不能进食者，可经鼻胃管补充营养，应控制盐和水的摄入量。病人意识好转出现吞咽反射时，逐步恢复经口进食。

好礼相送

控制入量的疾病

1. **颅内压增高**　每天静脉输液量在1 500～2 000ml。
2. **肝硬化伴腹水的病人**　进水量限制在1 000ml/d左右。
3. **慢性肾衰竭**　每日液体入量为前1天出液量加不显性失水500ml。
4. **肺癌术后**　24小时补液量控制在2 000ml内。

(3) 降低体温：高热使机体代谢增高，加重脑组织缺氧，应及时处理。

(4) 躁动的护理：须查明原因及时排除，**切勿轻率给予镇静剂**。**对躁动病人不可强加约束**，避免因过分挣扎使颅内压进一步增高。

3. 保持呼吸道通畅　意识障碍者容易发生误咽误吸，或因下颌松弛导致舌根后坠等原因引起呼吸道梗阻。必须及时清除咽部的呕吐物，并注意吸痰，舌根后坠者放置口咽通气管，必要时气管插管或气管切开。保持有效地吸氧，呼吸换气量明显下降者，应采用机械辅助呼吸。

4. 严密观察病情

(1) 意识状态：意识障碍的程度目前通用的格拉斯哥昏迷计分法（GCS）（表16-4-1），分别对病人的**睁眼、言语、运动**三方面的反应进行评分，再累计得分，用量化方法来表示意识障碍的程度，**最高为15分，总分低于8分表示昏迷状态**，分数越低表明意识障碍越严重。

表16-4-1　格拉斯哥昏迷量表评分法

睁眼反应	语言反应	运动反应
自动睁眼4	回答正确5	按吩咐动作6
呼唤睁眼3	回答错误4	刺痛能定位5
痛时睁眼2	吐词不清3	刺痛时回缩4
不能睁眼1	有音无语2	刺痛时屈曲3
	不能发音1	刺痛时过伸2
		无动作1

(2) 生命体征：观察生命体征时为了避免病人躁动影响准确性，**先测呼吸，再测脉搏，最后测血压**。伤后生命体征出现“两慢一高”，同时有进行性意识障碍，是颅内压增高所致的代偿性生命体征改变；下丘脑或脑干损伤常出现中枢性高热；伤后数日出现高热常提示有继发感染。

(3) 瞳孔：伤后立即出现一侧瞳孔散大，是原发性动眼神经损伤所致；伤后瞳孔正常，以后**一侧瞳孔先缩小继之进行性散大**，并且对光反射减弱或消失，是**小脑幕切迹疝**的眼征；如**双侧瞳孔时大时小**，变化不定，对光反射消失，伴眼球运动障碍，常是**中脑损伤**的表现；双侧瞳孔散大，对光反射消失、眼球固定伴深昏迷或去大脑强直，多为临终前的表现。

好礼相送

异常瞳孔

1. **双侧瞳孔缩小**　常见于有机磷农药、氯丙嗪、吗啡等药物中毒。
2. **双侧瞳孔扩大**　常见于颅内压增高、颅脑损伤等。
3. **瞳孔先缩小继之进行性散大**　见于小脑幕切迹疝。
4. **双侧瞳孔时大时小，变化不定**　见于中脑损伤。

（4）锥体束征：原发性脑损伤引起的偏瘫等局灶症状，在受伤当时已出现，且不再继续加重；伤后一段时间出现或继续加重的**肢体偏瘫，同时伴有意识障碍和瞳孔变化**，多是小脑幕切迹疝压迫中脑的大脑脚，**损害其中的锥体束纤维**所致。

（5）其他：剧烈头痛、频繁呕吐是颅内压增高的主要表现，尤其是躁动时无脉搏增快，应警惕脑疝的形成。

5. **减轻脑水肿，降低颅内压** **按时使用高渗脱水剂、利尿剂、肾上腺皮质激素等药物**。观察用药后的病情变化，是医生调整应用脱水剂间隔时间的依据，避免使颅内压骤然升高。

6. 预防并发症 如压力性损伤、关节僵硬、肌肉挛缩、呼吸道和泌尿系统感染。

7. 手术前后的护理 手术前2小时内剃净头发，洗净头皮，**涂擦75%乙醇并用无菌巾包扎**。手术后搬动病人前后应观察呼吸、脉搏和血压的变化。**小脑幕上开颅手术后，取健侧或仰卧位**，避免切口受压；**小脑幕下开颅手术后，应取侧卧或侧俯卧位**。手术中常放置创腔引流管，护理时严格注意无菌操作。严密观察并及时发现手术后颅内出血、感染、癫痫以及应激性溃疡等并发症。

（三）健康教育

1. **对于存在失语、肢体功能障碍或生活不能自理的病人，当病情稳定后即开始康复锻炼**。要耐心指导病人功能锻炼，制订经过努力容易达到的目标，有利于病人树立起坚持锻炼和重新生活的信心，并指导家属生活护理方法及注意事项。

2. 对于外伤性癫痫病人，应按时服药控制症状发作，在**医生指导下逐渐减量直至停药。不做登高、游泳等有危险的活动**，以防发生意外。

3. 对于出院后继续鼻饲的病人，要教会家属鼻饲饮食的方法及注意事项。[*]

考点练习

考点：概述、脑震荡的临床表现和治疗要点（A1、A2型题）

1. 开放性脑损伤的主要表现**不包括**
   A. 硬脑膜破裂
   B. 头皮裂伤
   C. 脑积水
   D. 脑脊液漏
   E. 颅骨骨折

2. 脑震荡的病理解剖改变是
   A. 脑出血
   B. 无明显的器质性改变
   C. 脑组织明显水肿
   D. 脑组织挫裂伤
   E. 脑组织移位

3. 关于脑震荡的临床表现，**错误**的是
   A. 意识丧失的时间一般不超过1小时
   B. 逆行性健忘
   C. 神经系统无明显阳性体征
   D. 意识丧失的同时伴有面色苍白、血压下降、呼吸减慢等症状
   E. 意识恢复后常有头痛、头晕、记忆力减退等症状

4. 病人，男性，20岁。20分钟前因车祸发生昏迷，现已清醒，诉头痛、头晕、恶心。医生询问其受伤前的情况病人不能回忆，但对往事记忆清楚。应考虑为
   A. 脑震荡
   B. 脑挫裂伤
   C. 头皮血肿
   D. 颅盖骨折
   E. 颅底骨折

5. 关于脑震荡的治疗原则，**错误**的是
   A. 无须特殊治疗
   B. 给予镇静剂
   C. 对症处理
   D. 降低颅内压
   E. 卧床休息1～2周

考点：脑挫裂伤的临床表现和治疗要点（A1型题）

6. 脑挫裂伤最突出的症状是
   A. 头痛
   B. 呕吐
   C. 失语
   D. 瘫痪
   E. 意识障碍

7. 下列关于脑挫裂伤临床表现的描述，**错误**的是
   A. 头痛
   B. 呕吐
   C. 颅内压增高
   D. 伤后立即出现昏迷，昏迷时间不超过30分钟
   E. 脑疝

8. 关于脑挫裂伤的治疗，**错误**的是
   A. 保持呼吸道通畅
   B. 防治脑水肿
   C. 加强支持治疗
   D. 对症处理
   E. 立即开颅手术

考点：颅内血肿的临床表现和治疗要点（A1、A2、A3/A4型题）

9. 外伤后急性硬脑膜外血肿病人典型的意识障碍形式是
   A. 清醒与朦胧状态交替出现
   B. 持续性昏迷加重
   C. 早期清醒，随后逐渐昏迷

D. 清醒，随后昏迷，再次清醒
E. 昏迷，随后清醒，再次昏迷

（10～12 题共用题干）

病人，男性，28 岁。在一次斗殴中被人用铁棍击伤头部后立即出现昏迷，送医院途中清醒，并可与家人谈话，但头痛、呕吐明显，入院后又进入昏迷状态。左侧瞳孔直径 5mm，右侧 2mm，右侧肢体无自主运动。

10. 该病人最有可能诊断为
A. 脑挫裂伤
B. 原发性脑干损伤
C. 急性硬膜下血肿
D. 急性硬膜外血肿
E. 急性脑内血肿

11. 针对上述情况，应立即使用的药物是
A. 20%甘露醇
B. 氨甲环酸
C. 地塞米松
D. 苯巴比妥
E. 呋塞米

12. 下列处理措施中**错误**的是
A. 手术清除血肿
B. 腰椎穿刺降低颅内压
C. 脑室引流
D. 应用地塞米松
E. 20%甘露醇快速静滴

13. 须立即进行手术治疗的颅脑损伤是
A. 脑挫裂伤
B. 颅内血肿
C. 脑震荡
D. 头皮血肿
E. 颅底骨折

14. 病人，男性，40 岁。因外伤入院。住院后病人出现脑疝先兆，立即输入 20%甘露醇治疗，其目的是
A. 降低血压
B. 升高血压
C. 降低颅内压
D. 升高颅内压
E. 增加血容量

（15～16 题共用题干）

病人，男性，50 岁。因钝器击伤头部 1 小时入院。病人昏迷、呕吐，双侧瞳孔不等大。血压 180/102mmHg。行硬膜下血肿清除术＋碎骨片清除术，留置引流管送回病房。

15. 术后引流管护理正确的措施是
A. 每天消毒引流管
B. 保持引流管通畅
C. 脱出要及时送入
D. 定时冲洗引流管
E. 每天更换引流管

16. 医嘱：250ml 甘露醇快速滴入。该液体滴完的时间是
A. 5 分钟内
B. 20 分钟内
C. 60 分钟内
D. 90 分钟内
E. 90 分钟以上

17. 病人，男性，25 岁。因脑挫裂伤入院。医嘱给予应用肾上腺皮质激素治疗。其目的是
A. 减轻脑出血
B. 减轻脑水肿
C. 预防应激性溃疡
D. 预防继发感染
E. 预防肌痉挛

考点：脑损伤的护理措施（A1、A2 型题）

18. 下列关于脑损伤病人的护理措施，**错误**的是
A. 有脑组织从伤口膨出时，应用消毒纱布卷保护，再用纱布架空包扎
B. 禁用吗啡止痛
C. 躁动的病人可给予镇静剂
D. 意识清醒者采取斜坡卧位
E. 昏迷病人禁食，采用胃肠外营养

19. 某颅脑损伤病人的格拉斯哥昏迷评分为 7 分，该病人的意识状态为
A. 意识清楚
B. 轻度意识障碍
C. 中度意识障碍
D. 重度意识障碍
E. 昏迷

20. 脑损伤病人如损伤锥体束征可出现
A. 剧烈头痛
B. 频繁呕吐
C. 肢体偏瘫
D. 瞳孔散大
E. 昏迷

21. 小脑幕切迹疝时瞳孔的特点是
A. 伤后立即出现一侧瞳孔散大
B. 伤后瞳孔正常，以后一侧瞳孔先缩小，继之进行性散大
C. 双侧瞳孔时大时小，变化不等
D. 双侧瞳孔散大，眼球固定
E. 瞳孔无变化

22. 脑干损伤时瞳孔的特点是
A. 伤后立即出现一侧瞳孔散大
B. 伤后瞳孔正常，以后一侧瞳孔先缩小，继之进行性散大
C. 双侧瞳孔时大时小，变化不等
D. 双侧瞳孔散大，眼球固定
E. 瞳孔无变化

23. 病人，男性，27 岁。因车祸致头部受伤，伤后当即昏迷 1 小时，清醒后诉头痛，有呕吐，入院后诊断为脑挫裂伤。护士为该病人测生命体征的顺序是
A. 脉搏、呼吸、血压

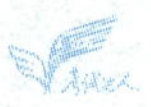

B. 血压、脉搏、呼吸
C. 脉搏、血压、呼吸
D. 呼吸、血压、脉搏
E. 呼吸、脉搏、血压

24. 病人，女性，34岁。车祸后送来医院。查体：出现刺痛后睁眼，回答问题正确，能遵命令动作。其格拉斯哥昏迷评分是
A. 9分
B. 10分
C. 11分
D. 12分
E. 13分

25. 病人，女性，38岁。头部外伤后1个月，呼之能睁眼，说话语无伦次，针刺下肢能屈曲。该病人的GCS为
A. 6分
B. 7分
C. 8分
D. 9分
E. 10分

26. 病人，女性，68岁。车祸后出现颅脑损伤，先出现双侧瞳孔时大时小，变化不定，提示可能是
A. 颅内压增高
B. 小脑幕切迹疝
C. 脑干缺血
D. 枕骨大孔疝
E. 颅内血肿

27. 病人，男性，25岁，4小时前因颅脑外伤入院。入院后病人持续昏迷，意识障碍。目前该病人主要的护理问题是
A. 营养失调：低于机体需要量
B. 皮肤完整性受损
C. 潜在并发症：颅内压增高
D. 清理呼吸道无效
E. 有失用综合征的危险

28. 病人，男性，46岁。因坠楼致颅脑损伤，病情危急入院，家属痛不欲生，坐地痛哭，一度晕厥。以下沟通最恰当的是
A. “我们一定会想办法救他的，您着急也没有用，快别哭了。”
B. “请您冷静点，您的配合也会有助于对患者的抢救和治疗。”
C. “请您不要哭了，这样会影响到其他患者的治疗和休息。”
D. 任由家属发泄，不予过多理睬
E. “您这样哭是没有用的，坚强一点，好不好？”

29. 关于Glasgow昏迷量表的叙述，正确的是
A. 总分范围为4～15分，15分表示意识清醒
B. 评分低于3分者为昏迷
C. 包括睁眼反应、语言反应、针刺反应3个子项目
D. 按意识障碍的差异分为轻、中、重三度，其中中度为9～12分
E. 自发性睁眼反应评分为5分

参考答案

序号	1	2	3	4	5	6	7	8	9	10	11	12	13	14	15	16
答案	C	B	A	A	D	E	D	E	E	D	A	B	B	C	B	B
序号	17	18	19	20	21	22	23	24	25	26	27	28	29			
答案	B	C	E	C	B	C	E	E	D	C	D	B	D			

第五节 脑血管疾病病人的护理

考情分析

年份	主要考点
2019	蛛网膜下腔出血最常见病因；脑出血的判断；脑出血病人抬高头部15°～30°的主要目的；脑栓塞病人出现运动性失语时的健康指导；脑梗死病人出现肢体活动无力时的护理诊断（有跌倒的危险）；针对脑梗死病人的错误护理（约束病人）
2020	蛛网膜下腔出血病人术后偏瘫，家属询问病情时护士的最佳回答；蛛网膜下腔出血病人再出血的表现（剧烈疼痛）；高血压病人出现高血压急症时最主要的健康问题、最重要的处理措施
2021	缺血性脑血管疾病应在几小时内溶栓（6小时内）；蛛网膜下腔出血病人病情稳定后应取（头高足低位）
2022	脑栓塞的判断（风湿性心脏病出现偏瘫）；蛛网膜下腔出血的判断
2023	外伤性蛛网膜下腔病人入院后的错误处理（翻身拍背）；肌力的判断

考点导航

脑血管病是指在脑血管病变或血流障碍的基础上发生的局限性或弥漫性脑功能障碍。依据病理性质分缺血性脑血管疾病和出血性脑血管疾病。前者包括短暂性脑缺血发作、脑血栓形成、脑栓塞，后者包括脑出血、蛛网膜下腔出血。

一、病　　因

（一）出血性脑血管疾病的病因

1. **脑出血**　为脑实质内出血，可发生于大脑半球、脑干、小脑，以**内囊**出血最常见。高血压、动脉硬化、血液病、外伤、脑血管畸形等均为出血原因，以**高血压动脉硬化**所致的脑出血最为常见（表 16-5-1）。

表 16-5-1　脑血管疾病的分类及病因

类型	疾病	最常见的病因	其他病因
出血性脑血管疾病	**脑出血**	**高血压动脉硬化所致的脑出血以内囊出血最常见**	动脉硬化、血液病、外伤、脑血管畸形
	蛛网膜下腔出血	**先天性脑动脉瘤**	脑部血管畸形、白血病、恶性贫血、再生障碍性贫血
缺血性脑血管疾病	**短暂性脑缺血**	**动脉硬化**	
	脑血栓形成	**动脉硬化**	风湿病、红斑性狼疮性动脉炎、结节性动脉周围炎
	脑栓塞	颅外其他部位病变，如**风湿性心脏病**、**法洛四联症**、骨折等均可形成栓子，随血流进入颅内动脉	

2. **蛛网膜下腔出血**　指脑表面血管破裂，血液进入蛛网膜下腔。本病最常见的病因为**先天性脑动脉瘤**，其次为脑部血管畸形等。还可见于白血病、恶性贫血、再生障碍性贫血等。用力或情绪激动时可致血管破裂。

（二）缺血性脑血管疾病的病因

1. **短暂性脑缺血发作**　主要病因是**动脉硬化**，颈内动脉颅外段粥样硬化部位纤维素与血小板黏附，脱落后成为微栓子，进入颅内动脉，引起颅内小血管被堵塞缺血而发病。但栓子很小，容易自溶或因血流冲击被击碎，使更小的碎片进入远端末梢血管，使得循环恢复，神经症状消失。微栓子可反复产生，因此本病可反复发作。颈动脉受压或血流动力学改变也可以造成短暂性脑缺血发作。

2. 动脉粥样硬化性血栓性脑梗死　**动脉硬化**、风湿症、红斑性狼疮性动脉炎是较常见的病因。

3. 脑栓塞　**颅外其他部位病变**如风湿性心脏病、心肌梗死、骨折等均可形成栓子，随血流进入颅内动脉，当栓子直径与某血管直径相同时，则栓子堵塞此血管，使此动脉闭塞，产生脑缺血、脑软化，而引起偏瘫和意识障碍，属于心脏病和血流动力学改变。（亲：脑栓塞通常是别的疾病形成的栓子到达大脑，如瓣膜病、法洛四联症、感染性心内膜炎等）。

二、临 床 表 现

（一）出血性脑血管疾病的临床表现

1. **脑出血**多在白天发病，如情绪激动，活动过度、酒后或排便用力时，血压突然急骤升高，致脑血管破裂大量出血而发病，以**内囊**出血最多见。表现为**剧烈头痛**、**头晕**、**呕吐**（颅内压增高），迅速出现意识障碍，出血越多，意识障碍越重，鼾声呼吸，可伴有抽搐或大小便失禁，同时可有上消化道出血（胃应激性溃疡）。病人颜面潮红、意识障碍、脉慢而有力，血压可高达 200mmHg 以上，出血常**损害内囊而出现对侧偏瘫、偏身感觉障碍、对侧同向偏盲**（称为“**三偏症**”）。当清醒后可检出瘫痪肢体肌张力减弱、腱反射消失（急性期），数天后瘫痪肢体肌张力增高、腱反射亢进、病理反射阳性，多因大量出血致颅内压增高、短期内迅速形成脑疝而死亡。

2. **脑桥出血**轻者仅有头痛、呕吐，重者表现为出血灶侧周围性面瘫，对侧肢体中枢性瘫痪，称交叉瘫。当出血波及两侧时可出现四肢瘫，**瞳孔呈针尖样改变**。

3. **小脑出血**表现为，眩晕、呕吐、枕部头痛、眼球震颤，**共济失调**。

4. **蛛网膜下腔出血**起病急骤，常在活动中突然发病，表现为**剧烈头痛**，**喷射性呕吐**，**脑膜刺激征阳性**，**一般无肢体瘫痪**。

（二）缺血性脑血管疾病的临床表现

1. 动脉粥样硬化性血栓性脑梗死形成多发生于有动脉硬化、糖尿病、高脂血症的中老年人，一般无意识障碍，**常在睡眠或安静休息时**由于血压过低、血流减慢，血黏度增加等因素促使血栓形成而**发病**。起病先有头痛、眩晕、肢体麻木、无力及一过性失语或短暂脑缺血发作等前驱症状。**常于睡眠中或安静休息时发病**，早晨起床时才发现半身**肢体瘫痪**。

2. **短暂脑缺血发作**多为突然起病，持续时间短，症状一般持续10～15分钟，多在1小时内恢复。可出现偏身感觉障碍、偏瘫或单瘫、单眼失明、眩晕眼震、恶心、呕吐等症状。在**24小时内恢复正常**。脑栓塞多发生在静止期或活动后，起病急骤，多无前驱症状为特点。

3. 颈内动脉系统阻塞，一般表现为突然失语、偏瘫及局限性抽搐等。椎动脉系统阻塞，常出现眩晕、复视、共济失调、水平对眼及交叉性瘫痪等。

4. 脑栓塞起病速度快，症状表现常在数秒或数分钟内达高峰。临床症状取决于栓塞血管及阻塞的位置，其表现与动脉粥样硬化性血管性脑梗死的表现相同。

温馨提示

这一部分经常出病例分析题，考生要学会区分脑出血和血栓性脑梗死。脑出血病人通常患有高血压，在白天情绪激动、过度活动后发病，主要表现为剧烈头痛、恶心、呕吐；动脉粥样硬化性血栓性脑梗死病人通常患有动脉硬化、高脂血症，在睡眠或安静休息后发病，主要表现为肢体瘫痪。

三、辅助检查

1. 在脑血管疾病诊断方面　**CT**能够作出早期诊断。**脑出血**在CT图像上**呈高密度影**，**脑缺血**造成脑组织水肿和坏死，在CT图像上**呈低密度影**。MRI检查能进一步明确诊断。**蛛网膜下腔出血需做脑血管造影(DSA)**。

口诀：脑血管病最常见，出血、梗死难分辨，CT就能说了算，高低密度容易看(CT为首选检查，高密度为脑出血，低密度为脑缺血)。

2. 脑脊液检查　脑出血可为均匀血性，压力增高至200mmH_2O以上。脑缺血脑脊液检查为正常。

四、治疗原则

1. 出血性脑血管疾病　以**降低颅内压和控制血压**为主要措施。降颅内压的**首选药为20%甘露醇快速滴入**。因动脉瘤引起的蛛网膜下腔出血病人，应尽快进行手术治疗。由于头痛剧烈可根据医嘱给予脱水剂镇静止痛剂，**但禁用吗啡与哌替啶**。因其有抑制呼吸中枢及降低血压作用。

2. 缺血性脑血管病　以抗凝治疗为主。**脑血栓发病3.5～4小时内可做溶栓治疗**。对重症脑血栓急性期，生命体征不稳定时，不宜口服倍他司汀和桂利嗪，因为虽然有扩血管作用，但不利于脑缺血的改善。

五、护理问题

1. 潜在并发症：脑疝。
2. 生活自理能力缺陷　与肢体瘫痪有关。
3. 有皮肤完整性受损的危险　与肢体瘫痪、长期卧床皮肤受压有关。
4. 有感染的危险　与意识障碍、长期卧床、尿失禁、机体抵抗力下降有关。
5. 便秘　与长期卧床、自主神经功能紊乱有关。
6. 有失用综合征的危险　与肢体瘫痪有关。
7. 焦虑　与突然起病、肢体瘫痪有关。
8. 语言沟通障碍　与脑组织功能受损有关。

六、护理措施

1. 维持或稳定病人生命功能、**防止颅内再出血及脑疝发生**，改善脑部缺血区的血液供应。对神志清醒病人做好心理护理，减轻病人焦虑、悲观的情绪。

2. 密切观察生命体征、意识及瞳孔的变化　观察脑出血病人**是否有颅内压增高现象**。如发现颅内压增高，应遵医嘱静脉**快速滴入甘露醇**等脱水剂以降低颅内压，**避免脑疝的形成**。

3. 脑出血病人　应**绝对卧床休息，发病24～48小时内避免搬动病人，病人侧卧位，头部稍抬高**，促进颅内静脉回流，从而减轻脑水肿。**蛛网膜下腔出血病人应绝对卧床4周**，限制探视，一切护理操作均应轻柔，并头置冰袋，可防止继续脑出血。**脑血栓病人**采取平卧位，以便使较多血液供给脑部，**头部禁止使用冰袋**及冷敷，**以免**脑血管收缩、血流减慢而使**脑血流量减少**。严密监测血压，发现血压过高或过低均应及时通知医生，并遵医嘱进行治疗。

4. 预防压力性损伤　**脑血管病的病人常伴有肢体运动障碍，要注意评估病人压力性损伤发生的危险**，为避免压力性损伤的发生，每2小时翻身一次，禁止按摩受压部位，不能翻身的病人可使用气垫床预防压力性损伤。

5. 预防感染　长期卧床的病人要注意预防呼吸道、泌尿系感染。为病人翻身时，注意拍背，协助病人把痰咳出。做

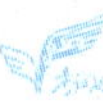

好口腔护理、会阴护理。有尿管的病人做好导尿管护理，小便失禁时，及时更换，保持床单位的干燥、清洁。

6. 补充营养 急性脑出血病人在发病24小时内禁食，24小时后如病情平稳可行鼻饲流质饮食。**每次鼻饲前应抽吸胃液观察有无颜色改变，如发现胃液呈咖啡色（应激性溃疡），应高度重视**并及时通知医生进行处理。同时鼻饲液体温度以不超过30℃为宜，保证足够蛋白质、维生素的摄入。根据尿量调整液体及电解质，保持体液及电解质平衡。**每日控制在1 500ml左右**，注意静滴速度、避免肺水肿。意识清醒后如无吞咽困难，可撤掉胃管，酌情给予易吞咽软食。注意口腔卫生，防止感染。**进食时病人取坐位或健侧卧位（健侧在下），进食应缓慢，食物应送至口腔健侧近舌根处，以利吞咽。**

7. 生活护理 协助病人进食洗漱，防止呛咳，做好大小便护理，预防便秘。

8. **促进病人肢体功能恢复** 急性期应绝对卧床休息，每2小时翻身1次，以避免局部皮肤受压。翻身动作要轻柔，**瘫痪肢体保持功能位置，进行关节按摩及被动运动以免肢体失用。病情稳定后，特别是脑血栓病人的瘫痪肢体在发病1周后就应进行康复期功能训练。**

9. 言语训练 对于失语的病人，早期与病人加强语言沟通，讲病人最关心的问题，指导病人反复发音，然后反复练习、听读、强化刺激，直到病人理解为止。再与病人进行语言交流，由简到繁，反复练习，持之以恒，并及时鼓励其进步，增强病人康复的信心。

七、健康教育

1. 向病人及家属介绍本病基本知识，指导病人自我调节情绪，保持心情愉快。
2. 改变生活习惯，控制体重，饮食宜低盐、低胆固醇、低糖、戒烟酒。
3. 积极治疗原发病，如高血压、糖尿病等。
4. 坚持服药 长期服用微量阿司匹林（75～150mg），饭后服用，防止血栓形成。
5. 功能锻炼 先在床上练习起坐，能下床后进行步行练习，进一步练习手部精细动作，逐步能够生活自理。
6. 季节变化时，避免血压波动，冬季注意头部保暖。
7. 女性绝经后可在医师指导下，服用雌激素替代治疗。

考点练习

考点：脑血管疾病的病因和临床表现（A1、A2型题）

1. 脑出血最常见的部位是
   A. 大脑半球
   B. 脑干
   C. 小脑
   D. 内囊
   E. 延髓
2. 脑出血最常见的原因是
   A. 高血压动脉硬化
   B. 先天性动脉瘤
   C. 恶性贫血
   D. 情绪激动
   E. 白血病
3. 蛛网膜下腔出血最常见的原因是
   A. 高血压动脉硬化
   B. 先天性动脉瘤
   C. 恶性贫血
   D. 情绪激动
   E. 白血病
4. 导致短暂性脑缺血发作最常见的病因是
   A. 动脉硬化
   B. 先天性动脉瘤
   C. 高血压
   D. 情绪激动
   E. 吸烟
5. 蛛网膜下腔出血病人可表现出的神经系统典型特征是
   A. 失语
   B. 偏瘫
   C. 静止性震颤
   D. 脑膜刺激征
   E. 醉汉步态
6. 关于蛛网膜下腔出血的描述，**错误**的是
   A. 常在活动中突然发病
   B. 表现为剧烈头痛
   C. 有喷射状呕吐
   D. 脑膜刺激征阳性
   E. 伴有肢体瘫痪
7. 病人，男性，62岁。晨起发现自己左侧半身肢体瘫痪，眼球震颤，共济失调，吞咽困难。该病人最可能是
   A. 脑桥出血
   B. 小脑出血
   C. 蛛网膜下腔出血
   D. 脑血栓形成
   E. 脑血管痉挛
8. 病人，男性，38岁。感染性心内膜炎。病人住院期间突然出现失语、吞咽困难、瞳孔大小不等，神志模糊。最可能出现的并发症是
   A. 脑栓塞
   B. 肾栓塞
   C. 肺栓塞

D. 脾栓塞
E. 肝栓塞
9. 病人，女性，43岁。有风湿性心脏瓣膜病史，病人于户外运动时，突然出现右侧肢体无力，站立不稳，并有口角歪斜。该病人可能是并发了
A. 脑栓塞
B. 短暂性脑缺血发作
C. 颅内肿瘤
D. 蛛网膜下腔出血
E. 颅内动静脉瘤破裂
10. 病人，男性，65岁。有心房颤动病史，清晨起床自行上厕所时摔倒，家人发现其口角歪斜，自述左侧上、下肢麻木。送医院检查：神志清楚，左侧偏瘫，CT见低密度影。最可能的诊断是
A. 脑出血
B. 脑挫伤
C. 脑震荡
D. 蛛网膜下腔出血
E. 脑血栓形成
11. 病人，女性，73岁。有高血压病史30年，在做家务活动时突发头晕，随即倒地，急送医院检查，病人呈昏迷状态，左侧肢体偏瘫，CT见高密度影。最可能的诊断是
A. 脑栓塞
B. 脑出血
C. 脑血栓形成
D. 短暂性脑缺血发作
E. 蛛网膜下腔出血
12. 病人，男性，60岁。既往有高血压、糖尿病、高血脂病史，近日有右侧肢体麻木及活动无力，昨夜睡眠好，但今晨起床时突然跌倒，家人扶起后发现病人口眼歪斜，右侧上下肢瘫痪，但神志清醒。应考虑为
A. 脑出血
B. 脑梗死
C. 短暂脑缺血
D. 蛛网膜下腔出血
E. 脑血栓形成
13. 病人，男性，49岁。因突发左侧肢体活动不利伴恶心、呕吐及头痛来诊，以“脑栓塞”收入院。今晨护士进行肌力评估时其左侧肢体可轻微收缩，但不能产生动作。按6级肌力记录法，该病人的肌力为
A. 0级
B. 1级
C. 2级
D. 4级
E. 5级

考点：脑血管病的辅助检查和治疗要点（A1、A2型题）

14. 急性脑血管病首选的检查项目是
A. 脑脊液检查
B. CT
C. MRI
D. 脑电图
E. 脑彩超
15. 明确蛛网膜下腔出血病因的最有效检查方法是
A. 头部彩超
B. 血管造影
C. CT
D. 腰穿
E. 磁共振
16. 缺血性脑血管疾病的主要治疗措施是
A. 血管扩张剂
B. 利尿剂
C. 脱水剂
D. 抗凝治疗
E. 镇静剂
17. 缺血性脑血管病应在发病后多长时间内做溶栓治疗
A. 4小时
B. 12小时
C. 24小时
D. 48小时
E. 72小时
18. 出血性脑血管疾病的主要治疗措施是
A. 应用止血药物
B. 降低颅内压和控制血压
C. 应用血管扩张剂
D. 抗凝治疗
E. 血液扩充剂治疗
19. 病人，男性，53岁。饮酒时发生言语不清、呕吐，随即昏迷，右侧肢体瘫痪，血压230/120mmHg，诊断为“脑出血。为防止出血加重，应首先采取的措施是
A. 控制血压
B. 保护性约束
C. 降低颅内压
D. 止血处理
E. 肢体制动

考点：脑血管疾病的护理问题和护理措施（A1、A2、A3/A4型题）

20. 病人，男性，37岁。突发剧烈头痛5小时伴呕吐，体温36.7℃，脉搏76次/min，血压120/74mmHg，呼吸20次/min，颈项强直抵抗，凯尔尼格征阳性，诊断为蛛网膜下腔出血。该病人护理问题<u>不包括</u>
A. 体液过多
B. 舒适的改变：头痛
C. 焦虑、恐惧
D. 潜在并发症：再次出血
E. 知识缺乏
21. 脑出血病人头部抬高15°～30°是为了减轻
A. 呼吸困难
B. 脑水肿
C. 呕吐
D. 头痛

E. 脑缺氧

22. 病人，男性，52岁。既往有高血压病史，2小时前因情绪激动后出现剧烈头痛，呕吐，测血压200/160mmHg，意识障碍，大小便失禁，CT显示高密度影。最恰当的护理措施是
A. 发病1～12小时内避免搬动病人，病人侧卧位，头部稍抬高
B. 发病12～24小时内避免搬动病人，病人侧卧位，头部稍抬高
C. 发病24～48小时内避免搬动病人，病人侧卧位，头部稍抬高
D. 发病48～72小时内避免搬动病人，病人侧卧位，头部稍抬高
E. 发病72～96小时内避免搬动病人，病人侧卧位，头部稍抬高

23. 蛛网膜下腔出血病人应绝对卧床
A. 24～48小时
B. 1周
C. 2周
D. 3周
E. 4周

24. 病人，男性，80岁。脑出血入院，现意识不清，频繁呕吐。右侧瞳孔大，血压208/120mmHg，左侧偏瘫，下列护理措施中错误的是
A. 绝对卧床休息，头偏向一侧
B. 脱水、降颅压治疗
C. 遵医嘱降血压
D. 置瘫痪肢体功能位
E. 便秘时灌肠以保持大便通畅

25. 病人，男性，67岁。突发脑梗死住院治疗10天，病情稳定后，出院返回社区。病人伴有脑梗死后的语言障碍，右侧肢体无力，走路步态不稳。社区护士在进行家庭访视时应特别指出，近期应首要注意的问题是
A. 压力性损伤的预防
B. 抑郁情绪的观察
C. 跌倒的预防
D. 肢体功能的康复锻炼
E. 非语言性皮肤沟通技巧的使用

（26～27题共用题干）

病人，男性，72岁。1个月前因急性心肌梗死致左侧肢体偏瘫入院，2周前出院。社区护士对其进行访视，发现病人目前意识清晰，血压维持在145/95mmHg左右。左侧肢体偏瘫，右侧肢体肌力好，皮肤完整性好。语言表达部分障碍。目前久卧在床，可在床上独立进餐，现由老伴照顾。

26. 社区护士对该病人及家属进行健康教育时，目前教育内容的侧重点是
A. 家庭消毒的知识
B. 脑梗死的预防
C. 传染性疾病及老年常见病的预防
D. 患肢康复锻炼
E. 死亡教育

27. 首选的健康教育形式是
A. 发放视频教育光盘
B. 推荐相关健康教育网站
C. 组织社区病友座谈会
D. 对其进行个别教育
E. 提供宣传册

（28～29题共用题干）

病人，男性，70岁。有高血压病史10年。2小时前大便用力后突然出现头痛、喷射性呕吐，言语不清，跌倒在地，就诊就医。

28. 分诊护士最恰当的处理是
A. 优先心血管内科急诊
B. 优先神经外科急诊
C. 优先普外科急诊
D. 优先骨科急诊
E. 进一步询问病史

29. 接诊护士在配合医生体检时，不正确的做法是
A. 扶病人坐起，听双肺呼吸音
B. 测量生命体征，观察瞳孔、意识
C. 迅速建立静脉通道
D. 头部放置冰袋
E. 禁食禁水

30. 病人，男性，53岁。既往有糖尿病病史。1天前早晨起床时突然出现失语、肢体偏瘫，急诊以脑血栓形成收入院。针对该病人的饮食指导，最重要的是
A. 进食时抬高床头，身体前倾
B. 营造安静、舒适的进餐环境
C. 避免粗糙、干硬食物
D. 进餐时不要讲话
E. 进餐后保持坐位半小时以上

31. 病人，女性，60岁。吸烟史13年，每日1包。脑出血，经治疗后病情稳定，拟出院。错误的出院指导是
A. 避免情绪激动
B. 低盐、低胆固醇饮食
C. 戒烟
D. 绝对卧床休息
E. 保证充足睡眠

32. 某病人因脑出血已在家卧床2个月，大小便失禁，不能自行翻身，今日骶尾部皮肤出现红肿，压之不褪色。为预防病人发生其他并发症，护士应着重指导家属学会的护理技术是
A. 更换敷料
B. 测量血压
C. 被动运动
D. 鼻饲营养
E. 皮下注射

33. 病人，男性，65岁。因突发右侧肢体无力伴言语不清3小时入院。既往有风湿性心脏病20余年，高血脂多年。经正规治疗后，右上肢肌力3级，右下肢肌力4级。病人准备出院回家休养。针对病人的运动性失

语，护士可对其照顾者给予的指导是
A. 鼓励病人做关节功能锻炼
B. 鼓励病人自己进行行走训练
C. 提供容易穿脱的衣服
D. 鼓励病人参与自己的个人清洁卫生
E. 与病人约定手势或用纸片写下日常生活的某些需要

（34～35题共用题干）

病人，女性，40岁。因“头晕，右侧肢体活动无力4天”收入院，经医生查体后，初步诊断为腔隙性脑梗死。

34. 护士对病人评估后提出护理诊断，正确的是
A. 有皮肤完整性受损的危险
B. 有跌倒的危险
C. 有感染的危险
D. 有休克的危险
E. 有窒息的危险

35. <u>不恰当</u>的护理措施是
A. 给予肢体约束，并与家属签署知情同意书
B. 保持地面干燥，房间光线充足
C. 床刹及时锁好，床挡放置合理
D. 呼叫器、床头柜等物品置于容易触及之处
E. 经常巡视患者，观察病情变化

参考答案

序号	1	2	3	4	5	6	7	8	9	10	11	12	13	14	15	16
答案	D	A	B	A	D	E	D	A	A	E	B	E	B	B	B	D
序号	17	18	19	20	21	22	23	24	25	26	27	28	29	30	31	32
答案	A	B	A	A	B	C	E	E	C	D	D	B	A	A	D	C
序号	33	34	35													
答案	E	B	A													

第六节　三叉神经痛病人的护理

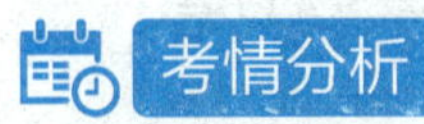

年份	主要考点
2020	服用卡马西平期间应注意观察

考点导航

三叉神经痛通常是指原因未明的在三叉神经分布区内出现的短暂的、反复发作的、难以忍受的剧痛，又称原发性三叉神经痛。可由脑桥小脑角占位病变、炎症、血管病变、多发性硬化等病因引起，称继发性三叉神经痛。

一、病　因

一般认为三叉神经痛是一种感觉性痫样发作，病变部位在三叉神经脊束核内或脑干内。本病**多发于中年以后，女性多于男性，疼痛是突出的特点，可缓解，但极少自愈**。

二、临床表现

三叉神经痛病人主要表现为在**三叉神经分布区内反复发作的阵发性剧烈疼痛**。主要发生于中老年人，女性多于男性，疼痛常局限于三叉神经2或3支分布区，以上颌支、下颌支多见。发作以骤然发生的闪电式剧烈面部疼痛为特征，病人常描述成撕裂样、触电样、闪电样、针刺样、刀割样或烧灼样剧痛。持续数秒或1～2分钟，突发突止，间歇期完全正常。在口角、鼻翼、颊部、舌等处稍加触动即可诱发，故称“扳机点”。

三叉神经痛的发作常无预兆，疼痛历时数秒至数分钟。**突发突止，间歇期正常**。重者发作时在床上翻滚，并有自杀念头。每次发作时间由几秒到几分钟不等。在夜间发作减轻或停止。一般神经系统检查无阳性体征。

三、治疗原则

首选药物止痛，无效时考虑神经阻滞或手术治疗。**卡马西平是首选药**，可抑制三叉神经的病理性神经反射，开始

0.1g，每日2次，之后每日增加0.1g，直至疼痛控制为止，最大剂量不超过1.08g/d。有效控制剂量维持治疗2～3周后，逐渐减量至最小有效剂量，维持数月。不良反应可见头昏、嗜睡、口干、恶心、消化不良等，停药后多可消失。也可选用苯妥英钠、氯硝西泮、巴氯芬等。神经阻滞可选用三叉神经周围支或半月神经节封闭和射频热凝治疗，阻断其神经传导。

四、护理问题

1. 疼痛　与三叉神经损害有关。
2. 焦虑　与疼痛发作剧烈，反复发作有关。

五、护理措施

1. 一般护理　为病人提供安静、舒适的环境，建立良好的生活规律，保证病人充分休息，以利于减轻疼痛。关心、体谅、安慰病人，做好解释工作，使病人了解疾病过程、治疗及预后，以正确对待疾病，树立信心。在疾病过程中发现病人有不正确的应对方式时，及时、巧妙地给予纠正。

2. 对症护理　①告知病人**洗脸、刷牙、剃须、咀嚼时动作要轻柔，吃软食、小口咽**，以防止疼痛发作；②鼓励病人适当参加娱乐活动（如看电视、听轻音乐、跳交谊舞等），进行指导式想象、气功疗法，以利于病人松弛身心、转移注意力而减轻疼痛。

3. 用药护理　嘱病人按医嘱从小剂量开始服用卡马西平，逐渐增量，疼痛控制后逐渐减量，以预防或减轻药物副作用。**用药过程中加强观察眩晕、嗜睡、恶心、步态不稳、皮疹、白细胞减少等不良反应**，轻者多在数日后消失，重者应告知医生，给予对症处理。

六、健康教育

1. 疾病知识指导　向病人宣教三叉神经痛的疾病知识，使病人了解该病有突发突止、反复发作、病情逐渐加重的特点。

2. 讲解诱因　不适当的洗脸、刷牙、剃须、咀嚼、吞咽、说话等可诱导发作，向病人和家属介绍减轻疼痛的方法，如**洗脸、刷牙、剃须、咀嚼时动作要轻柔，吃软食、小口咽**，生活有规律、保证充分身心休息等。

3. 心理指导　说明乐观对待疾病存在的现实和避免诱因的必要性，保持情绪稳定和健康心态，培养多种兴趣爱好，适当分散注意力。

4. 用药指导与病情监测　指导病人**服用卡马西平期间不要独自外出，不能开车或高处作业**。同时遵医嘱用药，不可随意停、换药物。每1～2个月检查1次肝功能和血常规，如出现皮疹、白细胞减少和共济失调，需要立即停药并及时就医。

考点练习

考点：三叉神经痛的病因、临床表现和辅助检查（A2型题）

1. 病人，女性，37岁。近2周来在刷牙时出现左侧面颊和上牙部疼痛，每次持续3～4分钟，神经系统检查未发现异常，应考虑为
   A. 牙周炎
   B. 三叉神经痛
   C. 面神经炎
   D. 鼻窦炎
   E. 癫痫单纯部分性发作

2. 病人，男性，36岁。近1个月来。每次刷牙时会出现同侧面部疼痛，持续半个小时后可自行停止，疼痛时未出现头晕、呕吐等。首先考虑的诊断应是
   A. 脑肿瘤
   B. 偏头痛
   C. 三叉神经痛
   D. 周期性疼痛
   E. 牙周病

考点：三叉神经痛的治疗原则、护理措施和健康教育（A2型题）

3. 病人，女性，45岁。近日因寒冷突然出现左侧面部突然剧痛，入院后诊断为三叉神经痛。治疗时首选的药物是
   A. 阿司匹林
   B. 泼尼松
   C. 卡马西平
   D. 地西泮
   E. 秋水仙碱

参考答案

序号	1	2	3
答案	B	C	C

第七节 急性炎症性脱髓鞘性多发性神经病病人的护理

考情分析

在2019—2023年的全国护士执业资格考试中，本节均未出现相应考题。

考点导航

急性炎症性脱髓鞘性多发性神经病又称吉兰-巴雷综合征（GBS），是神经系统由体液和细胞共同介导的单向性**自身免疫性疾病**，主要侵犯脊神经根、脊神经和脑神经，主要病变是周围神经广泛的炎症节段性脱髓鞘。临床特征为急性、对称性、弛缓性肢体瘫痪及脑脊液蛋白细胞分离现象。病人大多在6个月至1年基本痊愈。

一、病因

尚未完全阐明，但普遍认为GBS是由**免疫介导的迟发型超敏反应**，感染是启动免疫反应的首要因素，最主要的感染因子有空肠弯曲杆菌、多种病毒及支原体等。

二、临床表现

在发病前数日或数周病人常有上呼吸道或消化道感染症状，有的可有带状疱疹、流行性感冒、水痘、腮腺炎、病毒性肝炎病史，或有近期免疫接种史。

1. 瘫痪 **首发症状为四肢对称性无力**，从双下肢开始，并逐渐加重和向上发展至四肢，一般是**下肢重于上肢，近端重于远端**，表现为双侧对称的下运动神经元性瘫痪。严重病例瘫痪平面迅速上升，侵及颈、胸神经根、脑神经，损害延髓，累及肋间肌和膈肌，发生呼吸麻痹，表现为呼吸困难、发绀、咳嗽无力、痰液淤积（呼吸音减弱或消失，肺部啰音等），**急性呼吸衰竭是本病死亡的主要原因**。

2. 感觉障碍 感觉障碍一般较轻或可缺如，起病时肢体远端感觉异常，如麻木、蚁走感、针刺感和烧灼感，伴有肌肉酸痛，或轻微的手套、袜套样感觉减退。

3. 脑神经损害 半数以上病人有脑神经损害，而且多为双侧。成人以双侧面神经麻痹多见；儿童以舌咽和迷走神经麻痹为多见，出现吞咽困难、构音障碍、呛咳和不能咳痰，易并发肺炎、肺不张、窒息及营养不良等，其他脑神经也可受累。

4. 自主神经损害 以心脏损害最常见也最严重，有心律失常、心肌缺血、血压不稳等，可引起突然死亡。

三、辅助检查

1. 脑脊液改变 在发病后2～4周最明显，表现为**细胞计数正常而蛋白质含量明显增高**，即**蛋白-细胞分离现象**，这是GBS最重要的特征性检查结果。

2. 电生理检查 神经传导速度减慢，对GBS的诊断也有意义。

四、治疗原则

1. **保持呼吸道通畅，维持呼吸功能 是提高治愈率、降低死亡率的关键**。如有缺氧症状（轻度发绀、烦躁、痰液阻塞、呼吸困难），肺活量降低至每千克体重20～25ml以下、血氧饱和度降低、动脉血氧分压低于70mmHg时，应及早使用呼吸机。

2. 血浆置换 可迅速降低抗周围神经髓鞘抗体滴度及清除炎症化学介质补体等，从而减少和避免神经髓鞘损害，促进脱落髓鞘的修复和再生，每次置换血浆量为每千克体重40～50ml，5～8次为1个疗程。

3. 滴注大剂量丙种球蛋白 按每日每千克体重0.4g，静脉滴注，连用4～5日。

4. 对症治疗及预防并发症 重症病人需心电监护，不能吞咽的病人应尽早鼻饲，尿潴留病人在腹部按摩无效后可留置导尿，应用抗生素预防感染。

5. 神经营养 **应用B族维生素治疗，包括维生素B_1，维生素B_{12}，维生素B_6**。

6. 康复治疗 可采用针刺、理疗、主动及被动功能锻炼等，以利于瘫痪肌的功能恢复。

五、护理问题

1. 低效性呼吸型态 与呼吸肌麻痹有关。

2. 清理呼吸道无效 与呼吸肌麻痹，咽反射减弱，肺部感染致呼吸道分泌物增多有关。

3. 躯体移动障碍　与脊神经受累有关。
4. 吞咽障碍　与延髓麻痹致舌咽神经损害有关。
5. 潜在并发症：急性呼吸衰竭、心脏损害、肺部感染。
6. 焦虑　与病人担心预后有关。

六、护理措施

1. 一般护理　保持病室通风良好，环境温度适宜，定时、定期用紫外线消毒。协助病人选择最佳的呼吸姿势和体位，及时排除呼吸道分泌物，保持呼吸道通畅，必要时给予吸氧。减少探视，病房医护人员接触病人时戴口罩，治疗与护理时严格执行无菌操作，防止感染。

2. 心理护理　向病人及家属解释疾病过程及预后，帮助病人尽快适应环境，提供正向效果的信息及自我心理调节的方法，让病人增加舒适感等，使病人能保持稳定的情绪，正确地面对现实、树立信心。

3. 瘫痪护理　①肢体瘫痪：**定时翻身、按摩、被动和主动运动，保持瘫痪肢体功能位**等，对于手下垂和足下垂的病人，可采用"T"形板固定，病情稳定后，及时进行肢体的被动和主动运动，加强功能锻炼，促进瘫痪肢体功能的恢复。②咽肌瘫痪：做好进食护理，选择适合病人吞咽且营养丰富的食物，保证进食安全，保持营养状况良好，发现误吸时立即急救；若病人不能经口进食，应遵医嘱鼻饲，注意进行吞咽功能训练，促进吞咽功能恢复。

4. 病情观察　观察病人呼吸频率、节律和深度，呼吸音及肺部啰音，痰的性状及排痰情况，心率、心律、脉搏、血压，躯体活动能力及皮肤受压情况，吞咽功能，意识状态等。

七、健康教育

1. 向病人及家属介绍简明病情及疾病转归情况，帮助病人树立康复信心。教会病人家属观察脉搏、呼吸、吞咽、肌力等。指导恢复期病人及早进行肢体功能锻炼，并坚持肢体被动和主动运动，加强日常生活活动能力的训练。
2. 出院后要均衡饮食，选择含高蛋白、丰富维生素的食物，多吃新鲜蔬菜、水果、豆及谷类、蛋、肝及瘦肉等。
3. 注意保暖，避免受凉、雨淋、疲劳等，以防感冒。
4. 定期复查，按时服药。

考点练习

考点：急性炎症性脱髓鞘性多发性神经病的病因（A1型题）

1. 目前认为：急性感染性多发性神经炎症是一种
   A. 病毒感染性疾病
   B. 自身免疫性周围神经病
   C. 中枢性神经性疾病
   D. 运动障碍性疾病
   E. 脑血管疾病

考点：急性炎症性脱髓鞘性多发性神经病的临床表现（A1型题）

2. 急性炎症性脱髓鞘性多发性神经病危及生命的原因是
   A. 吞咽困难
   B. 面神经麻痹
   C. 呼吸肌麻痹
   D. 肾衰竭
   E. 水电解质紊乱
3. 急性炎症性脱髓鞘膜性多发性神经病对患儿生命威胁最大的症状是
   A. 运动障碍
   B. 感觉障碍
   C. 脑神经麻痹
   D. 呼吸肌麻痹
   E. 自主神经功能障碍

考点：急性炎症性脱髓鞘性多发性神经病的辅助检查和治疗要点（A1型题）

4. 急性炎症性脱髓鞘性多发性神经根神经病病人脑脊液特点是
   A. 脓性
   B. 血性
   C. 蛋白细胞分离
   D. 压力升高
   E. 白细胞增高

考点：急性炎症性脱髓鞘性多发性神经病的护理问题和护理措施（A1型题）

5. 关于急性炎症性脱髓鞘性神经病的护理措施，错误的是
   A. 指导病人每晚睡前用温水泡脚
   B. 给予高热量、高维生素、易消化饮食
   C. 康复期指导病人进行肢体的主动、被动运动
   D. 鼓励病人多食富含B族维生素的饮食
   E. 急性期应加强功能锻炼，鼓励病人多行走
6. 关于急性脱髓鞘性多发性神经炎病人的健康教育，正确的叙述是
   A. 必要时行气管切开
   B. 无生命危险
   C. 可应用镇静药物治疗
   D. 禁食水
   E. 给予高流量吸氧

参考答案

序号	1	2	3	4	5	6
答案	B	C	D	C	E	A

第八节 帕金森病病人的护理

考情分析

年份	主要考点
2020	帕金森病病人康复训练时关节活动要达到最大范围，其主要目的
2021	帕金森病的典型症状
2022	关于帕金森病的正确指导(跟着音乐节拍练习行走)

考点导航

帕金森病又称震颤麻痹，是一种较为常见的黑质和黑质纹状体通路变性的慢性疾病。临床以静止性震颤、肌强直、运动减少和体位不稳为主要特征。本病好发50岁以上的中老年，男性略多于女性。本病呈慢性进行性发展，且不能自动缓解，病人主要死于疾病晚期出现的各种并发症。脑部炎症、肿瘤、代谢障碍、脑动脉硬化及使用某些药物如氟桂利嗪、氯丙嗪、利血平等产生的震颤、肌强直等症状，称为帕金森综合征。

一、病　因

1. 神经系统老化　本病多见于中老年人，尤其多见60岁以上老人。
2. 环境因素　环境中存在类似甲苯基四氢基吡啶的某些工业毒物和农业毒物，作为本病的病因之一。
3. 遗传　约10%的病人有家族史，提示遗传因素参与发病。
4. 神经系统老化。
5. 多因素交互作用。

二、临床表现

帕金森病好发于60岁以上的男性。起病多缓慢，且呈进行性发展，**动作不灵活和震颤为疾病早期的首发症状**，随疾病进展出现特征性表现。

1. **静止性震颤　始于一侧上肢远端，逐渐扩展到同侧下肢及对侧上下肢**。上肢震颤重于下肢，手指呈现有规律的拇指对掌和余指屈曲的震颤，形成“搓丸样动作”。疾病后期，震颤可累及下颌、口唇、舌和头部。

2. 肌强直　是本病的主要特征之一，多从一侧上肢或下肢近端开始，逐渐蔓延至远端、对侧和全身肌肉，表现为被动运动关节时的“铅管样强直”，如合并有震颤，可表现为“齿轮样强直”。

3. 运动弛缓　随意动作减少减慢。①“写字过小症”：书写时字越写越小，上肢不能做精细动作的表现。②姿势步态异常：早期走路时上肢摆动幅度变小，步伐逐渐变小变慢，转弯时步态障碍尤为明显。晚期有“慌张或前冲步态”，行走时起步困难，且步距小，往前冲。坐位、卧位起立困难，有时行走中全身僵住，不能动弹，称为“冻结”现象。③“面具脸”：面肌运动减少的表现。④日常活动受限：如坐下后不能起立，卧床时不能自行翻身；进食困难，手持勺取食物时手发抖，不能将食物准确送入口中；不能独立取水、沐浴、刷牙、修剪指甲；不能取物、穿衣或脱衣，不能解系鞋带和纽扣，不能穿脱鞋袜，不能满意地修饰如剃须；不能独立如厕。⑤严重病人：可因口、舌、腭及咽部肌肉运动障碍而出现流涎，进食时食物在口中咀嚼无力，咽食时发噎或反呛，甚至发生吞咽困难。

4. 姿势步态障碍　早期走路时患侧上肢摆臂幅度小、下肢拖曳。随着病情发展，行走中全程僵住，不能动弹，称为“冻结”现象。

三、辅助检查

脑脊液中多巴胺的代谢产物高香草酸含量可降低，但缺乏特异性。

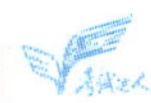

四、治疗原则

以及早使用替代性药物和抗胆碱药物治疗为主，辅以行为治疗。治疗要点：

1. 抗胆碱药　适用于早期轻症病人。常用盐酸苯海索(安坦)1～2mg，每日3次口服。

2. 多巴胺替代药物　常用左旋多巴(多巴胺的前体)，此药进入脑内经多巴脱羧酶作用转化成多巴胺而发挥治疗作用，剂量自62.5mg开始，2～3次/d，视症状控制情况，缓慢增加其剂量和服药次数，最大剂量不应超过250mg，3～4次/d。

3. 多巴胺受体激动剂　常选用多巴胺D_2受体激动剂溴隐亭，初起服0.625mg/d，1周后每晚服2.5mg，共1周，以后每周增加2.5mg，直至10～30mg/d的最适剂量。

4. 手术疗法　适用于症状限于一侧或一侧较重的病例，年龄在60岁以下，且药物治疗无效或副作用严重而不能耐受药物治疗者。

五、护理问题

1. 躯体移动障碍　与黑质病变，锥体外系功能障碍有关。

2. 自尊紊乱　与自体形象改变和生活依赖别人有关。

3. 营养失调：低于机体需要量　与舌、腭及咽部肌肉运动障碍致进食减少和肌强直、震颤致机体消耗量增加有关。

4. 自理缺陷　与黑质病变，锥体外系功能障碍有关。

六、护理措施

1. 生活护理　①主动了解病人的需要，指导和鼓励病人自我护理，做力所能及的事情，必要时协助病人洗漱、进食、沐浴、大小便等。②对出汗多的病人，指导其穿柔软、宽松的棉质衣物，经常清洁皮肤，勤换被褥衣物，勤洗澡，若洗澡有困难则应指导其家人协助完成，如调节适宜的水温至病人满意，洗澡用具放在病人容易拿到的地方，提供安全保护措施。③对如厕有困难者，应去除厕所通道上的障碍物，提供必需的辅助便器，如高度适中的坐厕或马桶，马桶支撑侧要有长的扶手或周围有扶手，手纸放在病人伸手可及处，指导、训练、鼓励病人尽量使用便器。④穿着、修饰能力差的病人，提供穿衣时适当的隐蔽条件，鼓励病人独立更衣、修饰，必要时提供帮助，更衣时将病人安置在轮椅或椅子上，以便病人有依靠，鼓励病人穿宽松的衣服，建议病人穿不用系带的鞋。

2. 心理护理　①建立信任的护患关系，细心观察病人的心理反应，鼓励病人表达并注意倾听他们的感情和对自己的想法和看法。②促进病人与社会的交往，为病人创造良好的亲情和人际关系氛围，重获角色责任的愿望和能力，安排家人和朋友多来探视，有助于减轻病人心理压力。

3. 运动护理　在实施运动护理时：①首先要告诉病人或家属运动锻炼的目的，并与病人或家属商定切实可行的运动锻炼计划。②鼓励病人尽量参与各种形式的活动，如散步、打太极拳、做床边体操等，注意保持身体和各关节的活动强度与最大活动范围，做到每星期至少3次，每次至少30分钟。③对有功能障碍如起坐困难的病人，指导其在做完每日的一般运动后，协助其反复练习起坐动作；对起步较困难或步行时突然僵住不能动的病人，**指导其思想要尽量放松，尽量跨大步，向前走时脚尽量抬高，双臂尽量摆动，眼睛注视前方不要注视地面等**，如由家属协助病人行走，应指导其不要强行拉着病人走；在运动锻炼过程中要活动与休息交替进行，对不能行走的病人，应每日协助做全关节运动及伸展运动，按摩四肢肌肉，并注意动作轻柔，以免造成病人疼痛。要为功能锻炼的环境配备沙发或坐椅，配置床护栏、手杖、走道扶手等必要的辅助设施，呼叫器置于病人床边。

4. 饮食护理　指导病人合理饮食和正确进食，有助于改善营养状况。①进食前向病人介绍造成营养低下的原因、饮食治疗的原则和目的；仔细了解病人的吞咽反应是否灵敏，有无控制口腔活动的能力，是否存在咳嗽和呕吐反射，能否吞咽唾液；准备好有效的吸引装置。②安置病人正确的体位，餐前餐后让病人取坐姿坐在椅子上或床沿上保持10～15分钟。③从小量食物开始，让病人逐渐掌握进食的每一步骤，进食时不要催促，并注意保持合适的食物温度，以防进食时烫伤，餐具最好使用不易打碎的不锈钢餐具，不能持筷进食者改用汤勺。④尽可能提供病人便于食用的食物，对咀嚼能力减退的病人提供易咀嚼、易消化的细软、无刺激的食物或半流质饮食，如选用稀粥、面片、蒸蛋等精细制作的小块食物或黏稠不易反流的食物，少量分次吞咽。对进流质、饮水反呛病人，经口进食易引起误吸、窒息或吸入性肺炎，应及时给予鼻饲，必要时按医嘱给予静脉维持营养。⑤饮食以高热量、高维生素、低脂、适量优质蛋白饮食为主，并及时补充水分，蛋白不宜盲目给予过多，以免降低左旋多巴类药物的疗效。⑥在实施指导合理饮食和正确进食过程中，注意观察病人营养状况改善和体重变化的情况。

5. 病情观察　应重点观察肌强直、肌震颤及其发展情况，吞咽困难及其程度，每日的进食量及体重变化情况，有无肺炎、压力性损伤等并发症出现，发现异常应及时报告医生做相应的处理。

6. 用药护理　加强用药护理可防止药物副作用发生和减轻对机体的影响。①左旋多巴及混合制剂：主要有恶心、呕吐、厌食、不自主运动、直立性低血压，幻觉、妄想等精神症状，**应嘱病人在进食时服药，以减轻消化道症状**。嘱病人**不应同时服维生素 B_6**。②抗胆碱能药：主要有口干、眼花、少汗或无汗、面红、恶心、便秘、失眠和不安，严重者有谵妄、不自主运动等副作用。合并有前列腺肥大及青光眼者禁用此类药物。③多巴胺受体激动剂：主要有恶心、呕吐、低血压和昏厥、红斑性肢痛、便秘、幻觉等副作用。在用药时宜从小剂量开始，逐渐缓慢增加剂量直至有效维持；服药期间嘱病人**尽量避免使用维生素 B_6**、利血平、氯氮䓬、氯丙嗪等药物，以免降低疗效或导致直立性低血压。

七、健康教育

1. 指导病人在病程中遇事要冷静、沉着应对，避免情绪紧张、激动，以免加重病情。

2. 日常生活及社会活动中要适时调整心态以保持心理平衡。坚持参加适量的力所能及的活动和体育锻炼，运动中应根据病情及自己的体能，把握好方式、强度与时间，以免运动量过大而加重病情；户外活动应根据气温变化增减衣服，户内活动应调整好室温，以防受凉感冒；**尽量保持最大限度的全关节活动，以防继发性关节僵硬**。加强日常生活动作、平衡功能及语言功能等康复训练，以利于增强自理能力；生活有规律，保证充足休息与睡眠，有助于体能的恢复；饮食结构与营养合理，有助于营养状况及病情的改善。

3. 告诉病人按医嘱正确用药和坚持用药，以及药物的主要副作用和处理方法。

4. 嘱病人定期复查肝、肾功能，监测血压变化。

5. 指导病人病情相对稳定时，尽量参与一些有益身心健康的活动，但在外出时要注意安全，防止意外伤害事故的发生，最好身边有人陪伴，无人陪伴时病人应随身携带有病人姓名、住址和联系电话的“安全卡”。

6. 告知病人要注意病情变化和并发症的表现，发现异常及时就诊。

考点练习

考点：帕金森病的病因和临床表现（A1 型题）

1. 帕金森病的典型症状是
   A. 肌强直
   B. 运动减少
   C. 日常活动受限
   D. 静止性震颤
   E. 言语障碍

考点：帕金森病的护理措施（A2 型题）

2. 病人，女性，72 岁。患帕金森病 5 年。随诊中病人表示现在多以碎步、前冲动作行走，并对此感到害怕。病人进行行走训练时，护士应提醒病人<u>避免</u>
   A. 思想尽量放松
   B. 尽量跨大步
   C. 脚尽量抬高
   D. 双臂尽量摆动
   E. 将注意力集中于地面

3. 病人，男性，71 岁，帕金森病。病人在进行康复训练时，护士要求其关节活动达到最大范围，其主要的目的是
   A. 防止关节强直
   B. 防止肌肉萎缩
   C. 促进血液循环
   D. 提高平衡能力
   E. 减轻不自主震颤

参考答案

序号	1	2	3
答案	D	E	A

第九节　癫痫病人的护理

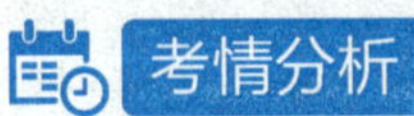

年份	主要考点
2020	癫痫持续发作时首要的护理措施；癫痫发作时不恰当按压抽搐肢体容易发生；控制癫痫持续发作时的首选药
2021	癫痫小发作时首选的药物；癫痫确诊的方法；癫痫病人病情控制出院后可从事的工作（公司职员）
2023	癫痫大发作时首选的止惊药物（地西泮）

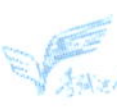

考点导航

癫痫是一组由大脑神经元异常放电所引起的以短暂中枢神经系统功能失常为表现的临床综合征，具有突然发生和反复发作的特点。

一、病　因

根据现有的检查方法，按有无明确病因将癫痫分为原发性癫痫、继发性癫痫和隐源性癫痫。

1. 特发性癫痫　是指病因未明，未能确定脑内有器质性病变者，主要由遗传因素所致，药物治疗效果较好。

2. 继发性癫痫　又称症状性癫痫，占癫痫的大多数，由脑内器质性病变和代谢疾病所致，包括脑部先天性疾病（如小头畸形、脑积水等）、颅脑外伤（如颅脑产伤、成人闭合性颅脑外伤）、颅内感染（如各种脑炎、脑膜炎等）、脑血管病（如脑血管畸形、脑动脉硬化）、颅内肿瘤、脑部变性病、脑缺氧（如窒息、一氧化碳中毒等）、儿童期的高热惊厥、药物或食物中毒、尿毒症、肝性脑病等，药物治疗效果较差。

3. 隐源性癫痫　表现为症状性癫痫，但病因不明确也可能在特殊年龄段发病，但无特定的临床表现和脑电图特征。

二、临床表现

癫痫的临床表现极多，但均有发作性、短暂性、重复性及刻板性的临床特点。

1. 部分性发作　为最常见的类型。①**单纯部分性发作**：多为症状性癫痫。发作时程较短，一般不超过1分钟，**无意识障碍**。常以发作性一侧肢体、**局部肌肉感觉障碍或节律性抽动**为特征，或表现为特殊感觉性发作。如抽搐按大脑皮质运动区的分布顺序扩延，发作自一侧拇指、脚趾、口角开始，渐传至半身，称为Jackson发作。②**复杂部分性发作**：又称精神运动性发作。主要特征是**意识障碍，常出现精神症状及自动症**。③部分性继发全身性发作：先出现上述部分性发作，随之出现全身性发作。

2. 全面性发作　特征是发作时伴有意识障碍或以意识障碍为首发症状。①**失神发作**：**通常称小发作**，多见于儿童，病人突然意识短暂丧失，停止当时的活动，呼之不应，两眼瞪视不动，一般不会跌倒，手中持物可坠落，持续5～10秒后立即清醒，继续原先的活动，但对发作无记忆。②肌阵挛发作：多为遗传性疾病，表现为突然、快速、短暂的肌肉或肌群收缩，一般无意识障碍。③阵挛性发作：仅见于婴幼儿，表现为全身重复性阵挛性抽搐，恢复较强直-阵挛发作快。④强直性发作：常在睡眠中发作，表现为全身骨骼肌强直性收缩，常伴有瞳孔扩大、面色潮红等自主神经紊乱的表现。⑤**全面性强直-阵挛发作：又称大发作**，是最常见的发作类型之一，**以意识丧失和双侧强直后出现阵挛为临床特征**。⑥失张力发作：表现为部分或全身肌肉的张力突然降低，造成张口、垂头、肢体下垂和跌倒，持续时间短，持续数秒至1分钟，发作后立即清醒并站起。

3. **癫痫持续状态　是指一次癫痫发作持续30分钟以上**，或连续多次发作、发作间期意识或神经功能未恢复至正常水平。任何类型癫痫均可出现癫痫持续状态，但通常是指全面性强直-阵挛发作所致的持续状态。多由于突然停用抗癫痫药或因饮酒、脑卒中、外伤、感染、肿瘤、药物中毒、精神紧张、过度疲劳所致，常伴有高热、脱水和酸中毒，继而发生多脏器功能衰竭，可导致病人死亡。

三、辅助检查

1. **脑电图检查**　发作时有特异性的脑电图改变，**对本病诊断有重要价值**，且有助于分型、估计预后及手术前定位。

温馨提示

脑血管疾病的检查方法均首选CT，癫痫的确诊方法首选脑电图。

2. 头颅X线、脑血管造影、头颅CT及MRI检查　有助于发现继发性癫痫的病因，但不能作为癫痫的诊断依据。

四、治疗原则

1. 对继发性癫痫应积极治疗原发病，进行病因治疗。

2. 合理用药　长期用药者**在完全控制发作后应再持续服药3～5年，然后再考虑停药**。平时要按医嘱定时定量服药，保证一定的血药浓度。**最好单一药物治疗**，如两种以上类型发作同时存在，最多只能用两种药。**强直性发作、部分性发作和部分性发作继发全面性发作首选卡马西平；全面强直-阵挛（大发作）、肌阵挛发作、阵挛性发作首选丙戊酸钠**。

3. 定时测量血中药物浓度以指导用药。

4. **癫痫持续状态**　在给氧、防护的同时应迅速制止发作，**首先给地西泮10～20mg静脉注射，注射速度不超过每分钟2mg，以免抑制呼吸**，在监测血药浓度的同时静脉滴入苯妥英钠以控制发作。

知识拓展

癫痫持续状态的治疗

1. 地西泮治疗　首先用地西泮10～20mg静脉注射，每分钟不超过2mg，如有效，再将60～100mg地西泮溶于5%葡萄糖生理盐水中，于12小时内缓慢滴注。

2. 地西泮加苯妥英钠　首先用地西泮10～20mg静脉注射取得疗效后，再用苯妥英钠0.3～0.6g加入生理盐水**500ml中静脉滴注，速度不超过50mg/min**。

3. 苯妥英钠　部分病人也可单用苯妥英钠，用法和剂量同上。

4. 10%水合氯醛　20～30ml加等量植物油保留灌肠，每8～12小时1次，适合肝功能不全或不宜使用巴比妥类药物者。

经上述处理发作控制后，可考虑**使用苯巴比妥10～20mg肌内注射，每日2次，巩固和维持疗效**。

五、护理问题

1. 有窒息的危险　与癫痫发作时喉头痉挛、气道分泌物增多、意识障碍有关。

2. 有受伤的危险　与癫痫发作时肌肉抽搐、意识障碍有关。

3. 潜在并发症：脑水肿、酸中毒及水电解质紊乱。

六、护理措施

1. 发作的护理　①发现发作先兆时，迅速**将病人就地平放，避免摔伤；解松领扣和裤带**，摘下眼镜、义齿，将手边的柔软物垫在病人头下，移去病人身边的危险物品，以免碰撞。②**将病人的头部放平**(*)，**偏向一侧**，使唾液和呼吸道分泌物由口角流出，床边备吸引器，并及时吸除痰液，以保持呼吸道通畅。③**用牙垫或厚纱布垫在上下磨牙间，以防咬伤舌头及颊部**，但不可强行硬塞；抽搐发作时，**切不可用力按压肢体，以免造成骨折**、肌肉撕裂及关节脱位；**禁用口表测量体温**。④严密观察生命体征及神志、瞳孔变化，注意发作过程有无心率加快、血压升高、呼吸减慢或暂停、瞳孔散大等；记录发作持续时间与频率；发作停止后意识恢复的时间，在意识恢复过程中有无自动症；病人有无头痛、疲乏及肌肉酸痛等表现。

2. 心理护理　鼓励病人说出害怕及担忧的心理感受，指导病人进行自我调节，以维持良好的心理状态。

3. 用药护理　①用药注意事项：药物治疗的原则为**从单一小剂量开始**、尽量避免联合用药；**坚持长期服药，疗程一般在4～5年**；停药遵循缓慢和逐渐减量的原则，一般需6个月以上的时间。**切忌癫痫发作控制后自行停药，或间断不规则服药**。②药物不良反应的观察和处理：**多数抗癫痫药物有胃肠道反应，宜分次餐后口服**。**苯妥英钠可出现胃肠道反应、牙龈增生、共济失调、粒细胞减少等**；**卡马西平可引起眩晕、共济失调、白细胞减少、骨髓抑制等**；**丙戊酸钠可引起食欲减退、恶心呕吐、血小板减少、肝损害等**。应告知病人及家属，出现异常及时就医。对血液、肝、肾功能有损害的药物，服药前应做血常规、尿常规和肝肾功能检查，服药期间定期抽血做血象和生化检查，必要时做血药浓度的测定，以防药物毒副作用。

4. **癫痫持续状态的护理**　①迅速建立静脉通路，**立即按医嘱缓慢静脉注射地西泮**，速度不超过每分钟2mg，必要时可在30分钟内重复给药；也可用地西泮60～100mg溶于5%葡萄糖或生理盐水中，于12小时内缓慢静脉滴注；**用药中密切观察病人呼吸**、心律、血压的变化，如出现呼吸变浅、昏迷加深、血压下降，宜暂停注射。异戊巴比妥钠0.5g溶于注射用水10ml静注，速度不超过每分钟0.1g，每日限量为1g，用药时注意有无呼吸抑制和血压下降。②严密观察生命体征、意识、瞳孔等变化，监测血清电解质和酸碱平衡情况，以及时发现并处理高热、周围循环衰竭、脑水肿等严重并发症。③保持病室环境安静、**光线较暗，避免外界各种刺激**。床旁加床挡，关节、骨突处用棉垫保护，以免病人受伤。④连续抽搐者应控制入液量，按医嘱快速静滴脱水剂，并给氧气吸入，以防缺氧所致脑水肿。⑤保持呼吸道通畅和口腔清洁，24小时以上不能经口进食的病人，应给予鼻饲流质，少量多次。

七、健康教育

1. 向病人及其家属介绍有关本病的基本知识及发作时家庭紧急护理方法，如出现先兆时立即就地平躺、头下垫软物、**不强行按压肢体**，以防受伤；头偏一侧、**松解领扣和裤带**，以保持呼吸道通畅。

2. 指导病人养成良好的生活习惯，注意劳逸结合，避免过度疲劳、睡眠不足、情感冲动等诱发因素。

3. 食物应清淡且富营养，避免辛、辣、咸，不宜进食过饱，多吃蔬菜、水果，戒除烟酒。

4. 指导病人承担力所能及的社会工作，鼓励参加有益的社交活动，使病人在自我实现中体会到自身的价值，从而提高自信心和自尊感，减轻心理负担，保持情绪平稳。

5. **告知病人应按时服药，不可自行停药、间断或不规则用药**，注意有无药物的不良反应，一旦发现立即就医以调整用药。

6. 定期做好血象、血药浓度和肝、肾功能的检测。

7. 安全与婚育　**禁止从事带有危险的活动，如攀高、游泳、驾驶、带电作业等**。特发性癫痫（不明引起癫痫的原因）且有家族史的女性病人，婚后不宜生育，双方均有癫痫或一方有癫痫，另一方有家族史者不宜结婚。女性癫痫病人如发作频繁、病情较重者不宜生育，服**药期间不宜怀孕，以免药物引起胎儿畸形，应治愈后才考虑怀孕**。

8. 平时应随身携带简要的病情诊疗卡，注明姓名、地址、病史、联系电话等，以备发作时及时得到有效的处理。

考点练习

考点：癫痫的病因和临床表现(A1 型题)

1. 癫痫大发作最典型的特点是
   A. 牙关紧闭
   B. 口吐白沫
   C. 意识丧失、全身抽搐
   D. 全身肌肉强直性收缩
   E. 有大小便失禁
2. 突发突止的意识障碍，持续时间短，发作后仍持续原有的动作的是
   A. 简单的部分性发作
   B. 复杂的部分性发作
   C. 精神运动性兴奋
   D. 单纯失神发作
   E. 强直阵挛性发作
3. 癫痫大发作的临床表现特征为
   A. 吸吮、咀嚼、流涎
   B. 局部肌肉节律性抽搐
   C. 突发突止的意识障碍
   D. 无理取闹、脱衣裸体
   E. 意识丧失、全身抽搐

考点：癫痫的辅助检查和治疗要点(A1、A2 型题)

4. 对癫痫最有诊断价值的辅助检查是
   A. 脑 CT
   B. 脑 MRI
   C. 脑电图
   D. 脑脊液检查
   E. 脑血流图检查
5. 病人，女性，在商场突然倒地，随后出现四肢痉挛性抽搐，牙关紧闭，疑为癫痫发作急诊。以下哪种检查对帮助诊断最有意义
   A. 头部 CT
   B. 脑血管造影
   C. 脑电图
   D. 脑磁共振
   E. 脑多普勒彩色超声
6. 抗癫痫药物需服用多久
   A. 完全控制发作后即可停药
   B. 完全控制发作后再持续服药 3～6 个月
   C. 完全控制发作后再持续服药 1～2 年
   D. 完全控制发作后再持续服药 3～5 年
   E. 终身服药
7. 关于癫痫药物治疗的原则，**错误**的是
   A. 最好单一药物治疗
   B. 根据发作类型选择最佳药物
   C. 定时监测血药浓度以指导用药
   D. 颅内占位病变首先考虑手术治疗
   E. 完全控制发作后及时停药，防止药物不良反应
8. 治疗癫痫持续状态首选
   A. 静脉注射地西泮
   B. 静脉注射氯丙嗪
   C. 静脉注射苯巴比妥钠
   D. 肌内注射苯巴比妥钠
   E. 肌内注射苯妥英钠
9. 病人，男性，20 岁。癫痫病史 5 年，因自行终止用药导致大发作。其首选控制药物是
   A. 苯妥英钠
   B. 丙戊酸钠
   C. 氯丙嗪
   D. 卡马西平
   E. 地西泮
10. 病人，女性，23 岁。有长期癫痫病史，来院前 6 小时内发作 2 次，到院后又有一次全身性大发作，历时 2 分钟。现处于发作后状态，宜采取的治疗是
    A. 苯妥英钠 250mg 静脉注射 5 分钟以上
    B. 苯巴比妥(鲁米那)10mg 肌内注射
    C. 吗啡静脉注射
    D. 苯妥英钠 500mg 静脉注射
    E. 呋塞米 10mg 静脉注射

考点：癫痫的护理问题和护理措施(A1、A2、A3/A4 型题)

11. 癫痫强直痉挛发作时护理措施**错误**的是
    A. 让病人取平卧位
    B. 松解领扣和腰带
    C. 切勿喂水
    D. 牙垫塞入上下磨牙之间
    E. 不能强力按压肢体

(12～13 题共用题干)

病人，男性，26 岁。突然出现意识丧失，全身抽搐，眼球上翻，瞳孔散大，牙关紧闭，大小便失禁，持续约 3 分钟，清醒后对抽搐全无记忆。

12. 根据临床征象，该病人可能为
    A. 癔症
    B. 精神分裂症
    C. 低钙血症
    D. 脑血管意外
    E. 癫痫
13. 对该病人急性发作时的急救处理首先是
    A. 遵医嘱快速给药，控制发作
    B. 注意保暖，避免受凉
    C. 急诊做 CT、脑电图，寻找原因
    D. 保持呼吸道通畅，防止窒息
    E. 移走身边危险物体，防止受伤

（14～15题共用题干）

病人，男性，20岁。2小时前出现意识丧失、突然倒地，眼球上翻，牙关紧闭，上肢屈肘，下肢伸直，持续约20秒后出现全身肌肉阵挛，约1分钟后抽搐突然停止，口吐白沫，病人呈嗜睡状态。间隔20分钟后上述症状再次发作。

14. 根据上述表现，该病人为
   A. 失神发作
   B. 肌阵挛性发作
   C. 精神运动性兴奋
   D. 癫痫持续状态
   E. 强直阵挛性发作

15. 控制上述情况，首选的药物是
   A. 苯妥英钠
   B. 丙戊酸钠
   C. 氯丙嗪
   D. 卡马西平
   E. 地西泮

16. 患儿，女，5岁。癫痫病史1年。此次因“发热10天，上呼吸道感染”入院。今晨洗漱时突然癫痫大发作，值班护士应首先
   A. 保持呼吸道通畅
   B. 放置牙垫
   C. 吸氧
   D. 立即建立静脉通路
   E. 观察生命体征

17. 病人，男性，45岁。无诱因突发四肢抽搐，呼吸急促、面色发绀、两眼上翻、口吐白沫、呼之不应。症状持续约3分钟后，抽搐停止但仍昏迷。家属急送医院救治。医生查体时病人再次出现类似发作，此时<u>不应当</u>
   A. 解开病人的衣领、衣扣和腰带
   B. 将病人的头部朝向一边
   C. 在病人的上下磨牙间放压舌板
   D. 按压病人的肢体以制止抽搐
   E. 给予地西泮静脉推注

18. 一名青少年女性，癫痫，正在服用苯巴比妥和卡马西平，想问关于结婚生子方面的问题。护士的回答正确的是
   A. 完全治愈前不要怀孕
   B. 发作得到控制后再怀孕
   C. 不影响怀孕
   D. 停药后才能怀孕
   E. 停用一种药物后可以怀孕

19. 病人，女性，34岁。因癫痫发作突然跌倒。护士赶到时病人仰卧，意识不清，牙关紧闭，上肢抽搐。首要的急救措施是
   A. 人工呼吸
   B. 保持呼吸道通畅
   C. 胸外心脏按压
   D. 氧气吸入
   E. 应用简易呼吸机

20. 患儿，男，8岁。因癫痫入院治疗好转后出院。患儿家长的哪项陈述提示对疾病**认知不足**，需要进一步进行健康指导
   A. “孩子在家休息的时候我会安排家人时刻照顾。”
   B. “孩子可以参加集体活动，像春游等。”
   C. “我会注意监护孩子，不要受外伤。”
   D. “我要让孩子适当锻炼，多跑步、游泳。”
   E. “我要和学校联系，说明孩子的病情。”

21. 癫痫持续状态的首选药物是
   A. 地西泮
   B. 三唑仑
   C. 硫喷妥钠
   D. 巴比妥类
   E. 水合氯醛

参考答案

序号	1	2	3	4	5	6	7	8	9	10	11	12	13	14	15	16
答案	C	D	E	C	C	D	E	A	E	B	A	E	D	D	E	A
序号	17	18	19	20	21											
答案	D	A	B	D	A											

第十节　化脓性脑膜炎病人的护理

扫二维码
免费看视频

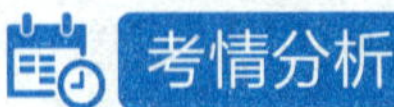

年份	主要考点
2019	腰穿后的护理措施
2021	化脓性脑膜炎主要的致病菌（流感嗜血杆菌）

 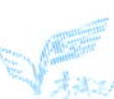

考点导航

化脓性脑膜炎是由化脓性细菌感染引起脑脊膜化脓性炎症，常合并化脓性脑炎或脑脓肿，是一种严重的颅内感染性疾病，病死率和致残率较高，好发于婴幼儿、儿童和老年人。

一、病　因

机体抵抗力低时，病菌侵入人体形成菌血症，细菌经血液循环进入颅内引起脑膜炎，最常见的致病菌是**流感嗜血杆菌**、肺炎球菌和脑膜炎双球菌。

感染途径：①**血行感染**，最常见，继发于菌血症或身体其他部位化脓性感染灶；②邻近组织器官感染，如中耳炎、鼻窦炎、开放性脑外伤等；③颅内病灶直接蔓延，如脑脓肿破入蛛网膜下腔或脑室；④医源性感染，见于脑室引流或腰穿，脑外科手术。

二、临床表现

1. 多呈暴发性或急性起病。
2. 感染症状　发热、畏寒及上呼吸道感染症状。
3. 颅压增高表现　剧烈头痛、呕吐等。
4. 脑膜刺激症状　颈项强直，凯尔尼格征、布鲁津斯基征阳性等。
5. 脑实质损害症状　意识障碍、精神症状，抽搐及偏瘫。
6. **脑膜炎双球菌菌血症时可出现皮疹，始为红色斑丘疹，后转为皮肤瘀斑**。

三、辅助检查

1. 血常规　白细胞总数及中性粒细胞均升高。
2. **脑脊液检查　是确诊本病的主要依据，压力增高，外观浑浊或呈脓性；白细胞总数增高**，多型核占多数，免疫球蛋白 IgG 和 IgM 增高，细菌涂片或细菌培养阳性。
3. 脑电图检查　表现为呈弥漫性慢波。
4. 影像学检查　病变早期 CT 或 MRI 检查正常，随着病情的进展，其信号增强。

四、治疗原则

针对病原菌选取足量敏感抗生素，防治感染性休克，维持血压、防止脑疝。

1. 抗菌治疗　肺炎球菌选用青霉素或头孢曲松等；流感嗜血杆菌应选氨苄西林或头孢三代；**脑膜炎双球菌应选青霉素**，氨苄西林或头孢三代；肠道革兰氏阴性杆菌，如大肠埃希菌、肺炎杆菌、铜绿假单胞菌选氨苄西林或头孢三代。应用抗生素 2～3 天后，复查脑脊液。
2. **皮质激素应用**　静脉注射地塞米松 0.2～0.6mg/(kg·d)，连续 2～3 天。
3. 对症治疗　脱水降压，高热予物理降温，保持呼吸道通畅，惊厥者给予镇静。

五、护理问题

1. 体温升高　与颅内感染有关。
2. 疼痛　与颅压增高有关。
3. 躯体移动障碍　与意识障碍、偏瘫有关。
4. 有外伤的危险　与抽搐、偏瘫有关。

六、护理措施

1. 绝对卧床休息，**床头抬高 15°～30°**，提供安静舒适的环境。
2. 呕吐时头偏向一侧，去枕平卧，遵医嘱使用快速脱水剂。
3. 协助生活护理，做好皮肤护理。
4. 密切观察神志意识，生命体征、瞳孔等变化。
5. 高热护理，物理降温或遵医嘱使用退热药，用药过程中注意补液。
6. 健康教育　加强心理沟通，给予心理安慰。注意休息，提高机体抵抗力，避免各种感染发生。

附：小儿化脓性脑膜炎

化脓性脑膜炎是小儿常见的感染性疾病之一。由于小儿处于生长发育期间，免疫功能不成熟，机体抵抗力弱，血-脑屏障功能不健全，常易引发感染，尤以婴幼儿感染常见。其临床表现以发热、呕吐、头痛、烦躁、嗜睡、惊厥、脑膜刺激征及脑脊液改变为主要特征。

一、病因

化脓性脑膜炎常见致病菌与患儿年龄关系密切。新生儿及出生小于2个月的患儿则以革兰氏阴性细菌为主，如大肠杆菌、副大肠杆菌等，阳性球菌可见金黄色葡萄球菌感染。出生2个月至儿童期时，以流感嗜血杆菌、奈瑟脑膜炎双球菌和肺炎双球菌为主。**其传播途径主要是上呼吸道感染**或皮肤等处的化脓性感染，致病菌由感染灶入血，致病菌经血液循环波及脑膜，引起脑膜和脑组织的炎性改变。

二、临床表现

1. 化脓性脑膜炎在小儿任何年龄均可发病。90%以上的病例在生后1个月～5岁之间发生。一年四季均有发生。冬春季节感染脑膜炎患儿，其病原菌以肺炎链球菌多见，春秋季常见的有脑膜炎奈瑟菌、B型流感嗜血杆菌。化脓性脑膜炎可分为两种：

(1) 暴发型：患儿起病急，发热、头痛、呕吐、烦躁、抽搐等，脑膜刺激征阳性。皮肤迅速出现出血点或瘀斑、意识障碍、血压下降和弥散性血管内凝血、进行性休克的症状。常见病原菌为脑膜炎奈瑟菌。

(2) 亚急型：发病前数日可有上呼吸道或胃肠道感染的症状，年长儿可诉头痛、肌肉酸痛，婴幼儿则表现为发热、呕吐、烦躁、易激惹、精神萎靡、目光凝视、惊厥、昏迷。常见病原菌为流感嗜血杆菌或肺炎双球菌。

2. **新生儿化脓性脑膜炎** **缺乏典型的症状和体征**。起病时表现可与新生儿败血症相似，有发热或体温波动、面色青灰、拒乳、凝视、哭声调高而尖、心率慢、发绀、惊厥。神经系统表现为嗜睡、前囟紧张膨隆，但脑膜刺激征不明显。病原菌以大肠埃希菌、葡萄球菌多见，所以**新生儿患败血症时应警惕化脓性脑膜炎的发生**。查体可见，颅内压增高，头痛、呕吐，婴幼儿可有前囟饱满、颅缝增宽、双侧瞳孔反射不对称，甚至出现脑疝，脑膜刺激征，20%～30%可出现部分或全身惊厥。

3. 并发症 硬脑膜下积液、脑积水、脑室管膜炎。

三、辅助检查

1. 脑脊液 为本病确证的重要依据。①**压力升高，外观混浊或呈脓性**，白细胞数明显增多达$1\,000\times10^6$/L以上，以中性粒细胞为主；**蛋白升高，糖和氯化物下降**。②涂片革兰氏染色找菌(阳性率70%～90%)。③脑脊液细菌培养加药物敏感试验。④脑脊液检测细菌抗原。

温馨提示

考生可将化脓性脑膜炎、病毒性脑膜炎、结核性脑膜炎患儿脑脊液特点进行比较(表16-10-1)。

表16-10-1 不同类型脑膜炎脑脊液特点比较

类型	压力	蛋白	细胞计数	糖和氯化物含量
化脓性脑膜炎	升高	增高	中性粒细胞为主	下降
病毒性脑膜炎	升高	轻度增高	淋巴细胞为主	正常
结核性脑膜炎	升高	增高	淋巴细胞为主	下降

2. 血象 ①白细胞总数明显增多，可高达$(20\sim40)\times10^9$/L。②分类以中性粒细胞增加为主，占80%以上。③严重感染时，白细胞可不增多。

四、治疗原则

早期用药、联合用药、坚持用药、对症处理、治疗并发症及支持疗法外，主要采取抗生素进行病原学治疗。

五、护理问题

1. 体温过高 与感染有关。

2. **潜在并发症：脑疝** **与颅内压增高有关**。

六、护理措施

1. 一般护理及饮食管理

(1) 保持病室的温度在18～22℃，湿度50%～60%。

(2) 鼓励患儿多饮水，体温高于38.5℃时，应在30分钟内使体温降至正常水平。降温的方法可采用物理降温或药物降温，密切监测体温，并记录。降温后30分钟测体温一次。协助或给予口腔护理，每日2～3次。给予高蛋白、高热量、高维生素饮食，不能进食者，给予鼻饲。

2. 观察病情和对症处理 观察皮肤弹性、黏膜湿润的程度。15～30分钟巡视病房1次，定期监测体温(T)、脉搏(P)、呼吸(R)、血压(BP)并记录。**严密观察患儿生命体征、神志、瞳孔的变化**，如有异常(脉搏减慢、呼吸节律不规则、瞳孔不等大等圆、对光反射减弱或消失）遵医嘱给予镇静、脱水药，惊厥发作时将患儿侧卧位或头偏向一侧，备好吸痰物品。

3. 防止并发症　评估皮肤情况及可能受损的程度。保持皮肤（尤其注意臀部）清洁、干燥，大小便不能控制者应及时更换被污染的用品并冲洗肛周。及时更换潮湿的衣服，**先穿患侧，再穿健侧，脱衣服时，应先脱健侧，再脱患侧**。保持肢体在功能位上，防止足下垂的发生。每1～2小时翻身1次，翻身时避免拖、拉、拽等动作，防止擦伤。减少探视的人员及探视次数，绝对卧床休息，治疗及护理工作应相对集中，减少不必要的干扰。

七、健康教育

鼓励患儿及家长战胜疾病的信心，根据患儿及家长的情况，介绍病情、治疗和护理的目的，取得患儿及家长的配合及信任。**预防化脓性脑膜炎，首先预防细菌引起的上呼吸道感染**。**对恢复期的患儿，应积极进行各种功能训练，减少或减轻后遗症**。

考点练习

考点：化脓性脑膜炎的病因和临床表现（A1型题）

1. 新生儿化脓性脑膜炎的临床表现**不包括**
   A. 发热或体温波动
   B. 拒乳、凝视
   C. 哭声调高而尖
   D. 前囟紧张膨隆
   E. 脑膜刺激征明显

2. 流行性脑脊髓膜炎病人典型的皮肤黏膜体征是
   A. 瘀点、瘀斑
   B. 色素沉着
   C. 白斑
   D. 发绀
   E. 黄疸

考点：化脓性脑膜炎的辅助检查和治疗要点（A1型题）

3. 下列关于化脓性脑膜炎患儿脑脊液特点的描述，**错误**的是
   A. 钠和氯化物一般在正常范围
   B. 压力升高
   C. 细胞增多，以中性粒细胞为主
   D. 外观浑浊或呈脓性
   E. 蛋白升高

4. 患儿，男，3岁。因化脓性脑膜炎入院。脑脊液细菌培养显示为脑膜炎双球菌感染，进行抗感染治疗首选的抗菌药是
   A. 青霉素
   B. 阿奇霉素
   C. 庆大霉素
   D. 氯霉素
   E. 链霉素

考点：化脓性脑膜炎的护理问题、护理措施和健康教育（A2、A3/A4型题）

（5～6题共用题干）

患儿，男，5岁。因发热、头痛2天入院。入院后精神萎靡，并出现喷射性呕吐2次。查体：T 39.5℃，前囟膨隆。脑脊液检查：外观浑浊、压力高。血常规：白细胞高，以中性粒细胞为主。

5. 该患儿可能患
   A. 化脓性脑膜炎
   B. 高热惊厥
   C. 病毒性脑膜炎
   D. 病毒性脑炎
   E. 结核性脑膜炎

6. 针对该患儿采取的护理措施，**错误**的是
   A. 保持病室温度在18～22℃，湿度50%～60%
   B. 体温>38.5℃时给予物理降温
   C. 不能进食者，给予鼻饲
   D. 及时更换潮湿的衣服，脱衣时，先脱患侧再脱健侧
   E. 严密观察患儿生命体征、神智、瞳孔的变化

7. 某化脓性脑膜炎患儿出现烦躁不安，频繁呕吐，四肢肌张力明显增高，双侧瞳孔大小不等、对光反射迟钝，应高度警惕患儿出现
   A. 惊厥
   B. 脱水
   C. 脑疝
   D. 呼吸衰竭
   E. 代谢性酸中毒

8. 患儿，女，3岁。因化脓性脑膜炎入住ICU。患儿母亲不吃不喝，在门口来回走动，见到医生或护士就紧紧拉住问个不停。此时，患儿母亲的心理状态是
   A. 抑郁
   B. 绝望
   C. 狂躁
   D. 恐惧
   E. 焦虑

参考答案

序号	1	2	3	4	5	6	7	8
答案	E	A	A	A	A	D	C	E

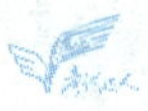

第十一节　病毒性脑膜炎病人的护理

考情分析

年份	主要考点
2019	小儿病毒性脑炎出现脑疝的表现；保证病毒性脑炎急性期病情好转的关键措施；病毒性脑炎的健康指导

考点导航

病毒性脑膜炎是由多种不同病毒引起的中枢神经系统感染性疾病，主要侵袭脑膜而出现脑膜刺激征，脑脊液中淋巴细胞增多。病程呈良性，多在2周以内，一般不超过3周，有自限性，预后较好，多无并发症。病毒侵犯脑膜同时若侵犯脑实质则形成脑膜脑炎。可呈大小不同的流行，亦可散在发病。

一、病　　因

本病**大多数为肠道病毒感染**，其次为腮腺炎病毒及淋巴细胞脉络丛脑膜炎病毒，少数为疱疹病毒。

二、临床表现

1. 病毒性脑膜炎　由柯萨奇病毒或埃可病毒所致的病毒性脑膜炎，临床表现相似。婴幼儿、儿童及成人均可患病。急性起病，或先有上感或前驱传染性疾病。主要表现为发热、恶心、呕吐、无力、嗜睡。年长儿会诉头痛，婴儿则烦躁不安，易激惹。一般很少有严重意识障碍和惊厥，可有颈项强直等脑膜刺激征，但无局限性神经系统体征。病程大多在1～2周。

2. 病毒性脑炎　起病急，但其临床表现因主要病理改变在脑实质的部位、范围和严重程度而有不同。病毒性脑炎病程大多2～3周。

(1) 大多数患儿在弥漫性大脑病变基础上主要表现为发热、反复惊厥发作、不同程度意识障碍和颅压增高症状。惊厥大多呈全部性，但也可有局灶性发作，严重者呈惊厥持续状态。患儿可有嗜睡、昏睡、昏迷、深度昏迷，甚至去皮质状态等不同程度意识改变。若出现呼吸节律不规则或瞳孔不等大，要考虑颅内高压并发脑疝可能性。部分患儿可伴偏瘫或肢体瘫痪表现。

(2) 有的患儿病变主要累及额叶皮质运动区，临床则以反复惊厥发作为主要表现，伴或不伴发热。多数为全部性或局灶性强直-阵挛或阵挛性发作，少数表现为肌阵挛或强直性发作。

(3) 若脑部病变主要累及额叶底部、颞叶边缘系统，病人则主要表现为精神情绪异常，如躁狂、幻觉、失语以及定向力、计算力与记忆力障碍等。多种病毒可引起此类表现，但由单纯疱疹病毒引起者最严重，该病毒脑炎的神经细胞内易见含病毒抗原颗粒的包涵体，有时被称为急性包涵体脑炎，常合并惊厥与昏迷，病死率高。

三、辅助检查

1. 周围白细胞计数正常或轻度升高。

2. 脑脊液检查　外观无色透明，**压力正常或稍高，白细胞轻至中度升高**，一般在(25～250)×10^6/L。发病后48小时内中性多核白细胞为主，但迅速转为单核细胞占优势。**蛋白轻度增加，糖正常，氯化物偶可降低**。涂片和细菌培养无细菌发现。

3. 病毒学检查　部分患儿脑脊液病毒培养及特异性抗体测试阳性。恢复期血清特异性抗体滴度高于急性期4倍以上有诊断价值。

4. 脑电图　以弥漫性或局限性异常慢波背景活动为特征，少数伴有棘波、棘慢综合波。慢波背景活动只能提示异常脑功能，不能证实病毒感染性质。某些病人脑电图也可正常。

四、治疗原则

1. 药物治疗　阿昔洛韦(无环鸟苷)，每次5～10mg/kg，每8小时1次。需连用10～14天，静脉滴注给药。主要对单纯疱疹病毒作用最强。

病毒性脑膜炎由柯萨奇或埃可病毒所致者，一般采用激素地塞米松(氟美松)静脉滴注以控制炎性反应，成人剂量为15mg/d，儿童酌减。早期适量应用甘露醇及呋塞米(速尿)脱水剂可减轻脑水肿症状。对发生呼吸困难，吞咽障碍及抽搐病人应使用呼吸机，鼻饲饮食及药物处理。

2. 对症治疗　本病缺乏特异性治疗。但由于病程自限性，急性期正确的支持与对症治疗，是保证病情顺利恢复、降低病死率和致残率的关键，主要治疗原则包括：

(1) 维持水、电解质平衡与合理营养供给，对营养状况不良者给予静脉营养剂或白蛋白。

(2) 控制脑水肿和颅压内高压。

(3) 控制惊厥发作及严重精神行为异常。

五、护理问题

1. 体温过高　与病毒血症有关。

2. 躯体移动障碍　与昏迷、瘫痪有关。

3. 营养失调：低于机体需要量　与摄入不足有关。

4. 潜在并发症：颅内压增高。

六、护理措施

1. 保持呼吸道通畅　对卧床不起者，应注意及时吸痰、排痰、翻身，防止坠积性肺炎和压力性损伤的发生。重症必要时行气管切开术；对高热者应作物理降温；保持水、电解质及酸碱平衡。

2. 高热护理　①体温上升阶段：寒战时注意保暖；②发热持续阶段：物理降温或遵医嘱给予退热药，应用退热药时注意补充水分；③退热阶段：及时更换汗湿衣服，防止受凉。

3. 饮食指导　进食清淡、易消化的饮食，如瘦肉稀饭、面条、青菜汤等。

4. 病情观察　观察体温、脉搏、呼吸和血压，**观察神志状态、瞳孔大小呼吸节律，防止脑疝的发生**。

5. 肢体锻炼

(1) 让患儿瘫痪的肢体处于功能位置。

(2) 对于清醒患儿，要更多关心、体贴患儿，增强自我照顾能力和信心。

(3) 经常与患儿交流，促进其语言功能的恢复。

(4) 及早对患儿肢体肌肉、关节进行按摩及做伸缩运动。

(5) 恢复期患儿，鼓励并协助患儿进行肢体主动功能锻炼。

(6) 活动时要循序渐进、注意安全、防止碰伤。

6. 昏迷的护理　取平卧位，头偏向一侧，以便让分泌物排出；可抬高床头 30°，利于静脉回流，降低脑静脉窦压力，利于降低颅内压；每 2 小时翻身 1 次，拍背促痰排出，减少坠积性肺炎的发生；密切观察瞳孔及呼吸，防止因移动体位致脑疝形成和呼吸骤停。保持呼吸道通畅、给氧，如有痰液堵塞，立即气管插管吸痰，必要时行气管切开或使用人工呼吸机。尽早给予鼻饲，保证热量供应；做好口腔护理；保持镇静，因任何躁动不安均能加重脑缺氧，可使用镇静剂。

七、健康教育

向患儿及家长介绍病情，做好心理护理，增强战胜疾病的信心。**做好智力训练和瘫痪肢体功能训练**。

考点练习

考点：病毒性脑膜炎的病因和临床表现(A1 型题)

1. 病毒性脑膜炎主要是由下列哪种病毒引起的
   A. 肠道病毒
   B. 乙脑病毒
   C. 腮腺炎病毒
   D. 疱疹病毒
   E. 腺病毒

2. 单纯疱疹病毒引起的病毒性脑炎，病变主要集中在
   A. 小脑
   B. 顶叶、枕叶
   C. 中央沟两侧
   D. 额叶、顶叶
   E. 额叶、颞叶

考点：病毒性脑膜炎的辅助检查和治疗要点(A1 型题)

3. 下列关于病毒性脑膜炎患儿脑脊液特点的描述，**错误**的是
   A. 钠和氯化物下降
   B. 压力增高
   C. 细胞早期以中性粒细胞为主
   D. 细胞晚期以淋巴细胞为主
   E. 蛋白质轻度增高

4. 化脓性脑膜炎与病毒性脑膜炎脑脊液检查最主要的不同之处是
   A. 细胞数量
   B. 蛋白含量
   C. 脑脊液压力
   D. 脑脊液外观

E. 糖和氯化物的含量

5. 保证病毒性脑炎急性期病情好转的关键治疗措施是
   A. 给予静脉营养剂
   B. 合理供给营养
   C. 抗生素治疗
   D. 限制液体入量
   E. 支持与对症治疗
6. 单纯性疱疹病毒性脑炎首选的治疗药物是
   A. 吗啉胍
   B. 干扰素
   C. 利巴韦林
   D. 阿糖胞苷
   E. 阿昔洛韦

考点：病毒性脑膜炎的护理问题和护理措施(A2 型题)

7. 患儿，女，5 岁，诊断为病毒性脑膜炎。下列护理措施中**错误**的是
   A. 体温>38.5℃时给予物理降温
   B. 病情稳定后，及早进行肢体功能锻炼
   C. 患儿取头低足高位
   D. 密切观察瞳孔及呼吸的变化
   E. 对昏迷或吞咽困难的患儿，应尽早给予鼻饲
8. 患儿，男，3 岁。因发热、惊厥、嗜睡入院，入院后诊断为病毒性脑膜炎。查体：T 37.6℃，肢体瘫痪。针对该患儿的护理措施，最重要的是
   A. 给予高热量、高蛋白、高维生素饮食
   B. 给予物理降温
   C. 患侧肢体保持功能位，减少活动
   D. 密切观察神志、瞳孔的变化
   E. 及早对患儿肢体进行按摩及做伸缩活动
9. 小儿病毒性脑炎出现脑疝的表现是
   A. 发热
   B. 头痛
   C. 呕吐
   D. 腹泻
   E. 瞳孔不等大
10. 患儿男，3 岁。3 天前无明显诱因出现咳嗽、流涕，之后出现发热、呕吐，入院前 2 小时患儿突然出现惊厥，经脑脊液检查，初步诊断为病毒性脑炎，家长非常焦虑。护士在介绍疾病相关知识时，正确的是
    A. 惊厥多表现为局部发作
    B. 有特异性治疗药物
    C. 多数患儿会留有后遗症
    D. 病程一般 1 周左右
    E. 病情轻重取决于病变受累部位

参考答案

序号	1	2	3	4	5	6	7	8	9	10
答案	A	E	A	E	E	E	C	E	E	E

第十二节　小儿惊厥的护理

考情分析

年份	主要考点
2019	使用地西泮镇静时应重点观察的不良反应
2020	关于高热惊厥的错误描述(多见于 6 岁以上小儿)
2022	控制 1 岁小儿高热惊厥的首选药(地西泮)

考点导航

惊厥是指由于神经细胞异常放电引起全身或局部肌群发生不自主的强直性或阵挛性收缩，同时伴有意识障碍的一种神经系统功能暂时紊乱的状态。惊厥常见于婴幼儿，主要是由于小儿大脑皮质功能发育未成熟，各种较弱刺激也能在大脑引起强烈的兴奋与扩散，导致神经细胞突然大量异常反复放电活动所致。小儿惊厥发生率是成人的 10～15 倍，是儿科常见的急症。

一、病　　因

1. 感染性疾病　①颅内感染：各种病原体引起的脑膜炎、脑炎及脑脓肿等；②颅外感染：各种感染造成的高热惊厥和中毒性脑病等，**其中高热惊厥最常见**。

2. 非感染性疾病　①颅内疾病：如原发性癫痫、占位性病变、颅脑损伤、畸形等；②颅外疾病：如中毒、水电解质紊乱、低血糖、阿-斯综合征、脑栓塞，高血压脑病及尿毒症等。

二、临床表现

典型表现为突然发生意识丧失，眼球上翻，凝视或斜视，局部或全身肌群出现强直性或阵挛性抽动，持续数秒至数分钟。新生儿及小婴儿惊厥表现不典型。若**发作持续超过 30 分钟**或 2 次发作间歇期意识不能恢复，称**惊厥持续状态**。

热性惊厥多由上呼吸道感染引起，**典型特点**：①主要发生在 6 个月至 3 岁小儿，男孩多于女孩；②大多发生于**急骤高热开始后 12 小时之内**；③发作时间短，在 10 分钟之内，发作后短暂嗜睡；④在一次发热性疾病过程中很少连续发作多次，可在以后的发热性疾病中再次发作；⑤没有神经系统异常体征，热退后 1 周做脑电图正常。

三、辅助检查

1. 血生化检查　如查血糖、血钙、血钠、血尿素氮等。
2. 脑脊液检查　主要鉴别有无颅内感染。
3. 眼底检查　若有视网膜下出血提示颅内出血，视盘水肿提示颅内高压。
4. 其他检查　脑电图检查有利于预后推测（主要用于癫痫）；颅脑 B 型超声波检查主要查脑室内出血及脑积水；颅脑 CT 检查主要查颅内占位性病变和颅脑畸形；磁共振成像比 CT 更精确。

四、治疗原则

去除病因是控制惊厥的根本。急救时若暂时无药，可针刺人中、十宣、内关等穴；有条件者可应用止惊药物（**首选地西泮**，其次是苯妥英钠、苯巴比妥及水合氯醛等）。止惊药物多用静脉注射或保留灌肠。同时针对病因及伴随症状进行处理，注意监测生命体征、保持呼吸道通畅，矫治血气、血糖、血渗透压及电解质异常，防治颅内压增高。

温馨提示

小儿惊厥首选地西泮控制惊厥，新生儿缺血缺氧性脑病、新生儿颅内出血引起惊厥者首选苯巴比妥控制惊厥。

五、护理问题

1. 体温过高　与感染有关。
2. 有窒息的危险　与惊厥发作有关。
3. 有外伤的危险　与意识丧失有关。

六、护理措施

1. 防止窒息　①发作时应就地抢救，**不要搬运，立即**让患儿去枕平卧位，头偏向一侧，**松解患儿衣领**；②及时清除患儿口鼻分泌物、呕吐物等，保证气道通畅；反复惊厥者将舌轻轻向外牵拉，防止舌后坠阻塞呼吸道；③备好急救物品，按医嘱应用止惊药物，观察并记录患儿用药后的反应。

2. 防止外伤　在已长牙患儿**上下磨牙之间放置牙垫，防止舌咬伤**。**牙关紧闭时，不能用力撬开**，以避免损伤牙齿。放置床挡，防止坠床；在床栏处放置棉垫，防止患儿抽搐时碰到栏杆，同时将床上硬物移开。若患儿发作时倒在地上应就地抢救，移开可能伤害患儿的物品，**勿强力按压或牵拉患儿肢体，以免骨折或脱臼**。

3. 密切观察病情变化，预防脑水肿的发生　各种刺激均可使惊厥加剧或时间延长，故应保持患儿安静，避免刺激患儿。密切观察体温、血压、呼吸、脉搏、意识及瞳孔变化，高热时及时采取物理或药物降温，若出现脑水肿早期症状应及时通知医生，并按医嘱用脱水剂。

4. 健康教育　向家长详细交代患儿病情，解释惊厥的病因和诱因，指导家长掌握预防惊厥的措施。因高热惊厥患儿在今后发热时还可能发生惊厥，故应**告诉家长及时控制体温是预防惊厥的关键**，教给家长在患儿发热时进行物理降温和药物降温的方法。**演示惊厥发作时的急救方法**。对惊厥发作时间较长的患儿应指导家长用游戏的方式观察患儿有无神经系统后遗症，及时给予治疗和康复锻炼。

考点练习

考点：小儿惊厥的病因和临床表现（A1、A2 型题）

1. 小儿惊厥最常见的原因是

A. 高热
B. 低血糖

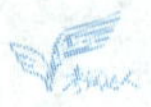

C. 维生素D缺乏
D. 低血钙
E. 化脓性脑膜炎

2. 惊厥持续状态是指
A. 发作持续超过30分钟
B. 发作持续超过60分钟
C. 2次发作间歇期意识不能恢复
D. 2次发作间歇期意识不能完全恢复
E. 发作持续超过30分钟或2次发作间歇期意识不能恢复

3. 引起小儿热性惊厥最常见的原因是
A. 病毒性脑膜炎
B. 颅脑损伤
C. 上呼吸道感染
D. 败血症
E. 化脓性脑膜炎

4. 关于热性惊厥的描述，**错误**的是
A. 主要发生在6个月至3岁小儿
B. 大多发生于急骤高热开始后12小时之内
C. 一次发热疾病过程中可连续发作多次
D. 热退后1周做脑电图正常
E. 发作时间短，发作后短暂嗜睡

5. 患儿，2岁，咳嗽、流涕1天，今起发热，来院途中突然抽搐，呈全身性，持续约30秒。查体：体温39.8℃，脉搏130次/min，呼吸28次/min，神志清楚，咽部充血，其他无特殊异常。应首先考虑为
A. 化脓性脑膜炎
B. 病毒性脑膜炎
C. 中毒性脑病
D. 低钙惊厥
E. 高热惊厥

考点：小儿惊厥的辅助检查和治疗要点(A1、A2型题)

6. 控制惊厥首选的药物是
A. 苯妥英钠
B. 苯巴比妥
C. 水合氯醛
D. 地西泮
E. 氯硝西泮

7. 患儿，男，2岁。发热1天，体温39℃，伴有轻咳来诊。既往有癫痫病史，门诊就诊过程中突然发生惊厥，即刻给予输氧、镇静。此刻首选药物是
A. 苯巴比妥钠肌注
B. 地西泮静注
C. 水合氯醛灌肠
D. 肾上腺皮质激素静注
E. 氯丙嗪肌注

考点：小儿惊厥的护理问题、护理措施和健康教育(A1、A2、A3/A4型题)

8. 关于小儿惊厥的护理措施，**错误**的是
A. 发作时应就地抢救，不要搬运
B. 将舌轻轻向外牵拉，防止舌后坠阻塞呼吸道
C. 发作时应用力按压患儿肢体，以免造成意外
D. 按医嘱应用止惊药物
E. 避免对患儿的一切刺激

9. 关于小儿高热惊厥的健康指导，最重要的是
A. 物理降温的方法
B. 惊厥发作时的急救方法
C. 遵医嘱按时给患儿服药
D. 不能随便停药
E. 嘱咐患儿避免到危险的地方

10. 患儿男，2岁，因上呼吸道感染出现咳嗽、发热入院，现体温39.3℃，半小时前突发抽搐，持续约1分钟后停止呈嗜睡状。为避免再发抽搐，护理的重点是
A. 多晒太阳
B. 按时预防接种
C. 加强体格锻炼
D. 居室定期食醋熏蒸
E. 体温过高时应及时降温

(11～13题共用题干)

病人，男，14个月。因“发热、流涕2天”就诊。查体：T 39.7℃，P 135次/min。神志清，咽部充血，心肺检查无异常。查体时患儿突然双眼上翻，四肢强直性、阵挛性抽搐。

11. 引起患儿病情变化的原因，最可能是
A. 癫痫
B. 低血糖症
C. 高热惊厥
D. 病毒性脑炎
E. 化脓性脑膜炎

12. 按医嘱静脉注射地西泮2mg(1ml含10mg地西泮)，应抽取药液量是
A. 0.2ml
B. 0.4ml
C. 0.6ml
D. 0.8ml
E. 1ml

13. 为防止患儿外伤，**错误**的做法是
A. 床边设置防护栏
B. 用约束带捆绑四肢
C. 移开床上一切硬物
D. 将纱布放在患儿的手心
E. 压舌板裹纱布置于上下磨牙间

14. 患儿女，20个月。高热39.8℃，突然出现全身强直-阵挛性惊厥发作，持续5分钟左右，采用地西泮镇静止惊。为避免发生药物不良反应，应首先观察患儿的体征是
A. 脉搏
B. 呼吸
C. 尿量
D. 前囟
E. 体温

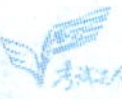

参考答案

序号	1	2	3	4	5	6	7	8	9	10	11	12	13	14
答案	A	E	C	C	E	D	B	C	B	E	C	A	B	B

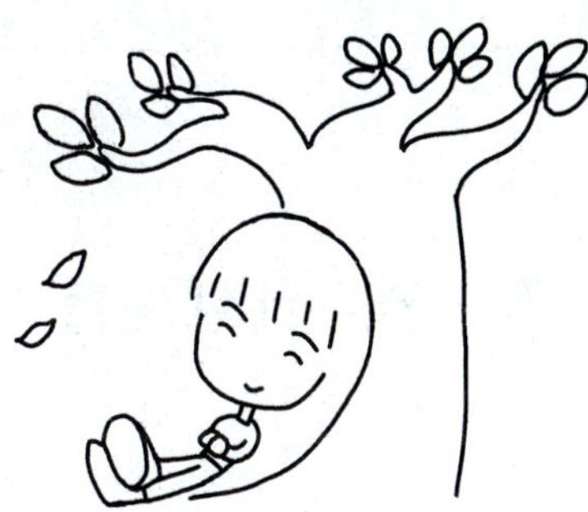

第十七章 生命发展保健

第一节 计划生育

考情分析

年份	主要考点
2019	人工流产术后应留院观察的时间；关于紧急避孕药的正确叙述；已婚女性去外地探望丈夫10天应携带的避孕药；人工流产术中病人异常紧张时的护理措施
2020	人流过程病人心率减慢时应选用的药物；皮下埋置避孕的正确说法（可能有不规则少量出血，但3～6个月后逐渐减轻或消失）；妊娠55天时首选终止妊娠的方法；人工流产综合征的判断及处理
2021	性生活后发现避孕套破损时的处理方法；宫内节育器的判断（图片题）；我国育龄女性最常用的避孕方法（宫内节育器）；选择宫内节育器大小的依据（宫腔深度）；避孕药的主要成分（孕激素和雌激素）
2022	新婚夫妇首选的避孕方法；取宫内节育器不需做的检查（腹腔镜）；取宫内节育器做B超检查的目的
2023	某女性本月15日月经结束，放置宫内节育器的时间是（本月18～22日）；放置宫内节育器时应安置的体位（截石位）

考点导航

一、避孕方法及护理

避孕是用科学的方法使妇女暂时不受孕。常用的避孕方法有工具避孕和药物避孕。

（一）工具避孕

利用器具阻止精子和卵子结合或通过改变宫腔内环境达到避孕目的的方法。

1. **宫内节育器（IUD）** IUD是一种安全、有效、简便、经济、可逆、广大妇女易于接受的节育器具。

（1）避孕原理（表17-1-1）

表17-1-1 避孕原理

带铜宫内节育器的避孕机制	药物缓释宫内节育器避孕机制
作用于子宫内膜，引起局部非炎性的炎症改变，**阻止孕卵着床**	干扰下丘脑、垂体、卵巢的功能，抑制排卵
前列腺素作用，抑制受精卵运行，干扰植入	改变宫颈黏液量和性质，不利于精子穿过
IUD释放的铜离子，对精子和胚胎有毒性作用	改变子宫内膜形态，使其具有不利于孕卵着床的能力
	影响输卵管蠕动，使受精卵的发育与子宫内膜不同步

（2）宫内节育器放置术

1）适应证：凡育龄妇女自愿要求放置且无禁忌证者，可用于紧急避孕，且愿继续以宫内节育器作为避孕而无禁忌证者。

2）**禁忌证**：①妊娠或妊娠可疑。②**生殖道急性炎症**。③人工流产出血多，怀疑有妊娠组织物残留或感染可能；中期妊娠引产、分娩或剖宫产胎盘娩出后，子宫收缩不良有出血或潜在感染可能。④**生殖器官肿瘤**。⑤**生殖器官畸形**，如中隔子宫、双子宫等。⑥**宫颈内口过松、重度陈旧性宫颈裂伤或子宫脱垂**。⑦严重的全身性疾病。⑧宫腔＜5.5cm或＞9.0cm（除外足月分娩后、大月份引产后或放置含铜无支架IUD）。⑨近3个月内有月经失调、阴道不规则流血。⑩有铜过敏史。

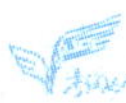

温馨提示

宫内节育器的禁忌证可简要记为炎、瘤、乱、畸和松，即炎症、肿瘤、月经紊乱、子宫畸形、宫颈口过松。

3）放置时间：①月**经干净后3～7日无性交**；②**人工流产后立即放置**；③**产后42日恶露已净**，会阴伤口愈合，子宫恢复正常；④**剖宫产后半年放置**；⑤含孕激素IUD在月经第3日放置；⑥自然流产于转经后放置，药物流产2次正常月经后放置；⑦性交后5日内放置为紧急避孕方法之一；⑧**哺乳期放置应先排除早孕**。

4）术前护理：①放置前常规测体温，**2次超过37.5℃以上者暂不放置**；②嘱受术者术前排空膀胱；③按术前会阴、阴道冲洗常规为受术者做阴道准备。

5）健康教育：①**术后休息3天，1周内避免重体力劳动；禁性生活及盆浴2周，保持外阴清洁**；3个月内月经或大便时注意有无节育器脱落。②复查：术后3个月、6个月、1年各复查一次，以后每年复查一次。③若出现腹痛、发热、出血大于月经量应随时就诊。④向病人介绍放置节育器后的常见反应，如少量出血及小腹不适，一般3～7天可逐渐自愈，若持续出血、月经异常、闭经或腹痛剧烈、发热，嘱随时就诊，排除妊娠。

（3）宫内节育器取出术

1）适应证：①因不良反应治疗无效或出现并发症者；②带器妊娠者；③改用其他避孕措施或绝育者；④计划再生育者；⑤放置期限已满需更换者；⑥**绝经1年者**。

2）取器时间：①**月经干净后3～7天**为宜；②阴道出血多者随时取出；③带器妊娠者于人工流产时取出。

3）护理要点：**术后休息1天，禁止性生活和盆浴2周**。保持外阴清洁。

（4）宫内节育器的不良反应及护理

1）出血：月经过多、经期延长或周期中点滴出血。告知病人休息、补充铁剂、按医嘱用药，上述处理仍无效，应更换节育器或采用其他方法。

2）腰酸腹胀：节育器与宫腔大小或形态不符，而致腰酸或下腹坠胀。重症可休息或给予解痉药物。无效者，可更换合适的节育器。

（5）**宫内节育器的并发症**及护理

1）**感染**：发生感染，采取抗生素治疗并取出节育器。

2）**IUD嵌顿或断裂**：确诊后立即取出。如取出困难时，应在X线或B型超声监视下或借助宫腔镜取出。

3）**节育器异位**：发生移位后，应经腹腔镜或阴道将IUD取出。

（6）宫内节育器脱落及带器妊娠

1）脱落：发生时间为放置IUD 1年内，尤其3个月内，常在经期脱落。

2）带器妊娠：行人工流产终止妊娠。

2. **阴茎套**　使精液不能入阴道而达到避孕目的，且有防止性疾病传播的作用。

温馨提示

葡萄胎、产妇哺乳期、夫妻患性传播疾病、女性患阴道炎等均首选阴茎套避孕。

（二）激素避孕

激素避孕指女性使用甾体激素达到避孕，是一种高效避孕方法。目前国内主要为人工合成的甾体激素避孕药，由雌激素和孕激素配伍组成。

1. 原理　①抑制排卵；②干扰受精和受精卵着床。

2. 适应证　育龄健康妇女。

3. 禁忌证　①严重心血管疾病者；②急、慢性肝炎和肾炎；③血液病、血栓性疾病；④内分泌疾病如糖尿病需用胰岛素控制者、甲状腺功能亢进者；⑤恶性肿瘤、癌前病变、子宫或有乳房肿块病人；⑥哺乳期妇女；⑦月经稀少或年龄＞45岁者；⑧用药后有偏头痛或持续头痛者；⑨年龄＞35岁的吸烟妇女。

4. **药物不良反应**

（1）**类早孕反应**：反应轻症无须处理，数天后症状减轻或消失。重者遵医嘱服药，一般坚持1～3个周期后上述症状可自行消失。

（2）**阴道不规则流血**：因药物抑制了内源性激素分泌，替代性对子宫内膜产生作用，一般服药后月经变得规则、经期缩短、经血量减少、痛经症状减轻或消失。但可发生闭经、突破性出血等情况。

（3）**月经改变**：经期缩短、血量减少、闭经、突破性出血等。连续用药2周无月经来潮，可考虑换药，换药后仍无月经来潮的停用避孕药。

（4）**体重增加**：因避孕药中孕激素成分的弱雄激素活性促使体内合成代谢引起，也可能是雌激素成分引起水钠潴留所致。

（5）色素沉着：极少数妇女颜面皮肤出现蝶形淡褐色色素沉着，停药后多数可自行消退或减轻。

（6）其他：偶可出现头痛、复视、皮疹、皮肤瘙痒、乳房胀痛等，可对症处理，严重者停药作进一步检查。

（三）其他避孕方法

1. 紧急避孕　是指在无保护性生活或避孕失败后的3天内，妇女为防止非意愿妊娠而采取的避孕方法。方法有宫内节育器和避孕药物。

2. 安全期避孕法　又称自然避孕法。排卵前后4～5天内为易孕期，其他时间不易受孕，被视为安全期。**安全期避孕法并不十分可靠**，失败率高达20%。

二、终止妊娠方法及护理

（一）早期妊娠终止方法及护理

1. **人工流产术**　是指用药物流产和手术流产终止早期妊娠。手术流产有负压吸引术和钳刮术。

（1）适应证与禁忌证（表17-1-2）

表17-1-2　人工流产适应证与禁忌证

适应证	禁忌证
妊娠10周内自愿要求终止妊娠而无禁忌证者	生殖器官急性炎症
患有严重疾病不宜妊娠者	各种急性传染病急性发作期
	严重全身性疾病或全身状况不良而不能耐受手术
	术前相隔4小时有两次体温均在37.5℃以上者

（2）护理措施

1）遵医嘱给予药物治疗，严密观察受术者一般情况，如面色、脉率、出汗，对精神紧张者要安慰病人，使其建立信心。

2）术后在观察室休息1～2小时，注意观察腹痛及阴道流血情况。

3）嘱受术者保持外阴清洁，每日清洁会阴，**1个月内禁止盆浴、性生活**。

4）**吸宫术后休息3周；钳刮术后休息4周**；有腹痛或出血多者，应随时就诊。

5）指导夫妇双方采用安全可靠的避孕措施。

6）告知受术者阴道出血少于月经量，出血量多、时间长者、腹痛、发热随时就诊。

（3）并发症及防治，见表17-1-3。

表17-1-3　人工流产近期并发症

并发症	原因	临床表现	处理
术中出血	妊娠月份大，妊娠组织未迅速排出	子宫收缩乏力，出血量多	注射缩宫素、尽快钳取或吸出妊娠物
子宫穿孔	瘢痕子宫、过度屈曲、畸形子宫、哺乳期子宫	**腹痛、内出血**及腹腔内出血征象	情况稳定，胚胎组织尚未吸净者在B超监护下清宫；尚未吸宫操作者入院剖腹探查
人工流产综合征	机械性刺激	**心动过缓、血压下降、面色苍白、出汗、胸闷**甚至昏厥和抽搐	**心理护理，静脉注射阿托品0.5～1mg**
吸宫不全	**最常见**组织残留	术后阴道流血超10日	B超确诊后用抗生素3日行清宫术
漏吸	未吸到胎盘或胎盘绒毛	孕周过小、子宫过度屈曲、子宫畸形及术者操作不熟	术后检查吸出物
术后感染	吸宫不全	**体温升高、下腹疼痛、白带混浊或不规则阴道流血**	抗感染、子宫腔内有妊娠物残留者按感染性流产处理
栓塞	羊水进入母体，在肺内形成栓子	心力衰竭，循环呼吸衰竭及休克、出血及衰竭	停止操作、抢救

2. **药物流产**　一般适用于妊娠49日以内者。目前**米非司酮与米索前列醇配伍**为最佳方案。

（1）适应证：年龄40岁以下、**妊娠7周内无禁忌证**要求药物流产者、B超确诊排除宫外孕。

（2）禁忌证：①有使用米非司酮禁忌证，如肾上腺及其他内分泌疾病、妊娠期皮肤瘙痒史、血液病、血管栓塞等病史；②有使用前列腺素药物禁忌证，如心血管疾病、青光眼、哮喘、癫痫、结肠炎等；③带器妊娠、宫外孕；④其他：过敏体质、妊娠剧吐、长期服用抗结核、抗癫痫、抗抑郁、抗前列腺素药等。

（3）具体用法：米非司酮分顿服法和分服法。顿服于用药第1日顿服200mg。分服法：150mg米非司酮分次口服，服药第1日晨服50mg，8～12小时再服25mg；用药第2日早晚各服米非司酮25mg；第3日上午7时再服25mg。每次服

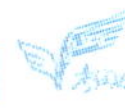

药前后至少空腹1小时。顿服法于服药的第3日早上口服米索前列醇0.6mg，前后空腹1小时；分服法于第3日服用米非司酮后1小时服米索前列醇。

药物流产有产后出血时间过长和出血量多等不良反应。用药后应遵医嘱定时复查，若流产失败，宜及时终止；**不全流产者，出血量多时需急诊刮宫**。

（二）中期妊娠终止方法及护理

依沙吖啶（利凡诺）引产。几种人工流产对比见表17-1-4。

表17-1-4 人工流产的方法及术后护理

方法	妊娠周数	主要护理要点
负压吸引术	**6～10周**	**术后留观1～2小时，1个月内禁盆浴、性生活**
药物流产	**妊娠49日以内者**	目前**米非司酮与米索前列醇配伍**为最佳方案
钳刮术	11～14周	**吸宫术后休息3周，钳刮术后休息4周**
依沙吖啶引产	13～28周	**术后6周内禁盆浴、性生活**

1. 适应证　①**妊娠13周至不足28周**要求终止而无禁忌证者；②因患各种疾病不宜妊娠者；③孕期接触导致胎儿致畸因素者。

2. 禁忌证　①各种急性感染性疾病、慢性疾病急性发作期及生殖器官感染未愈者；②急、慢性肝、肾疾病，心脏病、高血压、血液病；③术前当日体温2次超过37.5℃者；局部皮肤感染者；④对依沙吖啶过敏者；⑤前置胎盘。

3. 术前护理

（1）身心评估：严格掌握适应证及禁忌证。

（2）术前3天禁止性生活，每天冲洗阴道1次或上药。

4. 术中护理　注意观察孕妇生命体征，并识别有无呼吸困难、发绀等羊水栓塞症状。

5. 护理要点

（1）用药后定时测量生命体征，严密观察并记录宫缩开始时间、宫缩持续时间、间隔时间、阴道流血等情况。

（2）产后注意观察产后宫缩、感染体征、阴道流血及排尿功能的恢复情况。

（3）产后即刻采取回奶措施。

（4）**术后6周内禁止性交及盆浴**。

（5）给药5天后仍未临产者即为引产失败。

（6）严密观察一般情况，注意有无胃肠道反应、皮疹的发生，观察尿色及尿量，警惕毒性及过敏反应的发生。

三、女性绝育方法及护理

（一）经腹输卵管结扎术

1. 适应证　自愿接受绝育术且无禁忌证者；**患有严重的全身性疾病不宜生育者**，可行治疗性绝育术。

2. 禁忌证

（1）各种疾病的急性期。

（2）全身健康情况不良，不能胜任手术者，如心力衰竭、血液病等。

（3）腹部皮肤感染或内外生殖器炎症者。

（4）患严重的神经症。

（5）**24小时内两次体温达37.5℃或以上者**。

3. 手术时间选择

（1）非孕妇女应选择在**月经结束后3～7天**。

（2）人工流产。

（3）自然流产月经复潮后，分娩后24小时内，剖宫产、剖宫取胎术同时。

（4）哺乳期或闭经妇女应排除早孕后，再行手术。

4. 护理措施

（1）做好术前准备：按腹部手术要求准备皮肤；测生命体征，排空膀胱；术前1日禁食。

（2）术后观察体温、脉搏及有无腹痛等。

（3）术后观察出血、血肿等，发现异常需及时处理。

（4）保持伤口敷料干燥、清洁，以免感染。

（5）鼓励早日下床活动。

（6）**术后休息3～4周，禁止性生活2周。**

（二）经腹腔镜输卵管绝育术

1. 适应证　同经腹输卵管结扎术。
2. 禁忌证　多次腹部手术史或腹腔粘连，心肺功能不全，多部位疝病史等。
3. 术后护理　静卧4～6小时；严密观察体温、腹痛、腹腔内出血或脏器损伤征象。

考点练习

考点：避孕方法及护理（A1、A2型题）

1. 宫内节育器的避孕原理是
   A. 阻止孕卵着床
   B. 改变输卵管蠕动方向
   C. 改变宫腔内环境
   D. 抑制排卵
   E. 改变子宫内膜的功能
2. 下列关于宫内节育器放置时间的描述，**错误**的是
   A. 月经干净后3～7天
   B. 自然分娩后3个月
   C. 剖宫产术后半年
   D. 人工流产术后
   E. 哺乳期
3. 病人，女性，35岁，有1男孩，现要求放置宫内节育器。放置术后的健康指导，**错误**的是
   A. 术后休息3天
   B. 2周内禁性生活及盆浴
   C. 3个月内月经或大便时注意有无节育器脱落
   D. 术后3个月、6个月、1年各复查一次，以后每年复查一次
   E. 术后如出现腹痛、发热、出血大于月经量，持续时间超过14天应随时就诊
4. 放置宫内节育器后禁止性生活的时间为
   A. 1周
   B. 2周
   C. 1个月
   D. 3个月
   E. 6个月
5. **不属于**放置宫内节育器的并发症是
   A. 感染
   B. 节育器嵌顿
   C. 子宫穿孔
   D. 节育器异位
   E. 子宫癌变
6. 某女性，28岁。无保护性性生活8小时后来院咨询是否可以服用紧急避孕药，护士对她进行健康教育并请其复述，叙述正确的是
   A. 常用药物可选米非司酮
   B. 可作为长期避孕的有效措施
   C. 避孕有效率可达百分之百
   D. 性生活后任何时期服用均有效
   E. 服用一次可避孕一个月
7. 对于孕2产2的妇女，首选的避孕措施是
   A. 避孕套
   B. 阴道隔膜
   C. 宫内节育器
   D. 口服避孕药
   E. 安全期避孕
8. 下列情况下，可以行输卵管结扎术的是
   A. 各种疾病的急性期
   B. 患有全身性疾病不宜生育者
   C. 24小时内2次体温达到或超过37.5℃者
   D. 腹部皮肤有感染者
   E. 严重的神经症者
9. 病人女性，27岁，已婚，现有1子。最适合的避孕措施是
   A. 放置宫内节育器
   B. 阴茎套
   C. 药物避孕
   D. 输卵管结扎
   E. 安全期避孕
10. 口服避孕药的禁忌证**不包括**
    A. 患严重心血管疾病病人
    B. 糖尿病病人
    C. 甲状腺功能亢进者
    D. 精神生活不能自理者
    E. 产后8个月妇女
11. 病人，女性，27岁。半年前足月顺产一男婴。停止哺乳后，因月经量过多，口服短效避孕药。关于此类药物的副作用，正确宣教内容是
    A. 长期用药体重会减轻
    B. 若类早孕反应轻则不须处理
    C. 漏服药引起阴道流血时须立即停药
    D. 一般服药后月经周期不规则，经量减少
    E. 紧急避孕药属于短效避孕药，副作用很大
12. 护士在为社区人群进行健康宣教，在下列人群中，可以指导其应用口服避孕药进行避孕的是
    A. 患有严重心血管疾病者
    B. 乳房有肿块者
    C. 甲状腺功能亢进者
    D. 患有慢性肝炎者
    E. 子宫畸形者
13. 某女士正在服用口服避孕药进行避孕，服药期间出现哪种情况应该停药

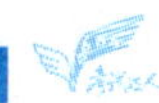

A. 体重稍增加
B. 闭经
C. 色素沉着
D. 头晕乏力
E. 经量减轻

14. 某29岁已婚女性，将去外地探望丈夫10天。下列避孕药中，最适宜携带的是
A. 去氧孕烯炔雌醇片（妈富隆）
B. 复方炔诺酮片
C. 53号抗孕片
D. 左炔诺酮三相片
E. 复方炔雌醚片

考点：终止妊娠方法及护理（A1、A2型题）

15. 病人，女性，23岁，妊娠40天，现要求药物流产，最佳的方案是
A. 大剂量孕激素疗法
B. 雌孕激素联合治疗
C. 米索前列醇顿服
D. 米非司酮与米索前列醇配伍
E. 米非司酮分次口服

16. 药物流产适用于
A. 妊娠7周以内
B. 妊娠6～10周
C. 妊娠11～14周
D. 妊娠15～24周
E. 妊娠15～28周

17. 病人，女性，28岁，孕2产1，妊娠60天需中断妊娠，应选择
A. 负压吸引
B. 钳刮术
C. 药物流产
D. 依沙吖啶引产
E. 水囊引产

18. 病人，女性，22岁，妊娠8周后行人工流产负压吸引术。针对该病人采取的护理措施，**错误**的是
A. 术后在观察室休息1～2小时，注意观察阴道流血和腹痛情况
B. 保持外阴清洁
C. 术后2周内禁止盆浴、性生活
D. 嘱病人休息2周
E. 有腹痛或出血多者，应随时就诊

19. 病人，女性，35岁，意外妊娠12周，现须终止妊娠。不适宜手术的指征是
A. 术前2天性生活
B. 体温38.5℃
C. 术前2天阴道冲洗
D. 妊娠呕吐
E. 妊娠合并贫血

20. 关于避孕药的叙述，**不正确**的是
A. 抑制下丘脑促性腺激素释放，抑制排卵
B. 使子宫内膜萎缩，不利于孕卵着床
C. 是人工合成的雌孕激素复合制剂
D. 出现不良反应主要是雌激素的作用
E. 使子宫颈黏液黏稠，阻碍精子穿过

21. 病人，女性，20岁。未婚，停经47天，诊断早孕。因病人要求终止妊娠，故在静脉注射哌替啶＋非那根后，实施终止妊娠手术。术中病人表现十分紧张。护士发现其全身肌肉紧张，双眼紧闭，额头冒汗，脸色苍白。此时护士应该采取的措施是
A. 给予巧克力含服
B. 轻抚患者的手
C. 常血常规
D. 言语安慰
E. 测量血压

22. 妇女行人工流产术后，应留院观察的时间是
A. 1～2小时
B. 4小时
C. 0.5～1小时
D. 0.5小时
E. 2～3小时

考点：女性绝育方法及护理（A1型题）

23. 非孕妇女输卵管结扎的最佳时间是
A. 月经期
B. 月经来潮前3～5天
C. 月经来潮前5～7天
D. 月经结束后3～7天
E. 月经结束后5～7天

24. 下列关于输卵管结扎术时间的选择，**错误**的是
A. 非孕妇女应选择在月经前期，最好是月经结束后3～7天
B. 人工流产或取环术后
C. 分娩后24小时内
D. 自然流产妇女月经复潮后
E. 闭经妇女可立即手术

参考答案

序号	1	2	3	4	5	6	7	8	9	10	11	12	13	14	15	16
答案	A	E	E	B	E	A	C	B	A	E	B	E	B	C	D	A
序号	17	18	19	20	21	22	23	24								
答案	A	C	B	B	E	A	D	E								

第二节 孕期保健

考情分析

年份	主要考点
2019	围生期保健的内容不包括
2021	孕妇向门诊护士询问服用叶酸的目的(预防脑神经管畸形)
2022	孕妇服用叶酸的目的(预防神经管畸形)

考点导航

产前检查的目的是维护母亲和胎儿健康、安全、顺利分娩的重要措施。妊娠期保健包括孕妇管理、产前检查、母体和胎儿情况的监测评估等。

一、孕期管理

1. 实行孕产期系统保健的三级管理。

2. 对高危妊娠的筛查、监护和管理　通过确诊早孕时的初步筛查及孕妇的每次产前检查，均能及时筛查出高危因素的孕妇。

3. 产前检查　理想的产检时间应开始于**怀孕第4个月以前，理想的产检总数应在9次以上，少于5次则为产检不足**。

二、产前检查

加强孕期监测，保护孕妇的母婴安全主要是通过定期的产前检查来实现的。孕产妇管理，特别是针对那些存在高危妊娠因素的妇女，经过产前检查筛检而加以追踪，给予及时处理，减少孕妇的高危因素。

三、产前检查评估内容

妊娠初诊在早孕第12周进行，初诊内容包括：采集病史，确定是否妊娠，建立产科病历和围产保健手册。目的是筛查出高危妊娠及胎儿质量。

(一) 产科初诊

1. 一般情况　姓名、年龄、月经情况如初潮、末次月经等，并计算预产期。

2. 孕期情况　早孕反应情况、胎动时间、有无阴道出血、孕早期有无服药史，有无吸烟、饮酒嗜好等。

3. 孕产史　有无流产史(包括自然流产、人工流产)、早产史、死胎史、死产史。既往分娩方式，有无分娩合并症及产褥期疾病。婴儿性别、体重、是否健存、有无疾病及畸形。

4. 既往疾病史　有无结核、心脏病、高血压、肝脏疾病、肾炎、糖尿病、甲状腺功能亢进或低下、代谢性疾病、遗传病、过敏及手术史。

5. 家族病史　有无高血压、精神病、肾炎、妊娠期高血压疾病、遗传性疾病、多胎、畸形等。

6. 体格检查　包括全身体检及产科检查。

(1) 全身体检：与一般内科检查相同，尤其须注意心脏及肝脏情况，注意脊柱及骨骼有无异常。

(2) 产科检查

1) 腹部检查：用产科腹部四步触诊法分别查清宫底、大小、形态、胎方位、胎先露及先露入盆情况。听取胎心音并计数一分钟的胎心数。**用皮尺测量耻骨联合上缘至宫底的高度及过脐测量腹围或最大腹围测量**，并记录。

2) **子宫底高度测量**：在妊娠18～32周时，子宫底的高度(以厘米计)约等于胎儿的妊娠周数(实际临床上也是第12周之后子宫突出骨盆腔后才易自腹部触得)(图17-2-1)。

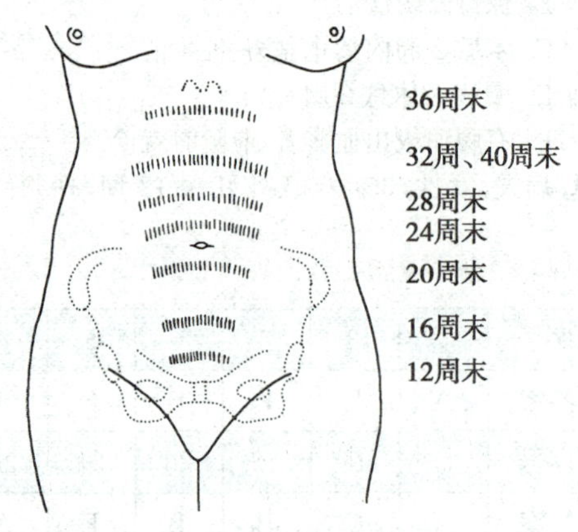

图17-2-1　妊娠周数与宫底高度

3）测量胎心音：测量胎心在妊娠10～12周时经由多普勒胎心仪听到胎心音，到妊娠18～20周时一般听诊器也可听到。**胎心音正常范围为110～160次/min**，平均为140次/min。

4）四步触诊法：检查前先向孕妇说明此项检查的目的，**检查前应嘱孕妇排空膀胱**，然后平躺在检查床上，双腿屈膝，露出腹部。检查子宫大小、胎产式、胎先露、胎方位及胎先露部是否衔接（图17-2-2）。

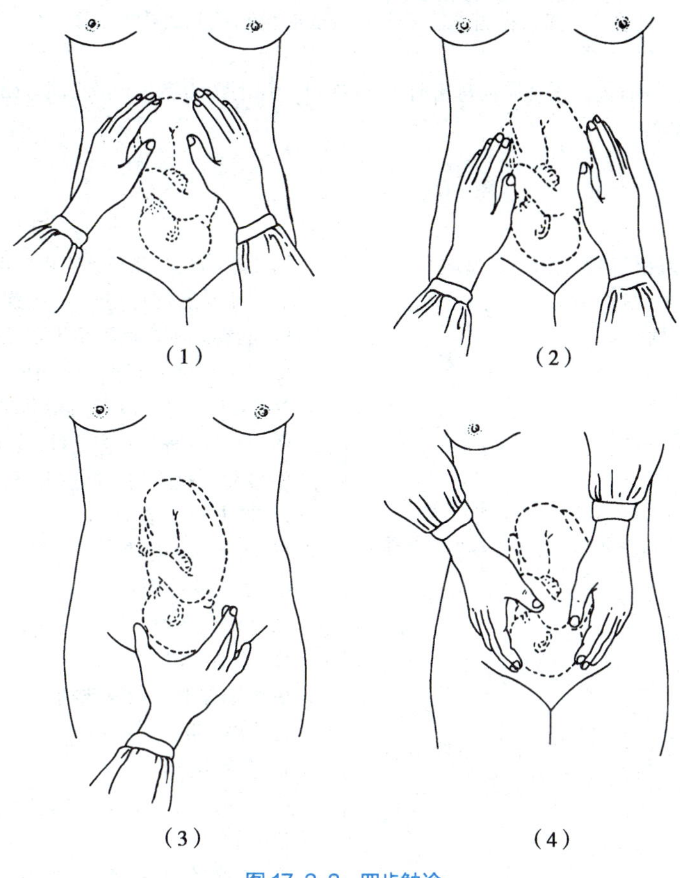

图17-2-2 四步触诊

（3）实验室检查

1）血常规，血型，肝功能及乙型肝炎系列抗原、抗体，甲肝抗体，丙肝抗体，甲胎蛋白，梅毒血清等抗体，AIDS抗体。

2）尿常规。

（二）产科复诊

1. 检查次数　整个孕期需检查10～12次左右。

2. 检查时间　妊娠6～13^{+6}周、14～19^{+6}周、20～24周、25～28周、29～32周、33～36周各一次，37～41周则每周检查一次。

3. 检查内容

（1）询问健康状况，胎动出现时间及有无异常，自上次检查后有无不适症状，如头晕、头痛、眼花、眩晕、水肿及阴道出血，警惕出现妊娠高血压疾病。复习以前化验及结果，必要时复查。

（2）每次测体重、血压、检查宫高、腹围、胎方位、胎心，先露入盆情况。妊娠34周做骨盆检查。检查包括：①外阴；②巴氏腺；③阴道、子宫颈；④子宫；⑤骨盆测量；⑥进行保健指导；⑦预约下次随诊时间。

（3）辅助检查：包括复查血常规、尿常规；按时做B超检查；**16～20周做唐氏筛查，妊娠24周做糖尿病筛查，自妊娠36周起每周一次胎心监护**等。

四、母体和胎儿状况的评估

（一）胎心监护

无应力试验（或称无激惹试验，NST）是指无宫缩、无外界刺激的情况下，对胎儿进行胎心率的观察和记录。是以胎动时伴有一过性胎心率加快为基础，又称胎儿加速试验。

（1）NST反应型：胎心基线110～160次/min，胎心率变异>5次/min，在20分钟内至少有2次或2次以上，并伴有胎动的胎心加速，幅度增加≥15次/min，持续≥15秒以上。

（2）NST无反应型：基线或变异正常，但试验中20分钟内胎动少于2次或胎动后胎心加速<15次/min、持续<15秒，延长试验到40分钟仍无变化。

（二）胎儿成熟度检查

1. 正确计算妊娠周数　问清孕妇末次月经第一天的确切日期，并问清既往月经是否正常，有无延长或提前。
2. **测量宫底高度和腹围　根据测量结果估计胎儿大小**。
3. B型超声波检查胎儿双顶径　双顶径测量值大于8.5cm时提示胎儿成熟。

（三）胎盘功能检查

胎动与胎盘功能是否良好有关。正常胎动每小时3～5次，12小时胎动应在30次以上，**12小时胎动在10次以下提示胎儿宫内缺氧，应立即就诊**。

考点练习

考点：孕期管理和产前检查评估内容（A1、A2型题）

1. 孕妇产前检查时腹围的测量方法是
   A. 耻骨联合上缘绕腹一周
   B. 脐耻之间绕腹一周
   C. 脐下2横指绕腹一周
   D. 脐下1横指绕腹一周
   E. 腹部最膨胀处绕腹一周
2. 孕妇，26岁，孕28周。在进行产前检查时，护士教其自数胎动。孕妇询问12小时胎动少于多少次表示有异常
   A. 5次
   B. 10次
   C. 20次
   D. 30次
   E. 60次
3. 25岁孕妇，孕6周。医生建议其口服叶酸。孕妇向门诊护士询问服用该药的目的时，正确的回答是
   A. 促进胎盘的形成
   B. 预防缺铁性贫血
   C. 防止发生胎盘早剥
   D. 预防脑神经管畸形
   E. 防止胎儿宫内发育迟缓
4. 某社区妇幼保健院机构进行孕期检查，护士应指导孕妇正确进行产前检查的孕期是
   A. 妊娠13～19周，每个月检查1次
   B. 妊娠20～36周，每周检查1次
   C. 妊娠7～12周，每周检查1次
   D. 妊娠32～37周，每个月检查1次
   E. 妊娠32～40周，每个月检查1次
5. 产检项目中能够反映胎儿生长发育状况最重要的指标是
   A. 孕妇体重
   B. 胎方位
   C. 宫高与腹围
   D. 胎动
   E. 胎心率
6. 护士就孕妇自我计数胎动计划进行健康教育。孕妇以下陈述说明她掌握了相关知识的是
   A. “12小时胎动计数少于10次说明胎儿在睡觉”
   B. “胎动是胎儿在子宫内情况欠佳的表现”
   C. “正常胎动每小时3～5次”
   D. 胎动减少之后不会出现胎心的异常改变
   E. “胎动对了解胎儿宫内情况无益”
7. 初产妇，29岁，既往月经规律，妊娠38^{+2}周。门诊查体：宫高在脐与剑突之间，胎心120次/min。孕妇进行的最简便有效的判断胎儿安危的方法是
   A. 胎儿电子监护
   B. 胎儿超声检查
   C. 羊膜镜检查
   D. OCT检查
   E. 胎动计数
8. 围生期保健一般<u>**不包括**</u>
   A. 孕前期
   B. 分娩期
   C. 产褥期
   D. 哺乳期
   E. 围绝经期
9. 初产妇，30岁，护士用四步触诊法进行产前检查，图示动作是四步触诊法的哪一步？

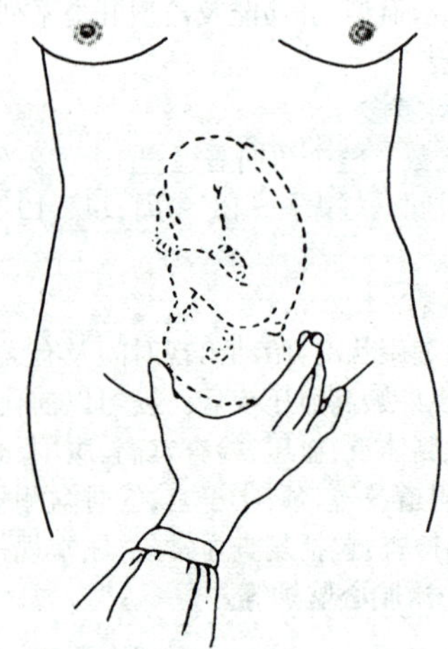

   A. 第一步手法
   B. 第二步手法
   C. 第三步手法
   D. 第四步手法
   E. 第一步手法和第二步手法

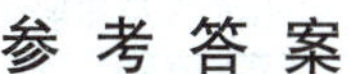

参考答案

序号	1	2	3	4	5	6	7	8	9
答案	E	B	D	A	C	C	E	E	C

第三节　生长发育

考情分析

年份	主要考点
2019	食欲差、进食少的婴儿到门诊后首先测量；小儿前囟正常闭合的时间；促进婴儿感知觉发展的主要目的；能听懂自己名字的月龄
2021	正常5岁小儿的身高(110cm)

考点导航

一、小儿年龄划分

根据小儿生长发育不同阶段的特点，将小儿年龄划分为7个时期(表17-3-1)。

表17-3-1　小儿年龄划分

分期	内容	特点
胎儿期	受精卵形成至胎儿出生，约40周	孕母的健康、营养、情绪等对胎儿生长发育有重大影响
新生儿期	**自胎儿娩出、脐带结扎至生后满28天**。胎龄满28周至出生后7天，称围生期	**此期易发生窒息、感染等疾病，死亡率较高**
婴儿期	**自出生到满1周岁之前**	**生长发育最迅速时期**。婴儿体内来自母体的抗体减少，自身免疫尚未成熟，易患感染性疾病
幼儿期	**自1周岁后到满3周岁前**	小儿生长发育速度减慢，但智能发育较前突出，语言、思维和社会适应性发育增强，**自主性和独立性表现不断发展**，但对自身危险的识别能力不足，自身防护能力弱，加之各种不良因素影响，易导致疾病发生和性格行为偏离，此期应防止意外事件
学龄前期	自3岁后到6～7岁入小学前	培养小儿良好的道德品质和生活能力，为入学做好准备
学龄期	自入小学始(6～7岁)到青春期前	求知欲强，综合、理解、分析能力逐步提高，是接受系统科学文化教育的重要时期
青春期	从第二性征出现到生殖功能基本发育**成熟**、身高停止增长的时期，女孩从11～12岁至17～18岁；男孩从13～14岁至18～20岁	**生长发育再次加速**，在性激素作用下生殖系统发育趋成熟，第二性征逐渐明显，**男性肩宽、肌肉发达、声音变粗、长出胡须；女性骨盆变宽、脂肪丰满；到青春末期，女孩出现月经，男孩发生遗精**。该期以**成熟的认知能力、自我认同感**的建立为显著特征

温馨提示

注意儿科护理学中的“青春期”与妇产科护理学中“青春期”含义的区别。妇产科中的“青春期”是指从月经初潮开始至生殖器官发育成熟的时期。

二、生长发育的规律及影响因素

小儿生长发育遵循以下规律，见表17-3-2，图17-3-1。

表 17-3-2　小儿生长发育规律及影响因素

规律及影响因素	内容
连续性、阶段性	**生后6个月内生长最快，尤其头3个月(第一个生长高峰)** **青春期生长发育速度又加快(第二个生长高峰)**
各系统器官发育不平衡性	**神经系统——先快后慢** **生殖系统——先慢后快** **淋巴系统——先快后回缩**
顺序性	**由上到下，由近至远，由粗到细，由低级到高级，由简单到复杂**
生长发育的个体差异性	生长发育虽按一定规律发展，但在一定范围内由于遗传、性别、环境、教养等因素的影响而存在着相当大的个体差异
影响因素	遗传因素和环境因素是影响小儿生长发育的两个最基本因素

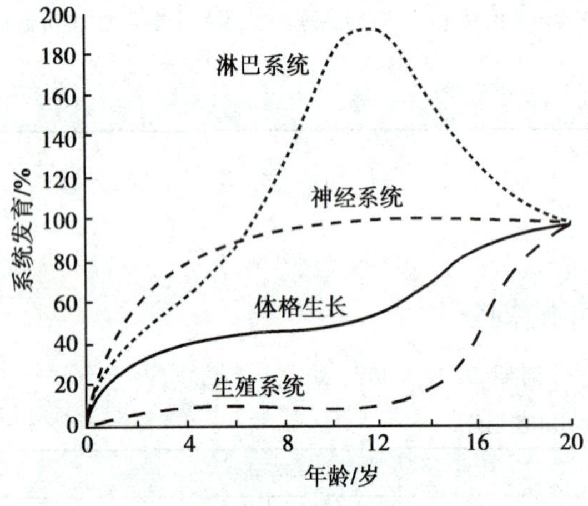

图 17-3-1　各系统器官发育不平衡

三、体格生长常用指标及测量方法

1. **体重**　是小儿体格生长的代表，**是营养情况的重要指标**。临床给药、输液、热量的给予常依据体重计算。通常应在清晨、空腹，排空大小便后，只穿内衣裤的情况下测量。

新生儿出生体重平均为**3.25kg**。出生后第一个月增加1～1.7kg，**3～4个月时体重为出生时的2倍，1周岁时**增至出生时的3倍(**10kg**)；**2岁时**增至出生体重的**4倍(12～13kg)**。推算公式如下：

出生：体重(kg)＝3.25

3～12月龄：体重(kg)＝[年龄(月)＋9]/2

1～6岁：体重(kg)＝年龄(岁)×2＋8

7～12岁：体重(kg)＝[年龄(岁)×7－5]/2

温馨提示

出生体重3.25kg，以后每月长1kg(头三个月)，1岁体重为3倍(10kg)，2岁体重为4倍(12～13kg)。

2. **身长(高)**　指从头顶至足底的全身长度。**是反映骨骼发育的重要指标**。年龄越小增长越快，婴儿期和青春期是两个增长高峰。**新生儿出生**时身长平均为50cm；**1周岁**时达到**75cm**；**2周岁**时达到**87cm**。2～6岁可按下列公式推算：**身高(cm)＝年龄(岁)×7＋75(cm)**(图17-3-2)。

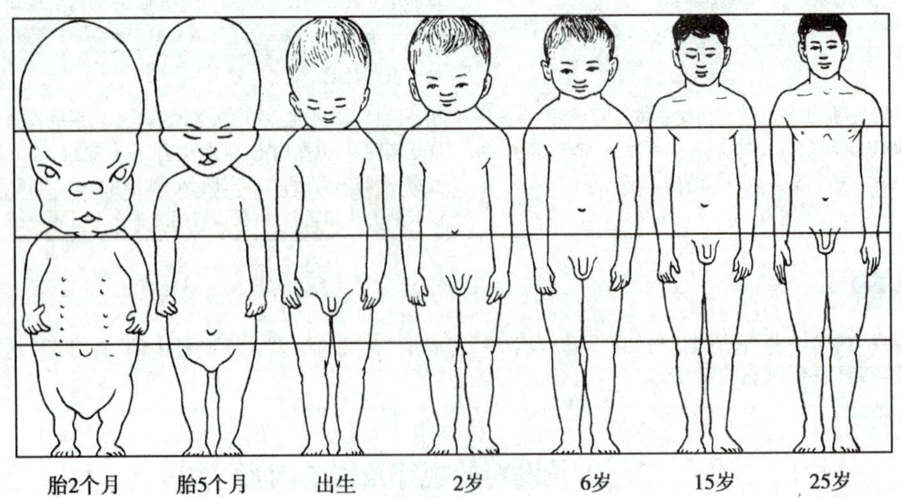

图 17-3-2　胎儿时期至成人身体各部位比例

3. 坐高 坐高指从头顶至坐骨结节的长度，出生时坐高为身高的 67%，以后下肢增长比躯干快，6 岁时为 55%。此百分数显示了上、下部比例的改变，比坐高绝对值更有意义。

测量方法：适用于 3 岁以上小儿。取坐位，两大腿伸直，与躯干成直角。注意坐凳高度，如腿悬空，可在脚下垫木板，使腿的伸直面与地面平行。小儿坐直，双眼平视前方，臀部紧靠立柱，双肩自然下垂。读数精确至 0.1cm。

4. 头围 经**眉弓上方、枕后结节绕头一周的长度**为头围。**头围可反映脑和颅骨的发育**。出生时平均为 33～34cm，**1 岁时 46cm**，2 岁时 48cm，5 岁时 50cm，15 岁时 54～58cm(接近成人)。

测量方法：测量者立于前右方，用软尺从头右侧眉弓上缘，经枕骨粗隆从左侧眉弓上缘绕回零点，软尺应紧贴皮肤，左右对称。软尺刻度应精确到 0.1cm。

5. 胸围 **沿乳头下缘水平绕胸一周的长度**为胸围。胸围反映胸廓、胸背肌肉、皮下脂肪及肺的发育程度。出生时平均为 32cm，比头围小 1～2cm。**1 岁时胸围与头围大致相等约 46cm**，1 岁以后胸围超过头围，至青春期前其差数(cm)约等于小儿年龄数减 1。

6. 腹围 **平脐(小婴儿以剑突与脐之间的中点)水平绕腹一周的长度**为腹围。2 岁前腹围与胸围大约相等，2 岁后腹围较胸围小。

7. 上臂围 **沿肩峰与尺骨鹰嘴连线中点的水平绕上臂一周的长度**称上臂围，代表上臂骨骼、肌肉、皮下脂肪和皮肤的发育水平以评估小儿营养状况。评估标准为：上臂围>13.5cm 为营养良好；12.5～13.5cm 为营养中等；<12.5cm 为营养不良。

8. 牙齿 人一生有乳牙(20 颗)、恒牙(28～32 颗)两副牙齿。生后 4～10 个月乳牙开始萌出，**3 岁前出齐，13 个月未萌出者为乳牙萌出延迟。2 岁内乳牙数目为月龄减 4～6**。

9. 囟门 婴儿出生时前囟约为 1.5～2.0cm，**1～1.5 岁时应闭合**，2 岁时，96%的儿童前囟闭合，前囟过小或早闭见于小头畸形；**前囟迟闭、过大见于佝偻病**、先天性甲状腺功能减退症等；**前囟饱满常提示颅内压增高**，见于脑积水、脑瘤、脑出血等疾病，而**前囟凹陷则见于极度消瘦或脱水者**。后囟出生时很小或闭合，最迟生后 6～8 周闭合。

10. 长骨的发育 随年龄增长，长骨干骺端的骨化中心按一定顺序和部位有规律出现。**1～9 岁儿童腕部骨化中心的数目约为其岁数加 1**。详见表 17-3-3。

表 17-3-3 小儿体格发育主要指标

项目	内容
体重	**新生儿出生体重**平均为 **3.25kg**。**3～4 个月、1 岁、2 岁时体重分别为出生体重的 2 倍、3 倍(10kg)、4 倍(12～13kg)**。 体重计算公式： **3～12 月龄：体重(kg)=[年龄(月)+9]/2** **1～6 岁：体重(kg)=年龄(岁)×2+8** **7～12 岁：体重(kg)=[年龄(岁)×7－5]/2**
身高	**平均出生身高 50cm**，12 月龄 75cm 2～6 岁的身高计算公式：**身高(cm)=年龄(岁)×7+75** 7～10 岁：**身高(cm)=年龄(岁)×6+80** 心、肝、肾等系统发育与体格增长保持平衡
坐高	出生时坐高为身高的 67%，6 岁时为 55%
头围	**出生时 33～34cm，1 岁 46cm**，2 岁 48cm，5 岁 50cm，15 岁 54～58cm
胸围	**出生时 32cm，1 岁与头围相等约 46cm**，1 岁以后超过头围
腹围	2 岁前与胸围相等，2 岁后比胸围小
上臂围	12.5～13.5cm 为营养中等
牙齿	生后 4～10 个月乳牙开始萌出，**13 个月未萌出为乳牙萌出延迟，约 3 岁前乳牙出齐，2 岁内乳牙数目为月龄减 4～6**
腕骨	1～9 岁腕部骨化中心的数目约为其岁数加 1

温馨提示

小儿出生多个“1”(13 个月未萌出乳牙者为乳牙萌出延迟；1～1 岁半时前囟应闭合；1 岁时头围与胸围相等，为 46cm)。

考点练习

考点：小儿年龄阶段的划分及各年龄期的特点(A1 型题)

1. 新生儿期是指
   A. 自胎儿娩出、脐带结扎到生后满 28 天
   B. 自胎儿娩出到生后满 1 个月
   C. 自生后 28 天至满 1 周岁
   D. 自出生到满 1 岁
   E. 自出生后到满 3 周岁
2. 小儿生长发育最迅速的时期是
   A. 新生儿期
   B. 婴儿期
   C. 幼儿期
   D. 学龄期
   E. 青春期
3. 小儿发病率及死亡率最高的年龄期是
   A. 新生儿期
   B. 婴儿期
   C. 幼儿期
   D. 学龄前期
   E. 学龄期
4. 幼儿期是指
   A. 从出生～1 岁
   B. 从出生～2 岁
   C. 1～3 岁
   D. 3～5 岁
   E. 4～6 岁
5. 青春期女孩的第二性征表现**不包括**
   A. 智齿萌出
   B. 月经初潮
   C. 骨盆变宽
   D. 脂肪丰满
   E. 出现阴毛
6. 青春期心理与行为最突出的特点是
   A. 身心发展的矛盾性
   B. 形成新的同伴关系
   C. 思维方式成熟
   D. 情绪状态稳定
   E. 有强烈的自主意识

考点：小儿生长发育规律及影响因素(A1 型题)

7. 关于小儿生长发育的顺序性，描述**错误**的是
   A. 从上到下
   B. 由近至远
   C. 由细到粗
   D. 由简单到复杂
   E. 由低级到高级
8. 关于小儿生长发育规律的描述，**错误**的是
   A. 生后 6 个月内生长最快
   B. 神经系统先慢后快
   C. 生殖系统先慢后快
   D. 生长发育有一定的顺序性
   E. 生长发育有一定个体差异性
9. 对儿童生长发育规律的描述，**错误**的是
   A. 生长发育是一个连续的过程
   B. 生长发育遵循一定的顺序
   C. 有一定的个体差异性
   D. 各系统器官发育的速度一致
   E. 生长发育是由低级到高级
10. 人体发育成熟最晚的系统是
   A. 神经系统
   B. 淋巴系统
   C. 消化系统
   D. 呼吸系统
   E. 生殖系统

考点：体格生长常用指标及其意义(A1、A2 型题)

11. 某女婴，10 个月。目前来门诊咨询，婴儿近来食欲差，进食少，应首先测量
   A. 胸围
   B. 体重
   C. 牙齿
   D. 头围
   E. 身长
12. 某 4 岁小儿，生长发育良好，估算其体重约为
   A. 20kg
   B. 16kg
   C. 12kg
   D. 22kg
   E. 10kg
13. 为小儿测体重的方法，**错误**的是
   A. 脱鞋，只穿内衣裤
   B. 称前须校正体重计
   C. 婴儿用盘式杠杆秤测量
   D. 进食后立即进行
   E. 称量时身体不可摇动
14. 根据体重推算公式，8 月龄小儿的体重为
   A. 4kg
   B. 6kg
   C. 8.5kg
   D. 10kg
   E. 12kg
15. 5 岁发育正常的小儿，其平均身高约为
   A. 87cm
   B. 102cm
   C. 103cm

D. 109cm
E. 110cm

16. 关于小儿各项体格指标的描述，**错误**的是
A. 新生儿出生平均体重为 3.25kg
B. 2 岁时体重增至 9kg
C. 新生儿出生平均身长为 50cm
D. 新生儿出生时平均头围为 33～34cm
E. 1 岁时胸围与头围大致相等

17. 乳牙萌出延迟是指
A. 6 个月未萌出乳牙者
B. 8 个月未萌出乳牙者
C. 10 个月未萌出乳牙者
D. 13 个月未萌出乳牙者
E. 18 个月未萌出乳牙者

18. 小儿 1 岁时头围是
A. 42cm
B. 44cm
C. 46cm
D. 48cm
E. 50cm

19. 小儿，男，10 月龄。常规生长发育监测报前囟未闭合，家长担心发育不正常。护士告知家长正常小儿前囟闭合的年龄是
A. 10～11 个月
B. 12～18 个月
C. 20～22 个月
D. 22～24 个月
E. 24～30 个月

20. 关于小儿前囟的描述，正确的是
A. 早闭或过小见于佝偻病
B. 凹陷见于颅内压增高
C. 有的小儿出生时已闭合
D. 出生时大约为 3cm×3cm
E. 于出生 12～18 个月闭合

21. 1 岁小儿各项平均发育指标，正确的是

	体重/kg	身高/cm	头围/cm	胸围/cm
A.	6	50	45	45
B.	6	75	45	76
C.	9	75	45	46
D.	10.5	75	46	46
E.	12	85	46	46

22. 患儿，女，5 岁。发育正常，其标准的体重和身高为
A. 15kg 105cm
B. 16kg 105cm
C. 17kg 105cm
D. 18kg 105cm
E. 18kg 110cm

23. 患儿，女，1 岁，为了解其生长发育的程度，对其进行体格检查，其中，测量头围 46cm，其胸围是
A. 34cm
B. 38cm
C. 40cm
D. 46cm
E. 50cm

24. 患儿，男，8 岁，正常情况下其体重为
A. 18kg
B. 20kg
C. 25.5kg
D. 28kg
E. 30kg

25. 患儿，男，2 岁，神志清醒。入院后查体：头围 48cm、胸围 49cm，身长 85cm。该小儿的体重是
A. 6kg
B. 8kg
C. 10kg
D. 12kg
E. 14kg

26. 1 岁女婴，出生史正常，喂养正常，现进行常规生长发育检查。该女婴的左手腕部 X 线摄片，可显示的骨化中心数量最多为
A. 0 个
B. 2 个
C. 4 个
D. 6 个
E. 8 个

27. 某女婴，18 个月，食欲减退 1 个月余，母亲抱其到儿保门诊就诊。护士应首先为患儿检查的是
A. 上臂围
B. 坐高
C. 前囟
D. 体重
E. 牙齿

28. 正常小儿乳牙出齐的时间是
A. 1 岁
B. 1.5 岁
C. 2～2.5 岁
D. 3 岁
E. 4 岁

29. 小儿，男，7 个月。常规体检结果显示生长发育正常。其应能够达到的发育指标是
A. 认识和指出身体各部分
B. 用拇指和食指捏取小物体
C. 能听懂自己的名字
D. 能与人合作玩游戏
E. 能用杯喝水

参考答案

序号	1	2	3	4	5	6	7	8	9	10	11	12	13	14	15	16
答案	A	B	A	C	A	E	C	B	D	E	B	B	D	C	E	B
序号	17	18	19	20	21	22	23	24	25	26	27	28	29			
答案	D	C	B	E	D	E	D	C	D	B	D	D	C			

第四节　小儿保健

考情分析

年份	主要考点
2019	不属于产后访视常规内容的是；6个月以内婴儿体格检查的次数；学龄前期儿童较少见的心理问题（出走）
2020	保证足够营养和预防感染是哪个年龄段的保健重点；询问一名9岁孩子有关好朋友的情况，其目的是为了评估孩子的
2021	一岁半小儿应开始训练的内容（大小便训练）
2022	WHO建议断奶的时间（2岁）；给小儿称体重时的错误做法（视频题）；1岁小儿家长询问护士反映小儿生长发育的指标包括（身高、体重和头围）；前囟闭合的时间；小儿可以抬头的月龄（3个月）；正常发育的情况下1岁小儿的身高；关于小儿正常发育的错误描述（13个月乳牙未萌出）
2023	小儿正常生长发育的判断；预防龋齿的措施

考点导航

一、新生儿期保健

生后第1周内的新生儿发病率和死亡率极高。故新生儿保健重点应在**生后1周内**。保健重点见表17-4-1。

表17-4-1　新生儿期保健

项目	内容
合理喂养	出生后2小时**按需喂养，母乳喂养，食后右侧卧位，床头抬高**
保暖	**室温20～22℃、湿度55%**
预防	**接种卡介苗和乙肝疫苗**，出生2周补维生素D防佝偻病
家庭访视	初访、周访、半月访、满月访视

1. 合理喂养　婴儿出生后2小时可**按需喂养**，鼓励和支持母乳喂养。食后**右侧卧位**，床头略抬高，避免溢奶引起窒息。

2. 保暖　新生儿室内温度保持在**20～22℃，湿度55%**。

3. 日常护理　指导家长观察新生儿精神状态、面色、呼吸、体温和大小便等情况。新生儿脐带未脱落前要注意保持清洁干燥。用柔软、浅色、吸水性强的棉布制作衣服、被褥和尿布，避免使用合成制品或羊毛织物，以防过敏。尿布以白色为宜，便于观察大小便的颜色；且应勤换勤洗，保持臀部皮肤清洁干燥，以防臀部皮疹发生。

4. 预防疾病和意外　新生儿有专用食具，用后要消毒；母亲在哺乳和护理前应洗手。凡患有皮肤病、呼吸道和消化道感染及其他传染病者，不能接触新生儿。按时接种**卡介苗和乙肝疫苗**。**出生两周后应口服维生素D**，预防佝偻病的发生。

5. 早期教养　新生儿的视、听、触觉已初步发展，在此基础上，可通过反复的视觉和听觉训练，建立各种条件反射，培养新生儿对周围环境的定向力以及反应能力。

6. 坚持家庭访视　**出院回家后1～2天内初访，生后5～7天周访，半月访视，满月访视**。访视内容包括：①了解新生

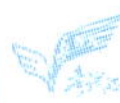

儿出生情况，有无产伤、先天性畸形；②观察新生儿一般情况，小儿面色、呼吸、哭声、吸吮力和大小便等情况；③测量身高、体重和体温，检查皮肤、黏膜和脐部；④指导喂养及日常护理。

二、婴儿期保健

1. 合理喂养　正常小儿需要在基础代谢、食物特殊动力作用、活动、生长、排泄5个方面获得能量的供给，特别是**生长发育的需要，婴儿每日需要能量100kcal/kg**，以后每3岁减去42kJ(10kcal/kg)，15岁时为250kJ(60kcal/kg)，其中**蛋白质约10%～15%，脂肪35%～50%，碳水化合物50%～60%**；同时，需要微量元素和水[150ml/(kg·d)]。**婴儿4～6月龄内提倡纯母乳喂养**，无须给婴儿添加水、果汁等食物。若确因乳量不足影响婴儿生长，应劝告母亲不要轻易放弃母乳喂养，可视母乳量用配方奶补充母乳不足。世界卫生组织建议在合理添加其他食物基础上，母乳喂养至2岁。婴儿期若断离母乳，仍需维持婴儿总奶量800ml/d左右。随生长发育的逐渐成熟，经乳类喂养不能满足婴儿需要，婴儿由纯乳类的液体食物向固体食物逐渐转换，这个过程称为食物转换(旧称辅食添加)。建议开始引入非乳类泥糊状食物的月龄为6月龄，不早于4月龄。**辅助食物引入的原则**：引入的食物质与量应**循序渐进，由少到多，由稀到稠，由细到粗，由一种到多种**，逐渐过渡到固体食物。食物引入方法见表17-4-2。在食物转换过程中，家长要注意观察婴儿的粪便。根据具体情况指导断奶。断奶应采用渐进的方式，**以春、秋季节较为适宜**。断奶时，婴儿可能出现焦躁不安、易怒、失眠或大声啼哭等，家长应特别给予关心和爱抚。自食物转换起，应训练用勺进食；7～8个月后学习用杯喝奶和水，以促进咀嚼、吞咽及口腔协调动作的发育；9～10个月的婴儿开始有主动进食的要求，可先训练其自己抓取食物的能力，尽早让婴儿学习自己用勺进食，促进眼、手协调动作的发展，并有益于手部肌肉发育。

表17-4-2　食物引入方法(*)

月龄	食物性状	引入的食物	餐数		进食技能
			主餐	辅餐	
4～6个月	泥状食物	含铁配方米粉、配方奶、蛋黄、菜泥、水果泥	6次奶(断夜间奶)	逐渐加至1次	用勺喂
7～9个月	末状食物	粥、烂面、烤馒头片、饼干、鱼、全蛋、肝泥、肉末	4次奶	1餐饭、1次水果	学用杯
10～12个月	碎食物	稠粥、软饭、面条、馒头、碎肉、碎菜、豆制品、带馅食品等	3次奶	2餐饭、1次水果	抓食、断奶瓶、自用勺

温馨提示

小儿辅食的添加遵循由稀到稠的原则，可简单地记为"6泥7末10稠粥"。

知识拓展

牛乳量的计算

牛乳、水及糖的需要量按每日所需总能量和总液量来计算。婴儿需能量460kJ/(kg·d)，需水量150ml/(kg·d)。应需8%糖牛乳量约110ml/(kg·d)，另外，应补水150－110＝40ml/(kg·d)，每日需糖量110×8%＝8.8g/(kg·d)。

例：3个月婴儿，体重5kg

每日需喂牛乳量：110ml/kg×5kg＝550ml

需加糖量：8.8g/kg×5kg＝44g

每日需补水量：40ml/kg×5kg＝200ml

2. 日常护理

(1) 每日早晚应给婴儿部分擦洗，勤换衣裤，保护会阴皮肤清洁。

(2) 衣着：婴儿衣着应简单、宽松、少接缝。衣服上不宜用纽扣，宜用带子代替，以免婴儿误食或误吸。

(3) 充足的睡眠是保证婴儿健康的先决条件之一。

(4) 4～10个月乳牙开始萌出，指导家长用软布帮助婴儿清洁齿龈和萌出的乳牙，并给较大婴儿一些较硬的饼干、烤面包片或馒头片等食物咀嚼，使其感到舒适。

3. 家长每日应带婴儿进行户外活动，呼吸新鲜空气和晒太阳。

4. **早期教育**

(1) **大小便训练**：婴儿3个月后可以把尿，会坐后可以练习大小便坐盆，每次约3～5分钟。小便训练可从6个月开始。

(2) 视、听能力训练：对3个月内的婴儿，可以在婴儿**床上悬吊颜色鲜艳、能发声及转动的玩具，逗引婴儿注意**；经常面对婴儿说话、唱歌。3～6个月婴儿需进一步完善视、听觉，可选择各种颜色、形状、发声的玩具，逗引婴儿看、摸和听。对6～12个月的婴儿应培养其稍长时间的注意力。

(3) 动作的发展：家长应为婴儿提供运动的空间和机会。2个月时，婴儿可开始练习空腹俯卧，并逐渐延长俯卧的时间，培养俯卧抬头，扩大婴儿的视野。3～6个月，婴儿喜欢注视和玩弄自己的小手，能够抓握细小的玩具，应用玩具练习婴儿的抓握能力。7～9个月，用能够滚动的、颜色鲜艳的软球等玩具逗引婴儿爬行，同时练习婴儿站立、坐下和迈步，以增强婴儿的活动能力和扩大其活动范围。10～12个月，婴儿会玩“躲猫猫”的游戏，鼓励婴儿学走路。

温馨提示

小儿运动功能的发展可记为“二抬四翻六会坐，七滚八爬周会走”。

(4) 语言的培养：婴儿出生后，家长就要利用一切机会和婴儿说话或逗引婴儿“咿呀”学语，利用日常接触的人和物，引导婴儿把语言同人和物及动作联系起来。5、6个月开始培养婴儿对简单语言做出动作反应，如用眼睛找询问的物品，用动作回答简单的要求，以发展理解语言的能力。**8～9个月**开始注意培养有意识地**模仿发音，如“爸爸”、“妈妈”**等。见表17-4-3。

5. 防止意外　**此期常见的意外事故有异物吸入**、窒息、中毒、跌伤、触电、溺水和烫伤等。

表17-4-3　婴儿期保健

项目	内容
合理喂养	**4个月加辅食，每次一种，由少到多，由稀到稠，由细到粗，由流食到半流食到软食**；观察指标：粪便；**渐进式断奶**，10～12个月后，春秋季节较为适宜；**添辅食用勺喂食**；7～8个月用杯；9～10个月手抓食物
日常护理	清洁，衣着，充足睡眠，萌出乳牙时舒适护理
早期教育	大小便训练、视听能力训练、动作发展(**2个月俯卧，3～6个月抓握，7～9个月爬行，10～12个月走路**)、语言培养(**8～9个月模仿“爸爸、妈妈”发音**)

三、幼儿期保健

幼儿感染性和传染性疾病发病率及意外伤害发生率仍较高。保健内容见表17-4-4。

表17-4-4　幼儿期的保健

项目	内容
合理安排膳食	培养良好进食习惯，足够能量和优质蛋白，**蛋白质40g/d，优质蛋白占总蛋白1/3～1/2**
日常护理	培养自理能力，促进独立性，保证安全
早期教育	**大小便训练(18～24个月)，动作发展，语言发展，卫生习惯培养**
预防	3～6个月做一次健康检查，及早发现异常
防治心理行为问题	违拗、发脾气、破坏性行为

1. 合理安排膳食　在2～2.5岁以前，乳牙未出齐，咀嚼和胃肠消化能力较弱，食物应细、软、烂，以增进幼儿食欲。蛋白质每日40g，其中，**优质蛋白应占总蛋白1/3～1/2。其蛋白质：脂肪：碳水化合物产能之比为(10%～15%)：(25%～30%)：(50%～60%)**。培养良好的进食习惯，鼓励自用餐具，保持愉快、宽松的就餐环境，养成不吃零食、不挑食、不偏食等良好习惯。鼓励和提倡幼儿独立进食，进餐时间规律。

2. 日常护理

(1) 衣着：幼儿衣着应颜色鲜艳，便于识别，宽松、保暖、轻便易于活动，穿脱简便，便于自理。

(2) 幼儿的睡眠时间：随年龄的增长而减少。一般每晚可睡10～12小时，白天小睡1～2次。幼儿睡前常需有人陪伴，或带一个喜欢的玩具上床，以使他们有安全感。

(3) 口腔保健：幼儿不能自理时，家长可用软布轻轻清洁幼儿牙齿表面，逐渐改用软毛牙刷。3岁后，幼儿应能在父母的指导下自己刷牙，早、晚各一次，并做到饭后漱口。

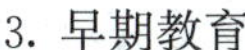

3. 早期教育

(1) 大、小便训练：18～24个月时幼儿开始能够自主控制肛门和尿道括约肌。训练过程中，家长应注意采用赞赏和鼓励的方式，训练失败时不要表示失望或责备幼儿。

(2) 动作的发展：1～2岁幼儿要选择发展走、跳、投掷、攀登等发展肌肉活动的玩具，如球类、拖拉车、积木、滑梯等。2岁后的幼儿开始模仿成人的活动，玩水、沙土、橡皮泥，在纸上随意涂画，喜欢奔跑、蹦跳等激烈、刺激性的运动，故2～3岁幼儿要选择能发展动作、注意、想象、思维等能力的玩具，如形象玩具（积木、娃娃等）、能拆能装的玩具、三轮车、攀登架等。

(3) 语言的发展：①需要经过发音、理解和表达3个阶段。②幼儿有强烈的好奇心、求知欲和表现欲，喜欢问问题、唱简单的歌谣、翻看故事书或看动画片等。成人应满足其欲望，经常与其交谈，鼓励其多说话，通过游戏、讲故事、唱歌等促进幼儿语言发育，并借助于动画片等电视节目扩大其词汇量，纠正其发音。

(4) 卫生习惯：培养幼儿养成饭前便后洗手，不喝生水，不吃未洗净的瓜果，不食掉在地上的食物，不随地吐痰和大小便，不乱扔瓜果纸屑等习惯。

4. 预防疾病和意外　每3～6个月为幼儿做健康检查一次，预防龋齿，筛查听、视力异常，进行生长发育系统监测。

5. 防治常见的心理行为问题　幼儿时期已能独立行走，**说出自己的需要，有一定自主感**，但又未脱离对亲人的依赖，常出现违拗言行与依赖行为相互交替的现象。常见的心理行为问题包括违拗、发脾气和破坏性行为等。

知识拓展

小儿三浴锻炼

1. 空气浴　①地点：先在室内进行，室温不低于20℃，逐渐减少衣服至只穿短裤，习惯后移至户外。②时间：**饭后1～1.5小时进行较好**，每日1～2次。③温度：3岁及以下体弱儿不低于15℃，3～7岁不低于12℃。④学龄儿可降至12～10℃。⑤空气浴时随时观察小儿反应。

2. **日光浴**　气温在22℃以上，无风时进行，**以早餐后1～1.5小时最佳**，每次日光浴不超过30分钟。

3. 温水浴　小儿可从擦浴开始，至皮肤微红为止。水温从32～33℃开始，婴儿可降至26℃，幼儿至24℃。

四、学龄前期保健

学龄前期儿童智力发展快，活动范围扩大，自理能力和机体抵抗力增强，**是性格形成的关键时期**。

1. 合理营养　学龄前儿童饮食接近成人，随着年龄增长，体表面积逐渐减少，产能的营养素降低，需提供优质蛋白和必需氨基酸，保证身体正常发育。

2. 日常护理

(1) 学龄前儿童已有部分自理能力，如进食、洗脸、刷牙、穿衣、如厕等，但其动作缓慢、不协调，常需他人帮助。此时仍应鼓励儿童自理，不能包办。

(2) 睡眠：因学龄前期儿童想象力极其丰富，可导致儿童怕黑、做噩梦等，儿童不敢一个人在卧室睡觉，常需要成人的陪伴。

3. 早期教育

(1) 品德教育：培养儿童关心集体、遵守纪律、团结协作、热爱劳动等好品质。安排儿童学习手工制作、唱歌和跳舞、参观博物馆等活动。

(2) 智力发展：学龄前儿童绘画、搭积木、剪贴和做模型的复杂性和技巧性明显增加。成人应有意识地引导儿童进行较复杂的智力游戏，增强其思维能力和动手能力。

4. 预防疾病和意外　每年健康检查和体格测量1～2次，筛查与矫治近视、龋齿、缺铁性贫血、寄生虫病等常见病，继续监测生长发育，预防接种可在此期进行加强。对学龄前儿童开展安全教育，采取相应的安全措施，以预防外伤、溺水、中毒、交通事故等意外发生。

5. 防治常见的心理行为问题　学龄前期常见的心理行为问题包括吮拇指和咬指甲、遗尿、手淫、攻击性或破坏性行为等。

五、学龄期保健

1. 合理营养　学龄期膳食要求营养充分而均衡，以满足儿童体格生长、心理和智力发展、紧张学习和体力活动等需求。

2. 体格锻炼　每天进行户外活动和体格锻炼，内容要适当，要循序渐进，不能操之过急。

3. 预防疾病　保证充分的睡眠和休息，定期进行健康检查，继续按时进行预防接种。此期学校和家庭还应注意培养儿童正确的坐、立、行走等姿势。具体措施如下：

（1）培养良好的睡眠习惯，按时睡眠、起床。

（2）培养儿童每天早、晚刷牙，饭后漱口的习惯，预防龋齿。

（3）学龄期儿童应特别注意保护视力，教育儿童写字、读书时书本和**眼睛应保持1尺左右的距离**，保持正确姿势。课间要到户外活动，进行远眺以缓解视力疲劳。

4. 防止意外事故　对儿童进行法制教育，学习交通规则和意外事故的防范知识，减少伤残的发生。

5. 培养良好习惯　培养不吸烟、不饮酒、不随地吐痰等良好习惯。注意培养良好的学习习惯和性情，加强素质教育。

6. 防治常见的心理行为问题　学龄儿童不适应上学是此期常见问题，表现为焦虑、恐惧或拒绝上学。

知识拓展

不同年龄阶段儿童对住院的理解

1. 婴儿　婴儿6个月后认识其主要照顾者，但与父母分离和陌生人接触时会感到焦虑。因此当患儿住院后，**但父母不能陪伴患儿时，会使他们产生分离性焦虑**。

2. 幼儿和学龄期儿童　此期儿童十分害怕自己的身体残缺和发生改变，仍然害怕与父母分离和被抛弃。

3. 学龄儿童　住院与父母分离时焦虑程度降低。

4. 青少年　更加关注患病或受伤时对其身体形象的影响以及隐私等问题，与同伴分离时给他们带来痛苦和不安。

考点练习

考点：新生儿期保健（A2、A3/A4型题）

1. 下列**不属于**产后访视常规内容的是
   A. 观察黄疸是否消退
   B. 指导母乳喂养
   C. 测量婴儿智力
   D. 测量婴儿体重
   E. 指导婴儿洗澡

（2～5题共用题干）

患儿，女，出生后第一天，体重3.4kg，身高53cm，面色红润，哭声响亮，吞咽良好。母亲无传染性疾病，可以母乳喂养。

2. 新生儿母乳喂养的时间为
   A. 生后即可喂养
   B. 1个小时以内
   C. 2个小时以内
   D. 6个小时以内
   E. 12个小时以内
3. 母乳喂养时母亲宜取
   A. 平卧位
   B. 半卧位
   C. 坐位
   D. 右侧卧位
   E. 左侧卧位
4. 哺乳结束后，母亲应将婴儿抱起，轻拍背部，其目的是
   A. 促进消化和吸收
   B. 防止溢乳
   C. 促进断奶
   D. 促进舒适
   E. 避免哭闹
5. 小儿喂养后，应取
   A. 平卧位
   B. 半卧位
   C. 坐位
   D. 右侧卧位
   E. 左侧卧位
6. 某小儿，女，5个月。出生史正常，出生后生长发育正常。其母亲带她在社区中心进行体格检查。该小儿的抬头动作应该可以做到
   A. 能双手向前，不能撑住独坐
   B. 俯卧位时，抬头，两手支撑，并左右旋转头部
   C. 竖直抱时，不能抬头
   D. 俯卧位时，以肘支撑上半身，抬起头及胸部
   E. 俯卧位时，鼻及口腔不能离开床面

考点：婴儿期保健（A1、A2、A3/A4型题）

7. 女婴，6个月，足月儿。体检指标正常，此月龄最适合添加的辅食是
   A. 鱼肝油
   B. 饼干
   C. 粥
   D. 烂面
   E. 土豆泥
8. 6个月以内婴儿喂养的最佳食品是
   A. 纯母乳

B. 全脂奶粉
C. 母乳加奶粉
D. 母乳加辅食
E. 婴儿配方奶粉

9. 8个月女婴,提示其发育正常的运动特征是
A. 会抬头
B. 会翻身
C. 会爬行
D. 用手握玩具
E. 独自行走

10. 小儿能发出“妈妈”等语音的年龄在
A. 1～2个月
B. 3～4个月
C. 5～6个月
D. 8～9个月
E. 10～12个月

11. 小儿男,现体重9kg。会走,能叫“爸爸、妈妈”,尚不能自主控制大小便。该小儿的年龄可能是
A. 3个月
B. 6个月
C. 12个月
D. 18个月
E. 24个月

12. 6个月以内婴儿体格检查的次数为
A. 每周1次
B. 每两周1次
C. 每三周1次
D. 每月1次
E. 每两个月1次

13. 婴儿每日需水量为
A. 100ml/kg
B. 120ml/kg
C. 150ml/kg
D. 180ml/kg
E. 200ml/kg

14. 正常婴儿完全断乳的年龄是
A. 4～6个月
B. 7～9个月
C. 10～12个月
D. 12～15个月
E. 15～18个月

15. 小儿机体所需要的总能量中,为其所特需的是
A. 基础代谢
B. 食物的特殊动力作用
C. 活动
D. 生长发育
E. 排泄

16. 患儿,男,母乳喂养,体重8kg,身长70cm,坐稳并能左右转身,能发简单的爸爸、妈妈的音节,刚开始爬行,其月龄可能是
A. 3～5月龄
B. 6～7月龄
C. 8～9月龄
D. 10～11月龄
E. 12月龄

17. 患儿,女,10个月,母乳喂养,6个月开始添加辅食,小儿生长发育良好。家长询问小儿断奶的最佳月龄,正确的是
A. 4～5月龄
B. 6～7月龄
C. 8～9月龄
D. 10～12月龄
E. 14～16月龄

18. 患儿,男,8个月,母乳喂养,6个月起添加辅食。为了保证其生理需要,其每日摄入热卡为
A. 80kcal/kg
B. 100cal/kg
C. 110kcal/kg
D. 120kcal/kg
E. 150kcal/kg

19. 婴儿期可以开始的早教训练是
A. 刷牙训练
B. 坐姿训练
C. 穿衣训练
D. 大小便训练
E. 学习习惯训练

20. 某胎龄35周早产儿,生后32天。冬天出生,母乳喂养。体重已由出生时2.0kg增加到3.0kg。现在可以添加的辅食和添加的目的是
A. 米汤,以补充热量
B. 菜汤,以补充矿物质
C. 软面条,以保护消化道
D. 蛋黄,以补充铁
E. 鱼肝油,以补充维生素D

21. 3个月女婴,体重5kg,牛乳喂养,每天应该补充的牛乳是
A. 450ml
B. 500ml
C. 550ml
D. 650ml
E. 750ml

考点:幼儿期、学龄前期、学龄期保健(A1、A2型题)

22. 幼儿饮食中蛋白质、脂肪、糖类三大营养素所供热量的比例分别为
A. 5%～10%　40%～55%　50%～60%
B. 5%～10%　35%～50%　60%～70%
C. 10%～15%　25%～30%　50%～60%
D. 10%～15%　35%～50%　60%～70%
E. 15%～20%　35%～50%　60%～70%

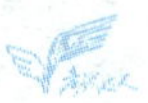
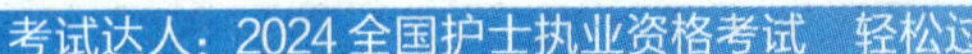

23. 学龄期儿童看书时，书本和眼睛的合适距离是
    A. 0.5尺左右
    B. 1尺左右
    C. 1.5尺左右
    D. 2尺左右
    E. 3尺以上
24. 患儿，男，2岁，人工喂养，为了保证其正常生长发育，每日蛋白质40g，其中优质蛋白供给是总蛋白的
    A. 1/3～1/2
    B. 1/4～1/3
    C. 2/3～3/4
    D. 1/3～2/5
    E. 1/3～3/5
25. 学龄前期儿童较少见的心理问题是
    A. 撒谎
    B. 咬指甲
    C. 遗尿
    D. 攻击性行为
    E. 出走
26. 3岁小儿向妈妈执意表达自己的需要，其心理发展特性是
    A. 明显自主性
    B. 有集体意识
    C. 客观看问题
    D. 克服自卑感
    E. 有抽象思维

参考答案

序号	1	2	3	4	5	6	7	8	9	10	11	12	13	14	15	16
答案	C	A	C	B	D	D	E	A	C	D	C	D	C	C	D	C
序号	17	18	19	20	21	22	23	24	25	26						
答案	D	B	D	E	C	C	B	A	E	A						

第五节 青春期保健

考情分析

年份	主要考点
2019	麻疹疫苗属于；接种麻疹疫苗应使用的消毒剂；缺血缺氧性脑病患儿禁忌接种的疫苗（百白破）
2021	乙肝疫苗第二次接种的年龄（生后1个月）；卡介苗属于（减毒活疫苗）；接种卡介苗的正确部位及方法；乙肝疫苗第三针接种的时间（6月龄）；2个月大婴儿应接种（脊髓灰质炎疫苗）；2个月10天的宝宝去接种脊髓灰质炎疫苗时，得知第二针乙肝疫苗因感冒推迟了接种，护士的正确做法
2022	小儿预防接种发生晕针时的体位

考点导航

此期保健重点是保证充足的营养；加强青春期生理和心理卫生教育，形成健康的生活方式；培养良好的品德。

一、供给充足营养

生长发育的第二个高峰期，体格生长迅速，男孩平均每年增长9～10cm，女孩增长8～9cm。脑力劳动和体力运动消耗大，必须增加热能、蛋白质、维生素及矿物质等营养素的摄入。

二、健康教育

1. 培养青少年良好的卫生习惯　**重点加强少女的经期卫生指导**，如保持生活规律，避免受凉、剧烈运动及重体力劳动，注意会阴部卫生，避免坐浴等。

2. 保证充足睡眠　青少年需要充足的睡眠和休息以满足此期迅速生长的需求，应养成早睡早起的睡眠习惯。

3. 养成健康的生活方式　加强正面教育，利用多种方法大力宣传吸烟、酗酒、吸毒及滥用药物的危害作用帮助其养成健康的生活方式。

4. **进行正确性教育**　家长、学校和保健人员可通过交谈、宣传手册、上卫生课等方式对青少年进行性教育。提倡正常的男女学生之间的交往，劝导学生不早恋，并自觉抵制黄色书刊、录像等的不良影响。

三、法制和品德教育

青少年需要接受系统的法制教育，学习助人为乐、勇于上进的道德风尚，自觉抵制腐化堕落思想的影响。

四、预防疾病和意外

青春期应重点防治结核病、风湿病、沙眼、屈光不正、龋齿、肥胖、神经性厌食、月经不调和脊柱侧弯等，可通过定期检查早期发现、早期治疗。意外创伤和事故是青少年，尤其是男性青少年常见的问题，应继续进行安全教育。

五、防治常见的心理行为问题

此期最常见的心理行为问题为多种原因引起的**出走、自杀及对自我形象不满而出现的心理问题**。家庭及社会应给予重视，并采取积极的措施解决此类问题。保健重点见表 17-5-1。

表 17-5-1　青春期保健

项目	内容
供给充足营养	增加热能、蛋白质、维生素及矿物质
健康教育	培养良好卫生习惯，保持充足睡眠，养成健康生活方式，**正确进行性教育，加强少女的经期卫生指导**
法制和品德教育	加强法制教育，提倡助人为乐的道德风尚
防止疾病和意外	结核病、风湿病、沙眼、屈光不正、龋齿、肥胖、神经性厌食、月经不调、脊柱侧弯、事故和外伤、自杀
防治心理行为问题	**出走、自杀、自我形象不满**

附：免疫规划

一、免疫规划

是根据小儿的免疫特点和传染病发生的情况制订的免疫程序。通过有计划地使用生物制品进行预防接种，以提高人群的免疫水平，达到控制和消灭传染病的目的。

二、免疫程序

1. 儿童计划免疫程序（表 17-5-2）

表 17-5-2　国家免疫规划疫苗儿童免疫程序表（2021 年版）（*）

可预防疾病	疫苗种类	接种途径	剂量	接种年龄														
				出生时	1月	2月	3月	4月	5月	6月	8月	9月	18月	2岁	3岁	4岁	5岁	6岁
乙型病毒性肝炎	**乙肝疫苗**	**肌内注射**	10μg 或 20μg	**1**	**2**					**3**								
结核病[1]	**卡介苗**	**皮内注射**	0.1ml	**1**														
脊髓灰质炎	脊灰灭活疫苗	肌内注射	0.5ml			1	2											
	脊灰减毒活疫苗	**口服**	1 粒或 2 滴					3								4		
百日咳、白喉、破伤风	**百白破疫苗**	**肌内注射**	0.5ml				1	2	3				4					
	白破疫苗	肌内注射	0.5ml															5
麻疹、风疹、流行性腮腺炎	**麻腮风疫苗**	**皮下注射**	0.5ml								1		2					
流行性乙型脑炎[2]	**乙脑减毒活疫苗**	**皮下注射**	0.5ml								1			2				
	乙脑灭活疫苗	肌内注射	0.5ml								1、2			3				4

续表

可预防疾病	疫苗种类	接种途径	剂量	接种年龄														
				出生时	1月	2月	3月	4月	5月	6月	8月	9月	18月	2岁	3岁	4岁	5岁	6岁
流行性脑脊髓膜炎	A群流脑多糖疫苗	皮下注射	0.5ml							1		2						
	A群C群流脑多糖疫苗	皮下注射	0.5ml												3			4
甲型病毒性肝炎[3]	甲肝减毒活疫苗	皮下注射	0.5或1.0ml										1					
	甲肝灭活疫苗	肌内注射	0.5ml										1	2				

注：1. 主要指结核性脑膜炎、粟粒型肺结核等。
2. 选择乙脑减毒活疫苗接种时，采用两剂次接种程序。选择乙脑灭活疫苗接种时，采用四剂次接种程序；乙脑灭活疫苗第1、2剂间隔7～10天。
3. 选择甲肝减毒活疫苗接种时，采用一剂次接种程序。选择甲肝灭活疫苗接种时，采用两剂次接种程序。

温馨提示

儿童的免疫接种可利用顺口溜进行记忆：“出生乙肝卡介苗，二月脊灰炎正好，三四五月百白破，八月麻疹岁乙脑”。

2. 预防接种的反应及处理

(1) 局部反应：接种后数小时至24小时左右，注射部位会出现红、肿、热、痛，有时还伴有局部淋巴结肿大或淋巴管炎。红晕直径在2.5cm以下为弱反应，2.6～5cm为中等反应，5cm以上为强反应。

(2) 全身反应：一般于接种后24小时内出现不同程度的体温升高，多为中、低度发热，持续1～2天。体温37.5℃左右为弱反应，37.5～38.5℃为中等反应，38.6℃以上为强反应。但接种活疫苗需经过一定潜伏期(5～7天)才有体温上升。个别儿童接种麻疹疫苗后5～7天出现散在皮疹。

3. **异常反应** 发生于少数人，临床症状较重。

(1) **过敏性休克**：于注射免疫制剂后数秒或数分钟内发生。表现为**烦躁不安**、**面色苍白**、**口周青紫**、**四肢湿冷**、**呼吸困难**、脉细速、恶心呕吐、惊厥、大小便失禁以至昏迷。此时应**使患儿平卧**，头稍低，注意保暖，给予氧气吸入，并**立即肌内注射1∶1 000肾上腺素0.5～1ml**，必要时可重复注射。

(2) **晕针**：儿童在空腹、疲劳、室内闷热、紧张或恐惧等情况下，在接种时或几分钟内，出现**头晕**、**心慌**、**面色苍白**、**出冷汗**、**手足冰凉**、心跳加快等症状，重者心跳、呼吸减慢，血压下降，知觉丧失。此时应立即**使患儿平卧**，头稍低，保持安静，饮少量热开水或糖水，一般可恢复正常。数分钟后不恢复正常者，皮下注射1∶1 000肾上腺素，每次0.5～1ml。

(3) 过敏性皮疹：荨麻疹最为多见，一般于接种后几小时至几天内出现，经服用抗组胺药物后即可痊愈。

(4) 全身感染：有严重原发性免疫缺陷或继发性免疫功能遭受破坏者，接种活菌(疫)苗后可扩散为全身感染。

考点练习

考点：青春期保健(A1、A2型题)

1. 对青春期孩子实施心理行为指导的重点是
   A. 对学校生活适应性的培养
   B. 加强品德教育
   C. 预防疾病和意外教育
   D. 性心理教育
   E. 社会适应性的培养

2. 月经初潮后女性的一级预防保健重点是
   A. 避孕指导
   B. 经期卫生指导
   C. 婚前检查指导
   D. 孕前检查指导
   E. 月经病治疗指导

3. 对青少年痤疮的护理措施，不恰当的是
   A. 多吃清淡的食物
   B. 不吸烟、不饮酒
   C. 保持乐观情绪
   D. 保持皮肤清洁
   E. 挤净痤疮内容物

4. 患儿，女，11岁，因肺炎入院治疗，住院期间月经来潮，出现乳房胀痛，失眠等症状，护士应指导患儿
   A. 参加剧烈的体育运动
   B. 可多食冷饮
   C. 每天盆浴
   D. 可食辛辣刺激性食物
   E. 情绪乐观稳定，注意休息

考点：免疫规划(A1、A2 型题)

5. 脊髓灰质炎疫苗属于
   A. 灭活疫苗
   B. 减毒活疫苗
   C. 类毒素疫苗
   D. 组分疫苗
   E. 基因工程疫苗
6. 新生儿期应接种的疫苗是
   A. 卡介苗
   B. 麻疹减毒活疫苗
   C. 脊髓灰质炎疫苗
   D. 百、白、破混合制剂
   E. 注射破伤风抗毒素
7. 初种麻疹疫苗的年龄是
   A. 出生后 24 小时
   B. 出生后 2～3 天
   C. 出生后 2 个月
   D. 出生后 3 个月
   E. 8 个月以上的易感儿
8. 卡介苗接种的时间是在出生后
   A. 当天
   B. 3～10 天
   C. 10～30 天
   D. 1 个月
   E. 6 个月
9. 新生儿时期应预防接种的疫苗是
   A. 乙肝疫苗、乙脑疫苗
   B. 麻疹疫苗、卡介苗
   C. 卡介苗、乙肝疫苗
   D. 百白破疫苗、脊髓灰质炎疫苗
   E. 脊髓灰质炎疫苗、乙脑疫苗
10. 属于疫苗接种异常反应的是
   A. 心因性反应
   B. 偶合发病
   C. 原有疾病加重
   D. 一般反应
   E. 变态反应
11. 小儿，出生后第三天，护士应指导家长为小儿接种的疫苗是
   A. 卡介苗、乙肝疫苗
   B. 麻疹减毒活疫苗
   C. 脊髓灰质炎疫苗
   D. 百、白、破混合制剂
   E. 乙脑疫苗
12. 患儿，男，生后 7 天，已完成乙肝疫苗的接种，准备出院。家长询问第二次乙肝疫苗接种的时间，护士告诉患儿家长是出生后
   A. 第 1 个月
   B. 第 2 个月
   C. 第 3 个月
   D. 第 4 个月
   E. 第 6 个月
13. 给婴儿口服脊髓灰质炎减毒活疫苗时，正确的做法是
   A. 用温热水送服
   B. 用热开水送服
   C. 冷开水送服或含服
   D. 热开水溶解后服用
   E. 服后半小时可饮用热牛奶
14. 患儿，女，8 岁。在社区卫生服务中心接种流感疫苗。接种过程中，小儿出现头晕、心悸、面色苍白，出冷汗。查体：体温 37.2℃，脉搏 120 次/min，呼吸 24 次/min，诊断为晕针。此时，患儿宜取
   A. 头低足高位
   B. 半卧位
   C. 侧卧位
   D. 俯卧位
   E. 平卧位
15. 26 岁女士，接种乙肝疫苗后出现低热、食欲减退。该病人出现上述症状最可能的原因是
   A. 中毒反应
   B. 正常反应
   C. 过敏反应
   D. 特异性反应
   E. 排斥反应
16. 某 6 月龄婴儿，父母带其到儿童保健门诊进行预防接种。此时应给该患儿注射的疫苗是
   A. 卡介苗
   B. 乙肝疫苗
   C. 百白破疫苗
   D. 脊髓灰质炎疫苗
   E. 腮麻风疫苗
17. 患儿，女，生后 6 天。已完成乙肝疫苗第一次接种。家长应携带患儿在第一次疫苗注射后多久进行第二次接种
   A. 2 个月
   B. 3 个月
   C. 1 个月
   D. 4 个月
   E. 5 个月

(18～21 题共用题干)

小儿女，3 个月。母亲带其去儿童保健门诊接种百白破混合制剂。

18. 接种前，护士询问的内容**不包括**
   A. 家族史
   B. 疾病史
   C. 过敏史
   D. 目前健康状况
   E. 接种史
19. 接种结束后，**错误**的健康指导是
   A. 可以立即回家
   B. 多饮水

C. 多休息
D. 饮食不需忌口
E. 观察接种后反应

20. 接种结束后，小儿出现烦躁不安、面色苍白、四肢湿冷、脉搏细速等症状。该病人最可能发生
A. 低血钙
B. 过敏性休克
C. 全身反应
D. 全身感染
E. 低血糖

21. 患儿母亲非常焦虑，不停哭泣。针对患儿母亲的心理护理，**错误**的是
A. 告诉其患儿目前的状况
B. 告诉其当前采取的措施及原因
C. 告诉其不可陪伴患儿，以免交叉感染
D. 告知其以往类似情况的处理效果
E. 帮助其选择缓解焦虑情绪的方法

22. 某医院预防保健科护士在执行流感疫苗接种操作前，发现部分疫苗出现浑浊现象。护士应采取的措施是
A. 就地销毁，记录经过
B. 停止接种，通知疾控中心
C. 先接种疫苗，再报医院处理
D. 先接种疫苗，报卫生局处理
E. 停止接种，报告医院相关部门处理

23. 某小儿，8个月。在社区准备接种麻疹疫苗，护士为其消毒时，应选用的消毒剂为
A. 90%乙醇
B. 0.5%碘伏
C. 生理盐水
D. 2%碘酊
E. 75%乙醇

24. 患儿，男，28天，因“睡眠中发生上下肢短暂性强直性痉挛，伴神志不清2周”来诊。脑CT：脑室缺氧缺血性低密度阴影，初次发病，护士应向家长解释，该患儿今后**不可以**接种的疫苗是
A. 卡介苗
B. 乙肝疫苗
C. 甲肝疫苗
D. 麻疹疫苗
E. 百白破三联疫苗

25. 某女婴，5个月。来院接种卡介苗，护士进行健康评估时得知其生后至今从未接种卡介苗。此时正确的处理是
A. 给予口服卡介苗
B. 予肌内注射卡介苗
C. 注意评估近期有无发热、感染
D. 给予皮下注射卡介苗
E. 建议检查抗结核抗体后再决定是否接种

参考答案

序号	1	2	3	4	5	6	7	8	9	10	11	12	13	14	15	16
答案	D	B	E	E	B	A	E	A	C	E	A	A	C	E	B	B
序号	17	18	19	20	21	22	23	24	25							
答案	C	A	A	B	C	E	E	E	E							

第六节 妇女保健

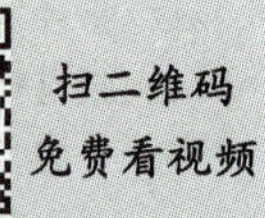

考情分析

年份	主要考点
2019	妇女各期保健的含义；围生期保健的正确描述
2021	围绝经期的保健重点（妇科肿瘤筛查）

考点导航

一、妇女保健工作的组织结构

（一）卫生行政结构

1. 卫生部设妇幼保健司并下设妇幼保健处，领导全国妇幼保健工作。
2. 省（直辖市、自治区）卫生厅设基层卫生与妇幼保健处。

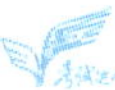

3. 市(地)级卫生局设妇幼保健科。

4. 县(市)级卫生局设妇幼保健所。

(二) 专业机构

1. 妇幼卫生专业机构　各级妇产医院、儿童医院，综合性医院妇产科、计划生育科、儿科，预防保健科以及各级妇幼保健机构。

2. 各级妇幼保健机构

(1) 国家机构级：国家级妇幼保健机构设立在中国疾病预防中心，与各省、市、县妇幼保健机构构成我国妇幼保健服务体系。

(2) 省级：省妇幼保健院。

(3) (地)市级：(地)市级妇幼保健院(所)。

(4) 县级：县级妇幼保健院(所)。

二、妇女保健工作内容

包括：①妇女各期保健；②实行孕产妇系统管理，提高围生期保健质量；③计划生育指导；④常见妇科病及恶性肿瘤的普查、普治；⑤贯彻落实妇女劳动保健制度。

(一) 青春期保健

一级预防：根据青春期女性的生理、心理、社会行为特点，为培养良好的健康行为而给予的保健指导。二级预防：通过学校保健，定期体格检查，早期发现各种疾病和行为异常，减少或避免诱发因素。三级预防：指青春期女性疾病的治疗和康复。青春期保健以预防为重点。

(二) 围婚期保健

婚前医学检查是针对准备结婚的男女双方，对可能患有的影响结婚和生育的疾病进行的医学检查。

(三) 生育期保健

通过加强孕产期保健，及时诊治高危孕产妇，降低孕产妇死亡率和围生儿死亡率；给予计划生育指导，避免妇女在生育期内因孕育或节育引发各种疾病；加强疾病普查及卫生宣传，以便早期发现疾病，早期治疗。

(四) 围生期保健

1. 孕前期保健　指导夫妻双方选择最佳的受孕时期，确保优生优育。**女性生育年龄在21～29岁为佳，男性生育年龄在23～30岁为好**。

2. 孕期保健　目的是加强母儿监护，预防和减少孕产期并发症。

3. 分娩期保健　持续性地给予产妇生理上、心理上和精神上的帮助和支持，缓解疼痛和焦虑。

4. 产褥期保健　预防产后出血、感染等并发症的发生，促进产妇产后生理功能的恢复。

5. 产后检查及计划生育指导　产后检查包括产后访视及产后健康检查。**产后访视**可了解产妇子宫复旧、会阴部切口或剖宫产切口愈合情况，检查乳房及母乳喂养情况及孕产妇的饮食、休息、婴儿的健康状况等，及时给予正确指导和处理。产褥期内禁止性交。产妇于产后42日到医院接受全面的健康检查。

6. 哺乳期保健

(1) 向孕产妇及家人宣传母乳喂养的好处。

(2) 将母乳喂养的好处及有关问题的处理方法告诉所有的孕妇。

(3) **帮助母亲在产后半小时内哺乳**。

(4) 指导母亲如何喂奶，以及在与婴儿分开的情况下如何保持泌乳。

(5) 除母乳外，禁止给新生儿喂任何食物和饮料。

(6) 实行母婴同室，使母亲与婴儿一天24小时在一起。

(7) **鼓励按需哺乳**。

(8) 不给母乳喂养的婴儿吸吮橡皮乳头或使用奶头做安慰物。

(9) 支持促进母乳喂养组织的建立，并将出院的母亲转介给妇幼保健组织。

哺乳期保健人员职责：①定期访视，评估母亲身心康复情况；指导母亲饮食、休息、清洁卫生及产后适度运动；评估母亲与婴儿关系。②评估母乳喂养及婴儿生长发育情况，重点了解哺乳次数、是否按需哺乳、亲自观察哺乳的姿势、并给予正确指导；评估婴儿体重增长、大小便次数及性状、婴儿睡眠、母子情感交流等；改变传统包裹婴儿的方法，采取放开四肢，穿连裤衣衫的新方法。③指导母亲在哺乳期间合理用药及采取正确的避孕措施，如工具避孕或产后3～6个月放置宫内节育器，不宜采取药物避孕和延长哺乳期的方法。④评估家庭支持系统，完善家庭功能。

(五) 围绝经期保健

围绝经期是指妇女从接近绝经时出现的与绝经有关的内分泌、生物学和临床特征至绝经后1年内的时期。

1. 指导围绝经期妇女合理安排生活，加强营养，适度运动，保持心情愉悦。指导其保持外阴部清洁，防止感染。每1～2年定期进行1次妇科常见疾病和肿瘤的筛查。

2. 为预防子宫脱垂和张力性尿失禁发生，应鼓励并指导妇女进行缩肛运动，每日 2 次，每次 15 分钟。积极防治绝经前期月经失调；对绝经后阴道流血者，给予明确诊断。

3. 在医师的指导下，必要时**应用激素替代疗法或补充钙剂等综合措施防治围绝经期综合征和骨质疏松**。

4. **指导避孕至停经 1 年以上，宫内节育器绝经 1 年后取出**。

考点练习

考点：妇女保健的工作内容（A1 型题）

1. 下列哪项不属于围生期保健内容
   A. 孕前期保健
   B. 孕期保健
   C. 分娩期保健
   D. 产褥期保健
   E. 月经期保健

2. 组织护理专业即将毕业的实习同学到附近小学给高年级女生讲解月经生理知识，属于妇女保健工作中的
   A. 妇女各期保健
   B. 妇女常见病保健
   C. 卫生知识宣教
   D. 女性常见病普查
   E. 采集积累资料

3. 关于围绝经期妇女的保健，正确的是
   A. 为预防阴道炎，宜经常阴道灌洗
   B. 肿瘤好发年龄段，需半年检查一次
   C. 可自行服用雌激素预防围绝经期综合征
   D. 宫内节育器于绝经后 2 年取出
   E. 注意月经变化，有异常及时就诊

参考答案

序号	1	2	3
答案	E	A	E

第七节　老年保健

考情分析

年份	主要考点
2019	适合老年高血压病人的运动方式（太极拳）；复方丹参滴丸的药理作用不包括
2020	心脏排出量从 60 岁开始年龄每增加 1 岁，心排血量下降（1%）；老年人用药的错误指导（中药与西药能叠加使用）
2021	坚持型人格的判断；老有所为的判断；冷漠型人格的判断；老年人血管变化的特点（收缩压升高）
2022	平素身体健康的 65 岁老年人慢跑半小时后的正常心率（105 次/min）
2023	老年人每天的睡眠时间（6～8 小时）

考点导航

一、老年人的特点

（一）生理特点

老年人生理特点见表 17-7-1 总结。

表 17-7-1　老年人生理特点

系统	生理特点
感官	视觉（**远视、老年性白内障、青光眼**），听觉（**老年性耳聋**），嗅觉迟钝，味觉减退，皮肤觉（触觉、痛觉、温觉）减退
呼吸	桶状胸，呼吸道黏膜萎缩、纤毛运动及咳嗽反射减退，肺泡数量减少，**呼吸功能降低、易发感染**
循环	心脏收缩力减弱、顺应性下降，传导系统退化，易发传导阻滞，血管壁增厚，血压升高

续表

系统	生理特点
消化	食管肌萎缩、蠕动减慢，易吞咽困难和食物潴留；胃肠道肌肉萎缩、消化液分泌减少、酶活性下降，**消化功能减弱**
泌尿	功能减退，尿急、尿频、尿失禁及夜尿增多
内分泌	腺体功能减退，影响相应功能
运动	骨密度减小，**骨质疏松**、骨软化症、**易骨折，关节灵活性减弱**

1. 感官系统

(1) 视觉：眼视近物的能力降低，近点远移，从而导致远视眼；由于晶状体逐步混浊，容易发生老年性白内障；由于眼对房水重吸收能力降低，还容易发生青光眼。

(2) 听觉：出现老年性耳聋，甚至听力丧失。

(3) 嗅觉：可出现嗅觉迟钝。

(4) 味觉：对酸、甜、苦、辣等味觉的敏感性降低。

(5) 皮肤：皮肤的改变是衰老的最初标志。皮肤松弛、皱纹增加、表面失去光泽；皮肤的防御功能和损伤后的愈合能力下降；皮肤暴露部分可见老年性色素斑；此外，皮肤的触觉、痛觉及温觉均减弱。

2. 呼吸系统

(1) 胸廓：胸壁肌肉弹性降低、肋间肌和膈肌出现萎缩，导致呼吸功能降低。

(2) 呼吸道：支气管黏膜出现萎缩，纤毛运动及咳嗽反射减弱，呼吸道分泌物不易咳出，从而易引起呼吸道感染。

(3) 肺：肺泡数量减少，肺泡融合，肺泡腔增大，肺泡壁的微血管逐渐减少或部分消失，导致肺的呼吸面积减少，肺换气效率降低。

3. 循环系统

(1) 心脏：心肌收缩力减弱，心输出量可较青年人减少 30%～60%；窦房结内部和周围有网状纤维增生，一些传导束支因长期劳损、缺血、受压等因素引起纤维化、硬化或钙化，从而易房室传导阻滞。

(2) 血管：主动脉和周围动脉壁增厚，硬化程度增加，对血流的阻抗增加，收缩压、脉压升高。

4. 消化系统

(1) 食管：食管蠕动能力减弱，排空时间延长，易引起吞咽困难和食管内食物潴留。

(2) 胃肠道：胃肠的消化吸收功能减弱，尤以钙、铁及维生素 B_{12} 的吸收障碍明显。

5. 泌尿系统

(1) 肾：肾脏开始萎缩，肾皮质减少，并出现生理性肾小球硬化，肾脏重量减轻；老年人肾血流量及肾小球滤过率分别减少；肾小管和集合管的重吸收和分泌功能也逐渐减退，尿液浓缩功能降低。

(2) 膀胱：膀胱容量减少、括约肌萎缩，易发生尿急、尿频、尿失禁及夜尿增多等现象。

(3) 尿道：尿道平滑肌逐渐纤维化而弹性组织减退使排尿速度减慢、排尿不畅，导致残余尿和尿失禁。

6. 内分泌系统

(1) 甲状腺：甲状腺缩小，并有纤维化、淋巴细胞浸润和结节化，甲状腺激素分泌减少，从而导致老年人基础代谢率降低，并影响脂代谢，易使血中胆固醇水平增高。

(2) 肾上腺：肾上腺皮质及髓质的细胞减少，肾上腺功能减退，肾上腺皮质激素分泌失调可引起物质代谢紊乱、应激反应能力降低。

(3) 胰腺：胰岛 B 细胞功能降低，胰岛素受体对胰岛素的敏感性降低，导致糖尿病的发病率增高。

7. 运动系统

(1) 骨骼：由于骨质萎缩、骨小梁减少变细，使骨密度减少、骨质疏松、骨脆性增加，从而导致易发生骨质疏松症、骨软化症及骨折。

(2) 关节：关节囊和肌腱韧带变硬，导致关节的灵活性减弱。

(二) 心理特点

见表 17-7-2 总结。

表 17-7-2 老年人心理特点

心理	表现
记忆	**老年人远期记忆比近期记忆好**，逻辑记忆比机械记忆好
智力	随年龄增长，液态智力(获得新观念)明显减退，但晶态智力(通过学习而获得的)变化不大
人格	一般不随增龄变化，老年人人格整合分四种适应方式：整合良好型、防御型、被动依赖型和整合不良型

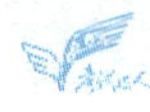

1. 记忆　记忆过程可分为识记阶段、保持阶段、回忆阶段和再认阶段；在心理学上，又将识记阶段称为初级记忆，将保持阶段、回忆阶段和再认阶段称为次级记忆。

（1）初级记忆和次级记忆：初级记忆是指对于刚听过或看过、在脑子里仍留有印象的事物的记忆；次级记忆是指对已听过或看过一段时间的事物，经过编码储存在记忆仓库，以后需要加以提取的记忆。

（2）再认和回忆：再认是指人们看过、听过或学过的事物再次出现在眼前时能辨认出曾经感知过；如果刺激物不再出现在眼前，而要求将此再现出来时，即为回忆。

（3）机械记忆和逻辑记忆：机械记忆是指只根据材料的外部联系或表现形式，采取简单重复的方式而进行的记忆；逻辑记忆是指在对材料内容理解的基础上，通过材料的内在联系而进行的记忆。

随年龄的增长，老年人的初级记忆基本上没有变化，或变化很少；而次级记忆发生较大的变化。老年人记忆的保持能力逐渐下降，但**远期记忆的保持相对比近期记忆的保持好**，他们一般对很久以前的人、经历及发生的事情，保持较好的记忆；而对近期或刚刚发生的事情，记忆不清；老年人的再认能力比回忆能力好；老年人的逻辑记忆比机械记忆好。

2. 智力　智力可以分为液态智力和晶态智力。液态智力是指获得新观念、洞察复杂关系的能力，如知觉整合能力、近期记忆力、思维敏捷度及反应力和反应速度等。晶态智力是指通过学习和掌握社会文化经验而获得的智力，如词汇、理解力和常识等。**液态智力一般随年龄的增长而明显减退**；而**晶态智力不一定随年龄的增长而减退**，甚至还有可能提高，直至70～80岁后，才出现缓慢减退。

3. 思维　主要包括概括、类比、推理和问题解决四方面的能力。伴随感知和记忆能力的衰退，老年人在概念、逻辑推理和问题解决方面的能力有下降，特别是思维的敏感度、流畅性、灵活性、独特性及创新性较其在青年时期减退。

4. 人格

（1）整合良好型：特点为能以高度的生活满意感面对新生活，并具备良好的认知能力和自我评价能力。

1）**重组型**：退休后继续积极、**广泛参加各种社会活动**。

2）**集中型**：退休后，在一定范围内**选择性参与**一些比较适合的社会活动。

3）**离退型**：退休后，人格整合良好，生活满意，但**活动水平低**，满足于逍遥自在。

（2）防御型：特点为完全否认衰老，雄心不减当年，刻意追求目标。

1）**坚持型**：退休后，**仍继续努力工作，并保持高水平的活动**。

2）**收缩型**：退休后，**热衷于饮食保养和体育锻炼**，以努力保持自己躯体的外观。

（3）被动依赖型

1）**寻求援助型**：须**通过外界的帮助以适应老年期的生活**，可以成功地从他人处得到心理支持，维持自身生活的满足感。

2）**冷漠型**：对**生活无目标，对任何事物均不关心，几乎不与他人联系**、不参加任何社会活动。

（4）整合不良型：特点为存在明显的心理障碍，需要在家庭的照顾下和社会组织的帮助下才能生活。

（三）患病特点

1. **临床症状及体征不典型**。
2. **多种疾病共存**。
3. **病程长、病情重**。
4. **易发生意识障碍**　在患病时常以意识障碍为首发症状，或引发意识障碍。
5. **易发生水、电解质紊乱**。

二、老年人的日常保健

（一）饮食与营养保健

1. 营养需求　老年人必须针对其特殊需求，全面、适量、均衡地摄入营养，以延缓衰老、抵抗疾病、维护健康。

（1）蛋白质：由于体内代谢过程以分解代谢为主，且蛋白质的合成能力差，因此对蛋白质的摄入要求应为：质优量足。老年人每日蛋白质的摄入以**每千克体重1.0～1.2g为宜**；应尽量选择供给生物利用率较高的蛋白质，其摄入量应占蛋白质总量的50%以上，如豆类、鱼类。切忌摄入过多的蛋白质，以免加重其消化功能和肾脏的负担、增加体内胆固醇的合成，如多食蛋类、动物内脏等。

（2）热量：每日总热量的摄入量必须适当加以控制，以免多余热量转变为脂肪储存体内。老年人应根据自身特点，将每日热量摄入控制在6.72～8.4MJ即可；其中**60%～70%**由膳食中的**碳水化合物**提供，**20%～25%**由膳食中的**脂肪**提供，**10%～15%**由膳食中的**蛋白质提供**。

（3）糖：由于对糖类代谢功能下降，摄入过多容易导致肥胖、糖尿病、高脂血症等；但摄入过少，又会增加蛋白质的分解。因此，老年人可适量选择一些含有果糖的饮食，如蜂蜜、某些糖果、糕点等。但对于患有糖尿病、冠心病及肥胖的老年人，应限制糖类的摄入，包括大米、面粉、高粱、荞麦、甘薯等。

（4）脂肪：由于胆汁酸减少、脂酶活性降低，对脂肪的消化能力下降，故而脂肪的摄入量不宜过多。**老年人每日脂肪摄入量以50g为宜**，应减少膳食中饱和脂肪酸和胆固醇的摄入量，以富含不饱和脂肪酸的植物油为主；即减少猪油、牛油、羊油等动物性脂肪的摄入，适当摄入花生油、豆油、玉米油和菜籽油等植物脂肪。

（5）无机盐和微量元素：主要补充无机盐和微量元素，如钙、铁等。我国营养学会建议老年人**每日钙的供给量为800mg**。

（6）维生素：摄入富含维生素的饮食，以增加机体抵抗力、延缓衰老。

（7）水分：每日保持充足水分的供给，一般每日饮水量不少于2 000ml，以保持尿量在1 500ml；但对于患有心脏、肾脏疾病的老年人，每日水分摄入量不宜过多，以免加重心脏和肾脏的负担。

2. 饮食保健原则（表17-7-3）

表17-7-3　老年人日常保健原则

生理项目	具体内容
营养需要	蛋白质：质优量足，每日**每千克体重1～1.2g** 热量：60%～70%来自碳水化合物，20%～25%来自脂肪，10%～15%来自蛋白质 糖和脂肪：控制，每日脂肪量<50g 无机盐和微量元素：**钙每日800mg**
饮食保健原则	**低脂、低糖、低盐、高维生素及富含钙、铁饮食** 食物种类多样，注意饮食卫生，进食宜缓、暖、软，戒烟、限酒、少饮茶 早、中、晚食量比例：30%、40%、30%
睡眠	每日6～8小时，关注睡眠障碍
便秘	多食富含纤维素食物，清晨空腹饮白水；适当活动；**自我按摩腹部**，及时排便，必要时使用开塞露或遵医嘱用缓泻药
便失禁	食用易消化吸收、少渣、少油食物；养成按时排便习惯；及时治疗疾病，注意补水、保持皮肤清洁、干燥
夜尿	晚餐后少饮水，不饮咖啡、浓茶，睡前排尿；良好照明，便于如厕
尿失禁	锻炼盆底肌肉，适量饮水，及时排尿，不憋尿；积极治疗相关疾病，保持皮肤清洁、干爽

（1）营养比例适当：在保证摄入足够蛋白质的基础上，应限制热量的摄入，选择**低脂肪、低糖、低盐、高维生素及富含钙、铁饮食**。

（2）食物种类多样：食用多种食物，充分利用营养素之间的互补作用，以满足机体的需求。在选择食物时，应注意粗粮和细粮的搭配、植物性食物和动物性食物的搭配、蔬菜与水果的搭配。

（3）科学安排饮食：每日进餐定时定量，**早、中、晚三餐食量的比例最好约为：30%、40%、30%**，切勿暴饮暴食或过饥过饱。

（4）注意饮食卫生：保持餐具的清洁，不吃变质的食品，少吃腌制、烟熏及油炸食品。

（5）进食宜缓、暖、软：进食时应细嚼慢咽，不宜过快；食物的温度应适宜，不宜过冷或过热。

（6）戒烟、限酒、少饮茶：吸烟可使血中二氧化碳浓度增高、血脂升高；过度饮酒可增加脑血栓形成的概率；饮浓茶对胃肠道产生刺激。

（二）睡眠与休息保健

1. 休息与睡眠的特点　老年人的睡眠时间相对较短，一般每日约为6～8小时；而且睡眠质量不佳，容易出现失眠、入睡困难、睡后易醒等睡眠障碍症状。

2. 老年人睡眠保健措施

（1）保证适当的活动或运动：白天积极参与各种有益的社会活动、坚持适当的户外运动或体育锻炼，将有助于入睡、改善睡眠质量。

（2）选择舒适的睡眠用品：床不宜过窄、床垫不宜过硬或过软；枕头高低适度；被褥轻软、透气。

（3）调整卧室环境：睡前应注意调整好卧室的温度、湿度，将灯光调至柔和、暗淡，尽量停止各种噪声的干扰。

（4）做好睡前准备工作：睡前应保持情绪稳定，不宜进行剧烈活动、观看或阅读兴奋或紧张的电视节目及书籍、饮用兴奋性饮料；晚餐应在睡前两小时完成，晚餐应清淡，不宜过饱，睡前不再进食；还可以在睡前用热水泡脚，以促进睡眠。

（5）采取适当的睡眠姿势：选择睡眠姿势时，以自然、舒适、放松为原则；最佳睡眠姿势为右侧卧位，可避免心脏受压，又利于血液循环。

（三）排泄保健

1. 排便的特点与保健措施

（1）便秘的防治措施

1）多摄入富含纤维的蔬菜、水果和具有润肠作用的食物。

2）每日适当活动、运动。

3）养成清晨空腹饮一杯白水或蜂蜜水的习惯。

4）自我**由右向左按摩腹部**。

5）及时排便，必要时使用开塞露，或遵医嘱使用一些缓泻药物。

（2）大便失禁的防治措施

1）选择营养丰富、易消化、吸收、少渣、少油的食物。

2）掌握排便规律，按时排便。

3）及时治疗疾病。

4）腹泻时注意补水，保持皮肤清洁、干燥。

2. 排尿的特点与保健措施

（1）夜尿的防治措施

1）晚餐后少饮水，睡前排尿。老年人晚餐后，不要饮用咖啡、浓茶，入睡前尽量少或不饮水，包括含水分多的水果；睡前尽量排空膀胱。

2）卧室设有夜间照明设施，便于如厕。老年人卧室及通道要安装夜灯，床边应有电灯开关或备有手电筒；若卧室内没有卫生间，可在床边备有便器以方便老年人使用。

（2）尿失禁的防治措施

1）适当参加各种锻炼活动。老年人身体许可时，可坚持每日做仰卧起坐，以增加腹肌和盆腔肌肉的弹性，以利于排尿。

2）及时排尿，不憋尿。

3）适量饮水。老年人一方面应保证每日饮水充足，不应因恐惧尿失禁而大量减少饮水量；另一方面，在排尿不便时（如夜间睡觉前），应适量控制饮水。

4）积极治疗泌尿系统炎症。

5）尿失禁时，注意保持皮肤清洁、干爽。老年人在发生尿失禁时，应及时更换衣服，清洁会阴部皮肤；家庭成员应注意关注、体贴、安慰老年人，尽量减少老年人的窘迫感。

（四）活动与运动保健

1. 活动与运动的原则

（1）因人而异，选择适宜运动：应根据自己的身体状况、所具备的条件，选择适合自己的运动种类、时间、地点。一般而言，**运动时间以每日1～2次、每次30分钟为宜**，每日运动的总时间不超过2小时；运动的强度应根据老年人运动后心率而定，其**计算方法为：一般老年人可采用运动后适宜心率（次/min）＝170－年龄**；身体健壮的老年人可采用运动后最高心率（次/min）＝180－年龄。

（2）循序渐进，持之以恒：活动强度应由小到大、逐渐增加，并长期坚持。

（3）自我监护，确保安全：在活动或锻炼过程中，当出现不适感觉时，应立即停止活动；出现严重不适感觉时，应及时就医。

2. 常用的健身方法

（1）散步：每日步行30～60分钟，每分钟80～90步。步行过程中，应注意使自己脉搏保持在110～120次/min为宜。

（2）游泳：游泳的姿势不限，但速度不宜过快、时间不宜过长。一般而言，以每日1次或每周3～4次、每次游程不超过500m为宜。参加游泳锻炼时应注意：游泳前做好准备活动；水温不宜过低；游泳过程中，若感到不适，如头晕、恶心等，应暂停游泳。

（五）日常安全的防护

1. 跌倒的防护

（1）自身防护措施

1）老年人在变换体位时，动作不宜过快，以免发生体位性低血压；在行走时，速度也不宜过快，迈步前一定要先站稳。

2）老年人**洗浴时，时间不宜过长**（一般不超过20分钟），**温度不宜过高（一般水温以35～40℃为宜）**，提倡坐式淋浴。

3）老年人外出时，尽量避开拥挤时段。

（2）居室内、外环境及设施安全的要求

1）老年人居室内的走廊、卫生间、楼梯、拐角等暗处应保持一定亮度，以免老年人因视力障碍而跌倒。

2）老年人居室内地面应使用防滑材料，最好选择木质地板；门口地面最好不要有门槛。

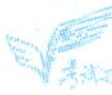

3）老年人浴室的地面及浴盆内应放置防滑垫；浴室及厕所内应设有扶手；沐浴时有座椅穿脱衣服；浴室及厕所的门最好向外开，以便于发生意外时利于救护。

2. 用药安全

（1）老年人用药原则

1）少用药，勿滥用药：必须用药时，应遵医嘱对症治疗，尽量减少用药品种，并且以小剂量开始服用。

2）注意联合用药：老年人往往同时服用多种药物，应特别注意药物的配伍禁忌。

3）密切关注用药反应：老年人用药后应密切关注有无各种不良反应，若出现皮疹、麻疹、低热、哮喘等症状，应及时就医。

（2）常用药物的注意事项（见表 17-7-4）

表 17-7-4 老年活动、安全、用药保健

项目	具体内容
运动原则	因人而异，选择适宜运动，运动时间以每日 1～2 次、每次 30 分钟为宜，总时间≤2 小时；循序渐进，持之以恒；自我监护，确保安全：运动强度监测指标为运动后最宜心率（170－年龄）次/min，若身体健壮，运动后最宜心率（180－年龄）次/min；自我感觉不适应停止运动
常用运动	散步、游泳等
防跌倒	**自身防护**：变换体位时要慢；外出时避开拥堵时段，注意交通；洗浴时间要短（<20 分钟），温度适宜（35～40℃），提倡坐式淋浴 **环境安全**：室内光照充足，地面使用防滑材料，不要有高低不平；浴室内设防滑垫、扶手、穿衣椅等安全设施
用药安全	**用药原则**：少用药，从小剂量开始用药；注意联合用药的配伍禁忌，密切关注用药反应 **注意事项**：降压药防低血压（**收缩压下降 10～30mmHg/d、舒张压下降 10～20mmHg/d 为宜**），抗生素防肠道菌群失调，胰岛素防低血糖，解热镇痛药防消化道出血，镇静催眠药防失眠、兴奋、抑郁

1）降压药物：老年人在服用降压药时，应注意降压要适度，**一般以收缩压下降 10～30mmHg/d、舒张压下降 10～20mmHg/d 为宜**；同时应监测 24 小时动态血压，以确定最佳的用药剂量和服药时间；一般而言，**降压药最佳的服用时间为每日 7:00、15:00、和 19:00**；睡前不宜服用降压药，以免诱发脑卒中。

2）抗生素：老年人在服用抗生素时，应注意其剂量和疗程。

3）胰岛素：老年糖尿病病人在使用胰岛素时，应注意监测自身血糖、尿糖的变化，及时调整胰岛素的用量，以免发生低血糖。

4）解热镇痛类药：服用时宜采用小剂量；同时注意监测，避免诱发消化道出血。

5）镇静催眠药：老年人在服用镇静催眠药时，应注意采用小剂量，且最好几种镇静催眠药交替服用；长期服用镇静催眠药的老年人不宜突然停药，以免出现失眠、兴奋、抑郁等问题。

三、老年人的心理保健

（一）常见心理问题及其原因

老年人常见的心理问题包括：**焦虑、抑郁、孤独和自卑**等，其发生的原因主要包括：①部分或全部生活自理能力下降；②各种应激事件；③生活环境缺少交流沟通、关爱。

（二）主要的防护措施

1. 指导老年人保持良好心态。
2. 鼓励老年人培养广泛的兴趣爱好。
3. 针对各种病因，积极治疗，控制症状，防止复发。
4. 帮助老年人子女尊重、体贴老年人，热情温馨地接纳老年人，尽量多陪伴老年人。

考点练习

考点：老年人的特点（A1、A2 型题）

1. 护士对 75 岁老年病人进行皮肤状况的评估，下列信息中，表明病人的皮肤存在潜在的问题的是
   A. 皮肤弹性减弱
   B. 皮肤色素沉着增多
   C. 皮肤存在硬结
   D. 皮肤表面干燥粗糙
   E. 皮肤皱纹增多
2. 关于老年人生理特点的叙述，正确的是
   A. 味阈降低
   B. 嗅神经元增多
   C. 心脏收缩力增强

D. 关节灵活性减弱
E. 记忆力增强

3. 老年人患病的特点**不包括**
A. 病程长
B. 病情重
C. 恢复慢
D. 临床症状典型
E. 易发生意识障碍

4. 病人，女性，58岁。近年来明显感到自己的记忆减退，特别是最近做过的事情。该情况说明该病人的哪种记忆力下降
A. 近期记忆
B. 远期记忆
C. 机械记忆
D. 逻辑记忆
E. 次级记忆

5. 老年病人随着年龄的增加，记忆能力逐步减退。在询问病史时最容易出现的是
A. 表述不清
B. 症状隐瞒
C. 记忆不确切
D. 反应迟钝
E. 答非所问

6. 病人，女性，55岁。自退休后，几乎不与朋友联系，对以前热衷的舞蹈也不感兴趣，对外界任何事物均不关心。该病人采用的退休适应方式是
A. 离退型
B. 防御型
C. 冷漠型
D. 收缩型
E. 重组型

7. 病人，男性，65岁。虽已退休多年，但退而不休，仍在一所高校从事教学工作，且干劲十足。该老人采用的退休适应方式是
A. 重组型
B. 离退型
C. 被动依赖型
D. 坚持型
E. 寻求援助型

考点：老年人的日常保健(A1、A2型题)

8. 老年人早、中、晚三餐食量的比例最好为
A. 20%、30%、50%
B. 20%、50%、30%
C. 30%、30%、40%
D. 30%、40%、30%
E. 40%、30%、30%

9. 病人，男性，60岁。患高血压5年，在出院时护士指导该病人运动后最适宜的心率是
A. 90次/min
B. 100次/min
C. 110次/min
D. 120次/min
E. 130次/min

10. 病人，男性，65岁，患高血压2年。在出院时护士指导该病人服药的方法，正确的是
A. 最好睡前服用
B. 一周测量血压一次
C. 从小剂量开始
D. 血压正常后即可停药
E. 短期内将血压降至正常

11. 关于衰老表现的叙述，正确的是
A. 老年人的体重随年龄的增加而增加
B. 老年人的血压随年龄的增加而降低
C. 老年人的心率随年龄的增加而增加
D. 老年人的生活自理能力随年龄的增加而降低
E. 老年人眼睛近视程度随增龄而增加

(12～13题共用题干)

病人男，73岁。患高血压、冠心病15年。

12. 适合该老年病人的运动方式是
A. 太极拳
B. 排球
C. 山地自行车
D. 短跑
E. 长跑

13. 病人遵医嘱服用复方丹参滴丸，与复方丹参滴丸药理作用**不相符**的是
A. 降低血浆黏度
B. 增加心脏血容量
C. 增加脑血流量
D. 抗血栓形成
E. 抑制血小板聚集

参考答案

序号	1	2	3	4	5	6	7	8	9	10	11	12	13
答案	C	D	D	A	C	C	D	D	C	C	D	A	B

第十八章　中医基础知识

考情分析

年份	主要考点
2019	开窍于耳的脏腑；中药中具有收敛、固涩等作用的味道是；中医的“宗气”是指；中医理论中：“气”的主要功能
2020	补法的定义；构成人体有机整体的中心是；称为“后天之本”的五脏之一是
2021	先天之本为（肾）；中医“六气”是指；肝主藏血还主（疏泻）；温属于中医里的；中医辨证方法中红舌属于（热证）；中药煎煮应遵循的原则（先武后文）；后天之本为（脾）；中药煎药应（二煎）
2022	中医中五脏六腑之主（心）；发怒伤（肝）；中医中失眠、健忘、心悸，主要与哪个脏腑有关；正常情况下舌的颜色（淡红舌、薄白苔）；相生正确的是（木生火）
2023	中医中的五行是指；中医中的五脏是指；关于中药煎药的错误描述（先文后武）；火邪、燥邪、暑邪共同的致病特点（伤津）；表证常见于外感病的哪个阶段

考点导航

一、中医学的基本概念

中医学的两个基本特点：一是对人的整体观念，二是对疾病的辨证论治。

（一）整体观念

中医认为人体是一个有机的整体，构成人体的各个组成部分之间在结构上是不可分割的，在功能上是相互协调，相互作用的。

（二）辨证论治

辨证论治是中医诊断和治疗疾病的**基本原则**。**辨证是确定治疗方法的前提和依据**，论治是辨证的目的，通过辨证论治的效果，可以检验辨证论治是否正确。

1. 辨证　就是将**四诊（望、闻、问、切）**所收集的资料、症状和体征，通过分析、综合，**辨清疾病的原因、性质、部位和邪正之间的关系**，概括、判断为某种证。

2. 论治　论治又称施治，是根据辨证的结果，确定相应的治疗方法。

温馨提示

辨证可理解为明确疾病的病因，论治是根据病因确定治疗方法。因此辨证论治是中医诊断和治疗疾病的基本原则。

二、中医基础理论

中医基础理论的主要内容分为：阴阳五行、藏象、气血津液、经络、病因与发病、病机、防治原则七个部分。

（一）阴阳五行学说

1. 阴阳的概念　阴阳代表着事物相互对立又相互联系的两个方面。

2. 阴阳学说　内容包括阴阳**相互对立**、阴阳**相互依存**、阴阳**相互消长**、阴阳**相互转变**。

3. 五行的概念　**五行指金、木、水、火、土**五种物质及其运动变化。

4. 五行的生克乘侮　五行学说是以五行之间的相生和相克联系来探索和阐释事物之间相互联系、相互协调平衡的整体性和统一性的。同时，还以五行之间的相乘和相侮，来探索和阐释事物之间的协调平衡被破坏后的相互影响。

5. 相生　是指这一事物对另一事物具有促进、助长和滋生的作用。

6. 相克　是指这一事物对另一事物的生长和功能具有抑制和制约的作用。

7. 相乘　是指五行中的某一行对其所胜一行的过度克制。

8. 相侮　是指五行中的某一行对其所不胜一行的反向克制。又称“反侮”。

(二) 藏象

1. 何为五脏　**心、肝、脾、肺、肾称为五脏**。

2. 何为六腑　胆、胃、大肠、小肠、膀胱、三焦称为六腑。

3. 五脏的主要生理功能

(1) **心**的生理功能：一主血脉，二主神志。**开窍于舌**，其华在面。心与小肠相表里。

(2) 肝的主要生理功能：主疏泄；主藏血；主筋；开窍于目，其华在爪。肝与胆相表里。

(3) **脾**的主要生理功能：**主运化；主统血**；主肌肉和四肢；开窍于口，其华在唇。脾与胃相表里。

(4) 肺的主要生理功能：主气；司呼吸；主宣发肃降；通调水道；主皮毛，开窍于鼻。肺与大肠相表里。

(5) **肾**的主要生理功能：主藏精；**主人体的发育与生殖**；主水液；主纳气；主骨，生髓；通于脑，下系二阴，其华在发，开窍于耳。肾与膀胱相表里。

4. 六腑的主要生理功能

(1) 胆的生理功能：有贮藏和排泄胆汁，促进饮食消化的作用，并主决断，与人的精神情志活动有关。

(2) 胃的生理功能：主受纳与腐熟水谷。

(3) 小肠的生理功能：主泌别清浊，其接受胃中传来的水谷之后，进一步消化吸收，清者经脾传至全身，浊者移向二阴排出体外。

(4) 大肠的生理功能：接受小肠下传的糟粕，吸收其中多余的水分，使之成大便排出体外。

(5) 膀胱的生理功能：贮尿和排尿。

(6) 三焦的生理功能：有总司人体的气化作用，为水液代谢的通路。

5. 五脏六腑的关系　**五脏六腑的关系是表里关系**。脏为阴，腑为阳，阳为表，阴为里。心与小肠，肺与大肠，脾与胃，肝与胆，肾与膀胱，一脏一腑，一阴一阳，一表一里，它们所属经脉互相络属，组成脏腑表里关系。

(三) 气、血、津液

1. 何为精　狭义之“精”，即指通常所说的生殖之精；**广义之“精”，泛指一切精微物质**，包括气、血、津液和从食物中摄取的营养物质，故称作“精气”。

2. 何为气　气是构成人体和维持人体生命活动的最基本物质。包括：**元气、宗气、营气、卫气**。

3. 气的主要功能　**推动作用、温煦作用、防御作用、固摄作用、气化作用**。

4. 何为血　是构成人体和维持人体生命活动的物质之一，具有很高的营养和滋润作用。

5. 血的主要功能　气属阳，血属阴。气能生血、行血、摄血，气为血之帅；血是气的载体，并给气充分的营养，即血为气之母。

6. 何为津液　是机体一切正常水液的总称，包括各脏腑组织器官的内在体液及其正常的分泌物，如胃液、肠液和涕、泪等。**清而稀薄的称之为津，浊而稠厚的称之为液**。

(四) 经络

经络是运行全身气血，联络脏腑肢节，沟通上下内外的通路。是经脉和络脉的总称。其中经脉是主干，络脉是分支。

(五) 病因与发病

1. 病因　主要有六淫、疫疠、七情、饮食、劳倦、外伤和虫兽伤等。

2. 何为六气、六淫　**风、寒、暑、湿、燥、火**是四季气候中的六种表现，正常情况下称为“六气”。六气是人类生存的条件。如果发生太过或不及，而当人体正气不足时就有可能成为致病因素。**这种能使人致病的反常气候叫做六淫**。

3. “六淫”致病的共同特点

(1) 六淫致病**多与季节气候、居住环境有关**。

(2) 六淫邪气**既可单独侵袭人体而致病，又可两种以上同时侵犯人体而致病**。

(3) 六淫发病过程中不仅**可以互相影响，而且可以在一定条件下互相转化**，如寒邪入里可化热。

(4) 六淫为病，其受邪途径多侵犯肌表，或从口鼻而入，或两者同时受邪，故又有“外感六淫”之称。

4. 风邪的性质及致病特点　①风为阳邪，其性开泄，易袭阳位。②风性善行而数变。③风为百病之长。

5. 寒邪的性质及致病特点　①寒为阴邪，亦伤阳气。②寒性凝滞，“凝滞”即凝结阻滞不通之意。③寒性收引，“收引”即收缩牵引之意。

6. 暑邪的性质及致病特点　①暑为阳邪，其性炎热。②暑性升散，耗气伤津。③暑多挟湿。

7. 湿邪的性质及致病特点　①湿性重浊。②湿为阴邪，易阻遏气机，损伤阳气。③湿性黏滞。“黏”即黏腻，“滞”即

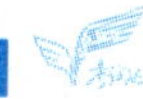

停滞。④湿性趋下，易袭阴位。

8. 燥邪的性质及致病特点　①燥性干涩，易袭津液。②燥易伤肺。肺为娇脏，喜润而恶燥。

9. 火邪的性质及致病特点　①火为阳邪，其性炎上。②火易耗伤津液。③火易生风动血。④火易致肿疡。

10. 疫疠的概念　**疫病邪气是一类具有强烈传染性的病邪**。在中医文献中记载有"疠气""瘟疫""疫毒""异气""毒气"等名称。

11. 疫疠致病特点　**发病急骤，病情较重，症状相似，传染性强，易于流行**等特点。

12. 七情　**七情即喜、怒、忧、思、悲、恐、惊**，七种情志变化，是机体的精神状态。七情是人体对客观事物的不同反映，在正常情况下一般不会致病，只有突然、强烈或长期持久的情志刺激，超过了人体本身的正常活动范围，使人体气机紊乱，脏腑阴阳气血失调，才会导致疾病的发生。

13. 痰饮　痰和饮都是水液代谢障碍所形成的产物，**一般较稠浊的称为痰，清稀的称为饮**。

三、中医的四诊

四诊包括**望、闻、问、切**四种诊断方法，简称"四诊"，它是调查了解疾病的基本方法，是辨证论治的依据。

1. 望诊的基本内容　望诊的基本内容包括：全身望诊（望神、色、形体、姿态）；局部望诊（望头面、五官、躯体、四肢、二阴、皮肤）；舌诊（望舌体、舌苔）；望排泄物（望痰涎、呕吐物、大便、小便等）；望小儿指纹。

2. 闻诊

（1）闻诊包括听声音和嗅气味两种内容。

（2）闻声音：主要是用耳听取病人的语言、呼吸、咳嗽、呕吐、腹鸣等声音。

（3）嗅气味：主要是用鼻嗅呼吸、口腔、分泌物和排泄物的气味。

3. 问诊　主要内容包括：一般情况、主诉、现病史、既往史、个人生活史、家族史等。

（1）问寒热的临床意义：寒与热是辨别病邪性质和机体阴阳盛衰的重要依据。

1）恶寒发热：病人恶寒与发热同时出现，多见于外感病的表证阶段。

2）但寒不热：病人只感怕冷而不觉发热。新病恶寒，为里实寒证；久病畏寒，为里虚寒证。

3）但热不寒：病人只发热，不觉寒冷，或反恶热，多属阳盛阴虚的里热证。

壮热：病人高热，体温在 39℃以上持续不退，不恶寒反恶热，属实热证；

潮热：发热如潮汐有定时，分为胃肠燥热内结所致的日晡潮热及温病热入营分、灼伤营阴的午后及夜间潮热；

微热：发热不高，不超过 38℃，多见于阴虚或气虚发热。

4）寒热往来：恶寒与发热交替发作，为半表半里证的特征，可见于少阳病和疟疾。

（2）问汗的临床意义：通过询问了解病人汗出的异常情况，对诊察病邪的性质及人体阴阳盛衰有重要意义。

（3）问二便的临床意义：大便：健康人每日一次，成形不燥，排便通畅，多呈黄色，无脓血、黏液、未消化食物。小便：健康人日间排尿 3～5 次，夜间 0～1 次，每昼夜总尿量约为 1 000～1 800ml。

（4）问饮食的临床意义：通过询问饮食口味情况，可以了解体内津液的盈亏及分布是否正常、脾胃及有关脏腑功能的盛衰。

4. 切诊　是医者用手触摸病人身体的某些部位，了解疾病。切诊包括切脉和切其他部位，以切脉为主。切脉（或脉诊）是医者用手按寸口（寸口是指桡动脉的腕后搏动部位）而得动脉应指的形象，来辨别病证的部位、性质以及正邪盛衰的一种诊断方法。切脉分为三部：寸、关、尺。

四、中医辨证方法

包括八纲辨证、脏腑辨证、六经辨证、卫气营血辨证、三焦辨证。

（一）八纲辨证

1. 何为八纲　八纲就是**表、里、寒、热、虚、实、阴、阳**八个辨证的纲领。

2. 何为表证　表证是六淫、疫疠、虫毒等邪气经皮毛、口鼻侵入机体，正气（卫气）抗邪所表现轻浅证候的概括。

常见证候表现：恶寒或恶风发热，头身疼痛，脉浮，苔薄白为主要表现，或可见鼻塞、流清涕、喷嚏、咽喉痒痛等症。

3. 何为里证　泛指病变部位在内，由脏腑、气血、骨髓等受病所反映的证候。

常见证候表现：不同的里证，表现为不同的证候，但其基本特点为：**无新起恶寒发热，以脏腑症状为主要表现**，一般病情较重、病程较长。里证的具体证候辨别，必须结合脏腑辨证、六经辨证、卫气营血辨证等方法，才能进一步明确。

4. 何为半表半里证　指外感病邪由表入里的过程中，邪正相争，少阳枢机不利，病位处于表里进退变化之中所表现的证候。

常见证候表现：往来寒热、胸胁苦满为特征性表现。

5. 表证与里证的鉴别要点　辨别表证和里证，**主要是审察寒热症状、内脏证候是否突出、舌象、脉象等变化**。外感

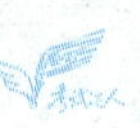

病中，发热恶寒同时并见的属表证，发热不恶寒或但寒不热的属里证；寒热往来的属半表半里证。表证以头身疼痛、鼻塞或喷嚏为主症；里证以内脏证候，如咳嗽、心悸、腹痛等表现为主症；半表半里证则有胸胁苦满等特有表现。表证及半表半里证舌苔变化不明显；里证舌苔多有变化。表证多见浮脉；里证多见沉脉。

6. 寒证概念 感受寒邪，或阳虚阴盛，导致机体功能活动衰退所表现的具有冷、凉特点的证候。

7. 热证概念 感受热邪，或脏腑阳气亢盛，或阴虚阳亢，导致机体功能活动亢进所表现的具有温、热的证候。

8. **寒热证鉴别要点** 热证面色赤，寒证面色白；热证恶热喜冷，寒证恶寒喜热；热证口渴喜冷饮，寒证口淡不渴；热证手足烦热，寒证手足厥冷；热证小便短赤、大便燥结，寒证小便清长，大便溏薄；热证舌红苔黄，寒证舌淡苔白；热证脉滑数，寒证脉沉迟。

9. 虚证概念 指人体阴阳、气血、津液、精髓等正气亏虚，而邪气不著，表现为不足、松弛、衰退特征的各种证候。

10. 实证概念 指人体感受外邪，或疾病过程中阴阳气血失调，体内病理产物蓄积，以邪气盛、正气不虚为基本病理，表现为有余、亢盛、停聚特征的各种证候。

11. **虚实证鉴别要点** 虚证病程长，实证病程短；虚证者体质多虚弱，实证者体质多壮实；虚证者精神萎靡，实证者精神兴奋；虚证者声低息微，实证者声高气粗；虚证者疼痛喜按，实证者疼痛拒按；虚证者胸腹按之不痛、胀满时减，实证者胸腹按之疼痛、胀满不减；虚证者五心烦热、午后微热，实证者蒸蒸壮热；虚证者畏寒、得衣近火则减，实证者恶寒、添衣加被不减；虚证舌质嫩、苔少或无苔，实证舌质老、苔厚腻；虚证脉象无力，实证脉象有力。

（二）脏腑辨证

脏腑辨证是在认识脏腑生理功能、病变特点的基础上，将四诊所收集的症状、体征及有关病情资料，进行综合分析，从而判断疾病所在的脏腑部位，病因、病性等，是为临床治疗提供依据的辨证归类方法。

（三）卫气营血辨证

将外感温热病发展过程中所反映的不同病理阶段，分为卫分证、气分证、营分证、血分证四类，用以说明病位的深浅、病情的轻重和传变的规律，并指导临床治疗。

五、中医治病八法

1. 汗法 运用发汗的方药，使病人出汗而逐邪外出的一种治法。
2. **吐法 引导病邪或有害物质，使从口涌吐的方法**。
3. 下法 用通泻大便的方法，排除蓄积。
4. 和法 用和解的方法。
5. 温法 祛除寒邪和补益元阳的方法。
6. 清法 治疗热证，有清热保津，除烦解渴作用。
7. 消法 消散、消导、破削，具有渐消缓散，破坚消积作用。
8. 补法 补益人体阴阳气血之不足或脏腑虚损，以增强机体功能。

六、养生与治则

1. 养生的基本原则 包括适应自然规律，重视精神调养，房事有节，注意形体锻炼，谨和五味，防止病邪侵害。
2. 养生的主要方法 包括顺时摄养，调神养生，惜精养生，饮食养生，传统健身，药物养生，推拿、针灸养生等。
3. 中医治则 包括早治防变、治病求本、扶正祛邪、调整阴阳、调理气血、调治脏腑、三因制宜等。

七、中　药

1. 中药的性能 中药性能又称药性，**药性理论是中药理论的核心，主要包括四气、五味、归经、升降浮沉、毒性**等。

2. 中药的四气五味 **四气即中药的寒、热、温、凉四种药性**，反映药物在影响人体阴阳盛衰，寒热变化方面的作用倾向。中药四气中，温热与寒凉属于两类不同的性质，温热属阳，寒凉属阴，故四性从本质而言，实际上是寒热二性。

五味是指酸、苦、甘、辛、咸五种味道。酸，有收敛、固涩等作用；苦，有泻火、燥湿、通泄、下降等作用；甘，有滋补、和中或缓急的作用；辛，有发散、行气等作用；咸，有软坚、散结等作用。

3. 服药方法 中药的服药方法分为：口服给药、含漱给药、滴鼻给药、滴眼给药、滴耳给药、皮肤给药、肛门给药、阴道给药、注射给药。

4. 口服给药**是临床使用中药的主要给药途径**。口服给药的效果，受剂型、服药的时间、服药的多少及服药的冷热等服药方法有关。

(1) 服药时间：①清晨空腹时，因胃及十二指肠内均无食物，所服药物可避免与食物混合，能迅速吸收入肠，充分发挥药效。峻下逐水药晨起空腹时服药，可利于药物迅速入肠发挥作用，而且可以避免晚间频频起床影响睡眠。②驱虫药、攻下药及其他治疗胃肠道疾病的药物宜饭前服用，因饭前服用，有利于药物的消化吸收，故多数药物都宜饭前服用。

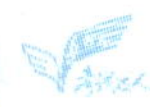

③对胃肠道有刺激性的药物、消食药宜饭后服用，以减轻药物对胃肠的刺激。无论饭前服或饭后服用的药物，服药与进食都应间隔1小时左右。④安神药，宜在睡前30分钟至1小时服用。⑤缓下剂，宜在睡前服用，以便于次日清晨排便。⑥涩精止遗药，宜在晚间服用。⑦截疟药，宜在疟疾发作前2小时服药。⑧急性病则不规定时间服用。

（2）服药量

1）一般疾病服药，每日一剂，每剂分2～3次服用。

2）病情危重者，可每隔4小时左右服药一次，昼夜不停，使药力持续。

3）发汗药、泻下药，如药力较强，服药应适可而止。一般以得汗、得下为度，以免汗、下太过，损伤正气。

4）呕吐病人服药宜小量频服，以免引起呕吐。

（3）服药温度

1）一般汤药多宜温服。寒证用热药，宜于热服；辛温发汗解表药用于外感风寒表实证，不仅药宜热服，服药后还需要加盖衣被。

2）热病用寒药，如热在胃肠，病人欲冷饮者，药可凉服；如热在其他脏腑，病人不欲冷饮者，寒药仍以温服为宜。

5. 汤剂的煎法

（1）煎药用具：**砂锅是最常用的煎药容器**。砂锅性质稳定、传热性能缓和、不易与中药所含成分发生化学变化。**不锈钢锅、搪瓷锅、玻璃烧杯也可采用，忌用铁锅**。

（2）煎药前浸泡：煎药前用冷水浸泡30分钟至1小时为宜。目的使水渗进药物内部。

（3）煎药时加水要适量：**第一煎加水至超过药面3～5cm为宜，第二煎加水至超过药面2～3cm为宜**。

（4）煎药用火：通常遵循“先武后文”的原则。一般在未沸腾前用武火，沸后用文火，以免水分迅速蒸发，影响药物有效成分的浸出。

（5）煎药时间（表18-1-1）

表18-1-1　中药煎煮时间表

	第一煎于沸后煮	第二煎于沸后煮
一般药	30分钟	25分钟
解表药	20分钟	15分钟
滋补药	60分钟	50分钟

（6）特殊煎法：包括先煎、后下、包煎、烊化、另煎、兑服、冲服等。

考点练习

考点：中医基础知识（A1、A2型题、A3/A4型题）

1. 中医学的基本特点主要包括
   A. 整体观念，辨证论治
   B. 阴阳对立，互根互用
   C. 阴阳平衡，相互转化
   D. 五行学说，相生相克
   E. 脏腑功能，相互依存
2. 论治的主要依据是
   A. 病
   B. 辨证
   C. 病性
   D. 病因
   E. 病位
3. 下列表述中属于证的是
   A. 水痘
   B. 麻疹
   C. 风寒感冒
   D. 头痛
   E. 恶寒
4. 在病情观察中，中医的“四诊”方法是
   A. 望、闻、问、切
   B. 望、叩、问、切
   C. 叩、闻、问、切
   D. 视、闻、问、叩
   E. 望、闻、问、叩
5. 中医中的五行是指
   A. 金木水火气
   B. 金木水火土
   C. 金木水气土
   D. 金木气火土
   E. 金气水火土
6. 中医的五脏是指心、肝、脾、肺和
   A. 胆
   B. 膀胱
   C. 小肠
   D. 肾
   E. 胃

7. 具有“主运化”功能的脏是
   A. 肝
   B. 心
   C. 脾
   D. 肺
   E. 肾
8. 具有“主肃降”生理特征的脏是
   A. 肝
   B. 心
   C. 脾
   D. 肺
   E. 肾
9. 中医五脏指的是
   A. 脾、胆、胃、肺、女子胞
   B. 肝、胆、胃、大肠、小肠
   C. 心、肝、脾、肺、膀胱
   D. 心、肝、脾、肺、肾
   E. 心、肝、脾、胆、胃
10. 五脏六腑之间的关系实际上为
   A. 虚实关系
   B. 相生关系
   C. 相克关系
   D. 表里关系
   E. 连带关系
11. 肝开窍于
   A. 目
   B. 耳
   C. 口
   D. 鼻
   E. 舌
12. 中医学中，广义的“精”是指
   A. 血
   B. 津液
   C. 一切精微物质
   D. 生殖之精；广义之“精”
   E. 脏腑
13. 中医中的六淫的是指
   A. 风、寒、暑、湿、燥、火在正常情况下称为“六气”
   B. 风、寒、暑、湿、燥、火六种病邪
   C. 风、寒、暑、湿、燥、火六种外感病邪的统称
   D. 内风、内寒、内暑、内湿、内燥、内火
   E. 外风、外寒、外暑、外湿、外燥、外火
14. 肾为气之根与肾的哪项功能有关
   A. 藏精
   B. 主水
   C. 主纳气
   D. 化生元气
   E. 温煦全身
15. 六淫致病，具有发病急、变化快特点的邪气是
   A. 风邪
   B. 寒邪
   C. 湿邪
   D. 燥邪
   E. 火邪
16. 中医情志指的是
   A. 怒、喜、思、悲、恐
   B. 酸、苦、甘、辛、咸
   C. 木、火、土、金、水
   D. 风、暑、湿、燥、寒
   E. 青、赤、黄、白、黑
17. 疠气的致病特点是
   A. 病情重，预后差
   B. 高热持续不退
   C. 易伤津耗气
   D. 扰动心神
   E. 传染性强
18. 某男，66岁，胸闷气喘，病逾十年，少气不足以息，此因
   A. 肺阴虚
   B. 肺肾阴虚
   C. 痰饮停肺
   D. 肺气虚
   E. 肺肾气虚
19. 某女，26岁，小便频数，尿急尿痛，小便短赤已3天，此因
   A. 膀胱湿热
   B. 肝胆湿热
   C. 大肠湿热
   D. 肾虚不固
   E. 脾虚气陷
20. 某男童，9岁，自觉发热轻微，遇风则冷，自汗，脉浮缓，此为
   A. 风寒表证
   B. 风热表证
   C. 伤风表证
   D. 伤湿表证
   E. 伤暑证
21. 下列哪项<u>不是</u>鉴别寒证与热证的要点
   A. 身热与身冷
   B. 面赤与面白
   C. 口渴与不渴
   D. 舌苔黄与白
   E. 头痛与不痛
22. 表证与里证最主要的鉴别点是
   A. 寒热是否并见
   B. 是否有汗
   C. 舌苔黄与白
   D. 是否头身疼痛
   E. 是否咳嗽有痰
23. 引导病邪或有害物质，使从口涌吐的方法为
   A. 汗法
   B. 下法
   C. 吐法

D. 和法
E. 清法

24. 为防止发生化学变化，影响疗效，煎药用具**不宜选**
A. 砂锅
B. 瓦罐
C. 搪瓷罐
D. 铁锅
E. 不锈钢锅

25. 中药的四气为
A. 是指中药的四种特殊气味
B. 寒凉药具有散寒、助阳的作用
C. 是指中药的寒、热、温、凉四种药性
D. 是指中药的辛、咸、甘、苦四种味道
E. 温热药具有清热、解毒的作用

（26～28 题共用题干）

病人，男性，30 岁，于 1 天前因受凉，自感恶寒，头身疼痛，鼻塞、流清涕、喷嚏、咽喉痒痛等症就诊。

26. 该病人应属于
A. 表证
B. 里证
C. 寒证
D. 热证
E. 半表半里证

27. 医生开了 3 副汤药，护士在给病人讲解煎药时间时，应把握
A. 煎煮中药时第一煎于沸后煮 30 分钟，第二煎于沸后煮 25 分钟
B. 煎煮中药时第一煎于沸后煮 40 分钟，第二煎于沸后煮 20 分钟
C. 煎煮中药时第一煎于沸后煮 20 分钟，第二煎于沸后煮 15 分钟
D. 煎煮中药时第一煎于沸后煮 60 分钟，第二煎于沸后煮 50 分钟
E. 煎煮中药时第一煎于沸后煮 80 分钟，第二煎于沸后煮 30 分钟

28. 服药时的注意事项
A. 凉服
B. 少饮水
C. 温服，服药后加盖衣被，使微汗出
D. 出汗后立即洗浴
E. 服药后可进一些冷饮

29. 不属于中医急重症的是
A. 高热
B. 神昏
C. 痉证
D. 痿证
E. 血证

30. 拔火罐的适应证是
A. 急性腰扭伤
B. 外感风寒，风寒湿痹
C. 平素体质虚弱
D. 各种疮疡疖肿
E. 高热、抽搐、昏迷

31. 在中医五行归类中，人体五官是
A. 筋、脉、肉、皮毛、骨
B. 筋、脉、肉、气血、髓
C. 目、舌、鼻、唇、耳
D. 目、舌、鼻、唇、喉
E. 目、舌、鼻、口、耳

32. 经常不能获得正常睡眠的病症，中医称为
A. 眩晕
B. 不寐
C. 痿证
D. 神昏
E. 头痛

33. 中医在自然界中的“五色”是指
A. 青、赤、紫、橙、黑
B. 青、赤、黄、白、黑
C. 赤、橙、黄、绿、紫
D. 蓝、绿、紫、橙、黑
E. 红、黄、蓝、白、黑

34. 中医饮食中的“五味”指的是
A. 酸、苦、甘、辛、咸
B. 酸、苦、甘、甜、涩
C. 甜、辣、苦、涩、咸
D. 甜、辣、苦、涩、咸
E. 甜、辣、苦、酸、辛

35. 具有性质稳定，传导性能缓和，不易与中药所含成分发生化学变化的最常用的中药煎煮器具是
A. 铝锅
B. 砂锅
C. 铁锅
D. 钢锅
E. 不锈钢锅

36. 按照中医理论，开窍于舌的脏器是
A. 肺
B. 心
C. 脾
D. 肾
E. 肝

37. 中医理论中，“具有防御作用而运行于脉外之气”被称为
A. 元气
B. 营气
C. 肺气
D. 卫气
E. 真气

38. 中医理论中，开窍于耳的脏腑是
A. 心
B. 脾

C. 肝
D. 肺
E. 肾

39. 中药的五味中，具有收敛、固涩等作用的味道是
A. 辛
B. 酸
C. 苦
D. 甘
E. 咸

40. 中医的"宗气"是指
A. 卫气、元气
B. 原气、真气
C. 清气、精气
D. 大气、营气
E. 气海、膻中

41. 中医理论中，"气"的主要功能是
A. 温煦、防御
B. 固摄、承载
C. 推动、联络
D. 气化、维护
E. 联络、行血

42. 中医拔罐治疗中，用镊子或止血钳夹住95%的酒精棉球，点燃后在罐内绕一圈后，立即退出，然后迅速将罐扣在施术部位的方法
A. 投火法
B. 贴棉法
C. 闪火法
D. 架火法
E. 熄火法

43. 情志护理的基本方法是
A. 形神供养
B. 顺应自然
C. 劳逸适度
D. 平衡阴阳
E. 移情解惑

44. 中医将"具有强烈传染性和致病性的外邪"称为
A. 阴邪
B. 六淫
C. 阳邪
D. 躁邪
E. 疠气

45. 服用发汗类中药时，护士要做好病情观察，并协助病人做到
A. 及时减少衣被
B. 防止汗出太过，损伤正气
C. 大汗为宜
D. 汗出要透
E. 饮冷水

46. 开窍于口的脏腑是
A. 肝
B. 肾
C. 肺
D. 脾
E. 心

47. 口服中药汤剂时，温度原则为
A. 随个人喜好
B. 一般宜温服
C. 一般宜冷服
D. 热病一定热服
E. 寒症一定冷服

48. 不属于六淫致病特点的是
A. 遗传性
B. 相兼性
C. 区域性
D. 外感住
E. 季节性

参考答案

序号	1	2	3	4	5	6	7	8	9	10	11	12	13	14	15	16
答案	A	B	C	A	B	D	C	D	D	D	A	C	C	C	A	A
序号	17	18	19	20	21	22	23	24	25	26	27	28	29	30	31	32
答案	E	E	A	C	E	A	C	D	C	A	C	C	D	B	E	B
序号	33	34	35	36	37	38	39	40	41	42	43	44	45	46	47	48
答案	B	A	B	B	D	E	B	C	A	C	E	E	B	D	B	A

第十九章　法规与护理管理

第一节　护士执业注册相关的法律法规

考情分析

年份	主要考点
2019	首次注册准备的材料不包括(学位证书);注册到期后延续注册申请的时间;执业证书被吊销之日起不得申请注册的期限;某护生未取得护士执业证书时不能从事的工作(导尿);某考生 2017 年通过护考,其最迟的注册时间
2020	护士注册的必备条件不包括(身高 155cm 以上);关于《护士条例》的正确叙述(执业注册有效期内的执业注册护士可从事诊疗技术规范规定的护理活动);救死扶伤、敬业奉献的伦理要求(面对突发公共卫生事件,护士不能贪生怕死,要敢于负责,有自我牺牲精神)
2021	某护士于 2011 年通过护士执业资格考试,2014 年从原单位辞职,2016 年该护士又想回到临床从事护理工作,正确的是(参加临床培训 3 个月);护士执业证书被吊销后满几年可以重新注册;护士执业注册需要提交的材料不包括(在校成绩)
2022	护士从业唯一合法的凭证(护士执业资格证);延续护士执业注册应在注册期满之前多长时间内提出申请;注册后的有效期;通过护士执业资格考试后应在多长时间内完成注册;允许没有获得护士执业资格证的护士从事临床护理工作需要承担(法律责任);没有获得护士执业资格证的护士可以从事的护理工作(铺床);办理执业注册变更地点的机构(变更地卫健委);护士执业证书变更后的有效期
2023	护士执业注册不需准备的材料(学位证);2020 年通过护士执业资格考试必须完成注册的期限(2023 年);未取得护士执业资格证书的情况下为病人输液的行为属于(违法);《护士条例》规定医疗机构的职责不包括(为护士办理执业注册)

考点导航

《护士条例》于 2008 年 5 月 12 日实施。《护士条例》的颁布旨在通过建立护士资格考试制度和护士执业许可制度,加强护士管理,提高护士队伍素质和护理工作质量,保护病人和护士的合法权益。

(一) 护士执业注册

《护士条例》要求护士须取得护士执业证书、进行执业注册后,才能从事护理工作。医疗卫生机构**不得聘用未取得护士执业证书、未有效进行注册的护理人员从事护理工作**。

1. 注册管理机构　国务院卫生主管部门负责全国护士执业注册监督管理工作。省、自治区、直辖市人民政府卫生主管部门是护士执业注册的主管部门,负责本行政区域的护士执业注册管理工作。

2. 护士执业注册的基本条件　**申请护士执业注册应具备 4 个条件**:

(1) **具有完全民事行为能力**。

(2) 在中等职业学校、高等学校完成国务院教育主管部门和国务院卫生主管部门规定的**普通全日制 3 年以上的护理、助产专业课程学习**(排除函授、电大、自考、成教等形式的专业教育),包括在**教学、综合医院完成 8 个月以上护理临床实习**,并取得相应学历证书。

(3) **通过**国务院卫生主管部门组织的**护士执业资格考试**。

(4) 符合国务院卫生主管部门规定的健康标准。

3. 护士执业注册的申请与管理 《护士执业注册管理办法》明确指出，县级以上地方卫生健康主管部门是护士执业注册的主管部门及发证机关，负责行政区域内护士执业注册管理工作及各级医疗卫生单位护士执业注册的具体工作，**确定了卫生健康主管部门在护士执业注册管理中的地位和作用**。《护士执业注册管理办法》规定了护士执业注册的工作程序。

(1) 首次护士执业注册：自通过护士执业资格考试之日起**3年内**提出执业注册申请，提交**护士执业注册申请表、申请人身份证明、申请人学历证书及专业学习中的临床实习证明及医疗卫生机构拟聘用的相关材料**，接受审核。**护士执业注册有效期为5年**。

(2) 变更护士执业注册：在执业注册有效期内**执业地点发生变化的，应办理变更注册**（在接受地卫健委办理变更）。承担经注册执业机构批准的**卫生支援、进修、学术交流、政府交办事项**等任务和参加**卫生健康主管部门批准的义诊**，在签订帮扶或者**托管协议的医疗卫生机构内执业**，以及从事**执业机构派出的上门护理服务**等，不需要办理变更手续。护士变更执业注册需提交护士执业注册申请审核表和申请人的《护士执业证书》，受理及注册机关应在7个工作日内进行审查，**护士变更注册后其执业许可期限也为5年**。

(3) 延续护士执业注册：护士执业注册证书有效期将于某一时间到期（即行政许可时间），如继续从事护理工作，需要向卫生健康主管部门提出延续申请。申请应于**有效期届满前30日**向卫生健康主管部门**提出申请**。

(4) 重新护士执业注册：对注册有效期届满未延续注册的、受吊销《护士执业证书》处罚且自**吊销之日起满2年的护理人员，需要重新进行执业注册**。

(5) 注销护士执业注册：护士执业证书自注销决定生效之日起失去效力，护士不能继续执业，继续执业属于违法。**注销护士执业注册的特定情形**包括：**未申请延续护士执业注册**、延续执业注册的申请未被批准而造成**护士执业注册有效期届满未延续的**；护士死亡或者因身体健康等原因丧失民事行为能力；护士执业注册被依法撤销、撤回，或者依法被吊销。

温馨提示

申请首次护士执业注册时须提交的材料有：
申请人身份证；毕业证书及网上查询学籍查询结果；《护士执业注册申请审核表》；
《健康体检表》；临床实习证明；全国护士执业资格考试成绩合格证；医疗机构拟聘用的相关材料。

(二) 护士的权利与义务

见本书第二十章“护理伦理”中相关内容。

(三) 医疗卫生机构的职责

《护士条例》规定了医疗卫生机构的职责，具体内容如下：

1. 按照国务院卫生主管部门规定的标准配备护理人员，护士的数量不得低于规定的配备标准，见表19-1-1。

表19-1-1 各级医院护理人员编制基本标准

项目	标准		
	一级医院	二级医院	三级医院
总人数(病床：职工)	1∶1～1∶1.4	1∶1.4	1∶1.6
卫生技术人员比例	80%	75%	72%～75%
护士与医技人员比例	38%	50%	50%
医师∶护士	1∶1	1∶2	1∶2
病床∶病房护士		不低于1∶0.4	**1∶0.4**
护师及以上护士比例	≥10%	≥20%	≥30%
护理员占护理人员总数	≤30%	≤25%	≤20%
手术室护士与手术台之比为2∶1～3∶1，综合ICU床位与护士之比为1∶3～1∶4			

2. 保障护士合法权益

(1) 为护士提供卫生防护用品，并采取有效的卫生防护措施和医疗保健措施。

(2) 执行国家有关工资、福利待遇等规定，按照国家有关规定为在本机构从事护理工作的护士足额缴纳社会保险费用。

(3) 对在艰苦边远地区工作,或者从事直接接触有毒有害物质、有感染传染病危险工作的护士,医疗卫生机构应按照国家有关规定给予津贴。

(4) 制定、实施本机构护士在职培训计划,并保证护士接受培训;根据专科护理岗位的需要,开展对护士的专科护理培训。

3. 加强护士管理

(1) 按照国务院卫生健康委的规定,设置专门机构或者配备专(兼)职人员负责护理管理工作;**不得允许未取得护士执业证书的人员、未依照条例规定办理执业地点变更手续的护士以及护士执业注册有效期届满未延续执业注册的护士在本机构从事诊疗技术规范规定的护理活动**;在教学、综合医院进行护理临床实习的人员应当在护士指导下开展有关工作。

温馨提示

护士执业注册在5年有效期内,护士外出学习、进修,因病休假等,回到原单位继续从事护理工作,护士执业注册仍然有效。

(2) 建立护士岗位责任制并进行监督检查。护士因不履行职责或者违反职业道德受到投诉,其所在医疗卫生机构应进行调查;经查证属实的,医疗卫生机构应当对护士作出处理,并将调查处理情况告知投诉人。

(四) 护士执业中的相关法律责任

1. 医疗卫生机构违反《护士条例》规定,护士配备数量低于国务院卫生主管部门规定的配备标准的;或允许未取得护士执业证书的人员或者未依照本条例规定办理执业地点变更手续、延续执业注册有效期的护士在本机构从事诊疗技术规范规定的护理活动的,由县级以上地方人民政府卫生主管部门责令限期改正,给予警告;逾期不改正的,将会受到核减其诊疗科目,或者暂停其6个月以上1年以下执业活动的处理。

2. 医疗卫生机构有未执行国家有关工资、福利待遇等规定的;对在本机构从事护理工作的护士,未按照国家有关规定足额缴纳社会保险费用的;未为护士提供卫生防护用品,或者未采取有效的卫生防护措施、医疗保健措施的;对在艰苦边远地区工作,或者从事直接接触有毒有害物质、有感染传染病危险工作的护士,未按照国家有关规定给予津贴的,将会按照有关法律、行政法规的规定进行处罚。

3. 护士执业过程中,违反法定义务,应承担相应的法律责任。《护士条例》规定,护士在执业活动中有下列情形之一的,由县级以上地方人民政府卫生主管部门依据职责分工责令改正,给予警告;情节严重的,暂停其6个月以上1年以下执业活动,直至由原发证部门吊销其护士执业证书:

(1) **发现病人病情危急未立即通知医师的**。

(2) 发现医嘱违反法律、法规、规章或者诊疗技术规范的规定,未依照本条例第十七条的规定**提出或者报告**的。

(3) **泄露病人隐私**的。

(4) **发生自然灾害、公共卫生事件**等严重威胁公众生命健康的突发事件,**不服从安排参加医疗救护**的。

考点练习

考点:护士执业注册的法律法规(A1、A2、A3/A4型题)

1. 某护生在一所二级甲等医院完成毕业实习后,但未通过全国护士执业资格考试。护理部考虑其平时无护理差错,且普外科护士严重短缺,因此聘用其任普外科护士。护理部的做法违反的是
   A.《护士条例》
   B.《侵权责任法》
   C.《民法通则》
   D.《医疗机构管理办法》
   E.《医疗事故处理条例》
2. 在申请护士执业资格注册应当具备的条件中**错误**的是
   A. 具有完全民事行为能力
   B. 在中等职业学校、高等学校完成教育部和卫生计生委规定的全日制学习,并取得相应学历证书
   C. 通过国务院卫生主管部门组织的全国护士执业资格考试
   D. 获得经省级以上卫生行政部门确认免考资格的普通中等卫生(护士)学校护理专业毕业文凭者,可以免于全国护士执业资格考试
   E. 符合国务院卫生主管部门规定的健康标准
3. 申请注册的护理专业毕业生,应在教学或综合医院完成临床实习,其时限至少为
   A. 3个月
   B. 6个月
   C. 8个月
   D. 10个月
   E. 12个月
4. 护士执业注册的有效期为
   A. 2年
   B. 5年
   C. 8年
   D. 10年

E. 终身

5. 某护生通过了护士执业资格考试，于 2012 年 12 月 16 日经过当地卫生主管部门注册成为了一名护士。注册到期后，其提出延续注册申请的时间是

A. 2015 年 6 月 15 日前
B. 2017 年 11 月 15 日前
C. 2017 年 12 月 15 日前
D. 2018 年 12 月 15 日前
E. 2019 年 11 月 15 日前

6. 护士办理执业注册变更后其执业许可期限是

A. 1 年
B. 3 年
C. 5 年
D. 10 年
E. 15 年

7. 当护士变更执业地点时，应

A. 维持原注册地点
B. 注销护士执业证书
C. 重新办理护士执业证书
D. 办理执业注册变更
E. 申请延迟护士注册

8. 护士甲已在某三甲医院工作，但未满 5 年，现由于家庭关系要调往外地医院。该护士应该

A. 等满 5 年后再变更注册
B. 取消注册
C. 立即变更注册地点
D. 申请延迟注册
E. 保留原注册地点

9. 下列人员中，允许在医疗机构从事诊疗技术规范规定的护理活动的是

A. 护理学本科毕业未取得护士执业证书的护士
B. 护士执业注册有效期满未延续注册的护士
C. 工作调动，执业证书未变更执业地点的护士
D. 工作十年，因故吊销执业证书的护士
E. 取得执业证书 1 年，后出国留学 2 年再次返回原医院的护士

10. 护士执照被吊销后几年内不能再次申请注册

A. 1 年
B. 2 年
C. 3 年
D. 4 年
E. 5 年

(11～12 题共用题干)

护理专业应届毕业生早已完成了国务院教育主管部门和卫生主管部门规定的全日制 4 年护理专业课程学习，本人拟申请护士执业注册。

11. <u>不属于</u>申请护士执业注册的条件是

A. 年龄 18 周岁以上
B. 护理专业学历证书
C. 健康证明
D. 全国护士执业资格考试成绩合格证明
E. 户籍证明

12. 从事护理活动唯一合法的凭证是

A. 在校成绩单
B. 实习证明
C. 护理专业学历证书
D. 全国护士执业资格考试成绩合格证明
E. 护士执业资格证书

13. 某护士受聘于一家医院，其尚未取得护士执业证书，目前她<u>不能</u>从事的工作是

A. 清洁出院患者的床单位
B. 协助卧床患者变换体位
C. 协助患者进食
D. 协助患者如厕
E. 为尿潴留患者导尿

(14～15 题共用题干)

某护生，21 岁。毕业于某卫校护理专业，2017 年 5 月通过了全国护士执业资格考试。

14. 该护生完成首次执业注册的时间最晚<u>不超过</u>

A. 2018 年
B. 2022 年
C. 2020 年
D. 2021 年
E. 2019 年

15. 该护生申请护士执业注册时，<u>不需</u>提交的材料是

A. 学历证书
B. 护士资格考试成绩合格证明
C. 医疗机构拟聘用证明
D. 体检健康证明
E. 户籍证明

16. 某护理专业学生，22 岁。2011 年 5 月参加全国护士执业资格考试，成绩合格。其首次注册准备的材料中<u>不包括</u>

A. 健康体检证明
B. 学位证书
C. 学历证书
D. 护士执业资格考试合格证明
E. 医疗卫生机构拟聘用相关材料

参考答案

序号	1	2	3	4	5	6	7	8	9	10	11	12	13	14	15	16
答案	A	D	C	B	B	C	D	C	E	B	E	E	E	C	E	B

第二节　与临床护理工作相关的法律法规

考情分析

年份	主要考点
2019	我国传染病防治的方针；手足口病报告的时限；阑尾炎病人切口内遗留纱布应承担责任的主体；进行医疗事故技术鉴定的机构；无偿献血的年龄；未做青霉素皮试导致病人死亡属于几级医疗事故；高致病性禽流感的上报时限；高致病性禽流感的隔离方式；车祸病人需紧急手术治疗但无家属在场，需征求谁同意
2020	接种第一类疫苗的费用(政府承担)；尸检的时间和尸体冷冻最长的时间；应急用血时医疗机构在确保用血安全的前提下的正确做法(临时采集血液)；适宜献血者当日清晨食用的食物(米粥)；一次性采血器材用后的处理方法；器官捐献的正确说法(公民生前不同意捐献器官的，死后任何人不得捐献该公民器官)
2021	手足口病的上报时限(24 小时)；适合献血的人群(健康者半年前接种过乙肝疫苗)；手足口属于(丙类传染病)；造成病人重度残疾、器官组织损伤导致严重功能障碍，属于几级医疗事故；一次献血量为多少，两次献血的间隔时间；器官捐献的原则(本人自愿参加)；关于献血后的注意事项，正确的是(多饮水)；人体器官移植技术临床应用与伦理委员会中医务人员人数不得超过委员会委员总人数的(1/4)；艾滋病病人可以享受的权利(结婚的权利)
2022	属于乙类传染病但需按甲类传染病管理的是(非典型性肺炎)；一级医疗事故的判断；不符合献血要求的是(年龄 17 岁)；两次献血的间隔时间；关于献血的错误描述(献血的血液必须在临床使用)；《器官移植条例》不适用于(骨髓移植)；《器官移植条例》不包括的法律关系(血型配对的好友关系)；霍乱病人解除隔离的标志(医学检查结果)；霍乱病人死亡后尸体的处理方法(就近火化)；病人死亡后出现医疗事故争议应在多长时间内申请尸检；护士输血没有核对病人发生过敏反应属于(四级医疗事故)；医疗机构发生重大医疗事故应在多长时间内报告(12 小时)
2023	属于甲类传染病的是(鼠疫)；关于献血的错误描述(献血年龄 20～60 岁)；献血者的权利不包括(献血后获得免费体检)；护理差错事故的上报时间；发生差错事故后护士应直接向谁报告(病区护士长)；接触霍乱病人的医护人员的隔离时间(5 天)；公民接种一类疫苗的费用承担方(政府)；病人不可复印的病历资料(输液巡视单)；病人出院 1 周后应找医院哪个部门复印病历资料(病案室)

考点导航

一、《中华人民共和国传染病防治法》

制定《中华人民共和国传染病防治法》(以下简称《传染病防治法》)的目的是预防、控制和消除传染病的发生与流行，保障人体健康和公共卫生。

目前，传染病防治法列入的**法定传染病共 41 种，其中甲类 2 种，乙类 28 种，丙类 11 种**。随着传染病疫情的变化，国家卫计委在 2013 年 11 月**将人感染 H7N9 禽流感纳入乙类传染病；将甲型 H1N1 流感调整为丙类**，并纳入流行性感冒进行管理；**解除了对人感染高致病性禽流感采取的甲类传染病预防控制措施**。国家卫生健康委在 2020 年 1 月 20 日将**新型冠状病毒感染的肺炎纳入规定管理的乙类传染病，并采取甲类传染病的预防、控制措施**；2023 年调整为乙类乙管。[*]自 2023 年 9 月 20 日起将猴痘纳入乙类传染病进行管理。应着重理解和把握的内容：

1. 立法目的和方针　主要目的是预防、控制和消除传染病的发生与流行，保障人体健康和公共卫生。其中包含 3 层含义，即强调疾病发生前的预防措施、已发生后采取的控制措施，最终达到消除传染病。

2. 各级政府在传染病防治工作中的职责　各级人民政府领导传染病防治工作。**县级以上人民政府制定传染病防治规划并组织实施**，建立健全传染病防治的疾病预防控制、医疗救治和监督管理+体系。加强传染病医疗救治服务网络的建设，指定具备传染病救治条件和能力的医疗机构承担传染病救治任务，或者根据传染病救治需要设置传染病医院。

3. 卫生健康主管部门和有关部门的职责　国家卫生健康委主管全国传染病防治及其监督管理工作。县级以上地方人民政府卫生健康主管部门负责本行政区域内的传染病防治及其监督管理工作。

4. 医疗机构的职责　医疗机构必须严格执行国务院卫生行政部门规定的管理制度、操作规范，防止传染病的医源性感染和医院感染。应当确定专门的部门或者人员，承担传染病疫情报告、本单位的传染病预防、控制以及责任区域内

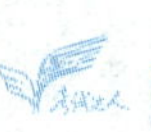

的传染病预防工作；承担医疗活动中与医院感染有关的危险因素监测、安全防护、消毒、隔离和医疗废物处置工作。医疗机构的基本标准、建筑设计和服务流程，应当符合预防传染病医院感染的要求。应当按照规定对使用的医疗器械进行消毒；对按照规定一次性使用的医疗器具进行合理处置。医疗机构应当按照传染病诊断标准和治疗要求，采取措施，提高传染病医疗救治能力。

医疗机构应当对传染病病人或者疑似传染病病人提供医疗救护、现场救援和接诊治疗，书写病历记录以及其他有关资料，并妥善保管。应当实行传染病预检、分诊制度；**对传染病病人、疑似传染病病人，应当引导至相对隔离的分诊点进行初诊**。

5. 传染病疫情报告、通报和公布　任何单位和个人发现传染病病人或疑似传染病病人时都有义务向附近的医疗或卫生防疫机构报告。医疗保健人员、卫生防疫人员及个体开业医生为责任报告人，责任报告人发现**甲类传染病和按照甲类管理的乙类传染病病人**、病原携带者或疑似传染病病人时，应在**2小时内报告**发病地的卫生防疫机构；责任报告人发现**乙类、丙类传染病病人**、病原携带者或疑似传染病病人时，应于**24小时内报告**发病地的卫生防疫机构。

6. 传染病控制　指在传染病发生或暴发流行时，政府及有关部门为了防止传染病扩散和蔓延而采取的控制措施，包括控制传染源、切断传播途径等。

医疗机构发现甲类传染病时，对甲类传染病病例的场所或者该场所内的特定区域的人员，可以由县级以上地方人民政府**实施隔离措施**。拒绝隔离治疗或者隔离期未满擅自脱离隔离治疗的，可以由公安机关协助医疗机构采取强制隔离治疗措施。在隔离期间，实施隔离措施的人民政府应当对被隔离人员提供生活保障；被隔离人员有工作单位的，所在单位不得停止支付其隔离期间的工作报酬。

医疗机构发现乙类或者丙类传染病病人，应当根据病情采取必要的治疗和控制传播措施。医疗机构对本单位内被传染病病原体污染的场所、物品以及医疗废物，必须依照法律、法规的规定实施消毒和无害化处置。

患**甲类传染病、炭疽死亡的**，应当将**尸体**立即进行卫生处理，**就近火化**。为了查找传染病病因，医疗机构在必要时可以按照国务院卫生健康主管部门的规定，对传染病病人尸体或者疑似传染病病人尸体进行解剖查验，并应当告知死者家属。

7. 监督管理　县级以上人民政府卫生行政部门对传染病防治工作履行监督检查职责。县级以上人民政府卫生行政部门在履行监督检查职责时，有权进入被检查单位和传染病疫情发生现场调查取证，查阅或者复制有关资料和采集样本。被检查单位应予以配合，不得拒绝、阻挠。

8. 保障措施　国务院卫生行政部门会同国务院有关部门，根据传染病流行趋势，确定全国传染病预防、控制、救治、监测、预测、预警、监督检查等项目。中央财政对困难地区实施重大传染病防治项目给予补助。省、自治区、直辖市人民政府根据本行政区域内传染病流行趋势，在国务院卫生行政部门确定的项目范围内，确定传染病预防、控制、监督等项目，并保障项目的实施经费。县级以上地方人民政府按照本级政府职责负责本行政区域内传染病预防、控制、监督工作的日常经费。

知识拓展

最新法定传染病分类及报告时限

传染病分为甲、乙、丙三类，实行分类管理。截至2023年，法定传染病共计41种，其中甲类传染病2种，乙类传染病28种，丙类传染病11种。

1. **甲类传染病**，也称为强制管理传染病，2种：**鼠疫、霍乱**。

2. 乙类传染病，也称为严格管理传染病，27种：新型冠状病毒感染、传染性非典型肺炎、人感染高致病性禽流感、病毒性肝炎、细菌性和阿米巴性痢疾、伤寒和副伤寒、艾滋病、淋病、梅毒、脊髓灰质炎、麻疹、百日咳、白喉、新生儿破伤风、流行性脑脊髓膜炎、猩红热、流行性出血热、狂犬病、钩端螺旋体病、布鲁氏菌病、炭疽、流行性乙型脑炎、肺结核、血吸虫病、疟疾、登革热、人感染H7N9禽流感、猴痘。

3. 丙类传染病，也称为监测管理传染病，11种：流行性和地方性斑疹伤寒、黑热病、丝虫病、包虫病、麻风病、流行性感冒（包括甲型H1N1流感）、流行性腮腺炎、风疹、急性出血性结膜炎，以及除霍乱、痢疾、伤寒和副伤寒以外的感染性腹泻病、手足口病。

报告时限：发现**甲类传染病和乙类传染病中的肺炭疽、传染性非典型肺炎、脊髓灰质炎，或发现其他传染病和不明原因疾病暴发时，应于2小时内报告**。【国家卫生计生委关于调整部分法定传染病病种管理工作的通知（国卫疾控发〔2013〕28号）将人感染H7N9禽流感纳入法定乙类传染病；将甲型H1N1流感从乙类调整为丙类，并纳入现有流行性感冒进行管理；解除对人感染高致病性禽流感采取的传染病防治法规定的甲类传染病预防、控制措施。】**对其他乙、丙类传染病病人、疑似病人和规定报告的传染病病原携带者在诊断后，应于24小时报告**。

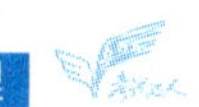

二、《医疗事故处理条例》

《医疗事故处理条例》于 2002 年 9 月 1 日起施行。

(一) 医疗事故的构成要素

本条例所称**医疗事故**，是指**医疗机构或者其医务人员**在医疗活动中，违反医疗卫生管理法律、行政法规、部门规章和诊疗护理规范、常规，**过失造成病人人身损害的事故**。"医疗事故"的构成至少包括以下几方面内容：

1. **主体是医疗机构及其医务人员**　"医疗机构"是指取得《医疗机构执业许可证》的机构。"医务人员"是指依法取得执业资格的医疗卫生专业技术人员，如医师和护士等。

2. **行为的违法性**　从医疗实践看，最常用、最直接的是部门关于医疗机构、医疗行为管理的规章、诊疗护理规范、常规。它们是指导具体的操作的，凡是违反了，必定要出事情。在判断是否医疗事故时，这是最好的判断标准。

3. **过失造成病人人身损害**　包括两层含义：**一是"过失"造成的，即是医务人员的过失行为**，而不是有伤害病人的主观故意；**二是对病人要有"人身损害"后果**。这是判断是否为医疗事故至关重要的一点。过失行为和后果之间存在因果关系。虽然存在过失行为，但是并没有给病人造成损害后果，这种情况不应该被视为医疗事故；虽然存在损害后果，但是医疗机构和医务人员并没有过失行为，也不能判定为医疗事故。

(二) 医疗事故的分级

《医疗事故处理条例》第四条规定，根据对病人人身造成的损害程度，将医疗事故分为四级：

一级医疗事故：造成病人**死亡**、**重度残疾**；

二级医疗事故：造成病人**中度残疾**、器官组织损伤导致严重功能障碍；

三级医疗事故：造成病人**轻度残疾**、器官组织损伤导致一般功能障碍；

四级医疗事故：造成病人**明显人身损害的其他后果**。

(三) 医疗事故的预防和处置

医疗机构有责任做好医疗事故的预防和处置。医疗机构及其医务人员在医疗活动中，必须严格遵守医疗卫生管理法律、行政法规、部门规章和诊疗护理规范、常规，恪守医疗服务职业道德。强调了病历在诊疗中的重要性与病历书写的时效性。根据《病历书写基本规范》要求，病历书写应当客观、真实、准确、及时、完整。同时病历在某些情况下也可以在一定时间内补记，要保持病历完整性，**病人有权复印或者复制其门诊病历、住院志、体温单、医嘱单、化验单(检验报告)、医学影像检查资料、特殊检查同意书、手术同意书、手术及麻醉记录单、病理资料、护理记录**以及国务院卫生行政部门规定的其他病历资料。严禁涂改、伪造、隐匿、销毁或者抢夺病历资料。条例明确规定了病人的知情权，要求在医疗活动中，医疗机构及其医务人员应当将病人的病情、医疗措施、医疗风险等如实告知病人，及时解答其咨询；但是，应当避免对病人产生不利后果。

医务人员在医疗活动中**发生或者发现医疗事故、可能引起医疗事故的医疗过失行为或者发生医疗事故争议的，应当立即逐级上报**，立即进行调查、核实，将有关情况如实向本医疗机构的负责人、所在地卫生行政部门报告，并向病人通报、解释。发生或者发现医疗过失行为，医疗机构及其医务人员应立即采取有效措施，避免或者减轻对病人身体健康的损害，防止损害扩大。

(四) 医疗事故的技术鉴定

医疗事故技术鉴定的法定机构是各级医学会。根据《医疗事故技术鉴定暂行办法》及其他相关规定，委托鉴定的途径共有以下 3 种：医患双方共同委托；行政委托；司法委托。鉴定结论主要是分析：医疗事故等级；医疗过失行为在医疗事故损害后果中的责任程度；对医疗事故病人的医疗护理医学建议。

其中医疗事故中医疗过失行为责任程度分为：

1. **完全责任**，指**医疗事故损害后果完全由医疗过失行为造成**。
2. **主要责任**，指**医疗事故损害后果主要由医疗过失行为造成**，其他因素起次要作用。
3. **次要责任**，指**医疗事故损害后果**主要由其他因素造成，**医疗过失行为起次要作用**。
4. **轻微责任**，指医疗事故损害后果绝大部分由其他因素造成，**医疗过失行为起轻微作用**。

第三十三条规定了**不属于医疗事故的几种情形**：

1. 在紧急情况下为抢救垂危病人生命而采取紧急医学措施造成不良后果的。
2. 在医疗活动中由于病人病情异常或者病人体质特殊而发生医疗意外的。
3. 在现有医学科学技术条件下，发生无法预料或者不能防范的不良后果的。
4. 无过错输血感染造成不良后果的。
5. 因患方原因延误诊疗导致不良后果的。
6. 因不可抗力造成不良后果的。

(五) 罚则

条例在罚则中规定了对造成医疗事故的医疗机构与医务人员的处罚。包括：**医务人员由于严重不负责任，造成就诊**

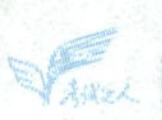

人死亡或者严重损害就诊人身体健康的，处三年以下有期徒刑或者拘役。该条文的罪名为(重大)医疗事故罪。

三、《中华人民共和国民法典》

2021年1月1日《中华人民共和国民法典》实施，第七编第六章对明确医疗损害责任，化解医患矛盾纠纷有着重要意义。

第一千二百一十八条规定：病人在诊疗活动中受到损害，**医疗机构或者其医务人员有过错的，由医疗机构承担赔偿责任**。

第一千二百一十九规定：医务人员在诊疗活动中应当向病人说明病情和医疗措施。需要**实施手术、特殊检查、特殊治疗的**，医务人员应当及时向病人说明医疗风险、替代医疗方案等情况，并**取得其书面同意**；不能或者不宜向病人说明的，应当向病人的近亲属说明，并取得其明确同意。医务人员未尽到前款义务，造成病人损害的，医疗机构应当承担赔偿责任。

第一千二百二十条规定：**因抢救生命垂危的病人等紧急情况，不能取得病人或者其近亲属意见的，经医疗机构负责人或者授权的负责人批准，可以立即实施相应的医疗措施**。

第一千二百二十一条规定：医务人员在诊疗活动中未尽到与当时的医疗水平相应的诊疗义务，造成病人损害的，医疗机构应当承担赔偿责任。

第一千二百二十二条规定：病人在诊疗活动中受到损害，有下列情形之一的，推定医疗机构有过错：违反法律、行政法规、规章以及其他有关诊疗规范的规定；隐匿或者拒绝提供与纠纷有关的病历资料；遗失、伪造、篡改或者销毁病历资料。

第一千二百二十三条规定：**因药品、消毒产品、医疗器械的缺陷，或者输入不合格的血液造成病人损害的，病人可以向药品上市许可持有人、生产者、血液提供机构请求赔偿，也可以向医疗机构请求赔偿**。病人向医疗机构请求赔偿的，医疗机构赔偿后，有权向负有责任的药品上市许可持有人、生产者、血液提供机构追偿。

温馨提示

病人住院期间因药品、器械质量不合格，造成损害，病人直接向医疗机构请求赔偿，如同你购买的手机质量有问题，你不可能找厂家赔偿，而是找你购买的商场赔偿。**输入的血液质量不合格**，赔偿问题稍微复杂，病人可**向血站和医院寻求赔偿**。

第一千二百二十四条规定：病人在诊疗活动中受到损害，有下列情形之一的，医疗机构不承担赔偿责任：病人或者其近亲属不配合医疗机构进行符合诊疗规范的诊疗；医务人员在抢救生命垂危的病人等紧急情况下已经尽到合理诊疗义务；限于当时的医疗水平难以诊疗。前款第一项情形中，医疗机构或者其医务人员也有过错的，应当承担相应的赔偿责任。

第一千二百二十五条规定：医疗机构及其医务人员应当按照规定填写并妥善保管住院志、医嘱单、检验报告、手术及麻醉记录、病理资料、护理记录等病历资料。病人要求查阅、复制前款规定的病历资料的，医疗机构应当及时提供。

第一千二百二十六条规定：医疗机构及其医务人员应当对病人的隐私和个人信息保密。**泄露病人隐私和个人信息，或者未经病人同意公开其病历资料的，应当承担侵权责任**。

第一千二百二十七条规定：医疗机构及其医务人员不得违反诊疗规范实施不必要的检查。

第一千二百二十八条规定：医疗机构及其医务人员的合法权益受法律保护。干扰医疗秩序，妨碍医务人员工作、生活，侵害医务人员合法权益的，应当依法承担法律责任。

四、《中华人民共和国献血法》

《中华人民共和国献血法》自1998年10月1日实施。

我国实行**无偿献血制度，提倡十八周岁至五十五周岁的健康公民自愿献血**。**血站是采集、提供临床用血的机构**，是不以营利为目的的公益性组织。设立血站向公民采集血液，必须经国务院卫生行政部门或者省、自治区、直辖市人民政府卫生行政部门批准。血站应当为献血者提供各种安全、卫生、便利的条件。**血站采集血液**必须严格遵守有关操作规程和制度，采血**必须由具有采血资格的医务人员进行，一次性采血器材用后必须销毁**，确保献血者的身体健康。血站对采集的血液必须进行检测；未经检测或者检测不合格的血液，不得向医疗机构提供。

为保障公民临床急救用血的需要，国家**提倡并指导择期手术的病人自身储血，动员家庭、亲友、所在单位以及社会互助献血**。为保证应急用血，医疗机构可以临时采集血液，但应当依照本法规定，确保采血用血安全。

本法规定医疗机构临床用血应当**遵循合理、科学的原则**，不得浪费和滥用血液。为了最大限度发挥血液的功效，**医疗机构应采用成分输血**，这样可以使血液能得以充分利用，同时减少浪费。

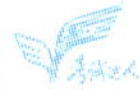

医疗机构的医务人员违反本法规定，将不符合国家规定标准的血液用于病人的，由县级以上地方人民政府卫生行政部门责令改正；给病人健康造成损害的，应当依法赔偿，对直接负责的主管人员和其他直接责任人员，依法给予行政处分；构成犯罪的依法追究刑事责任。

知识拓展

献血那些事儿

1. 献血者的年龄和体重要求 **18～55岁的健康公民，男性体重≥50kg，女性体重≥45kg**。

2. 献血者生命体征 **T 36～37℃**，P 60～100次/min，**BP 90～140/60～90mmHg**。

3. 献血量和间隔时间 我国规定**一次献血量200ml，最多不超过400ml，两次献血的间隔时间不少于6个月**。

4. 禁忌献血的对象 ①**感冒、急性胃肠炎病愈未满1周**；②艾滋病病人及艾滋病病毒感染者；③肝炎病人，**乙型肝炎表面抗原阳性**，丙肝抗体阳性；④过敏性疾病：经常性荨麻疹、**支气管哮喘**等；⑤慢性疾病病人：心血管疾病、呼吸系统疾病、消化系统疾病、泌尿系统疾病、血液病、内分泌疾病或代谢障碍性疾病等；⑥**女性月经前后3天，妊娠期、流产后未满6个月，分娩期及哺乳期未满一年**。

5. 献血前的注意事项 **献血前一晚睡眠充足，献血前一天晚餐及当天早餐不要喝酒，不要吃肥肉、油条、牛奶、肉类等蛋白质或脂肪含量高的食物**。**不要空腹献血，吃清淡营养均衡的饮食即可，如稀饭、馒头、面包**。献血时不要过量喝水。

6. 献血后的注意事项 压迫针眼处的消毒棉球5～10分钟，直到不出血为止；注意穿刺点针眼处的清洁卫生，24小时内不要让水浸润，防止感染。**献血后4小时内多饮水有助于血容量恢复**，24小时不能饮酒。献血后当晚保持充足睡眠，2至3天内尽量不要做剧烈运动。

五、其 他

(一)《艾滋病防治条例》

为预防、控制艾滋病，2006年1月29日国务院颁布《艾滋病防治条例》。本条例突出以下重点：

1. 社会因素在艾滋病的传播中起着重要的作用，这意味着对艾滋病的防治，需要全社会的参与。①各级政府应全面行使主要职责，对艾滋病防治工作实行统一领导，建立健全艾滋病防治工作协调机制和工作责任制等；②政府有关部门应开展艾滋病防治的宣传教育、行为干预以及预防控制等工作；③工会、共青团、妇联、红十字会等团体以及有关组织和个人，应开展相关的艾滋病防治工作；④应在基层充分发挥居民委员会、村民委员会的作用。对有易感染艾滋病病毒危险行为人群，政府和政府部门应当采取措施，鼓励与支持医务人员以及有关组织和个人开展咨询、指导和宣传教育。全社会参与帮助有易感染艾滋病病毒危险行为的人群改变行为。推广预防艾滋病的行为干预措施，减少艾滋病传播。

2. 加强宣传教育。**预防为主，宣传教育为主是我国艾滋病控制的工作方针**。通过形式多样的宣传教育，向公众普及艾滋病防治知识，特别是向有易感染艾滋病病毒危险行为的人群传递科学、准确的艾滋病防治信息。条例强调，必须开展全民防治艾滋病的普及性宣传教育；加强对**学生、育龄人群、进城务工人员、妇女等重点人群**有关艾滋病防治的宣传教育。

3. 严格防控医源性感染。条例第三十五条规定，**血站、单采血浆站应当对采集的人体血液、血浆进行艾滋病检测**；不得向医疗机构和血液制品生产单位供应未经艾滋病检测或者艾滋病检测阳性的人体血液、血浆。医疗机构应当对因应急用血而临时采集的血液进行艾滋病监测，对临床用血艾滋病检测结果进行核查；对未经检测、核查或者艾滋病检测阳性的血液，不得采集或者使用。另外，条例规定，采集或者使用人体组织、器官、细胞、骨髓等的，应当进行艾滋病检测，否则与艾滋病检测阳性的一样，不得采集或者使用。无论是医疗卫生机构，还是血站、单采血浆站等，如果违反条例的相关规定，都要依法被追究法律责任，构成犯罪的，依法追究刑事责任。

4. 条例明确规定了艾滋病病毒感染者、艾滋病病人及其家属的权利和义务。条例明确规定，任何单位和个人**不得歧视艾滋病病毒感染者、艾滋病病人及其家属，他们享有的婚姻、就业、就医、入学等合法权益受法律保护**；未经本人或者其监护人同意，任何单位和个人不得公开艾滋病病毒感染者、艾滋病病人及其家属的有关信息；**医疗机构不得推诿或者拒绝为艾滋病病毒感染者或者艾滋病病人治疗其他疾病**。同时，条例也明确了艾滋病病毒感染者和艾滋病病人应当履行的义务：接受疾病预防控制机构或者出入境检验检疫机构的流行病学调查和指导；**将其感染或者发病的事实及时告知与其有性关系者**；就医时，**将其感染或者发病的事实如实告知接诊医生**；采取必要的防护措施，防止感染他人；不得以任何方式故意传播艾滋病。

5. 财政保障艾滋病防治费用，免费提供多项医疗救助。条例规定：向农村艾滋病病人和城镇经济困难的艾滋病病人免费提供抗艾滋病病毒治疗药品，适当减免抗机会性感染治疗药品的费用；向接受艾滋病咨询、检测的人员免费提供咨询和初筛检测；向感染艾滋病病毒的孕产妇免费提供预防艾滋病母婴传播的治疗和咨询；对生活困难的艾滋病病人遗留的孤儿和感染艾滋病病毒的未成年人减免相应的教育费用；对生活困难并符合社会救助条件的艾滋病病毒感染者、艾滋病病人及其家属给予生活救助；对有劳动能力的艾滋病病毒感染者和艾滋病病人，扶持其从事力所能及的生产和工作。条例规定，各级政府应当将艾滋病防治经费列入本级财政预算，加强和完善艾滋病预防、检测、控制、治疗和救助服务网络的建设，建立健全艾滋病防治专业队伍。

（二）《人体器官移植条例》

为了规范人体器官移植，维护公民的合法权益，中华人民共和国国务院2007年3月21日通过《人体器官移植条例》，自2007年5月1日起正式实施。在中华人民共和国境内从事人体器官移植，适用本条例。

条例中人体器官移植的概念，是指**摘取人体器官**捐献人具有特定功能的**心脏、肺脏、肝脏、肾脏或者胰腺等器官的全部或者部分**，将其植入接受人身体以代替其病损器官的过程。从事**人体细胞和角膜、骨髓**等人体组织移植，不属于人体器官移植，**不适用本条例**。本条例强调以下重点：

1. **捐献人体器官，要严格遵循自愿的原则**。条例作了5方面的规定：①**公民有权捐献或者不捐献其人体器官**，任何组织或者个人**不得强迫、欺骗或者利诱他人捐献人体器官**。②捐献人体器官的公民应当**具有完全民事行为能力，并应当以书面形式表示**。③公民已经表示捐献其人体器官意愿的，**有权随时予以撤销**。④公民**生前表示不同意捐献**其人体器官的，**任何组织或者个人不得捐献**、摘取该公民的人体器官；公民生前未表示不同意捐献其人体器官的，该公民死亡后，其配偶、成年子女、父母可以以书面形式共同表示同意捐献该公民人体器官的意愿。⑤**任何组织或者个人不得摘取未满18周岁公民的活体器官用于移植**。任何组织和个人都不能强迫、欺骗或者利诱他人捐献人体器官，也不得通过捐献人体器官牟取任何经济利益，这是开展人体器官捐献工作必须遵守的2项基本原则。

2. 明确规定**活体器官接受人必须与活体器官捐献人之间有特定的法律关系**，即配偶关系、直系血亲或者三代以内旁系血亲关系，或者有证据证明与活体器官捐献人存在因帮扶等形成了亲情关系。为确保无买卖或者变相买卖人体器官的情形出现，条例在医疗机构和医务人员摘取人体器官前加上了伦理委员会进行审查的要求。

3. 条例明确规定任何组织或者个人不得以任何形式买卖人体器官，不得从事与买卖人体器官有关的活动。同时，**对人体器官移植手术收取费用的范围作了界定**，规定：医疗机构实施人体器官移植手术，只能依照条例的规定收取摘取和植入人体器官的手术费、药费、检验费、医用耗材费及保存和运送人体器官的费用，**不得收取或者变相收取所移植人体器官的费用**。

4. 条例对人体器官移植医疗服务规定了准入和退出制度。准入方面：①医疗机构从事人体器官移植，应当有与从事人体器官移植相适应的执业医师和其他医务人员、设备、设施；有由医学、法学、伦理学等方面专家组成的人体器官移植技术临床应用与伦理委员会；有完善的人体器官移植质量监控等管理制度。②开展人体器官移植的医疗机构应当依照《医疗机构管理条例》的规定，申请办理人体器官移植诊疗科目登记。③省级卫生健康主管部门进行人体器官移植诊疗科目登记，应当考虑本行政区域人体器官移植的医疗需求和合法的人体器官来源情况。退出方面：①已经获准从事人体器官移植的医疗机构不再具备条例规定条件的，应当停止从事人体器官移植，并向原登记部门报告；原登记部门应当注销该医疗机构的人体器官移植诊疗科目登记，并予以公布。②省级以上人民政府卫生健康主管部门定期组织专家根据人体器官移植手术成功率、植入的人体器官和术后病人的长期存活率，对医疗机构的人体器官移植临床应用能力进行评估，并及时公布评估结果；对评估不合格的，由原登记部门撤销其人体器官移植诊疗科目登记。

温馨提示

病人在等待捐献的器官进行移植时，是根据病人病情紧急度和供受者匹配程度等客观医学指标对病人进行排序，体现了公平、公正的原则，而与病人的身份、地位、经济状况等无关。

考点练习

考点：与临床护理工作相关的法律法规（A1、A2、A3/A4型题）

1. 《传染病防治法》规定各级各类医疗卫生机构在传染病防治方面的职责是
   A. 对传染病防治工作实行统一监督治理
   B. 发生传染病疫情时对疫点疫区进行调查和分析
   C. 确定专人负责传染病疫情报告，承担本单位内传染病预防和控制工作
   D. 领导所辖区域传染病防治工作
   E. 负责所辖区域内传染病预防、控制、监督工作的日常经费

2. 患儿男，4岁，手足口病。接诊医生向所在卫生防疫机构报告的最长时限是
   A. 12小时
   B. 6小时
   C. 4小时
   D. 8小时
   E. 24小时

3. 下列属于甲类传染病的疾病是
   A. 非典型性肺炎
   B. 流行性出血热
   C. 高致病性禽流感
   D. 霍乱
   E. 肺结核
4. 属于甲类传染病的是
   A. 疟疾
   B. 炭疽
   C. 艾滋病
   D. 黑热病
   E. 鼠疫
5. 人感染高致病性禽流感的上报时限是
   A. 8 小时
   B. 2 小时
   C. 24 小时
   D. 6 小时
   E. 12 小时

(6～8 题共用题干)

病人,男性,42 岁。因剧烈腹泻来诊。根据临床症状和查体结果,高度怀疑为霍乱。正在等待实验室检查结果以确认诊断。

6. 此时,对该病人处置方法是
   A. 在指定场所单独隔离
   B. 在留下联系电话后要求其回家等通知
   C. 在医院门诊等待结果
   D. 收住入本院消化科病房
   E. 要求病人尽快自行前往市疾控中心确诊
7. 该病人经检查确诊为霍乱,予以隔离治疗。护士应告知家属,病人的隔离期限是
   A. 以临床症状消失为准
   B. 根据医学检查结果确定
   C. 由当地人民政府决定
   D. 由隔离场所的负责人确定
   E. 由公安机关决定
8. 该病人治疗无效不幸身亡,应将其尸体立即进行卫生处理,正确的是
   A. 由病人家属自行处理
   B. 送回病人家乡火化
   C. 按规定深埋
   D. 石灰池掩埋
   E. 就近火化

(9～13 题共用题干)

病人,男性,31 岁。主诉"近日高热、咳嗽伴有头痛、全身酸痛、不适、乏力等"就诊,经检查确诊为非典型性肺炎收住院治疗。

9. 应将病人安置于
   A. 隔离病房
   B. 手术室
   C. 普通病房
   D. ICU 抢救
   E. 抢救室
10. 应对病人采取
    A. 接触性隔离
    B. 保护性隔离
    C. 呼吸道隔离
    D. 消化道隔离
    E. 严密隔离
11. 在隔离过程中,**错误**的护理措施是
    A. 住双人房间
    B. 护士进入病室穿隔离衣
    C. 排泄物需严格消毒处理
    D. 病室空气消毒每天一次
    E. 拒绝家属探视
12. 病人病情进一步加重,对其行气管切开术,污染敷料应
    A. 紫外线照射
    B. 高压灭菌
    C. 焚烧
    D. 煮沸
    E. 浸泡
13. 病人病情进一步恶化后死亡,护士应为其进行
    A. 一般消毒处理
    B. 保护性处理
    C. 院外消毒处理
    D. 终末消毒处理
    E. 太平间美容处理
14. 属于传染病预防措施的是
    A. 计划免疫
    B. 封锁疫区
    C. 环境消毒
    D. 限制集会
    E. 停工停课
15. 需要采取传染病防治法所称"甲类传染病的预防、控制措施的疾病"**不包括**
    A. 急性严重呼吸综合征(SARS)
    B. 猩红热
    C. 肺炭疽
    D. 霍乱
    E. 新型冠状病毒感染的肺炎
16. 医院发现甲类传染病时,**错误**的是
    A. 对病人和病原携带者进行隔离治疗
    B. 对疑似病人的密切接触者要在指定的场所进行医学观察
    C. 隔离期限根据医学检查结果确定
    D. 病人确诊前应收住入医院传染科病房观察、治疗
    E. 对疑似病人的密切接触者采取必要的预防措施
17. 《中华人民共和国献血法》规定的无偿献血年龄是
    A. 18～50 岁
    B. 18～55 岁

C. 18～60岁
D. 20～55岁
E. 20～60岁

18. 一车祸病人急需新鲜O型血液，在下列配型合格的献血者中最合适的是
A. 男性，16岁，在校大学生
B. 男性，36岁，教师，因高血压长期服药控制，血压维持在110～130/70～80mmHg
C. 男性，26岁，现役军人，在三个月前献血400ml
D. 女性，55岁，机关公务员
E. 女性，40岁，医生，因甲状腺切除终身服用药物替代治疗，现甲功正常

19.《中华人民共和国献血法》规定，负责组织献血工作的机构是
A. 地方各级人民政府
B. 县级以上人民政府
C. 地方各级卫生行政部门
D. 地方各级采供血机构
E. 行业协会

（20～21题共用题干）

某男性，20岁，健康，清晨空腹到血站要求献血。

20. 血站护士应向其说明，每次献血量最多<u>不超过</u>
A. 200ml
B. 250ml
C. 300ml
D. 350ml
E. 400ml

21. 献血结束，其下一次献血的间隔时间<u>不得</u>少于
A. 2个月
B. 4个月
C. 6个月
D. 8个月
E. 12个月

（22～23题共用题干）

某医院将组织全院党团员义务献血活动，急诊科年轻护士甲、乙、丙均积极报名参加。

22. 下列献血准备<u>错误</u>的是
A. 不能服药
B. 不能饮酒
C. 保证充足睡眠
D. 进食高脂食物
E. 适当休息

23. 顺利完成自愿献血后的正确做法是
A. 绝对卧床休息1周
B. 采血侧肢体可以抬举重物
C. 献血完毕按住止血棉球1分钟以免皮下血肿
D. 保护穿刺部位，至少8小时内勿被水浸湿
E. 可以正常工作，避免通宵娱乐和剧烈运动

24. 预防、医疗、保健机构发现艾滋病病毒感染者时，以下措施<u>不正确</u>的是
A. 身体约束
B. 留观
C. 给予宣教
D. 医学观察
E. 定期和不定期访视

25. 医疗事故是指
A. 虽有诊疗护理错误，但未造成病人死亡、残疾、功能障碍
B. 由于病情或病人体质特殊而发生的难以预料的不良后果
C. 在诊疗护理中，因医务人员诊疗护理过失直接造成病人死亡、残疾、功能障碍
D. 发生难以避免的并发症
E. 医务人员在诊疗护理中存在失误导致病人不满意

26. 病人男，65岁。肺炎，给予青霉素治疗。护士评估病人无青霉素过敏史后未做过敏试验，输入青霉素后致病人发生过敏性休克死亡。该医疗事故属于
A. 一级医疗事故
B. 二级医疗事故
C. 三级医疗事故
D. 四级医疗事故
E. 五级医疗事故

27. 病人男，16岁。因阑尾炎在甲医院手术治疗，手术12天后切口迁延不愈、渗出脓液，到医院行剖腹探查，清理出腹腔遗留物后，切口逐渐愈合。根据《医疗事故处理条例》，该病人损害的责任主体是
A. 患者本人
B. 甲医院手术护士
C. 甲医院手术医生
D. 甲医院
E. 甲医院手术医生和护士

28. 以下属于医疗事故的是
A. 在紧急情况下为抢救垂危病人生命而采取紧急医学措施造成不良后果
B. 无过错输血感染造成不良后果
C. 病人病情异常或体质特殊造成不良后果
D. 因病人原因延误诊疗导致不良后果
E. 病人行动不慎造成不良后果

（29～31题共用题干）

某外科近段时间病人非常多，护士人手不够。值班护士张某因工作忙未认真进行查对而错把2床病人的药物发给了3床病人。3床病人服用后出现心脏呼吸骤停，后因抢救无效死亡。

29. 护士张某应首先向谁报告
A. 病房护士长
B. 科护士长
C. 科主任
D. 护理部主任
E. 院长

30. 该事件属于

A. 护理事故
B. 医疗事故
C. 护理差错
D. 意外事件
E. 护理缺陷

31. 下列不属于控制医疗事故措施的是
A. 严格执行查对制度
B. 严格控制病人家属探视
C. 经常巡视病人
D. 不定期检查护士的操作过程
E. 分析并总结差错事故发生原因

(32～33 题共用题干)

病人,女性,55 岁。因急性有机磷农药中毒到急诊科进行抢救,经过洗胃等抢救,现病人病情稳定。

32. 护士在抢救结束后要及时据实补记抢救记录和护理病历,时间为
A. 2 小时内
B. 3 小时内
C. 6 小时内
D. 8 小时内
E. 9 小时内

33. 病人需要复印病历,不能复印的病历资料是
A. 体温单
B. 化验单
C. 门诊病历
D. 会诊记录
E. 医学影像资料

(34～35 题共用题干)

病人,女性,78 岁。由于脑血栓导致左侧肢体偏瘫入院,病情稳定,医嘱二级护理。次日凌晨 1 时,病人坠床,造成颅内出血,虽经全力抢救,终因伤势过重死亡。

34. 造成该事件的最主要原因是
A. 病房环境过于昏暗
B. 护士没有升起床挡
C. 护士没有进行健康教育
D. 没有安排家属陪护
E. 没有安排专人 24 小时照护

35. 根据对病人造成的伤害程度,该事故属于
A. 医嘱差错
B. 一级医疗事故
C. 二级医疗事故
D. 三级医疗事故
E. 护理差错

36. 病人在诊疗过程中受到损害,医疗机构及其医务人员有过错的,承担赔偿责任的是
A. 医务人员
B. 医疗机构
C. 医疗机构负责人
D. 医务人员和医疗机构
E. 医务人员及其家属

37. 病人,女性,23 岁。车祸致大量失血,入院时已昏迷,为抢救病人生命,需立即手术治疗,但短期内无法联系到病人家属,此时,合理的处理措施是
A. 继续尝试联系家属
B. 联系病人单位
C. 转诊其他医疗机构
D. 请示上级卫生主管部门
E. 由医院负责人决策

38. “120”接诊了一名车祸致昏迷的病人,脑部 CT 提示颅内大量出血,需立刻行开颅手术,病人无亲属陪伴,也无证实其身份和联系人的信息。依据《侵权责任法》的规定,术前正确的做法是
A. 通知手术室准备手术
B. 报告派出所寻找家属
C. 报告科室负责人获批
D. 报告医院负责人获批
E. 报告卫生行政部门负责人获批

39. 某值班护士在 23:00 行药物治疗时,由于病人已入睡,护士未叫醒病人,错将病人甲的药物输给病人乙,导致病人乙出现皮肤过敏反应。此事件中,该护士应承担
A. 无责任
B. 轻微责任
C. 次要责任
D. 一半责任
E. 主要责任

40. 关于人体器官移植的叙述,正确的是
A. 捐献器官是公民的义务
B. 人体器官移植包括心、肺、肾、骨髓等移植
C. 活体器官的捐献与接收需经过伦理委员会审查
D. 公民生前表示不同意捐献器官的,该公民死亡后,其配偶可以以书面形式表示同意捐献
E. 任何组织和个人不得摘取未满 20 周岁公民的活体器官用于移植

41. 某市血站工作人员,在进行血液质量检查时发现某献血者为艾滋病病人,该血站应
A. 4 小时内向当地卫生防疫机构上报传染病报告卡
B. 6 小时内向当地卫生防疫机构上报传染病报告卡
C. 12 小时内向当地卫生防疫机构上报传染病报告卡
D. 24 小时内向当地卫生防疫机构上报传染病报告卡
E. 48 小时内向当地卫生防疫机构上报传染病报告卡

42. 某血站违反有关操作规程和制度采集血液,应由哪一部门对其责令改正
A. 县级以上的地方人民政府卫生计生行政部门
B. 县级以上的行业协会
C. 县级以上的卫生防疫机构
D. 县级以上的医疗保健机构
E. 县级以上的地税机构

43. 某病人住院期间因输入不合格血液导致感染乙型肝炎,其索赔对象(机构)应是

A. 当地疾病控制中心
B. 当地卫生计生行政部门
C. 血站及医院
D. 当地公安部门
E. 执行输血操作的护士

44. 病人，男性，65 岁。因“急性左心衰，心房颤动”急诊入院，输液过程中突然出现肺动脉栓塞经抢救无效死亡，提出医疗事故鉴定申请。当地卫生行政部门应在当事人提出申请几日内移送上一级主管部门
A. 21 天
B. 14 天
C. 10 天
D. 7 天
E. 3 天

45. 根据人体器官移植相关规定，下列不属于活体器官接受者的是
A. 配偶
B. 儿子
C. 姑姑
D. 姐姐
E. 朋友

参考答案

序号	1	2	3	4	5	6	7	8	9	10	11	12	13	14	15	16
答案	C	E	D	E	C	A	B	E	A	E	A	C	D	A	B	D
序号	17	18	19	20	21	22	23	24	25	26	27	28	29	30	31	32
答案	B	D	D	E	C	D	E	A	C	A	E	E	A	B	B	C
序号	33	34	35	36	37	38	39	40	41	42	43	44	45			
答案	D	B	B	B	E	D	E	C	D	A	C	D	E			

第三节 医院护理管理的组织原则

考情分析

年份	主要考点
2019	等级和统一指挥原则的判断；目标一致原则的判断
2022	任务和目标一致原则的判断
2023	医院组织管理的目的不包括(集权)；某医院护理管理结构是护理部主任—科护士长—病区护士长，其体现的管理原则是(管理层次的原则)

考点导航

护理组织管理是运用现代护理管理科学的组织理论，通过组织设计，建立适合的工作模式，把人员进行分工和协助，将时间和空间各个环节合理组织起来，有效提高护理人员的工作能力，高效完成护理目标。

1. **等级和统一指挥的原则** 将组织的职权、职责按照上下级关系划分，**上级指挥下级，下级听从上级指挥**组成垂直等级结构，实现统一指挥。如护理组织上划分为护理部主任—科护士长—护士长—护士的管理等级结构。

为了避免多头指挥和无人负责现象，在管理中需要统一领导、统一指挥。强调无论什么岗位，组织的每一个层级只有一个人负责，**下级只接受一位上级管理人员的命令和指挥，对一位管理人员负责**，避免两个以上领导同时对一个下级和一项工作行使权力，造成下级无所适从。**下级只向直接上级请示**，只有在确认直接指挥错误时可越级上报。**上级不要越级指挥**，以维护下级组织领导的权威。

温馨提示

在护理管理中，等级指挥可简单理解为护理部主任管护士长，护士长管病区护士，护理部主任不参与病区护士的管理；统一指挥通常是指护士只接受病区护士长(直接顶头上师)的指挥，不接受其他护士长指挥。

2. **专业化分工与协作的原则**　分工是根据组织的任务、目标，按照专业进行分工，使**每一个部门和个人明确各自任务、完成手段、方式和目标**。组织内的活动应按专业化分工，以及按组织需要而定，不能过细，也不能过粗，给每个成员分配相应有限的任务，使其工作更加熟练。**但要更好地实现组织目标，还要进行有效合作**。协作是以明确各部门之间的关系为前提，协作是各项工作顺利进行的保证，协调则是促进组织成员有效协作的手段。

温馨提示

专业化分工就是每个护士承担一个工作模块，如配药护士、主班护士、治疗护士等，这为专业分工；当病人病情疾病变化、需要急救，配药护士、主班护士和治疗护士一起参加与抢救，即为协作。

3. **管理层次的原则**　要做到组织有效运转，**组织层次越少越好，命令路线越短越好**。从上级到下级建立明确的职责、职权和联系的正式渠道，组织层次越多，指令和命令逐层下达或上传，会增加沟通困难。组织层次的多少与管理幅度相关，相同人数的组织，管理幅度大则组织层次少，反之则组织层次多。

温馨提示

管理层次可简单理解为从护理部主任到病区护士长共分为多少个层次（护理部主任→科护士长→护士长三个层次）。

4. **有效管理幅度的原则**　**管理幅度是指不同层次的管理人员能直接领导的隶属人员人数**，管理幅度应合理有限。管理幅度是随工作性质、类型、特点、护士素质、技术水平、经验、管理者能力而定。层次越高，管理的下属人数应相应减少。护理管理中，护理部主任、科护士长、护士长的管理幅度要适当和明确，**管理幅度过宽，管理的人数过多，任务范围过大，使护理人员接受的指导和控制受到影响**，管理者会感到工作压力大；**如管理幅度过窄，管理中又不能充分发挥作用，造成人力浪费**。

温馨提示

有效管理幅度可简单理解为一个护士长管理多少个护士。资历深、能力强的护士长管理幅度可以宽，资历浅、新上任的护士长管理幅度应窄，即管理的护士人数不宜太多。

5. **职责与权限一致的原则**　权利是完成任务的必要工具，职位和权利是对等的。为了实现职、责、权、利的对应，要做到**职务实在，责任明确，权利恰当，利益合理**。遵循这一原则，要有正确的授权，**组织中的一些部门或者人员所负责的任务，应赋予相应职权**。授予的权利不应大于或小于其职责，下级也不能超越自身的权利范围。上级掌管总的权限，其他权限分配给下级，既统一领导，又分级负责。如果有权无责会助长瞎指挥和官僚主义，有责无权或权限太小，会阻碍或束缚管理者的积极性、主动性和创造性。

温馨提示

职责与权限一致可简单地理解为护士长要让护士承担总带教老师的职责，就要给予她遴选带教老师和安排学生的权利。

6. **集权分权结合原则**　**集权是把权力相对集中在高层领导者手中**，使其最大限度发挥组织权威。集权能够强化领导作用，有利于协调各项活动。**分权是把权力分配给每一个管理层和管理者**，使他们就自己管理范围内的事情做出决策。分权能够调动管理者的积极性，使他们灵活有效地组织活动。分权使不同层次的管理者对于日常例行性业务按照常规措施和标准执行，领导只需监督和指导，下属定期向上级汇报工作，只有在偏离正常运作的特殊情况时，才向上级报告，由上级亲自处理。

温馨提示

集权分权结合原则可简单地理解为大事儿护理部主任亲自决定（如护士招聘），小事儿护士长说了算（如病区日常管理）。

7. **任务和目标一致的原则**　**强调各部门的目标与组织的总目标保持一致，各部门或者科室的分目标必须服从组织的总目标**。只有目标一致，才能同心协力完成工作。例如**护理部的目标必须根据医院总体目标制定，并始终保持一致。病房、门诊、手术室等护理管理目标必须服从护理部的总体目标**。

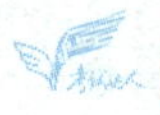

温馨提示

任务和目标一致是指下级部门制定的目标要和上级部门的目标保持一致，如各临床科室制定的护理目标要和护理部制定的总体目标保持一致。

8. 稳定适应的原则　稳定是指组织内部结构要有相对稳定性，这是组织工作得以正常运转的保证，但组织的稳定是相对的，建立起来的组织不是一成不变，随着组织内外环境的变化作出适应性调整。组织既稳定又灵活，能在多变的环境中生存和发展。

9. 精干高效原则　组织必须形成精简高效的组织结构形式，以社会效益和经济效益作为自身生存和发展的基础。

10. 执行与监督分设原则　执行机构与监督机构分开设立，赋予监督机构相对独立性，才可能发挥作用。在组织运行过程中，必然会出现各种问题，如何保证这些问题得到及时发现和解决，就需要监督机构的有效监督。

考点练习

考点：医院护理管理的组织原则(A2 型题)

1. 某护理部主任，在管理过程中经常把工作分配给科护士长等管理人员，对于例行性业务按照常规和标准执行，她加以指导和监督，对于那些特殊重大的事情她会亲自处理。这种管理方式体现了哪项组织原则
   A. 集权分权结合原则
   B. 任务和目标一致的原则
   C. 执行与监督分设原则
   D. 专业化分工与协作的原则
   E. 精干高效原则
2. 小张是普外科的 1 名护士，平常在工作过程中喜欢带教学生，深受学生的欢迎。护士长经常指派她负责安排学生带教的一些工作，但小张经常指挥不动其他护士。护士长意识到没有给小张职权，于是任命小张为总带教老师。这一任命极大地提高了小张工作的积极性和有效性。这种做法体现了哪项组织原则
   A. 职责与权限一致的原则
   B. 集权分权结合原则
   C. 任务和目标一致的原则
   D. 稳定适应的原则
   E. 精干高效原则
3. 某手术室的护士长在 2011 年到来的时候，仔细阅读了护理部制定的《××医院 2011 年护理管理目标》，在此基础上制定了 2011 年手术室的护理工作目标。这种做法体现了哪项组织原则
   A. 管理层次的原则
   B. 有效管理幅度的原则
   C. 任务和目标一致的原则
   D. 精干高效的原则
   E. 职责与权限一致的原则
4. 随着护理管理模式的不断演变，某医院护理部将科护士长纳入护理部进行综合办公，使原有的护理部—科护士长—护士长三级管理体系变为扁平式二级管理模式。这种做法体现了哪项组织原则
   A. 集权分权结合原则
   B. 有效管理幅度的原则
   C. 职责与权限一致的原则
   D. 任务和目标一致的原则
   E. 管理层次的原则
5. 某医院护理部主任，她强调每一个病区只能由一个护士长负责，护士长只接受护理部的命令和指挥，对护理部负责。她的管理理念体现了
   A. 有效管理幅度原则
   B. 等级和统一指挥原则
   C. 集权分权意见结合原则
   D. 任务和目标一致原则
   E. 职责与权限一致原则
6. 某心血管外科的护士长根据护理部的管理目标制定了本科室的管理目标，这种做法遵循的原则是
   A. 有效管理幅度原则
   B. 专业化分工原则
   C. 精于高效的原则
   D. 目标一致的原则
   E. 护理部主任—科护士长—护士长等级原则

参考答案

序号	1	2	3	4	5	6
答案	A	A	C	E	B	D

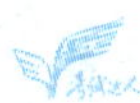

第四节 临床护理工作组织结构

考情分析

年份	主要考点
2019	个案护理的判断;责任制护理的判断
2021	功能制护理的判断;整体护理的特点(人的健康为中心)
2022	个案护理的判断;责任制护理的判断

考点导航

一、护理组织结构

我国医院护理组织结构的主要形式:①在院长领导下,设护理副院长—护理部主任—科护士长—护士长,实施垂直管理;②在主管医疗护理副院长领导下,设**护理部主任—科护士长—护士长**;③**床位不满300张的医院**,不设护理部主任,设**总护士长—护士长二级管理**;④在主管院长领导下,设护理部主任—科护士长—护士长,但科护士长纳入护理部合署办公。

护理部是医院管理的职能部门,在院长或主管护理的副院长领导下,负责组织和管理医院的护理工作,护理部与医务、行政、后勤、教学、科研等职能部门相互配合,在医院管理和完成医疗、教学、科研和预防、保健任务中具有重要作用。护理部对全院护理人员进行统一管理,实行目标管理;制定各种护理技术操作规程、护理常规及各项护理质量标准,建立完备的工作制度和规范;合理配备和使用护理人力资源;对不同层次的护理人员进行培训、考核和奖惩;提高临床教学和护理科研水平;加强护理学科建设等。科护士长在护理部主任领导下,全面负责所管辖科室的业务及管理工作,并参与护理部对全院护理工作的指导和促进工作。护士长是医院病房和基层单位的管理者,负责对护理单元的人、财、物、时间、信息进行有效管理,保证护理质量的稳定性。

二、护理工作模式

1. **个案护理** 是指**一个病人所需要的全部护理由一名当班护士全面负责**,护理人员直接管理某个病人,即**由专人负责实施个体化护理**。常用于**危重症病人、大手术后需要特殊护理**的病人。优点:在这种工作模式下,**护理人员责任明确,责任心较强**。护士掌握病情变化,全面满足病人需求,病人得到高质量护理。护患沟通交流比较容易,护士对病人的心理状态也有了解。**缺点**:需要护理人员有一定的工作能力,**所需人力较多,成本高**。

温馨提示

个案护理可简单地理解为"一对一",即一名病人所有的护理工作由一名护士承担。护士责任明确,能动态掌握病情变化,但一名护士才照顾一名病人,很耗费人力。

2. **功能制护理** 是**以工作中心为主的护理方式,将工作的特点和内容划分为几个部分**,如主班护士、治疗护士、药疗护士、生活护理护士等。分配护理人员**做不同的工作内容**,是一种**流水作业**。优点:**护士分工明确,工作效率高**,所需护理人员较少,易于组织管理,护士长能够依照个人的工作能力和特点分派工作。**缺点**:护理人员对病人的病情和护理缺乏整体概念,**容易忽略病人的整体护理和需求**。病人所获得的护理缺乏连贯性,不知道哪位护士具体负责自己。护理人员重复性操作,不能发挥主动性和创造性。

温馨提示

功能制护理可简单地理解"工对功",即将护理工作分为不同的功能模块,每个护士只承担其中一个功能模块,相当于工厂的流水线作业。每个护士承担一个工作模块,分工明确,工作效率高,但每个人只关注自己的那部分工作,容易忽略病人的整体护理需求。

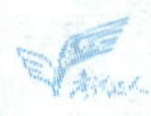

3. **小组护理**　是将护理人员和病人分成若干小组，**一组护士负责一组病人**的护理方式。小组成员由不同级别的护理人员组成，**小组长负责制订护理计划和措施**，指导小组成员共同完成。优点：小组任务明确，成员彼此合作，互相配合，可发挥不同层次护理人员的作用，护理人员可获得较为满意的结果。**缺点**：护理工作责任到组，而非责任到人，护士责任感受到影响；病人没有固定的护士负责，缺乏归属感。对于组长的组织、业务能力有一定要求。

温馨提示

小组护理可理解为"组对组"，即一组护士管一组病人。由组长制定护理计划，安排小组成员完成护理任务。由于实行组长负责制，护士个人责任感相对减弱。

4. **责任制护理**　是**由责任护士和辅助护士对病人进行有计划、有目的的整体护理**，要求病人从入院到出院，**由责任护士和辅助护士负责**。每个护理人员负责一定数量的病人，以病人为中心，以护理计划为内容，**对病人实施有计划、系统的、全面的整体护理**。护士工作内容包括入院教育、完成各种治疗、基础护理和专科护理、护理病历书写、制订护理计划、观察病情变化、进行心理护理、健康教育和出院指导等。

责任制护理的特点：①**整体性**：即护理评估及护理计划包括对病人的生理、心理、社会方面的护理问题。②**连续性**：即病人从入院到出院由一位固定的责任护士负责全部护理活动的计划、执行与评价，保持连续性。责任护士不在班时，由辅助护士或者其他责任护士按照护理计划连续性实施护理。③**协调性**：责任护士负责与其他医务人员沟通、联系、协调各种事物，满足病人需要。④**个体化**：护理活动依照病人个体化需求制订，病人与家属参与护理计划活动，尤其是健康教育。优点：护士可全面了解病人情况，为病人提供连续、整体的个体化护理，护理人员责任感增强，病人安全感增强。护患之间关系密切，护士独立性强。缺点：要求责任护士有更高的业务水平。护理人力需求也会大一些。

将责任制护理和整体护理结合起来，根据不同层次护士的工作能力、技术水平负责不同数量、不同病情轻重的病人，责任到人，明确分工，进行整体护理。这种**责任制整体护理工作方式也是开展优质护理服务倡导的护理工作模式**。

温馨提示

责任制护理可理解为"一对多"，即一名护士对一组病人负责，为其制订护理计划、提供系统、全面的整体护理。

5. **系统性整体护理**　是自20世纪90年代以来开展的新型护理模式，是责任制护理的进一步完善。整体护理是一种模式也是一种理念，整体护理是以病人和人的健康为中心，以现代护理观为指导，以护理程序为核心，为病人提供心理、生理、社会、文化等全方位的最佳护理，并将护理临床业务和护理管理环节系统化的工作模式。

考点练习

考点：临床护理工作组织结构（A1、A2型题）

1. 某医院的护理管理架构是护理部主任—科护士长—病区护士长，请问该医院护理管理的层次是
   A. 1级
   B. 2级
   C. 3级
   D. 4级
   E. 5级
2. 个案护理的特点是
   A. 护士责任明确但耗费人力
   B. 较少考虑病人的心理社会需求
   C. 护士分为小组进行护理活动
   D. 护理人员各司其职
   E. 缺少与病人的交流
3. 关于责任制护理的描述，错误的是
   A. 护士的责任明确
   B. 能全面了解病人情况
   C. 对病人24小时负责难以实现
   D. 文字记录书写任务较重
   E. 节省人力
4. 护士小王，妇产科护士，是某胃癌病人的管床护士，从该病人入院到出院都由护士小王负责制定护理计划和护理措施，小王不在场时由其他护士协助实施。护士小王采用的这种护理方式是
   A. 个案护理
   B. 功能制护理
   C. 责任制护理
   D. 小组护理
   E. 临床路径
5. 病人，男性，28岁。因车祸致全身多发性损伤入院，入院后行脾切除术、股骨干骨折切开复位内固定术，术后病人持续昏迷，生命体征极为不稳定，脏器功能紊乱，给予持续监护。护士长安排护士小王全面负责该病人的护理。上述护理方式属于
   A. 个案护理
   B. 功能制护理
   C. 责任制护理
   D. 小组护理

E. 临床路径

6. 某医院脑外科护士长将科室护士分为两组，护士小张和小王任组长，每人带领5名护士为病人提供服务，护士们互相配合完成工作。这种工作模式是

A. 个案护理
B. 功能制护理
C. 责任制护理
D. 小组护理
E. 临床路径

7. 某肿瘤科护士长将护士分为主班护士、治疗护士、药疗护士。这种工作方式被称为

A. 个案护理
B. 功能制护理
C. 责任制护理
D. 小组护理
E. 临床路径

8. 以"病人为中心"的优质护理服务工作模式是

A. 分组制护理
B. 分级制护理
C. 分层制护理
D. 功能制护理
E. 责任制整体护理

9. 肝脏移植术后病人，每个班次由一名护士负责该病人的全部护理。这种护理工作方式属于

A. 个案护理
B. 责任制护理
C. 功能制护理
D. 整体护理
E. 综合护理

10. 由责任护士和其辅助护士负责一定数量病人从入院到出院期间各种治疗、基础护理、专科护理、护理病历书写、病情观察、用药治疗及健康教育的护理方式属于

A. 临床路径
B. 功能制护理
C. 个案护理
D. 小组护理
E. 责任制护理

11. 某护理单元将护士分为4组，每组3～5名护士，设1位组长，由组长负责为病人提供护理。这种护理模式是

A. 个案护理
B. 临床路径
C. 小组护理
D. 功能制护理
E. 责任制护理

（12～13题共用题干）

病人男，65岁。因严重憋气，进行性呼吸困难、发绀就诊，诊断为急性呼吸窘迫综合征。

12. 呼吸监护病房指定一名当班护士全面负责该病人的护理，此种护理工作模式为

A. 功能制护理
B. 临床路径
C. 个案护理
D. 小组护理
E. 责任制护理

13. 经过医务人员的精心治疗及护理，病人病情缓解。病区有主班护士、治疗护士、药疗护士、生活护理护士等为其提供护理。该病人的护理工作模式为

A. 临床路径
B. 个案护理
C. 责任制护理
D. 小组护理
E. 功能制护理

参考答案

序号	1	2	3	4	5	6	7	8	9	10	11	12	13
答案	C	A	E	C	A	D	B	E	A	E	C	C	E

第五节 医院常用的护理质量标准

扫二维码
免费看视频

考情分析

在2019—2023年的全国护士执业资格考试中，本节均没有出现相应考题。

考点导航

标准是衡量各项工作的标尺和依据，标准化是科学制定标准和观察执行标准的全部活动。护理质量标准是指在护理质量管理中，以标准化的形式，根据护理工作内容及特点、流程、管理要求、护理人员及服务对象的特点，以病人满意为标准，制定护理人员严格遵循和掌握的护理工作准则、规定、程序和办法。**护理质量标准是衡量护理质量的准则**，是规范

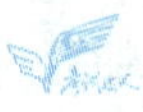

护理行为的依据，使护理工作科学化、制度化、规范化。医院护理工作各部分的质量要求及检查评定制度的制定要具有先进性、科学性、合理性、实用性并形成标准化体系。

一、护理质量标准体系结构

护理质量标准体系结构包括要素质量、环节质量和终末质量。

要素质量是指提供护理工作的基础条件质量，是构成护理服务的基本要素。内容包括：人员配备，如编制人数、职称、学历构成等；可开展业务项目及合格程度的技术质量、仪器设备质量、药品质量、器材配备、环境质量（设施、空间、环境管理）、排班、值班传呼等时限质量、规章制度等基础管理质量。

环节质量是指各种要素通过组织管理形成的工作能力、服务项目、工作程序和工序质量。**主要指护理工作活动过程质量**。包括管理工作及护理业务技术活动过程。如执行医嘱、观察病情、病人管理、护理文件书写、技术操作、心理护理、健康教育等。

终末质量是指病人所得到的护理效果的质量。如皮肤压力性损伤发生率、差错发生率、一级护理合格率及住院满意度、出院满意度等病人对护理服务的满意度调查结果等。

温馨提示

护理工作中的要素质量、环节质量和终末质量的含义理解即可，要素质量就是医院前期配备的人、财、物质量如何，环节质量主要是护理过程执行是否严格，终末质量主要关注的是最后的护理效果。

二、护理质量标准

护理质量标准包括护理技术操作质量标准、护理管理质量标准、护理文书书写质量标准及临床护理质量标准等4大类。

1. 护理技术操作的质量标准　包括基础护理技术操作和专科护理技术操作。

技术操作质量总标准：实施以病人为中心的整体护理，严格执行三查七对，操作正确及时、安全、节力、省时、省物。严格执行无菌原则及操作程序，操作熟练。

2. 护理管理的质量标准

（1）护理部管理质量标准：有健全的领导体制，完成各项护理质量指标；管理目标明确；做到有年计划、季计划、月计划，及时总结，有达标措施。护理管理制度健全，有全院统一的管理制度。有健全的会议制度；能落实护理检查和质量控制；有计划、有目标地培养护理人员；开展护理教学和科研工作，建立、健全护理技术档案；有各项工作登记、信息管理制度。有科护士长、护士长考核办法；有各级人员及护士岗位职责、考核标准并定期考核。各科疾病护理常规完备，并定期组织修改、完善。全院护理单元有质量监控制度，有查房查岗制度，有护理工作情况登记制度。

（2）病房护理工作质量标准：包括病室管理、基础护理与重症护理、无菌操作与消毒隔离、岗位责任制、护士素质等。

1）病房管理：病房内清洁、整齐、安静、舒适。病室规范，工作有序；**贵重药、毒麻药有专人管理，药柜加锁**，账物符合；病室陪伴率符合医院标准；预防医院感染和护理合并症的发生；有健康教育制度。

2）基础护理与重症护理：病情观察全面及时，掌握病人基本情况，如诊断、病情、治疗、检查结果及护理等；病人六洁（口腔、头发、皮肤、指/趾甲、会阴、床单位）、四无（无压力性损伤、无坠床、无烫伤、无交叉感染）；落实基础护理和专科护理，有效预防并发症。各种引流管、瓶清洁通畅；晨晚间护理符合规范；危重病人有护理计划、专科护理到位，无合并症；急救物品齐全、抢救技术熟练，医嘱执行准确及时。做好监护抢救护理及护理记录。

3）无菌操作与消毒隔离：各项无菌技术操作符合无菌要求；消毒物品方法正确；浸泡器械的消毒液浓度、更换时间及液量达到标准；扫床套及病人小桌擦布"一人一套""一人一巾"，用后浸泡消毒；餐具及便器用后消毒或使用一次性用具；治疗室、处置室、换药室严格执行消毒隔离制度，定期消毒并做空气细菌培养，做好记录；传染病病人按病种进行隔离；应使用一次性注射器、输液器；所有无菌物品均注明灭菌日期，单独放置，确保无过期物品；掌握各种消毒液使用的浓度、范围及配制方法；**医疗垃圾使用黄塑料袋集中处理**。建立预防院内感染的质检机构，制度及措施，有检测消毒、灭菌效果的手段。

4）岗位责任制健全：明确护理部主任、科护士长、护士长、护士、护理员等工作职责。

5）护士素质：服装清洁整齐、举止大方；态度和蔼，语言文明，待人礼貌，热情主动做好各项护理工作，贯彻保护性医疗制度；关心热爱集体，团结协作，努力学习业务；遵守规章制度，坚守岗位；热心为病人做好健康宣教工作。

（3）门诊护理工作质量标准：包括门诊管理及服务台工作。

门诊管理：工作人员坚守岗位，衣帽整齐、举止大方；诊室清洁整齐，维持良好就诊秩序；采用不同形式进行健康宣教；各项工作制度健全并严格执行。

服务台工作：做好分诊工作，做到传染病病人不漏诊；服务态度好；做好开诊前准备工作；组织维持病人候诊、就诊，配合医生诊疗工作;做到无菌操作和消毒隔离。

(4) 手术室质量标准:包括无菌操作和消毒隔离、手术室管理、手术室各岗位工作质量标准。无菌操作和消毒隔离:严格执行无菌操作规程,**无菌手术感染率小于0.5%**,Ⅲ类切口感染有追踪登记制度;有严格的消毒隔离制度;**每月定期进行细菌培养及对手术室空气、医护人员的手、物品进行监测**;无过期无菌物品;对感染手术严格执行消毒隔离制度。

手术室清洁、卫生、安静,有定期清扫制度;工作人员衣、帽、鞋按要求穿戴;对参观人员、实习人员有管理要求;高压灭菌达到无菌要求,有灭菌效果监测;各种登记制度健全。

手术室各岗位工作制度:巡回护士根据手术要求做好准备工作,保证物品及时供应和性能良好,能主动准确配合手术及抢救工作,无差错。作好术前访视,术中护理,注意与病人交流与宣教,保证病人舒适及安全;洗手护士能熟练配合手术,严格执行无菌操作,和巡回护士共同认真查对病人、手术部位、用药、输血、器械敷料及手术标本,保证术后伤口内无遗留物等,做好记录。

(5) 供应室质量标准:包括无菌操作和消毒隔离,物品供应。

1) 无菌操作和消毒隔离:所供应的灭菌物品均注明灭菌日期,无过期物品;定期抽样做细菌培养,监测灭菌效果,高压灭菌达到无菌要求,每锅均有指示剂监测灭菌效果;无菌物品存放室、清洗与包装间、高压灭菌消毒室定期做空气培养;无菌、有菌物品分开放置。

2) 物品供应:各种物品能下收下送,收发无差错;物品灭菌达要求,无热源;物品种类齐全适用,质量合格;急救物品供应齐全、备足数量;物资保管好,定期清点维修,防止浪费和丢失。做好一次性物品发放及回收管理工作。

3. 护理文件书写的质量标准 护理文件包括体温单、医嘱执行单、护理记录单、手术护理记录单等。

护理记录书写客观、真实、可靠、准确、及时、完整,使用碳素或蓝黑色水笔书写,病情描述确切、简要、动态反映病情变化,重点突出,运用医学术语。字迹清晰、端正、无错别字,**不得用刮、粘、涂等方法掩盖或去除原字迹**。体温单绘制清晰,不间断、无漏项。执行医嘱时间准确,双人签名。医院有护理文件书写规范,病历统一归档。

4. 临床护理的质量标准

(1) 特级、一级护理:①**特护病人**:设**专人24小时护理**,备齐各种急救药品、仪器及物品。制订并执行护理计划,严密观察病情。正确及时做好各项治疗、护理,并做好特护记录。做好各项基础护理,病人无并发症。②**一级护理病人**:按病情需要准备急救用品,制订并执行护理计划,**每1小时巡视**,密切观察病情变化,并做好记录。做好晨晚间护理,保护皮肤清洁无压力性损伤。

(2) 急救物品:配备完好的急救物品及药品,完整无缺处于备用状态。及时检查维修、及时领取补充,定专人保管、定时检查核对、定点放置、定量供应、定期消毒。**合格率100%**。

(3) 基础护理:包括晨晚间护理、口腔护理、皮肤护理、出入院护理,标准为:病人清洁、整齐、舒适、安全、无并发症。

(4) 消毒灭菌:有负责消毒隔离的健全的组织机构,有预防院内感染的规定和措施,有监测消毒灭菌的技术手段;严格区分无菌区及有菌区,无菌物品须放置在无菌专用柜内储存,有明显标签,注明时间;熟练掌握各种消毒方法及消毒液的浓度及用法;手术室、供应室、产房、婴儿室、治疗室、换药室等定期做空气培养。应用紫外线空气消毒应有登记检查制度。**各种无菌物品灭菌合格率100%**。

考点练习

考点:医院常用的护理质量标准(A1型题)

1. 体现护理质量标准体系结构中要素质量的内容是
   A. 护士编制
   B. 病人管理
   C. 护理工作满意度
   D. 健康教育开展情况
   E. 技术操作合格率
2. 体现护理质量标准体系结构中环节质量的内容是
   A. 设备质量
   B. 药品质量
   C. 医嘱执行情况
   D. 差错发生率
   E. 护士学历
3. 在临床护理的质量标准中,对无菌物品合格率的规定是
   A. 100%
   B. 95%
   C. 90%
   D. 85%
   E. 80%
4. 一级护理病人巡视的时间是
   A. 半小时
   B. 1小时
   C. 2小时
   D. 3小时
   E. 6小时
5. 急诊物品要做到“五定”是指
   A. 定时更换数量品种、定点安置、定人保管定期消毒灭菌和定期检查维修
   B. 定数量品种、定点安置、定人保管、定期消毒灭菌和

定期检查维修

C. 定数量品种、定人保管、定期消毒灭菌、定期维修和定期检查

D. 定数量品种、定点安置、定人保管、定期消毒灭菌、定期维修

E. 定数量品种、定点安置、定人保管、定期消毒灭菌、定期检查

6. 病人对护理工作的满意度属于

A. 护理服务质量评价指标

B. 终末质量评价指标

C. 主观感受度评价指标

D. 要素质量评价指标

E. 环节质量评价指标

参考答案

序号	1	2	3	4	5	6
答案	A	C	A	B	B	B

第六节　医院护理质量缺陷及管理

扫二维码
免费看视频

考情分析

年份	主要考点
2021	领导召集护士一起讨论病室嘈杂等问题，属于PDCA循环中的哪个阶段（计划阶段）
2023	PDCA循环中的“C”是指（检查）

考点导航

一、相关概念

护理质量缺陷是指在护理活动中，出现技术、服务、管理等方面的失误。一切不符合质量标准的现象都属于质量缺陷。护理质量缺陷表现为病人对护理的不满意、医疗事故、医疗纠纷，包括护理事故、护理差错、护理投诉等。

医疗事故是指在医疗机构及其医务人员在医疗活动中，违反医疗卫生管理法律、行政法规、部门规章和诊疗护理规范、常规，过失造成病人人身损害的事故。根据对病人的人身损害程度，医疗事故分成4级：

一级医疗事故：造成病人**死亡**、**重度残疾**；

二级医疗事故：造成病人**中度残疾**、器官组织损伤，导致**严重功能障碍**；

三级医疗事故：造成病人**轻度残疾**、器官组织损伤，导致**一般功能障碍**；

四级医疗事故：造成病人明显人身损害的其他后果，如**“拔错牙”**等。

在《医疗事故处理条例》中对医疗过失行为责任程度的判定是按照导致病人人身损害后果的诸多因素中，医疗过失行为所占的比重依次为**完全责任、主要责任、同等责任、次要责任和轻微责任**。

护理差错是指护理活动中，由于责任心不强、工作疏忽、不严格执行规章制度、违反医疗卫生管理法律、行政法规、部门规章和诊疗护理规范、常规，**过失对病人造成直接或间接的影响，但未造成严重后果，未构成医疗事故**。护理差错分为严重护理差错和一般护理差错。**严重护理差错**是指在护理工作中，由于技术或者责任原因发生错误，虽然**给病人造成了身心痛苦或影响了治疗工作，但未造成严重后果和构成事故者**。一般护理差错是指在护理工作中由于责任或技术原因发生的错误，**造成了病人轻度身心痛苦或无不良后果**。

医疗纠纷是病人或者其家属对医疗护理服务的过程、内容、结果、收费或者服务等不同方面存在不满而发生的诉求，或者对同一医疗事件的原因、后果、处理方式或其轻重程度产生分歧发生争执。

温馨提示

医疗事故可以简单地理解为护士有错，过失对病人造成人身损害；护理差错可以简单地理解为护士有错，给病人带来了不良影响（住院时间延长，住院费用增加等），但未造成严重后果。如护士没给病人做青霉素皮试，病人发生过敏性休克、死亡，即为医疗事故；如护士没给病人做青霉素皮试，病人发生过敏性休克，经抢救后好转出院，即为严重差错事故；如护士没给病人做青霉素皮试，病人也没有发生过敏反应，即为一般护理差错。

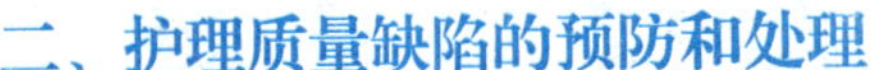

二、护理质量缺陷的预防和处理

护理质量缺陷的控制关键在预防。预防为主的思想是整个质量管理的核心。运用风险管理的措施有效降低护理缺陷的发生。

认真履行差错事故上报制度。**发生护理事故后，当事人应立即报告科室护士长及科室领导，科室护士长应立即向护理部报告**，护理部应随即报告医务处或者医院相关负责人。发生严重差错或者事故的各种有关记录、检验报告及造成事故的可疑药品、器械等，不得擅自涂改、销毁。派专人妥善保管有关的各种原始资料和物品，需要时封存病历。立即进行调查核实和处理，并上报上级卫生管理部门。

发生护理差错后，**当事人应立即报告护士长**及科室相关领导，**护士长应在24小时内填写报表上报护理部**。护理单元应在一定时间内组织护理人员认真讨论发生差错的原因，提出处理和改进措施。护理部应根据科室上报材料，深入临床核实调查，分析原因，帮助临床找出改进方法和措施。科室及护理部应进行差错登记，定期对差错进行统计分析。

对发生护理差错事故的当事人，可根据发生问题情节的严重程度，给予口头批评、通报批评、书面检讨、情节严重者给予处分、经济处罚、辞退等处理。

三、护理质量缺陷的控制

加强教育，增强各级护理人员的护理质量安全意识。时刻树立"病人第一、安全第一"的观念，让每个护理人员充分认识到质量和安全对于护理专业可持续发展的重要性，增强风险意识，自觉遵循以质量求发展的护理质量管理方针，保证各项规章制度的落实，培养高尚的职业情操，以高度的责任感，主动为病人提供安全、细致、温馨的优质服务。

增强护理人员的法制观念，用法制教育、案例分析增强护理人员的法律意识和法制观念，自觉遵守法律法规，防范由于法制观念不强造成的护理疏忽或护理缺陷。同时要**用法律维护自身的合法权益**，正确解读和学习相关法律知识，**让法律成为护理人员的守护神**。

不断学习和培训，提高护理人员的专业技能和业务水平。专业素质高的护理队伍是护理安全的保障。建立健全不同层次人员的在职教育，充分利用业务学习、护理查房、技术训练等形式提高业务技能的稳定性，促使护理人员自觉按照工作职责和质量标准进行工作。鼓励在职护士的深造学习，发展专科护士，提高护士学历层次，促进护士专业队伍建设，为病人提供高质量的护理服务。

建立健全不同层次的护理质量控制系统，护理部设质量控制管理委员会，科室设质量控制小组，护理部、总护士长、护士长层层进行质量监控，尤为重要的是护士的自我监控。明确各自职责，定期分析判断，发现问题及时纠正，人人参与护理管理。

建立健全护理安全管理制度、突发事件应急预案等，各类安全管理制度是有效防范护理缺陷发生的重要措施。要经常组织护理人员学习、考核，并落实在工作中，要求护理人员严格遵守执行，使护理安全工作走向制度化、标准化、规范化。

在护理安全管理中，本着预防第一的原则，做好环节安全的管理，重视事前控制，做好流程改造和系统改进。抓住隐患苗头，重点分析，改进工作。对容易出现差错的人、环境、环节、时间、部门要持续改进，要重视研究、分析没有构成差错事故的一些隐患和疏忽等危险因素。

严格执行和落实差错事故上报处理制度，不隐报、瞒报，认真对待发生的问题，积极改进。正确评价护理差错的发生情况，不以差错多少评价护理单元的工作优劣，要多做原因分析，要从个人原因和责任找问题，也要从护理组织管理指导和领导等多方面寻求原因，吸取经验教训。

建立健全护理不良事件上报制度和流程，提倡真实反映临床中存在和发现的各种不良事件和隐患。鼓励不良事件上报。积极发现可能存在的隐患，提出改良措施，起到预防为主的有效作用。

坚持全面质量管理的思想，运用品质圈活动，对工作环境、影响质量的因素，**运用PDCA循环的护理管理方法**，对护理质量和安全持续改进。

P代表计划，即检查质量状况，找出问题，查出原因，针对主要原因制订具体实施计划。

D代表实施，即贯彻和实施预定的计划和措施。

C代表检查，即检查预定目标执行情况。

A代表处理，即总结经验教训，存在问题转入下一个管理循环中。

强化经济杠杆的监督促进作用。针对护理人员的工作，加强质量控制的力度和风险防范，把每月质量考核结果与科室及个人绩效分配结合，同时与管理责任挂钩。对于发现隐患及不良事件及时上报、堵塞工作漏洞、纠正差错、对质量促进表现突出的科室及个人给予奖励。

考点练习

考点：医院护理质量缺陷及管理（A1、A2型题）

1. 造成病人死亡、重度残疾的是
   A. 一级医疗事故
   B. 二级医疗事故
   C. 三级医疗事故
   D. 四级医疗事故
   E. 五级医疗事故
2. PDCA循环中的D代表
   A. 计划
   B. 检查
   C. 实施
   D. 循环
   E. 处理
3. 病房护士发生护理差错后，护士长应在多长时间内上报护理部
   A. 6小时
   B. 12小时
   C. 24小时
   D. 36小时
   E. 48小时
4. 一门诊病人在就诊过程中，护士没有询问病人青霉素过敏史，即为病人做青霉素试验，造成病人死亡。护士应承担的责任是
   A. 完全责任
   B. 主要责任
   C. 同等责任
   D. 次要责任
   E. 轻微责任
5. 肝胆外科病区护士夜查房时发现某床病人不在病房，也没有请假。该护士首先应该告知的是
   A. 护理部主任
   B. 外科总护士长
   C. 普外科病区护士长
   D. 肝胆外科病区护士长
   E. 肝胆外科主任
6. 年初一的早晨，结束夜班工作的护士发现接班的护士没有来，且无法联系。此时，夜班护士正确的处理方法是报告
   A. 护士长
   B. 护理部主任
   C. 值班医生
   D. 科主任
   E. 住院总值班

参考答案

序号	1	2	3	4	5	6
答案	A	C	C	A	D	A

第二十章 护理伦理

护理伦理学是关于护理职业道德的科学，是运用一般伦理学原理研究护理科学发展中，特别是护理实践中护理人员与病人、与其他医务人员、与社会之间关系的道德意识、道德规范和行为准则的科学。

第一节 护士执业中的伦理和行为准则

考情分析

年份	主要考点
2019	行善原则的理解；需要签署知情同意书的操作(PICC 置管)；羊膜穿刺前向孕妇告知穿刺的意义和风险体现的伦理原则；护理 10 月龄大的肺炎患儿不需要遵循(知情同意原则)
2020	行善原则的判断
2022	不属于护理伦理基本原则的是(公平原则)；不伤害原则的判断；人类辅助生育技术的伦理原则(伦理监督原则的判断)
2023	南丁格尔誓言中“勿为有损之事，勿取服或故用有害之药”，其体现的伦理原则是(不伤害原则)

考点导航

护理伦理基本原则是在护理活动中调整护理人员与病人、护理人员与其他医务人员、护理人员与社会相互关系的最基本的出发点和指导原则。护理伦理基本原则是社会主义道德原则在护理领域里的具体运用和体现，是护理伦理具体原则、规范、范畴的总纲和精髓，在护理伦理体系中处于首要的地位，起着主导作用。它是护理人员树立正确的道德观念，选择良好的护理道德行为，进行护理伦理评价和教育应遵循的原则，也是衡量护理人员道德水平的最高标准。**护理伦理基本原则包括尊重原则、不伤害原则、公正原则、行善原则等**。

一、尊重原则

(一) 尊重原则的含义

尊重原则是指护士应承认病人享有人的尊严和权利，在为其提供服务时做到**平等待患**，并且**对涉及病人利益的行为应事先征求病人的意见**。狭义的尊重原则是指护士应尊重病人及其家属的人格尊严。**广义的尊重原则**不仅强调尊重病人及其家属的人格尊严，而且包括**尊重病人的自主权利**。

1. 尊重病人及家属的人格尊严与权利　主要表现为：①病人在接受诊疗服务时享有同健康人一样平等的人格尊严，不因患病而受到歧视。②病人的身体应受到尊重，尤其是生理缺陷不得受到嫌弃或嗤笑。③病人的风俗与生活习惯受到尊重。④病人就医时不应受到怠慢。

2. **尊重病人的自主权利**　是指自我选择、自由行动或依照个人意愿自我管理和自我决策。病人的自主权是指具有行为能力并处于医疗关系中的病人，在与医护人员沟通后，经过慎重考虑，对自己疾病及健康相关问题的理性决定及采取负责任的行动。**在临床实践中，病人的自主权主要表现为病人对自己所患疾病及拟采取护理措施相关问题的知情同意权**。

尊重原则源于病人享有人格权和护理的自主权。其实现的前提是：①护士对该权利的合理认同；②护患双方认可彼此关系的平等性，并能够建立平等的护患关系。

温馨提示

护理人员对病人实施检查、治疗、手术或护理前，应用通俗易懂的语言向病人或家属提供正确、适量的信息，向其解释操作的目的、益处、可能发生的不良后果，以获得同意。有些情况下还**需签订知情同意书**，如各种**手术治疗**、（胸腔、腹腔、腰椎、骨髓、锁骨下静脉等）**穿刺**、气管切开、**输血**、**血液透析**、麻醉、**化疗**等。如果病人意识清楚并有法定的行为能力，知情同意书要求由病人本人亲自签字；如不是病人本人签字时，必须先签署授权委托书，由委托书上病人指定的代理人签字；如病人没有法定的行为能力时（如昏迷、休克、双手外伤、儿童等），必须由其法定代理人或近亲属代理签字。

（二）尊重原则对护士的要求

1. 增强对病人及家属人格权利尊重的意识　护士应**树立平等待患的观念，尊重病人及家属的人格尊严，维护其各种人格权利**，切不可有轻视或歧视之念。

2. 履行责任，协助病人行使自主权　**病人的自主权主要通过其知情同意权的行使而实现**。因而护士有义务主动提供适宜的环境和必要的条件，与病人沟通和交流，判断其民事行为能力，**向其提供医护信息，保证病人知情同意权利的充分行使**。

温馨提示

一般情况下，病人是成年人、意识清楚，在充分知情的情况下作出的自主选择，护士应充分尊重，如病人希望护士长为其穿刺，护士应该同意；当病人作出的自主选择会威胁其自身健康时，护士首先应向病人解释可能的危险，如病人还坚持自己的选择，护士须动用干涉权制止患者。如急性心肌梗死病人入院后病情刚稳定就要求出院，护士应向其解释此时下床会造成心肌再次梗死，如病人仍坚持出院，护士就应当制止。

二、有利原则

（一）有利原则的含义

有利原则是指护士始终把病人健康利益置于首位，并将其作为选择护理行为的首要标准，多为病人做善事，做有利于病人健康利益的事。有利原则在西方又称行善原则。

（二）有利原则对护士的要求

1. 树立为病人利益服务的观念　护士要树立全面的利益观，既关心病人的客观利益，如止痛、恢复健康、节约费用等；又关心其主观利益，如合理、正当的心理、社会需求等。

2. 为病人提供最佳的护理服务　**在多种可选的护理方案中择取并实施对病人最有利的护理措施**，努力使其受益。

3. 尽力减轻病人受伤害的程度　**护士的行为对病人利害共存时，应该权衡利害得失，慎重做出伦理决策，尽量使行为给病人带来最大的益处和最小的危害**。

4. 综合考虑病人、他人及社会利益　将有利于病人同有利于他人及社会的利益有机统一起来，既给病人带来益处，同时不损害他人与社会利益。

三、不伤害原则

（一）不伤害原则的含义

不伤害原则是指护士在为病人提供护理服务时，应避免使其身心受到伤害。不伤害原则的意义在于强调培养护士高度的责任心及严谨的职业意识与职业作风，正确对待医疗伤害，努力使病人免受各种不应有的身体伤害、精神伤害及经济伤害。

（二）不伤害原则对护士的要求

1. 杜绝责任伤害　重视病人的利益，培养为病人利益着想的动机与意向，绝不能为了个人利益而滥用诊疗护理手段，坚决杜绝责任伤害。

2. 努力控制伤害程度　护士要具备扎实、过硬的专业知识与技能，具有认真负责的态度，**避免或减少由于技术不精或粗心大意给病人造成的可控伤害**而得不到控制的情况出现，保证病人健康和生命安全。

3. **评估并选择利大弊小的护理措施**　对有危险或可能造成伤害的护理措施要进行评估，进行危险与利益或伤害与利益的分析，审慎考虑，选择利益大于危险或伤害的护理措施。

四、公正原则

（一）公正原则的含义

公正原则是指护士应公正地对待每一位病人，使有同样护理需求的病人，得到同样的护理待遇。每一个社会成员都具有平等、合理享受卫生资源或享有公平分配的权利，享有参与卫生资源的分配和使用机会的权利。公正原则包括形式公正和内容公正。形式公正是指对相同的病人同样对待，对不同的病人不同对待。内容公正是指根据医疗护理需要、病

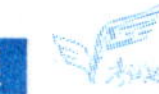

人个人的能力及其对社会的贡献、在家庭中的角色地位等分配相应的负担和收益。

（二）公正原则对护士的要求

1. **公正地分配医疗卫生资源** 护士在护理服务中应该把形式公正和内容公正有机地统一起来，按照医学标准、社会价值标准、家庭角色标准、科研价值标准、余年寿命标准等综合权衡，在比较中进行筛选，以确定稀缺卫生资源享用者资格，努力维护病人平等的医疗护理权利。

2. 以平等的态度对待病人 在护理服务中，护士要树立平等观，**对病人不分职业、地位、财产状况，一视同仁**，尊重和关心每一位病人的人格、权利、正当健康需求，尤其是对老年病人、精神病病人、残疾病人、婴幼儿病人等弱势群体，应给予更多的关怀。

3. 公正地解决护患纠纷 在护理工作中发生护患纠纷或护理差错事故时，护士应站在公正的立场上，不偏袒任何一方，使纠纷妥善解决。

考点练习

考点：护理执业中具体伦理原则（A1、A2、A3/A4 型题）

1. 某女士怀孕时已 43 岁，产检时医生建议她做羊膜穿刺。责任护士就羊膜穿刺的意义、做法与存在的风险告知该女士，这体现了
   A. 尊重患者原则
   B. 公平公正原则
   C. 知情同意原则
   D. 保护隐私原则
   E. 人道主义原则
2. “要求护士扬善抑恶，做好事，不做坏事，制止坏事，做一个善良的人，有道德的人。”提出此要求的伦理具体原则是
   A. 自主原则
   B. 公平原则
   C. 公正原则
   D. 行善原则
   E. 慎独原则
3. 下列哪些做法最能体现尊重病人的自主权
   A. 向病人提供所有的相关信息
   B. 只提供有利的信息
   C. 提供的信息夸大治疗护理措施的效果
   D. 夸大拒绝治疗的危害，以强制病人接受治疗
   E. 向病人提供关键、适当量的信息
4. 一位住院病人在输液时担心某新护士的操作水平，提出让护士长来为其输液，此时，该新护士应当首先
   A. 找护士长来输液
   B. 装作没听见病人的话，继续操作
   C. 表示理解病人的担心，告诉病人自己会尽力
   D. 让病人等着先为其他病人输液
   E. 找家属，让其劝说病人同意为其输液
5. 病人，男性，68 岁。48 小时前急性心肌梗死发作入院。现其病情稳定，家属强烈要求探视，但未到探视时间。此时护士首先应该
   A. 请护士长出面调解
   B. 请主管大夫出面调解
   C. 向家属耐心解释取得家属理解
   D. 悄悄让家属进入病房
   E. 不予理睬
6. 病人，男性，56 岁。因心前区剧烈疼痛入院，入院后急查心电图提示心肌梗死。经过 1 小时治疗后病人感觉疼痛缓解，但拒绝住院，坚持回家。此时医生应
   A. 尊重病人自主权，同意他回家
   B. 尊重病人自主权，但应耐心劝说，无效时同意出院
   C. 尊重病人自主权，但应耐心劝说，无效时行使干涉权
   D. 行使医生自主权，强行把病人留在医院
   E. 尊重病人家属的监护权，由病人家属决定
7. 当病人对护士所实施的护理行为有质疑时，护士必须详细介绍，在病人同意后才能继续进行，这属于病人的
   A. 平等医疗权
   B. 疾病认知权
   C. 知情同意权
   D. 社会责任权
   E. 保护隐私权
8. 在护理实践中，尊重原则主要是指尊重病人的
   A. 健康
   B. 家属
   C. 个体差异
   D. 自主性
   E. 疾病
9. 病人，男性，40 岁。车祸后发生血气胸，入院后立即给予胸腔闭式引流术。下列护理措施需要提前告知并签署知情同意书的是
   A. 协助病人取半卧位
   B. 给予雾化吸入
   C. 协助病人排痰
   D. 指导病人呼吸锻炼
   E. 为预防拔管约束病人双手

（10～12 题共用题干）

病人女，21 岁。在校大学生。因急性腹痛就诊，诊断为异位妊娠破裂出血，拟急诊手术。

10. 术前护理人员向病人介绍病情及预后，体现了护理人员的
    A. 保证病人权益的义务
    B. 及时救治病人的义务
    C. 维护病人治疗安全的义务
    D. 保护病人隐私义务
    E. 认真执行医嘱的义务
11. 病人要求医护人员不要将真实情况告知同学，体现了

病人的
A. 知情权
B. 回避权
C. 服务选择权
D. 隐私权
E. 公平权

12. 病人在了解病情后签字同意手术治疗，体现了伦理学的
A. 自主原则
B. 不伤害原则
C. 公平原则
D. 行善原则
E. 公正原则

13. 护理人员在为病人进行治疗和护理时，需要患者或家属签署知情同意书的操作是
A. 经外周静脉置管(PICC)
B. 口腔护理
C. 放置外周静脉导管(留置针)
D. 物理降温
E. 湿热敷

14. 病人，女，55岁。因消瘦，长期大便形态改变，严重贫血入院，经肠镜检查确诊为结肠癌晚期，病人反复询问病情，此时最佳的伦理选择应该是
A. 正确对待保密与讲真话的关系，经家属同意后告知实情，重点减轻病痛
B. 恪守保密原则，继续隐瞒病情，直至患者病逝
C. 遵循病人自主原则，全面满足病人要求
D. 依据知情同意原则，应该告知病人所有信息
E. 依据有利原则，劝导病人试用一些民间土方

15. 患儿男，10月龄。因肺炎入院。护理该患儿过程中，护士需遵守的伦理要求不包括
A. 细致观察，一丝不苟
B. 尊重患儿知情同意权
C. 关爱患儿，富有爱心
D. 精益求精，严谨工作
E. 心理防护，治病育人

参考答案

序号	1	2	3	4	5	6	7	8	9	10	11	12	13	14	15
答案	C	D	E	A	C	C	C	D	E	A	D	A	A	A	B

第二节 护士的权利与义务

考情分析

年份	主要考点
2019	遇到灾害事故时护士主动提出到救灾第一线，体现了护士(崇高的职业道德素质)；护患日常沟通中的错误做法(向他人泄露病人隐私)
2020	保健品公司的销售经理希望护士提供住院病人的联系方式，护士正确的做法(拒绝提供)；护士坚持对肺结核病人实行隔离，行使的权利是(干涉权)；属于护士权利的是(对医疗卫生机构和卫生主管部门的工作提出意见和建议)
2021	急诊科护士接诊醉酒病人，护士准备为病人静脉输液，病人言语轻薄，还摸了护士的脸，护士遇到上述情形的正确处理方法是(报警处理)；不属于护士权利的是(参加公共卫生应急事件救护的权利)；属于护士的权利是(参加学术研究和交流)；属于护士权利的是(人格尊严和人身安全不受侵犯)；规定护士权利和义务的法律条文是：病人住院期间被查出HIV(+)，要求护士替他保密，不要告诉其女朋友，护士的正确做法(与病人解释，让病人主动告诉其女友)
2022	产科护士将产妇的信息提供给卖奶粉的朋友，之后很多产妇接到了她朋友的推销电话，护士的行为侵犯了病人的(隐私权)；护士在公开场合讨论艾滋病病人的病情，侵犯了病人的(隐私权)

考点导航

一、护士的权利

1. **自主护理权** 是临床护士的一项基本权利。是指在注册的执业范围内，**护士有权根据治疗、护理需要，询问病人病史、进行体格检查、制定与实施护理措施、报告与隔离传染病病人**等。

2. **特殊干涉权** 是指**在特定情况下限制病人自主权以维护病人、他人或社会的根本利益**。为了避免与病人自主权利相违背，护士应审慎地行使特殊干涉权。只有当病人自主原则与生命价值原则、有利原则、无害原则、社会公益原则发生冲突时才考虑使用。

3. 人格尊严和人身安全不受侵犯权 护士依法执业过程中，人格尊严和人身安全受到法律保护，任何单位和个人

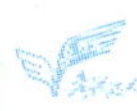

不得侵犯。

4. 工资、福利待遇的保障权 护士执业，有按照国家有关规定获取工资报酬、享受福利待遇、参加社会保险的权利。任何单位或个人不得克扣护士工资，降低或取消护士福利等待遇。

5. **职业卫生防护权** 护士执业，**有获得与其所从事的护理工作相适应的卫生防护、医疗保健服务的权利**。从事直接接触有毒有害物质、有感染传染病危险的护士，有依照有关法律、法规接受职业健康监护的权利，患职业病，有依照有关法律、法规的规定获得赔偿的权利。

6. **职称晋升、学习培训权** 护士有按照国家有关规定获得与本人业务能力和学术水平相应的专业技术职务、职称的权利；**有参加专业培训、从事学术研究和交流、参加行业协会和专业学术团体的权利**。

7. 获得表彰和奖励权 《护士条例》第一章第六条规定：国务院有关部门对在护理工作中做出杰出贡献的护士，应当授予全国卫生系统先进工作者荣誉称号或者颁发白求恩奖章，受到表彰、奖励的护士享受省部级劳动模范、先进工作者待遇；对长期从事护理工作的护士应当颁发荣誉证书。

二、护士的义务

1. **遵守医疗卫生法律、法规和诊疗护理规范的义务** 护士在执业活动中，应当严格遵守医疗卫生法律、法规、部门规章和诊疗护理规范的规定(如疾病护理常规、消毒隔离制度、"三查七对"制度等)，这是**护士从事护理工作的根本原则，即合法性原则**。

2. **正确执行医嘱的义务** 在护理工作中，护士应**按规定核对医嘱，当医嘱准确无误时，应及时正确地执行**。当**护士发现医嘱违反法律、法规、部门规章、诊疗技术规范或与病人病情不符时，护士应及时向开医嘱的医生提出质疑**。如果明知医嘱有误不提出或由于疏忽大意未发现而执行酿成严重后果的，护士将与医生共同承担法律责任。

知识拓展

医嘱有误，护士该怎么办?

1. 护士发现医嘱有误，停止执行→向开具医嘱的医生提出→医生改正错误医嘱→护士执行改正后的医嘱。

2. 护士发现医嘱有误，停止执行→向开具医嘱的医生提出→医生不改正，要求护士执行→护士坚决不执行→向科室负责人或医疗机构负责人报告。

3. 如实记录和妥善保管病历的义务 护士应按卫生行政部门规定的要求及时认真书写并妥善保管病历资料。

4. **及时救治病人的义务** 护士在工作中，一旦发现病人病情危急，应立即通知医生进行抢救。**在紧急情况下为抢救生命垂危病人时，护士应先行实施必要的紧急救护**措施。

5. 向病人解释和说明的义务 为了很好地**维护病人的知情同意权，护士应将病人的病情、诊疗护理措施、医疗费用和预后等情况如实告诉病人**，并及时回答病人的疑问和咨询。如因诊断结果不良如恶性肿瘤、精神性疾病等，需对病人实行保护性医疗时，护士应将有关情况告知病人家属。

6. **尊重和保护病人隐私的义务** 在护理活动中，**护士有责任对病人隐私加以保密，并且未经病人同意，护士不得复印或转发病人病历，不得将病人个人信息泄露给治疗护理无关的其他人员**。

典型案例

婚检时女方被查出艾滋病，医生该不该告诉男方?

2016年1月13日，河南当地媒体报道称，去年3月，一对年轻男女在河南永城市妇幼保健院进行婚前检查时，女方被查出疑似患艾滋病，但这一情况医生和女方并未告知男方。婚后3个月，男方被查出感染了艾滋病。后来，男方将医生告上法庭。

请问：医生得知女方检查结果后是该保护女方隐私还是该将结果告诉男方?

隐私保密的内涵	隐私保密的例外
1. 护士在疾病治疗的过程中，不得将病人的隐私(生理缺陷、生育史、治疗情况等)泄露给与治疗护理无关的人，否则就侵犯了病人的隐私权	1. 保护病人的隐私，不利于疾病的治疗，此时应将隐私告诉主治医生，如 年轻女性阴道流血是因流产引起，但她并没有告诉医生，此时护士知情后应告诉主治医生
2. 护士不得在公共场合打听、谈论病人的隐私，其他人员谈论病人的隐私时，护士应及时制止	2. 病人患传染性疾病，会威胁他人的健康，应告诉与病人最亲密的人，如女方患艾滋病，应告知与其有性关系的人

看了隐私保密的内涵与例外，上个案例的答案你知道了吗?请给新浪微博"武汉武哥"留言。

7. 参与突发公共卫生事件救护的义务　当发生严重威胁公共生命安全的自然灾害、公共卫生事件时，**护士应当服从县级以上人民政府卫生主管部门或所在医疗卫生机构的安排，立即奔赴现场或临床一线，全力参与伤员的救治**，决不能推诿、逃避或耽误病人的抢救工作。

考点练习

考点：护士的权利和义务（A1、A2、A3/A4 型题）

1. 以下属于护士权利的是
   A. 遵守法律、法规、规章和诊疗技术规范的规定
   B. 保护病人隐私
   C. 对医疗卫生机构和卫生主管部门的工作提出意见和建议
   D. 发现病人病情危急，立即通知医生
   E. 紧急情况下为抢救垂危病人生命，可先行实施必要的紧急救护
2. 以下属于护理义务的是
   A. 按照国家有关规定获取工资报酬、享受福利待遇、参加社会保险
   B. 获得与本人业务能力和学术水平相应的专业技术职务、职称
   C. 参与公共卫生和疾病预防控制
   D. 对医疗卫生机构和卫生主管部门的工作提出意见和建议
   E. 从事有感染传染病危险工作的护士，应当接受职业健康监护
3. 护士在紧急情况下为抢救病人生命实施必要的紧急救护，下列说法错误的是
   A. 必须依照诊疗技术规范
   B. 必须有医师在场指导
   C. 根据病人的实际情况和自身能力水平进行力所能及的救护
   D. 避免对病人造成伤害
   E. 立即通知医师
4. 护士在执业活动中出现下述情形，不适合依照《护士条例》进行处罚的是
   A. 泄露病人隐私
   B. 发生突发公共卫生事件时不服从安排参加医疗救护
   C. 因过失造成医疗事故
   D. 发现病人病情危急未及时通知医师
   E. 发现医嘱错误未提出
5. 在护理实践中，护士有权拒绝执行医嘱的情形是
   A. 护理程序太繁琐
   B. 医嘱中需要监测的生理指标太多
   C. 需要额外的劳动和付出
   D. 医嘱有错误
   E. 费用太昂贵
6. 一位病人因胆绞痛入院。病人疼痛剧烈，医嘱吗啡5mg，i. v.。护士认为医嘱存在错误，去找这位医生沟通，医生拒绝修改。护士的做法不妥的是
   A. 报告给护士长
   B. 报告给上级医生
   C. 按医嘱执行
   D. 暂缓执行医嘱
   E. 报告给科主任
7. 护士在护理工作中，首要的义务是
   A. 开展健康教育
   B. 开展护理研究
   C. 维护病人利益
   D. 带教护理实习生
   E. 书写护理病历
8. 某年轻护士在感染内科从事护理工作，照顾各种因感染住院治疗的病人，下列不属于该护士权利的是
   A. 享受安全执业
   B. 按规定获取工资报酬
   C. 享受专业知识的教育和培训
   D. 保护病人的隐私
   E. 获得奖励

（9～10 题共用题干）

病人，女性，55 岁。因急性有机磷农药中毒到急诊科进行抢救，经过洗胃等抢救，现病人病情稳定。

9. 护士在抢救结束后要及时据实补记抢救记录和护理病历，时间为
   A. 2 小时内
   B. 3 小时内
   C. 6 小时内
   D. 8 小时内
   E. 9 小时内
10. 病人需要复印病历，不能复印的病历资料是
   A. 体温单
   B. 化验单
   C. 门诊病历
   D. 会诊记录
   E. 医学影像资料
11. 在儿科的实习护士下班后在电梯中与外科护士说“告诉你，×××大明星的女儿今天入住我们病房，你想不想知道是啥原因？”外科护士的正确回答是
   A. “我们去病房说吧，这里是公共场所，不适合讨论病情。”
   B. “你简单跟我说说病情好了，我不能去看她。”
   C. “请不要跟我说这些，你不能透露这些消息。”
   D. “如果是外科疾病就告诉我，我也许能帮助你。”
   E. “告诉我床号，明天我自己去看她。”
12. 护士执业过程中要求定期进行健康体检，目的是享有
   A. 人身安全不受侵犯的权利

B. 履行职责相关的权利
C. 安全执业的权利
D. 获得报酬的权利
E. 培训的权利

13. 某护士刚参加工作，在与病人日常的沟通中，**错误**的做法是
A. 对患者的需要及时作出反应
B. 尊重患者的人格和权利
C. 随时向患者提供健康信息
D. 多为患者着想
E. 当患者的个人隐私与疾病无关时，可向他人泄露

14. 遇到灾害事故，护理人员主动提出到救灾第一线去工作，这体现了护理人员
A. 良好的科学文化素质
B. 扎实的专业理论知识
C. 规范的实践操作能力
D. 崇高的职业道德素质
E. 具备评判性思维能力

参考答案

序号	1	2	3	4	5	6	7	8	9	10	11	12	13	14
答案	C	C	B	C	D	C	C	D	C	D	C	C	E	D

第三节 病人的权利与义务

考情分析

年份	主要考点
2019	知情同意权的理解；隐私保密权的判断
2020	知情同意权和隐私保密权的判断
2021	护士将一患者患梅毒的消息告诉了其他护士和患者，属于侵犯了患者的(隐私权)；护士为病人进行护理操作时拍了视频并发布到网络上，属于侵犯了病人的哪种权利(隐私权)；护士看到病人的检验报告单 HIV(+)后把检验单扔给她，还大声对附近的病人说当心传染，护士的做法违背了(隐私保密原则)
2022	孕妇生产没有床位，其在产科的护士朋友为其预留床位，侵犯了其他病人的哪项权利(平等医疗权)
2023	发热病人实验室检查结果提示 HIV(+)，护士应将结果首先告知的对象(病人本人)；病情危急病人入院后急需手术治疗，但其家属没凑够钱，等钱凑够病人已死亡，医院侵犯了病人的哪项权利(基本医疗权)

考点导航

一、病人的权利

1. **基本医疗权** 基本医疗权是指**病人享有就医的权利**。它是指社会成员**要求国家和政府给予基本医疗保障与医疗救济的权利**。病人的基本医疗权包括平等医疗权和自主医疗权。

典型案例

护士长假扮“好心人”，智障患儿被送救助站

2011 年 3 月 31 日，某精神卫生中心的一护士长假扮“好心人”将 2 名智障患儿打的送至救助站。经救助站工作人员询问，怀疑这是一起遗弃智障患儿的案件并要求进行详细检查，这时她们不得已才亮明医院工作人员的身份，并希望救助站能接受这两名智障患儿，但遭到救助站拒绝。经多方协商无果后，两名患儿被带回医院。

剥夺智障患儿基本医疗权的事件被曝光后，引起了社会强烈的反响，当地卫生局对相关责任人进行了严肃的处理。

任何人，包括精神病人、智障者、流浪汉等都享有基本医疗的权利，医护人员应不论病人的身份、社会地位、文化程度、经济状况，自觉维护病人的基本医疗权。

2. **知情同意权** 知情同意权是指病人在医疗卫生服务中，享有**知晓病情、诊断、治疗护理方案、预后和诊疗费用等情况，并自主选择诊疗方案的权利**。知情同意权包括知情权和同意权。

温馨提示

知情同意权在护理工作中的体现就是护士在给病人做特殊检查、**特殊治疗**（**放化疗、深静脉穿刺、使用约束带**等）、开展护理研究，**为病人使用非医保范围内的耗材**（留置针、PICC 导管、精密输液器等）前应先向病人说明目的、可能的风险，取得病人同意后方可实施。

3. **隐私保密权** 是指病人要求医方不得侵犯自身隐私的权利。病人有权利**要求护士对其既往史、婚育史、生理缺陷等进行保密**。但是，在下列情况下护士可向获得授权的人提供病人的个人资料：①病人签署的知情同意书；②**病人患有传染性疾病会威胁他人和社会的健康**；③病人的资料仅用于教学和科研，但不会公开病人的姓名；④法律诉讼需要病人资料时。

4. 医疗监督权 病人**有权对医院规章制度的执行情况、医护人员的职业道德、收费标准、医疗护理行为、后勤等方面进行监督**，对各种妨碍病人权利实现以及对病人带来危害的医疗护理行为有权提出批评与指责，并有权要求医护人员改正。

温馨提示

医疗监督权是指病人享有为实现自己医疗权，而对医疗行为人的医疗行为进行建议和批评的权利。因此，要赋予病人对医疗纠纷的申诉权，同时，也要禁止病人在行使监督员权时捏造或歪曲事实进行诬告陷害。

5. 医疗诉讼权 病人及家属可向卫生行政部门或法院对医护人员违反部门规章制度、诊疗护理规范、常规等构成医疗事故，造成病人死亡、组织器官损伤导致功能障碍或使病人病情加重等提出诉讼，追究医疗卫生机构和医护人员的法律责任并获取赔偿。

6. **免除社会责任权** 病人因疾病使其个体正常的生理、心理和社会功能受到不同程度的影响，使之承担正常社会责任和义务的能力减弱，因此，**病人有权根据疾病的性质、严重程度要求暂时、长期或永久免除部分或全部的社会责任和义务，并享有休息和享受有关社会福利的权利**。免除社会责任的程度以卫生行政部门指定的法律责任为标准并获取赔偿。

7. 被照顾和被探视权 由于疾病的影响，病人的生活自理能力下降，需要家属和护士给予不同程度的照顾，以满足病人生理、心理和社会方面的需要，病人在治疗护理过程中享有被护士、家属、亲戚朋友等照顾的权利称被照顾权。病人在住院期间，有被家属、亲戚朋友、同事等探视的权利称被探视权。

8. 复制个人病历资料权 发生医疗事故争议时，**患方可对客观资料要求复印，而对主观病历资料患方虽不能要求复印，但可以要求封存**。可以作为医疗机构需提交的材料之一交医疗事故技术鉴定专家组。

二、病人的义务

1. **配合医疗护理的义务** 病人患病是没有责任的，但**患病后却有责任接受治疗和护理**。

2. 尊重医护人员的义务 包括尊重医护人员的人格、劳动以及专业权利。

3. 保持和恢复健康的义务 在医疗活动中，很多个人卫生及保健活动需要病人的积极参与，才能使其维持在最佳健康状况。

4. **维护医院秩序和遵守医院规章制度的义务** 病人入院后，护士应通过多种形式将医院的规章制度（如出入院制度、探视制度、陪护制度、病房管理制度、作息制度、转诊制度等）向病人及家属介绍或公示，**病人和家属在知晓的基础上积极主动地遵守**。

5. 缴纳医疗费用的义务 医疗费用直接关系到医疗卫生机构的正常运转，医疗护理服务是有偿的，它不同于一般的商品买卖，它不以治疗是否有效和成功作为收取费用的依据，只要医护人员没有违反诊疗护理规范、常规，无论效果是否明显，病人都有责任按时按数缴纳医疗费用。

6. 支持医学教育和科研的义务 为了维护和促进人类健康，病人有义务在自己不受伤害或收益与伤害（风险）成比例的情况下，**经自愿知情同意，配合医护人员开展教学、科研、公益等活动**。

考点练习

考点：病人的权利和义务（A1、A2、A3/A4 型题）

1. 关于病人的权利的描述，正确的是

A. 病人都享有稀有卫生资源分配的权利

B. 病人任何时候都可以选择拒绝治疗

C. 任何情况下病人有权要求护士替其保密

D. 病人任何时候都有权要求免除全部社会责任

E. 知情同意是病人自主权的具体形式

2. 下列不属于病人义务的是
A. 如实提供病情和有关信息
B. 避免将疾病传播他人
C. 尊重医护人员的劳动
D. 不可以拒绝医学科研试验
E. 在医师指导下对治疗作出负责的决定并与医师合作执行

3. 下列属于侵犯病人隐私权的是
A. 未经病人许可对其体检时让医学生观摩
B. 对疑难病例进行科室内讨论
C. 在征得病人同意下将其资料用于科研
D. 在病人病历上标注患有传染性疾病
E. 对患有淋病的病人询问其性生活史

4. 病人，男性，28 岁。因车祸受重伤后被送往医院急救，因身上未带现金，医生拒绝为病人办理住院手续，当病人家属送来钱时，已错过了抢救时机，病人最终死亡。上述医生的行为违背了病人的
A. 自主权
B. 知情同意权
C. 隐私保密权
D. 基本医疗权
E. 参与治疗权

5. 病人，男性，45 岁。因饮酒后出现心前区疼痛被紧急送入急诊室。入院后急查心电图和心肌酶谱均提示心肌梗死。经过治疗后病人病情平稳，医生要求病人现阶段须绝对卧床、继续观察，但病人拒绝住院，要求下床回家。此时护士应
A. 尊重病人自主权，同意病人下床回家
B. 尊重病人自主权，但应尽力劝导病人卧床，无效时办好相关手续
C. 尊重病人自主权，但应尽力劝导病人卧床，无效时行使特殊干涉权
D. 行使护士自主权，为治救病人，强行要求病人卧床
E. 尊重病人自主权，与病人家属商量后同意病人下床回家

（6～7 题共用题干）

病人，女性，20 岁，未婚。因子宫出血过多住院。病人主诉子宫出血与月经有关，去年也发生过类似情况，医生按照其主诉实施相应的治疗。一位正在妇科实习的护生和病人年龄相仿，很谈得来，成为无话不谈的好朋友。在一次聊天中谈及病情时，病人说这次子宫异常出血是因为服用了流产药物，但她并没有对医生讲，并要求这位护生替她保密。

6. 实习护生知道上述情况后偷偷地告诉了自己的同学，这种行为侵犯了病人的
A. 平等医疗权
B. 自由选择权
C. 知情同意权
D. 隐私保密权
E. 医疗监督权

7. 根据上述描述，实习护生应
A. 替病人保密，不将病人真实情况告诉医生
B. 替病人保密，因为上述信息不会威胁到病人的生命
C. 拒绝为病人保密，直接告诉医生
D. 说服病人将真实情况告诉医生，但一定要替病人保密
E. 尊重病人的决定，因为了解病史是医生的事，与护士无关

8. 病人，女性，28 岁。因婚后 2 年未孕住院治疗。护士小张站在护士站和其他护士议论病人的病情，还将信息告诉同病房的其他病人。该护士的行为侵犯了病人的
A. 平等医疗权
B. 知情同意权
C. 自主权
D. 隐私保密权
E. 医疗监督权

9. 病人，男性，流浪人员。因车祸致右下肢开放性骨折被路人送入院，医生和护士及时给予之止血，建立静脉通路并做好急救准备。护士保护了病人的
A. 人格受到尊重的权利
B. 参与治疗的权利
C. 选择诊疗方式的权利
D. 知情同意权
E. 享有平等的医疗服务的权利

（10～11 题共用题干）

产妇剖宫产术后要求出院，医生同意其出院但尚未开具出院医嘱。该产妇家属表示先带产妇和孩子回家，明天来医院结账。而护士考虑到住院费用没有结清，有漏账的风险，故没有同意家属的要求。但家属不听护士的劝阻并准备离开。这时，护士借口为孩子沐浴把孩子抱走了。产妇知情后大哭。

10. 该护士的行为违反了
A. 自主原则
B. 不伤害原则
C. 公正原则
D. 行善原则
E. 公平原则

11. 该家属的行为没有履行
A. 积极配合医疗护理的义务
B. 自觉遵守医院规章制度的义务
C. 自觉维护医院秩序的义务
D. 保持和恢复健康的义务
E. 公民的义务

12. 病人女，30 岁。因卵巢肿瘤入院，需手术治疗。手术前护士帮助病人了解自己的病情，使其理解采用在全麻下经腹部囊肿剥离手术的原因，这些措施体现了护士尊重病人的何种权利
A. 平等医疗的权利
B. 免除社会责任的权利

C. 医疗监督的权利
D. 知情同意的权利
E. 隐私保密的权利

13. 某孕妇经常抱怨自己怀孕的消息除了家人之外，就只有产检的医院知道，怎么婴儿奶粉、尿不湿的广告就总是推送到自己手机上。如果责任真的在产检部门，那么产检部门侵犯了该孕妇的
A. 自主权
B. 公平权
C. 诉讼权
D. 隐私权
E. 知情权

参考答案

序号	1	2	3	4	5	6	7	8	9	10	11	12	13
答案	E	D	A	D	C	D	D	D	E	B	B	D	D

第二十一章 人际沟通

第一节 概述

考情分析

年份	主要考点
2019	病人死亡后家属质问护士，问可能的原因；针对病人家属的愤怒和冲动，护士不恰当的沟通行为（指责病人家属）
2020	影响沟通因素判断的是（情绪）
2021	影响沟通因素的判断（隐秘性）；16 岁的宫外孕患者得知自己可能为宫外孕，需先去妇科检查时情绪激动，是因为其对接受的信息产生了（过度反应）；16 岁的宫外孕患者得知自己可能为宫外孕，需先去妇科检查时不配合分诊护士的可能原因是（情绪因素）
2022	影响沟通的生理因素（伤口疼痛）
2023	病人术后伤口疼痛、烦躁，护士与病人沟通时病人手机响了，其女儿安慰病人无效，导致沟通失败的生理因素（伤口疼痛）

考点导航

一、人际沟通的基本概念

（一）人际沟通的含义

1. 沟通　沟通是信息发送者遵循一系列共同规则，凭借一定媒介将信息发给信息接受者，并通过反馈以达到理解的过程。

2. 人际沟通　是指人们运用语言或非语言符号系统进行信息交流沟通的过程。

（二）人际沟通的类型

1. **语言沟通**　是以**语言文字为媒介**的一种准确、有效、广泛的沟通形式，在人际沟通中所占比例为 **35%**。包括口头语言沟通和书面语言沟通两种类型。

2. **非语言沟通**　非语言沟通是通过非语言媒介，如**表情、眼神、姿势、动作**等类语言实现的沟通，在人际沟通中所占比例为 65%。

温馨提示

除语言和文字属于语言沟通外，其余的沟通形式均属于非语言沟通。

（三）人际沟通在护理工作中的作用

1. 连接作用　沟通是人与人之间情感连接的主要桥梁。在护理工作中，沟通同样是护士与病人之间情感连接的主要纽带。

2. 精神作用　沟通可以加深积极的情感体验，减弱消极的情感体验。

3. 调节作用　沟通可增进人们之间的理解，调控人们的行为。

二、人际沟通的影响因素

（一）环境因素

1. 噪声 嘈杂的环境将影响沟通的顺利进行。

2. 距离 沟通者之间的距离不仅会影响沟通者的参与程度，还会影响沟通过程中的气氛。

3. **隐秘性** 当沟通内容涉及个人隐私时，**若有其他无关人员在场，如同事、朋友、亲友等，将会影响沟通的深度和效果**。因此，沟通者应特别注意环境的隐蔽性，有条件时最好选择无其他人员在场的环境；无条件时，应注意减低声音，避免让他人听到。

（二）个人因素

1. 生理因素

(1) 永久性生理缺陷：感官功能不健全，如听力、视力障碍；智力不健全，如弱智、痴呆等。

(2) 暂时性生理不适：包括**疼痛**、饥饿、疲劳等暂时性生理不适因素，这些因素将暂时影响沟通的有效性。

2. 心理因素

(1) **情绪**：一般而言，轻松、愉快的情绪可增强沟通者沟通的兴趣和能力；焦虑、烦躁的情绪将干扰沟通者传递、接受信息的能力。沟通者在特定的情绪状态时，常会导致对信息的误解。当沟通者处于**愤怒、激动状态时，对某些信息会出现过度的反应**；当**沟通者处于悲痛、伤感时，对某些信息会出现淡漠、迟钝的反应**，从而影响沟通的效果。

典型案例

"女朋友生气了，男生该怎么办？"

偶像剧里经常出现这样的场景：一个女孩子发现自己的男友和别的女孩子在一起，男孩子发现后赶紧跑过来跟女朋友解释，女孩子通常会生气地大喊："你不要讲，我不想听"。这个时候男孩子拉着女孩子的手说："我知道：一切的解释都是那么苍白无力，时间会证明一切的。"

通过此案例，你应该明白：**一个人愤怒的时候，不想听你解释**，此时应该**选择沉默**。

(2) 个性：一般情况下，热情、直爽、健谈、开朗、大方、善解人意的人容易与他人沟通；而冷漠、拘谨、内向、固执、孤僻、以自我为中心的人很难与他人沟通。

(3) 认知能力：认知是指一个人对待发生于周围环境中的事件所持有的观点。由于每个人的经历、教育程度、生活环境等存在差异，从而导致每个人认识的深度、广度、类型不尽相同。一般而言，知识面广、认知水平高、生活经历丰富的人比较容易与他人沟通。

(4) 态度：真心、诚恳的态度有助于沟通的顺利进行，而缺乏实事求是的态度可导致沟通障碍。

3. 文化因素 文化包括知识、信仰、习俗和价值观等，它规定和调节人的行为。不同的文化背景很容易使沟通双方产生误解，造成沟通障碍。

4. 语言因素 沟通者的语音、语法、语义、语构、措辞及语言的表达方式均会影响沟通的效果。

温馨提示

这一部分经常考 A2 型题，考生只需要结合题干提供的信息判断即可。如题干提示有其他人员在场，影响沟通的可能是隐秘性，如果病人剧烈疼痛，影响沟通的可能是生理因素。

考点练习

考点：人际沟通概述（A1、A2、A3/A4 型题）

1. 下列属于语言沟通的是
   A. 表情
   B. 眼神
   C. 健康教育材料
   D. 手势
   E. 姿势

2. 在下列影响人际沟通效果的因素中属于环境因素的是
   A. 沟通者躯体疼痛
   B. 沟通者听力障碍
   C. 沟通双方距离较远
   D. 沟通双方信仰不同
   E. 沟通双方价值观不同

3. 影响人际沟通的隐秘性因素是指
   A. 沟通场所阴暗
   B. 沟通时有其他无关人员在场

C. 沟通一方情绪悲哀
D. 沟通一方性格内向
E. 沟通双方距离较远

4. 病人,男性,50岁,小学文化,胃癌术后第一天。护士在早上查房时准备对病人进行健康教育。病人感到伤口阵阵疼痛,心情烦躁,对健康教育内容毫无兴趣,护士最终不得不终止。影响此次护患沟通失败的因素是
A. 病人伤口疼痛
B. 病人文化程度低
C. 有其他人员在场
D. 教育内容不合适
E. 病人年龄较大

(5~6题共用题干)

病人,女性,32岁。在得知自己被确诊为乳腺癌早期时,禁不住躺倒在床上失声痛哭。这时护士问:"你现在觉得怎么样?"此病人一直低头不语,不愿意和护士沟通。之后的几天内,病人情绪很低落,常为一些小事伤心哭泣。

5. 当护士试图和病人沟通时,目前,影响护患沟通的核心问题是病人的
A. 个性
B. 情绪
C. 能力
D. 态度
E. 生活背景

6. 当病人因沮丧而哭泣时,护士**不恰当**的沟通行为是
A. 制止她哭泣,告诉她要坚强面对
B. 坐在她身边,轻轻递给她纸巾
C. 轻轻地握住她的手,默默陪伴她
D. 在她停止哭泣时,鼓励她说出悲伤的原因
E. 当她表示想独自一人安静一会儿时,为她提供一个适当的环境

7. 病人,男性,68岁。脑出血急诊入院,医嘱一级护理,给予心电监护。接诊护士在给病人女儿做入院介绍时,遭到了家属的强烈拒绝。最可能的原因是
A. 正在对病人进行抢救
B. 护士着装不整齐
C. 护士介绍不到位
D. 护士表情不自然
E. 病房环境较嘈杂

8. 病人,女性,38岁。以"孕足月,头痛、头晕伴双下肢无力6小时"为主诉入院。经检查诊断为:孕37周,G_2P_1,LOA,妊娠期高血压,右侧枕顶叶脑出血。给予降血压、脱水、止血、改善脑部微循环等对症治疗,并于当天剖宫产出1男活婴。术后病人病情加重,先后行"颅内血肿微创清除术+去骨瓣减压术"。术后病人昏迷,经全力抢救无效后死亡。病人死亡后,家属情绪十分激动,大叫"好好的一个人,入院时还是一个大活人,现在怎么说没就没了?你们是怎么治的?"导致家属出现这种行为反应的原因可能是
A. 护士服务意识欠缺
B. 家属对护士不信任
C. 医护诊疗水平欠佳
D. 家属无法接受患者死亡的结果
E. 护士与家属交流受限

参考答案

序号	1	2	3	4	5	6	7	8
答案	C	C	B	A	B	A	A	D

第二节 护理工作中的人际关系

考情分析

年份	主要考点
2019	慢性支气管炎急性发作时应采取的护患关系模式;针对高血压病人最佳的护理模式;急性胰腺炎病人入院时应采取的护患关系模式;首因效应的判断;护士向入院病人介绍住院环境及规章制度时属于护患关系的哪一期;某护士业务水平高但脾气暴躁,问导致护际关系紧张的主要原因
2020	适用于骨折病人的护患关系模式;护患关系中属于非技术性关系的是(道德关系)
2021	首因效应的判断;首因效应产生的原因(交往双方往往看中对方的外表)
2022	大学教授因为高血压入院治疗时应采取的护患关系模式;医护之间角色权利争议的判断;急性病病人应采取的护患关系模式
2023	病人角色行为阙如的判断(确诊为糖尿病后不承认自己有病);天气寒冷,心血管内科有很多病人,护士忙不过来,导致病人不满,导致病人不满的主要因素(护士角色压力过重);腹部手术后病人家属询问护士病人什么时候可以吃饭,护士说等病人放屁后,病人家属听后很生气,到护理部投诉护士侮辱他,导致护患冲突的主要原因(护患理解差异)

考点导航

一、人际关系的基本概念

(一) 人际关系的定义

人际关系是指人们在社会生活中，通过相互认知、情感互动和交往行为所形成和发展起来的人与人之间的相互关系。相互认知是建立人际关系的前提，情感互动是人际关系的重要特征，而行为交往是人际关系的重要手段。

(二) 人际关系的特点

1. **社会性** 人是社会的产物，社会性是人的本质属性，是**人际关系的基本特点**。

2. 复杂性 人际关系的复杂性体现于两个方面：一方面，人际关系是多方面因素联系起来的，且这些因素均处于不断变化的过程中；另一方面，人际关系还具有高度个性化和以心理活动为基础的特点。

3. 多重性 是指人际关系具有多因素和多角色的特点。

4. 多变性 人际关系随着年龄、环境、条件的变化，不断发展变化。

5. 目的性 在人际关系的建立和发展过程中，均具有不同程度的目的性。

(三) 人际关系与人际沟通的关系

1. 建立和发展人际关系是人际沟通的目的和结果 任何性质、任何类型的人际关系的形成都是人与人之间沟通的结果。

2. 良好的人际关系也是人际沟通的基础和条件 沟通双方关系融洽、和谐将保障沟通的顺利进行和其有效性。

3. 人际沟通和人际关系在研究侧重点上有所不同 人际沟通重点研究人与人之间联系的形式和程序；人际关系则重点研究在人与人沟通基础上形成的心理和情感关系。

二、影响人际关系的因素

(一) 仪表

仪表可影响人们彼此间的吸引，从而影响人际关系的建立和发展。特别是在**初次见面时，仪表因素在人际关系中占有重要地位(首因效应)**。

(二) 空间距离与交往频率

人与人之间的空间距离和交往频率均可影响人际关系疏密程度。一般而言，人与人在空间距离上越近，交往的频率越高，双方更容易了解、熟悉，人际关系也更加密切。

(三) 相似性与互补性

一般而言，在教育水平、经济收入、籍贯、职业、社会地位、宗教信仰、人生观、价值观等方面具有相似性的人们容易相互吸引；而在性格等方面，当交往双方的特点需要互补关系时，也会产生强烈的吸引力。

(四) 个性品质

优良个性品质，如正直、真诚、善良、热情、宽容、幽默、乐于助人等，更具有持久的人际吸引力。

三、人际关系的基本理论

1. 人际认知理论

(1) 人际认知：人际认知包括对他人的仪态表情、心理状态、思想性格、人际关系等方面的认知。

(2) 认知效应：人际认知方面具有一定规律性的相互作用称为人际认知效应(表 21-2-1)。

表 21-2-1 认知效应含义

认知效应	含义	考点巧记
首因效应	在与他人首次接触时，根据对方的仪表、打扮、言语、举止等所做出的综合性判断	第一印象，如根据外表对他人进行综合判断
近因效应	在人际交往过程中，人们往往比较重视新的信息，而相对忽略陈旧的信息	最近的看法改变了过去的看法
社会固定印象	指某个社会文化环境对某一社会群体所形成的固定而概括的看法，如商人精明、知识分子文质彬彬、女性温柔等	根据对群体的看法推断个体
晕轮效应	在人际交往过程中对一个人某种人格特征形成印象后，以此来推断此人其他方面的特征，从而高估或低估对方	以偏概全，某方面好认为其他方面都好

续表

认知效应	含义	考点巧记
先礼效应	在人际交往过程中向对方**提出批评意见或某种要求时，先用礼貌的语言行为起始**，以便对方容易接受，从而达到自己的目的	想批评对方，先表扬后批评
免疫效应	当一个人已经接受并相信某种观点时，便会对相反的观点产生一定的抵抗力，即具有一定的"免疫力"	定势思维，难以接受相反的观点

(3) 人际认知效应的应用策略

1) 避免以貌取人。

2) 注重人的一贯表现。

3) 注重了解人的个性差异。

4) 注意在动态和发展中全面观察、认识人。

2. 人际吸引的规律

(1) 人际吸引：人际吸引是指人与人之间在感情方面相互接纳、喜欢和亲和的现象，即一个人对其他人所持有的积极态度。

(2) **人际吸引的规律**

1) 相近吸引：是指人们彼此由于时间及空间上的接近而产生的吸引。

2) 相似吸引：人们彼此之间某些相似或一致性的特征是导致相互吸引的重要原因。

3) 相补吸引：当交往的双方需要以及对对方的期望称为互补关系时，可以产生强烈的吸引力。

4) 相悦吸引：情感上的相互接纳、肯定、赞同及接触上的频繁与接近，相悦是彼此建立良好人际关系的前提。

5) 仪表吸引：仪表在一定程度上反映个体的内心世界。仪表在人际吸引过程中具有重要的作用。

6) 敬仰性吸引：是指单方面对某人的某种特征的敬慕而产生的人际关系，如球迷对球星的爱慕。

(3) 人际吸引规律的应用策略

1) 培养自身良好的个性品质。

2) 锻炼自身多方面的才能，克服交往的心理障碍。

3) 注重自身形象，给人以美感。

4) 缩短与对方的距离，增加交往的频率。

四、护理人际关系

(一) 护士与病人的关系

1. 护患关系的性质与特点

(1) 护患关系是**帮助系统与被帮助系统的关系**：在医疗护理服务过程中，护士与病人通过提供帮助和寻求帮助形成特殊的人际关系。

(2) 护患关系是**一种专业性的互动关系**：护患关系不是护患之间简单的相遇关系，而是护患之间相互影响、相互作用的专业性互动关系。

(3) 护患关系是**一种治疗性的工作关系**：治疗性关系是护患关系职业行为的表现，是一种有目标、需要认真促成和谨慎执行的关系，并具有一定强制性。

(4) **护士是护患关系后果的主要责任者**：作为护理服务的提供者，护士在护患关系中处于主导地位，其言行在很大程度上决定着护患关系的发展趋势。因此，一般情况下，**护士**是促进护患关系向积极方向发展的推动者，也**是护患关系发生障碍的主要责任承担者**。

(5) 护患关系的**实质是满足病人的需要**：护士通过提供护理服务满足病人需要是护患关系区别于一般人际关系的重要内容。

2. 护患关系的基本模式

(1) **主动-被动型**：此模式的特点是"护士为病人做治疗"，模式关系的原型为母亲与婴儿的关系。在此模式中，护士常以"保护者"的形象出现，处于专业知识的优势地位和治疗护理的主动地位，而病人则处于服从护士处置和安排的被动地位。在临床护理工作中，此模式**主要适用**于不能表达主观意愿、不能与护士进行沟通交流的病人，如**神志不清**、**休克**、**痴呆以及某些精神病病人**。

(2) **指导-合作型**：此模式的特点是"护士告诉病人应该做什么和怎么做"，模式关系的原型为母亲与儿童的关系。在此模式中，护士常以"指导者"的形象出现，根据病人病情决定护理方案和措施，对病人进行健康教育和指导；病人处于"满足护士需要"的被动配合地位，根据自己对护士的信任程度有选择地接受护士的指导并与其合作。

在临床护理工作中，此模式主要**适用于急性病病人和外科手术后恢复期的病人**。

(3) **共同参与型**：此模式的特点是“护士积极协助病人进行自我护理”，模式关系的原型为成人与成人的关系。在此模式中，护士常以“同盟者”的形象出现，为病人提供合理的建议和方案，病人主动配合治疗护理，积极参与护理活动，双方共同分担风险，共享护理成果。

在临床护理工作中，此模式主要**适用于具有一定文化知识的慢性疾病病人**。

温馨提示

主动-被动模式相当于生活中的父母与婴儿，婴儿没有自主能力，完全由父母做主，所以主动-被动模式主要适用于昏迷、婴幼儿、全麻等病人；指导-合作型模式相当于生活中的父母与儿童，主要由父母做主，但父母也会考虑儿童的想法，所以指导-合作型模式主要适用于病情较重，但神志清醒的病人；共同参与型模式相当于成人与成人，双方共同决定，所以此模式主要适用于慢性病人和受过良好教育的病人。

3. 护患关系的发展过程(表 21-2-2)

表 21-2-2 护患关系的发展过程

分期	含义	工作重点
初始期	护士与病人的初识阶段，也是护患之间开始建立信任关系的时期	**建立信任关系**，确认病人的需要
工作期	**护士为病人实施治疗护理，护士**完成各项护理任务、病人接受治疗和护理	落实护理措施
结束期	病人病情好转或基本康复，已达到预期目标，可以出院休养，护患关系即转入结束期	评价护理目标的完成情况，做好**出院指导，交代出院后的注意事项**

4. 影响护患关系的主要因素

(1) **信任危机**：信任感是建立良好护患关系的前提和基础，而良好的服务态度、认真负责的工作精神、扎实的专业知识和娴熟的操作技术是赢得病人信任的重要保证。

(2) **角色模糊**：是指个体(护士或病人)由于对自己充当的角色不明确或缺乏真正的理解而呈现的状态。在护患关系中，如果护患双方中任何一方对自己所承担的角色功能不明确，如护士不能积极主动地为病人提供帮助，或病人不积极参与康复护理，不服从护士的管理等，均可能导致护患沟通障碍、护患关系紧张。

(3) **责任不明**：护患双方往往由于对自己的角色功能认识不清，不了解自己所应负的责任和应尽的义务，从而导致护患关系冲突。护患责任不明主要表现在两个方面：一是对于病人的健康问题，应由谁来承担责任；二是对于改善病人的健康状况，谁来承担责任。

(4) **权益影响**：寻求安全、优质的健康服务是病人的正当权益。由于大多数病人缺乏专业知识和疾病因素，导致部分或全部丧失自我护理的能力，被迫依赖医护人员的帮助来维护自己的权益。而护士则处于护患关系的主动地位，在处理护患双方权益争议时，容易倾向于自身利益和医院的利益，忽视病人的利益。

(5) **理解差异**：由于护患双方在年龄、职业、教育程度、生活环境等方面的不同，在交流沟通过程中容易产生差异，从而影响护患关系。

5. 护士在促进护患关系中的作用

(1) 明确护士的角色功能：护士应全面认识、准确定位自身的角色功能，认真履行角色责任和工作职责，使自己的言行符合病人对护士角色的期待。

(2) 帮助病人认识角色特征：护士应根据病人的病情、年龄、文化程度、职业、个性等特点，了解病人对“新角色”的认识，努力帮助病人尽快适应病人角色。

(3) 主动维护病人的合法权益：护士应主动维护病人的合法权益。

(4) 减轻或消除护患之间的理解分歧：护士在与病人沟通时，应注意沟通内容的准确性、针对性和通俗性；根据病人的特点，选择适宜的沟通方式和语言。

(二) 护士与病人家属的关系

1. **病人家属的角色特征**

(1) **病人病痛的共同承受者**：疾病不仅给病人带去痛苦，而且也给病人家属带去一连串痛苦的心理反应，特别是危重病人及患不治之症病人的家属。

(2) **病人原有家庭角色功能的替代者**：每一个人在家庭中的角色是相对固定的，其角色功能也相对固定，一旦生病，其家庭角色功能则必须由其他家庭成员替代或分担。

（3）**病人生活的照顾者**：病人因受到疾病的折磨，其生活自理能力则受到不同程度的影响，生活上都需要病人家属照顾。

（4）**病人护理计划制定与实施的参与者**：病人护理计划的制定、护理措施的落实都需要病人家属的帮助，特别是生活护理。

（5）**病人的心理支持者**：病人生病后，易表现出恐惧、焦虑等心理问题，需要有人安慰和开导，病人家属是担当这一角色的最合适人选。

2. 影响护士与病人家属关系的主要因素

（1）**角色期望冲突**：病人家属往往因亲人的病情而承受不同程度的心理压力，因而对医护人员期望值过高。希望医护人员能妙手回春、药到病除，要求护士有求必应、随叫随到、操作无懈可击等。然而，护理工作的繁重、护理人员的紧缺等临床护理现状难以完全满足病人家属的需要，加之个别护士的不良态度及工作方式，往往引发护士与病人家属关系的冲突。

（2）**角色责任模糊**：在护理病人的过程中，家属和护士应密切配合，共同为病人提供心理支持，生活照顾。然而部分家属将全部责任，包括一切生活照顾推给护士，自己只扮演旁观者和监督者的角色；个别护士也将本应自己完成的工作交给家属，从而严重影响护理质量，甚至出现护理差错、事故，最终引发护士与病人家属之间的矛盾。

（3）**经济压力过重**：当病人家属花费了高额的医疗费用、却未见明显的治疗效果时，往往产生不满情绪，从而引发护士与病人家属间的冲突。

3. 护士在促进护士与病人家属关系中的作用

（1）尊重病人家属：护士对所有病人家属应给予尊重，并给予必要的帮助和指导。

（2）指导病人家属参与病人治疗、护理的过程。

（3）给予病人家属心理支持：护士应体谅、理解、同情病人家属的处境，帮助家属正确认识疾病，提供心理支持，减轻家属的心理负担。

（三）护士与医生的关系

1. 影响医护关系的主要因素

（1）**角色心理差位**：由于长期以来受传统的主导-从属型医护关系模式的影响，**部分护士对医生产生依赖、服从的心理，在医生面前感到自卑、低人一等**。此外，也有部分高学历的年轻护士或年资高、经验丰富的老护士与年轻医生不能密切配合，均可影响医护关系的建立与发展。

（2）**角色压力过重**：一些医院由于医护人员比例严重失调、岗位设置不合理、医护待遇悬殊等因素，导致护士心理失衡、角色压力过重，心理和情感变得脆弱、紧张和易怒，从而导致医护关系紧张。

（3）**角色理解欠缺**：医护双方**对彼此专业、工作模式、特点和要求缺乏必要的了解，导致工作中相互埋怨、指责**，从而也影响医护关系的和谐。

（4）**角色权利争议**：医护根据分工，各自在自己职责范围内承担责任，同时也享有相应的自主权。但在某些情况下，医护常常会觉得自己的自主权受到对方侵犯，从而引发矛盾冲突。

2. 护士在促进医护关系中的作用

（1）**相互尊重，取长补短**：在工作中，**医生与护士应相互尊重，相互学习，取长补短**。作为护士不仅要熟练掌握本专业的理论知识和技能，还应虚心向医生求教、加强与医生交流，一方面从更深的理论角度把握疾病的诊疗过程，另一方面帮助医生获取更多有关患者的信息。

（2）**相互信任，精诚合作**：医护之间的相互信任、精诚合作是医疗护理工作顺利进行的基础。**护士应积极配合其他医务工作人员，密切与医生沟通**。当医护之间出现分歧、矛盾时，双方应从患者利益出发，相互谅解，积极协商解决。切忌在患者及家属面前相互指责、诋毁。

（3）**相互理解，主动配合**：医生与护士应**相互理解彼此专业的特点，体谅彼此工作的辛劳，密切配合**，护士应主动了解医疗专业的特点，尊重医生的专业自主权，尊重医疗方案的技术权威，积极主动配合。

（四）护际关系

护际关系是指护士与护士之间的关系，包括护士之间、护士与上级护理管理者之间、护士与实习学生之间的关系。良好的护际关系是确保医疗护理质量的关键环节，是促进医院和谐发展的重要保障。然而由于护士之间不同的职务、职责、知识水平、工作经历，往往处于不同的心理状态，从而容易发生矛盾、冲突。

1. 影响护际关系的主要因素

（1）**工作因素**：护理工作不仅任务繁重、压力较大，同时突变情况多、随机性大，加之长期轮班制、休息质量不佳，护士易出现紧张、易怒等负性心理和情感，从而彼此之间容易产生误解、矛盾。

（2）性别因素：护士大多为女性，而女性一般易受暗示，情绪反应快，体验细腻，对事物变化及人际关系的变化感受敏锐。在生理上，内分泌变化和轮班工作造成的自身节律紊乱易导致情绪波动、情绪调节能力下降，从而影响护际关系。

（3）**管理因素**：**护理管理者与护士之间期望值往往存在较大差异**。管理者多希望护士以集体利益为重，妥善处理好家庭、生活与工作的关系，服从管理并全身心地投入工作；护士则希望管理者具有较强的业务和管理能力，事事以身作则、率先垂范，同时关爱下属、公平公正对待每一位护士。一旦管理者或护士认为对方角色功能不到位或缺失，即可产生矛盾。

（4）**年资因素**：新老护士之间往往因为年龄、身体状况、学历、工作经历、思维模式等方面的差异，产生误解或矛盾。

2. 建立良好护际关系的策略

（1）**相互理解，互帮互学**：护士之间应加强交流、密切沟通。护理管理者应严于律己、以身作则，一视同仁、耐心热情，工作中多用情、少用权，体现人性化管理；护士应尊重领导，服从管理；护士之间相互关心、相互学习，教学相长。

（2）**换位思考，团结协作**：护士之间一方面应各就其位、各司其职，做好本职工作；另一方面应多换位思考，为他人工作创造便利条件；护理管理者不仅是临床护理工作的组织者和指挥者，更是护际关系的协调者，应充分发挥协调护际关系的枢纽作用。

考点练习

考点：护理工作中的人际关系（A1、A2、A3/A4 型题）

1. 下列属于人际关系主要特点的是
   A. 单纯性
   B. 灵活性
   C. 稳定性
   D. 多重性
   E. 随意性
2. 在建立护患关系的初期，护患关系发展的主要任务是
   A. 收集病人资料
   B. 明确病人的健康问题
   C. 为病人制定护理计划
   D. 与病人建立信任关系
   E. 解决病人的健康问题
3. 影响医护关系的主要因素不包括
   A. 角色心理差位
   B. 角色期望冲突
   C. 角色压力过重
   D. 角色权利争议
   E. 角色理解欠缺
4. 患儿女，2个月，因肺炎、高热急诊入院。护士为其进行静脉输液时，2次穿刺失败。患儿父亲非常气愤，甚至谩骂护士。导致此事件发生的主要因素是
   A. 角色责任模糊
   B. 角色期望冲突
   C. 角色心理差位
   D. 角色权利争议
   E. 经济压力过重
5. 病人，男性，72岁。来自偏远山区。因次日要行胃部切除术，护士告诉病人："您明天要手术，从现在开始，不要喝水，不要吃饭。"病人答应。第2天术前护士询问病人时，病人回答说"我按你说的没有喝水，也没吃饭，就喝了两袋牛奶。"影响护患沟通的因素为
   A. 经济收入
   B. 疾病程度
   C. 个人经历
   D. 理解差异
   E. 情绪状态
6. 护士甲为孩子患病最近经常请假，护士长认为其影响了工作而不满。护士甲则认为护士长对她不体谅、缺乏人情味。两人关系的主要原因是
   A. 经济压力过重
   B. 期望值差异
   C. 角色压力过重
   D. 角色权利争议
   E. 角色责任模糊
7. 患儿，男，28岁。因车祸致颅脑损伤急诊入院，经医护人员全力抢救无效死亡。其家属情绪激动，对医护人员说："这么年轻的小伙子，进医院还能呼吸，怎么就死了！你们怎么治的？我家就这么一个孩子！"此时影响家属心理状态的主要因素是
   A. 医院急救设备陈旧
   B. 护士和家属交流受阻
   C. 家属对结果无法接受
   D. 医护人员技术水平欠佳
   E. 家属缺乏对护士的信任
8. 要建立良好的护际关系，沟通策略不包括
   A. 管理沟通人性化
   B. 形成互帮互助氛围
   C. 实现年龄、学历各因素的互补
   D. 遇到冲突时据理力争、坚守阵地
   E. 构建和谐工作环境
9. 病人，男性，30岁。半小时前因汽车撞伤头部入院，入院时已昏迷。对于此病人应采取的护患关系模式是
   A. 主动-主动型
   B. 被动-被动型
   C. 主动-被动型
   D. 指导-合作型
   E. 共同参与型
10. 病人，男性，67岁。患高血压15年，本次因血压控制不好入院治疗。适用于该病人的护患关系模式为
    A. 指导型
    B. 被动型

C. 共同参与型
D. 指导-合作型
E. 主动-被动型

11. 病人,女性,28岁。因下腹剧烈疼痛就诊。入院后诊断为异位妊娠,行输卵管切除术。术后护士应采取的护患关系模式为
A. 共同参与型
B. 主动-被动型
C. 指导-合作型
D. 平等互助型
E. 被动依赖型

12. 病人,男性,因糖尿病入院治疗,现准备出院,管床护士正在为其进行出院前的健康指导。此时护患关系处于
A. 准备期
B. 初始期
C. 工作期
D. 结束期
E. 熟悉期

13. 病人,女性,62岁。因肠梗阻入院治疗。责任护士来到其床边询问病史,此时他们的关系处于护患关系的
A. 准备期
B. 初始期
C. 工作期
D. 结束期
E. 延续期

(14~16题共用题干)

病人,女性,65岁,大学退休教师,因高血压住院治疗。入院后前3天与护士关系融洽。第4天,年轻护士李某为其进行静脉输液时,穿刺3次均失败,最后请刘护士长穿刺成功。病人对此非常不满,随即向护理部张主任投诉。从此,病人拒绝李护士为其打针。

14. 针对上述病人的特点,护士应采取的护患关系模式为
A. 指导型
B. 被动型
C. 共同参与型
D. 指导-合作型
E. 主动-被动型

15. 上述护患关系发生冲突的主要原因是
A. 角色压力
B. 责任不明
C. 角色模糊
D. 信任危机
E. 理解差异

16. 本次护患关系冲突的主要责任人是
A. 病人
B. 张主任
C. 李护士
D. 刘护士长
E. 病人家属

17. 护士甲与护士乙同在一个病房工作,两人性格各异。乙觉得甲做事风风火火、不够稳重,甲觉得乙做事慢条斯理,拖拖拉拉,所以两人经常产生一些矛盾。造成护际关系紧张的主要因素是
A. 职位因素
B. 年龄因素
C. 学历因素
D. 收入因素
E. 心理因素

18. 建立良好医护关系的原则是双方应相互
A. 依存
B. 独立
C. 监督
D. 尊重
E. 补充

19. 正为一位刚入院的病人做入院介绍,此时护患关系处于
A. 初始期
B. 结束期
C. 工作期
D. 准备期
E. 熟悉期

20. 病人,女性,40岁。因"近日肝区疼痛,尤以进食油腻食物后疼痛加剧,大便呈陶土色"入院。病人自觉病情轻,要求白天请假回家治疗,对医生护士的嘱咐依从性较差。这种病人属于
A. 角色行为冲突
B. 角色行为模糊
C. 角色行为缺如
D. 角色行为强化
E. 角色行为消退

21. 病人,女性,62岁,癌症晚期,晨起空腹采血检查,护士第一次静脉穿刺失败,病人问:"是看我要死了就拿我练手了吗?"此时,护士恰当的做法是
A. 向病人道歉,并争取谅解
B. 暂时离开病人,请其他护士前来处理
C. 向病人解释穿刺失败是病人自身原因造成的
D. 请病人给第二次机会,并保证这次穿刺一定成功
E. 不做解释,先执行其他病人的治疗

22. <u>不属于</u>病人家属角色特征的是
A. 病人护理计划的实施者
B. 病人生活的照顾者
C. 病人原有社会功能的替代者
D. 病人的心理支持者
E. 病人病痛的共同承受者

23. 刚毕业的某护士接到明天到市人民医院面试的通知,她准备在着装方面体现护士的职业特点,以便给各位专家留下良好的印象,这体现了认知效应中的
A. 近因效应

B. 社会固定印象
C. 首因效应
D. 晕轮效应
E. 先礼效应

(24～25题共用题干)

急诊室电话通知有位急性胰腺炎病人急诊入院，护士做好了迎接病人入院的一切准备工作。病人被抬进病房，面色苍白，护士指挥家属将病人转移至病床，面带笑容地轻拍病人说："请不要着急，我马上通知医生为您检查"。说完不慌不忙地走了出去。

24. 护士在接诊过程中，正确的行为是
   A. 做好准备工作
   B. 不慌不忙地走出去
   C. 面带笑容
   D. 轻拍患者
   E. 指挥家属将患者转移至病床
25. 针对该病人的特点，最佳的护患关系模式为
   A. 被动型
   B. 指导型
   C. 指导-合作型
   D. 主动-被动型
   E. 共同参与型

(26～27题共用题干)

某护士临床护理经验丰富，业务水平高，为人热情，但脾气急躁，不时斥责其他护士，导致护际关系较为紧张。

26. 造成该护士护际关系紧张的主要因素是
   A. 学历因素
   B. 传统因素
   C. 职位因素
   D. 情绪因素
   E. 年龄因素
27. 针对该护士目前的情况，最有利于改善护际关系的措施是
   A. 减少同事之间的交流
   B. 加强工作责任心
   C. 学会控制情绪，耐心与同事交流
   D. 苦练专业技能
   E. 不断提高护理理论水平

参考答案

序号	1	2	3	4	5	6	7	8	9	10	11	12	13	14	15	16
答案	D	D	B	B	D	B	C	D	C	C	C	D	B	C	D	C
序号	17	18	19	20	21	22	23	24	25	26	27					
答案	E	D	A	C	A	C	C	A	C	D	C					

第三节　护理工作中的语言沟通

考情分析

年份	主要考点
2019	病人入院时想调换床位，护士的行为不妥的是(不理睬)；护患之间发生冲突，护士长到达现场后的正确做法(倾听)；病人不想做胃镜时护士正确的反应；病人家属坚决要求陪伴，护士的哪种说法容易导致冲突("每个家属都像您这样陪护，那病房就成旅馆了！")；病人异常焦虑时护士恰当的沟通方式
2020	护士静脉穿刺3次均失败引起护患冲突的原因及主要责任人；护士了解情绪低落者对疾病治疗的看法时应采用的交谈技巧(认真倾听)；针对怒气冲冲病人的沟通技巧(主动倾听、了解病人愤怒的原因)；非探视时间病人家属着急要进入ICU病房，护士恰当的沟通("您有什么着急的事儿？我能帮您吗？")；截肢术病人家属签署手术同意书时，情绪激动，将手术同意书甩在地上，护士的错误做法(严厉谴责病人家属的哭闹行为，并告诫他们再闹就报警)
2022	入院宣教应使用的沟通形式是(语言沟通)；属于开放性问题的是("你为什么不做胃镜呢?")；病人长期应用止痛药，老担心副作用，护士的正确回答；护士进一步询问"病人每天具体喝多少酒"使用的沟通技巧是(澄清)；治疗性沟通的判断(告诉老太太用软毛牙刷刷牙可以促进食欲)
2023	护理工作中语言沟通的原则；分享性沟通的判断；护士与病人沟通时做到知之为知之，不知为不知，体现的语言沟通的原则(科学性)；"您现在还有不舒服吗?"属于的提问类型；"您为什么不愿意选择手术治疗呢?"属于的提问类型(开放式提问)；劝说性语言的判断；病人在病房大声吵闹，护士大声呵斥，护士违背的护患沟通的原则(尊重性原则)

 考点导航

一、语言沟通的基本知识

(一)语言沟通的类型

1. 口头语言沟通　是人们利用有声的自然语言符号系统，通过口述和听觉来实现的，是以口头语言为传递信息工具的沟通方式。口头语言沟通是护患间最常用的沟通方式，如入院介绍、健康教育和操作解释等。在临床护理工作中，**常用的护患口头沟通语言有：安慰性语言、鼓励性语言、劝说性语言、积极的暗示性语言和指令性语言**等。

2. 书面语言沟通　是用文字符号进行的信息交流。书面语言是通过视觉所能感知的形式来标记的语言，是使有声语言从“可听性”向“可视性”延伸和扩大。在临床护理工作中，在护患沟通中常见的书面语言沟通方式有：黑板报及宣传栏、简易规章、科普印刷品和病人意见征询表等。

知识拓展

护患口头沟通常用的语言

1. **安慰性语言**　是护士对病人的安慰，可稳定病人不安或烦躁的情绪，有利于疾病治疗。例：“留得青山在，不怕没柴烧”“既来之，则安之，病会慢慢好起来的”。

2. **鼓励性语言**　是护士**对病人的鼓励，是对病人的心理支持，增强病人战胜疾病的信心**。例：“你年轻体壮，坚持加强功能锻炼，恢复起来会很快的！”

3. **劝说性语言**　碰到病人不愿意配合治疗护理时，需要护士运用劝说性语言进行说服，以取得配合。例：“您不用害怕，这个手术不会影响夫妻性生活的，请您放心接受手术。”

4. **积极的暗示性语言**　可以**使病人在心理活动中受到良好的刺激**。例：“其他和您一样病情的病人吃了这种药后，效果都很好。”

5. **指令性语言**　要求病人必须严格遵照执行治疗护理常规时，就可运用指令性语言。例：“不能随意调节滴数”“禁止吸烟”“一定要无盐饮食”。

(二)护患语言沟通的原则

1. **尊重性**　尊重是确保沟通顺利进行的**首要原则**。

2. **科学性**　护士在与病人沟通中，应**保持沟通内容的科学性**(护士与病人沟通，应做到实事求是、不夸大、不缩小、不隐瞒，做到客观介绍)。

3. **目标性**　护患之间的语言沟通是一种有意识、有目标的沟通活动。护士无论是向病人询问一件事、说明一个事实，还是提出一个要求，均应做到目标明确、有的放矢(即以病人的健康问题为中心)。

4. 规范性　无论是与病人进行口头语言沟通还是书面语言沟通，护士应做到发音纯正、吐字清楚，用词朴实、准确，语法规范、精练。

5. **真诚性**　在护患的沟通过程中，护士应以**真心诚意的态度，从爱心出发，加强与病人的情感交流**，努力做到态度谦和、语言文雅、语音温柔，使病人感到亲切感。

6. 艺术性　艺术性的语言沟通不仅可以拉近医护人员与病人和家属的距离，还可以化解医患、护患之间的矛盾(即针对不同的病人采取不同的沟通方式)。

二、交谈的基本概念

(一)交谈的含义

交谈是语言沟通的一种形式，是以口头语言为载体进行的信息传递。交谈是护理工作中最主要的语言沟通形式。

(二)交谈的基本类型

1. 个别交谈与小组交谈

(1)个别交谈：是指在特定环境中两个人之间进行的以口头语言为载体的信息交流。

(2)**小组交谈**：是指三人或三人以上的交谈。为了保证效果，小组交谈最好有人组织；**参与人员数量最好控制在3～7人，最多不超过20人**。

2. 面对面交谈与非面对面交谈

(1)面对面交谈：交谈双方同处一个空间，均在彼此视觉范围内，可以借助表情、手势等肢体语言帮助表达观点和意见。护患交谈多采用此种形式。

（2）非面对面交谈：人们通过电话、互联网等非面对面方式进行交谈。在非面对面交谈时，交谈双方可不受空间和地域的限制，也可以避免面对面交谈时可能发生的尴尬场面，使交谈双方心情更加放松、话题更加自由。

3. 一般性交谈与治疗性交谈

（1）一般性交谈：一般用于解决一些个人或家庭的问题。交谈的内容比较广泛，一般不涉及健康与疾病问题。

（2）**治疗性交谈**：一般**用于解决健康问题或减轻病痛、促进康复等问题**。**护患之间交谈多为治疗性交谈**。

（三）护患交谈的技巧

1. 倾听　倾听是指全神贯注地接受和感受交谈对象发出的全部信息（包括语言信息和非语言信息），并做出全面的理解。在护患交谈过程中，护士应特别注意以下几点：

（1）**目的明确**：在与病人交谈时，护士应善于寻找病人传递信息的价值和含义。

（2）**控制干扰**：护士应做好充分准备，尽量降低外界的干扰。

（3）**目光接触**：护士应与病人保持良好的目光接触，用**30%～60%的时间注视病人的面部**，并面带微笑。

（4）**姿势投入**：护士应面向病人，保持合适的距离和姿势。身体稍微向病人方向倾斜。

（5）**及时反馈**：护士可通过微微点头、轻声应答"嗯""哦""是"等，以表示自己正在倾听。

（6）**判断慎重**：在倾听时，**护士不要急于作出判断**，应让病人充分诉说，以全面完整地了解情况。

（7）**耐心倾**听：病人诉说时，**护士不要随意插话或打断病人的话题**，一定要待病人诉说完后再阐述自己的观点。

（8）**综合信息**：护士应综合信息的全部内容寻找病人谈话的主题，病人主要的非语言行为，以了解其真实想法。

2. 核实　核实是指在交谈过程中，为了验证自己对内容的理解是否准确所采用的沟通策略，是一种反馈机制。护士可通过重述、澄清两种方式进行核实。

（1）重述：重述包括病人重述和护士重述两种情况，即：一方面，护士将病人的话重复一遍，待病人确认后再继续交谈；另一方面，护士可以请求病人将说过的话重述一遍，待护士确认自己没有听错后再继续交谈。例如，病人说："今天上午我头晕目眩得厉害……"护士说："您刚才说，您今天上午头晕目眩得厉害，是吗？"病人："是的。"

（2）**澄清**：护士根据自己的理解，**将病人一些模棱两可、含糊不清或不完整的陈述描述清楚，与病人进行核实**，从而确保信息的准确性。例如，"您刚刚说您每天喝一杯酒，请问具体是多少呢？"

3. 提问　提问是收集信息和核对信息的重要方式，也是确保交谈围绕主题持续进行的基本方法（表21-3-1）。

表21-3-1　提问类型

类型	含义	优点	缺点	举例
开放式提问	**所问问题的回答没有范围限制**，病人可根据自己的感受、观点自由回答，**护士可从中了解病人的真实想法和感受**	护士可**获得更多、更真实的资料**	需要的时间较长	"请您谈一下对护理专业的看法"
封闭式提问	**将问题限制在特定的范围内，病人回答问题的选择性很小**，可以通过简单的"是""不是""有""无"等即可回答	护士可以**在短时间内获得需要的信息**	病人没有机会解释自己的想法	"您喜欢护理专业吗？"

4. 阐释　即阐述并解释。阐释的基本原则包括：

（1）尽可能全面地了解病人的基本情况。

（2）将需要解释的内容以通俗易懂的语言向病人阐述。

（3）使用委婉的语气向病人阐释自己的观点和看法，使病人可以选择接受、部分接受或拒绝。

5. **移情**

即感情进入的过程，**移情是从他人的角度感受、理解他人的感情**，是分享他人的感情。**移情不是同情**，同情是对他人的关心、担忧和怜悯，是对他人困境时自我情感的表现。在护患沟通中，**移情是指站在病人的角度，通过倾听、提问等交流方式理解病人的感受**。如果护士不能很好地理解病人、体验病人的真实情感，就无法使自己与病人的交往行为具有合理性与应对性。**移情的焦点是病人，是从病人的角度来观察世界**，**而不是表达自我感情**。移情在护患沟通中的作用有：

（1）有利于病人自我价值的保护：病人常常有很强的社会心理需要，即被人理解，但许多客观因素妨碍了护士给予病人充分的关心与理解。若护士运用移情，站在病人的立场上给予他们充分的理解，病人才会感到自身价值的存在，感到自己不是孤立的，自己是现实社会的一部分。

（2）有利于护患沟通的准确性：**运用移情，从病人的角度出发，就能准确全面理解病人传递的信息**。作为护士，若能站在病人的角度上理解患病后着急的心理，就不会责怪病人表情冷漠、心事重重了。

（3）有利于提高病人的自我控制能力：若护士能够移情地倾听病人的诉说，病人就可以很好地表达自我从而获得控制力，这可以帮助病人在困境中自我调整，减少对他人的依赖，更能深刻地感受到战胜疾病过程中自己应负的责任。

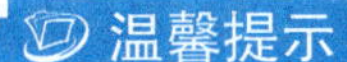

温馨提示

移情是每年的必考题，移情就是生活中讲的将心比心、换位思考。在回答关于移情方面的考题时，你就想象假如你是病人，你在病人那种处境下有什么感想，通常的表达方式是“您的心情我可以理解”，“您是不是×××想的”；凡是站在护士的角度回答都不是移情。

6. 沉默

(1) **表达自己对病人的同情和支持**。

(2) **给病人提供思考和回忆的时间**、诉说和宣泄的机会。

(3) 缓解病人过激的情绪和行为。

(4) 给自己提供思考、冷静和观察的时间。

7. 鼓励　在与病人的交谈过程中，护士适时对病人进行鼓励，是对病人一种心理支持，可增强病人战胜疾病的信心。

(四) 护患交谈的注意事项

1. 选择恰当的交谈环境和时机　当护士主动与病人交谈时，应根据交谈内容选择恰当的交谈环境，如地点、温度、光线、隐秘性、有无噪声等，同时根据病人的生理、心理状况选择病人适宜的交谈时机。

2. 尊重病人，以诚相待　护士在与病人交谈过程中，首先应尊重病人。无论病人的年龄、职业、地位、经济条件、身体状况等，均应以礼貌、真诚、友善对待病人，做到面带微笑、语言谦和。其次，护士应体谅病人的生理痛苦、心理压力、经济负担，多从病人的角度考虑、分析问题。

3. 注重非语言信息的传递　护士不仅要熟练掌握语言沟通技巧，还要重视非语言信息在交谈过程中的传递。护士的姿态、表情、语调等均能传达对病人的尊重、关注程度，从而影响交谈效果。

考点练习

考点：护理工作中的语言沟通(A1、A2、A3/A4 型题)

1. 护士与病人进行小组交谈时，病人数量最好控制在
   A. 1～2 人
   B. 3～7 人
   C. 8～10 人
   D. 12～15 人
   E. 16～20 人

2. 在护患交谈过程中，如果护士希望得到更多的、更真实的病人信息，可采用的最佳技巧为
   A. 倾听
   B. 核实
   C. 重述
   D. 提问
   E. 鼓励

3. 良好的语言能给病人带来精神上的安慰，体现了语言的
   A. 广泛性
   B. 保密性
   C. 规范性
   D. 情感性
   E. 通俗性

4. 病人，女性，30 岁。因心脏骤停正在抢救，家属在一旁哭闹。护士应该对家属说
   A. “赶紧出去，不要耽误抢救”
   B. “你小声一点，不要影响我们抢救，谢谢”
   C. “请您先离开抢救现场，谢谢”
   D. “相信我们，会抢救过来的”
   E. “已经这样了，哭是没有用的”

5. 病人，男性，73 岁。慢性肾功能不全尿毒症病人，须行维持性血液透析治疗。常抱怨家属照顾欠周到。今天早上对护士说“你们治来治去，怎么也治不好，我不治了！”下列护士的答复中，最恰当的是
   A. “您的心情我理解，我们也在努力，需要您的配合。”
   B. “要是不治疗，您的病情比现在严重多了！”
   C. “尿毒症是终末期疾病，治愈是不可能的。”
   D. “您觉得治疗效果不理想，可以找到别的治疗途径。”
   E. “您这样扰乱了病房的秩序，影响了我们的工作。”

6. 病人，男性，得知自己患上淋巴瘤后情绪易怒，且有时会拒绝治疗。此时，护士与他沟通时应避免的行为是
   A. 为他提供发泄的机会
   B. 倾听了解他的感受
   C. 当拒绝治疗时对他进行批评
   D. 及时满足他的合理需求
   E. 对他的不合理行为表示理解

7. 患儿，4 岁，因肺炎入院治疗，入院时患儿拒绝治疗，并哭闹不止。护士的下列做法，不恰当的是
   A. 多对患儿进行正面评价
   B. 允许患儿把喜爱的玩具留在医院
   C. 多与患儿进行互动交流
   D. 允许患儿用哭喊等方式发泄
   E. 对患儿拒绝治疗的行为进行批评

8. 病人，女性，34 岁。因呕吐、腹泻急诊入院进行静脉输液。护士不宜采用的用语是
   A. “今天您呕吐腹泻多次，过会儿给您输液。”
   B. “您快点儿去卫生间，回来就要输液了。”

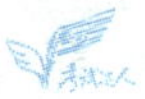

C.“现在给您输液，请问您叫什么名字？”
D.“等会扎针时，有什么不舒服您可以告诉我。”
E.“输液的滴速已经调节好了，请您不要自行调节。”

9. 某病人因“腹痛6小时”被家属送来急诊。病人意识模糊、面色苍白、脉搏细弱，诊断为急性胰腺炎伴休克入重症监护室。家属急切地向重症监护室护士询问“他怎么样了？”“能活过来吗？”护士最恰当的回答是
A.“我们现在正忙着抢救别的病人，完事以后医生会跟您交代情况。”
B.“您必须签知情同意书，办完入院手续我们才能开始治疗。”
C.“医生正在积极治疗您的家人，请配合我们，谢谢。”
D.“我们处理过很多这样的病人，病情不算重，放心。”
E.“你们家属送来这么晚，我们没法保证结果。”

(10～11题共用题干)

患儿，男，2岁。因缺铁性贫血入院治疗，患儿治疗期间由母亲负责照顾。

10. 护士在护理患儿的过程中，下列做法正确的是
A. 让患儿母亲为患儿量体温
B. 告诉患儿母亲餐前服用铁剂
C. 对患儿及其母亲进行健康指导
D. 向患儿母亲保证患儿会很快康复
E. 用医学术语解答患儿母亲的提问

11. 在为患儿做治疗时，护士最容易让患儿接受的语言是
A. 指导式语言
B. 关心式语言
C. 夸赞式语言
D. 安慰式语言
E. 解释式语言

12. 护患沟通的首要原则是
A. 治疗性
B. 尊重性
C. 规范性
D. 保密性
E. 艺术性

13. 护患沟通时提问首先应遵循的原则是
A. 中心性原则
B. 开放性原则
C. 鼓励性原则
D. 安慰性原则
E. 谨慎性原则

14. 足月产新生儿，因患吸入性肺炎送儿科抢救室抢救，护士抢救完后回病房，家属询问其相关情况，护士应该
A. 隐瞒病情
B. 夸大病情
C. 暂不回答
D. 客观介绍
E. 简要回答

15. 病人，男性，19岁。尿道损伤后出现排尿困难。护士遵医嘱为其留置导尿。病人表情紧张：“会不会很疼呀？”下列回答较妥当的是
A.“放心，一点儿也不疼”
B.“当然会疼，谁让你受伤了呢！”
C.“不太清楚”
D.“为了治病，疼也得忍着！”
E.“会有一些疼痛，我会尽量帮你减轻痛苦”

16. 病人，女性，38岁。缩窄性心包炎1年，拟择日行心包切除术。夜班护士发现病人失眠，心率120次/min，双手颤抖，沟通中病人表示深恐手术发生意外，但又因病情重不敢不行手术。护士采取的措施**不妥**的是
A. 向病人介绍手术成功的病例
B. 告诉病人手术没有任何风险
C. 向病人说明手术目的
D. 教会病人使用放松技术
E. 鼓励家属在探视时给予心理支持

17. 一位护士在与病人的交谈中，希望了解更多病人对其疾病的真实感受和治疗的看法。最适合的交谈技巧为
A. 认真倾听
B. 仔细核实
C. 及时鼓励
D. 及时澄清
E. 开放式提问

18. 在护患交谈过程中，为了给病人提供思考的时间，护士可采用的最佳技巧为
A. 倾听
B. 核实
C. 鼓励
D. 沉默
E. 病人重述

19. 病人：“我每天抽少量烟，已经好多年了。”护士：“请您告诉我您每天抽几支烟，抽了多少年了？”请问：在上述对话中，护士应用了哪一种沟通技巧？
A. 重述
B. 总结
C. 澄清
D. 反映
E. 阐释

20. 病人，女性，38岁。1周前因“发热待查”收入院。护士采集血标本时，病人说“我住院都1周了，病情怎么一直没好转？”护士恰当的回答应该是
A.“别担心，你的病很容易治愈。”
B.“是吗？那你的病可能挺严重吧。”
C.“我只负责采血，有事问医生吧。”
D.“你觉得主要是哪些方面没有变化？”
E.“你的主管大夫可是我们的骨干，要相信她。”

21. 病人：“我每天都要喝一点酒。”护士“请问你每天具体喝多少？”护士使用的沟通技巧是
A. 叙述

B. 重复
C. 澄清
D. 反映
E. 反馈
22. 需要护士进一步澄清的病人陈述是
A. “我每天抽 2 包烟，已经 10 年了。”
B. “我每天喝一杯酒。”
C. “我每天只吃二两米饭。”
D. “我痰中有血丝已经 10 天了。”
E. “我这次住院的费用比我预算多出 600 元。”
23. 交谈过程中，病人因对病情担忧而伤心地哭泣。为表示对病人的尊重和理解，此时护士可采取的沟通方式为
A. 目光注视病人
B. 安慰病人，阻止其悲伤
C. 暂离开，让病人情绪平静
D. 鼓励病人尽快说出悲伤的其他原因
E. 陪伴病人，沉默片刻
24. 属于开放式提问的是
A. “您昨天呕吐了几次？”
B. “您早餐后服过药了吗？”
C. “现在您头还晕吗？”
D. “你需要吃点什么吗？”
E. “您昨晚睡了几个小时？”
25. 属于开放式提问的是
A. “您今天感觉怎么样？”
B. “服药后，您还觉得头痛吗？”
C. “昨天的检查结果是阴性，您知道了吗？”
D. “您今天吃药了吗？”
E. “您是第一次住院吗？”
26. 下列护患沟通中，属于开放式提问的是
A. “您今天早上吃过药了吗？”
B. “您为什么不愿意选择手术治疗呢？”
C. “您的学历是本科吧？”
D. “你现在有疼痛的感觉吗？”
E. “你每天运动的时间有 1 小时吗？”
27. 病人，女性，45 岁。患子宫肌瘤住院治疗。护士在收集资料时提出若干问题，正确的提问方法是
A. “你出现过括约肌痉挛的现象吗？”
B. “你服药后感觉好多了吧？”
C. “你怎么还躺在床上？”
D. “您一天喝 1 000ml 水还是 1 500ml？”
E. “您用过青霉素吗”
28. 在倾听病人的话语时，**错误**的做法是
A. 全神贯注
B. 集中精神
C. 不必保持目光的接触
D. 用心听讲
E. 双方保持合适的距离
29. 护士从病人的角度，通过倾听和提问，与病人交谈，理解病人的感受，护士采用的交谈策略是
A. 沉默
B. 核对
C. 阐述
D. 移情
E. 反应
30. 在护患沟通过程中，护士移情是指护士
A. 同情病人
B. 怜悯病人
C. 理解病人感情
D. 表达自我感情
E. 鼓励病人
31. 患儿，男，10 岁，以大叶性肺炎收入院。入院当晚，护士正在巡视病房，此时患儿对护士说：“你们都是坏人，把我的爸爸妈妈赶走了，平时都是他们陪我睡觉的。”护士正确的回答是
A. “根据医院的规定，在住院期间，你的父母都不能在这里陪你。”
B. “如果你要乖乖的睡觉，我就找人给你买好吃的。”
C. “你再闹的话，我就给你扎针了。”
D. “你想爸爸妈妈了吧？我陪你说说话吧。”
E. “爸爸妈妈一会儿就来，你先睡吧。”
32. 护士对抑郁症病人进行健康宣教时，病人表示不耐烦，此时护士的最佳反应是
A. “你该认真听讲，不然你的病会更重的”
B. “如果你不想听，我陪您坐一会儿吧”
C. “你这样孤独对你没有好处，这是为你好”
D. “不听可不行，护士长会来检查的”
E. “不想听也行，我把宣传材料放在这里，您一会自己看吧”
33. 带教老师在临床带教过程中为了给实习护士创造机会，有合适的静脉穿刺对象就对病人说：“她虽然是个学生，但穿刺技术非常熟练，而且每次都能成功，您能给她一次穿刺机会吗？”在此护患沟通的过程中，带教老师使用的是
A. 安慰性语言
B. 劝说性语言
C. 鼓励性语言
D. 积极的暗示性语言
E. 指令性语言
34. 护士与病人家属的沟通中，**错误**的是
A. 尊重病人家属
B. 给予病人家属心理支持
C. 指导病人家属对病人进行生活照顾
D. 指导病人家属参与病人的护理过程
E. 指导病人家属参与病人的治疗过程
35. 病人沟通提问过程中，如果护士采用的是封闭式提问，其主要的优点是
A. 病人就可以更好的阐述自己的观点

B. 护士可以在短时间内获得需要的信息
C. 护士可以获得更多资料
D. 护士可以获得更加真实全面的资料
E. 病人可以更加全面的介绍自己的情况

36. 病人男，68岁。因饱餐后胸闷、气促入院。护士带病人入住3床，但其拒绝入住，并询问护士有没有别的病床。此时护士行为不妥的是
A. 如有条件，则安排其他空床
B. 做好解释
C. 不予理睬，安排好3床后，马上给患者进行护理体检
D. 如无空床，询问可否先入住待有空床调换
E. 耐心询问，并倾听原因

37. 患儿男，5岁。病毒性脑炎。由于住院几天后病情仍未好转，家属责问护士，并发生争吵，护士长前去解决，此时最恰当的做法是
A. 沉默
B. 倾听
C. 微笑
D. 抚摸
E. 解释

38. 某病人对护士说："医生通知我明天去做胃镜检查，我真不想去。"此时，护士的最佳反应是
A. "您可能是怕疼，没关系，我会在旁边陪着您"
B. "您能否告诉我为什么不想做这项检查？"
C. "您一定是害怕疼，别紧张，您完全可以忍受"
D. "您害怕做这项检查？"
E. "您觉得没必要做这项检查？"

39. 病人男，65岁。诊断为糖尿病收治入院，三级护理，其女儿坚决要求陪伴，责任护士在劝说时，易导致冲突的说法是
A. "患者的合理需求，我们会及时满足的。"
B. "患者如离开病房接受检查，医院会有专人陪伴的。"
C. "如果每个家属都像您这样陪护，那病房就成旅馆了！"
D. "这是医院的规章制度，希望您能理解配合。"
E. "即使在晚上，护士也会经常巡视病房的。"

40. 病人男，54岁。有慢性支气管炎病史。醉酒后突起畏寒、高热不退，咳嗽、咳痰加重，2天来咳大量脓痰并带鲜血。X线胸片：右上肺有大片密度增高阴影，并有透光区。护士查房时发现病人显得非常焦虑，在与病人交流时，较为妥当的语言表达是
A. "咯血几口就害怕啦？"
B. "医生没告诉您诊断吗？"
C. "您就是肺部感染，有什么可害怕的？"
D. "您的病都是醉酒引起的，以后别喝酒。"
E. "您看上去有些紧张，能告诉我原因吗？"

参考答案

序号	1	2	3	4	5	6	7	8	9	10	11	12	13	14	15	16
答案	B	D	D	C	A	C	E	B	C	C	C	B	A	D	E	B
序号	17	18	19	20	21	22	23	24	25	26	27	28	29	30	31	32
答案	E	D	C	D	C	B	E	D	A	B	E	C	D	C	D	B
序号	33	34	35	36	37	38	39	40								
答案	D	E	B	C	B	B	C	E								

第四节 护理工作中的非语言沟通

考情分析

年份	主要考点
2019	护士为幼儿输液时幼儿感到害怕，护士的正确做法
2020	具有"润滑剂"作用的动态语（微笑）；非语言沟通补充作用的判断
2021	护士把手放在嘴唇上示意病人保持安静，这属于非语言沟通的什么作用（替代作用）
2022	病人因为确诊为癌症而伤心哭泣，护士应采取的沟通方式（沉默）；非语言沟通的特点（真实性）；针对视力障碍的病人应使用的非语言沟通方式是（触摸）；非语言沟通替代作用的判断
2023	护士为分娩中的产妇擦汗、抓住她的手，其使用的沟通技巧（触摸）；乳腺癌病人经常悲伤、哭泣，焦虑不安，护士应采取的处理措施（倾听、陪伴）

 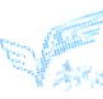

考点导航

一、非语言沟通的主要特点

1. **真实性** 非语言沟通往往比语言沟通更能够表露、传递信息的真实含义。

2. 广泛性 非语言沟通的运用是极为广泛的，即使在语言差异很大的环境中，人们也可以通过非语言信息了解对方的想法和感觉，从而实现有效的沟通。

3. 持续性 非语言沟通是一个持续的过程。在一个互动的环境中，自始至终都有非语言载体在自觉或不自觉地传递信息。

4. **情景性** 在不同的情境中，相同的非语言符号表示不同的含义。

二、护士非语言沟通的主要形式

表情是人类面部的感情，是人类情绪、情感的生理性表露。表情不仅能给人以直观的印象，而且能感染人，是人际沟通的有效形式。

1. 目光 目光可以表达和传递感情，也可以显示自身的心理活动，还能影响他人的行为。

(1) 目光的作用

1) 表达情感：一般而言，沟通双方深切注视的目光表示崇敬之意；怒目圆睁的目光则表示仇恨之切；而回避闪烁的目光表示惧怕之心等。

2) 调控互动：沟通双方可根据对方的目光判断其对谈话主题和内容是否感兴趣、对自己的观点和看法是否赞同。在护患交谈中，如果护士发现病人左顾右盼、东张西望，目光游离不定，应及时调整谈话的内容或方式。

3) 显示关系：目光不仅能显示人际关系的亲疏程度，还可以显示人际间支配与被支配的地位。一般情况下，陌生人之间目光接触时间相对短暂；地位高者注视地位低者的时间相对长于地位低者注视地位高者的时间。

(2) 护士**目光交流技巧**

1) 注视角度：**护士注视病人时，最好是平视**，以显示护士对病人的尊重和护患之间的平等关系。**在与患儿交谈时，护士可采取蹲式、半蹲式或坐位**；与卧床病人交谈时，可采取坐位或身体尽量前倾，以降低身高等。

> **温馨提示**
>
> 少儿频道的主持人在主持节目时，通常跪在地上与小朋友对话，这是为什么呢？这样做的目的就是与小朋友保持平视。

2) 注视部位：护患沟通时，护士注视病人的部位宜采用社交凝视区域，即**以双眼为上线、唇心为下顶角所形成的倒三角区内**。

3) 注视时间：护患沟通过程中，护士与病人目光接触的时间应**不少于全部谈话时间的30%，也不超过谈话全部时间的60%**；如果是异性病人，每次目光对视时间应不超过10秒。

2. 微笑 微笑是一种最常用、最自然、最容易为对方接受的面部表情。

(1) 微笑在护理工作中的作用

1) 传情达意：护士的微笑能使病人感觉心情舒畅，使其感受到来自护士的关心和尊重，能帮助病人重新树立战胜疾病的信心。

2) 改善关系：护士发自内心的微笑可以化解护患之间的矛盾，改善护患关系。

3) 优化形象：微笑可以美化护士的形象，陶冶护士的内心世界。

4) 促进沟通：护士的微笑可以缩短护患之间的心理距离，缓解病人的紧张、疑虑和不安心理，使病人感受到尊重、理解、温馨和友爱。

(2) **护士微笑的艺术**

1) 真诚：护士发自内心的、真诚的微笑能够使护患沟通在一个轻松的氛围展开，能够真正感动病人。

2) 自然：发自内心的微笑应该是心情、语言、神情与笑容的和谐统一。

3) 适度：护士对病人微笑时应适度。笑得过分，有讥笑之嫌；笑得过短，给人以虚伪感。

4) 适宜：护士的微笑一定要**与工作场合、环境、病人的心情相适宜**。

3. 触摸 触摸是非语言沟通的一种特殊形式，包括抚摸、握手、拥抱等。

(1) 触摸的作用

1) 有利于儿童生长发育：触摸对儿童的生长发育、智力发育及良好性格的形成具有明显的刺激作用。

2) 有利于改善人际关系：在人际沟通过程中，沟通双方的触摸程度可以反映双方在情感上相互接纳的水平。

3）有利于传递各种信息：如护士触摸高热病人的额部，传递的是护士对病人的关心和对工作负责的信息。

（2）触摸在护理工作中的应用

1）健康评估：如护士触摸腹痛病人的腹部，了解是否有压痛、反跳痛、肌紧张等。

2）给予心理支持：触摸是一种无声的安慰和重要的心理支持方式，**可以传递关心、理解、体贴、安慰等**。产妇分娩时，护士抚摸产妇的腹部或握住产妇的手，产妇会感到安慰，甚至感觉疼痛的减轻。

3）辅助疗法：触摸可以激发人体免疫系统，使人的精神兴奋，减轻因焦虑、紧张而加重的疼痛，有时还能缓解心动过速、心律不齐等症状，具有一定的保健和辅助治疗作用。

（3）注意事项

1）根据病人性别、年龄、病情等特点，采取病人易于接受的触摸方式。

2）根据沟通双方关系的程度，选择恰当的触摸方式。

三、护士非语言沟通的基本要求

1. 尊重病人　即将病人置于平等的位置上，使处于疾病状态的病人保持心理平衡，不因疾病受到歧视，保持人的尊严。

2. 适度得体　在护患沟通过程中，护士的姿态要落落大方，笑容要适度自然，举止要礼貌热情。

3. 因人而异　在与病人的交往中，护士应根据病人的特点，采用不同的非语言沟通方式，以保证沟通的有效性。

考点练习

考点：护理工作中的非语言沟通（A1、A2型题）

1. 下列属于非语言沟通的特点是
   A. 专业性
   B. 局限性
   C. 持续性
   D. 生动性
   E. 多变性

2. 不属于护士的非语言性沟通的是
   A. 倾诉
   B. 触摸
   C. 沉默
   D. 人际距离
   E. 面部表情

3. 下列护士的面部表情和情境，不正确的是
   A. 迎接新病人时面带微笑
   B. 面对疼痛的病人保持微笑
   C. 为病人做操作时面色镇定
   D. 与紧张、焦虑的病人交谈保持微笑
   E. 与病人交流时经常注视病人

4. 触摸应用于辅助疗法时，主要作用是
   A. 镇痛
   B. 止咳
   C. 降低体温
   D. 促进血液循环
   E. 缓解心动过速

5. 初产妇，正常阴道分娩。第二产程时宫缩频繁，疼痛难忍，痛苦呻吟。此时护士最恰当的沟通方式是
   A. 劝其忍耐
   B. 默默陪伴
   C. 抚摸腹部
   D. 握紧产妇的手
   E. 投以关切的目光

6. 患儿，女，3岁。因急性淋巴细胞白血病入院。在与患儿沟通时，护士始终采用半蹲姿势与其交谈，此种做法主要是应用了沟通技巧的
   A. 倾听
   B. 触摸
   C. 沉默
   D. 目光沟通
   E. 语言沟通

7. 病人，男，28岁。主诉腹痛、腹泻2天，以急性胃肠炎收入院。护士遵医嘱为其进行静脉输液，操作过程中护士使用的主要非语言沟通形式是
   A. 触摸
   B. 眼神
   C. 仪表
   D. 手势
   E. 表情

8. 使用呼吸机的病人常常用手势和表情与护士传递交流信息，此时的非语言行为对语言具有
   A. 补充作用
   B. 替代作用
   C. 驳斥作用
   D. 调整作用
   E. 修饰作用

9. 某护士准备为一个幼儿进行抗生素静脉输液治疗，幼儿感到害怕。为减轻其恐惧，该护士正确的做法是
   A. 走过去，并立即抱起幼儿，使母亲放松
   B. 抱起幼儿去游戏区
   C. 给幼儿喜欢吃的食物
   D. 将幼儿抱起，使其感到舒适
   E. 先与幼儿母亲交谈，使幼儿熟悉陌生人

 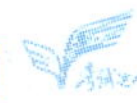

参考答案

序号	1	2	3	4	5	6	7	8	9
答案	C	A	B	E	E	D	A	B	E

第五节　护理工作中的礼仪要求

考情分析

年份	主要考点
2020	不符合护士职业规范的是(戴结婚钻戒);违背护士化淡妆要求的是(时尚)
2021	护士站姿的错误描述(双手自然下垂)
2022	护理礼仪的特点不包括(灵活性)

考点导航

一、礼仪的基本概念

(一)礼仪的概念

礼仪是在人际交往过程中得到共同认可的行为规范和准则,是对礼貌、礼节、仪表、仪式等具体形式的统称。

1. 礼貌　是指人们在交往过程中为表示尊重和友好,通过语言和动作表现出敬意的行为规范,如尊称、主动打招呼、道谢等。

2. 礼节　是人们在社会交往中表现尊重、祝贺、哀悼等惯用形式,是礼貌在语言、行为、仪态等方面的具体表现形式。

3. 仪表　是人的外在表现,包括容貌、服饰、仪态等。

4. 仪式　是在较为庄重的场合为表示敬意或隆重,举行具有专门程序的规范化活动,如各种会议、项目的开幕式或闭幕式、颁奖仪式等。

礼仪的含义包括四个方面:第一,礼仪是一种行为准则或规范;第二,礼仪受文化传统、风俗习惯、宗教信仰以及时代潮流的直接影响;第三,礼仪是个人学识修养、品质的外在表现;第四,礼仪的目的是通过社交各方的相互尊重,达到人际关系的和谐状态。

(二)礼仪的原则

1. 遵守原则　在交际活动中,每一位参与者都必须自觉、自愿地遵守礼仪规则。

2. **自律原则**　礼仪规范由"对待他人的做法"和"对待自己的要求"两部分组成,其中最重要的就是对自我的要求,即运用中需要重视自我要求、自我约束、自我控制、自我检点、自我反省,**对待个人的要求是礼仪的基础和出发点**。

3. 敬人原则　要求人们在交际活动中,对交往对象要互谦互让、互尊互敬、友好相待、和睦共处。

4. 宽容原则　即在交往活动中,不仅要严于律己,更要宽以待人,多理解、体谅、容忍他人,而不要求全责备、过分苛求、咄咄逼人。

5. 平等原则　**平等是礼仪的核心**,对人应以诚相待,一视同仁,给予同等礼遇。

6. 从俗原则　礼仪交往要求人们尊重对方、入乡随俗,而不要妄自尊大、自以为是,或简单地否定其他民族和国家的习俗。

7. 真诚原则　真诚原则要求人们在运用礼仪时,务必以诚待人、表里如一、言行一致,不得口是心非、阳奉阴违。

8. 适度原则　在与人交往时,第一要感情适度,既要彬彬有礼,又不能低三下四;第二是要谈吐适度,既要坦率真诚,又不能言过其实;第三是要举止适度,既要优雅得体,又不能夸张造作。

二、护理礼仪的基本概念

(一)护理礼仪的含义

护理礼仪是护理工作者在进行医疗护理和健康服务过程中形成的被大家公认和自觉遵守的行为规范和准则。

（二）护理礼仪的特征

1. 规范性　护理礼仪是护士必须遵守的行为规范，是在相关法律、规章制度、守则的基础上，对护士待人接物、律己敬人、行为举止等方面规定的模式或标准。

2. 强制性　护理礼仪中的各项内容是基于法律、规章、守则和原则基础上的，对护士具有一定的约束力和强制性。

3. 综合性　护理礼仪作为一种专业文化，是护理服务科学性与艺术性的统一，是人文与科技的结合，是伦理学与美学的结合。

4. 适应性　护士对不同的服务对象或不同的文化礼仪具有适应能力。

5. 可行性　护理礼仪要运用于护理实践中，应注重礼仪的有效性和可行性，要得到护理对象的认可和接受。

三、护士的仪表礼仪要求

（一）护士仪容礼仪要求

1. 面部仪容礼仪　护士在工作期间应保持面部仪容自然、清新、高雅、和谐。在保持面部清洁的基础上，可化淡妆。

2. 头饰礼仪　护士工作期间的发式要求是：头发前不过眉，侧不过耳，后不过领。对于女性护士，如果是长发，应盘起或戴网罩；如果是短发，也不应超过耳下3cm，否则也应盘起或使用网罩。对于男性护士，不应留长发；一般情况下，不应剃光头。

（二）护士服饰礼仪要求

1. 护士服着装原则

（1）端庄大方：护士在着装上应做到端庄实用，简约朴素，线条流畅，呈现护士的青春活力美。

（2）干净整齐：**干净整齐是护士工作装的基本要求**。

（3）搭配协调：穿着护士服时，要求大小、长短、型号适宜，腰带平整、松紧适度。

2. 护士服着装具体要求

（1）护士服：护士服是职业礼服，要求式样简洁、美观，穿着合体，松紧适度，操作灵活；面料挺拔、透气，易清洗、消毒；颜色清淡素雅。护士应保持护士服清洁、平整，衣扣整齐，腰带调整适度。

（2）护士鞋：为了便于工作，护士鞋要求软底、坡跟或平跟，防滑；颜色以白色或奶白色为宜；护士应注意保持鞋面清洁。

（3）袜子：**袜子以肉色、白色等浅色、单色为宜**。

（4）饰物：**护士工作期间不宜佩戴过多饰物**，如戒指、手链、手镯及各种耳饰。

（三）护士基本行为礼仪

1. 站姿　抬头、颈直，下颌微收、嘴唇自然闭合；双眼平视前方，面带微笑；两肩外展，双臂自然下垂；挺胸，收腹；双腿直立，两膝和脚跟并拢，脚尖分开，呈“V”形或“丁”形。

2. 坐姿　抬头，上身挺直，下颌微收，目视前方；挺胸立腰，双肩平正放松；上身与大腿、大腿与小腿均呈90°；**双膝自然并拢，双脚并拢，平落于地或一前一后；坐在椅子的前部1/2或2/3处即可；双手交叉相握于腹前**。

3. 走姿　上身正直、抬头，下颌微收，双眼目视前方，面带微笑；挺胸收腹，立腰；足尖向前，双臂自然摆动，前后摆幅不超过30°；步态轻盈、稳健，步幅适中、匀速前进。

考点练习

考点：护理工作中礼仪要求（A1型题）

1. 护理礼仪的特点为
   A. 强制性
   B. 专业性
   C. 服从性
   D. 灵活性
   E. 操作性

2. 关于护士衣着服饰的要求，**错误**的是
   A. 护士服穿着应整洁、平整，衣扣要扣齐
   B. 护士鞋要求平跟、软底，以白色为主
   C. 护士上班期间可佩戴耳环、项链等首饰
   D. 护士表应佩戴在左胸前，用胸针别好
   E. 护士袜应以单色为主，袜口不能露在裙摆外

3. 下列关于护士坐姿规范的描述，**错误**的是
   A. 头正，颈直
   B. 轻稳的坐于椅面的前1/2～2/3
   C. 捋平护士服下端
   D. 双膝分开脚后收
   E. 两手自然置于两腿上

4. 关于护士在工作中坐姿的叙述，**错误**的是
   A. 坐在椅子的前部1/2～1/3处
   B. 上半身挺直，抬头
   C. 两膝并拢，两脚并拢
   D. 双手交叉相握于胸前
   E. 目视前方，下颌微收

5. 值班护士在听到呼叫器来呼救：“××床的病人突然昏

迷了”。此时护士去病室的行姿应为
A. 慢步走
B. 快步走
C. 跑步
D. 小跑步
E. 快速跑步

参考答案

序号	1	2	3	4	5
答案	A	C	D	D	B

附　录

附录一　其他常见考点

一、意识障碍的分类

详见附表 1。

附表 1　意识障碍的分类

能否唤醒	分类	表现
能唤醒	嗜睡	病人处于持续睡眠状态，但能被言语或轻度刺激唤醒，醒后能正确、简单而缓慢地回答问题，但反应迟钝，刺激去除后又很快入睡
	意识模糊	思维和语言不连贯，对时间、地点、人物的定向力完全或部分发生障碍，可有错觉、幻觉、躁动不安、谵语或精神错乱
	昏睡	病人处于熟睡状态，不易唤醒。压迫眶上神经、摇动身体等强刺激可被唤醒，醒后答话含糊或答非所问，停止刺激后又进入熟睡状态
不能唤醒	浅昏迷	意识大部分丧失，无自主运动，对声、光刺激无反应，对疼痛刺激（如压迫眶上缘）可有痛苦表情及躲避反应
	深昏迷	意识完全丧失，对各种刺激均无反应

二、人际沟通中的距离

美国人类学家爱德华·霍尔将人际沟通中的距离分为亲密距离、人际距离、社会距离和公众距离四个层次。

1. **亲密距离**　是人际沟通中最小的间隔距离，一般为 15cm 左右。这种距离一般在社交场合较为少见，主要在极亲密的人之间，比如母亲和婴儿，或**护理人员进行某些技术操作时应用**，用于进行治疗或传达非常秘密的信息或亲密的感情。

2. **人际距离**　是人际沟通稍有分寸感，可以友好沟通的距离，**一般为 50cm 左右**，主要传达个人或秘密的信息。这是进行非正式个人交谈时经常保持的距离。

3. **社会距离**　是一种社交性的或礼节性的较为正式的距离，一般距离为 1.2～3.7m。

4. **公众距离**　是一种大众性、群体性的沟通方式。一般距离为 3.7m 以上，用于发表公开演讲或讲课。

三、病人角色适应不良的类型

1. **病人角色行为冲突**　主要发生于**由常态下的社会角色转向病人角色时**，表现为**意识到自己有病，但不能接受病人这一角色**，且有愤怒、焦虑、烦躁、茫然或悲伤等情绪反应。

2. **病人角色行为强化**　是病人角色适应中的一种变态现象，即当一个人主要发生于**由病人角色向常态角色的转变时，仍然安于病人角色，产生退缩和依赖心理，表现为依赖性增强**，害怕出院，害怕离开医务人员，对正常的生活缺乏信心等。

3. **病人角色行为缺如**　**指病人没有进入病人角色，不愿意承认自己是病人**，这是一种心理防御的表现。主要发生于由健康角色转向病人角色及疾病突然加重或恶化时。

4. **病人角色行为异常**　久病或是重病病人常有悲观、厌倦甚至自杀等心理和行为表现。

5. **病人角色行为消退**　**是指一个人已经适应了病人角色，但由于某种原因，使他又重新承担起原来扮演的其他角色。**

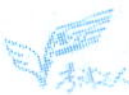

温馨提示

病人角色适应不良的类型考生可简单地理解为：角色行为缺如是指病人没进入病人角色；角色行为冲突是指病人想进入病人角色，但与正常的角色相冲突，产生了内心冲突；角色行为强化是指病人安于病人角色；角色行为消退是指病人已经进入病人角色，但中途又退出病人角色重新承担正常的社会角色。

四、面容与表情

疾病可使人的表情与面容出现痛苦、忧虑、疲惫等变化。疾病发展到一定程度，可出现特征性的面容与表情(附表 2)。

附表 2 特征性面容表现

分类	表现	所见疾病
急性病容	**面色潮红，鼻翼扇动，口唇疱疹，表情痛苦**	肺炎球菌性肺炎、疟疾等
慢性病容	**面容憔悴，面色灰暗或苍白，目光暗淡**	恶性肿瘤、结核等
病危面容	**面肌消瘦、面色苍白或铅灰，表情淡漠，双目无神，眼眶凹陷，鼻骨嵴耸**	大出血、严重休克、脱水、急性腹膜炎等
二尖瓣面容	面容晦暗，口唇微绀，两面颊呈淤血性的发红	二尖瓣狭窄
甲亢面容	面容惊愕、眼裂增宽、眼球突出、目光炯炯有神、情绪激动易怒	甲状腺功能亢进
满月面容	面容圆如满月、皮肤发红、常伴痤疮和毳毛	库欣综合征
肢端肥大症面容	头颅增大、面部变长、眉弓及两侧颧部隆起、耳鼻增大、唇舌肥厚、下颌增大向前突出	垂体瘤

五、氧疗的不良反应

当氧浓度高于 60%、持续时间超过 24 小时，可能出现氧疗不良反应。常见的不良反应有：

1. 氧中毒　表现为胸骨下不适、疼痛、灼热感，继而出现呼吸增快、恶心、呕吐、烦躁、断续的干咳。预防措施是避免长时间、高浓度氧疗及经常做血气分析，动态观察氧疗的治疗效果。

2. **肺不张**　吸入高浓度氧气后，肺泡内氮气被大量置换，一旦支气管有阻塞时，其所属肺泡内的氧气被肺循环血液迅速吸收，引起吸入性肺不张。表现为**烦躁，呼吸、心率增快，血压上升，继而出现呼吸困难、发绀、昏迷**。预防措施是鼓励病人做深呼吸，多咳嗽和经常改变卧位、姿势，防止分泌物阻塞。

3. **呼吸道分泌物干燥**　应加强湿化和雾化吸入。氧气是一种干燥气体，吸入后可导致呼吸道黏膜干燥，分泌物黏稠，不易咳出，且有损纤毛运动。因此，氧气吸入前一定要先湿化再吸入，以减轻对呼吸道黏膜的刺激作用。

4. 晶状体后纤维组织增生　仅见于新生儿，以早产儿多见。由于视网膜血管收缩、视网膜纤维化，最后出现不可逆转的失明，因此应控制氧浓度和吸氧时间。

5. 呼吸抑制　见于Ⅱ型呼吸衰竭者(PaO_2 降低、$PaCO_2$ 增高)，由于 $PaCO_2$ 长期处于高水平，呼吸中枢失去了对二氧化碳的敏感性，呼吸的调节主要依靠缺氧对外周化学感受器的刺激来维持，吸入高浓度氧，解除缺氧对呼吸的刺激作用，使呼吸中枢抑制加重，甚至呼吸停止。因此对**Ⅱ型呼吸衰竭病人应给予低浓度、低流量(1～2L/min)吸氧**，维持 PaO_2 在 8kPa(60mmHg)即可。

六、人的基本需要层次

马斯洛将人的基本需要按其重要性和发生的先后顺序由低到高分为：生理的需要、安全的需要、爱与归属的需要、尊重的需要及自我实现的需要，各层次的需要以“金字塔”的形状排列。

1. 生理需要　是人类与生俱来的最基本的维持人生命与生存的需要，包括空气、水分、食物、排泄、休息、睡眠等。生理需要位于“金字塔”形需要层次的最底部，是需要首先给予满足的需要。

2. **安全需要**　生理需要一旦得到满足，安全的需要便愈发强烈。安全需要包括生理安全和心理安全。

3. **爱与归属的需要**　是第三层次的需要，它包括给予和得到两个方面，即**个体需要去爱和接纳别人，同时也需要被别人爱，被集体接纳**，以建立良好的人际关系。

4. **自尊的需要**　处于需要的第四层次。自尊有双重含义，即**自尊和受他人尊敬**。

5. 自我实现的需要　指个人的潜能得到充分发挥，实现自己在工作及生活上的愿望，并能从中得到满足。它是最高层次的基本需要，是当所有较低层次的需要均获得满足后，方可达到的境界。

七、肌力的分级

肌力程度一般分为6级：

0级：完全瘫痪、肌力完全丧失。

1级：可见肌肉轻微收缩，但无肢体运动。

2级：肢体可移动位置，但不能抬起。

3级：肢体能抬离床面，但不能对抗阻力。

4级：能作对抗阻力的运动，但肌力减弱。

5级：肌力正常。

八、护患交谈中的常用语言

1. 指导性语言　是指当病人不具备医学知识或者医学知识缺乏时，护士采用一种灌输式方法将疾病和健康保健知识有关的内容交给病人，使其配合医护人员的工作以达到康复目的的一种语言表达方式。如护士除治疗疾病以外，还对病人进行健康教育和健康促进，教会病人一些有利于健康的行为。

2. 解释性语言　是指当病人提出问题需要解答时，护士采用的一种语言表达方式。如一位因炎症反应导致白细胞升高的病人，误以为自己为白血病而极度恐惧，护士知情后对病人进行了及时的解释，使病人放下包袱并且积极配合治疗。

3. 劝说性语言　是指当病人行为不当时，护士对其采用的一种语言表达方式。如针对吸烟的病人，护士对病人晓之以理、动之以情，向病人讲清吸烟的危害及对疾病治疗的影响，病人就比较容易接受。

4. 鼓励性语言　是指护士通过交流，帮助病人增强信心的一种语言表达方式。鼓励性语言常用于小儿、病情较重且预后较差的病人。

5. 疏导性语言　主要用于心理性疾患的病人。护士在工作中应用疏导性语言能使病人倾诉心中的苦闷和忧郁，是治疗心理障碍的一种有效手段。

6. 安慰性语言　是一种使人心情舒适的语言表达方式。使用安慰性语言可稳定病人的情绪，帮助病人克服暂时的困难，树立战胜疾病的信心，有利于疾病的康复与治疗。

九、领导行为四分图理论

1945年，美国俄亥俄州大学商业研究所发起了对领导行为研究的热潮，研究设计了领导行为描述调查表，列出了众多刻画领导行为的因素，通过逐步概括和归类，最后将领导行为概括为“关心人”和“关心工作”。

“关心人”是指注重建立领导者与被领导者之间的友谊、尊重和信任的关系。包括尊重下属的意见，给下属较多的工作自主权，体察下属的思想感情，注意满足下属的需要，平易近人、关心群众、注重民主。

“关心工作”是指领导者注重规定自己与工作群体的关系，建立明确的组织模式、意见交流渠道和工作程序，但不太关心人际关系。

1. **高任务低关系**　适用于**下属成熟度低**的情况。因为下属不成熟，没有能力也不愿意承担责任，所以需要采取高任务低关系的领导风格。

2. **高任务高关系**　适用于**下属较为不成熟**的情况。因为下属有承担责任的愿望，但没有承担责任的能力。所以，领导者既要关心任务，又要关心、鼓励下属，需要采取高任务高关系的领导风格。

3. **低任务高关系**　适用于**下属比较成熟**的情况。因为下属已经比较成熟，基本能胜任工作，而且还不太满意领导者的指示与约束。所以领导者应采取低任务高关系的领导风格。

4. **低任务低关系**　适用于**下属高度成熟**的情况。因为下属有能力承担责任，而且也有能力完成任务，因此，领导者应赋予下属一定的权力，让下属自己决策，对下属采用低任务低关系的领导风格。

温馨提示

考生应能理解“工作”与“关系”的具体含义。关心工作是指领导以工作任务为中心，强调组织目标的实现；关心人是指注意下属的需要，乐于同下属建立相互信任、相互尊重的关系，给下属较多的自主权，考虑员工的意见和感情。

十、格拉斯哥昏迷评分

国际上通用格拉斯哥昏迷评分(GCS)来评判病人的意识情况，比较客观。**GCS最高分为15分，表示意识清楚；12～14分为轻度意识障碍；9～11分为中度意识障碍；8分以下为昏迷**；分数越低则意识障碍越重(附表3)。

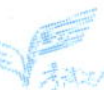

附表 3 Glasgow 昏迷评分（GCS）

伤者反应	分类	评分	伤者反应	分类	评分	伤者反应	分类	评分
睁眼反应	正常睁眼	4	语言反应	回答正确	5	运动反应	遵命动作	6
	呼唤睁眼	3		回答错误	4		痛定位动作	5
	刺痛睁眼	2		含混不清	3		刺痛躲避	4
	无反应	1		唯有声叹	2		肢体屈曲反应	3
				无反应	1		肢体过伸反应	2
							无反应	1

十一、新生儿 Apgar 评分

Apgar 评分**包括皮肤颜色、心率、呼吸、肌张力、反射**五个方面，计分的标准为：

1. 皮肤颜色　全身皮肤红为 2 分，躯干红、四肢青紫为 1 分，全身青紫或苍白为 0 分。
2. 心率　大于 100 次/min 为 2 分，小于 100 次/min 为 1 分，听不到心音为 0 分。
3. 呼吸　呼吸规律为 2 分，呼吸慢、不规律为 1 分，没有呼吸为 0 分。
4. 肌张力及运动　四肢能活动为 2 分，四肢略屈曲为 1 分，松弛为 0 分。
5. 反射　大声啼哭为 2 分，低声抽泣或皱眉为 1 分，毫无反应为 0 分。

十二、小儿神经反射

1. **终身存在的反射**

（1）浅反射：**出生时即生存，终身不消失的反射**，包括**角膜反射、瞳孔反射、结膜反射、吞咽反射**。提睾反射到出生 4～6 个月后才明显。

（2）腱反射：从新生儿期可引出肱二头肌、肱三头肌腱反射、膝腱反射、跟腱反射等。腱反射的减弱或消失提示神经、肌肉、神经肌肉结合处或小脑病变。

温馨提示

小儿出生后终身存在的反射即为体格检查时需检查的角膜反射、瞳孔反射、结膜反射、吞咽反射。

2. 小儿时期暂时性反射　**出生时存在，以后逐渐消失的反射**。**迈步反射，握持反射，拥抱反射，觅食、吸吮反射**。

3. 出生时不存在，以后逐渐出现并终身存在的反射　如**降落伞反射 9～10 个月时出现；平衡反射 10～12 个月时出现**等。

十三、自发性气胸病人的护理

因肺部疾病使肺组织及脏层胸膜突然自发破裂，或因靠近肺表面的肺大疱自发破裂，肺及支气管内气体进入胸膜腔所致的气胸，称为自发性气胸。

（一）病因及发病机制

1. 继发性自发性气胸　以继发于**慢性阻塞性肺疾病及肺结核最为常见**。

2. 原发性自发性气胸　多见于瘦高体型的男性青壮年，常规 X 线检查，肺部无显著病变，但在胸膜下（多在肺尖部）可有肺大疱，一旦破裂所形成的气胸称为原发性气胸。

（二）临床表现

1. 症状

（1）**胸痛**：起病急骤，多数病人是在日常生活或休息时，**突感一侧胸痛，如刀割样或针刺样，随即出现胸闷、气促，呼吸困难**，可伴有刺激性咳嗽。

（2）呼吸困难。

（3）咳嗽：可有轻到中度的刺激性咳嗽，有气体刺激胸膜所致。

2. 体征　少量气胸的体征不明显，听诊可有**呼吸音减弱**。大量气胸时，气管向健侧移位，**患侧胸部膨隆，肋间隙增宽，呼吸运动和语颤减弱，叩诊呈过清音或鼓音**。

（三）辅助检查

1. **X 线检查**　**是诊断气胸的重要方法**。X 线胸片可见患侧透光度增强，肺被压向肺门，呈高密度影，外缘呈弧形或分叶状。

2. CT 比X线检查更敏感、准确，表现为胸膜腔内出现极低密度的气体影，伴有肺组织不同程度的萎缩改变。

3. 血气分析 可提示不同程度低氧血症。

（四）治疗原则

1. 一般治疗 闭合性气胸积气量少于该侧胸腔容积的20%时，气体可自行吸收，不需要排气治疗，但要注意观察积气量的变化情况。气胸病人应卧床休息，给予氧气吸入。

2. 排气治疗

（1）胸腔穿刺抽气：穿刺部位常在**患侧胸部锁骨中线第二肋间**或腋前线第4～5肋间处。**一次抽气量不宜超过1 000ml**。

（2）胸腔闭式引流：在患侧胸部锁骨中线第2肋间或腋前线第4～5肋间处，经套管针将引流导管插入胸膜腔或行手术切开后置入引流导管，导管外端接单瓶水封瓶，**置液面下1～2cm处**，使胸膜腔内压力保持在1～2cmH_2O以下。

3. 化学性胸膜固定术 适用于气胸反复发生，肺功能欠佳，不宜手术者。

4. 外科手术 适用于内科治疗无效者。

（五）护理问题

1. 低效性呼吸型态 与肺扩张能力下降、缺氧有关。

2. 疼痛：胸痛 与胸膜腔压力变化、引流管置入有关。

3. 恐惧/焦虑 与突发气胸引起呼吸困难等有关。

（六）护理措施

1. 休息 应绝对卧床休息，每2小时协助病人翻身一次，如有胸腔引流管，翻身时应注意防止引流管脱落。减少活动、深呼吸、咳嗽等，以免胸廓扩张，胸膜受牵拉，而导致胸痛。

2. 吸氧 给予鼻导管或鼻塞。氧流量控制在2～5L/min。

3. 病情观察 重视病人的主诉，严密观察呼吸频率、深度、呼吸困难是否加重和血氧饱和度变化，必要时监测血气。大量气胸，尤其是张力性气胸时，注意观察心律、血压变化，如病人心率加快、血压下降、发绀、冷汗、心律失常等情况。

4. 排气疗法的护理

（1）术前向病人说明排气疗法的目的、意义、过程及注意事项，以取得病人配合。

（2）胸腔闭式引流护理，见气胸部分。

（3）**鼓励病人每2小时进行一次深呼吸、咳嗽练习**或吹气球，以促进受压萎缩的肺组织扩张，**加速胸腔内气体排出，促进肺尽早复张**。但尽量避免用力咳嗽。

5. 预防感染 嘱病人注意保暖，防止受凉，以免上呼吸道感染。

6. 保持大便通畅，防止用力引起的胸痛或伤口疼痛，以及气胸的复发。

（七）健康教育

1. **避免抬举重物、剧烈咳嗽、屏气、用力排便**；注意劳逸结合，**气胸愈合1个月内不要进行剧烈运动**；吸烟者应戒烟。

2. 气胸复发的处理 一旦出现突发胸痛，随即出现胸闷、气急时，可能是气胸复发，应及时就医。

十四、心肌炎病人的护理

病毒性心肌炎是由病毒感染引起心肌局限性或弥漫性炎症。

（一）病因及发病机制

各种病毒都可引起，大多数由柯萨奇病毒A、B，埃可病毒，脊髓灰质炎病毒，流感病毒和HIV病毒引起，其中**柯萨奇病毒B感染多见**。

（二）临床表现

轻者无明显症状，重者可出现心律失常、心力衰竭、心源性休克。细菌感染、营养不良、劳累、寒冷、酗酒、妊娠、缺氧等为诱因。

1. 病毒感染症状 **发病前1～3周常有病毒感染前驱症状**，如发热、全身倦怠等“感冒”症状或呕吐、腹泻等消化道症状。

2. 心脏受累症状 胸闷、心悸、呼吸困难、心前区隐痛、乏力等。严重者出现阿-斯综合征、心源性休克。

3. 主要体征 出现与发热程度不平行的心动过速，各种心律失常，心尖部第一心音减弱、出现第三心音，交替脉，舒张期奔马律。颈静脉怒张、水肿、肺部啰音及肝大、心脏扩大等。严重者出现心源性休克体征。

（三）辅助检查

1. 实验室检查 血清学检查CK、AST、LDH增高，白细胞升高，红细胞沉降率加快，C反应蛋白增加。**血清病毒中和抗体、血凝抑制抗体或补体结合抗体**需反复测定，发病后3周间的2次血清抗体滴度呈4倍增高。

2. X线检查 心影扩大或正常。

3. 心电图 ST-T 改变,R 波降低,病理性 Q 波以及房室传导阻滞、室性期前收缩。

4. 超声心动图检查 左心室壁弥漫性(或局限性)收缩幅度减低,左心室增大等。

(四) 治疗原则

1. **急性期卧床休息,补充营养**。症状常于数周内消失。

2. **应用营养心肌、促进心肌代谢的药物** 如三磷酸腺苷、辅酶 A、大剂量维生素 C、细胞色素 C、果糖、肌苷等。

3. 治疗并发症 心力衰竭者给予利尿剂和血管扩张剂、血管紧张素转换酶抑制剂,由于心肌坏死易引起洋地黄中毒,故洋地黄用量应小。如病人出现完全性房室传导阻滞或二度Ⅱ型房室传导阻滞,并发生阿-斯综合征应及时安装临时心脏起搏器。**目前不主张早期使用糖皮质激素**。

(五) 护理措施

1. 创造良好环境 保持病室安静,限制探视,保证病人充分休息和睡眠。

2. 休息与活动 向病人解释急性期卧床休息可减轻心脏负担,减少心肌耗氧,促进心功能恢复。**急性期须绝对卧床休息 3 天,第 4 天可进行关节主动运动,坐位洗漱,进餐;第 2 周可扶床站立,室内走动;第 3 周可楼道内走动,上下一层楼**。

3. 活动监测 病情稳定后与病人一起制定每日活动计划,严密监测活动时心率、心律、血压变化,若活动后出现胸闷、心悸、呼吸困难、心律失常等应立即停止活动,以此作为限制最大活动量的指标。

4. 饮食护理 给予高蛋白质、高维生素易消化饮食,多吃新鲜蔬菜和水果。禁烟、酒,禁饮浓茶、咖啡,当病人出现心功能不全时给予低热量、低盐饮食。

5. 病毒性心肌炎病人可发生心力衰竭,应指导病人避免呼吸道感染、剧烈运动、情绪激动、妊娠、饱餐、寒冷、用力排便等诱因。

6. 病毒性心肌炎病人可出现各种心律失常,故急性期心电监护,注意心率、心律、心电图变化,同时准备好抢救药品及物品,一旦发生严重心律失常,立即遵医嘱给予抗心律失常药物或配合临时起搏、电复律等。

考点练习

1. 病人,女性,53 岁。因突起意识障碍伴右侧肢体瘫痪入院。查体:呼之不应,压眶有痛苦表情,角膜反射及瞳孔对光反射存在。护士判断该病人意识状态为
   A. 嗜睡
   B. 昏睡
   C. 意识模糊
   D. 浅昏迷
   E. 深昏迷

2. 病人,男性,36 岁。因颅内出血急诊入院,病人呈睡眠状态已 3 天,可以唤醒随后入睡,问病人问题可以正确、简单、缓慢回答。此病人的意识状态是
   A. 意识模糊
   B. 浅昏迷
   C. 深昏迷
   D. 嗜睡
   E. 昏睡

3. 患儿,女,2 岁。因高热惊厥入院治疗。护士在给患儿执行护理操作时的距离属于
   A. 亲密距离
   B. 个人距离
   C. 社会距离
   D. 公众距离
   E. 社交距离

4. 病人,女,36 岁。因消化性溃疡入院治疗,住院期间得知女儿生病,就出院去照顾女儿。该病人的行为属于
   A. 角色行为冲突
   B. 角色行为消退
   C. 角色行为强化
   D. 角色行为异常
   E. 角色行为阙如

5. 病人,男性,58 岁。患有肥厚型心肌病 5 年。近 1 个月来常有心绞痛发作及一过性晕厥,病人因此非常紧张,整日卧床,不敢活动。该病人出现的角色行为改变为
   A. 角色行为强化
   B. 角色行为缺如
   C. 角色行为冲突
   D. 角色行为差异
   E. 角色行为消退

6. 某病人住院后经治疗和护理已进入恢复期,但他仍旧事事需要护士帮助。此病人出现的问题是
   A. 病人角色行为强化
   B. 病人角色行为冲突
   C. 病人角色行为消退
   D. 病人角色行为阙如
   E. 角色行为异常

7. 病人,男,39 岁。近日来咳嗽,食欲缺乏,四肢乏力。入院时病人面色晦暗,消瘦,结核菌检查结果为阴性,诊断为肺结核。病人呈现的面容属于
   A. 急性病容
   B. 慢性病容
   C. 病危面容
   D. 二尖瓣面容
   E. 贫血面容

8. 病人，男性，50岁。以外伤入院治疗，在用氧过程中，家属私自将鼻导管氧流量调至10L/min，15分钟后病人继之出现烦躁不安、面色苍白、急性呼吸困难等表现。该病人最可能出现了
A. 肺水肿
B. 肺不张
C. 肺气肿
D. 氧中毒
E. 心力衰竭

9. 病人，男性，79岁。因患ARDS入住ICU。病情缓解后，病人对护士说："我见不到孩子、老伴，心里不舒服。"这表明该病人存在
A. 生理需要
B. 安全需要
C. 爱与归属的需要
D. 尊敬与被尊敬的需要
E. 自我实现的需要

10. 病人，女性，因胆囊结石入院，次日将接受胆囊切除术。术前各项准备工作已做好，但病人仍焦虑不安。此时应满足病人的
A. 生理的需要
B. 安全的需要
C. 爱与归属的需要
D. 尊重的需要
E. 自我实现的需要

11. 病人，男性，49岁。因突发左侧肢体活动不利伴恶心、呕吐及头痛来诊，以"脑栓塞"收入院。今晨护士进行肌力评估时其左侧肢体可轻微收缩，但不能产生动作。按6级肌力记录法，该病人的肌力为
A. 0级
B. 1级
C. 2级
D. 4级
E. 5级

12. 病人，女性，65岁。因输尿管结石行体位冲击波碎石术，现已康复准备出院。出院时护士说"你回去要坚持服药，适量运动，请慢走"，这属于
A. 招呼用语
B. 介绍用语
C. 安慰用语
D. 迎送用语
E. 电话用语

13. 患儿，男，2岁，因缺铁性贫血入院治疗，患儿治疗期间由母亲负责照顾。在为患儿做治疗时，护士最容易让患儿接受的语言是
A. 指导式语言
B. 关心式语言
C. 夸赞式语言
D. 安慰式语言
E. 解释式语言

14. 护士小王刚从护校毕业，缺乏工作经验，工作中听从护士长的安排，同时护士长经常检查她的工作，并给予指导和督促。护士小王和护理领导者间形成的工作行为和领导行为关系是
A. 高工作与低关系
B. 高工作与高关系
C. 低工作与高关系
D. 低工作与低关系
E. 疏远型关系

15. 对主管护师以上的护理人员，应采取的领导方式是
A. 高工作、低关系
B. 低工作、低关系
C. 低工作、高关系
D. 高工作、高关系
E. 亲密型关系

16. 某颅脑损伤病人呼之睁眼、回答问题错误、刺痛躲避，其格拉斯哥评分为
A. 15分
B. 13分
C. 11分
D. 9分
E. 7分

17. 一男性新生儿经产钳助产娩出。出生后心率95次/min，呼吸浅慢，四肢皮肤青紫，四肢稍屈，喉反射消失。Apgar评分为
A. 4分
B. 5分
C. 6分
D. 7分
E. 8分

18. 新生儿出生时存在，以后逐渐消失的神经反射是
A. 角膜反射
B. 拥抱反射
C. 结膜反射
D. 瞳孔反射
E. 吞咽反射

19. 出生时存在，且永不消失的神经反射是
A. 吸吮反射
B. 觅食反射
C. 拥抱反射
D. 握持反射
E. 吞咽反射

20. 自发性气胸最常见继发于
A. 原发性气胸
B. 支气管哮喘
C. 慢性阻塞性肺疾病
D. 肺癌
E. 大叶性肺炎

21. 自发性气胸的典型表现是
A. 刺激性咳嗽

B. 呼吸困难
C. 胸闷、气促
D. 胸痛
E. 血压下降

22. 自发性气胸的治疗措施中首要的是
A. 消除病因
B. 防治感染
C. 预防复发
D. 预防并发症
E. 使肺尽早复张

23. 慢性阻塞性肺疾病合并自发性气胸病人，经过治疗准备出院。为减少气胸复发，护士应告诉病人需要特别注意的是
A. 避免进食生冷食物
B. 不能喝牛奶
C. 不能快步行走
D. 保持大便通畅
E. 坚持低蛋白饮食

24. 病人，男性，33 岁。干咳、胸痛，以自发性气胸入院。经积极治疗后已痊愈准备出院。护士告诉病人为预防复发最重要的是
A. 戒烟
B. 清淡饮食
C. 避免屏气用力
D. 积极锻炼身体
E. 保持情绪稳定

(25～27 题共用题干)

病人，男性，18 岁。体育运动后突感左侧胸闷、胀痛，气促，出冷汗。查体：面色苍白，口唇发绀，呼吸 32 次/min，左胸叩诊呈鼓音，呼吸音消失。

25. 应初步考虑该病人为
A. 心绞痛
B. 自发性气胸
C. 肺炎球菌性肺炎
D. 单根单处肋骨骨折
E. 肋间神经痛

26. 为明确诊断，最重要的方法是
A. 胸部 X 线
B. 胸部 CT
C. 血气分析
D. 痰液培养
E. B 超

27. 为该病人穿刺放气时，一次抽气量<u>不超过</u>
A. 200ml
B. 500ml
C. 800ml
D. 1 000ml
E. 2 000ml

28. 气胸患者痊愈后多长时间内不宜做剧烈运动
A. 1 个月
B. 2 个月
C. 3 个月
D. 4 个月
E. 5 个月

29. 引起病毒性心肌炎的最常见病毒是
A. 鼻病毒
B. 腺病毒
C. 流感病毒
D. 柯萨奇病毒 B
E. 埃可病毒

30. 病毒性心肌炎的病人大多数在发病前有以下哪项病史
A. 关节痛病史
B. 发病前 1～3 周上呼吸道或肠道感染病史
C. 心绞痛病史
D. 头晕病史
E. 心慌病史

31. 病毒性心肌炎的临床表现<u>不包括</u>
A. 心悸
B. 胸闷
C. 与体温不成比例的心动过速
D. 交替脉
E. 奇脉

32. 下列与病毒性心肌炎的诊断<u>无关</u>实验室指标是
A. CK 增高
B. C 反应蛋白增高
C. 白细胞增高，中性粒细胞增加
D. 红细胞沉降率增高
E. 血清抗体滴度四倍增高

33. 病毒性心肌炎的治疗原则<u>不包括</u>
A. 大剂量维生素 C 静滴
B. 早期使用糖皮质激素
C. 急性期应静卧休息
D. 治疗并发症
E. 使用洋地黄剂量应小

34. 关于心肌炎病人的护理措施，**错误**是
A. 注意补充富含维生素 C 的食物
B. 鼓励病人早期活动以预防并发症
C. 注意保持大小便通畅
D. 严密观察病人的心率及心律
E. 注意控制补液速度

35. 病人，女性，20 岁，大学生。“重感冒”2 周后出现胸闷、心悸、乏力等症状。查体：心率 102 次/min，血压 110/70mmHg。实验室检查：蛋白增高，拟诊断为病毒性心肌炎收住院治疗。病人紧张焦虑，为缓解其情绪，护士应告知该病人
A. 目前可下地活动
B. 出院后即可上体育课
C. 该病可治愈，不会有任何后遗症
D. 出院后即可复学
E. 症状消失，血液学指标恢复正常后可增加活动量

36. 病毒性心肌炎患者的治疗要点<u>不包括</u>

A. 预防心力衰竭
B. 抗生素治疗
C. 抗病毒治疗
D. 急性期卧床休息
E. 防治心律失常

37. 病毒性心肌炎患者心肌损伤时常见的心电图改变**不包括**
A. T波倒置
B. 心肌缺血
C. 预激综合征
D. 室性心律失常
E. 房室传导阻滞

参考答案

序号	1	2	3	4	5	6	7	8	9	10	11	12	13	14	15	16
答案	D	D	A	B	A	A	B	B	C	B	B	D	C	A	C	C
序号	17	18	19	20	21	22	23	24	25	26	27	28	29	30	31	32
答案	A	B	E	C	D	E	D	C	B	A	D	A	D	B	E	C
序号	33	34	35	36	37											
答案	B	B	C	B	C											

附录二　图片题专项训练

1. 如图所示的防护，适用的疾病是

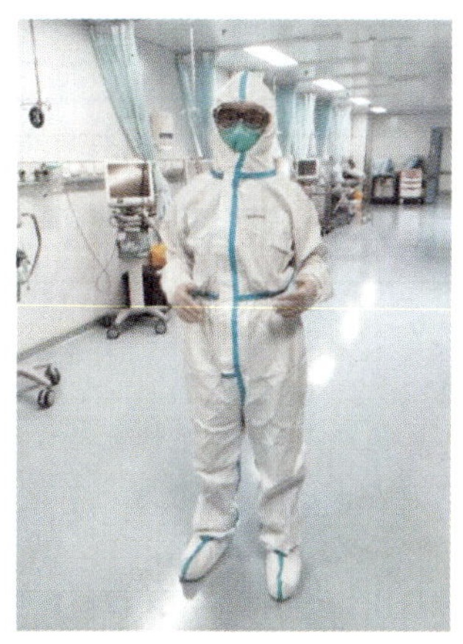

A. 破伤风　　B. 鼠疫
C. 肺结核　　D. 上呼吸道感染
E. 乙型病毒性肝炎

（2～3 题共用题干）

某医院设置病床 1 500 张，其护理管理结构如图所示。

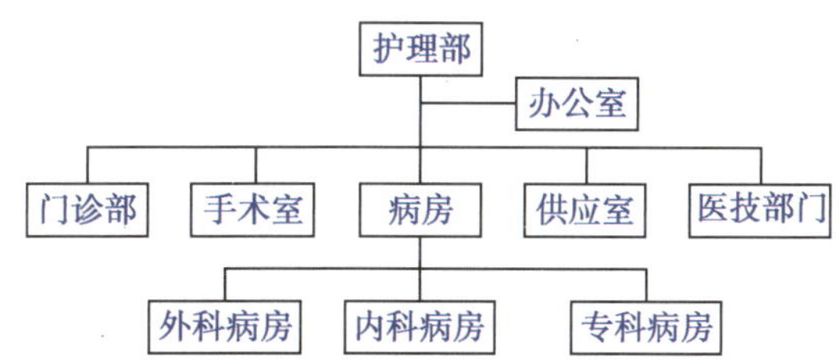

2. 该医院的等级为
A. 一级　　B. 二级　　C. 三级
D. 四级　　E. 县级医院

3. 该医院护理管理的层级为
A. 一级　　B. 二级　　C. 三级
D. 四级　　E. 五级

4. 责任护士为气管切开病人调节病房的温湿度如图所示，下列描述正确的是

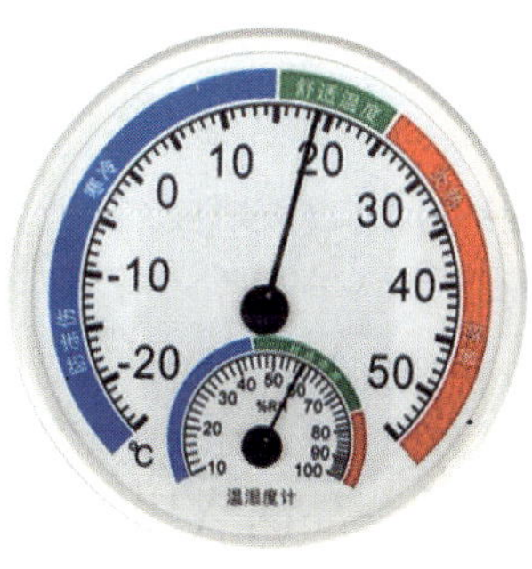

A. 温度过高　　B. 温度过低　　C. 湿度过高
D. 湿度过低　　E. 温湿度均适宜

5. 护士协助病人取如图所示的体位，床头支架抬高的角度为

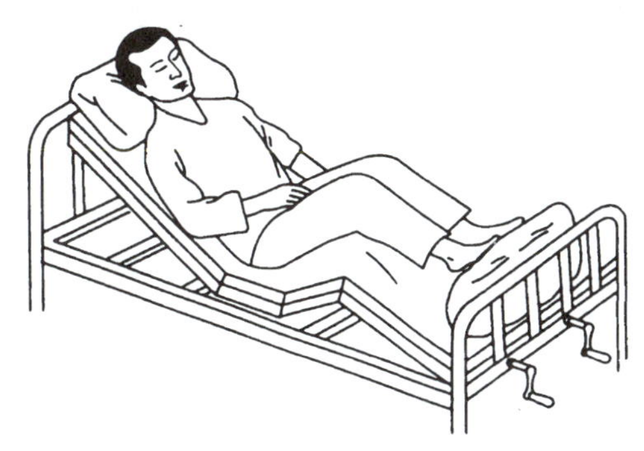

A. 10°～15°　　B. 20°～35°　　C. 25°～35°
D. 30°～50°　　E. 45°～55°

6. 手术后病人取如图所示的体位，其主要目的是

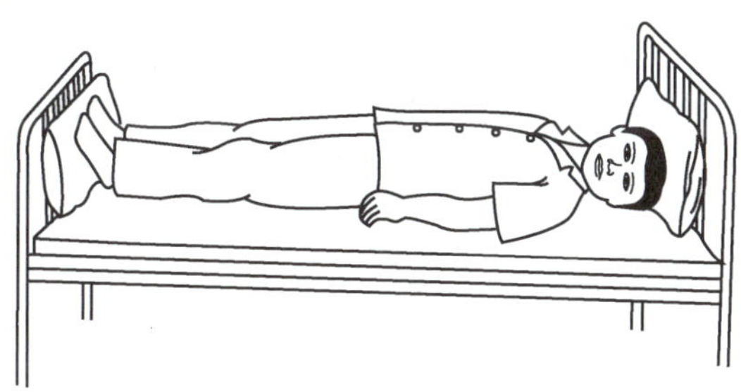

A. 防止颅内压降低引起头痛
B. 头偏向一侧防止呕吐误吸
C. 预防术后头晕
D. 预防颅内压增高
E. 有利于脑部血液供应

7. 下列哪种情况适用如图所示的卧位

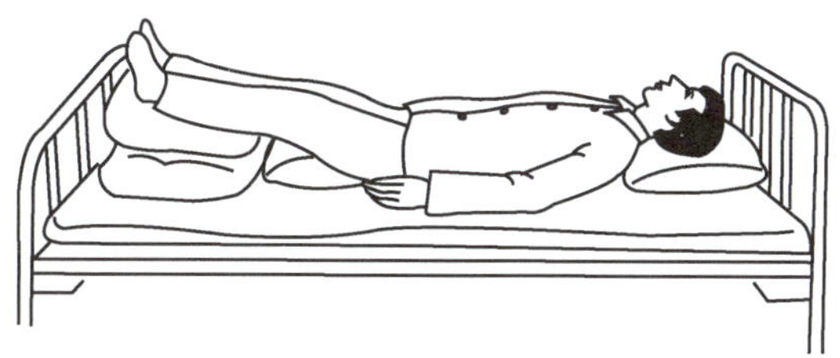

A. 呼吸 22 次/min
B. 头痛
C. 腹痛
D. 抬高腿部
E. 血压 80/50mmHg

8. 如图所示的体位适用于

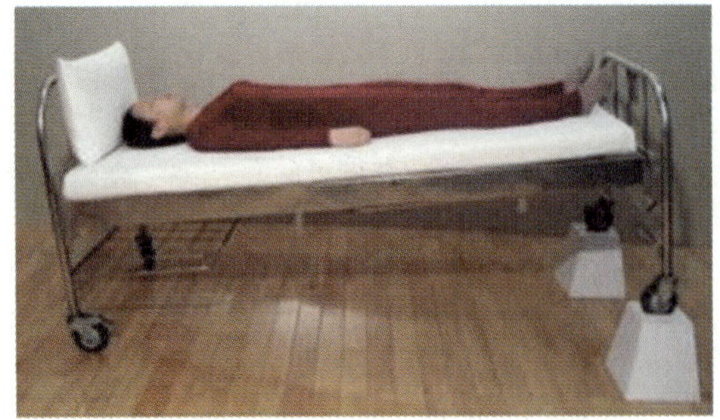

A. 昏迷病人
B. 全身麻醉未清醒病人
C. 支气管哮喘急性发作病人
D. 胎膜早破孕妇
E. 休克病人

9. 病人，男性，48岁。支气管哮喘突然发作，呼吸困难，面色苍白，出冷汗，口唇发绀。护士立即协助病人取如图所示的卧位。该卧位属于

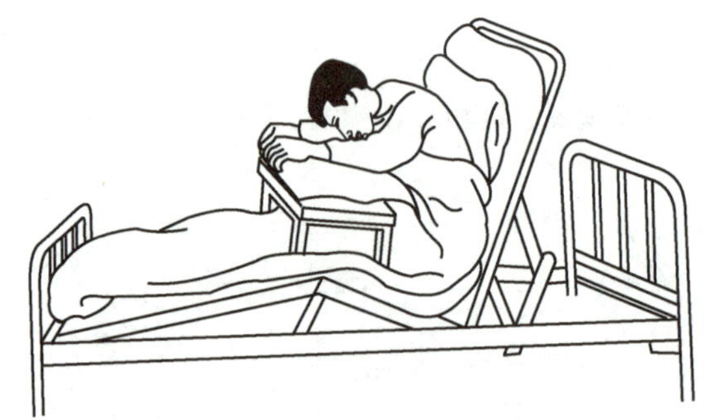

A. 主动卧位　　B. 舒适卧位　　C. 自主卧位
D. 被动卧位　　E. 被迫卧位

（10～11题共用题干）

某手术室护士准备对一16cm长的无菌持物钳进行浸泡消毒，如图所示。

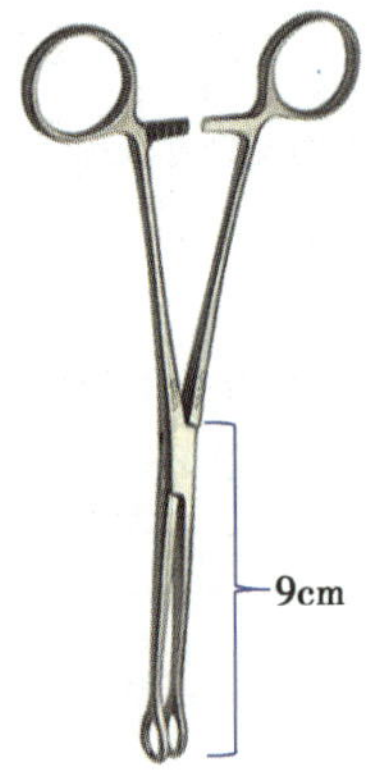

10. 浸泡消毒时，容器内消毒液面至少应浸泡无菌持物钳
A. 8cm　　B. 9cm　　C. 10cm
D. 11cm　　E. 12cm

11. 已消毒的无菌持物钳在手术室使用时，其有效期为
A. 4小时　　B. 6小时　　C. 8小时
D. 12小时　　E. 24小时

12. 如图所示的体温曲线，其热型为

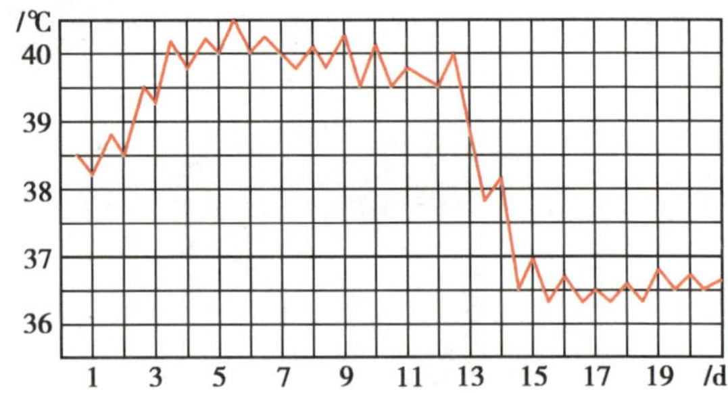

A. 弛张热　　B. 间歇热　　C. 稽留热
D. 回归热　　E. 不规则热

13. 如图所示的体温曲线，其热型为

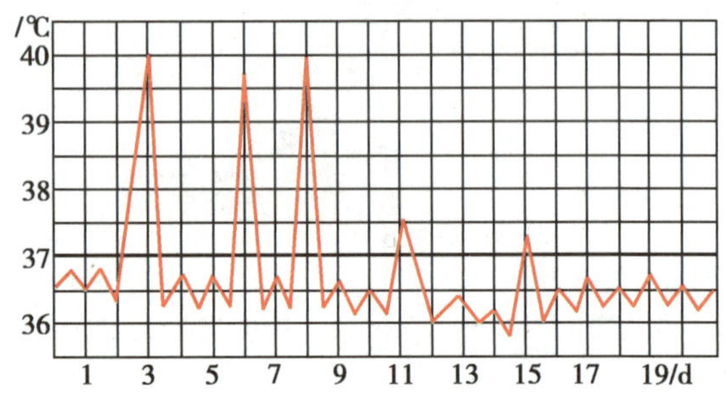

A. 稽留热　　B. 间歇热　　C. 弛张热
D. 不规则热　　E. 回归热

14. 如图所示的热型见于

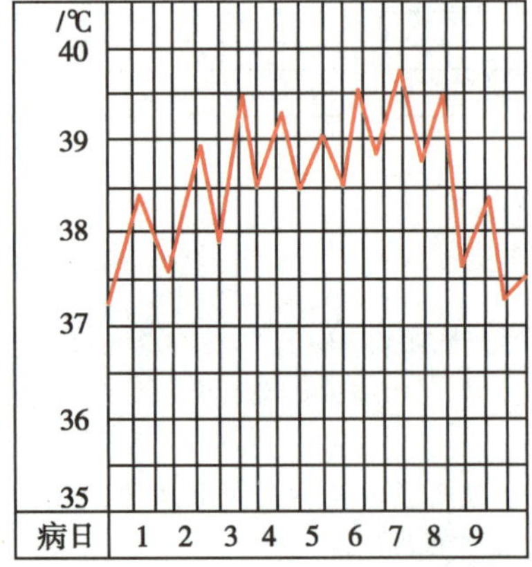

A. 肺炎链球菌肺炎　　B. 败血症
C. 伤寒　　D. 疟疾
E. 流行性感冒

15. 糖尿病酮症酸中毒病人的呼吸型态为

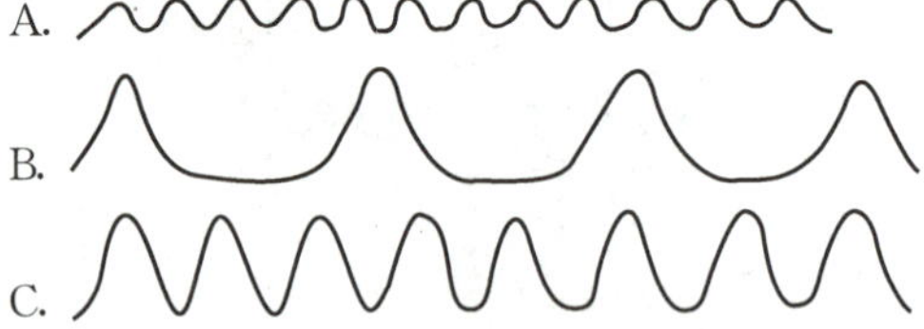

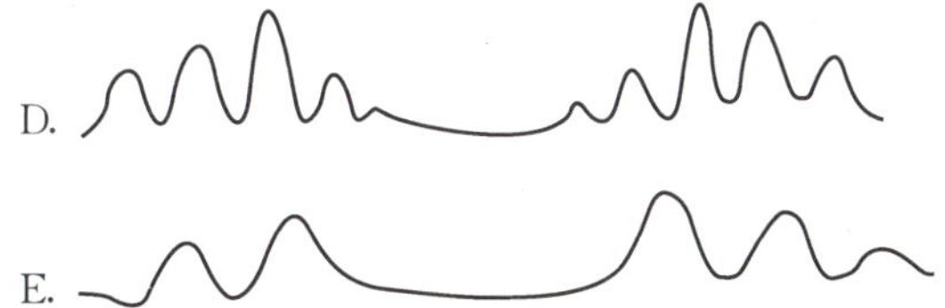

16. 病人，女性，15 岁。扁桃体切除术后局部有少量渗血，为配合止血，可采用冷疗，冰袋放置的位置如图所示，正确的是

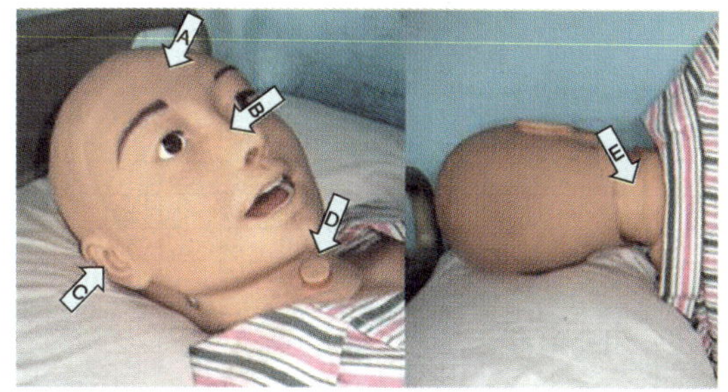

A. 位置 A　B. 位置 B　C. 位置 C　D. 位置 D　E. 位置 E

17. 为老年病人进行如图所示的物理疗法时，其水温应低于

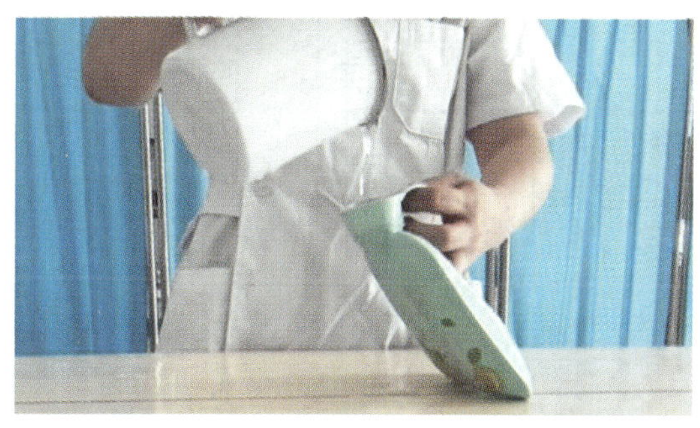

A. 30℃　B. 50℃　C. 70℃　D. 90℃　E. 100℃

18. 护士为病人进行静脉注射时，如图所示，图中标注的距离 L 应为

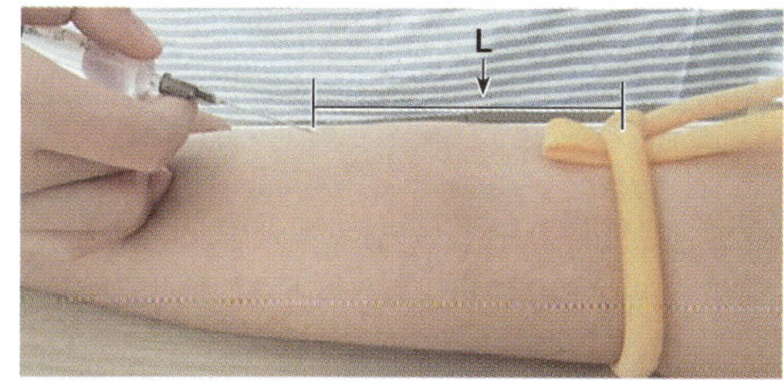

A. 6～8cm　B. 4～6cm　C. 8～10cm　D. 10～12cm　E. 12～14cm

19. 皮下注射的部位如图所示，**错误**的是

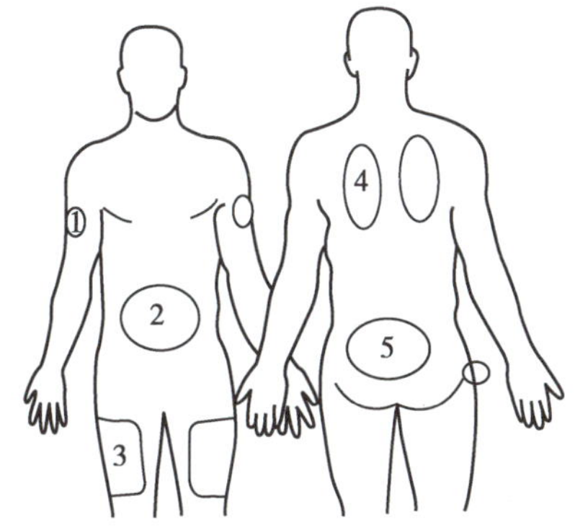

A. 1　B. 2　C. 3　D. 4　E. 5

（20～22 题共用题干）

病人，女性，65 岁。因心力衰竭入院治疗。护士遵医嘱通过留置针静脉输液管泵入盐酸胺碘酮，静脉输液泵泵入药物后局部组织出现如图所示的情况。

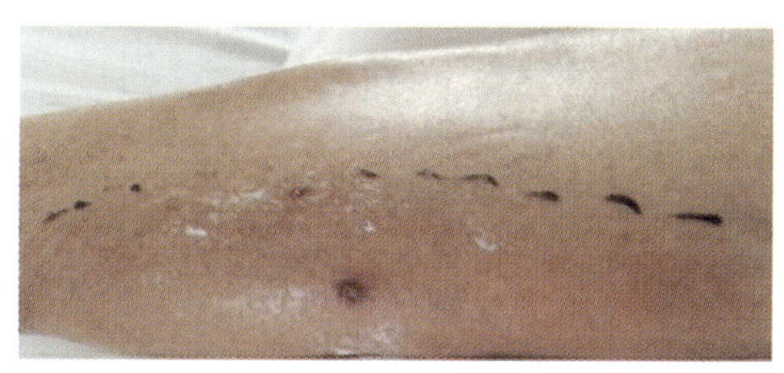

20. 该病人的输液部位最可能发生的是
A. 静脉炎　B. 过敏反应　C. 湿疹　D. 皮下出血　E. 发热反应

21. 针对上述情况，护士应采取的处理措施是
A. 遵医嘱使用抗生素
B. 遵医嘱使用激素治疗
C. 局部使用 90%乙醇湿敷
D. 局部使用 50%硫酸镁湿热敷
E. 局部使用 30%硫酸镁湿热敷

22. 下列预防措施正确的是
A. 导管留置时间根据使用需求而定
B. 血管好的输液部位可反复使用
C. 加压输液须定期巡视
D. 刺激性药物应充分稀释后再使用
E. 刺激性药物原液抽吸后立即使用

23. 病人双侧瞳孔变化如图所示，见于

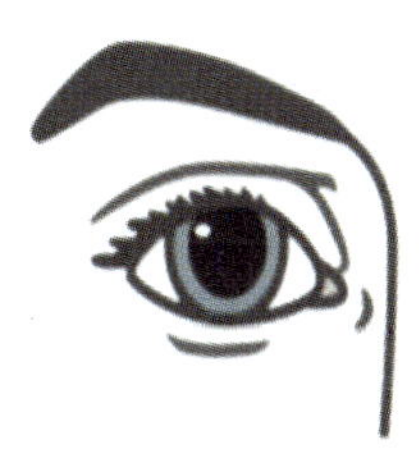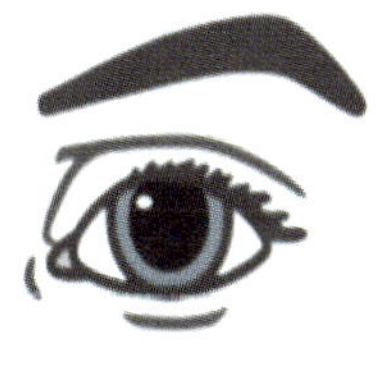

A. 颅内压增高　B. 有机磷农药中毒　C. 氯丙嗪药物中毒　D. 吗啡药物中毒　E. 枕骨大孔疝

24. 如图所示，体温单大便栏中 $1\frac{1}{E}$ 的含义是

呼吸/(次·min⁻¹)	18 18 20	18 20 20 25	18 20 18 18	18 20 18 18	18	20	18
血压/mmHg	130/80	135/85	130/75	125/75	140/90	130/85	125/80
入量/ml	2 000	1 900	0	2 600	2 200	2 200	2 000
出量/ml	1 000	1 000	1 200	1 100	1 300	1 400	1 400
大便/(次·d⁻¹)	1	0	0	$1\frac{1}{E}$	0	1	1
体重/kg	68	卧床					
身高/cm	166						

A. 自行排便1次
B. 自行排便1次，灌肠后排便1次
C. 自行排便1次，灌肠后未排便
D. 腹泻1次
E. 便秘后灌肠1次

25. 护士于9:40a.m. 接诊一急性腹痛病人后完成体温单书写，其中入院时间书写正确的是

住院天数 | 手术后天数 | 日期 2022-07-16 | 时间 2 6 10 14 18 22 | 脉搏 体温 | 180 42 | 160 41 | 140 40 | 120 39 | 100 38 | 80 37

①　入院——九十四分
②　九十四十分入院
③　入院——九时四十分
④　入院—九时四十分
⑤　入院——九时四十分

A. ①　B. ②　C. ③　D. ④　E. ⑤

26. 如图所示，心室舒张时开放的瓣膜是

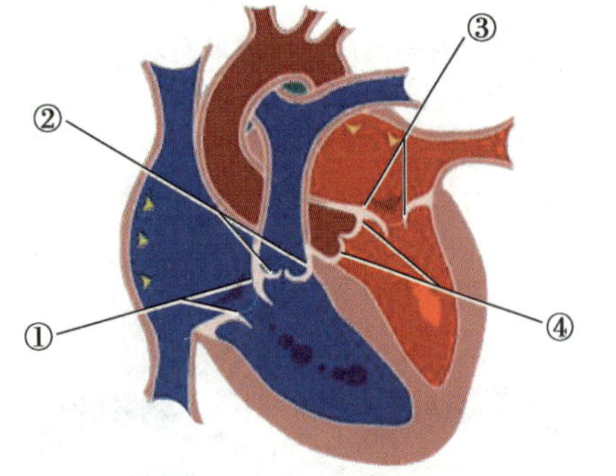

A. ①+②　B. ①+③　C. ②+③
D. ①+④　E. ②+④

27. 如图所示的心电图，考虑的心律失常类型是

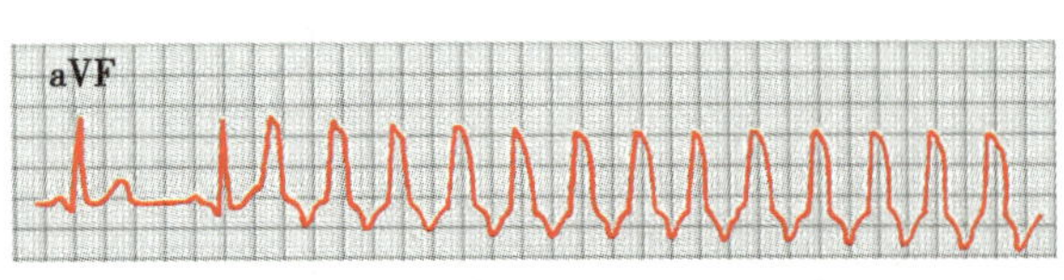

A. 心房颤动　B. 心室扑动
C. 室性心动过速　D. 房性期前收缩
E. 心室颤动

28. 如图所示的心电图，考虑的心律失常类型是

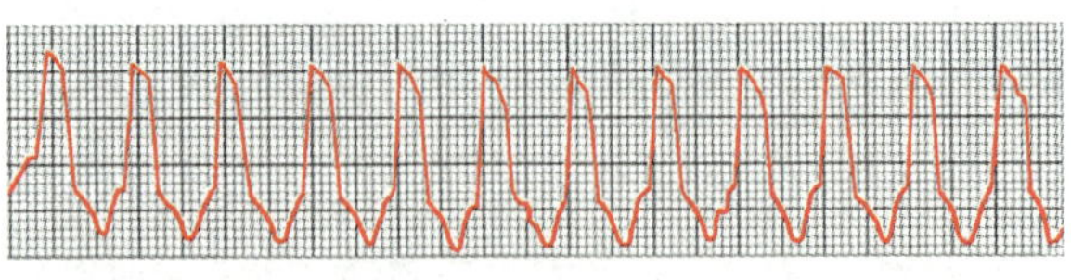

A. 心房颤动　B. 心室扑动
C. 室性心动过速　D. 房性期前收缩
E. 心室颤动

29. 病人，男性，60岁。冠状动脉支架术后，突发意识丧失、抽搐，心电图如图所示。目前最重要的抢救措施是

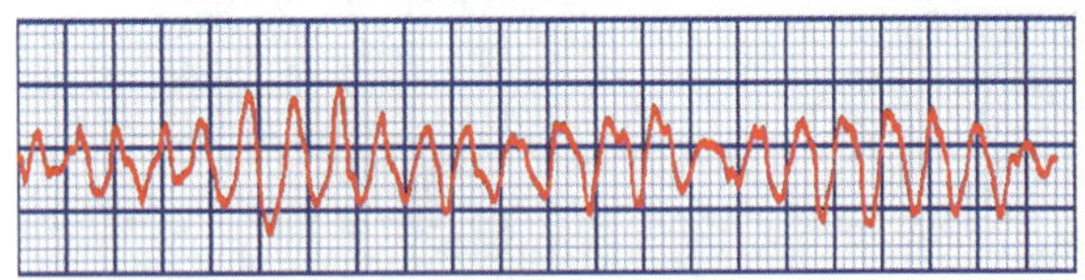

A. 皮下注射肾上腺素
B. 静脉注射胺碘酮
C. 给予洋地黄制剂
D. 非同步直流电复律
E. 静脉注射美西律

30. 病人，女性，58 岁。因近期常感心悸、乏力入院。心电图如图所示。该病人服用华法林的目的是

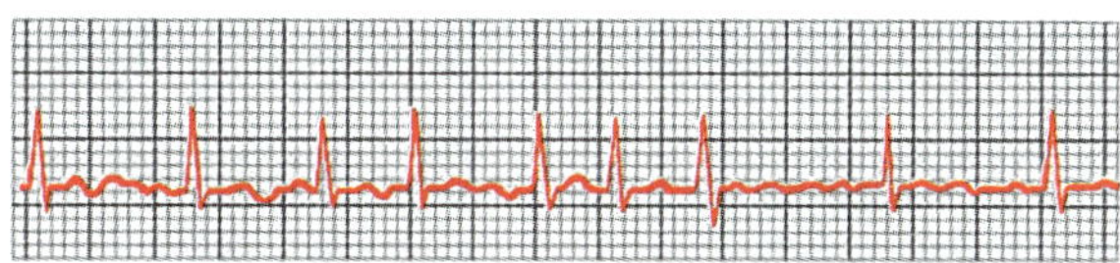

A. 增加心肌收缩力　B. 增加尿量　C. 保护心肌
D. 预防血栓　E. 减慢心率

31. 病人心电图如图所示，最重要的护理措施是

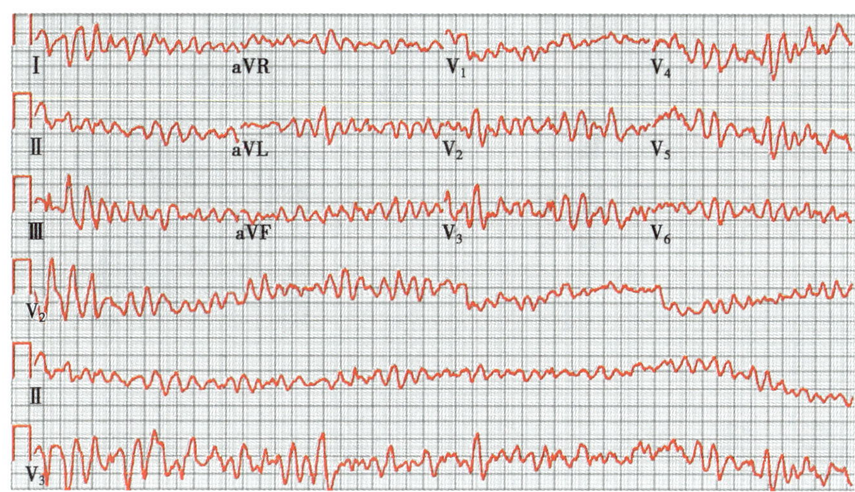

A. 立即给予同步电除颤
B. 建立静脉通道
C. 立即给予非同步电除颤
D. 畅通呼吸道
E. 立即给予胸外心脏按压

32. 病人，男性，59 岁。3 小时前发生心前区剧烈疼痛，服用硝酸甘油后未缓解，入院后急查心电图，检查结果如图所示，考虑该病人的指导为

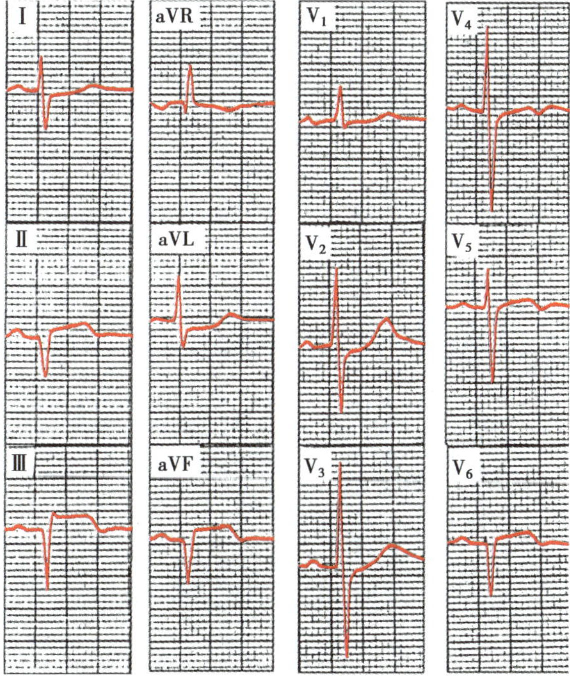

A. 前壁心肌梗死　B. 后壁心肌梗死
C. 下壁心肌梗死　D. 左侧壁心肌梗死
E. 心绞痛

33. 病人，女性，58 岁。既往冠心病病史 5 年。今日晚饭后出现心前区不适，休息不能缓解，30 分钟后到医院就诊。高度怀疑心肌梗死，病人心电图如图所示，有病理性 Q 波出现的导联是

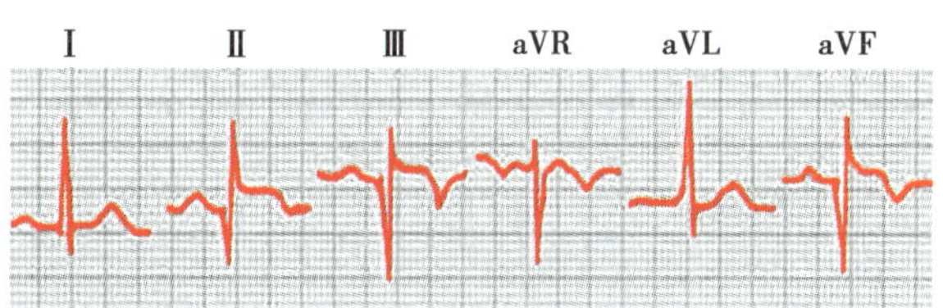

A. Ⅰ、Ⅱ、Ⅲ　B. Ⅰ、Ⅲ、aVR
C. aVR、aVL　D. Ⅱ、Ⅲ、aVF
E. aVR、aVL、aVF

34. 病人，女性，27 岁。拟诊断为风湿性瓣膜病二尖瓣狭窄。心电图检查提示左心房增大，“二尖瓣型 P 波”，如图所示。该病人的心电图特点<u>不包括</u>

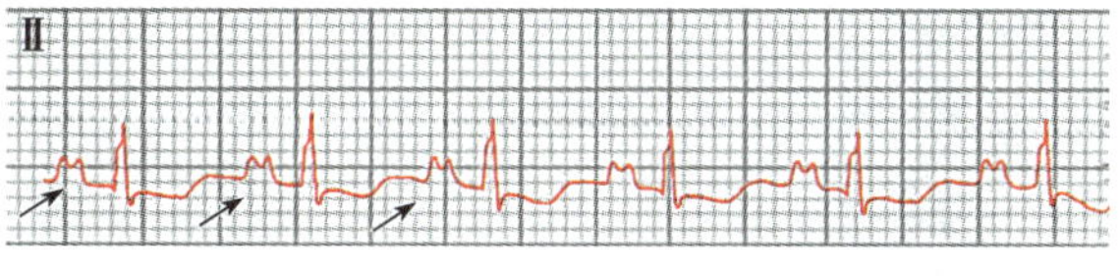

A. QRS 波宽大畸形　B. R 波振幅正常
C. P 波≥0.12s　D. P 波有切迹
E. QRS 波群电轴右偏

35. 心电图检查，V_2 导联放置的位置是

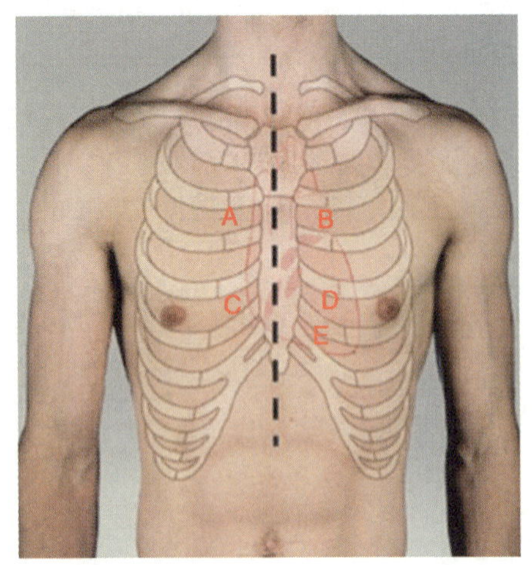

A. A　B. B　C. C　D. D　E. E

36. 二尖瓣听诊区所在的部位为

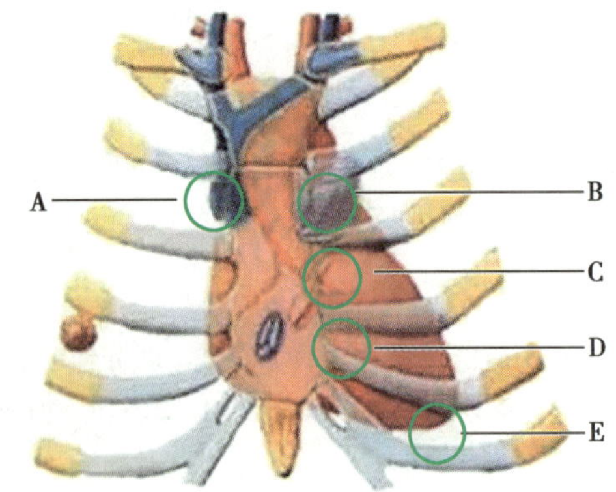

A. A　B. B　C. C　D. D　E. E

37. 病人，男性，36 岁。入院后心脏听诊，发现 M 区可闻及低调隆隆样杂音，考虑的诊断为

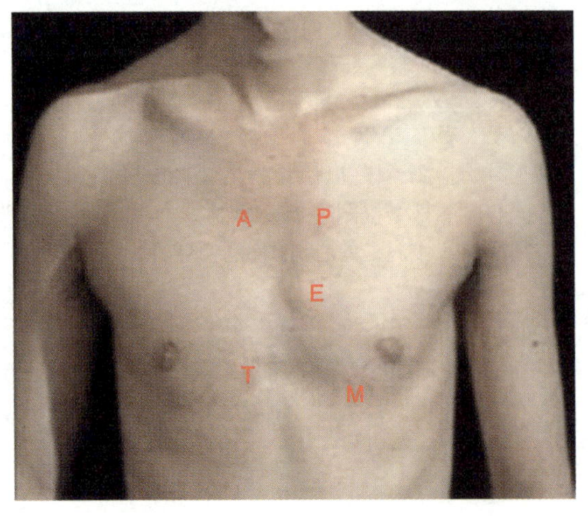

A. 主动脉狭窄　B. 二尖瓣狭窄　C. 肺动脉狭窄　D. 主动脉关闭不全　E. 二尖瓣关闭不全

38. 护士在病房走廊内发现一名呼吸心搏骤停病人，立即为其实施胸外心脏按压。如图所示，下列方法正确的是

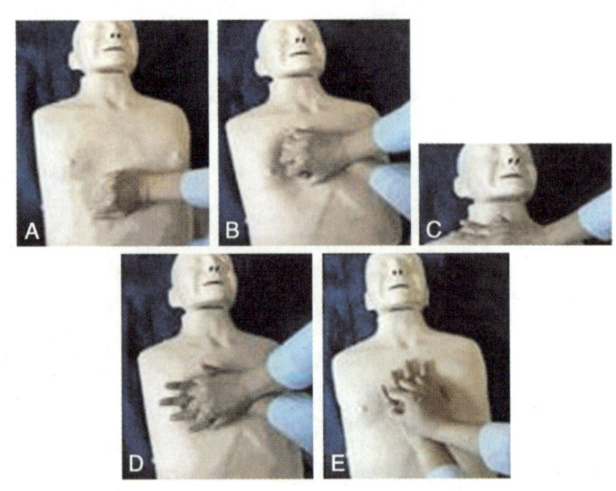

A. A　B. B　C. C　D. D　E. E

39. 患儿，男性，7 岁。游泳时不慎溺水，呼吸心搏骤停，救生员立即对其实施心肺复苏术。如图所示，胸外按压的正确位置为

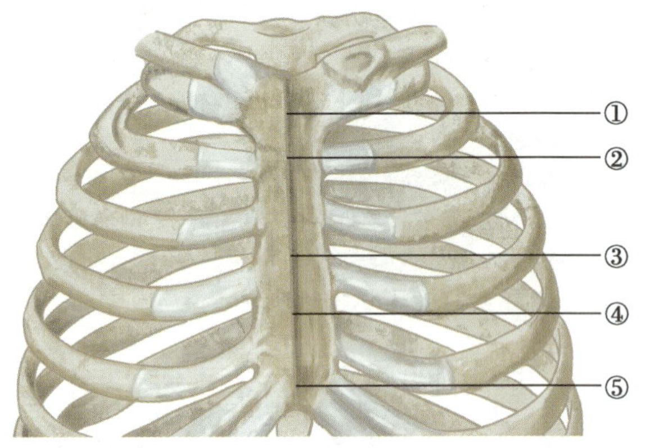

A. ①　B. ②　C. ③　D. ④　E. ⑤

40. 患儿，男性，6 岁。口角疼痛，如图所示，诊断为口唇疱疹。为缓解症状可首选的措施是

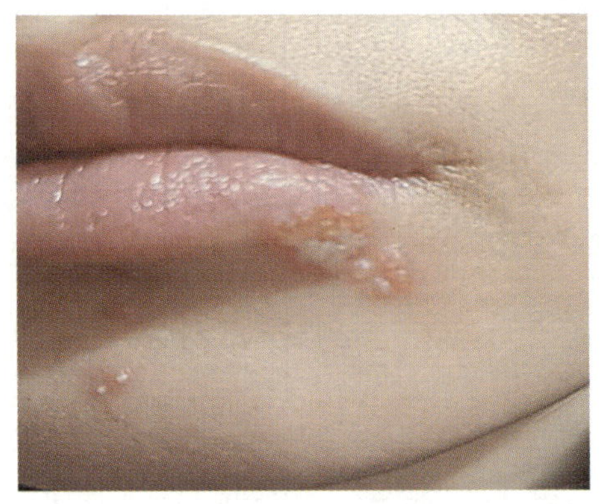

A. 2%利多卡因涂局部　B. 应用抗生素

C. 外涂碘酒　　D. 热敷
E. 加强口腔卫生

41. 患儿，男性，2 岁。因口腔黏膜异常来院就诊。查体：患儿口腔黏膜有白色乳凝块样小片状物，不易拭去，如图所示。患儿饮食正常，无全身症状。护士应使用的口腔护理药物是

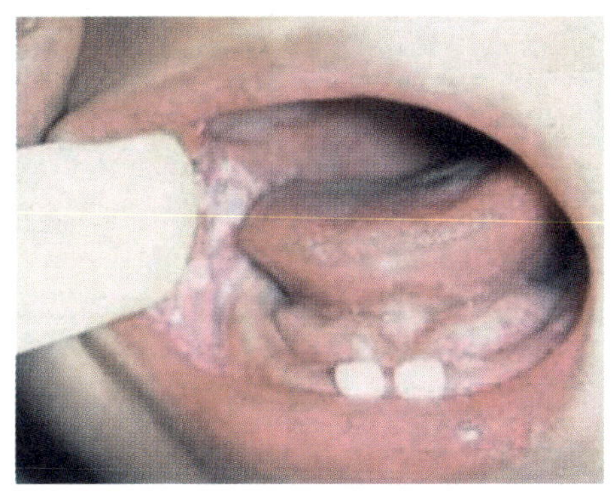

A. 2%利多卡因　　B. 3%过氧化氢溶液
C. 10%金霉素鱼肝油　　D. 0.9%氯化钠溶液
E. 10 万 U/ml 制霉菌素混悬溶液

42. 病人，男性，28 岁。因消化性溃疡行毕Ⅰ式胃大部切除术，手术方式如图所示。毕Ⅰ式胃大部切除术是将残胃与

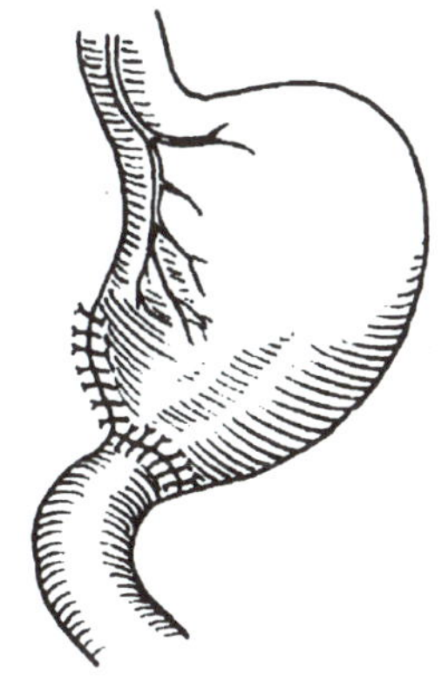

A. 空肠上段吻合　　B. 空肠下段吻合
C. 回肠吻合　　D. 盲肠吻合
E. 十二指肠吻合

43. 溃疡性结肠炎的好发部位是

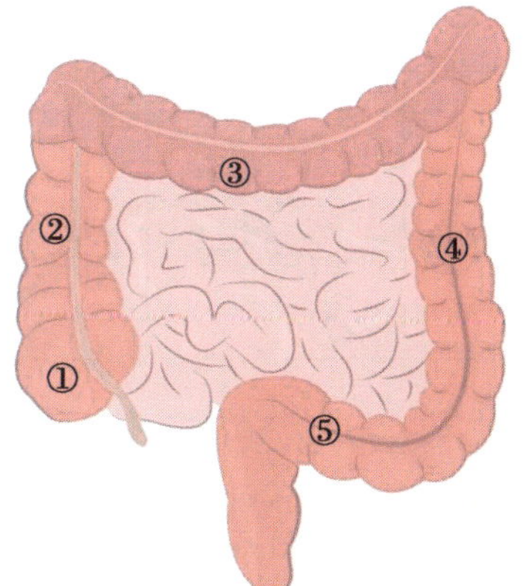

A. ①　B. ②　C. ③　D. ④　E. ⑤

44. 病人，男性，24 岁。因腹部外伤入院。查体：面色苍白，意识模糊，腹部膨隆，左腹部有一刀刺伤，伤口不断流血，如图所示。该病人最可能受伤的腹腔脏器是

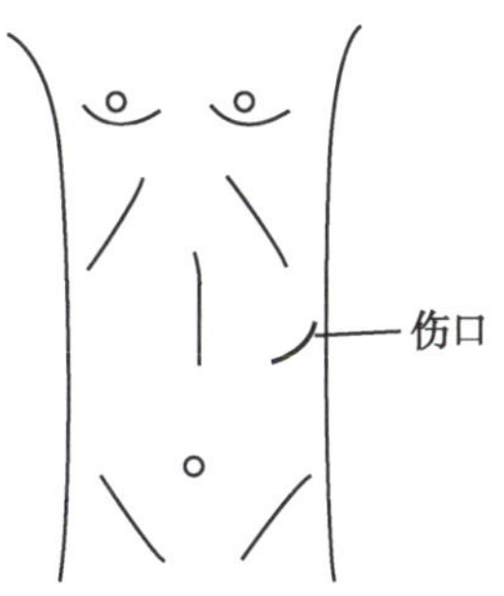

A. 胰腺　　B. 胃　　C. 肝
D. 脾　　E. 结肠

45. 门静脉高压症的特征性表现是

图顺序

	①	②
③	④	⑤

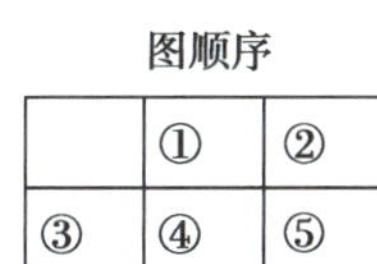
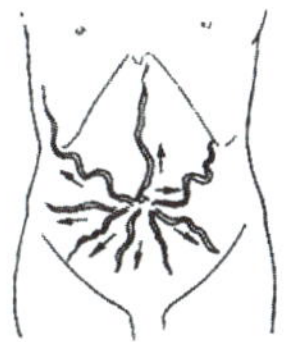
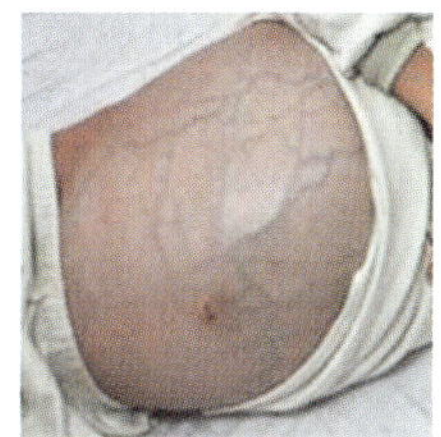
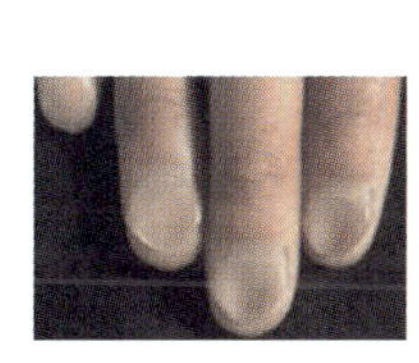
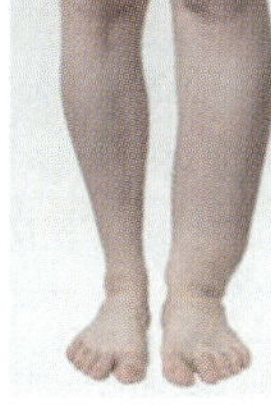
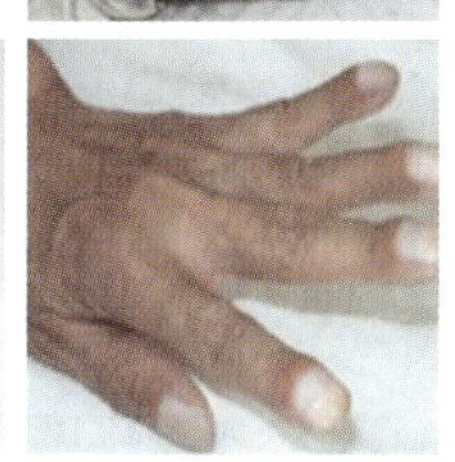

A. ①　　B. ②　　C. ③
D. ④　　E. ⑤

46. 病人，男性，48 岁。既往肝硬化病史多年。入院后查体：腹部体征如图所示。针对腹水的治疗，应采取的最佳措施是

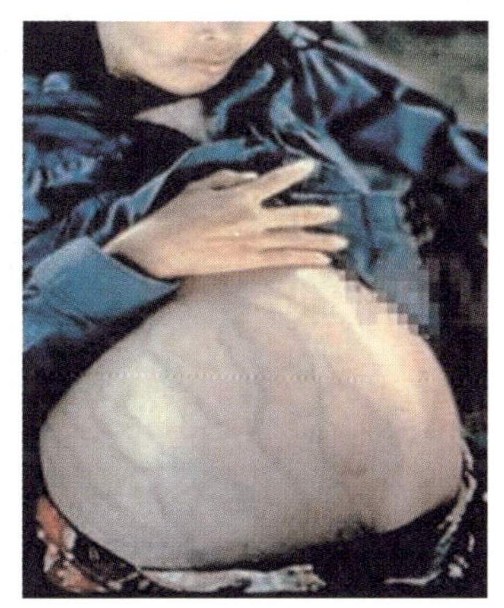

A. 输新鲜血　　B. 输注白蛋白
C. 输支链氨基酸　　D. 使用利尿剂
E. 给予低盐饮食

47. 关于三腔二囊管的护理，下列描述正确的是

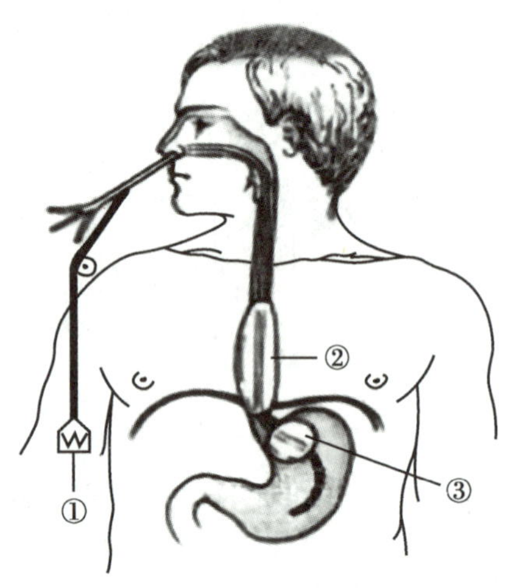

A. 病人出血停止后，放松牵引，放出②和③囊内空气，继续观察24小时再考虑拔管
B. ②囊内注入的空气为300ml
C. ③囊内注入的空气为200ml
D. ①的重量为2kg
E. ②和③气囊充气加压48小时应放松牵引，放气15～30分钟

（48～50题共用题干）

病人，男性，28岁。长期便秘，2天未排便，出现粪便嵌顿。8小时前突然出现腹痛、腹胀，肛门停止排便排气，伴呕吐。查体：听诊肠鸣音12次/min，音调较响。

48. 该病人肠鸣音为
A. 正常　B. 亢进　C. 减弱　D. 活跃　E. 频繁

49. 视诊病人腹部，发现如图所示的改变，考虑为

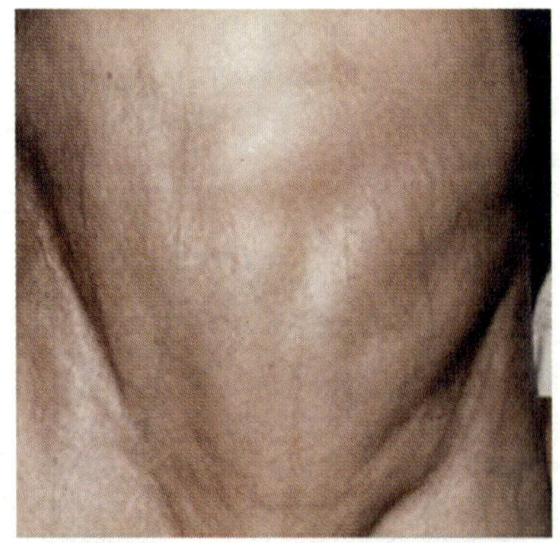

A. 蠕动波　　B. 腹部突起　　C. 肠型
D. 胃型　　E. 腹部平坦

50. 考虑该病人的诊断是
A. 低位肠梗阻
B. 高位肠梗阻
C. 机械性肠梗阻
D. 绞窄性肠梗阻
E. 麻痹性肠梗阻

51. 如图所示，图中斜线代表的是

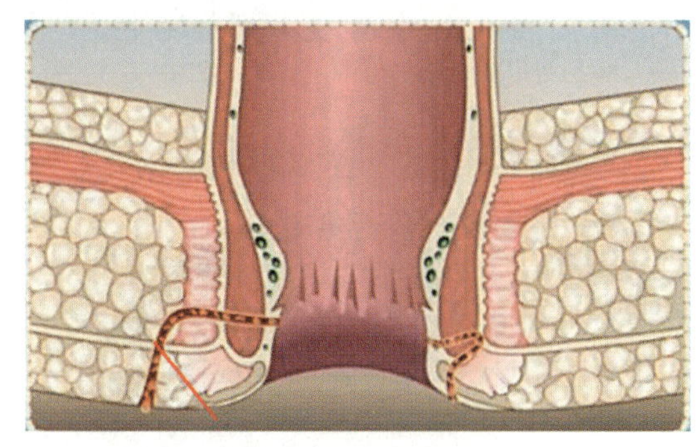

A. 肛门周围脓肿　　B. 内痔　　C. 肛瘘
D. 肛裂　　E. 外痔

52. 如图所示，气管异物的好发部位是

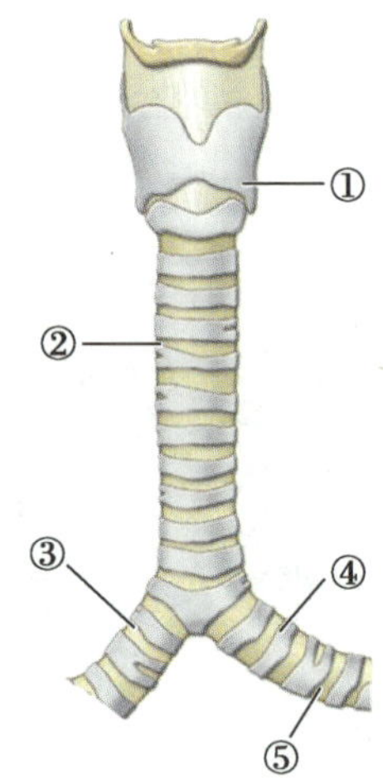

A. ①　　B. ②　　C. ③
D. ④　　E. ⑤

53. 支气管扩张病人的病变部位在左下肺，其体位引流应取的体位是

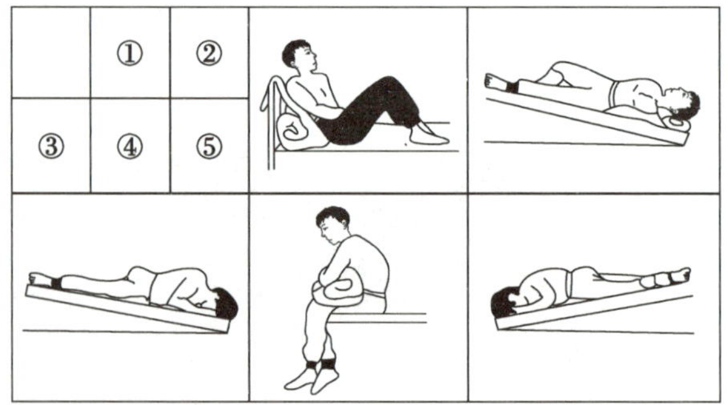

A. ①　　B. ②　　C. ③
D. ④　　E. ⑤

54. 胸腔闭式引流时，如图所示的组合瓶A、B、C中，C为

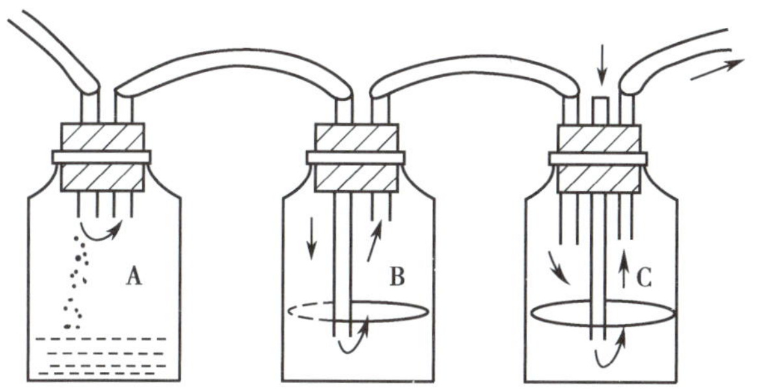

A. 水封瓶　　B. 控制瓶　　C. 集液瓶
D. 引流瓶　　E. 连接瓶

55. 病人，男性，80 岁。因重症肺炎入院。入院后给予面罩加压给氧。目前病人生命体征稳定，可通过写字板与护士交流。病人目前最主要的护理问题是

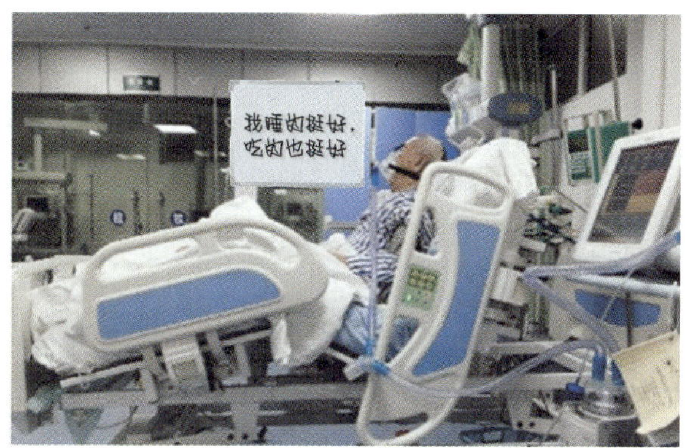

A. 自理能力缺陷　　B. 躯体活动障碍
C. 语言交流障碍　　D. 气体交换受损
E. 有皮肤完整性受损的危险

56. 患儿，女性，1 岁。皮疹如图所示，因并发肺炎入院。护士应告知其家长，患儿应隔离至出疹后

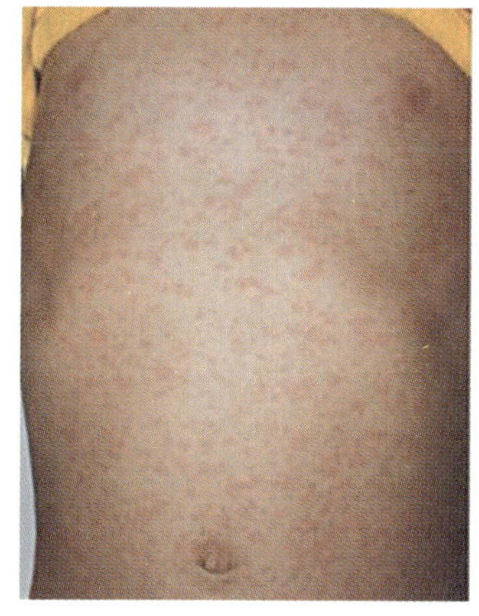

A. 5 天　　B. 10 天　　C. 7 天
D. 6 天　　E. 8 天

57. 患儿女，7 岁。因"高热 2 日，皮疹 1 日"入院。诊断为水痘。查体：T 38℃，咽痛，皮疹分布如图所示。针对该患儿的处理原则，下列描述正确的是

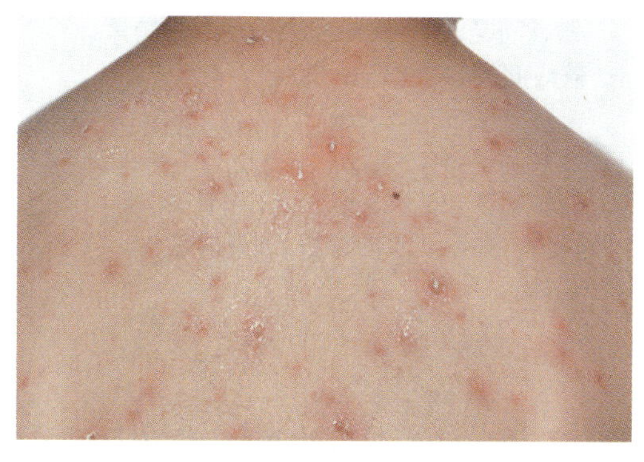

A. 破溃处涂炉甘石洗剂止痒
B. 未破溃处可局部用抗生素软膏
C. 用无菌注射器抽取脓液
D. 高热时用阿司匹林降温
E. 高热时用冰袋冷敷足底

58. 如图所示，面部危险三角区是指

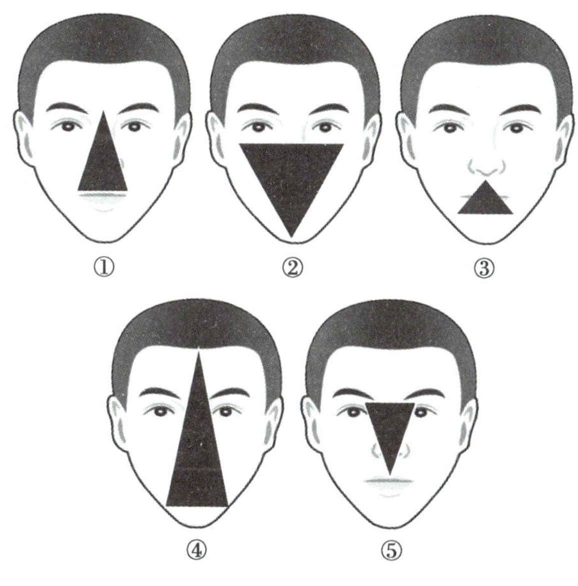

A. ①　　B. ②　　C. ③
D. ④　　E. ⑤

59. 为孕妇行骨盆外测量，操作如图所示，测量的径线及其正常值分别为

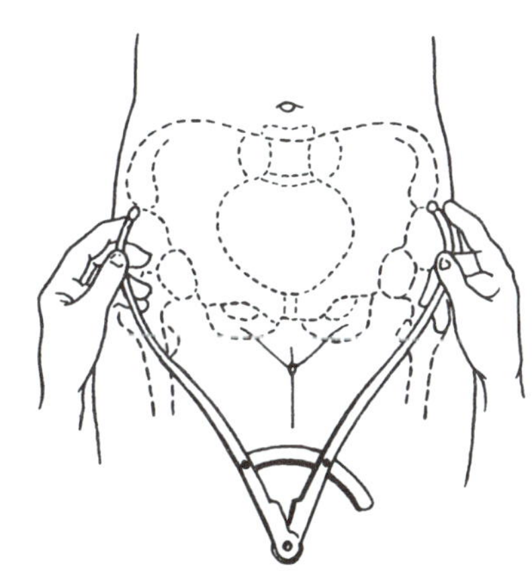

A. 髂棘间径，23～26cm
B. 髂嵴间径，25～28cm
C. 骶耻外径，18～20cm
D. 髂棘间径，15～18cm
E. 髂嵴间径，23～26cm

60. 产科检查，如图所示的操作，测量的是

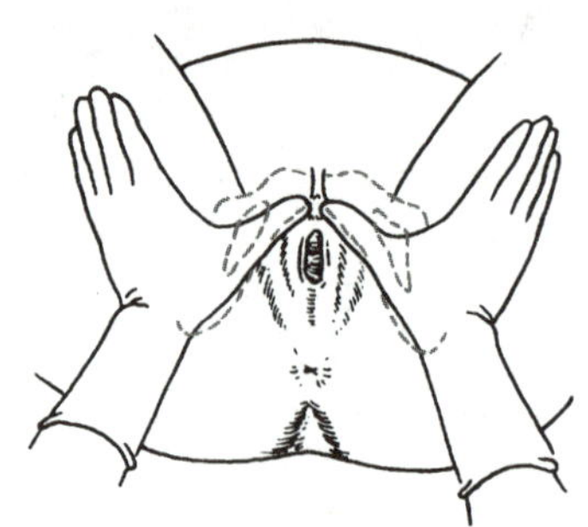

A. 对角径
B. 坐骨棘间径
C. 耻骨弓角度
D. 出口后矢状径
E. 坐骨结节间径

61. 枕左前位者胎头衔接时如图所示，其矢状缝位于骨盆入口平面的

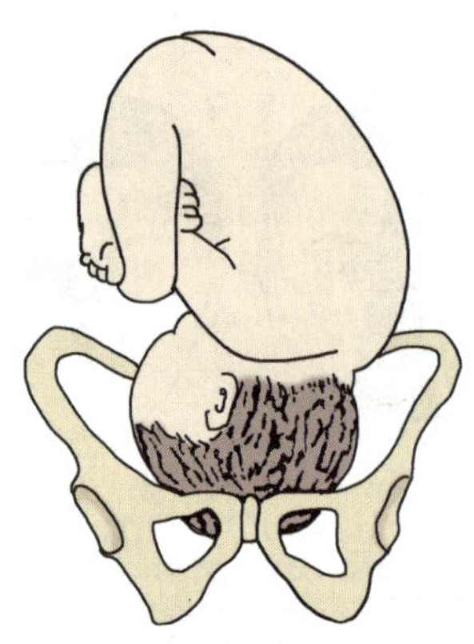

A. 后斜径上
B. 右斜径上
C. 横径上
D. 左斜径上
E. 前斜径上

62. 子宫收缩时出现如图所示的特性，属于

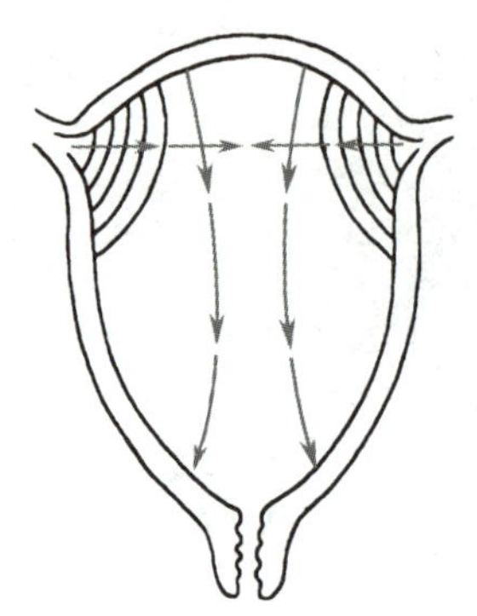

A. 节律性和对称性
B. 对称性和极性
C. 节律性和缩复作用
D. 对称性和缩复作用
E. 极性和缩复作用

63. 如图所示的妊娠期并发症是

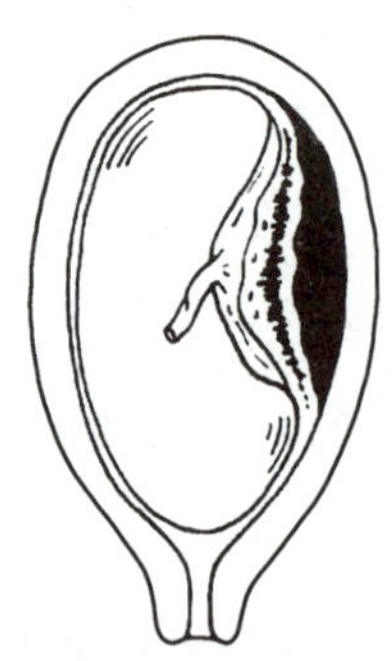

A. 部分性前置胎盘
B. 边缘性前置胎盘
C. 显性胎盘剥离
D. 隐性胎盘剥离
E. 混合性胎盘剥离

64. 孕妇，30岁，妊娠28周。B超提示为横产式。其胎心音听诊最清楚的部位是

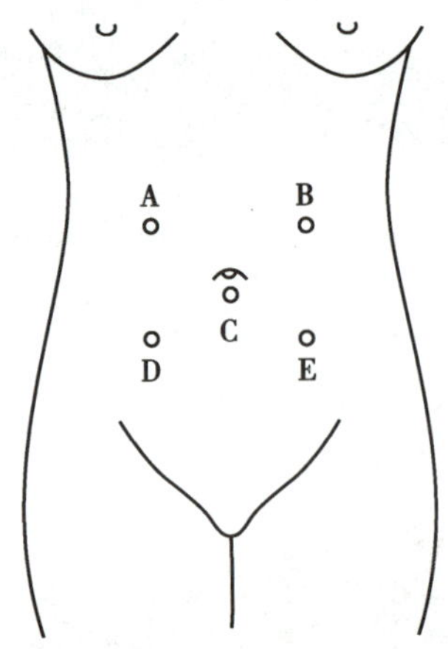

A. A
B. B
C. C
D. D
E. E

65. 如图所示的手法，在临床上常用于预防

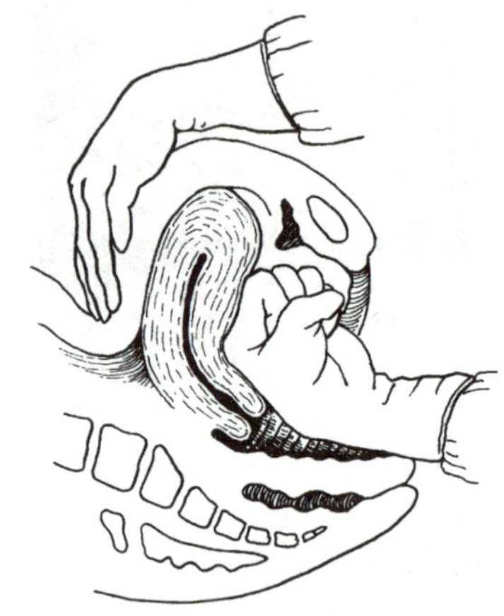

A. 胎盘早剥　B. 产褥感染　C. 产后出血
D. 子宫破裂　E. 羊水栓塞

66. 经产妇，33 岁，孕 39 周。临产 4 小时后出现持续性腹痛、拒按，烦躁不安，宫口开大 4cm，胎先露高。如图所示，平脐处可见一环状凹陷。与该产妇目前情况可能有关的是

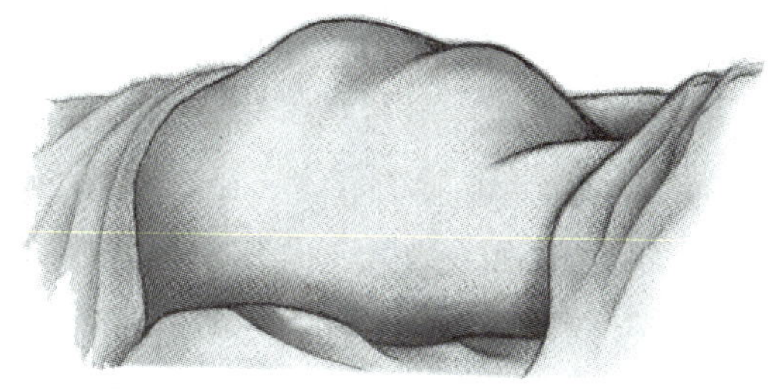

A. 强直性子宫收缩　B. 协调性子宫收缩
C. 过期妊娠　D. 先兆早产
E. 胎儿宫内发育迟缓

67. 如图所示，表示小于胎龄儿的是

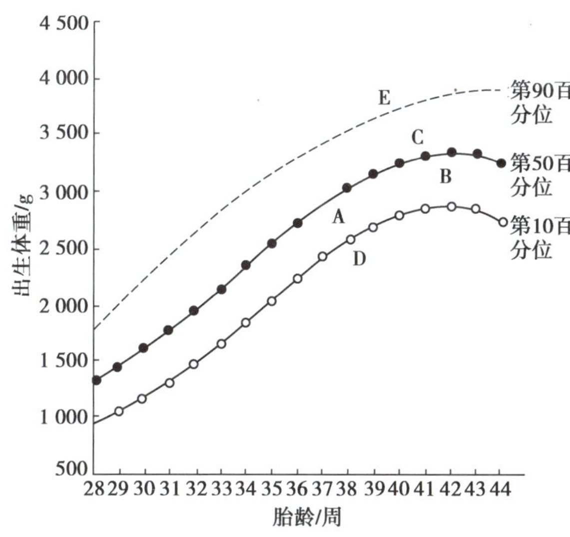

A. A　B. B　C. C
D. D　E. E

68. 如图所示，下列部位最容易发生肋骨骨折的是

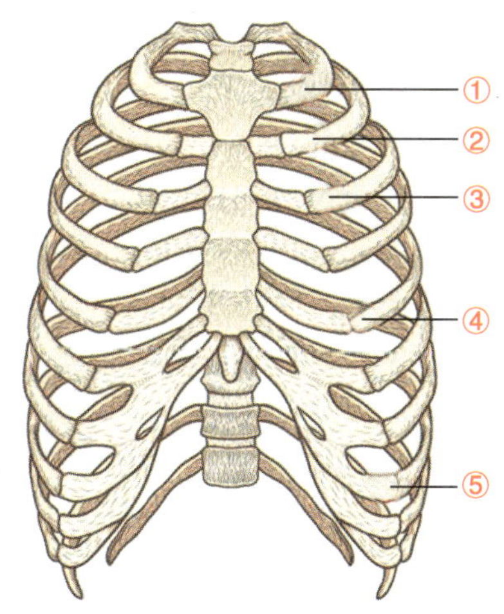

A. ①　B. ②　C. ③
D. ④　E. ⑤

69. 病人，男性，30 岁。因车祸入院。查体发现肺部体征如图所示，其<u>不可能</u>出现的是

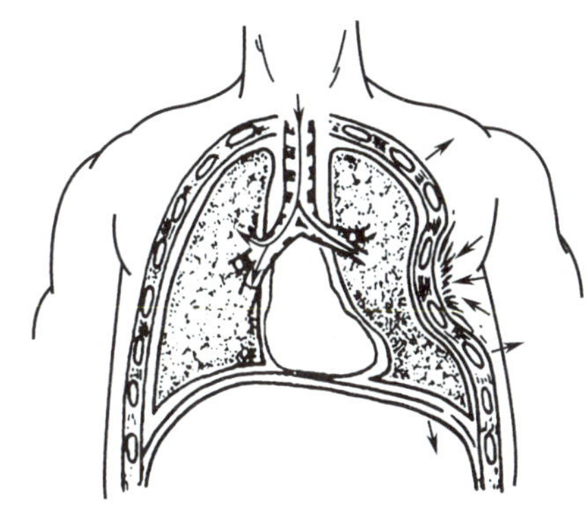

A. 通气障碍
B. 颈静脉怒张
C. 二氧化碳潴留
D. 纵隔扑动
E. 缺氧

（70～72 题共用题干）

病人，男性，35 岁。车祸撞击左侧胸部后出现胸部剧烈疼痛，呼吸困难，病人呼吸时胸壁改变如图所示。

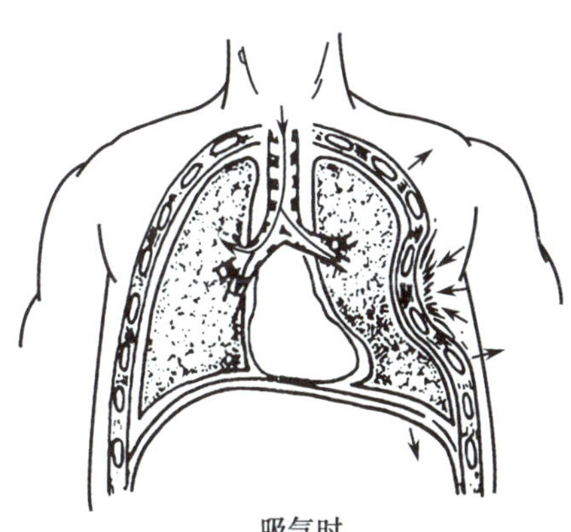

吸气时

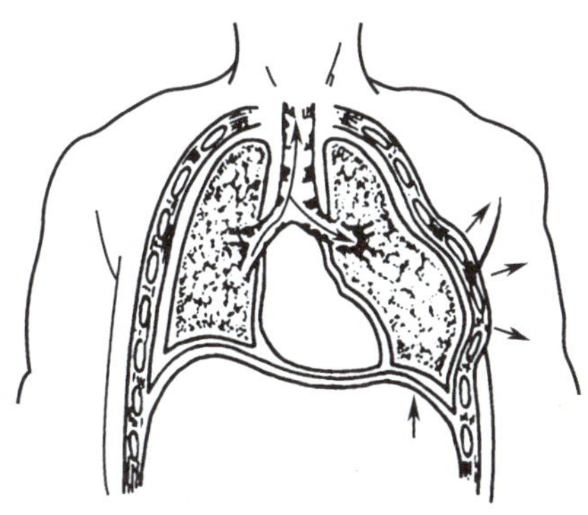

呼气时

70. 考虑该病人的诊断是
A. 单根单处肋骨骨折

B. 开放性气胸
C. 左胸部多根多处肋骨骨折
D. 血胸
E. 张力性气胸

71. 该病人出现异常呼吸的原因是
A. 胸壁疼痛
B. 胸廓软化
C. 肋间神经损伤
D. 胸腔积血
E. 胸腔积气

72. 应立即采取的处理措施是
A. 穿刺放气
B. 封闭伤口
C. 厚棉垫加压包扎
D. 开胸探查
E. 固定胸廓

（73～74题共用题干）
病人，男性，28岁。因7天前脚趾被锈钉刺伤后入院。

73. 病人入院后突然抽搐、牙关紧闭，出现如图所示的面容，考虑的诊断是

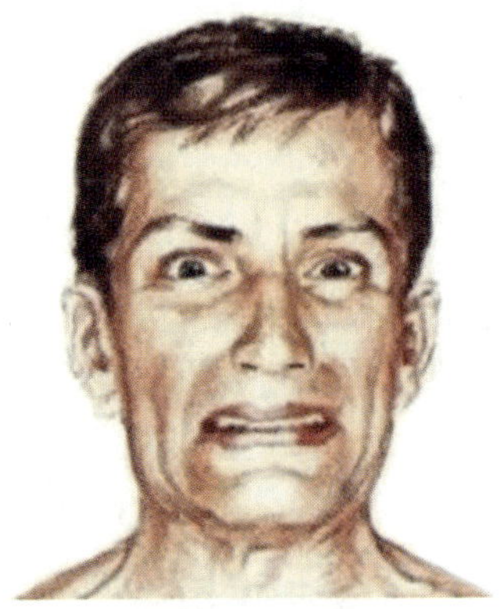

A. 气性坏疽
B. 急性蜂窝织炎
C. 脓性指/趾头炎
D. 甲沟炎
E. 破伤风

74. 医嘱要求为病人注射破伤风抗毒素，其主要目的是
A. 中和与神经结合的毒素
B. 中和未与神经结合的毒素
C. 抑制破伤风杆菌生长
D. 控制痉挛
E. 杀死破伤风杆菌

75. 如图所示，③属于的乳房脓肿类型是

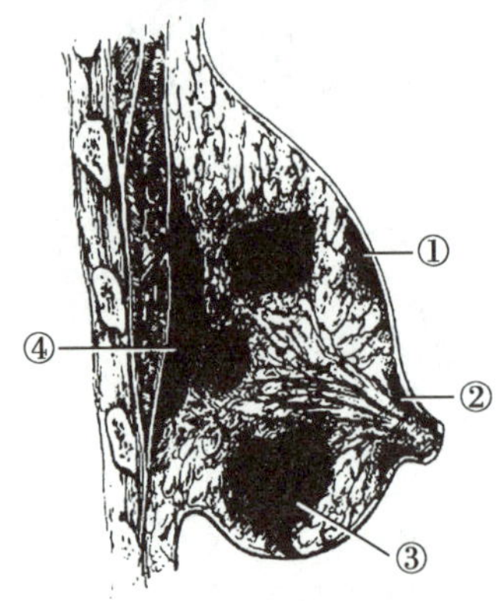

A. 乳房下脓肿
B. 乳房后脓肿
C. 浅部脓肿
D. 深部脓肿
E. 乳晕下脓肿

76. 如图所示，下尿路结石包括

①
②
③
④
⑤

A. ①+②
B. ②+③
C. ③+④
D. ④+⑤
E. ③+④+⑤

77. 骨折病人，侧面观腕部出现如图所示的畸形，考虑为

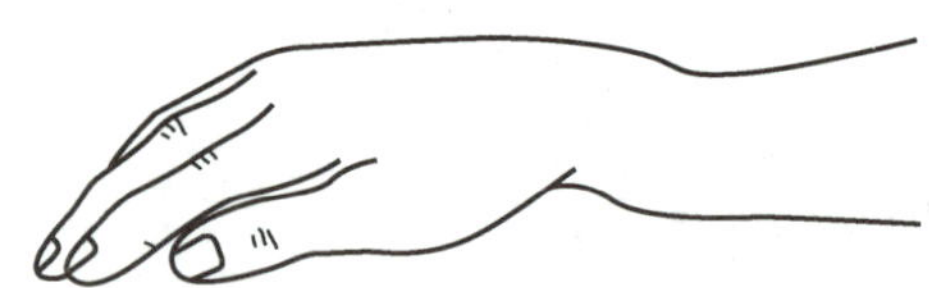

A. 鹦爪样手
B. 猿形手
C. 枪刺样畸形
D. 银叉样畸形
E. 成角畸形和缩短

78. 结肠癌造口术后病人，造瘘口处出现如图所示的改变，考虑并发了

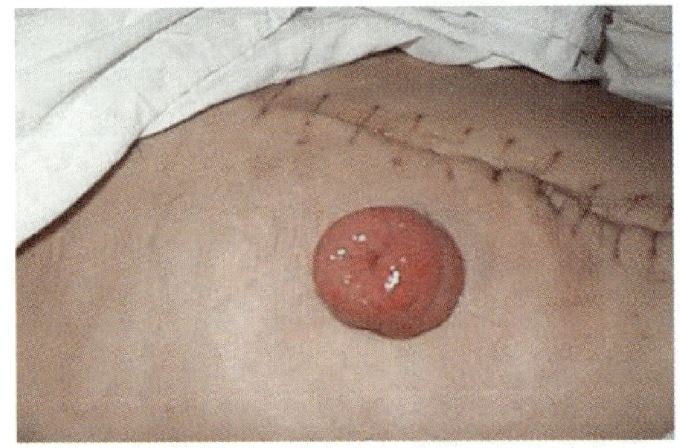

A. 造口狭窄
B. 造口旁疝
C. 造口回缩
D. 造口脱垂
E. 造口缺血坏死

79. 乳腺癌病人术后做如图所示的动作，主要是为了锻炼

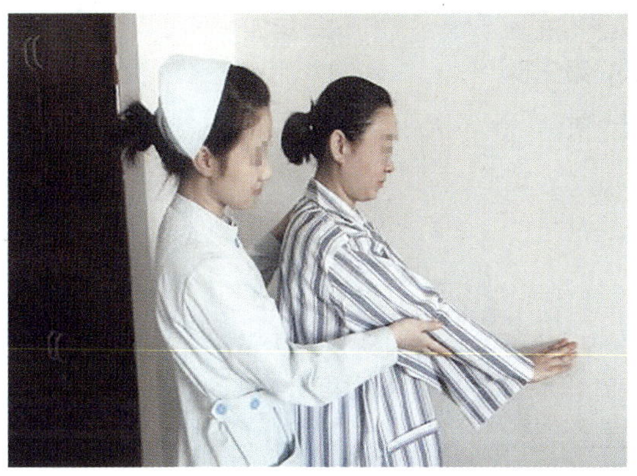

A. 头颈
B. 颈肩
C. 肩关节
D. 肘关节
E. 腕关节

80. 护士为卧床病人做如图所示的操作，宜采取的距离是

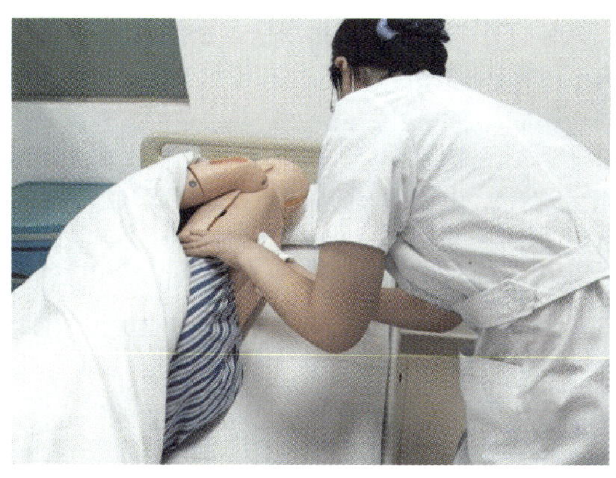

A. 个人距离
B. 亲密距离
C. 社会距离
D. 社交距离
E. 公众距离

参考答案

序号	1	2	3	4	5	6	7	8	9	10	11	12	13	14	15	16
答案	B	C	C	D	D	B	E	D	E	D	E	C	B	A	C	D
序号	17	18	19	20	21	22	23	24	25	26	27	28	29	30	31	32
答案	B	A	E	A	D	D	A	B	E	B	C	C	D	D	C	C
序号	33	34	35	36	37	38	39	40	41	42	43	44	45	46	47	48
答案	D	A	D	E	B	D	D	A	E	E	E	D	B	B	A	B
序号	49	50	51	52	53	54	55	56	57	58	59	60	61	62	63	64
答案	C	C	C	C	E	B	C	B	C	A	A	C	B	B	D	C
序号	65	66	67	68	69	70	71	72	73	74	75	76	77	78	79	80
答案	C	A	D	D	A	C	B	C	E	B	D	C	D	D	C	B

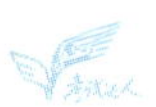

附录三 视频题专项训练

说明：下列视频题是主编团队独家首创，任何机构和个人不得翻录和转载，否则将承担侵犯著作权和肖像权的法律责任。

1. 护士协助卧床病人翻身，操作如视频所示（本多媒体视频无声音）。其中**错误**的操作步骤是
   A. 第二步　　B. 第三步
   C. 第一步　　D. 第五步
   E. 第四步

2. 护士单人搬运病人的操作如视频所示（本多媒体视频无声音）。其中**错误**的操作步骤是
   A. 第四步　　B. 第五步
   C. 第三步　　D. 第一步
   E. 第二步

3. 病人，女性，45岁。今日上午8点在全麻下行胆囊切除术，手术顺利，病人安返病房。目前病人尚未完全清醒，医嘱要求为病人使用热水袋保暖，如视频所示（本多媒体视频无声音）。护士为病人准备热水袋的过程中，**错误**的环节为
   A. 第一步　　B. 第三步
   C. 第四步　　D. 第五步
   E. 第二步

4. 病人，女性，32岁。车祸伤后出现昏迷，留置胃管给予鼻饲饮食。护士通过胃管灌注食物时的操作如视频所示（本多媒体视频无声音），其中**错误**的操作步骤是
   A. 第一步　　B. 第三步
   C. 第四步　　D. 第五步
   E. 第二步

5. 病人，男性，78岁，诊断为肝性脑病。因3天未解大便，出现腹胀。医嘱给予大量不保留灌肠。如视频所示（本多媒体视频无声音）准备灌肠物品的步骤，**错误**的是
   A. 第五步　　B. 第四步
   C. 第三步　　D. 第一步
   E. 第二步

6. 护士遵医嘱为伤寒病人进行大量不保留灌肠。如视频所示（本多媒体视频无声音）准备灌肠物品的步骤，**错误**的是
   A. 第五步　　B. 第四步
   C. 第三步　　D. 第一步
   E. 第二步

7. 护士为病人置胃管，胃管插入18cm时的情况如视频所示。护士正确的处置方式是
   A. 嘱病人忍耐片刻，缓慢轻柔地继续插入
   B. 拔出胃管，休息片刻后重新插入
   C. 暂停插入，休息片刻后继续插入
   D. 嘱病人做吞咽动作
   E. 拔出胃管，更换胃管后重新插入

8. 护士为一新入院的病人测量血压，操作如视频所示（本多媒体视频无声音）。其中**错误**的操作步骤是
   A. 第一步　　B. 第三步
   C. 第四步　　D. 第五步
   E. 第二步

9. 护士为一高血压病人测量血压，操作如视频所示（本多媒体视频无声音）。其中**错误**的操作步骤是
   A. 第一步　　B. 第三步
   C. 第四步　　D. 第五步
   E. 第二步

10. 护士为女性病人留置导尿，操作如视频所示（本多媒体视频无声音）。其中**错误**的操作步骤是
A. 第二步　　B. 第三步
C. 第一步　　D. 第五步
E. 第四步

11. 护士为病人做青霉素皮试，操作如视频所示（本多媒体视频无声音）。其中**错误**的操作步骤是
A. 第二步　　B. 第三步
C. 第一步　　D. 第五步
E. 第四步

12. 护士为某肺炎病人做青霉素皮试，操作如视频所示（本多媒体视频无声音）。其中**错误**的操作步骤是
A. 第二步　　B. 第三步
C. 第一步　　D. 第五步
E. 第四步

13. 护士为一手术病人肌注术前用药，操作如视频所示（本多媒体视频无声音）。其中**错误**的操作步骤是
A. 第二步　　B. 第三步
C. 第一步　　D. 第五步
E. 第四步

14. 某护生倒取无菌溶液，操作如视频所示（本多媒体视频无声音）。其中**错误**的操作步骤是
A. 第三步　　B. 第四步
C. 第一步　　D. 第五步
E. 第二步

15. 护士为压力性损伤病人换药前戴无菌手套，操作如视频所示（本多媒体视频无声音）。其中**错误**的操作步骤是
A. 第一步　　B. 第三步
C. 第四步　　D. 第五步
E. 第二步

16. 护士为急性支气管炎病人发口服药，操作如视频所示（本多媒体视频无声音）。其中**错误**的操作步骤是
A. 第一步　　B. 第三步
C. 第四步　　D. 第五步
E. 第二步

17. 病人，男性，20 岁。因大叶性肺炎入院治疗。护士为病人进行静脉穿刺滴注抗生素，操作如视频所示（本多媒体视频无声音）。其中**错误**的操作步骤是
A. 第一步　　B. 第三步
C. 第四步　　D. 第五步
E. 第二步

18. 病人，男性，28 岁。因车祸伤后休克入院治疗。护士为病人进行静脉穿刺输入平衡盐，操作如视频所示（本多媒体视频无声音）。其中**错误**的操作步骤是
A. 第一步　　B. 第三步
C. 第四步　　D. 第五步
E. 第二步

19. 如视频所示（本多媒体视频无声音），以下哪一步**不是**评估左心衰竭的体征
A. 第一步　　B. 第三步
C. 第四步　　D. 第五步
E. 第二步

20. ICU 护士观察病情时，发现一病人心电监护仪上的心电图显示如视频所示（本多媒体视频无声音）。值班护士首先应该
A. 立即给予电除颤

B. 立即行胸外心脏按压
C. 立即通知医生
D. 立即建立静脉通路
E. 立即拍打病人肩膀并呼唤，判断有无意识

21. 某护士为心搏骤停的病人电除颤，操作如视频所示(本多媒体视频无声音)。其中**错误**的操作步骤是
A. 第三步
B. 第四步
C. 第一步
D. 第五步
E. 第二步

22. 主动脉瓣关闭不全病人杂音听诊的部位是
A. 第一步
B. 第三步
C. 第四步
D. 第五步
E. 第二步

23. 主动脉瓣狭窄病人心脏杂音听诊的部位是
A. 第一步
B. 第三步
C. 第四步
D. 第五步
E. 第二步

24. 二尖瓣关闭不全病人杂音听诊的部位是
A. 第一步
B. 第三步
C. 第四步
D. 第五步
E. 第二步

25. 二尖瓣狭窄病人杂音听诊的部位是
A. 第一步
B. 第三步
C. 第四步
D. 第五步
E. 第二步

26. 病人，女性，25 岁。妊娠 38 周。行视频(本多媒体视频无声音)所示检查的主要目的是
A. 评估子宫大小是否与孕周相符
B. 估计胎儿的大小
C. 估计羊水量的多少
D. 确定胎先露部是否入盆
E. 确定胎先露部入盆程度

27. 病人，女性，25 岁。妊娠 38 周。行视频(本多媒体视频无声音)所示检查的主要目的是
A. 评估子宫大小是否与孕周相符
B. 估计胎儿的大小
C. 估计羊水量的多少
D. 确定胎先露部是否入盆
E. 确定胎先露部入盆程度

28. 病人，女性，25 岁。妊娠 38 周。行视频(本多媒体视频无声音)所示检查的主要目的是
A. 评估子宫大小是否与孕周相符
B. 估计胎儿的大小
C. 估计羊水量的多少
D. 确定胎先露部是否入盆
E. 确定胎先露部入盆程度

29. 病人，男性，72 岁。因急性前壁心肌梗死收入院。入院后已行面罩吸氧，建立静脉通路，心电监护显示心电图如视频所示(本多媒体视频无声音)。护士在床边准备抢救用品，最重要的是
A. 血氧饱和度仪
B. 气管切开包
C. 利多卡因
D. 除颤仪
E. 呼吸机

30. 护士为新入院的病人做体格检查，如视频所示(本多媒体视频无声音)。检查结果阳性提示病人可能患
A. 癫痫
B. 蛛网膜下腔出血

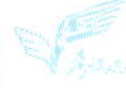

C. 脑梗死
D. 脑出血
E. 神经根炎

31. 护士为一急腹症的病人做腹部评估，如视频所示（本多媒体视频无声音）。检查结果阳性提示病人可能患
A. 急性胆囊炎
B. 急性胰腺炎
C. 胃十二指肠溃疡穿孔
D. 胆总管结石
E. 胆道蛔虫症

32. 护士为一心搏骤停的病人进行心肺复苏，操作如视频所示（本多媒体视频无声音）。其中**错误**的操作步骤是
A. 第一步　　B. 第三步
C. 第四步　　D. 第五步
E. 第二步

33. 护士为留置腹腔引流管的病人更换引流袋的操作如视频所示（本多媒体视频无声音）。其中操作步骤**错误**的是
A. 第一步　　B. 第三步
C. 第四步　　D. 第五步
E. 第二步

参考答案及答案解析

序号	1	2	3	4	5	6	7	8	9	10	11	12	13	14	15	16
答案	D	B	A	A	C	D	B	D	B	C	D	A	E	A	C	C
序号	17	18	19	20	21	22	23	24	25	26	27	28	29	30	31	32
答案	B	D	C	A	C	C	B	A	A	D	E	A	D	B	A	D
序号	33															
答案	B															

1. 解析：护士协助卧床病人翻身、侧卧后，两腿之间应垫枕头，病人上肢弯曲、下腿伸直，以维持身体的稳定性。视频中的第五步，护士为病人翻身后，病人双腿均弯曲，属于错误的操作步骤。

2. 解析：护士将病人从床上搬运到平车后，应站在病人头侧运送病人，便于及时发现病人病情的变化。

3. 解析：为全身麻醉尚未清醒的病人使用热水袋保暖时，热水袋的水温不应超过 50℃，视频中第一步中显示热水袋的水温为 55℃，因此第一步错误。

4. 解析：鼻饲液的温度为 39～41℃，视频中的第一步显示鼻饲液的温度为 55℃，因此第一步错误。

5. 解析：为肝性脑病病人灌肠时，禁忌使用肥皂水灌肠。视频中的第三步在灌肠液中加入了可溶性肥皂，因此第三步错误。

6. 解析：为伤寒病人灌肠时，灌肠桶离肛门的高度应小于 30cm，灌肠桶内液体的容量应小于 500ml。操作中的视频显示灌肠筒内液体量为 800ml，因此错误的操作步骤为第一步。

7. 解析：护士为视频中的病人插胃管时，病人出现了呛咳，提示胃管误入气管内，护士应立即拔出胃管，休息片刻后重新插入。

8. 解析：血压测量完毕，血压计盒盖应右倾 45°，使水银全部流回槽内，关闭水银槽开关，然后再盖上盒盖。视频中操作者未右倾血压计盒盖、未关闭水银槽开关，直接关闭盒盖。

9. 解析：测量血压时，听诊器胸件应放置在肱动脉搏动最明显处，而不应塞到袖带内。

10. 解析：操作者为女性病人导尿，进行第二次消毒时，消毒顺序应是尿道口→两侧小阴唇→尿道口。视频中第一步操作者依次消毒尿道口、两侧小阴唇，未再次消毒尿道口。

11. 解析：做青霉素皮内注射时，拔针后不可用棉签按压穿刺点。

12. 解析：做青霉素皮试时，只可用 75％乙醇进行消毒，不可使用碘酊，以免影响皮试结果的观察。

13. 解析：肌内注射时，进针后推药前应回抽活塞，未见回血后方可推注药物。

14. 解析：倒取无菌溶液时，瓶签应朝向掌心，防止流出的溶液弄湿瓶签。

15. 解析：戴好手套的手只能触碰手套的外面，视频中戴好手套的左手拇指触碰到了右手手套的内面。

16. 解析：护士给病人递服止咳糖浆，病人服药后不应立即饮水，以免影响止咳糖浆的效果。

17. 解析：静脉输液时，排气后准备进针前，针尖应始终向下，防止液体返流污染针头。视频第三步中操作者排气后针头向上，因此第三步属于错误的操作步骤。

18. 解析：成人静脉输液的滴速为40～60滴/min。护士为休克病人静脉输液时，应加快输液速度，以迅速地补充血容量。视频中第五步调节滴速为50滴/min，属于错误的操作步骤。

19. 解析：左心衰竭的病人可出现夜间阵发性呼吸困难，咳嗽、咳粉红色泡沫痰，心音听诊出现奔马律；由于左心衰竭导致左心室收缩力减弱，肾脏灌注不足，病人可出现尿量减少。右心衰竭的病人会出现下肢水肿，评估时应检查下肢水肿的情况。视频中第四步检查下肢水肿属于评估右心衰竭的体征。

20. 解析：心电监护显示病人出现了室颤，因此，应立即给予非同步电除颤。

21. 解析：电除颤时能量的选择为成人单相360J，双相200J。

22. 解析：主动脉瓣关闭不全时，在主动脉第二听诊区可闻及舒张早期叹气样杂音。心脏听诊时的顺序依次为心尖区（第一步）→肺动脉瓣区（第二步）→主动脉瓣区（第三步）→主动脉瓣第二听诊区（第四步）→三尖瓣区（第五步）。

23. 解析：主动脉瓣狭窄时，在主动脉听诊区可闻及响亮、粗糙的收缩期吹风样杂音。心脏听诊时的顺序依次为心尖区（第一步）→肺动脉瓣区（第二步）→主动脉瓣区（第三步）→主动脉瓣第二听诊区（第四步）→三尖瓣区（第五步）。

24. 解析：二尖瓣关闭不全时，在心尖部可闻及收缩期粗糙吹风样杂音。心脏听诊时的顺序依次为心尖区（第一步）→肺动脉瓣区（第二步）→主动脉瓣区（第三步）→主动脉瓣第二听诊区（第四步）→三尖瓣区（第五步）。

25. 解析：二尖瓣狭窄时，在心尖部可闻及舒张期隆隆样杂音。心脏听诊时的顺序依次为心尖区（第一步）→肺动脉瓣区（第二步）→主动脉瓣区（第三步）→主动脉瓣第二听诊区（第四步）→三尖瓣区（第五步）。

26. 解析：视频中的检查为产科腹部检查中的第三步，即检查者右手拇指与其余四指分开，置于耻骨联合上方握住胎先露部，左右推动以确定是否入盆。若胎先露仍浮动，表示尚未入盆，若已衔接，则胎先露部不能推动。

27. 解析：视频中的检查为产科腹部检查中的第四步，即检查者左右手分别置于胎先露部的两侧，向骨盆入口方向向下深按，再次核对胎先露部的诊断是否正确，并确定胎先露部入盆的程度。

28. 解析：视频中的检查为产科腹部检查中的第一步，即检查者两手置入子宫底，手测宫底高度，根据宫底高度估计胎儿大小与孕周是否相符。

29. 解析：心电监护显示病人出现了室性心动过速，为室颤的先兆，因此，护士应立即准备除颤仪。

30. 解析：视频中的操作为脑膜刺激征评估，脑膜刺激征阳性见于脑膜炎、蛛网膜下腔出血、颅内压增高等。

31. 解析：视频中的操作为墨菲征检查，墨菲征检查阳性提示为急性胆囊炎。

32. 解析：护士为心跳骤停病人进行通气时，如使用简易呼吸气囊，挤压的频率为10～12次/min，每次挤入的气体为500～600ml。

33. 解析：为留置腹腔引流管的病人更换引流袋时，应先用一根棉签环行后向上纵行消毒2.5cm，再用另一根棉签环行后向下纵行消毒2.5cm。消毒连接处两次后分离连接管，再消毒引流管口横截面。

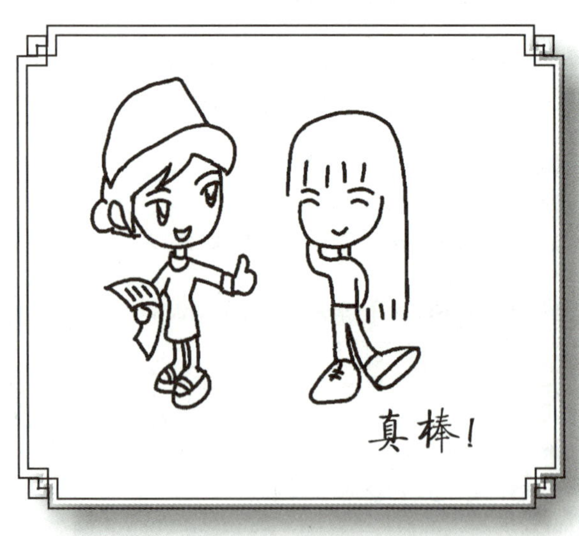

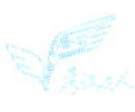

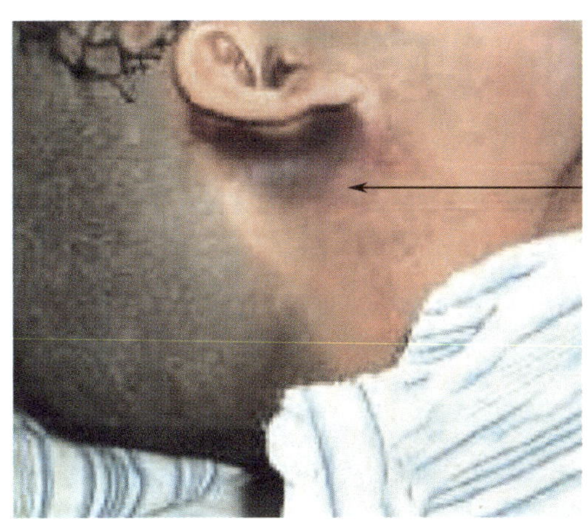

彩图 1

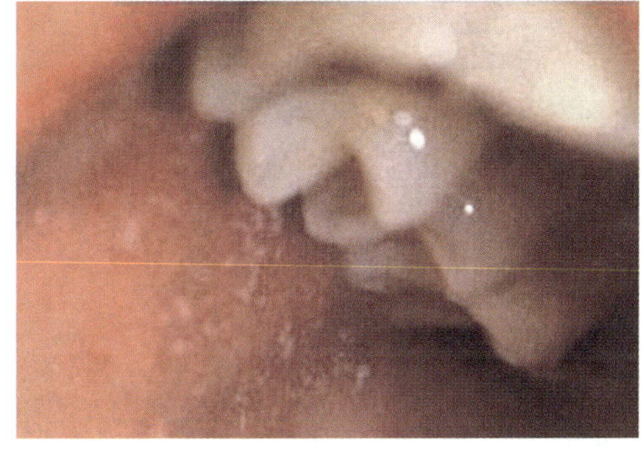

彩图 2

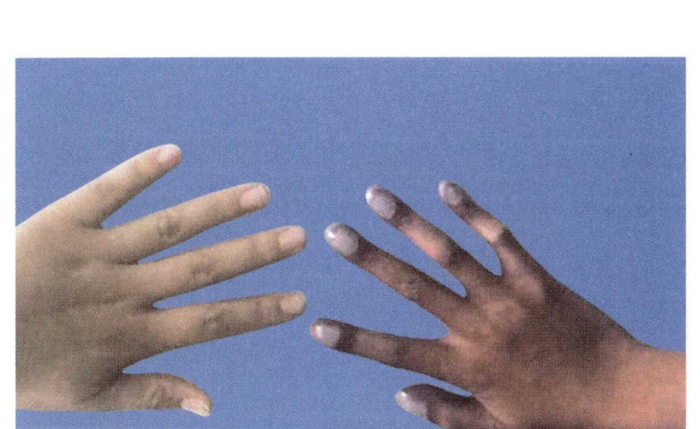

彩图 3

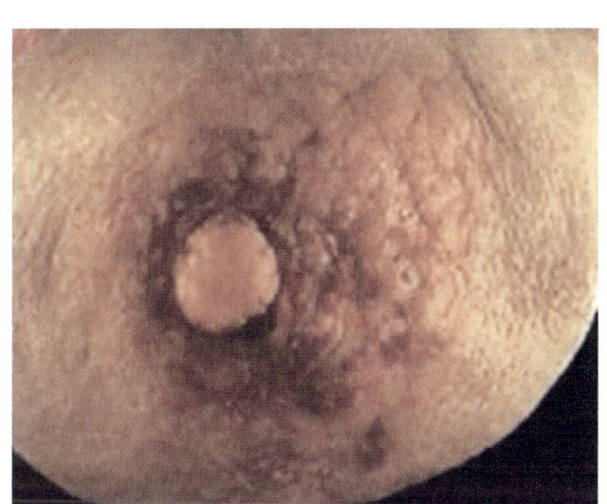

彩图 4

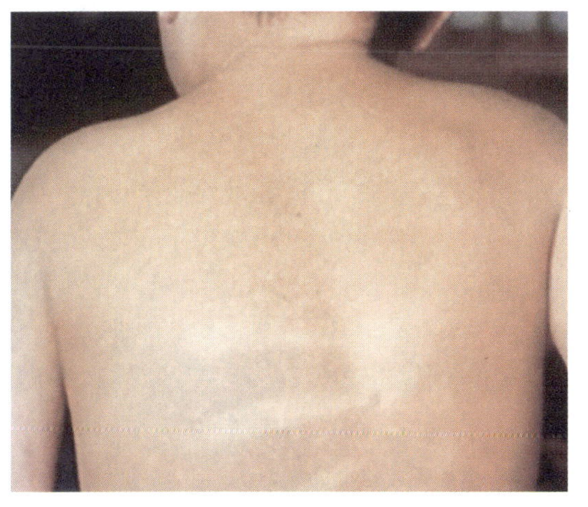

彩图 5

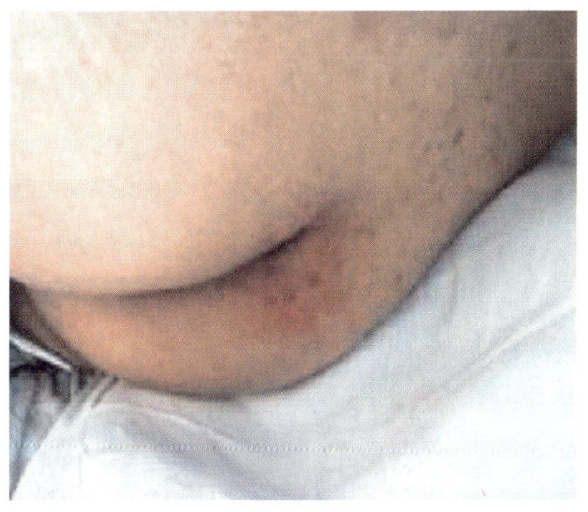

彩图 6

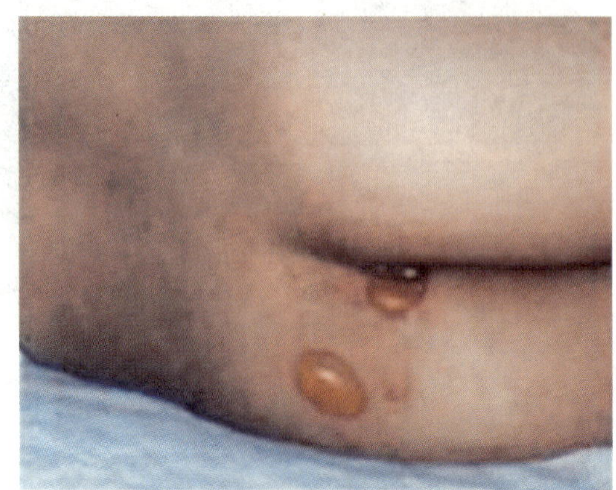
彩图 7

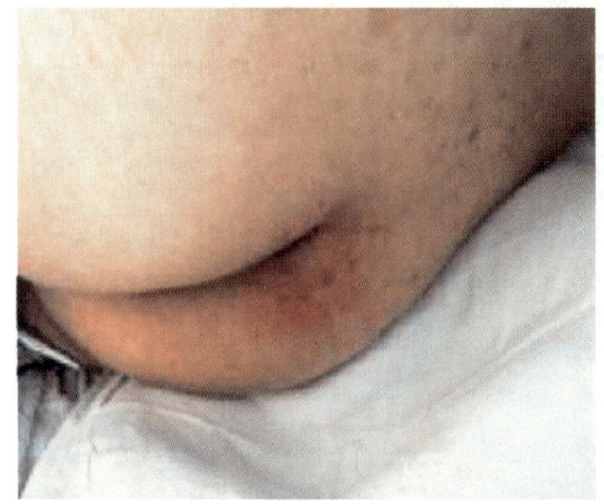
彩图 8

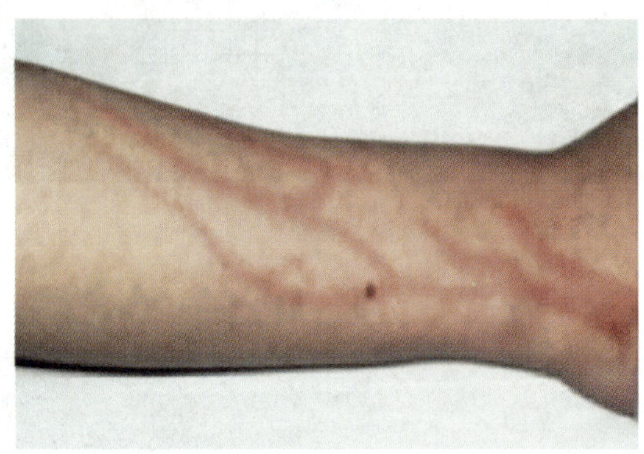
彩图 9

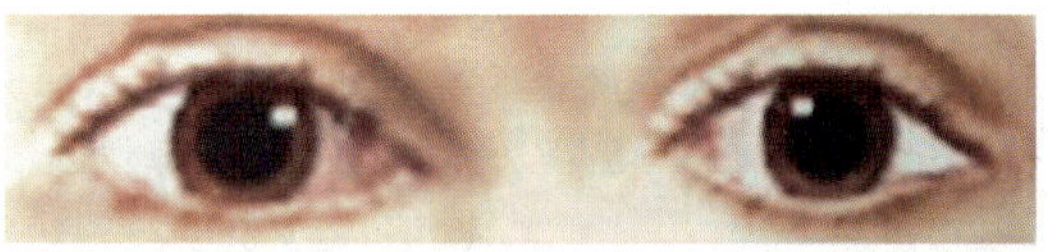
彩图 10

体温单（范例）

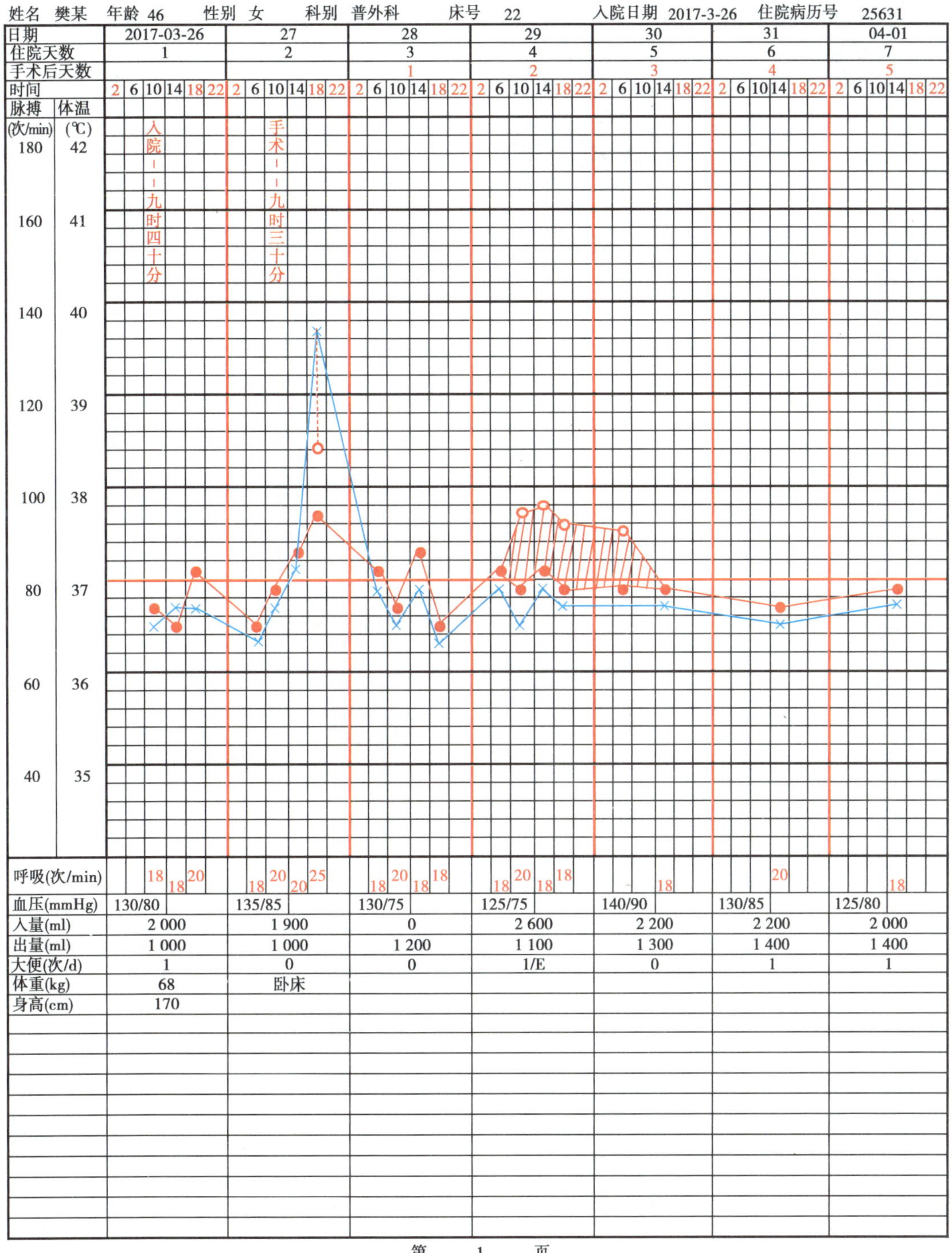

姓名 樊某　年龄 46　性别 女　科别 普外科　床号 22　入院日期 2017-3-26　住院病历号 25631

日期	2017-03-26	27	28	29	30	31	04-01
住院天数	1	2	3	4	5	6	7
手术后天数			1	2	3	4	5
时间	2 6 10 14 18 22	2 6 10 14 18 22	2 6 10 14 18 22	2 6 10 14 18 22	2 6 10 14 18 22	2 6 10 14 18 22	2 6 10 14 18 22

呼吸(次/min)	18 18 20	18 20 20 25	18 20 18 18	18 20 18 18	18	20	18
血压(mmHg)	130/80	135/85	130/75	125/75	140/90	130/85	125/80
入量(ml)	2 000	1 900	0	2 600	2 200	2 200	2 000
出量(ml)	1 000	1 000	1 200	1 100	1 300	1 400	1 400
大便(次/d)	1	0	0	1/E	0	1	1
体重(kg)	68	卧床					
身高(cm)	170						

第　1　页

彩图 11

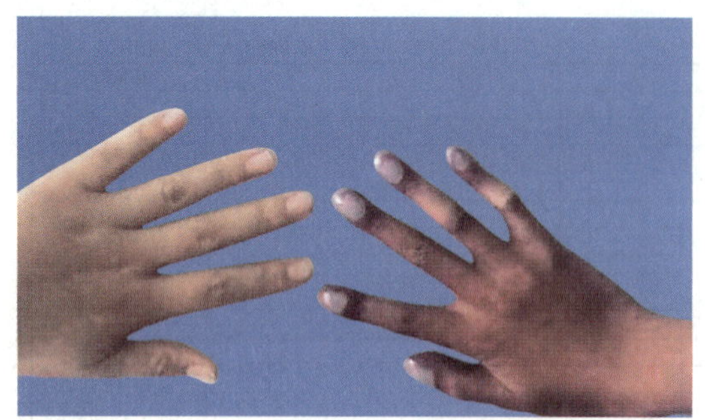

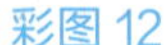
彩图 12

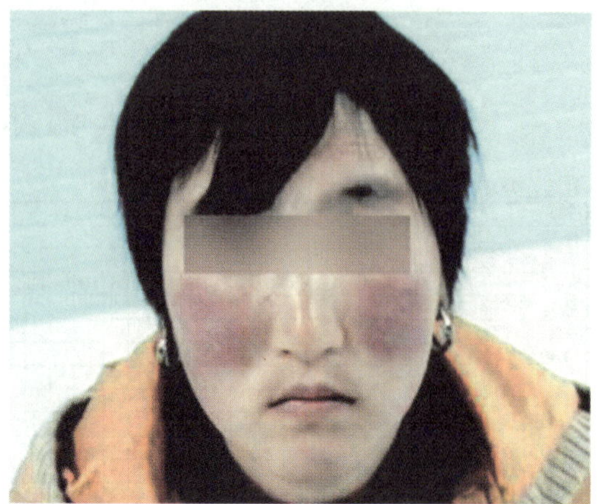

彩图 13

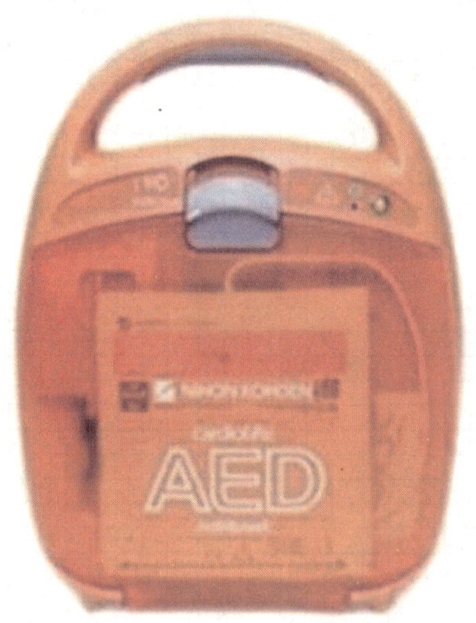

彩图 14

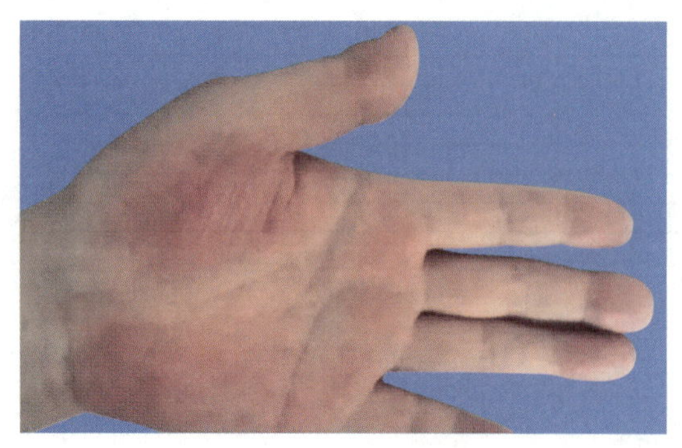

彩图 15

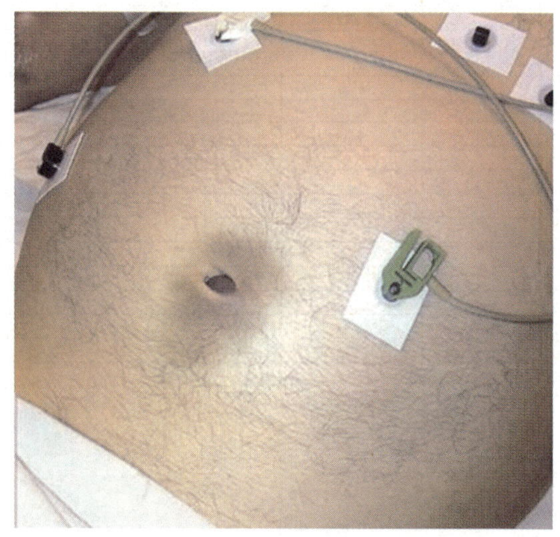

彩图 16

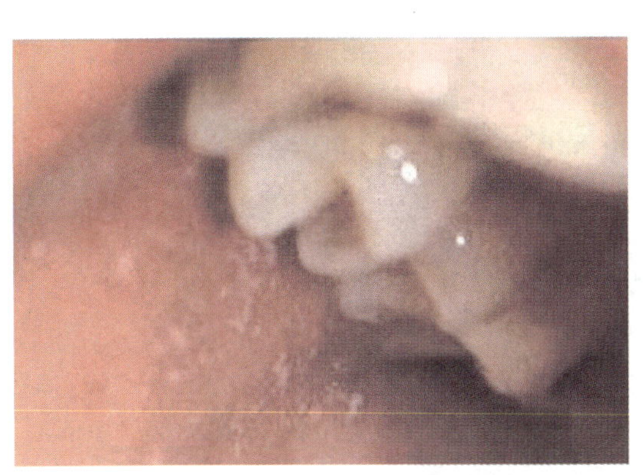

彩图 17

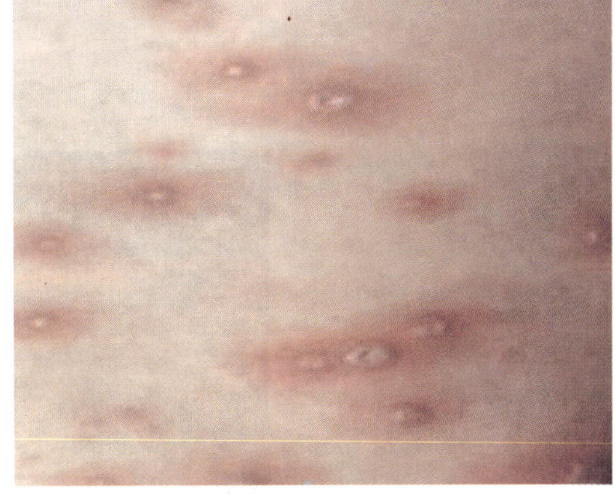

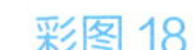

彩图 18

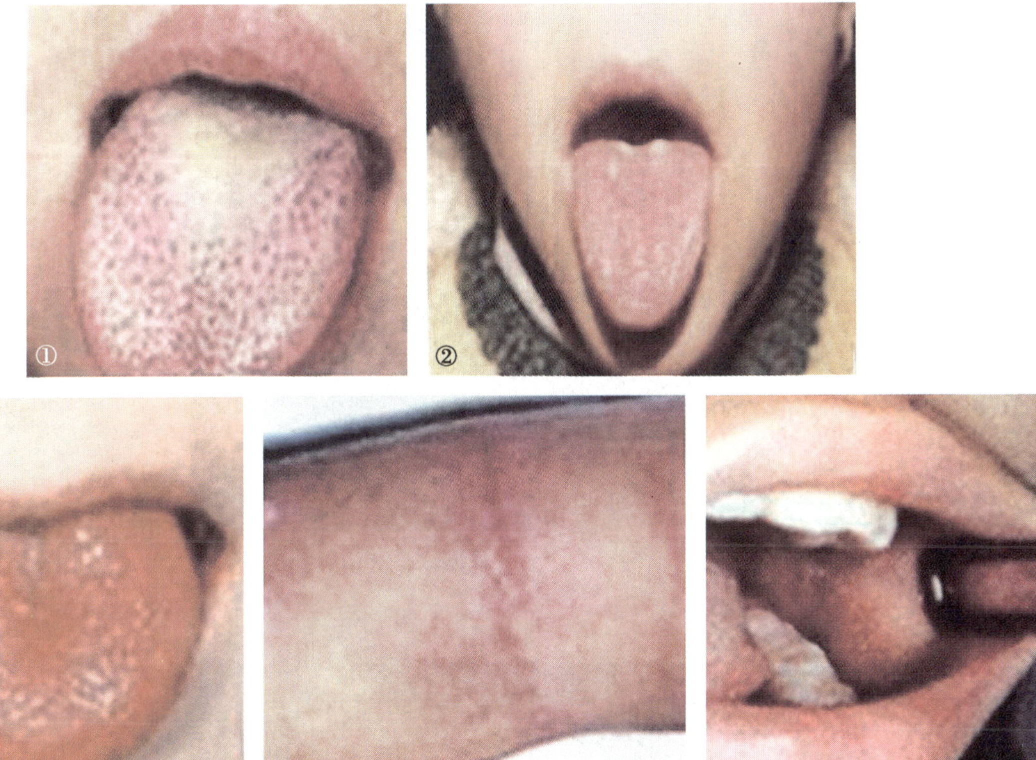

彩图 19

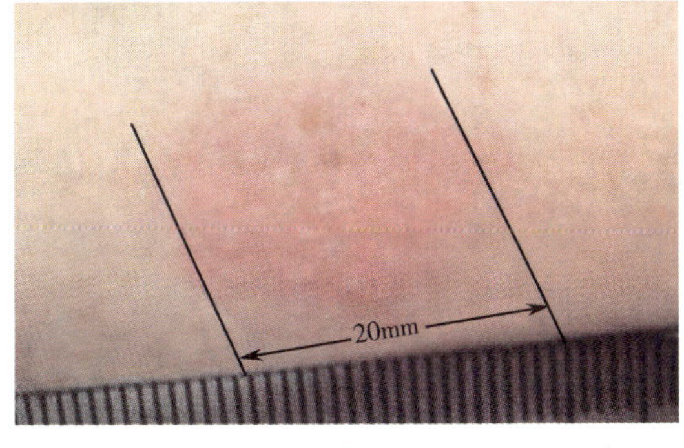

彩图 20

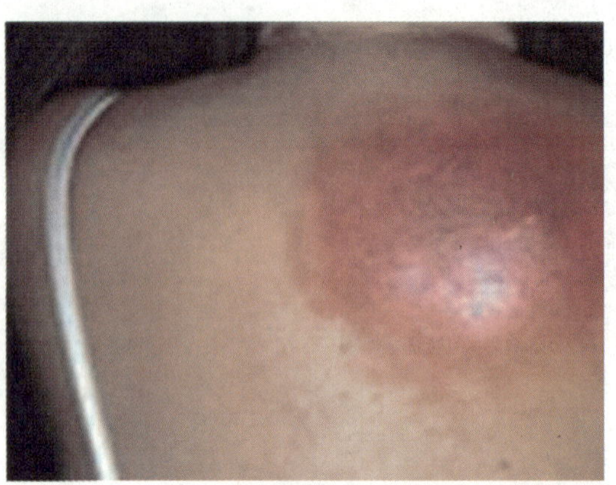

彩图 21

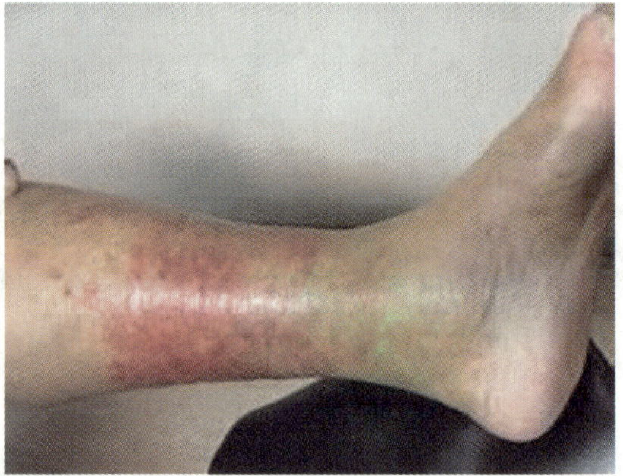

彩图 22

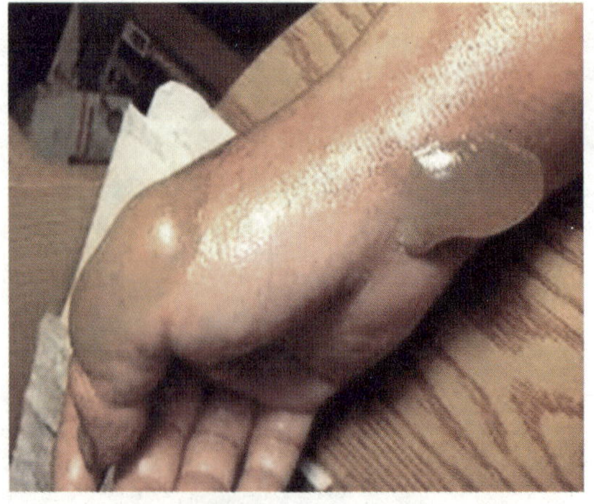

彩图 23